"十四五"时期国家重点出版物出版专项规划项

癫痫外科学

EPILEPSY SURGERY

第 **3** 版

名誉主编｜李世绰　吴承远　孙　涛

主　　编｜张建国　栾国明

副主编｜张　凯　姚　一　朱　丹

分篇主编

第一篇　张建国　栾国明　　　　第五篇　张　凯　胡文瀚

第二篇　梁树立　刘晓燕　　　　第六篇　姚　一　杨岸超

第三篇　周文静　邵晓秋　　　　第七篇　周　健　蔡立新

第四篇　朱　丹　郭　强　　　　第八篇　李文玲　遇　涛

主编助理｜韩春雷　张　昭

人民卫生出版社

·北　京·

图书在版编目（CIP）数据

癫痫外科学/张建国，栾国明主编. —3版. —北京：人民卫生出版社，2023.2
ISBN 978-7-117-33597-3

Ⅰ.①癫… Ⅱ.①张…②栾… Ⅲ.①癫痫-外科学
Ⅳ.①R742.1

中国版本图书馆 CIP 数据核字（2022）第 171825 号

| 人卫智网 | www.ipmph.com | 医学教育、学术、考试、健康，购书智慧智能综合服务平台 |
| 人卫官网 | www.pmph.com | 人卫官方资讯发布平台 |

癫痫外科学
Dianxian Waikexue
第 3 版

主　　编：张建国　栾国明
出版发行：人民卫生出版社（中继线 010-59780011）
地　　址：北京市朝阳区潘家园南里 19 号
邮　　编：100021
E - mail：pmph @ pmph. com
购书热线：010-59787592　010-59787584　010-65264830
印　　刷：人卫印务（北京）有限公司
经　　销：新华书店
开　　本：889×1194　1/16　印张：56
字　　数：1814 千字
版　　次：2006 年 7 月第 1 版　　2023 年 2 月第 3 版
印　　次：2023 年 2 月第 1 次印刷
标准书号：ISBN 978-7-117-33597-3
定　　价：468.00 元

打击盗版举报电话：010-59787491　E-mail：WQ @ pmph. com
质量问题联系电话：010-59787234　E-mail：zhiliang @ pmph. com
数字融合服务电话：4001118166　E-mail：zengzhi @ pmph. com

编 者（以姓氏汉语拼音为序）

艾 林	首都医科大学附属北京天坛医院	林元相	福建医科大学附属第一医院
安冬梅	四川大学华西医院	林志国	哈尔滨医科大学附属第一医院
白红民	中国人民解放军南部战区总医院	刘 畅	北京大学第一医院
蔡立新	北京大学第一医院	刘 永	西安交通大学第一附属医院
操德智	深圳市儿童医院	刘焕光	首都医科大学附属北京天坛医院
陈 峰	首都医科大学附属北京儿童医院	刘强强	上海交通大学医学院附属瑞金医院
陈 帅	首都医科大学附属北京儿童医院	刘庆祝	北京大学第一医院
陈富勇	香港大学深圳医院	刘仕勇	首都儿科研究所附属儿童医院
陈俊喜	广东三九脑科医院	刘小龙	广东三九脑科医院
陈述花	首都医科大学附属北京儿童医院	刘晓燕	北京大学第一医院
陈思畅	首都医科大学宣武医院	刘兴洲	清华大学附属北京清华长庚医院
陈旨娟	天津医科大学总医院	刘一鸥	清华大学玉泉医院
丁 玎	复旦大学附属华山医院	刘长青	首都医科大学三博脑科医院
窦万臣	中国医学科学院北京协和医院	卢 洁	首都医科大学宣武医院
樊 星	北京市神经外科研究所	卢德宏	首都医科大学宣武医院
范艳竹	首都医科大学附属北京天坛医院	卢明巍	南昌大学第二附属医院
冯毅刚	广东三九脑科医院	栾国明	首都医科大学三博脑科医院
付永娟	首都医科大学宣武医院	马久红	山西省人民医院
富 晶	首都医科大学附属北京天坛医院	马延山	北京丰台医院
关宇光	首都医科大学三博脑科医院	孟凡刚	北京市神经外科研究所
郭 强	广东三九脑科医院	孟祥红	深圳大学总医院
郭晓绯	中山大学孙逸仙纪念医院	莫嘉杰	首都医科大学附属北京天坛医院
韩春雷	首都医科大学附属北京天坛医院	那 猛	哈尔滨医科大学附属第一医院
韩风平	哈尔滨医科大学附属第一医院	倪 文	中国人民解放军海军军医大学附属长海医院
洪 波	清华大学医学院	欧绍武	中国医科大学附属第一医院
胡 峰	华中科技大学同济医学院附属同济医院	潘 丽	深圳市儿童医院
胡 杰	复旦大学附属华山医院	潘隆盛	解放军总医院
胡文瀚	北京市神经外科研究所	彭 程	首都医科大学三博脑科医院
胡湘蜀	广东三九脑科医院	朴月善	首都医科大学宣武医院
黎思娴	深圳市第二人民医院	钱若兵	中国科学技术大学附属第一医院（安徽省立医院）
李 倩	首都医科大学附属北京天坛医院		
李春德	首都医科大学附属北京天坛医院	钱天翼	腾讯医疗健康（深圳）有限公司
李少一	中国医科大学附属盛京医院	乔 慧	北京市神经外科研究所
李文玲	河北医科大学第二医院	秦 兵	暨南大学附属第一医院
李云林	首都儿科研究所附属儿童医院	桑 林	北京丰台医院
梁树立	首都医科大学附属北京儿童医院	单永治	首都医科大学宣武医院
林高民	福建医科大学附属厦门弘爱医院	邵晓秋	首都医科大学附属北京天坛医院
林久銮	清华大学玉泉医院	史 洁	清华大学玉泉医院

舒　凯	华中科技大学同济医学院附属同济医院	杨岸超	首都医科大学附属北京天坛医院
宋晓磊	河北医科大学第二医院	杨丽琴	厦门弘爱康复医院
孙　鹏	青岛大学附属医院	杨卫东	天津医科大学总医院
孙　涛	宁夏医科大学总医院	杨小枫	广州实验室
孙　伟	首都医科大学宣武医院	杨延辉	首都医科大学宣武医院
孙　宇	北京大学第一医院	杨治权	中南大学湘雅医院
唐重阳	首都医科大学三博脑科医院	姚　一	福建医科大学附属厦门弘爱医院
滕鹏飞	首都医科大学三博脑科医院	姚培森	福建医科大学附属第一医院
汪　珊	浙江大学医学院附属第二医院	尹　剑	大连医科大学附属第二医院
王　丰	福建医科大学附属第一医院	于　昊	北京大学第一医院
王　峰	浙江大学医学院附属第一医院	遇　涛	首都医科大学宣武医院
王　亮	中国科学院心理研究所	翟　锋	首都医科大学附属北京儿童医院
王　萌	河北医科大学第二医院	张　博	首都医科大学三博脑科医院
王　群	首都医科大学附属北京天坛医院	张　弨	首都医科大学附属北京天坛医院
王　爽	北京大学第一医院	张　迪	河北医科大学第二医院
王　爽	浙江大学医学院附属第二医院	张　华	西安交通大学第一附属医院
王　伟	中山大学孙逸仙纪念医院	张　凯	首都医科大学附属北京天坛医院
王　秀	首都医科大学附属北京天坛医院	张　伟	广东三九脑科医院
王丹丹	首都医科大学宣武医院	张　玮	清华大学附属北京清华长庚医院
王逢鹏	福建医科大学附属厦门弘爱医院	张冰清	清华大学玉泉医院
王艮波	广东三九脑科医院	张建国	首都医科大学附属北京天坛医院
王国福	佛山市第一人民医院	张小斌	福建医科大学附属厦门弘爱医院
王海祥	清华大学玉泉医院	张新定	兰州大学第二医院
王焕明	武汉脑科医院	张新伟	南方医科大学第三附属医院
王梦阳	首都医科大学三博脑科医院	赵国光	首都医科大学宣武医院
王玉平	首都医科大学宣武医院	赵义营	中山大学孙逸仙纪念医院
魏涧琦	广东三九脑科医院	郑　重	北京丰台医院
吴　晖	北京大学第一医院	周　东	四川大学华西医院
吴立新	深圳市儿童医院	周　健	首都医科大学三博脑科医院
吴戊辰	深圳大学总医院	周文静	清华大学玉泉医院
徐纪文	上海交通大学医学院附属瑞金医院	朱　丹	广东三九脑科医院
徐淑军	山东大学齐鲁医院(青岛)	朱君明	浙江大学医学院附属第二医院
闫宇翔	清华大学	朱艳伟	深圳市儿童医院
杨　辉	陆军军医大学第二附属医院	朱周乐	浙江大学医学院附属第二医院

主编简介

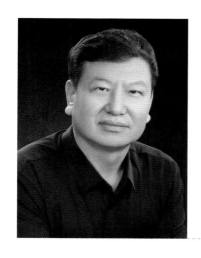

张建国，主任医师，教授，博士研究生导师

现任首都医科大学附属北京天坛医院神经外科中心副主任，功能神经外科主任，北京市神经外科研究所功能神经外科研究室主任，神经调控技术国家工程实验室副主任，神经电刺激研究与治疗北京市重点实验室主任，癫痫病临床医学研究北京市重点实验室副主任，首都医科大学运动障碍性疾病治疗与研究中心主任，中国抗癫痫协会（China Association Against Epilepsy，CAAE）副会长及常务理事，中华医学会神经外科学分会神经生理学组主任委员，世界立体定向和功能神经外科协会常务理事，亚洲癫痫外科协会（Asian Epilepsy Surgery Congress，AESC）及 CAAE 常务理事，CAAE 谭启富癫痫外科发展专项基金管理委员会主任。兼任《立体定向与功能性神经外科》和 *Acta Epileptologica*（AE）副主编，*Chinese Medical Journal* 和《中华神经外科》等杂志编委。主要研究方向为脑功能性疾病的外科治疗和研究。先后承担国自然重点和面上项目、"十三五"和"十四五"等国家级课题 10 项。主编和主译论著 6 部，牵头撰写专家共识 8 部，发表 SCI 收录文章 100 余篇。曾获国家科学技术进步奖一等奖，北京市科学技术进步奖一、二等奖，教育部科学技术进步奖二等奖，华夏医学科技奖一等奖等 8 项。享受国务院政府特殊津贴专家，荣获"北京学者""北京市有突出贡献的科学、技术、管理人才"称号，获第二十一届吴阶平-保罗·杨森医学药学奖、王忠诚中国神经外科医师奖学术成就奖、第四届"国之名医-卓越建树奖"。

主编简介

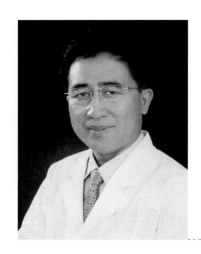

栾国明，主任医师，教授，博士研究生导师

首都医科大学第十一临床医学院院长，首都医科大学三博脑科医院神经外科（国家重点专科）学术带头人、功能及癫痫中心主任，北京脑重大疾病研究院癫痫研究所所长，癫痫病临床医学研究北京市重点实验室主任，世界神经调控学会亚洲及澳新大区主席、中国分会主席，国际抗癫痫联盟外科治疗委员会常务委员，国际癫痫外科学会创会常务委员，亚洲癫痫外科学会创会秘书长，中国抗癫痫协会第一至三届副会长、现任常务理事，中国医师协会神经调控专业委员会主任委员，中国抗癫痫协会神经调控专业委员会主任委员。

在三十余年的神经外科从业生涯中，成功实施了 1 万余例神经外科手术，其中癫痫手术达 6 500 余例。以第一作者或责任作者发表 SCI 论文 100 余篇，主编及参编著作 10 余部，先后培养了博士、硕士研究生 50 余名，并于 2017 年 5 月获得世界神经调控重要贡献奖。

序

由张建国、栾国明教授主编,张凯、姚一、朱丹教授为副主编的《癫痫外科学(第3版)》面世了。

这是我国癫痫外科领域的一件大事、喜事。因为,它不仅是该书前两版的传承与修订,而且是随着学科发展,在内容上的更新换代;同时,在编著者的构成上,很多中青年优秀专家崭露头角,也体现了更新换代。

我国的癫痫外科起步于20世纪50年代,虽然落后于西方近百年,但近年来随着医学生物科学、信息科学、人工智能等科技领域的快速发展和国外先进技术与设备的引进,我国癫痫外科的诊疗手段和专业队伍发展迅速,取得了令人瞩目的进步和骄人的成就,已经与西方发达国家的诊疗理念和技术水平十分相近。《癫痫外科学(第3版)》正是在这样的形势下,应运而生的一本大型专业参考书。

本书的编著者基于以下几方面的考虑而设置了章节:①癫痫外科医生必须熟练掌握的癫痫病学基本知识;②术前评估是癫痫手术成功的基础;③癫痫的病因复杂,即使结构性病因,也包含各种不同疾病;④不同脑区导致的癫痫临床特点不同,术前评估最重要的目的是在确定手术适应证的基础上,对致痫区进行定位;⑤良好的手术技术是实现癫痫外科最佳疗效的关键;⑥颅内脑电的高时空分辨率,使癫痫外科患者成为脑科学研究的重要对象。

因此,本书对前一版的《癫痫外科学》目录进行了大幅的修改,在架构上采取了分篇论述的方法,全书分为八篇,分别是癫痫外科的历史、癫痫外科概述、癫痫的术前评估、癫痫外科相关疾病、不同脑区起源的癫痫、癫痫外科手术技术和方法、癫痫外科的特殊问题和癫痫外科与脑科学。

本书由国内目前活跃于癫痫术前评估领域的神经内科、儿科、电生理、神经影像、神经病理、神经心理学专家及国内上百位癫痫外科专家共同参与编写,图文并茂,配有上千幅图片。考虑目前已经是图书电子化的时代,对术中的相关病例、手术等还配有二维码,读者能够通过视频更全面地掌握相关病例和手术技术。

《癫痫外科学(第3版)》可供神经外科、神经内科、精神科、神经放射科、放射外科及其他相关科室的各级医师、研究生、医学生参考阅读,实际上,它也可以作为癫痫外科专业的教科书。

我对全体编著者为此书的撰写、出版所付出的辛勤劳动和成果表示由衷地敬佩和感谢!希望广大读者能认真研读和利用好此书,以指导自己的临床实践。

2022年4月13日

前　言

　　癫痫是最常见的中枢神经系统慢性疾病之一,是由大脑神经元过度同步化异常放电引起的一系列症状和体征,在临床上可表现为一过性的运动、感觉、意识、精神行为或自主神经等功能失常。癫痫发作严重威胁患者的身心健康,影响患者正常的生活、工作和学习,进而降低生活质量,同时给社会和家庭带来沉重负担。

　　流行病学资料显示,我国癫痫患病率为0.7%,据此估算全国约有1 000万癫痫患者,其中活动性癫痫占600万,每年新发病例40万,其中36%为耐药性癫痫,其患者高达300多万。此类患者是癫痫外科重点关注的对象,也是有希望通过手术达到控制或减少发作的人群。近十多年来,随着计算机、电生理和多模态影像及后处理技术的进步,癫痫外科发展迅猛;先进的癫痫诊疗理念、规范的术前评估、独特的定位技术为明确适应证、定位致痫区、选择手术方式提供了高等级的循证医学证据和科学合理的指导;多种手术方法及监测技术、成熟的癫痫中心、良好的技术培训为手术疗效和功能保护提供了保证。癫痫外科治疗已经成为药物难治性癫痫的一种重要的、最有效的治疗方法,并得到广大神经内外科专家的高度认同和重视,同时也受到广大癫痫患者的信赖。此外,癫痫患者也是大脑认知科学的最佳研究对象,能够在符合伦理的条件下进行强因果关系研究。

　　我国癫痫外科事业尽管起步较晚,但在老一辈专家的探索和开创下,经过几代人的共同努力逐渐发展起来,各地相继成立了以内外科合作为主导的癫痫中心,大力开展各类癫痫外科手术。特别是中国抗癫痫协会(China Association Against Epilepsy,CAAE)创立以来,促进了癫痫中心的规范化建设,成立了以培养青年癫痫外科医师为主要职责的"谭启富癫痫外科发展专项基金管理委员会",设立了手术技术组和术前评估组,显著提升了手术技术和术前评估水平,壮大了癫痫外科队伍,加强了国内外合作与交流,癫痫手术例数和质量逐年提高,最终使广大癫痫患者获益,提高了癫痫患者生命质量。但我们也应当清醒地看到,尽管我国癫痫外科有了长足进步,每年完成癫痫外科手术逾万例,但仍然存在巨大的"治疗缺口",还有更多的难治性癫痫患者没有得到有效的治疗,这有待于我们大家的共同努力,力争达到国际先进水平。

　　《癫痫外科学》是谭启富教授主编的我国首部癫痫外科专业书籍,1995年首次出版,2006年在人民卫生出版社新编出版《癫痫外科学》第1版,2007年入选第一届"三个一百"原创图书出版工程,其后于2012年主编出版本书第2版,该书的出版为我国癫痫外科的发展起到了良好的推动作用。近十年来,癫痫外科新理念、新技术、新方法不断涌现,治疗效果显著提高,主要体现在以下几方面:①症状学方面,对不同脑区症状学特点的认识逐步深入,对不同症状的定侧定位价值认识逐步提高,如对岛叶癫痫症状学的认识、对额叶不同亚区症状学特点的层级理论,均推动了症状学定位技术的进步;②影像定位方面,针对癫痫患者MRI的特殊扫描方式、PET-MRI融合技术、各种MRI影像后处理技术,大大提高了影像在癫痫术前评估中的地位;③颅内脑电方面,在国内大多数癫痫中心,在解剖-电-临床理念基础上,立体脑电图(stereoelectroencephalography,SEEG)的电极逐步取代了硬膜下电极,发作间期HFO的自动识别、发作期脑电图的时频分析等新的手段用于致痫区定位,提高了电生理定位致痫区的准确性;④在功能保护方面,术中体感诱发电位、运动诱发电位监测实现了对运动功能的更好保护,各种神经心理评估、儿童发育评估推动了神经心理和发育的保护;⑤手术技术上,手术机器人广泛应用于SEEG埋藏,基于SEEG的射频热凝技术、MRI引导下的激光间质热疗技术在不开颅的情况下实现了致痫区的精确毁损,践行了癫痫外科的微创理念;还有针对脑内不同靶点的脑深部电刺激术、反应性神经电刺激术等,探索神经调控技术在癫痫外科的应用。有鉴于此,在第 2 版的基础上,亟须修订及再版《癫痫外科学》,目的是为癫痫外科的发展提供最新的理论、技术和方法,删除了一些目前临床上已经较少开展的技术,将临床综合征不再作为整章讨论,而是整合到不同的疾病和脑叶中。

本书由目前活跃于癫痫治疗术前评估领域的神经内科、儿科、电生理、神经影像、神经病理、神经心理学专家以及上百位癫痫外科专家共同参与编写,全面系统介绍了癫痫外科的最新进展及诊疗经验,反映出当前国内癫痫外科相关领域的最高水平。本书内容丰富,图文并茂,并配有相关视频,方便读者学习。但因作者众多、写作风格迥异、笔调不一、甚至错误和不足也在所难免,恳请各位专家和读者批评指正,以利再版时改进。

本书得到人民卫生出版社的大力支持,并荣幸入选国家新闻出版署"十四五"时期国家重点出版物出版专项规划项目,这对我们是巨大的鼓舞和鞭策,感谢中国抗癫痫协会对本书的出版给予的指导和帮助,李世绰创会会长亲自为本书作序,是对所有我们工作最大的认可,在此表示衷心感谢。全体编写人员为本书付出了辛勤的努力,特别是副主编张凯教授在组织、策划和编审等方面做了大量工作,在此一并表示感谢。

张建国　栾国明

2022 年 8 月

目 录

第四篇　癫痫外科相关疾病

第六篇　癫痫外科手术技术和方法

第七篇　癫痫外科的特殊问题

第八篇　癫痫外科与脑科学

第一篇

癫痫外科的历史

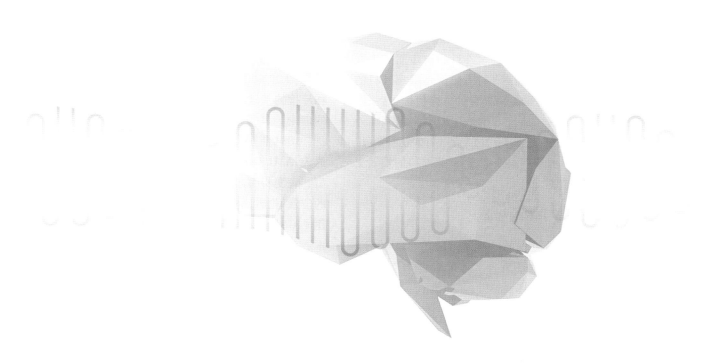

第一章 世界癫痫外科的历史回顾

一、引言

为什么各类医学的专业书籍在其开篇都要讲述"×××专业的历史"？那么，了解其历史的重要性又在哪里呢？其重要性就在于"以史为鉴，借古论今"。它能使我们更好地理解今天我们所做的一切的原因，使我们更充分地认识到目前已经在临床应用行之有效的方法和观点。这些方法和观点，一些是源于历史上某一时期已经明确定论的观点与方法；而另一些更似乎是机遇所产生的结果，或者说是其他已有的历史方法，经过传承与发展所获得的结果。所以，今天我们再版的《癫痫外科学》也是将"世界癫痫外科历史"安排在开篇，其目的就是想通过了解癫痫外科发展史，让从事癫痫外科治疗的有识之士认识现在，看到未来；让他们少走弯路、心劲十足、发奋图强，确定癫痫外科未来发展的正确方向。

总体来看，癫痫外科 1886 年起源于英国（Horsley 和 Jackson），20 世纪初，癫痫外科在德国迅猛发展（Fedor Krause 和 Otfrid Foerster），第二次世界大战期间其在北美又得到了进一步推广（Penfield）。

"致痫区"的概念是随着癫痫外科的进步而产生并不断发展的。可以说"致痫区"的历史就是癫痫外科的发展史。全切除致痫区是癫痫外科的最终目标，这一原则从癫痫外科诞生自今从未改变过。故本文以癫痫外科发展的时间轴为主线（图 1-1），结合对"致痫区"定位所产生的一系列技术及重大事件，对癫痫外科的发展史进行综合回顾性描述。

二、癫痫外科手术的起源

关于癫痫的最早记载可以追溯到公元前 2000 年，到了公元 377 年—公元 406 年，癫痫被称为"圣病"（sacred disease）。希腊医圣 Hippocrates 在其所著的《关于圣病》一书中，指出"圣病"是脑的疾病所引起。当时的人们仍以为癫痫发作是脑中的一股气，压缩到肌肉中所致。直到 1925 年，英国的神经病学家 Jackson 明确指出，癫痫是脑皮质神经细胞在不正常情况下过度放电所致。这一伟大的提示，奠定了现代癫痫

外科的基础。

自有人类历史记载起，就有欲利用外科手术治疗癫痫的意图。古代在欧洲、亚洲、非洲、南美洲的许多地方，均可发现人类颅骨被施行过钻颅的痕迹。当时的医师们认为癫痫发作，是由邪恶的幽灵在脑部作怪所致，所以采用钻颅术来释放颅内邪恶的幽灵。

癫痫外科初期，"致痫区"的定义几乎就是尽力找到症状产生区，这一概念由 19 世纪癫痫先驱 Jackson 首先提出。Jackson（1835—1911）英国癫痫病学家，1823 年他将癫痫定义为："癫痫是对于大脑灰质偶发、突然、过度、快速的局灶性放电的总称"。1931 年他强调癫痫的发作特征是："高度不稳定的细胞突然一过性过度放电"或"大脑某部分突然快速放电"。这一定义后经脑电图得以证实。他还将大脑具有定位性症状的癫痫发作称为部分性癫痫发作，他的癫痫起源理论沿用至今，形成临床癫痫概念的基础。

致痫区能够单独根据症状定位脑部病变位置的理论，为癫痫外科发展指明了方向。1879 年英国 Glasgow 神经外科医师 Macewen 通过这一定位原则，对一位致痫区位于额叶胶质瘤的患者进行了准确的定位切除，术后患者癫痫发作消失。有意思的是，Jackson 对大脑定位和癫痫起源理论都是建立在临床观察和尸检的基础之上的，他从未进行过动物实验来证明他的理论。

1884 年 11 月 25 日是神经外科史上的一个里程碑。这天，A. H. Bennet 通过分析患者局灶性运动性发作类型和病变所引起部分性瘫痪症状，精准定位了颅内病变的位置，伦敦国立医院 Joseph Lister（无菌术发明人）的侄子 Godlee 为其进行颅内肿瘤切除术。不幸的是患者术后 1 个月死于感染和颅内压增高。尽管如此，此手术在英国引起轰动，获得了英国医学会大奖。手术时 Jackson、Perrier 和 Victor Horsley（1857—1916）均在场。此举促成后来 Victor Horsley 医师根据 Perrier 和 Jackson 定位，在位于伦敦女王广场的国立麻痹和癫痫医院，为一位颅骨凹陷骨折所致癫痫患者行环钻术（手术当时 Jackson 也在场），这一天被普遍公认为是第一例癫痫外科手术起始日，即 1886 年 5 月 25 日。

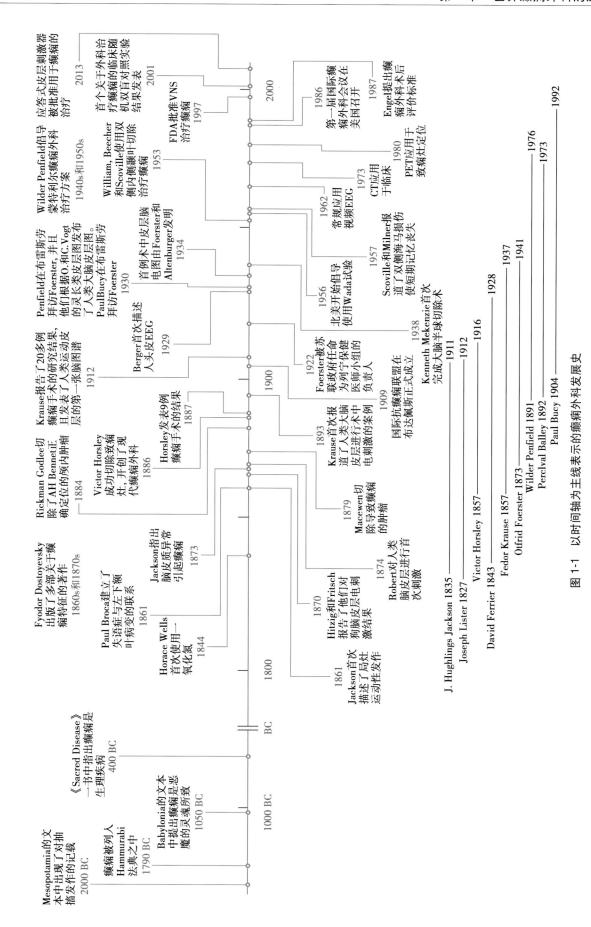

图 1-1　以时间轴为主线表示的癫痫外科发展史

在当时,环钻术作为外科治疗癫痫的方法已经应用了好几个世纪。Horsley 实施的第一例环钻术治疗头外伤颅骨凹陷骨折所致的癫痫术后近 1 个月时,即 1886 年 6 月 22 日,Horsley 和 Jackson 根据患者临床癫痫发作的表现,结合 Jackson 理论定位推断、分析,Horsley 为这位患者实施了开颅探查手术,来证实为结核瘤。

鉴于上述情况,从"癫痫外科"这一术语真正含义来讲,Peter Wolf 等认为应将 1886 年 6 月 22 日作为癫痫外科真正手术治疗开始之日。之所以把这例手术作为癫痫外科的真正开端,不仅是因为 Horsley 通过对癫痫症状学的精确分析指导了第一次真正意义的癫痫手术,而且还考虑到另外其他的因素。Horsley 不仅切除了肿瘤,还对肉眼可见的瘤周组织予以切除。实际上,19 世纪 80 年代,Jackson 就提出了癫痫发作起源于大脑皮质的神经细胞的理论,后期又提出了皮质源性癫痫是由皮质局部细胞放电引起,后人称其为"Jackson 癫痫"。这一理论,奠定了致痫区的早期概念,这就是今天神经外科治疗发展的理论基础之一。

（一）手术开创期（1886—1914 年）——癫痫外科的第一次浪潮

1886 年 8 月,Horsley 在英国布莱顿举行的英国医学会年会上,宣读了在 1886 年 5 月 25 日至 7 月 13 日所做的 3 例癫痫手术,受到 Jackson 和 Ferrier（1843—1928）的推崇与鼓励,在世界范围内引起了轰动。1887 年 4 月他又在 *British Medical Journal* 上报道了 9 例癫痫手术结果（另加 1 例偏头痛）。在此期间,国际上癫痫外科发展较快,形成了癫痫外科治疗的第一次浪潮。仅在 1894—1898 年的 5 年期间,就发表了来自 9 个国家的 50 篇关于癫痫外科治疗报道和 7 篇博士论文,其中一些文献报道了相当多的病例,最多的达 146 例。但非常遗憾的是,此后 Horsley 对手术治疗癫痫的兴趣逐渐减退,至 1890 年之后未再发表相关文献。

120 多年前形成癫痫外科治疗的第一次浪潮,在规模上和国际上的影响可以和我们近 20 年的癫痫外科发展相媲美。由于 Horsley 癫痫外科手术所取得的巨大成功,使这次浪潮融入了神经内外科医师巨大的热忱乃至是狂热。后来由于大宗病例观察发现,这些手术成功率有限、危险性高（病死率为 5%～7%）,致使人们对癫痫外科兴趣逐渐消退。

1912 年苯巴比妥的发明,开创了现代药物治疗癫痫的先河,加上当时癫痫外科手术效果不佳,一些保守的学者对癫痫外科治疗提出了批评,外科手术治疗癫痫的方法几乎被废弃。

（二）脑电图学对癫痫外科的影响——癫痫外科第二次浪潮

脑电图（electroencephalogram,EEG）的出现是现代癫痫外科手术治疗最重要的进步。1875 年英国利物浦心理学家 Caton 最先在动物大脑直接记录到脑电活动,但未公开发表论文。1929 年德国的 Berger 发表了第一篇关于人类 EEG 的文章,但未引起人们的重视。直到 1934 年著名的神经生理学家 Adrian 和 Matthews 等在一次学术会议上肯定了 Berger 的工作和贡献,并在会议上论证了 EEG 的 α 节律,医学界特别是癫痫外科才最终接受这个基础科学的发现。1934 年 Fischer 和 Lowenbach 第一次记录到了棘波。1936 年 Jasper 和 Gibbs 描述了发作间期的棘波,被认为是诊断癫痫的金标准。1938 年脑电图进入视频阶段,同年 Gibbs 和 Lennox 提出切除致痫区的概念,1941 年他们还发表了不朽的专著《脑电图图谱》。脑电图学家 Henri Jean Pascal Gastaut（1915—1995）对癫痫外科的发展也做出了巨大贡献,他们发现光刺激可诱发癫痫发作,提出了癫痫发作的概念,定义了 5 种主要的人类脑电图模式（λ 波、π 节律、μ 节律、中央沟区棘波和 θ 节律）。他还用他的名字命名了两种综合征:Gastaut 综合征和 Lennox-Gastaut 综合征。此后,脑电图开始在癫痫手术的发展中发挥重要作用。

1941 年基于头皮 EEG 和皮层脑电图（electrocorticogram,ECoG）的记录,加拿大蒙特利尔神经病学研究所（Montreal Neurological Institute,MNI）的 Jasper 果断认定:"精神运动性发作 EEG 表现起源于颞叶"。1951 年脑电图的先驱学者 Bailey 和 Gibbs 根据头皮 EEG 对颞叶癫痫进行监测结果的发表,进一步证实 Jasper 观点的准确性。这是首次颞叶癫痫手术治疗以头皮 EEG 证实的报道,大受癫痫学界的欢迎。

1936 年,脑电图的先驱学者 Frederick、Gibbs 与美国初期著名的癫痫学家 Lennox 一起,采用连耳的普通参考电极做记录,首次描述了癫痫大发作、癫痫小发作与精神运动性发作的 EEG 表现形式,发现它们之间有明显的差异性,但认为它们都是全面性发作,而 Jasper 应用双路电极能准确地记录到精神运动性发作和其他局灶性发作的局灶性 EEG 的起源放电模式。

鉴于 EEG 的快速发展,第二次癫痫外科的浪潮始于 20 世纪 40 年代脑电图的发明。Wilder Penfield 和 Percival Bailey 推动了这项技术的发展,引起了临床医师的广泛兴趣。但由于手术流程的标准化（包括患者术前评估、方法学、术后随访等）未能得到广泛推广应用,使大量非标准化的手术治疗效果事与愿违,导致手术治疗癫痫又失去了应有的价值,第二次浪潮逐渐消退了。究其原因,正如 Rasmussen 所言:"错误的外科医生为错误的患者做了错误的手术"所致。

三、手术发展期(1925—1935 年)——皮质电刺激及皮质功能脑图谱时代

真正意义上的癫痫外科手术成为可能是在医学所取得的三大主要成就——即麻醉、无菌术和脑皮质定位术之后才得以实现的。1844 年,Horace Wells 开始将一氧化二氮(笑气)用于牙科手术麻醉;2 年后,Willianm Morton 开始利用乙醚麻醉;1847 年,J. Y. Simpson 第一次应用三氯甲烷(氯仿)麻醉;1867 年,在 Louis Pasteur 阐述了有关微生物和细菌概念的理论之后,Joseph Lister 通过应用碳酸消毒敷料将无菌术引入手术室,1871 年 Lister 又发明了碳酸喷雾消毒法。麻醉和无菌术的应用使手术患者的并发症和病死率明显降低。然而,直到脑皮质功能定位技术发明之后,才有机会使得对神经系统有特殊兴趣的普外科医生开始涉足神经外科,将皮质切除术作为治疗癫痫的一种手段。早期对此做出重大贡献者则是德国的 FedorKrause 和 Otfrid Foerster。在 20 世纪之初,由于 Fedor Krause 和 Otifrid Foerster 卓越的工作,加之 Horsley 对手术治疗癫痫的兴趣逐渐减退,世界神经外科中心由英国转移至德国。

1861 年,Paul Broca 发现了左侧额下回病变与失语之间的关系。1870 年,Gustav Fritsch 和 Edouard Hitzig 首次发现并报道了他们电刺激狗大脑皮质的结果。1874 年 Robert Bartholow 在俄亥俄州首次报道电刺激人脑皮质研究成果。

Fedor Krause(1857—1937)教授分别在 1909 年、1911 年和 1912 年,根据自己的临床观察与实践出版 3 卷神经外科治疗丛书,其中在第二卷中有 200 多页篇幅专门论述癫痫,详细描述了 20 多例癫痫患者的外科治疗方法,探讨了癫痫类型(包括 Jackson 癫痫、创伤后癫痫、反射性癫痫等)、病因(包括肿瘤、婴儿麻痹产伤等)、手术适应证和癫痫手术的效果。Krause 开始实施癫痫手术治疗时是在脑电图出现之前,他对癫痫外科主要贡献在于:①在局麻下首次通过感应电刺激皮质功能定位技术,诱发典型癫痫发作来确定患者致痫区的位置,从而精准指导致痫皮质切除部位。②以皮质电刺激定位技术研究成果为基础,绘制出第一张人脑中央前回皮质功能定位图谱。他被认为是第一位在术中实施皮质电刺激的外科医生。③1912 年,首次广泛报道了癫痫手术的结果。④最早提出病灶性癫痫可能是由各种影响到大脑及其被盖物(头皮、颅骨和硬脑膜)的病变

引起,这些原因包括:涉及和刺激运动区的肿瘤;婴儿脑瘫;脑皮质瘢痕。Krause 一生中共为 400 多例癫痫患者做了手术,这在当时是最多的。

Otfrid Foerster(1873—1941)开始是一名神经科医生,在第一次世界大战期间开始改行做神经外科手术。战后,Foerster 热衷于创伤后脑瘢痕的切除术,并逐渐在局麻下行皮质电刺激方面有了名气。他对癫痫外科主要贡献在于:①首次在术中对运动皮质以外的脑皮质进行电刺激;②1930 年 Foerster 与 Penfield 合作,首次绘制出人类全脑皮质功能定位图谱;③尽管在他职业生涯的末期脑电图才开始应用,但他与 Altenburger 合作,首次进行了术中皮质脑电图的描记;④首次应用"精神运动性癫痫"这一术语;⑤培养出众多北美外科医生,回到北美后传承与发展癫痫外科,包括 Penfield、Bailey 和 Bucy;⑥首创应用过度换气诱发癫痫发作;⑦在列宁患病的晚期,被任命为来自世界各地的保健治疗专家组组长,为列宁做保健医生。故 Foerster 在癫痫方面所做工作的意义超越外科治疗范畴。

Krause、Foerster 和 Penfield 是第一批基于术中电刺激的结果而出版了《人脑大脑皮质功能图谱》的学者。1912 年,Krause 首次绘制出人脑运动中枢皮质功能定位脑图谱,尽管只绘制出了中央前回,但 Krause 绘制的图谱比 Foerster 和 Penfield 1930 出版的《全脑皮质功能定位图谱》更为详细,几乎与后来 Penfield 1954 年出版的图谱一样精细。

Bucy 与 Klüver 共同研究了猴子颞叶的功能,1939 年他们发现灵长类动物双侧颞叶切除后的行为改变。Bailey 与 Gibbs 合作研究了精神运动性癫痫,并于 20 世纪 50 年代早期出版了有关颞叶癫痫著作。

瑞士现代神经外科之父 Hugo Krayenbuhl(1902—1985),是 Gazi Yasargil 教授的老师。1983 年 Hugo Krayenbuhl 首次应用"卵圆孔电极"对边缘系统癫痫进行术前评估,直到 1986 年,卵圆孔电极技术才风靡世界。1973 年,Gazi Yaşargil(1925—)创造性地经侧裂入路,选择性切除杏仁核、海马治疗颞叶癫痫,术后 70% 患者癫痫发作得到完全控制。

第二次世界大战期间,由于战乱,神经外科中心尤其是癫痫外科治疗中心,由欧洲转移到了北美(代表人物 Penfield)。

四、北美神经外科发展时期——引领世界癫痫外科逐渐走向成熟期

Penfield(1891—1976)从 Foerster 实验室学习回国后,于 1932 年创建了加拿大蒙特利尔神经病学研究所。

1928 年 Penfield 在蒙特利尔将"病变引导手术"用于治疗顽固性癫痫,创立了通过临床症状学的顺序诊断局灶性癫痫,强调发作先兆、头皮脑电图的重要性以及采用局麻手术获悉患者感受的作用等。1941—1954 年,Penfield 与他的同事 Erickson 及 Jasper 应用刺激作为研究工具研究正常脑皮质的功能,构建了人类"大脑皮质运动与感觉功能区图谱",1941 年完成《癫痫和脑的定位》一书。1954 年,Penfield 和 Jasper 一起出版了最伟大的神经病学经典著作之一《癫痫与人脑功能解剖》。Penfield 等通过临床研究,完善并确立了"治疗顽固性癫痫的手术流程",并于 1950 年首次报道了"颞叶癫痫规范化手术治疗方案"。他的合作者和著名学生有 Jasper、Erickson 及 Rasmussen。1941 年,Jasper(1906—1999)和 Kershmann 证明颞叶是精神运动性癫痫发作的起源。

自从第二次世界大战后,癫痫外科兴趣转向最常见的局灶性癫痫——颞叶癫痫。1953 年,新西兰的神经外科医生 Falconer 应用整块前颞叶切除治疗颞叶癫痫,发现一半的患者有内侧颞叶硬化性改变,术后发作控制良好,提出了整体前颞叶切除术及颞叶内侧硬化的概念。Margerison 和 Corsellis 提出了海马硬化的概念。实际上这一病理改变,早在 1880 年 Sommer 就描述过,但遗憾的是并未引起人们的重视。

Bailey(1892—1973)是美国著名的神经病理学家、神经外科医生和精神病学家。1951 年,Bailey 和 Gibbs 应用脑电图作为引导行颞叶切除,首次使用皮层脑电图描记法进行术中定位,首次尝试用颞叶切除术治疗精神运动性癫痫。

1940 年美国 William Van Wagenen 和 Yorke Herren 首次做了尸脑胼胝体切开术。20 世纪 60 年代,Bogen 和 Vogel 重新开展胼胝体切开术作为治疗某些耐药性癫痫伴严重失张力运动障碍发作的病例。1938 年加拿大的 Kenneth Mekenzie 首次做了大脑半球切除术。1950 年南非的 Rowland Krynauw 首次为儿童癫痫做了大脑半球切除术。1961 年 White 发表了一篇关于大脑半球切除术的综述,总结了 269 例婴儿性偏瘫和癫痫发作病例的治疗结果。1969 年 Morell 和 Hanbrey 对脑功能区的癫痫病灶,提出了"多处软脑膜下横切术(mulptile subpial transection,MST)"。

1997 年,美国食品和药物管理局正式批准迷走神经刺激术(vagus nerve stimulation,VNS)应用于临床治疗癫痫。1980 年,Cooper 等学者首次报道了对人脑丘脑前核(anterior nucleus thalamus,ANT)进行深部脑刺激术治疗癫痫的相关研究。2002 年,Hodaie 等专家对 5 例难治性癫痫患者的双侧 ANT 进行深部脑刺激术。

五、立体脑电图(stereoelectroencephalography,SEEG)时代

(一) SEEG 的发展

1962 年,现代立体定向外科奠基者 Jean Talairach(1911—2007)和神经病学及脑电图专家 Jean Bancaud(1921—1993)发明了 SEEG 技术。自 1946 年开始,Talairach 就发明并应用立体定向技术治疗慢性疼痛和运动障碍脑功能性疾病,他所建立的以人脑的前联合和后联合连线为轴线设立坐标系来研究人脑解剖方法,使得来自不同个体人脑解剖资料可以进行统一的"标准化"去研究。Bancaud 认为这种技术可以对头皮脑电图的放电进行颅内定位。Bancaud 意识到 Talairach 有关人脑空间定位方法的潜在意义,开始与他一起应用此方法对难治性癫痫患者进行术前讨论。Talairach 和 Bancaud 设想 Penfield 的脑定位方法只能通过从癫痫所涉及的脑结构直接记录癫痫发作异常放电得以实现。1959 年,Talairach 和 Bancaud 通过应用 Talairach 立体定向方法,根据可靠的解剖标志,准确地将多根电极置入颅内相应结构,记录了癫痫发作时致痫区的异常电活动,这就是 SEEG。

发作期颅内电极记录可以将外科医生要切除的皮质区域赋予新的理念——新技术 SEEG 产生新的概念:病变区(lesional zone)、致痫区(epileptogenic zone)、激惹区(irritative zone)等。根据病变区、致痫区、激惹区三维空间的关系,Talairach 提出了一种新的癫痫外科手术模式,即通过分析、参考解剖-电生理-临床症状资料,术前即可对每一个患者做出详细的手术计划,也可通过物理学方法匹配到类似患者身上。

致痫区和病变区的概念产生于工作实践中的假说,但在实践中又得到了不断的校正与发展。如今,在部分癫痫患者中,应用现代影像技术可以清晰地界定出病变区。然而,在 Talairach 第一次提出这一概念时,他发现很多假性肿瘤、无占位性病变,应用当时的影像学方法难以显示出来。因此,他鼓励 Bancaud 去建立一种电生理的标准来确定病变的位置。在 SEEG 术语中,"病变区"指的是被不同类型的慢波(根据波形、频率和反应性)所占据的位置。这一方法可以很好地确定病变区,其相关性明显优于当时的影像学定位方法。于是,Talairach 和 Bancaud 就应用 SEEG 方法更准确地定位星形细胞瘤和少突胶质细胞瘤解剖位置和范围大小,这样有利于他们术前计划好手术方案,如同立体定向间质内放疗一样,避免术后功能缺失。他们所认定的"病变区"是假定的神经组织肉眼改变的部分,这一假说被后来的

MRI所证实。

产生发作间期棘波的皮质区与发作期放电的皮质区分界不清。当Bancaud开始利用颅内电极记录癫痫发作电活动时，他注意到上述两种类型电活动的各自解剖区域并不相互重叠。由此，他提出了"激惹区"和"致痫区"概念来描述和区分癫痫发作间期棘波区和发作期放电区的空间范围。故术语"致痫区"是指频繁引发癫痫发作的解剖电生理区域，这样就提出了"癫痫发作电生理"的定义。

致痫区这一概念是随着癫痫外科的进步而产生并不断发展。Bancaud和Talairach应用这一概念，而不用发作间期的放电来定位癫痫的起源部位，并以此作为制定手术方案的依据。这是因为术前评估的定位必须转换成解剖术语，不能用功能学的标准来界定引起癫痫的脑组织。既然癫痫发作是可治愈的症状，那么必须确定癫痫发作的起始区才有可能使其治愈。然而在临床实践中，癫痫起始区与临床症状之间的相关性却经常难以确定，这是因为癫痫发作时，放电向不同方向的脑组织传播，使得许多症状和体征混杂在一起。通过理解呈顺序出现的癫痫发作症状（揭示了时空动态放电顺序），Bancaud就能推断出癫痫发作的解剖起始区，即通过临床症状，推断其癫痫起始部位。Bancaud认为癫痫发作症状前后出现的顺序非常重要，尤其是初始症状，建议用语义丰富的词句去表达他们的异同。这就促使了Bancaud对癫痫发作类型的定义，这在Bancaud大多数论著中均有描述。

Bancaud和Talairach认为应用粗略的间期和/或发作期异常放电定位癫痫发作起源的静态观点，不足以确定脑组织切除的范围与体积。他们确信在癫痫起始区与主动和被动癫痫放电播散转换中，癫痫放电的动态模式可以通过仔细分析所有资料后推断出来。这对他们来说，已成为癫痫外科治疗的必备条件，目的就是尽可能小地切除致痫脑组织，为预后提供详细的信息，从而有利于进一步细化外科治疗的标准。

（二）SEEG促进其他技术的发展并逐渐走向成熟

Bancaud和Talairach所倡导的神奇的SEEG技术随着时间的推移，逐渐成熟与完善。与立体定向仪相结合的双层栏栅为SEEG颅内电极的置入提供安全保证；常规的立体定向脑血管造影技术使得电极置入时避开易损血管，SEEG技术的安全进一步得到保证；以AC-PC为坐标系的立体定向Talairach脑图谱应用，可以使SEEG精准定位脑的沟回，但不能满足详细的神经电生理资料的解释工作。Talairach的立体定向解剖学方法

促进磁共振成像技术引导立体定向技术的产生，这一技术使同一患者的解剖学资料（脑室造影、脑血管造影、电子计算机断层扫描技术、MRI）和电生理学资料（EEG、MEG、SEEG、SPECT、PET）有机地结合在同一坐标系中；多根、多点、多导的电极置入可疑致痫区模式，使SEEG具有极佳的时空分辨率和定位能力。

这种"解剖-电生理-临床"方法产生了不同类型的资料数据集，他们之间可以相互影响和相互验证。

（三）新技术的应用开创一个新时代

1970—1973年，在Stéphance Geier的帮助下，实现了长程EEG的记录，使"急性"SEEG变成"慢性"。从技术层面来说，颅内电极明显精细化以适应新的记录模式。同时，脑电图记录技术也在革新：遥感技术和视频脑电技术应用于临床，从而能更好地观察一些自动症患者的姿态表现及额叶癫痫特殊的姿势表现等，既可区别额颞癫痫，又可发现他们致痫区之间的相互联系。鉴于此，有的学者提出"额颞癫痫"这一概念，从而导致手术策略的改变。在"自动症"机制研究中，Bancaud等认为是扣带回前部受刺激的结果，这主要是一种复杂的口-手协同运动，伴随着去抑制状态的表情改变。

总之，Talairach应用以AC-PC中点为原点所建立的Talairach坐标系去研究立体定向脑解剖学，构建了立体定向Talairach脑图谱。Talairach和Bancaud（1921—1993）最大贡献是发明SEEG技术，建立了"致痫区、病变区、刺激区"等概念，将"解剖-电生理-临床"有机结合确定致痫区的位置。尽管SEEG被部分欧洲癫痫中心专家沿用长达数十年，然而，仅在近十年来才在世界范围内逐渐推广应用。在当代医疗实践中，SEEG不仅作为一种诊断方法，也被作为一种治疗方法，如射频热凝毁损治疗难治性癫痫，他们对癫痫外科的发展做出不可磨灭的贡献，非常值得人们去纪念。

六、神经影像学的发展

1972年，电子计算机断层扫描技术（CT）应用于临床患者的头部检查；1973年，MRI在美国纽约州立大学开展使用。通过CT的电子摄影技术，可以使人的全脑三维可视化，揭示了许多区域性结构性病变，极大地扩大了局灶性切除手术选择范围，特别是对于脑组织受到外来损伤所导致的癫痫患者。但在诊断顽固性癫痫患者的潜在致病畸形结构方面，仍存在不完善性。直到1985年，在MNI通过MRI检测到海马的高强度信号，而确定海马硬化之后，现代结构神经影像技术才开始有更大的发展，使被诊断为能够手术的癫痫患者数量明显增加。同时，神经外科专家们逐渐认识到多种MRI扫描

序列的特殊临床意义,例如:液体衰减反转恢原成像(fluid attented inversion recovery, FLAIR)等。2004年 Kuzniecky RI 及 Jackson CD 所著的《癫痫 MRI》一书,促进了癫痫的诊断水平,使颞叶癫痫手术的焦点重新回到病灶定位上来。

虽然,目前临床中常规使用的 MRI 磁场强度已经高达 3T,但仍有许多难治性癫痫患者的致病区无法捕捉。因此,更多的影像学检测手段被应用到癫痫的术前评估中,包括:PET,多方向磁共振弥散成像(MR diffusion),功能磁共振成像(functional magnetic resonance imaging, fMRI),SPECT,脑磁图(magnetoencephalography, MEG)和磁共振波谱学(magnetic resonance spectroscopy, MRS)。1978年初,在美国加州大学洛杉矶分校,用 ^{18}F-FDG(氟代脱氧葡萄糖)配合 PET,测量大脑内葡萄糖的新陈代谢,揭示了癫痫患者颞叶内侧存在单侧颞叶代谢减退表现,与术前 EEG 发作位置及 MRI 鉴定的内侧颞叶结构病变相同。目前,应用 PET 和 MRI 相结合的方法,可以更好地显示出因 MRI 阴性致病区及不易察觉的微小病变,这使更多的难治性癫痫患者得到有效治疗。

多方向磁共振弥散成像可以很好地显示出脑白质的纤维束构筑情况,从而确定脑内结构间的连接网络。目前临床中常规使用的成像方法为弥散张量成像(diffusion tensor imaging, DTI),但在一些研究中表明,弥散峰度成像(diffusion kurtosis imaging, DKI)可能在显示脑白质纤维束方面更加准确。在癫痫患者的术前评估中,应用 DTI 或 DKI 来设计手术方式,可以避免对与脑功能相关的纤维束造成损伤,有助于术后患者的脑功能康复。

2006年,fMRI 开始应用于临床。当患者完成相应任务时,通过分析脑内不同区域的血氧水平差异(blood oxygenation level dependent, BOLD),来判定大脑的功能区。癫痫患者的术前评估中应用 fMRI,可以有效判断出语言及记忆的优势半球。特别是在位于功能区周围的致病区手术方案设计上,进一步确定功能区的位置,方便在术中保护功能区。

1969年,David Cohen 在美国麻省理工学院磁场研究所进行了世界上第一次脑磁场图像测量,使 MEG 成为了一种对人体完全无侵袭的脑功能成像技术。随后,MEG 开始应用于神经科学领域,到 21 世纪 80 年代,MEG 被应用于癫痫诊断。相比 EEG,MEG 可以与 CT 或 MRI 融合,具有更好的空间定位能力,目前多用于致病区及功能区的定位。

七、癫痫外科最好的适应证——颞叶内侧癫痫外科发展史

1951年,BergerKaada 通过刺激杏仁核、海马头部及梨状区导致动物攻击性活动,舔、咀嚼与吞咽动作突然中断。1954年,Feindel 和 Gloor 通过刺激猫的杏仁核和脑干网状结构,产生了癫痫样放电,观察到类似人类癫痫发作一样的表现。1952年,Fennel 等给出了令人信服的内侧颞叶结构是产生颞叶癫痫的关键性区域的生理学证据。

早在 1950年,Penfield 和 Flanigin 通过发作形式、EEG 和简单的 X 线表现,就开展了颞叶切除术,并对手术的预后进行了报道,术后约有 53% 的患者得到治愈,25% 的患者发作频率减少 50% 以上。1951年,Bailey 和 Gibbs 又进一步将颞叶癫痫定义为精神运动性癫痫,为手术治疗的适应证。此后的 20 世纪五六十年代,颞叶切除术治疗颞叶癫痫取得了巨大的成功,成为了最普遍的癫痫手术方式。但是,学者却很少被关注术后的并发症,尤其是记忆、语言及其他的认知功能损伤。1953年,神经外科医生 William Scoville 对一位患者进行了双侧内侧颞叶切除手术,术后虽然发作得到控制,但患者丧失了记忆功能,造成了灾难性的手术结果。20 世纪 60 年代中期,人们才开始逐渐意识到颞叶切除术后的并发症问题,重视术后语言、记忆、认知功能的改变。1948年,Wada 就使用了著名的 Wada 实验,用来确定语言和记忆的优势大脑半球,但直到 20 世纪 80 年代才被广泛地应用于颞叶癫痫患者的术前评估中。从 20 世纪 70 年代开始,神经心理学评估也被纳入癫痫患者的术前评估中。这两项检查在当时有效地提高了患者术后的语言、记忆、认知功能恢复。随后的 20 世纪八九十年代,神经影像技术及视频脑电图技术大幅度发展,人们对于颞叶癫痫的认识进一步提高,手术方式得到不断改进,出现了针对颞叶致病区的多种手术方法,包括:前颞叶切除术、选择性海马杏仁核切除术、迷走神经刺激术、深部核团刺激术、立体定向放射治疗、立体定向射频或激光热凝术等。1950年,Penfield 等通过临床研究,完善并确立了"治疗顽固性癫痫的手术流程",并首次报道了"颞叶癫痫规范化手术治疗方案"使颞叶内侧癫痫外科更加规范化。1993年,Engel 收集了 3 579 例进行了颞叶手术的患者资料,统计患者手术预后情况,研究表明术后发作完全缓解率为 70%,另外 24% 的患者发作频率明显改善。又过了近 10 年,第一篇关于颞叶癫痫外科治疗的随机对照临床试验结果,才发表于《新英格兰医学杂志》,自此外科治疗颞叶癫痫被广泛认可。

八、儿童癫痫外科的发展史

早在 20 世纪 30 年代,对儿童难治性癫痫外科治疗有了相关报道。到 60 年代,开始应用解剖性大脑半球切除术治疗儿童难治性癫痫综合征。70 年代,应用前颞叶切除术等局灶性病灶切除手术治疗儿童难治性癫痫。1997 年,IngridTuxhorn、HansHolthousen 及 HansBoenigk 编写的《儿童癫痫综合征及其手术治疗》一书,对儿童癫痫外科的发展起到了很好的推动作用。但是,时至今日,外科治疗在儿童难治性癫痫方面的应用却仍很有限。2003 年,美国神经病学学会发布了癫痫外科治疗的诊疗标准,明确指出该标准只适合成人,对于儿童癫痫存在限制。从 1995—2010 年,美国接受手术治疗的癫痫患者,术前患有癫痫时间均长达 17 年以上,这严重影响了手术的成功率。由于癫痫术前评估手段的进步,从 1990—2010 年,诊断为难治性癫痫的患儿成倍增长,但却有极少的患儿被送入癫痫外科中心进行术前评估,每年只有 11.3/10 万的患儿接受了适当的外科手术治疗,而且几乎没有患儿在发病两年后就接受手术治疗,直接导致了儿童癫痫预后不良的假象。

近 5 年来,越来越多的专家重视儿童癫痫外科,并认识到癫痫患儿应该在儿童癫痫中心进行就诊,如果发现具有手术治疗的可能,要尽早进入癫痫外科中心进行癫痫术前评估。早期手术,缩短癫痫的患病时间,可以极大地提高癫痫外科治疗的成功率,改善患儿的脑神经功能及认知功能和生活质量。目前认为,许多儿童难治性癫痫综合征应首选外科治疗,例如:皮质发育不良、胚胎发育不良性神经上皮性肿瘤、神经节神经胶质瘤、下丘脑错构瘤、多发性结节硬化、斯德奇-韦伯综合征(Sturge-Weber 综合征)、拉斯马森综合征(Rasmussen 综合征)、单侧先天性缺血性损伤、单侧巨脑畸形、单侧多小脑回畸形等。同时,手术方式不断改进,解剖性大脑半球切除术逐渐被功能性大脑半球切除术所取代。微创治疗除了迷走神经刺激术外,现在又出现了立体定向射频热凝术和磁共振引导下激光消融术。术前评估对于致痫区的准确定位,使手术的范围越来越小,裁剪式精确切除致痫区,减少儿童脑组织损伤,使患儿术后功能恢复更好。

(那　猛　韩风平)

参考文献

[1] HANS O. LÜDERS, YOUSSEF G. COMAI. Epilepsy Surgeryr [M]. 2nd ed. Philadelphia: Lippincott Williams & Wilkins, 2002:19-21.

[2] ASADI-POOYA A A, ROSTAMI C. History of Surgery for Temporal Lobe Epilepsy [J]. Epilepsy Behav, 2017, 70 (Pt A):57-60.

[3] SINHA S, DANISH S F. History and Technical Approaches and Considerations for Ablative Surgery for Epilepsy [J]. Neurosurg Clin N Am, 2016, 27(1):27-36.

[4] SCHIJNS O E M G, HOOGLAND G, KUBBEN P L, et al. The Start and Development of Epilepsy Surgery in Europe: A Historical Review [J]. Neurosurg Rev, 2015, 38 (3): 447-461.

[5] OTSUBO H. History of Epilepsy Surgery at The Hospital for Sick Children, Toronto, Canada [J]. No ShinkeiGeka, 2006, 34(12):1217-1223.

[6] HOPPE C, WITT J A, HELMSTAEDTER C, et al. Laser Interstitial Thermotherapy (LiTT) in Epilepsy Surgery [J]. Seizure, 2017, 48(5):45-52.

[7] KARAMANOU M, TSOUCALAS G, THEMISTOCLEOUS M, et al. Epilepsy and Neurosurgery: Historical Highlights [J]. Curr Pharm Des, 2017, 23(42):6373-6375.

[8] ROBERT A. GROSS. A brief history of epilepsy and its therapy in the western hemisphere [J]. Epilepsy Research, 1992, 12(2):65-74.

[9] PANTELIADIS C P, VASSILYADI P, FEHLERT J, et al. Historical documents on epilepsy: From antiquity through the 20th century [J]. Brain & Development, 2017, 39 (6): 457-463.

[10] REIF P S, STRZELCZYK A, ROSENOW F. The history of invasive EEG evaluation in epilepsy patients [J]. Seizure, 2016, 41(10):191-195.

[11] MAGIORKINIS E, SIDIROPOULOU K, DIAMANTIS A. Hallmarks in the history of epilepsy: Epilepsy in antiquity [J]. Epilepsy & Behavior, 2010, 17(1):103-108.

[12] ALI R, CONNOLLY I D, FEROZE A H, et al. A Disruptive Force in History [J]. World Neurosurg, 2016, 90 (6): 685-690.

[13] STANLEY F, CLOWER W T. Victor Horsley on "Trephining in Pre-Historic Times" [J]. Neurosurgery, 2001, 48(4): 911-917; discussion 917-918.

[14] MOSHÉ SL, PERUCCA E, RYVLIN P, et al. Epilepsy: new advances [J]. Lancet, 2015, 385(9971):884-898.

[15] GUERRINI R. Epilepsy in children [J]. Lancet, 2006, 367 (9509):499-524.

[16] THIJS R D, SURGES R, O'BRIEN T J, et al. Epilepsy in adults [J]. Lancet, 2019, 393(10172):689-701.

[17] RYVLIN P, CROSS J H, RHEIMS S. Epilepsy surgery in children and adults [J]. Lancet Neurol, 2014, 13 (11): 1114-1126.

[18] NOWELL M,MISEROCCHI A,MCEVOY A W,et al. Advances in Epilepsy Surgery[J]. J Neurol Neurosurg Psychiatry,2014,85(11):1273-1279.

[19] YU T,WANG X,LI Y,et al. High-frequency stimulation of anterior nucleus of thalamus desynchronizes epileptic network in humans[J]. BRAIN,2018,141(9):2631-2643.

[20] BAILEY P,GIBBS F A. The surgical treatment of psychomotor epilepsy[J]. JAMA,1951,145(6):365-370.

[21] ENGEL J JR. Research on the human brain in an epilepsy surgery setting[J]. Epilepsy Res,1998,32(1-2):1-11.

[22] ENGEL J JR,RAUSCH R,LIEB J P,et al. Correlation of criteria used for localizing epileptic foci in patients considered for surgical therapy of epilepsy[J]. Ann Neurol,1981,9(3):215-224.

[23] FEINDEL W, PENFIELD W, JASPER H. Localization of epileptic discharge in temporal lobe automatism[J]. Trans Am Neurol Assoc,1952,77:14-17.

[24] FEINDEL W, PENFIELD W. Localization of discharge in temporal lobe automatism[J]. Arch Neurol Psychiatry,1954,72(5):605-630.

[25] MILNER B,PENFIELD W. The effect of hippocampal lesions on recent memory[J]. Trans Am Neurol Assoc,1955,80:42-48.

[26] PENFIELD W,MILNER B. Memory deficit produced by bilateral lesions in the hippocampal zone[J]. Arch Neurol Psychiatry,1958,79(5):475-497.

[27] ENGEL J JR. A greater role for surgical treatment of epilepsy:why and when?[J]. Epilepsy Currents,2003,3(2):37-40.

[28] WIEBE S,BLUME W T,GIRVIN J P,et al. A randomized, controlled trial of surgery for temporal-lobe epilepsy[J]. N Engl J Med,2001,345(5):311-318.

[29] ENGEL J JR. Surgery for seizures[J]. N Engl J Med,1996,334(0):647-652.

第二章 中国癫痫外科的历史与现状

癫痫是世界最常见的神经系统疾病之一，是世界卫生组织（World Health Organization，WHO）重点防治的五大神经精神疾病之一。根据 2019 年 WHO 发布的"全球癫痫报道（癫痫—公共卫生的当务之急）"，全球有超过 5 000 万人口患有癫痫，近 80% 生活在中低收入国家，占全球疾病总负担 0.5%。其中，我国有高达 900 万以上人群受累，并以每年 60 多万例的速度持续递增，年经济负担超过 200 亿人民币。

现代神经外科创始人之一的 Victor Horsley 教授（1857—1961）曾对法国出土的新石器时代（距今约 5 000~10 000 年）人类头骨上的环孔进行了研究，发现这些钻孔部位大多邻近运动功能区，所钻骨孔有自我修复的痕迹并且有的头骨上有 2 个骨孔，证明钻孔后主体仍继续存活，因此他认为这些圆孔是早期人类开颅手术的痕迹，并且推测这类手术目的很可能就是治疗癫痫发作。而我国山东省出土的距今 5 000 年的大汶口文化遗址的人类头骨上，也有一直径为 3.1cm×2.5cm 的圆形骨孔，被我国科学家推测是早期人类开颅手术的证据，但最初目的是否治疗癫痫不得而知。虽然一些学者认为早期人类没有达到如此高的文明程度施行开颅手术治疗癫痫，但历史的真相已经无法考证。早在 2 000 多年前，中国古籍的《黄帝内经》中就曾设《灵枢·癫狂》篇专门论述"癫疾"，后经学者证实书中所言"癫疾"即为"癫痫"。以后的中医古籍亦有对癫痫辨证论治的记载和探讨，认为"痫症"与"风邪""痰浊""惊吓""瘀滞"有关，在中国很长的历史时期内，癫痫一直都接受传统医学的诊治，包括草药和针灸，积累了丰富的经验。西方医学在文艺复兴时代以后，开始由经验医学向实验医学转变，尤其当时人体解剖学的建立，标志着医学新征途的开始。从此西方近代医学逐渐发展壮大，并在 19 世纪出现了开颅手术治疗癫痫的尝试，此后癫痫外科技术逐渐在世界各地得到推广和应用。20 世纪 20~30 年代，以德国神经学家 Hans Berger 为代表的西方医学家经过多年研究逐步发现了癫痫患者脑电变化的规律。1930 年代末，脑电图开始在癫痫外科的发展中发挥了重要作用。

我国现代的癫痫诊疗事业始于 20 世纪 50 年代，虽然落后于西方近百年，但近年来发展迅速，取得了令人瞩目的进步，已经与西方医学的癫痫诊断、治疗的理念和技术十分相近。回顾我国的癫痫外科发展历史，可以分为以下几个阶段。

一、20 世纪 50—60 年代——我国癫痫外科的初始阶段

早在新中国成立初期，我国就有一批老一辈的神经外科专家投身于癫痫诊疗事业。

赵以成教授（1908—1974）在加拿大蒙特利尔师从世界知名神经外科大师 Wilder Penfield 教授（1891—1976），回国后于 1952 年受政府特聘，在天津总医院成立神经外科，并于 1953 年 3 月开办神经外科进修班，其中就包括癫痫外科的教学内容，学员共 22 名（图 2-1）。

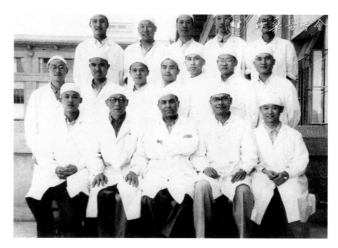

图 2-1 1955 年苏联专家和赵以成授课的神经外科学习班照片

第一排左 1 王忠诚、左 4 赵以成、左 5 蒋大介；第二排左 4 陈炳桓、左 5 赵雅度

（引自：赵雅度.《我国神经外科发展简史》）

赵以成教授与王忠诚教授（1925—2012）等共同开创中国早期神经外科事业，1956 年成立神经外科专业组，1960 年 3 月建立北京市神经外科研究所。之后王忠诚教授在赵以成教授的基础上发展壮大神经外科研究所，组织开展了包括癫痫在内的各个领域的工作及相关研究，并在 1986 年 3 月成立了"中华神经外科学会"，

《中华神经外科杂志》也在同期创办成功。我国的癫痫外科，也在 20 世纪 50 年代中期取得了初步进展：段国升教授领导的颅脑战伤小组，对晚发的外伤性癫痫，在脑电图监测下行脑皮质致痫区和瘢痕组织切除术（图 2-2），开创了我国现代癫痫外科治疗的先河。史玉泉教授最早在上海开展大脑半球切除术（图 2-3），其《大脑半球切除术治疗婴儿偏瘫症》于 1959 年发表于《中华神经精神科杂志》，为我国开展癫痫治疗扩大了影响。20 世纪 60～70 年代，赵雅度教授在北京克服种种困难，按照 Penfield 教授的方法（如采用术中皮质脑电记录）开展了颞叶癫痫的外科治疗，相关论文《癫痫的外科治疗》发表在 1965 年的《中华神经精神科杂志》上（图 2-4）。

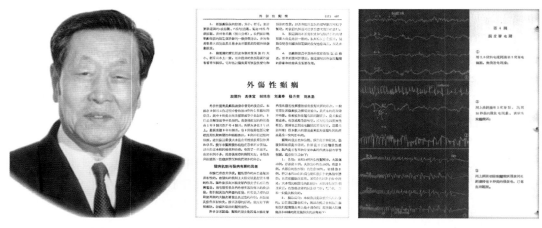

图 2-2　段国升教授团队早期在脑电图监测下行脑皮质致痫区和脑瘢痕组织切除术，开创了我国癫痫外科的先河

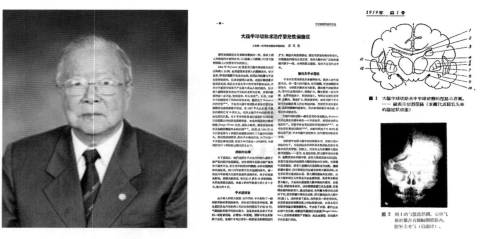

图 2-3　史玉泉教授早期开展了大脑半球切除术，对我国癫痫外科发展起到了积极的影响

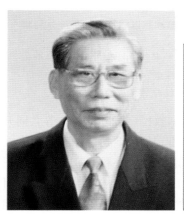
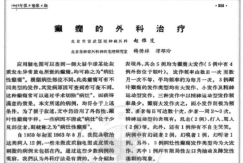
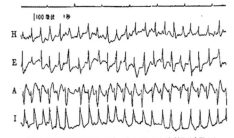

图 2-4　赵雅度教授按照 Penfield 教授的方法（术中皮质脑电记录）开展了颞叶癫痫的外科治疗，取得了良好的疗效

这些开创性工作对以后神经外科,特别是癫痫外科临床工作开展起到了重要引领作用。

早期的癫痫手术困难重重,术前没有明确的影像学证据,只有气脑造影,但对定位癫痫灶的价值微乎其微。因此脑电图成为了当时检测癫痫灶的可靠手段,冯应琨教授(1908—1992)是我国脑电图学奠基人,引领和推动了脑电图技术在我国的发展。他留美归国后,于1957年在北京创办了全国第一届临床脑电图培训班。脑电图技术为早期癫痫手术提供了引导、帮助。为了达到满意的预后,老一辈专家需在术前认真研究脑电,术中反复地监测皮质脑电确定切除范围,费力耗时,但他们的辛勤工作为我国的现代癫痫外科治疗打下了良好的基础。

二、20世纪80—90年代——我国癫痫外科的发展阶段

1966—1978年的特殊时期,我国医疗事业发展受阻,风险度很高的神经外科专业、包括癫痫外科的发展处于停滞状态。1978年改革开放后,神经外科不断壮大,体现在专科医生数量的增加和高素质人才的持续涌现,手术显微镜、CT等陆续被引入国内。1985年广州南方医院引进首台磁共振设备,次年我国研发出国产磁共振系统。此后,国内各地先后配备了这些先进的医疗设备,为开展手术治疗、扩大诊治病种创造了条件。

在20世纪80年代初期,癫痫越来越得到我国医学家的重视,在王忠诚、程学铭、李世绰、王文志等教授带领下,进行了6城市和22省农村与少数民族地区神经系统疾病、包括癫痫的流行病学调查(图2-5),确定我国的癫痫患病率为4.4‰,从而估算全国癫痫患者数约440万,需手术治疗的耐药性癫痫患者约为88万。

随着脑电图、神经影像学及显微手术技术的进步,

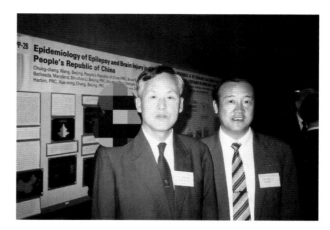

图2-5　1984年王忠诚和李世绰教授在美国CNN学术会议之"中国神经流行病学报道"展板前

我国的癫痫外科事业也迎来了快速发展,各种癫痫经典术式在国内都有开展。

1. 前颞叶切除术及颞叶以外皮质致痫区切除术　在1980年前颞叶切除及颞叶以外的皮质致痫区切除术开展较多,开展较早和报道病例较多的有谭启富、江澄川、高立达、蒋万书、李龄、刘宗惠教授等。其中以谭启富教授报道病例数最多,并提出了"术前评估方案""术后疗效评价标准"以及"颞叶切除方法技巧的改进",他提倡规范癫痫外科治疗,重视手术技术,积累了丰富的临床经验(图2-6)。谭启富、刘承基教授还在1984年发表的文章中介绍了双侧颞叶癫痫的"镜灶"概念及脑电图特征。1989年,重庆医学院的蒋万书教授报道了术中经大脑外侧裂行选择性杏仁核海马切除术,10例随访15～32个月(平均27.5个月±7.05个月),手术疗效令人满意。这一时期,许多专家还克服了当时技术和设备条件的困难,积极联合各地研发机构自行研制皮质电极,在脑电监测下行皮质致痫区切除术,获得良好的治疗效果,提高了患者的生活质量。谭启富教授还自行加

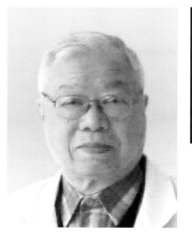

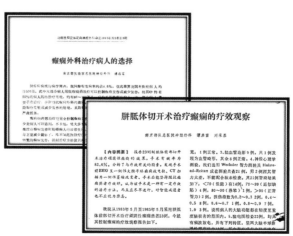

图2-6　谭启富教授发表了许多癫痫诊疗领域的论文

工了开颅环钻头,采用直切口,环钻开颅,显微镜下操作,节省了癫痫的手术时间并减少了并发症。

2. 大脑半球切除术 1989年,北京天坛医院陈炳桓教授报道14例患儿偏瘫伴癫痫病例,采用改良大脑半球切除术,切除后用肌瓣和明胶海绵堵塞Monro孔并固定,将硬脑膜缝于大脑镰、小脑幕及颅底,从而缩小硬脑膜下腔,减少晚期并发症。随访1~2.5年,近期效果全部良好。同样在1989年,谭启富教授开始采用Rasmussen的方法行"功能性大脑半球切除术",术中切除感觉运动皮质和颞叶,并将残留的额叶及其顶枕叶的部分脑组织离断,以期达到减少晚期并发症的结果,对3例大脑半球切除术的患儿进行长期随访,癫痫发作均获得满意控制。

3. 胼胝体切开术 我国最早由陈久荣、谭启富等教授对胼胝体切开术治疗癫痫进行了报道,随后陈炳桓、刘宗惠、孙国华、史玉泉、张蕴增分别在北京、上海等地开展此类手术,这是我国癫痫外科治疗中的一个新发展。当时多数单位采用胼胝体前部切开术。就胼胝体切开的

疗效而言,各家报道近期发作频率降低80%以上,但随着随访时间延长,这一数字降至67%或更低,这可能与手术适应证选择不完善、评估随访等受时代局限性影响以及大多采用部分胼胝体切开有关,因此论文结论可能与现代研究有所偏差。1986年,北京天坛医院陈炳桓教授等报道选择性胼胝体切开术,术中由谭郁玲教授记录患者大脑皮质、皮质下和胼胝体电位,探讨胼胝体与皮质之间功能联系的定位关系,确定了不同病例可切开胼胝体不同区段(图2-7),这对决定胼胝体切开部位和范围有参考价值。在开展胼胝体切开术的同时,一些学者还对患者进行了术前、术后的神经心理学评估研究,认为手术切除可缓解癫痫发作外,患者的智力、记忆力无明显损害,其性格和脑损害程度及部分患者的智商还有所改善。

4. 脑立体定向深部结构毁损术 早在1960年初期,安徽省立医院的许建平教授就致力于神经外科立体定向手术的研究,创立了国内第一个立体定向功能神经外科研究所,推动了我国早期立体定向神经外科工作(图2-8)。1984年,广州军区总医院的吴鸿勋教授报道

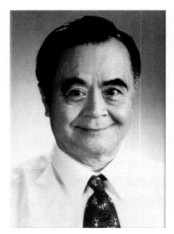
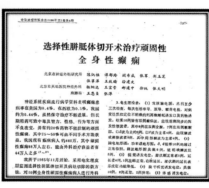
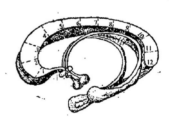

图2-7 陈炳桓教授等创新性地开展了选择性胼胝体切开术

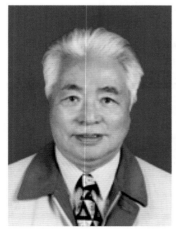
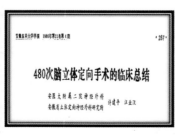
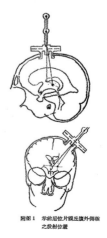

图2-8 许建平教授开创和推动脑立体定向手术治疗包括癫痫在内的多种疾病

立体定向手术毁损杏仁核治疗癫痫 10 例,近期疗效较好。上海华山医院的江澄川等教授 1989 年报道在脑室造影条件下,对顽固性癫痫且伴有精神运动性发作的患者,行胼胝体前部及双侧杏仁核立体定向射频毁损术,术后癫痫发作及术前"攻击性行为"得到了较好的控制。许建平、汪业汉、常义等教授常规采用立体定向方法射频毁损治疗癫痫,靶点选择亦包括杏仁核、Forel-H 区、胼胝体,并对有精神障碍的患者加做扣带回毁损,术后疗效显著。

5. 慢性小脑电刺激术治疗癫痫 Cooper 于 1972 年提出,对人小脑皮质特别是旧小脑的慢性刺激可以抑制大脑运动皮质兴奋的方法。1987 年,谭启富、祝正祥等教授自行设计制作了小脑电刺激器,并应用于临床。在他们的推动下,1989 年 5 月上旬,举办了第一期"慢性小脑刺激治疗癫痫"讲习班,参加学习班的学员来自重庆、成都、哈尔滨、南昌、杭州、上海等地。

三、20 世纪 90 年代——我国癫痫外科的上升阶段

进入 20 世纪 90 年代,随着中国经济的快速发展,各种癫痫相关医疗设备如 MRI、PET-CT、视频脑电、电生理监测仪等相继在各大医院普及,从事癫痫诊疗的医生队伍日渐壮大,使得我国癫痫外科事业取得突破性进展。全国各地纷纷举办癫痫外科学习班,癫痫学术组织相继成立,有力促进了我国癫痫外科事业的发展。

1990 年全国癫痫外科协作组成立,许建平任名誉理事长,谭启富任理事长;1991 年在李世绰倡导下北京抗癫痫协会正式成立,标志着癫痫外科的发展进入新时代。在山东曲阜(1991)召开了全国首届癫痫外科研讨会,有 56 个医院代表参加,报道的手术治疗病例 1 846 例,其中脑立体定向毁损术 933 例,胼胝体切开术 438 例,皮质病灶切除 457 例,小脑刺激 12 例;会议还成立了全国外科协会和理事会,这对我国癫痫外科事业的发展起到良好的促进作用。

武汉同济医科大学李龄教授(1929—2020)对小儿癫痫外科进行了深入研究,并发表论著《小儿癫痫外科学》,为我国小儿癫痫外科的发展奠定了坚实的基础(图 2-9)。李龄教授还结合国外有关文献,设计并制作了硬膜下条片状埋藏电极,用于癫痫手术致痫区的术前定位,比头皮 EEG 灵敏度高 5～10 倍。谭启富教授(1992)亦报道了自行设计的"新型癫痫手术定位电极",十分接近目前临床应用的皮质电极。

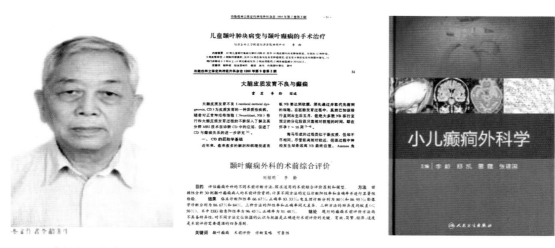

图 2-9 李龄教授在癫痫外科方面开展了大量重要且翔实的工作,尤其是在小儿癫痫外科方面做了开创性工作

这一时期,我国许多优秀的癫痫内科、电生理专家也做出了大量卓有成效的研究工作,推动了我国癫痫诊断及治疗工作的进展,如北京协和医院吴立文教授、上海医科大学神经病学研究所瞿治平教授、北京天坛医院谭郁玲教授等。1993 年,谭郁玲教授报道通过长程脑电监测 67 名患者,其中 14 例患者短程脑电无异常,经过长程脑电监测后捕捉到棘波放电,并且 42 例(63%)患者通过脑电进行了定位诊断。此后长程视频脑电监测成为癫痫诊断及术前评估的重要手段。

1994 年海军军区总医院刘宗惠教授在 Morrell 教授报道的基础上,通过动物实验及临床应用研究多软膜下横纤维切断(MST)治疗功能区癫痫的机制,并报道 25 例行 MST 的功能区癫痫,术后随访 2～25 个月,临床疗效得到肯定。天津总医院的只达石、李建国等教授首先在我国采用神经导航技术治疗症状性癫痫。1999 年首都医科大学附属北京天坛医院栾国明教授在 MST 基础上,提出低强度电凝热灼功能区癫痫的大脑皮质,可使多处浅皮质内的横行纤维变性,从而阻止癫痫放电水平

方向的同步化和传播,同时该皮质的正常功能仍可能保留。MST 及低功率皮质热灼术为功能区癫痫手术提供了新的方法和尝试。20 世纪 90 年代初期,国内专家开始引进迷走神经刺激(vagus nerve stimulation, VNS)治疗癫痫;1997 年山西刘玉玺教授等最先报道 5 例 VNS 手术,随访 1 年,所有患者的发作强度均有所减少,初步证实了该疗法的有效性和安全性。

四、21 世纪——我国癫痫外科的蓬勃发展阶段

进入 21 世纪,我国癫痫外科进入快速蓬勃发展时期,逐渐走向成熟。北京、广州、南京、上海等地癫痫外科中心先后建立起来。特别是 2005 年中国抗癫痫协会(China Association Against Epilepsy, CAAE)成立以后,高度重视癫痫外科的规范化发展和学科间协作。随着国家经济发展,定位致痫区的各种检测设施和诊断技术在各大城市医疗机构普及,这使癫痫外科得到了迅猛发展,疗效显著提高,开展的单位日益增多,更多的患者受益于癫痫外科治疗。

1. 颅内电极埋藏技术　术中临时皮质脑电图(electrocorticogram, ECoG)监测在癫痫术前评估及术中早有应用,但硬膜下电极埋藏起源于北美蒙特利尔神经病学研究所,包括开颅或钻孔放置皮质表面条状电极、栅状电极,立体定向或非立体定向手术置入脑深部电极,可以进行长程视频脑电监测,其优势是在二维空间定位癫痫灶的同时可进行皮质电刺激分析,逐渐成为重要的癫痫术前评估手段。早在 1996 年谭启富教授就报道自制深部电极的研发,并通过硬膜下条状电极为 4 例 EEG 难以定位的癫痫患者明确了致痫区的位置。1997 年山东齐鲁医院的张洪华、吴承远教授等报道通过 EEG、ECoG 及深部电极(国产立体定向仪下置入)定位海马等部位致痫区,25 例患者中明确定位 24 例,通过手术得到证实。上海仁济医院罗其中教授等 2004 年也报道了 12 例颞叶癫痫患者经过立体定向置入海马电极 23 根,明确定位 5 例(37.5%),定侧 7 例(62.5%)。

2. 立体脑电图(SEEG)技术　SEEG 技术不同于北美的硬膜下电极埋藏,该技术把定位方法从二维引入三维空间,是基于"解剖-电-临床"的观点,对癫痫网络进行全方位立体覆盖,从而达到准确定位致痫区、提高治疗效果的目的。该技术起源于 20 世纪 60 年代的法国,由巴黎 Sainte Anne 医院的 Talairach 和 Bancaud 发明,具有里程碑意义。根据 SEEG 立体定向设备的不同可分为有框架(如 CRW 头架、Leksell 头架等)和无框架(如神经外科手术机器人辅助系统)两种。SEEG 置入电极

的数量、手术精准度、难度等均高于早期颅内深部电极,目前几乎成为定位颅内致痫区的电生理金标准。2010 年北京三博脑科医院栾国明、刘兴洲教授参加法国第一届 SEEG 学习班,回国后开始推广该技术。2011 年 10 月三博脑科医院举办的"第三届脑电图与癫痫发作定位诊断学习班"中向学员着重介绍 SEEG 的相关知识,此后 SEEG 技术在我国各大癫痫中心蓬勃发展起来。

3. 神经外科手术机器人　神经外科手术机器人的出现,标志着立体定向手术迈入了一个更高级的阶段。通过神经外科手术机器人进行 SEEG 手术,不仅解决了框架手术存在的置入死角的问题,还可以显著提高手术效率,手术安全性也得到极大提升。栾国明、周健教授团队与广东三九脑科医院的朱丹、郭强教授团队在国内较早地发表了应用进口神经外科手术机器人 Rosa 进行 SEEG 手术的相关文章,证实 SEEG 电极置入位置准确,极大地降低了电极置入造成脑内出血等严重并发症的风险。

2018 年由首都医科大学附属北京天坛医院张建国教授团队牵头应用的两款国产神经外科手术机器人成功完成临床试验。现国内超过 200 家神经外科中心配置了国产神经外科手术机器人,开展了越来越多的癫痫外科以及其他相关疾病的机器人手术治疗。

中国人民解放军总医院第六医学中心赵全军、首都医科大学附属北京天坛医院张凯以及首都医科大学三博脑科医院栾国明教授等还报道通过 SEEG 明确下丘脑错构瘤致痫区后,通过 SEEG 电极进行错构瘤局部的射频毁损手术,术后痴笑发作得到很好控制,且较传统开颅切除手术的并发症明显降低。

激光间质内热疗(interstitial laser thermotherapy, LITT)最初是由美国 Bown 教授在 1983 年提出的。该技术是由立体定向手术将激光光纤置入脑内肿瘤或癫痫病灶,在磁共振温控软件实时监测下,通过激光的光凝固和高热效应破坏间质组织达到毁损肿瘤等病变的目的。该设备已在 2021 年由北京天坛医院张凯、张建国教授牵头国内多家中心完成了三期临床试验。LITT 手术具有微创、安全、可控等优势,未来 LITT 将会部分取代切除性手术成为癫痫外科的一把利器。

4. 先进的影像学及后处理技术　2000 年以后,国内各大神经外科中心相继配备了 PET-CT、脑磁图、高场强磁共振等先进的影像设备,具有极高的时间、空间分辨率。将脑磁图、多导高分辨 EEG 及功能磁共振图像、PET 图像联合应用,极大地提高了致痫区的识别率,并可以提高术中脑功能的保护。

多模态影像学是通过计算机技术,将个体头部的各

种影像资料融合,展现全脑包括深部的三维结构及功能图像,能够帮助医生准确定位病灶,发现磁共振阴性的致痫病灶。北京天坛医院在国内率先开展影像后处理技术应用于术前评估,在短短几年内改变了国内术前评估的格局,影像后处理技术目前已经成为各癫痫中心术前评估过程中不可或缺的一环。北京天坛医院胡文瀚、张凯教授等报道脑表面三维重建技术辅助指导切除 58 例局灶性皮质发育不良(focal cortical dysplasia,FCD),总体全切率和术后无发作率分别为 89.66% 和 84.48%。多模态影像学技术也促进了 SEEG 技术的变革,将多模态影像资料导入 SEEG 术前计划系统,可以有效地在设计电极穿刺路径上躲避脑内血管,减少因置入电极造成出血的风险。有了多模态影像的保证,进行 SEEG 术前评估时,医生可以选择更多的位置置入 SEEG 电极,保证了深部致痫区的阳性检出率,从而提高癫痫手术的远期疗效。多模态神经影像与后处理技术的发展以及 SEEG 技术的普及使得更多的磁共振阴性癫痫患者获得了手术治愈的机会。

5. 神经调控技术(neuromodulation)的发展　随着对癫痫环路的研究日益成熟,神经调控治疗癫痫逐渐成为一个重要手段。对于无法行切除手术的功能区癫痫、双侧颞叶癫痫等,神经调控手段如 VNS、脑深部电刺激(deep brain stimulation,DBS)是很好的治疗选择。经过国内各级癫痫中心多年的总结,发现 VNS 对某些特殊类型的儿童耐药性癫痫如伦诺克斯-加斯托综合征(Lennox-Gastaut syndrome,LGS)以及外伤后癫痫治疗效果更佳。2016 年,由清华大学研发、天坛医院牵头六家医院完成的国产 VNS 设备临床验证后,推广至全国上百家医院,使更多癫痫患者受益。首都医科大学宣武医院遇涛教授等报道丘脑前核的高频刺激导致癫痫源区海马中的神经元活动立即减弱并去同步化,中国人民解放军总医院凌至培、徐欣等教授报道 3 例耐药性癫痫患者行双侧丘脑前核电刺激术治疗,术后患者发作频率、脑电图均有改善;北京天坛医院张建国、张凯等报道 8 例 ANT-DBS 术后患者,缓解率为(54.3±7.4)%。2021 年,浙江大学张建民教授等多学科交叉研究团队利用脑机接口技术,研发出中国首款具有自主知识产权的难治性癫痫闭环神经调控系统(responsive neurostimulation system,RNS)。初步探索性临床试验取得良好的疗效。目前处于多中心临床试验阶段。未来将会实行针对异常脑电信号的反馈式电刺激,即设备能够捕捉患者异常脑电信号并即时释放特异的电脉冲刺激,这样既能够降低设备电量消耗,又可以提高刺激疗效。此类神经调控设备的国产化,将会极大地降低国人的经济负担,为我

国的癫痫患者带来福音。

6. 基于癫痫患者的脑科学研究　21 世纪是脑科学的世纪,我国于 2016 年提出"中国脑计划",主要包括以探索大脑秘密、攻克大脑疾病为导向的脑科学研究和以建立和发展人工智能技术为导向的类脑研究。如何在不违反伦理的情况下进行人类脑科学研究是无法回避的问题。常用的脑科学研究手段包括 fMRI、PET、脑电图和脑磁图等,其中颅内脑电以其极高的时间分辨率和空间分辨率,可以直接记录人类的大脑电信号,具有无可比拟的优势,既可利用任务范式观察被试的响应情况,也可以通过对被试电刺激、观察脑功能的改变,实现强因果关系的证据等级,为研究大脑高级认知功能提供了不可多得的宝贵机会。随着颅内脑电技术在癫痫外科的开展,癫痫外科医生广泛地与科研人员展开合作有利于充分利用颅内脑电监测数据的科研价值,必将为中国脑计划的完成做出癫痫外科应有的贡献。

7. 发表高质量的研究成果　近些年来,随着国内癫痫外科事业的发展进步,相关高质量研究不断被国际高质量专业期刊如 *Brain*、*Annals of neurology*、*Nature communications*、*Epilepsia* 所接收,相信在不远的将来,将会有越来越多的高水平研究登上国际舞台,最终造福广大癫痫患者(图 2-10)。

8. 成立抗癫痫协会及联盟,推动癫痫外科事业发展　2005 年 6 月中国抗癫痫协会(China Association Against Epilepsy,CAAE)成立,这是由国家卫生健康委员会主管、民政部登记注册的国家一级协会。协会下设 1 个分会和 13 个专业委员会,创会会长为李世绰教授(图 2-11),现任会长为洪震教授,我国癫痫外科专家栾国明教授、傅先明教授、张建国教授都先后担任副会长。目前全国已有 29 个省、自治区、直辖市建立了省级抗癫痫协会,其中张国君、钱若兵、李文玲、杨卫东、杨天明、张华、康德智等神经外科专家就任属地的省级协会会长。协会成立以来,在培养专业人才、促进学科发展、加强行业规范方面起到了积极有效的作用。在 CAAE 的领导下,14 个分支机构如神经调控专委会、立体脑电图(SEEG)与脑定位学专委会、结节性硬化症与罕见病专委会等成立。在各级抗癫痫协会及各专业委员会的组织带领下,我国的癫痫外科事业井然有序并蓬勃快速发展。2016 年中国抗癫痫协会推行癫痫中心分级标准,详细规定了一、二、三级癫痫中心的配置要求,使国内癫痫外科中心的工作更加规范、标准。近年来由 CAAE 牵头的《临床诊疗指南癫痫病分册》(第一、二版)、《癫痫手术前后抗痫药物应用的专家共识》《颅脑手术后抗痫药物应用的专家共识》《结节性硬化症相关癫痫外科治

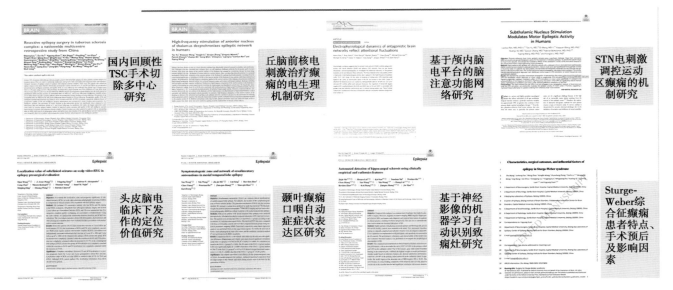

图 2-10 近些年来涌现出许多高质量研究论著,被国际知名期刊收录

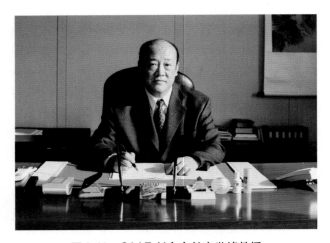

图 2-11 CAAE 创会会长李世绰教授

疗中国专家共识》《成人弥漫性胶质瘤相关癫痫的诊断和治疗(英文版)》已经相继出版。到目前为止,201 家癫痫中心通过行业评价,由中国抗癫痫协会或省级抗癫痫协会正式授牌。包括三级中心(综合癫痫中心)39家,二级中心(癫痫中心)98 家,一级中心(癫痫专科门诊)64 家,覆盖全国 28 个省、市、自治区。三级癫痫中心均可承担癫痫外科术前评估工作。

谭启富教授逝世后,在 CAAE 的支持下,其家人遵遗愿,将其生前积蓄捐赠成立"谭启富癫痫外科发展专项基金"(以下简称"谭基金"),用以对国内抗癫痫事业进行扶持,特别是对青年医师的培养。"谭基金"的成立体现了老一辈专家的情怀和高风亮节,值得后人缅怀。目前北京天坛医院张建国教授担任该基金管委会主任委员,副主任委员有张慧、姚一、谭坤,共同行使管理维护"谭基金"的光荣任务。为推动我国癫痫外科事业发展,"谭基金"于 2021 年 7 月 23 日成立"手术技

术"和"术前评估"两个专业组。手术技术专业组组长由傅先明教授担任,副组长由梁树立、张凯、遇涛、蔡立新、郭强、关宇光 6 位教授担任,委员 35 名。术前评估专业组组长由张建国教授担任,副组长由邵晓秋、王爽(男)、周文静、陈述花、王梦阳、王爽(女)6 位教授担任,委员 30 名。此两个专业组的成立,将对癫痫的术前评估及手术流程方面进行严格规范的指导,以期提高我国各家癫痫诊疗中心的诊疗质量。

近年来大批癫痫外科相关手术技术、神经调控、神经影像等一系列专业书籍不断涌现,出版了许多科学实用的癫痫领域专著及刊物,如《癫痫外科学》1995年出版,谭启富主编,2006 年、2012 年再版,谭启富、李龄、吴承远主编;《颞叶癫痫》2003 年出版,江澄川主编;《颞叶癫痫外科》2003 年出版,李龄、朱丹主编;《癫痫外科学》第二版(翻译版)2003 年出版,Luders 主编,王志刚、王成伟主译;《神经外科与癫痫》2004 年出版,2015 年再版,孙涛、王峰主编;《癫痫治疗学》2004 年出版,陈阳美、孙红斌、王学峰主编;《癫痫治疗学》(翻译版)2010 年出版,肖波等主译;《癫痫外科手册》出 2010年版,谭启富、林志国主编;《癫痫外科手术技术》(翻译版)2011 年出版,巴尔塔切(美)主编,栾国明、周健主译;《癫痫外科学原理与争论》(翻译版)2012 年出版,米勒(美)主编,尹剑、张国君主译;《岛叶癫痫》2013 年出版,孙涛主编;《难治性癫痫外科治疗》2013 年出版,大槻太介(日)主编,李永男主译;《小儿癫痫外科学》2014年出版,李龄、舒凯、雷町、张建国主编;《立体定向与

癫痫外科》(翻译版)2015年出版,斯科拉宾(法)主编,秦兵、徐纪文,姚一译;《颞叶癫痫的外科问题》2016年出版,尹剑、周洪语主编;《癫痫的诊断与治疗——临床实践与思考》2017年出版,朱丹主编;《癫痫磁共振成像》(翻译版)2017年出版,姚一、张建国、梁树立主译;《MRI阴性癫痫:评估与外科治疗》(翻译版)2017年出版,赵国光主译;《迷走神经刺激术》2019年出版,张建国、张凯、孟凡刚主编;《立体定向脑电图与癫痫病例精解》2020年出版,王梦阳、栾国明主编;《神经外科机器人技术》2021年出版,栾国明主编,这些著作或译著既有实用指导意义,又有重要参考价值的文献资料,体现了我国癫外科现状与发展,已进入世界先进行列。

以上是对我国癫痫发展历程的一个简要回顾,恐有挂一漏万,还望各位前辈及同道海涵。相信在我们癫痫外科同道、学者的共同努力下,我国的癫痫外科治疗事业将会取得更大的成就。

(杨岸超　张建国　栾国明　编写　李世绰　审校)

| 参考文献

[1] WHO. Epilepsy: a public health imperative. World Health Organization, 2019.

[2] 唐颖莹,陆璐,周东.中国癫痫诊断治疗现状[J].癫痫杂志,2019(03):161-164.

[3] 汤浩,雷霆,李龄.Victor Horsley与古代环钻术[J].中国临床神经外科杂志,2006(03):189-191.

[4] 齐南,郭树明,陈谦峰.《黄帝内经》癫痫与癫狂之辨析[J].中医学报,2011,26(03):303-304.

[5] 赵雅度.我国神经外科发展简史[J].中华外科杂志,2015,53(01):33-41.

[6] 段国升,冯传宜,胡旭东,等.外伤性癫痫[J].人民军医,1955,9(1):17-19.

[7] 史玉泉.大脑半球切除术治疗婴儿性偏瘫症[J].中华神经精神科杂志,1959,5(1):48-50.

[8] 赵雅度,杨林,谭郁玲.癫的外科治疗[J].中华神经精神科杂志,1965,9(3):325-327.

[9] 谭启富,刘承基,邬祖良,等.癫痫的外科治疗(附14例报道)[J].中国神经精神疾病杂志,1984(01):22-25.

[10] 谭启富.功能性大脑半球切除术治疗伴有偏瘫的顽固性癫痫(附3例报道)[J].立体定向和功能性神经外科杂志,1991(Z1):5-7,176.

[11] 陈炳桓,杨炯达,王宜崇,等.改进的大脑半球切除术治疗伴顽固性癫痫的婴儿脑性偏瘫(附14例报道)[J].中华神经外科杂志,1989(02):26-29,81.

[12] 陈久荣,魏孝琴,韩世福.胼胝体体部切开术前后患者脑机能变化的初步研究[J].中华神经外科杂志,1986

(04):8-10.

[13] 谭启富,刘承基.胼胝体切开术治疗癫痫的疗效观察[J].中国神经精神疾病杂志,1986(02):96-98.

[14] 陈炳桓,谭郁玲,阎希威,等.选择性胼胝体切开术治疗顽固性全身性癫痫[J].中华神经外科杂志,1986(04):3-7.

[15] 许建平.立体导向术在神经外科上的应用[J].安医学报,1963(04):228-231.

[16] 吴鸿勋,赵崇智,于如山.杏仁核毁损术治疗颞叶癫痫10例[J].中国神经精神疾病杂志,1984(01):26-28.

[17] 江澄川,蒋大介,尹士杰.胼胝体或合并杏仁核立体定向毁损术治疗顽固性癫痫初步报道[J].中华神经外科杂志,1989(04):19-21,75-76.

[18] 常义,肖安平,黄兰绮,等.立体定向外科治疗难治性癫痫(30例报道)[J].立体定向和功能性神经外科杂志,1991(Z1):21-23,177.

[19] 祝正祥,姜宗义,谭启富,等.慢性小脑刺激系统的研制[J].医疗器械,1987(01):21-24,7.

[20] 李龄,舒凯,雷霆,等.小儿癫痫外科学[M].北京:人民卫生出版社,2014.

[21] 李龄,周游,蒋先惠.硬脑膜下条片状埋藏电极在癫痫外科中的应用(附4例报道)[J].立体定向和功能性神经外科杂志,1991(Z1):14-16,177.

[22] 李龄,周游,蒋先惠.一种新型硬脑膜下条片状埋藏电极在癫痫外科中的应用[J].立体定向和功能性神经外科杂志,1993(02):9-11,85.

[23] 汤黎明,谭启富.新型癫痫手术定位电极[J].医疗卫生装备,1992(03):11-13,55.

[24] 白勤,谭郁玲.长时间脑电监测对局灶性癫痫的定位价值[J].立体定向和功能性神经外科杂志,1993(02):51-52.

[25] 廖卫平.脑电图-电视录像监视[J].现代医学仪器与应用,1995(01):19-20.

[26] 刘宗惠,赵全军,李士月,等.多处软膜下横纤维切断术治疗顽固性功能区癫痫的实验及临床应用[J].中华神经外科杂志,1994(01):38-41,61-62.

[27] 栾国明,张伟丽,闫丽,等.脑皮层热灼治疗功能区癫痫的可行性研究[J].中华神经外科杂志,1999(06):329-332.

[28] 刘玉玺,李正中,鲍民生,等.迷走神经刺激术治疗五例顽固性癫痫及其随访研究[J].中华神经科杂志,1997(02):43-46.

[29] 汤尧普,王跃平,谭启富,等.埋藏式脑深部电极的研制与应用[J].北京生物医学工程,1996(04):218-220.

[30] 张洪华,秦玉臻,任国亮,等.EEG ECoG SEEG在癫痫外科治疗中的应用[J].立体定向和功能性神经外科杂志,1997(01):14-16.

[31] 王桂松,徐纪文,周洪语,等.深部电极对颞叶癫痫定位的应用研究[J].立体定向和功能性神经外科杂志,2004(05):271-273.

[32] 郭强,朱丹,陈俊喜,等.机器人立体定向辅助系统在癫痫外科深部电极植入中的应用价值[J].立体定向和功能性神经外科杂志,2013,26(05):257-260.

[33] 周健,关宇光,鲍民,等.立体定向辅助系统引导颅内电极置入术在致痫灶定位中的作用[J].中华神经外科杂志,2015,31(02):173-176.

[34] 赵全军,王涛,吴朝晖,等.国产机器人 Remebot 定位植入颅内深部电极并实施海马杏仁复合体射频热凝毁损术治疗顽固性癫痫1例[J].立体定向和功能性神经外科杂志,2016,29(02):77-81.

[35] 刘长青,程前,关宇光,等.机器人引导立体脑电射频毁损治疗下丘脑错构瘤所致癫痫[J].中国临床神经外科杂志,2019,24(08):489-491.

[36] 胡文瀚,莫嘉杰,刘畅,等.磁共振引导激光间质热疗治疗药物难治性癫痫的手术策略及疗效[J].中华神经外科杂志,2021,37(08):764-770.

[37] .朱朝晖,周前,崔瑞雪.PET 图像与 CT、MRI 图像比较与融合的研究[J].中华核医学杂志,2001(05):4-5,64.

[38] 胡文瀚,王秀,张弨,等.脑表面三维重建技术在局灶性皮质发育不良切除术中的应用[J].立体定向和功能性神经外科杂志,2018,31(02):65-69.

[39] 张弨,李俊驹,王秀,等.丘脑前核电刺激术治疗难治性部分性癫痫的手术方法及疗效分析[J].中华神经外科杂志,2018,34(07):695-699.

第二篇

癫痫外科概述

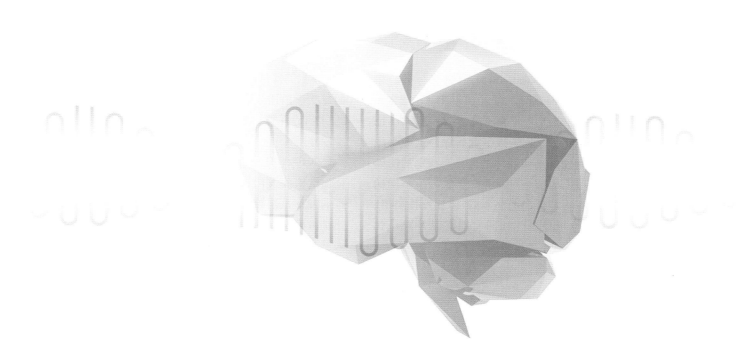

第三章 癫痫的定义和分类

一、癫痫相关定义

癫痫发作（seizures）：Hughlings Jackson 最早在 150 年前就提出癫痫发作是一种临床症状，是由大脑皮质偶然的过度放电所引起的，可在不同年龄及不同疾病状态发生。国际抗癫痫联盟（international league against epilepsy，ILAE）对癫痫发作定义为由大脑神经元过度或高度同步化异常放电引起的一过性症状或体征，在临床上可表现为一过性的运动、感觉、意识、精神行为或自主神经等功能失常。

癫痫（epilepsy）：2005 年由 ILAE 和国际癫痫病友会颁布的癫痫概念性定义指出癫痫是一种以具有持久的致病倾向和相应的神经生物、认知、社会心理等方面后果为特征的脑部疾病。在存在持久致病倾向的前提下，诊断癫痫需要至少一次的非诱发性癫痫发作。2014 年 ILAE 公布的癫痫实用性定义认为诊断癫痫需要具备以下条件之一：①至少两次非诱发（或反射性）癫痫发作，两次发作间隔大于 24 小时；②一次非诱发（或反射性）癫痫发作后在未来 10 年内的再发风险同两次非诱发发作后的再发风险相当（>60%）；③诊断为某种癫痫综合征。

癫痫综合征（epilepsy syndrome）：癫痫综合征的概念首次在 ILAE 官方报告介绍。在 2010 年 ILAE 命名和术语委员会将癫痫综合征定义为一组复杂症状和体征决定的特定癫痫状态。ILAE 还指出癫痫综合征应与癫痫性疾病相区分，癫痫性疾病通常是由单一特定的明确病因引起的疾病状态。而同一癫痫综合征可由不同的病因引起，但通常具有相似的起病年龄、癫痫发作类型、EEG 特征、发作的时间规律性和诱发因素以及对药物的反应及转归等。

二、癫痫分类

（一）癫痫发作的分类

癫痫发作类型的描述最早可追溯到希波克拉底时代。1969 年 Gastaut 提出了基于临床表现将癫痫发作分为"部分性"和"全面性"发作的现代分类方法。1981 年以 Dreifuss 和 Henry 为首的 ILAE 工作组正式发布了癫痫发作分类并被临床广泛应用。统一的癫痫发作分类极大地促进了癫痫诊断治疗水平的发展与世界交流。随着临床理论的更新、对癫痫发病机制研究的深入以及临床实践的反馈，对癫痫分类也提出了更高的要求。ILAE 专门成立分类与术语委员会促进分类工作的进步与更新，多次提出新的提案并得到世界范围内的广泛讨论与反馈，对癫痫发作分类进行更新与修订，但 1981 年 ILAE 癫痫发作分类的基本架构一直沿用数十年。

ILAE 1981 年癫痫发作分类的依据是脑电图检查结果和发作期临床表现。根据癫痫发作是起源于一侧大脑半球某特定部位或发作起始时双侧大脑半球同时受累，将癫痫发作分为部分性发作和全面性发作。若缺乏足够的证据不能分类，则归为第三类，即不能分类的癫痫发作。部分性发作则根据发作时有无意识丧失进一步区分为简单部分性发作和复杂部分性发作（表 3-1）。

2001 年，ILAE 分类和术语工作委员会对癫痫发作的分类进行了修订，建议使用"局灶性发作"替换以往的"部分性发作"。不推荐使用"简单部分发作"和"复杂部分发作"的分类，而建议在癫痫发作具体描述是否存在意识障碍。弥补 1981 年分类对症状学描述的不足，2001 年修订版在局灶性发作的细分类中加入更多的症状学描述。确认了以往未出现在癫痫发作分类中的"痉挛"发作，并将其归为自限性发作类型下的全面性发作。

2010 年 ILAE 对癫痫发作分类再次进行了修订，对全面性癫痫发作和局灶性癫痫发作重新定义。全面性癫痫发作是起源于双侧大脑半球网络内的某一点并迅速扩散的发作，而局灶性癫痫发作是起源并局限于一侧大脑半球网络内的发作，这个网络可以是局部或更广泛的分布。局灶性发作可起源于皮质下结构。并且取消了 1981 年分类中对局灶性发作进一步细分为"简单部分性发作"和"复杂部分性发作"，局灶性发作应根据其发作具体临床表现进行进一步描述。确认"癫痫性痉挛"为一种癫痫发作类型，并将其归为未知起源的癫痫发作。确认"肌阵挛失神"和"眼睑肌阵挛"为全面性发作。

2017 年 ILAE 分类和术语委员会沿用 1981 年分类的基本架构,在 2010 年的修订版基础上对癫痫发作分类进行了操作性(实用性)分类的修改(图 3-1)。将癫痫发作分为局灶性起源、全面性起源、未知起源和未能

表 3-1　国际抗癫痫联盟(ILAE,1981)癫痫发作分类

1. 部分性发作 　(1) 简单部分性发作(无意识障碍) 　　1) 伴运动症状 　　　a. 局部运动无扩散 　　　b. 局部运动伴 Jackson 扩散 　　　c. 偏转性 　　　d. 姿势性 　　　e. 发声性(发声或言语停顿) 　　2) 伴躯体或特殊感觉症状(简单幻觉如麻刺感、闪光、嗡鸣声) 　　　a. 躯体感觉 　　　b. 视觉 　　　c. 听觉 　　　d. 嗅觉 　　　e. 味觉 　　　f. 前庭感受 　　3) 伴自主神经症状或体征(包括上腹部感觉、苍白、出汗、潮红、竖毛及瞳孔扩大) 　　4) 伴精神症状(高级皮质功能障碍),少有不伴一时损伤,常为复杂部分性发作 　　　a. 言语障碍 　　　b. 记忆障碍(如陌生感) 　　　c. 认知性(如梦样状态、时间感觉扭曲) 　　　d. 情感性(恐惧、愤怒) 　　　e. 错觉(如视物变大) 　　　f. 结构性幻觉(如音乐幻觉、全景式幻觉) 　(2) 复杂部分性发作(伴意识障碍,有时可由简单症状开始) 　　1) 简单部分开始,而后意识障碍	a. 伴简单部分特征,而后意识障碍 　　　b. 不伴自动症 　　2) 开始即有意识障碍 　　　a. 仅有意识障碍 　　　b. 伴自动症 　(3) 部分性发作演变为继发全面性发作 　　1) 简单部分性发作演变为全面性发作 　　2) 复杂部分性发作演变为全面性发作 　　3) 简单部分性发作演变为复杂部分性发作,再演变为全面性发作 2. 全面性发作 　(1) 失神发作 　　1) 典型失神发作,单纯或合并 　　　a. 仅有意识障碍 　　　b. 伴轻微阵挛成分 　　　c. 伴失张力成分 　　　d. 伴强直成分 　　　e. 伴自动症成分 　　　f. 伴自主神经成分 　　2) 不典型失神 　　　a. 可有比典型失神更明显的肌张力改变 　　　b. 开始和/或结束不突然 　(2) 肌阵挛发作(肌阵挛抽动,单次或多次) 　(3) 阵挛发作 　(4) 强直发作 　(5) 强直阵挛发作 　(6) 失张力发作(站立不能) 上述类型可组合出现 3. 不能分类的癫痫发作

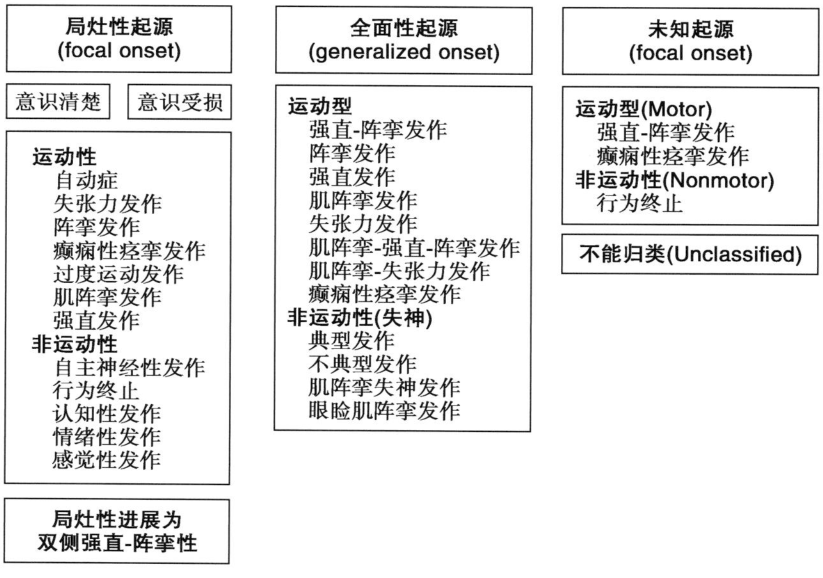

图 3-1　ILAE 2017 年癫痫发作分类

分类四个类型。新版分类使用"知觉"作为"意识"的评估替代要素。局灶性起源的癫痫发作，根据患者发作症状体征（运动/非运动表现）及发作过程中的知觉水平两个方面进一步分类。对应之前的"部分继发全面强直阵挛发作"，新版采用"局灶性进展到双侧强直阵挛发作"，旨在体现发作之间的传播模式，且"双侧"突出后续发作虽累及双侧但并不一定累及大脑的全部网络。鉴于全面性起源的癫痫发作均伴有知觉障碍，则仅根据发作症状进行进一步分类。

2017版分类与1981版分类的术语相对比，局灶性和部分性能够基本相互对应，全面性的类别未改变，因此，新版分类最突出的变化之一为增加未知起源类别，其意义是，当提示发作起源的临床信息不明确时，比如病史缺失部分信息，仍能进行一定分类。不能分类作为一个独立的类别，表示经过现有的评估不能被放在其他任何一个类别内的其他情况。另外，由于"部分""简单"和"复杂"常令患者产生误解，现将三者均废弃不用。新版分类中不再使用"先兆"一词，认为"先兆"实则为一种局灶知觉保留发作，但它常被误认为在发作之前，而非发作本身。实际操作中患者可能误以为只有先兆而无发作，因此停止服用药物。

（二）癫痫和癫痫综合征的分类

与癫痫发作分类相似，癫痫和癫痫综合征的分类也有数个里程碑。ILAE在1985年首次提出癫痫和癫痫综合征分类，并在1989年发布修订版（表3-2）。1989年ILAE癫痫和癫痫综合征的分类具有重要的国际影响力，且对癫痫的治疗和研究产生了深刻影响。ILAE工作组也对此进行了数次更新，最新一版为2017年发布的国际抗癫痫联盟癫痫和癫痫综合征分类。

1989年ILAE将癫痫和癫痫综合征共分成4类：部位相关性（局灶性、局限性、部分性）癫痫及综合征、全面性癫痫及综合征、不能确定为局灶性还是全面性的癫痫及综合征、特殊综合征（表3-2）。按病因学，又可将癫痫及癫痫综合征分为3种类型：①特发性癫痫及综合征：除了可能的遗传易感性之外，没有其他潜在的病因。除了癫痫发作之外，没有脑部结构性病变和其他神经系统症状或体征。通常有年龄依赖性。如儿童失神癫痫、青少年肌阵挛癫痫。②症状性癫痫及综合征：癫痫发作是由一个或多个可辨认的脑部结构性病变所致。如：海马硬化引起的颞叶内侧癫痫、局灶性皮质发育不良引起的额叶癫痫。③隐源性癫痫及综合征：推测病因也是症状性的，但以目前检查手段无法明确病因。也与年龄相关，但通常没有定义明确的脑电-临床特征。

表3-2　国际抗癫痫联盟（ILAE，1989）癫痫及癫痫综合征分类

1. 部位相关性（局灶性、局限性、部分性）癫痫及综合征
   （1）特发性（起病与年龄有关）
     1）儿童良性癫痫伴中央颞区棘波
     2）儿童良性癫痫伴枕叶爆发
     3）原发性阅读性癫痫
   （2）症状性
     1）儿童慢性进行性部分性癫痫持续状态（Kojewnikow综合征）
     2）以特殊形式诱发发作为特征的综合征
     3）颞叶癫痫
     4）额叶癫痫
     5）顶叶癫痫
     6）枕叶癫痫
   （3）隐源性
2. 全面性癫痫及综合征
   （1）特发性（按起病年龄次序）
     1）良性家族性新生儿惊厥
     2）良性新生儿惊厥
     3）良性婴儿肌阵挛癫痫
     4）儿童失神癫痫
     5）青少年失神癫痫
     6）青少年肌阵挛癫痫
     7）觉醒时全身强直阵挛癫痫
     8）其他全面性特发性癫痫
     9）以特殊状态诱发发作的癫痫
   （2）症状性
     1）非特异性病因引起
        a. 早期肌阵挛性脑病
        b. 婴儿早期伴有暴发抑制的癫痫性脑病
        c. 其他症状性全面性癫痫
     2）特殊综合征：包括许多可引起癫痫发作的疾病状态，指有癫痫发作及以癫痫发作为主要症状的疾病
   （3）隐源性和/或症状性
     1）韦斯特（West）综合征（婴儿痉挛）
     2）Lennox-Gastaut综合征
     3）肌阵挛站立不能性癫痫
     4）肌阵挛失神癫痫
3. 不能确定为局灶性还是全面性的癫痫及综合征
   （1）兼有全面性和局灶性发作的癫痫
     1）新生儿发作
     2）婴儿严重肌阵挛性癫痫
     3）慢波睡眠中持续性棘慢波癫痫
     4）获得性癫痫性失语症（Landau-Kleffner综合征）
     5）其他不能确定的癫痫
   （2）没有明确的全面性或局灶性特征的癫痫
4. 特殊综合征
   （1）热性惊厥
   （2）孤立稀少的发作或孤立的癫痫持续状态
   （3）仅由于急性代谢性或中毒性事件的癫痫发作，如酒精、药物、子痫、非酮症高血糖等因素而引起的癫痫发作

2001 年 ILAE 分类和命名委员会将癫痫综合征定义为一组症状和体征决定的单一癫痫综合征,并不仅包括癫痫发作类型,并列举出一系列已经确认和待确认的癫痫综合征。为了更好地在临床应用,ILAE 在此版建议癫痫和癫痫综合征的诊断应从 5 个方向进行:①基于标准化术语的发作症状学描述;②癫痫发作类型;③癫痫综合征;④病因学;⑤癫痫造成的损伤(非必须)。在癫痫及癫痫综合征的病因学分类中,不再使用"隐源性",由"可能的症状性"代替。

2010 年 ILAE 命名和分类委员会提出癫痫综合征分类的病因学分类,使用遗传性、结构和代谢性及未知病因来取代 1989 年分类中提出的特发性、症状性和隐源性。2010 年分类建议中列举出一系列已被确认的按年龄排列的电-临床综合征,即通过电-临床特点能可靠识别的一组临床实体;及一组不能被确认为独立的电-临床综合征,但对临床诊断有意义,并且对治疗尤其是手术治疗有意义的癫痫,如伴海马硬化的颞叶内侧癫痫、拉斯马森综合征(Rasmussen syndrome)、痴笑发作伴下丘脑错构瘤、半侧惊厥半侧瘫痪癫痫;结构或代谢性病因所致癫痫,如皮质发育畸形、神经皮肤综合征、肿瘤、外伤等;未知病因的癫痫;以及有癫痫发作但常规不诊断为癫痫的类型,如良性新生儿惊厥和热性惊厥。同时还提出应当根据特定的目的采用多层次多维度框架进行癫痫分类。

ILAE 在 1989 年癫痫和癫痫综合征的分类基础上,为了适应不同临床条件下的癫痫分类,于 2017 年提出新版多层次癫痫和癫痫综合征分类框架。癫痫分类框架的起点是癫痫发作类型的分类,第二层次癫痫类型的分类,包括局灶性癫痫、全面性癫痫、全面性及局灶性癫痫两者兼有,以及分类不明的癫痫;第三层次是癫痫综合征的诊断。这一新分类在每一层次均强调了从结构、遗传、感染、代谢和免疫等方面寻找病因,因为病因将会对治疗产生重要影响。同时,在每一层次还应关注患者的共患病,如焦虑、抑郁等。

该新分类还建议在适当的时候使用"自限性"和"药物反应性"取代"良性"一词。越来越多的研究表明共患病对患者生活的影响,而"良性"一词低估了其重要性。如儿童良性癫痫伴中央颞区棘波的患儿可有短期或长期的认知损害,儿童失神癫痫也可有一些心理社会性的影响。因此,自限性能够更好地反映这种随着年龄可能逐渐缓解的情况,药物反应性能够体现药物治疗效果较好,相比"良性"含义更加清楚、具体。2017 年新分类还提出在合适时应用"发育性和癫痫性脑病"的术语。发育和癫痫性脑病是指除了已有病理学因素(如皮质发育畸形),癫痫性活动本身导致了严重的认知和行为损害。该术语不仅应该被应用于婴儿和儿童发病的癫痫,也可应用于一些单基因异常导致的癫痫、一些广泛甚至成人起病的癫痫。

不难看出,我们希望能将最新的科学研究结果,无论是基因研究还是影像学研究的成果融入新的分类里,希望将这些基础研究成果直接转化至临床实践。ILAE 也不断地在努力推进癫痫分类工作的进步,尤其是在近十余年,更新了癫痫的定义,也颁布了多次新的分类方案。每一版新分类的提案均引起了世界范围内广泛的讨论甚至争议,到目前仍没有完全满意的癫痫发作及癫痫的分类方案,期望在未来能实现既有科学性(反映发病机制)又有实用性、操作性的多维度分类方案出台的目标。

(安东梅　周　东)

参考文献

[1] FISHER R S, Van E B W, BLUME W, et al. Epileptic seizures and epilepsy: definitions proposed by the International League Against Epilepsy(ILAE) and the International Bureau for Epilepsy(IBE)[J]. Epilepsia, 2005, 46(4): 470-472.

[2] FISHER R S, ACEVEDO C, ARZIMANOGLOU A, et al. ILAE official report: a practical clinical definition of epilepsy[J]. Epilepsia, 2014, 55(4): 475-482.

[3] GASTAUT H. Clinical and electroencephalographical classification of epileptic seizures[J]. Epilepsia, 1970, 11(1): 102-113.

[4] Proposal for revised clinical and electroencephalographic classification of epileptic seizures. From the Commission on Classification and Terminology of the International League Against Epilepsy[J]. Epilepsia, 1981, 22(4): 489-501.

[5] Proposal for revised classification of epilepsies and epileptic syndromes. Commission on Classification and Terminology of the International League Against Epilepsy[J]. Epilepsia, 1989, 30(4): 389-399.

[6] ENGEL J. A proposed diagnostic scheme for people with epileptic seizures and with epilepsy: report of the ILAE Task Force on Classification and Terminology[J]. Epilepsia, 2001, 42(6): 796-803.

[7] BLUME W T, LUDERS H O, MIZRAHI E, et al. Glossary of descriptive terminology for ictal semiology: report of the ILAE task force on classification and terminology[J]. Epilepsia, 2001, 42(9): 1212-1218.

[8] BERG A T, BERKOVIC S F, BRODIE M J, et al. Revised

terminology and concepts for organization of seizures and epilepsies：report of the ILAE Commission on Classification and Terminology，2005-2009 ［J］. Epilepsia，2010，51（4）：676-685.

［9］ FISHER R S，CROSS J H，FRENCH J A，et al. Operational classification of seizure types by the International League Against Epilepsy：Position Paper of the ILAE Commission for Classification and Terminology［J］. Epilepsia，2017，58（4）：522-530.

［10］ SCHEFFER I E，BERKOVIC S，CAPOVILLA G，et al. ILAE classification of the epilepsies：Position paper of the ILAE Commission for Classification and Terminology［J］. Epilepsia，2017，58（4）：512-521.

第四章 癫痫的病因和诊断

第一节 癫痫的病因

一、对癫痫病因学认识的演变

随着遗传学、影像学、自身免疫相关抗体检测、神经科学以及生物信息学等技术的发展,我们对于癫痫病因的认识在不断进步。明确癫痫病因有助于针对性及个体化的癫痫治疗,并且对于预后判断、部分患者家庭的遗传咨询等有重要意义,同时也为我们更好地理解癫痫发生机制提供重要线索。

早在20世纪60年代,William Lennox即对癫痫的病因提出了系统的总结。他认为癫痫是在遗传因素、获得性因素(先天发育缺陷、宫内、围生期及生后因素)以及促发因素共同作用下发生的。这一观念至今仍然很有启示。1989年ILAE的癫痫分类框架中根据病因学将癫痫分类为特发性(idiopathic)、症状性(symptomatic)和隐源性(cryptogenic)。特发性是指遗传性病因或推测为遗传性病因所致,症状性是指由已经明确的中枢神经系统病变所致,而隐源性则是推测应该有潜在中枢神经系统病变,但尚未发现明确病因。随着对病因认识的进步,2010年ILAE在其修订的癫痫分类中建议将前述"特发性、症状性和隐源性"分别改为"遗传性(genetic)、结构性/代谢性(structural/metabolic)和原因不明(unknown causes)"。在2017年ILAE的癫痫诊断框架中,癫痫的病因进一步得到了细化,分为结构性、遗传性、感染性、代谢性、免疫性和原因不明,以下分别阐释。

二、癫痫病因学分类

(一)结构性病因

结构性病因(structural etiology)是指某种脑结构异常明显增加了癫痫的发生风险。在确定结构性病因时,很重要的一点是头颅影像学可见的结构异常需要与患者的电-临床特点相符合,从而可以合理推断出该结构异常很可能是患者癫痫的原因,即确定该结构异常与癫痫的因果关系,这时候才能诊断为结构性病因。如果患者虽然有头颅影像学异常,但该异常结构不能与该患者癫痫的电临床特征相对应,就不能确定该患者的癫痫为结构性病因。

结构性病因可以是获得性的,也可以是先天/遗传性的。常见的获得性结构性病因包括:海马硬化、卒中后、脑炎后、外伤后或围生期脑损伤后等损伤性病因后所致结构性异常。先天/遗传相关性结构性病因中主要包括各类皮质发育畸形(malformation of cortical development,MCD),例如半侧巨脑、局灶性皮质发育不良(focal cortical dysplasia,FCD)、灰质异位、多小脑回及发育性肿瘤等。在某些情况下,遗传性和获得性病因可以导致同一类型的结构性病灶,例如多小脑回既可以由GPR56基因变异导致,也可以由宫内巨细胞病毒感染所导致。

根据结构异常的累及范围,结构性病灶可以为单一病灶(如:FCD)、多灶性病灶(如:结节性硬化、脑炎后脑损伤)、半侧病灶(如:半侧巨脑、半侧多小脑回、某些卒中后脑软化灶)或双侧广泛性病灶(如:无脑回畸形、皮质下带状灰质异位等)。确定病灶范围对于癫痫外科评估有重要意义。

结构性病因多数为非进展性,例如多种获得性脑损伤后病灶及各类皮质发育畸形,少数为进展性,例如Sturge-Weber综合征及某些颅内肿瘤等。

(二)遗传性病因

遗传性癫痫是指癫痫是已知或推断的遗传缺陷所导致的直接结果,且癫痫发作是该疾病的核心症状。确定遗传性病因(genetic etiology)很重要的一点是要基于可靠的分子或细胞遗传学检测结果及分析,或者是基于明确的家系研究结果而推断。例如:某患者符合婴儿严重肌阵挛癫痫(Dravet综合征)表型,通过基因测序检测到SCN1A的新发错义致病性变异,即可以确定该患者为遗传性病因。或者,某患儿符合儿童失神癫痫(childhood absence epilepsy,CAE)的临床表型,既往研究虽然并没有确定CAE的致病基因,但通过家系研究或双生子研究证据公认该综合征为遗传性,因此该患儿的病因可确定为遗传性。当然,遗传性病因导致的癫痫并不排除环境因素对临床表型的贡献。变异基因所编码的蛋白涉及与神经元功能相关的离子通道、受体、DNA修复、转录调控以及转运体等,最终使神经元兴奋性与抑制性失衡,导致癫痫。

遗传性癫痫可以分为单基因遗传性、复杂遗传性及染色体异常。①单基因遗传性：一个基因的致病性变异就可以导致癫痫。符合孟德尔遗传方式，包括常染色体显性遗传、常染色体隐性遗传、X连锁遗传等。例如 SCN1A 杂合致病性变异可导致 Dravet 综合征（常染色体显性遗传），TSC1 杂合致病性变异可导致结节性硬化（常染色体显性遗传），CDKL5 基因半合子致病性变异可导致发育性癫痫性脑病（X-连锁显性遗传），DEPDC5 基因杂合致病性变异可以导致伴可变起源灶的家族性局灶性癫痫（常染色体显性遗传）等。需要注意的是对于单基因遗传性癫痫，存在遗传异质性（genetic heterogeneity）和表型异质性（phenotypic heterogeneity），也就是基因型-表型之间并非一对一关系。遗传异质性是指不同基因的变异可以导致相同临床表型，例如 ARX、CDKL5、ALG13、DNM1 等基因变异均可导致婴儿痉挛症这一临床表型。表型异质性是指同一基因的变异可以导致不同临床表型，例如 KCNQ2 基因致病性变异既可引起家族性良性新生儿癫痫，又可导致预后差的发育性癫痫性脑病，SCN1A 致病性变异可导致 Dravet 综合征，又可导致热性惊厥附加症。另外，需要注意对于某些家族性常染色体显性遗传性癫痫，存在外显不全（incomplete penetrance）现象，即携带同样基因变异的某些个体可以不发病，例如 DEPDC5 基因变异家系中外显率约60%。②复杂遗传（complex inheritance）：多个基因的变异共同导致癫痫，每个变异都会增加癫痫的患病风险。罕见变异（特定人群中的等位基因变异频率<1%）和常见变异（特定人群中的等位基因变异频率>1%）都对常见遗传相关癫痫的发病以及临床表型起作用。例如在 Epi4K 项目首次对常见癫痫（common epilepsies）进行大规模测序研究，通过525例家族性局灶性癫痫和640例家族性全面性癫痫，与3877例对照进行比较，结果发现癫痫组在43个已知癫痫基因中存在变异（截短变异或预测为致病性的错义变异）的富集。对于复杂遗传性癫痫，表观遗传学和环境因素很可能也参与了疾病的发生及表型。③染色体异常：染色体数目或结构异常均可能导致癫痫，包括拷贝数变异、染色体异位、倒位、环形染色体等，患者常伴有发育迟缓/智力障碍，部分可伴有表观畸形。某些染色体异常以癫痫为主要表型，例如环形20号染色体综合征。染色体异常区域所包含的基因是决定临床表型的重要因素。

对于以下情况需要注意遗传性病因的可能性：①新生儿期或早婴期起病的癫痫（排除获得性病因）；②癫痫家族史；③常规检查原因不明的癫痫性脑病；④合并发育迟缓或孤独症行为，尤其在癫痫起病前即存在；⑤合并表观畸形、生长迟缓、喂养困难等；⑥双侧广泛皮质发育畸形；⑦符合遗传性癫痫的特定临床表型（如结节性硬化表型、Dravet 综合征表型）等。需进行遗传学检测以明确病因。

目前临床的遗传学检测方法主要用于单基因遗传性癫痫和染色体异常相关癫痫，对于复杂遗传性癫痫无法诊断。①单基因遗传性癫痫：如果表型及基因相对明确，例如 Dravet 综合征，可以选择首先进行 SCN1A 基因 Sanger 测序；否则建议癫痫基因 panel、家系全外显子组测序（Trio whole exome sequencing，Trio WES）。Trio WES 检出率优于癫痫基因 Panel，且可用于数据再分析。②染色体异常：可进行染色体核型（对于>5Mb 的缺失/重复，以及环形染色体等可以诊断），对于怀疑染色体微缺失/重复，可进行染色体微阵列分析（chromosomal microarray analysis，CMA）或低倍基因组测序等。需要强调的是，检测到基因或染色体的变异，不代表就确定了遗传性病因。对于检测结果进行专业化分析解读，才能判定检测到的变异是否致病，是否能解释患者的临床表型，最终才能确定该遗传变异与患者癫痫之间的因果关系。

随着遗传学检测技术的进步，对遗传学病因的认识不断提升，其复杂性也越来越凸显。几个值得关注的进展包括：①嵌合体（Mosaicism），即一个个体的体内存在两种以上基因型。基因变异发生于合子形成以后（体细胞变异），在细胞有丝分裂中自发产生，嵌合比例的高低取决于变异发生的阶段。如果嵌合比例较低，通过常规遗传学检测手段通常无法检测到。嵌合体与癫痫的关系主要体现在3个方面：常染色体显性遗传的发育性癫痫性脑病患儿通常为新发变异，约8%的"新发变异"源自患儿的父亲或母亲的生殖细胞嵌合体；导致耐药性癫痫的一部分 FCD 病灶中可检测到 mTOR 通路相关体细胞变异；癫痫基因的嵌合体现象可以解释某些患者的较轻临床表型。②重复扩增（repeat expansions），已被确定为与肌阵挛和震颤相关的家族性癫痫综合征的病因。值得注意的是，在几个不同基因的内含子区域发现了重复扩增，表明该疾病可能不是基因特异性的，而可能是重复扩展本身的属性。③非编码区变异，在神经发育障碍性疾病中，探索基因组非编码部分（包括内含子和基因间区域）的作用正在起步，例如已在孤独症和发育迟缓患者中发现基因调控区域（启动子区，增强子区）的新发变异。

对于治疗而言，多数遗传病因所致癫痫不是癫痫外科切除性手术的适应证，例如离子通道或受体编码基因的变异。但是一部分与遗传性病因相关的结构性病灶可以考虑癫痫外科治疗，其中最主要的是 mTOR（mammalian target of rapamycin）通路及其上游调控基因变异所导致的结构性病灶，例如 FCD Ⅱ 型、半侧巨脑、结节性硬化的皮质结节等。目前的研究证据：①已经在一部分 FCD Ⅱ 或半侧巨脑患者的脑组织中检测到体细胞突变（somatic mutation）的基因有：MTOR、TSC1、TSC2、DEPDC5、PIK3CA、AKT3 和 RHEB，以上均为 mTOR 或上游调控基因，基因突变均导致 mTOR 通路上调；②在一部分轻度皮质发育畸形及 FCD Ⅰ 型患者中检测到 SLC35A2 基因的体细胞变异，此基因与糖基化缺陷相关，与 mTOR 通路无关；③一些 mTOR 通路基因的种系突变（germline mutation）也可导致 FCD Ⅱ、巨脑或半侧巨脑，可表现为散发或家族性病例，包括 MTOR、DEP-DC5、NPRL2、NPRL3、TSC1、TSC2、AKT 和 PIK3CA 等。

（三）代谢性病因

代谢性病因（metabolic etiology）是指癫痫是由已知或推测的代谢性疾病所直接导致，其中癫痫发作是该疾病的核心症状。代谢性病因通常可表现为系统性生化代谢异常，可分为小分子代谢病和细胞器病。小分子代谢病包括氨基酸代谢病、有机酸代谢病等，细胞器病包括线粒体病、溶酶体病等。代谢病因多数为代谢通路相关基因缺陷所导致。某些"可治疗的代谢性病因"的发现对于患者的治疗及预后有重大意义，例如 ALDH7A1 基因双等位基因致病性变异导致的吡哆醇依赖性癫痫，大剂量维生素 B_6 对于癫痫有戏剧性疗效。又如 SLC2A1 基因杂合致病性变异导致 Ⅰ 型葡萄糖转运体缺陷，早期生酮饮食治疗对患儿的预后有重要作用。

对于以下情况需要注意代谢性病因的可能性。对于新生儿及婴儿期患儿：①父母近亲；②家族史阳性（尤其有新生儿期死亡病例）；③快速进展性脑病；④严重代酸、其他代谢紊乱或异常气味。对于儿童期/青少年期患者：①阳性家族史；②进行肌阵挛癫痫表型；③伴智力障碍或认知倒退；④伴其他神经系统体征（如：运动障碍、共济失调）；⑤除中枢神经系统以外的其他系统受累；⑥某些药物或饮食导致癫痫加重；⑦原因不明的癫痫持续状态；⑧不能解释的脑电图广泛慢波。

代谢性病因的检查包括：①血生化，需要注意有无代谢性酸中毒、阴离子间隙、血糖、血氨、酮体水平等；②血乳酸、同型半胱氨酸、叶酸、维生素 B_{12} 水平；③血氨基酸、游离肉碱及酰基肉碱谱分析、尿有机酸分析；④某些遗传代谢病可进行相应代谢酶活性检测；⑤如怀疑某些特殊遗传代谢病需进行相应代谢检查，例如尿蝶呤分析、脑脊液肌酸相关检查、脑脊液神经递质分析等；

⑥基因测序。

（四）免疫性病因

癫痫的免疫性病因（immune etiology）是指癫痫发作或癫痫由某种免疫性疾病直接导致，并且癫痫发作是疾病的核心症状。对癫痫与免疫的关系，最早的认识来自术后病理证实为慢性局灶性炎症的拉斯马森脑炎（Rasmussen encephalitis）。后来发现系统免疫病如红斑狼疮等合并癫痫发作也比较常见，因此认为至少有一部分癫痫或者癫痫发作与免疫性病因有关。近年来越来越多的神经元抗体相关脑炎（即自身免疫性脑炎）常合并癫痫发作，甚至以癫痫发作为突出症状而脑炎症状轻微，都提示免疫性机制在癫痫发生中的重要作用。目前已经陆续报道的相关神经元抗体主要有两大类，一类是神经元细胞内抗体，主要包括抗 Hu/Yo 抗体、抗 Ma2 抗体、抗 CV2/CRMP5 抗体和 GAD65 抗体等，多数与潜在的肿瘤相关，也称为副肿瘤相关抗体；另一类是神经元表面抗体，主要包括抗 NMDAR 抗体、LGI1 抗体、GA-BAR 抗体、Caspr-2 抗体和 AMPAR 抗体等。既往研究显示，在抗 LGI1 抗体相关脑炎患者中，85%～90% 的患者出现癫痫发作，约 50% 出现特征性的面-臂肌张力障碍发作（faciobrachial dystonic seizures，FBDS）。抗 NMDAR 抗体相关脑炎有 76% 的患者存在癫痫发作，抗 GABABR 和 GABAAR 抗体脑炎中高达 88% 的患者在病程中出现癫痫发作。

多数神经元表面抗体介导的脑炎相关癫痫发作被认为是免疫或者炎症"急性阶段的症状"，对免疫治疗反应较好，发作可以完全消失，不需要长期的抗癫痫治疗，对于这种情况的癫痫发作，更符合"急性症状性（癫痫）发作（acute symptomatic seizures）"的概念，因此提出"自身免疫性（癫痫）发作"（autoimmune seizures）的概念。对于自身免疫性发作，更重要的是强调早期识别病因，尽早开始免疫治疗。自身免疫性癫痫发作的形式多样，以局灶性发作和继发双侧强直-阵挛发作更为常见，由于抗 LGI1 抗体、GABAB 抗体、Caspr2 抗体脑炎多数累及边缘系统，即边缘性脑炎，因此癫痫发作以颞叶发作或者边缘系统发作为主，主要表现为自主神经性（起"鸡皮疙瘩"）、情绪性（恐惧）、行为终止或短暂知觉障碍性发作。与其他病因的颞叶癫痫发作或者边缘系统发作相比（比如发育性肿瘤、幼时热惊厥所致海马硬化等），免疫性发作具有发作频率高（多数为每日发作）、发作短暂（数秒或 10 余秒）、多种发作形式或多灶发作、特征性的发作类型（如 LGI1 抗体相关的面臂肌张力障碍发作）和抗癫痫药物耐药的特点，这些特征有助于尽早识别病因，进行免疫学方面的检查。这些患者尽管表现出抗癫痫药物耐药的特点,但是由于处于免疫或者炎症反应的急性期(非稳定病因),并且免疫治疗对大部分神经元表面抗体相关发作有效,所以并不需要手术治疗。值得注意的是有相当一部分患者的发作表现和脑电图特征提示为颞叶发作,影像学上可见颞叶内侧结构异常,尽管多数为双侧异常,但可能一侧为著,所以有可能会被认为是低级别肿瘤而进行切除性手术治疗(图4-1)。对于中年以后起病的颞叶发作,具有极为短暂、频繁的特点,需考虑到免疫性病因的可能,应避免在急性期进行切除性手术治疗。

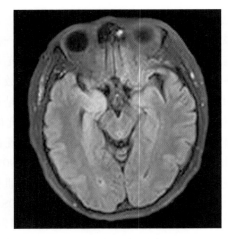

图 4-1　LGI1 抗体阳性患者的 MRI 影像
MRI 轴位 Flair 像,可见右侧杏仁核肿大,右侧颞角略大,海马及杏仁核信号略高。

也有一部分神经元表面抗体相关脑炎患者,尽管对免疫治疗有反应,但是由于在免疫急性期形成的病变继发永久性的结构异常,比如海马硬化,有可能成为未来长期慢性癫痫的病因。另外大部分细胞内抗体,其具体的致病机制不清楚,多数与恶性肿瘤相关,普遍对于免疫治疗效果不佳,所以不可避免地要经历一个慢性、反复的炎症过程,形成慢性癫痫的可能性更大,对于这部分患者提出了"自身免疫相关癫痫"(autoimmune associated epilepsy)的概念。自身免疫相关癫痫的形成包括持续存在的免疫机制、继发于免疫或者炎症过程的结构异常或者二者共存,这些癫痫既可能对免疫治疗反应欠佳,也对抗癫痫药物耐药,因此可能会寻求外科治疗。目前针对自身免疫性癫痫的外科治疗经验很少,有限的个例报道显示术后的发作控制情况明显较其他病因差。对于虽然有明确的癫痫相关结构异常,但同时仍有免疫活跃期的证据(如抗体阳性或者脑脊液有炎性证据),切除性手术治疗需非常谨慎。对于一些明确的抗体相关脑炎后的癫痫,经过免疫治疗后抗体已经为阴性,脑脊液也无炎性证据,结构异常如海马硬化与目前的癫痫

发作存在临床-电生理的相关性,且为单一致病区,可在多学科评估后谨慎地考虑外科治疗,但远期的预后仍需要进一步的观察。而对于一些细胞内抗体,比如GAD65抗体阳性患者,即使影像学提示海马硬化,来自术后或活检标本的组织学检查仍然有明显的炎性证据,所以对于这部分患者仍需非常谨慎地考虑切除性手术治疗。

Rasmussen 脑炎(Rasmussen encephalitis,RE)是一种罕见的慢性进行性神经系统疾病,主要影响儿童,以难治性局灶性癫痫、进行性认知功能下降和神经功能缺陷以及大脑半球萎缩为特征。目前为止尚未发现中枢神经系统自身抗体或者病毒感染与 RE 的发病明确相关,部分研究认为细胞毒性 T 细胞介导的免疫反应是RE 可能的发病机制。所有 RE 均有癫痫发作,以单纯部分性运动性发作最常见,表现为一侧肢体的运动性发作,一半以上患者在病程中的某个时间会发生部分性发作持续性状态(epilepsia partialis continua,EPC)。头颅MRI 可见一侧大脑半球进行性萎缩。癫痫发作对抗癫痫药物耐药,免疫治疗也很难控制病情的进展,半球性手术(大脑半球切除术、半球离断术等)仍然是治疗 RE癫痫发作唯一有效的方式。

其他系统免疫病如系统性红斑狼疮、干燥综合征以及桥本甲状腺炎等合并癫痫发作的比例较高,这类患者需要完善免疫学方面的检查,尽早给予规范的免疫治疗,绝大多数患者的发作经过免疫治疗后可明显改善,一般不需要手术治疗。

(五)感染性病因

感染性病因(infectious etiology)是指癫痫是由已经明确的中枢神经系统感染所导致,且癫痫为疾病的核心症状。常见的感染性病因包括:脑囊虫病、结核、HIV、脑型疟疾、亚急性硬化性全脑炎、脑弓形虫病和先天性感染(如:寨卡病毒和巨细胞病毒等)。感染性病因的诊断需要结合流行病学史、影像学及病原学检查。感染性病因的明确有助于指导进一步的病因治疗,例如针对脑囊虫病、结核、疟疾及巨细胞病毒选择相应抗感染药物。

需要注意的是,这里所指的感染性病因均为前述相对慢性的感染。临床常见的病毒性脑炎急性期的癫痫发作,不能诊断为癫痫。脑炎后癫痫(postencephalitic epilepsy,PE)是耐药性癫痫的常见原因之一,是指脑炎急性期过后,由于急性期的病原直接侵犯及炎症反应所遗留神经元损伤、胶质细胞增生等因素,导致逐渐形成致痫区,从而在间隔一段时间之后出现非诱发性(unprovoked)反复癫痫发作,此时可诊断为癫痫。PE 的发

生距离脑炎急性期的间隔长短不等,可数月至数年。目前对于 PE 诊断与脑炎急性期的时间间隔尚无统一定义,一般间隔 6 个月以上。虽然急性期病因为感染性,但多数 PE 应归入结构性病因(获得性脑损伤所致结构改变),不排除部分 PE 有可能存在急性感染后的慢性炎症参与致病机制。

(六)原因不明

原因不明(unknown etiology)是指癫痫的原因尚不清楚。可以找到原因的程度取决于患者可达到的评估程度,这在不同的医疗机构和国家之间有所不同。但是即使经过完整的病因学评估,目前至少有 1/3 患者病因仍不明确。"原因不明"是相对的,也可能是暂时的。例如:随着遗传检测技术及分析方法的进步,可能使我们发现基因非编码区的变异在疾病中的作用,使得更多遗传性病因得以诊断;另外,随着影像学技术进步以及影像后处理分析方法的提高,可能有更多患者被发现目前不能诊断的结构性病因;对于免疫性炎症的认识及检测手段的提高,可能有更多患者被发现免疫性病因。总之,随着对癫痫认识的深入及病因学检测分析手段的提升,"原因不明"的比例会逐渐减少。

三、小结

癫痫病因学诊断具有重要意义,可以指导精准治疗、进行遗传咨询、并探究发病机制。需要注意的是,有些病因可以双重归类,例如结节性硬化患者的皮质结节是由于 TSC1 或 TSC2 基因变异所致,因此既可归入结构性病因,也可归入遗传性病因;另外,某些代谢性病因既可以通过异常代谢物质致病,也可以通过导致神经元移行后皮质发育畸形(结构异常)从而致病。某些患者的癫痫病因也可能是多病因共存的。

(吴　晔　邵晓秋)

第二节　癫痫的诊断和鉴别诊断

癫痫的诊断一般遵循分步进行的原则:即首先明确发作性事件是否是癫痫发作,需要与非癫痫性发作事件相鉴别,其次是判明癫痫发作的类型,如果可能进一步确定患者属于哪个具体的癫痫综合征,然后明确导致癫痫发作的病因,对于需要开展外科治疗的患者还要进行癫痫灶的定位诊断。

一、癫痫诊断流程和原则

(一)癫痫发作的诊断

癫痫的诊断主要依据详细的病史资料,辅助以脑电图检查结果,因此患者提供的主观感受或症状描述非常重要,发作时出现意识障碍的患者就需要目击者提供详细的发作过程和表现,如果能够提供发作过程的视频录像就更加有利于确定诊断,脑电图痫性放电有助于确定诊断。一般来讲,癫痫具有发作性、短暂性、刻板性和不可控性,这是与各类非痫性发作鉴别的要点。

完整而详细的发作史是确诊癫痫的关键,要注意询问初次发作的年龄,同时了解发作的详细过程、是否有先兆或诱因,发作频率和治疗经过;还要了解既往史、家族史等。

(二)癫痫发作的类型

主要依据详细的病史、录像和脑电图检查判断。癫痫发作的分类原则采用二分法,即发作起始时异常放电起源于半球的网络固定点,称为局灶起源发作。如果发作时异常放电起源于双侧半球的不固定点,但迅速累及双侧相同的网络,则属于全面起源的发作。此外,由于资料不充足或不完整导致不能准确分类时则划归为不能分类的发作。

(三)癫痫综合征

癫痫综合征具有独特的临床特征、病因及预后。临床上在明确癫痫及其发作类型后,应结合发病年龄、发作类型、发作的时间规律和诱发因素、脑电图特征、影像学结果、家族史、既往史、对药物的反应及转归等资料,根据已被接受的癫痫综合征列表尽可能做出癫痫综合征的诊断。其对于治疗选择、判断预后等方面具有重要意义。

(四)明确癫痫的病因

对癫痫病因的寻找是癫痫诊断中的重要步骤。一方面,病史、家族史等能够提供一定的帮助,如家族的遗传背景,既往头颅外伤史或中枢神经系统感染史等;另一方面,神经影像学检查包括 CT 和 MRI 能够发现结构性异常如皮质发育畸形、新生肿物等,对明确癫痫病因有重要帮助。

(五)癫痫灶定位诊断

对于耐药性癫痫,应该进行术前评估,评估过程中最重要的任务就是癫痫灶的定位诊断,要仔细分析发作的主观感觉和运动症状表现,结合发作间期和发作期脑电图特征,参考影像学等资料,综合分析,明确与癫痫发作密切相关的脑区。

二、常见癫痫发作类型及其临床特征

2017 年国际抗癫痫联盟(ILAE)推出了新的癫痫发作及癫痫分类,该分类融入了近几十年来癫痫领域的新进展及新认识,并结合专家和临床医生的意见,重新对

癫痫发作进行了分类。新分类系统仍然主要基于临床发作症状,部分参考脑电图或其他检查而完成。2017年的癫痫发作分类,此前包含在全面性发作里的一些分类,如强直发作、阵挛发作、肌阵挛发作、失张力发作,目前认为既可以是全面性发作,也可以是局灶性发作,因此在局灶性发作中增加了上述发作类型。癫痫性痉挛发作既可以有局灶病变背景,也有临床或脑电明显的全面性特征。因此"癫痫性痉挛发作"的分类既可以是局灶性发作,也可能是全面性发作,或者未知起源发作。需要进一步根据脑电图及影像等其他资料进行分类。

不同类型癫痫发作其临床表现差别巨大,常见癫痫发作类型的临床表现如下。

（一）全面起源的发作

1. 强直阵挛发作　发作前可以无先兆,表现为突然的意识丧失,全身肌肉收缩,躯干和四肢发硬,摔倒。由于呼吸肌的突然收缩,压迫胸腔,使肺里的气体急速向喉头挤出,会发出一声难听的吼叫声,随之呼吸暂停,面部发绀,眼睁大,眼球向上斜视,表情恐惧,全身后仰,大约持续10秒钟后,四肢肌肉张力逐渐减低进入阵挛期,表现为四肢猛烈的有节律地屈曲收缩,一下接着一下,此时呼吸动作也开始恢复,呼吸的频率和四肢抽动的节律一致,气流反复通过口腔,这时口腔中存在的大量唾液通过气流吸进呼出的作用,形成泡沫,因不能下咽而流出口外表现为口吐白沫。阵挛期发作的阵挛幅度逐渐变大、频率逐渐减慢,数分钟后逐渐停止,随后患者昏睡数分钟至数十分钟,有时可以昏睡数小时。

2. 失神发作　表现为正在进行的活动停止,两眼发直,凝视前方,意识丧失,呆呆地站在原来的位置上不动,但不跌倒、手里拿着的物品也不会掉在地上,假如正在说话,语言也会突然停止,持续约几秒钟自行缓解。多见于儿童和青少年。

3. 强直性发作　是一种突然发生的僵硬的强烈肌肉收缩,发作时意识丧失、肢体固定在某种状态下持续数秒钟,或更长时间,常表现为躯干前屈,伸颈,头前倾,眼睁开或紧闭,两肩上抬,两臂展开,肘半屈曲,此种姿势可维持片刻,有时摔倒,面色由苍白到潮红再到青紫。儿童少年多见,多在睡眠中发生。

4. 肌阵挛发作　表现为某些肌肉或肌群快速、有力地收缩,引起肢体、面部和躯干快速似电击状的抽动,如快速地点头、耸肩、躯体前倾或后仰,站立或者行走时发作可表现为突然用力跌倒在地。

5. 阵挛发作　表现为肢体或者躯干有节律地、连续地抽动,肢体屈和伸的速度不一定相等,常常是屈的速度快、伸的动作慢,发作时意识丧失,抽动时间长短不

一,多发生在婴幼儿。

6. 失张力发作　表现为突然的肌张力丧失,不能维持头部、四肢及躯干的正常姿势,像断线的提线木偶一样,发作时有极短的意识丧失。

（二）局灶起源的发作

通常临床和脑电图可显示局限性发作的证据,临床发作方式和脑电图能够提示发作的起源部位。无论运动性或非运动性癫痫发作,异常症状的起止界限分明,具有可重复性。

运动性发作可以表现为身体的某个部分的肌阵挛、痉挛、强直等抽搐特征的症状,最常见的是手指或整个手,面部口角抽动也很常见。也可表现为半侧肢体的抽动,或肢体的某个部位开始抽动按一定的顺序向周围扩散,如开始为右手、拇指,逐渐扩散到右手的其他四指、右上臂、右肩、右侧躯体、右大腿、右小腿和右足趾,此种发作称为杰克逊癫痫(Jackson epilepsy)。而发作后遗留短暂局部肢体瘫痪的称为托德瘫痪(Todd paralysis)。

另一类运动发作的症状可以表现为不自主和无目的的活动,例如自动症。自动症主要表现为先兆之后出现对环境的接触不良,重复做出各种无目的的动作。瞪视不动,无意识动作机械地重复(吸吮、咀嚼、舔唇、搓手、反复解开再系上纽扣、摸索、自动言语、叫喊唱歌、游走、乘车上船、手活动笨拙或步态不稳等),这些动作反复、刻板地出现。

非运动症状可以表现为各类感觉症状,也可以是自主神经症状,还可以是认知症状或情绪症状。

感觉性发作,常表现为突然发生的躯体感觉异常,如突然发生的疼痛、麻木,或者一些很难形容的异常感觉,这些疼痛和麻木不是由于身体其他部位的疾病所引起,找不到其他原因,且不经治疗可以自行缓解,每次的发作情况类似,脑电图检查有癫痫样放电。感觉性发作可以包括体觉性发作,表现为肢体麻木感、针刺感。视觉性发作表现为幻视如闪光感(枕叶)。听觉性发作表现为幻听如耳鸣。也可以表现出嗅觉性发作症状,自觉闻到特殊异味。较少可以是味觉症状,眩晕性发作可以有眩晕感、漂浮感等,比较少见。幻觉(视物变大或变小、隆隆声或回声、手指或肢体变大)和成形幻觉(面容、景物、音乐和声音)也可以是感觉性发作的特征。

自主神经性发作常可以表现为发作性上腹部不适(经常为上返的感觉)、呕吐、腹痛、烦渴、排尿感、面色苍白、出汗、面红、竖毛反射(鸡皮现象)、瞳孔散大或性欲异常等。

认知性发作可以表现出发作性言语障碍,其他类型包括记忆障碍(似曾相识感和似不相识感、快速回忆往

事、强迫思维）、梦样感等。

情感性发作可以表现为恐惧和愤怒、忧郁和欣快等。

三、癫痫综合征诊断

癫痫综合征极多,临床表现差异巨大,预后完全不同,对于癫痫外科医师来讲,应该与癫痫内科或癫痫儿科医师相配合,特别是要正确区别预后良好与预后不佳的癫痫综合征。仅介绍几个癫痫综合征,关于综合征的全面知识请参考其他资料。

（一）伴中央-颞部棘波的儿童癫痫

该综合征的临床特点为:发作短暂、为单纯部分性面部半侧运动发作,有发展成全身性强直阵挛发作的倾向。发作均与睡眠有关,3～13 岁之间发病,发作次数较少,容易控制,青春期后多恢复正常。脑电图特点为钝的高波幅中央颞部尖波,常随之一个慢波,有扩散或向对侧转移的倾向。

（二）婴儿痉挛

该综合征患者临床特征:发病年龄通常在 1 岁前,多在 4～7 月龄间,可以表现为屈曲性、伸展性、点头样强直痉挛发作。伴精神运动发育迟滞。发作间期脑电图表现为高幅失节律。发作时脑电图可以表现出爆发性高幅慢波,继之短程低幅快节律短程低平脑波,也可以表现出广泛性慢波或尖慢波。

（三）伦诺克斯-加斯托综合征（Lennox-Gastaut syndrome）

该综合征患者 1～8 岁发病,临床发作以轴性强直为主,同时可以表现出失张力性发作、失神发作,可有肌阵挛、全身强直性阵挛,也可以合并部分性发作。患者多有精神发育不全,整体预后不良。脑电图可以表现异常背景活动,缓慢的尖慢波（≤2.5Hz）,可以有多灶异常,睡眠时有脑电快节律发放。

四、鉴别诊断

多种非癫痫性发作性疾病应该与癫痫引起的发作相鉴别,最主要的应该与癫痫相鉴别的临床情况包括以下几种。

1. 晕厥 通常由精神紧张和受刺激或长时间过度疲劳等因素诱发,亦可见于其他情况,包括排尿（排尿中或排尿后,原因为迷走反射）、体位性低血压（神经源性或药物所致）和心律失常。表现为持续数十秒或数分钟的意识丧失,发作前后通常伴有出冷汗、面色苍白、恶心、头重脚轻和乏力等症状。晕厥与癫痫发作的鉴别要点见表 4-1。

表 4-1 晕厥与癫痫的鉴别要点
快速眼动睡眠行为障碍

	晕厥	癫痫
主要症状	意识丧失	强直,阵挛,意识丧失
诱因	焦虑疼痛	睡眠,睡眠剥夺
体位	站立或坐位	各种体姿
伴随症状	面色苍白,大汗,心率减慢	外伤
前驱症状	上腹不适,面色潮红,头晕	嗅幻觉,精神症状
括约肌失禁	罕见	多见
咬破舌头	罕见	多见
发作时面色	多苍白	多发绀
呼吸	多变慢	先气闭后急促
出汗	出凉汗	出热汗
体位性低血压	有	无
症状特点	缺失症状	刺激症状
发作时脑电图	非特异性慢波	癫痫样放电
发作间期脑电图	多正常,可有慢波	多呈爆发性异常
神经检查局灶体征	多无阳性发现	可能查到

2. 短暂性脑缺血发作 一般表现为脑局灶神经功能的缺失症状（运动和感觉功能缺失）。症状开始就达到高峰,然后缓慢缓解。短暂脑缺血发作与癫痫发作的鉴别要点见表 4-2。

表 4-2 短暂性脑缺血发作与癫痫的鉴别要点

	短暂性脑缺血发作	癫痫
年龄	老年人多见	青少年为多
持续时间	数分钟或数小时	数秒或数分钟
伴发病	动脉硬化或高血压冠心病糖尿病	不明确
症状	缺失性症状为主	刺激性症状
病史	卒中史,TIA	强直阵挛发作史
短暂全面遗忘	时间数十分钟,数小时	时间较短
脑电图	局灶性慢波	癫痫样放电

3. 偏头痛 表现为全头或头的一部分的剧烈性疼痛,发作前可以有先兆,例如暗点或变形的暗点、失语、逐渐扩展的麻木和偏瘫。偏头痛与癫痫的鉴别见表 4-3。

表 4-3　偏头痛与癫痫的鉴别要点

	偏头痛	癫痫
先兆症状	有,持续时间较长	有,较短,或较长
视幻觉	闪光,暗点,偏盲,视物模糊	复杂的视幻觉
核心症状	剧烈头痛为主	强直、阵挛为主,头痛为不适感
头痛出现时间	发作中	发作前后
发作持续时间	较长(小时,日)	较短(分钟)
意识丧失	少见	多见
精神记忆障碍	无或少见	多见
脑电图	非特异性慢波	癫痫样活动

4. 心因性非痫性发作(psychogenic non-epileptic seizures,PNES)　患者的描述通常比较模糊,缺乏明确的特征,每次发作也有不同。患者主诉较多,全身抽搐样发作而意识正常的情况在假性发作中比较常见。抽搐表现为躯干的屈伸运动、头部来回摇动或用力闭眼等,发作时脑电图正常有助于诊断。PNES 与癫痫发作的鉴别见表 4-4。

表 4-4　假性发作与癫痫的鉴别要点

	心因性非痫性发作	癫痫
性别年龄	青年女性	各年龄
诱因	精神因素	与精神因素不密切
激惹性格	多见	少见
暗示	易受影响	几乎无关
发作	多样化,戏剧性	刻板
意识丧失	无	有
外伤,大小便失禁	无	有
发作后行为异常	少见	有
抗癫痫治疗	无效	有效
发作时间	长	短
脑电图	无改变	癫性放电

5. 发作性睡病　青少年多发,可以表现为白日过度嗜睡、猝倒、入睡前幻觉和睡眠瘫痪四联症。白日嗜睡为白天不可控制的睡眠发作,入睡直接进入快动眼睡眠,可持续数分钟至数十分钟,余无异常。发作性睡病与癫痫的鉴别见表 4-5。

6. 眩晕　前庭系统周围与中枢功能障碍引起的一种运动性错觉,发作性周围的物体出现旋转、倾斜和移动感,多伴有恶心、呕吐、耳鸣等。可以持续数分钟、数

小时或更长的时间。眩晕发作与癫痫发作的鉴别见表 4-6。

表 4-5　发作性睡病与癫痫的鉴别要点

	发作性睡病	癫痫
四联症	有	无
意识障碍	多无,发作性睡眠可以唤醒	有
全身强直阵挛发作	无	有
发作后	恢复快	发作后状态
多导睡眠描记	直接进入快速眼动睡眠	规则的夜间睡眠周期

表 4-6　眩晕发作与癫痫发作的鉴别要点

	眩晕	癫痫
持续时间	数十分钟,数小时,数日	短,数分钟
伴随症状	耳鸣,听力下降	强直阵挛
眼震	有	少有
脑电图	非特异性改变,无改变	癫性放电

7. 抽动症　多在少年儿童发病,表现为身体的全部或一部分快速的抽动,例如眨眼、皱眉、缩鼻、努嘴、舔舌,以及做怪相,扭脖子,躯干肢体抖动等,可以伴有喉部的各种不自主声响或秽语,患者能够在一定时间内主动控制发作,睡眠中抽动消失。抽动症与癫痫的鉴别见表 4-7。

表 4-7　抽动症与癫痫的鉴别要点

	抽动症	癫痫自动症
发作特点	起始突然、刻板、短暂	连续
意识丧失	无	有
发作表现	眨眼、皱眉、缩鼻、努嘴、舔舌,以及多组肌肉抽动,做怪相,扭脖子,躯干肢体抖动,喉鸣或秽语	漫无目的摸索、咂嘴、无意义的言语等
全面强直阵挛发作	无	可以继发强直阵挛发作
精神紧张	加重	不明确
可控制性	短时间	不可
睡眠中	消失	可以发作
脑电图	非特异性改变	癫痫样放电

8. 一过性完全遗忘　是一种在成年人中发生的情况,发作时记忆丧失,存在一定程度的逆行性遗忘,发作

可持续数小时,没有局灶性神经系统症状和体征。发作时患者反复提问发生了什么和对当前环境感到莫名其妙,其他行为均正常。发作后患者可意识到记忆中出现了一段时间的空白,可能与全脑的供血不足或双侧边缘系统短暂的功能障碍有关。

其他应该与癫痫发作相鉴别的疾病包括发作性肌张力障碍(表4-8)、快速眼动(rapid eye movement,REM)睡眠行为障碍(表4-9)、儿童的梦行症及夜惊等。面肌抽搐发作(表4-10)等要与局灶性发作相鉴别。脑电图特别是视频脑电监测对于鉴别癫痫发作与非癫痫发作有非常重要的价值。

表4-8　发作性肌张力障碍与癫痫

发作性肌张力障碍(PKD)		癫痫
发作时间	突然活动时	不定
发作特点	肢体突然出现肌紧张、手足徐动	肌肉强直阵挛发作
意识丧失	无	有
持续时间	数秒	数十秒至几分钟
睡眠中	消失	可以发作
发作次数	每天数十次	不等
脑电图	无改变	特异性癫痫样放电

表4-9　REM睡眠行为障碍与癫痫的鉴别

REM睡眠行为障碍		癫痫
刻板性	不定、多变、不自主运动、粗暴行为、自伤伤人	刻板
白日发作	无	可有
其他类型发作	无	可有
录像睡眠脑电	REM期肌张力低下现象消失	癫痫样改变

表4-10　面肌痉挛与局灶性癫痫的鉴别

面肌抽搐		癫痫
发病年龄	中老年多见	青少年多见
发作特点	一侧面部肌肉抽动、眼轮匝肌、口角及颈阔肌,不扩散、无强直阵挛发作	口角、手或脚,向其他部位扩散,合并强直阵挛发作
发作次数	频繁连续	较少
情绪紧张	加重	无密切关系
意识障碍	无	可以合并
脑电图	无改变	癫痫样放电

五、癫痫灶定位诊断

癫痫灶应该是足以引起癫痫发作的某些大脑皮质异常活动区域,切除这个区域后可以使癫痫发作消失。

癫痫发作间期脑电/脑磁可以记录到癫痫样波型,产生癫痫样放电的脑区为癫痫激动区。在癫痫发作的整个过程中脑电图可以记录到典型的异常放电活动由最初的一个部位逐渐波及另外的部位或扩散到全脑,最早出现持续放电引起癫痫发作的脑区是癫痫起始区。当由起始区开始的异常放电活动传导到某些特定的脑功能区之后就会引起临床发作症状,导致临床症状出现的脑区称为癫痫发作症状区。脑功能影像学检查(PET、SPECT、fMRI)可以在癫痫患者脑内发现一些脑功能异常区域,这些异常区可以是癫痫发作间期以及发作期波及的脑功能区域。CT与MRI检查可以发现癫痫患者脑内的一些结构性病灶,他们与癫痫发作有着密切的联系,尽管不等于说这些区域必然就是引起癫痫发作的区域。根据上述信息,综合分析,经癫痫中心内外科专家共同讨论,可以定位诊断癫痫灶区。

(王玉平)

参考文献

[1] SCHEFFER I E,BERKOVIC S,CAPOVILLA G,et al. ILAE classification of the epilepsies:Position paper of the ILAE Commission for Classification and Terminology[J]. Epilepsia,2017,58(4):512-521.

[2] SHORVON S D. The etiologic classification of epilepsy[J]. Epilepsia,2011,52(6):1052-1057.

[3] SHORVON S D. The causes of epilepsy:changing concepts of etiology of epilepsy over the past 150 years[J]. Epilepsia,2011,52(6):1033-1044.

[4] BERG A T,BERKOVIC S F,BRODIE M J,et al. Revised terminology and concepts for organization of seizures and epilepsies:report of the ILAE Commission on Classification and Terminology,2005-2009[J]. Epilepsia,2010,51(4):676-685.

[5] ELLIS C A,PETROVSKI S,BERKOVIC S F,et al. Epilepsy genetics:clinical impacts and biological insights[J]. Lancet Neurol,2020,19(1):93-100.

[6] BALDASSARI S,RIBIERRE T,MARSAN E,et al. Dissecting the genetic basis of focal cortical dysplasia:a large cohort study[J]. Acta Neuropathol,2019,13(6):885-900.

[7] CRINO P B. The mTOR signalling cascade:paving new roads to cure neurological disease[J]. Nat Rev Neurol,2016,12(7):379-392.

［8］VEZZANI A，FUJINAMI R S，WHITE H S，et al. Infections，inflammation and epilepsy［J］. Acta Neuropathol，2016，131（2）：211-234.

［9］PILLAI S C，MOHAMMAD S S，HACOHEN Y，et al. Postencephalitic epilepsy and drug-resistant epilepsy after infectious and antibody-associated encephalitis in childhood：Clinical and etiologic risk factors［J］. Epilepsia，2016，57（1）：e7-e11.

［10］SCHEFFER I E，BERKOVIC S，CAPOVILLA G，et al. ILAE classification of the epilepsies：Position paper of the ILAE Commission for Classification and Terminology［J］. Epilepsia，2017，58（4）：512-521.

［11］FISHER R S，CROSS J H，FRENCHJA，et al. Operational classification of seizure types by the International League Against Epilepsy：Position Paper of the ILAE Commission for Classification and Terminology［J］. Epilepsia，2017，58（4）：522-530.

［12］DALMAU J，GLEICHMAN A J，HUGHES E G，et al. Anti-NMDA-receptor encephalitis：case series and analysis of the effects of antibodies［J］. The Lancet Neurology，2008，7（12）：1091-1098.

［13］SPATOLA M，PETIT-PEDROL M，SIMABUKURO M M，et al. Investigations in GABAA receptor antibody-associated encephalitis［J］. Neurology，2017，88（11）：1012-1020.

［14］RAMANATHAN S，BLEASEL A，PARRATT J，et al. Characterisation of a syndrome of autoimmune adult onset focal epilepsy and encephalitis［J］. Journal of Clinical Neuroscience，2014，21（7）：1169-1175.

［15］GEIS C，PLANAGUMA J，CARRENO M，et al. Autoimmune seizures and epilepsy［J］. J Clin Invest，2019，129（3）：926-940.

［16］QUEK A M，BRITTON J W，MCKEON A，et al. Autoimmune Epilepsy：Clinical Characteristics and Response to Immunotherapy［J］. Arch Neurol，2012，69（5）：582-593.

［17］LV R J，REN H T，GUANH Z，et al. Seizure semiology：an important clinical clue to the diagnosis of autoimmune epilepsy［J］. Ann Clin Transl Neurol，2018，5（2）：208-215.

［18］OGRIG A，JOUBERT B，ANDRE-OBADIA N，et al. Seizure specificities in patients with antibody-mediated autoimmune encephalitis［J］. Epilepsia，2019，60（8）：1508-1525.

［19］IRANI S R，MICHELL A W，LANG B，et al. Faciobrachial dystonic seizures precede Lgi1 antibody limbic encephalitis［J］. Annals of Neurology，2011，69（5）：892-900.

［20］MAUREILLE A，FENOUIL T，JOUBERT B，et al. Isolated seizures are a common early feature of paraneoplastic anti-GABAB receptor encephalitis［J］. J Neurol，2019，266（1）：195-206.

［21］SAIZ A，BLANCO Y，SABATER L，et al. Spectrum of neurological syndromes associated with glutamic acid decarboxylase antibodies：diagnostic clues for this association［J］. Brain，2008，131（Pt 10）：2553-2563.

［22］SPATOLA M，DALMAU J. Seizures and risk of epilepsy in autoimmune and other inflammatory encephalitis［J］. Curr Opin Neurol，2017，30（3）：345-353.

［23］VARADKAR S，BIEN C G，KRUSE C A，et al. Rasmussen's encephalitis：clinical features，pathobiology，and treatment advances［J］. The Lancet Neurology，2014，13（2）：195-205.

第五章 致痫区概念及进展

第一节 致痫区概念及其历史

耐药性癫痫的外科手术方法分为切除性手术（含毁损性手术、脑叶或半球离断性手术）、神经调控手术和姑息性手术，其中切除性手术是以术后无发作为手术目标，而神经调控手术和姑息性手术主要是以减轻癫痫发作的频率或严重程度为目的，所以切除性手术是癫痫手术应当首先追求的外科治疗方法。癫痫外科手术的实施主要取决于两个因素：是否需要手术（是否药物难治，是否癫痫发作对患者的生活或学习、发育等造成影响）和是否可以手术，其中是否可以手术主要针对切除性手术而言。对于拟采取切除性手术的患者是否可以手术又取决于两个因素：是否可以找到致痫区、致痫区切除后是否会引起严重的并发症（致痫区与主要功能区是否重叠）。所以，癫痫外科的切除性手术就是切除致痫区，只有确定致痫区才有可能考虑切除性手术，也才能够较大概率达到术后无癫痫发作。

一、致痫区概念的形成历史

1886 年 Horsley 在 Jackson 和 Ferrier 的帮助下，对包含病理灶和/或电刺激引起惯常性发作的脑皮质进行切除，使 3 例癫痫患者的癫痫发作显著减少，开启了现代癫痫外科学时代。当时 Jackson 提出切除最小的放电病灶达到控制癫痫发作的目标，当时提出的放电灶与当前致痫区的理论一致。20 世纪仍然主要是依靠皮质病理灶来定位所谓的致痫区，到 50 年代 Penfield、Jasper 和 Gibbs 等人利用发作间期头皮脑电图和发作间期术中皮质脑电图辅助进行致痫区的定位，但发作间期脑电图的局限性也非常明显。到 60—70 年代以 Talaraich 和 Bancaud 为代表的法国学者利用立体脑电图的方法更为准确地确定致痫区，最主要是他们引进了发作期的颅内脑电图监测，从而提高了致痫区的定位准确性。

二、致痫区的概念

Luders 等人将致痫区定义为能够引起癫痫发作所必需的皮质，而且是一个最小的脑皮质区域，切除（包括毁损或离断）该皮质后可以使癫痫达到无发作。真正的致痫区不因定位方法或技术的不同而有差别。从这个概念上可以注意到几点：

第一，致痫区是一个后置性的概念，也就是必须先切除（包括毁损或离断）后才能知道是不是致痫区，所以术前是无法知道所确定的范围是否是致痫区。

第二，切除（包括毁损或离断）致痫区是术后无发作所必需的条件，所以姑息性手术不能达到无发作，致痫区存在多种脑联接甚至专门的癫痫扩散网络，所以胼胝体切开术、多软膜下横切术可以改变癫痫的发作症状或者短期后改变癫痫发作的频率，但难以完全消除癫痫发作，临床上手术效果也确实证实了这一点，作者进行的胼胝体切开术治疗伦诺克斯-加斯托综合征（Lennox-Gastaut syndrome，LGS）的前瞻性研究显示其 1 年的无发作率约 10%。

第三，最小的切除范围而达到无发作，就确定了无法知晓真正的致痫区，如果一例前颞叶切除术后患者达到无发作，我们可以认为患者是颞叶癫痫，临床切除的前颞叶里包含了致痫区，并不能说切除的范围就是致痫区，致痫区可能是颞极，也可能是海马、杏仁核或颞叶皮质。所以从这个方面来说致痫区的概念是理论上的，实际上无从知道。Schevon 等利用硬膜下电极和皮质微阵列电极（96 触点位于 5mm×5mm 的电极片上），可以在临床出现癫痫发作前 8 分钟时在微阵列电极的 5 个触点上记录到癫痫放电的暴发，提示癫痫放电可以起源于很小的范围，而通过募集或扩散在一定时间（数分钟）后形成临床症状；另外一个很好的例证就是下丘脑错构瘤相关的癫痫，早期脑电图正常，后期可以出现全导放电、强直发作甚至 Lennox-Gastaut 综合征样的表现，通过激光或射频进行错构瘤的毁损后 50%～80% 的患者可以达到术后无癫痫发作。

第四，针对切除后复发的问题，后期 Luders 等人后提出了潜在致痫区的概念，也就是同样能够引起癫痫发作，但其真正的致痫性较致痫区弱，在真正致痫区存在的情况下很难独立引起癫痫发作。所以如果切除了致痫区，而没有切除或没有完全切除潜在致痫区，可能会引起癫痫的复发，而如果没有完全切除致痫区则可能术后癫痫控制不良或后期复发。

第五，致痫区的概念主要考虑空间概念，而没有涉及时间因素，也就是说致痫区还可能随时间的变化而发现移位，这在大量的研究文献中得到了证实。比如，①儿童良性癫痫，低龄儿童多见于枕后，后期则多表现为中央-中颞中区放电，在青春期后癫痫放电消失；②皮质发育不良的患者，虽然皮质发育不良在出生时已经存在，但多会经过 10~20 年以后才出现癫痫发作，而且常常会变得越来越严重；③癫痫术后的复发和一些患者术后早期存在癫痫发作而逐渐癫痫消失的现象（running-down phenomenon）也提示致痫区存在变化的可能；④研究发现颞叶癫痫患者随癫痫病灶的延长而出现致痫区范围的扩大，甚至出现双侧颞叶癫痫，但颞叶外癫痫的致痫区范围随时间变化相对较小。

（梁树立　陈　帅）

第二节　致痫区的五区理论

一、五区的概念及其与致痫区的关系

如前节所述，目前致痫区仍是一个理论上的概念，但实际临床工作中致痫区的定位又非常重要，所以目前在临床工作中多参考 Luders 等人提出的五区理论，甚至后期提出的六区理论来进行术前检查和评估，进而推测致痫区的位置和范围。现将致痫区相关的五区进行逐一介绍和汇总（表 5-1、图 5-1）。

表 5-1　致痫区五区相关概念及检查技术

相关区域	定义描述	主要定位手段	与致痫区关系
激惹区	产生发作间隙期癫痫样棘波电的区域	发作间期 EEG，MEG，SPECT；PET，fMRI	范围多超过致痫区，可能还包括潜在癫痫发作起始区，远隔致痫区的激惹区手术可以不切除
癫痫发作起始区	临床发作起始的区域	发作期 EEG 发作期 SPECT	关系最密切
症状产生区	临床症状产生的区域	临床症状学	与致痫区可能重叠、毗邻或功能连接
致痫病灶	引起癫痫发作的病理灶或导致周围区域引起癫痫的相关病理灶	头部 CT，MRI，神经影像后处理	可能小于致痫区，高致痫性病理灶位于致痫区内，低致痫性病理灶可能在致痫区邻近区域，也有少数在远隔部位
功能缺损区	在发作间期功能异常的区域	神经系统查体；神经心理评估；PET、SPECT	与致痫区相关，但不一定有直接关系，范围多较致痫区大

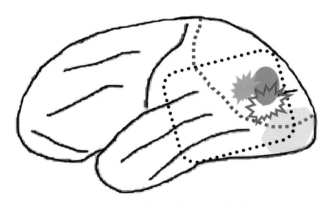

图 5-1　致痫区相关区域示意图

（一）激惹区

激惹区指发作间期棘波发放的区域，所以其定位需要可以进行发作间期放电监测的设备，比如头皮 EEG、颅内电极 EEG（包括 SEEG）、术中皮质 EEG（ECoG）、脑磁图等，而 fMRI 可以帮助确定产生发作间期棘波的脑皮质或皮质下区域，也就相当于激惹区。发放间期棘波很少引起扩散，所以是局灶产生，不会产生相应的症状学，难以确定和症状的关系。只有发作间期棘波募集到足够的能量，并且位于初级功能区时才可能产生相关的症状。目前研究发现对于一些皮质发育不良或发育性肿瘤的患者，其激惹区和癫痫起始区有明显的相关性，无论在头皮 EEG、颅内电极 EEG 还是 ECoG，如果出现连续棘波、节律性棘波、局灶性多棘波、重复性棘波、频繁节律性癫痫样爆发等典型的癫痫样放电时，提示局部可能就是癫痫起始区，但对于颞叶癫痫、外伤性癫痫等其他病因导致的癫痫发作，癫痫发作起始区应当是激惹区的一部分，而激惹区可能也包含潜在癫痫发作起始区。激惹区的范围相对广泛，尽管目前有 fMRI-EEG 和头皮脑电图后处理等应用，仍然难以依靠激惹区定位致痫区，有时甚至指向错误的定位，比如一侧海马硬化的颞叶癫痫多表现为双侧颞叶为激惹区，甚至仅对侧颞叶为激惹区，但切除伴有海马硬化的颞叶后达到癫痫无发作，对侧颞叶棘波发放也会消失。另外一个重要的激惹

区定位检查技术就是 ECoG,但 ECoG 的准确性比头皮 EEG 或颅内电极 EEG 更受到质疑,首先受到麻醉和手术操作的影响无法避免;其次,仅能监测开颅区域,而没有其他区域的对照,特别是对侧相应区域皮质 EEG 的对照,所以无法判断检测到的棘波或尖波的意义;另外,基本上仅能监测到发作间期放电,也就是只能发现激惹区。fMRI-EEG 或者棘波溯源的软件(ASA、BSA)等分别利用棘波形成过程中出现的脑皮质和皮质下结构的代谢变化或者是偶极子变化来推测棘波真正产生的区域,但这个区域也仅是产生棘波的区域,但与癫痫产生并无直接关系。

(二)癫痫发作起始区

癫痫发作起始区指引起临床癫痫发作的皮质,多为发作期 EEG 或发作期颅内电极 EEG 放电最先起始的脑皮质,或者发作期 SPECT 对应的区域,另外 fMRI 和 MEG 也可以帮助定位癫痫发作起始区。头皮脑电图对于脑沟、脑中线、脑底面和脑岛叶的皮质放电记录困难,而且目前认为 4~6cm² 的皮质同步化放电(约 3 000 万个神经元)才能在头皮记录到异常脑电图,而整个 2 200cm² 的脑皮质中仅有不到 1/6 为凸面皮质,如果常规 19 导联脑电图约每个电极代表位置约 20cm²,而密集脑电图可以达到每个头皮电极代表范围达到 4cm² 甚至更小,但由于放电传导和颅骨厚度等问题,头皮电极代表的区域并不一定是相应颅骨下的脑皮质,而且头皮 EEG 的电极位置是用 10-20 系统固定安置的,如果致痫区的位置位于多个头皮电极的中间位置可能会出现复杂的放电起始形式,所以除伴有海马硬化的颞叶癫痫和有病理灶的症状性癫痫外,单纯依靠发作期头皮 EEG 定位癫痫发作起始区并不十分可靠。颅内电极脑电图、特别是立体脑电图,被认为是确定癫痫发作起始区的金标准,但同样存在一些问题,以立体脑电图为例,立体定位电极的触点与触点之间的间距为 1.5mm,两上触点中心间的距离为 3.5mm,有较高的空间分辨率,但电极与电极之间的距离较大,至少是 2~3cm,所以其空间分辨率并不理想,而且电极置入计划是依据头皮脑电图、MRI、症状学等进行的,并不知晓致痫区的准确位置,如果电极置入位置并不包括真实的致痫区,而其颅内电极中间也可能出现第一个记录到发作的颅内电极和相应传导电极(图 5-2)。发作期 SPECT 及 SISCOM 技术对确定癫痫发作起始区有较大作用,但由于发作期 SPECT 需要在癫痫发作开始 30 秒内将 ⁹⁹Tc 标记的药物注射进患者静脉内,且 ⁹⁹Tc 半衰期短,所以临床操作存在一定难度,实际开展受限。所以目前临床监测到的癫痫发作起始区应当更为准确地说是脑电图发作起始区,仅能代

表头皮电极或所置入的颅内电极所记录到的脑电图放电起始区域。尽管如此,目前临床仍认为这是与致痫区最接近或者关系最为密切的可监测到的癫痫发作相关皮质。

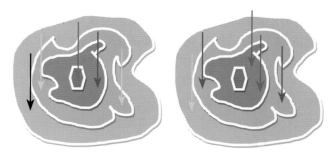

图 5-2 颅内电极置入与定位致痫区关系示意图

图中棕色区域为真正致痫区,蓝色为早期传导区域,浅蓝色为中期传导区域,绿色为晚期累及区域,红色箭头显示置入颅内电极记录到癫痫发作起始区,紫色箭头表示颅内电极记录到的早期扩散区,黄色箭头表示颅内电极记录到的中期扩散区,黑色箭头表示颅内电极记录后晚期扩散区域。左图显示为颅内准确置入真实致痫区,右图显示颅内电极未置入真实致痫区。

(三)症状产生区

症状产生区是指癫痫发作开始及发作中相应的临床症状所对应的区域,特别是起始症状相对应的区域。癫痫症状的出现需要两个条件:一是癫痫放电范围和能量足够大,二是累及功能区。如前所述,致痫区在起始阶段的范围和能量都非常小,多不能引起临床症状,另外如果致痫区位于相对的功能哑区,也不能引起临床症状,所以症状产生区与致痫区的关系可能相关,当然也可能毗邻、重叠或只是有功能连接。症状产生区仅是对致痫区一个大概的定位,并不能直接用于指导手术,但通过仔细分析癫痫发作的第一个症状,特别是继发性全面性发作之前的局灶性发作症状及此后症状的演变过程,仍然可以对致痫区的定位产生提示作用,尤其需要注意的是,如果通过 EEG、MRI 或 PET 等方法定位的致痫区与症状产生区存在矛盾时,对于致痫区的确定要十分慎重。

(四)致痫病灶

致痫病灶指肉眼或影像学可见的病理灶,该病理灶本身有致痫性可以引起癫痫发作或者该病理灶的存在导致邻近的皮质致痫性增加而引起癫痫发作。目前主要是指高分辨 MRI 可以发现的区域,目前 7T-MRI 及一些新的序列帮助发现更多的病理灶,同时分子影像学、组织-分子影像学技术也在得到更多的应用来确定致痫病灶。目前关于致痫病灶存在几个问题:一是致痫病灶与致痫区的关系,二是致痫病灶的范围。目前已经明确

认为皮质发育不良和发育性肿瘤本身存在异形神经元，本身就有致痫性，但现在研究发现在 MRI 可见的病变周围还存在 MRI 不可见的微小病变（mFCD、FCD-Ⅰ）等改变，这些病理改变同样可以引起癫痫（潜在致痫区），如果单纯切除 MRI 可见病变可能导致癫痫控制不良或复发；另外如脑瘢痕等病理改变，其本身没有神经元，不会引起癫痫发作，但其周围区域存在受损、缺氧改变的脑皮质，可以引起癫痫发作，但真正引起癫痫发作的致痫区是位于病理灶的毗邻区域还是有一定距离的区域目前尚无统一定论，但研究显示主要还是位于病理灶的毗邻区域，特别是常见的 FCD-Ⅲ型改变。所以影像学的发展不单纯在于发现病理灶，还要能够确定病理灶周围是否存在微小改变的病理区域，以更好确定致痫区。第三个常见的问题是颅内病理灶是否就是致痫病灶，一般认为大部分的蛛网膜囊肿、双侧脑室不对称、基底核的钙化、动脉瘤、颅骨病变等不是致痫病灶，但海马硬化、皮质发育不良、先天性脑内肿瘤、脑血管畸形、发生在癫痫症状后短期内发现的脑内肿瘤、癫痫发生前的脑瘢痕多为致痫病灶，但需要依靠 EEG 和临床症状学的分析确定病理灶与致痫区是否一致。第四个问题为多个病理灶时是否都是致痫病灶，有些患者同时存在低致痫性病灶（如蛛网膜囊肿和双侧枕区的缺血性改变）和高致痫性病灶，这时多为高致痫性病灶与癫痫相关；但也有些患者（如结节性硬化症、多发灰质异位、多发海绵状血管瘤）存在多个高致痫性病理灶，此时要结合症状学和 EEG 区分是一个还是多个致痫病灶，确定治疗方案。

（五）功能缺失区

功能缺失区指发作间期脑功能存在异常的脑皮质，是通过神经系统查体、神经心理学测评和发作间期脑功能检查（SPECT、PET 或 fMRI）发现异常的区域。目前上述检查仅能提示脑皮质在特定的区域存在癫痫发作间期的功能缺失，但不能提示与癫痫相关，同时致痫区也不一定均存在发作间期的脑功能缺失，比如一些脑发育不良的区域有高致痫性，但发作间期脑功能可能正常，而且当前进行脑功能检查的方法均存在空间分辨率较差的问题，所以对于体积较小的致痫区检出率低。对于存在脑功能缺失的患者，脑功能缺失区的范围往往比致痫区要大，伴海马硬化的颞叶癫痫往往存在单侧颞叶、双侧颞叶、颞叶及颞叶外区域的 PET 低代谢，而这些区域并非都是致痫区，也可能是致痫区密切相关的一些区域。功能缺失区在癫痫发作期往往会发生功能变化，如一侧肢体肌力下降，而发作时该侧肢体抽搐或强直较对侧明显，提示该功能区域可能为致痫区，另外结合发作间期与发作期的功能影像（PET、SPECT 等）结果的变化，如 SISCOM 技术等对确定致痫区有较大帮助。

二、五区理论的局限性及其进展

一个半多世纪以来，以 Horsley、Penfield、Jasper 和 Luders 等为代表的一批专家认为，在局灶性癫痫中，发作起源于大脑皮质的一定区域，倾向于癫痫手术需要切除的关键脑组织为发作起始区。20 世纪 80 年代后，随着神经结构影像学、脑电图长程监测以及多种新出现的技术应用，对致痫区的理解不断深入。鉴于对于癫痫源获得了更为丰富的信息和深入的理解，Luders 在 2001年对致痫区理论体系进行了系统总结和详细论述，对于临床的癫痫术前评估工作提供了很大的指导。但由于致痫区仅为理论性概念，缺乏定位的金标准。人们通过不同角度来定位致痫相关区域，最终推导致痫区的定位假设，强调个体化的原则。不同的癫痫中心，掌握的标准有所不同，而突出的问题是五区在临床定位中可能会存在不一致、甚至矛盾之处，临床实际工作中多在尽可能保护功能皮质的情况下，以结构性癫痫病理灶和癫痫发作起始区作为手术首要切除的脑组织，而忽视其他的致痫区相关区域。

针对致痫区切除后复发的问题，目前从致痫区的理论上增加了潜在癫痫发作起始区，这与法国 Bancaud 和 Talaraich 教授为代表的观点认为致痫区不仅包括癫痫发作的起始区，必须还要包括早期传导的区域，所以手术中要切除的范围也要包括早期传导区域。法国观点的提出是基于对症状学的详细研究，并提出电-临床综合征可以是由于皮质结构异常所致，也可以与皮质下结构相关，所以不能单纯确定皮质的致痫区域，其利用的工具就是立体脑电图。其中快速传导区的概念与潜在癫痫发作起始区的意义相近。

第六区——高频 EEG 放电区：高频 EEG 是相对于常规 EEG 而言，指记录的 80Hz 以上的脑电活动。1989年在大鼠癫痫模型上记录到了高频放电，1992 年 Fisher 等人首先在癫痫患者的皮质记录到高频电活动，此后应用微电极在动物癫痫模型及癫痫患者的 EEG 上记录到高频放电，并命名为高频振荡（high frequency oscillation，HFO），提出了涟波及快速涟波（fast ripples，FRs）的分类。2006 年加拿大蒙特利尔神经病学研究所首次报道了应用临床普通电极可以记录到 HFO。目前 HFO 发放区作为致痫区的第六个相关区域。经过 80～500Hz 带通滤波之后，出现至少 4 个以上的连续振荡即为 HFO，其中 80～250Hz 的为涟波、250～500Hz 为 FRs。经典的 HFO 在临床应用中存在两个问题：首先，缺乏确切的指标区分生理性和病理性 HFO，一般认为在中央区附近、海马和枕区连续性的 HFO 发放多为生理性 HFO，另外生理的 HFO 多在 250Hz 以下，与 0.5~1Hz 波关系更为密切。FRs 则认为均为病理性，且与棘波或 3~4Hz 慢波关系密切。第二，HFO 放电频率（采样频率或滤波范围）的问题，除了涟波、快速涟波，还有报道 500~1 000Hz 的非常快速涟波、1 000~2 000Hz 的超快涟波，总体 HFO 频率越高、放电区域越局限、对致痫区的定位意义越大。神经元一个动作电位的时程一般为 0.5~2ms，神经元放电最多可以达到 500~2 000Hz，所以对于 2 000Hz 以上的记录没有必要，也有一些研究者认为 500Hz 以上的放电与干扰较难以区别，所以非常快速涟波和超快涟波的特异性和稳定性还需要更多研究验证；同时，记录越高的放电频率就需要越高的采样频率，也需要更大的数据量和分析时间，且一个颅内电极的患者往往有 100 多个触点，这种情况下的人工分析耗时过长，所以就需要自动分析。当前发作期与发作间期 HFO 均有记录，采用发作期的优点是能记录高频放电的起源和传导过程，而采用发作间期的优点在于可以减少发作的动作伪差和干扰。如果发作间期记录 HFO，多在非快速眼动睡眠期完成，已经证实非快速眼动期的 HFO 出现频率明显高于快速眼动期或清醒期，不过也有研究发现致痫区的 HFO 放电受睡眠影响相对较小，但基于非快速眼动睡眠期动作伪差等干扰较小，推荐在该段时间记录 HFO。EEG 中的 HFO 已经成为一个重要的致痫区的标志，特别是在颅内电极 EEG 中可以记录到 80~2 000Hz 的 HFO，但存在有创检查和医疗费用高等问题。此外术中 ECoG-HFO 的监测对术中致痫区的范围确定，特别是癫痫术后无发作的重要预测意义。另外，近年来头皮 EEG-HFO 分析已经有越来越多的研究，头皮 EEG 和 ECoG 应用方便，将来可能成为 HFO 研究和临床应用的重要方向。

（梁树立　陈　帅　陈　峰）

第三节　法国致痫区理论

在癫痫术前评估领域，一直以来就有所谓的"北美学派"和"法国学派"之争，其理念、技术和方法不尽相同。

1950 年初期，法国巴黎圣·安娜医院的神经外科医师 Jean Bancand 和神经内科医师 Jean Talairach 携手合作开创了癫痫外科的里程碑。他们的理念就是要在一次癫痫发作过程中准确记录不同脑区的电活动，强调和重视解剖-电-临床症状学之间的相关性。基于这一理念，立体脑电图（stereo electroencephalography，SEEG）应运而生，SEEG 是一种无须开颅就可研究癫痫的微侵袭性技术，可指导设计皮质切除方案。在欧洲，SEEG 是术前评估必不可少的步骤，1960 年首次开展的皮质裁剪式切除术即以此为基础并沿用至今。

一、法国学派对"致痫区"的理解

1950 年，北美癫痫术前评估的巨擘加拿大蒙特利尔神经科学研究所神经外科医生 Penfield 和神经内科医生 Jasper 基于发作间期棘波和术中皮质电刺激技术定位致痫区，北美学派致痫区理念即发轫于此。随后，基于新诊断技术（如结构和功能神经影像）的出现，北美学派重要的传承者和集大成者美国克利夫兰诊所神经内科医生 Hans O Lüders 等提出了与致痫区密切相关的五个脑区的概念，即：刺激区、发作起始区、症状产生区、致痫病灶和功能缺失区，并将致痫区定义为：终止癫痫发作而必须切除（完全离断）的最小皮质区。根据以上定义，致痫区显然无法直接检测出，仅能依据与之相关的五个脑区予以间接推断，而上述五个脑区可借助于相关技术手段明确定位。患者术后无发作可证实手术切除的皮质包括了致痫区，但并不意味着致痫区必然与切除范围完全吻合。因此，北美学派关于致痫区的定义实际上是一个纯理论意义上的外科学定义，必须有赖于术后预后的证实。

法国学派关于致痫区的概念最初来源于 20 世纪 60 年代 Talairach 和 Bancaud 的工作设想。他们极为重视发作过程中的解剖-电-临床症状学信息，而不是发作间期的棘波；重视对临床发作症状学进行仔细地分析，根据症状学的演变可逆推出痫样放电在脑内的空间演变。在此基础上，Talairach 和 Bancaud 创立了一套 SEEG 方法学，旨在个体化病案中，研究发作起始的解剖结构，并将致痫区定义为：癫痫发作时，痫性放电起始和最初受累结构。因此，法国学派关于致痫区的定义实际上是一个发作期的电-临床定义，不仅强调发作期放电起始和发作期放电早期传播的精确解剖定位，更重视发作期放电的电-临床关系。法国学派认为，痫性放电起始系指首个发作期电活动应该先于临床第一个症状出现，可表现为快速同步化放电（如低波幅快活动或棘波快速募集），相当于北美学派的发作起始区。放电最初受累结构系指放电早期扩散的皮质结构，意即首个临床症状出现时累及的皮质结构，与北美学派的症状产生区有重叠。

二、法国学派对发作症状学的理解：解剖-电-临床关系学

就发作的症状学而言，法国学派认为发作是由一系

列按时间顺序依次演变的临床症状构成,是痫性放电在脑内按时-空间顺序依次传播并激活表达皮质的间接反映。法国学派对发作症状学的分析,一方面基于我们已知的大脑皮质功能来解释症状;另一方面,根据症状学发生的时间先后顺序以逆推出颅内放电合理的空间演变。该方法学建立在功能神经解剖和SEEG系统分析的基础上,法国学派将其命名为解剖-电-临床关系学。

北美学派非常重视癫痫发作过程中单一或联合症状/体征具有的定侧和定位价值。法国学派则认为,必须将发作症状学视为一个整体,谓之"发作型"。单独考虑某一体征容易导致错误的解读,同一临床症状可能起自不同的皮质,有共同的皮质下投射。如胃气上升感,是内侧颞叶癫痫经典的先兆,但也可见于岛叶皮质受累或前额区内侧皮质受累所致。此外,具有高度定位价值的临床症状并不多见,必须将有定位价值的症状按照发生的时间先后顺序整合起来,从而逆推出癫痫发作的起源。发作后期出现的定位意义相对较差的体征(如姿势性自动症)仅反映出数个皮质同时或依次顺序受累所致,对发作起源的定位无任何价值。以上例子说明,法国学派极其重视发作症状学的演变,更能反映出发作症状学的原貌,这也为后来发作症状学分类体系的创立奠定了坚实的理论基础。

三、法国学派的新方法:基于工作假设的SEEG

为明确发作期随时间演变的症状学与大脑解剖之间的关系,需要弄清以下两个关系:①解剖-电关系,在发作起始的部位记录到发作期脑电图改变;②电-临床关系,随着放电的扩散,须仔细分析发作早期和继发的临床症状。为此,Bancaud和Talairach设计了一套新方法,旨在研究与发作起始有关的颅内所有可能的解剖和功能位点。由于脑立体定向解剖图谱的绘制和神经外科技术的发展,上述方法学得以实施。在对临床所有非侵袭性术前评估资料的收集和分析的基础上,形成一个或多个有关发作起始和发作优势传导的假设。

依据先前的假设,置入电极,记录相应脑区的电活动,仔细研究癫痫样放电传播到皮质不同结构所致的临床症状及其症状学演变,反过来可证实当初的假设。因此,倘若没有先前有关发作起源和优势传播的假设,SEEG便无法执行。考虑到方法学上的抽样误差,SEEG最关键的步骤是对电极位置的选择。置入电极必须要解决如下问题:①置入的电极必须包含假设的发作期放电脑区(即与发作起始和早期播散相关的区域);②倘若记录到的放电实际上可能是从别处的发作期放电传

播而来,此时需要对发作起源区提出进一步假设,并确保该区域能被检测到;③确定"致痫区"的范围,以实现最小范围的皮质切除,这要求电极覆盖范围要超出假设的"致痫区";④仔细研究功能区、致痫区及计划切除的皮质边界三者之间的关系;⑤评估形态学病灶和致痫区之间的确切关系,病灶本身及其周围结构需要置入的电极数目取决于病灶的解剖位置、形态和范围。

倘若先前假设的致痫区部位是错误的,颅内电极的置入必然不充分,对SEEG的解释可能会产生错误,手术疗效差。相反,倘若SEEG的假设正确,电极置入策略将有助于明确手术切除的范围,并能预测患者预后。众所周知,颅内电极的局限性在于不可能在全脑置入电极,没有基于非侵袭性术前评估的先前假设,颅内电极置入难以执行。SEEG电极触点可锚定到大脑特定的解剖结构,因而其空间采样率较硬膜下电极高。每根电极从入点到最终靶点,可探及不同脑叶的内侧和外侧结构、脑裂和深部皮质,平均置入10根电极(100~150个触点)基本可满足记录需要。

四、法国学派致痫区理论的相关证据与局限性

随着立体定向和神经影像技术不断与时俱进、电生理术中监测已被颅内电极长程录像监测取代、颅内电极技术的革新、射频热凝术的出现、机器人技术的发展,极大地推动了癫痫电-临床相关性研究,SEEG显示出其旺盛的生命力。欧洲的癫痫中心借助SEEG开展成人和儿童癫痫外科手术,近十年来取得了不少重要的成果。法国里昂癫痫中心首次在岛叶置入深部电极,通过电刺激,揭示了岛叶的功能及起源于该区的发作症状学,SEEG成为目前研究岛叶癫痫的唯一方法。随着结构和功能成像技术的发展,SEEG方案和电极置入方式也随之改进。法国马赛癫痫中心将SEEG推荐为MRI阴性的局灶性癫痫外科治疗首选,SEEG尤其能很好地发现脑沟底部的微小皮质发育不良,而硬膜下电极往往存在对致痫区评估范围过大的风险,甚至可能造成手术切除范围过大所致的并发症。借助于SEEG,脑电信号分析方法的革新和发展让我们能更好地理解致痫性网络;借助于SEEG,完善了对内侧颞叶癫痫的亚型的细分,阐明了内嗅区和颞极在癫痫发作中的作用,进而提出了颞叶癫痫附加的概念;依据解剖-电-临床症状学的发现,将过度运动发作(hypermotor seizure)分为两型并指明其临床上的定位意义;将端脑额叶从嘴侧端到尾侧端的功能解剖与额叶发作时的症状学演变相联系,对额叶发作进行了更为细致的分类。同时也发展了一些新的治疗

方法,如 SEEG 引导的致痫区射频热凝术。

SEEG 不仅可用于致痫区的精确定位,还可用于局灶性癫痫的姑息性治疗,这是 SEEG 有别于硬膜下电极的一大特色,也是对 20 世纪 60~70 年代曾风靡一时、后销声匿迹的立体定向毁损术治疗癫痫的传承和发扬。将射频热凝发生器与相应的电极触点相连接,无须麻醉即可实施射频热凝术。热凝-SEEG 最佳疗效见于皮质发育畸形所致的症状性癫痫且难以行手术切除的病例,也适用于脑室周围灰质结节异位及多个致痫区的患者。

任何事物均有利弊的两面性,法国学派基于 SEEG 的致痫区理论也不例外。致痫网络的空间取样是 SEEG 面临的一个重要问题。鉴于每位患者置入电极的数量和对脑区的抽样必然有限,与全脑网络分析方法(如 MRI、MEG)相比,这就是基于 SEEG 法国学派致痫区理论的局限性所在。SEEG 另一个局限性为功能区定位困难,尤其是语言区定位。

目前,美国和欧洲相继提出人类的"脑计划"。癫痫是研究人类脑功能的重要窗口,SEEG 不仅以微创的技术实现了对致痫区的精确定位,更为重要的是还能以三维的视角实现对脑网络的全新构图和还原,是我们理解大脑功能的重要手段,因此,可以预言,法国学派的重要理念和技术将会对未来的神经科学研究带来重大突破。

(秦 兵)

第四节 致痫网络与致痫区

一、致痫网络的概念及核心思想

致痫网络定义为癫痫放电产生和传播过程中累及的脑区。

大量来自微观尺度(神经元水平)和宏观尺度(脑区水平)神经解剖和神经生理学研究数据表明,大脑是一个复杂的网络。在这种情况下,"局灶性癫痫"的概念实际上并非那么"局灶",而是与不同尺度的网络有关。尽管早期曾受到了一些批评,如今癫痫病学已逐渐接受这种观点。网络的概念是明确癫痫发作过程中相关脑区解剖分布的关键,这在癫痫手术中特别重要;网络的概念还为描述癫痫发作动态演变的过程及临床表现提供了一个框架。随着网络的概念在癫痫病学中越来越多的应用,我们需要阐明"网络"的内涵。与其他脑部疾病相比,癫痫是一种异质性疾病,包括不同状态下(发作间期和发作期)的非稳态大脑。在很大程度上,致痫网络的定义取决于方法论。癫痫的特征是大脑节律的改变,因此,对其电生理变化的研究至关重要。

颅内电极脑电图为研究癫痫的病理生理过程提供了一种独特的方法,颅内电极脑电图有较高的时间和空间分辨率,可以对致痫性生物标记物进行定位。该方法是对神经影像学研究的补充,众所周知,神经影像学旨在研究结构和连接的改变。结构神经影像学通过测量皮质的厚度或体积来显示致痫区外异常皮质的延伸;扩散张量成像(DTI)能显示脑传导束微观结构的改变;而功能磁共振成像(fMRI)能显示痫性发作受累脑区连接性的改变。然而,由于缺乏颅内电极脑电图和 MRI/fMRI 数据的比较研究,我们对这些变化与电生理标志物间相互关系仍缺乏了解。

二、基于 SEEG 的致痫网络

在癫痫术前评估中,深部电极脑电图记录起初是为了在个体化癫痫发作机制中能更好地明确发作受累脑区,这对设计后续最佳的手术切除策略非常重要。20 世纪 60 年代 Talairach 和 Bancaud 发明了 SEEG 方法学,通过立体定向的方法向不同脑区置入多根电极,颅内多个电极的触点可记录电信号,包括皮质下结构。特别是近十年来,SEEG 方法在全球得到越来越广泛的应用。随着世界范围内不同癫痫中心发现颞外和 MRI 阴性病例的增多,SEEG 得到了广泛的应用,这种趋势反映了癫痫术前评估指征的进展。在这里应该强调的是,根据定义,对于特定患者,SEEG 方法学基于尽可能获得的无创检查资料形成有关癫痫发作起始和/或传播所累及脑区的假设,置入颅内电极。通常置入 8~15 根电极(每根电极直径一般 0.8mm,每根电极含有多个长 2mm 的触点,触点间距 1.5mm)。上述方法可从多个位置,包括各脑叶内侧面和外侧面,同时记录脑的电活动。当然,每个病例电生理数据的价值和是否能够明确发作受累的脑区,都取决于初始假设的准确性及电极置入的精确性。致痫网络的空间取样是 SEEG 中的一个重要问题。每位患者置入电极的数量和对脑区的抽样必然有限,与全脑网络分析方法(如使用 MRI 或 MEG)相比,这就是其局限性所在。

Bancaud 和 Talairach 早期的 SEEG 研究观察到,来自脑内致痫性病灶产生的异常电活动不局限于病灶的解剖边界,癫痫发作可能起源于与病灶相距较远的结构,甚至远离发作间期波幅最高的棘波所在的脑区。致痫区原始概念是指发作期放电最初累及的脑区,而不是一个点。我们已经明确阐述了基于 SEEG 的致痫区概念和基于硬膜下皮质电极的致痫区概念两者之间的差别。"致痫网络"的概念来源于这些早期的观察,与 SEEG 记录方法有密切的关系。事实上,远在概念提出前,Bancaud 和 Talairach 已经为致痫网络的概念铺平了道路,这是在当前功能神经影像学和信号分析时代被遗忘了的一个事实。致痫网络概念的提出基于 SEEG,因为我们可以首次同时记录来自多个皮质和皮质下结构的脑电信号,从而发现癫痫发作同时受累的脑区,并精准确定它们之间的解剖关系。关于致痫区的结构,有两种不同的情况。在一些情况下,致痫区系相对局限的脑区,发作起始局限在特定的功能障碍区,这与传统的致痫区概念相对应。然而在多数情况下,发作起始表现为分散的数个脑区同时或间隔非常短的快速放电,展示了颞叶癫痫的发作起始。在该例中,发作同时起源于颞叶至少三个不同的脑区。其次,在致痫区外的脑区观察到延后的脑电图放电,这符合发作传播的概念。然而,癫痫发作的传播是一个复杂的过程,与神经冲动的经典传播方式无关。事实上,从一个脑区传播到另一个脑区的时间延迟,这可能与受累脑区生物学特性的逐渐演变相关。癫痫发作过程中受累结构取决于结构连接,可能涉及皮质和皮质下结构。因此,发作的传播由病灶和连接特性决定,而不是由被动传导决定的。关于致痫性,对局灶性癫痫而言,已经提出了描述癫痫发生和传播的致痫网络逐级理论。

三、基于 SEEG 记录和分析致痫网络的方法

本部分内容参见第八篇癫痫外科与脑科学。

四、致痫网络和传播网络

(一) 致痫网络:累及癫痫源区的脑网络

1. 发作起始 SEEG 的分析　　发作起始的特征是脑电节律的突然改变。SEEG 监测时可观察到数种发作起始的脑电图范式,最常见的是低波幅快活动(low voltage fast discharge,LFD)。在 LFD 出现前,在发作前期,脑电图上可出现发作前的痫样棘波、节律性棘慢复合波。LFD 频率为 β 或慢 γ 频率(如颞叶内侧癫痫 15～30Hz)或更快频率(如新皮质癫痫 30～100Hz 的 γ 活动)。如上所述,在发作起始,距离上和功能上不同脑区常几乎同时出现 LFD。这已通过计算/数学量化 LFD 的方法得以证实。最大的证据来源于致痫指数(epileptogenicity index,EI)。在对 SEEG 信号分析上,EI 分别联合频域和时域特征进行分析,与产生 LFD(12.4～97Hz)的脑区和发作起始早期受累结构相关。上述结果可以显示在患者三维 MRI 上。另一种方法是通过采用神经影像学方法量化 SEEG 信号的致痫性,目的是制作发作起始高频振荡(high frequency oscillation,HFO)统计参数图,称为致痫地图(epileptogenicity maps,EM)。

EI 的研究表明在耐药性癫痫中,通常至少有两个不同的致痫区。如如颞叶癫痫(temporal lobe epilepsy,TLE),在颞叶癫痫内外侧型或颞叶癫痫附加征亚型(围外侧裂区)中,有一大群脑区参与的最复杂的致痫网络。双颞叶癫痫的特征在于 EZ 优先累及皮质下脑区,与伴海马硬化颞叶癫痫患者相比,致痫网络的范围更广。复杂的 EZ 网络也同样见于顶叶癫痫、额叶和枕叶癫痫。EM 已用于量化惊吓型癫痫患者的 EZ,并可精确地显示出辅助运动区的参与。已发现手术预后与 TLE 致痫区的数量相关。

在癫痫术前评估中,癫痫病灶是致痫性局部网络中的一个关键。一项评估病灶性皮质发育不良和远隔病灶致痫性的研究中发现,在 60% 的患者远隔病灶中发现致痫性较高,病灶局限的患者手术效果较好。在海绵状血管瘤相关的癫痫中,大多数情况下 EZ 网络延伸到病灶外。说明了致痫网络的大小可能随病程的迁延而有所进展。在颞叶癫痫和额叶癫痫中发现,癫痫病程长短与致痫区数量(由高 EI 值定义)之间存在正相关关系。上述结果表明,在人类局灶性癫痫的发生过程中,至少在局部的某些脑区和致痫病因中,存在继发性的致痫过程。

2. 在局灶性癫痫发作中功能连接的改变　参见第八篇癫痫外科与脑科学。

(二) 传播网络:累及皮质-皮质下环路

参见第八篇癫痫外科与脑科学。

五、网络的演变与发作的临床表现

解剖-电-临床关系是 SEEG 方法学的基础,可将来自不同脑区的实时电活动与发作时的临床表现进行关联。根据定义,第一个临床症状出现在电发作起始后(通常是几秒钟后),通常在很大程度上与放电的传播相关。基于功能连接的视角,与脑电图改变相关的临床发作症状学研究为我们更好地理解发作潜在机制和症状学发生生物学基础提供了新机遇。在健康的大脑中,认知和情感加工的过程依赖于特定时空范围内的神经元活动的精确整合。在这种情况下,可以研究电刺激后的发作或自发发作。在 SEEG 记录期间,通常使用低频(通常为 1Hz)或高频(通常 5 秒内 50Hz)电刺激进行功能定位或触发发作。

临床发作症状学可能与致痫性电活动异常激活生理性神经网络有关,或是支配正常脑功能机制的破坏。前一种情况可见于发作的症状,这些症状代表了脑正常功能的表达。如"梦样状态"(包括似曾相识感、似曾不相识感或视觉记忆的再现),与痫样放电累及颞叶内侧

的记忆系统有关。刺激内嗅区比刺激海马体或杏仁核更易出现"梦样状态"。在系列观察的一位患者中,电刺激引起了记忆重现,可在产生的信号间估算 SEEG 功能连接。在记忆重现时,可观察到颞叶内侧结构及视觉联合皮质短暂 θ 频率的同步化。"似曾相识感"是(可能是发作期)电刺激导致大脑网络异常激活从而产生的临床症状。在电刺激诱发"似曾相识感"的癫痫患者中研究了 SEEG 信号间的功能连接,电刺激诱发的似曾相识感与内嗅皮质、杏仁核和海马间脑电图上 θ 频带增加相关。另一个例子是在颞叶癫痫发作中观察到哼唱/唱歌自动症。在对 3 位行 SEEG 监测的患者中,Fc 分析(以频带相干性为特征)表明哼唱发作时颞上回和前额叶皮质间同步化模式。这些例子表明,通过诱导远离 EZ 的脑区的功能变化,发作期电活动可以引发累及某些特定脑功能(如记忆和音乐)神经网络内生理范围的活动。

关于复杂部分性发作中意识丧失(loss of consciousness,LOC)的发生机制,过度同步化起一定的作用。通过干涉意识的获取和表达所致。意识表达模型假设脑内存在一个全局工作区,通过在广泛分布的神经元模块内同步化活动来处理意识信息。Arthuis 等使用 SEEG,研究了 12 例颞叶癫痫患者神经元同步化与意识丧失间的关系,发现颞叶癫痫发作所致意识丧失的特征在于处理意识的重要结构间长距离同步化增加,包括丘脑和顶叶皮质。此外,在非线性曲线上,LOC 程度与丘脑皮质系统同步化程度相关,提示可能存在双稳态系统。这一结果最近又扩展到颞叶外癫痫,观察到额叶皮质和顶叶皮质之间的连接程度与 LOC 的程度之间存在非线性关系。

与上述特定症状学表达相关联的过度同步的例子相反,去同步化也可能在发作症状学的产生中起重要作用,特别是在旁缘系统癫痫发作中,其特征是在症状学出现时,如显著的恐惧相关行为与额眶皮质和杏仁核的去同步化有关。因此,这种短暂功能连接失耦连可能会扰乱情感的调节,从而导致恐惧症状的释放。

六、发作间期功能连接的改变

参见第八篇癫痫外科与脑科学。

七、总结

对癫痫发作受累脑区的准确定位是癫痫术前评估的关键目标。自 Bancaud 和 Talairach 早期使用 SEEG 以来,目前已开发了多种方法来研究癫痫发作过程中脑网络的时空振荡动力学。这些研究表明,EZ 可能分布

在特定的系统中。对这些复杂的现象进行量化,可明确 EZ 的时空结构,这项工作是非常重要的,但如何在临床实践中应用这些概念仍不明朗。目前尚不清楚这些概念能否改善手术过程,如基于特定的离断术式或脑内多个结节病灶的微创和裁剪式术式。

在这种情况下,引入大尺度网络模型能为我们提供新的视角,旨在对发作和痫样电活动的产生机制进行解码和解释。此外,借助特定的神经系统结构连接,全脑尺度的宏观模型(如虚拟脑模型)可用于验证或否定致痫性扩布的概念性问题。最近文献报道了首个"虚拟癫痫患者",将癫痫发作的数学模型与患者的结构连接数据结合起来,可以真实地描述个体的致痫网络动力学。在最近的一项试点研究中,我们证明了模型预测与手术预后之间有良好的相关性。实际上,手术效果不良与手术前未行模型预测相关。

这种方法为我们提供了一种视角,通过在个体患者中测试几个手术选项,对特定患者行模拟微创手术、离断性手术或神经刺激术,以明确治疗效果。这可能会对癫痫手术结局的预测有较大的改变,有助于我们更好地理解手术失败的原因,为更精准的定位和神经刺激术铺平道路。"致痫网络的毁损"这一新的个体化治疗方法在未来也可能成真。

(秦　兵)

第五节　当前临床的应用情况及研究进展

尽管目前致痫区还只是一个理论性概念,同时还存在癫痫网络其他的致痫区概念,但临床上在癫痫外科评估中依然在应用以五区理论为主的致痫区概念进行定位,并结合了早期传导区和癫痫网络的概念。目前术前评估中以临床症状学、脑电图、磁共振、PET 等为主,临床症状学强调起始症状及其演变,实际上就是判定症状学产生和扩散的起点和相关网络。其他的脑电图、PET、fMRI 等均可能建立一种癫痫网络,进而根据图论原理推算癫痫网络的核心节点,进而推论出致痫区。所以目前临床的定位致痫区的方法不仅局限于五区理论,也可以应用癫痫网络进行推论致痫区。

虽然致痫区强调切除最小皮质区域能达到术后癫痫无发作,但由于目前潜在癫痫灶的理论和癫痫快速传导区的概念等一并存在,目前无论是一期手术切除,还是颅内电极埋藏后的二期切除性手术,均强调合理地扩大切除,也就是在所谓的癫痫放电起始区或致痫病灶的周缘在不影响功能的前提下适当扩大切除,但扩大切除

的范围尚不明确。

单纯的癫痫网络概念目前除了指导核心节点的确诊外,尚不能单纯用于指导切除性手术,但对于认识癫痫的形成与扩散、癫痫症状学以及脑联接有重要意义,目前已经普遍认为癫痫是一种网络性疾病,也有研究显示病灶相关的 Lennox-Gastaut 综合征也是病灶诱发本已经存在的异常脑网络而出现的一种癫痫。

目前关于致痫区还缺乏关键的生物学标志物,比如 HFO 被认为是一种比棘波更有效的标志物,但大部分的 HFO 还是要基于有创的颅内电极脑电图,另外不同的研究还存在不同的结论,比如哪个频段的放电定位意义最大,如何判定 HFO 和如何记录 HFO 等还有不同的观点。结构影像学已经得到快速发展,7T-MRI 已经进行临床应用,包括基于体素的形态学方法(voxel-based morphometry,VBM)等影像后处理技术的应用可以使原来并不明显的结构性异常显得相对清晰,但很难去发现新的病理性结构。未来分子影像学,比如谷氨酸、谷氨酸受体和 GABA 等的 PET 或磁共振波谱显像也许会更为特异性显示相关的致痫区。如果可以通过合适的标志物准确确定致痫区,癫痫外科的治疗方法会有明显的进步,治疗效果也会有较大的提升,同时必将增加对癫痫的致病机制的理解。

(陈　帅　梁树立)

参考文献

[1] BARTOLOMEI F,LAGARDE S,WENDLING F,et al. Defining epileptogenic networks:Contribution of SEEG and signal analysis[J]. Epilepsia,2017,58(7):1131-1147.

[2] GONZALEZ-MARTINEZ J A. The Stereo-Electroencephalography:The Epileptogenic Zone[J]. J Clin Neurophysiol,2016,33(6):522-529.

[3] NISSEN I A,STAM C J,REIJNEVELD J C,et al. Identifying the epileptogenic zone in interictal resting-state MEG source-space networks[J]. Epilepsia,2017,58(1):137-148.

[4] MAYORAL M,NINEROLA-BAIZÁN A,MARTI-FUSTER B,et al. Epileptogenic Zone Localization With ^{18}F-FDG PET Using a New Dynamic Parametric Analysis[J]. Front Neurol,2019,10:380.

[5] ZHAO C,LIANG Y,Li C,et al. Localization of Epileptogenic Zone Based on Cortico-Cortical Evoked Potential(CCEP):A Feature Extraction and Graph Theory Approach[J]. Front Neuroinform,2019,13:31.

[6] ZWEIPHENNING W J,KLOOSTER M A,DIESSEN E,et al. High frequency oscillations and high frequency functional network characteristics in the intraoperative electrocortico-gram in epilepsy[J]. Neuroimage Clin,2016,12:928-939.

[7] CHAUVEL P,GONZALEZ-MARTINEZ J,BULACIO J. Presurgical intracranial investigations in epilepsy surgery[J]. Handb Clin Neurol,2019,161:45-71.

[8] STAMOULIS C,CONNOLLY J,AXEEN E,et al. Non-invasive Seizure Localization with Ictal Single-Photon Emission Computed Tomography is Impacted by Preictal/Early Ictal Network Dynamics[J]. IEEE Trans Biomed Eng,2018;9.

[9] ALKAWADRI R,HIRSCH L J,Alkawadri R,at al. Fast,Very Fast,Ultrafast,and Even Faster:How High Frequency Should We Be Recording on Intracranial EEG?[J]. Epilepsy Curr,2018,18(4):217-219.

[10] BORAN E,SARNTHEIN J,KRAYENBUHL N,et al. High-frequency oscillations in scalp EEG mirror seizure frequency in pediatric focal epilepsy[J]. Sci Rep,2019,9(1):16560.

[11] BRAZDIL M,PAIL M,HALAMEK J,et al. Very high frequency oscillations:novel biomarkers of the epileptogenic zone[J]. Ann Neurol,2017,82(2):299-310.

[12] JACOBS J,WU J Y,PERUCCA P,et al. Removing high-frequency oscillations:a prospective multicenter study on seizure outcome[J]. Neurology,2018,91(11):e1040-e1052.

[13] JIANG C,LI X,YAN J,et al. Determining the Quantitative Threshold of High-Frequency Oscillation Distribution to Delineate the Epileptogenic Zone by Automated Detection[J]. Front Neurol,2018,9:889.

[14] KING-STEPHENS D. The Ambiguous Nature of Fast Ripples in Epilepsy Surgery[J]. Epilepsy Curr,2019,19(2):91-92.

[15] ROEHRI N,PIZZO F,LAGARDE S,et al. High frequency oscillations are not better biomarkers of epileptogenic tissues than spikes[J]. Ann Neurol,2018,83(1):84-97.

[16] WEISS SA,BERRY B,CHERVONEVA I,et al. Visually validated semi-automatic high-frequency oscillation detection aides the delineation of epileptogenic regions during intraoperative electrocorticography[J]. Clin Neurophysiol,2018,129(10):2089-2098.

[17] JEHI L. The Epileptogenic Zone:Concept and Definition[J]. Epilepsy Curr,2018,18(1):12-16.

[18] ZHANG C,KWAN P. The Concept of Drug-Resistant Epileptogenic Zone[J]. Front Neurol,2019,10:558.

[19] BATISTA GARCIA-RAMO K,SANCHEZ C A,MORALES L,et al. A Novel Noninvasive Approach Based on SPECT and EEG for the Location of the Epileptogenic Zone in Pharmacoresistant Non-Lesional Epilepsy[J]. Medicina(Kaunas),2019,55(8):478.

［20］FRAUSCHER B. Localizing the epileptogenic zone［J］. Curr Opin Neurol,2020,33(2):198-206.

［21］PARK JT,FERNANDEZ-BACA VACA G. Epileptic seizure semiology in infants and children［J］. Seizure, 2020, 77: 3-6.

［22］WENDING F, BARTOLOMEI F, BELLANGER J J, et al. Identification of epileptogenic networks from modeling and nonlinear analysis of SEEG signals［J］. Neurophysiol Clin, 2001,31:139-151.

［23］BONINI F,MCGONIGAL A,TREBUCHON A,et al. Frontal lobe seizures:from clinical semiology to localization［J］. Epilepsia,2014,55:264-277.

［24］MULLIN J P, SHRIVER M, ALOMAR S, et al. Is SEEG safe? A systematic review and meta-analysis of stereo-electroencephalography-related complications［J］. Epilepsia, 2016,57:386-401.

［25］JIRSA V K,PROIX T,PERDIKIS D,et al. The Virtual Epileptic Patient:Individualized whole-brain models of epilepsy spread［J］. Neuroimage,2017,15:377-388.

［26］PROIX T,BARTOLOMEI F,CHAUVEL P,et al. Permittivity coupling across brain regions determines seizure recruitment in partial epilepsy［J］. J Neurosci, 2014, 34: 15009-15021.

［27］STAM C J,VAN STRAATEN E C,VAN DELLEN E,et al. The relation between structural and functional connectivity patterns in complex brain networks［J］. Int J Psychophysiol,2016,103:149-160.

［28］COITO A,GENETTI M,PITTAU F,et al. Altered directed functional connectivity in temporal lobe epilepsy in the absence of interictal spikes:a high density EEG study［J］. Epilepsia,2016,57:402-411.

［29］HASSAN M,MERLET I,MHEICH A,et al. Identification of interictal epileptic networks from dense-EEG［J］. Brain Topogr,2017,30:60-76.

［30］MARCHIA,BONINI F,LAGARDE S,et al. Occipital and occipital "plus" epilepsies:a study of involved epileptogenic networks through SEEG quantification［J］. Epilepsy Behav,2016,62:104-114.

［31］BONINI F,LAMBERT I,WENDLING F,et al. Altered synchrony and loss of consciousness during frontal lobe seizures ［J］. Clin Neurophysiol,2016,127(2):1170-1175.

［32］BARTOLOMEI F,TREBUCHON A,BONINI F,et al. What is the concordance between the seizure onset zone and the irritative zone? ［J］. A SEEG quantified study Clin Neurophysiol,2016,127:1157-1162.

［33］BARTOLOMEI F,BONINI F,VIDAL E,et al. How does vagal nerve stimulation(VNS)change EEG brain functional connectivity? ［J］. Epilepsy Res,2016,126:141-146.

［34］WENDING F,BENQUET P,BARTOLOMEI F,et al. Computational models of epileptiform activity［J］. J Neurosci Methods,2016,260:233-251.

［35］PROIX T, BARTOLOMEI F, GUYE M, et al. Individual structural connectivity defines propagation networks in partial epilepsy［J］. Brain,2017,140:641-654.

第六章　癫痫外科相关功能解剖学

第一节　神经系统发生学概述

神经系统起源于外胚层。在胚胎早期,外胚层形成神经管和神经嵴,构成整个神经系统的基础。人胚胎发育的第3周末,胚盘背部的外胚层沿中轴迅速增厚,形成神经板,继而神经板凹陷形成一条纵沟,为神经沟。

神经沟两侧的组织称为神经褶。胚胎发育第4周,两侧的神经褶汇合形成一个纵行的管道,称为神经管。中枢神经系统由神经管延伸发育而成。神经板与两侧外胚层相连处的细胞,在神经管形成的同时随之脱离外胚层陷入深部的间充质中,形成两条纵行的细胞索,位于神经管的两侧,叫神经嵴,周围神经系统由神经嵴演化而成(图6-1)。

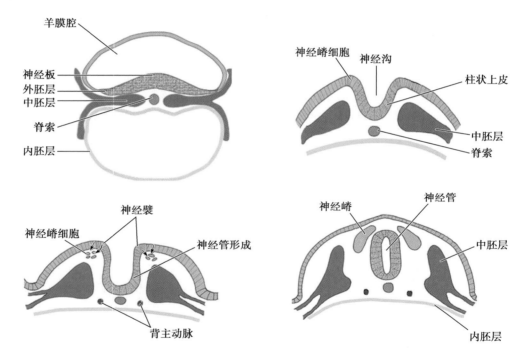

图 6-1　神经管与神经嵴的形成

一、中枢神经系统的发育

脑和脊髓均由神经管发育而来。神经板由单层神经上皮构成,神经上皮分裂增殖,主要分化为两种细胞:成神经细胞和成神经胶质细胞。在原位的神经上皮分化为起被覆作用的室管膜细胞。神经管会继续增厚,由内向外分化出三层结构:室管膜层、外套层和边缘层。室管膜层由室管膜上皮构成。外套层由成神经细胞和成神经胶质细胞构成,在大脑内形成各种脑神经核,在脊髓形成灰质。最外的边缘层主要源自成神经细胞和

成神经胶质细胞的突起,外套层的部分细胞会移行此层浅部共同形成大脑皮质。边缘层在脊髓构成其白质。由于各部的细胞分裂和发育速度不同,神经管管壁变得厚薄不均,形成比较薄的顶板和底板以及两边较厚的侧板,侧板又分为背部的翼板和腹侧部的基板(图6-2)。底板只达中脑尾端,基板只达中脑头部,端脑和间脑缺少底板和基板。

神经管有一个壁和一个中央空腔。其头端膨大,发育成脑,尾端细小,发育成脊髓。胚胎发育第4周末,神经管头端形成3个分界清楚的脑囊,即前脑囊、中脑囊

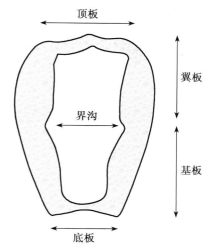

图 6-2　神经管横断面

和后脑囊（图 6-3）；第 5 周，前脑囊头端向两侧扩大形成端脑，前脑囊尾端形成间脑，中脑囊演变为中脑，后脑囊分化为后脑和末脑（后脑继续发育成脑桥和小脑，末脑发育成延髓），神经管的尾端发育成脊髓。

在端脑神经管腔发育成侧脑室，在间脑发育成第三脑室，侧脑室和第三脑室之间由室间孔相连。中脑位置的神经管发育为中脑导水管，后脑部分的管腔扩大成第四脑室。第四脑室尾部与脊髓中央管相通（图 6-4）。

二、大脑神经元的形成、迁徙和分化

在神经管顺利闭合后，神经元即从囊的内表面开始分裂（复制），由单层发育为多层结构。前脑囊快速膨胀并翻折，形成脑回和脑沟。

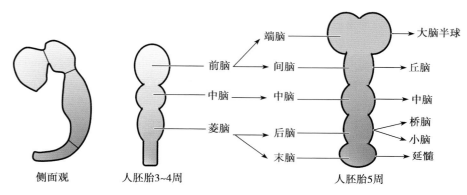

图 6-3　脑的分化

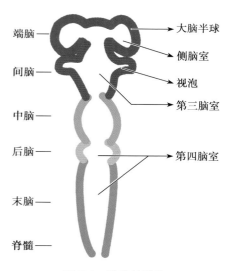

图 6-4　脑室的发育

端脑神经元的复制起源于前脑囊的内表面，称为室管膜区和室管膜下区。除了新产生的神经元，这些增殖区还包含了一群胶质细胞，称为放射状胶质。这些放射状胶质细胞由内向外横跨大脑皮质，类似微型绳梯，为神经元提供了向外迁徙的通道。较早诞生的神经元迁

徙到大脑皮质的最深层，较晚诞生的神经元越过这些较早诞生的神经元，迁徙到离增殖区更远的浅层。在到达迁徙目的地后，神经元会迅速脱离胶质细胞梯，为后续迁徙到更远的目的地的神经元让路。最终，端脑皮质形成 6 层神经元结构。

神经元迁徙受一系列非常复杂的分子机制调控，比如神经元在迁徙过程中依赖具有"黏性"的细胞黏附分子黏附到放射状胶质上，同时还依赖收缩蛋白驱动其前进。先天基因缺陷可导致部分神经元迁徙失败，另有一些神经元由于缺乏恰当的引导而死亡。一些皮质神经元未能脱离胶质细胞梯，阻止了后续迁徙神经元继续向上和向外迁徙，导致神经元堆积，最终可导致发育脑的结构异常和缺失。

新诞生的神经元需要根据其所要负担的功能，在形状、大小、分子构成等方面作出改变后才能成熟并执行特定功能。神经元首先要进行极化，并从细胞胞体发育出神经分支——树突和轴突。随着树突不断发育和分支化，神经元的表面积不断增大，为其他神经元的轴突与之形成突触联系准备条件。不同类型神经元的树突数量和分支化程度相差很大。

三、大脑皮质分化的"双系"理论

20世纪30年代,澳大利亚解剖学家Dart(1934)在研究爬行动物大脑皮质时,观察到"原基皮质"(primordium neopallii,即最早被认定为大脑皮质的结构)位于海马和梨状皮质之间,并可分为2组——海马旁区和梨状旁区。由此开始建立大脑皮质存在"双系"分化的理论。数年后,另一位澳大利亚解剖学家Abbie对单孔目(1940)和有袋目(1942)哺乳动物大脑皮质的研究结果支持"双系"分化理论。在20世纪60年代,解剖学家Sanides(Vogt夫妇的学生)在对灵长类额叶皮质的研究中发现,额叶皮质的层状分化遵循"双系"分化理论,由此将该理论确立为皮质构筑学的经典理论之一。

该理论认为,在从异型皮质向同型皮质分化的过程中存在两个起源,并由此向两个方向推进。第一个起源为古皮质——海马,另一个起源为旧皮质——梨状皮质。前者形成"背侧系"分化,即海马旁回、前纹状皮质、压后区、扣带回和半球内侧面和外侧面上部新皮质。

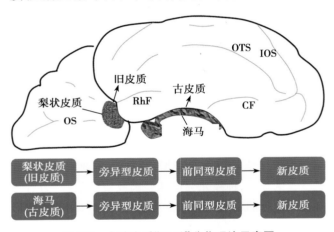

图6-5　大脑皮质"双系"分化理论示意图

后者形成"腹侧系"分化,即额眶后部、外侧裂前部、岛叶前部、颞极、额-顶-颞新皮质(图6-5)。

有关皮质分类的基本概念见下文。

(孙　伟　张　玮)

第二节　大脑皮质构筑学

一、历史回顾及皮质构筑纲要

现代神经解剖学已经从宏观水平(脑叶水平)到微观水平(组织-细胞-分子水平)对大脑皮质进行广泛深入的研究。从应用角度看,除大体解剖水平外,人们逐渐意识到从介于宏观和微观的中间水平,即神经元的尺度了解认知、行为信息处理过程是非常重要的,由此建立了大脑皮质分"区(area)"的概念。

当代认知神经科学的发展大多基于在皮质构筑水平上对大脑的研究。近代大量先驱学者做出了卓越贡献,包括Smith(1904、1907),Brodmann(1905、1909),Campbell(1905),Cécil和Oskar Vogt(1919),Economo和Koskinas(1905),Walker(1940)等。

大脑皮质包含细胞(主要是神经元)和纤维两种基本结构成分,皮质构筑学主要基于二者的排列规律,将大脑皮质分为不同的层(layers)和柱(columns)。通过研究神经元和神经纤维在皮质内排列规律形成了细胞构筑(cytoarchitecture)和纤维构筑(myeloarchitecture)两个构筑学分支。在纤维构筑方面,标志性的贡献来自Oskar和Cécil Vogt(1919)。在细胞构筑领域,对后世有巨大影响的当属Korbinian Brodmann。从1903年至1908年,Brodmann先后发表了一系列研究结果,介绍其在大脑皮质细胞构筑领域的工作,并最终在1909年发表其著名的大脑皮质细胞构筑图谱(图6-6)。Brodmann的

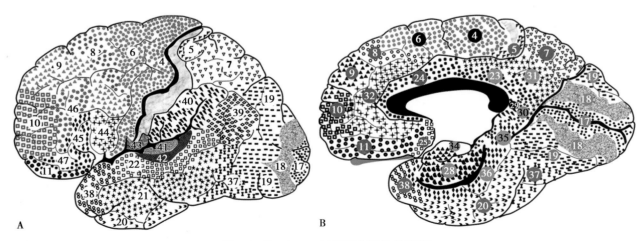

图6-6　Brodmann(1909)细胞构筑图谱
A. 大脑半球外侧面;B. 大脑半球内侧面。

工作强调大脑皮质的 6 层结构(hexalaminar)(表 6-1),并强调需要通过比较不同物种之间的差异理解皮质构筑规则。Brodmann 人脑图谱将大脑皮质分为 43 个脑区(以数字 1~52 命名,12~16 和 48~51 未使用,在本章中"Brodmann 皮质分区"简写为 BA)。1925 年,Constantin Economo 和 Georg Koskinas 发表了以字母命名的大脑皮质构筑图谱。本章对于大脑皮质细胞构筑的介绍基于上述两个具有划时代意义的图谱。

表 6-1　大脑皮质层状结构成分

层	细胞成分	纤维成分
Ⅰ层(分子层)	少量、散在分布,主要为中间神经元	密集、水平分布的纤维结构,主要包括锥体神经元和中间神经元顶树突,以及来自丘脑和脑干的传入纤维
Ⅱ层(外颗粒层)	大量小型神经元,包括小型锥体神经元和中间神经元,后者占多数	神经纤维垂直穿行
Ⅲ层(外锥体层)	不同大小的锥体神经元,由浅入深体积递进式增加;中间神经元分散排列	大部分神经纤维为垂直走行
Ⅳ层(内颗粒层)	含体积小、密度大、被非锥体细胞围绕的带棘星形细胞	神经纤维水平走行
Ⅴ层(内锥体层)	大型锥体细胞,非锥体细胞散在分布	垂直走行的上行和下行神经纤维,以及水平走行神经纤维
Ⅵ层(多形层)	含多种形态细胞	与皮质下白质分界明显或不明显

注:丘脑皮质非特异性投射终止于第Ⅰ层,与各层锥体神经元的顶树突建立突触联系;丘脑皮质特异性投射主要至第Ⅳ层,其轴突终止于带棘星形细胞,后者的轴突与第Ⅱ和Ⅲ层的锥体神经元建立突触联系;第Ⅱ和Ⅲ层的锥体神经元接受并投射至其他皮质区域,形成联络和连合纤维;第Ⅴ层锥体神经元投射至基底核、脑干、脊髓;第Ⅵ层锥体神经元投射至丘脑。

从细胞构筑角度对大脑皮质进行分区需要考虑多个形态学特征和标准,包括细胞分层数量和各层轮廓/分界的显著程度;每一层内单个细胞体积,以及各层细胞的平均体积;特殊类型细胞;每一细胞层的厚度以及各层相对宽度(比例)等。

在尼氏染色下,哺乳动物大脑皮质分为两大部分,即同型皮质(isocortex)和异型皮质(allocortex)。同型皮质具备上述典型 6 层结构,体积占据人类大脑的绝大部分。不同异型皮质之间,层状结构变异较大,一部分皮质只能看到少量细胞结构(比如灰被、球后区),另一部分皮质分化程度较高(比如内嗅皮质)。

异型皮质包括旧皮质(paleocortex)和古皮质(archicortex),前者由嗅球、球后区(嗅前核)、嗅结节、梨状区和部分杏仁区组成,又称为嗅脑(rhinencephalon);后者即海马,分为联合后海马(retrocommissural hippocampus,即阿蒙氏角、齿状回和下托)、连合上海马(supracommissual hippomampus,即灰被)、连合前海马(precommissural hippomampus)。从细胞构筑角度,从异型皮质到同型皮质之间存在逐渐过渡的中间皮质(mesocortex)。靠近同型皮质的中间皮质称为前同型皮质(proisocortex),在异型皮质周围的中间皮质称为旁异型皮质(periallocortex)。根据毗邻关系,旁异型皮质又分为旧皮质周围的旁旧皮质(periallocortex)、旁古皮质(periarchicortex),前者包括额眶区后部、岛叶、颞极等,后者包括内嗅区、旁嗅皮质、前下托、旁下托和部分扣带回皮质等。

异型皮质连同杏仁核和基底前脑组成边缘皮质(limbic cortical area)。其周围皮质分化程度逐渐升高,顺序为异型皮质→旁异型皮质→前同型皮质→同型皮质。旁异型皮质和前同型皮质统称为旁边缘皮质(paralimbic cortical area)。由于在哺乳动物进化过程中迅速演化,同型皮质又称为新皮质(neocortex)。根据皮质功能,可将同型皮质分为原始皮质(primary cortex)和联合皮质(association cortex)两大类。原始皮质包括原始运动和原始感觉(包括原始躯体感觉、原始视觉、原始听觉)皮质。联合皮质分为 2 类:①单一模态(unimodal)/模态特异(modality-specific)联合皮质,位于特定原始皮质周围,只对应处理该模式的感觉/运动信息;②多模态(heteromodal)联合皮质,接受单一模态联合皮质传入,对不同模态信息进行整合(图 6-7)。

二、古皮质细胞构筑

海马结构由阿蒙氏角(Cornu Ammonis)、齿状回(fascia dentata)和下托(subiculum)构成,阿蒙氏角分为 CA1~CA3。

齿状回分为 3 层结构,由外向内分别为:①分子层,含颗粒细胞的树突;②颗粒层,很薄,但含有密度很高的颗粒细胞;③多形层,其细胞结构在尼氏染色下很难与

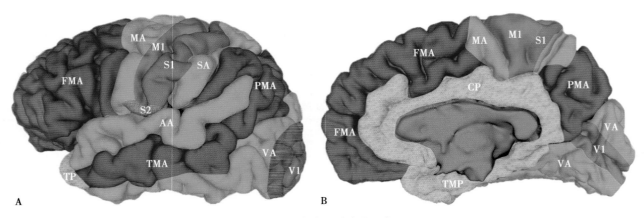

图 6-7　大脑皮质功能分类

AA：auditory association cortex，听觉联合皮质；CP：cingulate paralimbic cortex：扣带回旁边缘皮质；FMA：frontal multimodal association cortex；额叶多模态联合皮质；M1：primary motor cortex，原始运动皮质；MA：motor association cortex，运动联合皮质；PMA：parietal multimodal association cortex，顶叶多模态联合皮质；S1：primary somatosensory cortex，原始躯体感觉皮质；S2：secondary somatosensory cortex，第二躯体感觉皮质；SA：somatosensory association cortex；躯体感觉联合皮质；TMA：temporal multimodal association cortex，颞叶多模态联合皮质；TMP：temporal medial paralimbic cortex，颞叶内侧旁边缘皮质；TP：temporal paralimbic cortex，颞叶旁边缘皮质；V1：primary visual cortex，原始视觉皮质；VA：visual association cortex，视觉联合皮质。

海马结构其他区域鉴别。有研究者认为这部分应该归为海马本部，称之为 CA4。

人类海马含 3 层结构，含锥体细胞的锥体层位于中间，锥体层之上为丛状层（plexiform），锥体层下为始层（stratum oriens）。始层含锥体细胞的基底树突和一些中间神经元。始层与脑室腔之间为海马槽（alveus），由锥体细胞的轴突构成。丛状层含锥体细胞的顶树突，并根据纤维成分的不同分为 3 个亚层：①透明层（stratum lucidum），紧贴锥体层，内含苔藓纤维，与锥体细胞顶树突形成突触连接；②放射层（stratum radiatum），与透明层相接，内含联合纤维轴突（CA3）或 Schaffer 侧支（CA1）；③腔分子层（stratum lacunosum-moleculare），邻近海马裂，内有来自内嗅区的穿支纤维穿行，至齿状回和 CA3，与锥体细胞顶树突形成突触连接。海马分为三部分连续结构，即 CA3、CA2、CA1。CA3 与齿状回多形层（又称齿状回门区，hilus of the dentate gyrus）相接，含有体积最大的锥体细胞，轴突通过海马槽和海马伞离开海马，并分出侧支达 CA1。CA2 与 CA3 分界不明显，细胞致密，锥体层较薄。CA1 是海马结构中最复杂的亚区，其锥体细胞分别在形态和排列上存在变异。

下托（subiculum）：与 CA1 相接，并在内侧与前下托相延续，可分为 3 层。浅层为分子层，含锥体细胞顶树突；中间层为锥体层；深层为多形层。

三、旧皮质细胞构筑

嗅球（olfactory bulb）：较其他灵长类，人类的嗅球在细胞数量和细胞分层结构上都已经明显退化。嗅球含

4 层细胞结构：①突触球层（glomerular layer），含有球旁细胞（juxtaglomerular cell）；②外丛状层（external plexiform layer），内含丛毛细胞（tufted cell）；③帽状细胞层（mitral cell layer），内含帽状细胞；④颗粒细胞层（granule cell layer），内含颗粒细胞。来自嗅上皮的传入纤维经嗅丝、嗅神经到达嗅球前部和腹侧部，终止于丛毛细胞和帽状细胞的树突丛。丛毛细胞和帽状细胞的轴突穿过颗粒细胞层形成外侧嗅束。

球后区（retrobulbar region）：是含有 2~3 层构筑结构的皮质区，位于嗅束和额眶皮质（紧邻梨状皮质）的融合区域，接受同侧嗅球传入。有的解剖文献中将球后区称为嗅前核。

嗅结节（olfactory tubercle）：位于前穿质内，在人类已经严重退化，可见分子层。

梨状皮质（pyriform cortex）：位于外侧嗅束和颞叶之间，属于 Brodamann 51 区，具有 3 层结构：浅层为分子层，含有散在神经元，并含有外侧嗅束纤维；中间层细胞致密；内层含有密度较低的多形态细胞。梨状皮质传入纤维来自嗅球、球后区、嗅结节、隔区、杏仁核、额眶区和对侧梨状皮质，并发出纤维投射至岛叶、海马、屏状核和壳核。

四、中间皮质细胞构筑

从细胞构筑角度看，由异型皮质向同型皮质逐渐过渡的皮质区域称为中间皮质，包括旁异型皮质和前同型皮质。前者包括内嗅区、嗅旁皮质、前下托、旁下托、压后区和膝下皮质；后者与前者相接，包括位于额眶区、岛

叶、颞极和扣带回的部分皮质。限于篇幅,本章只对部分过渡皮质构筑特征做介绍。

(一) 颞叶中间皮质

前下托(presubiculum)和旁下托(parasubiculum):二者构筑特征较为复杂,第2层含细胞成分,称为外主细胞和内主细胞。

内嗅区又称内嗅皮质(entorhinal cortex):位于海马结构最前端,构成海马旁回的前部,被 Brodmann 标记为28区,相较颞叶内侧结构其他皮质,灵长类内嗅区有了一定程度的分化,出现6层结构:第Ⅰ层含顶树突;第Ⅱ层含细胞成分,锥体细胞及星形细胞聚集,并被周围纤维分隔呈岛状;第Ⅲ层含相对均一的锥体细胞,并可见

放射状排列的树突,穿过第Ⅱ层形成丛状层(第Ⅰ层),并终止于CA1;第Ⅳ层并不含颗粒细胞(故并不是内颗粒层),而是含有致密纤维的分离层(分隔第Ⅲ和第Ⅴ层);第Ⅴ层含大型深染的锥体细胞;在内嗅区前部(近旁嗅区),第Ⅵ层与白质分界模糊清晰,在内嗅区后部与白质分界清晰。

颞极:位于颞叶最前端,Brodmann 标记为38区,与 Economo 和 Koskinas(1925)TG 对应,属于前同型皮质(乏颗粒型)。第Ⅱ层较薄,细胞排列略松散;第Ⅲ层相对致密,含中型锥体神经元;第Ⅵ层较薄且分化不良;第Ⅴ和Ⅵ层含小和中型锥体神经元。颞叶边缘-旁边缘皮质构筑区见图6-8。

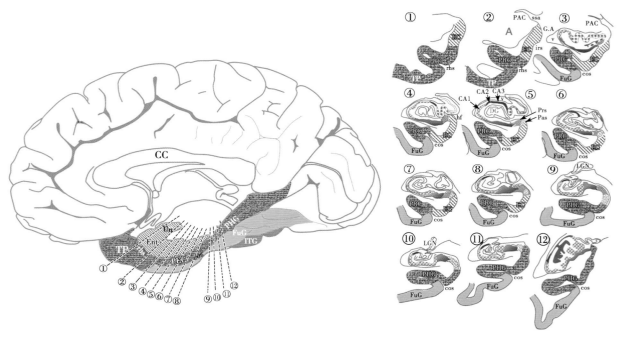

图6-8　颞叶古皮质和中间皮质示意图

A:杏仁核;CA:阿蒙氏角;cos:侧副沟;DG:齿状回;EC:内嗅皮质;FuG:梭状回;hf:海马裂;irs:嗅内沟;LGN:外侧膝状体;PAC:杏周皮质;PHG:海马旁回;PRC:旁嗅皮质;rhs:嗅脑沟;ssa:半环沟;TP:颞极。

(二) 岛叶皮质

根据皮质分化"双系"理论,腹侧系起源于梨状皮质,并呈向额叶、颞叶、岛叶三个方向呈"同心圆"状分化(图6-9)。

参照这一理论,Mesulam 和 Mufson(1985)将岛叶皮质构筑分为3类,分别为无颗粒皮质(旁异型皮质)、乏颗粒皮质(前同型皮质)、颗粒皮质(同型皮质)。

无颗粒皮质位于梨状皮质周围的岛阈,第Ⅱ层显示不佳,第Ⅳ层未分化。乏颗粒皮质占据岛叶所有脑回,第Ⅳ层分化但不发达,第Ⅴ和Ⅵ层显示不清晰。岛叶背上部分为颗粒皮质,第Ⅳ和Ⅱ层发达,第Ⅲ层分化好,第

Ⅴ和Ⅵ层分界清楚。岛叶及其周围皮质构筑示意图见图6-10。

(三) 扣带皮质

根据"双系"分化理论,扣带回属于"背侧系",起源于连合上海马(灰被,griseum indusium)和连合前海马。根据对皮质结构和功能研究结果,现代神经解剖学(Vogt,1993,2003,2005,2006;Palomero-Gallagher,2008)将扣带回分为4个皮质区:前扣带皮质(anterior cingulate cortex,ACC)、中扣带皮质(midcingulate cortex,MCC)、后扣带皮质(posterior cingulate cortex,PCC)、压后区(retrosplenial cortex,RSC)(图6-11)。

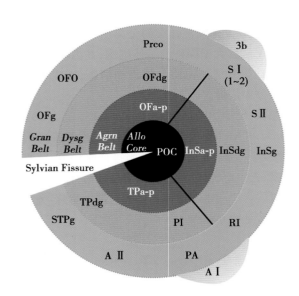

图 6-9　腹侧系"同心圆"状皮质分化

本图显示梨状皮质起源的腹侧系向额叶、岛叶、颞叶三个方向逐渐分化。POC(梨状嗅觉皮质)为旧皮质核心区,向外第一层(红色圆环)代表向眶额异型-旁异型皮质(OFa-p)、岛叶异型-旁异型皮质(InSa-p)、颞极异型-旁异型皮质(TPa-p)分化;第二层(黄色圆环)代表向眶额乏颗粒皮质(Fdg)、岛叶乏颗粒皮质(InSdg)、颞极乏颗粒皮质(TPdg)分化;第三层(绿色圆环)代表向眶额颗粒皮质(OFg,OFO,OFg,Prco)、岛叶颗粒皮质(SⅠ,SⅡ,RI)、颞叶颗粒皮质(PA,AⅡ,STPg)分化。

AⅠ:primary auditory cortex,原始听觉皮质;AⅡ:secondary auditory cortex,第二听觉皮质;Allo:allocortex,异型皮质;Agrn:agranular,无颗粒型;a-p:agranular-periallocortical,无颗粒-旁异型;dg:dysgranular,乏颗粒型;Dysg:dysgranular,乏颗粒型;g:granular,颗粒型;InS:insular,岛叶;OF:orbital frontal,眶额的;OFO:orbitofrontal operculum,眶额盖;PA:postauditory cortex,听后皮质;PI:parainsular cortex,岛旁皮质;POC:pyriform olfactory cortex,梨状嗅觉皮质;Prco:prencentral operculum,中央盖;RI:retroinsular cortex,岛后皮质;SⅠ:first somatosensory cortex,第一躯体感觉皮质;SⅡ:second somatosensory cortex,第二躯体感觉皮质;STP:superior temporal plan,颞上平面;TP:temporal pole,颞极。

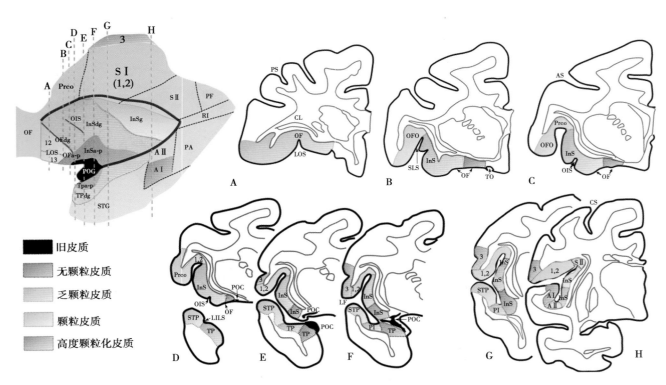

图 6-10　灵长类岛叶及周围皮质细胞构筑示意图

AⅠ:primary auditory cortex,原始听觉皮质;AⅡ:secondary auditory cortex,第二听觉皮质;Agrn:agranular,无颗粒型;a-p:agranular-periallocortical,无颗粒-旁异型;dg:dysgranular,乏颗粒型;g:granular,颗粒型;InS:insula,岛叶;LILS:lateral limb of inferior limiting sulcus,下环岛沟外侧支;LOS:lateral orbitofrontal sulcus,外侧眶沟;OF:orbital frontal,眶额;OFO:orbitofrontal operculum,眶额盖;OIS:orbitoinsular sulcus,眶岛沟;PA:postauditory cortex,听后皮质;PF:anterior inferior parietal cortex,前顶叶皮质;POC:pyriform olfactory cortex,梨状嗅觉皮质;Prco:prencentral operculum,中央盖;RI:retroinsular cortex,岛后皮质;SLS:superior limiting sulcus,上环岛沟;SⅠ:first somatosensory cortex,第一躯体感觉皮质;SⅡ:second somatosensory cortex,第二躯体感觉皮质;STP:superior temporal plan,颞上平面;TO:olfactory tract,嗅束;TP:temporal pole,颞极。

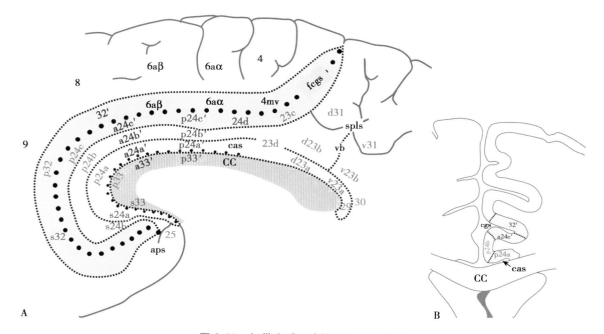

图 6-11　扣带皮质细胞构筑分区示意图

A.扣带皮质矢状位；B.扣带皮质冠状位（ACC 和 aMCC 交界）。

aps：anterior parolfactory sulcus，前嗅旁沟；cas：callosal sulcus，胼胝体沟；CC：corpus callosum，胼胝体；cgs：callosal sulcus，胼胝体沟；fcgs：fundus of cingulate sulcus，扣带沟底；spls：splenial sulcus，压沟；vb：ventral branch of splenial sulcus，压沟腹侧支。

1. 前扣带皮质　ACC 构筑分区包括 33 区、25 区、24 区、32 区。

（1）33 区：位于胼胝体沟底并围绕胼胝体，占据胼胝体沟前 1/3，是灰被向前同型皮质的过渡皮质，故属旁异型皮质。33 区是扣带皮质中分化最低的皮质区，第Ⅱ和Ⅲ层较厚且分化不良，第Ⅴ层含少量大型锥体细胞，第Ⅵ层基本未分化。

（2）25 区：主要位于胼胝体下回，前界为前嗅旁沟，后界为后嗅旁沟，亦属旁异型皮质。第Ⅱ～Ⅲ层厚且低分化，含分散排列的中型锥体神经元；第Ⅴ层含致密大型锥体神经元，并与第Ⅵ层融合。

（3）24 区：局限于胼胝体沟和扣带沟之间，分为膝下 24 区（s24）和膝前 24 区（p24）。24 区未分化第Ⅳ层，故属无颗粒前同型皮质；第Ⅴ层浅层（Ⅴa）细胞排列致密，深层（Ⅴb）细胞排列分散。根据构筑学特征，24 区可分为 24a、24b、24c 三个亚区。24a 与 33 区相接，位于胼胝体沟内，分化出第Ⅱ～Ⅲ层，第Ⅴ层较薄。24b 位于扣带回表面，第Ⅱ层致密，第Ⅴa 层较厚且细胞密度较高（是扣带皮质内Ⅴa 层最厚的皮质区），内含大小型混合锥体神经元。24c 位于前部扣带沟内，内含扣带运动皮质面部代表区；第Ⅱ层厚，第Ⅲ层含中型锥体细胞；Ⅴa 含致密排列的中型和大型锥体神经元。

（4）32 区：从前部和背侧部围绕 24 区，是无颗粒型 24 区向颗粒型前额皮质（9 区、10 区、14 区）的过渡皮质。灵长类中，只有人类大脑存在 32 区，其皮质定位与旁扣带沟有关。若旁扣带沟存在，32 区位于扣带沟和旁扣带沟之间；若旁扣带沟不存在，32 区位于扣带沟外壁。第Ⅳ层存在但分化不佳，是典型的乏颗粒皮质。第Ⅲ层分化好，细胞密度低，含大型锥体神经元；从背侧向腹侧，Ⅴa 逐渐增厚，第Ⅱ层细胞密度逐渐降低。

无论是构筑学研究还是神经功能研究，均提示 ACC 可分为膝下区（subgenual ACC，sACC）和膝前区（pregenual ACC，pACC）两个亚区。在构筑学上，膝下区包括 25，s33，s24，s32，膝前区包括 p33，p24，p32。神经示踪剂研究发现，25 区与杏仁核中央核团、下丘脑、臂旁核有非常丰富的纤维联系（轴突主要由第Ⅴ层大型锥体细胞发出），而膝前区并不具备类似的纤维联系，故认为 sACC 是自主神经控制皮质中枢。fMRI 研究显示 sACC 与负性情绪和记忆有关；电刺激 sACC 可导致血压下降、心率减慢。pACC 与愉悦情绪和相关记忆有关，且参与条件性情绪学习、情绪价值评价、动机评估等任务，电刺激 pACC 可导致血压升高、心率增快。

2. 中扣带皮质　MCC 构筑分区包括 33'区、24'区、32'区。

（1）33'区：与 33 区相同，33'位于胼胝体沟底，并与之相延续。第Ⅱ和Ⅲ层较薄,含小型神经元;第Ⅲ层深层含大型神经元。

(2) 24′区:24a′位于胼胝体沟内,与24a相接,第Ⅱ,Ⅲ和Ⅴa层较薄并含少量神经元。24b′位于扣带回表面,第Ⅱ层神经元排列不规则;第Ⅲ层深层不含大型锥体神经元;Ⅴa及Ⅵ层较厚且神经元大小不一。24c′位于扣带沟内,皮质较24c更厚,为扣带运动皮质(Ⅴb含大型致密锥体神经元);其中a24c′与6aβ腹侧部相接,p24c′与6aα腹侧部相接,24d(Ⅴb含Betz细胞)与4区腹侧部相接。

(3) 32′区:在其背侧部围绕24′区,是24′向9区、8区、6aβ的过渡皮质,在猿类大脑并未发现该区域。

细胞构筑、受体构筑、纤维联系等研究结果均支持将MCC分为前后两部分,即aMCC和pMCC。首先需要特别注意的是,fMRI研究中绝大多数与恐惧相关的激活区在aMCC而非ACC;pMCC对简单情绪基本无反应。神经示踪剂研究表明,杏仁核向aMCC发出大量投射纤维,但pMCC并不具备杏仁核投射。aMCC位于扣带沟内的皮质称为前扣带运动皮质(rostral cingulate motor area,rCMA)并富含多巴胺,主要在奖惩监控和强化等行为控制中起作用;pMCC不含多巴胺,主要参与感觉空间定向和反射行为。

3. 后扣带回　可被压沟腹侧支(ventral branch of splenial sulcus)分为背侧部(dPCC)和腹侧部(vPCC)。包括23d,d23,v23,31区。

(1) 23d区:与24′相接,第Ⅳ层较薄(乏颗粒型皮质),第Ⅴa层可见大小型锥体神经元混合排列,这一点与24′相仿。故23d是24′(无颗粒型皮质)与23区(颗粒型皮质)之间的过渡皮质(d=dysgranular)。

(2) 23区:第Ⅳ层发达(颗粒型皮质),Ⅴa大型神经元非常少。23a(胼胝体沟内部分)与23b(扣带回表面部分)最大区别是后者Ⅴa层细胞含量远高于前者。v23b和d23b(后扣带回表面)的最大区别是前者Ⅴa和Ⅴb细胞密度高于后者。23c同样具备第Ⅴ层细胞排列致密的特征,第Ⅳ层较薄,第Ⅲ层含大型锥体神经元。

(3) 31区:位于压沟(splenial sulcus)周围,是扣带皮质中第Ⅱ,Ⅲab和Ⅳ层厚度最大的皮质。

从功能上看,vPCC与压后区(储存自我参照情景记忆的皮质)联系密切,并是后扣带皮质中唯一与sACC(长期储存效价相关事件的皮质)联系的皮质,在对客体和环境(来自视觉刺激)自我关联评价中起重要作用。dPCC接受视觉背侧通路信息,并与MCC联系密切,在视觉空间任务中对躯体感觉定向和快速调整起重要作用。

4. 压后区

(1) 26区:为压后区颗粒皮质,只在人类出现。含分子层、外颗粒层和内颗粒层,几乎不含内锥体层,只由少量锥体神经元组成第Ⅵ层。

(2) 29区:位于胼胝体沟内,尼氏染色下含4层结构,即分子层、细胞致密的外锥体层(含小和中型锥体细胞)、内锥体层(含大型锥体细胞)和多形层。

(3) 30区:位于扣带回表面,内颗粒层含小至中型锥体细胞(与典型颗粒层不同)。由于毗邻的23区为同型皮质,故30区为前同型皮质。

RSC参与视觉空间定位和躯体运动。

五、新皮质细胞构筑

新皮质即同型皮质,在尼氏染色下可见6层结构,占据灵长类大脑皮质的绝大部分体积。

(一) 额叶新皮质

1. 运动皮质　运动皮质因缺乏可分辨的(但并非不存在)第Ⅳ层结构,故称为"无颗粒型额叶皮质(agranular frontal cortex)";占据额叶后部,可分为原始运动皮质和运动前皮质。原始运动皮质为Brodamann 4区(BA4),与BA6的区别是第Ⅴ层皮质结构含有巨大锥体神经元(Betz cell)。在大脑半球凸面,BA4绝大部分埋于中央沟内,占据中央沟前壁;在中线区附近,BA4从中央沟前壁延伸到中央前回表面后部;在半球内侧面,占据中央旁小叶前部。运动前区为Brodmann 6区(BA6),第Ⅳ层不明显,且第5层不含Betz细胞,在人类大脑占据额上回、中回后部(包括内侧面的辅助运动区)、中央前回前部(图6-12A)。

20世纪80~90年代,Metellli等利用组织学和组织化学技术将短尾猿大脑无颗粒额叶皮质分为后组的F1,F2,F3,F4,F5p和F5c,以及前组的F5a,F6和F7(图6-12B、C)。F1等同于BA4,而剩余的皮质区可认为是BA6的亚区:F2和F7位于BA6的背侧部(背侧运动前区),F4和F5位于BA6的腹侧(腹侧运动前区),F3和F6位于BA6内侧面。后组运动皮质主要和顶叶皮质相联系,前组运动皮质主要和前额区皮质相联系。人脑半球内侧面的SMA-proper和pre-SMA分别与猿类F3和F6相对应;中央前回背侧前部(6aα)和额上回后部(6aβ)与F2和F7对应。但人脑腹侧运动前区与猿类F4和F5的对应皮质区域存在争议:有观点认为6区腹侧部(中央前回腹侧部)与44区分别对应了猿类的F4和F5;但反对意见认为F4和F5均为无颗粒型运动皮质(第Ⅳ层不明显),而44区为乏颗粒型皮质(见下文),故F4和F5应该仅局限于中央前回腹侧部,分别对

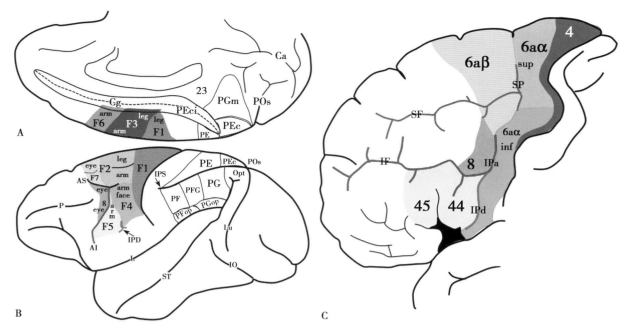

图 6-12 灵长类运动皮质

A.人脑大脑半球运动皮质;B、C.短尾猿大脑半球运动皮质构筑分区(图 B 为内侧面,图 C 为外侧面)。本图 A、B 和 C 中颜色相同者为两种灵长类大脑中相互对应的皮质和脑沟。AS:上弓状沟;AI:下弓状沟;Ca:距状沟;Cg:扣带沟;IF:额下沟;IPa:下中央前沟升支;IPd:下中央前沟降支;IPS:顶内沟;L:外侧裂;P:主沟;POS:顶枕沟;SF:额上沟;SP:上中央前沟;ST:颞上沟;IO:枕下沟;Lu:半月沟。

应于 6 区腹后部(6VC)和 6 区腹前部(6VR)。

2. 前额皮质 运动皮质的前方即为前额皮质,二者在细胞构筑上的界限是第Ⅳ层颗粒细胞的显著识别。Brodmann 将前额皮质分为 8 区、9 区、10 区、11 区、12 区、44 区、45 区、46 区,但未对人类和猿类的对应脑区作出说明,在比较解剖学上造成一定程度的混淆。现代比较神经解剖学在前额皮质分区的研究上取得了相当程度的进展,并获得了功能解剖学和生理学研究的证实。本文主要介绍 M. Petrides 和 DN. Pandya 对人脑前额皮质的研究结果(图 6-13)。

(1) 8 区:位于额上回和额中回后部,前后分别与 6 区和 9 区相接,可分为 8A 和 8B 两个亚区。前者位于额中回,第Ⅱ层分化好且与第Ⅲ层分界清楚,第Ⅲ层含中型(直径 20~40μm)锥体细胞,且在下半部含有浓染锥体神经元,第Ⅳ层已经分化,第Ⅴ、Ⅵ层含有中、小型(直径 10~20μm)锥体神经元。第Ⅴ层浅层为Ⅴa 层,含少量浓染大型(40~60μm)锥体神经元;深层为Ⅴb 层,细胞成分分散。在 8A 背侧,第Ⅲ层巨大锥体神经元(直径 60~80μm)密度较腹侧低,因此 8A 又分为背侧部(8Ad)和腹侧部(8Av)。8B 位于额上回后部,并向内侧面延伸至扣带旁沟,8B 构筑学特征和 8A 基本相同,但与 8A 相比,第Ⅲ层巨大锥体细胞较少,第Ⅳ层分化不显著(乏颗粒型皮质,dysgranular cortex)。

(2) 44 区:位于额下回盖部,前界为外侧裂前升支,后界为下中央前沟。44 区第Ⅱ层细胞密实,并在下半部与第Ⅲ层融合;第Ⅲ层上部含小至中型(直径 10~40μm)锥体神经元,下层含深染大型(直径 40~60μm)锥体神经元;第Ⅳ层不发达,仅含有少量神经元(故 44 区为"乏颗粒型"皮质);第Ⅴa 层含有中型(直径 20~40μm)锥体神经元,第Ⅴb 层神经元数量较少;第Ⅵ层很薄。

(3) 45 区:占据额下回三角部,可分为前部的 45A 和后部的 45B 两个亚区。45B 位于 44 区前方,第Ⅱ层发达,第Ⅲ层浅层含有小至中型的锥体神经元,深层含深染密实的大锥体神经元;第Ⅳ层较厚且密实(故为颗粒型皮质,granular cortex);Ⅴa 层仅含少量中型锥体神经元,Ⅴb 层细胞分散;第Ⅵ层染色浅。45A 和 45B 的区别在于第Ⅱ层较窄。

(4) 9 区、46 区、9/46 区:在 Brodmann(1909)和 Economo 和 Koskinas(1925)图谱上,46 区(Economo 和 Koskinas 标记为 FDΔ)被 9 区包绕。在 Petrides 和 Pandya 的研究中,将 Brodmann 9 区分为 9 和 9/46 区两个部分。9/46 区占据额中回,第Ⅱ层分化好,与第Ⅲ层分界明显;第Ⅲ层含大量呈柱状排列的深染锥体神经元;第Ⅳ层较厚且分化较好(颗粒型皮质);Ⅴa 含少量中型锥体细胞,Ⅴb 细胞成分稀疏。在 9/46 区背侧部(9/

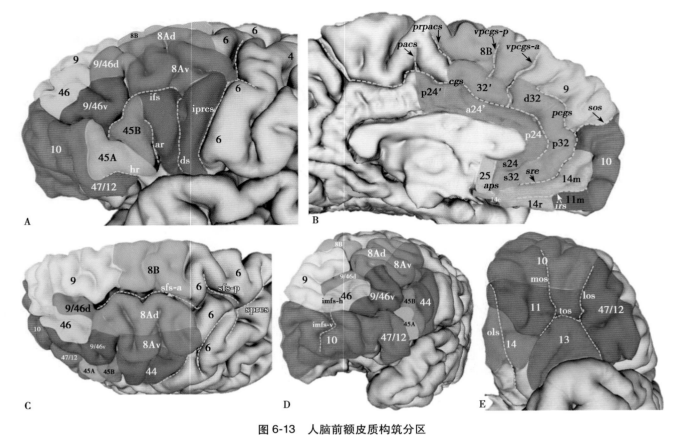

图 6-13 人脑前额皮质构筑分区
A、C、D. 额叶外侧面；B. 额叶内侧面；E. 额叶底面。

aps：anterior parolfactory sulcus，前嗅旁沟；ar：ascending ramus of lateral fissure，外侧裂升支；cgs：cingulate sulcus，扣带沟；ds：diagonal sulcus，对角沟；ifs：inferior frontal sulcus，额下沟；imfs-h：horizontal ramus of intermediate frontal sulcus，额间沟水平支；imfs-v：vertical ramus of intermediate frontal sulcus，额间沟垂直支；iprcs：inferior precentral sulcus，下中央前沟；irs：inferior rostral sulcus，下喙沟；los：lateral orbital sulcus，外侧眶沟；mos：medial orbital sulcus，内侧眶沟；ols：olfactory sulcus，嗅沟；pacs：paracentral sulcus，旁中央沟；pcgs：paracingulate sulcus，旁扣带沟；prepacs：pre-paracentral sulcus，前旁中央沟；sfs-a：anterior ramus of superior frontal sulcus，额上沟前支；sfs-p：posterior ramus of superior frontal sulcus，额上沟后支；sos：supra-orbital sulcus，眶上沟；sprcs：superior precentral sulcus，上中央前沟；srs：superior rostral sulcus，上喙沟；tos：transverse orbital sulcus，眶横沟；vpcgs-a：anterior ramus of vertical paracingulate sulcus，旁扣带沟前垂直支；vpcgs-p：posterior ramus of vertical paracingulate sulcus，旁扣带沟后垂直支。

46d），第Ⅲ层深层大锥体神经元密度较腹侧部（9/46v）低，且第Ⅳ层较薄。9 区位于额上回，并延伸至内侧面的旁扣带沟；与 9/46 区相比，其Ⅱ层较为松散，第Ⅲ层深染的锥体神经元相对分散，第Ⅳ层分化程度较低（乏颗粒型皮质）。

46 区占据额中回中部，其大部分皮质埋于额中沟（middle frontal sulcus，又称额间沟，intermedial frontal sulcus）内。第Ⅱ层明显；第Ⅲ层含小至中型锥体神经元，且深层不含大型深染锥体神经元；第Ⅳ层较厚；第Ⅴ层含中型锥体神经元。由于第Ⅲ和Ⅴ层缺乏大型神经元，因此 46 区与周围皮质可明显区分开。

从构筑学角度看，位于额中回中部的 46 区特征明显，即第Ⅲ、Ⅴ层和Ⅵ层主要包含小至中型的锥体神经元，第Ⅳ层分化良好；额中回 46 区周围的 9/46 区在第Ⅲ层深层含大型深染神经元，且第Ⅳ层分化好；位于额

上回的 9 区第Ⅲ层深层含大型深染神经元，第Ⅴa 层含巨大神经元，第Ⅳ层分化不良。由此可见 9/46 区（Brodmann 46 区的额中回部分）兼有 9 区和 46 区的构筑特征，属于二者间的过渡皮质。

（5）10 区：占据额极，在外侧面与 46 区、9 区、47 区相接，底面与 11 区、14 区相接，内侧面与 9 区、32 区、14 区相接。10 区皮质细胞排列分散，与周围皮质相比染色较浅。第Ⅱ和Ⅳ层与周围分界清楚，第Ⅲ层含小至中型神经元，但较 46 区细胞排列稀疏；第Ⅲ层深层仅比浅层细胞略大；Ⅴa 层含散在中型锥体细胞；Ⅵ层含小至中型神经元。粒上层（Ⅰ～Ⅲ层）和粒下层（Ⅴ～Ⅵ层）细胞密度基本相同，且外侧面、底面和内侧面 10 区构筑特征变异不大。

（6）47/12 区：在 Brodmann 图谱中，47 区位于额下回眶部并延伸至眶回，前方与 10 区相接，背侧与 45 区

相接。在 Petrides 和 Pandya 的研究中,将额下回眶部及延伸到外侧眶沟的这部分皮质标记为 45/12,其原因是他们认为 Brodamnn 对人脑定义的 47 区和 Walker 对猿脑定义的 12 区属于同源结构。47/12 区的第Ⅱ与第Ⅲ层融合;第Ⅲ层浅层含小至中型锥体神经元,深层含大锥体细胞;第Ⅳ层分化好,与第Ⅲ和Ⅴ层分界明显;第Ⅴ和Ⅵ层含密实排列、小至中型锥体细胞,Ⅴb 和Ⅵ层分界不明显。根据第Ⅲ和Ⅳ层的微细区别,47/12 区可分为外侧部(47/12L)和眶部(47/12O),前者较后者第Ⅲ层更为致密,第Ⅳ层分化较好。

(7) 14 区:位于额叶内侧面最腹侧,从喙沟(rostral sulcus)向腹侧延伸至眶区,即占据直回内侧面和底面。14 区向前与 10 区,向后与 25 区接壤,在 Brodmann 图谱中属 11 和 12 区。

14 区第Ⅱ层外侧界(与Ⅰ层交界)不规则;第Ⅲ层含小至中型锥体细胞;第Ⅳ层发育不良但界限清楚;Ⅴa 含致密深染中型锥体细胞,Ⅴb 层含散在分布、小型锥体细胞,将 Ⅴa 和Ⅵ层分开;第Ⅵ层含小型锥体神经元。14 区分为内侧区(14m)和眶区(14o)两个亚区,二者的主要区别是 14m 较 14o 第Ⅴa 层细胞排列致密。

(8) 11 区:与 Brodmann 图谱不同,Petrides 和 Pandya 将 11 区定义为眶区皮质(Brodmann 图谱中尚包括直回内侧面),其前界与 10 区相接,内侧与 14 区毗邻,外侧与 47/12 接壤,向后与 13 区通过眶横沟分开。第Ⅲ层含小至中型锥体细胞,均等排列且深染;第Ⅳ层分化较好(颗粒型);Ⅴa 层含中型锥体细胞,Ⅴb 和Ⅵ层含小至中型锥体细胞。

(9) 13 区:为独立的细胞构筑分区,在 Brodmann 图谱中并未出现;13 区占据后眶回,向后与眶回前同型皮质相接。第Ⅱ层分界清楚;第Ⅲ层含小至大型锥体细胞,大型细胞在其深层;第Ⅳ层分化不良(乏颗粒型)且边界不规则;Ⅴb 层与Ⅵ层融合,Ⅵ层含有小至中型密实排列锥体细胞。

(二) 顶枕叶新皮质

从皮质构筑和功能角度,顶叶可分为前顶叶皮质(anterior parietal cortex,APC)和后顶叶皮质(posterior parietal cortex,PPC)两部分。前顶叶皮质即中央后区(postcentral region),包括中央后回、旁中央小叶后部、中央盖后部。后顶叶皮质包括顶上小叶、顶下小叶、顶内沟、旁中央小叶后部、楔前叶皮质。

1. 前顶叶皮质　Brodmann(1908,1909)将中央后区分为 4 个构筑区,其中中央后回从前到后分为 BA3(BA3a,BA3b)、BA1、BA2,BA43 位于中央盖,与 Economo 和 Koskinas(1925)的对应关系分别见表 6-2。

表 6-2　前顶叶皮质构筑分区比较

Brodmann(1909)	Economo 和 Koskinas(1925)
1	PC
2	PD
	PDE
3b	PB₁,PB₂
3a	PA₁
43	PFD

BA3b 为原始躯体感觉皮质,其Ⅳ层非常显著,含小型颗粒细胞,并部分浸入第Ⅲ层,故 BA3b 属于粒状皮质(koniocortex,所有原始感觉皮质均属于这类皮质)。BA3a 在构筑上兼有运动皮质和躯体感觉皮质的特点,属于二者间的过渡皮质,其与运动皮质的分界线为中央沟沟底。BA3b 后方,占据中央后回表面的为 BA1,第Ⅳ层发达,且第Ⅲ层深层含大型锥体细胞,因此 BA1 符合单一模态躯体感觉皮质(unimodal somatosensory cortex)。BA1 后方是与之具有相似构筑特征的 BA2,位于中央后沟前壁。

在 Brodmann 图谱中,BA43 位于前中央下沟和后中央下沟之间的中央下回,并延伸至外侧裂深面。在 Eickhoff 等人对顶盖的细胞构筑研究中,将顶盖分为 OP1~4 四个亚区,BA43 对应 OP4,其构筑学特征是第Ⅱ和Ⅲ层分界不明显,第Ⅲ层浅层含大量小锥体神经元,深层含大量中型锥体神经元;第Ⅳ层细胞密度中等,与第Ⅲ和Ⅴ层分界不清楚;第Ⅴ层浅层含密度较高的中型锥体神经元,深层细胞分散;第Ⅵ层和白质分界模糊。

2. 后顶叶皮质

(1) 顶上小叶-楔前叶(superior parietal cortex and precuneus):在 Brodmann 图谱中,顶上小叶分为 BA5 和 BA7 两部分,前者居前,但仅仅占据顶上小叶少许皮质;后者居后,但占据顶上小叶大部分。在 Brodmann1914 年发表的皮质分区中,将 BA7 区分为居前的 7a 和居后的 7b。近来根据采用细胞和受体构筑的方法,Scheperjans 等人对顶上小叶构筑分区做出了进一步贡献,将 BA5 分为三个亚区:5L,5M,5Ci;将 BA7 区分为 4 个亚区:7PC,7A,7P,7M(图 6-14A、B)。

总体而言,顶上小叶皮质特征是第Ⅱ和Ⅲ层界限不清;第Ⅲ层锥体细胞体积由浅入深逐渐增大;第Ⅴ层浅层(Ⅴa)细胞密度高,深层(Ⅴb)细胞密度低。

5L 位于顶上小叶最前端,中央后沟的背侧端,对应于 Economo 和 Koskinas(1925)图谱中的 PA₂。第Ⅴ层的大锥体细胞体积偏小，密度较低；第Ⅴa和Ⅴb分界明显；Ⅵ层细胞分散，与白质分界不清楚。5M位于半球内侧面，中央旁小叶后部，与5L在内外侧面转折处相接，其皮质分层较5L显著，第Ⅴ层含大型锥体细胞；第Ⅳ层浅层可见带状排列的高密度细胞层。5Ci位于扣带沟缘支背侧壁，第Ⅲ层锥体细胞体积递进式增大趋势不明显，第Ⅳ层与第Ⅲ和Ⅴ层分界清楚，第Ⅴ层大型锥体细胞数量较少。

7PC位于5L腹后方并与之相接，延伸至中央后沟后壁；在第Ⅲ层浅层，锥体细胞体积递进式增大特征明显，深层大型锥体细胞间隙较大；由于细胞密度低，第Ⅴ层呈浅染色带状。5L和7PC后方，7A占据顶上小叶的大部分外侧皮质，同样在第Ⅲ层深层含大型锥体细胞；第Ⅴa层含大型锥体细胞，Ⅴb层细胞密度较低；第Ⅵ层细胞密度高，与白质分解清晰。顶上小叶外侧面最靠后的为7P，与7A接壤并延伸至半球内侧面；其第Ⅲ层深层的细胞密度在所有BA7亚区中最高；第Ⅳ层最为显著。7M位于楔前叶，7P腹后方，第Ⅲ层锥体细胞体积递进式增大特征不明显；第Ⅳ层显著且与第Ⅴ层分界明显。

从功能上看，BA5属于单一模态躯体感觉联合皮质，处理复杂躯体感觉信息，其中5L和5M对应于猿类顶叶构筑区PE，5Ci对应于猿类PEci（又被称为辅助感觉区）。7PC属多模态联合皮质，被认为是"顶叶面部代表区（parietal face area）"，可对面部躯体感觉信息和视觉信息进行整合并校准，提供以头面部为中心的视觉坐标系，完成视觉指导下的面部动作（如进食、接吻、躲避）等。7A、7P和7M同样为多模态联合皮质，与额叶（10区、46区、8区）、楔叶、顶枕沟皮质联系，完成视觉指导下的眼球及躯体运动控制。

（2）顶下小叶（inferior parietal cortex，IPC）：Brodmann（1909）将顶下小叶分为居前的BA40和居后的BA39，前者位于缘上回，后者占据角回。Economo和Koskinas（1925）与Brodmann对应，分为居前的PF和居后的PG，分别于BA40和BA39对应，并进一步将PF分为4个亚区：PFop、PFt、PFcm和PFm。在此基础上，当代解剖学对顶下小叶的构筑学研究多建立在Economo和Koskinas分区基础上并对之进行扩展。Caspers（2006）将缘上回分为PFop、PFt、PF、PFm、PFcm，将角回分为PGa、PGp（图6-14C）。

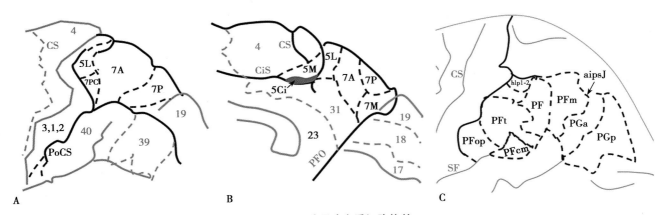

图6-14　后顶叶皮质细胞构筑
A. 顶上小叶外侧面（Scheperjans F et al.，2005，2008）；B. 楔前叶（Scheperjans F et al.，2005，2008）；C. 顶下小叶（Caspers S et al.，2006，2008）。CS：中央沟；PoCS：中央后沟；CiS：扣带沟；PFO：顶枕裂；SF：外侧裂；aipsJ：前顶间沟。

PFop位于顶下小叶最前腹侧，并延伸到外侧裂后上方；第Ⅲ层锥体细胞体积由浅入深递进式增大；第Ⅳ层细胞排列分散；第Ⅴ层仅含小型锥体细胞；第Ⅵ层与白质分界明显。PFt位于PFop后方并与之毗邻，各层分界较PFop明显，第Ⅱ层细胞较为密集；第Ⅲ层深层锥体细胞相对较大；第Ⅳ层显著分化。PF位于PFt后方，细胞密度较大导致各层分界不明显，第Ⅲ层锥体细胞排列密实，且从浅入深体积增大；由于被来自第Ⅲ层和第Ⅴ层的锥体细胞嵌入，第Ⅳ层中颗粒细胞呈簇排列；第Ⅴ层细胞密度较高且与第Ⅵ层分界明显；第Ⅵ层与白质

分界不清。PF后方为PFm，是向PG的过渡皮质。与PF类似，PFm皮质较厚，第Ⅱ和Ⅲ层分界不清，第Ⅲ层锥体细胞体积递进式增加趋势明显；但与PF相比，PFm第Ⅳ和Ⅴ层细胞密度较低，这一特点与PG类似。PFcm基本深埋于外侧裂中，第Ⅲ层深层锥体细胞体积较大，第Ⅲ和Ⅵ层神经元明显柱状排列；第Ⅳ和Ⅴ层细胞排列均较分散；第Ⅵ层与第Ⅴ层和白质的分界均较为明显。

PGa位于角回前部，第Ⅱ层较薄；第Ⅲ层锥体细胞从浅至深体积迅速增大；由于粒上层较薄，故第Ⅳ层位置较浅；第Ⅴ层细胞密度低；第Ⅵ层细胞密度较第Ⅴ层

高。PGp 位于角回最后部,第Ⅱ和Ⅲ层分界不清,第Ⅳ层分化显著,且位置较 PGa 深;第Ⅴ层细胞分散。

在结构解剖学上,前顶间沟(anterior intermediate parietal sulcus of Jensen)是缘上回和角回的分界,因此也是细胞构筑区 PF(PFm)和 PG(PGa)的分界线。颞上沟尾段分为 3 支,分别为颞上沟尾段第一支(cSTS-1)、颞上沟尾段(cSTS-2)和颞上沟尾段第三支(cSTS-3)。通常情况下,前顶间沟位于 cSTS-1 和 cSTS-2 之间,少数情况下与 cSTS-1 融合。从沟回结构与细胞构筑皮质分区的对应关系上看,cSTS-1 基本与 PFm 对应;cSTS-2 与 PGa 对应;cSTS-3 与 PGp 对应。

从构筑-功能联系上看,位于前顶间沟前方的缘上回(PF)主要参与高级躯体感觉-运动控制;位于前顶间沟后方的角回(PG)主要参与视觉空间注意功能。根据

顶下小叶细胞构筑分区结果,Caspers(2012)和 Ruschel(2014)将顶下小叶从前到后分为 3 个功能单元:前组包括 PFop,PFt,PFcm;中间组包括 PFm,PF;后组包括 PGa 和 PGp。前组可在工具使用、动作观察、想象等任务状态下被激活,中间组在规则学习和选择、数字、空间/非空间注意等任务中被激活,后组编码视觉注意和再定向,以及记忆提取等。

3. 枕叶 Brodamnn(1909)将顶叶分为 17、18、19 三个皮质构筑区(图 6-15),分别对应 Economo 和 Koskinas(1925)的 OC、OB、OA。另外,Tootell(1998)采用 fMRI 对枕叶进行功能分区,分为 V1、V2、V3、V3A、VP、V4V、V5(MT)、V7、V8,Pitzalis(2010,2015)对人类 V6、V6A 进行了确认。本章将对枕叶构筑学和功能分区做综合阐述。

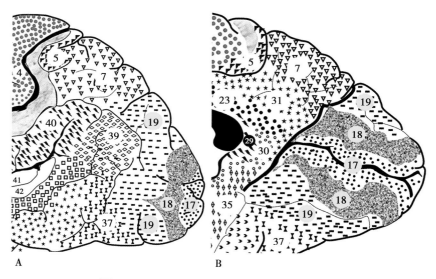

图 6-15 Brodmann(1909)枕叶皮质构筑分区
A. 枕叶外侧面;B. 枕叶内侧面。

17 区为原始视觉皮质,严格与 V1 对应。17 区从枕极向前延伸,覆盖距状沟全长(见图 6-15)。通过视辐射,17 区接受来自双眼对侧视野的视觉信息,对侧上半视野(投射至双眼同侧下半视网膜)代表区位于距状沟下壁,对侧下半视野(投射至双眼同侧上半视网膜)代表区位于距状沟上壁。视野水平子午线代表区位于距状沟底部,视野垂直子午线代表区位于 17 区和 18 区交界线。17 区是人类大脑皮质中分化最高的新皮质。第Ⅰ层主要含树突和轴突;第Ⅱ/Ⅲ层含大量兴奋性锥体神经元,大量接受第Ⅳ层神经元传入,并与第Ⅴ层形成往返联系。第Ⅳ层高度分化,可分为 3 个亚层(ⅣA-C),ⅣC 可分为Ⅳ Cα 和Ⅳ Cβ 两个亚层。Ⅳ Cα 和Ⅳ Cβ 分别接受外侧膝状体大细胞部和小细胞部传入;ⅣA 含致密排列小型颗粒细胞,不含锥体细胞;ⅣB 含松散排列

的锥体神经元。第Ⅲ和Ⅴ层除了含有大型锥体神经元,尚含大量小型神经元,使得 17 区在视觉印象上高度"颗粒化"。第Ⅴ层分Ⅴa 和Ⅴb 两个亚区,Ⅴa 神经元主要投射至Ⅲb,Ⅴb 投射至Ⅲa;第Ⅴ层接受Ⅱ/Ⅲ层反馈投射。第Ⅵ层发出轴突返回Ⅳ Cα、Ⅳ Cβ 和外侧膝状体。

18 区为单一模式视觉联合皮质,与功能区 V2 对应。第Ⅱ层与第Ⅲ层分界清晰,第Ⅲ层锥体细胞体积较 V1 增大,在与 V1 交界区可见巨大锥体细胞;第Ⅳ层较 V1 薄,但较其他视觉皮质厚;第Ⅴ层与 V1 基本相同。V2 接受大量 V1 传入,并与其他纹状外皮质存在往返联系;V2 也接受来自丘脑枕的纤维,并由第Ⅴ层发出轴突至丘脑枕。

19 区是视觉联合皮质,但并不是结构和功能单一

的视觉皮质。除 V1 和 V2,fMRI 定义的其余视觉功能皮质均属于 19 区。

V3 邻接 V2,被认为是"第 3 视觉皮质",其背侧部为 V3d,代表下 1/4 视野,腹侧部为 VP,代表上 1/4 视野。V3d 连接 V1 和顶叶后部皮质,故被认为属视觉"背侧通路"。但其细胞构筑与 V2 很难区别,近来 Kujovic(2013)才通过复杂的构筑学方法将其区分出来,并标记为 hOc3d。在枕叶前端,hOc3d 与 V2 分界线位于顶枕沟后壁,并向枕叶内侧面延伸;在外侧面 hOc3d 穿过枕上沟,在枕叶后下外侧面沿枕外侧沟走行。

VP 位于枕叶腹侧,向后与 V2,背侧与 V3d 相接。Rottschy(2007)标记为 hOc3v。第 Ⅲ 和 V 层缺乏大锥体神经元,Ⅱ 和 Ⅲ 层界限不清晰,第 Ⅳ 层细胞密度中等,第 V~Ⅵ 较为致密,借此与 V2 相区别。与 hOc3v 比较,hOc3d 第 Ⅱ 层细胞密度更低,第 Ⅲ 和 V 层锥体细胞体积更小,与第 Ⅵ 层界限清晰。VP 含颜色敏感神经元,属视觉"腹侧通路"。

V3A 与 V3d 相邻接,位于枕叶背侧部。Kujovic(2013)在人脑枕叶构筑研究中标记的 hOc4d 被认为与 V3A 等同,位于枕横沟。V3A 与 V3d 不同,代表完整对侧视野(即 1/2 视野,V3d 仅代表对侧下象限视野),在立体知觉、彩色运动知觉中起重要作用。

梭状回被认为参与颜色知觉,损伤后可导致全色盲,故曾有学者提出梭状回与猿类命名的 V4(含对颜色、空间和形状敏感神经元)是对应结构,但近来的研究并不支持这一观点。Sereno(1995)用 fMRI 技术定义

了 V4v,Rottschy(2007)用细胞构筑方法定义了 hOc4v,目前认为二者为等同结构。hOc4v 位于 hOc3v 外侧,占据侧副沟外侧壁和梭状回枕叶部分。

V5/MT 最早是在猿脑通过神经解剖和功能方法定义的,位于颞上沟后部。后来经过细致的比较解剖学和细胞构筑研究,目前认为人脑 V5/MT 位于颞下后新皮质,枕前沟(也被命名为颞下沟后上升支)后壁,定名为 hOc5。其构筑学特点是第 Ⅱ 和 Ⅲ 层细胞致密,第 Ⅲ 层细胞呈放射状排列,深层含大锥体细胞,第 V 层细胞密度较 Ⅲ 层低且细胞体积小。fMRI 资料证实,该区域存在整个对侧视野代表区,且对视觉运动敏感。

通过细胞外电位记录,Galletti(1991,1996)在猿类顶枕沟前壁发现对视觉刺激敏感的神经元,并与眼球运动有关,命名为 V6 和 V6A。Luppino(2005)对该区域细胞构筑进行了研究,V6 第 Ⅳ 层颗粒细胞密实,第 V 层含小型锥体神经元,第 Ⅵ 层可清晰地分为 2 层;V6A 第 Ⅲ 和 V 层分化好,含中型锥体神经元,第 Ⅳ 层细胞相对致密,第 Ⅵ 层分层不明显且与白质分解不清。通过 fMRI 技术,Pitzalis(2006、2009、2013)证实人类 V6 和 V6A 同样位于顶枕沟,V6 位于顶枕沟后壁,V6A 位于顶枕沟底部和前壁。目前尚未有 V6 和 V6A 的人脑细胞构筑研究报道。

(三)颞叶新皮质

颞叶新皮质包括位于颞上回的原始听觉皮质及听觉联合皮质,和位于颞下回及颞叶底面的视觉联合皮质,以及位于颞中回的多模态联合皮质(图 6-16)。

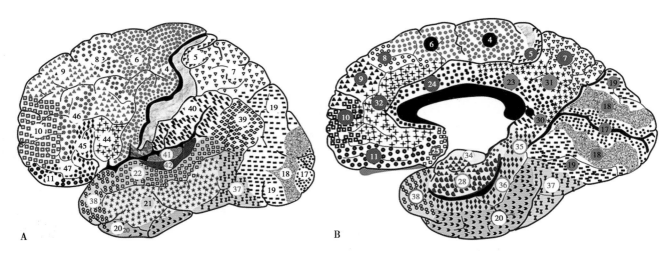

图 6-16　Brodmann 颞叶细胞构筑分区示意图
A. 颞叶外侧面;B. 颞叶底面及内侧面。

1. 听觉皮质　原始听觉皮质为 Brodmann 41 区,对应 Economo 和 Koskinas(1925)TC,位于颞横回(Heschl 回),是典型的"粒状皮质"。Brodmann 42 区(Economo

和 Koskinas TB)与 41 区相邻,为第二听觉皮质,与 41 区相比,其第 Ⅳ 层较为松散,细胞体积较小。

从颞横回到外侧裂末端的颞上回平面被称为颞平

面(planum temporale),第Ⅲ层深层含大型锥体细胞,不排除其在事实上参与Wernicke区构成的可能性。

2.颞下区　包括21区、20区和36区,37区位于颞顶枕交界区。颞中21区、颞下20区、颞枕37区都是典型的同型皮质,36区则是介于海马旁回(旁异型皮质)和同型皮质之间的过渡皮质。

20区和21区皮质较厚,第Ⅲ层相对较薄且神经元密度低;第Ⅳ层较薄,神经元呈垂直柱状排列;第Ⅴ层深层和第Ⅵ层很厚,第Ⅴ层含大型锥体神经元。

36区位于嗅脑沟和侧副沟外侧壁,第Ⅱ层含小型锥体神经元;第Ⅲ层较松散,含小至中型锥体神经元;第Ⅳ层较薄;第Ⅴ层含小至中型锥体神经元;第Ⅵ层浅层含中至大型神经元,深层含小型梭状神经元。

37区为高级视觉皮质,在构筑和功能研究中发现其并非单一脑区。37区第Ⅲ和Ⅳ层含小型放射状细胞柱,第Ⅳ层较薄,与第Ⅴ层分界不清;第Ⅴ层含小型神经元。

(张　玮　刘兴洲)

第三节　大脑皮质纤维联系

众所周知,人脑是由数十亿神经元组成,并经由数万亿突触连接构成的复杂网络系统。这个复杂网络连接机制关系到大脑信息处理和功能整合的各个方面。从网络动态学(network dynamics)角度论,癫痫发作亦是具备网络特征的动态过程,详细了解大脑皮质纤维联系规则对理解癫痫发作发生和演变规律,理解症状学产生机制,定位致痫区和确定外科治疗方案都至关重要。

中枢神经系统含两类基本神经元成分,一类为锥体神经元(pyramidal neuron),占脑神经元总量的70%~80%;一类为中间神经元(interneuron)。总体上,典型的锥体神经元生有一条顶树突(apical dendrite)和若干底树突(basal dendrites),所有树突均生有树突棘(dendrite spines);其轴突可投射至大脑皮质和皮质下结构,以谷氨酸为神经递质,故为兴奋性投射神经元(谷氨酸也是皮质-皮质、皮质-丘脑、皮质-纹状体、皮质-脑干、皮质-脊髓等神经通路的主要兴奋性递质)。中间神经元为抑制性神经元,以γ-氨基丁酸(γ-aminobutyric acid,GABA)为神经递质;绝大多数中间神经元轴突只与邻近的锥体神经元和中间神经元建立突触,故又称为局部中间神经元(local interneuron)。因此,在探讨大脑皮质区之间、大脑皮质与皮质下结构之间的纤维联系时,实际上是指由锥体神经元的轴突组成的神经纤维。

一、大脑皮质纤维架构的一般原则

大脑皮质区之间的纤维联系与皮质构筑关系密切,分化程度相近、构筑特征类似的皮质区之间存在密切的纤维联系;反之,构筑特征差异较大的皮质区之间,纤维联系较少。根据皮质区分化程度不同,纤维联系的架构遵循以下原则:①高分化皮质向低分化皮质的投射称为前馈联系(feed-forward connection),起自粒上层(第Ⅱ/Ⅲ层),终止于第Ⅳ层或粒下层;②由低分化皮质向高分化皮质的投射称为反馈联系(feed-backward connection),起自粒下层(Ⅴ~Ⅵ层),终止于粒上层(Ⅰ~Ⅲ层)。

对于感觉系统而言,前馈联系起始于低级感觉皮质区,终止于高级感觉皮质区。例如在视觉皮质系统中,原始视觉皮质区(BA17)分化程度最高,向较其分化程度较低的视觉联合皮质(BA18,BA19)发出前馈投射;同理视觉联合皮质也可向分化更低的顶叶多模态联合皮质发出前馈投射。前馈投射中轴突分叉较少,投射范围较为局限,具备感受野定位特征,突触后受体主要为兴奋性AMPA(α-amino-3-hydroxy-5-methyl-4-isoxazole propionic acid)受体和抑制性GABA受体。反馈投射起始于高级感觉整合皮质区,终止于低级感觉皮质区;投射范围较弥散,感受野定位特征不明确;其突触后受体主要为NMDA(N-methyl-D-aspartate)受体。感觉皮质系统依赖这两类纤维完成感觉模态的特异化,并实现感觉信息的整合。

二、脑纤维联系概述

大脑半球白质(又称髓质)位于大脑皮质与基底神经节之间,由三种纤维构成:投射纤维(projection fibers)、联合纤维(association fibers)和连合纤维(commissural fibers)(图6-17)。

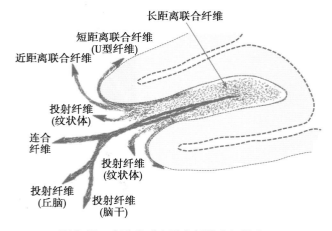

图6-17　大脑半球白质内纤维走行模式图

投射纤维指的联系大脑皮质和皮质下结构（核团）的纤维，与半球表面垂直，呈放射状走行。传出纤维包括离开大脑皮质进入内囊，以及由皮质到丘脑、纹状体、网状结构、黑质等部位的纤维。传入纤维由丘脑发出，到达大脑皮质。

联合纤维是大脑白质的主要部分，连接同侧大脑半球各部分皮质区，使大脑皮质完成多种联络和整合功能。联合纤维分短距离、近距离、长距离三种。短联合纤维又称为 U 型纤维，位于皮质第Ⅵ层下方白质内，连接相邻的脑回。近距离联合纤维连接同侧半球内邻近脑区（例如，联系顶下小叶与楔前叶的联合纤维）。长联合纤维沿着长距离纤维束走行，连接同侧半球内远距离的皮质区域。这种基于皮质区域之间的广泛纤维联系，构成了大脑完整的通路系统。重要的长联合纤维有弓状束、上下纵束、扣带及额枕束等。

连合纤维是连接两侧大脑半球的纤维，包括前后连合、胼胝体和海马连合。

三、长联合纤维的解剖及功能

（一）上纵束

上纵束（superior longitudinal fasciculus，SLF）是连接颞叶、顶叶和额叶的长纤维束。根据解剖位置的不同，上纵束可被分为Ⅰ、Ⅱ、Ⅲ三个部分（图 6-18）。SLF-Ⅰ位于最内侧，由楔前叶出发，在扣带回外侧继续向前延伸至额上回辅助运动区。SLF-Ⅱ是 SLF 的主要成分，起源于角回，沿上环岛沟上方和放射冠外侧走行，在外侧裂起始处途经外囊和极外囊上方，于外侧裂前水平支处终止于额中回尾部。SLF-Ⅲ位置较为表浅，自缘上回起始，水平走行至额下回后部（岛盖部和三角部）。

SLF-Ⅰ 主要与注意功能有关，参与包括自上而下的注意和工作记忆等方面的处理。SLF-Ⅱ 是背侧通路的重要部分，主要功能涉及视觉空间感知，并协同腹侧通路参与运动控制和视觉运动处理，协调诸如眼睛运动与物体的抓取等行为。SLF-Ⅱ 损伤可导致视神经共济失调。背侧通路还参与工具的使用过程，故优势半球的 SLF-Ⅱ 损伤将导致工具失用。SLF-Ⅲ 在语言网络中发挥重要作用，包括发音加工和听觉语言理解。SLF-Ⅲ 还与运动控制有关，特别是运动规划、运动图像和姿势变化的识别。非优势半球的 SLF-Ⅲ 参与空间知觉的形成和本体感觉信息的处理，如自我面部的识别等。

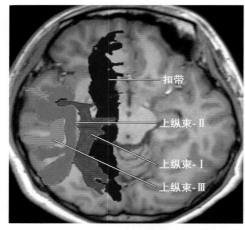

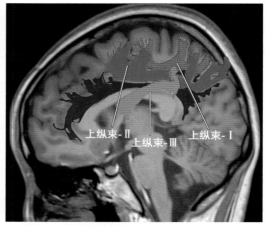

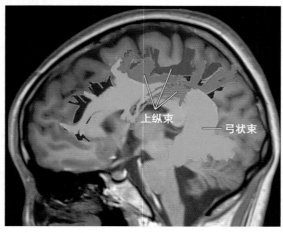

图 6-18 上纵束及弓状束模式图

（二）弓状束

弓状束（arcuate fasciculus, AF）可分为前段、后段和长段，前段与 SLF-Ⅱ 腹侧相伴水平走行于外囊和脑岛背侧，连接缘上回与额中回和额上回（岛盖部和腹侧运动前皮质）。后段由颞中回中后 1/3 处和颞下回发出，垂直走行至角回。长段位于最内侧，呈弓状从岛叶尾部环绕，经顶盖及额盖，联系额上回和额中回、运动前皮质和颞叶新皮质。

弓状束与上纵束功能上有许多协同作用，被称为 SLF 的第四部分。弓状束联络听觉区域与语言区，在声音刺激的空间属性处理和音系处理过程中发挥主要作用，优势半球中弓形束损伤会导致传导性失语。弓状束还参与言语工作记忆、语音流畅性、词汇检索等，损伤将导致命名不能。弓状束参与视觉与非视觉信息的整合，损伤可能导致失读症。非优势半球中弓状束或参与社会认知的处理，在复杂视觉搜索等注意网络中发挥作用，同时还与韵律加工有关，右侧弓状束发育不良会导致乐感缺失症。

（三）中纵束

中纵束（middle longitudinal fasciculus, MdLF）位于上纵束/弓状束内侧，从颞极起始走行至颞上回尾部，向背侧延伸至角回。中纵束在优势半球参与语义处理，损伤与单词理解和命名障碍显著相关，但不影响发音和流利程度；在非优势半球与注意加工有关。

（四）外囊和极外囊

外囊（external capsule）位于屏状核和壳核间，由 3 个纤维束从前至后排列组成：钩突束、下额枕束和屏状核皮质纤维。屏状核皮质纤维起源于背侧屏状核，并附着于屏状核细胞上，下额枕束在下界沟下移行为屏状核皮质纤维。极外囊（extreme capsule）位于岛叶表面与屏状核之间，从额下回经颞上回，延伸到顶下小叶。极外囊可分为额段、颞段和顶段。额段位于额下回三角部和额盖，颞段经由颞上回前-中部，顶段位于顶下小叶（角回）。极外囊被认为在高级语言理解中发挥作用。

（五）下纵束

下纵束（inferior longitudinal fasciculus, ILF）是连接枕叶与前颞叶的长纤维束。下纵束与钩束均与前颞叶相连接，共同组成了颞后区、枕叶与额叶之间的间接通路，参与语言和语义处理。下纵束位于额-枕下束的腹侧，二者均行走于颞叶与枕叶深部，终止于颞枕区的后部，尤其是梭状回、舌回以及枕叶皮质的外侧面（图 6-19）。下纵束与弓状束和垂直枕束在颞下回后部均有纤维联系，使该脑区成为腹侧通路与背侧通路相联系的重要部位。下纵束还与视放射相邻。

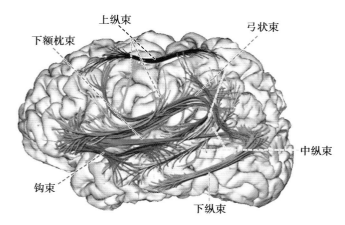

图 6-19　下纵束模式图

下纵束参与视觉信息的处理和调节，与视觉引导下决定和行为的产生有关。下纵束还参与面容识别、词汇和语义的处理、阅读、情绪调节、视觉记忆等过程。因此，下纵束的损伤可以导致视觉相关的神经心理学损伤（如视觉失认、面容失认、失读等），并构成精神分裂症患者的视幻觉与情感障碍以及孤独症谱系疾病情绪障碍的病理生理学基础。

（六）钩束

钩束（uncinate fasciculus, UF）是边缘系统的一部分，沿外侧裂底部呈钩状走行。钩束可分为三部分：背/颞段、中/岛段、腹/额段。

颞段起源于钩回、内嗅和旁嗅皮质以及颞极/前颞叶。钩回是嗅觉皮质的一部分，内嗅区与海马的情景记忆功能相关，旁嗅皮质与物体知觉与物体记忆有关。颞极是前颞叶的组成部分，而前颞叶与在语义记忆以及社会和情感相关概念的编码和存储有关。前颞叶解剖结构和功能对应关系为：背侧—听觉；腹侧—视觉；内侧—嗅觉；颞极—多种感觉。

钩束离开颞叶后，向上通过杏仁核的外侧核，经岛叶边缘，接近或通过外囊和极外囊。钩状束的岛段位于下额枕束的下部。此后，钩束呈扇形水平进入眶额回，并分为两个分支，一个较大的腹外侧支和一个较小的内侧支。腹外侧支终止于外侧眶额回，内侧支终止于额极。

（七）扣带

扣带（cingulum bundle）为边缘系统的联合束，起自眶额回，沿胼胝体背面形成一个弧形结构，最终到达海马旁回（内嗅区）。扣带不仅参与额叶、顶叶、颞叶内侧的连接，同时也联系扣带回与皮质下区域。沿着扣带走行，不断有新的纤维束离开或加入，扣带的组成也随之发生变化。根据解剖部位的不同，扣带可分为腹侧部与背侧部，也可分为以下五部分：膝部、前扣带、中扣带、胼胝体上部以及海马旁部。

扣带与执行能力、情绪、疼痛（背扣带回）和情景记忆（海马旁扣带）有关。精神分裂症、抑郁症、创伤后应激障碍、强迫症、孤独症谱系疾病、轻度认知障碍以及阿尔茨海默病等疾病可能与扣带异常有关。扣带存在大量的平行通路以及广泛的功能分布，因此扣带回束病变通常只产生轻微的功能缺陷。

（八）额枕束

额枕束（fronto-occipital fasciculus，FOF）是连接额叶与枕叶、颞叶的长纤维。分为上额枕束和下额枕束。

上额枕束起源于额上回和额中回的前部和中间部分，沿侧脑室向后行走，终止于顶上小叶。上额枕束可

以将视觉信息传递到前额叶，参与视觉信息的处理，同时与空间意识和视觉忽视有关。

下额枕束是连接枕叶、颞叶基底部、顶上小叶与额叶的最长联合束。下额枕束包括表层和深层两部分。表层通路终止于额下回。深层通路根据连接部位的不同，分为后部、中部、前部三部分，后部通路终止于额中回以及背外侧前额叶皮质，中部通路终止于额中回和外侧眶额回，而前部通路终止于眶额回与额极。下额枕束是多功能纤维束，表层通路和深层通路的后部与语义处理有关，深层通路的中部可能在多模态感觉-运动整合中起作用，而深层通路的前部与情感和行为产生有关（图 6-20，表 6-3）。

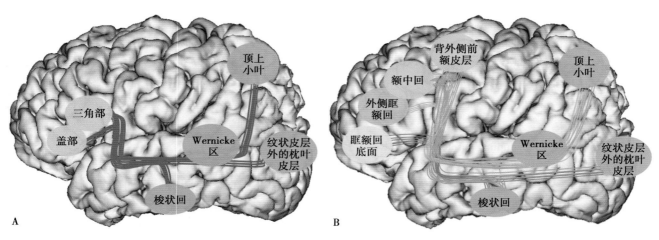

图 6-20　下额枕束的模式图

A. 表层通路；B. 深层通路。

表 6-3　长联合纤维的起止部位一览表

联合纤维		起始部位	终点部位
上纵束	SLF-Ⅰ	楔前叶	额上回辅助运动区
	SLF-Ⅱ	角回	额中回尾部
	SLF-Ⅲ	缘上回	额下回后部（岛盖部、三角部）
弓状束	前段	缘上回	额中回、额上回
	后段	颞中回后 1/3、颞下回	角回
	长段	颞上回、颞中回、颞下回	额上回、额中回
中纵束		颞极	角回
下纵束		前颞叶	梭状回、舌回、枕叶皮质
钩束		钩回、内嗅区、旁嗅皮质、前颞叶	眶额回、额极
扣带		眶额回	海马旁回（内嗅区）
额枕束	上额枕束	额上回、额中回前部及中部	顶上小叶
	下额枕束表层通路	顶上小叶、枕叶	额下回
	下额枕束深层通路	顶上小叶、枕叶	额中回、背外侧前额叶皮质、额中回、眶额回、额极

四、连合纤维的解剖及功能

连合纤维（commissural fibers）是连接两侧大脑半球的纤维，包括前连合、后连合、海马连合、胼胝体（图6-21）。

（一）前连合

前连合（anterior commissure）是横过中线的一小束

纤维，位于穹窿柱前方，是第三脑室前壁的一部分。前连合可分为前肢和后肢，前肢较小，连接两侧嗅前核及初级嗅皮质；后肢较粗大，穿过苍白球的基底部分，垂直于视束，经钩束的内侧至颞区，主要连接两侧颞中回、颞下回和梨状回（梨状区），有少部分纤维可至枕叶。前连合参与嗅觉传导通路，在双侧大脑半球视觉、听觉等信息传递中起重要作用。

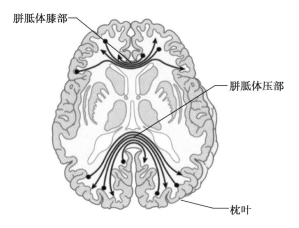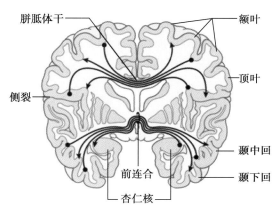

图6-21　连合纤维模式图

（二）后连合

后连合（posterior commissure）是位于皮质下、中脑的纤维束，位于上丘的前侧，松果体的下方，是中脑向间脑移行的标志。后连合纤维的头侧、外侧和腹侧均由细胞所环绕，这些细胞称后连合核。组成后连合的纤维主要包括：①起自苍白球的纤维，部分终于中脑被盖、红核，部分终于Cajal核、Darkschewitsch核；②起自顶盖前区的纤维，终于对侧埃-魏核，构成瞳孔反射通路；③左右上丘间的连合纤维；④皮质顶盖纤维，终于上丘的带状层。后连合可能参与介导瞳孔对光反射、瞳孔调节反射，与视觉和眼球运动相关。

（三）穹窿

穹窿（fornix）是由海马至下丘脑乳头体的弓形纤维束，其纤维起自穹窿伞，在胼胝体压部的下方形成穹窿脚，两侧穹窿脚经胼胝体下方前行并互相靠近，其中一部分纤维越至对侧，连接对侧的海马，称海马连合（hippocampal commissure），是一个三角形的横向结构。两侧穹窿在胼胝体下方、侧脑室体交界处的中线上合并，形成穹窿体；在室间孔水平，穹窿再次横向分裂成两肢，形成穹窿柱。穹窿柱的大部分纤维形成连合后穹窿，到达乳头体，通过乳头丘脑束至前部丘脑。穹窿是帕佩兹环路（Papez环路）的一部分，与情绪表达相关，在记忆的形成和巩固中也起着重要的作用（图6-22）。

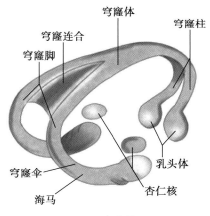

图6-22　穹窿模式图

（四）胼胝体

胼胝体（corpus callosum）是两半球间最大的连合纤维束，位于大脑纵裂的底部，在脑的正中矢状切面上呈弯弓形。从解剖学的角度，胼胝体可分为嘴部、膝部、体部、峡部和压部。胼胝体腹侧前端处称为嘴部，向下与第三脑室前壁的终板相接。嘴部的背侧面弯曲处称为膝部。膝部的纤维连接两侧前额叶皮质和前扣带区，构成侧脑室额角的前壁，形成额钳（或小钳）。体部纤维连接两半球额叶的后部和顶叶，形成侧脑室体部的顶部。体部和压部之间小的连接部分称峡部，是胼胝体的狭窄部分，其纤维连接双侧中央前回、中央后回和初级听觉区。压部是胼胝体最厚的部分，其纤维连接两侧的颞叶和枕叶,形成枕钳(或大钳)。其余纤维呈放射状至两侧大脑皮质的各部,称为胼胝体放射。

除了连接双侧大脑半球皮质的纤维之外,丘脑放射纤维投射到额、顶、枕叶的行程中也有一部分加入胼胝体。靠近胼胝体时,丘脑放射向内侧进入胼胝体体部及压部的下面,然后向对侧走行,一部分到达对侧大脑半球皮质,另一部分返回对侧丘脑。

胼胝体主要与双侧大脑半球间信息的传递与整合密切相关,胼胝体受损可出现打字困难等双手协调能力下降的表现;胼胝体还与认知功能相关,胼胝体萎缩可出现记忆力减退等认知功能障碍。

(孙　伟　张　玮)

第四节　大脑皮质信息处理等级架构一般原理

按照大脑皮质"双系"分化理论,大脑皮质分化存在2个起源,并形成2个分化方向(见本章第一节)。起源于旧皮质的大脑皮质,包括眶额回、颞极、岛叶前部,颞下区视觉皮质、外侧面躯体感觉和听觉皮质等,主要参与客体属性信息的处理,被称为"what"通路("what" stream)。起源于古皮质的大脑皮质,包括海马旁回、扣带回、额叶及顶枕叶内侧面,主要参与空间、客体运动信息处理,称为"where"通路("where"stream)。在上述两个平行通路中,大脑皮质将遵循由皮质分化程度和纤维联系决定的等级原则完成信息的处理。

如前所述,绝大多数皮质-皮质纤维联系存在于构筑上分化程度接近的皮质区域之间。一个特定皮质区域可向上游更高分化皮质发出反馈投射,也可向下游更低分化皮质发出前馈投射。分化越高的皮质,其纤维联系较为局限;分化越低的皮质,纤维联系较为广泛。原始躯体感觉皮质只与对应的单一模态联合皮质相联系(唯一例外是原始感觉皮质与原始运动皮质存在纤维联系)。单一模态联合皮质联系广泛,既与对应的原始感觉皮质联系,又与多模态联合皮质联系;多模态联合皮质既和单一模态联合皮质联系,也和旁边缘皮质联系。旁边缘皮质介于多模态联合皮质和边缘皮质之间,与二者均有纤维联系。边缘皮质(包括杏仁核、海马、梨状皮质)彼此之间联系广泛,且通过下丘脑与垂体、脑干网状结构、基底前脑等联系密切。大脑皮质信息处理的等级架构模式见图6-23。

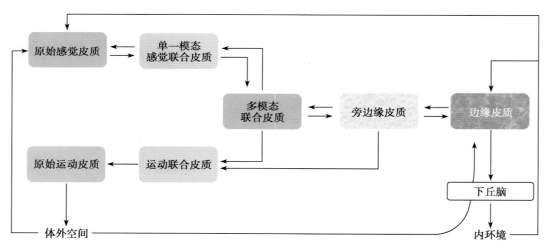

图6-23　大脑皮质信息处理等级架构模式图

上述大脑皮质等级架构对信息处理有重要意义。大脑皮质对感觉信息的处理需要从简单元素向元素整合逐渐过渡。原始感觉皮质神经元只对该感觉模态的简单特征(特定质地、波长或声频等)敏感,高级感觉皮质则选择性地对不同特征的组合敏感。例如原始视觉皮质对点状或线段样光线敏感,而视觉联合皮质(枕叶外侧面、底面)则对特定视觉特征组合如形状、颜色、面容等敏感。高级感觉皮质的单个神经元需要接受来自不同皮质区(皮质-皮质)和皮质下(如丘脑-皮质)多重前馈传入,并发出反馈投射至广泛低级感觉皮质,以完成对感觉特征的提取和整合。

(张　玮　刘兴洲)

参考文献

[1] ASHTARI M. Anatomy and functional role of the inferior longitudinal fasciculus:a search that has just begun[J]. Dev Med Child Neurol,2012,54(1):6-7.

[2] BRODMANN K. Brodmann's:Localisation in the Cerebral

Cortex[J]. journal of anatomy,1994.

[3] BRODMANN K. Vergleichende Lokalisationslehre Der Grosshirnrinde in Ihren Prinzipien Dargestellt Auf Grund Des Zellenbaues[M]. Leipzig:Barth,1909.

[4] BUBB EJ, METZLER-BADDELEY C, AGGLETON JP. The cingulum bundle:Anatomy, function, and dysfunction[J]. Neurosci Biobehav Rev,2018,92:104-127.

[5] CASPERS S,AMUNTS K,ZILLES K. Posterior parietal cortex:multimodal association cortex[J]. The human nervous system,2012:1036-1055.

[6] CASPERS S, EICKHOFF SB, GEYER S,et al. The human inferior parietal lobule in stereotaxic space[J]. Brain Struct Funct,2008,212(6):481-495.

[7] EBELING U,VON CRAMON D. Topography of the uncinate fascicle and adjacent temporal fiber tracts[J]. Acta Neurochir,1992,115(3-4):143-148.

[8] GALLETTI C, BATTAGLINI P P, FATTORI P. Functional properties of neurons in the anterior bank of the parieto-occipital sulcus of the macaque monkey[J]. European Journal of Neuroscience,1991,3(5):452-461.

[9] GEYER S,LUPPINO G,ROZZI S. Motor Cortex[J]. The human nervous system,2012:1012-1035.

[10] HAU J,SARUBBO S,HOUDE J C,et al. Revisiting the human uncinate fasciculus, its subcomponents and asymmetries with stem-based tractography and microdissection validation[J]. Brain Structure and Function, 2017, 222(4): 1645-1662.

[11] HERBET GUILLAUME, ILYESS ZEMMOURA, HUGUES DUFFAU. Functional anatomy of the inferior longitudinal fasciculus:from historical reports to current hypotheses[J]. Frontiers in neuroanatomy,2018,12:77.

[12] INSAUSTI R, AMARAL D G. Hippocampal formation[M]. The Human Nervous System: Second Edition, 2003, 871-914.

[13] LAVRADOR J P, FERREIRA V, LOURENCO M, et al. White-matter commissures:a clinically focused anatomical review[J]. Surg Radiol Anat,2019,41(6):613-624.

[14] LUPPINO G, RIZZOLATTI G. The organization of the frontal motor cortex[J]. Physiology,2000,15(5):219-224.

[15] MAKRIS N,PANDYA DN. The extreme capsule in humans and rethinking of the language circuitry[J]. Brain Structure & Function,2009,213(3):343-358.

[16] MAKRIS N, PAPADIMITRIOU G M, KAISER J R, et al. Delineation of the Middle Longitudinal Fascicle in Humans: A Quantitative, In Vivo, DT-MRI Study[J]. Cerebral Cortex,2009,19(4):777-785.

[17] MALIKOVIC A, AMUNTS K, SCHLEICHER A,et al. Cyto-architectonic analysis of the human extrastriate cortex in the region of V5/MT+:a probabilistic, stereotaxic map of area hOc5[J]. Cerebral cortex,2007,17(3):562-574.

[18] MATELLI M,LUPPINO G,RIZZOLATTI G. Patterns of cytochrome oxidase activity in the frontal agranular cortex of the macaque monkey [J]. Behavioural brain research, 1985,18(2):125-136.

[19] MEOLA A,COMERT A,YEH F C,et al. The controversial existence of the human superior fronto-occipital fasciculus: Connectome-based tractographic study with microdissection validation [J]. Human Brain Mapping, 2015, 36(12): 4964-4971.

[20] MOREL A,GALLAY M N,BAECHLER A,et al. The human insula:architectonic organization and postmortem MRI registration[J]. Neuroscience,2013,236:117-135.

[21] NIEUWENHUYS R, BROERE CAJ, CERLIANI L. A new myeloarchitectonic map of the human neocortex based on data from the Vogt-Vogt school [J]. Brain Structure and Function,2015,220(5):2551-2573.

[22] MAKRIS N, KENNEDY D N, MCINERNEY S, et al. Segmentation of subcomponents within the superior longitudinal fascicle in humans:a quantitative, in vivo, DT-MRI study [J]. Cereb Cortex,2005,15(6):854-869.

[23] PALOMERO-GALLAGHER N, EICKHOFF S B, HOFFS-TAEDTER F, et al. Functional organization of human subgenual cortical areas:relationship between architectonical segregation and connectional heterogeneity [J]. Neuroimage,2015,115:177-190.

[24] PALOMERO-GALLAGHER N, KEDO O, MOHLBERG H, et al. Multimodal mapping and analysis of the cyto-and receptorarchitecture of the human hippocampus [J]. Brain Structure and Function,2020:1-27.

[25] PALOMERO-GALLAGHER N, VOGT BA, SCHLEICHER A,et al. Receptor architecture of human cingulate cortex: evaluation of the four-region neurobiological model[J]. Human brain mapping,2009,30(8):2336-2355.

[26] PANDYA D N, YETERIAN E H. Cerebral Cortex:Architecture and Connections-ScienceDirect [J]. Encyclopedia of the Neurological Sciences,2003:594-604.

[27] PATEL M D, TOUSSAINT N, CHARLES-EDWARDS G D, et al. Distribution and fiber field similarity mapping of the human anterior commissure fibers by diffusion tensor imaging[J]. MAGMA 2010,23(5-6):399-408.

[28] PETRIDES M, PANDYA D N. Comparative architectonic analysis of the human and the macaque frontal cortex[J]. Handbook of Neuropsychology,1994(9):17-58.

[29] PETRIDES M,PANDYA D N. The frontal cortex[J]. The

human nervous system,2012:988-1011.

[30] PITZALIS S,FATTORI P,GALLETTI C. The human cortical areas V6 and V6A[J]. Visual neuroscience, 2015, 32:E007.

[31] PITZALIS S,SERENO M I,COMMITTERI G,et al. Human V6:the medial motion area[J]. Cerebral cortex, 2010, 20 (2):411-424.

[32] RIZZOLATTI G,LUPPINO G,MATELLI M. The organization of the cortical motor system:new concepts[J]. Electroencephalography and clinical neurophysiology, 1998, 106 (4):283-296.

[33] ROTTSCHY C,EICKHOFF S B,SCHLEICHER A, et al. Ventral visual cortex in humans:cytoarchitectonic mapping of two extrastriate areas[J]. Human brain mapping,2007, 28(10):1045-1059.

[34] SARUBBO S,BENEDICTIS A,MALDONADO I L,et al. Frontal terminations for the inferior fronto-occipital fascicle: anatomical dissection, DTI study and functional considerations on a multi-component bundle[J]. Brain Structure and Function,2013,218(1):21-37.

[35] SCHEPERJANS F,EICKHOFF S B,HOMKE L,et al. Probabilistic maps,morphometry,and variability of cytoarchitectonic areas in the human superior parietal cortex[J]. Cerebral cortex,2008,18(9):2141-2157.

[36] SCHEPERJANS F,HERMANN K,EICKHOFF S B,et al. Observer-independent cytoarchitectonic mapping of the human superior parietal cortex[J]. Cerebral Cortex,2008,18 (4):846-867.

[37] SERENO M I,DALE A M,REPPAS J B,et al. Borders of multiple visual areas in humans revealed by functional magnetic resonance imaging[J]. Science, 1995, 268 (5212): 889-893.

[38] TOOTELL RBH, HADJIKHANI N K, MENDOLA J D, et al. From retinotopy to recognition:fMRI in human visual cortex[J]. Trends in cognitive sciences, 1998, 2 (5): 174-183.

[39] HARTEVELT TJ, KRINGELBACH ML. The olfactory system[J]. The human nervous system,2012:1219-1238.

[40] VOGT O. Die myeloarchitektonische Felderung des menschlichen Stirnhirns [J]. Psychologie und Neurologie, 1910,15:221-232.

[41] VOGT B A. Structural organization of cingulate cortex:areas,neurons,and somatodendritic transmitter receptors[M]. Birkhäuser,Boston,1993,19-70.

[42] VOT B A. Midcingulate cortex:structure, connections, homologies, functions and diseases [J]. Journal of chemical neuroanatomy,2016,74:28-46.

[43] VOGT B A,VOGT L,LAUREY S. Cytology and functionally correlated circuits of human posterior cingulate areas[J]. Neuroimage,2006,29(2):452-466.

[44] VON DER HEIDE, R J SKIPPER, L M KLOBUSICKY,et al. Dissecting the uncinate fasciculus:disorders, controversies and a hypothesis[J]. Brain 2013,136(6):1692-1707.

[45] WANG X,PATHAK S,STEFANEANU L,et al. Subcomponents and connectivity of the superior longitudinal fasciculus in the human brain[J]. Brain Structure and Function, 2016,221(4):2075-2092.

[46] ZILLES K,AMUNTS K. Architecture of the cerebral cortex [J]. The human nervous system,2012:836-895.

[47] ZILLES K,PALOMERO-GALLAGHER,AMUNTS K. Cytoarchitecture and maps of the human cerebral cortex[J]. Brain mapping:an encyclopedic reference, 2015, 2: 115-135.

第七章　癫痫外科的相关病理

近年来,随着现代影像学、神经电生理技术及功能神经外科的迅猛发展,使得传统影像技术不能分辨的脑内病灶得以发现,影像学没有阳性发现的病例,也可以通过先进的电生理技术精确定位致痫区。外科手术切除致痫区逐步成为治疗和控制难治性癫痫的有效途径。难治性癫痫的患者中约有一半可以通过手术治愈,或术后再辅以抗癫痫药物得以控制癫痫发作。越来越多的癫痫外科手术切除的致痫区标本为癫痫的神经病理学研究提供了新的平台和机遇,而致痫区标本复杂多样的病理学改变也对神经病理医师提出了新的挑战。

癫痫的发生与许多因素有关,如发育畸形、肿瘤、缺氧、外伤、感染、血管异常、代谢障碍、变性及遗传缺陷等。2017 年,Blümcke 等回顾性分析了来自 12 个欧洲国家 36 个癫痫中心近万例耐药性癫痫的病理组织学,结果显示排在前三位的依次是海马硬化(36.4%)、脑肿瘤(23.6%)以及皮质发育畸形(malformation of cortical development,MCD)(19.8%)。成人和儿童最主要的病理类型分别是海马硬化和 MCD,而局灶性皮质发育不良(focal cortical dysplasia,FCD)又是 MCD 中最常见的病理表现形式。我们曾经开展了连续 435 例国人难治性癫痫的病理学研究,分析结果表明:常见的病理学类型依次为皮质发育畸形(MCD)(57.2%)、瘢痕性脑回(22.8%)和肿瘤(11.7%)。以 FCD、结节性硬化症(tuberous sclerosis complex,TSC)、半侧巨脑畸形(hemi-megalencephaly,HMEG)等为代表的皮质发育畸形以及以节细胞胶质瘤(ganglioglioma,GG)为代表的低级别胶质神经元肿瘤性病变是难治性癫痫常见的病理学表现,占总例数的 69% 以上,而其中又以 FCD 更为常见。与此同时,海马硬化可发生于 17% 的病例且多伴发于局灶性皮质发育不良、瘢痕或肿瘤患者。在本章仅选取部分与慢性癫痫,特别是与难治性癫痫密切相关的颅内病变的病理学改变加以描述。

(朴月善　卢德宏)

第一节　海马硬化

对于海马硬化(hippocampus sclerosis,HS),不同的研究者基于解剖部位以及可能的病因使用过不同的名词进行描述,如颞叶内侧硬化(mesial temporal sclerosis,MTS)、Ammon 角硬化(Ammon horn sclerosis,AHS)等,有时这些名词在使用的过程中还互相替代。但从解剖学角度讲,广义的海马结构包括海马、齿状回和下托三部分,而 Ammon 角仅仅指的是狭义的海马。在冠状切面上,海马可以分为 CA1、CA2、CA3 和 CA4 四个区域,齿状回颗粒细胞呈"C"形骑跨着 CA4 区神经元。从组织学角度讲,海马和齿状回都属于拥有 3 层细胞结构的古皮质。从功能学角度讲,海马的不同区域对缺血/缺氧的敏感性不同,CA1 区为易损区,CA2 为耐受区。因此,海马硬化是一个概况性的名词,指的是整个海马结构的改变,包括海马和齿状回两部分的病理改变。而 Ammon 角硬化仅指局限于海马的病理改变。颞叶内侧硬化包含的内容更为广泛,它包括海马、杏仁核以及近中线颞叶皮质的病理改变。通常典型的颞叶癫痫外科送检标本中,难以包含所有的颞叶内侧结构。因此,在诊断外科病理学中,如果能保证送检的海马组织解剖结构的完整性,常使用"海马硬化"或"Ammon 角硬化"的诊断名称。如果送检的标本中没有见到杏仁核和近中线颞叶皮质的结构,一般不使用"颞叶内侧硬化"这一命名。

虽然迄今为止海马硬化和癫痫发作的因果关系尚无定论,但海马硬化确实是颞叶癫痫手术切除标本中最常见的病理变化。随着影像学技术的普及和发展,影像学检查在海马硬化的诊断中发挥着重要的作用。目前用 MRI 诊断海马硬化的敏感性可以达到 98%。海马硬化的 MRI 特征包括:海马萎缩,海马内部形态结构的丢失,T2 像信号升高,T1 像信号降低。海马硬化通常为单侧病变,但尸检研究发现,24%～31% 的颞叶癫痫病例有双侧的海马硬化。

海马硬化的病理形态学诊断标准包括:大体表现为海马萎缩,质地硬韧。镜下表现为海马不同区域锥体神经元不同程度的丢失及胶质细胞的增生。

应用免疫组织化学的方法可以很好地显示海马及齿状回的病理改变,神经元表达 NeuN 和 NF,增生的星形胶质细胞表达 GFAP。神经病理学家们常用定量或半定量的组织学分析方法评价海马硬化中神经元缺失的严重程度,从而对海马硬化进行分级。一种可靠的神经病理分类系统应该能够更明确地区分各种亚型并且能够更好地预测患者的预后。

2007 年 Blümcke 等使用统计学的方法(聚类分析)区分出 5 种不同的海马硬化模式,并且进行了临床病理联系的分析,发现这种分类能够很好地预测预后。海马神经元丢失的 5 种组织学类型如下,1a 型:CA1 区神经元重度脱失,同时伴有 CA3、CA4 区及齿状回颗粒细胞层神经元中度脱失,CA2 区神经元无明确脱失;1b 型:所有亚区神经元均重度脱失;2 型:CA1 区神经元重度脱失,而其余各区神经元仅有轻度脱失;3 型:CA4 区及齿状回颗粒细胞层神经元重度脱失,CA2、CA3 区神经元中度脱失,CA1 区神经元轻度脱失;4 型即无海马硬化型:与对照组相比海马各亚区神经元无明显脱失。我们参考 Blümcke 等(2007)的分类方法,针对 51 例颞叶

内侧硬化病例的脑组织标本以 NeuN 免疫组织化学染色对神经元进行标记并计数。结果显示 51 例中以 1 型(76.47%)为主(图 7-1),与 Blümcke 等的研究结果(71.35%)基本一致,即大多数病例表现为 CA1 区神经元严重缺失,而其他亚型神经元亦有不同程度缺失。统计分析显示,早期突发事件(如产伤、热性惊厥、颅脑创伤及脑膜炎)、首次癫痫发作年龄、癫痫病程及潜伏期等因素在不同亚型之间存在明显差异。而且,突发事件发生年龄越早(<4 岁)CA1 区神经元缺失越严重,若患者突发事件发生年龄早于 2 岁时,其神经元缺失范围更为广泛。这种新型的海马硬化分型方法对癫痫患者手术预后亦具有较好的预测价值。51 例海马硬化患者术后 1 年癫痫发作总的控制率约为 84.44%,其中以 1 型预后最佳,癫痫控制率可达 94.29%,而其他非典型性海马硬化病例术后癫痫控制率较低,仅为 50%。

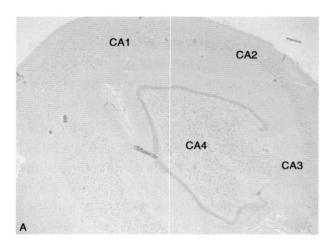
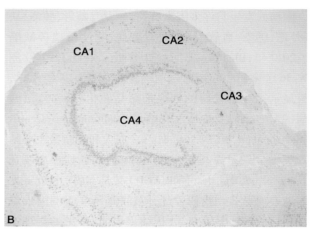

图 7-1　海马硬化(NeuN 免疫组化染色)
A. 正常海马结构;B. 海马硬化 1 型,表现为 CA1 和 CA4 区神经元重度缺失,CA3 区重度缺失。

有文献报道,在海马硬化的标本中,近半数病例同时伴有齿状回颗粒细胞的改变。包括颗粒细胞层变薄、离断、离散及异位等。Houser 于 1990 年首次描述了颗粒细胞层的离散现象。正常情况下,齿状回颗粒细胞排列呈整齐的带状。而离散的颗粒细胞像是从正常完整的颗粒细胞层中分离出去,浸润到分子层内,从而形成更宽的颗粒细胞带,或使颗粒细胞带边界不规则,呈波浪状。离散出去的颗粒细胞胞体常拉长或呈纺锤状,类似于正在迁移的神经元。有时可以见到齿状回颗粒细胞排列成双层或呈巢状。

2013 年国际抗癫痫联盟(ILAE)发表了颞叶癫痫相关性海马硬化的国际专家共识,将海马硬化分为 4 个亚型:海马硬化 ILAE 1 型,CA1 及 CA4 区神经元重度脱失

伴胶质细胞增生,CA2 及 CA3 从无神经元脱失到重度脱失程度不定,齿状回可以正常或者出现神经元离散甚至重度脱失(可为局部病变);海马硬化 ILAE 2 型,CA1 区神经元中-重度脱失及胶质细胞增生,CA2~4 区神经元从无脱失到中度脱失程度不定,齿状回可以正常或者表现为神经元离散(可为局部病变);海马硬化 ILAE 3 型,CA4 区神经元中-重度脱失及胶质细胞增生,CA1~3 区神经元从无脱失到中度脱失程度不等,齿状回可以正常或者出现神经元离散甚至重度脱失(可为局部病变);无海马硬化型,CA1~4 仅有胶质细胞增生而无神经元脱失,齿状回可正常或表现为神经元离散(可为局部病变)。应用这种分型方法,进行临床病理相关性分析后发现 HS ILAE 1 型的患者多因 5 岁以前的诱因而

致早年发病,术后癫痫控制效果良好。另一方面,HS ILAE 2 型及 3 型目前尚无系统的研究,但现有的研究结果提示这两型患者的术后癫痫控制效果较差,而且包括起病年龄在内的相关癫痫病史也各有不同。

总之,这种分类系统对于今后临床方面深入进行临床决定因素如颞叶癫痫术后记忆、学习的心理-生理预后的研究,以及病理生理学方面进行颞叶硬化相关的病理机制的分子生物学和电生理研究都将发挥重要的作用,并帮助我们更好地理解颞叶癫痫。

(朴月善　付永娟　卢德宏)

第二节　皮质发育畸形

皮质发育畸形是癫痫的一个重要而常见的病因,长期以来人们对于皮质发育畸形的认识未统一,有关的命名多种多样,如:"皮质发育障碍"(disorder of cortical development)、"皮质发育不良"(cortical dysplasia,CD)、"皮质发育不全"(cortical dysgenesis)、"神经元迁移障碍"(neuronal migration disorders,NMDs)等。命名的混乱不利于临床医师和病理医师之间的交流,容易造成混淆,也不利于基础研究的进行。1996 年 Kuzniecky 和 Barkovich 首次提出"皮质发育畸形"这一命名,2004 年以 Palmini 为代表的专家组建议,将所有由于异常的皮质发育而导致的畸形统一命名为 MCD,而 CD、NMDs 则应被视为 MCD 的亚型。正常的人脑发育是一个复杂而又精密的过程,并分成互为联系、又相互重叠的三个阶段:①脑室周围生发基质中原始神经细胞的增殖与分化阶段;②成神经细胞的迁移阶段;③迁移后的皮质整合阶段。其中任何一个阶段受到遗传因素或周围环境中有害因素的影响均会导致 MCD 的发生。由于影响因素的性质、作用的环节及影响程度不同,所产生的 MCD 的病理学表现也各不相同。

关于 MCD 的分类,既有简单的分类也有复杂的分类,Barkovich 分类系统特别值得我们关注,2001 年由 Barkovich 提出,2012 年做了修订(表 7-1),这一分类以胚胎学和遗传学为基础,加入组织学、病理学以及影像学标准。它的优点是将各种类型的 MCD 在胚胎学与病理生理学的框架内进行归类,强调 MCD 与脑发育特殊阶段的异常之间的关联,帮助我们更广泛地理解复杂的 MCD。

一、灰质异位

异位神经元可以在脑组织的不同部位出现,包括皮质分子层、皮质下和深部白质。正常情况下,皮质分子

表 7-1　皮质发育畸形分类

Ⅰ. 神经元和神经胶质增殖/凋亡异常导致的畸形
 A. 增殖减少/凋亡过度:重度先天性小头畸形
 B. 增殖过度/凋亡减少:巨脑回畸形(包括先天性及婴儿早期)
 C. 伴有异常细胞增殖的非肿瘤性皮质发育不全
  (1) 弥漫性皮质发育不全(常染色体显性遗传)
  (2) 局灶或多灶的皮质或皮质下发育不全
   (a) 半侧巨脑回畸形
   (b) 伴有神经皮肤综合征的半侧巨脑畸形
   (c) FCD Ⅱa
   (d) FCD Ⅱb
   (e) 伴有 9q34.13 TSC1 基因突变的结节性硬化症
   (f) 伴有 16p13.3 TSC2 基因突变的结节性硬化症
   (g) 伴有半侧巨脑畸形的结节性硬化症
 D. 伴有异常细胞增殖的肿瘤性皮质发育不全
  (1) 伴有原始细胞的肿瘤性发育不全:胚胎发育不良性神经上皮肿瘤
  (2) 伴有成熟细胞的肿瘤性发育不全
   (a) 节细胞胶质瘤
   (b) 节细胞瘤

Ⅱ. 神经元迁移障碍导致的畸形
 A. 脑室周围神经元迁移异常导致的畸形:脑室旁灰质异位
 B. 源于广泛 transmantle 迁移异常的畸形(放射状和非放射状)
 C. 可能源于晚期的放射状或水平方向迁移异常的畸形
  (1) 皮质下灰质异位(不包括皮质下带状异位)
  (2) 皮质下结节状发育不良
 D. 迁移终末期异常或软脑膜界膜异常导致的畸形

Ⅲ. 神经元迁移后发育异常导致的畸形
 A. 多小脑回畸形或类似多小脑回的皮质发育畸形
 B. 继发于先天性代谢紊乱的皮质发育不全(常染色体隐性遗传)
 C. 神经元迁移晚期发育异常导致的局灶皮质发育不良
  (1) 轻度皮质发育畸形(mMCD)
  (2) FCD Ⅰ 型
   (a) FCD Ⅰa 型
   (b) FCD Ⅰb 型
   (c) FCD Ⅰc 型
  (3) FCD Ⅲ 型
   (a) FCD Ⅲa 型(伴有海马硬化)
   (b) FCD Ⅲb 型(伴有肿瘤)
   (c) FCD Ⅲc 型(伴有血管畸形)
   (d) FCD Ⅲd 型(伴有幼年时期获得的其他病变)
 D. 迁移后发育性小头畸形

层和皮质下白质可见散在的异位神经元。但如果在白质中出现异位的灰质团或岛,则称为灰质异位(gray matter heterotopia),常常导致癫痫发作。根据异位灰质岛出现的部位不同,可以分为软脑膜、皮质下及室管膜下或脑室旁灰质异位。又根据病变的形态分为结节状和带状灰质异位。灰质异位可以与其他的神经元迁移障碍有联系,如结节状异位与多小脑回畸形关系密切,而带状异位与无脑回/巨脑回畸形有关。组织病理学上异位灰质内可见发育成熟的神经元和胶质细胞,细胞极向紊乱,无明显分层结构,同时可见血管、神经毡和少量髓鞘形成。

1. 室管膜下/脑室旁灰质异位(periventricular heterotopia,PH)　这是一种常见的灰质异位,它是由没有正常迁移的神经元呈结节状或巢状的聚集于脑室周围或室管膜下而形成的。临床以女性多见,常表现为癫痫发作。MRI可见白质内孤立的、沿脑室壁周围分布的圆形或椭圆形结节样病变,病灶信号与正常灰质信号相似。有时可见结节深入到侧脑室内,使得脑室壁的形态不规则。病变可以是单侧局限的、也可以是双侧局限或双侧弥漫的。室管膜下/脑室旁灰质异位可以单独发生,有时也合并其他的中枢神经系统畸形,如小脑扁桃体下疝畸形(Ⅱ型)、胼胝体发育不良等。脑室周结节状异位是X-连锁遗传性疾病,对男性患儿常是致死性的,连锁分析发现Xq28位点的基因异常。此外,家族性和散发病例已有Xq28位点 *FLNA* 基因突变的报道,该基因编码的filamin A蛋白对于整个神经元迁移过程都是至关重要的因子。

2. 皮质下灰质异位(subcortical heterotopia,SH)　皮质下灰质异位多为散发,较室管膜下/脑室旁灰质异位少见。Barkovich等认为部分表现为放射状的灰质异位(transmantle heterotopia),即旋涡状的结节从室管膜至皮质连续分布,其内的神经元呈柱状或曲线状排列。另一部分为结节状灰质异位,呈深部白质内多发的异位结节(图7-2)。总体上,大脑半球的受累部位会小于正常,大脑皮质显得很薄,有时甚至是小脑回。这些病变的组织和胚胎学发生尚不清楚,但可能是源于局部大脑形成晚期的异常迁移。

我们曾总结了5例罕见的皮质下多灶状巨大灰质异位的临床病理学特点,组织学示皮质下及深部白质可见多量大小不一、形态不规则的团块状灰质结构。免疫组织化学提示其内可见不同成熟阶段的神经元。其中1例同时伴有软脑膜下、脑室旁灰质异位及多小脑回形成,另有2例伴有多小脑回形成,1例伴海马硬化的病理表现。5例手术完整切除后,预后良好。

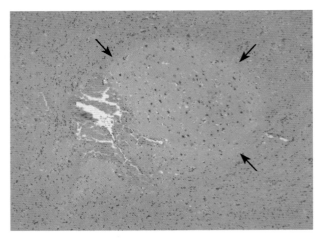

图7-2　结节型灰质异位
白质内可见异位的灰质团块(箭头);HE染色。

3. 皮质下带状异位(subcortical band heterotopia,SBH)　皮质下带状异位是由平行于皮质的带状灰质岛构成的,它借白质与正常的皮质分开,因而又称为"双皮质综合征"。带状异位的灰质是由没有完成迁移的神经元以及胶质细胞组成的,它的厚度因人而异。MRI表现为皮质下带状异位灰质,与脑皮质之间有线状的白质相隔。有研究发现神经系统的异常与异位灰质的厚度相关。现在已知皮质下带状异位是17号染色体的LIS1基因和X染色体的DCX基因(XLIS基因)的异常导致,其编码的蛋白LIS1和DCX在神经元移行过程中起关键作用。在家族性病例中,男性和女性的表现各不相同,男性表现为无脑回畸形,而女性则表现为皮质下带状异位。

二、多小脑回畸形

多小脑回畸形(polymicrogyria,PMG)多与宫内巨细胞病毒感染或缺血缺氧有关,但现在已发现一些双侧弥漫或部分多小脑回畸形具有家族性,表现为X连锁,提示其发生也与遗传有关。多小脑回畸形一般为双侧对称,也可不对称或单侧发生。病变范围可以是局限的或是弥漫的,病变部位多见于侧裂池周围、后枕叶及顶枕区。在常规MRI中的表现与局限性巨脑回相似,但皮质厚度较薄。在高分辨MRI中可以较清晰地显示皮质表面稍模糊,有而小的脑回,与皮质信号相同,其中可见细指状的灰白质连接,灰白质分界通常是清楚的。病理大体所见为皮质过度折叠,脑回增多、变小,个别脑回薄,互相融合或者堆砌在一起,外观呈细而密的鹅卵石样。组织学表现为皮质似密集的波浪状,皮质由2~4层组成,尤以4层结构最为常见。多小脑回畸形常合并其他的畸形如灰质异位、脑穿通畸形。

三、结节性硬化症

结节性硬化症（tuberous sclerosis，TSC）是常染色体显性遗传疾病，但散发的病例也很多见。TSC 主要是由位于染色体 9q34 上的 TSC1 基因或者染色体 16p13.3 上的 TSC2 基因发生种系突变所致。TSC1 和 TSC2 结合形成二聚体，负性调节哺乳动物西罗莫司靶蛋白（mTOR）的活性。TSC1 或者 TSC2 基因突变都可以通过激活 mTOR 信号通路从而导致细胞代谢发生异常。

结节性硬化主要的临床表现是难治性癫痫发作、精神发育迟缓及面部血管纤维瘤。结节性硬化可以影响多个系统包括：脑、心、肾、眼及皮肤，在中枢神经系统中最显著的异常是在大脑皮质中形成多个结节样病变，结节主要位于脑回顶部，颜色灰白，质地较硬。切面见皮质与白质的分界不清。组织学表现为皮质分层结构紊乱，出现形态异常神经元（dysmorphic neurons）和巨大细胞（giant cell），并伴有星形胶质细胞的异常增生，可见钙化。TSC 的组织学表型有时和 FCD Ⅱ 型难以鉴别。免疫组化染色提示上述异常细胞成分中 mTOR 通路的两种下游蛋白（4E-BP1 和 S6）呈高度活化状态。

除此之外，脑室周围常可见多个突向脑室腔的结节，形成影像学上的"烛滴（泪）样"改变。镜下结节由巨细胞和具有多形性的胶质细胞构成，并常常伴有钙化。

此外，TSC 还常合并有室管膜下巨细胞星形细胞瘤。

四、半侧巨脑回畸形

在脑组织的发育过程中，神经元和神经胶质异常过度增殖可以影响一侧大脑半球的一部分或整个半球的发育，从而形成半侧巨脑回畸形（hemimegalencephaly）。典型的临床表现为难治性癫痫、智力减退及单侧神经系统症状。半侧巨脑回畸形还可见于 Klippel-Trenauney 综合征、TSC 等。MRI 表现为两侧大脑半球不对称，至少一个脑叶增大，半数以上患者为一侧半球均增大，脑白质信号异常、体积增大。有时还伴有灰质异位和脑室扩大。病理学大体所见为一侧大脑半球弥漫性增大，常伴有同侧侧脑室扩张，中线结构向对侧偏移，灰白质分界不清。镜下见病变皮质明显增厚，出现许多大的、形态怪异的神经元从而使正常的皮质分层结构变得模糊不清。白质中也可见到一些大的神经元，其中包含许多粗糙的 Nissl 物质，形态类似于 FCD 中的形态异常神经元。此外，皮质和皮质下白质内伴有弥漫的胶质细胞增生，也可见到 FCD 中出现的气球细胞（balloon cell），尤

其在白质中多见。有时白质中还可见到大量的 Rosenthal 纤维。有研究认为 HME 是波及整个大脑半球的 FCD Ⅱa 型皮质发育异常。近年研究发现 HME 可由 mTOR 信号通路及其调节通路所涉及的基因突变导致该通路异常激活所致，包括 PI3K、AKT、TSC1/TSC2 及 mTOR 的基因突变。

五、局灶性皮质发育不良

局灶性皮质发育不良（focal cortical dysplasias，FCD）首先由 Taylor 等报道。FCD 可见于任何脑叶，但额叶、颞叶多见，通常为单侧病变。其临床表现多种多样，以癫痫最为常见。FCD 典型的 MRI 表现有灰白质分界不清，T2WI 见白质内异常的高信号。大体检查许多病例常无明显的异常，有些病例可见脑表面较光滑，缺乏脑沟，或皮质增厚，灰白质分界模糊，质地较硬韧。

FCD 的组织病理学包括两个方面的异常：①皮质结构异常，指水平方向的皮质分层结构紊乱和/或垂直方向的柱状结构异常，以及分子层和/或白质内异位神经元数目增多。②细胞水平的异常，FCD 中经常有形态异常的细胞出现。主要包括形态异常神经元（dysmorphic neurons），此种细胞常成堆出现，细胞形态怪异，细胞的极向、大小、细胞骨架结构及树突均可见异常，细胞质内尼氏体（Nissl body）成簇、成群出现，免疫组化示神经元标志物阳性，细胞质内有丰富的 NF 及 SMI32 表达。气球细胞（balloon cells），单个或成堆分布于灰白质交界处，也可见于邻近的白质以及分子层内。气球细胞胞体巨大，直径常超过 500μm，单核或双核，有时核偏位，细胞质苍白或淡嗜伊红色（图 7-3）。免疫组化染色显示 GFAP 和波形蛋白（vimentin）阳性，部分巢蛋白（nestin）阳性。

2004 年，Palmini 等将 FCD 分为 4 型，分别为：FCD Ⅰa、Ⅰb 型和 FCD Ⅱa、Ⅱb 型。FCD Ⅰa 仅有皮质结构紊乱；FCD Ⅰb 皮质结构紊乱，可见不成熟神经元及巨大神经元，FCD Ⅱa 皮质结构紊乱，可见不成熟神经元及巨大神经元、形态异常神经元。FCD Ⅱb 皮质结构紊乱，可见不成熟神经元、巨大神经元、形态异常神经元及气球细胞。

由于 Palmini 分类存在一定局限性，比如按照此分类各个研究分析 FCD Ⅰ 型的临床表现及影像学改变差异较大、预后也不同，2011 年国际抗癫痫联盟（ILAE）综合临床、病理、神经发育及影像学表现对 FCD 进行了新分类。新分类将 FCD 分为 FCD Ⅰ 型（包括 FCD Ⅰa、Ⅰb、Ⅰc）、FCD Ⅱ 型（包括 FCD Ⅱa、Ⅱb）以及 FCD Ⅲ 型（包括 FCD Ⅲa、Ⅲb、Ⅲc、Ⅲd）（表 7-2）。其中 FCD Ⅰ 型

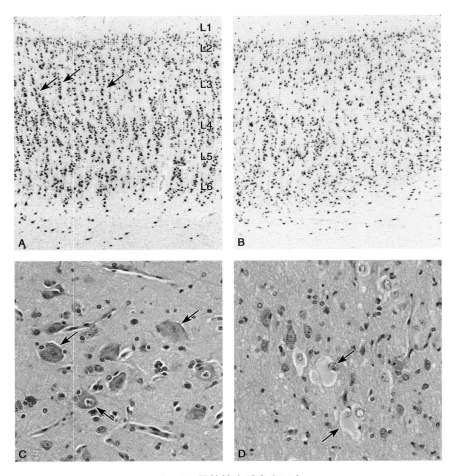

图 7-3　局灶性皮质发育不良

A. FCD Ⅰa,皮质内小型神经元呈微柱状排列,NeuN 免疫组化染色;B. FCD Ⅰb,皮质
层状结构紊乱不清,NeuN 免疫组化染色;C. FCD Ⅱa,形态异常神经元(箭头);HE 染
色;D. FCD Ⅱb,气球细胞(箭头),HE 染色。

表 7-2　ILAE 局灶皮质发育不良分类

FCD Ⅰ型(独立病变)	FCD Ⅰa:皮质垂直方向排列紊乱	FCD Ⅰb:皮质水平方向排列紊乱	FCD Ⅰc:皮质垂直及水平方向排列均紊乱	
FCD Ⅱ型(独立病变)	FCD Ⅱa:伴有形态异常神经元	FCD Ⅱb:伴有气球细胞		
FCD Ⅲ型	FCD Ⅲa:颞叶皮质发育不良伴有海马硬化	FCD Ⅲb:皮质发育不良邻近胶质瘤或胶质神经元混合性肿瘤	FCD Ⅲc:皮质发育不良邻近血管畸形	FCD Ⅲd:皮质发育不良邻近其他幼年时期获得的病变(外伤、缺血性损伤、脑炎等)

的诊断与 Palmini 分类相比诊断更为严格,出现神经元极向排列紊乱在 Palmini 分类中诊断为 FCD,而在 ILAE 分类中不再作为诊断 FCD 的依据,并且 FCD Ⅰ型指独立存在的局灶皮质发育不良,周围不伴有其他癫痫相关病变,FCD Ⅰa 是指皮质垂直方向排列紊乱,出现微柱状结构,这种微柱状结构在皮质第 3 层(即外锥体层)最明显;FCD Ⅰb 指皮质出现水平方向排列紊乱,包括神经元 6 层结构完全消失或部分神经元层状缺失;FCD Ⅰc 指

既有垂直方向排列紊乱也有水平方向排列紊乱;FCD Ⅱ型与 Palmini 分类一致,没有改变。

　　FCD Ⅲ型是新增加的类型。FCD Ⅲa 是指皮质排列紊乱(指出现 FCD Ⅰa、Ⅰb、Ⅰc 的改变)伴有海马硬化,这类病变基本上只将颞叶癫痫中伴有海马硬化的颞叶皮质中出现第 3 层(即外锥体层的层状缺失,内侧颞叶硬化)作为诊断依据,而不是简单地将 Palmini 分类中的 FCD Ⅰ型加海马硬化诊断为 ILAE 分类 FCD Ⅲa。

FCDⅢb 指皮质排列紊乱邻近难治性癫痫相关低级别肿瘤(节细胞胶质瘤,胚胎发育不良性神经上皮肿瘤等),FCDⅢc 皮质排列紊乱邻近血管畸形包括海绵状血管瘤、毛细血管扩张症、脑膜血管瘤病及脑膜血管畸形。FCDⅢd 指皮质结构异常邻近其他幼年时期获得的病变如外伤、缺血性损伤、脑炎等,组织学改变可以出现微柱状结构、皮质 6 层结构除分子层外可完全无法分辨,没有形态异常神经元及气球细胞。

2011 年的 FCD 分类标准已经在世界范围内应用和实践了近 10 年的时间,但是该分类面临着诸多问题和很多挑战。FCDⅡ型由于具有特征性的细胞形态学改变,从而在不同机构和医生间具有较高的诊断一致性。然而,FCDⅠ型诊断标准具有很强的主观性,即使在神经病理专科医生之间其诊断一致性也不尽如人意。因此 ILAE 正在筹划制定基于形态学及分子遗传学改变相结合的更加精准的分类方法,以便能更好地与患者的预后相关联,指导临床的治疗。

(朴月善　王丹丹　卢德宏)

第三节　难治性癫痫相关肿瘤及错构性病变

行外科手术切除致痫区的癫痫病例中,脑肿瘤的发生率大约在 10% ~ 56%,其中绝大多数是 WHO 神经系统肿瘤分类中的低级别肿瘤,分级以 WHO 1~2 为主。2017 年 Blümcke 等研究了近万例致痫区切除标本,发现脑肿瘤占难治性癫痫的 23.6%(2244/9523)。我们的病例数据显示肿瘤性病变大约占 11.7%(51/435 例)。长期癫痫相关肿瘤(long-term epilepsy associated tumor;LEAT)由 Luyken 等于 2003 年最早提出,在研究伴有神经上皮肿瘤的耐药性癫痫患者的组织学特征和临床特点后,得出手术切除后预后较好的结论。2012 年 Thom 等对 LEAT 进一步研究指出该类肿瘤更常见于年轻人,生长缓慢,组织学级别较低,多位于皮质(颞叶多见),肿瘤周边常伴发局灶性皮质发育不良(FCD)。伴有长期癫痫病史的原发性脑肿瘤分为两组,第一组为经典的与癫痫相关的脑肿瘤,包括神经节细胞胶质瘤(ganglioglioma,GG)、胚胎发育不良性神经上皮瘤(dysembryoplastic neuroepithelial tumor,DNT)、多形性黄色瘤型星形细胞瘤(pleomorphic xanthoastrocytoma,PXA)、幕上毛细胞型星形细胞瘤(superatentorial pilocytic astrocytoma,PA)和室管膜下巨细胞型星形细胞瘤(subependymal giant cell astrocytoma,SGCA);第二组肿瘤相对少见,包括弥漫性星形细胞瘤(diffuse astrocytoma)、少突胶质细胞瘤(oligodendroglioma)、少突-星形混合性胶质瘤(oligastrocytoma),通常为 WHO 2 级,只有个别为 WHO 3 级。随着大量手术病例的积累,在长期癫痫相关性中枢神经系统肿瘤家族(LEAT)中不断有不典型病例,甚至是新的肿瘤实体被认识,如乳头状胶质神经元肿瘤(papillary glioneuronal tumor,PGNT)(Chen et al. 2006)、血管中心性胶质瘤(angiocentric glioma,AG)等。上述癫痫相关肿瘤的亚型通常不能以组织学特征区分。同时,单纯的组织学诊断亦难以揭示恶性潜能等肿瘤细胞的生物学特征。最近 10 年随着分子生物学和分子遗传学的发展,逐渐有 LEAT 相关的、具有诊断和/或预后意义的基因变异被发现。基因变异多数发生在 RAS-RAF-MAPK 信号通路和 PI3K-AKT-mTOR 信号通路。

LEAT 肿瘤切除后,癫痫症状控制良好。在 Luyken(2003)的报道中,术后 1 年随访,82% 的患者癫痫不发作,呈 Engel Ⅰ级,并且在长达 11 年的随访中,这一比例仍然稳定地维持在 78% ~ 82%,其中 40% 的患者甚至可以不用继续服用抗癫痫药物。值得指出的是,多数难治性癫痫相关肿瘤的周围皮质组织经常合并有局灶性皮质发育不良,而后者也是导致癫痫的主要原因。因此规范的手术方式应该采用神经电生理的功能定位,完整切除肿瘤和其周围的 FCD 病灶才能有效地控制癫痫发作。

另外,癫痫相关的错构性病变主要包括脑膜血管瘤病(meningioangiomatosis,MA)和下丘脑错构瘤(hypothalamic hamartoma,HH)。

一、神经节细胞胶质瘤

神经节细胞胶质瘤(ganglioglioma,GG)约占全部脑肿瘤的 1.3%,全部 CNS 肿瘤的 0.4%。好发于任何年龄,儿童及年轻人多见(Haddad et al.,1992),占儿童脑肿瘤的 5%。男性稍多,可发生于任何部位包括大脑、脑干、小脑、脊髓及视神经,大多数位于颞叶(>70%)。在伴有长期癫痫病史的肿瘤当中,GG 是最常见的,可以占一半或一半以上。影像学常表现为囊状病灶,多累及皮质。

肉眼观察瘤体较小,界限较清,灰黄色,常呈囊状改变。组织学主要为神经元和胶质成分混合构成,其中的神经元成分通常为分化成熟的神经节细胞,它们不规则地散布于胶质细胞中,细胞质内有丰富的 Nissl 体,伴有泡状核和明显的核仁,此外也可有双核或多核的神经节细胞出现(图 7-4)。GG 中的胶质成分通常为星形胶质细胞,也可见少突胶质细胞或 Rosenthal 纤维。瘤体中可见血管周围淋巴细胞套、促纤维生成和钙化。免疫组化标记显示神经元成分呈 NeuN、NF 和 Synaptophysin 阳性,胶质成分呈 GFAP 和 Vimentin 阳性。Blümcke 等在 CD34 的免疫组化研究时发现,70% ~ 80% 的 GGs 中有显著的 CD34 表达(图 7-4)。Ki-67 增殖指数大约在 1.1% ~ 2.7%。

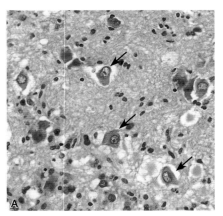
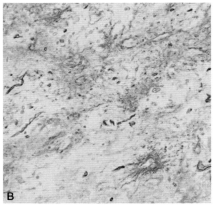

图 7-4 神经节细胞胶质瘤

A. 组织学上可见具有泡状核和明显核仁的神经节细胞散在分布于胶质细胞中(箭头),HE 染色;B. CD34 免疫组化染色呈簇状或毛刺状阳性表达。

研究表明 BRAF 基因变异为 GG 中最常见的基因改变,尤其是 BRAF V600E 突变,大约占到该肿瘤的 50%。

二、胚胎发育不良性神经上皮瘤

胚胎发育不良性神经上皮瘤(dysembryoplastic neuroepithelial tumor,DNT)由 Daumas-Duport 等于 1988 年首先命名与报道,在 WHO 中枢神经系统肿瘤分类中列为 WHO Ⅰ级的神经元胶质混合性肿瘤。DNT 的发病率低,约占 20 岁以下神经上皮性肿瘤的 1.2%,但在慢性耐药性癫痫有占位病变的人群中其发生率明显升高。DNT 多见于儿童和青年人,临床多表现为 20 岁之前癫痫发作,并且常常为耐药性癫痫。最常见的发生部位是颞叶,尤其是颞叶内侧。神经影像学显示病灶常位于皮质、皮质下,常呈单一或多囊样改变。典型的 DNT 肉眼常表现为皮质增厚,皮质内或皮质下可见多发的胶冻样或黏液样的小结节病灶。组织学表型可以分为“简单型”和“复杂型”,其共同的组织学特征是出现“特殊的胶质神经元成分”(specific glioneuronal element),这种结构是由少突胶质样细胞(oligodendroglia-like cell,OLC)沿着束状的神经轴索及小血管排列成柱状(纵切面)和管样(横切面)结构,其间为黏液样的基质,有时可见成熟的神经元如“浮蛙”一样“漂浮”于黏液样基质中(图 7-5)。另外,有两种组织学上不具备“特殊的胶

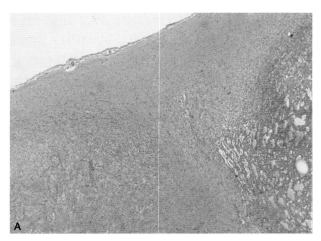
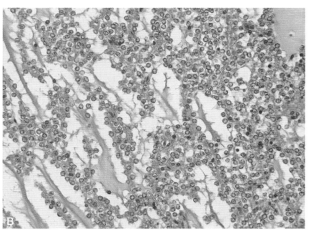

图 7-5 胚胎发育不良性神经上皮肿瘤

A. 低倍镜下见皮质内多发的小结节病灶;B. 高倍镜下见“特殊的胶质神经元成分”,即少突胶质样细胞沿着束状的神经轴索及小血管排列成柱状结构,其间为黏液样的基质,HE 染色。

质神经元成分"的"非特异型DNT"和"弥漫型DNT",但对这两种特殊类型DNT的定义尚有争议。免疫组化：OLC通常为Olig-2和S-100阳性,也可有其他的抗体的表达,但表达不恒定,如：GFAP、NeuN、Syn、class-Ⅲ β-tubulin及GABAR等,说明OLC具有向不同方向分化的潜能。DNT中Ki-67标记指数在1%~2%,通常低于1%。反映出DNT低的增殖活性。DNT预后良好,通常术后无须进一步放、化疗,术后癫痫控制良好。

2016年Rivera等人的研究指出,DNT最常见的基因改变类型为FGFR1突变,约占DNT的58%(25/43),其中酪氨酸激酶端(tyrosine kinase domain,TKD)重复是最常见的突变类型(24%~50%)。其他FGFR1变异形式包括点突变(多个热点、多发突变)和融合(FGFR-TACC)等。

三、乳头状胶质神经元肿瘤

乳头状胶质神经元肿瘤(papillary glioneuronal tumor,PGNT)多见于青年人,诊断时的平均年龄为23岁。典型病变位于大脑半球并以颞叶最为多见。影像学上病变多位于脑室周围白质内,也可位于皮质、皮质下。多表现为边界相对清晰的囊性病灶,囊壁内有或大或小的实性结节,增强后显示强化,绝大多数病例无明显的瘤周水肿。组织学可见肿瘤由神经元和胶质成分混合构成,并呈现特征性的乳头结构,乳头中心为透明样变的血管,表面为单层或假复层排列的胶质细胞,免疫组化标记GFAP阳性。乳头之间为成片的小圆形Syn阳性的神经元分化的细胞,其中可见中等大小的神经节样细胞和(或)大的神经节细胞。乳头状胶质神经元肿瘤预后良好,组织学分级为WHO1级。

最新研究发现,PRKCA基因的融合出现于大部分的PGNT,因此有望成为该肿瘤的分子指标。

四、血管中心性胶质瘤

血管中心性胶质瘤(angiocentric glioma,AG)是近年来受到广泛关注的一类癫痫相关肿瘤。肿瘤好发于儿童及青少年,多数位于额叶或颞叶,临床多以难治性癫痫为特征性表现。总结文献报道的近百例患者,中位年龄13岁(2~83岁),多数患者发生于青少年期之前,但也有83岁患者发病的个案报道。大多数(61.5%)患者以难治性癫痫为主要临床表现,其次最常见的临床表现是头痛(13/91,14.3%)。AG单发,通常发生于大脑皮质浅部,以额、颞及顶叶常见。影像学检查发现肿瘤病灶多呈实性,通常发生在脑皮质的表浅区域,也可扩展至白质或邻近脑室,极少见增强、钙化和囊性变。组织

学上肿瘤表现为单一性的梭形细胞围绕血管生长,可以平行于血管排列,也可以垂直于血管壁形成类似菊形团样结构,核分裂少见。免疫组化标记肿瘤细胞呈GFAP和vimentin阳性,EMA点灶状阳性,D2-40显示弥漫或点灶状阳性,但不表达神经元抗体。Ki-67增殖指数大多数病例不超过1%。生物学行为属良性过程,组织学分级为WHO1级。该肿瘤的形态学特点类似于室管膜分化,但其特征性的发生部位、临床特点以及肿瘤细胞排列方式不足以认定其为室管膜瘤亚型。在中枢神经系统肿瘤的WHO分类中该肿瘤被置于"局限性胶质瘤"中,与室管膜瘤的关系尚有待探讨。近年文献报道AG中MYB基因拷贝数改变或基因融合位于6q23,2016年,Qaddoumi等的数据显示,几乎所有的AG都含有MYB-QKI融合(13/15)。随着研究不断进展,MYB-QKI基因融合被认为是此类肿瘤的遗传学特征。

绝大多数AG为WHO1级,肿瘤生长缓慢,患者预后良好。肿瘤手术切除是首选的治疗方式,肿瘤完整切除患者预后较好,无须做常规辅助性放、化疗。对于不能完整切除肿瘤或者具有间变特征的AG患者可行术后放、化疗。

五、其他星形细胞肿瘤

伴有长期癫痫病史的星形细胞肿瘤,常见的有多形性黄色星形细胞瘤(pleomorphic xanthoastrocytoma,PXA)和室管膜下巨细胞星形细胞瘤(subependymal giant cell astrocytoma,SGCA)。

PXA可发生于任何年龄,以儿童和年轻人多见。PXA常发生于大脑半球的表浅部位,颞叶多见。PXA多为囊实性肿块,主要由具有多形性的星形细胞组成,瘤细胞胞体较大,细胞具有明显的异型性,细胞核常不规则,常常可见黄瘤样细胞和多核巨细胞,瘤中常见嗜酸性小体。瘤组织内有丰富的网状纤维。间质中散在或灶性淋巴细胞浸润,或淋巴细胞围绕血管形成淋巴细胞套。一般无坏死,无血管增生,无核分裂或罕见核分裂。免疫组织化学显示瘤细胞常有GFAP和S100的广泛表达,也可表达神经元标志物NF、Syn和chromogranina A。CD34的表达可见于50%的病例中。细胞增殖指数多于1%,相当于WHO Ⅱ级。PXA的预后良好,5年生存率达81%~85.7%,10年生存率也高达70%。最近的研究显示,具有BRAF V600E突变的病例大约占62%。

SGCA肿瘤细胞弥漫排列或围绕小血管形成假菊形团,最常见的肿瘤细胞为大多角形,胞体大,双核或多

核,有丰富的细胞质,也可见成簇排列的单极或双极的肿瘤细胞,免疫组化显示肿瘤细胞 GFAP 和 S100 蛋白阳性,也可不同程度地表达神经元标志物 NeuN、Syn 及微管蛋白Ⅱ。

六、脑膜血管瘤病

脑膜血管瘤病(meningioangiomatosis,MA)是发生于大脑皮质有时累及软脑膜的一种罕见错构性病变,MA 可发生于神经纤维瘤病Ⅱ型(neurofibromatosis type Ⅱ,NFⅡ)的患者中,也可散发。散发性 MA 为单个病变,常发生于年轻人或儿童,临床表现为癫痫和持续性头痛。而 NF2 相关的 MA 可多灶性,无临床表现,仅在尸检时发现。影像学可见病变局限于皮质,病灶内可有钙化。组织学可见病变常位于浅表皮质或与脑膜相连的脑实质内,边界清楚,质地较硬。镜下病变由皮质内增生的血管组成,增生的血管周围可见增生的脑膜内皮细胞,也可是类似于纤维型脑膜瘤的梭形细胞增生,并常伴有大量钙化和砂粒体形成。有的病例病变皮质上方可同时发生脑膜瘤。部分病例,病变皮质内残存的神经元和/或病变周围皮质内的神经元核周还可出现神经原纤维缠结。文献上有少数病例出现囊性变的报道。

七、下丘脑错构瘤

下丘脑错构瘤(hypothalamic hamartoma,HH)是起源于下丘脑和灰结节的发育畸形性的肿块样病变。HH 可以发生在下丘脑区域的两个不同的位置,绝大多数(90%)位于第三脑室的壁内(下丘脑内亚组),另外不到 10% 的 HH 位于下丘脑(下丘脑旁亚组),后者与下丘脑仅有很少的一部分连接。

肉眼观察,HH 类似于大脑灰质的质地和颜色,无或有蒂。显微镜下的主要特征为分化成熟神经元和胶质细胞成分的聚集,组织结构轻度紊乱。错构瘤内以神经元成分为主,可见小到中等大小的神经元呈多结节状排列。结节大小不等,由神经毡分隔,神经毡内可见少许散在分布的神经元和胶质细胞。HH 一般不出现下丘脑核团的大型神经节细胞,也很难找到双核的神经元,这有助于和神经节细胞胶质瘤鉴别。罕见病例以分化好的胶质细胞为主要的细胞成分,表现为占大多数的纤维型星形胶质细胞及散在的少突胶质细胞和小胶质细胞成分。免疫组化染色上,HH 的神经元呈非磷酸化的神经丝蛋白(NF)和突触素(synaptophysin)阳性,小的神经细胞显示不同程度的 NeuN 阳性,很少一部分神经元突起呈磷酸化的神经丝蛋白(NF)

阳性。星形胶质细胞表达 GFAP,仅有极个别的 MIB-1 阳性细胞。

组织学上的鉴别诊断主要是发生于下丘脑或第三脑室的神经节细胞胶质瘤,后者由分化好的神经元和低级别的肿瘤性胶质成分组成。HH 的神经元成分通常比神经节细胞胶质瘤的细胞小,且胶质细胞成分也表现为正常密度而非肿瘤性增生。

(朴月善 卢德宏)

第四节 脑血管畸形

一、血管畸形

脑血管畸形是胚胎期血管胚芽在进化过程中发生的先天性异常,它包括:动静脉畸形(arteriovenous malformations,AVM)、海绵状血管瘤(cavernous hemangioma,CH)、静脉血管瘤(venous angioma)以及毛细血管扩张症(telangiectasia)。其中临床上最常见的是动静脉畸形和海绵状血管瘤,并且是引发癫痫的重要原因。而静脉畸形和毛细血管扩张症临床常常是无症状的。每种血管畸形可以单独发生,但有 5% 的病例是混合性的,其中最常见的成分是海绵状血管瘤。脑血管畸形对脑组织的主要影响是脑出血,出血灶周围有胶质细胞增生,间质内可见含铁血黄素沉积。血管畸形的致痫机制是多因素的,可能与出血时过多的自由铁触发自由基和脂质过氧化物的产生以及神经递质的改变有关。

(一)动静脉畸形(AVM)

AVM 好发于青年人,最常见的发生部位是大脑中动脉分布区。通常 AVM 的患者中有 21.3% ~ 69% 临床出现癫痫发作,但儿童患者中只有 12% 出现慢性癫痫。MRI 检查中可见"流空"的异常血管。大体上 AVM 为一团异常、扭曲的血管团。镜下见畸形血管,管腔形状不规则,大小不一,管壁厚薄不均。弹力纤维染色可以发现血管壁的弹力纤维有局部的缺失。

(二)海绵状血管瘤(CH)

有 45.8% ~ 81% 的 CH 患者首发症状是癫痫。CH 多见于幕上,尤其是外侧裂、颞叶和颅中窝。CH 多为单发,大体上由境界比较清楚的分叶状血管团组成,切面蜂窝状,形似海绵。由于反复地出血,周围脑组织呈棕黄色。MRI 检查海绵状血管瘤在 T2 像上呈"靶"形,中央为 T2 信号增高区,外周为信号减低区,多为既往脑出血的反映。镜下病变由大小不一的血管组成,管壁较薄,管腔内衬内皮细胞,腔内充满红细胞。电镜观察发现 CH 管壁薄弱处缺乏内皮下的支持,并且内皮之间的连接稀疏、不完整。因此,CH有反复出血的倾向。病灶周围脑组织可有萎缩和胶质细胞增生,间质内可见大量的含铁血黄素沉积。

二、斯德奇-韦伯综合征

斯德奇-韦伯综合征(Sturge-Weber syndrome,SWS),又称为脑面血管瘤病或脑三叉神经血管瘤病,是一种少见的先天性神经皮肤综合征。SWS患者典型体征为皮肤葡萄酒色素痣,出生时即有,临床表现为一个或数个暗红色或紫红色斑片,边缘不整,一般不高出皮面,压之褪色,特征性地分布在三叉神经(眼支和上颌支)支配区,特别是额部皮肤和上眼睑,组织病理上表现为大量扩张的薄壁血管构成的血管瘤,主要位于真皮浅层。80%的SWS患者伴有癫痫,75%的患者在出生后1年内发生癫痫。婴儿期发病的患者大部分是难治性癫痫,伴有偏瘫、重度认知障碍。相反,癫痫发病较晚的患者癫痫往往对药物疗效更好,且神经受损和认知功能障碍也较轻。

影像学检查对诊断SWS具有重要价值。头部CT和MRI典型病变表现为主要位于枕部或顶枕部大脑皮质的脑回状钙化影,可伴有脑萎缩、侧脑室脉络丛肥大和颅骨增厚。手术切除病灶部位可见软脑膜血管瘤病,镜下表现为大量扩张的薄壁血管,伴血流淤滞及血栓形成。病变部位软脑膜下皮质多处营养不良性钙化灶,以血管壁及其周围尤为明显。低倍镜下观察,钙化灶在皮质浅层沿脑回呈带状分布(图7-6),是影像学上"轨道状钙化"的病理基础。此外,还伴有软脑膜下皮质脑组织萎缩,神经元脱失和胶质增生。

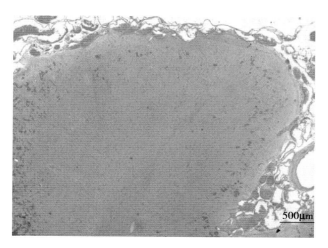

图 7-6　SWS
蛛网膜下腔含大量扩张薄壁血管伴瘀血,皮质广泛钙化;钙化灶沿脑回呈带状分布,脑组织萎缩,HE染色。

(朴月善　王丹丹　卢德宏)

第五节　炎症性疾病

中枢神经系统的感染性疾病如病毒、细菌、真菌以及寄生虫感染,也是癫痫的原因之一。在一项中枢神经系统感染性疾病的研究报告中发现,714例中有19%的患者有癫痫病史。我们总结的难治性癫痫273例中有13例(4.8%)是由明确的炎症性病变导致的。而在大脑半球或多脑叶切除的46例难治性癫痫患者中,中枢神经系统炎症性病变则多达8例(17.4%),包括Rasmussen脑炎5例、巨细胞病毒性脑炎1例、结核性脑膜炎1例及囊尾蚴虫感染1例。

一、病毒感染

病毒性脑炎是临床上常见的累及脑实质的中枢神经系统感染性疾病,也是症状性癫痫常见的致病因素之一。多由肠道病毒、疱疹类病毒、流感类病毒等感染所致,有较高的病死率和致残率。病毒性脑炎感染易引起额颞叶皮质受损,从而导致额颞叶癫痫发作,我们的难治性癫痫相关的脑炎15例病例中颞叶受累13例,额叶受累8例。组织学改变,在软脑膜中可见淋巴细胞和单核细胞的浸润。脑组织的间质内及血管周都有淋巴细胞、单核细胞及小胶质细胞的浸润,血管周围还常形成袖套状的淋巴细胞浸润。此外,神经元或神经胶质细胞核中还可以看到病毒包涵体,皮质内可以出现小胶质细胞结节和嗜神经节现象(图7-7)。病史长者受破坏的脑组织则形成瘢痕脑回。

二、细菌感染

在一组207例急性细菌性脑膜炎的报告中,27%的患者有癫痫发作史,而且几乎都出现在起病的第1周之内。另一项平均随访期达八九年的细菌性脑膜炎的长期随访调查中,约有7%的病例有迟发性的癫痫发作。细菌性脑膜炎的急性期,软脑膜中有弥漫的中性粒细胞渗出。亚急性期时,间质内的单个核细胞包括淋巴细胞、浆细胞和巨噬细胞逐渐取代中性粒细胞。慢性期时,软脑膜由于纤维组织的增生而变得增厚,间质内散在的淋巴细胞和浆细胞浸润。儿童脑脓肿病例中,约有25%的患者有癫痫发作。细菌性脑脓肿的早期,脑实质内有大量的中性粒细胞聚集,伴血管增生,随之病变区可以发生坏死和液化,晚期液化坏死灶周围由大量增生的纤维组织将病变包围,使之局限。

三、结核感染

中枢神经系统结核病包括结核性脑膜(脑)炎、结

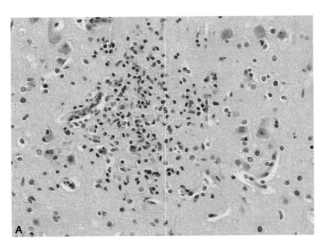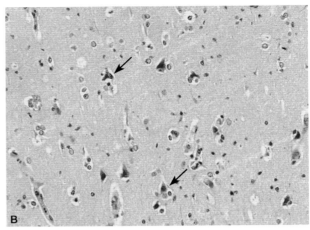

图 7-7 病毒性脑炎的组织学

A.小胶质细胞结节,杆状细胞核的小胶质细胞及淋巴细胞聚集在皮质病变部位;B.噬节现象,小胶质细胞和淋巴细胞浸润并吞噬坏死的神经元(箭头);HE 染色。

核球及椎管内结核性蛛网膜炎,其中结核球是引发癫痫的一个不容忽视的原因。结核性脑膜炎(tuberculous meningitis)是由结核分枝杆菌侵犯脑膜引起的非化脓性炎症,常继发于血行播散型肺结核,成为全身粟粒性结核病的一部分,也可继发于其他器官的结核病灶,是肺外结核中的重症结核病。结核性脑膜炎的组织学可见脑膜内有多量的单个核细胞浸润,并有典型的结核结节,表现为中央是干酪样坏死灶,周围是上皮样细胞形成的结节,其间散在有朗汉斯巨细胞,结节的外周为淋巴细胞浸润带。病变除累及软脑膜和蛛网膜外,脑实质和脑血管也常常受累,蛛网膜下腔小血管呈结核性动脉炎改变伴管腔内血栓形成。结核球是在脑实质内形成的具有结核典型病变的局限性瘤样结节。

四、真菌感染

中枢神经系统的真菌感染常常是机会感染,其中常见的是隐球菌病和曲霉病。隐球菌性脑膜炎病变以脑底为著,表现为肉芽肿性炎。镜下软脑膜弥漫性或局灶状增厚,散在淋巴细胞和浆细胞浸润。可见巨噬细胞和多核巨细胞。病变内和多核巨细胞内可见多量隐球菌。PAS 和六胺银染色菌体呈阳性。脑脊液检查墨汁染色可清晰地看到菌体和周围的荚膜。

脑内的曲霉病灶常呈脓肿样外观,坏死明显且常伴出血。镜下见组织凝固性坏死,病灶内可见多少不等的曲菌菌丝。菌丝粗细较均匀,直径 $4\sim7\mu m$,呈锐角分支,且有分隔,六胺银染色可以清楚地看到菌丝。病灶内血管壁内常有曲菌菌丝的浸润,血管内可继发血栓形成,导致脑组织出血和梗死。

五、寄生虫感染

囊虫病是引发癫痫最常见的原因。约有 56% ~ 70% 的囊虫病患者有癫痫发作。这种疾病在世界范围内均有,但在不发达国家更为常见。猪囊尾蚴的幼虫通常多发,并常位于皮质的灰白质交界区。镜下可见特征性的钩和囊虫体壁。囊虫病的慢性期,虫体常常形成钙化灶。

六、拉斯马森综合征

拉斯马森综合征(Rasmussen syndrome)较为少见,主要发生于儿童,临床表现为难治性癫痫发作以及进行性的神经系统缺陷,包括进展性的轻偏瘫和认知功能障碍。Rasmussen 综合征约占难治性癫痫的 1% ~ 2%。在一组 51 例的 Rasmussen 综合征的病例报告中,发病无性别差异,发病年龄从 14 个月 ~ 14 岁不等,平均为 5 岁。

Rasmussen 综合征病变主要累及一侧半球,绝大多数患者有进行性的大脑半球萎缩。影像学表现为进展性的脑萎缩,可以局限于部分半球或半球均累及。病理依病变的严重程度不同而有不同表现。肉眼可见脑回萎缩,累及脑膜时可见脑膜增厚发白。发病后 1 ~ 2 年行外科手术的病例,脑组织可有轻度的颜色改变,伴有局灶性的皮质变薄。病程更长的病例可以出现广泛的脑萎缩,甚至半球萎缩。镜下病变较为弥漫,表现为非特异性的慢性脑炎,特点是脑皮质内有淋巴细胞浸润,血管周围出现由淋巴细胞和吞噬细胞组成的袖套,皮质内可见小胶质细胞结节。慢性病例中,萎缩的皮质呈海绵状,伴有严重的神经元缺失、胶质细胞和血管增生,间质内散在的炎细胞浸润。尸检病例证实该病变仅局限于一侧,而对侧半球不受累。Rasmussen 综合征的病因尚不清楚。有人认为与病毒感染、自身免疫障碍有关。

（朴月善　卢德宏）

第六节　瘢痕脑回

一、缺氧、缺血及出血后

在成年人尤其是老年人群中,卒中是引发癫痫的重要原因。卒中患者中有 4.4%~28% 发作癫痫,但对 60 岁以上患者的癫痫病因分析发现卒中占了 28%~32%。出血性卒中的癫痫发生率比缺血性卒中要高。

卒中引起癫痫发作的机制很复杂。卒中后早发性癫痫多是由于急性血液循环障碍,导致脑组织缺血、缺氧而发生脑水肿,或是病变对神经元的直接刺激引起痫样放电。卒中后迟发性癫痫主要是由于脑软化灶的机械刺激、神经元变性、胶质细胞增生以及囊腔形成或瘢痕形成所致。卒中后癫痫与病灶部位有明显的相关性,

但皮质病灶比皮质下病灶更易发生癫痫,并且皮质与皮质下的共同损伤比单纯的皮质损伤的癫痫发生率还要高。

婴幼儿脑血管疾病也与癫痫密切相关,如空洞脑畸形和瘢痕性脑回。空洞脑畸形多是由于胎儿早期发生的系统性缺血改变引起的,最显著的特征是软脑膜和脑室样囊腔之间几乎完全没有脑组织,主要累及大脑中动脉的供血区域。如果双侧大脑中动脉都受累,脑组织的形状类似于“篮子样”(basket-like) 又称“篮状脑”。这种畸形可与包括多小脑回畸形在内的发育异常有关。另一方面,瘢痕性脑回多与围生期的缺氧性损伤有关,受累区域的脑组织灶状的软化,局部囊腔形成,囊腔周围胶质瘢痕形成,出现脑萎缩,脑组织质地较硬(图 7-8)。在整个围生期患儿大脑长时间接受低氧及大脑低灌注导致分水岭区病变,尤其是大脑前动脉与中动脉的分水岭区域最常受累,而分水岭区病变的晚期阶段即发展为瘢痕性脑回。镜下可见皮质正常结构消失,神经元脱失伴有胶质细胞增生,严重处可见囊性变,并常可以看到岛样分布的残存神经元。

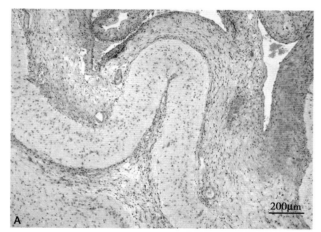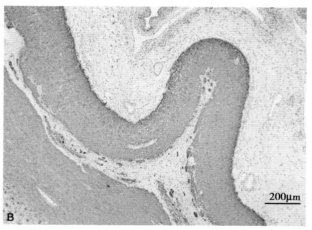

图 7-8　瘢痕脑回

A. 蛛网膜增厚,皮质重度萎缩,神经元消失,皮质下白质局部囊腔形成;HE 染色;B. GFAP 免疫组化染色显示胶质细胞增生、瘢痕形成。

二、外伤后

脑外伤是引发癫痫的一个常见原因。癫痫患者中约有 13%~17% 是由外伤引起的,而外伤后出现迟发性癫痫的发生率为 2%~5%。如果外伤后出现急性颅内血肿、颅内骨折以及既往有癫痫发作史,则癫痫发生率明显增加。在我们的单中心病例中瘢痕性脑回常累及多个脑叶,其中的 39.68% 是由外伤引起的。病程较短的患者可见组织崩解、水肿疏松伴吞噬细胞浸润。病程较长的患者可见明显的胶质细胞增生伴有罗森塔尔纤维(Rosenthal fiber)出现。另外,往往可见含铁血黄素的沉积。

（朴月善　王丹丹　卢德宏）

第七节　规范的癫痫标本处理流程

对于癫痫外科病理学的研究来说,标本的处置是第一步,也是至关重要的一步。标本处理的好坏,会直接影响病理分析过程和形态学观察,甚至影响最终的病理诊断,因此必须强调标本处置的规范性和重要性。

癫痫外科在术中切除脑组织后,应该用稍微潮湿的生理盐水纱布轻盖标本,或将标本放入专门的平皿中,做好标志,如标本的定位、异常放电集中区域等,并立即与病理科联系。标本运送时应置于冰桶中,并保证标本的完整性,任何人不应随意切开标本或私自切取标本。病理医师收到标本后,应该对患者的基本资料核对清楚后,再对标本进行编号和登记,然后按照癫痫标本处置程序处理标本。

1. 将新鲜标本编病理号并进行大体观察和拍照。

2. 将新鲜标本沿冠状平面或垂直于皮质表面的方向,每间隔 5mm 左右逐一切开标本。

3. 将切开的脑大体切片按顺序排列整齐,进行大体观察、拍照及记录,并于每一切片的背面对标本进行编号。

4. 选取部分新鲜组织,放于 -80℃ 冰箱冻存。

5. 如果标本充足,选取部分病变组织用 OCT 包埋放于 -80℃ 冰箱冻存。

6. 将其余的脑大体切片放入 10% 磷酸盐缓冲甲醛溶液固定液中固定 2 天左右。

7. 选取固定后的需做石蜡切片的脑组织切片整片放入 70% 乙醇液中脱水脱脂 24 小时。

8. 脱水脱脂后的脑组织放入自动脱水机中,以设定的程序进行脱水、透明、浸蜡。

9. 石蜡包埋、切片、染色、封片。

在整个标本的处置过程中,应该强调肉眼观察的重要性,应当由表及里仔细观察脑表面的血管、脑膜厚薄、有无渗出物、脑组织的质地、颜色,以及脑回的大小、灰质厚薄及灰白质分界是否清晰等,并做好详细的记录。此外还需强调对于癫痫病理诊断来说大切片石蜡制片技术的优势。与传统的常规石蜡制片技术相比,大切片石蜡制片技术可以使我们能够充分利用脑标本,而不必拘泥于取材盒的大小,将脑组织切片整体取材、整体制片。这种方法能够很好地将大体观察和组织形态学观察结合起来,完整地观察病变区以及病变与周围组织之间的移行与过渡,并有利于评价周围皮质的发育不良情况,因此更适于癫痫脑标本的组织学诊断。

(朴月善 付永娟 卢德宏)

| 参考文献

[1] BLUMCKE I, SPREAFICO R, HAAKER G, et al. Histopathological Findings in Brain Tissue Obtained during Epilepsy Surgery[J]. N Engl J Med, 2017, 377(17): 1648-1656.

[2] PIAO YUE-SHAN, LU DE-HONG, CHEN L I, et al. Neuro-pathological findings in intractable epilepsy: 435 Chinese cases[J]. Brain Pathology, 2010, 20(5): 902-908.

[3] BLUMCKE I, PAULI E, CLUSMANN H, et al. A new clinico-pathological classification system for mesial temporal sclerosis[J]. Acta Neuropathol, 2007, 113(3): 235-244.

[4] 阮清源, 倪海春, 朴月善, 等. 颞叶内侧硬化的组织学分型及临床病理相关性[J]. 中华神经科杂志, 2012, 45(12): 874-878.

[5] BLUMCKE I, KISTNER I, CLUSMANN H, et al. Towards a clinicopathological classification of granule cell dispersion in human mesial temporal lobe epilepsies[J]. Acta Neuropathol, 2009, 117(5): 535-544.

[6] BLUMCKE I, THOM M, ARONICA E, et al. International consensus classification of hippocampal sclerosis in temporal lobe epilepsy: a Task Force report from the ILAE Commission on Diagnostic Methods[J]. Epilepsia, 2013, 54(7): 1315-1329.

[7] PALMINI A, NAJM I, AVAZINI G, et al. Terminology and classification of the cortical dysplasias[J]. Neurology, 2004, 62(Suppl 3): S2-S8.

[8] BARKOVICH A J, GUERRINI R, KUZNIECKY R I, et al. A developmental and genetic classification for malformations of cortical development: update 2012[J]. Brain, 2012, 135(5): 1348-1369.

[9] SIM N S, KO A, KIM W K, et al. Precise detection of low-level somatic mutation in resected epilepsy brain tissue[J]. Acta neuropathologica, 2019, 138(6): 901-912.

[10] BLUMCKE I, THOM M, ARONICA E, et al. The clinico-pathologic spectrum of focal cortical dysplasias: a consensus classification proposed by an ad hoc Task Force of the ILAE Diagnostic Methods Commission[J]. Epilepsia, 2011, 52(1): 158-174.

[11] NAJM I M, SARNAT H B, BLUMCKE I. Review: The international consensus classification of Focal Cortical Dysplasia-a critical update 2018[J]. Neuropathology and Applied Neurobiology, 2018, 44(1): 18-31.

[12] THOM M, BLÜMCKE I, ARONICA E, et al. Long-term epilepsy-associated tumors[J]. Brain Pathology, 2012, 22(3): 350-379.

[13] NI H C, CHEN S Y, CHEN L, et al. Angiocentric glioma: A report of nine new cases, including four with atypical histological features[J]. Neuropathol Appl Neurobiol, 2015, 41(3): 333-346.

[14] BLÜMCKE I, ARONICA E, BECKER A, et al. Low-grade epilepsy-associated neuroepithelial tumours-the 2016 WHO classification[J]. Nature Reviews Neurology, 2016, 12(12): 732-740.

[15] BLÜMCKE I, GIENCKE K, WARDELMANN E, et al. The CD34 epitope is expressed in neoplastic and malformative lesions associated with chronic, focal epilepsies[J]. Acta Neuropathol,1999,97(5):481-490.

[16] 刘静,朴月善,卢德宏,等.难治性癫痫273例的临床病理学分析[J].中华神经科杂志,2009,42(10):676-681.

[17] 刘翠翠,陈诗赟,朴月善,等.难治性癫痫相关脑炎的临床病理学观察[J].中华病理学杂志,2016,45(5):318-323.

[18] 王跃峰,朴月善,卢德宏,等.难治性癫痫46例患者大脑半球或多脑叶切除标本的临床病理学分析[J].中华神经科杂志,2011,44(1):24-29.

第八章 癫痫外科的患者选择

大量的队列研究和一些随机对照研究已经证实癫痫外科手术是非常有效的治疗方法。它能使癫痫患者获得持久的无发作或明显的发作减少,从而改善患者的生活质量。随着癫痫外科术前评估技术的进步,癫痫外科的手术适应证也发生了变化。比如,癫痫发作的严重程度、发作频率、病史长短已经不是考虑手术的决定因素。即使病史短或发作较少,在一定条件下也可以考虑手术。同样,部分 MRI 阴性的病例经过综合癫痫中心的详细评估后也能行手术治疗。目前为止,仍然缺乏一致的、广泛接受的标准来决定哪些患者需要进行术前评估。因此,癫痫外科的患者选择是个体化的。本章将在癫痫外科患者选择的基本原则、影响因素、手术适应证及禁忌证等方面进行介绍。

第一节 癫痫外科患者选择的基本原则

虽然目前缺乏一致的、广泛接受的标准来选择适合进行癫痫外科治疗的患者,但是普遍接受的基本原则是:患者及家属充分了解手术的风险与益处并同意的情况下,所有耐药性癫痫均可以考虑癫痫外科术前评估。

一、耐药性癫痫

(一) 耐药性癫痫的定义

研究表明,47% 的新发癫痫患者应用第 1 种抗癫痫发作药物可以达到完全无发作,其余 53% 的患者中有13% 可以使用第 2 种抗癫痫发作药物达到无发作,而第3 种药物或联合用药只能使 4% 的患者达到无发作。因此,2010 年国际抗癫痫联盟发表了耐药性癫痫(drug resistant epilepsy,DRE)的定义,并建议此类患者需转到具有一定经验的癫痫专业机构或癫痫专科医师进一步检查评估、确定诊断。耐药性癫痫的定义为:应用正确选择且能耐受的两种抗癫痫发作药物(单药或联合用药),仍未能达到持续无发作。

(二) 耐药性癫痫的诊断

根据耐药性癫痫的定义,诊断时首先强调"正确选择"抗癫痫发作药物。正确选择包括两方面内涵:一方面是指选药正确,应根据患者的发作类型及癫痫综合征

选取合适的药物,如将卡马西平用于青少年肌阵挛癫痫,但卡马西平可能加重肌阵挛癫痫发作,所以此种药物不能视为正确的药物选择。另一方面,药物需要应用足够的剂量和足够长的时间。在未达到药物有效治疗浓度之前停用,此种药物不能视为正确选择。另外,在药物治疗过程中出现药物过敏或严重的不能耐受的副作用而转而应用其他药物时,此种药物不能视为失败药物。

其次,强调正确选择的"两种"药物仍有发作的癫痫可诊断为耐药性癫痫。"两种"的确定是基于添加第三种药物,能使患者达到无发作的概率已经很小。

最后,"无发作"的判断,在药物治疗过程中出现任何形式的发作(包括先兆),或因睡眠剥夺、月经、发热等因素诱发的发作,均应视为未能达到持续无发作。在药物治疗后多长时间没有发作,可以认定该药完全控制发作,尚存在争议。一般认为用该药前最长发作间期时长的 3 倍或 12 个月无发作(取更长的一项作为标准),就可认为该药治疗后发作完全控制。

除此之外,在临床中还需要鉴别"假性"耐药性癫痫。需要考虑患者是否为假性发作,患者的服药依从性,是否避免加重或诱发的因素(如熬夜、劳累、闪光等),以及其他可以治愈的遗传代谢性疾病如维生素 B_6 依赖症、葡萄糖转运体 I 缺陷症等。

二、手术的风险与收益

虽然癫痫外科手术已经被证实是有效的、高收益的,而且能改善患者的生活质量,但每个病例的特点是不同的,无法在手术之前得到某个病例明确的手术风险与收益比。因此,手术之前患者及家属充分了解手术的风险与收益是不容忽视的重要问题。患者及家属需要充分了解手术的目的、风险、术后并发症,甚至手术费用等问题。医生也需要充分了解患者及家属对手术的期望,他们的期望是彻底治愈癫痫,术后能正常生活;或是缓解、减轻癫痫发作,改善生活质量;还是期望改善儿童患者的认知水平、促进智力运动的发育等。总之,癫痫外科手术的抉择是在手术风险和收益之间的权衡。

三、癫痫外科手术的时机

手术时机的决策也是癫痫外科手术患者选择的重要内容,其基本原则是在诊断明确、权衡手术风险的情况下,尽早手术。原因在于以下两个方面:首先是低龄儿童癫痫外科特殊性。年龄(如小于 1 岁)已经不再是癫痫外科手术的禁忌证,只要身体条件能够耐受手术者,无最小年龄限制。在儿童难治性癫痫中,如婴儿痉挛症、伦诺克斯-加斯托综合征(Lennox-Gastaut syndrome,LGS)等多发作频繁,病情较重,严重影响患儿智力运动发育,而且多属于药物难治性,并可以早期预测。早期手术不仅有利于癫痫发作的控制,也能改善患儿大脑精神运动功能的发育。其次,继发性癫痫灶的形成。癫痫病史的长短也是癫痫手术预后好坏的影响因素之一。癫痫病理生理的机制研究表明,长期的癫痫发作可以导致继发性致痫区形成,从而不利于癫痫外科手术的术前评估及术后远期预后。

最佳的手术时机决策取决于癫痫的病因学诊断。如半侧巨脑回畸形会导致不能控制的频繁癫痫发作和严重的发育落后,早期癫痫外科手术是唯一能够逆转这种情况的治疗方法。拉斯马森综合征(Rasmussen 脑炎)为一种进展性半球病变,半球切除或离断手术是根治这一疾病的唯一治疗方法,一旦诊断确立,应尽早彻底进行半球手术,避免病灶进展至另一侧半球(虽然有双侧 RE 脑炎,但无法证明是一侧进展到另一侧)。决策是否进行手术评估可以考虑的因素包括 2 种及以上正规抗癫痫发作药物试用失败和 MRI 存在致痫病灶。而对于皮质发育畸形(MCD)、神经胶质肿瘤、血管性疾病等,较少考虑两种以上的药物联合治疗。对于药物难治性全部性癫痫和 MRI 阴性病例,可以试用联合药物治疗方案。但是,仍不建议长时间评估药物疗效或反复试用多种抗癫痫发作药物,以免错过最佳的手术时机。不管全面性癫痫还是 MRI 阴性癫痫,如考虑还是局灶起始可以进行颅内电极置入检查,明确癫痫灶位置。如综合评估为真正的全面性癫痫,也可以行姑息性手术治疗(迷走神经刺激,脑深部电刺激等)。

(王　群　王海祥)

第二节　癫痫外科患者选择的影响因素

一、年龄

婴幼儿(<3 岁)及高龄癫痫患者曾经被认为不适合行癫痫外科手术。随着我国儿童癫痫外科的发展,癫痫外科手术包括大脑半球切除或离断术、脑叶离断术已

经广泛应用于婴幼儿难治性癫痫的治疗。儿童和成人癫痫外科长期预后是相似的。最近北京大学第一医院儿童癫痫中心的数据显示,脑叶离断术后平均随访 14 个月,79.5% 的患儿达到 Engel Ⅰ级。另外的研究显示,50 岁以上患者与 50 岁以下患者的手术长期随访,手术效果没有明显区别。因此,在患者能耐受手术的情况下,不应根据年龄决定是否进行癫痫外科手术。

与成人相比,儿童癫痫外科患者的选择是明显不同的。ILAE 的指南建议儿童癫痫外科用于:2 种合适的药物治疗失败或致残性癫痫发作;无法归类为电-临床综合征但刻板的、一侧性或局灶性癫痫发作(特发性部分性癫痫除外)或 MRI 显示病变适合于手术切除;任何需要半球切除或者多脑叶切除手术的婴幼儿癫痫。考虑到儿童癫痫的特点,儿童癫痫外科的病例选择需注意以下几点:

首先,癫痫对早期儿童脑发育的影响。在婴儿和儿童早期,脑的快速发育导致临床症状、脑电图及神经影像的复杂演变。精神运动发育落后或停滞常常需要尽早选择癫痫外科手术。

其次,儿童局灶性癫痫的临床表现是复杂多样的。虽然为局灶性或单侧性癫痫,但临床症状或脑电图表现为双侧性或广泛性的特点,这些表现并不能将其排除在癫痫外科的适应证之外。某些 Lennox-Gastaut 综合征、婴儿痉挛症(West 综合征)等表现为全面性发作的低龄患儿,并不能排除是由局部致痫病变引发,有些患儿通过切除致痫区也可获得满意的手术效果。

另外,儿童的脑功能可塑性也是重要的考虑因素。儿童的大脑在各种损伤或外科手术后,具有足够的重塑能力。因此,不能因致痫病灶涉及功能区而放弃癫痫外科,在预判术后功能损伤程度时,需要考虑儿童的脑功能重塑能力。

最后,对于手术疗效的预判,不能只评价发作的情况,还要评估在精神、认知、行为等方面的收益。一些姑息性手术方法如胼胝体切开术、各种神经调控手术(如迷走神经电刺激、脑深部电刺激)均已经被证实能减轻发作,改善患者精神行为。

二、头颅 MRI

以前的观念认为:头颅 MRI 没有病灶的患者不该选择癫痫外科治疗。颞叶或颞叶外癫痫患者,若 MRI 检查结果正常,大多数术后癫痫发作控制的效果不佳。但是,最近一项 meta 分析发现:虽然有病灶的癫痫术后长期随访结局更好(68% 无发作),但仍有很多无病灶的癫痫患者术后无发作(43%)。目前认为,MRI 阴性

病例仍可以考虑手术评估,原因在于以下几点:首先,影像科报告的头颅MRI阴性病例,并非真正的"阴性"。有研究显示,85%的组织病理证实的皮质发育不良,影像科的报告是正常的。因此,目前普遍的共识是癫痫患者需要进行特殊的癫痫序列扫描,MRI的结果判读也需要综合癫痫中心的专科医生或有癫痫影像阅片经验的影像科医生完成。其次,最近癫痫病学一个重要的进展就是影像学的发展。多序列、高场强、高分辨率3D-MRI广泛应用于癫痫术前评估中,各种影像后处理方法如PET-MRI融合技术、基于体素及皮质表面的形态学分析(VBM,SBM)开始应用于临床,提高了病灶的检出率。最后,即使对于MRI"阴性"的耐药性癫痫,如果发作症状学和EEG提示为局灶性起源,也需要全面细致的术前评估包括颅内电极脑电图进一步确定致痫区。因此,头颅MRI阴性并不是癫痫外科病例选择的决定因素。

头颅MRI显示一侧半球或双侧半球多个病灶也不能排除癫痫外科治疗。首先需要鉴别MRI多病灶与多灶起源性癫痫。多病灶并不代表多灶起源。癫痫发作可能起始于其中一个病灶,并不是所有的病灶都是致痫病灶。术前评估中MRI病灶与电-临床表现一致时才能确定致痫区,进行手术切除。结节性硬化症所致难治性癫痫的外科治疗是典型的例子。我国最新的全国性多中心结节性硬化症切除性手术回顾性研究显示,术后1年无发作率为71%,10年无发作率为51%。与其他病因所致难治性癫痫外科治疗随访结果相似。MRI显著性结节切除是术后10年无发作的唯一影响因素。因此,并不是双侧半球多发的结节都是致痫结节,寻找显著致痫结节尤其重要。在一些术前评估的病例中,的确存在多灶性起源的情况。比如病毒性脑炎后癫痫,颅内脑电图证实存在多个脑区起源的癫痫发作,这时考虑手术时需要慎重,有可能切除其中一个致痫区,患者仍然有其他致痫区起源的发作,甚至改变术前的发作形式。新生儿期缺血缺氧性脑病(hypoxic ischemic encephalopathy,HIE)也存在双侧枕叶独立起源的情况,这时需要谨慎考虑切除性手术。其次,需要鉴别MRI多病灶与多脑区性癫痫。目前已有很多研究证实,多脑区性癫痫是存在的。多脑区性癫痫是指癫痫发作的起源分别或同时累及多个脑区或脑叶,需要进行多脑区切除的一类少见的癫痫。比如颞叶癫痫附加症,经过立体脑电图(SEEG)证实,癫痫发作同时起源于颞叶及颞叶外结构(岛叶、眶额回、颞枕交界等)或不同的发作分别起源于颞叶、颞叶外结构。这时可能需要同时切除颞叶及颞叶外结构。除此之外,也有学者提出眶额回癫痫附加症、枕叶癫痫附加症等。

三、脑电图

脑电图检查是癫痫诊断和治疗中最重要的一项检查。一般认为,脑电图表现为局灶性癫痫样放电或局灶性持续性慢波有利于进行癫痫外科治疗。但随着癫痫病学家加深对癫痫产生机制的认识,致痫网络概念的出现,局限病灶性癫痫可以出现较为广泛的癫痫样放电。例如,一些癫痫性脑病包括大田原综合征、婴儿痉挛症等,虽然脑电图表现为广泛性癫痫样放电,全面性癫痫发作,头颅MRI仍可以发现致痫性病灶如脑发育畸形(MCD),通过手术切除可以获得很好的手术效果。因此,脑电图表现为多灶性、弥漫性,甚至广泛性的癫痫样放电,全面性癫痫发作,也不能排除进行癫痫外科治疗。除此之外,对于不能进行切除性手术治疗的患者,还可以选择姑息性手术治疗方法,从而减轻癫痫发作。

四、癫痫发作的特点

癫痫发作的特点包括发作频率、发作持续时间、发作类型,也是影响选择癫痫外科的重要影响因素。2016年Kwon等进行了局灶性癫痫切除性手术病例选择的系统性综述,收集了符合入选标准的384篇文献。结果显示切除性癫痫外科的最主要入选标准包括3个:应用抗癫痫发作药物的数量(>2种)、癫痫病程持续时间(>1年)及发作频率(至少每月1次)。文章结论提示:确定是否选择切除性癫痫外科治疗尚无一致性标准,但越来越多的证据显示早期手术能带来更好的手术效果。

发作频率及病程时间不应成为选择癫痫外科手术评估的障碍。一方面,即使发作频率较低也可能造成很严重的后果,如癫痫猝死(sudden unexpected death in epilepsy,SUDEP)。另一方面,患者主诉的发作少,但不能排除频繁的临床下发作或患者不能主诉的发作(如患者早期意识丧失、发作后失忆等造成)。这些患者均应进入癫痫术前评估流程进行视频脑电图及MRI检查。发作病程短也不能排除癫痫外科治疗。MRI致痫病灶的存在是患者成为耐药性癫痫的明确预测因素。对于儿童癫痫外科,由于儿童处于脑发育的关键时期,即使病程短,也可能导致患儿出现智力运动发育的停止,甚至倒退。另外,更长的癫痫病程还可能导致出现继发性致痫区。因此,早期诊断、早期治疗尤为重要。

五、致痫区位于皮质功能区

癫痫外科为功能神经外科的一个分支,手术目的是在保留功能的情况下完全切除致痫区,不能带来新的不能接受的功能损伤。在多数情况下,致痫区位于皮质功能区是相对禁忌证而不是绝对禁忌证。在涉及功能区手术的病例选择时需考虑以下几个问题。

1. 对患者进行充分的风险利益评估,明确手术是否利大于弊,这是一个高度个体化的决定。有一些术后功能缺失在一定程度上被认为是可以接受的。如果能有效控制癫痫发作,手术切除中央后回的初级躯体感觉区或部分枕叶皮质视觉区被认为是可以接受的。切除面部的初级运动皮质,术后引起的问题较小。而切除上下肢初级运动区和语言功能区是难以接受的。如果手术切除了一侧的颞叶内侧结构,而由于另一侧也有病变,那么术后可能导致持久性的顺行性记忆缺失。目前有很多非侵入性检查(fMRI、DTI、TMS、MEG 等)和侵入性检查方法(颅内电极脑电图皮质电刺激、任务相关的高频响应、术中监测、术中唤醒等)评估皮质功能区。另外,需要强调的是皮质下传导束如皮质锥体束、视束的评估同样重要,切断这些功能区传导束可以造成同样的功能损伤。

2. 术后的神经功能缺失包括永久性和暂时性两类,如果这种功能缺失属于暂时性的,仍可以选择手术。皮质功能区也被称为皮质表达区(eloquent cortex)。皮质表达区包括必需皮质表达区,如原始运动皮质区、Broca 区及 Wernicke 区等;还包括非必需皮质表达区,如辅助运动区(supplementary motor area,SMA)、颞叶底面语言区。非必需皮质表达区是可以进行手术切除的,术后出现短暂的功能缺失,在一定时间内功能可以恢复。

3. 皮质功能区的代偿、重建、转移。在癫痫外科的患者选择中,也要考虑个体神经发育的因素。首先要把握好手术时机。越早进行手术治疗,术后功能重建的机会越大。对于处在神经发育期的儿童,术后语言、肢体功能重建代偿的概率更大,而对于成人功能区的手术,如果通过各种检查方法确定手术区为皮质功能区,术后功能损失风险很大,显然是不能进行手术的。另外,越来越多的研究表明,位于功能区致痫病灶会促进局部功能网络的重建、转移,尤其对于局灶性皮质发育不良或发育性肿瘤等。在最近的结节性硬化症的外科治疗中,术中持续运动诱发试验发现位于中央区的结节并没有监测到运动功能,切除结节并没有出现严重的运动功能缺失。同样的结果也出现在病灶位于中央区的局灶性皮质发育不良 II 型病例中。因此,致痫病灶虽然位于解剖上的功能区,但病灶并没有功能,真正的功能区已经发生重建、转移。

六、患者与家属对癫痫外科的预期

在决策是否进行癫痫外科手术之前,术者需要考虑手术是否能够满足患者及其家属对手术的预期。这些手术预期取决于患者癫痫的严重程度、手术的成功概率、术后发生神经功能缺失、精神障碍等并发症的可能性。因此,在癫痫外科手术之前,术前谈话是非常关键的一步,不能简化或忽略。术前需要仔细了解患者及家属对癫痫、癫痫外科手术的认知程度,了解他们对手术的期望是使癫痫完全无发作,还是缓解癫痫发作的程度,或是改善患者认知水平,恢复患者的正常生活等。另外,有些患者非常关注术后并发症,如术后偏瘫、失语。如果患者致痫区位于重要功能区,应提高告知其手术风险,以免造成不必要的医疗纠纷。耐心、细致的医患沟通是手术成功、保证医疗安全的重要保障。

第三节　癫痫外科的手术适应证

严格掌握癫痫外科的手术适应证是获得良好疗效的前提与保证。根据手术方式及手术目的不同,癫痫外科手术可以分为切除性手术和姑息性手术两种。切除性手术目的是治愈性的,而姑息性手术目的是非治愈性的。本节分为切除性手术适应证、姑息性手术适应证两方面介绍。最近还有一些新的癫痫外科手术方式应用于临床,如立体脑电图引导的射频热凝治疗(SEEG guided RF-TC)、MRI 引导的激光间质热疗(MR-guided laser interstitial thermal therapy,MRgLITT)等,手术目的是治愈性的,也可以是非治愈性的,其适应证相似,不再单独介绍。

一、切除性手术适应证

切除性癫痫手术的目的是治愈性的,适应证主要是指可以通过各种现代术前评估检查确定致痫区的耐药性癫痫,而且切除手术后不会产生永久性功能损害。

1. 耐药性癫痫　应用正确选择且能耐受的两种抗癫痫发作药物(单药或联合用药),仍未能达到持续无发作。具体见本章第一节。

2. 病变相关性癫痫、癫痫综合征

随着现代诊断技术的快速发展,尤其是长程视频脑电图、影像学技术及外科手术技术的发展,癫痫外科手术的安全性和有效性已经大大改善了。人们对癫痫外科治疗的观念有了很大变化,癫痫外科治疗并不一定是最后的选择方法,对于那些病变相关性的癫痫、癫痫综合征来讲,它可能是一种早期的治疗方法。这些癫痫、癫痫综合征包括以下方面:有明确的病理生理发病机制;早期就能判断为耐药性癫痫且呈进行性发展;通过优化的癫痫影像学及影像后处理发现病变;手术有可能使患者的癫痫发作完全停止。

(1) 病变相关性局灶性癫痫:应用现代神经影像学技术和电生理监测技术,能明确引起癫痫发作的"责任病变"。这些病变可以是先天性的,也可由后天获得,可以是单个病变,也可为多发病变。临床实践证明,即使药物可以控制发作,但今后停药后患者不发作的可能性也很低,因此可以在安全的前提下,适当优先考虑进行手术治疗。这些病变的病理类型包括颞叶内侧结构硬化、长期癫痫相关性肿瘤如神经节细胞胶质瘤、胚胎发育不良性神经上皮肿瘤等;脑血管性病变如海绵状血管瘤、动静脉畸形等;皮质发育畸形如局灶性皮质发育不良、灰质异位、半侧巨脑回畸形等;各种脑外伤后软化灶等。

(2) 病变相关性全面性癫痫:某些癫痫或癫痫综合征表现为全面性癫痫发作以往认为不适合手术。但随着近年癫痫外科的发展,尤其是儿童癫痫外科的广泛深入地开展,有些癫痫综合征也是由致痫病灶导致的,也可以进行切除性手术,有可能终止发作。例如婴儿痉挛症、Lennox-Gastaut 综合征等,这些综合征虽然表现为痫性痉挛发作、轴肌强直等不能提供定侧定位价值的发作,但仍可以通过仔细的术前评估如脑电图、头颅 MRI 定位致痫病灶并进行外科切除。

(3) 半球病变相关性癫痫:有些癫痫其结构性致痫病灶累及一侧半球大部分脑区或整个半球,其癫痫发作较严重,可以是进展性的,在儿童癫痫患者中常见,需要尽早手术,防止对儿童造成不可逆的神经精神功能损伤。这类癫痫常常需要大范围外科手术如多脑叶离断、半球切除或离断手术。这一类型癫痫综合征主要包括:Rasmussen 脑炎、Sturge-Weber 综合征、半侧巨脑回畸形、继发性偏侧惊厥-偏瘫-癫痫综合征(hemiconvulsion-hemiplegia-epilepsy syndrome,HHE),半球软化灶等。

二、姑息性手术适应证

姑息性癫痫手术虽然是非治愈性的,但通过手术可以减轻患者的发作,改善患者的生活质量,也是非常值得的。其原因在于以下几个方面:减轻某种癫痫发作形式,如:轴肌强直发作、失张力发作减少可以降低由于跌倒带来的骨折、脑挫伤等风险;在颞叶癫痫中,减少伴有意识丧失的愣神发作而仍有先兆发作也是可以接受的、有收益的;减少癫痫持续状态及丛集的频繁发作,也可以减少患者住院就医及进一步强化药物治疗的次数,从而减轻患者医疗负担。

姑息性手术主要包括胼胝体切开、神经调控治疗(如迷走神经电刺激、深部核团电刺激、闭环电刺激经皮直流电刺激等)。姑息性手术适应证主要包括:

1. 一些特殊的癫痫发作形式、癫痫综合征,影像学无明确致痫病变。如胼胝体切开术用于 Lennox-Gastaut 综合征中的强直发作、失张力发作,多软膜下横切用于获得性癫痫性失语等。

2. 术前评估不能进行定位致痫区或证实多个致痫区。

3. 致痫区与重要功能区重叠而不能进行切除性手术。

4. 反复出现的或难治性的癫痫持续状态而不能进行切除性手术。

5. 快速继发同步化而不能定侧的病例,可以先行胼胝体切开以利于定侧。

第四节 癫痫外科的手术禁忌证

癫痫是否适合手术治疗和患者能否耐受手术,是确定手术禁忌证的前提。禁忌证并非绝对,伴随临床医学科学的进展,能够进行手术治疗的领域还在不断拓展。目前应掌握的手术禁忌证主要包括:

1. 有进展性神经系统变性疾病或遗传代谢性疾病者。

2. 合并严重的全身性疾病者。

3. 合并有严重精神障碍、严重的认知功能障碍者。

4. 由于身体某些器官问题和/或营养状况不能耐受手术者。

5. 确诊为良性癫痫的患者。

6. 患者及其家属不同意手术。

(王 群 王海祥)

参考文献

[1] KWAN P,ARZIMANOGLOU A,BERG A T,et al. Definition of drug resistant epilepsy:consensus proposal by the ad hoc Task Force of the ILAE Commission on Therapeutic Strategies[J]. Epilepsia,2009,51(6):1069-1077.

[2] KWAN P,SCHACHTER S C,BRODIE M J,et al. Drug-Resistant Epilepsy[J]. The New England Journal of Medicine,2011,365(10):919-926.

[3] 中国抗癫痫协会. 临床诊疗指南:癫痫病分册[M]. 2 版(修订本). 北京:人民卫生出版社,2015.

[4] 谭启富,李龄,吴承远. 癫痫外科学[M]. 2 版. 北京:人民

卫生出版社,2012.

[5] MOSHE S L,PERUCCA E,RYVLIN P,et al. Epilepsy:new advances[J]. The Lancet,2015,385(9971):884-898.

[6] RYVLIN P,RHEIMS S. Epilepsy surgery:eligibility criteria and presurgical evaluation[J]. Dialogues in clinical neuroscience,2008,10(1):91-103.

[7] WIEBE S,JETTE N. Epilepsy surgery utilization:who,when, where,and why? [J]. Current Opinion in Neurology,2012, 25(2):187-193.

[8] CROSS J H,JAYAKAR P,NORDLI D,et al. Proposed criteria for referral and evaluation of children for epilepsy surgery: Recommendations of the subcommission for pediatric epilepsy surgery[J]. Epilepsia,2006,47(6):952-959.

[9] DUNCAN J S. Selecting patients for epilepsy surgery:Synthesis of data[J]. Epilepsy & Behavior,2011,20(2):230-232.

[10] ENGEL J,MCDERMOTT M P,WIEBE S,et al. Early Surgical Therapy for Drug-Resistant Temporal Lobe Epilepsy:A Randomized Trial[J]. JAMA,2012,307(9):922-930.

[11] ZIJILMANS M,ZWEIPHENNING W,VAN KLINGK N,et al. Changing concepts in presurgical assessment for epilepsy surgery[J]. Nature Reviews Neurology,2019,15(10):594-606.

[12] 刘庆祝,蔡立新,于昊,等.脑叶离断术治疗儿童药物难治性癫痫[J]. 中华神经外科杂志,2019,35(3):245-249.

第三篇

癫痫的术前评估

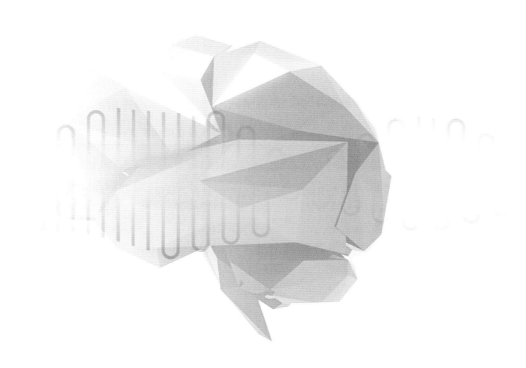

第九章　癫痫术前评估的一般原则

癫痫术前评估的主要目的是通过一系列术前评估手段找到致痫区（epileptogenic zone，EZ），这是癫痫外科手术成功的关键所在。EZ 被认为是癫痫术后无发作所必需切除的最小皮质区域，EZ 是个理论上的概念，只能外科手术切除以后无发作才会证实切除脑区包含致痫区。术前并不能通过某一检查手段明确 EZ，而需通过不同检查手段来间接评估 EZ 位置及范围。图 9-1 为患者入院术前评估流程。EZ 评估过程就是定位症状

产生区（symptomatogenic zone）、激惹区（irritative zone）、发作起始区、致痫病灶及功能缺损区的过程，这些区或多或少都对定位致痫区有帮助，从而更好地进行手术计划的设计。关于这五区的概念、相互之间的关系及在定位致痫区中的作用见第五章第二节。

癫痫术前评估手段包括无创性评估手段：详细的病史采集、发作期症状学、间歇期和发作期头皮脑电图、高分辨率头 MRI、核医学检查、脑磁图及神经心理学检查、fMRI、DTI 等，以及侵袭性评估手段：颅内电极置入长程颅内电极监测、WADA 试验和术中神经电生理监测等。近年来随着神经科学发展及生物工程学的进步，很多新的脑电图和影像学后处理技术、头颅 MRI 新的扫描序列等被应用于术前评估中，提高了致痫区的定位准确性，如致痫指数、高频自动分析与识别、PET-MRI 融合、SISCOM、双反转序列（double inversion recovery，DIR）、VBM 或 MAP、SBM 等。这些检查有些是为了明确 EZ 部位及其边界，有些是为了评估脑功能及其与致痫区的关系。这些术前评估手段的历史、原理、方法及其局限性等将在本篇有关章节单独介绍，本章节仅对不同检查手段在癫痫术前评估中的意义进行描述。而关于这些常用评估手段的原理、方法及分析将在后续章节详细叙述。表 9-1 为不同评估手段在癫痫术前评估中的作用。

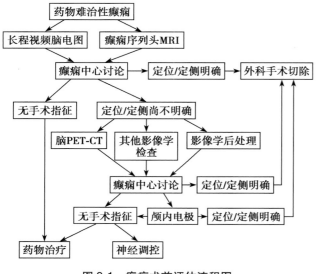

图 9-1　癫痫术前评估流程图

表 9-1　不同检查手段在癫痫术前评估中的地位与作用

阶段	功能区定位	临床	脑电	解剖
一期评估	任务态 fMRI 任务态 MEG WADA 实验 神经心理学检查 静息态 fMRI [*#] DTI [*#] TMS [*]	临床病史 发作症状学 神经系统查体 神经心理学检查	VEEG [#] MEG [#] EEG-fMRI [*#] TMS-EEG [*#]	CT 结构性 MRI [#] 高分辨率 MRI [#] PET SPECT [#] DTI [*#] fMRI [*#] MRS [*#] ASL [*#]
二期评估 （术中监测）	ECS 术中神经功能监测	ECS	IEEG（SEEG）[#] ECS ECoG	术中 MRI [*]

fMRI:功能磁共振成像;MEG:脑磁图;DTI:弥散张量成像;WADA:异戊巴比妥试验;ECS:皮质电刺激;VEEG:视频脑电图;IEEG:侵入性颅内电极;SEEG:立体脑电图;ECoG:术中皮质脑电图监测;TMS:经颅磁刺激;CT:脑计算机断层摄影;MRI:磁共振成像;PET:正电子发射计算机断层扫描;SPECT:单光子发射计算机断层扫描;MRS:磁共振波谱成像;ASL:动脉自旋标记。

[*] 其在术前评估中的价值尚待明确;[#]可经后处理技术扩展其定位价值。

一、病史资料

癫痫作为神经系统常见疾病之一,患者的病史及体格检查可以为癫痫定性、定位诊断及病因诊断提供有价值的线索,且发作病史是癫痫诊断的主要依据。癫痫发作病史中应了解:患者最初发病年龄,发作有无诱发因素,整个病程过程中有几种发作表现及发作表现有无改变,既往诊断及治疗情况,以及发作频率如何。对患者发作表现应着重关注:发作中意识是否清楚、发作有无先兆、有无头眼向一侧转、肢体抽搐是否对称、有无发作后一侧肢体活动不利或失语等。来自患者、患者家属及发作目击者对患者癫痫发作的详细病史可以为定位症状产生区提供首要参考。同时,这些病史症状学及体征可以通过头皮长程视频脑电图监测记录发作获取并进一步验证。患者病史中发作清醒期/睡眠期比例有利于医生对患者发作起源脑区的推测,如仅在睡眠期发作或睡眠期多发的癫痫多起源于额叶及岛叶。患者发作频率及有无发作周期有利于医生对患者长程视频脑电图检查的安排及预测。患者服药病史可以帮助医生在视频脑电图监测过程中选择减停药物顺序来诱发发作等。

既往史、个人史及家族史对患者癫痫的病因诊断极其重要,如热性惊厥史、头外伤史、脑炎病史及围生期脑损伤病史等都和癫痫病因密切相关。体格检查的一些阳性表现能够对癫痫的定位、定侧及病因提供有价值的线索。如一侧肢体肌力弱、偏瘫提示患肢对侧脑存在结构并病变可能,一侧颜面血管瘤常提示脑颜面血管瘤病可能,而皮肤鲨鱼皮样或奶油咖啡样皮肤纤维瘤提示脑发育性病变可能。

二、症状学

癫痫发作的方式(癫痫发作症状学)为癫痫发作的起源提供了重要线索。准确的发作症状学判定、癫痫先兆和首发症状有利于症状产生区定位,并帮助定位致痫区及致痫网络。通常,多个部分性癫痫发作类型可以是同一致痫区起源,癫痫发作传播程度不同和传播途径不同而表现为不同发作类型。我们可以根据发作时不同发作类型的"症状流"演变来推测致痫区的部位。因此,应该尽一切努力来了解患者所有癫痫发作类型的数量以及每种类型的确切表现。同时,对症状学分析是明确影像学上病灶是否为致痫病灶的主要非侵入性评估手段。癫痫发作症状学是癫痫术前评估最重要的定位手段。然而,与成人癫痫相比,症状学定位/定侧价值在儿童癫痫患者中定位价值较弱,特别是低龄儿童和婴幼儿患者。儿童癫痫患者特别是低龄儿童患者的发作症状学往往与成人有很大差别,发作先兆不能给予准确描述,且发作症状常常表现为双侧强直、痉挛、动作终止等,这给致痫区定侧和/或定位带来很大困难,因此儿童癫痫外科更大程度上依赖于发现影像学病灶。在3岁以下低龄患儿发作症状学中,只有局灶性阵挛、强直、单侧肢体痉挛、发作后偏瘫等具有较高的定侧意义,而其他在成人癫痫中常见的定位、定侧体征及先兆在小儿很少能充分获取。

三、神经电生理检查

1. 头皮长程视频脑电图　头皮长程视频脑电图监测是目前临床应用最为广泛且必需的术前评估手段之一。发作间歇期癫痫样放电(interictal epileptiform discharge,IED)与癫痫发作密切相关。首先间歇期癫痫样放电形式可以帮助癫痫发作类型及癫痫综合征的诊断,全面性IED提示全面性发作可能性大,而局灶性IED更见于局灶性发作,且局灶性IED代表了皮质易激惹区,往往快速眼动睡眠期(REM)IED的范围和侧别更局限,更有助于致痫区定侧、定位。但要注意,有时局灶性发作的脑电图IED可以继发双侧同步化而表现为全面性放电,而全面性发作的脑电图IED可出现局灶性放电表现,特别是在治疗过程中更容易出现。发作间歇期癫痫样放电不仅可以定位易激惹区来间接推测致痫区定位,还可以根据癫痫样放电模式来推断癫痫病因。如持续、近持续或阵发连续、周期样棘波、多棘波放电局灶性出现,常提示局灶性皮质发育不良。发作期脑电图可以定位发作起始区及早期扩散区,同时与发作症状学同步分析来帮临床医生了解出现不同症状的可能机制,指导分析症状学起源及扩散方式。发作期脑电图的演变时,需着重注意发作前和发作最早期的改变,发作症状出现前的局灶脑电图改变常提示此脑区更接近发作起始区,而随着发作症状出现及演变,脑电图放电的时空演变则提示癫痫发作网络传播。而且,头皮视频脑电图是鉴别发作性事件是否为癫痫发作唯一有效的检查手段。然而,由于头皮脑电图的发作期演变常比较弥漫,或被运动伪差等掩盖,症状演变和脑电图演变之间常缺少良好的对应关系,难以精确定位,因此发作期头皮脑电图对致痫区定侧价值大于定位价值。

2. 脑磁图　脑磁图(magnetoencephalography,MEG)是一种使用生物磁场测量技术来监测脑内神经元电活动所产生的磁场信号的脑功能成像技术。MEG可以检测到间歇期癫痫样放电引起的磁场,因此可以用来辅助定位易激惹区。MEG具有高时间、空间分辨率,且不受颅骨、头皮等影响,可以较准确地定位致痫区并显示癫痫波的分布特征,近年来逐渐用于癫痫术前评估。但MEG采集时间有限,且多数癫痫发作伴有不同程度的运动症状,导致头部活动,因而MEG很难采集到有效的癫痫发作期信息。目前MEG主要提供发作间歇期放电信息。一部分患者会因MEG检查而受益,帮助明确有无手术机会或更好地帮助指导手术切除的范围。MEG还可以用于大脑皮质功能区定位,目前临床可以用来对大脑听觉皮质、视觉皮质、初级感觉皮质、初级运动皮质以及语言相关皮质进行无创性定位。当致痫区接近或位于功能区,准确定位致痫区与功能区皮质表达之间关系变得尤为重要。术前利用MEG同时进行无创性功能定位与致痫区定位,有助于制定更好的手术计划,最大限度地切除致痫区,并减少术后神经功能缺损的发生。

3. 癫痫外科术中监测 癫痫外科术中监测包括术中皮质脑电图监测和神经功能监测两部分。一直以来,ECoG记录皮质癫痫样放电是癫痫外科常用的检测手段。术中,癫痫外科医生会依据ECoG结果来判断致痫区的范围,结合术前评估信息对手术切除范围进行适当调整。近年来,随着临床对癫痫认识的不断深入和侵袭性颅内EEG监测技术的官方应用,癫痫外科对术中ECoG的依赖性减少。术中ECoG采样空间及时间有限,又受术中麻醉药物影响,有时会记录不到癫痫样放电,或记录到的癫痫样放电来自远隔传达而非真正的致痫区。因此术中ECoG监测是否能帮助调整手术切除范围,并进一步提高手术预后尚有争论。但当患者脑电图表现为持续性局灶性放电后脑电图发作时,术中ECoG记录相同或类似脑电图形则有较高的致痫区定位价值。癫痫外科术中神经功能监测包括术中体感诱发电位、运动诱发电位和术中皮质电刺激。术中感觉运动功能的电生理监测是一种使用与低龄儿童在内各年龄段患者的最直接客观的功能定位手段。但对于语言功能的定位需要患者术中唤醒,且配合语言测试才能完成。绝大多数的小儿和部分成年人不能耐受此过程,或者不能坚持完成全程的检查任务。

尽管,目前有了头皮长程视频脑电图监测,脑电图可结合发作期症状学同步分析,对致痫区定位有很大帮助,但头皮电极采集的脑电信号受到皮肤、颅骨等组织的衰减,难以记录到部位较深、范围局限、电压较低和/或频率较高的局部电活动,因而无法准确反映发作起始区位置。而癫痫外科手术中直接用ECoG监测也有其局限性,包括麻醉状态对ECoG的影响,术中监测时间有限,有时难以记录到间歇期放电,且间歇期放电并不一定代表致痫区。因此,对于通过常规神经影像学检查及长程视频脑电图监测难以定位的难治性癫痫患者,侵

入性颅内电极脑电图监测是定位致痫区的有效手段。术外颅内电极脑电图(extraoperative intracranial EEG,IEEG)为一种侵入性癫痫诊断及治疗技术,是通过颅内电极直接记录大脑皮质电信号,根据置入电极方式不同分为将硬膜下电极(栅状、条状、深部电极)脑电图和立体脑电图(SEEG)。两种颅内脑电图虽然设计理念及方法不同,但目的均是为了进一步明确发作起源。IEEG在癫痫术前评估中的价值在于:在对痫区正确假设的前提下,能更精确地定位发作起始部位;可在一定程度上确定发作扩散过程和范围;可通过皮质电刺激确定重要功能的分布及与发作起源区的关系,从而避免手术伤及重要功能区;对比不同脑区电阈值及电刺激诱发电发作或惯常发作,协助致痫区定位;确定皮质损伤区与发作起源区之间关系,确定手术切除范围。但IEEG有其固有局限性,颅内电极置入方案是基于对各项非侵袭性检查结果的综合评估而作出的假设,电极覆盖范围有限,所记录到的发作起始有可能是扩散区而非真正发作起源区。如果术前的假设存在较大误差,可导致颅内电极放置错误或覆盖不全,从而记录到错误的起源区,导致手术失败。因此,IEEG前一期评估需多学科医生参与并详细分析各项评估资料,从而制订合理颅内电极置入方案,且对IEEG阅读及分析需经验丰富的医生来完成,并经多学科医生会诊后制定手术切除方案。

皮质电刺激(electrical cortical stimulation,ECS)是通过颅内电极电刺激大脑皮质来明确皮质功能,是临床脑功能定位的金标准。ECS已成为促使癫痫手术开始的重要手段之一,也是发展现代癫痫手术理念的重要手段。ECS在癫痫外科中的作用包括脑功能定位和致痫区定位。尽管功能磁共振成像、Wada试验(瓦达试验)、脑磁图和弥散张量成像(DTI)等非侵袭性技术已被广泛采用。但由于分辨率低,无法满足裁剪式切除手术对定位精确的要求,不能直接用于指导位于重要功能区的手术。在癫痫外科切除性手术前,为了明确致痫区,往往需要进行颅内电极置入,应用IEEG直接记录脑内电活动,这给了我们直接研究脑皮质功能分布的机会。通过皮质电刺激,我们可以了解电极所在皮质功能,这是研究症状产生区的重要手段。同时,结合发作期IEEG分布,确定发作起始区、早期扩散区与功能区关系,更好地在外科切除性手术前明确切除范围,及潜在的功能损伤风险。但ECS是一种"非自然"激活脑功能的方式,激活皮质范围有限,有其固有的局限性。ECS结果与皮质电刺激的部位、电流强度、电极种类及患者的配合程度直接相关。且由于颅内电极采样的局限性,ESC阳性结果的解释要考虑非电极覆盖皮质可

能。因此 ECS 的实施需有经验的神经电生理医生进行。给予致痫区皮质电刺激可诱发脑电图发作或临床发作，只有诱发出的脑电图形及临床症状为惯常发作脑电图和症状表现才能认为可靠。

四、影像学检查

1. CT　CT 是一种数字成像技术，CT 对显示脑内灰白质结果的清晰度远不如头颅 MRI 检查，因此癫痫术前评估中脑 CT 价值不大。主要用于发现 MRI 不易显影的脑内钙化，如结节性硬化、肿瘤、脑颜面血管瘤病等。CT 对金属显影较好，颅内电极置入后进行头部 CT 扫描来确定电极置入有无出血及位置是否准确，且与术前头颅 MRI 配准融合明确每根电极触点的解剖位置。

2. MRI　MRI 显然是发现脑结构异常的最重要的影像学检查手段，是癫痫外科术前评估必须检查项目之一。在部分或局部相关性癫痫患者中，MRI 被证明是最敏感结构性神经影像学检查手段。而且 MRI 是一种无创技术，没有已知的生物毒性，并且不涉及电离辐射。头颅 MRI 结果已被广泛用于癫痫手术的患者及手术方案的制订。如果可以在术前 MRI 上发现癫痫病灶，则可以大大提高术后癫痫发作的控制率。普通头颅 MRI 检查一般很难发现癫痫病灶，因此，进行癫痫序列的高分辨率头颅 MRI 检查是癫痫术前评估必不可少的检查。有关癫痫患者头颅 MRI 扫描原理、参数及不同病理的影像诊断等内容在下边有关章节详述。尽管采用癫痫专有序列的头颅 MRI 检查，接受术前评估的患者中约有 20%~30% 的扫描不能发现明显病灶明显。随着 MRI 硬件（尤其是 3T 成像）、3D 采集和后处理方法的提高，现在可以在 10%~30% 先前扫描不明显的患者中发现相关异常。需要指出的是，不是所有头颅 MRI 检查发现的病变都与癫痫相关。神经影像学医生不断探索头颅 MRI 新的扫描序列，如 3D Flair、双反转序列、FLAWS 等来提升病灶与正常脑组织对比度，从而增加头颅 MRI 检测阳性率。并利用影像学后处理技术来发现肉眼不可见病灶，如 PET-MRI 融合、VBM、DTI 定量分析及形态学分析等。但这些新扫描序列及后处理技术在癫痫定位中的价值尚在研究阶段，其阳性结果的真伪还需综合其他评估结果来解释。

3. 功能磁共振成像（functional MRI，fMRI）　fMRI 是在 MRI 的基础上进行运动、语言、记忆及认知功能等任务测试，根据在执行任务时所激活的局部皮质血氧水平依赖性（BOLD）增高来判断重要功能区的位置。fMRI 可以用于定位感觉、运动及语言区皮质。就语言和记忆功能的优势侧定位而言，fMRI 被认为是替代更

具侵入性的 Wada 试验的一种常用的非侵入性术前评估检查。但 fMRI 结果的可靠性受到多种因素的影响，包括成像方法、任务的敏感性、患者的配合程度、阈值的设定等。不加载任务的静息态 fMRI 技术仍在研究中，主要包括静息态 fMRI 脑功能及脑网络研究，尚未直接用于癫痫术前评估和功能定位。EEG-fMRI 技术是在持续记录 EEG 的同时进行静息态 fMRI 采集，同时观察癫痫放电活动及血氧代谢，是研究易激惹区和癫痫网络的重要方法之一，目前在癫痫术前评估中的价值仍处于研究阶段。

4. 其他功能成像技术　功能性神经成像技术（例如 SPECT 和 PET）是最重要的放射性核素成像技术，二者可以提供反映脑生理量的定量指标；并且通过不同的标记示踪剂药物，可以在分子层面上对脑的情况进行观察，在术前评估过程中提供独立于结构影像的致痫区定位信息，是癫痫术前评估主要的手段之一。PET 探测的是细胞代谢，SPECT 反映的是血流灌注水平。在局灶性癫痫的致痫区，发作间歇期通常表现为代谢减低或血流灌注减低，发作期则表现为增高。SPECT 在癫痫外科术前评估的意义主要用于做记录癫痫发作期的关注情况：癫痫发作时注射药物，在癫痫发作停止半小时左右再进行 SPECT 扫描，可以良好地用于发作期癫痫活动的定位。但这些高灌注除了反映发作的起源区，还可能反映发作的扩散区，因此发作期 SPECT 更有利于研究癫痫网络。间歇期 SPECT 由于敏感性较低，不具有单独的癫痫定位价值。但是，将发作期和间歇 SPECT 进行减法运算，同时通过与高分辨率的 MRI 图像进行融合，这称为 SISCOM 技术，大大提高了致痫区定位的准确性。由于发作期 SPECT 对药物注射时机要求较高，临床可操作性差，因此不作为癫痫术前评估常用检查手段。与 SPECT 相比，PET 通过反映细胞的代谢情况间接反映神经元的活动，且空间分辨率较高，间歇期 PET 检查更常用于癫痫术前评估，是临床最常使用的术前评估手段之一。特别是在头颅 MRI 无明显阳性发现时，PET 所显示的低代谢区常提示为致痫区。但 PET 所显示的低代谢范围往往大于 MRI 的病变范围，而且低代谢区的分布也反映了致痫网络范围，因此不能把 PET 的低代谢区等同于致痫病灶。由于 PET 反映的是示踪剂在细胞内代谢逐渐累积的效果，因此进行发作初期 PET 显影的临床价值不大，除非在检测时碰巧持续的局灶发作或有局灶性持续放电，可以出现局灶 PET 高代谢，这种局灶高代谢对致痫区定位也有意义。

五、神经心理学检查

神经心理学检查是癫痫外科术前评估的重要内容

之一。在癫痫外科术前,利用临床神经心理学检查判断患者的语言智商、操作智商及总智商水平,评价各脑区功能状态。这些结果既能较准确地区别大脑半球的语言优势和运动的优势侧,又能帮助临床对癫痫患者脑功能损伤进行定侧和定位,从而帮助致痫区定位。通过临床神经心理学检查结果可以帮助临床医生评判患者是否适合手术、术后神经功能的损伤情况及代偿能力,在控制发作和减少功能损伤之间找到最佳平衡点,合理制定手术方案。

六、其他

颈动脉内异戊巴比妥钠注射试验又称为 Wada 试验,在临床应用已超过半个世纪,近年来异戊巴比妥药物基本停产,临床常使用丙泊酚替代。Wada 对于语言、运动和其他脑功能方面的优势侧定位非常准确。且 Wada 试验所显示的术前功能损伤常与致痫区有一定相关性。对于怀疑由一侧半球引起的广泛性脑电图异常,可以通过 Wada 试验判断放电是真正的广泛性还是继发广泛性。由于 Wada 试验操作复杂,需有经验的神经心理学医生、脑电图医生、癫痫专科医师、影像科医生的相互配合,血管造影和静脉注射药物具有一定的危险性,患者本身血管变异等,临床现在已很少应用。Wada 试验逐渐被各种功能神经影像学技术所取代。

(张冰清　周文静)

参考文献

[1] LUDERS H. Textbook of epilepsy surgery[M]. London Infor-ma:Healthcare,2008.

[2] 刘晓燕.临床脑电图学[M].2版.北京:人民卫生出版社,2017.

[3] ZIJLMANS M,ZWEIPHENNING W,VAN KLINK N. Changing concepts in presurgical assessment for epilepsy surgery[J]. Nat Rev Neurol,2019,15(10):594-606.

[4] GUERRINI R,SCERRATI M,RUBBOLI G,et al. Commission for Epilepsy Surgery of the Italian League Against Epilepsy. Overview of presurgical assessment and surgical treatment of epilepsy from the Italian League Against Epilepsy[J]. Epilepsia,2013,54(Suppl 7):35-48.

[5] KHARKAR S,KNOWLTON R. Magnetoencephalography in the presurgical evaluation of epilepsy[J]. Epilepsy Behav,2015,46:19-26.

[6] FERNÁNDEZ S,DONAIRE A,SERÈS E,et al. PET/MRI and PET/MRI/SISCOM coregistration in the presurgical evaluation of refractory focal epilepsy[J]. Epilepsy Res,2015,111:1-9.

[7] JUHÁSZ C,JOHN F. Utility of MRI,PET,and ictal SPECT in presurgical evaluation of non-lesional pediatric epilepsy. Seizure,2020,77:15-28.

[8] 谭启福,李玲,吴承远.癫痫外科学[M].2版.北京:人民卫生出版社,2012.

[9] ROSENOW F,LÜDERS H. Presurgical evaluation of epilepsy[J]. Brain,2001,124(Pt 9):1683-1700.

[10] SHETH R D,BODENSTEINER J B. Effective utilization of home-video recordings for the evaluation of paroxysmal events in pediatrics[J]. Clin Pediatr(Phila),1994,33(10):578-582.

第十章　癫痫的症状学及其定位/定侧意义

在 19 世纪 70 年代,EEG 还没有问世,早期癫痫外科手术依靠癫痫发作症状学分析进行致痫皮质定位。随着视频脑电图的出现,癫痫发作症状学在术前评估定位中的地位更加重要,精确认识、描述发作症状学对致痫区定位/定侧非常重要。通过症状学发生的演变顺序可以推断癫痫样放电的传播路径,从而更好地了解患者发作的癫痫网络。发作症状学初始资料来自患者病史资料,特别是患者发作前兆只能通过询问患者才能知道。视频脑电图的出现,临床医生能够更方便且准确地分析癫痫临床发作与电生理起源、演变之间的关系。视频脑电图监测中,除了可以观察患者发作时视频录像及检查者对患者发作主观感觉的询问、意识判断、体征检查等,还可以同步记录心电图、肌电图。这些都是非常重要的症状学定位定侧信息。

描述发作期症状学的一个常用方法就是采用临床症状学分类法。目前关于癫痫发作的分类主要有两种,一个是国际抗癫痫联盟(ILAE)提出的电-临床分类,在 1981 年,ILAE 提出了一个癫痫发作分类方案并被临床防范应用。2001 年,ILAE 组织国际范围内的癫痫学者根据后期研究的深入及对癫痫发作认识的进步对癫痫发作类型进行修订,并由 Engel 执笔提出了一个新的癫痫发作分类方案。2017 年,ILAE 结合近几年的进展在原来两版的基础上推出了新的癫痫发作及癫痫分类。目前,国内临床应用最广的是 ILAE 提出的 1981 年癫痫发作分类,有利于癫痫的诊断、治疗药物的选择及预后判断。另一个癫痫发作的分类是由 Luders 等提出的发作症状学分类(semiological seizure classification,SSC),其只基于癫痫发作症状学,常用于癫痫术前评估。SSC 分类主要考虑了癫痫发作的三个特点:发作类型、躯体定位及发作演变,这三个特点是症状学可以定位致痫区的主要原因。

在发作症状学及体征分析中,重点应放在癫痫发作的初始症状、先兆,因为它们往往是由靠近致痫区的皮质产生。而癫痫发作的后续症状演变有利于癫痫发作网络定位,根据癫痫发作网络特点也可以推测致痫区可能的位置。同一类症状可能起源于不同的部位,同一部位起源的发作可因不同的扩散途径而表现出不同的症状。因此,症状学分析既包括视频脑电图监测记录到发作症状,也包括病史中患者及家属描述的发作先兆及其他视频脑电图未记录到的症状,而发作症状的描述常以"症状流"的方式对关键症状进行描述,且视频脑电图未记录到的病史中的症状以斜体表示。如先兆(右肘部不适,难以描述;心慌)→心率由 75 次/分增至 200 次/分,流涎→双上肢强直伴肌张力障碍,右侧著→意识不清→sGTCS。这种描述有助于推测发作起始和扩散的网络,既观察各种不同发作类型本身对致痫区的定位/定侧价值,又考虑不同发作类型演变顺序对致痫区及致痫网络的定位/定侧价值。通常情况下,发作起源部位往往是非表达皮质,癫痫发作的许多临床发作症状反映的是癫痫起源放电的扩散情况。但是,由于存在一些优先传导通路,我们可以根据发作时不同发作类型的"症状流"演变来推测致痫区的部位。本章仅对局灶性发作中的常见症状的定位/定侧价值进行描述。

(张冰清　周文静)

第一节　先兆发作的定位/定侧价值

先兆发作是指完全由主观症状构成的癫痫发作,而不伴有任何客观的临床表现,属于一种非常常见的短暂性发作,常会继发其他发作类型,偶有持续时间较长的先兆发作,甚至为先兆持续状态。先兆主要取决于患者本身的描述能力,所以诊断相对困难,对于认知能力差的患者或缺乏表述能力的婴幼儿来说,先兆常很难描述或描述不清。先兆常表现为正性感觉现象,如感觉异常、视觉或听觉幻觉、恐惧感或运动感等;也可表现为负性的感觉现象,如身体某一部位麻木、失明、耳聋或不能活动等。现在人们普遍认为,正性和负性的发作现象都是癫痫发作放电引起的阳性表现。由于先兆是最早出现的发作期症状,所以对于症状起始区的判断极为重要。本节将按照 SSC 癫痫发作分类对不同先兆的定位/定侧价值进行介绍。表 10-1 为不同先兆的症状产生区及其定位/定侧价值。

表 10-1　先兆发作的定位/定侧价值

先兆类型	症状产生区	定位	定侧
躯体感觉先兆			
单侧先兆	S1,S2,SSMA,岛叶	所有脑叶,常见于顶叶、额叶、岛叶、颞叶	多数对侧
双侧先兆	S1,S2,SSMA,岛叶		不能定侧
视觉先兆			
一侧视幻觉	枕叶	枕叶、后头部	对侧
双侧视幻觉	枕叶	枕叶、后头部	不能定侧
视错觉、黑矇	枕叶、TPO区	后头部	不能定侧
听觉先兆			
一侧听觉先兆	颞横回,颞上回	颞叶、岛叶	多数对侧
双侧听觉先兆	颞横回,颞上回	颞叶、岛叶	不能定侧
前庭觉先兆	所有脑叶,颞顶区常见	顶叶、颞叶、额叶	不能定侧
嗅觉先兆	杏仁核、岛叶	杏仁核、岛叶、嗅球	不能定侧
味觉先兆	岛叶、颞叶内侧	顶盖、颞叶底面前部	不能定侧
腹部先兆	岛叶,颞叶内侧、ACC	所有脑叶,颞叶常见	不能定侧
自主神经先兆			
喉部紧缩感	岛叶中后部	岛叶	不能定侧
呼吸困难、心悸	岛叶、ACC、SSMA、颞叶内侧	颞叶、岛叶、额叶底面	不能定侧
精神先兆			
恐惧	杏仁核、海马、ACC	颞叶内侧,额叶内侧	不能定侧
欣快、愉悦感	颞叶	颞叶	不能定侧
熟悉或陌生感	颞叶内侧	颞叶	不能定侧
自窥感或离体感	TPO区	颞叶、顶叶	不能定侧

注:S1:初级躯体感觉区;S2:第二躯体感觉区;SSMA:辅助感觉运动区;TPO:颞顶枕交界区;ACC:前扣带回。

一、躯体感觉先兆

躯体感觉先兆(somatosensory aura)包括感觉异常和清晰的体感定位。感觉异常常被描述为针刺感、麻木感、过电感、冷热感、僵硬感、不受控制感、疼痛感、本体或空间知觉异常或奇怪的感觉。如果感觉症状表现为定位清晰的肢体某一局部,如一侧手、手指、上肢、面部或下肢、足部的针刺感、麻木感,则强烈提示症状起源于对侧初级感觉皮质 S1。而起源于辅助感觉运动区(supplementary sensorimotor aera,SSMA)的感觉症状多表现为定位模糊、双侧或单侧、以身体近端为主的异常感觉,如肢体的僵硬感、不受控制感。起源于第二感觉区(second sensory area,S2)或岛叶皮质的感觉症状常涉及同侧、对侧或双侧、全身等较大范围的异常感觉,特别是疼痛感多见于岛叶皮质。除了 S1、S2、SSMA、岛叶可以出现躯体感觉症状外,有报道颞叶内侧也可出现对侧、同侧或双侧的躯体感觉先兆。

二、视觉先兆

视觉先兆(visual aura)包括简单视幻觉、复杂视幻觉、视错觉以及负性视觉症状。简单视幻觉主要指光幻视,患者常描述为闪光、亮点或黑点,可伴有各种颜色及简单形状,有时会闪烁且在视野内移动。简单视幻觉具有可靠的定位意义,见于枕叶矩状回的初级视觉皮质,并且有相对明确的解剖分布,一侧视野简单视幻觉,提示对侧枕叶距状裂周围初级视觉皮质起源。复杂视幻觉主要指可见的人物、动物、物体或场景。视错觉主要指将实际存在的人物、物体或景象的失真或变形。负性视觉症状主要表现为黑矇、视物模糊。复杂视幻觉、视错觉及负性视觉症状主要定位于枕叶及其周围视觉联络皮质:枕叶、颞枕交界区、顶枕交界区,而定侧价值不大。

三、听觉先兆

听觉先兆(auditory aura)由简单听幻觉(如嗡嗡的蜂鸣声、噪声或铃声等)、复杂听幻觉(讲话声、音乐等)及听错觉(外界真实声音突然变大或变小,变远或变近等失真感)。简单听幻觉多起源于颞横回(heschl's gy-rus)初级听觉皮质。复杂听幻觉多数起源于初级听觉皮质周围听觉联络皮质,而听错觉可能与颞顶交界区联络皮质有关。听觉先兆多为双侧性,没有定侧价值,一侧性听觉先兆则提示对侧起源可能。

四、前庭觉先兆

前庭觉先兆(vertiginous auras)癫痫发作期间可能出现反映前庭功能紊乱的各种症状(旋转感觉、各平面运动感觉)。通常,他们不会伴有眼球震颤体征。在一项对120名眩晕感觉先兆的癫痫患者调查中发现,视觉和听觉症状有很强的关联性,支持在视觉和听觉关联区附近有一个眩晕症状发生区的观点。Kahane和他的同事通过SEEG研究证实,前庭部位多位于颞叶或顶叶,也有额叶、枕叶和岛叶。作者确定了颞顶外侧交界区皮质更易诱发前庭症状,尤其是旋转感觉。该区域延伸至外侧裂的上方和下方,主要位于brodmann 40、21和22区内。

有报道认为前庭皮质区为右侧半球优势;然而,在Kahane等人的研究中,几乎20%的眩晕反应发生在左半球部位。Kluge和他的同事报道了一例癫痫性旋转性眩晕伴左额中央癫痫放电的患者,其癫痫发作被左额中回的一个小肿瘤切除术所消除,为(左)额叶参与前庭处理提供了额外证据感觉。

五、嗅觉先兆

嗅觉先兆(olfactory aura)是相对少见的一种先兆症状。一般来说,患者很难准确描述自己感知的气味,但多为令人感觉不快的气味,如铁锈味。嗅觉症状主要产生于杏仁核,常见病因为杏仁核肿瘤,但也有直回及岛叶皮质起源的报道。嗅觉先兆没有定侧价值。

六、味觉先兆

味觉先兆(gustatory aura)也是一种少见先兆症状,同嗅觉先兆一样很难准确描述,多为令人感觉不快的味道,如苦味、涩味等。味觉症状的产生区主要位于颞叶内侧及岛叶、顶盖区。味觉先兆常不能定侧,单侧味觉先兆多定于对侧。

七、精神先兆

精神先兆(psychic aura)是一种脑高级皮质功能障碍,主要由一些"奇怪的感觉"组成,这种感觉来自对内在或外在世界被扭曲的感知。包括各种各样的症状,这些症状可以通过激活(和相互作用)不同的症状发生区,主要位于颞叶。在蒙特利尔小组后来的立体定向研究中,几乎所有的精神反应都是由刺激颞叶边缘结构引起。且内侧颞叶刺激诱发的精神症状多变,具有高度个体差异,与患者的人格相关。大多数精神先兆都不能提供可靠的定侧信息。

尽管症状经常重叠,出于实用目的,精神先兆被细分为三大类:情绪或情感障碍,多表现为恐惧、生气、焦虑或欣快等。恐惧感被认为是杏仁核激活的特征。在Fish的系列研究中,恐惧最常来自杏仁核,也可来自海马体,颞叶同生皮质。除恐惧外,其他情感现象也主要来自杏仁核。Stefan和他的同事们研究了愉悦性精神先兆(和谐、满足、快感或性高潮样的感觉)的定位价值。在一些患者中,快乐的感觉与其他感觉现象有关,如难闻的气味、上腹部或似曾相识的感觉或视觉幻觉;在1例患者中,这种感觉可能是由吃辛辣食物引起的。在11例患者中,8例患者的发作幸福感与颞叶底面有关。这个系列的定侧价值没有定论。Janszky等人报告了7例在癫痫发作开始时出现性高潮的患者,所有患者都有颞叶癫痫,其中6例发现病灶位于右侧。熟悉感或陌生感的扭曲,例如"déjà vu"(似曾相识感)或"jamais vu"(陌生感)现象,这些症状常来自于内侧颞叶结构。在Bartolomei及其同事的研究中,这些现象可通过电刺激颞叶诱发,特别是内嗅皮质更易被刺激诱发。一些证据表明,似曾相识的感觉发生(或被报道)更常见于起源于非优势半球的癫痫发作。包括复杂记忆的消失的多感官幻、知觉障碍,这种症状的产生需较大皮质网络的激活,其中重要的部分是边缘皮质的底面-内侧面、外侧颞叶新皮质和颞顶枕交界区。Bancaud和同事能够通过刺激杏仁核、前海马或外侧颞叶新皮质(主要是颞上回)诱发复杂的精神症状("梦幻状态"),他们发现,自发的"梦幻状态"总是伴随着所有三种结构的同时激活。另一方面,强迫性思维则是由额叶引起的。Mendez等人报告了3例左额叶病变患者,其先兆包括与言语停止相关的强迫思考。作者假设强迫思维是表达性语言的一种表现形式,不同于由时间组合区产生的经验现象。

与前庭感觉和其他身体意象紊乱相关的罕见复杂幻觉事件称为自窥感和灵魂出窍感。Blanke和同事们对 6 例患者进行了这些现象的电学相关性研究,其中 2 例患者用硬膜下电极进行了研究。在一个患者中,通过刺激右侧顶颞交界处诱发了一种体外体验。在同一电极位置,产生前庭感觉和视体部分错觉。重叠分析发现有 5 例患者的角回参与了病变分析。记录的癫痫发作可能来自两个半球。作者假设,在一个与感觉位置不一致的位置看到自己身体的经验是由于本体感觉触觉、视觉和前庭信息系统的输入与个人外空间的感觉信息的错误整合。

八、腹部先兆

腹部先兆(abdominal aura)或上腹部先兆(epigastric aura)是上腹部或脐部有恶心、紧缩感、发热、疼痛或某种难以形容的不适感,主要包括胃部模糊的不适感。大多数发作性呕吐的患者也有类似的感觉。据 Van Buren 等报道,这种感觉在大约一半的患者中是静止的,在另一半患者中,它往往从上腹部上升到胸部、喉咙,或者更罕见的是头部或面部。但也有描述腹部先兆下降感的报道。腹部先兆多见于颞叶癫痫患者,特别是颞叶内侧癫痫,但也有颞叶外皮质起源的报道。目前没有证据证实腹部先兆有定侧价值,有研究提示腹部先兆伴随发作期呕吐可能起源于非优势半球。

九、自主神经先兆

自主神经先兆(autonomic aura)是指在没有客观证据表明神经系统功能改变的情况下,提示自主神经系统发作性激活的感觉(如心悸、呼吸困难、尿急、感到热或冷)。腹部先兆可能代表自主神经先兆的一个亚型,因为它是最常见的先兆类型之一,常与颞叶癫痫有关,所以被分开分类。

自主神经症状可以通过电刺激一些皮质区域,即脑岛、扣带回前部和 SSMA 诱发。颞叶内侧结构,特别是杏仁核,也被认为与自主神经功能有关。Van Buren 和 Ajmone-Marsan 观察到杏仁核刺激后心动过缓,皮肤抵抗力下降,食管蠕动增加和呼吸暂停;杏仁核和海马后部以及近中额叶区域刺激后都出现了热调节现象(冷热感,颤抖)。Penfield 和 Jasper 发现,类似的自主现象可以从一个以上的区域引出。一种可能的解释是,来自不同皮质区域的自主神经反应可能通过一个共同的皮质下中继站(如下丘脑)介导。刺激间脑已经被证明会引起各种自主神经现象。

自主神经先兆经常出现在由眶额区引起的癫痫发作中,最常见的原因是癫痫发作扩散到颞叶引起。据报道,喉收缩感是脑岛引起的癫痫发作的典型症状,尤其是伴有弥漫性和不愉快的感觉异常时。2 例发作性尿急患者的发作性 SPECT 也显示岛叶皮质的高灌注。研究这一现象的作者一致认为,发作性尿急似乎是非优势颞叶癫痫的一个侧向性提示。其他类型的自主神经先兆不能提供定侧信息。

十、非特异性先兆

非特异性先兆(nonspecific auras)指的是各种模糊的感觉,不能完全归因于之前描述的先兆类别之一。某些先兆出现非特异性的原因可能与患者描述其症状的能力不同,其难以分类或进一步研究的高度个体化特征,或其不可分辨的局限性有关。非特异性先兆有两个亚型,头部先兆(cephalic auras)和全身先兆(whole-body auras)。头部先兆包括非眩晕性的头晕、头昏、电击样的感觉、麻木或压力感。Nair 和 Lüders 对 446 例患者的视频脑电图监测报告进行了回顾性分析,其中约一半患者患有颞叶癫痫。在他们的研究中,头部先兆出现在所有脑叶癫痫患者中,但更常见于侧颞叶新皮质癫痫。而 Palmini 和 Gloor 则发现,头部先兆更常发生在额叶癫痫患者。因此,颅内电极证实了不公的头部先兆症状产生区。Jobst 等人发现,在 26 例额叶癫痫患者中,24% 的患者有头部先兆。Fish 利用电刺激颞叶和额叶脑区,头部先兆更多见于杏仁核刺激后。在 Bartolomei 和他的同事的一系列研究中,来自直回刺激的反应包括头痛和"头部发生了什么事"的模糊感觉。Penfield 和 Jasper 从颞叶的几个不相连的区域,包括外侧颞叶新皮质,引出了头部先兆。头部先兆可表现为头痛性感觉。Young 和 Blume 描述了 11 例仅限于头部的发作性疼痛患者。头痛并不局限于癫痫发作的起始部位,被认为是一种血管机制的反映。深度电极记录到了 2 例发作性头痛患者,发现右侧边缘系统为致痫区,颞叶切除术后症状消失。在 Nair 等人的一系列研究中,头痛性头部先兆可见于除了中央区以外的任何脑区。2 例颞叶癫痫患者的头痛位于一侧,与致痫半球同侧。Bernasconi 等人报道了 47 例发作期头痛患者,同时指出,颞叶癫痫(90% 的病例)的头痛更可能是同侧的癫痫发作灶,而非颞叶癫痫的头痛则无定侧价值。Penfield 和 Jasper 在第二感觉区 S2 和辅助感觉运动区诱发出了全身感觉先兆。在 Nair 和 Lüders 系列研究中,全身先兆可出现在额叶癫痫、颞叶癫痫和多灶癫痫患者中;在颞叶后部起源的癫痫患者最为常见(39%)。在这些患者中,症状发生区可能是第二感觉区 S2,全身先兆没有定侧价值。

(张冰清 周文静)

第二节　自主神经发作的定位/定侧价值

自主神经发作具有可测量的或可见的自主神经症状或表现,包括鸡皮疙瘩、潮红、面色/皮肤苍白,出汗,立毛,性感觉和瞳孔变化,并且是癫痫发作的主要临床表现。这些症状是可被证实,并在数次发作中可被重复,可进行定量或定性描述。自主神经症状在癫痫发作中很常见,主要伴随其他更明显的发作症状出现。但是,在某些病例,自主神经症状也可能构成主要的发作期表现,如在额叶底面、前扣带回可以出现自主神经症状而无其他先兆感觉或运动症状。因此,自主神经性癫痫发作实际上是由自主神经中枢网络激活后的症状表现,为一独立的发作类型,并非运动性和其他癫痫发作表现的辅助。值得注意的是,几乎所有癫痫发作都有一定的自主神经症状,尤其是心脏和呼吸变化。根据发作时心电图记录,大多数局灶性和全身性强直-阵挛性发作的心率都有变化。同样,呼吸模式和呼吸频率也会发生变化,这可能是由于癫痫发作扩散至皮质和脑干呼吸中枢调节引起的,或由于膈肌和肋间的强直性收缩引起。在这些癫痫发作中,主要特征是意识改变或伴随的运动表现,因此不能归类为真正的"自主性癫痫发作"。

癫痫发作通常会激活或抑制交感、副交感神经系统。神经节前交感神经和副交感神经的传出受皮质、皮质下和脑干区域调节。研究发现,自主神经网络中枢包括岛叶皮质、前额叶内侧皮质,杏仁核的中央核,纹状核,下丘脑,中脑导水管周围灰质,桥臂旁区,孤束核和中间核,延髓网状结构。岛叶被认为是"内脏感觉皮质",味觉敏感神经元定位于腹侧无颗粒区鼻端颗粒区,而胃部机械敏感神经元则定位于背侧颗粒区。对岛状皮质的电刺激研究显示出心率,血压,呼吸道,毛细血管扩张,瞳孔,胃肠道,唾液和肾上腺反应。术中对人岛皮质的刺激研究表明,右前岛岛刺激时心动过速和升压反应更常见,而左前岛岛刺激时心动过缓和降压反应更常见。前额叶内侧面被认为是"内脏运动皮质"。电刺激前额叶内侧皮质会导致血压、心率和胃肠道蠕动的明显变化。

由于自主神经网络中枢的特异性大脑皮质代表区,某些自主神经症状可对发作起始提供定位/定侧信息。自主神经症状的变化可以是仅在视频 EEG 监测下可见的非常微小变化,也可为较严重的变化,有时甚至是危及生命的变化。当自主神经症状是癫痫发作的唯一表现时,可能很难将它们与心理性非癫痫发作区分开。视频脑电图记录发作有利于这种发作的明确。根据症状表现,自主神经性癫痫发作可分为心血管、呼吸道、胃肠道、皮肤、乳头和泌尿生殖道症状。

一、心血管表现

心血管表现包括发作性心动过速、心动过缓、停搏和心律失常。在绝大多数癫痫发作中,包括无临床症状的脑电图发作,发作性心动过速更为常见。根据每分钟超过 100 次定义为心动过速,发作性心动过速的发生率从 33% ~ 87% 之间。此外,与颞叶外癫痫相比,发作性心动过速在颞叶癫痫更常见(62% vs 11% , $P < 0.001\ 8$)。在一项研究中,98% 的颞叶癫痫发作出现发作性心动过速。在颞叶癫痫,发作性心动过速更常见于颞叶内侧癫痫。在一些研究中,发作性心动过速被认为更常见于右半球,这表明早期和显著的心动过速主要与右内侧颞叶癫痫发作有关。发作性心动过缓较少见,所有研究中发作性心动过缓的癫痫发作次数、病例都很少,对于发作性心动过缓的定位和侧化有不同的结果其定位/定侧价值并不明确。发作性心脏停搏的发生率极为罕见,但实际可能比以往报道估计的要高,尤其是在局灶性难治性癫痫中。这被认为是癫痫猝死(SUDEP)的原因之一。有一些病例报道继发于左半球癫痫发作性心动过缓后出现的发作性心脏停搏,主要是左侧颞叶和额叶癫痫发作。但也有左扣带回和右额叶引起的癫痫发作中的发作性停搏。发作性心律失常较少见,似乎更常见于难治性和全身性癫痫发作。癫痫发作时发作性心律失常包括房颤(atrial fibrillation , AF)、室上性心动过速(supraventricular tachycardia , SVT)、室性期前收缩(premature ventricular contraction , PVC)、房性期前收缩(premature atrial contraction , PAC)、束支传导阻滞(bundle-branch block , BBB)、ST 段压低和 T 波倒置。这些发作性心律失常似乎没有任何定位或定侧价值。

二、呼吸系统表现

癫痫发作时,呼吸系统表现虽然不如心脏表现常见,但可能是自主性癫痫发作的第二常见表现,且更常见于儿童患者。呼吸系统表现包括过度换气、呼吸暂停、呼吸困难和喘鸣及发作后擦鼻或咳嗽症状。发作性过度换气定义:超过基础呼吸频率 10%。发作性过度换气在颞叶癫痫中最常见,但与颞叶外癫痫相比不具有显著性差异(儿童研究);研究成人颞叶及额叶癫痫发现,发作性过度换气在颞叶内侧型癫痫中最为常见。发作性呼吸暂停常见于新生儿和婴儿病例报道中,一般持续 1~2 分钟。但在儿童、成人病例也有报道。局灶性癫痫中,几乎只见于颞叶癫痫,但无定侧价值。发作后擦鼻或咳嗽表现产生机制相同,都是副交感神经活动增加,导致鼻和/或咽分泌物增加,然后导致患者擦鼻或引起咳嗽。由于发作期间这两种反应处于被抑制状态,因此多见于发作后。发作性咳嗽最常见于颞叶癫痫,但无侧向性提示。然而,发作后用手擦鼻多定位于擦拭手的同侧颞叶。发作性呼吸困难和喘鸣症状罕有报道,无明确定位/定侧价值。

三、胃肠道表现

胃肠道表现是最早被描述和研究的自主神经症状。除了发作性排便罕有报道外,其他胃肠道表现通常具有较好的定位/定侧价值。发作性胃肠道症状包括呕吐、流涎和排便。发作期呕吐症状可以单独出现,也可伴随颞叶癫痫其他发作症状出现。发作性呕吐被认为与癫痫样放电累及颞叶内侧或外侧以及岛叶附近皮质有关;在颞叶外癫痫中出现发作性呕吐时,也是因为放电扩散至颞叶后产生的,多为枕叶癫痫。在成人癫痫中,呕吐是颞叶癫痫发作中较少见的表现,但多为非优势侧颞叶引起。发作性流涎也是一种少量发作类型,大部分研究结果提示定位于非优势侧颞叶,但也有优势侧颞叶出现流涎症状的报道。发作性流涎也可见于岛叶皮质。

四、皮肤表现

皮肤表现是局灶性癫痫的罕见自主神经症状,包括立毛或鸡皮疙瘩、皮肤苍白、出汗、发绀、紫癜等表现。发作性立毛或鸡皮疙瘩多见于颞叶癫痫,皮质电刺激也证实电刺激颞叶内侧出现此症状。立毛症状多发生于单侧,且常常呈Jackson式扩散,局灶性癫痫多定位于症状同侧,但也有对侧起源的报道。发作性皮肤苍白的系统报道较少,有研究提示此症状见于左侧颞叶癫痫。而出汗、发绀、紫癜症状的研究多为病例报告,因此尚不能明确其定位/定侧价值。

五、生殖器症状

生殖器症状也是一种少见的自主神经发作症状,常见于颞叶癫痫,症状包括尿失禁、尿急、性/高潮先兆。尿失禁是最常见的泌尿生殖器表现,是全身性强直-阵挛性发作的常见特征,通常发生在阵挛性抽搐停止后。它不是由于癫痫发作期间的膀胱内压力升高引起,而是由于肌肉恢复阶段膀胱括约肌的松弛引起,仅在发作时膀胱充满状态才会发生。但是,尿失禁没有任何定位/定侧价值。有小样本研究显示,癫痫发作时尿急的先兆

见于非优势侧颞叶,但也有左侧颞叶癫痫起源的病例报告。性/高潮先兆是指包括色情思想和感受,性觉醒和性高潮的癫痫发作。它们可能伴随着生殖器内脏感觉现象,外阴阴道分泌活动和幻嗅。性/高潮先兆在女性患者中报道较多,并且可能更常见于右侧颞叶癫痫。然而,根据脑电图,也有孤立的报道称高潮先兆伴有左半球癫痫发作。生殖器先兆的特征是生殖器中出现令人不愉快的,有时是痛苦的,令人恐惧的或无明显不适的躯体感觉,可伴有发作性高潮。生殖器先兆多定位于中央旁小叶,在该处表示生殖器感觉中枢。当这些感觉为双侧时,则还认为涉及第二躯体感觉区域。性行为自动症的特征是一种过度运动,包括骨盆,手臂和腿部的扭转、插入和节律性运动,有时与腹股沟或生殖器的抓取和有节奏的抓握,多定位于额叶,包括额叶外侧面、额叶底面及辅助感觉运动区。生殖器自动症的特征是肢体远端的生殖器自动症,例如抓住或抚摸生殖器,并伴有手淫活动和暴露行为,其定位/定侧价值尚不明确。近期在成人和儿童中进行的几项研究均未显示对生殖器自动症有任何定位或侧向作用的价值。然而,在成年人中,生殖器自动症与发作性尿急或单侧手部自动症相关时确实定位于颞叶。在儿童中,用于生殖器自动症的手更常见于癫痫发作区的同侧。瞳孔表现是一种罕见的自主神经症状,由于病例报道较少,其定位/定侧价值很有限。瞳孔表现分为瞳孔散大和瞳孔缩小。双侧瞳孔散大是全面性抽搐发作后的常见症状,可能是由于癫痫放电的弥漫性扩散,从而激活广泛的皮质下中线结构和中枢交感神经系统有关。

(张冰清　周文静)

第三节　简单运动发作的定位/定侧价值

运动发作是一类最常见的局灶性发作,发作主要表现为各种不同的运动症状。根据运动症状的复杂程度可以分为简单运动发作和复杂运动发作。简单运动性癫痫发作的特征是不自然的、相对简单的运动,可以通过电刺激初级和辅助感觉运动区而诱发。根据肌肉收缩的持续时间、运动重复的节奏和所涉及的肌肉,简单的运动性癫痫发作可分为以下亚型:肌阵挛性癫痫发作,阵挛性癫痫发作,强直性癫痫发作,癫痫性痉挛发作,偏转发作和强直-阵挛性癫痫发作。由于简单运动症状的皮质代表区相对单一,所以对发作起源具有较高的定位/定侧价值。

一、肌阵挛发作

肌阵挛性发作(myoclonic seizures)由持续时间极其短暂(少于400毫秒)的突然的非节律性肌肉抽搐组成。肌阵挛发作可以是双侧(全身)或单侧发作。广泛性肌阵挛性癫痫发作主要影响肩膀和近端手臂,多见于全面性癫痫患者。在局灶性癫痫患者中很少观察到双侧肌阵挛性癫痫发作。单侧性肌阵挛性癫痫非常罕见,发生在致痫病灶对侧。局灶性肌阵挛发作多起源对侧感觉运动皮质区。但一些青少年性肌阵挛性癫痫患者报告单侧性肌阵挛性抽搐。

二、强直发作

强直发作(tonic seizure)为包括一个或多个肌肉群的持续性收缩,通常持续10秒钟以上,至少持续3秒钟,导致四肢或整个身体的异常姿势。局灶性癫痫发作的强直性发作多为双侧(76%)而非单侧(24%)。大多数双侧强直性癫痫发作涉及整个身体(手臂,腿和躯干)。单侧强直性癫痫发作最常影响一只手臂(56%)或身体一侧(20%)。单侧或某一肢体强直症状产生于额叶运动前区,多定位于强直对侧。如果明显是单侧强直,则高度提示发作起源于强直对侧。局灶性癫痫患者的双侧强直性发作会优先影响身体两侧的近端肌肉群。但是常常为不对称,从而形成特殊的不对称强直性姿势发作,即一侧上肢上举伸直,一侧外展屈曲。双侧不对称强直发作(bilateral asymmetric tonic seizures,BATS)症状产生于辅助感觉运动区(SSMA),多定位于强直显著肢体的对侧。局灶性强直性癫痫发作最常见于额叶癫痫,极少见于颞叶癫痫,颞叶癫痫起源的强直发作为单侧强直发作。

三、阵挛发作

阵挛发作(clonic seizure)包括各种肌肉群(主动肌和拮抗肌)的反复、短暂的节律性肌肉收缩,通常表现为以每秒0.2~5的规则间隔反复发生的抽动或抽动运动。肌阵挛性发作和阵挛性癫痫发作所见的抽搐是相同的,只是肌阵挛性发作由单个抽搐组成,并以不规则的方式重复,而阵挛性发作的抽搐具有规律的发生率。换句话说,阵挛性癫痫发作包括定期重复发生的"肌阵挛性抽搐"。运动可能会影响身体的任何部位。通常,它们是初级运动或运动前皮质的癫痫激活的表达。局灶阵挛性癫痫发作主要影响四肢的远端部分,例如手或面部。阵挛性活动可能显示出从四肢的远端到近端的扩散,反映了初级运动皮质的扩散激活。辅助感觉运动区的电刺激可引起远端的阵挛性运动,但很少。通常,

阵挛性癫痫发作始于强直期,除非多谱图记录显示癫痫发作开始时肌肉收缩的频率较高且逐渐变慢,否则临床上通常不会检测到这种发作,从而导致可识别的阵挛性抽搐。单侧阵挛性癫痫发作通常涉及面部或手部区域,较少涉及腿部或躯干。

四、偏转发作

偏转发作(versive seizure)表现为持续、不自然的、强迫性的眼睛向一侧旋转。该偏转通常包括平滑的、强直性眼球转向一侧,并伴有眼球阵挛性成分。通常,眼球的强直-阵挛性偏转连带着头颈向眼球偏转侧偏转,甚至会伴有整个身体随之头眼偏转而旋转。不是所有的头眼一侧转都可以认为是偏转发作,只有头眼的一侧呈持续性、不自然的、强直性的极度偏转(通常头不仅向一侧且向上转)才可以认为是偏转发作。偏转发作,特别是继发全身强直-阵挛发作时,常提示发作起源于偏转侧对侧半球。偏转发作是额叶眼区(frontal eye field,FEL)激活后的症状,额眼区位于额中下回后部与中央前回交界区,电刺激一侧额眼区出现头眼向对侧共轭运动。来自额叶其他皮质或远离额叶的其他脑区的癫痫发作可扩散至额眼区引起偏转发作。因此,尽管偏转症状能够提供一定的定位/定侧信息,但是在判断发作起源时,必须结合癫痫发作的其他症状及"症状流"来综合分析定位。

五、癫痫性痉挛发作

癫痫性痉挛发作(epileptic spasm)为一种短暂的肌肉异常收缩,其持续时间从肌阵挛性收缩到强直性收缩不等,肌肉收缩主要影响近端和轴向肌肉,通常会导致颈部(和腿部)弯曲和手臂外展,多表现为点头、四肢上抬抱球样动作。癫痫性痉挛发作通常持续2秒左右,多成串出现。痉挛发作是特定年龄下的一种发作类型,并且也出现在具有不同发作起源的局灶性癫痫中。因此,双侧对称的痉挛发作没有定位/定侧价值。而不对称痉挛发作常提示发作起源于痉挛明显侧的对侧。当痉挛发作双侧不对称或痉挛累及一侧肢体、一个单肢时称不对称痉挛或局灶性痉挛,在局灶性癫痫中,常提示发作起源于痉挛肢体对侧。

(张冰清　周文静)

第四节　复杂运动发作的定位/定侧价值

与单纯运动性癫痫相比,在复杂运动性癫痫发作过

程中,患者的运动症状相对自然、协调和复杂,有时看似有目的性或半目的性,并且往往涉及身体不同节段多个维度。复杂运动发作可以分为三类:自动运动发作(automotor seizures)、过度运动发作(hyperkinetic seizures, HMS)和发笑发作(gelastic seizures)。

一、自动运动发作

自动运动发作常见于颞叶癫痫,之前常有先兆,最明显的特征是伴有意识损害,以及自动症(口部和肢体自动症)和/或刻板的、重复的行为动作,主要累及手部、口部及舌头。自动运动发作时意识常受到影响,但可以不同程度地保留,特别是在癫痫发作起源并仍局限于非优势半球的发作中。自动运动可被解释为边缘系统、皮质下结构及其他皮质区域被激动或抑制后所产生的释放症状。口部自动症多与进食有关的动作,如咂嘴、咀嚼、吞咽、舔嘴及其他舌部动作,常见起源于颞叶的自动症中,但可见于颞叶外发作,特别是发作期放电扩散至颞叶出现自动症,如起源于额眶回的癫痫。口部自动症被认为是边缘系统的释放症状。电刺激边缘系统,特别是杏仁核,可产生口部自动症,但常伴有临床表现或后放电。Maillard 等观察到口部自动症在起源于内-外侧颞叶结构发作的早期出现,但在颞叶内侧结构的发作中出现较晚,提示口部自动症需要广泛的功能障碍,内侧和新皮质颞叶结构同时受累。口部自动症不能提供定侧信息,但当口部自动症发作伴有意识保留时常提示发作起源于非优势半球。姿势性自动症常见于面部和上肢为主的自动症,下肢较少受累,手部为无目的或半目的性的刻板重复动作,如搓丸、摸索、收拾或整理衣服等动作。单侧发作期自动症,伴随对侧肌张力障碍,高度提示颞叶内侧型癫痫。然而,单侧自动症不伴有对侧肌张力障碍姿势则定侧价值有限。总之,在自动运动发作中有比较丰富的定位/定侧信息,多见于颞叶癫痫,但也可见于颞叶外癫痫。自动运动发作伴随的先兆及症状流的演变有利于区分颞叶自动症和颞叶外自动症。

二、过度运动发作

过度运动发作(hyperkinetic seizures, HMS)主要特点是肢体近端及躯干的复杂运动,表现为躯干翻滚、蹬踏或拳击样动作,伴或不伴表情、情绪改变,有时还伴有言语/非言语发声、姿势肌张力障碍或强直、头眼偏转等。过度运动常常累及所有肢体(即四肢受累),包括下肢运动如奔跑、踢、蹬踏动作。这些动作为疯狂的、怪异的动作,患者可用手剧烈摇动、撞击床档或其他物体。

大叫、咆哮、大笑、吹口哨、哼哼声均不少见。15%~27%的额叶癫痫患者表现为 HMS,且主要起始于额眶回及额叶内侧面。既往认为 HMS 是额叶癫痫的表现,近几年报道显示,HMS 可以起始于颞叶、岛叶及顶叶。因此,以往认为 HMS 起始于额叶的定位观念受到挑战,且 HMS 中所观察到的复杂运动的产生机制尚不清楚。起源于不同脑区的过度运动行为除了躯干翻滚、蹬踏或拳击样动作外,还伴有其他症状如:姿势性强直、先兆发作及情绪改变等。因此,过度运动发作中伴随的其他发作特点可能有利于发作起始的定位。目前,HMS 共分三型:HMS I 型为明显的激越行为,包括身体摆动、踢或拳击样,及恐惧表情,发作起始常位于前额叶内侧面腹侧及底面;HMS II 型为相对轻微的激越行为,包括:当躺在床上时,躯干和骨盆的水平或旋转运动,通常伴有强直和/或肌张力障碍姿势,常见于前额叶内侧面与前运动区交界区;HMS 混合型为兼有 HMS I 型和 HMS II 型的特点,最初在岛叶发作中描述,主要特点是骨盆和双手双足的重复运动,包括当患者躺在床上时的颠髋和踢腿。有研究发现,起源于前额叶 HMS 中,情绪面部表情(例如恐惧、笑或愤怒),双侧有力的肘关节屈曲,双侧的有力抓握,面部潮红和双侧的面部收缩的发生率更高;在颞叶起源的 HMS 中,观察到口腔消化性自动症,流涎和嘴角的双侧掉落更为频繁。起源于顶叶的 HMS 表现多样,但常伴有先兆:高空坠落感、躯体感觉等。HMS 中所伴有的不对称强直成分有助于致痫区定侧。

三、发笑发作

发笑性癫痫发作主要特征是短暂的发笑或鬼脸,伴有或不伴有主观的愉悦感。"gelastic"一词起源于希腊语 gelos,意为喜悦,表示在癫痫发作时观察到笑声。发笑发作是罕见的癫痫发作类型,由于其独有的特征,很容易与其他复杂运动性癫痫发作区分。尽管大量临床数据强烈提示下丘脑错构瘤是发笑发作的原因,但也有起源于非下丘脑错构瘤区的其他脑区的发笑发作报道,主要位于颞叶、额叶和边缘系统。非下丘脑错构瘤性的发笑很少是发作唯一或最突出的发作症状,常伴有其他发作症状。额叶发笑主要起源于前扣带回、额叶底面、额上回及内侧面,发作可有大笑、微笑表情或强迫性发笑伴发声喊叫,优势半以后非对称性强直或过度运动。起源于颞叶的发笑多表现为发呆、茫然四顾伴微笑表情,可伴有口咽部或手的操作性自动症。

(张冰清 周文静)

第五节　特殊类型发作的定位/定侧价值

特殊类型发作是指不能将其归类于其他任何大类癫痫类型中的一些发作症状。根据不同发作类型的定义,这些癫痫发作不符合先兆、自主性癫痫发作、愣神发作或运动发作的特点。特殊类型的发作通常为负性现象,例如失语、失张力、运动不能等。

一、失语性发作

失语性发作(aphasic seizure)特点为不能讲话或语言理解障碍。癫痫发作期间可能发生各种语言障碍。但是失语发作是指以失语为主要发作症状的癫痫发作,发作时意识常保留。失语发作症状来自语言区皮质的激活。优势半球额下回后部 Broca 区为运动性语言区,激活后表现为言语不能;优势半球颞上回后部韦尼克区(Wernicke area)为感觉性语言区,激活后表现为言语理解障碍;优势半球颞叶底面为命名性语言区,激活后表现为命名障碍。发作性失语可发生在几乎任何脑叶引起的癫痫发作中,包括额叶、额颞叶、中央区、顶叶,颞顶叶、颞后和颞枕交界区等。因此失语发作提供定位信息较小。但是,失语发作定侧价值很大,常提示致痫区位于优势半球。

二、失张力发作

失张力发作(atonic seizure)定义为突然发生的肌肉姿势性张力的丧失,导致跌倒。失张力发作几乎总是见于症状性全面性癫痫如 LGS,故其定位价值即为“全面性”。事实上失张力发作在 ILAE 的分类中被列为全面性发作,伴随的发作期脑电图为电位低减、暴发性快节律、棘-慢波。有证据表明其症状产生区位于深部组织,如脑干网状结构、丘脑。在局灶性癫痫中很少见到失张力发作。然而,即使在患有局灶性癫痫(例如继发于局灶性皮质发育不良)的患者中,发作期 SPECT 记录也对双侧运动皮质明显抑制。因此,失张力发作无明显定侧、定位价值。

三、运动不能发作与负性肌阵挛发作

运动不能发作(akinetic seizure)主要指自主运动不能,但并非由于意识丧失或肌张力丧失导致,有时被描述为发作性瘫痪和偏瘫发作,发作一般持续数秒钟。负性肌阵挛发作(negative myoclonic seizure)为短暂的运动不能发作,一般持续 30～50 毫秒,不会超过 500 毫秒。

两种发作的症状产生区位于初级或辅助负性运动区,电刺激初级感觉、运动皮质也会出现运动不能症状或负性肌阵挛症状。初级负性运动区位于优势半球额下回,面部运动代表区前方,靠近 Broca 区。辅助负性运动区位于 SSMA 面部代表区前方。电刺激负性运动区产生双侧自主运动不能。对电刺激的反应通常是双侧的,这使得这些癫痫发作难以在临床提供定侧信息。运动不能发作最常影响远端(手部)肌肉。由于它们与初级运动皮质接近,通常会被同时激活,从而同时产生面部或舌头的阵阵抽搐。

四、站立不能和少动发作

站立不能(astatic seizure)发作突出表现为倒下,即“站立不能”,但不能对跌倒机制进行进一步分类。少动发作(hypomotor seizure)突出表现为“不动”(immobility)或者动作减少。两种发作类型均多用于症状描述不完全的婴幼儿。如果有更多发作表现数据可用,特别是脑电图录像,则在大多数情况下应确定更多特定的癫痫发作类型。可能导致摔倒的癫痫发作类型包括强直性,失张力,肌阵挛性癫痫发作。两种类型发作均无定位/定侧价值。

五、发作性撇嘴

发作性撇嘴(ictal pouting,IP)又称宪兵帽子征(chapeau de gendarme),为一种特殊的面部特征,表现为双侧口角下撇,似恐惧、不高兴或厌恶。面部表现通常伴随在一系列较复杂的症状中,例如复杂而怪异的行为或突然的激动,很少单独出现。由一个倒转的微笑和嘴的皱褶组成,它似乎更符合一种行为表现而不是一种运动症状,属于额叶癫痫症状,尚未在其他脑区记录到这种表现。目前研究提示,IP 症状产生于前扣带回,而额叶其他脑区起源的发作可扩散至前扣带回出现 IP 表现。IP 无定侧价值。

(张冰清　周文静)

参考文献

［1］LUDERS H. Textbook of epilepsy surgery［M］. London Informa：Healthcare,2008.

［2］刘晓燕. 临床脑电图学［M］. 2 版. 北京：人民卫生出版社,2017.

［3］谭启福,李玲,吴承远. 癫痫外科学［M］. 2 版. 北京：人民卫生出版社,2012.

［4］FOLDVARY-SCHAEFER N, UNNWONGSE K. Localizing and lateralizing features of auras and seizures［J］. Epilepsy

Behav,2011,20(2):160-166.

[5] ERICKSON J C,CLAPP L E,FORD G,et al. Somatosensory auras in refractory temporal lobe epilepsy[J]. Epilepsia, 2006,47(1):202-206.

[6] WEIL A G,SURBECK W,RAHME R,et al. Somatosensory and pharyngolaryngeal auras in temporal lobe epilepsy surgeries[J]. ISRN Neurol,2014,2013(2013):148519.

[7] BRITTON J W,GHEARING G R,BENARROCH E E,et al. The ictal bradycardia syndrome:localization and lateralization[J]. Epilepsia,2006,47(4):737-744.

[8] KUAN Y C,SHIH Y H,CHEN C,et al. Abdominal auras in patients with mesial temporal sclerosis[J]. Epilepsy Behav, 2012,25(3):386-390.

[9] KLUGE M,BEYENBURG S,FERNANDEZ G,et al. Epileptic vertigo:evidence for vestibular representation in human frontal cortex[J]. Neurology,2000,55(12):1906-1908.

[10] KAHANE P,HOFFMANN D,MINOTTI L,et al. Reappraisal of the human vestibular cortex by cortical electrical stimulation study[J]. Ann Neurol,2003,54(5):615-624.

[11] BLUME W T,LUDERS H O,MIZRAHI E,et al. Glossary of descriptive terminology for ictal semiology:report of the ILAE task force on classification and terminology[J]. Epilepsia,2001,42:1212-1218.

[12] LUDERS H,ACHARYA J,BAUMGARTNER C,et al. Semiological seizure classification[J]. Epilepsia,1998,39: 1006-1013.

[13] BARTOLOMEI F,BARBEAU E,GAVARET M,et al. Cortical stimulation study of the role of rhinal cortex in déjà vu and reminiscence of memories[J]. Neurology,2004,63 (5):858-864.

[14] STEFAN H,SCHULZE-BONHAGE A,PAULI E,et al. Ictal pleasant sensations:cerebral localization and lateralization [J]. Epilepsia,2004,45(1):35-40.

[15] JANSZKY J,EBNER A,SZUPERA Z,et al. Orgasmic aura-a report of seven cases[J]. Seizure,2004,13(6):441-444.

[16] BANCAUD J,BRUNET-BOURGIN F,CHAUVEL P,et al. Anatomical origin of déjà vu and vivid 'memories' in human temporal lobe epilepsy[J]. Brain,1994,117(1): 71-90.

[17] VAN BUREN J M. The abdominal aura. A study of abdominal sensations occurring in epilepsy and produced by depth stimulation[J]. Electroencephalogr Clin Neurophysiol, 1963,15(1):1-19.

[18] MENDEZ M F,CHERRIER M M,PERRYMAN K M. Epileptic forced thinking from left frontal lesions[J]. Neurology,1996,47(1):79-83.

[19] BLANKE O,LANDIS T,SPINELLI L,et al. Out-of-body experience and autoscopy of neurological origin[J]. Brain, 2004,127(2):243-258.

[20] PENFIELD W,JASPER H. Epilepsy and the Functional Anatomy of the Human Brain[M]. Boston:Little,Brown, 1954.

[21] NAIR D,NAJM I,BULACIO J,et al. Painful auras in focal epilepsy[J]. Neurology,2001,57:700-702.

[22] YOUNG G B,BLUME W T. Painful epileptic seizures[J]. Brain,1983,106(3):537-554.

[23] PALMINI A,GLOOR P. The localizing value of auras in partial seizures:a prospective and retrospective study[J]. Neurology,1992,42(4):801-808.

[24] JOBST B C,SIEGEL A M,THADANI V M,et al. Intractable seizures of frontal lobe origin:clinical characteristics,localizing signs,and results of surgery[J]. Epilepsia,2000, 41(9):1139-1152.

[25] BERNASCONI A,ANDERMANN F,BERNASCONI N,et al. Lateralizing value of peri ictal headache:a study of 100 patients with partial epilepsy[J]. Neurology,2001,56: 130-132.

[26] KOTAGAL P,ARUNKUMAR G,HAMMEL J,et al. Complex partial seizures of frontal lobe onset statistical analysis of ictal semiology[J]. Seizure,2003,12(5):268-281.

[27] NOBILI L,FRANCIONE S,MAI R,et al. Surgical treatment of drug-resistant nocturnal frontal lobe epilepsy[J]. Brain, 2007,130(2):561-573.

[28] MAI R,SARTORI I,FRANCIONE S,et al. Sleep-related hyperkinetic seizures:always a frontal onset? [J]. Neurol Sci,2005,26(Suppl. 3):S220-S224.

[29] DOBESBERGER J,ORTLER M,UNTERBERGER I,et al. Successful surgical treatment of insular epilepsy with nocturnal hypermotor seizures[J]. Epilepsia,2008,49(1): 159-162.

[30] RHEIMS S,RYVLIN P,SCHERER C,et al. Analysis of clinical patterns and underlying epileptogenic zones of hypermotor seizures[J]. Epilepsia,2008,49(12):2030-2040.

[31] PROSERPIO P,COSSU M,FRANCIONE S,et al. Insular-opercular seizures manifesting with sleep-related paroxysmal motor behaviors:a stereo-EEG study[J]. Epilepsia,2011, 52(10):1781-1791.

[32] MONTAVONT A,KAHANE P,CATENOIX H. et al. Hypermotor seizures in lateral and mesial parietal epilepsy[J]. Epilepsy Behav,2013,28(3):408-412.

[33] RYVLIN P,MINOTTI L,DEMARQUAY G,et al. Nocturnal hypermotor seizures,suggesting frontal lobe epilepsy,can originate in the insula. Epilepsia,2006,47(4):755-765.

[34] SAVASTA S, BUDETTA M, SPARTÀ M V, et al. Gelastic epilepsy without hypothalamic hamartoma: three additional cases[J]. Epilepsy Behav, 2014, 37: 87-90.

[35] ARROYO S, LESSER R P, GORDON B, et al. Mirth, laughter and gelastic seizures[J]. Brain, 1993, 116(4): 757-780.

[36] BONINI F, MCGONIGAL A, TRÉBUCHON A, et al. Frontal lobe seizures: from clinical semiology to localization[J]. Epilepsia, 2013, 55(2): 264-277.

[37] SOUIRTI Z, LANDRÉ E, MELLERIO C, et al. Neural network underlying ictal pouting("chapeau de gendarme") in frontal lobe epilepsy[J]. Epilepsy Behav, 2014, 37(8): 249-257.

第十一章 头皮视频脑电图

第一节 视频脑电图监测方法

在各种癫痫外科术前评估项目中,视频脑电图(video-electroencephalography, VEEG)是最基本和最主要的检测方法之一,具有操作简便、可重复性好、无损伤、可长程监测及采样覆盖范围相对全面的优点。VEEG对致痫区定位同时提供了三方面的重要信息,即发作间期癫痫样放电、发作期 EEG 模式和发作症状学分析。虽然与颅内 EEG 相比,颅外 EEG 记录空间分辨率低,难以记录到深部放电和低幅高频电活动,且信号质量较差,但根据发作间期和发作期电-临床模式,VEEG可提供发作起源及扩散过程的重要线索或证据,是局灶性癫痫定位和定侧诊断,以及进一步设计局部颅内 EEG 置入方案的重要依据。

一、癫痫监测单元的人员和设备

开展癫痫外科或建立癫痫中心,核心结构之一就是建立以 VEEG 为主的癫痫监测单元(epilepsy monitoring unit, EMU)。EMU 的主要工作是对术前评估患者进行无创性及侵袭性的长程 VEEG 监测和其他电生理测试,特别是记录发作性事件的症状学特征和 EEG 模式,以获得完整的癫痫症状学和电生理诊断资料,为癫痫的诊断、鉴别诊断、发作分型和定位提供重要信息。

EMU 由癫痫内科、儿科和外科专业医生,以及经过专业培训的神经电生理技术人员和护理人员组成。神经电生理人员除了要具备一般 EEG 专业能力外,还要有能力观察和描述癫痫发作症状学特点,同时需要掌握颅内 EEG 判读和皮质电刺激功能定位技术,以及包括皮质脑电图(electrocorticography, ECoG)、诱发电位在内的各种术中神经电生理监测技术。EMU 的护士应接受有关癫痫方面的专业训练,有能力识别常见的癫痫发作,观察描述发作症状学特征,配合医生和 EEG 技术人员对相关情况(癫痫发作、电极或仪器故障等)进行处置。

术前 VEEG 监测需要记录到患者数次惯常性发作,每例患者的监测时间视发作频率不同而差别很大,通常儿童患者平均监测(4±3)天,成年患者 7 天左右,有时长达数周。由于占机时间较长,因此 EMU 内应配备足够的用于术前无创性头皮记录的 VEEG 仪器,为满足同时记录其他多导生理参数的需要,头皮 VEEG 至少需要32 通道,采样率不低于 500Hz。颅内置入电极的患者也要监测到发作期,占机时间也较长,同时 SEEG 的记录电极触点明显多于硬膜下电极,因此应至少配备 1 至数台高通道数(128~256 通道)和高采样率(2 000Hz 或更高)的 VEEG 仪器用于颅内监测,同时还应配置皮质电刺激器以及术中 ECoG 和诱发电位监测仪器等必要的术中和术外监测设备。EMU 内的所有电生理仪器最好联网共享,方便在中心工作站、医生办公室、护士站等终端设备读取数据。护士站应有对全部 EMU 床位的监视屏幕,便于随时观察掌握所有患者的情况。

二、VEEG 监测方法

癫痫外科的颅外 VEEG 监测方法与一般 VEEG 监测方法基本相同,但也有术前评估的一些特殊要求。

1. 电极 以前主要使用银-氯化银电极,目前多采用不锈钢或合金等导电良好材料制成的盘状电极,也可采用金或铂金制成的无极性电极。蝶骨电极可采用针电极,或由套管针送入的软导线电极。银、金等某些金属材料长期直接接触脑组织时会产生刺激或毒性作用,因此不适用于颅内记录。颅内电极常用不锈钢或铂铱合金材料制成。如果患者需要在安放电极的情况下进行磁共振成像检查,则要求无磁性材料的电极,一般使用铂铱合金电极。

2. EEG 电极安放 采用国际 10-20 系统安放头皮电极,术前评估应常规记录颞下电极(蝶骨电极、颞下颌表面电极或 T1/T2 电极等)。必要时增加额极及枕区的中线电极(FPz 及 Oz),或全头加密电极(10% 系统)。应常规安放耳电极,虽然数字化 EEG 较少以耳电极参考进行分析,但耳电极参考特别有助于对睡眠波(顶尖波、K-综合波等)与病理性棘波的鉴别。

3. 多导生理监测 术前评估 VEEG 应同步进行表面肌电图、心电图等多导生理记录,必要时可进行眼动、呼吸等参数的监测。与 EEG 同步记录的这些多导生理参数能够提示一些发作期不易察觉到的发作症状,有助于发作类型的确定及与非癫痫性发作性疾病的鉴别诊断。

(1) 肌电图(electromyogram,EMG):有些快速而短暂的运动性发作如肢体抖动或跌倒发作,单纯依靠 EEG 和临床观察不容易确定发作类型,同步记录发作期的表面 EMG 可协助诊断。EMG 应为双极导联,每对电极相隔 2~3cm,常规放置在四肢近端(双侧三角肌和股四头肌)部位,同时应根据患者的抽搐部位增加其他 EMG 电极,包括四肢远端(前臂或小腿肌群),或手指、脚趾肌群。

(2) 心电图(electrocardiogram,ECG):在监测癫痫发作时 ECG 具有如下作用,①鉴别 EEG 中的心电伪差;②发现由严重心律失常引起的心源性发作;③癫痫发作时的心率或心律改变,80% 以上的局灶性发作合并心动过速,少数为心动过缓或心脏停搏。心率变化常见于颞叶或边缘系统起源的发作,是判断发作起源的重要信息。

(3) 眼动电图(electro-oculogram,EOG):用于确定睡眠周期,以及癫痫发作时的眼震特征(眼阵挛发作)。

(4) 呼吸(respiration):用于鉴别新生儿和小婴儿的惊厥性和非惊厥性呼吸暂停,以及儿童和成人睡眠呼吸暂停的性质。在术前评估中较少应用。

三、发作期的床旁观察和测试

尽管 VEEG 和多导生理监测可以对患者的发作情况进行录像分析,但仍有很多发作期症状和体征,特别是意识和认知方面的情况难以通过录像资料准确判断。因此 EMU 内患者在出现发作时,除视频监测外,及时而详细的现场观察和必要的测试是对症状学特征的重要补充。2016 年 ILAE 欧洲委员会提出一个在 EMU 内癫痫发作期床旁测试的标准化操作方案,用于评估患者发作期的意识损伤情况,并对定向力、语言表达、言语记忆、命名及视觉记忆等认知功能进行简单快速测试(见本章末附录)。该方案经过在欧洲 9 个国家 10 个 EMU 的试验,证明 EMU 的工作人员在经过培训后,可以对 90% 以上的发作进行标准化测试,其中多数为局灶性发作。这一测试方案主要用于 10 岁以上的癫痫患者,儿童和智障患者可根据情况调整测试方法或内容。低龄儿童和持续时间短暂的发作难以进行发作期测试。

四、抗癫痫药物的减停

绝大多数术前评估患者都在服用一种或多种抗癫痫药物(antiepileptic drug,AED)。为了尽早记录到患者的发作,缩短 VEEG 监测时间,常需要在监测过程中减停 AED。目前减药方案没有严格统一的标准,应根据患者服药情况和发作频率个体化操作。原则上,应首先在维持原有治疗用药的情况下记录一段时间。如患者的惯常发作周期较长,可在监测前 1~3 天酌情减少一种 AED 用量(一般减少 1/3~1/2 的用量),服用多种 AED 的患者可减停一种 AED,一般首先减停丙戊酸,因其可能影响凝血功能,不适合围手术期使用。如监测中一直无发作,AED 可每 1~3 天减量 1 次,直至完全停药。应避免一次性完全停药或同时减停多种 AED,否则可能引发癫痫持续状态,或出现快速扩散的全面性发作导致难以定位,或出现某些非惯常性发作影响判断。发作频繁的患者不需要减停 AED。

五、癫痫监测单元的安全性和不良事件的预防

与大多数情况下患者入院的目的是控制病情不同,EMU 入院患者为达到最终治疗目的,常需要通过各种方法在有限的监测时间内诱发出惯常发作,以明确诊断,作出更有效的治疗计划。这使得患者在长程 VEEG 监测中存在一系列潜在风险,荟萃分析显示在 EMU 内不良事件的发生率约为 7%,因此 EMU 内的安全性问题需要特别重视。EMU 内可能出现的不良事件包括减停 AED 引起频繁发作或癫痫持续状态、发作引起的伤害(如骨折、头部外伤、软组织伤等)、进食时发作引起误吸窒息、长时间电极压迫引起局部皮肤损伤、长时间监测和限制活动引发患者身心不耐受和/或精神行为问题甚至假性发作、剧烈发作导致电极或仪器损坏等。在 EMU 中发生 SUDEP 或近似 SUDEP(near-SUDEP)的情况也有报道。最近一项对多个国家 147 个 EMU 内 133 788 例患者的 VEEG 监测统计显示,在 EMU 内 SUDEP 的年发生率为 3.7‰,如果包括近似 SUDEP,则年发生率为 6.0‰。

由于 EMU 的这种特殊性,临床应采取各种相应措施,预防不良事件的发生,保证患者和设备安全。首先应了解患者近期的发作频率、服药情况,制订合理的减药方案,防止出现癫痫持续状态。EMU 应备有吸痰、吸氧设备,并配备必要的抢救药品和器材。病床应保持全天候加立床挡保护,防止发作时坠床;床挡需全软包,且床旁去除其他硬物,以防止发作时碰伤。每日定时松解电极,清洁头皮,保护皮肤。整个监测期间均应有家属或其他陪护人员在旁观察照护,任何时间均不能将患者置于独处状态,儿童患者应格外加以看护。入院时应指导家属在患者发作时及时报警、正确操作处理,做好保

护和协助观察病情。医护人员应通过巡视病房和屏幕监测随时观察患者情况,不使患者脱离视频镜头和/或医护人员的监测范围。在患者出现发作时医护人员应在第一时间到达床旁,按程序进行观察测试和处理各种事件。

第二节 局灶性癫痫的发作间期脑电图

一、背景活动

局灶性癫痫在发作间期的背景活动可以完全正常,也可出现各种非特异性异常。局部或一侧半球背景慢波增多伴正常节律消失,提示局部脑功能损伤,在局灶性难治性癫痫患者常提示与致痫区相关,特别是局部多形性慢波或低电压,常提示有结构性脑损伤,对致痫区定位和定侧有重要意义,虽然这类异常慢波活动本身并不一定是癫痫样放电。

正弦样波形的高波幅间断性节律性 δ 活动(intermittent rhythmic delta activity,IRDA)有几种类型:额区间断性节律性 δ 活动(frontal intermittent rhythmic delta acitivity,FIRDA)和枕区间断性节律性 δ 活动(occipital intermittent rhythmic delta acitivity,OIRDA)均为非特异性慢波异常,缺乏病因特异性,可见于各种脑结构或功能性疾病,同时也没有明确的定位意义。颞区间断性节律性 δ 活动(temporal intermittent rhythmic delta acitivity,TIRDA)的波形常不如 FIRDA 和 OIRDA 圆滑和节律,波幅也不太高,频率有时达到 4Hz 的慢 θ 节律,与颞叶病变,特别是颞叶癫痫密切相关,有很强的定位/定侧意义(图 11-1)。

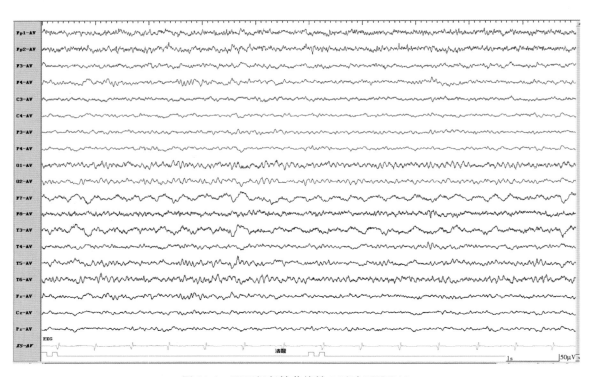

图 11-1 颞区间断性节律性 δ 活动(TIRDA)

如果背景活动呈现双侧弥漫性 θ-δ 频段不规则慢波,提示广泛性脑功能异常,需要结合临床病史、影像学及遗传学、免疫学等资料,仔细寻找病因,甄别是否有癫痫外科适应证,避免不适当的手术治疗。

二、影响发作间期放电定位的因素

发作间期癫痫样放电(interictal epileptiform discharge,IED)是皮质兴奋性异常增高的重要标志,代表癫痫的激惹区(irritative zone,IZ),对致痫区定位有重要意义。但从癫痫样放电的起源点到最终头皮 EEG 记录到的棘波或尖波,中间受到许多因素的影响,包括起源点的位置、电活动传播的方向和范围、局部神经环路对异常放电的特殊放大作用、颅骨和头皮对棘波的衰减作用等,都会最终影响到 EEG 上癫痫样放电的部位、波形、波幅和位相等特征。

1. **立体角概念** 脑电活动产生于皮质大锥体细胞垂直排列的顶树突综合电位,因此局部皮质致痫区棘波的电偶极子方向垂直于皮质表面,表面相对于深部为负相电场。由于大脑皮质的脑回和脑沟呈不规则的折叠皱褶,所以不能将其视为简单的球面形结构,而要根据立体角的理论去理解(图11-2)。根据立体角的理论,从头皮(或颅内电极)的某一点记录到的棘波,其位相和电压与以下因素有关:①棘波的电场范围越大,记录点所获得的电压越大;②棘波的方向与记录点之间的夹角有关,当夹角为0°时记录点获得最大负相电压;夹角

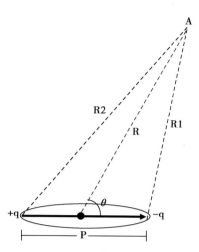

图11-2 立体角示意图

A点(即记录电极点)所获得的电压与下列因素有关:①电偶极子电矩P相当于棘波的电场范围,电场范围越大,记录点所获得的电压越大;②偶极子电矩P与A点的夹角θ,即棘波的方向与记录点的夹角,当该夹角为0°时,记录点获得最大负相电压;夹角为180°时记录点获得最大正相电压,而夹角为90°时记录点的电压为零;③A点的电压与距离的平方(R^2)成反比,记录点与产生棘波的偶极子电场的距离越远,所获得的电压越低(引自《临床脑电图学》第2版)。

为180°时记录点获得最大正相电压,而夹角为90°时记录点的电压为零;③记录到的电压与记录电极与棘波产生区之间距离的平方成反比,距离越远,所获得的电压越低。

2. 高频振荡 高频振荡(high frequency oscillations,HFO)是频率在80~500Hz之间的短暂性节律性脑电活动。病理性的HFO常见于癫痫发作起始区,被认为是癫痫源区的一个重要生物标志。但HFO通常电压很低,且范围局限,很少扩散,因此很难通过颅骨在头皮EEG上记录到。另一方面,记录HFO需要1 000~2 000Hz的采样率,而头皮EEG记录的采样率一般设置在500Hz左右。由于头皮记录的脑电信号噪声较多,即便提高采样率,也很难将HFO和噪声区分开来,因此在头皮EEG信号中难以识别真正的HFO。目前在颅骨较薄的低龄儿童,使用500Hz采样率,目测分析头皮EEG所能记录到的快波节律只能达到γ频段(40~80Hz),很少超过100Hz(图11-3)。重叠在局灶性棘波、尖波或病理性慢波上的低波幅短阵γ节律也有一定的有定位意义。

3. 发作间期癫痫样放电的出现率 对于耐药性癫痫患者,有许多因素可能对IED的出现率产生影响,主要影响因素如下。

(1)病因:是最主要的影响因素。有些病因导致发作间期大量放电,如早发癫痫性脑病、局灶性皮质发育不良(focal cortical dysplasia,FCD)、半侧巨脑症等;而

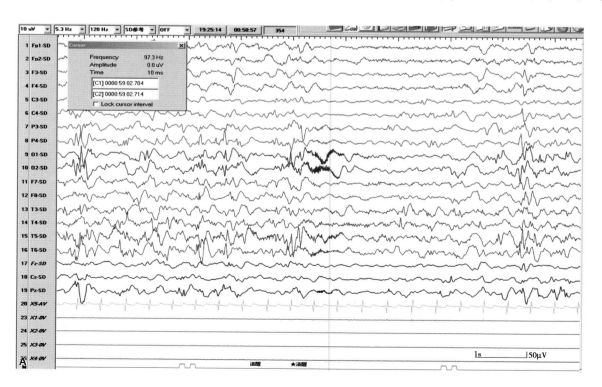

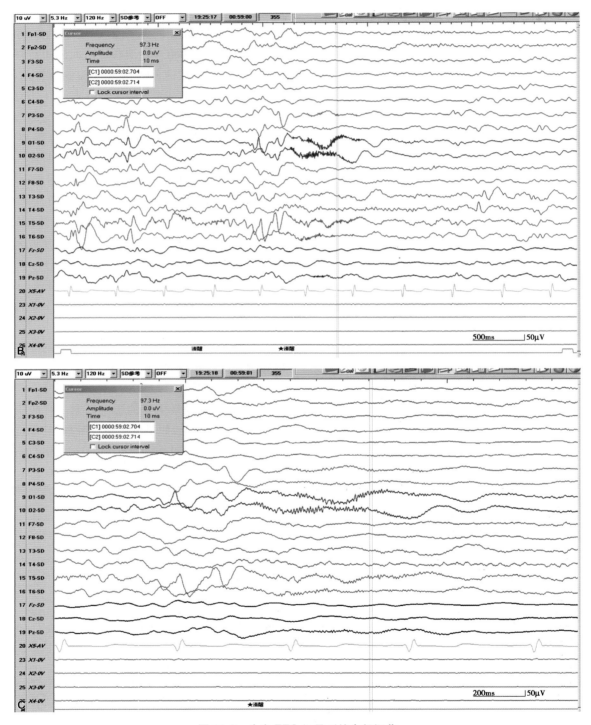

图 11-3　头皮 EEG 记录到的高频振荡

8 个月男婴,婴儿痉挛症,发作间期记录,采样频率 500Hz,带宽 5.3~120Hz,双侧枕区反复出现节律性高频电活动(97Hz 左右),A~C.为同一段记录,分别以 10 秒/屏、5 秒/屏和 2 秒/屏显示。

有些病因则很少甚至记录不到 IED,如德拉韦综合征 (Dravet syndrome) 早期、Sturge-Weber 综合征等。

（2）年龄:通常儿童比成人更容易记录到 IED。对于儿科患者,不同年龄段的 IED 可能出现明显变化,需要定期复查,并在术前评估时系统回顾以往所有 EEG 记录。

（3）记录时长和状态:对于癫痫外科术前评估,一般都需要进行长程 VEEG 监测,以获得充分的发作间期和发作期信息。多数患者在睡眠期比清醒期更容易记录到 IED。

（4）部位:总体来说,成人颞叶癫痫比颞外癫痫更容易记录到 IED。具体来说,某些深在部位的 IED,如眶额区、扣带回、岛叶、顶叶内侧等部位的放电在头皮 EEG 上有可能记录不到。增加蝶骨电极等额、颞叶下部电极有助于记录到这些部位的放电。受到头皮 EEG 对空间分辨率的限制（大约 6cm² 左右）,在 10% ～ 20% 系统基础上加密电极（如 10% 系统或增加更多电极）对提高 IED 的阳性率作用有限。头皮加密 EEG 主要用于对棘波的溯源分析。

（5）立体角的影响:根据上述立体角的概念,如果放电部位深（距离远）,范围局限（电场小）,或位于脑沟或脑裂的侧壁（与头皮呈切线方向）,都有可能记录不到 IED。

（6）放电频率和电压:如上所述,低幅高频的 HFO 很难在头皮 EEG 上记录到。例如顶叶外侧凸面某一脑沟的 FCD,如果放电区仅位于脑沟侧壁很小的范围（电场小）,与头皮呈切线方向（角度在 90° 左右）,颅内电极证实频率高达 200Hz 而波幅仅为 50μV 左右（HFO）,那么即使头皮电极位于放电区域的上方,距离也很近,仍有可能记录不到放电。

（7）发作频繁的患者更容易记录到发作期放电,但并不意味着 IED 也都相应增多,例如某些发作频繁的额叶癫痫,IED 可能并不频繁。有些学者认为发作后尽快进行 EEG 检查更可能记录到 IED,但实际情况并非都是如此。

（8）抗癫痫药物的影响:某些抗癫痫药物对 IED 有抑制作用,如丙戊酸、苯二氮䓬类等。但对于耐药性癫痫,这种影响作用有限。更常见的影响是在 VEEG 监测过程中由于突然或快速减药,导致 IED 的范围扩大,影响定位诊断。

三、局灶性癫痫发作间期的放电模式

IED 的定位意义不能一概而论,需要具体分析。对于记录到的 IED,一方面要考虑到由于立体角方向、容积传导和网络扩散等复杂因素的参与,在头皮表面记录到的最突出的 IED 不一定都能反映其真实的产生部位。但更要关注 IED 的波形、发放模式等特征,评估其在致痫区定位中的作用,以下模式的 IED 具有较高的定位诊断价值,其定位可靠性甚至超过发作期 EEG 模式,有些还具有一定的病因学提示意义。

1. 部位恒定的局灶性棘波、多棘波或成簇的短阵棘波节律,特别是频率较高而波幅不太高的棘波,由于这种高频低幅的棘波不太扩散,对致痫区定位很有价值。

2. 持续癫痫样放电（continuous epileptiform discharges,CED）,包括局灶性低波幅多棘波（low amplitude polyspikes,LPS）或局部脑区持续棘波、尖波或 θ 波,可以间断长程出现,也可在整个记录中持续存在,CED 的存在高度提示有局部结构性脑损伤,特别是 FCD（图 11-4A）。

3. 节律性癫痫样放电（rhythmic epileptiform discharges,RED）,表现为局部节律性或半节律性的持续放电,有时呈周期样发放,波形可以是棘波、多棘波或尖形慢波,但很少表现为构型良好的棘慢复合波。RED 多见于 FCD,有时与 CED 同时存在。某些研究通过颅内 EEG 证实,头皮记录到的 RED 80% 伴有颅内记录到的 CED,常伴有 HFO,对致痫区定位、病因学和 MRI 阅片方向有重要参考价值（图 11-4B）。

4. 颞区间断性节律性 δ 活动（TIRDA）,伴或不伴局部棘（尖）波发放,高度提示颞叶病变,特别是颞叶癫痫。

5. 局部高波幅尖形慢波,常见于一侧前头部,包括额极、额、前颞区。这种模式的 IED 常提示致痫区位于眶额区、扣带回等深部结构,且激活了较大范围的网络后才在头皮 EEG 记录到,因此定位不太准确,但能提供一个大的方向。

四、不同部位局灶性癫痫的 IED 分布特征

对于不同部位的局灶性癫痫,IED 在头皮 EEG 上的分布有一定的规律或特点,这些空间分布特征有助于定位诊断（表 11-1）。

五、半球性病变的间期 EEG 特征

对于半球性病变,分析间期背景和放电模式,有助于病因学诊断和外科手术策略。癫痫外科常见的半球性病变多具有特征性的 EEG 异常。

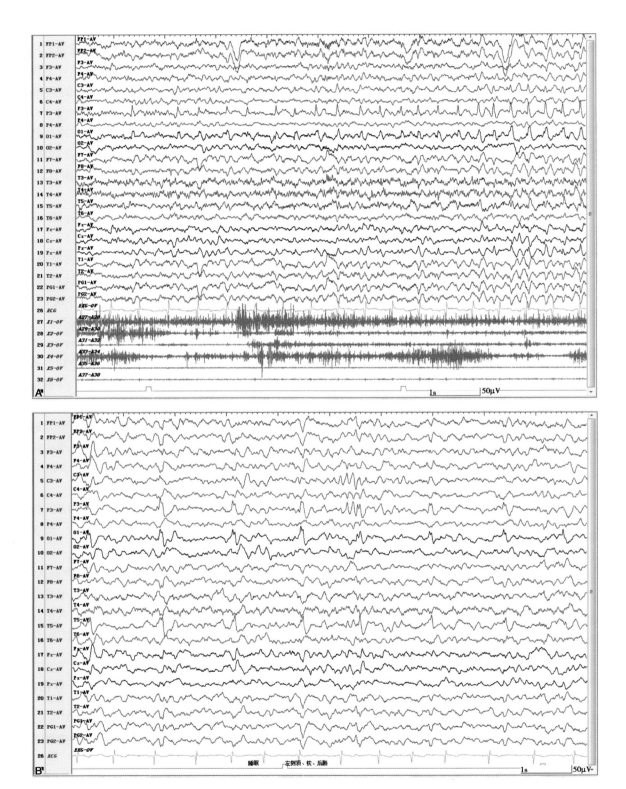

图 11-4　局部持续性和节律性癫痫样放电

同一患者的同一次记录，A.持续性癫痫样放电（CED）；B.节律性癫痫样放电（RED），术后病理为左顶叶 FCD Ⅱb。

表 11-1　不同部位局灶性癫痫的 IED 分布特征

致病区部位	IED 的主要空间分布
颞叶内侧	前颞及下颞区
颞叶外侧	前、中颞区为主
额叶背外侧	额极、额、前颞区
眶额回	额极、额、前颞区
额底内侧	双侧前头部为主同步发放（继发双侧同步化）
扣带回	中线区 旁中线区为主
中央区	中央、顶、中颞区（Rolandic 区）
后头部	顶枕区 颞枕区 颞顶枕区
枕区	枕区 枕、后颞区
岛叶-岛盖	额、中央顶区和颞区（侧裂上下分布，通常波幅较低）
外侧裂周围多小脑回	一侧或双侧 Rolandic 区（波形类似良性 Rolandic 区棘波，常有 ESES 现象）

1. 半侧巨脑症　特征性的 EEG 改变是一侧半球持续性放电。患侧半球在婴儿早期可表现为爆发-抑制，以后转变为醒睡各期不间断持续高波幅放电，多数无节律，少数呈节律性或周期样发放，缺乏间期背景和生理性脑波。这种 EEG 特征在其他半球性癫痫中很少见到（图 11-5A）。

2. 斯德奇-韦伯（Sturge-Weber）综合征　EEG 表现为健侧半球背景正常，患侧半球电压低，在双极导联时更明显，放电通常不多甚至记录不到间期放电也是其特征之一（图 11-5B）。

3. Rasmussen 综合征　背景为双侧半球弥漫性不对称且不规则慢波活动，系列复查背景进行性恶化，患侧半球背景更差，伴或不伴局部棘波或尖波，有时即使在部分性癫痫持续状态（epilepsia partialis continua, EPC）下也没有可见的放电，或局灶性肌阵挛与对侧半球放电无明确锁时关系（图 11-5C）。

4. 半球软化　病因可能是出生后早期的脑卒中，或单纯疱疹病毒性脑炎，也可能由脑外伤引起。由于一侧半球的大部分都已软化囊变，EEG 常显示患侧背景电压变低。癫痫样放电以患侧半球为主，但也有可能在相对"健侧"的半球更突出，波幅更高且数量更多。由于这类病因有可能导致对侧半球也有不同程度损伤，因此需要谨慎判断间期放电起始的侧别，因为这对手术决策至关重要。对于"健侧"半球为主的放电，一种

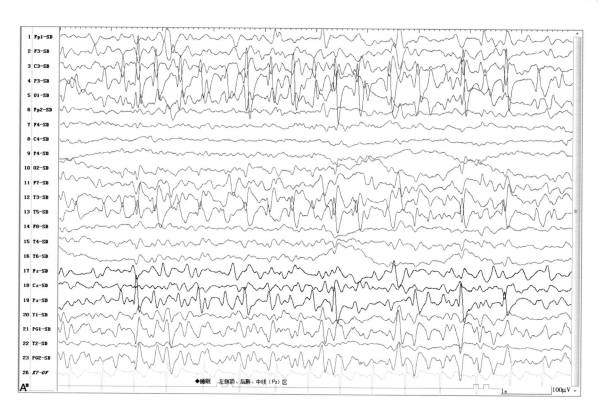

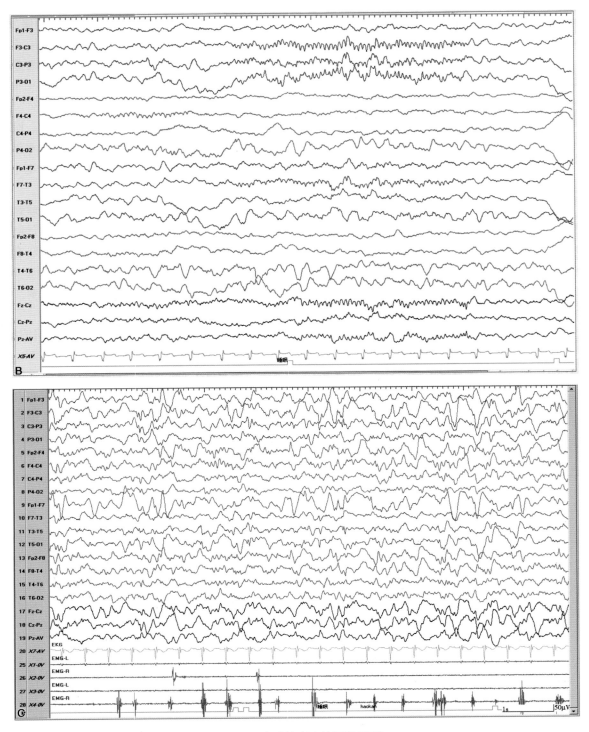

图 11-5　半球性癫痫的间期 EEG

A. 半侧巨脑症（右侧半球发作间期持续放电）；B. Sturge-Weber 综合征（右侧半球电压低，生理波减弱）；
C. Rasmussen 综合征（左侧半球慢波更突出，伴右上肢远端 EPC）。

可能是放电源于患侧半球残存的脑组织，但因为难以募集到足够的神经元同步放电，因此电压很低，头皮上记录不到；而扩散至对侧半球的放电可以募集广泛皮质区的同步高波幅放电，因而在头皮 EEG 记录中所显示的可能是"假性侧别"，但此时仍然要仔细评估"健侧"半球独立放电的可能性。发作期 EEG、发作症状学、MRI 及神经系统体征（是否有一侧功能缺陷）能够提供更有力的定侧证据（图 11-6）。如果没有半球大范围损毁软化的基础，一般不考虑"假性侧别"的问题。

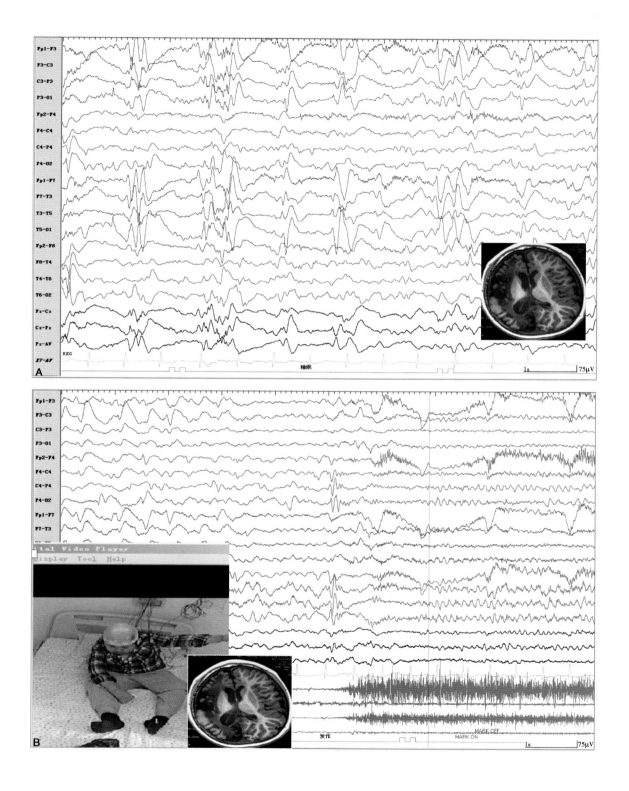

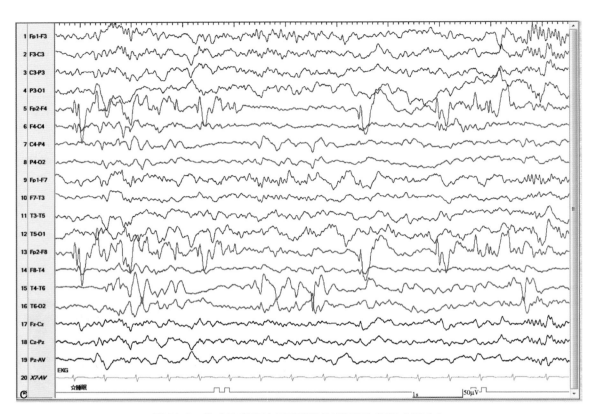

图 11-6　半球性癫痫的 EEG "假性侧别" 和离断术后改变

8 岁男孩,右侧半球广泛软化萎缩,伴耐药性癫痫及左侧偏瘫。A. 术前发作间期 EEG,放电以左侧半球为主("假性侧别");B. 发作起始于右侧半球,伴左上肢强直;C. 右侧半球离断术后无发作,左侧半球放电消失,右侧半球背景低电压伴大量多灶性放电(半球离断术后改变)。

第三节　局灶性癫痫的发作期脑电图

VEEG 记录到的发作期电-临床模式,对诊断发作类型和起始部位具有重要价值。

一、全面性发作与局灶性发作的鉴别

尽管癫痫发作都是从脑内的某一点开始,从这个角度来说没有真正的全面性癫痫。但全面性发作和局灶性发作所涉及的网络完全不同,而且从临床操作层面来说,区别全面性和局灶性发作对于 AED 的选择和手术治疗适应证的选择都是最基本和最重要的。

全面性发作的类型与发作期 EEG 特征之间具有高度特征性的对应关系,即单纯症状学并不能完全确定发作类型,需要有相应的特定发作期 EEG 模式才能诊断,例如症状学为"愣神"发作并不能确定发作类型,必需伴有广泛性 3Hz 棘慢波节律阵发,才能诊断典型失神发作;又如短暂的点头或跌倒发作,需要根据发作期 EEG-EMG,才能确定是肌阵挛、失张力、肌阵挛-失张力还是癫痫性痉挛发作;再如广泛性棘波节律持续发放是强直

发作的 EEG 特征。但全面性发作的间期放电对确定发作类型的作用有限,甚至有时可出现散发的局灶性放电,但并不足以成为局灶性癫痫的诊断和定位依据。另一方面,额叶内侧癫痫和枕叶癫痫有时会表现为广泛性的发作模式,需要与全面性发作鉴别。

相比之下,局灶性发作的间期放电和发作期放电模式有重要的定位意义,但与发作类型之间并没有高度的对应关系。一方面,一个部位起始的发作可表现为多种发作症状(类型),例如一侧额区低波幅快节律起始的发作,临床可表现为不对称强直、偏转发作或过度运动;另一方面,一种发作类型也可能起始于不同的脑区,如过度运动发作,可能起始于额叶的不同亚区,也可能是由后头部或岛叶放电传导而来;但在同一患者的同一种发作类型,二者的关系还是比较恒定的。总体来说,ILAE 2017 年版的癫痫发作分类对需要进行术前评估的难治性局灶性癫痫的定位诊断来说偏于简单。在术前定位诊断中,除了分析发作期 EEG,需要对发作症状学进行仔细观察描述,并结合间期 EEG 以及影像学进行综合分析。

低龄儿童受脑发育不成熟的影响,有些即使在影像学上有明确的局部致痫性病变,依然有可能表现为全面

性发作的电-临床特征,如高度失律或广泛性放电,癫痫性痉挛或不典型失神发作等。而这些特征常常是随年龄发育而变化的。这种情况并不是癫痫外科的绝对禁忌证,但需要谨慎分析病因,系统复查和回顾 EEG 的变化过程,获得尽可能多的定位证据,作出正确的判断和外科治疗策略。

二、局灶性发作起始期脑电图模式

1. 发作期放电的起始　发作期 EEG 分析的重要内容是识别发作的起始部位,尤其是在临床症状出现之前的 EEG 变化对于提示发作起源更为重要。发作起始部位可表现为以下几种情况:

(1)局灶性(focal):指发作开始的放电仅影响到 1 个头皮电极或 1~2 个颅内电极。EEG 常表现为某一导联从背景活动突然或逐渐变为低波幅的持续快波活动,波幅逐渐增高,频率逐渐减慢,范围逐步扩大。

(2)脑区性(regional):涉及一定范围脑区,颅内电极可显示起源于脑叶的一部分,可在空间扩散数厘米。头皮 EEG 显示涉及相邻 2~3 个导联的节律性放电。

(3)一侧性(unilateral):发作期放电累及一侧半球,难以进一步定位。EEG 表现为一侧半球的广泛节律性放电或电压突然降低。

(4)非一侧性(no unilateral):发作期放电起源于两侧半球的某一局部区域,头皮电极双侧波幅大致相等,或颅内电极双侧半球同时开始。

2. 发作起始期的 EEG 模式　在局灶性发作中,发作起始期的 EEG 可有多种模式,主要起始模式见图 11-7。

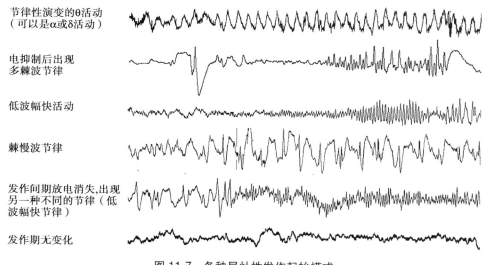

节律性演变的θ活动
(可以是α或δ活动)

电抑制后出现
多棘波节律

低波幅快活动

棘慢波节律

发作间期放电消失,出现
另一种不同的节律(低
波幅快节律)

发作期无变化

图 11-7　各种局灶性发作起始模式

发作期 EEG 模式可表现为以下特征:①发作间期放电消失,由另一种完全不同的节律性活动所取代;②广泛性、一侧性或脑区性的电抑制,是常见的发作起始模式,其机制可能是癫痫发作时抑制性机制的启动,一侧性或脑区性的电抑制有一定的定侧或定位价值;③发作期节律性活动,可以是δ、θ、α、β或γ频段,且有频率、波幅和范围的演变,多数表现为低波幅快节律起始,频率逐渐减慢,波幅逐渐增高,范围逐渐扩大,直至发作终止;④发作间期放电波形以节律性或周期性发放,在局灶性癫痫中罕见,主要见于全面性发作,如失神发作、肌阵挛发作等;⑤在电抑制的背景上出现局灶性低电压快活动(low-voltage fast activity,LVFA),提示该记录电极邻近致痫区,具有较高的定位价值,目前认为这种模式需要广泛的新皮质激活,或与潜在的癫痫病理类型(如发育性病理)有关,极少见于海马起源的发作;

但由于记录条件(如滤波范围)和颅骨等介质对高频活动的特殊衰减作用,此种模式常常无法在头皮 EEG 记录到,颅内电极常可记录到此种发作期模式,并且与良好的手术预后相关;⑥发作期没有明显 EEG 变化,很少见于全面性发作,而在局灶性感觉性发作中相对常见,特别是对起源于大脑底部、纵裂或脑沟深部的发作。

在头皮 EEG 中,临床症状往往早于发作期 EEG 的变化,而且发作期放电仅仅局限于 1~2 个电极的情况也比较少见,其反映的常常是放电广泛传导的结果,所以需要仔细分析症状学和 EEG 起始的关系,谨慎解释头皮 EEG 记录的定位意义。

三、局灶性发作的电-临床演变过程

局灶性发作的发作期 EEG 模式与全面性发作有很大的不同。当脑内局部发作期放电被启动后,随着时间的进展，放电会循不同的网络迅速或逐渐扩散，放电的波形、波幅、频率和范围呈现动态变化过程，并伴随临床发作症状的演变。电-临床发作可循解剖结构向邻近区域扩散，如 Jackson 扩散（Jacksonian march）；也可经特殊的网络结构扩散到其他脑区甚至远隔的部位，如额叶发作扩散到颞叶内侧，枕叶发作扩散到额叶等。

一侧半球起始的局灶性发作可通过胼胝体，穹隆、前联合、岛叶等结构扩散至对侧半球，也可能通过皮质下结构（基底核、丘脑等）扩散引起双侧性发作，发作期 EEG 有时能反映出这种扩散过程。但在很多情况下，头皮 EEG 难以准确判断发作的起始部位，甚至可能提供发作起源的错误定位。对于有外科适应证的患者，应结合发作症状学和神经影像学等资料综合判断，必要时应进行发作期的颅内 EEG 监测（图 11-8）。

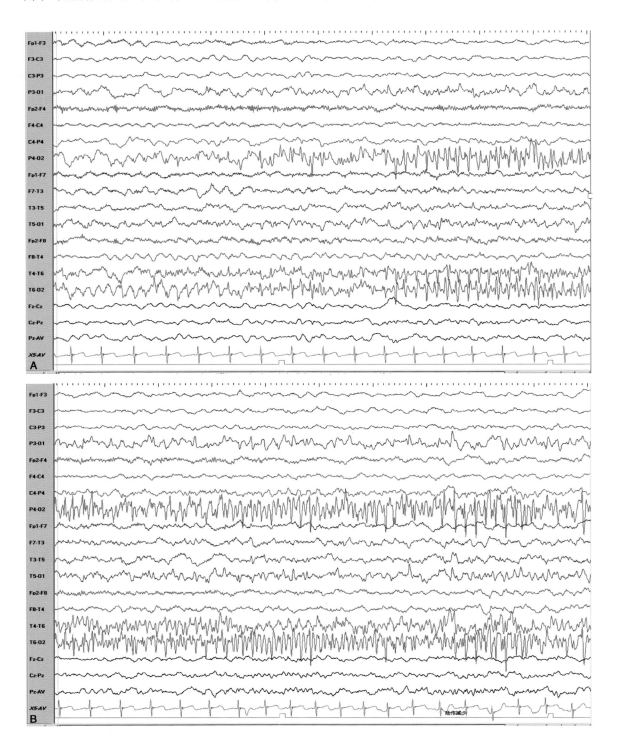

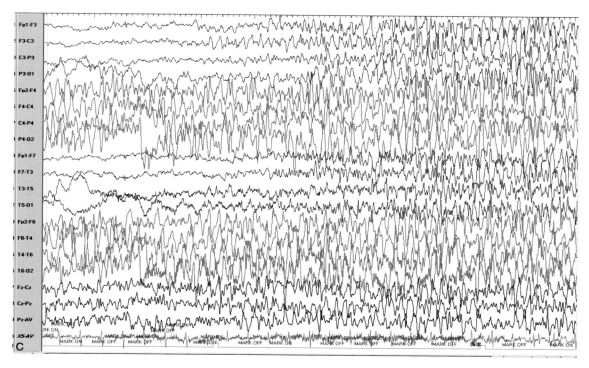

图 11-8　局灶性发作的扩散
A.发作期放电从右侧枕、后颞区起始；B.扩散至左侧枕区；C.扩散至右侧半球继而扩散为双侧半球。

　　一般局灶性发作后的慢波活动不明显或持续时间短暂，除非继发全面性发作。但发作后如出现脑区性或一侧性δ活动或发作后抑制具有一定的定侧价值，尤其对于颞叶癫痫。

第四节　癫痫术后脑电图

　　癫痫患者术后不论是否达到无发作，均应定期复查EEG，首次复查时间一般在术后1~2周时或出院前，此时伤口愈合且手术引起的脑局部水肿等反应基本恢复。术后3个月、6个月、12个月也应进行系列EEG复查。而后在发作控制不满意或EEG持续异常时可根据情况每年复查1~2次。发作长期有效控制后，在计划开始减停抗癫痫药物前也建议复查EEG。

　　癫痫术后的EEG由于受到手术创伤、水肿及局部皮质切除等因素的影响，背景活动常有不同程度的慢波化，在手术部位更加明显。在切除范围较大或半球手术后，常伴有手术区域电压降低、正常生理性脑波（如α节律、μ节律、睡眠纺锤等）减弱或消失。在以后的定期复查中，手术部位以外区域的背景活动可恢复到正常或术前基础水平，但手术部位的背景异常可持续存在。

　　术后3个月、6个月乃至1年的EEG复查无癫痫样放电是手术预后良好的重要预测因素之一，与术后远期无发作高度相关。但部分患者术后数月至数年后的EEG仍有数量不等的癫痫样放电，这些放电对长期发作预后的影响难以一概而论，与病因、病变部位或致痫区范围、手术方式及切除范围等多种因素有关。同时由于术后可能产生脑内解剖位置的改变（如中线偏移），也影响对异常放电的定位和解释。

一、局部致痫区切除术后

　　关于局部裁剪式切除术后周边残留棘波对预后的影响，对前颞叶癫痫的研究较多。对一侧前颞叶切除术后的EEG研究显示，切除部位周边存在散在放电，多数预后良好，但位于手术同侧的频繁放电可能预示远期复发的风险。其他提示发作预后不好的因素包括双侧颞区放电且80%以上位于一侧，手术对侧出现独立性放电、后颞区放电、颞叶外区域放电及广泛性放电等，提示可能存在双重病理改变或致痫区更广泛。但有时术后在其他术前没有放电的远隔部位甚至对侧半球出现散发的癫痫样放电，可能与手术影响到脑网络内兴奋与抑制之间的功能平衡有关，并不一定表明有新出现的致痫区，也不影响手术预后。因此术后EEG并不是最主要的预后因素，还要结合病因、病变范围、手术年龄、癫痫病程及术后急性期有无发作等因素综合判断。

　　部分患者局部切除术后早期仍有电-临床发作，以后随着时间的延长，发作在2年左右的时间内逐渐减少直至消失，EEG放电多数也逐渐消失，称为"逐渐耗竭"（running down）现象。对此机制的推测是主要致痫区在长期放电传导过程中，其他脑区被继发性"点燃"并具有一定的独立引起发作的能力。在切除主要致痫区后，继发性致痫区逐渐发生"去点燃效应"（dekindling effect）。但在另一部分患者，特别是儿童，可能出现相反的EEG演变过程，即术后短期内EEG正常，以后再次出现癫痫样放电，对这种逐渐建立（running up）现象的研究报道很少，可能与不成熟脑不稳定的兴奋性增高有关，但是否影响术后的远期发作预后，尚缺乏长期系统的随访研究。

二、解剖性半球切除术后

解剖性半球切除是切除病变一侧大脑半球的所有皮质及皮质下白质结构，仅保留丘脑和基底核。术后一侧半球电压显著降低，没有明显脑电活动。但有时也可见波幅很低的脑波，系对侧半球的脑电活动通过容积传导效应所致。有时在手术一侧的旁中线区及中线区记录到明显脑电活动，常常是由于术后中线明显移位而记录到的对侧半球的脑波，应结合术后影像学所见进行分析。对于解剖性半球切除术后在患侧头皮表面记录到的各种背景活动（包括生理性和病理性背景脑波）和/或癫痫样电活动，在解释时应充分考虑以上影响因素。

多数半球切除手术对控制癫痫发作效果良好，但约13%的患者出现急性术后发作（acute postoperative seizures，APOS），即术后7~10天内出现的早期发作。APOS是远期复发的主要高危因素。研究显示半球切除术后远期复发率在没有APOS的患者为15%，伴有APOS则高达63%。对侧半球出现明确的独立性间期或发作期放电提示存在独立的或继发点燃的致痫区，也是预测术后复发的高危因素之一。

三、功能性半球或脑叶离断术后

有几种癫痫术式会对大脑皮质进行半球或脑叶功能离断处理，包括：①功能性大脑半球切除术，即切除中央区、岛叶和颞叶皮质，保留前额叶和后头部皮质，并对患侧保留的皮质进行完全离断处理；②功能性大脑半球离断术，经脑室将一侧大脑半球完全离断，包括所有上行和下行传导纤维，以及与对侧半球的所有联系纤维；③对局部脑区进行功能离断（如颞顶枕区离断术、额颞叶离断术等）。各类离断性手术并不对病变脑皮质进行大范围切除，而是将其所有的传入和传出纤维及与对侧半球的联系进行彻底离断，但保留皮质的正常血供。

离断性手术避免了因颅内大的空腔造成脑结构牵拉、移位、出血、脑脊液漏等多种并发症。被离断的皮质称为"孤立皮质"，其神经元在正常血供下依然存活，仍具有电活动，在没有传入性刺激调控的情况下，其异常放电可以更加活跃，这一点是与解剖性半球切除不同的。但异常放电不能下行传出，因而不会引起发作。功能性大脑半球切除术或离断术对控制癫痫发作的最终效果与解剖性半球切除术是相同的。

在功能性半球切除术后，额叶和后头部被离断的皮质可有各自独立的放电，互不影响，患侧放电也不会传导至对侧半球。有时患侧额极或枕区的放电可同步出现在对侧相应部位，但因为两侧之间的联系纤维已被离断，所以一般不是直接扩散至对侧皮质，而仅仅是容积传导效应。在功能性半球或脑叶离断术后，EEG显示被离断的半球或局部脑区电压明显降低，各种生理性脑波消失。在患侧半球没有明显软化、萎缩等损毁性结构病变的情况下（如半球性先天皮质发育不良），术后癫痫样放电仍然可以存在，甚至比术前数量更多，波幅更高，波形也常有改变，可持续放电或表现为爆发-抑制图形，并可出现具有动态演变的电发作模式，但放电不会扩散至离断区域之外，也不会引起发作。在颞顶枕区离断术后，放电仅局限在后头部。所有这些出现在被离断的"孤立皮质"的放电都不影响手术预后，也不影响术后发育和认知的进步，不需要为此给予任何额外的治疗。如果在"孤立皮质"内存在持续放电甚至电发作而不引起任何临床发作，说明其所有传出纤维已被彻底离断，可视为手术成功的标志之一。

一侧半球离断术后，如对侧半球仍有或新出现较多数量的癫痫样放电，推测有两种可能：①对侧半球也有独立的致痫区，患儿术前常有广泛性或双侧多灶性放电，术后可能仍有发作，表明一侧半球手术难以完全控制癫痫发作；②术前患侧半球的放电对"健侧"半球有一定的抑制作用，或相反，具有某种易化作用。前一种作用在切断双侧半球之间的联系后，"健侧"半球因"脱抑制"而兴奋性相对增高，但以后放电有可能逐渐消失；而后一种情况的放电则由于失去易化作用而逐渐消失。最终都可能呈现为"running down"的过程（图11-9）。

四、胼胝体离断术后

胼胝体离断术是一种姑息性手术，仅切断了双侧半球之间的部分或全部胼胝体，部分阻断了半球间的同步化电活动，但并不影响两侧半球与外周之间的传入和传出通路。患者术前多有双侧半球广泛性或多灶性放电，

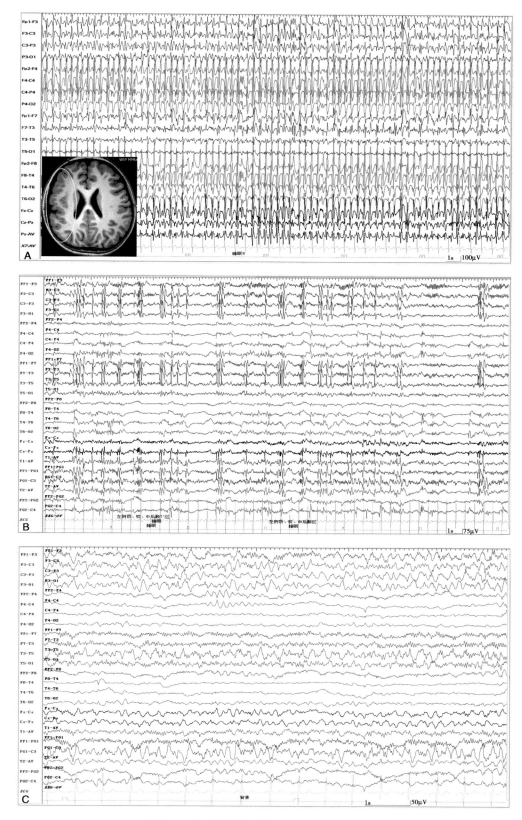

图 11-9 半球离断术后的"running down"现象

7 岁男孩,右侧半球多小脑回伴耐药性癫痫和左侧偏瘫。A. 术前间期 EEG 显示右侧半球持续放电并扩散至对侧半球(ESES);B. 右侧半球离断术后 1 个月 EEG,右侧半球背景和棘波电压低,左侧半球放电明显("脱抑制"现象);C. 术后 3 个月 EEG,双侧半球放电均消失("running down"现象)。

伴有失张力、强直、不典型失神等多种发作类型,目前公认胼胝体离断对失张力发作的效果较好,全段胼胝体离断比部分离断效果更好,但术后不良反应也较大。术后 EEG 可有以下表现:①仍有双侧半球放电,但左右不同步,表明左右两侧各有独立起源的致痫区,但难以向对侧扩散形成双侧同步化放电;②仅为一侧半球放电为主,提示术前起源于一侧半球但通过胼胝体扩散至对侧;③仍为双侧同步放电,提示其致痫网络可能涉及皮质-皮质下结构(如丘脑-皮质网络),或通过其他半球间联系结构(如边缘系统、基底核等)扩散,而胼胝体在双侧同步化中不起主要作用,术后可能仍有发作。

第五节　密集阵列脑电图在癫痫外科中的应用

随着神经电生理技术的发展,密集阵列脑电图(dense array EEG,dEEG)或称高密度脑电图(high density electroencephalography,HDEEG)开始应用于临床和科研工作。普通头皮脑电图(sparse array EEG)常根据国际 10-20 系统放置 19 个记录电极,而 dEEG 常为 32、64、128 甚至 256 个记录电极,相较于普通头皮脑电图具有更高的空间分辨率,可以更准确地溯源定位出产生头皮脑电活动的源。密集阵列脑电图的电极覆盖了面颊和颈部,可以更准确地反映颅脑内侧和基底部的电活动,在一定程度上可以替代蝶骨电极。最新研究表明,dEEG 还可以采集到来自于中央内侧丘脑和伏隔核的深部电信号。另外,256 通道 dEEG 可以以毫秒级时间分辨率和<20mm 的空间分辨率对整个脑网络进行实时动态分析,为我们研究癫痫网络的动态活动提供了有力工具,在癫痫外科中具有广阔的应用前景。

一、密集阵列脑电图的采集及分析方法

密集阵列脑电图电极的位置可采用 10% 系统,应用盘状电极或专用电极帽记录头皮电信号。32~256 通道的高密度电极帽操作简便,可应用氯化钾溶液或专用导电膏增加导电性。为了降低阻抗,需要根据患者的头围选择合适尺寸的电极帽以使电极紧密贴合头皮。256 通道电极帽的电极间距为 2cm。

密集阵列脑电图因通道数量较多,常利用电源成像(electroencephalographic source imaging,ESI)方法进行分析。ESI 的两个关键问题是脑电正问题(forward problem)和脑电逆问题(inverse problem)。脑电正问题是已知源的分布、头模型的几何形态和电传导率,求解头皮表面记录到的电位分布;脑电逆问题是指利用头皮记录到的电位逆推脑电活动源的信息。解决逆问题首先要建立一个能够解决正问题的正演头模,通过建立头模,把脑内源的活动和头皮上检测的电位分布信息联系起来。常用的头模包括球形头模和真实头模,每种方法也有相应常用的逆推方法。

目前最常用的真实头模是带解剖约束的球面模型(spherical model with anatomical constraints,SMAC),是仅将个体 MRI 中的结构信息融入球体头模,并没有利用个体 MRI 皮质的结构和真实头颅形态用来逆推,因此几何形态学不够精确。对应的逆推方法常选用局部自回归平均算法(local autoregressive average,LAURA)。

另一种模拟计算真实头模中脑电正问题的方法是有限差分法公共头模(finite difference model,FDM),它可以处理任意形状几何体的电位场分布问题。通过利用匹配蒙特利尔神经研究所 305 例平均脑 MRI 的头部 CT 资料,模拟真实头颅的不规则传导路径如视神经管、枕大孔等颅底骨孔等建立头传导模型。此方法因对颅内结构的电传导率做出了改进,所以准确性更高。常选用低分辨率层析成像算法(low-resolution brain electromagnetic tomography,LORETA)的线性逆推方法。

目前准确性最高的方法是利用患者高分辨率 MRI 建立个体化头模,但分析流程复杂,技术要求高,尚未推广使用。逆推算法通常选用标准化低分辨率层析成像算法(standardized low-resolution brain electromagnetic tomography,sLORETA)。

对于同步记录的脑磁图(magnetoencephalogram,MEG)和 dEEG 数据,也可以同时应用边界元模型(boundary element model,BEM)解决正向问题,利用波束成形器(beamformer)或平均小波最大熵(the wavelet maximum entropy on the mean,wMEM)解决逆向问题。

虽然一些研究证明了随着电极数量的增加,ESI 溯源结果的准确性会逐渐增加,但能够得到最佳溯源结果的 dEEG 导联数量尚无定论。有学者猜测微小的病灶相较于大病灶更可能从更多通道的 dEEG 中获益,但还需要进一步证明。另外,脑电图采集中增加头部位置较低的表面传感器的数据采集可以提高深部源定位的精准度。

二、密集阵列脑电图在癫痫外科中的应用

目前 dEEG 多用于对发作间期棘波(interictal epileptiform discharge,IED)进行分析,因为 IED 与发作期信号相比信噪比更高、更少地受肌肉伪迹影响,并且在有限的记录时间里(<1 小时)更容易采集到。以往研

究认为 IED 的初始成分更有可能代表源,而棘波峰值可能反映了传播的活动,所以常在对同类癫痫样放电进行平均叠加后,选取平均波形的上升段进行源定位。也有研究发现 IED 上升阶段和峰值溯源结果的不一致可能与手术预后差有关,可能提示 IED 传播范围更广,因此需要置入更大范围的颅内脑电图(intracranial EEG,iEEG)或切除更大面积的脑组织。一项纳入 152 例难治性癫痫患者的前瞻性研究表明,应用 128~256 导联定位癫痫起始区的灵敏度和特异度高达 84% 和 88%。在难治性颞叶癫痫(temporal lobe epilepsy,TLE)中,dEEG 可以记录到 iEEG 所记录棘波的 45%,且记录的棘波均被溯源到颞叶。与 128 导联和 64 导联头皮脑电图相比,256 导联 dEEG 对颞叶内侧癫痫(mesial temporal epilepsy,mTLE)的致痫区定位更为敏感。dEEG 溯源结果为"单源"的 TLE 患者手术预后相较于"多源"更好。

尽管发作期数据的信噪比较低,数据较难获得,但当发作间期结果模糊,例如溯源后有多个源时,发作期 ESI 可以提供更多信息。研究发现发作期 ESI 可记录 80% iEEG 记录的癫痫起始区,并且利用发作期 ESI 和发作间期 ESI 之间的不一致性可以对癫痫手术预后进行预测。

密集阵列脑电图还可以在未记录到发作间期棘波、癫痫发作的情况下定位致痫区。有研究应用 256 通道 dEEG 记录了 4 例癫痫患者睡眠发作间期 10 分钟脑电图数据,并分析了脑电图不同频段的相位同步化指数(synchronization index,SI),最终利用短时间的(60~100秒)、发作间期的无棘波发放的 dEEG 数据成功地定位了癫痫致痫区。还有学者研究了 EEG 信号相位的时空模式以及特定空间相位聚类模式的形成,结果发现在无癫痫发作及 IED 的脑电图中,致痫区形成特定相位聚类模式的概率高于附近的正常区域,从而提出了新的定位致痫区的方法。

已有大量研究报道了高频振荡(high frequency oscillations,HFOs)是一种潜在的可以定位癫痫起始区或癫痫致痫区的生物标志物。2011 年,研究者首次应用头皮 EEG 记录成人发作间期 HFOs,并证明了头皮 EEG 记录的 HFO 定位癫痫致痫区的准确性。随后的研究发现增加头皮 EEG 通道至 256 个,可以提高发作间期 HFO 的检出率。目前研究中较多应用 60~70 通道的 dEEG 与 MEG 同步记录 HFO,结果发现 60~70 通道 dEEG 的 HFOs 检出率高于 MEG,但定位致痫区的准确性并未明显优于 MEG。

为了更好地研究癫痫患者脑功能网络的变化,

dEEG 也被用于脑功能连接分析(functional connectivity analysis)。目前已有研究分析了发作间期棘波、发作起始期及发作间期无棘波时脑功能连接的变化。与 ESI 后能量最高的源相比,发作起始期功能连接分析可以更好地定位癫痫起始区。对无发作间期 IED 的 TLE 患者的静息状态 dEEG 特征研究发现:患者默认模式网络区域的连通性显著降低,并且致痫区同侧的海马是网络连接最强的区域,而最强区域在健康对照组位于后扣带回。另外,在右侧 TLE 患者中,癫痫发病持续时间的延长与致痫区对侧同侧中部边缘叶结构(颞极内侧、海马、杏仁核和直回)的低驱动相关,这表明 TLE 患者即使没有 IED,该区域也存在一定的功能障碍。

三、与其他癫痫术前评估方法的比较

1. 与普通头皮 EEG 对比 在 mTLE 患者中,dEEG 记录的棘波是普通头皮脑电图的 2 倍以上,且记录的棘波均可被溯源到颞叶。因此 dEEG 能更加准确地判定 iEEG 的电极所需放置范围的大小,特别对于普通头皮 EEG 检查结果阴性的术前评估患者。

2. 与 MRI 对比 因 MRI 阴性癫痫患者的存在,dEEG 定位致痫区的灵敏度和特异度均高于单纯应用结构象 MRI。在瑞士一项纳入 190 例难治性癫痫的前瞻性研究中,当 dEEG 与 MRI 联合应用时,相较于 MRI 联合正电子辐射断层成像(positron emission tomography,PET)、MRI 联合单光子发射计算机断层扫描(single-photon emission-computed tomography,SPECT)、dEEG 联合 PET、dEEG 联合 SPECT、PET 联合 SPECT 能够更好地预测患者术后癫痫不再发作。在结构 MRI 和 dEEG 溯源结果一致的患者中,92.3% 术后癫痫不再发作。

3. 与脑磁图(MEG)对比 MEG 信号转导不易受颅骨、头皮、脑组织的影响,相较于 dEEG 具有更高的信噪比。但 MEG 仅对方向与皮质表面呈切线关系的信号敏感,对于其他方向的信号作用有限,而且不适合长程记录,难以记录到发作期脑磁信号,在这些方面,dEEG 具有更多的优势。在 MEG 和 dEEG 同步记录的研究中发现,dEEG 相较于 MEG 可以记录到更多的 IEDs。虽然 dEEG 相较于 MEG 定位致痫区并没有更精确,但 dEEG 联合 MEG 进行 ESI 可以获得更高的定位致痫区的精准性。

4. 与 PET 和 SPECT 对比 多项研究表明在 TLE 和其他类型癫痫中,dEEG 溯源定位致痫区或起始区的灵敏度和特异度高于 PET 和发作起始期或发作间期 SPECT。

5. 与发作期单光子计算机断层减影与磁共振融合

成像术（subtraction ictal single-photon emission computed tomography coregistered to MRI,SISCOM）对比　由于额叶皮质致痫区电信号传播速度快、运动伪迹多等原因，额叶癫痫致痫区的定位相较于其他类型的癫痫更具有挑战性。2017 年美国一项回顾性队列研究对 14 名疑似额叶癫痫的患者进行了 76 通道 dEEG 监测。发现 dEEG 定位的致痫区与 iEEG 高度一致（12/14），明显优于常规头皮 EEG（3/14,$P<0.01$）和 SISCOM（3/12,$P<0.01$）。由此可见,dEEG 在额叶癫痫患者致痫区的定位中也具有重要价值。

综上所述,dEEG 与 PET/CT、MEG、SPECT 等其他临床常用的术前评估方的联合使用,将极大地优化电极置入方案和定位癫痫致痫区的准确性。

四、密集阵列脑电图应用的局限性

尽管 dEEG 具有无创、高时间空间分辨率、ESI 溯源分析准确性高等的优点,但仍存在以下缺点:①EEG 技术的缺点,因颅内电信号转导至头皮会受到颅骨、头皮、脑组织的影响发生一定衰减,而且头皮记录的 EEG 信号易受肌电、眼动、肢体活动等的干扰,所以 dEEG 采集信号的信噪比较低。②单纯基于 IED 溯源的局限,发作间期 IED 反映易激惹区的活动,不一定与致痫区一致,因此基于 IED 溯源得到的致痫区结果需要与发作期的溯源结果进行进一步比较。③通过发作期 EEG 进行溯源分析存在一定难度。因发作期脑电数据信噪比低,进行 ESI 前应对脑电图数据进行充分地去噪处理。④对于 ESI 溯源结果为多源的患者,尚需要参考其他术前评估方法进一步定位。

（刘晓燕）

参考文献

[1] BRAGIN A,ENGEL JR J,STABA R J. High-frequency oscillations in epileptic brain［J］. Curr Opin Neurol, 2010, 23 (2):151.

[2] CHEN X,SURE U,HAAG A,et al. Predictive value of electrocorticography in epilepsy patients with unilateral hippocampal sclerosis undergoing selective amygdalohippocampectomy［J］. Neurosurg Rev,2006,29(2):108-113.

[3] FAHOUM F,OMER N,KIPERVASSER S,et al. Safety in the epilepsy monitoring unit:A retrospective study of 524 consecutive admissions［J］. Epilepsy Behav,2016,61: 162-167.

[4] FEDELE T,VAN'T KLOOSTER M,BURNOS S,et al. Automatic detection of high frequency oscillations during epilepsy surgery predicts seizure outcome［J］. Clin Neurophysiol, 2016,127(9):3066-3074.

[5] GONZÁLEZ-MARTÍNEZ J A,GUPTA A,KOTAGAL P,et al. Hemispherectomy for catastrophic epilepsy in infants［J］. Epilepsia,2005,46(9):1518-1525.

[6] GOTMAN J. High frequency oscillations:the new EEG frontier［J］. Epilepsia,2010,51(Suppl 1):63-65.

[7] HODGES S,GOLDENHOLZ D M,SATO S,et al. Postoperative EEG association with seizure recurrence:Analysis of the NIH epilepsy surgery database［J］. Epilepsia Open,2018,3 (1):109-112.

[8] JIRSCH J D,URRESTARAZU E,LEVAN P,et al. High-frequency oscillations during human focal seizures［J］. Brain, 2006,129(6):1593-1608.

[9] KAIBORIBOON K,MALKHACHROUM A M,ZRIK A,et al. Epilepsy surgery in the United States:Analysis of data from the National Association of Epilepsy Centers［J］. Epilepsy Res,2015,116(10):105-109.

[10] KOBULASHVILI T,HÖFLER J,DOBESBERGER J,et al. Current practices in long-term video-EEG monitoring services:A survey among partners of the EPILEPSY pilot network of reference for refractory epilepsy and epilepsy surgery［J］. Seizure,2016,38(5):38-45.

[11] NAJM I M,TASSI L,SARNAT HB,et al. Epilepsies associated with focal cortical dysplasias(FCDs)［J］. Acta Neuropathol,2014,128(1):5-19.

[12] QUESNEY L F,NIEDERMEYER E. Electrocorticography//Electroencephalography:Basic Principles,Clinical Applications and Related Fields［M］. Baltimore:Williams and Wilkins,1993.

[13] SAURO K M,WIEBE N,MACRODIMITRIS S,et al. Quality and safety in adult epilepsy monitoring units:A systematic review and meta-analysis［J］. Epilepsia,2016,57(11): 1754-1770.

[14] TAHRY R E,SANTOS S F,DE TOURTCHANINOFF M,et al. Post-resection electrocorticography has no added value in epilepsy surgery［J］. Acta Neurol Belg,2016,116(3): 279-285.

[15] VON ELLENRIEDER N,FRAUSCHER B,DUBEAU F,et al. Interaction with slow waves during sleep improves discrimination of physiologic and pathologic high-frenquency oscillations(80-500Hz)［J］. Epilepsia,2016,57(6): 869-878.

[16] 刘晓燕.临床脑电图学［M］.2 版.北京:人民卫生出版社,2016.

[17] SEEBER M,CANTONAS L M,HOEVELS M,et al. Subcortical electrophysiological activity is detectable with high-

density EEG source imaging[J]. Nature Communications, 2019,10(1):753.

[18] RAMON C,HOLMES M D. Spatiotemporal phase clusters and phase synchronization patterns derived from high density EEG and ECoG recordings[J]. Curr Opin Neurobiol, 2015,31:127-132.

[19] BRODBECK V,SPINELLI L,LASCANO A M,et al. Electroencephalographic source imaging:a prospective study of 152 operated epileptic patients[J]. Brain, 2011, 134(Pt 10):2887-2897.

[20] FENG R,HU J,PAN L,et al. Application of 256-channel dense array electroencephalographic source imaging in presurgical workup of temporal lobe epilepsy[J]. Clin Neurophysiol,2016,127(1):108-116.

[21] FENG R,HU J,WU J,et al. Accurate source imaging based on high resolution scalp electroencephalography and individualized finite difference head models in epilepsy pre-surgical workup[J]. Seizure,2018,59:126-131.

[22] VAN KLINK N,MOOIJ A,HUISKAMP G,et al. Simultaneous MEG and EEG to detect ripples in people with focal epilepsy[J]. Clin Neurophysiol,2019,130(7):1175-1183.

[23] TOSCANO G,CARBONI M,RUBEGA M,et al. Visual analysis of high density EEG:As good as electrical source imaging?[J]. Clin Neurophysiol Pract, 2019, 30(5):16-22.

[24] NEMTSAS P,BIROT G,PITTAU F,et al. Source localization of ictal epileptic activity based on high-density scalp EEG data[J]. Epilepsia,2017,58(6):1027-1036.

[25] ANDRADE-VALENCA L P,DUBEAU F,MARI F,Et al. Interictal scalp fast oscillations as a marker of the seizure onset zone[J]. Neurology,2011,77(6):524-531.

[26] COITO A,PLOMP G,GENETTI M,et al. Dynamic directed interictal connectivity in left and right temporal lobe epilepsy[J]. Epilepsia,2015,56(2):207-217.

[27] STALJANSSENS W,STROBBE G,HOLEN R V,et al. Seizure Onset Zone Localization from Ictal High-Density EEG in Refractory Focal Epilepsy[J]. Brain Topogr, 2017, 30(2):257-271.

[28] COITO A,GENETTI M,PITTAU F,et al. Altered directed functional connectivity in temporal lobe epilepsy in the absence of interictal spikes:A high density EEG study[J]. Epilepsia,2016,57(3):402-411.

[29] PLUMMER C,VOGRIN S J,WOODS W P,et al. Interictal and ictal source localization for epilepsy surgery using high-density EEG with MEG:a prospective long-term study[J]. Brain,2019,142(4):932-951.

第十二章　计算机断层扫描与磁共振成像

计算机断层扫描（computed tomography，CT）与磁共振（magnetic resonance imaging，MRI），是目前神经系统疾病最常用的影像学检查方法，在癫痫的诊断中也具有重要作用。本章概括介绍 CT 与 MRI 的原理、临床应用，以及一些新近应用于临床的特殊 MRI 序列和检查方法。

第一节　计算机断层扫描

计算机断层扫描（CT）是一种以 X 射线为能量来源，经计算机处理形成断层图像的数字成像技术。CT 图像显示的是人体某个断面的组织密度分布，与传统 X 线成像相比，其图像清晰、密度分辨率高、无断层以外组织结构干扰，因而显著提高了病变的检出率和诊断率。目前，CT 已经成为一个通用词汇，直接在日常生活中广泛应用。

CT 由英国计算机工程师 GN Hounsfield 发明，1972年首台头部 CT 机用于临床，1973 年第一篇关于中枢神经系统疾病 CT 诊断的文章发表在英国放射学杂志上。由于 Hounsfield 与提出 CT 成像重建数学理论模型的美国科学家 A M Cormack 的卓越贡献，他们获得了 1979年的诺贝尔生理学或医学奖。

一、CT 成像设备及基本成像原理

CT 是用 X 线束对人体检查部位一定厚度的层面进行扫描，由探测器接收透过该层面上各个不同方向的人体组织的 X 线，经过模/数转换输入计算机，通过计算机处理后得到扫描断层的组织衰减系数的数字矩阵，再将矩阵内的数值通过数/模转换，用不同灰阶等级在荧光屏/胶片上显示出来，形成 CT 图像。

CT 设备由扫描架、扫描床、控制台、计算机、图像记录存储系统、图像显示及摄像系统等部分组成。断层扫描的过程是 X 线经过准直器（collimator）校准，并形成一个特定的 X 线束形状（如锥形或扇形），然后对人体一定部位进行扫描。近年来应用滑环技术，X 线管可绕人体作单一方向间断或连续扫描，即所谓螺旋（或容积）式扫描方式。断层扫描的厚度也可经准直器调节。

其他如扫描时间、X 线条件设置等，各机种可略有不同，具体可根据临床需要进行选择。大多数 CT 均有内定的扫描标准方案（protocols），是经过大量临床实践制定的，可适用于人体不同部位的检查。扫描的范围可根据具体情况进行选择。在进行扫描前，通常先拍照一个定位片（称 scout view 或 topogram），确定扫描范围、层厚、层间距等条件，所有扫描条件设定后，其后扫描全过程即由计算机控制自动进行。

二、CT 图像相关的一些重要参数及意义

（一）分辨率

分辨率（resolution）是衡量图像质量的一项重要参数，CT 图像分辨率还可以再进一步分为空间分辨率及对比度分辨率（也称密度分辨率）。

空间分辨率（spatial resolution），表示在图像中可能被分辨出最小物体大小的能力。其影响因素有 CT 成像的数学模式、像素大小、探测器接收孔径大小及重建算法等。常以线对数/毫米（LP/mm）表示，线对数多则分辨率高。

对比度分辨率（contrast resolution），表示图像中分辨最小密度差的能力，有时又称为 CT 值的敏感度。影响因素有层面厚度、X 线剂量（即检测的光子量），以及监视器大小等。层面薄、X 线量高、监视器大，可提高对比度分辨率。

（二）CT 值

CT 值（或称 hounsfield unit，Hu）是 CT 图像专用密度计量单位，用以区分组织间的密度差。CT 值并非一个绝对值，而是组织之间进行比较的相对值。其物理基础是以 X 线穿透人体组织时不同物质对 X 线吸收不同（或 X 线衰减值不同）为根据。人体内因水的含量最高，故以水的吸收系数 μ 定为 0，其他组织与其对比各有不同的 μ 值，但因真正组织的 μ 值差别不大，为了容易区分，亨氏将骨和气体之间的差别扩大到 2 000 等份，即 +1 000 ～ −1 000。CT 值具体表示为如下（公式 12-1）：

$$CT\ 值 = \left[\frac{\mu - \mu_w}{\mu_w}\right] \cdot a \qquad （公式 12-1）$$

μ:为被测组织的吸收系数,μ_w:为水的吸收系数,a:为各厂家自定的分度常数值。

目前常用的 a 值为 1 000～2 000。CT 的密度分辨率极高,通过测量组织的 CT 值,有助于区别不同组织的特征,从而有利于病变的定性,这也是 CT 特有的优点之一。CT 值测量的准确性受到 X 线剂量、数据信噪比、像素大小等因素的影响。

在颅脑 CT 中,常见组织或物质的 CT 值参考范围为:脑皮质为 +38～+45Hu,髓质为 +24～+36Hu,基底核为 +30～+45Hu,脑脊液为 0～+10Hu,颅骨骨皮质 >500Hu,钙化 >200Hu,新鲜出血为 +60～+90Hu,脂肪为 -70～-90Hu。

(三) 窗技术

窗技术是 CT 设备提供的一项重要的软件功能,主要用来观察和测定感兴趣区 CT 值的改变。通常观察图像密度差是通过其亮度(或称灰阶)加以区别的,而人的视觉亮度(或灰阶)差为 16～24 个等级。CT 值的范围通常是通过计算机系统内的数/模转换器,以灰阶方式显示在监视器上。窗技术即是在灰阶范围内对某一感兴趣区进行观察所限定的特定范围。常以感兴趣区内组织的平均 CT 值作为中心,又称窗中心(window level, WL),以其相近组织的上、下 CT 值范围作为宽度,即窗宽(window width, WW)。人体不同部位组织结构的成分不同,因此要设定不同的窗中心和窗宽。

三、CT 的临床应用

颅脑作为中枢神经系统的主要部分,是一个相对静止的器官。固有生理运动造成的伪影少,而且构成颅脑的结构彼此的密度差别较大,所形成的天然对比可以被 CT 很好地区分。除颅底部因有骨质、气体、脑脊液和脑实质等多种高反差组织成分相互重叠、造成数据采集及重建算法困难、产生较多伪影导致部分干扰外,其余部位均能显示清晰的图像,可以基本满足临床诊断的需要。

CT 密度分辨率很高,可以通过细微的密度改变和形态学变化早期发现病变,并进而推断病变性质。CT 在癫痫相关疾病的颅脑检查方面,有广泛的临床适应证,例如:正常变异及先天发育畸形,颅脑损伤及其并发症,各种急性脑血管病,脑内原发、继发肿瘤,脑内炎症、寄生虫病变,代谢性、中毒性疾病及脱髓鞘、变性疾病等。CT 检查除可以及时发现病变、提供诊断信息外,尚可以配合临床随访,进行疗效观察、预后评估。此外 CT 还可以与介入放射学联合应用,进行脑组织活检等诊断和治疗项目。

观察颅脑 CT 影像时,常将病变密度与正常脑皮质密度做比较。高于正常脑皮质的病变,称为高密度病变,如出血、钙化、某些肿瘤(脑膜瘤、淋巴瘤)等。低于正常脑皮质的病变,称为低密度病变,如脑水肿、脑梗死、囊肿、软化灶、多数胶质瘤、囊变和坏死等。病变密度与脑皮质密度相仿,称为等密度病变,如血肿和梗死的某个阶段(常为亚急性期)。

四、CT 的检查方法及图像后处理

1. CT 平扫(plain CT)　CT 平扫即不使用人工对比剂,利用人体组织自身的天然对比,依靠 CT 高密度分辨率而区分各种组织结构(图 12-1)。平扫是 CT 检查最常用的方法,适用于各种颅脑常见疾病的诊断。

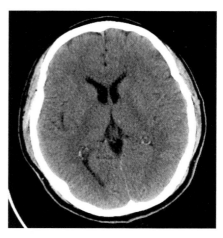

图 12-1　头部 CT 横断面平扫图
CT 平扫可以清晰区分脑皮质、髓质、基底核核团和脑室等结构。

2. 增强扫描(contrast enhancement, CE)　增强扫描也是头部 CT 检查的常规方法之一。先经静脉给予对比剂(一般为碘对比剂),通过血液循环使对比剂分布于全身各部位的组织中。由于组织中对比剂分布量不同,从而增加了组织间的对比度,这对于区分病变与正常组织,病变与病变组织,有更重要的临床意义,可为病变的定位及进一步的定性诊断提供更有价值的信息(图 12-2)。

3. 三维 CT 扫描(3D-CT)　三维 CT 扫描可以立体、多方位、多角度成像。观察颅内病变,可判断其空间位置及其与邻近结构的关系,并可设计手术入路模式。随着螺旋 CT 扫描技术的发展,3D-CT 技术日臻完善,已广泛用于临床。

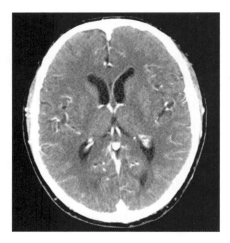

图 12-2　头部 CT 横断面增强图
CT 增强图像可显示脑内血管,并可见脑组织有轻度强化,脑皮质强化程度高于白质。

4. CT 血管造影(CT angiography,CTA)　CTA 是随着 CT 三维重建技术发展起来的一种 CT 技术。随着螺旋 CT 技术的开发,3D-CT 在技术上有了很大改进,使 CTA 的图像质量在很大程度上,接近了传统 X 线血管造影或 DSA 的水平(图 12-3)。CTA 具有快速、准确、无创伤等优点,目前在颅脑疾患中主要用于脑血管疾患如动脉狭窄和闭塞、动脉瘤、血管畸形等检查。

5. CT 灌注扫描(CT perfusion,CTP)　应用高压注射器经外周静脉快速注射对比剂后,对一定容积范围内的脑组织进行连续快速扫描,通过分析单位体素脑组织内对比剂浓度的时间强化曲线,经计算机软件计算出可以反映脑实质微循环和血流灌注情况的参数,如局部脑血流量(regional cerebral blood flow,rCBF)、局部脑血容量(regional cerebral blood volume,rCBV)、平均通过时间(mean transit time,MTT)和达峰时间(time to peak,TTP)等(图 12-4)。CT 灌注扫描主要用于检查急性缺血性脑血管病,对于脑肿瘤病理级别的评估、肿瘤治疗后改变与复发的鉴别也有一定价值。

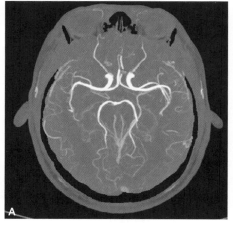
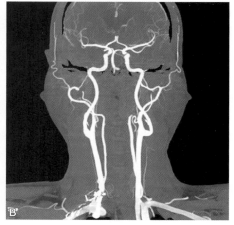

图 12-3　头颈 CTA 重建图
A. CTA 横断面 MIP 重建图像,可显示颅底 Willis 环结构;B. CTA 冠状面 MIP 重建图像,可显示颈总动脉及其分叉处、颈内动脉全程。

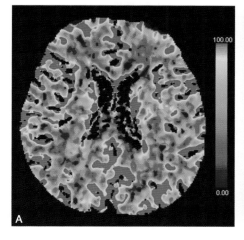
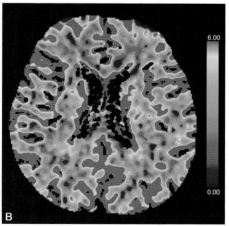

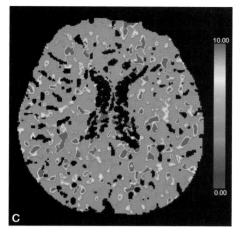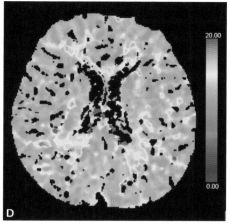

图 12-4　头部 CT 灌注图
图 A、B、C、D 分别为 CBF、CBV、MTT 和 TTP 图，反映脑血流灌注的不同参数。

6. CT 的后处理工作　所谓后处理是指对已完成的扫描数据（图像）根据诊断需要，利用 CT 具有的软件功能，进行各种评价，如测量 CT 值、病灶大小、面积和容积等；利用窗技术对不同组织的结构进行定量、定性分析；利用多层面重建功能、容积再现技术等对病灶进行多方位观察，更准确地判断病变的空间位置关系。后处理是诊断工作的重要内容，通常要由有经验的医生完成。

（杨延辉　卢　洁）

第二节　磁共振成像

核磁共振（nuclear magnetic resonance，NMR）是一种物理现象，系美国哈佛大学的 E M Purcel 和斯坦福大学的 F Bloch 于 1946 年分别发现的，他们为此荣获 1952 年度诺贝尔物理学奖。1982 以后 MRI 迅速应用于临床。

一、磁共振成像基本原理

某些质子数与中子数之和为奇数的原子核如：^{1}H（氢）、^{13}C（碳）、^{19}F（氟）、^{23}Na（钠）、^{31}P（磷）等，不仅具有一定的质量，带有一定量的正电荷，还具有两个彼此相关的特征性参数，自旋（spin）和磁矩（magnetic moment），自旋与磁矩呈正比关系。在上述原子核中氢核（^{1}H）、即质子的结构最简单，但其磁性较强，是构成水、脂肪和碳水化合物等有机物质的基本成分，人体内含量高，在各器官、组织中分布广泛，磁共振成像的效果明显优于其他原子核，所以临床主要利用质子进行磁共振成像。为了理解方便，并将之形象化，可以把质子看作一个具有固定质量、带单位正电荷、不停绕自身轴旋转的小磁针。人体内存在大量质子，在自然状态下，其磁矩指向在 360° 方向上各不相同，呈杂乱无章地分布，其磁矩互相抵消，故宏观上人体不显磁性。

当将人体置于外加强磁场中时，质子除绕自身轴旋转外，同时还围绕外磁场的磁矩转动（呈陀螺样运动），这种运动方式称进动（precession）。质子绕外磁场磁矩进动的角频率（Wo）称拉莫频率，其大小与外磁场强度成正比。原来杂乱无章排列的质子磁矩受外磁场的影响，不停自旋的磁矩指向发生偏转，部分质子的磁矩与外磁场磁矩的夹角小于 90°，质子磁矩指向外磁场磁矩（B_0）的方向，处于低位能状态；另一部分质子磁矩的夹角大于 90°，其质子磁矩与 B_0 方向相反，处于高位能状态。由于顺外磁场方向的质子比逆外磁场方向的质子大约多百万分之一，而质子的数量极多，将全部质子的磁矩叠加起来，就产生了一个沿外磁场磁矩方向的宏观磁矩；换言之，由于人体置于外磁场内，质子磁矩受外磁场磁矩的影响，呈有序化排列，使人体产生了磁性。此时，在外磁场垂直方向上加入射频脉冲即高频无线电波，当其频率与质子进动频率相同时，便发生核磁共振（NMR）现象；质子吸收射频脉冲的能量，磁矩发生偏转，整个自旋系统偏离平衡状态。当射频脉冲去除后，自旋系统自发地恢复到平衡状态，并将所吸收的能量仍以射频脉冲的方式释放，此射频脉冲即为 NMR 信号。用线圈接收 NMR 信号，经计算机处理后，就得到了 MRI 图像。所以说 MRI 是结合应用核磁共振原理和计算机成像技术的一种医学影像学新技术。

二、磁共振成像的脉冲序列

MRI 过程中，向自旋系统发射射频脉冲是重要环节。目前，应用最广泛的是自旋回波脉冲序列和梯度回波脉冲序列，而超快速扫描序列（如回波平面成像序列）在临床应用亦趋增多。下面重点介绍自旋回波序列,以理解磁共振脉冲序列的原理。

（一）自旋回波（spin echo，SE）序列

先发射一个90°脉冲,使宏观磁矩从Z轴倒入Y轴（由纵向倒入横向）,即进入X-Y平面。由于磁场的不均匀性,进动中的各质子相位由同步逐渐变为异步,称去相位（dephasing）。伴随去相位过程,横向磁矩由刚从Z轴倒入Y轴时的最大逐渐变小,最终趋于零,与此相对应,产生了一个自由感应信号（free induction signal,FID）。间隔τ时间后,在Y轴上加一个180°脉冲,宏观磁矩绕X轴转180°至Y轴方向,使异步进动的质子重新趋于同步状态,称相位重聚（rephasing）,从而使自旋系统的横向磁矩出现先趋于零、又接近最大、然后又趋于零的变化过程,与此相适应,产生一个由小至大,又由大至小的回波信号,即SE信号（图12-5）。90°脉冲发放至产生回波的时间称回波时间（time of echo,TE）,两个90°脉冲的间隔时间称重复时间（time of repetition,TR）,SE脉冲序列所得MR信号的振幅,见公式12-2。

$$I=N(H)(1-e^{-TR/T1})e^{-TE/T2} \quad （公式12-2）$$

I:MR信号振幅　N（H）:质子密度

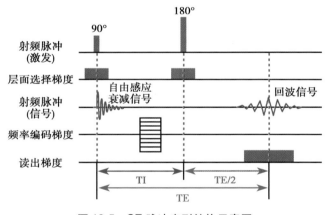

图12-5　SE脉冲序列结构示意图

从公式12-2中可以看出决定SE序列MRI图像黑白对比度的因素有5个:质子密度、T_1和T_2值、TR和TE时间,再加上"流空效应"（effect of flow,EF）,共六个因素,其中有四个因素由被检查者组织特性所决定:

1. 质子密度　被成像组织单位体积内质子数越多,则产生的信号越强,例如脂肪含质子多,在图像上呈白色;纤维组织含质子少呈灰黑色;骨皮质、钙化灶等无质子,则无信号。

2. T_1时间　T_1短的组织在第2个射频脉冲序列发放前,纵向弛豫完全,磁矩大,产生的MR信号强,在图像上呈白色;相反,T_1长的组织,纵向弛豫不完全,磁矩小,发出的MR信号弱,呈黑色。

3. T_2时间　T_2长的组织,横向磁矩衰减得慢,则产生的MR信号就强;相反,T_2短的组织,横向磁矩衰减得快,信号就弱。

4. 流空效应　应用SE技术,以一定速度流动的液体产生流空效应,呈无或低信号。产生此效应的原因在于:射频脉冲所激发的质子在接收线圈获取MR信号时,因流动已移出成像层面,而此时成像层面内原部位的质子为新流入的非激发质子,故不产生MRI信号。血液在血管中流动是产生流空效应的典型事例,较快速流动的血液呈无或低信号,与呈中等信号强度的血管壁形成鲜明对比,从而清楚显示出血管的形态结构,这是MRI SE序列的一个显著优点。如果血流速度较慢,则可产生灰色甚至亮白信号。

其余两个因素（TR和TE时间）由操作者选择,以获取不同对比度的图像,从而有利于作出正确的诊断。

进行SE法MRI扫描时,根据公式12-2的原理,操作者可选择不同的TR和TE组合,获取三种不同性质的MRI图像。

（1）取TR远大于组织的T_1值,TE远小于组织的T_2值,则$e^{-TR/T1}$近似为零,可忽略不计,而$e^{-TE/T2}$近似为1,故公式12-2可简化为公式12-3。

$$I=N(H) \quad （公式12-3）$$

可见此参数组合所获图像为质子密度加权像（proton density weighted imaging,PD加权像）,实际应用时常选TR:2 000毫秒左右,TE:30毫秒以下。质子密度加权像信噪比高,故图像质量好,但由于各器官组织水含量彼此相差较小,故图像对比度较差。

（2）取TR约等于成像组织的T_1值,TE远小于T_2值,此时$e^{-TE/T2}$近似于1,故公式12-2简化为公式12-4。

$$I=N(H)(1-e^{-TR/T1}) \quad （公式12-4）$$

可见此时MRI信号强度除与质子密度有关外,主要与组织的T_1值有关,用此信号重建所获图像称T_1加权像（图12-6）。实际应用时常选TR:500毫秒左右,TE:小于30毫秒。T_1加权像主要受被成像组织的T_1值的影响,反映质子与周围环境的关系,故有利于显示组织器官的解剖结构,而且信噪比较高,图像质量较好。

（3）取TR远大于被成像组织的T_1值,TE约等于其T_2值,则$e^{-TR/T1}$近似为零,可忽略不计,$e^{-TE/T2}$小于1,故公式12-2简化为公式12-5。

$$I=N(H)e^{-TE/T2} \quad （公式12-5）$$

即信号强度除与质子密度有关外,主要与组织的T_2值有关,用此信号重建的图像称T_2加权像（图12-

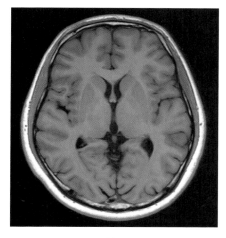

图 12-6 脑横断面 T₁WI 图

T₁WI 可清晰显示脑组织各结构,灰白质对比清晰。

7)。实际应用时常选 TR:2 000 毫秒左右,TE:90 毫秒左右。T₂加权像主要受组织 T₂值的影响,故有利于显示病变本身的情况,但其信噪比较低。

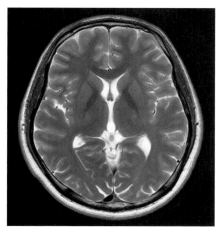

图 12-7 脑横断面 T₂WI 图

由于多数病变组织 T₂弛豫时间延长,故 T₂WI 对大多数病变组织更敏感。

(二) 梯度回波(gradient echo,GRE)序列

利用反转梯度场取代 SE 脉冲序列的 180°脉冲产生回波,称梯度回波(GRE)。应用 GE 可使 TE 大为缩短,甚至可短至 1.5 毫秒。快速扫描脉冲序列结合应用小角度激发和梯度回波技术,使扫描速度大为加快,但图像质量较 SE 法略差。

(三) 超快速成像(ultrafast MR imaging,UFMRI)序列

UFMR 成像的扫描速度进入毫秒级,其基本技术有数种,其中最重要的是回波平面成像(echo-planar imaging,EPI)。EPI 的特点是成像速度极快,有效地消除了各种运动伪影,包括周期性(呼吸和心跳)运动和非周期性(吞咽、胃肠蠕动等)运动。应用 EPI 序列可进行弥散成像,联合应用对比剂可进行脑灌注成像。同时,在脑功能成像方面也得到广泛应用。

三、磁共振成像设备构造简介

MRI 设备主要由五部分组成:磁体系统,射频发射和接收系统,计算机,检查床及操作台或工作站。

(一) 磁体系统

1. 主磁体 即用来产生静磁场的磁体,它是设备的主体部件,目前主要为超导磁体,其磁场稳定性好、磁场强度高(一般临床应用场强为 1.5T 和 3.0T),但是造价和维持运行费用较高。

2. 梯度磁场系统 包括梯度线圈和梯度电源。

(二) 射频发射和接收系统

此系统包括信号源,用以产生射频信号,脉冲形成经加工装置处理后,再经功率放大器放大,最后经发射线圈向人体发射射频信号。人体组织与射频脉冲发生 NMR,再由射频线圈接收人体发出的 MR 信号,经功率放大器和模/数(A/D)转换器转换成数字信号,输入计算机进行图像处理。一般发射和接收射频信号应用同一个线圈,线圈进一步分为头、体和各种表面线圈等。

(三) 计算机

MRI 扫描机配置的计算机属于小型机的范畴,计算机通常具有阵列处理机和海量存储器。扫描机的全部工作由计算机控制,其中主要对输入计算机的 MR 数字信号进行处理,重建图像,并对图像进行加工和处理,最后,应用计算机本身配置的磁盘记录和储存图像。计算机带有完善的软件系统,借助功能强大并不断升级的软件,MRI 扫描机的功能得到不断地提高和完善。

(四) 检查床

MRI 扫描机必须有能垂直升降和水平移动的检查床,保证患者方便地出入磁体。

(五) 操作台

MRI 扫描机的操作台一般配有大屏幕高清晰度的显示器及键盘、鼠标或触摸屏。多数厂家另外配备一个工作站,以便进行图像的后处理。

四、磁共振成像的临床应用

(一) MRI 在中枢神经系统的适应证

目前,MRI 在中枢神经系统应用最为广泛而深入。MRI 在中枢神经系统应用的主要适应证有:脑梗死,脑出血的亚急性期和慢性期,各种脑血管畸形和静脉窦血栓形成等脑血管病;各种颅脑原发性肿瘤和脑转移瘤;脑囊肿和感染性病变;脑白质病及变性疾病;脑积水,以及各种颅脑先天发育畸形;脑萎缩和理化损伤等;脊柱和脊髓肿瘤;脊椎病;脊髓血管病;脊髓炎症和变性病变;脊柱脊髓外伤;脊髓空洞症和先天性畸形等。

（二）MRI 的优点

1. MRI 的软组织对比度最高,在中枢神经系统可清晰区分脑灰、白质。

2. MRI 具有任意方向直接断层的能力,而不必变动被检查者的体位,可全面显示被检查器官或组织的结构。近年开发应用的容积扫描,可行各种平面、曲面或不规则切面的重建,很方便地进行解剖结构或病变的立体显示。

3. MRI 属无创性技术,并且无射线辐射。

4. MRI 成像参数多,包含信息量大。目前已知 MR 成像参数已达十余种,再加上数十种的脉冲序列组合,许多特殊成像技术的应用(如水或脂肪抑制、弥散或灌注成像等),为临床提供了广阔的应用和研究领域。

5. MRI 除可进行解剖细节的显示外,还可进行功能成像。广义的 MRI 功能成像包括弥散成像、灌注成像、MR 波谱成像、血氧水平依赖(blood oxygen level-dependent,BOLD)成像等,可提供组织的生理、病理生理学参数。MR 功能成像除可解决临床问题外,也为科学研究提供了新的强大的研究手段。

（三）MRI 的缺点

1. 设备和检查费比较昂贵。

2. MRI 设备扫描时间较长,为其主要缺点之一,故不适于对急诊和危重患者进行检查。

3. 个别患者进入 MRI 扫描室可产生幽闭恐惧症(claustrophobia),自诉有一种难以名状的恐惧感,常导致检查失败。

4. MR 伪影种类多,原因复杂,给图像的判读带来困难。

（四）MRI 扫描的禁忌证

置有心脏起搏器者;心力衰竭、不能平卧者;术后体内置有动脉瘤夹者;昏迷躁动、不能配合检查者;颅内疑有金属异物者;有不自主运动或精神病不能保持静止不动者;高热患者。

MRI 扫描前一定要去除被检查者身上,尤其在扫描部位的一切金属物品,如:发卡、项链、领钩、别针、拉链、钥匙、金属纽扣、硬币等。否则,导致局部磁场扭曲,图像变形。扫描中被检查者保持静止不动是完成检查的保证。小儿或不配合患者可应用镇静剂,必要时可麻醉后进行检查。MRI 与其他影像学检查不同,操作者需及时调整检查方案,故最好由医生操作完成扫描。

（杨延辉　卢　洁）

第三节　磁共振癫痫序列方案及其他可用序列

前面介绍了 CT 和 MRI 扫描方法,这是癫痫影像诊断的基础;本节我们将介绍目前用于癫痫的专门 MRI 序列以及其他 MRI 序列在癫痫的应用。

一、癫痫专用序列方案的主要发展历程

MRI 是术前评估中识别病灶的关键技术之一,在术前评估中如果采用目前临床常用的头颅 MRI 平扫(称作标准头部 MRI 扫描)常常不足以显示致痫性病灶。实际上,MRI 不仅可在术前评估阶段发挥作用,如果应用的序列及参数合适,在门诊阶段就有可能帮助识别出适合手术的难治性癫痫患者。

近年来 MRI 设备及软件的发展较快,在大多数国家和地区 1.5T 和 3T MRI 已比较常用,特别是 3T MRI 目前在国内外多数癫痫中心得到大量应用,和较低场强的设备相比,可提升空间分辨率、信噪比、组织间对比度,缩短扫描时间。1.5T 以下场强的设备由于其影像对比度差强人意已被淘汰。此外,很多新型的序列如 3D FLAIR、SWI、DWI、DIR 等也在不断开发和应用。对适用于癫痫的 MRI 序列的认识也在不断深入。

国际抗癫痫联盟(ILAE)于 1997 年为癫痫的诊断和治疗提出一个用于癫痫的 MRI 序列方案的推荐,于 1998 年为耐药性癫痫和术前评估提出一个 MRI 指南,于 2000 年对功能影像提出指南。1997 年的推荐中包含的 MRI 序列包括尽可能薄层的 T_1 加权轴位、冠位,T_2 加权轴位和冠位,以及一个三维采集的、层厚不大于 1.5mm 的 T_1 加权序列,目的是用于三维重建。当时多数采用 1.5T 设备采集,2D 采集时常需要使用 3~5mm 的层间隔;3D 采集 T_1 时常因各种限制如时间、硬件条件等不能毫米级等体素采集。1998 年为耐药性癫痫和术前评估提出的 MRI 指南中序列方案包括 T_1 加权轴位和冠位、T_2 加权轴位和冠位,或 3D 采集以上两种序列,如果未发现异常或有可疑异常可增加 FLAIR 序列,极少情况下需要进行增强扫描。

2013 年欧洲一项基于 2 740 例癫痫患者的研究为门诊癫痫患者提出一个 MRI 的癫痫序列方案的建议书,有可能早在门诊阶段就能帮助识别出适合手术的难治性癫痫患者。该 MRI 序列方案称作核心六项(essential 6),主要包括 FLAIR、T_2、T_1、含铁血黄素/钙敏感序列(磁敏感加权成像)等 4 种序列,具体包括 6 个 MRI 序列,可基本检测出大多数常见的癫痫病灶。该扫描方

案较容易在门诊阶段实施,有助于更早、更好显示病灶,识别适合手术的候选患者。

即便已有很多有关 MRI 扫描的推荐和指南,但在对于癫痫患者进行 MRI 扫描方面在国际上仍是各不相同,且并未充分利用技术上的进展为癫痫的诊治带来益处。为此 ILAE 于 2019 年制定了一项对癫痫患者 MRI 扫描的推荐,使门诊和专业癫痫中心的癫痫影像诊断标准化。称作 HARNESS-MRI(harmonized neuroimaging of epilepsy structural sequences, HARNESS-MRI)。HAR-NESS-MRI 方案是用于癫痫患者的最低要求的 MRI 基本序列,主要适用于成人患者,也可推而广之用于儿童患者。

接下来将着重介绍核心六项和 HARNESS-MRI。

二、核心六项

与其他慢性中枢神经系统疾病相比,癫痫的特殊性在于其中一部分患者可以采用癫痫手术针对病因治疗。与长期服药相比,这部分患者在癫痫手术后有更多的机会获得长期发作控制,提升生活质量,减少致残率和病死率,降低医疗花费。MRI 在识别能从癫痫手术获益的患者方面起重要作用。如果术前 MRI 可发现局限、可切除的致痫病灶,相比于术前 MRI 为阴性的患者而言,术后更容易获得发作完全控制。

然而术前 MRI 是否能够显示致痫性病灶依赖于使用的 MRI 影像质量和对 MRI 影像评估的质量。如果进行所谓的标准 MRI 扫描,由非专家解读,将有高达 61% 的致痫病灶不能被检出。如果经验丰富的神经放射学医师在知晓临床致痫区假设的前提下,再次评价相同的 MRI 影像,这个失败率可降至 50%。当使用专门的适用于癫痫的磁共振扫描方案且由经验丰富的神经放射学医师阅片,失败率可降至 9%。但是在临床实践中发现,仍有相当一部分患者在术前 MRI 影像上无法识别致痫性病灶,只好延迟进行术前评估。目前的观点是,一般的放射科医生不能替代癫痫中心的专业化 MRI 检测包括 MRI 数据后处理和实验性序列的应用。对于 MRI 扫描的质量必须要达到一定水平,满足放射科医生和癫痫病专家的要求。

核心六项癫痫序列扫描方案包含的 MRI 序列主要包括四种:FLAIR(对皮质发育不良、肿瘤、炎症和瘢痕敏感),T_2(对囊性组织和海马内部结构敏感),T_1(显示皮质等信号结构),含铁血黄素/钙敏感序列(突出显示有钙化或含铁血黄素沉积的病灶)。T_1 增强扫描虽可用于肿瘤分级和鉴别血管性病变,但其在癫痫病灶识别的价值有争议,未纳入主要的 MRI 序列中(表 12-1)。

表 12-1　核心六项的内容

序列	层厚(无间隔)	切面方向	切面角度
3D-T_1	1mm 等体素	三维	平行于 AC-PC
T_2	≤3mm	轴位	平行于海马
T_2	≤3mm	冠位	垂直于海马
FLAIR	≤3mm	轴位	平行于海马
FLAIR	≤3mm	冠位	垂直于海马
含铁血黄素/钙敏感序列(SWI)	≤3mm	轴位	平行于海马

FOV 须包含全脑。

3D T_1W 序列是基础序列,其作用包括:一些 MRI 序列可与其配准;3D T_1 数据用来进行 MRI 后处理,用于检测皮质发育不良等病灶;用于与其他模态如 PET 进行融合配准。在 1.5T 设备上采集时层厚为 1mm,在 3T 设备上采集时层厚可为 1mm 或<1mm。

为区分小病灶和部分容积效应,T_2 和 FLAIR 序列都应该使用两个扫描方向(轴位和冠位),轴位推荐为平行于海马,冠位推荐垂直于海马,层厚都应 ≤3mm。之所以推荐轴位平行于海马,是由于颞叶内侧病灶如海马硬化、杏仁核肿胀在平行于海马扫描的影像上显示更清晰、更易识别。如果考虑致痫病灶在颞叶外,在轴位扫描时可优先采用平行于 AC-PC 线扫描,冠位可采用垂直于 AC-PC 线。

含铁血黄素/钙敏感序列(SWI)只做轴位就够了,目前推荐平行于海马扫描。之所以只做轴位是由于异常发现多数为海绵状血管瘤,也可在冠位 T_1、T_2、FLAIR 上得到再次确认。SWI 在颞叶和额叶底部脑组织的信号有可能会受到颅底骨质内含气的窦的影响而产生伪影,损失信号,需注意这一点。目前尚不完全清楚轴位平行于海马扫描和平行于 AC-PC 扫描哪种更理想,需进一步研究。

在层厚的合理设定方面,临床上常见即使很小的病灶如直径 ≤5mm 的即可引起耐药性癫痫,此种病灶手术后癫痫的控制效果较好,因此术前评估中 MRI 检出此种病灶对预后而言非常关键。层厚设置如果比此处介绍的层厚大,或者有层间隔时,都会增加漏掉小病灶的风险。

三、HARNESS-MRI 方案

在以往神经影像学的建议和指南基础上,2019 年 ILAE 推荐一组以三维采集为核心、统一的癫痫结构神经成像序列——HARNESS-MRI 扫描方案。HARNESS-MRI 方案主要适用于 3T MRI 设备,1.5T 设备虽也可使用但由于图像质量差因此不推荐。应注意,HARNESS-MRI方案是用于癫痫患者的最低要求的MRI基本序列。

HARNESS-MRI方案包括以下3个基本序列:

1. 高分辨3D T_1 加权MRI　该序列的采集应为毫米级各向同性,比如 $1mm^3 \times 1mm^3 \times 1mm^3$,无层间距。最适用于评估脑结构和形态学。

2. 高分辨3D FLAIR　该序列最适合评估信号异常,特别是与胶质增生和细胞外间隙增宽有关的高信号。与传统的 T_2 加权MRI影像相比,FLAIR影像对脑脊液的抑制有利于显示皮质高信号病灶。该序列的采集也应为毫米级各项同性,比如 $1mm \times 1mm \times 1mm$ 无层间距。注意FLAIR影像上边缘系统本身信号稍高,可能不利于显示海马微小病灶。此外,由于髓鞘化不全,FLAIR对新生儿和年龄小于两岁儿的病灶显示不敏感。

3. 高层内分辨率2D冠位 T_2 加权MRI　该序列用于评估海马内部结构,图像垂直于海马长轴采集,采集时应为亚毫米级体素分辨率,比如 $0.4mm \times 0.4mm \times 2mm$,无层间距。

如考虑可能存在肿瘤、血管畸形或炎性疾病,应加做增强T1序列寻找有无强化病灶,增加对静脉血、出血、铁沉积和钙化敏感的SWI或 T_2^* 序列。对于SWI、T_2^* 序列而言,HARNESS中未包括SWI和 T_2^*。SWI、T_2^* 优势是检测脑海绵状血管瘤,但HARNESS的3D T_1、T_2、FLAIR影像对此种疾病检出的特异性和敏感性接近100%。脑海绵状血管瘤的常见症状包括癫痫发作(50%)、颅内出血(25%)、局灶神经功能缺损但无出血迹象(25%)。大部分病例无症状,多于偶然MRI检查时发现。该病在HARNESS的影像表现为:中央为网状核心,其内为血液成分信号(信号强度随出血时间变化),周围环绕含铁血黄素环。如果临床医师认为有脑海绵状血管瘤的风险,进行了HARNESS-MRI方案后未发现异常病灶时,可以进行SWI或 T_2^* 序列的扫描。

HARNESS-MRI方案适用于成人和儿童。采用3T MRI结合使用多相阵列而不是传统的正交线圈,具有图像采集加速、提升信噪比、提升图像对比度的优势。采用等体素且无层间隔的3D采集的MRI影像可在任何方向、任意平面、且具有相同分辨率的情况下检查图像。3D采集使用小于或等于1mm的3D序列可减少部分容积效应,部分容积效应是由于给定体素中存在多种组织类型导致的,当寻找微小的皮质发育异常病灶时,由于部分容积效应很像组织间模糊,因此不利于寻找病灶。使用多个相控阵线圈(8、12或32通道)进行加速并行成像时,每个序列约持续 $7 \sim 10$ 分钟,总时间不超过30

分钟,非常省时。为获得最佳影像,还应注意在扫描开始前使用泡沫垫填充头部周围间隙并使患者感觉舒适,以减少运动伪影;扫描开始前使患者头部在线圈中位置居中。可在定位像上观察头部摆位是否恰当,如果头部有任何倾斜或旋转均需要纠正,便于阅图时左右侧对比观察,这一点在进行2D冠位 T_2W 扫描时特别重要。

ILAE建议首次癫痫发作后尽快进行HARNESS-MRI结构像扫描,可帮助明确癫痫综合征并指导治疗。对于刚刚诊断为癫痫病的患者,建议行HARNESS-MRI扫描,明确有无病灶,发现结构异常的病灶时应转诊至专业的癫痫外科中心进行手术评估;对于一些可能是局灶性癫痫但很像全面性癫痫的,当患者有神经系统发育异常、认知下降、发作控制困难、局灶性间期放电时,推荐进行HARNESS-MRI结构像的扫描。如果患者之前做过MRI扫描但原始数据不可用或之前做的MRI影像的类型和质量不佳的,应做HARNESS-MRI结构像扫描。对于诊断为耐药性癫痫且之前MRI为"正常"的癫痫患者,使用HARNESS-MRI方案再次进行扫描非常重要,可能在30%~65%的患者中发现病灶;如果MRI数据与影像后处理技术结合使用时,灵敏度可能达到70%,从而改善临床决策。

此外已形成共识的一点是癫痫科医生不可仅仅依靠书面磁共振报告的结果,而是应由有丰富专业知识的阅片者根据癫痫患者的电-临床特征对磁共振影像资料进行评估。

进行磁共振影像阅片时,如果阅片者获得相关的电-临床信息则可提高病变的检出率,但临床更常见的是阅片者缺少这些信息,对致痫区检出不利。癫痫专科医师由于掌握电-临床信息,可能更适合进行磁共振影像评估。因此应给予癫痫专科医师更多的影像学继续教育培训。

阅片时不建议将三维采集的MRI影像重建为较厚切片的图像用于阅片,这样做会降低图像分辨率,增加部分容积效应的影响,不利于病灶检出,且容易漏掉较为微小的病灶。

四、用于癫痫领域的其他MRI序列

(一)磁共振波谱(magnetic resonance spectrum,MRS)成像

MRS并非一种新技术,磁共振问世后不久,即研制出高场强体积小的磁共振谱仪,作为一种研究工具,在物理、化学、生物和医学等方面,用于物质或小块离体组织的分子结构分析。目前,高场强扫描机(场强>1.5T),以MRI定位,应用MRS技术,可进行活体定域脑组织的代谢和功能的研究。除常用的质子(1H)外,

还可进行 31P、13C 等 MRS 检查。

1. **MRS 的基本原理及技术**　MRS 在接收 MR 信号以前的过程与 MRI 相同,与 MRI 不同的是 MRS 接收自由感应衰减信号(FID),而非自旋回波或梯度回波信号。自旋在外加强磁场中的共振频率主要由磁场强度和原子核的种类决定,但也受原子核所在环境的影响。因此,在外磁场不变的情况下,相同的原子核在不同分子中,具有不同的共振频率这就是"化学位移",此即 MRS 的原理。

MRS 应用快速傅里叶转换将 FID 转换为振幅对频率的形式,以频谱显示 MR 信号。在频谱内,可确认由化学位移产生的共振峰,反映特定的代谢改变。频谱峰下的面积与特定频率原子核的共振数成正比,并受组织 T_1 和 T_2 值的影响。于是,从确定部位组织中得出的频谱峰面积,反映在组织中特定代谢物的相对浓度。

MRS 基于原子核在组织中的浓度、自然丰度和固有 MR 敏感度,很容易检出确定的原子核,它不破坏被检查组织,属于无创性分析组织代谢的方法。用于研究的原子核主要包括:^{31}P、^{1}H、^{13}C、^{23}Na、^{39}K 和 ^{19}F,因 ^{1}H 的敏感度最高,目前临床主要用 ^{1}H-MRS。

^{1}H-MRS 的序列设计包括点解析波谱(point-resolved echo spin spectroscopy,PRESS)和激励回波(stimulated-echo acquisition mode,STEAM)两种技术。PRESS 法的优点是对匀场和抑水的要求相对不严格、对运动不敏感、图像信噪比高,缺点是 TE 时间长(135 ~ 270 毫秒)、难以发现短 T_2 物质。STEAM 法的优点是 TE 时间短(20~30 秒)、利于探测短 T_2 物质,缺点是对运动敏感、图像信噪比低。

2. **MRS 在神经系统疾病的临床应用**　MRS 为研究组织代谢和功能的无创性方法,其中以 ^{31}P 和 ^{1}H 应用最广泛。^{31}P-MRS 主要用于能量代谢的研究,由一系列含磷的物质峰组成。由于 P 在波谱中的位置(即化学位移)依赖于 pH 的变动,根据 P 峰的位置可测定组织的 pH。^{1}H-MRS 能检测脂肪、氨基酸、酮体和乳酸等生物重要代谢物质,其固有敏感性比 ^{31}P-MRS 高 1.5 倍以上。^{13}C、^{23}Na 和 ^{39}K 的自然丰度低,须将外源性标记的化合物(例如:^{13}C 葡萄糖)引入人体内,才能进行 MRS 检查。应用 ^{13}C-MRS 可检测葡萄糖无氧酵解过程,而 ^{23}Na 和 ^{39}K 的 MRS,则提供了观察钾、钠离子动力学变化的一种无创性手段。

中枢神经系统 ^{1}H-MRS 常见的代谢物及临床意义简介如下(图 12-8):

N-乙酰天门冬氨酸峰(N-acetyl aspartate peak,NAA-peak):波峰在 2.02 ~ 2.05ppm,NAA 仅存在于神经元

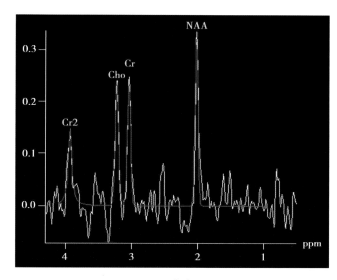

图 12-8　正常海马 MRS
图中可见主要的 MRS 谱峰,如 NAA、Cr、Cho 等,其中 NAA 峰最高。

内,是神经元密度和活性的标志。所有导致神经元损伤、丢失的病变均可表现为 NAA 峰降低,如缺血梗死、炎症、肿瘤等,NAA 峰增高极少见。

肌酸峰(creatine peak,Cr-peak):波峰在 3.03ppm,由肌酸(Cr)、磷酸肌酸(phosphocreatine,PCr)及少量的 γ-氨基丁酸等组成。肌酸存在于神经元和胶质细胞中,反映细胞的能量代谢。在同一个体脑内,不同代谢水平下,Cr+PCr 总量恒定,因此常作为其他代谢物浓度的参照物。

胆碱峰(choline peak,Cho-peak):波峰在 3.20ppm,胆碱是细胞膜磷脂代谢的成分之一,参与细胞膜的合成和降解,反映了细胞的增殖、细胞膜的更新。Cho 峰是评价脑肿瘤的重要共振峰之一,肿瘤细胞增殖、细胞膜更新加快致 Cho 峰增高。

乳酸峰(lactate peak,Lac-peak):波峰在 1.30ppm,包含两个明显的共振峰,呈"双尖峰"表现,在较短 TE(144 毫秒)时为倒置双峰,在较长 TE(288 毫秒)时为正向直立双峰。正常情况下检测不到乳酸峰,当细胞内有氧代谢被抑制、无氧酵解增强时出现乳酸峰,如线粒体脑病、脑梗死、某些脑肿瘤时。

脂质峰(lipid peak,Lip-peak):波峰范围在 0.9 ~ 1.33ppm,可与乳酸峰重叠或遮蔽乳酸峰,在短 TE(30毫秒)时较明显。脂质峰增高,提示组织坏死或髓鞘崩解,可见于肿瘤、炎症及脱髓鞘病急性期。

谷氨酸类化合物峰(glutamate peak,Glx-peak):波峰在 2.1 ~ 2.5ppm 和 3.6 ~ 3.8ppm,谷氨酸是一种兴奋性神经递质,谷氨酰胺参与神经递质的灭活和调节。该峰明显增高提示非肿瘤性病变。

^{1}H-MRS 可用于癫痫的诊断和鉴别诊断。海马硬化

是癫痫的常见原因。MRS 上,正常海马 NAA/(Cr+Cho) 比值的下限约为 0.72。海马硬化时,在 MRS 上表现为海马 NAA 峰降低(图 12-9),NAA/(Cr+Cho)比值下降,且患病时间越长、发作次数越多,NAA 峰降低越明显。有文献报道,^{1}H-MRS 还可通过乳酸峰升高判断癫痫病灶的侧别。对于癫痫相关的病灶,^{1}H-MRS 可帮助确定其性质,对于肿瘤性病变,还可辅助判断其良恶性程度。

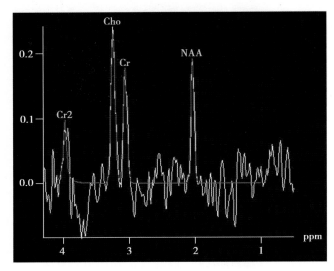

图 12-9 海马硬化的 MRS
海马体部 MRS 显示,NAA 峰明显降低,Cho 峰轻度升高。

(二) 液体与白质抑制序列(fluid and white matter suppression,FLAWS)

FLAWS 是近年来出现的 MP2RAGE 序列的修改版,其成像原理是在 T_1 恢复曲线上选取两个不同的时间点选择性地抑制两种组织的信号。因此,与 MP2RAGE 相似,FLAWS 可以获得的对比度是由不同组织的 T_1 弛豫时间决定的,可以通过改变反转时间(TI)值进行调整。目前有关成人的扫描参数已有文献报道,经过临床实践,我中心对于成人的扫描参数已确立(表 12-2),而对于儿童患者,目前无资料可循,故在儿童患者需要通过测量 TI 值优化扫描参数,从而获得最优的图像对比度和分辨率。

在 FLAWS 序列采集到的两幅图像中,第一个 TI 采集到的图像 FLAWS1 具有压制白质信号的效果(图 12-10A)。

表 12-2 FLAWS 序列扫描参数

	FLAWS (TI_1,TI_2)
TR(ms)	6.4
TE(ms)	3
TI(ms)	450~500,1 250~1 300
Flip angle	5,5
SENSE(AP)	2
SENSE(RL)	1.5
Scan Time(min;s)	7;30~12;30

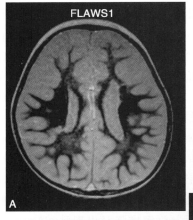

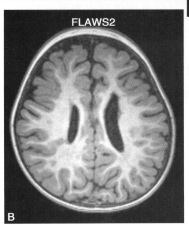

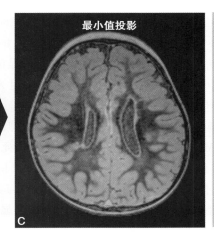

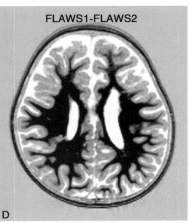

图 12-10 FLAWS 序列样图及处理过程示意图
A、B. 显示单次采集可获得匹配的 FLAWS1 和 FLAWS2 图像,经过最小值投影可获得图 C;C. 在图像上同时抑制脑脊液和脑白质,利于观察灰白质交界和灰质结构异常。此外,经过 FLAWS1-FLAWS2 计算可获得图 D;D. 在图像的灰白质交界对比度进一步提高。

第二个 TI 采集到的图像 FLAWS2 具有压制脑脊液信号的效果(图 12-10B)。在此基础上,可以通过对两幅图像取最小值投影,得到灰质信号特异性的图像,此外,也可以通过 FLAWS1 和 FLAWS2 的差值来增强灰白质的对比度,虽然脑脊液信号是高亮,但灰白质对比度相对最小值投影可以进一步增强(图 12-10C)。FLAWS 图像具有灰质-白质高对比度、皮质-脑脊液较高对比度的

优点,对于脑白质病变、灰白质交界病变具有优秀的显示效果。与传统 MRI 扫描序列相比,可更突出地显示病灶,可能在难治性癫痫术前评估中具有一定的应用前景(图 12-11)。在 3T 磁共振设备上推荐的扫描参数见表 12-2,该参数采用 Philips Achieva 3.0T TX 磁共振成像系统、32 通道头线圈采集,参数可因设备品牌等因素需要调整。

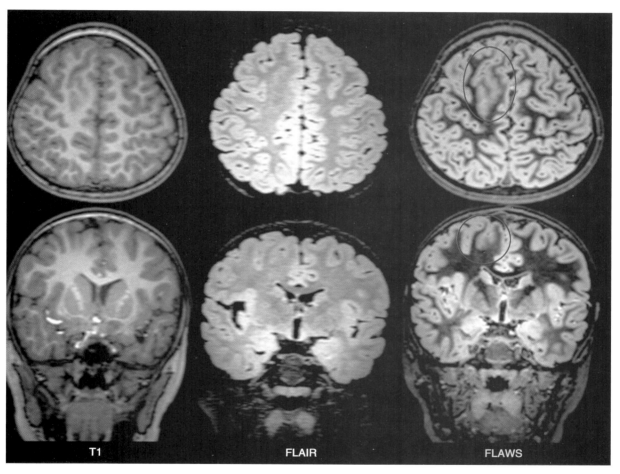

图 12-11　右额 FCD 的 FLAWS 序列影像

左侧为 T1 像可见右侧额上回异常脑沟及灰白质交界模糊,中间为 FLAIR 影像所示异常脑沟及灰白质交界模糊不明显,右侧为 FLAWS 最小值影像可见相同部位灰白质交界模糊明显,该病例术后病理为 FCDⅡa。

(三)双反转序列(double inversion recovery, DIR)

双反转序列属于反转回复序列(inversion recovery, IR),IR 可以选择性抑制一种组织的信号(通过一个特定的反转时间),DIR 是比 IR 再增加一个反转时间,可以同时抑制两种组织的信号,获得的影像上正常脑白质和脑脊液的信号都被抑制,选择性地成像人脑的

灰质结构。该技术包含两个反转恢复脉冲,脉冲时间的设置使得脑脊液和正常脑白质的弛豫时间正好同时通过零点,因此选择性显示脑灰质结构(图 12-12、图 12-13)。在 3T 磁共振设备上推荐的扫描参数见表 12-3,该参数采用 Philips Achieva 3.0T TX 磁共振成像系统、32 通道头线圈采集,参数可因设备品牌等因素需要调整。

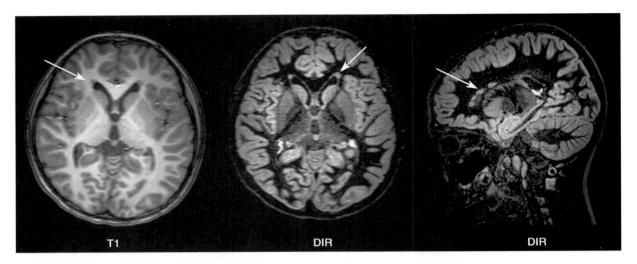

图 12-12 侧脑室旁灰质异位的 DIR 影像

左侧为 T1 像轴位可见双侧-侧脑室旁不甚明显的异位灰质结节(白箭),中间和右侧为 DIR 轴位和矢状位影像,较为明显地显示了双侧-侧脑室旁异位的灰质结节,在矢状位影像异位的灰质结节呈串珠状(白箭)。

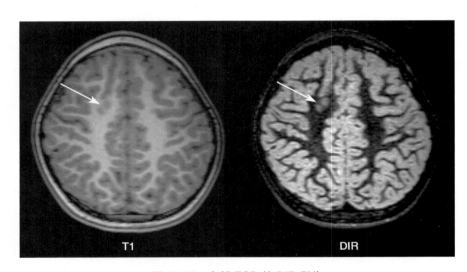

图 12-13 右额 FCD 的 DIR 影像

左侧为 T1 像可见右侧额上回异常脑沟、沟底灰白质交界模糊、灰质信号偏低(白箭),
右侧为 DIR 影像可见质对比度增高,前述病变更为明显(白箭),术后病理 FCD Ⅱ。

表 12-3 DIR 扫描参数

	DIR
IRTR(ms)	5 500
TR(ms)	
TE(ms)	280
TI(ms)	
Flip angle	5,5
SENSE(AP)	2
SENSE(RL)	1.5
NSA	2
Scan Time(min:s)	10:00

（史 洁 卢 洁）

参考文献

[1] Recommendations for neuroimaging of patients with epilepsy. Commission on Neuroimaging of the International League Against Epilepsy[J]. Epilepsia,1997,38(11):1255-1256.

[2] Guidelines for neuroimaging evaluation of patients with uncontrolled epilepsy considered for surgery. Commission on Neuroimaging of the International League Against Epilepsy [J]. Epilepsia,1998,39(12):1375-1376.

[3] WELLMER J,QUESADA C M,ROTHE L,et al. Proposal for a magnetic resonance imaging protocol for the detection of epileptogenic lesions at early outpatient stages[J]. Epilep-

sia,2013,54(11):1977-1987.

[4] BERNASCONI A,CENDES F,THEODORE W H,et al. Recommendations for the use of structural magnetic resonance imaging in the care of patients with epilepsy:A consensus report from the International League Against Epilepsy Neuro-

imaging Task Force[J]. Epilepsia, 2019, 60 (6): 1054-1068.

[5] HOLLAND B A,HAAS D K,NORMAN D,et al. MRI of normal brain maturation[J]. AJNR Am J Neuroradiol,1986,7(2):201-208.

第十三章 PET-CT/MRI

在癫痫的术前评估过程中,除了症状学和脑电图（EEG）以外,神经影像是定位致痫区的最重要工具。神经影像包括结构影像和功能影像,可从结构和功能的维度反映与癫痫相关的异常改变。磁共振成像（MRI）作为目前术前评估中不可或缺的结构影像模态,能显示与癫痫有关的解剖异常。MRI 对鉴别局灶性癫痫患者的一些常见病理表现,如内侧颞叶硬化、血管异常、低级别胶质瘤和皮质发育畸形具有较高的诊断准确率。除此之外,正电子发射断层扫描（PET）是常用的神经功能成像技术,可显示与癫痫相关的脑组织代谢改变。

PET 使用关键的生物分子了解某些生物过程（如葡萄糖代谢）。通常使用正电子发射的放射性示踪剂标记它们的类似物,其中最常用的标记分子是氟代脱氧葡萄糖（fluorodeoxyglucose,FDG）,它是葡萄糖的一种类似物,C2 处缺少羟基并被标记^{18}F。FDG 作为正常葡萄糖被细胞摄取,在 C6 位置的己糖激酶磷酸化分子成为 FDG-6-P。然而由于 FDG 缺乏 C2 羟基,FDG-6-P 不能像正常葡萄糖那样完成糖酵解途径而被困在细胞中。这样,PET 扫描能够根据标有放射性示踪剂的 FDG-6-P 衰变的累积,提供身体或大脑不同区域葡萄糖代谢率的时间定量测量。

^{18}F 半衰期约为 110 分钟,PET 扫描仪记录光子发射,从而有助于绘制放射性示踪标记分子在体内的使用和分布。FDG 随后通过尿液从体内清除。放射性示踪物半衰期是一个重要考虑因素,如果半衰期很短,要想获得好看的图像,放射性药物注射和 PET 扫描必须不间断地进行。

第一节 PET 的简要原理

正电子在体内衰减的检测和定位是正电子发射断层成像（PET）图像生成的手段。正电子衰变是放射性衰变的一种形式,它是不稳定原子自发地转变成一种更稳定的形式,使总能量更低。这些不稳定原子（放射性核素）是在反应堆或回旋加速器中通过各种核反应产生的。在放射性衰变过程中,能量被释放,通常以粒子（正电子和 β 衰变）或光子（γ 衰变）的形式释放。正电

子发射是 PET 的基础,其是由不稳定的原子核发射出来的粒子,质量相当于一个电子,但带有正电荷,而不是负电荷。放射性核素结合各种化合物,称为放射性药物或放射性示踪剂。这些化合物具有生理活性,并模拟生理过程（如葡萄糖代谢或脂肪酸代谢）。半衰期决定衰变发生的速率,衰变产生光子通量,产生图像,光子通量越高,通常图像越好。因此,假设他们是在相同的数量下,短半衰期的放射性示踪剂通常产生比长半衰期的放射性示踪剂更好的图像。

正电子一旦发射,在组织中传播一个特定的路径长度,之后它们与一个电子发生反作用,并发生湮灭。正电子发射核素的特殊路径长度是唯一的。这个长度可以从几毫米到超过 1 厘米不等,这就导致了正电子定位分辨率的固有限制。例如,目前临床上最常用的示踪剂^{18}F 的正电子最大路径长度为 2~3mm。因此,平均来说,正电子会在湮灭运动之前移动 2~3mm。扫描器定位了湮灭的位置,但它实际上距离正电子衰变的实际位置 2~3mm。因此,用^{18}F 进行 PET 成像时,固有的分辨下限为 2~3mm,这已经在体模数据中得到了证实。湮灭的最终产物是两个光子的发射,在它们的行进路径上分开大约 180°。这些光子被称为符合光子,对这些光子的检测是生成 PET 图像的第一步。PET 晶体用来探测符合光子和创建响应线（LORs）,这些 LOR 通过不同的算法进行处理。光输出能力因晶体成分而异,其被光电倍增管放大,然后通过定位电路和电子器件进行定位。符合事件是指在一定时间间隔内（通常是纳米级）以 180°的间隔检测到的光子,以确保记录真实事件,而不是随机事件或散射事件。随机事件是两个正电子同时衰变,导致色差的结果。顾名思义,这些都是随机发生的,很难纠正。散射事件是康普顿散射引起的事件,它改变了一个光子的路径,也导致了一个错误的 LOR。康普顿散射通常发生在光子的路径穿过两种密度不同的材料时,如软组织和骨,或骨和空气。

PET 图像本质上是一张注射、口服或吸入后放射性示踪剂后正电子在体内衰变的地图。PET 图像通常可显示为有二维平面（2D）或三维体积（3D）。采集到的原始 PET 数据多采用迭代方法进行图像重建。迭代方

法的优点是更好的衰减校正(稍后将解释)和更好的散射校正,从而显著提高图像质量。图像重建通常是轴向、矢状和冠状投影。

衰减校正是一种计算机算法对位于身体深处结构中光子通量的固有减少进行校正的过程。光子通量在较深的结构会出现衰减,这是光子能量损失的物理过程,与光子穿过的材料的密度和厚度成正比。PET/CT通过CT扫描进行的衰减校正较为精确,因为CT上各个结构被分配了特定的衰减系数(CT值)。如果CT值比预期的要高(例如CT对比剂或金属假体),可能会导致额外的伪影,但这些伪影相对容易识别。

记录每个患者的准确身高和体重是非常重要的。这确保了后续的图像量化参数,即标准化摄取值(standard uptake value,SUV)的准确性。SUV是PET量化的手段,其基本定义是在特定的体重标准化区域内注射剂量的百分比。在解释SUV时也必须考虑视觉印象和临床背景,单时间点SUV的准确性往往有限。

几十年来,甚至在PET/CT扫描仪出现之前,人们一直致力于将PET和MR成像结合成一个能够同时获取两个数据集的设备。一方面,PET可以利用正电子发射衰变的放射性核素,以高灵敏度分析生物过程。但PET的空间分辨率有限,缺乏临床所需的解剖细节。另一方面,MR成像提供了高空间分辨率的解剖图像和优良的软组织对比。先进的MR序列利用内源性对比剂来研究生理(如水扩散)、功能(如血氧水平依赖性对比剂)和代谢(如各种代谢物的相对浓度),而且改变组织弛豫时间的对比剂(如钆、氧化铁)可以进一步增强图像的对比度。但是MRI成像的主要局限性在于其灵敏度比PET小几个数量级,并且缺乏绝对量化。但集成PET和MRI需要克服一些技术难题。从PET的角度来看,最大的技术挑战是光电倍增管(photomultiplier,PMT),它对磁场非常敏感,不能在MRI设备中应用。西门子公司率先将雪崩光电二极管(avalanche photodiode,APD)作为光子探测器取代PMT应用于PET/MRI。最近,GE模式的光电倍增管(也称为固态光电倍增管、硅光电倍增管或多光子像素计数器)被认为是更优的替代光电倍增管的候选择,可作为一体化PET/MRI成像的光子探测器。关于MRI方面的考虑,同时采集需要将PET组件(如闪烁体、光子探测器和相关电子器件、冷却组件、屏蔽材料)放置在MRI扫描仪孔中。如何保持主磁场的均匀性是一个较大挑战,因而必须使用标准元件(如电阻器、电容器、连接器)的非磁性替代品。另外,磁化率接近人体组织的闪烁体材料也要优先考虑。频谱射频部分的电磁干扰必须最小化,以避免在MRI图像中引入伪影。

基于MR的PET衰减校正也是从一开始就必须面对的一个重要的技术屏障,因为这两种模式中产生信号的基础基于不同的物理原理。MRI与CT相比,分辨背景空气、骨组织、软组织和水较为困难,目前的PET/MRI制造商采用超短回波序列来进行PET的衰减校正。尽管基于MRI衰减校正方法的准确性不如CT的,但消除了PET/CT扫描仪中与CT检查相关的辐射照射,从而使PET/MRI更有利于那些对辐射敏感的患者。

(艾 林)

第二节 PET检查基本注意事项

FDG-PET作为定量描述病变的一种方法,其主要目的是检测葡萄糖代谢的增加。患者必须做好准备,并采用适当的扫描程序,以获得病变和健康细胞葡萄糖摄取率之间最显著的对比。为了确定生理过程的差异,健康细胞摄取葡萄糖的量必须保持在最低水平,应采取以下措施。首先,患者机体应该有充足的水分,以利于清除体内的FDG;在PET扫描前大约6小时开始禁食,以尽量减少葡萄糖水平和健康细胞的过量葡萄糖代谢。注射前的血糖水平尽量低于7mmol/L才进行扫描。患者须避免在扫描前6小时进行大运动量活动,并且在注射放射性示踪剂期间和整个扫描期间都应该保持身体温暖以减少棕色脂肪显影。最后,为了尽量减少金属伪影的影响,任何金属物体都应该从患者体内移除,尤其在PET/MRI扫描,还应严格遵循MRI的扫描注意事项。

注射FDG时,患者应坐着或躺着,保持安静,以使肌肉活动和肌肉的葡萄糖摄取保持在最低水平。如果病变在头颈部或患者有幽闭恐惧症,可能需要使用镇静剂以确保安静。此外,如果病变位于脑中,患者应保持在一个安静、幽暗的房间内,以避免不必要的大脑活动。

虽然PET扫描可以提供关于特定脑区有用的时间、定量生理信息,但成像技术有一定的局限性和缺陷。首先,该检查需要使用放射性核素(最常见的是[18]F),因此必须注意确保患者的饮水充足,以使尿中放射性核素浓度保持在安全的较低水平。其次,由于多种情况(感染、炎症和肌肉活动)都会导致糖酵解率增加,从而会导致假阳性的产生。大脑皮质有很高的葡萄糖代谢率,脑皮质高代谢背景掩盖病变,从而会导致假阴性的存在。使用脑皮质低代谢率的非FDG示踪剂可能会更有帮助。

(艾 林)

第三节 PET-CT/MRI 在癫痫评估中的解读

正如上文所述，¹⁸F-FDG-PET 扫描是在发作间期进行的，而且绝大多数的致痫区在发作间期 PET 上显示为低代谢。但是 PET 在癫痫术前评估的解读过程中，需要特别注意以下几点：①低代谢脑区与致痫区二者并不是相互等同的。首先，少数致痫区在发作间期会表现为等代谢或者高代谢，特别是发作间期痫性放电比较活跃的致痫区（图 13-1）。迈阿密儿童医院的学者回顾了 498 例因癫痫行头部 PET 的儿童，发现有局灶性高代谢患者的比例为 6.6%。其次，低代谢脑区包含了某些功能缺失区，这些脑区的低代谢可能与癫痫电传导有关，而不是真正的致痫区（图 13-2）。最后，某些致痫区的低代谢范围要大于致痫区本身的

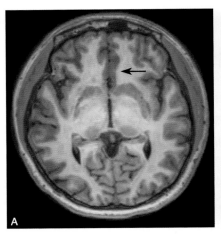
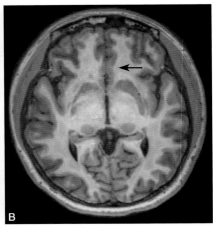

图 13-1 左扣带回癫痫患者不同时期 PET 图像
A. 在癫痫发作频繁周期，左前扣带回致痫区在间期表现为高代谢；B. 在发作较少周期，该致痫区却表现为低代谢。

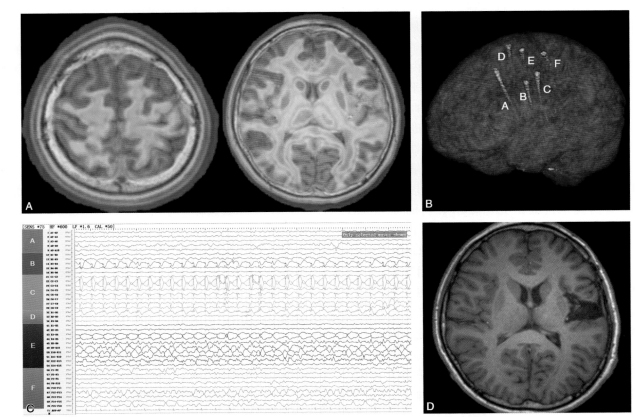

图 13-2 非癫痫灶低代谢示例

患者为 13 岁女性，病史 8 年，症状表现为右侧肢体强直，多于夜间发作。A. 患者左侧中央区及岛叶岛盖均可见低代谢；B. 颅内电极覆盖左侧中央区（D、E、F）及岛叶（A、B、C）；C. SEEG 提示癫痫起源于左侧岛叶的 C 电极，向同侧中央区的 D 和 E 电极传导；D. 手术切除左侧岛叶及对于岛盖，病理证实为 FCD ⅡA。现术后 6 年，已停用抗癫痫药 4 年，无发作。

范围(图 13-3)。因此,在癫痫的术前评估过程中,不能将 PET 与症状学及脑电等其他模态割裂开而单独分析。②健康人的不同脑区,对于葡萄糖的摄取也是不均衡的。如图 13-4 所示,健康对照人群的双侧中央区、颞极、颞底相对于其他脑区为低代谢,而双侧枕叶表现为高代谢。因此在 PET 阅片时应尽量将图像调整至轴、冠位对称,从而避免将生理性的低代谢区误认为病理性低代谢。当致痫区可能位于枕叶视觉皮质时,在阅读伪彩影像时,可适当调整窗宽和窗位来更好地显示致痫区的低代谢。③由于 PET 本身不能精确地定位解剖结构,使用 PET/MRI 或将 PET 与 MRI 融合阅片不仅能对异常代谢脑区进行解剖定位,而且能够提高致痫区的检出率。关于 PET 与 MRI 融合请参照第十七章第三节的相关内容。下文将阐述癫痫外科中常见病理的 PET 特点。为方便显示解剖部位,本文中的 PET 图像均为PET 和 MRI 融合后的图像。

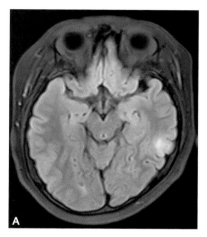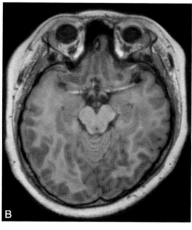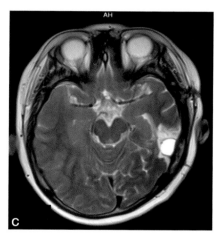

图 13-3　低代谢范围大于致痫区范围示例
A. MRI 示左颞新皮质局灶性信号异常;B. FDG-PET 示左侧前中颞大范围低代谢;C. 手术切除 MRI 信号异常部分,术后病理为 FCD ⅡB。现术后 6 年,无发作。

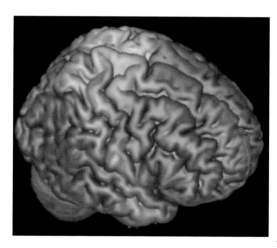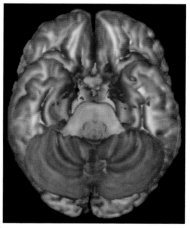

图 13-4　健康对照人群(*n*=30)FDG-PET 平均图像投射到 MNI 标准脑
可见中央区,颞极以及颞底相对于其他脑区为低代谢。

一、海马硬化(hippocampal sclerosis,HS)

ILAE 在 2013 年根据 HS 涉及的亚区不同,将该病理分为 1、2 和 3 型,即:1 型为海马整体萎缩,2 型为 CA1 区为主的萎缩,而 3 型为 CA4 区为主的萎缩。从 1 型到 3 型,海马的萎缩程度是呈递减趋势。而有研究表明,HS 患者中颞叶内侧结构低代谢的程度与其在 MRI 上显示的萎缩程度是呈正相关的。因此,对于病理改变不明显的 3 型 HS,建议采用定量 PET 来检测海马代谢的改变。LoPinto-Khoury C 等人对比了仅有颞叶 PET 低代谢的患者和有明显海马硬化的患者接受前颞叶切除的疗效,结果表明两组术后癫痫控制效果无明显差异。值得注意的是,HS 的代谢改变有可能仅局限于颞叶内侧结构(图 13-5A),也有可能颞叶内外侧均出现代谢减低(图 13-5B)。后者与 FCD ⅢA 的 PET 表现模式较为类似,如果将 FCD ⅢA 误诊为单纯的 HS 而进行标准前颞叶切除,有可能造成新皮质致痫区残留而导致术后癫痫疗效不佳。而当低代谢的范围超出了单侧颞叶,且症状学和/或头皮脑电图不符合典型颞叶内侧型癫痫模式的情况下,应当警惕颞叶附加症或者双重病理的可能性

(图13-5C)。Chassoux 等人将因颞叶内侧型癫痫接受前颞叶切除的患者分为术后无发作组和发作组,将这两组患者术前 PET 进行组分析,结果表明术后发作组的颞叶低代谢较为轻微,且颞叶外出现了明显的低代谢。

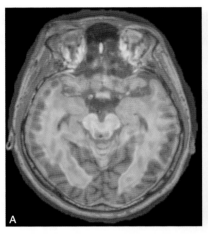
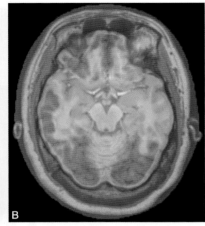
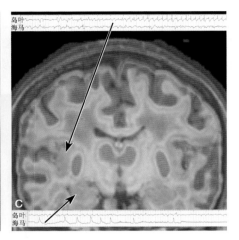

图 13-5 海马硬化 PET 代谢改变模式图

A.仅颞叶内侧结构代谢减低;B.颞叶内外侧均代谢减低;C.颞叶代谢减低外,还出现了同侧其他脑区低代谢(本例为同侧岛叶)。上下嵌入的图片为该患者 SEEG 的两种发作模式,上下两图分别展示的是岛叶和海马起始的 SEEG 截图,因此SEEG 证实了该病例的诊断为颞叶附加症。

二、局灶性皮质发育不良

2011 年 ILAE 修订版 FCD 分型标准目前最为广泛应用:FCD Ⅰ型表现为新皮质径向和/或纵向构筑异常;Ⅱ型为出现异常神经元;Ⅲ型为伴随其他病变(如海马硬化、癫痫相关肿瘤、血管异常和早期获得性癫痫灶)的皮质异常。总体来说,Ⅰ型 FCD 分布较为弥散,而Ⅱ型 FCD 较为局限,二者的代谢改变范围与其分布相对应。PET 能够提高 FCD 的检出率,尤其是Ⅱ型FCD。Chassoux 等人的研究发现 FDG-PET 与 MRI 融

合后较易检出Ⅱ型 FCD,同时能大幅提高 MRI 阴性Ⅱ型 FCD 的定位及术后疗效。北京天坛医院采用了多模态影像学后处理技术(MRI 后处理、PET-MRI 融合以及定量 PET)检测颞叶外 FCD,结果显示 PET-MRI融合的敏感度最高。Chassoux 等人认为即便是 MRI阴性的癫痫,如果满足了下述情况:①头皮脑电和临床特点强烈提示癫痫病灶为Ⅱ型 FCD;②PET 低代谢局限于某一个可切除的非功能区脑回;③癫痫灶定位在额叶,也能够不进行颅内脑电监测而行直接切除。图 13-6 展示了一例 MRI 阴性癫痫患者,在 PET-MRI

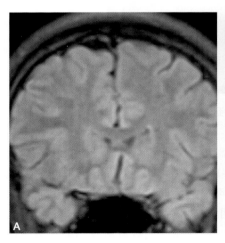
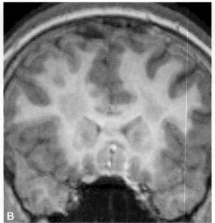
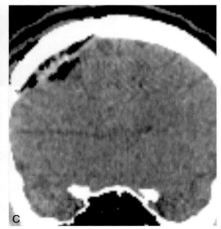

图 13-6 MRI 阴性 FCD 直接切除示例

患者为 22 岁女性,病史 17 年,症状表现为头眼左侧偏转。发作间期头皮脑电示 F4 和 FZ 慢波,发作期 FP2,F4 和 FZ 最先出现节律改变。A.MRI 未见明显信号异常;B.PET 显示右侧额上沟局灶性低代谢;C.手术直接切除右侧额上沟低代谢段,病理证实为 FCD ⅡA。患者现在术后 5 年,已停药,未见癫痫发作。

融合图像提示下,未行立体脑电图(SEEG)而直接行致病区切除。

三、长期癫痫相关肿瘤

神经节细胞胶质瘤(ganglioglioma,GG)和胚胎发育不良性神经上皮瘤(DNET)是常见的长期癫痫相关肿瘤,这两种肿瘤在 MRI 上不难发现,但是 PET 对于这种病变的术前评估仍具有一定的意义:①部分 GG 或 DNET 的周边存在易被忽略的隐匿的 MRI 信号异常,而这些异常具有较高的致病性,其术后残留易导致癫痫复发。这些异常通常为低代谢,可提醒临床医师对 MRI 的重读或再检(图 13-7A、B)。②个别 GG 病变本身比较微小,以至于在 MRI 上难以被发现,而其在 PET 上的低代谢则有较好的提示(图 13-7C、D)。

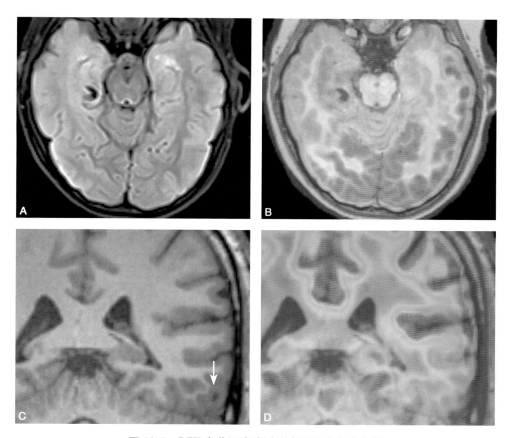

图 13-7　PET 在节细胞胶质瘤术前评估中的作用
A. 某患者 T_2-FLAIR 提示右颞叶内侧囊性病变;B. FDG-PET 提示该患者右颞叶大面积低代谢,再次检查图 A,发现右前中颞灰白质交界模糊。该患者术后病理证实为节细胞胶质瘤;C. 另一患者初次 MRI 阅片未发现明显异常;D. FDG-PET 提示该患者左颞底局灶性低代谢,回头查看 MRI 在该区域发现一"隐匿"囊性病变(箭头所指),术后病理证实为节细胞胶质瘤。

(胡文瀚　艾　林)

第四节　其他 PET 配体

其他一些 PET 配体,特别是 ^{11}C-flumazenil(FMZ)可能对局灶性癫痫综合征患者具有一定的潜在定位作用。与同侧颞叶病灶苯二氮䓬受体结合减少的 ^{11}C-FMZ PET,偶尔可检测到 ^{18}F-FDG-PET 上未检测到的异常区域。[11]C-FMZ-PET 可在 MRI 阴性的局灶性癫痫患者中很高比例地检测到局灶性病灶。对于颞外新皮质癫痫发作的患儿,FMZ-PET 较 FDG-PET 更敏感。[18]F 氟马西尼因半衰期更长可被更广泛使用而被建议作为 ^{11}C-FMZ 的替代品。[11]C-α-甲基-l-色氨酸(AMT)能够区分结节性硬化患儿的致病结节和无症状结节。有报道在 FCD 患者中 ^{11}C-AMT 结合增加,特别是 ⅡB 型患者。

(艾　林)

第五节　PET 在癫痫网络研究中的应用

正如前文所述,不仅致病区可表现为 PET 低代谢,癫痫电传导所至的脑区也可表现为低代谢,这种代谢改变通过 PET 组分析可能更为明显。因此,PET-CT 的代谢异常模式与临床症状、电生理特征存在一定相关性,在癫痫网络研究中具有重要的应用价值。一项对比研究发现,伴海马硬化颞叶癫痫的 PET 低代谢范围与发作间期放电范围之间具有较高一致性,初次证实了运用 PET 分析癫痫网络的可行性。个体水平研究进一步验证了 PET 对不同类型颞叶癫痫的鉴别能力。近年来,某些特定症状学与相关脑区的 PET 癫痫网络得到越来越多的关注:一项 PET 组分析研究表明,发作期心脏停搏患者存在右侧后岛叶的局灶性低代谢,其机制可能与后岛叶对自主神经功能的作用有关;伴口咽自动症的颞叶内侧癫痫存在中央盖的局灶性低代谢,颅内脑电也显示出与口咽自动症同期出现的中央盖的电活动演变;宪兵帽子症表现为发作性双侧对称的口角下撤,常有情绪改变,伴随该症状的患者在前扣带回和前岛叶的 PET 代谢异常。同时也有研究通过 PET 分析证实了起源于同一脑区但表现为不同症状的癫痫的网络差别:一项研究依据临床和颅内电生理特征,将眶额回癫痫分为额叶播散组和颞叶播散两组,而 PET-CT 分析显示额叶组的前扣带回存在显著低代谢;伴自动症的枕叶癫痫与不伴自动症者相比,存在更显著的颞叶低代谢。此外,通过 PET 与 SEEG 定位的致痫区之间存在较高一致性,提示代谢性癫痫网络可能存在相应神经电生理基础,进一步佐证了 PET 应用于癫痫网络研究中的可靠性和科学性。

(艾 林)

参考文献

[1] BANSAL L, MILLER I, HYSLOP A, et al. PET hypermetabolism in medically resistant childhood epilepsy: Incidence, associations, and surgical outcome [J]. Epilepsia, 2016, 57(3): 436-444.

[2] BLUMCKE I, THOM M, ARONICA E, et al. International consensus classification of hippocampal sclerosis in temporal lobe epilepsy: a Task Force report from the ILAE Commission on Diagnostic Methods [J]. Epilepsia, 2013, 54(7): 1315-1329.

[3] KNOWLTON R C, LAXER K D, KLEIN G, et al. In vivo hippocampal glucose metabolism in mesial temporal lobe epilepsy [J]. Neurology, 2001, 57(7): 1184-1190.

[4] LOPINTO-KHOURY C, SPERLING M R, SKIDMORE C, et al. Surgical outcome in PET-positive, MRI-negative patients with temporal lobe epilepsy [J]. Epilepsia, 2012, 53(2): 342-348.

[5] CHASSOUX F, ARTIGES E, SEMAH F, et al. ^{18}F-FDG-PET patterns of surgical success and failure in mesial temporal lobe epilepsy [J]. Neurology, 2017, 88(1): 1045-1053.

[6] BLUMCKE I, THOM M, ARONICA E, et al. The clinicopathologic spectrum of focal cortical dysplasias: a consensus classification proposed by an ad hoc Task Force of the ILAE Diagnostic Methods Commission [J]. Epilepsia, 2011, 52(1): 158-174.

[7] CHASSOUX F, RODRIGO S, SEMAH F, et al. FDG-PET improves surgical outcome in negative MRI Taylor-type focal cortical dysplasias [J]. Neurology, 2010, 75(24): 2168-2175.

[8] HU W H, WANG X, LIU L N, et al. Multimodality Image Post-processing in Detection of Extratemporal MRI-Negative Cortical Dysplasia [J]. Front Neurol, 2018, 9(6): 450.

[9] CHASSOUX F, LANDRE E, MELLERIO C, et al. Type II focal cortical dysplasia: electroclinical phenotype and surgical outcome related to imaging [J]. Epilepsia, 2012, 53(2): 349-358.

[10] CHASSOUX F, SEMAH F, BOUILLERET V, et al. Metabolic changes and electro-clinical patterns in mesio-temporal lobe epilepsy: a correlative study [J]. Brain, 2004, 127(1): 164-174.

[11] GUEDJ E, BONINI F, GAVARET M, et al. ^{18}FDG-PET in different subtypes of temporal lobe epilepsy: SEEG validation and predictive value [J]. Epilepsia, 2015, 56(3): 414-421.

[12] LAGARDE S, SINGH R, BARTOLOMEI F, et al. Insular interictal positron emission tomography hypometabolism in patients with ictal asystole [J]. Epilepsia, 2021, 62(8): e117-e122.

[13] WANG Y, WANG X, MO J J, et al. Symptomatogenic zone and network of oroalimentary automatisms in mesial temporal lobe epilepsy [J]. Epilepsia, 2019, 60(6): 1150-1159.

[14] SOUIRTI Z, LANDRE E, MELLERIO C, et al. Neural network underlying ictal pouting ("chapeau de gendarme") in frontal lobe epilepsy [J]. Epilepsy Behav, 2014, 37(8): 249-257.

[15] ZHAO B, ZHANG C, WANG X, et al. Orbitofrontal epilepsy: distinct neuronal networks underlying electroclinical subtypes and surgical outcomes [J]. J Neurosurg, 2020, 135(1): 1-11.

[16] WONG C H, MOHAMED A, WEN L, et al. Metabolic changes in occipital lobe epilepsy with automatisms [J]. Front Neurol, 2014, 5(1): 135.

[17] Lagarde S, Boucekine M, McGonigal A, et al. Relationship between PET metabolism and SEEG epileptogenicity in focal lesional epilepsy [J]. Eur J Nucl Med Mol Imaging, 2020, 47(8): 3130-3142.

第十四章　SPECT 在致痫区定位中的应用

单光子发射计算机断层显像（single photon emission computed tomography，SPECT）是一种有效的无创性检查技术，能显示癫痫患者发作期和发作间期的脑局部血流变化，目前在国际上部分大型癫痫中心常规用于耐药性癫痫的术前评估。然而，SPECT 空间分辨率并不高，在 20 世纪 90 年代澳大利亚墨尔本大学的 O'Brien 提出了 SPECT 减影成像和磁共振融合技术（subtraction ictal SPECT Co-registered to MRI，SISCOM），它提高了 SPECT 对致痫区定位的敏感性。在发作期 SPECT 影像中，癫痫致痫区和快速传播区呈现高灌注特点；而在发作间期 SPECT 上致痫区表现为低灌注。SISCOM 是利用计算机将发作期 SPECT 影像减去发作间期 SPECT 影像，然后将减影图像与 MRI 结构像融合能比较敏感地显示致痫区的一种计算机软件技术。通常发作期 SPECT 影像是在患者出现脑电或临床发作后即刻给予静脉注射示踪剂，并在注射后 2 小时内完成扫描获得的；而发作间期 SPECT 影像是在患者停止发作至少 24 小时后扫描获得的。SISCOM 是反映癫痫发作期脑血流灌注的脑功能成像方法，其定位价值明显高于单独的发作间期 SPECT 成像（图 14-1）。

发作期 SPECT 对 MRI 阴性的颞叶外癫痫（extra-temporal lobe epilepsy，ETLE）致痫区定位的敏感率为 35%~55%，而对颞叶癫痫（temporal lobe epilepsy，TLE）的致痫区定位敏感率为 40%~70%。此外，它也能够帮助预测手术疗效，比如当发作期 SPECT 高灌注区与手术切除区域吻合时，58% 的 ETLE 患者和 63% 的 TLE 患者术后无发作；而当两者不吻合时，仅 17% 的 ETLE 和 20% TLE 患者术后无发作。在 ETLE 中，局灶性脑皮质发育不良是最常见的病因之一，发作期 SPECT 显示 58% 的患者表现为局灶性高灌注，32% 出现多脑叶高灌注激活，而半球性及双侧高灌注表现的比例较低；并且，当高灌注区域完全切除时，86% 患者术后达到 Engel Ⅰ~Ⅱ级，而不完全切除时，仅 36% 患者术后达到 Engel Ⅰ~Ⅱ级。在颞叶内侧癫痫中，发作期 SPECT 显示高灌注最明显区域位于颞极和颞叶内侧面结构；除此以外，高灌注分布特征还与癫痫发作症状学具有明显关联，能够帮助解析发作期传播网络，比如：仅有先兆者出现同

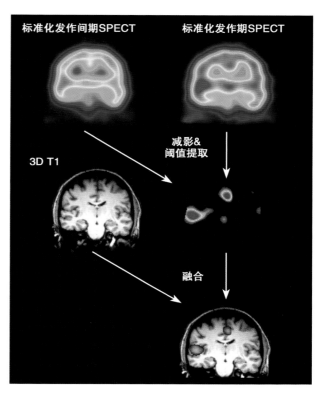

图 14-1　SISCOM 工作流程图

发作期 SPECT 和发作间期 SPECT 图像减影后得到的图像与 3D MRI 的 T_1 序列融合，最终得到致痫区的高灌注图像。

侧颞叶高灌注或双侧颞叶高灌注；仅有意识丧失的愣神发作患者会出现双侧颞叶高灌注（同侧致痫区更明显），接近一半的患者还出现同侧岛叶的高灌注；有意识障碍且伴随自动症的患者不仅出现双侧颞叶高灌注（致痫区同侧更明显），并且大多出现岛叶高灌注；有愣神且演变为姿势性肌张力障碍者，出现肌张力障碍对侧基底核区高灌注；有愣神及自动症，并演变为头扭转和全面性发作者，出现额颞叶、基底核区多灶性高灌注区。值得注意的是，在发作后期致痫区血流迅速从高灌注演变为低灌注，这可能与此时抑制性网络的激活有关，在 ETLE 中该现象出现的时间可能早于 TLE 中的出现时间，因此需要避免混淆发作期与发作后期 SPECT 结果，必要时发作期 SPECT 扫描时可同步记录头皮脑电图。此外，致痫区和发作期高灌注区并非完全吻合，随着症

状学演变,发作期的高灌注区域往往包含癫痫传播区域,发作起始区远隔区域的高灌注区可能代表了传播区域节点。综上,高灌注区域的结果分析需要整合电临床症状分析和其他影像学检查结果。

相比于发作期SPECT,SISCOM灵敏度高,常用于指导颅内电极置入方案和手术切除,且能够帮助预测手术疗效,尤其对MRI阴性或EEG无法定位的患者。在16例脑电及症状学无法定位的耐药性癫痫患者中,SISCOM可帮助检出25%患者的致痫区。在MRI阴性的癫痫患者中,因纳入研究对象、MRI阴性标准及各癫痫中心临床实践的差异,SISCOM对致痫区的检出率差异很大,波动在27.8%~79%。在60例有SISCOM局灶性阳性结果的耐药性癫痫中,85%高灌注区域与发作起始区相吻合。研究发现SISCOM对TLE中致痫区的检出率高于ETLE,这可能是由于不同的癫痫传播模式和速度造成的,额叶及顶叶癫痫传播速度非常快,极易累及广泛的远隔脑区,因此相应的发作期SPECT的诊断效能受限。相比于非惯常发作,在惯常发作时注射示踪剂产生的SISCOM高灌注区域的致痫区定位率更高。近期研究发现相比于视觉分析(56.5%),基于统计参数图(statistical parameter mapping,SPM)分析SISCOM可显著提高耐药性癫痫中致痫区的检出率(78.3%)。对于SISCOM结果具有定位意义的耐药性癫痫患者,66.7%术后无发作;若SISCOM为阴性,仅31.6%患者术后无发作。在一项142例MRI阴性的荟萃分析研究中,SISCOM阳性率高达83.8%;而在ETLE中SISCOM结果与手术切除区域或假设的致痫区吻合时,术后无发作率是不吻合时的2.44倍。为减少定位的假阳区域,临床医师常选择与致痫区高度相关的Z值(SISCOM阈值)来确定异常的高灌注范围,常用的Z值为1.5或2,且高灌注范围与病理灶的吻合率高。研究发现皮质下结构SISCOM高灌注区域与致痫区定侧显著相关,比如致痫区同侧基底核和丘脑常为高灌注;小脑高灌注常在致痫区对侧,当Z值设定为1.5,如基底核和小脑共同激活的情况下对致痫区定侧的最佳阳性预测值为89%;当Z值为2时,基底核和丘脑共同激活的情况下对致痫区定侧的最佳阳性预测值为88%;而Z值为2.5时,基底核激活对致痫区定侧的最佳阳性预测值为82%。在某些特殊情况下SISCOM的定位价值显得尤为重要,并且可能提高手术预后。比如,80%以上的复合型结节性硬化症所致癫痫的患者进展为耐药性癫痫,虽然结构影像学表现为多灶性结节,但仅其中单个或部分结节属于致痫结节。头皮EEG检查通常无法准确定位致痫结节,研究发现完全切除SISCOM检出的高灌注

区域,这些患者术后发作得到完全控制,而不完全切除者术后仍有发作。然而,单一模态的功能影像定位存在一定的局限性和假阳性率,对于致痫区的定位仍然需要结合其他多模态技术如结构影像后处理、脑电图后处理技术等,同时结合癫痫的电临床特征进行判读,才能可靠地定位致痫区。

在目前的临床应用中,癫痫兴奋性传播是影响发作期SPECT和SISCOM有效性和可靠性的主要因素。癫痫兴奋性传播使发作期SPECT影像复杂化,即使在立刻注射示踪剂的情况下,高灌注区域也常包括致痫区和传播路径中的相关区域。有时SISCOM高灌注区域中会出现有两个小叶构成的"漏斗状"外观,这被认为是发作期兴奋性传播的空间构象标志,而"漏斗状"影像的狭窄部位很可能是传播的开始。因此有学者总结出三种较为经典的SISCOM灌注类型:Ⅰ型高灌注区域的最大最明显处(Z值最大)位于手术切除灶内,致痫区的检出率达92.7%;Ⅱ型在高灌注区域出现"漏斗状"影像,两小叶中强度较大者(Z值最大)远离手术切除灶,强度较小者处于手术切除灶内,致痫区的检出率达100%,这也符合其他研究组发现高灌注区域最大最明显处不一定为致痫区的结果;Ⅲ型在手术切除灶远隔处出现多部位高灌注区域,致痫区检出率低,可能与发作期兴奋性传播和继发性泛化高度相关。SISCOM对致痫区定位的准确性可能直接取决于灌注类型,而后者易受癫痫兴奋性传播的影响并导致定位困难。

发作期示踪剂注射时间是影响发作期SPECT定位的另一关键因素。相比于发作间期影像的基线参考(至少无发作24小时),发作期SPECT获得的真实影像对SISCOM定位致痫区的意义更大。通常认为发作起始后注射时间越早,发作期SPECT的定位价值越高;若注射时间延迟,由于癫痫放电传播,引起兴奋的脑区增多而出现多处高灌注区域,导致无法定位或错误定位。研究发现通过缩短发作期示踪剂注射时间,重复发作期SPECT检查可提高致痫区的检出率。然而注射时间早也并不能确保致痫区定位的准确性,这是因为发作起始致痫区周围组织的抑制作用可能使局部脑血流不增加甚至低于基线水平,而且超过70%的部分性癫痫患者频繁地出现继发性全身强直阵挛发作(泛化),特别对于早期出现泛化的患者,示踪剂的注射时间很容易处于继发性泛化期。如额叶癫痫传播非常迅速,常能传播至远隔脑区,并且发作期短,多在夜间成簇出现,使示踪剂注射时间的选择较为困难。目前对于超早期还没有明确的时间界定,研究发现将注射时间控制在15秒内将

显著减少癫痫传播区的显示,从而提高定位的准确性;而对于 ETLE,对注射时间的要求就更为严格,若注射时间延迟,高灌注区往往出现在症状起始区域。在临床实践中,通过预测患者发作的具体时间并在发作前期注射示踪剂来提高致病区定位准确性的方法可行性不高,除非部分反射性癫痫。有学者采用连接自动注射器的新注射方法,可以明显缩短平均示踪剂注射时间,显著提高 ETLE 的致病区定位准确性。SPECT 在国内应用限制,开展很少,主要有两方面原因,首先仅少数中心城市具备示踪剂合成能力,其次示踪剂注射时需要一位对癫痫发作有专业认识的医护人员长时间等待在床旁,人力消耗比较大。

SISCOM 技术具有结合功能影像学和结构影像学优势的特点,能克服传统 SPECT 定位的局限性,对耐药性癫痫定位的敏感性和特异性均比较高,特别是它对 MRI 阴性的耐药性癫痫定位更为重要(图 14-2)。SPECT 高灌注区域不仅可能包括致病区,还可能包括癫痫传播路径中被激活的区域,而早期注射示踪剂能有效地避免癫痫传播对定位的干扰。目前我国发作期 SPECT 的应用仍然非常有限,临床医师对 SISCOM 了解还不足,但在将来随着影像学技术的不断发展,多学科合作的深入,相信它能更好地在临床应用。

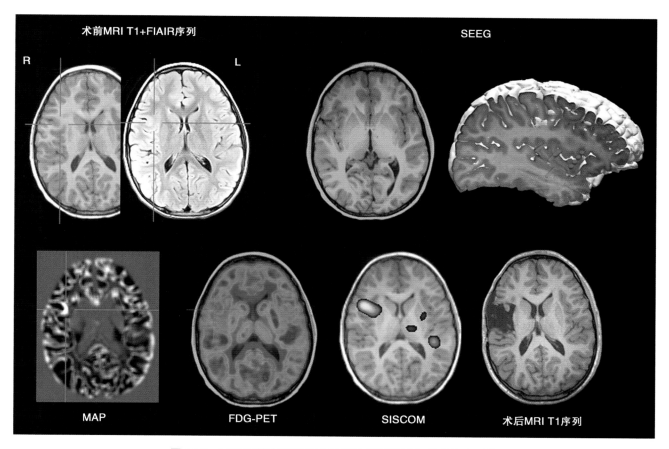

图 14-2　MRI 阴性右侧额盖区癫痫的 SISCOM 与其他检查对比

发作期 SPECT 示踪剂注射时间为 14 秒,Z 值设为 2,SISCOM 高灌注最显著区位于右侧前岛叶和上岛叶靠近额下回前部区,与 MRI 的影像后处理 MAP 结果、发作间期 PET-CT 的低代谢脑区、SEEG 发作起始区的结果较为吻合,患者术后 2 年随访无临床发作。

(汪　珊　王　爽)

参考文献

[1] O'BRIEN T J,SO E L,MULLAN B P,et al. Sharbrough FW. Subtraction ictal SPECT co-registered to MRI improves clinical usefulness of SPECT in localizing the surgical seizure focus[J]. Neurology,1998,50(2):445-454.

[2] SO E L,O'BRIEN T J. Peri-ictal single-photon emission computed tomography:principles and applications in epilepsy evaluation[J]. Handb Clin Neurol,2012,107:425-436.

[3] KRSEK P,KUDR M,JAHODOVA A,et al. Localizing value of ictal SPECT is comparable to MRI and EEG in children with focal cortical dysplasia[J]. Epilepsia,2013,54(2):

351-358.

［4］ SHIN W C,HONG S B,TAE W S,et al. Ictal hyperperfusion patterns according to the progression of temporal lobe seizures［J］. Neurology,2002,58(3):373-380.

［5］ FOIADELLI T,LAGAE L,GOFFIN K,et al. Subtraction Ictal SPECT coregistered to MRI(SISCOM)as a guide in localizing childhood epilepsy［J］. Epilepsia Open,2020,5(1):61-72.

［6］ SEO J H,HOLLAND K,ROSE D,et al. Multimodality imaging in the surgical treatment of children with nonlesional ep-

ilepsy［J］. Neurology,2011,76(1):41-48.

［7］ NEWEY C R,WONG C,WANG Z I,et al. Optimizing SPECT SISCOM analysis to localize seizure-onset zone by using varying z scores［J］. Epilepsia,2013,54(5):793-800.

［8］ AUPY J,WONGWIANGJUNT S,WANG Z I,et al. Subcortical SISCOM hyperperfusion:Should we pay more attention to it?［J］. Seizure,2018,62:43-48.

［9］ VARGHESE G I,PURCARO M J,MOTELOW J E,et al. Clinical use of ictal SPECT in secondarily generalized tonic-clonic seizures［J］. Brain,2009,132(Pt 8):2102-2113.

第十五章　脑磁图

脑磁图(magnetoencephalography，MEG)是最近十余年间发展起来的，针对脑部自身磁场信号进行采集并分析的检查方法，具有采集灵敏度高、定位准确性好、结果清晰直观、完全无创等优点，是目前难治性癫痫术前定位检查中重要的一项。以下就从脑磁图的概念、发展历史、原理以及在癫痫外科中的应用等方面对脑磁图进行一个简单的介绍，使大家可以初步了解到脑磁图在癫痫术前定位中的地位，以便做出更加灵活、全面、正确的选择。

第一节　脑磁图的概念

人的颅脑周围存在磁场，我们把这种磁场称为脑磁场。这种磁场的强度极其微弱，要用特殊的设备才能探测并记录下来，这个特殊设备就是脑磁图仪。在目前的技术条件下，我们需要两方面的措施来保证探测的顺利完成，首先是建立一个严密的电磁场屏蔽室，其目的是屏蔽外界的磁场；其次是一个高灵敏度探测仪，目前常用的是低温超导电磁测定仪。在屏蔽室中将受检者的头部置于测定器中，可收集到这些极微弱的脑磁波，并用相应的记录装置将其记录下来，这些记录下来的图形就是脑磁图的波形图。

因此目前大部分文献都将脑磁图描述为如下概念：将受检者的头部置于特别敏感的低温超导磁测定器中，通过特殊的仪器可测出颅脑极微弱的脑磁波，再用记录装置把这种脑磁波记录下来，形成图形，这种图形便称作脑磁图。

但此概念在近几年来看有些局限，尤其是像原子磁力计、光磁探测仪等新技术逐渐地被开发出来之后，脑磁图已经不仅仅可以通过低温超导技术来监测到。因此类比于脑电图的概念，现阶段可将其概括为：脑磁图是通过高度敏感的磁探测器，自头皮外部无创性地记录脑部的自发性生物电位所产生的磁场变化而获得的图形，是神经元不同状态下产生的磁场活动的数据。

脑磁图在本质上来说是属于电生理检查的范畴，是现阶段时间分辨率和空间分辨率最高的无创电生理检查。

（滕鹏飞　冯毅刚）

第二节　脑磁图的历史

大脑是支配人类进行思考和各种行为的最高中枢，是人体最为精妙的器官。长久以来，对于人脑的研究从未停止。围绕对于脑的研究，人们开发出了很多的技术，从不同的方面对人脑进行了解，这些技术大致可以分为结构性检测技术、代谢性检测技术和电生理监测技术等。而脑部的电活动被认为是这些检查中对脑活动情况反映最为直接、最为灵敏的一类研究和检查方法。

1791年Galvani第一次观察到肌肉的电活动，1875年Gaton首次自动物脑记录到了电活动，1924年Hans Berger教授使用两根白金电极自患者颅骨缺损部位插向大脑皮质，首次在人脑记录到电活动。紧接着他又证明了在头皮安放电极同样可以记录到脑部电活动，并首次提出了脑电图的概念。

1820年，H. C. 奥斯特发现电流磁效应，1831年，法拉第发现了磁与电之间的相互联系和转化关系，此后，关于生物磁场的研究逐渐展开。1963年，Baule和Mcfee记录了最早的心脏磁场数据，1967年美国麻省理工学院的Cohen在磁场屏蔽室内使用单个线圈记录到心磁图。1968年，Cohen首次进行脑磁图记录，1962年，Josephson预言并论证了超导电流可以以"弱连接"的方式穿透绝缘部分从一个超导体无衰减地到达另一个超导体，这一过程是具有超导性的库伯对的隧穿效应，这一效应最后被实验所证实并获得了1973年诺贝尔物理学奖。基于超导状态下的一对乔瑟芬结，1969年Zimmerman和其同事发明了超导量子干涉仪(super-conducting quantum interfere device，SQUID)，1983年HUT4通道轴向脑磁图出现，覆盖面积为$7cm^2$，从此之后，脑磁图设备经历了由单通道采集至多通道同时采集的一系列发展，1992年，Neuromag制成了122通道全头型脑磁图设备，1998年开发出了306通道脑磁图设备，这也是目前临床上使用的通道数最多的脑磁图，只需经一次测量即可记录全脑的生物电磁信号。

（滕鹏飞　冯毅刚）

第三节　脑磁图的原理

奥斯特发现,任何通有电流的导线,都可以在其周围产生磁场的现象,称为电流的磁效应,这种效应在人体内也是适用的。在人的神经元细胞和神经纤维中无时无刻不在产生着电活动。大脑在活动时,大量神经元同步发生的突触后电位经总和后形成的电活动会形成一个变化的磁场,其强度足以被我们的仪器进行记录,这些磁场的活动数据记录了大脑活动时的电流强度变化,是脑部神经细胞的电生理活动的客观反映。根据神经元电活动传导的特点,突触前电位所产生的磁场会相互抵消而无法探测,因此我们通常探测到的脑磁场为突触后电位所产生的磁场。另外,因为探测精度的限制,目前我们所采集的磁场为大量神经元同步发生所产生的磁场活动,尚且无法探测单神经元产生的磁场活动。

现有通用的脑磁图设备是基于电磁感应原理来对人脑部神经电活动所产生的磁场进行记录的。电磁感应(electromagnetic induction)又称磁电感应现象,是指闭合电路的一部分导体在磁场中作切割磁感线运动,导体中就会产生电流的现象。脑磁图仪器正是应用了这一原理,将脑磁图线圈放置于头皮附近,脑部电活动所产生的变化的磁场通过线圈之后,就会在线圈中产生一个感应电流。我们将此电流进行记录,就可以分析出通过此线圈的磁场变化率,而这个磁场变化率就反映了神经元活动的情况。因此,脑磁图所检测的内容,应该是脑部磁场强度的变化率,而非原始的磁场强度。这个变化率包含了强度和方向等数据,我们可通过软件分析,反推出产生此数据的源偶极子位置。

目前的脑磁图设备可以探测到的最小磁场变化强度为横截面积为 $1mm^2$ 的突触后纤维同时放电所产生的磁场,因此脑磁图理论上的最高精度为脑内立体结构上的 $1mm^2$ 范围。此定位精度远高于高密度脑电图($1\sim3cm$)。这是由于脑磁图对于头部组织的电导率不敏感,这些组织对于磁场几乎透明,但对于电场却产生很大扭曲。因此对比于头皮脑电图,脑磁图在定位的精确度上有优势。

但人脑的神经电活动所产生的磁场强度非常小,头皮外的脑磁场信号在 $100fT(10^{-13}T)$ 量级甚至更低,仅为地磁场的 $10^{-12}\sim10^{-10}$,很容易受到环境磁场的影响,因此在完全开放的环境中,脑磁信号会被地磁场完全遮蔽掉,所以需要使用磁屏蔽室来屏蔽外界磁场。而且由于脑磁信号非常微弱,在实际测量中还需要一种灵敏度

非常高的设备,目前我们采用超导量子干涉仪(superconducting quantum interference device,SQUID)来进行脑磁的测量。SQUID 是一种能测量微弱磁信号的极其灵敏的仪器,就其功能而言是一种磁通传感器,不仅可以用来测量磁通量的变化,还可以测量能转换为磁通的其他物理量,如电压、电流、电阻、电感、磁感应强度、磁场梯度、磁化率等。SQUID 的基本原理是建立在磁通量子化和约瑟夫森效应基础上的,根据偏置电流的不同,分为直流和射频两类。SQUID 作为探测器,可以测量出 $10\sim11$ 高斯的微弱磁场,仅相当于地磁场的一百亿分之一,比常规的磁强计灵敏度提高几个数量级,是进行超导、纳米、磁性和半导体等材料磁学性质研究的基本仪器设备,特别是对薄膜和纳米等微量样品是必需的。利用 SQUID 探测器侦测直流磁化率信号,灵敏度可达 $10\sim8emu$;温度变化范围 $1.9\sim400K$;磁场强度变化范围 $0\sim70\,000$ 高斯(7 特斯拉)。

脑磁图所采集的信号为波形信号,包含各个频段的磁场变化,由于数据量非常丰富,直接阅读这些波形的信息对临床医生而言相对困难,因此需要一些专业软件及算法对数据进行处理。在分析软件方面,目前已开发出基于最少模算法(least norm algorithm)及边界元方法(boundary element method,BEM)的最新定位软件,不仅能够实现对多个活动源溯源分析,而且可以通过与 MRI 融合把定位结果更直观地显示在局部的皮质结构上,这些软件还能够对多个源进行相干性分析(coherence analyzing),成为研究神经网络或癫痫网络的有力工具。目前临床上常用的数据分析方法为偶极子源定位法,其定位所需时间短,准确性高。在科研中,我们还可以对脑磁图的各种频段信息进行更加详细的分析,对各种脑功能的研究大有裨益。脑磁图的另一个优势就是可以将精确定位的偶极子源位置融合至磁共振图像中。将脑磁图得到的位置信息,与磁共振解剖图像叠加进行空间定位,即可得到目前我们常用的磁源影像(magneticsourceimaging,MSI)。通过这种融合图像,临床医生及科研人员就可以在熟悉的结构性图像中对感兴趣的波形进行准确而直观地定位,在脑内三维结构的基础上了解如癫痫病变的起始位置和范围等信息。

(滕鹏飞　冯毅刚)

第四节　脑磁图在癫痫外科中的作用和地位

在对患者进行详细的问诊和查体后,癫痫患者常需经过更加详细的术前检查以实现定性和定位诊断。难

治性癫痫的术前定位检查大致可分为无创性检查和有创性检查两大类，其中无创性检查可分为结构性检查、代谢性检查、电生理检查、神经心理检查等，有创性检查主要指颅内电极脑电图。颅内脑电图通过将电极置入大脑，可直接记录电极周围脑部的神经电活动，在临床上被用作验证神经元异常活动的"金标准"。在上述常见的癫痫外科术前定位检查中，我们根据从无创到有创，从筛查到精确定位，从价格低到价格高等标准，将常用的检查分为三个梯队，其中第1梯队为磁共振/CT和视频脑电图等，第2梯队为脑磁图和PET/SPECT等，第3梯队为颅内电极检查，我们可以根据患者的病情，由1到3逐级选择。

目前脑磁图是癫痫外科手术前定位的一项重要选择，可以指导术前定位，作为手术切除位置的重要依据。我们可通过自发磁场采集或诱发磁场采集所得到的数据，从癫痫灶位置、患者的肢体运动、体表感觉、听觉、视觉等不同方面对患者进行检查。通过参考脑磁图结果，我们可以更大限度地精确手术切除部位，减小手术创伤，增大手术精度。

电流在大脑中的传播路径由于不同组织导电性的差异而曲折徘徊，尤其经过颅骨这样的近似绝缘体时电信号会受到极大的衰减和扭曲，这导致头皮脑电图观测到的信号难以进行有效定位，而磁力线传播则不受各类不同介质的影响，其衰减只与探测距离有关，因此脑磁图在定位运算时更简单精确。脑磁图最突出的优点是可对癫痫灶进行精确定位，其定位误差小于5mm（理论最小误差1mm）。脑电图和脑磁图这两种在癫痫诊疗中最重要的电生理检查手段进行对比可以看到，脑磁图在时间定位和空间定位的精确度上都远大于头皮脑电图，在信号的抗干扰能力上也有优异的表现，但因其检查方式和价格的限制，其信号采集时间较之头皮视频脑电图有很大差距，难以捕捉到癫痫患者发作期放电，一般仅可进行间歇期放电的采集。

对于需要进行颅内电极置入的患者，通过脑磁图的检查，可以进一步提示癫痫灶的可能区域，从而为下一步电极置入范围提供很大的参考价值，可以局限置入范围，减少患者电极置入的数量，从电极置入的手术效果、置入操作的安全性、经济性上都有帮助（图15-1）。

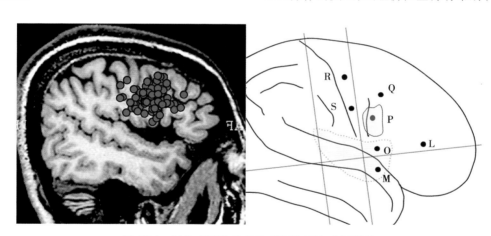

图 15-1　以脑磁图为参考的 SEEG 置入范围设计

另外，颅内电极作为有创性检查，在目前的技术条件下无法做到全头性埋置，只能进行"开窗式"置入，在"开窗"范围之外的电生理活动颅内电极是无法记录到的，而脑磁图全头型的数据采集方式可以作为颅内电极的有力补充。癫痫患者在进行颅内电极脑电图监测后，其结果可以证实置入前脑磁图检查定位的准确性，而经过证实定位准确的脑磁图放电范围，则可以将颅内电极"开窗"范围之外的放电范围补充完整，为下一步制订手术切除方案提供有力的支持（图15-2）。

（一）脑磁图的优点

1. 极高的灵敏度　来自人类大脑的生物磁场仅是地球磁场的十亿分之一，比城市环境噪声要小约100万倍。脑磁图可准确捕捉到这些来自大脑部的极其微弱的电磁场信号，并进行相应的处理分析。

2. 极高的时间分辨率　脑磁图是目前所有神经科学仪器中最高的时间分辨率技术，最高分辨率可以达到1毫秒，可以准确地测定神经中生理活动的次序性，分辨原发病灶、继发病灶。

3. 极高的空间分辨率　脑磁图将MEG信号重合到CT或MRI图像上，重合精度最高可达1mm，由此而得到如癫痫病灶等特定区域的准确定位。

4. 完全无创　脑磁图检查时仅需将头部置于探测头盔内，探测器不与头部直接接触，检测过程中测量系统不会发出任何射线、能量或机器噪声，不需要注射，不

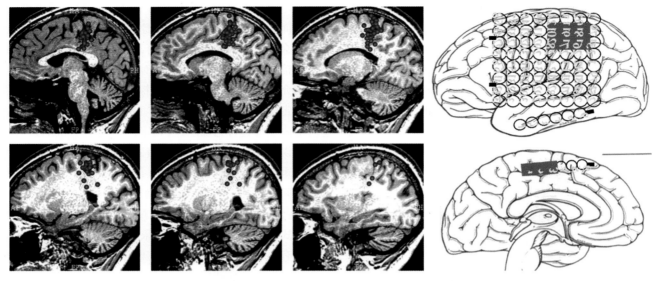

图 15-2　脑磁图检查结果与颅内电极监测结果的相互印证与补充

用电极膏,避免接触胶布等导致的过敏,可以保证完全无创。

5. 结果清晰直观　脑磁定位结果可以直接反映在表示结构的磁共振图像上面,结果清晰直观。

(二)脑磁图存在的问题

1. 抗干扰能力仍有欠缺　虽然目前使用先进的磁屏蔽室,并采取了 SSP 及 Maxfilter 等多种去噪方法,但是距离患者脑部较近的干扰源信号对数据采集仍会有较大的影响,如脑部手术后瘢痕、颅骨修补材料、带有金属材料的义齿以及迷走神经刺激器植入手术等,均可能对采集信号产生干扰,影响分析。

2. 检查时间短,对患者要求严格　目前常规的脑磁图检查在癫痫灶定位数据采集过程所用时间为 90 分钟左右,且在检查过程中要求患者尽量不要移动头部和身体,这样对于不能配合的患者就受到限制,并且造成对部分间歇期放电较少的癫痫患者检查阳性率降低。

3. 采集发作期数据困难　因为目前检测时间短,并且缺少同步的视频检测系统,因此目前的脑磁图检查很难捕捉到发作期,对捕捉到的发作期起始的判断也较为困难。并且因为大多数患者在发作时会有较大的躯体动作幅度,发作时患者头部可能会在采集头盔中出现较大的移动,导致发作期脑磁图定位出现较大误差。

4. 部分检查过程繁琐　脑磁图功能区检查需要反复刺激进行叠加,此过程耗时较长,并且要求患者的配合。如进行运动检查时,需要按照指令进行双手各 100 次以上的抬起动作,耗时 30～40 分钟以上,许多患者检查时因为肢体活动不灵或者智力偏低,无法坚持检查,导致检查失败。

5. 分析软件仍有不足　目前分析使用方法为逆运算分析,此方法存在不唯一的解,导致对脑磁数据分析时可能存在误差。目前应用于临床的分析软件假定癫痫放电区域和刺激功能反映区域为偶极子,并将其定位为唯一的点,而具体情况不是这样,包括功能区和癫痫灶区域均为有一定面积的皮质区域,这就导致分析定位时不能完全真实地反映皮质的实际活动。目前对语言和记忆的检查软件仍不成熟,不能适应临床需要。

6. 检查成本高,导致检查费用偏高　目前因为脑磁图检查仪器价格较高,在机器运行时还需消耗大量液氦等,脑磁图检查成本偏高,导致患者检查费用偏高,限制了一部分患者的检查。

7. 仪器自身限制　目前的仪器因超导等要求,所使用的为刚性头盔,其尺寸大小、形状、位置都需要固定,因此对不同年龄、不同头围的人检查效果差别很大,如对幼儿检查时会出现被检者头部距离探测器过远信号衰减过大的情况,在成人检查中部分患者头围过大被头盔挤压会出现强烈不适,甚至部分患者无法进入头盔完成检查。

因此目前来说,脑磁图是一个强有力的补充检查手段。随着技术的进步和认识水平的不断提高,脑磁图的准确度必将不断进步,其在术前定位中的作用也将不断提高。

(滕鹏飞　冯毅刚)

第五节　脑磁图的发展

根据上述介绍可见,脑磁图在脑科学领域的优势十分明显,所采集的数据不仅可以用于癫痫外科临床方面,在脑科学的研究中也有很明显的优势。上一节中所总结的缺点主要是采集设备所带来的局限。因此,通过对于脑磁图硬件的改进,可以有效地解决上述问题,以利于脑磁图更好更快地发展。

在硬件方面,随着量子传感领域的进步,在室温下工作的磁场传感器现在能够实现类似于超导量子干涉仪(super-conducting quantum interfere device,SQUID)的灵敏度,这意味着室温脑磁图可能会成为现实。室温下的探测仪可以大大增加传感器放置的灵活性,而且因为这些新传感器可以直接放置在头皮表面上,从理论上讲,可以大大增加测量信号的强度。近年来,物理学家在利用原子与光相互作用探测微弱磁场的原子磁强计(AM 或 OPM)技术上取得了重大突破,超越了传统超导脑磁图器件的灵敏度并可实现探测器小型集成化。原子磁强计技术也因此被国际广泛接受为新一代脑磁图的最理想技术。

目前领域内都在发展基于原子磁强计的新一代脑磁图。英国诺丁汉大学 2018 年报道了一种可以像头盔一样佩戴的可穿戴式脑磁图系统,将量子传感器与用于消除背景磁场的系统集成,使被检者在扫描过程中可以自由地运动,可以实现受试者在进行自然运动,包括头部点头,伸展,喝水和打球的同时的毫秒级分辨率下的电生理测量。国内在这些领域的研究也取得了很多的成果,北京大学磁共振成像研究中心已开发出了单通道脑磁图用原子磁力计,是国内首个将自主研制的小型原子磁力计应用于脑磁探测的科研单位。此类探测器可紧贴头皮进行探测,更近的距离使其接收到的信号幅度相比 SQUID 提高 4 倍以上(图 15-3),而且可以更加自

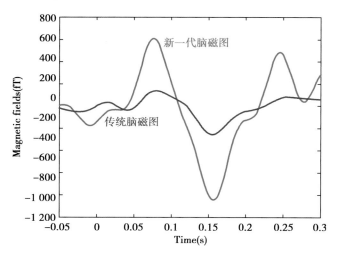

图 15-3 基于原子磁强计的新一代脑磁图与传统脑磁图的信号强度对比

由地选择我们采集的兴趣区域,通过柔性头盔、自适应头盔等方式,更加灵活地对各脑区甚至小脑和脊髓等部位的信号进行采集。这使得我们可以更加方便和清晰地分析神经系统各个部位的磁信号,使深部核团等脑深部神经元以及外周的神经节等的磁信号分析定位成为可能。原子磁力计技术还使设备摆脱了低温超导的限制,免去了液氦的消耗,使脑磁图检查的成本大幅降低。

近年来,癫痫领域研究特别关注频率>80Hz 的发作间期高频振荡(high frequency oscillation,HFO),与棘波相比,HFO 对癫痫启动区(seizure-onset zone,SOZ)的定位可能更明确。目前的 HFO 研究多是基于颅内微电极或宏电极进行的,而脑磁图的数据采集性质使无创的 HFO 研究成为可能。基于脑磁图的 HFO 无创技术的发展,为我们对癫痫的定位提供了一个新的方法。在分析软件方面,目前已开发出基于最少模算法(least norm algorithm)及边界元方法(boundary element method,BEM)的最新定位软件,不仅能够实现对多个活动源溯源分析,而且可以通过与 MRI 融合把定位结果更直观地显示在局部的皮质结构上,这些软件还能够对多个源进行相干性分析(coherence analyzing),成为研究神经网络或癫痫网络的有力工具。人工智能技术的发展,也为脑磁图数据的分析开辟了一条新的道路。我们提出了一种基于深度学习网络(EMS-Net)的 MEG 癫痫棘波检测算法,以期准确有效地从 MEG 原始数据中识别出棘波等癫痫特征性事件,在最初的临床数据研究中,准确性达 91.82% ~ 99.89%。

随着采集方式和分析方法的进步,我们会逐步地脱离液氦和屏蔽室的束缚,降低了脑磁图的生产和运行成本,提高分析效率和分析的准确性,且患者的舒适性增高,这使得长程脑磁图监控成为可能。由此我们可以更加轻易地对患者的癫痫灶真实位置进行定位。结合脑磁图的高时间和空间分辨率,我们期待其可以替代颅内电极的那一天。

(滕鹏飞 冯毅刚)

参考文献

[1] COHEN D. Magnetoencephalography:Detection of the Brain's Electrical Activity with a Superconducting Magnetometer[J]. Science,1972,175(4022):664-666.

[2] BOTO E,HOLMES N,LEGGETT J,et al. Moving magnetoencephalography towards real-world applications with a wearable system[J]. Nature,2018,555(7698):657-661.

[3] ZHENG L,LIAO P,SHEN L,et al. EMS-Net:A Deep Learning Method for Autodetecting Epileptic Magnetoencephalog-

raphy Spikes[J]. IEEE Trans Med Imaging, 2020, 39(6): 1833-1844.

[4] WANG Q, TENG P, LUAN G. Magnetoencephalography in Preoperative Epileptic Foci Localization: Enlightenment from Cognitive Studies[J]. Front Comput Neurosci, 2017, 11: 58.

[5] BOTO E, MEYER S S, SHAH V, et al. A new generation of magnetoencephalography: Room temperature measurements using optically-pumped magnetometers [J]. NeuroImage, 2017, 149: 404-414.

[6] HE X, ZHOU J, TENG P, et al. The impact of MEG results on surgical outcomes in patients with drug-resistant epilepsy associated with focal encephalomalacia: a single-center experience[J]. J Neurol, 2020, 267(3): 812-822.

[7] SHENG J, WAN S, SUN Y, et al. Magnetoencephalography with a Cs-based high-sensitivity compact atomic magnetometer[J]. Rev Sci Instrum, 2017, 88(9): 094304.

[8] 周健, 鲍民, 滕鹏飞, 等. 脑磁图在癫痫外科痫灶定位中的作用(附 47 例分析)[J]. 中国微侵袭神经外科杂志, 2008(11): 496-498.

[9] 赵恒, 滕鹏飞, 刘东, 等. 发作期高频振荡脑磁图在癫痫诊治中的应用[J]. 中国微侵袭神经外科杂志, 2019(2): 87-90.

[10] 赵恒, 关宇光, 滕鹏飞, 等. 脑磁图定位灰质异位症致痫灶的临床应用[J]. 中国微侵袭神经外科杂志, 2019(05): 200-203.

[11] 陈林, 李敬东, 唐跃进, 等. 超导量子干涉仪发展和应用现状[J]. 低温物理学报, 2005.

第十六章　Wada 试验

一、概述

Wada 试验(瓦达试验)又称颈动脉内异戊巴比妥钠注射试验(intracarotid amobarbital procedure, IAP), 1949 年由日本的神经科医师 Juhn Wada 博士开始应用,他在治疗 1 例精神分裂人格障碍患者时,发现颈内动脉注射异戊巴比妥麻醉一侧大脑半球时,可以定位出语言优势半球。之后 Wada 博士和蒙特利尔神经病学研究所(MNI)的 Rasmussen 博士在一组 20 例的癫痫患者术前评估时,也使用此方法定侧语言优势半球,取得了良好的效果。1962 年,MNI 的神经心理学家 Miner 提出 Wada 试验的第二个用途,即对记忆功能的判断。他们发现双侧颞叶内侧结构切除可导致严重的记忆缺失,而术前 Wada 试验对记忆功能的判断可以避免该并发症的发生。Wada 试验已成为癫痫外科术前评估的一个重要方法,是语言优势半球和预测术后记忆功能改变的"金标准",尤其是大脑半球切除术、大脑半球离断术、非典型右利手的颞叶内侧结构切除手术的术前评估。

经典的 Wada 试验是采用血管介入的方法,从颈内动脉注入异戊巴比妥钠溶剂,短暂麻醉一侧大脑半球,观察受试者对运动、语言和记忆方面的影响,从而判断大脑半球的优势侧。虽然 Wada 试验在国际上应用较广泛,但在国内却较少受到重视,一个客观的因素是与国内缺少异戊巴比妥钠溶剂有关。目前国内多家单位开展 Wada 试验多使用丙泊酚作为麻醉药,笔者自 2016 年从加拿大蒙特尔神经病学研究所学习回来,在国内率先开展使用依托咪酯(etomidate)作为麻醉药行 Wada 试验,可以很好地定位语言优势半球和记忆功能。因此在本章内容中会分别介绍丙泊酚和依托咪酯作为麻醉药行 Wada 试验。

二、Wada 试验适应证

许多中心曾对大多数的癫痫外科患者进行 Wada 试验。但是,有一些中心却将 Wada 试验的适应证严格限制于左利手的患者,有证据表明双侧或对侧半球受损或神经心理学评估结果有令人困惑信息的患者。以往 Wada 试验最常用于准备行颞叶切除术的患者,在这些患者中,它被用于评估语言和记忆功能。对于颞叶外癫痫患者,主要是用于评估语言偏侧性而不是记忆功能。

近来,由于替代语言和记忆偏侧化技术的出现,尤其是任务态和静息态功能磁共振分析技术的发展,语言功能区定位和记忆偏侧化的问题得到部分地解决,目前 Wada 试验的适应证和选择标准已经改变。在笔者中心行 Wada 试验的适应证主要如下:

(1) 大脑半球切除术或大脑半球离断术的患者的语言、运动和记忆功能评估。

(2) 非典型右利手患者需要评估语言优势半球和记忆功能者。

(3) 对功能磁共振结果有异议的涉及功能区的癫痫外科患者的功能评估。

(4) 对于拟行颞叶切除的癫痫患者中,Wada 试验的临床适应证包括:①致痫区位于左侧颞叶,颅脑 MRI 未见明确异常,且神经心理评估结果提示未见明确记忆功能损伤;②神经心理评估结果提示记忆损伤与病灶对侧的颞叶有关,但影像学上又无可以解释的病变;③致痫海马对侧的脑组织也同时存在病灶,或者患者为非典型右利手且有证据提示双侧半球语言优势,或者记忆评估提示图形与言语记忆均存在异常,同时 MRI 提示双侧海马病变。在这种情况下,Wada 试验可以为外科决策提供必要的关键信息,根据具体情况做出临床决策,以确保每个患者都有适当的风险收益比。

三、Wada 试验的药物

尽管异戊巴比妥钠是 Wada 试验使用的标准药物,但仍使用了其他药物,如美索比妥、丙泊酚、戊巴比妥、司可巴比妥、依托咪酯等。表 16-1 列举了一些常用的 Wada 试验的药物、使用方法和优缺点。国内因缺乏异戊巴比妥等药物,多数中心采用丙泊酚行 Wada 试验,笔者中心采用依托咪酯行 Wada 试验。

表 16-1　Wada 试验常用药物

药物（浓度）	剂量	优缺点
异戊巴比妥钠（25mg/ml）	75～125mg 注射后，酌情追加 25mg	金标准；作用时间短；毒性低；有丰富的临床使用经验
美索比妥（1mg/ml）	3mg 注射后，酌情 30 秒间隔后追加 2mg	作用时间短，需多次追加药物；药物效果波动，测试不可靠；神经电生理改变不明显；增加癫痫发作
丙泊酚（1mg/ml）	10～20mg 注射后，酌情追加 10mg	作用时间短，需多次追加药物；药物效果波动，测试不可靠；脂肪乳剂导致注射时疼痛；严重的副作用（意识混乱、头眼的偏转、肌阵挛、同侧面部潮红等）
戊巴比妥（2mg/ml）	20～24mg 注射后，酌情追加 12～16mg	持续时间长；严重者可出现短暂性呼吸抑制，需气管内插管处理
司可巴比妥（5mg/ml）	10～25mg	效果同异戊巴比妥钠，是异戊巴比妥钠的良好替代品
依托咪酯（2mg/ml）	2mg 注射后，以 12mg/h 维持泵入	效果同异戊巴比妥钠；需要静脉泵维持药物泵入；维持时间较长，取决于药物泵入的时间；颤抖是主要的副作用

四、Wada 试验方法学

（一）丙泊酚 Wada 试验

1. 丙泊酚药物特性和注射剂量　丙泊酚化学名称为 2,6-二异丙基苯酚，是一种起效迅速（约 30 秒）、短效的全身麻醉药。丙泊酚一次冲击剂量后或输注终止后，可用三室开放模型来描述。首相具有迅速分布（半衰期 2～4 分钟）及迅速消除（半衰期 30～60 分钟）的特点。丙泊酚分布广泛，并迅速从机体消除（总体消除率 1.5～2 升/分钟）。主要通过肝脏代谢，形成双异丙酚和相应的无活性的醌醇结合物，该结合物从尿中排泄。当用丙泊酚维持麻醉时，血药浓度逐渐接近已知给药速率稳态值。当丙泊酚的输注速率在推荐范围内，它的药物动力学是线性的。

丙泊酚注射剂量：全脑血管造影成功后，麻醉师将 8～10mg 丙泊酚的初始剂量注射入颈内动脉，若未出现对侧肢体的偏瘫，则可酌情追加剂量，但每次追加剂量不超过 3mg。

2. 丙泊酚 Wada 试验的方法和步骤　患者检查前除常规进行 DSA 术前准备工作外，还应告知患者的检查内容，需要患者配合才能完成的内容最好事先练习 1～2 次。国内报道的文献资料，多数单位在 1 天之内完成双侧大脑半球的丙泊酚 Wada 试验，但双侧试验需要间隔至少 30 分钟。

在行 DSA 检查前，先进行常规视频脑电图检查，采用国际 10～20 系统放置头皮电极，常规记录视频脑电图。全程要求进行生命体征监测。

患者取仰卧位，腹股沟区常规消毒、铺巾后，以 1% 利多卡因作局部浸润麻醉后，以经皮穿刺技术（Seldinger 技术）行股动脉穿刺，成功后置入 5F 动脉鞘，用 5F 单弯造影管在泥鳅导丝引导下，行双侧颈内动脉和双侧椎动脉造影，观察脑部供血和血管分布情况，了解患者脑部血管有无解剖异常影响结果分析等情况，并将单弯造影管置于测试侧颈内动脉；同时进行脑电图记录和在线阅读脑电图。药物注射前，需要记录脑电图、视野、手部力量和手指活动度以及认知测试的基线。然后通过颈内动脉先向病灶侧注射初始剂量 10mg 的丙泊酚，若未出现对侧肢体的偏瘫，则进一步追加丙泊酚剂量（追加剂量最多不超过 3mg）。在对侧肢体偏瘫期间，进行语言和记忆功能测试。各家单位采用的语言任务不一，主要包括说话、词义理解、对实物或物品的命名、阅读、复述等。语言优势侧的判定包括两种情况：①一侧语言中断而另一侧未中断，语言中断者为优势侧；②两侧语言恢复正常相差 30 秒，恢复迟的一侧为优势侧。丙泊酚 Wada 试验对于记忆功能的测试效果不太令人满意，国内有少数单位在该试验过程中进行记忆功能测试，记忆测试的内容主要采用 Takayama 的方法，内容包括 14 个卡片，每一张卡片正确得 1 分，相差 6～14 分时确定为一侧优势（低分侧），等于或低于 5 分时为双侧不能区分。具体流程详见图 16-1。

3. 丙泊酚 Wada 试验的并发症　在一项 122 例丙泊酚 Wada 试验的回顾性研究中，出现不良反应者 75 例（61.4%），出现严重并发症极为罕见，仅 2 例（1.6%）。1 例为颈动脉夹层，另 1 例为穿刺部位出现假性动脉瘤。出现轻度不良反应（如颤抖或眼睛疼痛）者非常常见——我们观察到 71 名患者（58%）出现了这些不良

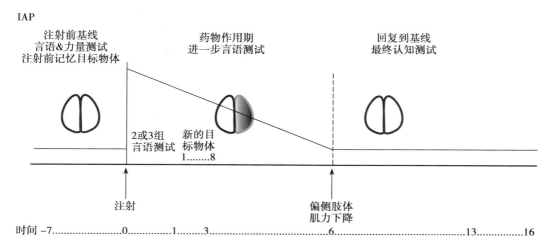

图 16-1　丙泊酚 WADA 试验流程图

反应,但这些不良反应是短期的,受试者耐受性良好。2 名患者(1.6%)在丙泊酚 Wada 试验中有癫痫发作。在丙泊酚 Wada 试验中发生的不良反应大多是轻微的,且持续时间短。

（二）依托咪酯语言和记忆测试（etomidate speech and memory test，eSAM）

1. 依托咪酯药物特性和注射剂量　依托咪酯是一种咪唑衍生物,是一种有效的非巴比妥类催眠药,无镇痛作用,起效快,持续时间短;药代动力学影响小;安全有效。然而,依托咪酯可能会导致 86.6% 的患者出现肌阵挛、震颤和肌张力障碍样姿势,这通常出现于深度麻醉开始时。依托咪酯可能会增加癫痫患者的棘波活动,在个别情况下,会引起癫痫患者的癫痫发作或癫痫样活动。最后,依托咪酯对肾上腺功能有剂量依赖性和累积抑制作用。单剂药物会使抑制肾上腺皮质轴活性长达 24 小时。

依托咪酯注射剂量:全脑血管造影成功后,麻醉师将 2mg 依托咪酯的初始剂量(0.03~0.04mg/kg)注射入颈内动脉,然后以每小时 12mg 的速度静脉泵维持泵入[0.003~0.004mg/(kg·min)]。

2. eSAM 测试的方法和步骤　eSAM 测试需要血管介入科、神经内科、神经心理、神经电生理、麻醉科等多个学科共同参与和协助下才能顺利完成,主要操作在血管造影室完成。

总体步骤:在笔者所在中心行 eSAM 测试,患者在测试第一个半球的前 1~3 天进行 3 次以上测试全过程的任务练习,目的是让患者熟悉测试过程的环境、流程,筛选出患者无任何疑问的测试材料;在测试半球的顺序上,通常先测试导致癫痫的半球;测试过程所使用的材料均为反复练习过程中筛选出来的。在任务练习期间

没有进行任何注射。在 eSAM 测试的手术过程中,血管介入科医生将导管插入颈内动脉并进行了血管造影。患者取仰卧位,腹股沟区常规消毒、铺巾后,以 1% 利多卡因作局部浸润麻醉后,以 Seldinger 技术行股动脉穿刺,成功后置入 5F 动脉鞘,用 5F 单弯造影管在泥鳅导丝引导下,行双侧颈内动脉和双侧椎动脉造影,观察脑部供血和血管分布情况,了解患者脑部血管有无解剖异常影响结果分析等情况,并将单弯造影管置于测试侧颈内动脉;同时进行脑电图记录和在线阅读脑电图。药物注射前,需要记录脑电图、视野、手部力量和手指活动度以及语言、记忆测试的基线。初次药物推注后,用输液泵维持药物泵入,直到所有语言和记忆测试均已完成。药物停止泵入后,在脑电图,手的力量和语言(在主要的半球注射中)恢复到基线水平,这时再进行记忆项目的再识测试,并记录患者的主观感受,具体流程详见图 16-2。

脑电图记录:视频脑电图记录开始于药物推注前几分钟,一直记录到所有临床和脑电图恢复到基线后持续几分钟。记录了 21 个通道,脑电图以 256Hz 采样,0.5~70Hz 的带通。头皮脑电图显示为纵联双极导联。注射后,始终在屏幕上保留一段基线跟踪,以方便将进行中的脑电图与基线进行比较。随后阅读脑电图,以标记脑电图变化发生的时间,其模式和空间范围以及恢复基线的时间。

运动功能和视野测试:在静脉推注给药过程中,行运动功能和视野测试。

语言和记忆功能测试:测试分 3 个阶段进行,在基线,药物作用期间和药物作用消散后(药物后阶段)。我们用于测试语言的任务有:听理解、顺序计数、物体的命名、句子重复、阅读和填词(图 16-3)。这些不同的语

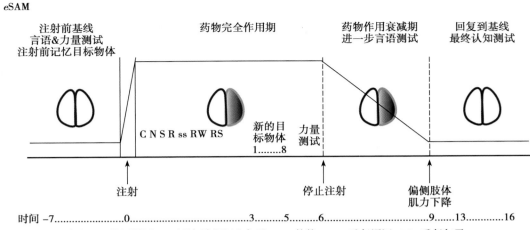

C:理解；N:命名；S:填词拼写；R:阅读(读词汇和句子)；ss:数数；RW:重复词汇；RS:重复句子

图 16-2 深圳大学总医院癫痫中心 eSAM 试验流程图

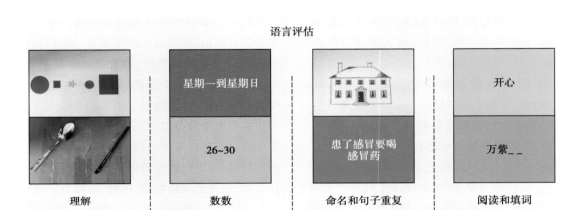

图 16-3 深圳大学总医院癫痫中心语言评估任务

言任务和第一组记忆测试物品在基线测试过程中以程序组的形式给出，但在药物注入后我们对语言任务进行循环测试，为每个语言任务提供两个项目，以便对所有项目进行采样，然后呈现新的记忆测试物品，在记忆测试结束后停止药物注入。

24 个真实物品用于测试记忆功能，在注射前先提供八个物品记录基线，并在给药后，向患者展示 8 个"靶"物品。停药后等待运动、语言、脑电图恢复到基线水平后，向患者展示 24 个物品(其中包括 8 个"基线"物品，8 个"靶"物品，8 个"干扰"物品)，详细记录结果并计算遗漏识别率和阳性错误识别率，遗漏识别率是指把见过物品(注药过程中的"靶"物品)遗忘的比例，阳性错误识别率把干扰物品错识为见过的物品的比例（图 16-4)。

3. eSAM 测试的结果判读

(1) 运动的观察：观察给药后是否出现暂时性的肢体偏瘫。检查上肢运动时让患者双手伸直并抬高，手

掌向下，手指分开或双手举起，重复握拳或张开动作；检查下肢时让患者抬腿，双膝屈曲，双脚靠近臀部。如果穿刺侧半球有运动功能，则对侧肢体在给药后很短时间内突然落下，同侧肢体可能无反应或随后缓慢出现该变化。

(2) 视野的观察：检查时让患者注视检查者，同时检查者双手在患者视野周边向中央缓慢移动，观察患者所能看到的视野范围。

(3) 语言的观察：主要观察内容是在注射药物后能否出现短暂性失语(语言停顿、卡壳)及其严重程度，以此来判断语言优势半球的标准。用于测试语言的任务有：听理解、顺序计数、物体的命名、句子重复、阅读和填词，而且这些语言任务在术前都经过反复训练，因此如果患者在穿刺给药后出现语言停顿、语速变慢、语调变低，甚至语言停止等都视为异常，该侧半球则可能为语言优势半球。

(4) 记忆的观察：主要观察在注射给药后是否出

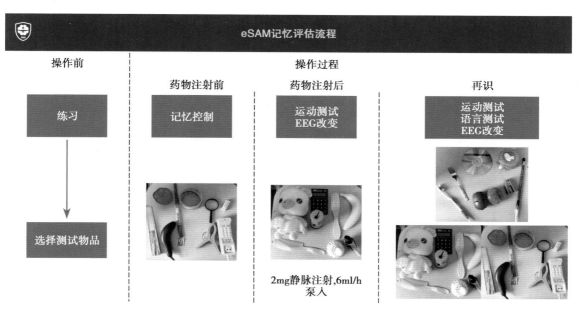

图 16-4　深圳大学总医院癫痫中心 eSAM 记忆评估流程图

现对物品的遗漏识别或错误识别,判别结果为:遗漏识别率大于 30% 和/或阳性错误识别率大于 10% 即判定为记忆功能异常,该侧半球可能为记忆优势半球。

4. eSAM 测试的并发症　eSAM 的并发症一般较少见,主要与 DSA 操作本身的风险和并发症,以及药物的副作用有关。包括脑血管痉挛和卒中、穿刺部位血肿以及患者出现镇静和行为方面的改变。

文献报道的脑血管痉挛和卒中发生率为 0.45% ~ 0.96%,轻度脑血管痉挛和卒中往往能在 24 小时内自然缓解或消失,或者通过解痉、扩容、抗纤溶治疗得到缓解。针对股动脉穿刺插管处发生的局部血肿,一般都会在数天后自然吸收或消失。

eSAM 试验过程中,46% 的患者在输注过程中发生了类似发抖的震颤,这种震颤几乎总是累及上肢。大多数的震颤是非常轻微或几乎不可察觉的,只有少数患者的震颤表型为中度摇动。本中心在行 eSAM 试验过程中,部分患者出现情绪失控、癫痫发作、颤抖等不良反应,未发现眼痛等并发症。

【典型病例】　患者女性,27 岁。

(1) 主诉:发作性意识丧失伴肢体抽搐 19 年,发现左侧颞叶脑血管畸形 10 年。

(2) 病史:患者 19 年前(7~8 岁)无明显诱因首次出现发作性意识丧失、四肢抽搐,就诊于当地医院,行头部 CT 检查,结果不详,未给予任何治疗。10 年前(17 岁左右)于饮酒后出现再次发作,表现同前,就诊于当地医院,行头部 MRI 以及 DSA 检查,诊断"左颞叶动静脉畸形",未接受手术及药物治疗。之后在熬夜、工作

紧张情况下,偶尔出现类似发作。工作之后,分别于 2013 年、2014 年、2015 年及 2 个月前患者开始在劳累状况下出现发作性的先兆,描述为心跳感,之后头脑中出现一个动态的场景(类似梦中出现的场景),持续约 1~2 分钟,有时会继发意识丧失、四肢抽搐。发作后出现语言表达困难(找词困难)、言语缓慢以及双侧头紧绷感。1 个月前再次出现上述发作并就诊我院行头部 MRI 提示"左侧颞部动静脉畸形"。患者发病至今"大发作"共 7 次,但患者诉其存在频繁的先兆发作,平均每月数次,目前未口服药物治疗。入院后完善 DSA 示"左颞动静脉畸形,主要位于左侧颞叶上、中回的中部,供血动脉为大脑中动脉上下干、大脑后动脉"(图 16-5)。脑电图提示"左侧颞叶中部为著的癫痫样异常放电,有时波及左侧额部电极"。神经心理评估结果示"患者词语学习记忆功能异常,提示优势半球颞叶功能缺损"(图 16-6)。

(3) 既往史:出生顺产,发育正常,否认难产及头部外伤史;否认高血压、糖尿病及心脏病病史;否认结核等传染病史,既往乙肝小三阳病史;否认药物过敏史,自诉虾及蚕蛹过敏;否认外伤、手术及输血史。

(4) 神经系统查体:意识清楚,言语正常,粗测视力正常,双侧瞳孔等大等圆,直径 3.0mm,对光反射灵敏,四肢肌力 5 级,肌张力正常,双侧巴氏征阴性,胸腹查体未见明显异常。

(5) 致痫区分析:①症状学,以心慌感为首先出现的先兆症状,提示边缘系统最先受累,之后患者头脑中可出现动态场景常见于海马、海马旁回、杏仁核或者额

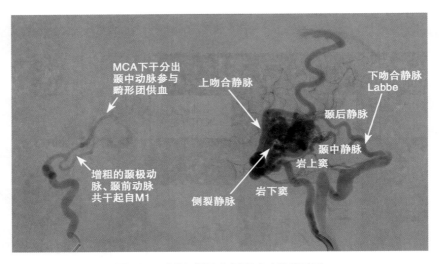

图 16-5　DSA 提示左侧颞叶动静脉畸形

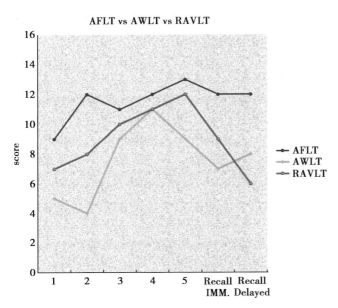

图 16-6　神经心理评估提示优势半球功能受损

叶起源的癫痫发作。患者发作后出现言语困难,提示优势半球侧,尤其优势半球语言中枢周边区域可能性大。②影像学可见左颞动静脉畸形,脑电图间期以左颞为著的癫痫样异常放电,与发作症状学吻合。③神经心理评估结果提示优势半球颞叶功能异常,患者为右利手,提示左侧颞叶功能受损。综上所述,致痫区可能位于左颞,与患者影像学病灶相符。

（6）诊疗计划:由于左侧颞叶动静脉畸形,考虑手术切除,但是病灶位于优势半球颞叶中部,与言语和记忆中枢关系密切,需要评估手术切除可能带来的言语功能和记忆功能缺损情况,以决定手术方式和手术切除范围,因此采取血管超选的 eSAM-Wada 试验,模拟动静脉畸形封堵以及切除后神经功能缺损情况。

eSAM-Wada 试验过程和结果见图 16-7。eSAM-Wa-da 试验在微导管分别超选至动静脉畸形的供血动脉（大脑中动脉上干及下干）后,每根血管分别泵注入依托咪酯 2mg,时间超过 30 秒,之后以 0.004mg/（kg·min）微量泵持续泵注,评估患者运动、语言及记忆功能,并同步记录脑电图。语言功能评估于脑电图出现明显的局灶性 delta 波开始,包括图片命名、序列言语、复述、填词、听理解测试,记忆评估采用实物记忆,分基线记忆 8 个实物、注射中记忆 8 个实物和再识过程的混淆项 8 个实物。具体评估流程见图 16-2,评估间隔时间 30 分钟。在分别注药至大脑中动脉上干和下干后,患者并未出现明显的言语及记忆功能障碍。为了进一步评估记忆功能,以辅助决定是否切除颞叶内侧结构,患者再次进行了颈内动脉注射依托咪酯,评估过程同前。注射后,患者出现右上肢肌力明显减弱,口角向左歪斜,言语变慢,音调变化,言语费力,听理解出现错误。记忆功能测试时显示注药后遗漏识别率为 62.5%,阳性错误识别率为 25%。eSAM 试验结果提示记忆和言语功能优势侧均为左侧半球,但是,左侧颞叶动静脉畸形的供血动脉血管内治疗后,对记忆和言语功能损害的可能性较小。因此,该患者的手术计划制定为动静脉畸形栓塞术及动静脉畸形和致痫区切除术。为了避免患者记忆功能受损,切除术中避免损伤左侧颞叶内侧结构,尤其是海马结构。患者经动静脉畸形栓塞后手术切除左侧颞叶动静脉畸形和致痫区,术后未见明显的言语和记忆功能损伤,术后至今近 1 年无癫痫发作。

（7）治疗结果:患者经动静脉畸形栓塞后手术切除左侧颞叶动静脉畸形和致痫区,术后未见明显的言语和记忆功能损伤,术后至今无癫痫发作,术中所见见图16-8。

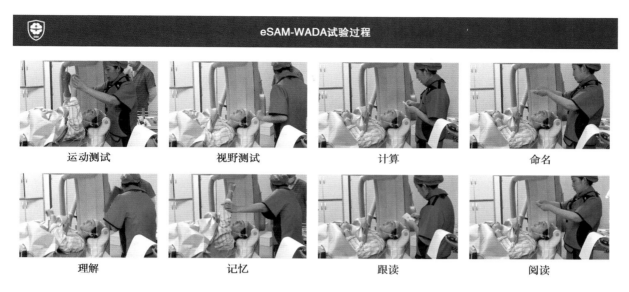

图 16-7　eSAM-Wada 试验神经心理评估流程

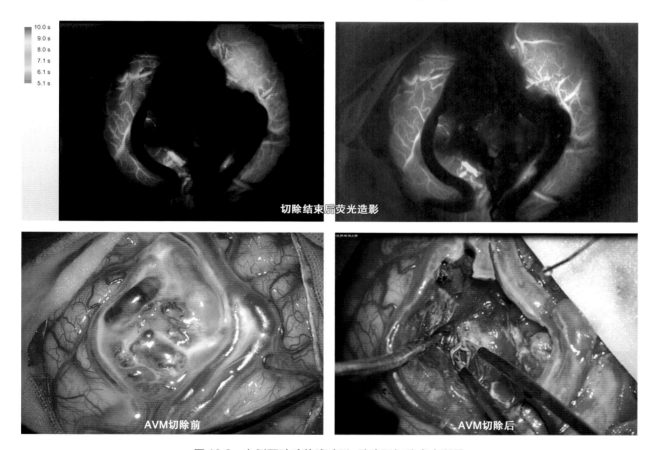

图 16-8　左侧颞叶动静脉畸形+致痫区切除术中所见

（三）高选择性颈内动脉 Wada 试验

颈内动脉 Wada 试验自临床开始使用以来,对于判断受试者的语言、记忆、运动功能的优势侧别有很大帮助,但是其应用过程中也受到部分限制,这是因为:①颈内动脉注射麻醉药物并不能将海马结构充分麻醉,因此标准的 Wada 试验并不能有效地预测单侧前颞叶切除,甚至选择性功能海马杏仁核切除术后的记忆功能障碍;②不同个体其大脑动脉 Willis 环解剖存在差异,导致药物在大脑区域分布情况不同,从而产生不同的测试效果。如药物通过前交通动脉到达对侧额叶,或者通过后交通动脉到达大脑后动脉及脑干。有些患者因为半球广泛抑制,意识状态发生改变甚至抑制,注意力不集中,定向障碍,全身肌肉强直及颤抖等,医生有时无法判断大脑的某些功能如语言或者记忆。

对于颞叶内侧结构目前普遍采用的方法是超选行大脑后动脉 P2 段注射药物,大脑后动脉 P2 段注射麻醉药物(丙泊酚等)对颞叶内侧麻醉效果好,且对语言、注意力及运动功能影响较少。

对于颞叶内侧以外的功能区如语言区及运动区需要进行判断时,选择性 Wada 试验亦可采用,Masazumi Fujii 报道了 17 例患者选择性大脑中动脉 M1 段注射丙泊酚判断患者语言优势半球,受试病例均出现了语言抑制,其中 6 例患者出现了淡漠或者轻度意识障碍,但均未影响语言功能的判断。

选择性 Wada 试验临床使用较少,适用情况如下:①常规颈内动脉 Wada 试验失败;②脑血管发生变异。其优点是:①减少了麻醉药物剂量;②麻醉药物的副作用也相应减少减轻;③患者配合度高,可以针对性检查患者的语言运动或者记忆功能。然而也必须警惕:因为涉及微导管的技术操作,需要术者有足够的血管内介入经验,否则会造成血管内的损伤如血管痉挛导致脑缺血、脑梗死或者血管破裂导致颅内出血。因此采用该项技术之前,需要征得患者充分的理解和同意。

典型病例

一般资料:女性患者,26 岁,左利手,发作性肢体抽搐病史 14 年,发作频率约 10 次/月。曾正规服用丙戊酸钠、拉莫三嗪、苯妥英钠、氯硝西泮、奥卡西平、左乙拉西坦等药物疗效不佳。因反复发作,致其智力低下,识字困难。辅助检查:头颅 MRI:左侧-侧脑室扩大(体部、后角明显);左侧海马体积萎缩、信号增高;脑萎缩。脑

部 PET:左侧颞顶枕叶低代谢。心理测量:IQ:全量表 50,言语 55,操作 50;MQ:<51。症状学:自动运动(眨眼、口咽自动症)→肌张力障碍(右侧面部、手臂)→复杂运动→眼球震颤→右眼偏斜→右侧肢体强直。脑电图:左半球起始。视野检查不配合,语言功能磁共振提示:双侧半球多发激活。

Wada 试验经过:颈内动脉 Wada 试验,脑血管造影检查显示双侧大脑前动脉早期显影,语言任务设置:数数(从 1 数到 30),双侧上肢伸展,左侧颈内动脉注入 10mg 丙泊酚后,患者右上肢偏瘫伴精神淡漠,语言检查不配合,半小时后右侧颈内动脉注入 8mg 丙泊酚,患者昏睡无法配合。1 个月后,再次行选择性大脑中动脉 wada 试验:微导管放置左侧大脑中动脉 M1 段,嘱患者数数,数到 10 时,迅速注入 7mg 丙泊酚,右上肢垂腕,语言无抑制;半小时后右侧颈内动脉注入 7mg 丙泊酚,左侧肢体偏瘫,语言抑制,确定患者语言功能位于右侧,行左侧前颞叶切除+后头部离断术,术后患者对答切题,肢体活动同前,随访 2 年,无癫痫发作。

结果解读:对于涉及语言区的癫痫灶,确定语言区的位置和侧别,是手术决策的关键环节。该病例中,语言功能磁共振无法给我们提供准确的语言定位信息,而在行颈内动脉 Wada 试验过程中,由于存在大脑前动脉早期双侧显影的现象,导致我们在注射药物的过程中无法把握准确的剂量,剂量太小起不到测试的作用(因为变异的 Willis 环存在分流),剂量太大则可能出现严重的药物不良反应及半球广泛麻痹导致测试失败等情况。结合相关文献资料及实践经验我们认为:大脑中动脉 M1 段 Wada 试验,注射剂量成年女性 7mg,成年男性 8mg,追加剂量 2~3mg(图 16-9)。

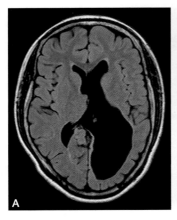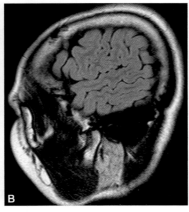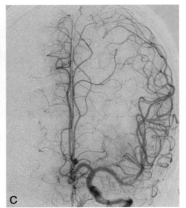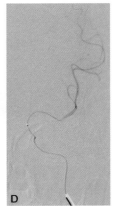

图 16-9　一例癫痫患者 MRI 和 WADA 试验的 DSA 造影

A、B. 示头部 MRI 薄层 3mm 轴位及矢状位图;C. 示左侧颈内动脉造影图;D. 示左侧大脑中动脉 M1 段造影图。

(陈富勇　孟祥红　郭　强　张　伟)

参考文献

［1］ WADA J，RASMUSSEN T. Intracarotid injection of sodium Amytal for the lateralization of cerebral speech dominance：experimental and clinical observations［J］. J Neurosurg 1960,17:226-282.

［2］ Branch C，Milner B，Rasmussen T. Intracarotid sodium Amytal for the lateralization of cerebral speech dominance：observations in 123 patients［J］. J Neurosurg 1964,21:399-405.

［3］ Jones-Gotman M，Smith M L，Wieser H G. Intraarterial amobarbital procedures. In：Engel J Jr.，Pedley T，eds. Epilepsy：a comprehensive textbook（volume 2）［M］. New York：Raven Press,1998:1767-1775.

［4］ Bouwer M，Jones-Gotman M，Gotman J. Duration of sodium Amytal effect：behavioral and EEG measures［J］. Epilepsia,1993,34:61-68.

［5］ Jones-Gotman M，Sziklas V，Djordjevic J，et al. Etomidate speech and memory test（eSAM）：a new drug and improved intracarotid procedure［J］. Neurology,2005,65（11）:1723-1729.

［6］ Jones-Gotman M，Sziklas V，Djordjevic J. Intracarotid amobarbital procedure and etomidate speech and memory test［J］. Can J Neurol Sci,2009,36 Suppl 2:S51-54.

［7］ Banks S，Sziklas V，Djordjevic J，et al. Awareness of deficits during intracarotid anesthetic procedures in epilepsy：Comparisons of motor，naming，and comprehension awareness under amobarbital versus under etomidate［J］. Epilepsy Behav,2010,19（4）:591-595.

［8］ Mariappan R，Manninen P，McAndrews M P，et al. Intracarotid etomidate is a safe alternative to sodium amobarbital for the Wadatest［J］. J Neurosurg Anesthesiol,2013,25（4）:408-413.

［9］ McCleary K，Barrash J，Granner M，et al. The safety and efficacy of propofol as a replacement for amobarbital in intracarotid Wadatesting of presurgical patients with epilepsy［J］. Epilepsy Behav,2018,78:25-29.

［10］ Szantroch M，Bala A，Rysz A，et al. Experience of adverse events with cerebral propofol testing in patients with drug resistant epilepsy［J］. Sci Rep,2019,9（1）:592.

［11］ 于加省,陈旭. Wada 试验//李勇杰. 功能神经外科学［M］.北京：人民卫生出版社,2018:493-500.

［12］ 刘仕勇,阴金波,安宁,等. 丙泊酚 WADA 试验在颞叶癫痫功能评估中的应用［J］. 立体定向和功能性神经外科杂志,2011,24（1）:26-29.

［13］ 江建东,姚一,谭启富,等. 丙泊酚 WADA 试验对语言功能的定侧价值及其与 fMRI 的初步比较［J］. 中国临床神经外科杂志,2012,17（10）:611-613.

［14］ Mikuni N，Takayama M，Satow T，et al. Evaluation of adverse effects in intracarotid propofol injection for Wadatest［J］. Neurology,2005,65（11）:1813-1816.

［15］ Jack C R，Nichols D A，Sharbrough F W，et al. Selective Posterior Cerebral Artery Injection of Amytal：New Method of Preoperative Memory Testing［J］. Mayo Clinic Proceedings,1989,64（8）:965-975.

［16］ Yen D J，Lirng J F，Shih Y H，et al. Selective posterior cerebral artery amobarbital test in patients with temporal lobe epilepsy for surgical treatment［J］. Seizure,2006,15（2）:0-124.

［17］ Stabell K E，Bakke S J，Andresen S，et al. Selective Posterior Cerebral Artery Amobarbital Test：Its Role in Presurgical Memory Assessment in Temporal Lobe Epilepsy［J］. Epilepsia,2004,45（7）:817-825.

［18］ Catapano JS，Whiting AC，Wang DJ，et al. Selective posterior cerebral artery amobarbital test：a predictor of memory following subtemporal selective amygdalohippocampectomy［J］. J Neurointerv Surg,2020,12（2）:165-169.

［19］ 谭启富,李龄,吴承远. 癫痫外科学［M］. 2 版. 北京：人民卫生出版社,2012.

［20］ Fujii M，Miyachi S，Matsubara N，et al. Selective Propofol Injection into the M1 Segment of the Middle Cerebral Artery（MCA WadaTest）Reduces Adverse Effects and Enhances the Reliability of the WadaTest for Determining Speech Dominance［J］. World Neurosurgery,2011,75（3-4）:503-508.

［21］ Urbach H，Oertzen J V，Klemm E，et al. Selective Middle Cerebral Artery WadaTests as a Part of Presurgical Evaluation in Patients with Drug-resistant Epilepsies［J］. Epilepsia,2002,43（10）:1217-1223.

第十七章 影像学后处理技术

第一节 概　述

影像学是癫痫术前评估的重要组成部分,影像学的结果与预后有重要联系,目前致痫病灶是否为 MRI 可见是判断部分性癫痫术后疗效的一个重要指标。随着影像学技术的发展,很多以往"隐匿"的致痫病灶得以显影。然而即使采用了高场强(3.0T)的 MRI 和特定的癫痫扫描序列,某些病灶仍然难以被发现。因此,提高扫描仪硬件水平是一方面,而另一方面则需要从阅片这个角度提高"软件水平"。阅片者的水平很大程度上取决于其经验,需要有大量的训练。然而患者的影像学资料中含有大量的信息,即便是有经验的阅片者,也有可能遗漏掉某些细微的异常。影像学后处理技术的出现,能够弥补上述人工阅片的缺陷,提高致痫病灶的检出率。

影像学后处理技术出现的前提是影像数据的数字化及基于矩阵计算的软件的出现。早期常见的后处理技术包括基于体素的形态学分析(voxel-based morphometry,VBM)、基于表面的形态学分析(surface-based morphometry,SBM)及多模态影像融合技术。现在随着人工智能(artificial intelligence,AI)的不断发展,机器学习也被大量地应用到后处理技术当中。人工阅片、早期影像后处理技术及 AI 在阅片流程中的差别在于:人工阅片需要人为提取影像中的特征值,然后经验性地与健康人群的正常值对比来判断该值是否为异常,也就是提取特征和判断过程均为人工;早期的后处理技术通过计算机提取特征值并与对照人群值进行对比,最后也需要阅片人根据对比结果进行判断是否为异常;AI 即上述的过程无人为干预,均由计算机完成(表 17-1)。所以,与传统人工阅片相比,影像学后处理技术具有客观、量化和省时的优点。

表 17-1　不同阅片方法的对比

方法	特征提取	与正常值对比	结果判断
传统人工阅片	人工	人工	人工
VBM 或 SBM	计算机	计算机	人工
AI	计算机	计算机	计算机

从病理学的角度来看,癫痫外科中可表现为 MRI 阴性的病变常为海马硬化(hippocampal sclerosis,HS)和局灶性皮质发育不良(focal cortical dysplasia,FCD)。对于 HS,当海马萎缩的程度并不严重的时候,单纯的人工判读容易忽略,需要用一些量化的指标如海马体积等进行衡量。而 FCD 的 MRI 表现可分为 3 种,第一种为 MRI 阳性,即通过常规的人工阅片就容易被发现;第二种在 MRI 上表现出的异常非常细微,人工阅片容易忽略或者难以确定,这种 FCD 可以通过 VBM 或 SBM 筛查或确认;第三种即严格意义上的 MRI 阴性,即高场强 MRI 的癫痫序列未发现与癫痫相关的异常,这种情况常常需要借助其他模态的检查如 PET、MEG 或 SPECT 进行检测。

第二节 影像学后处理技术诊断海马硬化

一、海马体积测量

HS 在 MRI 上重要的表现之一就是患侧海马萎缩,即海马体积缩小。在人工阅片的过程中,中到重度的海马体积缩小可以在冠位或轴位的影像上进行双侧海马对比而发现。但是对于萎缩不明显的病例(多见于 3 型 HS),目测很难发现双侧海马在体积上的差异。这就需要一个定量而客观的测量方法来进行对比,在这种情况下,海马体积测量就应运而生。

早期的海马测量是在 MRI 影像上通过手工描绘海马的范围,然后计算出该范围的体积。这种方法的优点是准确性高,但是耗费人力和时间的缺点也很明显。随后涌现出来一系列的基于不同算法的脑区自动分割的方法(图 17-1),这些方法应用到健康人群中取得的较好的效果。然而,由于 HS 患者的海马出现了萎缩和异常旋转,这些因素影响到了患侧海马自动分割的准确性。之后有学者改进算法后避免了上述原因的影响。北京天坛医院的研究者评估了基于 Freesurfer 的自动海马体积计算诊断 HS 的效能,其敏感度和特异度分别为 92.59% 和 100%,ROC 曲线下面积为 0.88。

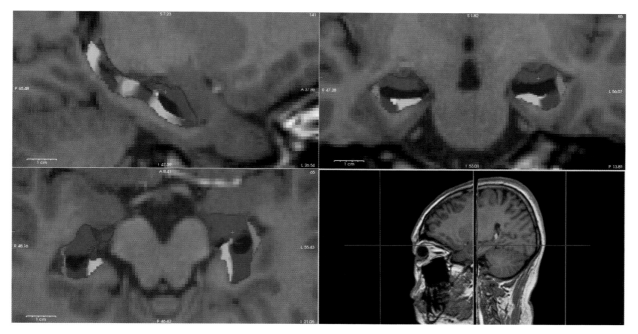

图 17-1　基于 Freesurfer 软件包的海马自动分割

利用 Freesurfer 软件包可自动分割海马并计算海马各亚区的体积。黄色区域为下托,绿色为内嗅区,红色为 CA1,蓝色为 CA2 和 CA3,紫色为 CA4 和齿状回。

二、海马 FLAIR 序列信号测量

HS 在 MRI 上的另一个表现为 FLAIR 或 T_2 序列上的海马信号增高,因此可以通过定量的方法对比双侧海马在 FLAIR 或 T_2 序列上的平均信号密度。Huppertz 等人利用该方法检测 HS,结果表示其敏感度和特异度分别为 97.1% 和 95.4%。而来自北京天坛医院的研究却表明该方法的敏感度只有 38.89%,ROC 曲线下面积仅为 0.41。

三、海马形态学分析

海马的萎缩同样会带来海马形状的改变,大量的基于形态学分析的研究对比了 HS 患者的海马与正常对照人群的海马,结果表明硬化的海马的 CA1 区向内偏移,而且 CA1 区及下托改变的严重程度与病程正相关。但是这些研究都是基于 HS 患者组与正常对照人群组的组间对比,目前还没有利用形态学分析方法诊断受试个体的研究。

第三节　影像学后处理技术诊断局灶性皮质发育不良

一、VBM 技术

由于数字化的 MRI 影像的组成单位是体素,每一个体素有其对应的三维空间坐标值和灰度值,不同的灰度值形成了图像的明暗对比,而 VBM 实际上就是对这些由坐标值和灰度值组成的矩阵进行数学运算(图 17-2)。

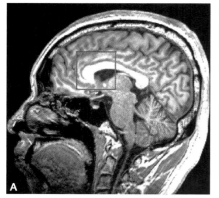 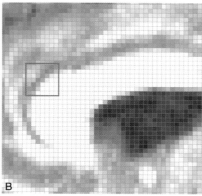

323	333	286	244	269	332	346
301	298	240	264	337	366	360
281	231	268	351	404	394	377
246	239	304	393	400	408	405
259	281	362	418	397	392	399
276	341	401	381	383	400	396

图 17-2　MRI 影像与体素

A. 头部 3D T_1 矢状面;B. A 图中橘红色区域放大,可见图像由 1mm×1mm 的像素组成,因为取的是矢状面的二维图像,所以看到的是像素,但实际的 MRI 影像是三维的,图像由 1mm×1mm×1mm 的体素组成;C. B 图中橘红色区域放大,可见每个像素的明暗对比是由这个像素的灰度值所体现,数值越高该像素越亮。

来自蒙特利尔神经病研究所的学者于 2001 年报道使用 VBM 技术辅助定位 FCD,该方法总共用了厚度图像、渐变图像和相对信号密度图像分别来提取 FCD 皮质增厚、灰白质交界模糊和信号密度改变这 3 个特征。最后用(厚度图像×渐变图像)/信号密度图像后生成比率图像。将比率图像应用到 16 例 FCD 患者和 20 例正常被试者身上,其敏感度和特异度分别为 87.5% 和 95%。但是该方法只是提取了 FCD 的特征,并没有将这些特征与正常对照组进行对比。

Huppertz 等人于 2005 年开发出另一种新的 VBM 算法,称之为形态测量分析程序(morphometric analysis program,MAP)。该程序通过分析受试者的 3D T_1 影像,

最后生成交界图像、延伸图像和厚度图像这三个后处理图像来检测 FCD 中的灰白质交界模糊、脑沟/回形态异常和皮质增厚。该程序是基于 Matlab 平台与 SPM 软件包而开发,整个过程完全自动,不需要人工介入。

MAP 的计算过程分为 3 个步骤:第一步是将受试者个体的头部影像配准到 MNI 标准脑空间坐标系中,空间上的坐标统一是进行受试者和健康人群影像体素级别计算的前提。第二步是量化提取上述的 3 个 FCD 的异常特征,生成特征图像。第三步是将受试个体的特征图像与健康人群对应的特征图像进行对比,即用个体特征图像减去健康人群特征图像平均值后再除以健康人群特征图像标准差值,最后生成特征值的 Z 值图像(图 17-3)。所

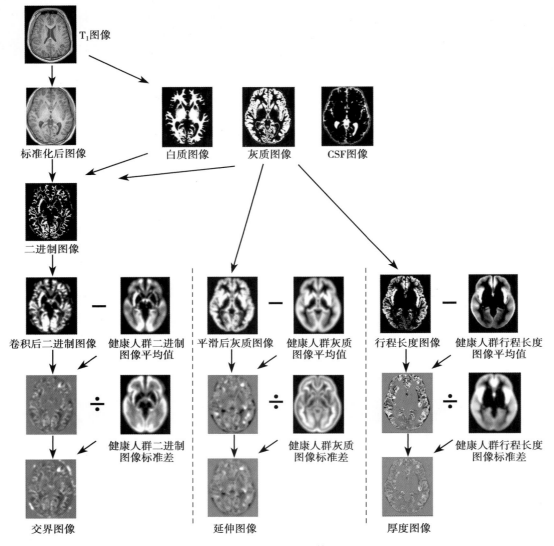

图 17-3　MAP 图像计算流程

MAP 处理的影像为 3D T_1 序列图像,整个过程包括空间标准化、异常特征提取以及与常模对比(减去常模的平均值后除以常模的标准差),生成 Z 值图像,体现的是该异常特征与常模的偏差程度。交界图像流程中的异常特征提取是由标准化后图像生成二进制图像。因为 3D T_1 中灰白质交界模糊区域中体素的灰度值出现了异常,有统计发现这个异常灰度值常常处于一个异常区域,这个区域的上限是白质的平均灰度-白质灰度标准差的一半,下限是灰质的平均灰度+灰质灰度标准差的一半。在这个流程中异常特征的提取就是将标准化后图像中灰度值处于上述区域的体素保留,即该体素的值为 1,而灰度值位于该区域以外的体素去除,即该体素的值为 0。延伸图像流程中的异常特征提取就是生成灰质图像。厚度图像流程中的异常特征提取就是由灰质图像生成行程长度图像。即对灰质图像的每一个体素,其行程长度值由穿过该体素的向量对长度的最小值估算灰质-白质和灰质-脑脊液界面之间的最小距离。

以,这3个Z值图像的每一个体素都是由Z值组成,体现的是受试个体的这个体素在相关特征上与健康人群的偏差,偏差越大,异常的可能性越大。但是关于MAP图像需要注意以下几点:①MAP对3D T_1 影像进行处理,只是将3D T_1 影像中的异常凸显出来,以便于观察,而并不是将正常的影像变成异常的影像。②MAP图像的作用只是为了辅助阅片,最后结果的解读需要阅片者观察原始图像做出判断。因为MPA图像特异性较差,容易出现假阳性,高Z值区域并不一定为FCD病灶,特别是在白质中出现异常改变时。③MAP处理的是3D T_1 影像,因此不能体现FCD在FLAIR序列中信号增高这一常见的异常表现,比如像"穿透征(transmantle sign)"这样的特征性改变。④对于既往有过颅脑手术史的患者,因为其术区软化灶的干扰,影响计算结果的准确性。因此,MAP不适合再次手术的患者(首次手术前已行3D T_1 扫描的除外)。⑤对于儿童,特别是5岁以下的儿童,因为其大脑发育尚未完善,MRI上跟成年人相比有较大的差别。而且要获得这一年龄段健康儿童的头颅MRI扫描比较困难,所以该方法难以应用于低龄儿童。

德国学者为了评估MAP检测FCD的价值,统计了10年内91例病理证实的Ⅱ型FCD的数据。结果显示相对于常规人工阅片,MAP辅助阅片能够提高ⅡA型FCD的检出率(94% vs 65%),而对ⅡB型FCD的检出率无明显提高(92% vs 91%)。来自北京天坛医院的数据($n=44$)显示MAP未能检测出Ⅰ型FCD,但是能提高Ⅱ型FCD的检出率,尤其是ⅡA型FCD的检出率(图17-4)。因此,MAP有助于在癫痫患者中筛选FCD,或对可疑的异常影像加以确认。但对于真正MRI阴性的FCD患者,MAP的作用并不明显。

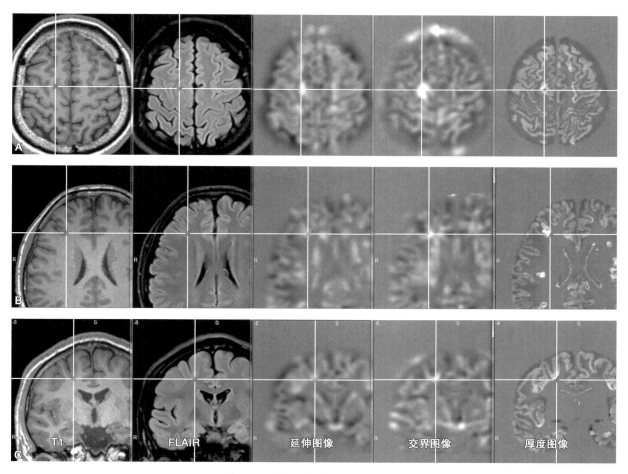

图17-4 MAP检测MRI阴性FCD
A. 延伸图像、交界图像和厚度图像均为阳性;B. 交界图像和厚度图像为阳性;C. 只有交界图像为阳性。

【典型病例】

1. 病史及查体 患者于8年前无明显诱因出现发作性屈颈,左侧上下肢体抬举感,不能控制,继而意识欠清(部分保留),数十秒钟缓解,发作后即刻醒转。日间、夜间均有发作,以夜间睡眠中多发。发作较频繁,1次/4~5天,当地就诊考虑为"癫痫",开始应用卡马西平片控制。偶有继发GTCS。曾服用左乙拉西坦、丙戊酸钠,疗效不佳。目前服用拉莫三嗪100mg,2/d。既往史及个人史阴性,家族史阴性。查体:右利手,神经系统查体未见阳性体征。

2. 无创术前评估　头皮 EEG,发作间期:右侧前额、颞节律性慢波;发作期:右侧额(F4)、颞(F8 和 T4)及额、中央中线(Fz 和 Cz)。监测到多次发作,表现同病史中的描述。MRI 余未见明显异常(图 17-5A)。MAP 交界图像提示右侧额盖灰白质交界模糊(图 17-5B)。

3. 侵入性术前评估　结合无创检查的结果,我们做出基于解剖-电-临床的工作假设为右额盖为 EZ 的可能性大,随后向额、中央中线传导。为明确致痫区及电传导通路,进行深部电极埋藏。电极覆盖右侧 OFC(J)、岛叶岛盖(H、I)、中扣带回(G)、辅助感觉运动区(E)、辅助感觉运动前区(F)、旁中央小叶(C、D)和顶叶内侧面(A、B)(图 17-5C),发作间期右额盖(I3~I4)棘慢波阵发,发作期同样也是右额盖(I3~I4)节律性棘慢波起始,并早期传导至中扣带回(图 17-5D)。

4. 手术及预后　根据 SEEG 结果切除右额盖(图 17-5E)。术后病理示:FCD ⅡA。术后至今 48 个月,已停药,无癫痫发作。

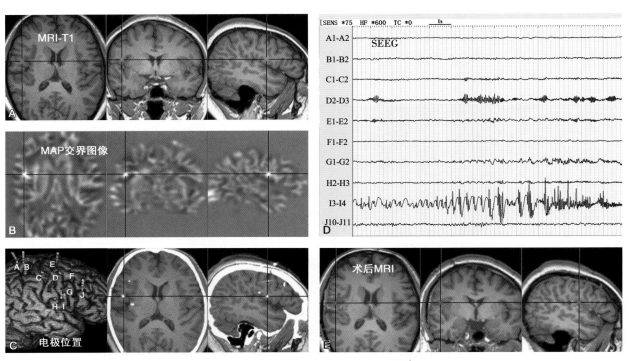

图 17-5　MAP 处理协助诊断 FCD 的典型病例

二、SBM 技术

SBM 技术较早由 Besson 在 2008 年提出,是纹理分析的进阶,其测量的主要步骤包括三维大脑皮质表面重建、膨胀和映射,并提取代表大脑皮质形态学特征,实现精确判定大脑皮质面数据顶点的解剖区域定位和组间差异分析的计算(图 17-6)。基本计算过程如下:①对个体 T1 影像进行密度标准化和射频偏压场不均性校正;②通过曲面网格算法在个体空间图像分割灰质、白质和脑脊液,确定不同组织边界;③进行皮质重建,通过半球分离、曲面细分及图像变形使灰质/白质交界和软脑膜表面网格化,重建出白质表面和软脑膜表面;④拓扑结构修正以及基于皮质水平的配准,空间平滑;⑤在顶点层面进行组间被试全脑范围的参数检验或非参数检验。

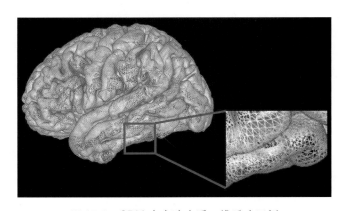

图 17-6　SBM 中大脑皮质三维重建示例
图示中为解剖图像进行分割、配准及三维重建等步骤,生成高精度的灰质-白质和灰质-脑脊液分割面,得到面数据进行后续计算。右图中的三角形为顶点。

VBM 和 SBM 都同属计算神经解剖学,是通过各种测度来测量脑皮质形状和灰度信息的影像学后处理方法。VBM 能够全脑定量测量脑组织成分的局部体积和灰度信息,从而刻画局部脑区的特征和病理变化,但其体素信息是总体结果,不能厘清皮质厚度、面积、皱褶度等内在属性对测量的影响。而 SBM 采用网格化表面的分析方法,采用的空间是一个基于表面的球面二维空间而非传统的三维 Talairach 坐标空间,更符合大脑皮质的本质上是一张二维薄层的客观事实,能够更真实反映大脑皮质结构的内在拓扑本质,但也存在无法评估皮质下及白质形态等问题。

就目前为止,基于体素的形态测量仍旧在评估灰质体积的总体变化方面具有优势,但是灰质体积可由两种改变引起,即皮质厚度和皮质表面积。这两种变化反映了人类皮质的不同结构特征,并且可能受到不同细胞因素的驱动(即皮质表面积的皮质微柱数和皮质厚度内微柱的细胞数)。鉴于灰质体积与皮质表面积而非厚度有更密切的联系,因此还需要更多的研究来阐明 VBM 和 SBM 这两种技术之间的关系,但在癫痫疾病中皮质厚度的测量方法比体积研究所获得的结果更为具体。此外,皮质厚度提供了一个不易受个体位置变化影响的皮质形态的直接指标,因为无论位置差异,提取灰质都遵循灰质表面,尤其是在基线和受试者的内部比较中。因此,在未来的研究中,SBM 方法将成为灰质研究的主要方法。

既往研究中,蒙特利尔神经病研究所的 Bernhardt 学者利用 SBM 技术分析了颞叶癫痫中丘脑病理改变的程度和分布,并探索了丘脑-新皮质网络。Hong 等学者也利用 SBM 技术发现 FCD Ⅰ型出现同侧多脑叶皮质萎缩(额叶明显)并且伴有皮质折叠复杂数增加,而Ⅱ型则表现为颞叶和中央后回皮质增厚,探索出 FCD 神经影像表型和模式。

三、多模态影像融合技术

癫痫术前评估的影像可有多种模态,包括结构 MRI、fMRI、PET 和 SPECT 等。在上述影像的扫描过程中,因为患者的头位以及扫描角度的各种不同,人工阅片很难将这些影像统一到一个固定的坐标系当中。在这种情况下,可以采用影像融合技术,将不同模态的影像配准,再进行融合阅片。影像配准实际上是对不同体素的坐标进行处理,实现影像的变化,从而将不同模态影像在相同空间坐标体系下不同空间位置的体素进行配准。图 17-7 表示一个影像从一开始的原始图像经过缩放、旋转、平移三个步骤达到目标影像的过程,这是计算机对于每个体素的空间坐标进行的矩阵运算的过程。

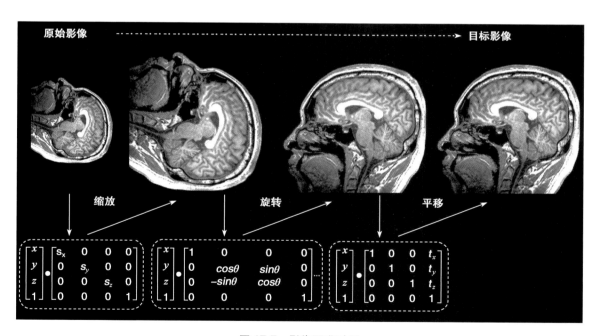

图 17-7　影像配准过程

在癫痫灶定位的过程中,PET-MRI 融合是常见的技术手段。绝大部分致痫区在发作间期 FDG 的摄取是减少甚至是缺失的,通过 PET 影像能提供代谢信息。但是 PET 影像的分辨率不高,即使 PET-CT 也不能提供精准的解剖定位,尤其是灰白质的定位。也就是说,当在 PET 影像中发现低代谢区域时,有时候很难确定该区域是位于白质还是位于灰质,因为白质相对于灰质本来就是低代谢。当PET与MRI影像进行坐标匹配并融合阅片时,MRI图像能够提供准确的解剖信息,阅片者可通过观察灰质中的代谢减低来定位致痫区(图17-8)。

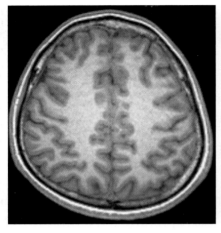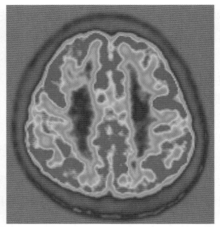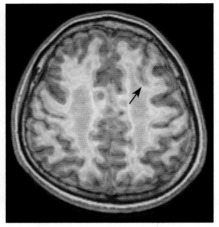

图17-8　PET-MRI融合检测致痫区

单独查看MRI和FDG-PET影像均不能发现异常,但是将二者配准融合后,即能发现左侧额上沟低代谢。

Salamon等人发现PET-MRI融合不仅能提高FCD,尤其是Ⅰ型FCD的检出率,而且能够减少侵入性检查的概率和提高术后疗效。来自北京天坛医院的研究对比了MAP和PET-MRI融合对颞叶外MRI阴性FCD的检出率,发现PET-MRI的检出率要明显高于MAP(90.9% vs 24.2%)。

四、机器学习

人工阅片存在一定主观性和漏诊率,尤其是MRI阴性FCD,因此不少学者设计机器学习模型对FCD进行自动识别,以期提高病灶检出率。进行机器学习流程时先对纳入数据集进行标签分类,其次量化提取影像学异常特征,选择合适模型和核函数,根据实际情况选用特征降维,对测试结果进行交叉验证,最后通过外部测试集进行预测得出结果。追溯到最早的时候,蒙特利尔神经病研究所的Antel等学者利用纹理分析识别致痫区,较早出现"自动检测"等字眼。后来相关技术不断发展,Hong等学者针对MRI阴性FCD构建自动分类器敏感度达74%,特异度达100%,后来该学者进一步利用多模态影像,结合形态、密度、功能和弥散特征对Ⅱ型FCD进行识别,准确率得到进一步提高,其中敏感度达85%,特异度达94%。Tan等学者则结合结构和代谢(PET)影像模态对致痫区进行识别,发现结合代谢特征模型较单模态准确率进一步提高。再后来有学者对表面特征量化提取进行了优化,纳入了更多代表皮质异常的特征,包括局部皮质异常和局部沟回指数结合人工神经网络(artificial neural network,ANN)进行识别,敏感度

达70.0%~73.7%,特异度达69.9%~90.0%。最近较为前沿的研究是组织多中心利用深度学习模型对FCD致痫区进行识别,其研究建立两个卷积神经网络(convolutional neural network,CNN),第一个CNN对全脑体素进行模型训练和基于体素的预测,得出预测簇,第二个CNN则基于簇进行二次训练和预测,该方法有效提高模型特异性,减少假阳性结果,最后在多中心不同MRI参数的情况下,模型总体准确率达90%。

(胡文瀚　莫嘉杰)

参考文献

[1] HU W H,LIU L N,ZHAO B T,et al. Use of an Automated Quantitative Analysis of Hippocampal Volume, Signal, and Glucose Metabolism to Detect Hippocampal Sclerosis[J]. Front Neurol,2018,9:820.

[2] JACK C R JR,SHARBROUGH F W,TWOMEY C K,et al. Temporal lobe seizures:lateralization with MR volume measurements of the hippocampal formation[J]. Radiology,1990,175(2):423-429.

[3] FISCHL B,SALAT D H,BUSA E,et al. Whole brain segmentation:automated labeling of neuroanatomical structures in the human brain[J]. Neuron,2002,33(3):341-355.

[4] YANG J,DUNCAN J S. 3D image segmentation of deformable objects with joint shape-intensity prior models using level sets[J]. Med Image Anal,2004,8(3):285-294.

[5] DUCHESNE S,PRUESSNER J,COLLINS D L. Appearance-based segmentation of medial temporal lobe structures[J]. Neuroimage,2002,17(2):515-531.

[6] KIM H,CHUPIN M,COLLIOT O,et al. Automatic hipp-

ocampal segmentation in temporal lobe epilepsy：impact of developmental abnormalities［J］. Neuroimage，2012，59（4）：3178-3186.

［7］ KIM H，MANSI T，BERNASCONI N，et al. Surface-based multi-template automated hippocampal segmentation：application to temporal lobe epilepsy［J］. Med Image Anal，2012，16（7）：1445-1455.

［8］ HUPPERTZ H J，WAGNER J，WEBER B，et al. Automated quantitative FLAIR analysis in hippocampal sclerosis［J］. Epilepsy Res，2011，97（1-2）：146-156.

［9］ HOGAN R E，BUCHOLZ R D，JOSHI S. Hippocampal deformation-based shape analysis in epilepsy and unilateral mesial temporal sclerosis［J］. Epilepsia，2003，44（6）：800-806.

［10］ KIM J B，SUH S I，KIM J H. Volumetric and shape analysis of hippocampal subfields in unilateral mesial temporal lobe epilepsy with hippocampal atrophy［J］. Epilepsy Res，2015，117：74-81.

［11］ BERNASCONI A，ANTEL S B，COLLINS D L，et al. Texture analysis and morphological processing of magnetic resonance imaging assist detection of focal cortical dysplasia in extra-temporal partial epilepsy［J］. Ann Neurol，2001，49（6）：770-775.

［12］ HUPPERTZ H J，GRIMM C，FAUSER S，et al. Enhanced visualization of blurred gray-white matter junctions in focal cortical dysplasia by voxel-based 3D MRI analysis［J］. Epilepsy Res，2005，67（1-2）：35-50.

［13］ WAGNER J，WEBER B，URBACH H，et al. Morphometric MRI analysis improves detection of focal cortical dysplasia type Ⅱ［J］. Brain，2011，134（10）：2844-2854.

［14］ 胡文瀚，王秀，张弨，等. 基于体素的磁共振形态学测量分析法检测局灶性皮质发育不良的临床应用［J］. 临床神经外科杂志，2018，15（3）：174-178.

［15］ BESSON P，BERNASCONI N，COLLIOT O，et al. Surface-based texture and morphological analysis detects subtle cortical dysplasia［J］. Med Image Comput Comput Assist Interv，2008，11（1）：645-652.

［16］ BERNHARDT B C，BERNASCONI N，KIM H，et al. Mapping thalamocortical network pathology in temporal lobe epilepsy［J］. Neurology，2012，78（2）：129-136.

［17］ HONG S J，BERNHARDT B C，SCHRADER D S，et al. Whole-brain MRI phenotyping in dysplasia-related frontal lobe epilepsy［J］. Neurology，2016，86（7）：643-650.

［18］ SALAMON N，KUNG J，SHAW S J，et al. FDG-PET/MRI coregistration improves detection of cortical dysplasia in patients with epilepsy［J］. Neurology，2008，71（20）：1594-1601.

［19］ HU W H，WANG X，LIU L N，et al. Multimodality Image Post-processing in Detection of Extratemporal MRI-Negative Cortical Dysplasia［J］. Front Neurol，2018，9：450.

［20］ ANTEL S B，COLLINS D L，BERNASCONI N，et al. Automated detection of focal cortical dysplasia lesions using computational models of their MRI characteristics and texture analysis［J］. Neuroimage，2003，19（4）：1748-1759.

［21］ HONG S J，KIM H，SCHRADER D，et al. Automated detection of cortical dysplasia type Ⅱ in MRI-negative epilepsy［J］. Neurology，2014，83（1）：48-55.

［22］ HONG S J，BERNHARDT B C，CALDAIROU B，et al. Multimodal MRI profiling of focal cortical dysplasia type Ⅱ［J］. Neurology，2017，88（8）：734-742.

［23］ TAN Y L，KIM H，LEE S，et al. Quantitative surface analysis of combined MRI and PET enhances detection of focal cortical dysplasias［J］. Neuroimage，2018，166：10-18.

［24］ ADLER S，WAGSTYL K，GUNNY R，et al. Novel surface features for automated detection of focal cortical dysplasias in paediatric epilepsy［J］. Neuroimage Clin，2017，14：18-27.

［25］ JIN B，KRISHNAN B，ADLER S，et al. Automated detection of focal cortical dysplasia type Ⅱ with surface-based magnetic resonance imaging postprocessing and machine learning［J］. Epilepsia，2018，59（5）：982-992.

［26］ MO J J，ZHANG J G，LI W L，et al. Clinical Value of Machine Learning in the Automated Detection of Focal Cortical Dysplasia Using Quantitative Multimodal Surface-Based Features［J］. Front Neurosci，2018，12：1008.

第十八章 颅内电极及颅内脑电图

第一节 颅内脑电图简介及历史

一、颅内脑电图简介

临床上的常规脑电图是指在头皮记录到的脑电活动,但由于头皮、颅骨、硬脑膜等解剖结构的电压衰减作用,从头皮记录到的电位,一般只有皮质表面电位的1/10~1/5,只有当足够大量的神经元同步活动时,才能产生可以在头皮记录到的宏观电位变化;此外,由于上述解剖结构的容积传导效应,常规脑电图的空间分辨率受到很大限制,往往不能准确反映异常脑电活动的位置。

颅内脑电图(intracranial electroencephalography,iEEG)是指使用颅内电极直接从皮质采集的脑电活动记录。与头皮脑电图不同,颅内脑电图可以最大限度地排除头皮、颅骨、硬脑膜等解剖结构对脑电活动记录的影响,使人类所能监测的脑电活动频带范围得到了极大拓展,也使脑电记录的空间分辨率精确到了亚毫米级。颅内脑电图自诞生起,就与癫痫外科存在密不可分的联系,至今癫痫外科仍是颅内脑电图临床应用与研究的主要领域。对于需要接受癫痫手术的耐药性癫痫患者,颅内脑电图监测可以有效定位癫痫发作的确切来源,帮助癫痫外科医师进行手术计划的制订,使患者最终获益。

二、颅内脑电图的历史

在脑电图技术出现之前,癫痫只能单纯依靠患者对发病情况的描述进行症状学定位诊断,这显然限制了癫痫诊疗的发展。1875年,Richard Caton最早在兔子和猴子中实现了皮质表面电流变化的记录。1929年,德国精神科医师Hans Berger首次实现了人类脑电活动的记录,也由此获得了"脑电图学之父"的称号。随后,由于头皮脑电存在伪影等方面的不足,Berger在一名手术患者暴露的大脑皮质上进行了最早的颅内脑电图记录,但在当时,这一研究并未能获得广泛的讨论和认可。1934年,Hans Altenburger和Otfrid Foerster首次通过颅内脑电图对癫痫的发作模式进行了捕捉和描述。Foerster是德国知名神经外科学家,与很多神经外科医师有着指导合作之谊,其中一位就是加拿大顶级神经外科医生之

一、蒙特利尔神经研究所(MNI)创办者Wilder Penfield,他们自1928年开始合作研究癫痫的外科治疗,并创造了享誉后世的Foerster-Penfield方法。1939年,Penfiled与Hebert Jasper合作,首次在手术中使用硬膜下电极结合皮质电刺激对患者进行了致痫区定位,这项工作也奠定了当代癫痫外科颅内脑电图临床实践的基础。

在20世纪50年代,立体定向技术与框架设计在法国得到了长足的发展,起初,法国医学界主要将其应用于运动功能障碍的手术治疗,而Jean Talairach和Jean Bancaud将该技术创造性地应用于难治性局灶性癫痫患者的致痫区定位,这就是立体脑电图(SEEG)技术的雏形。两位医师开创的这种新技术很快受到了学界的重视,Penfield此时也注意到了这一新技术的潜力,他认为通过该技术,可以实现从立体空间上全面地分析大脑形态和功能,并在其1967年出版的端脑解剖图谱中完美地阐释了立体定向的新解剖学概念。

这项新技术的发展同样激发了巴黎圣安妮(Sainte Anne)医院研究者们的思考,基于Talairach等人设计的一种新的立体定向框架,他们提出了通过立体定向置入深部电极对大脑进行功能探索的想法。于是在1957年5月3日,圣安妮医院进行了第一台现代意义上的SEEG手术。与传统的其他侵入性检查手段不同,深部电极的置入使得研究者们能探索大脑深部结构的神经电活动,并实现患者自发性癫痫发作的记录,而Penfield的研究方法未能做到这一点。1962年,学界正式将这项新技术及方法命名为"立体脑电图(stereo-electro-encephalography)"。在1990年之前,SEEG主要在圣安妮医院开展,此后,在Jean Bancaud的两位学生Patrick Chauvel和Claudio Munari的指导下,先后又在法国和意大利等多个中心开展。我国开展SEEG是在进入21世纪以后,现已有多家癫痫中心能够完成SEEG手术。

经过半个多世纪的发展,颅内脑电图已经成为现代癫痫外科的重要组成部分,其有效性和安全性已经在过去的几十年中得到了充分的证明。随着硬件设备与分析方法的进步,颅内脑电图将在癫痫外科中发挥更加重要的作用,更好地服务于癫痫外科医师与广大患者。

三、颅内脑电图监测的优势与缺点

1. 颅内脑电图监测的优势　在癫痫外科的临床应用中，相比头皮脑电图，颅内脑电图监测具有显著的优势。癫痫的电生理过程非常复杂，涉及局灶性神经元的放电起源、局部节律募集、通过白质纤维的远距离传播以及容积传导效应的扩散等。而头皮脑电图的空间分辨率低，所记录到的往往是放电较大范围传导以后的结果。研究发现，至少需要 $6cm^2$ 的皮质同步活动才能产生头皮脑电图能记录到的电活动，而 $20cm^2$ 以上的皮质同步活动才能在头皮记录到典型的间期棘波。这使得头皮脑电图往往难以准确反映真实的癫痫发作起源，而部分短暂的癫痫发作以及位于脑深部结构的发作性放电也难以获得有效记录。此外，多种伪差，特别是发作时伴有的动作伪差是头皮脑电图难以克服的固有缺陷。相比之下，颅内脑电图的空间分辨率有了极大提升，所识别的是 $1cm^2$ 范围内的脑电信号，并且能在异常放电出现的早期阶段，即尚未广泛传播之前实现及时记录。近年发展出的微电极技术甚至可以实现数个乃至单个神经元的放电记录。重要的是，颅内电极的直接记录避免了头皮、颅骨等解剖结构对信号的衰减，也基本免除了眼动、肌电以及动作等各种伪差的干扰。

颅内电极的另一个优势是可以进行功能区定位，目前可以在电极置入初步脑电监测后，进行皮质电刺激，以确定重要功能区的位置以及与发作起始区的关系，这一方法并不需要在手术室进行，使癫痫外科医师与患者有充足的时间来实现复杂的功能定位。

2. 颅内脑电图监测的缺点　作为一种侵入性检查手段，颅内脑电图的监测需要通过外科手术进行电极置入，除了手术本身的麻醉风险，还可能面临出血、感染和脑水肿等术后并发症。并发症的发生率取决于很多因素，如癫痫外科医师的技巧与经验、使用电极的种类、埋置方法、埋置电极的数目、颅内脑电图监测的时间等。深部电极由于要穿过脑实质，所以常见的并发症是出血，其发生率在 1%～4%；硬膜下栅状电极需要经开颅手术置入，其感染的发生率在 4%～14%、出血的发生率在 3%～8%；硬膜下条状电极一般通过钻孔置入，其感染和出血的发生率较低。现在，国内已有多家癫痫中心开展神经外科手术机器人辅助下的深部电极置入术，极大降低了电极置入的误差和并发症的发生率。

颅内脑电图的另一个缺陷是颅内电极只能覆盖相对有限的范围。因此可能会出现这样的情况：如果真实发作起源在颅内电极覆盖范围内，可以实现致痫区准确定位；如果发作起源超出了颅内电极的覆盖范围，则颅

内脑电图记录到的发作起源可能是距离真实起源最近的电极位置，事实上这可能是发作传播的位置而并非发作起源的位置，从而造成定位错误。因此，对于明显晚于临床发作期症状出现的颅内脑电图记录到的发作期模式，需要考虑电极未能覆盖真实发作起源的可能性。为有效避免这种情况，癫痫外科医师需要在术前评估阶段对患者的临床发作形式、影像学检查，特别是头皮脑电图资料进行全面细致的分析，充分设计颅内电极的置入方案。对于初步定位乃至定侧不能明确的患者，需考虑埋置较多的电极，尽可能覆盖发作的起始区域。

（乔　慧　樊　星）

参考文献

[1] HANJANI K, FATEHI M, SCHMIDT N, et al. A History of Diagnostic Investigations in Epilepsy Surgery[J]. The Canadian journal of neurological sciences, 2021, 48(6): 845-851.

[2] PARVIZI J, KASTNER S. Human intracranial EEG: promises and limitations[J]. Nature neuroscience, 2018, 21(4): 474-483.

[3] BARTOLOMEI F, LAGARDE S, WENDLING F, et al. Defining epileptogenic networks: contribution of SEEG and signal analysis[J]. Epilepsia, 2017, 58(7): 1131-1147.

[4] GONZALEZ-MARTINEZ J A. The Stereo-Electroencephalography: The Epileptogenic Zone[J]. Journal of Clinical Neurophysiology, 2016, 33(6): 522-529.

[5] FRAUSCHER B, BARTOLOMEI F, KOBAYASHI K, et al. High-frequency oscillations: the state of clinical research[J]. Epilepsia, 2017, 58(8): 1316-1329.

[6] LACHAUX J P, AXMACHER N, MORMANN F, et al. High-frequency neural activity and human cognition: Past, present and possible future of intracranial EEG research[J]. Progress in Neurobiology, 2012, 98(3): 279-301.

[7] GUENOT M, ISNARD J, RYVLIN P, et al. Neurophysiological monitoring for epilepsy surgery: the Talairach SEEG method[J]. Stereotactic and functional neurosurgery, 2001, 77(1-4): 29-32.

第二节　颅内脑电图分类与适应证

一、颅内电极的分类

颅内电极的应用经历了半个多世纪的发展，经过数十年的不断改进，主要包括硬膜外电极、硬膜下电极及深部电极，3 种电极各有特点，应用的适应证也有所不同。目前在癫痫外科，硬膜下电极及深部电极已逐渐成为颅内电极临床应用的主流，硬膜外电极应用已经

较少。

1. 硬膜外电极　硬膜外电极是最早投入使用的颅内电极类型。早期的硬膜外电极设计为针状，由颅骨缺损处放置于硬膜外进行脑电图监测。此后，电极的形状不断改进，包括钉状、螺旋状、条状和网状，其中，最为常用的是钉状电极。硬膜外电极的主要优点是安全、损伤小、监测范围广泛且灵敏度高于头皮脑电图，特别适用于硬膜与脑组织粘连紧密的特殊患者。但同时，与硬膜下电极及深部电极相比，硬膜外电极的劣势也十分明显：首先，硬膜外电极不能有效监测纵裂及颅底的皮质及皮质下结构；电极灵敏度相对后两者也偏低；最后，硬膜外电极不具备执行皮质电刺激定位功能区的能力。回顾来看，硬膜外电极在 20 余年前的应用比较广泛，随着各类术前非侵入性检查技术的发展以及癫痫外科术前评估水平的提高，目前实际应用硬膜外电极的癫痫中心已经很少。

2. 硬膜下电极　硬膜下电极也称皮质电极，一般包括两种类型，即硬膜下条状（strip）电极和栅状（grid）电极。条状电极为各电极单一纵列排列，多列的均称为栅状电极。硬膜下电极一般是把由铂金或不锈钢所制的电极均匀安装在柔性透明材料上制成，各电极中心常规距离 1cm。为满足癫痫外科临床使用，硬膜下电极现已发展有多种不同形状和规格。

硬膜下电极的埋置方式有两种。一种是通过颅骨钻孔埋置条状电极，这样做手术相对简单，风险小，而且能够覆盖比较广泛的大脑区域，可以用来初步判断发作的侧别及脑叶，比如对于额叶癫痫的患者，为了进行致痫区定侧可以选择双侧额区钻孔对称放置电极。但钻孔埋置条状电极所能检测到的皮质异常放电信息相对局限，在癫痫部位判定的精确度上往往很难超出脑叶水平。另一种埋置方式是全麻下行开颅手术埋置硬膜下电极，首先经术前评估讨论确定埋置电极的脑区，开颅后对于大脑凸面，可以埋置栅状电极；而对于颅底及纵列深处可以选择埋置相对易于放置的条状电极，是目前在国际国内癫痫外科应用最为广泛的方法。

与深部电极相比，硬膜下电极的优点在于操作简单，操作时间短；对定位设备及定位技术的要求较低；电极可以覆盖的面积大于深部电极；对脑组织无直接破坏；此外，硬膜下电极更适合进行皮质功能定位；缺点则是不能实现海马、杏仁核、岛叶等深部结构的记录。现在一些癫痫中心采用硬膜下电极与深部电极相结合的方式来进行颅内脑电图记录，能够保证所有可疑的发作起始区都能获得较好的空间采样率。

3. 深部电极　深部电极主要用于 SEEG 的监测。

很多情况下，单纯皮质脑电图记录不能完整真实地捕捉到源自大脑深部结构或病灶产生的癫痫样电活动。深部电极由于可以穿过脑组织，所以适用于大脑深部结构（如海马、杏仁核、岛叶等）以及深部病灶（如脑室旁灰质异位等）的脑电图记录，在现代癫痫外科中发挥着重要的作用。

深部电极所用材料多为铂-铱合金、铂金、银、不锈钢等，电极内径 0.86~1.1mm 不等，电极的长短与触点的多少可以根据临床需要选择，接杆光滑，尖端圆钝，以防在置入和撤出过程中引起脑组织和血管的损害。

深部电极的安放没有固定的形式，其放置数量及位点选择主要基于临床症状、头皮脑电图和神经影像等无创检查评估后综合考虑确定，一般放置位点会覆盖病灶、发作早期放电部位以及可能传导和波及的脑内结构。

二、颅内脑电图监测及其适应证

对于耐药性癫痫患者，约 30%~50% 的患者可以通过癫痫外科手术使发作彻底消失或得到有效的控制。癫痫手术需要在术前进行详细全面的术前评估以确定致痫区。术前评估可以分为两个阶段，即非侵入性术前评估和侵入性术前评估。非侵入性评估是利用常规无创性的手段，对症状起始区（临床病史及视频监测）、发作起始区（头皮脑电图记录到的发作期改变）、激惹区（头皮脑电图记录到的发作间期改变）、功能缺失区（PET、SPECT 及神经心理学检查）以及致痫病灶区（神经影像学检查）进行定位。60%~70% 的耐药性癫痫患者可以在这个阶段获得相对肯定的致痫区定位信息，通过直接手术治疗往往可以获得理想的手术效果。癫痫外科可以直接手术的指征包括：发作期脑电图相对局限；发作症状与脑电图定位相一致；神经影像学显示病灶与脑电图定位相一致；病灶相对局限且单一，具有较强致痫性且远离功能区。比如胶质瘤等肿瘤性病变或者单侧海马硬化，一旦满足上述指征，可以考虑直接手术。

但在许多情况下，仅仅依靠非侵入性的术前评估手段无法实现准确定位致痫区，在这种情况下，就有必要行颅内脑电图监测，进行侵入性术前评估，颅内脑电监测的适应证主要包括：

（1）神经影像学检查没有发现与癫痫发作相关的病灶。

（2）已经发现的癫痫相关病变可能为萎缩性、发育型或者肿瘤性的病理，其致痫性区域可能超过结构影像所见的病变范围，甚至超过组织学的病变范围。在这种情况下,即使经过头皮脑电图、临床症状学以及神经影像学达到了粗略的定位,颅内脑电图监测对于确保手术效果仍然十分重要。

(3) 头皮脑电图记录的癫痫活动呈非局限性,比如广泛的发作间期放电或者非局限性的发作期模式。

(4) 非侵入性术前评估阶段所得出的结果不一致,需要进一步证实致痫区的位置是否为单一致痫区。

(5) 可能的致痫区位于或者毗邻运动及语言等重要功能区,需要明确致痫区和功能区的关系。

颅内脑电图监测可以根据使用的电极区分为硬膜下电极脑电图监测和SEEG监测。两者均有悠久的应用历史,北美和日本的神经外科中心倾向于两种方法联合使用,而SEEG的起源地欧洲则倾向于单独使用SEEG,总体上从世界范围内来看,SEEG的应用是越来越广泛的。这是由SEEG的以下特点决定的:①SEEG的适用范围广,根据2018年发表的《法国立体脑电图指南》,SEEG最重要的适应证包括:涉及深部脑沟的病灶评估(包括局灶性皮质发育不良)、大脑深部结构的评估(如沟底、岛叶、盖部和内侧边缘系统)、脑室周围病变的评估(如脑室旁灰质异位及下丘脑错构瘤);此外,对于双侧致痫区以及MRI阴性病例的评估,选用SEEG也更为合理,SEEG还更适合二次手术的患者,以上都是硬膜下电极脑电图监测不具备的优势。②SEEG具有极高的放置精度和记录稳定性,而硬膜下电极埋藏需要进行开颅或钻孔,放置电极的位置精确度难以保证,在脑电记录过程中也容易受脑漂移的影响。③SEEG的并发症发生率远低于硬膜下电极。与SEEG相比,硬膜下电极更适合于对皮质表面的放电进行记录,而且由于其本身的空间连续性,在皮质电刺激定位功能区方面具有独特的优势。合理划分两种技术的优势区间,有针对地选用适合患者诊疗需求的技术将是未来的发展趋势。

(乔　慧　樊星)

| 参考文献

[1] PARVIZI J, KASTNER S. Promises and limitations of human intracranial electroencephalography [J]. Nature neuroscience, 2018, 21(4): 474-483.

[2] CHAUVEL P, RHEIMS S, MCGONIGAL A, et al. French guidelines on stereoelectroencephalography (SEEG): Editorial comment [J]. Clinical neurophysiology, 2018, 48(1): 1-3.

[3] ISNARD J, TAUSSIG D, BARTOLOMEI F, et al. French guidelines on stereoelectroencephalography (SEEG) [J]. Clinical neurophysiology, 2018, 48(1): 5-13.

[4] ENGLOT D J. A modern epilepsy surgery treatment algorithm: incorporating traditional and emerging technologies [J]. Epilepsy & Behavior, 2018, 80: 68-74.

[5] MAESAWA S, NAKATSUBO D, FUJII M, et al. Application of Awake Surgery for Epilepsy in Clinical Practice [J]. Neurologia medico-chirurgica, 2018, 58(10): 442-452.

[6] GONZALEZ-MARTINEZ J, MULLIN J, VADERA S, et al. Stereotactic placement of depth electrodes in medically intractable epilepsy [J]. Journal of neurosurgery, 2014, 120(3): 639-644.

第三节　颅内脑电图解读

所有头皮脑电图能记录到的生理性和病理性波形在颅内脑电图均可见到,但在频率、波形、波幅、位相和分布等方面有很大的不同:①颅骨和头皮对脑电活动具有波幅衰减作用,头皮所记录到的脑电波波幅一般只有颅内脑电图记录的1/10～1/5,一些低波幅的脑电活动可能记录不到。②颅骨和头皮对脑电活动具有频率依赖性滤波作用,高频信号比低频信号更难通过,因而β、γ或更高频段的快波和棘波成分衰减得更明显,而高频率棘波或高频放电的记录对致痫区定位更为重要。硬膜下电极和头皮电极同步记录显示,当颅内电极记录到棘慢复合波时,有时头皮电极仅能记录到其中的慢波成分,而棘波成分被衰减。③头皮脑电图某一点记录到的是电极下方一定范围内的平均脑波活动,空间分辨率较低。④位于脑沟内的小范围放电、半球内侧面和底面的放电以及深部脑结构(如岛叶)或病灶(如脑室旁灰质异位、下丘脑错构瘤)的放电在头皮电极上常常记录不到。⑤在头皮脑电图记录中,癫痫样棘波或尖波通常为负相,但深部电极记录到的放电可为负相,也可为正相,或不同深度电极触点构成的导联组合在参考导联时出现位相倒置。

颅内脑电图在术前评估中发挥了重要作用,但也有缺点。

1. 颅内脑电图首要缺点是其属于有创方法,记录首先需要外科手术置入电极,因此带来麻醉风险以及可能出现的出血、感染、脑水肿等并发症。并发症的发生取决于癫痫中心的经验、电极置入的方式(开颅或立体定向)、电极置入数量、电极放置的时间长短等。硬膜下电极感染概率大约在4%～14%,出血概率在3%～8%。脑水肿则较为少见,在电极置入较多或双侧半球置入时容易发生。立体定向电极置入术后常见并发症是颅内出血。Cossu等报道置入并发症发生率为

5.6%,严重并发症如颅内出血的发生率为1%。美国克利夫兰癫痫中心报道了100例患者SEEG术后并发症发生率为3%,每根电极置入并发症发生率0.2%,主要是硬膜下血肿和颅内出血。并发症的产生对颅内脑电图的判读也会产生影响,如硬膜下血肿或水肿会使颅内脑电图脑电活动的波幅明显降低。

2. 颅内脑电图另外一个主要缺点是记录范围局限。无论哪种电极置入方式,颅内电极仅能监测很小范围内的脑区,记录到的颅内脑电图发作起始部位可能并非真正的癫痫发作起始区。分析的脑电信号也仅能反映所接触范围脑区的致痫可能及功能分布,而大脑是一个整体,脑网络的复杂性常常仅通过颅内电极无法解释,可能无法定位致痫区。这就需要多学科医生(如神经内科、神经电生理、神经外科、小儿神经科、神经影像等)共同仔细分析非侵入性检查资料,对发作起源有一个合理的推测判断,必须使假设的致痫区能够解释各项临床资料结果,从而制订合理的颅内电极置入方案。笔者的经验体会是,颅内电极是用于验证假设的致痫区并确定范围,而非去寻找致痫区的手段。癫痫术前的电生理定位是一项复杂而细致的工作,应遵循先全局,后

局部、先颅外,后颅内的原则,并密切结合全面的临床资料进行充分评估。

相对于硬膜下电极脑电图,SEEG关键的步骤是提出合理的致痫区假说及其电极置入位置的设计,置入电极要覆盖假定的发作起始区及扩散区,要考虑到记录到的放电或症状可能是从其他脑区传播而来,还要考虑致痫区与功能区的关系,从而确定手术切除的范围。SEEG的分析强调解剖-电-临床关系,必须要有立体的三维概念,脑电图的分析要与其解剖部位保持一致,并考虑其在时间上的演变。SEEG电极为一种深部电极,棘波等放电的极相可以是负相或正相,且常常发生偏转,尤其对于跨越脑沟、脑裂的电极,如岛叶及岛盖等,需要结合不同的导联方式仔细分析。目前临床经验显示,对于颞叶内侧癫痫,SEEG发作期相对容易判读,可以显示发作起始和传播扩散的演变过程(图18-1)。而对于新皮质癫痫,发作起始的低波幅快活动,常常在1秒以内迅速扩散,表现比较弥漫,波及多个部位和脑区的电极,区别发作起始区和扩散区并不容易,需要结合神经影像学、发作症状学和间期棘波特点综合分析。

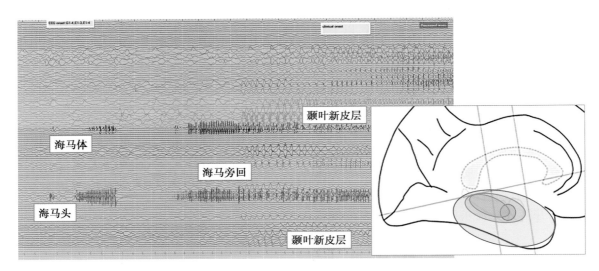

图18-1　SEEG显示癫痫发作时颞叶内侧结构的起始和扩散过程
发作由海马头部开始,逐渐扩散到海马体部、海马旁回和颞叶新皮质。

一、背景活动

颅内脑电图波形及分布与头皮脑电图相似,顶枕区以α波为主,额、颞区以17~20Hz的β波为主,间有α波,并混有少量θ波。中央区附近可见20~25Hz左右的连续性快波。有时可记录到弓形波即μ节律,该节律不受睁-闭眼影响,但可被对侧肢体运动或触觉刺激减弱或抑制,μ节律的这些特征可作为确定运动皮质的

定位依据。如图18-2所示,位于下肢运动区的颅内脑电图在休息状态可见μ节律,在下肢运动时被抑制。当致痫区涉及中央区时,颅内脑电图常常会有μ节律和棘波等异常放电混杂,一般需要通过进行运动抑制试验、发作期的演变仔细分析加以鉴别。

颅内电极记录的是局部的而不是全面的背景活动。局部背景活动异常多与海马萎缩或新皮质胶质增生有关,常为δ或θ频段的局部慢波活动。如局灶性δ活动

双下肢抬高　　　　　　　　　　　　　　　　　　　放下腿休息

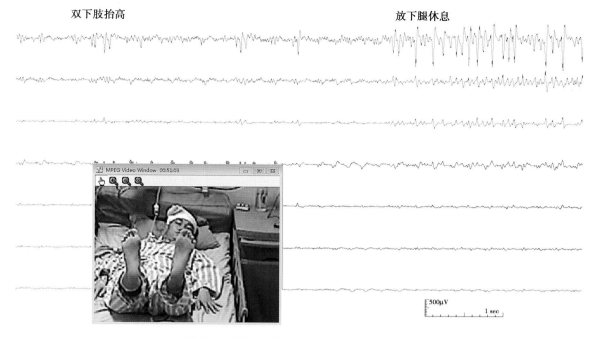

图18-2　颅内脑电图记录到的中央区 μ 节律
第1~4触点位于中央旁小叶,双下肢上抬时 μ 节律抑制,安静休息时 18~22Hz μ 节律。

范围内有发作间期棘波活动,则对癫痫发作起源具有一定的定侧意义,但单纯的局部慢波活动不能作为癫痫定侧定位的主要依据。研究发现颞叶内侧硬化常伴有局部 δ 活动,其中 90% 位于硬化一侧的颞区。双侧颞叶硬化患者 δ 活动 60% 位于有明显海马萎缩的一侧,14% 在无萎缩一侧。但如只放置一侧电极,则难以进行双侧相应皮质区背景活动的对比。有时电极放置部位最初的慢波活动可能与局部一过性水肿有关,1~2 天后消失,没有明确的临床意义。此外当电极靠近动脉而受到血管搏动的影响时,可引起类似慢波的干扰,同步心电图记录可区别这种伪差。

局灶性 α 或 β 频率明显衰减或消失、局部正常睡眠节律衰减或消失、或局部药物性快波缺失,常提示有局部皮质胶质增生或肿瘤等结构性脑损伤。局部性爆发抑制可见于深部脑电图记录,常出现在睡眠期,提示有局部脑损伤。有时局部低电压甚至呈等电位线可能是由于构成双极导联的两个近距离的电极位于等电位区,或两个电极之间由于离子溶液的导电作用而形成"短路",采用参考导联方式可区别这些情况。

由于没有颅骨和头皮的衰减作用,颅内电极记录到的背景波形常增高变尖,在分析时应注意与病理性棘波区分,避免将高而尖的 α 波、μ 节律、顶尖波、纺锤波、睡眠期枕区一过性正相尖波等正常生理性脑波误认为是棘波。

二、发作间期放电

颅内脑电图发作间歇期放电包括棘波、多棘波、棘-慢波、多棘-慢波及高频震荡(high frequency oscillation,HFO)。由于没有颅骨和头皮的阻隔,颅内脑电图可记录到头皮脑电图没有发现的棘波,且波形和波幅没有明显的衰减或畸变,波形更尖,波幅更高,可达数百甚至上千微伏,时程更短,当皮质记录的棘波为 60 毫秒时,颅内记录常为 20~30 毫秒。颅内电极记录到的棘波位相多变,可为正相或负相。

偶极子现象在颅内电极记录时更常见到,深部电极记录可显示较表浅的记录位点和深部位点之间的棘波存在位相倒置,硬膜下或皮质电极在某一方向进行双导记录时也可出现位相倒置。偶极子现象可辅助棘波定位,但需根据解剖和生理特性作出谨慎而合理的解释。

每个颅内电极只能记录小范围内的电活动,空间分辨率较高,因此棘波的电场范围可以高度局限,有时仅在一个电极点能记录到。另一方面,由于颅内电极能发现很多头皮脑电图记录不到的波幅较低的棘波,因而其所显示的棘波范围也可能比头皮电极更广泛,数量更多。

发作间期棘波表明局部皮质兴奋性增高而产生自发的超同步化放电,常常是术前和术中定位癫痫起源的重要依据。但并不是所有的棘波都产生于致痫病灶,有些棘波可能产生于与致痫区有突触联系的周围或远隔皮质,在颅内电极有限的记录范围内根据发作间期棘波进

行术前和术中定位时,需要对以下方面进行充分评估:

1. 记录到的是发作起源区的原发性棘波还是传导而来的继发性棘波?当在较大范围内出现基本同步的棘波发放时,一般原发性棘波时限短,波幅高,在各导联中最先出现,范围较局限,局部背景中常有异常慢波活动。继发性棘波常波幅较低,时限较长,出现的位置较为分散,背景活动相对正常。总的来讲,伴有背景活动异常、频繁或持续性出现的、节律性的、更高频率和波幅的棘波是原发性棘波的特点。

2. 是否产生发作间期棘波的组织都应被切除?皮质脑电图确定的棘波范围常常超过控制发作所需切除的范围。切除所有的棘波组织可增加术后神经缺陷的风险。理论上手术应当切除和发作起源有关和/或存在病理损伤的棘波组织。但发作间期棘波并不一定代表发作起源,且棘波的特征与局部组织是否存在病理改变无明确关系。计划切除区周边的组织产生的棘波并不一定都会引起癫痫发作。但如何确定最合适的切除范围,达到既能控制发作,又能最大限度保留神经功能的目的有时是一件很困难的事情。

3. 发作间期棘波与发作起源不一致的情况也不少见。在此情况下,发作间期棘波不能作为定位的依据,必须结合发作期脑电图进行定位。

从以上几种情况可以看出,单纯依靠发作间期棘波定位可能会出现多种偏差,并不是最理想的定位指征。如发作间期棘波和发作期放电起源、神经影像学异常及神经功能异常定位体征相符合,即意味着癫痫刺激区、发作起源区、症状产生区及功能缺陷区在部位上高度一致,这种情况下手术效果最好。但临床上常存在不一致的情况,除发作间期和发作期放电不一致外,发作期临床症状可能出现在发作扩散的区域,或发作起源区远离结构损伤和功能缺陷区。在临床常表现为电生理定位和影像学异常不一致。在这种情况下,发作期脑电图所提供的信息更可靠。

4. 发作间期高频震荡(high frequency oscillation, HFO)。随着脑电图监测技术的进步,高采样频率放电器的出现,使颅内脑电图可以记录到更高频率的高频放电(见本章第五节)。高频震荡的定义及分类、意义见表18-1。

表18-1 高频震荡及其分类、意义

分类	频率(Hz)	意义
HFO	>80	见于正常及致痫脑组织
Ripple	80~250	见于正常及致痫脑组织
Fast ripple	250~600	主要见于致痫脑组织
VHFO	>1 000	见于致痫脑组织

高频震荡要求至少4个突出背景活动(明显高于基线)的连续震荡电位,两个HFO间隔为25毫秒左右。Ripple最短持续时间为80~100毫秒,Fast ripple最短持续时间为30~50毫秒,HFO在发作间期和发作期均可记录到,间歇期HFO常常在慢波睡眠期记录到。HFO与致痫组织的致痫性有关,但也可以见于正常脑组织,反映正常的生理现象,如在海马、内嗅区可以记录到的很高的高频活动,在新皮质如躯体感觉皮质、视觉皮质都可以记录到200~600Hz高频活动,这些与记忆、躯体感觉、视觉处理有关。因此,如何区分生理性高频和病理性高频成为关键问题,但目前仍缺乏统一标准。致痫性高频与生理性高频在ripple和fast ripple频带内是重叠的,所以单独从频率上区分似乎并不合理。两者在空间分布上,fast ripple分布更为局限,而ripple分布较为广泛,但大部分的fast ripple来自微电极记录。但那些在清醒和睡眠期均能记录到的、叠加于棘波或慢波之上、伴有背景活动异常的高频震荡更倾向于是病理性的(图18-3)。目前也有研究对高频震荡出现的相对频率及排序进行计算,这样建立的方法可能有更好的特异性。

高频震荡在颅内脑电图的识别首先要求放大器采样频率在1 000~2 000Hz以上,研究用放大器采样频率可以设置为10 000Hz,另外要有很好的信号质量或信噪比。脑电图分析窗口可以设置为低频滤波53Hz,高频滤波500~1 000Hz,敏感度3~5μV/mm,时间窗可以在0.1~2.0秒之间选择。另外,清醒期和睡眠各期的高频脑电图应独立分析评价。

三、发作期放电

发作期颅内脑电图定义为不同于背景独立出现的持续性和节律性脑电图改变型。发作期颅内脑电图特点包括出现新的波形/电位,持续出现并伴有演变;明显不同于背景、突然发生;必须早于临床症状(包括先兆)。发作期脑电图表现为快速同步化放电(低波幅快活动或快棘波放电募集),其频率和波型在不同脑区表现也不同。

Perucca及Gotman总结了7种发作起始脑电图形,包括低波幅快活动,低频率高波幅周期样棘波,≤13Hz的尖波活动,棘-慢波活动,高波幅多棘波爆发,爆发抑制及δ刷。其中最常见的为前两种。每种脑电图形可见于不同的病理类型,但周期样棘波只见于颞叶内侧硬化,δ刷只见于局灶性皮质发育不良,但颞叶内侧硬化并不只见到周期性棘波,局灶性皮质发育不良也不只见到δ刷。生物学上明确的致痫病灶有共同的颅内脑电图发作起始型,提示不同的病理基础产生相似的发作网

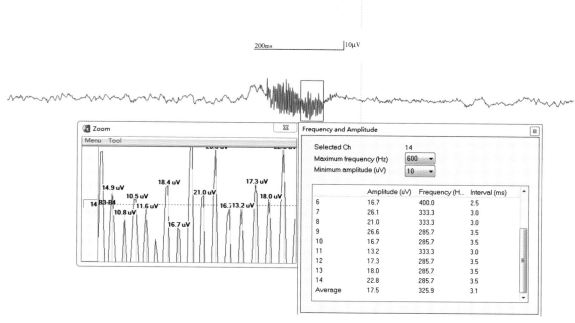

图 18-3　颅内电极记录的 HFO
局部放大后测量可见最高频率达 400Hz。

络或机制。一定的病理表现有颅内脑电图起始的特征，例如周期性棘波反映了颞叶内侧硬化的特别机制。与其他脑电图形相比，低波幅快活动更常见于起始区。另外，节律性尖波活动、低波幅快活动、棘-慢波活动和周期性棘波也可见于发作早期扩散区。因此，当依赖开始放电的形态定义致痫区时需要谨慎。下面简述几种常见的发作起始脑电图形的特点。

1. 低频率高波幅周期样棘波，为起始于颞叶内侧结构的最常见颅内脑电图发作类型，是一种超同步化发作起始，与颞叶内侧硬化的神经元丢失和胶质增生有关。Bragin 用深部电极在颞叶记录到 2 种发作型，一种为与海马硬化相关的，以超同步化高波幅棘波或棘-慢波放电开始，演变成节律性脑电图形或过渡为低波幅快活动，另一种为低波幅快活动演变为高波幅多棘波放电。可能为海马外起源，常常同时开始于多个电极记录点。在不伴有海马硬化患者中多见（图 18-4）。

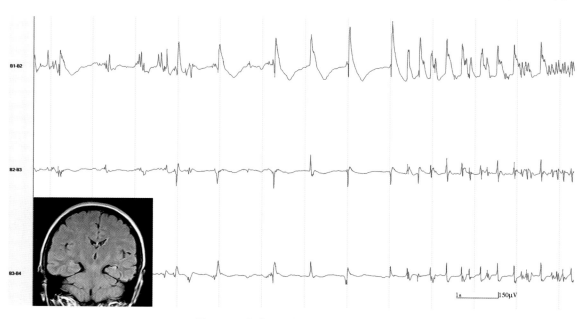

图 18-4　左海马深部电极记录的发作
以低频率高波幅周期样棘波起始，MRI 显示左侧海马硬化。

2. 低波幅快活动（low voltage fast activity，LVFA）为颅内脑电图最常见的局灶性起始型，多见于新皮质癫痫。以 β、γ 范围（或更高频率）低波幅快活动为特点，伴或不伴有前导性间歇期放电。与抑制性网络的增强和同步化有关。多数低波幅快活动包含有发作起始性慢波或直流电漂移（ictal DC Shift）（图18-5）。

3. 发作期直流电漂移（ictal DC Shift）为脑电图上持续性慢波改变，低频滤波降至 0.016Hz 以下才能观察到，时限至少 3 秒，峰峰波幅大于 200mV，主波极相为负相电位，但并不是绝对的，直流电漂移可以提前出现（1~3 秒，15%），也可以与常规脑电图起始 LVF 伴随出现（85%）。DC Shift 发生区域较局限，位于常规脑电图发作起始区内，对致痫区定位具有重要意义。DC Shift 不仅见于新皮质起始的发作，也见于颞叶内侧皮质起始的发作（图18-6）。

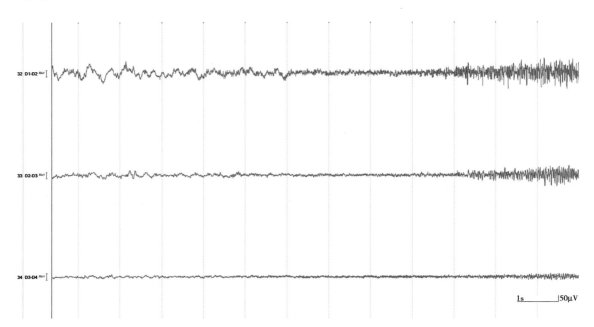

图 18-5　颅内电极记录新皮质低波幅快活动（LVFA）发作起始

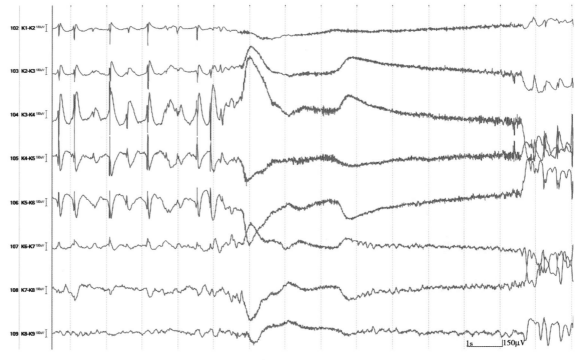

图 18-6　颅内电极记录新皮质发作起始的直流电漂移伴有发作期高频震荡

此外在颅内脑电发作起始时常伴有显著的高频震荡,其在发作起始时或发作前均增加,且不依赖于发作的脑电图形。发作期高频震荡常常与发作期的棘波相关,发作期高频震荡常常在棘波波峰之后,跟随棘波出现,而间歇期高频震荡常常位于棘波之前,这可能涉及不同的病理生理机制。需要注意的是高频震荡(包括间歇期和发作期)并不只出现于发作起始区内,可能也出现在发作扩散区等致痫网络涉及的脑区。

(周文静 王海祥)

参考文献

[1] LUDERS, HANS O. Textbook of epilepsy surgery[M]. Boca Raton:CRC Press,2008.

[2] BRAGIN A, ENGEL J, WILSON C L, et al. High-frequency oscillations in human brain[J]. Hippocampus,1999,9(2):137-142.

[3] JIRSCH J D, URRESTARAZU E, LEVAN P, et al. High-frequency oscillations during human focal seizures[J]. Brain, 2006,129(6):1593-1608.

[4] BRAGIN A, ENGEL JR J, STABA R J. High-frequency oscillations in epileptic brain[J]. Current opinion in neurology, 2010,23(2):151.

[5] GOTMAN J. High frequency oscillations:the new EEG frontier?[J]. Epilepsia,2010,51(s1):63-65.

[6] USUI N, TERADA K, BABA K, et al. Very high frequency oscillations(over 1 000Hz) in human epilepsy[J]. Clinical Neurophysiology,2010,121(11):1825-1831.

[7] SPENCER SS, GUIMARAES P, KATZ A, et al. Morphological patterns of seizures recorded intracranially. Epilepsia, 1992,33:537-545.

[8] PERUCCA P, DUBEAU F, GOTMAN J. Intracranial electroencephalographic seizure-onset patterns:effect of underlying pathology[J]. Brain,2014,137(1):183-196.

[9] PHILIPPE KAHANE, ELISABETH LANDRÉ, LORELLA MINOTTI, et al. The Bancaud and Talairachview on the epileptogenic zone:a working hypothesis[J]. Epileptic Disord, 2006,8(Suppl. 2):S16-26.

[10] GUENOT M, ISNARD J, RYVLIN P, et al. Neurophysiological monitoring for epilepsy surgery:the Talairach SEEG method. Stereoelectroencephalography. Indications, results, complications and therapeutic applications in a series of 100 consecutive cases[J]. Stereotact Funct Neurosurg,2001,77(1):29-32.

[11] COSSU M, CARDINALE F, CASTANA L, et al. Stereoelectroencephalography in the presurgical evaluation of focal epilepsy:a retrospective analysis of 215 procedures[J]. Neu-

rosurgery,2005,57(4):706-718.

[12] BARTOLOMEI F, CHAUVEL P, WENDLING F. Epileptogenicity of brain structures in human temporal lobe epilepsy:a quantified study from intracerebral EEG[J]. Brain, 2008,131(7):1818-1830.

[13] MULLIN JP, SHRIVER M, ALOMAR S, et al. Is SEEG safe? A systematic review and meta-analysis of stereo-electroencephalography-related complications. Epilepsia,2016, 57(3):386-401.

[14] COSSU M, CARDINALE F, CASTANA L, et al. Stereo-EEG in children[J]. Childs Nerv Syst,2006,22(8):766-778.

[15] KAHANE P, LANDRÉ E, MINOTTI L, et al. The Bancaud and Talairach view on the epileptogenic zone:a working hypothesis[J]. Epileptic Disord,2006,8(2):16-26.

[16] GONZALEZ-MARTINEZ J, LACHHWANI D. Stereoelectroencephalography in children with cortical dysplasia:technique and results[J]. Childs Nerv Syst, 2014, 30(11): 1853-1857.

[17] TAUSSIG D, CHIPAUX M, LEBAS A, et al. Stereo-electroencephalography(SEEG) in 65 children:an effective and safe diagnostic method for pre-surgical diagnosis, independent of age[J]. Epileptic Disord,2014,16(3):280-295.

[18] GUENOT M, ISNARD J, RYVLIN P, et al. Neurophysiological monitoring for epilepsy surgery:the Talairach SEEG method. Stereoelectroencephalography. Indications, results, complications and therapeutic applications in a series of 100 consecutive cases[J]. Stereotact Funct Neurosurg,2001,77(1):29-32.

[19] COSSU M, CARDINALE F, CASTANA L, et al. Stereoelectroencephalography in the presurgical evaluation of focal epilepsy:a retrospective analysis of 215 procedures[J]. Neurosurgery,2005,57(4):706-718.

[20] ONAL Ç, OTSUBO H, ARAKI T, et al. Complications of invasive subdural grid monitoring in children with epilepsy [J]. J Neurosurg,2003,98(5):1017-1026.

[21] KAHANE P, FRANCIONE S. Textbook of epilepsy surgery [M]. London:Informa Healthcare,2008.

[22] 林久銮,张光明,张冰清,等. 基于Leksell定向仪及三维影像系统的立体定向颅内电极置入技术及应用研究[J]. 立体定向和功能性神经外科杂志,2014,27(4):193-197.

[23] CHABARDÈS S, KAHANE P, MINOTTI L, et al. The temporo-polar cortex plays a pivotal role in temporal lobe seizures[J]. Brain,2005,128(Pt8):1818-1831.

[24] AFIF A, MINOTTI L, KAHANE P, et al. Anatomofunctional organization of the insular cortex:A study using intracerebral electrical stimulation in epileptic patients[J]. Epilep-

sia,2010,51(11):2305-2315.

[25] GUÉNOT M,ISNARD J,RYVLIN P,et al. SEEG-guided RF thermocoagulation of epileptic foci:feasibility,safety,and preliminary results. Epilepsia, 2004, 45（11）:1368-1374.

[26] COSSU M,FUSCHILLO D,CASACELI G,et al. Stereoelectroencephalography-guided radiofrequency thermocoagulation in the epileptogenic zone:a retrospective study on 89 cases. J Neurosurg,2015,123(6):1358-1367.

第四节　皮质电刺激

一、概述

癫痫切除性手术的最高目标是完全切除或离断引起癫痫临床发作的皮质区并且不会引起永久的神经功能障碍。癫痫切除性手术是以人的神经功能在脑部的解剖位置相对固定,并且某些部位切除后不会产生明显的神经功能障碍这一假说为基础的。这就要求对各脑区大脑皮质功能详细了解,包括正常情况下相对固定的皮质功能区和病理情况下可能变化的皮质功能区。目前用于脑功能评估的方法较多(表18-2),但皮质电刺激技术是首个提供脑功能定位证据和促进对脑功能认识的实验技术。皮质电刺激的目的包括:①评定皮质功能,特别是在致痫区接近或位于可能的功能表达皮质区(如语言、运动、感觉、听觉、视觉功能区等)时,除正性运动相关功能(positive motor function)外,一般需要在患者清醒、配合状态下进行;②协助评估致痫区:对病变皮质进行电刺激时认为可引起皮质兴奋性的失衡而引起癫痫发作,协助致痫区定位。由于目前可以应用长程视频颅内脑电图记录惯常癫痫发作,一般不再需要在术中进行皮质电刺激诱发癫痫发作。但仍可通过对皮质电刺激诱发的癫痫发作的电扩散和发作症状学两方面分析来评估致痫区。此外,皮质电刺激引起的后放电特征也可以为研究皮质区与致痫区的电关系提供有价值的信息。

表 18-2　脑功能评估方法

性质	方法
非创伤性	体格检查
	神经心理评估
	神经影像学(PET,SPECT,fMRI)
	脑磁图
	经颅磁刺激
	事件诱发电位等
创伤性	皮质电刺激方法:颅内电极等
	Wada 试验等

二、皮质电刺激方法

(一) 皮质电刺激器

目前常用的主要有两种类型刺激器,一种是电流控制的刺激器(current-controlled):比较稳定;另一种是电压控制刺激器(voltage-controlled):此种刺激器对电极与刺激皮质之间的电阻依赖较强,所以作用于刺激组织上的电流变异较大,并且脉冲的形态特点也容易被其间的电容特点扭曲,临床应用受限。所以目前临床常用的刺激器是电流控制的刺激器。不同型号和厂家的刺激器的具体刺激参数可能有细微差别,如最大刺激电流强度的设置(表18-3),在临床应用时要注意。

表 18-3　不同电极类型皮质电刺激参考参数

参数	硬膜下电极	深部电极
脉冲要求	双相方波	双相方波
刺激频率(Hz或脉冲/秒)	50 或 ≤1	≤1 或 50
刺激模式	单极或双极	双极
刺激强度(mA)	1~15(Grass S88) 1~17.5(Grass S12) 1~20(Ojeman)	0.2~6
刺激串持续时间(秒)	3~5(50Hz)或40(1Hz)	≤3~5(50Hz) 30~40(1Hz)
脉冲间隔时间(毫秒)	10 或 20	20
脉宽(毫秒)	0.2~0.3(50Hz/1Hz)	1~3(1Hz)或 0.5~1(50Hz)

(二) 皮质电刺激电极

目前主要有两种适合皮质电刺激的电极:微电极(microelectrode)和大电极(macroelectrode),临床上主要选用后者,大电极包括硬膜下(如栅状和条状电极)、深部电极和立体定向电极等。明确每一个电极接触点在置入脑内部位是皮质电刺激脑功能定位的前提。不同类型电极皮质电刺激参数和刺激结果的解读也有一定差别。

(三) 皮质电刺激参数

与皮质电刺激有关的刺激参数有五个:①刺激模式,单极刺激与双极刺激(monopolar versus bipolar stimulation)。单极刺激是指刺激一个电极接触点,该接触点可作为阴极(负电荷)或阳极(正电荷)。双极刺激通常在两个相邻的电极触点之间进行,阴极是刺激电极,阳极是接收电极。电流密度的最大聚焦是通过双极性刺激来实现的,深部电极基本均应用双极刺激。硬膜下电极可以通过单极或双极模式刺激。这两种刺激模式在识别表达皮质方面都是安全有效的。②刺激强度（stimulation intensity），是以毫安（mA）为单位的电流强度。一般选用正负极性相等的双相脉冲，其优点是可防止受刺激皮质上的电荷积聚。硬膜下电极刺激需要更高的刺激强度才能到达皮质更深的部分。硬膜下电极刺激强度一般在 1~15mA 之间，而深部电极刺激强度在 1~5mA 之间。③刺激脉冲持续时间（pulse duration）是一个强度周期的时间范围，以毫秒（ms）为单位。④刺激频率（stimulation frequency）是指刺激极性变化的速度，以赫兹（Hz）为单位。临床常选用 50Hz、1Hz，一般认为高频刺激适用于功能定位，而较长的 1Hz 刺激脉冲持续时间可能在诱发癫痫发作方面具有更为重要的作用。⑤刺激长度（length of stimulation）或刺激串持续时间。刺激长度以秒（s）为单位，可以根据皮质定位目的而变化。对于低频率、低刺激强度的刺激，持续长度可延长至 40 秒。相反，高频率、高刺激强度刺激，刺激长度不应超过 5 秒，因为刺激长度过长会有引起局部电损伤的风险。总之，皮质电刺激参数的选择应以在保证患者安全的前提下尽可能达到电刺激的目标。

（四）皮质电刺激方法

虽然电刺激已经广泛用于颅内电极置入术后患者的检查，但整个过程仍然没有统一标准，根据电极类型、患者年龄、不同刺激部位等选择合适刺激参数。硬膜下和深部电极刺激方案存在较大差异。硬膜下电极，可选用刺激频率 50Hz、刺激强度达 15mA，甚至可高达 20mA。由于深部电极刺激产生的效应会比较强烈和局限，相应刺激强度一般低于硬膜下电极。不同电极类型皮质电刺激参考参数见表 18-3。对于儿童，特别是低龄儿童，刺激参数的选择不同于成人，可能是因为皮质发育未成熟和神经纤维未髓鞘化而表现出不同的刺激特征。未成熟的神经组织通常需要较长时间刺激，强度-持续时间曲线向右移，因此需要较长的脉冲持续时间的刺激才能引起反应。

在同一皮质区进行皮质电刺激时，除刺激电流强度外，其他刺激参数一般相对固定，刺激电流强度从低电流强度开始，通常为 ≤1mA，并以 0.5~1.0mA 的增量增加，直到出现以下任何一种情况：①皮质功能（包括主观和/或客观神经功能）；②诱发出后放电；③癫痫临床发作；④已经达到相应刺激条件下皮质刺激的最大预设电流强度。刺激电流强度极限主要由安全因素决定，即由刺激强度、脉冲持续时间、所施加的电荷和能量及其相应的密度决定；使用的电极越小，电荷密度越高。应

注意，患者对电刺激的反应具有个体差异，所以皮质电刺激定位刺激参数的设置可以根据每个患者的具体情况进行调整。有研究发现，刺激强度的增加并不能使所刺激皮质功能表达改变，如在 4~16mA 刺激强度之间，可获得相同的皮质刺激结果，所以在出现阳性刺激结果后，继续提高刺激强度不仅会有提高刺激损伤的风险，可能对提高功能定位价值有限。另外运动、感觉、语言反应所需的平均刺激强度可能非常接近后放电或癫痫临床发作所需的平均刺激强度，因此必要时可能需要减小提高的刺激强度梯度，调整刺激频率等参数。更高的频率（100Hz vs 50Hz）和更大的脉冲宽度（1 毫秒 vs 0.2 毫秒）效应更明显。所以在皮质电刺激时根据具体情况调整刺激参数是非常必要的。

皮质电刺激的注意事项如下：

1. 皮质电刺激前注意事项

（1）颅内电极视频脑电图监测已经满足要求（已经记录到足够数量的惯常发作），并且恢复监测前抗癫痫药物、充分休息后（常规监测结束后 1 天），或监测 1 周仍未记录到惯常发作者可进行皮质电刺激。

（2）向患者和/或家属（监护人）详细解释检查的必要性、检查过程以及可能的风险和副作用（如癫痫发作），并获得签字知情同意书书面材料（最好由合法的伦理委员会批准）。

（3）环境要求安静，温度适宜，最好单人房间，以免干扰。

（4）评估患者的基线功能，检查的配合程度（特别是能否可以执行检查任务）等，能否可以描述感觉和症状，能否可以进行语言交流和理解等，以决定是否可以进行皮质电刺激检查以及协助制定合适的检查任务。

（5）皮质电刺激前建议留置静脉输液通道，为检查中出现频繁发作，甚至癫痫持续状态时备用，尽管此种情况极少出现。

（6）明确需要刺激的电极接触点，明确电极接触点的真正位置以及有关皮质。

（7）根据刺激电极接触点相关皮质的可能功能的具体情况，设定具体皮质电刺激任务，设定具体的刺激参数。

（8）根据具体情况设定皮质刺激顺序：一般根据脑电图监测结果认为容易诱发出发作的电极接触点可安排在检查后期。

（9）设计好记录表格：包括患者基本信息、刺激参数、刺激电极接触点、刺激反应（包括脑电图和刺激相关症状）等内容（表 18-4）。

表 18-4　皮质电刺激记录单

姓名：　　　　性别：　　　年龄：　　　住院号：　　　　　　　脑电图号：					
皮质电刺激日期：					
颅内电极位置：					
共同刺激参数：刺激频率：　　　　　　　　　　　脉冲持续时间（脉宽，毫秒）：					
脉冲间隔时间（毫秒）：　　　　　　　　　　　　刺激串持续时间（秒）：					
电极名称	刺激电极接触点	参考电极接触点	刺激电流强度（mA）	脑电图表现	刺激相关症状

2. 皮质电刺激期间注意事项

（1）皮质电刺激和视频脑电图要同时记录。

（2）皮质电刺激需要检查人员（包括技师和医师）执行一些任务，如操作刺激器和脑电图记录设备、进行动作行为或语言等测试以及观察患者和脑电图对刺激的反应。一个有经验的团队是完成每项任务所必需的。

（3）刺激中如有发作，特别是持续时间长、运动性发作程度比较重、意识障碍重时，要明确脑电图是否恢复背景状态，患者功能是否恢复发作前状态，只有基本恢复后才能继续检查。

（4）注意密切观察患者的精神状态、配合程度等，当发现患者疲劳或注意力不集中、明显不配合时，需要考虑暂停检查，让患者充分休息，调整状态到能胜任检查时进行。

（5）为了尽量减少刺激对患者的心理影响，可避免让患者知道什么时候会有电脉冲。当患者的反应被怀疑是心理性的而不是生理性时，可以应用假刺激证实。

（6）及时准确记录刺激结果：包括刺激参数、刺激部位（刺激和记录电极接触点）、刺激反应（电相关反应，包括后放电等）；患者客观和主观反应、电发作和临床发作等）。

（7）为明确某种反应的反应阈值，下调 0.5mA 进行刺激，以确定是否仍然可以诱发出刺激反应。在出现伴或不伴临床症状的后放电或脑电图发作时，也需要这种方法来明确刺激阈值。

（8）为了验证所获得的结果，必要时需要重复刺激。

（9）在刺激时根据具体情况（患者基线能力等）选择合适的刺激参数。

如果皮质电刺激引起严重发作需要终止时，需要及时通过静脉应用抗癫痫药物，如苯二氮䓬类药物。

皮质电刺激的安全性：在电流强度安全范围内的皮质电刺激一般不会引起皮质损伤。至今无证据证明反复的电刺激可引起局部致痫。但皮质电刺激中可引起惯常或非惯常性发作，必要时按一般癫痫发作处理。

三、皮质电刺激结果的分析

在进行皮质电刺激结果分析前首先要明确刺激电极的位置，即电极接触点所处的脑区。电解加工过程中的电荷激活了锥体细胞和郎飞节的初始轴突段，其中钠通道的数量最多。皮质电刺激产生的信号与传递的电荷量成比例地传播，电荷量随着距离刺激电极的距离增大而减少。因此，临床观察到的皮质电刺激结果是激活皮质面积效应的总和。然而，皮质电刺激的刺激效应并不仅仅局限于刺激区域。Suh 等的一项研究表明，在刺激部位远隔部位皮质的 $77 \sim 350 mm^2$ 范围内均可观察到血流动力学变化。因此，在解释皮质电刺激结果时，解释可能的远隔皮质改变有时也是很重要的。

根据 Bancaud and Talairach 对致痫区的认识，刺激诱发发作判读分两步：①刺激后 EEG 的分析（电的分析）：应考虑波幅、频率、持续时间、扩散以及提示不依赖刺激存在的典型发作类型的演变；②临床症状演变特点的分析（临床的分析）：应评估与自然发作的相似性。

有关刺激相关的症状和 EEG 发作的时间有两种可能：①在刺激中出现症状，在放电未明显扩散前出现，提示接近甚至与症状产生的皮质区重合，可以认为是皮质刺激的症状产生区，并且，此区也具有较低的产生电作的阈值；②症状仅出现在 EEG 发作的扩散过程中，提示联系区、局部网络或广泛皮质区网络被电刺激诱发的发作期放电（后放电）激活后可产生症状。

皮质功能刺激中功能区和诱发发作区之间关系包括以下几种情况：①刺激电极位于致痫区或邻近致痫区，EEG 发作或临床发作能被很容易诱发出来，这样这些区域就不能用较高的刺激强度继续刺激来明确有无功能了。也就是说出现 EEG 发作无临床症状并不意味着相应电极无阳性功能。②诱发出发作部位不一定无阳性功能；有阳性功能部位不一定不是致痫区。③即使既未诱发出功能也未诱发出现发作,也不一定不是阳性功能区或致痫区。当然电极种类不同对产生效应部位也有一定影响:在合适刺激条件下,电流强度常常仅在电极下最大,这样如存在刺激相关的应答,对于硬膜下电极代表脑回凸起部分而不是脑沟壁,脑沟壁功能是硬膜下电极达不到的,而深部电极或立体定向电极虽然可达到深部皮质结果,但皮质接触范围有限。产生效应与年龄也有一定关系:可能由于儿童皮质兴奋性与成人不同,在儿童用最大刺激强度也可能会刺激不出阳性皮质功能,所以在儿童假阳性结果比较高。电流的扩散也可引起阳性症状:直径 3mm 硬膜下电极皮质电刺激仍然可能会由于电流扩散产生阳性症状,甚至是远隔区域。

解释皮质电刺激结果时,主要考虑以下几方面:①协助定位致痫区,刺激诱发的患者惯常主观症状,有助于理解临床症状学的起源;刺激特定电极接触点引起的癫痫发作,特别是惯常癫痫发作(至少部分符合惯常发作症状学),具有很强的定位价值。②后放电,刺激某些电极接触点出现后放电的效应,可能反映了该区域的过度兴奋性。③定位皮质功能区,功能皮质定位、功能皮质与可能的致痫区之间位置关系。

1. 协助定位致痫区　皮质电刺激是协助定位致痫区的一个重要方法。通过刺激颅内电极的电极接触点直接或间接使致痫网络(或部分致痫网络)同步化,从而诱发出电-临床发作,特别是惯常的电-临床发作,对于致痫区的定位非常重要。但对于皮质刺激诱发出癫痫临床发作的部位和致痫区关系的判定却不是那么直接。例如在 SEEG 中,致痫区作为一个神经网络,刺激诱发发作的电极接触点部位并不能肯定就是致痫区的位置,只能说通过刺激这一位置,在其涉及的区域之间产生了放电的同步化,这一同步化提示致痫区可能。刺激不同部位诱发出的癫痫发作症状和脑电图特征不同,如外侧裂上、下皮质刺激(基于 SEEG):对于外侧裂上癫痫来说,皮质电刺激除诱发出先兆外,诱发出的癫痫发作一般具有全或无的特点。而外侧裂下癫痫,诱发出的发作可能仅表现为典型发作的部分症状,边缘系统的高兴奋性和皮质联系(特别是海马)的复杂性使皮质电刺激结果的解读更为复杂,在颞叶内侧癫痫中,海马起始的发作可由海马或杏仁核刺激诱发,杏仁核起始的发作可由杏仁核或海马刺激诱发,很少由刺激新皮质诱发;除了颞上回癫痫外,颞叶外侧皮质癫痫的发作主要是由颞叶内侧边缘区刺激诱发。因此,任何一个和海马直接相连的区域都可以在海马诱发出迟发性后放电或发作期放电;相反,海马可以在任何一个传出性致痫区域诱发出癫痫临床发作。因此,对海马相关区域刺激的

解释必须考虑到诱发出的放电模式的网络组织,特别是其频率特征(快活动)及其与自发性发作的电和临床相似性,所以对于皮质电刺激结果的解读,与颅内脑电图记录到的惯常发作的电-临床特点的一致性分析,即发作临床症状和 EEG 放电在刺激结束后仍存在,并且 EEG 符合惯常发作期 EEG 的演变特点(频率和分布)对于致痫区的评估非常重要。

皮质电刺激中,常会获得假阴性结果,刺激的假阴性结果因患者而异,取决于许多因素。以 SEEG 为例,由于受双极电刺激所产生电场作用的脑组织体积很小,并且需要致痫区涉及的多个区域同步化才能诱发癫痫发作,因此,刺激失败的主要原因之一是电极的放置导致受刺激区域无法建立足够的功能连接来满足诱发癫痫临床发作的要求。一般来说有两个因素影响刺激的表现:①距上次发作或上次刺激期引起的最后一次后放电的间隔时间;②抗癫痫药物水平过高(常见于自发性癫痫发作记录完成,患者恢复用药后)。

但未诱发出癫痫发作对预后影响不大,因为在一些癫痫中,单一部位的刺激不足以产生癫痫发作所需的网络条件的改变,还需要注意的是,癫痫发作并非总是由刺激致痫区本身引起,也可能通过刺激远离致痫区的电极接触点(间接刺激)引起。

2. 后放电的解读　后放电(after discharge,AD)是在电刺激期间或刺激后几秒内出现的持续性脑电放电。AD 是同步的神经元活动,通常是节律性的、重复的、形态显著的放电。当所施加的电荷密度达到临界水平就会出现这种现象,类似于临床自发性癫痫发作期放电。Blume 等 2004 年将 AD 定义为癫痫样节律性放电(如重复性棘波或多棘波或正弦样节律性棘波放电),由皮质刺激诱发并且在刺激结束后仍会持续,可局限于刺激电极、也可扩散到邻近电极或远隔电极,部分有频率和分布部位的演变,对于扩散和演变者提示为刺激诱发的 EEG 发作。

AD 出现的位置变化很大。AD 可发生在受刺激电极接触点或附近,或远隔部位。根据 AD 产生的部位特点将其分为三种:局部 AD("local AD")指 AD 仅局限于刺激接触点、局部+AD("local+AD")指 AD 仍局限于受刺激电极接触点,但扩散到邻近多个触点、远隔 AD(remote AD)指 AD 出现于刺激电极接触点远隔部位电极接触点。AD 的产生具有一定的不恒定性,当重复刺激时,AD 可能不会再发生,或者它们可能在高于或低于先前刺激电流强度时出现。所以建议在间隔15~30分钟后重复刺激,在此期间,可先测试其他电极接触点。当重新刺激之前出现 AD 的触点时,最好在低于之前引起

AD 的电流强度开始刺激,有建议低于原阈值 5mA 开始,并以 0.5mA 递增。如果之前刺激出现 AD 的电流强度低于 5mA,则可在低于先前阈值 1~2mA 的条件下进行重新测试。

如果 AD 出现在受刺激电极接触点以外的接触点,则患者诱发的运动或感觉反应不能可靠地定位皮质功能,因为这种情况很难判定反应是来自受刺激接触点还是来自与 AD 接触点。AD 持续时间过长或伴随出现癫痫临床发作会引起延迟或终止皮质电刺激过程。此外,在某些情况下,刺激引起 AD 的电流强度可能低于癫痫临床发作和/或皮质功能表达的阈值,从而干扰对该部位致痫区和/或皮质功能的进一步评估。AD 诱发的癫痫发作与自发性发作部位之间无可靠关系,AD 及其引发的癫痫临床发作也不能可靠地用于确定患者惯常癫痫发作的部位。因为在不同的刺激试验中,电流阈值和 AD 的位置可能有很大不同。而且,引起 AD 的电流阈值在相邻电极接触点之间也可能有很大变化。但是不能简单地认为 AD 就是一种假阳性反应,它可提示刺激部位的兴奋性。原始感觉皮质、原始运动皮质和海马的兴奋性阈值较低,所以容易诱发出 AD。而在刺激非痫性运动前区外侧皮质或 Heschl 横回内侧时可能诱发出全面性发作。

为了降低 AD 的发生,每一系列刺激应在电流强度不超过 2mA、增量不超过 1mA 的情况下开始。在癫痫发作或发作间期放电频繁的电极接触点部位,最初的电流强度和随后的增量也必须降低。此外,在这些潜在敏感点内的接触点刺激可以推迟到其他接触点检查结束后进行。减少 AD 风险的其他措施包括缩短刺激串持续时间、增加刺激间隔、将刺激频率限制在 5~10Hz 等。大多数 AD 在 10~15 秒内自动终止。如果后放电迅速增强或伴有临床发作,对同一电极接触点给予 0.5~2 秒的电刺激脉冲可缩短 AD。在 AD 开始 5 秒内给予脉冲刺激比 5 秒后给予脉冲刺激更容易终止 AD。

3. 定位皮质功能区　皮质电刺激应用电刺激短暂地改变大脑活动,产生可观察到的行为变化,从而可判定刺激部位的功能。功能区定位是皮质电刺激的主要目的之一,为癫痫手术患者手术切除范围的制定、术后神经功能预后判定等有重要价值,当然也是脑功能研究和认识的重要手段。

临床上,皮质电刺激进行皮质功能定位有两种方法。一种是用电刺激脑组织,评估在刺激过程中发生的行为,例如观察在刺激 M1 期间是否有手的运动或其他运动。第二种方法是先开始一项任务,看看此种任务是否可以在刺激期间继续执行。例如,可以要求患者手指

摆动或眼的重复水平运动,然后,检查者观察这些活动是否在刺激期间继续。在这两种情况下,如果伴随刺激出现任何症状或体征或活动停止,则推测受刺激区域具有重要的控制或调节该活动的功能。将初级皮质识别为运动皮质、躯体感觉皮质、视觉皮质或听觉皮质相对简单,因为它们的解剖位置是可预测的,并且它们与周围的"硬"连线连接导致"简单"和可重复的行为效应。

根据功能区皮质切除后会不会引起永久性功能缺损或障碍,Penfield 将功能皮质(eloquent cortex)分为两类:①非必须("dispensable")表达皮质:手术切除后不会引起永久性功能缺损或障碍,常见的皮质包括 SSMA 区、原始听觉皮质(Heschl's gyrus)、Brodman 6 区(可能包括额眼区)、Brodman 4 区面区、次级感觉皮质、颞底语言区;②必须(indispensable)表达皮质:手术切除后会引起永久性功能缺损或障碍,常见的皮质包括原始运动区、原始感觉区、原始视觉皮质、前和后语言区。皮质电刺激诱发出的反应包括三种:容易观察到的正性(positive)体征、患者报告的主观症状、借助于特定功能测试才能显示出来的负性(negative)体征。通过皮质电刺激定义的功能皮质的典型区域包括:原始运动区、原始感觉区、辅助感觉运动区(supplementary sensorimotor area,SSMA)、次级感觉区、语言区、视觉皮质、听觉皮质、负性运动区等,其他基于皮质刺激的功能定位(如情感、嗅觉、味觉、前庭觉、自主神经等)相关皮质尚不太明确。尚未能测定出功能的皮质区暂定为静区(silent area)。下面就不同皮质功能区的皮质电刺激表现分别进行描述:

(1) 原始运动皮质(M1)、运动前区、额眼区、辅助感觉运动皮质(SSMA 区):刺激原始运动皮质(M1)、运动前区、辅助感觉运动皮质(SSMA 区)可引起阵挛和强直反应等简单性(simple)运动症状。M1 的刺激主要引起对侧肢体(特别是远端)、面部和口部等部位的阵挛性肌肉收缩,而刺激 SSMA 和运动前区主要引起肢体近端的强直性肌肉收缩,持续时间一般并不比刺激时间长。但上述脑区引起的强直和/或阵挛症状有时有一定重叠,例如刺激 M1 可能引起强直反应,刺激 SSMA 时可能出现阵挛。刺激参数(如刺激电流强度)决定了刺激反应的阵挛或强值特征,3~6mA 的低电流强度通常足以引起靠近刺激电极接触点的皮质组织的局限性刺激效应。较低的刺激强度主要表现为肌肉颤抖感、阵挛,随着电刺激强度增加可出现强直。有证据表明,持续的高频(20~100Hz)刺激可以诱发肌肉阵挛性收缩,当刺激强度增加时,就会出现强直。运动皮质和感觉皮质有一定功能重叠,特别是在有病变的患者中,可能出现皮

质位置的改变。至少1/4的受试者的主要运动反应出现在中央沟前10mm以上的区域,约7%的患者在刺激中央沟后的区域也可以诱导出运动反应。在中央区有结构损伤的患者中,至少有2/3的患者出现原始运动反应位置的转移。这也进一步提示进行功能区切除性手术前进行皮质动能判定的重要性。

刺激运动皮质也常会引起感觉反应。当刺激强度较低时,患者可能会描述麻木、刺痛或其他感觉(如肌肉中的"紧张""疼痛"或"痉挛"感),当刺激强度增加可出现肌肉收缩或出现运动反应。有时它们可能是实际的感觉反应,但也可能代表患者感知到但观察者看不见的运动反应。在这种情况下,刺激强度应该以小的增量(0.1~0.2mA)增加,有助于区分运动和感觉反应。

额眼区是位于Brodman 8区额中回的尾端,正好在中央前沟前方的一个局限区域,因会引起明显的眼球运动,因此该区域被称为额眼区。该部位的特征是刺激阈值较低,症状表现为共轭性对侧眼偏(可伴轻微上视),持续时间与刺激时间一致。主要表现为扫视,平滑性眼球运动少见。也可见典型的偏转症状(眼的偏转伴随头的偏转)。

SSMA区在额叶内侧面,旁中央小叶的前面。大量皮质电刺激研究发现:刺激此区的症状以肢体近端、单侧或双侧、强直而不是阵挛性运动为特征,双侧非对称强直姿势是常见表现。刺激此区也可引起其他症状:如双侧或对侧感觉症状(如刺痛、麻木、热感或轻微疼痛),所以此区认为是一个感觉和运动混合性区域,因此称为辅助感觉运动区(SSMA)更合适。SSMA区也存在功能定位:上肢在下肢的前面,头部和面部在最前面。

负性运动区"刺激诱发的负性运动效应"也称为负性运动反应(negative motor response)是指在皮质电刺激时,不能进行自主运动或维持自主运动,而这种刺激强度不会产生任何正性症状和体征,也与AD无关,意识也无改变。负性运动区主要有两个:原始负性运动区和辅助负性运动区,分别位于额叶的外侧面和额叶内侧面。原始负性运动区位于额下回或额中回、紧靠原始运动区面部代表区的前方,其在优势半球的位置可能与Broca区部分重叠。刺激此位置也可能引起接受性语言障碍。辅助负性运动区位于额上回内侧面、旁中央小叶或扣带回等比较大的区域,通常紧靠SSMA面或手代表区的前方。刺激上述两个负性运动区引起的运动抑制有共同的特点,抑制的主要是远端运动,包括手指、脚趾、舌和眼睛的运动。涉及舌的负性运动反应可导致言语中断,所以,无论是言语变慢还是言语停顿,都不应被认为是定位语言区的证据。涉及肢体远端的负性运动

反应可抑制四肢执行运动或行为任务,影响的主要是对侧,但也可能伴一个不太强烈和短暂延迟的同侧抑制。一般来说舌和眼的反应通常较其他部位提前,并且在反应出现时,近端和远端的姿势性张力维持,例如,如果反应时是"手指叩击动作停止",则前臂在身体前方保持伸展,而手指保持钳夹姿势。在定位此功能时,应让患者执行舌、眼睛或手(脚)指(趾)交替快速活动任务,或在维持自主运动过程中给予刺激,观察刺激是否可以诱发出负性运动反应,即表现为任务(动作)的减慢或停止。为诱发负性运动反应,刺激(硬膜下电极)串持续时间要增加到10秒(刺激频率50Hz)。要注意观察:在刺激过程中,任何时候都可能发生负性运动反应。并且引起负性运动反应的电流强度阈值也是可变的。

(2)躯体感觉区:刺激原始躯体感觉区(Brodmann区1、2和3)最常见的反应包括:麻木,刺痛,温暖感、牵拉感、跳动感等,通常累及对侧,部位明确、相对局限。刺激第二躯体感觉区(SII)引起的反应可累及对侧、同侧或双侧,刺痛或麻木感最常见,这些反应往往分布广泛。然而,在一些患者中,这些初级感觉反应也可以在中央沟前的部位诱发。此外,刺激面部、舌头或喉咙的感觉区域可诱发双侧症状。如果刺激引起轻微感觉,最好提高0.5~1mA电流强度重复刺激,以确定是否能诱发运动反应。如果诱发阳性运动反应,则感觉障碍是由于肌纤维的潜意识运动激活所致。此外,要注意:皮质电刺激中如果出现颅面部疼痛,提示脑神经或硬脑膜结构受到了刺激,建议明确电极接触点的实际位置(图18-7)。

(3)语言区:有关语言的皮质电刺激任务虽然多种多样,但常用的任务包括阅读、朗读句子、写作、命名物体、理解、自然语言和重复等。皮质电刺激中正在进行的语言任务的中断提示受刺激部位存在语言功能。朗读是一个可靠的筛选任务,因为在刺激颞底语言区、Broca区和Wernicke区时常出现语言的中断。当引起言语减慢或言语停顿时,有必要再进行额外的测试,包括:对象命名、听觉单词重复、听觉和阅读理解以及自发言语等。

朗读是一项适合作为初始测试语言动能的任务,但如果基线阅读能力有限,也可以用数数或背诵熟悉的句子代替。当测定表达性语言功能区(如Broca区)时,适合的任务是朗读、计数或背诵。电刺激Broca区时优先影响语言流畅性。在进行接受性语言区功能定位(如位于优势侧颞叶后部的Wernicke区)时,合适的任务是听觉反应命名、图片选择和视觉对抗命名(visual confrontation naming),测试时应包括听觉反应命名和其余

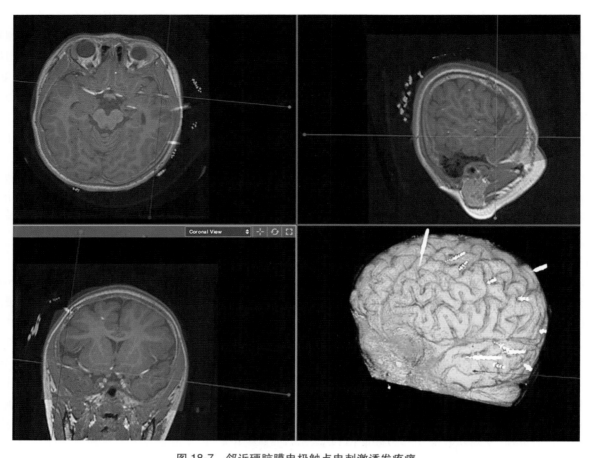

图 18-7　邻近硬脑膜电极触点电刺激诱发疼痛

图中显示为 L9 电极接触点,L9、L10 电极接触点位于硬膜,L9、L10 触点电刺激后局部明显疼痛,提示硬膜受刺激引起。

两项中的一项。刺激 Wernicke 区时引起理解障碍,刺激此区域时可能会诱发出 Gerstmann 综合征(即失算、失写、手指失认和左右辨别不能)。颞叶底面语言区位于优势半球的颞下回、梭状回或海马旁回。命名和计数是要使用的初始任务。电刺激颞叶基底区会导致言语停止和理解障碍,在较高的刺激强度下尤为明显。语言功能区的功能并不是唯一或固定的,表达性语言功能并不总是定位在 Broca 区,在额中回的后部和优势半球颞上回的前部也可能刺激出表达性言语功能。而刺激 Broca 区和颞叶底面语言区也可出现语言理解的障碍。刺激优势半球的后梭状回和颞下回可出现失读。手术切除不同部位的语言区对语言功能的影响不同。在基底颞部语言区切除后,语言障碍常常是轻微和/或短暂的,如在接受基底颞叶语言区切除术的患者中,在术前刺激研究确定该区域并证明术后语言缺损后,语言缺损在术后 6 个月趋于消失。在解释语言任务中断的语言功能区定位价值前,应先排除其他可能引起语言中断的原因,包括:①面部、舌部或咽部肌肉收缩;②刺激到负性运动区;③引起的意识丧失的干扰;④出现的心理反应干扰;⑤因刺激疼痛的干扰。

(4)特殊感觉皮质

1)视觉皮质:视觉皮质刺激症状包括两种,单纯性视觉症状和复杂性视觉症状,前者表现为各种形式的白色或彩色斑点、星星等,静止或移动,多见于刺激枕叶皮质内侧和外侧时出现,并且有研究发现,视觉症状出现部位符合视觉皮质的解剖功能定位,如刺激距状裂上(下)方的皮质,视觉症状可出现在对侧下(上)视野;而复杂性视觉症状包括视幻觉或视错觉等,多见于刺激颞-顶-枕联合后部(延及顶叶和颞叶后部皮质)时。而刺激枕外侧皮质或顶枕区皮质也可出现对侧眼偏斜、眼震、眼睑眨动或扑动等症状。

但皮质和症状之间不都是一一对应的关系,常表现为多样性。有人通过置入后头部的深部电极刺激内侧和外侧纹状体外皮质,显示与上述基本感觉不同的视觉现象。刺激枕中回外侧皮质引起视觉物体扭曲等静态现象,刺激距状裂周围楔叶内侧出现白色或彩色闪光,刺激后扣带区和楔前叶下部时出现视觉模糊。刺激顶枕裂内侧和后扣带回时,视觉运动感觉像一个透明的运动的环。而在 1~2cm 外的位置并没有刺激出类似现象。

2)听觉皮质:听觉皮质刺激症状也包括两种,单纯性听觉症状和复杂性听觉症状。前者表现为嗡嗡声等基本噪声或声音扭曲、听力模糊等,常在刺激颞上回初级听觉皮质出现,可以是单侧或双侧的。复杂的听觉体验包括有或无相关背景的讲话,可能在刺激围外侧裂区后部结构(相应于顶叶、枕叶和颞叶联合区)时出现。有时,在刺激听觉皮质时出现惯常发作的听觉癫痫先兆症状可能提示癫痫发作起始区的位置。局灶性手术切除很少需要对听觉皮质进行定位,但识别适当的大脑结构刺激时诱发的听觉症状有助于了解患者大脑的解剖和功能组织。

3)前庭感觉皮质:有关前庭感觉的皮质电刺激报道较少。Kahane等人应用高频(50Hz)和低频(1Hz)通过SEEG的研究显示,皮质电刺激后患者出现旋转、平移的幻觉,或对身体运动的莫名其妙的感觉。低频刺激诱发前庭症状(19/44)最常见于颞叶(13/19),确定了一个外侧皮质-颞顶叶区,称为颞-围外侧裂前庭皮质(temporo-perisylvian vestibular cortex,TPSVC),刺激此区很容易诱发出前庭症状,尤其是旋转感觉。该区域延伸至外侧裂上方和下方,主要位于Brodmann40、21和22区内。高频(50Hz)刺激后扣带回也可引起头晕感觉。

4)情感相关皮质:有关情感的皮质刺激报道较少。但在皮质刺激中时有见到。情感的产生与边缘系统有关。在边缘系统内,杏仁核一直备受关注。有趣的是,杏仁核引起的情感反应似乎有侧向性:刺激右侧杏仁核引起负性情绪,特别是恐惧和悲伤,而左侧杏仁核的刺激能够诱发愉快(快乐)或不愉快(恐惧、焦虑、悲伤)情绪。

5)消化道症状相关皮质:癫痫发作和皮质电刺激中均可出现消化道相关症状,主要与内脏感觉和运动相关皮质有关。Mulak等人应用高频皮质电刺激发现颞极(BA 38)、海马、杏仁核和前扣带回皮质(ACC;BA 24/BA 32)是与上腹部感觉相关的典型解剖部位。胸骨后感觉主要与前扣带回皮质相关,口咽部感觉主要与侧裂上岛盖皮质和岛叶相关。

(5)岛叶皮质:刺激岛叶引起的反应包括感觉和运动,甚至语言。岛叶后部3/4与躯体感觉有关,这些感觉可能是中性的,令人不快的,甚至是痛苦的。岛叶皮质内(疼痛)感觉的空间分布似乎有一定定位规律,面部位于前部,下肢和上肢位于后部,上肢在下肢的上面。大多数患者的感觉症状在受刺激的岛叶对侧,但也可能出现双侧和同侧。岛叶前部的刺激通常与内脏感觉有关,其中大多数被描述为咽部不适或收缩。有些患者甚至会有窒息或勒死的可怕感觉。岛叶刺激产生的其他反应包括与内侧颞叶癫痫发作症状相似的腹部感觉(例如上腹部上升感觉或腹部沉重),但也包括胸部收缩感、潮红或恶心。刺激颞盖下的岛叶后下部可出现单纯性听觉症状(嗡嗡声或口哨声等)。刺激岛叶皮质也会引起自主神经反应,如心动过缓、心动过速或血压变化。刺激岛叶也偶尔会出现其他感觉,如不真实感、全身移位或旋转,或嗅觉味觉等。

总之皮质电刺激是认识大脑结构和功能的一种直接方法,但由于受方法学技术(如刺激参数)和认识程度的影响,其临床应用尚受很大限制。对于各种刺激结果的解读也有很多未知,需要进一步完善和探讨。

(陈述花)

参考文献

[1] Rosenow F,Luders H. Presurgical evaluation of epilepsy[J]. Brain,2001,124(9):1683-1700.

[2] BORCHERS S,HIMME LBACH M,LOGOTHETIS N,et al. Direct electrical stimulation of human cortex-the gold standard for mapping brain functions?[J]. Nat Rev Neurosci,2001,13(1):63-70.

[3] KOVAC S,KAHANE P,DIEHL B. Seizures induced by direct electrical cortical stimulation—mechanisms and clinical considerations[J]. Clin Neurophysiol,2016,127(1):31-39.

[4] TRÉBUCHON A,CHAUVEL P. Electrical stimulation for seizure induction and functional mapping in stereoelectroencephalography[J]. J Clin Neurophysiol,2016,33(6):511-521.

[5] KOMBOS T,SÜSS O. Neurophysiological basis of direct cortical stimulation and applied neuroanatomy of the motor cortex:a review[J]. Neurosurg Focus,2009,27(4):E3.

[6] SCHÜLE B,ARMSTRONG D D,VOGEL H,et al. Severe congenital encephalopathy caused by MECP2 null mutations in males:central hypoxia and reduced neuronal dendritic structure[J]. Clin Genet,2008,74(2):116-126.

[7] OSTROWSKY K,ISNARD J,RYVLIN P,et al. Functional mapping of the insular cortex:clinical implication in temporal lobe epilepsy[J]. Epilepsia,2000,41(6):681-686.

[8] HAMBERGER M J. Cortical language mapping in epilepsy:a critical review[J]. Neuropsychol Rev,2007,17(4):477-489.

[9] CHASSAGNON S,MINOTTI L,KREMER S,et al. Somatosensory,motor,and reaching/grasping responses to direct electrical stimulation of the human cingulate motor areas[J]. J Neurosurg,2008,109(4):593-604.

[10] PUGNAGHI M,MELETTI S,CASTANA L,et al. Features of somatosensory manifestations induced by intracranial electrical stimulations of the human insula[J]. Clin Neuro-

physiol,2011,122(10):2049-2058.

[11] DAVID O,BASTIN J,CHABARDÈS S,et al. Studying network mechanisms using intracranial stimulation in epileptic patients[J]. Front Syst Neurosci,2010,4:148.

[12] SO E L,ALWAKI A. A Guide for Cortical Electrical Stimulation Mapping[J]. J Clin Neurophysiol,2018,35(2):98-105.

[13] CORLEY J A,NAZARI P,ROSSI V J,et al. Cortical stimulation parameters for functional mapping[J]. Seizure,2017,45:36-41.

[14] MOTAMEDI G K,OKUNOLA O,KALHORN C G,et al. Afterdischarges during cortical stimulation at different frequencies and intensities[J]. Epilepsy Res,2007,77(1):65-69.

[15] JAYAKAR P. Cortical Electrical Stimulation Mapping:Special Considerations in Children[J]. J Clin Neurophysiol,2018,35(2):106-109.

[16] BORCHERS S,HIMMELBACH M,LOGOTHETIS N,et al. Direct electrical stimulation of human cortex-the gold standard for mapping brain functions? [J]. Nat Rev Neurosci,2011,13(1):63-70.

[17] NATHAN S S,LESSER R P,GORDON B,et al. Electrical stimulation of the human cerebral cortex. Theoretical approach[J]. Adv Neurol,1993,63:61-85.

[18] SUH M,BAHAR S,MEHTA A D,et al. Blood volume and hemoglobin oxygenation response following electrical stimulation of human cortex[J]. Neuroimage,2006,31(1):66-75.

[19] CHAUVEL P,LANDRÉ E,TROTTIER S,et al. Electrical stimulation with intracerebral electrodes to evoke seizures[J]. Adv Neurol,1993,63:115-121.

[20] BARTOLOMEI F,NICA A,VALENTI-HIRSCH M P,et al. Interpretation of SEEG recordings[J]. Neurophysiol Clin,2018,48(1):53-57.

[21] LÜDERS H,LESSER R P,DINNER D S,et al. Localization of cortical function:new information from extraoperative monitoring of patients with epilepsy[J]. Epilepsia,1988,29 Suppl 2:S56-65.

[22] GODOY J,LÜDERS H,DINNER D S,et al. Versive eye movements elicited by cortical stimulation of the human brain[J]. Neurology,1990,40(2):296-299.

[23] BLANKE O,SPINELLI L,THUT G,et al. Location of the human frontal eye field as defined by electrical cortical stimulation:anatomical,functional and electrophysiological characteristics[J]. Neuroreport. 2000,11(9):1907-1913.

[24] LIM S H,DINNER D S,PILLAY P K,et al. Functional anatomy of the human supplementary sensorimotor area:re-sults of extraoperative electrical stimulation[J]. Electroencephalogr Clin Neurophysiol,1994,91(3):179-193.

[25] LÜDERS H O,DINNER D S,MORRIS H H,et al. Cortical electrical stimulation in humans. The negative motor areas[J]. Adv Neurol,1995. 57:149-157;p. 115-129.

[26] LÜDERS H O,LESSER R P,DINNER D S,et al. A negative motor response elicited by electrical stimulation of the human frontal cortex[J]. Adv Neurol,1992,57:149-157.

[27] LEE H W,HONG S B,SEO D W,et al. Mapping of functional organization in human visual cortex:electrical cortical stimulation[J]. Neurology,2000,54(4):849-854.

[28] RICHER F,MARTINEZ M,COHEN H,et al. Visual motion perception from stimulation of the human medial parieto-occipital cortex[J]. Exp Brain Res,1991,87(3):649-652.

[29] KAHANE P,HOFFMANN D,MINOTTI L,et al. Reappraisal of the human vestibular cortex by cortical electrical stimulation study[J]. Ann Neurol,2003,54(5):615-624.

[30] BALESTRINI S,FRANCIONE S,MAI R,et al. M ultimodal responses induced by cortical stimulation of the parietal lobe:a stereo-electroencephalography study[J]. Brain,2015,138(pt 9):2596-2607.

[31] LANTEAUME L,KHALFA S,RÉGIS J,et al. Emotion induction after direct intracerebral stimulations of human amygdala[J]. Cereb Cortex,2007,17(6):1307-1313.

[32] MULAK A,KAHANE P,HOFFMANN D,et al. Brain mapping of digestive sensations elicited by cortical electrical stimulations[J]. Neurogastroenterol Motil,2008,20(6):588-596.

[33] ISNARD J,GUÉNOT M,SINDOU M,et al. Clinical manifestations of insular lobe seizures:a stereo-electroencephalographic study[J]. Epilepsia,2004,45(9):1079-1090.

[34] OSTROWSKY K,DESESTRET V,RYVLIN P,et al. Direct electrical stimulations of the temporal pole in human[J]. Epileptic Disord,2002,4 Suppl 1:S23-27.

[35] MAZZOLA L,ISNARD J,PEYRON R,et al. Somatotopic organization of pain responses to direct electrical stimulation of the human insular cortex[J]. Pain,2009,146(1-2):99-104.

第五节　颅内脑电图的后处理技术

过去数十年中,癫痫内外科医生一直致力于利用颅内脑电定位致痫区和癫痫传播网络。正如前述,致痫区的完整切除是保证满意手术预后的重要影响因素。自20世纪前期开始至今,来自北美和欧洲(尤其是法国)的专家在颅内脑电图判读方面积累了大量的经验。近

10 年来我国的相关从业人员也积累了丰富的经验。然而，需要注意的是致痫区这一概念。如前述，致痫区概念包括北美以及法国学派之分；此外致痫区在不同个体水平，即便是病理基础相同也可呈现出极大的异质性；更为重要的是致痫区可以不单纯指代一个局部结构，它可以是多个"高致痫性"结构，这为临床医生判读颅内脑电图带来了极大的困难。此外，在发作期，脑电在多个脑区之间的快速传播也陡增了人工判读难度。

颅内脑电图的信号不同于头皮脑电图信号，其具有极佳的时间分辨率（取决于脑电系统采样率），可以采集 0.5~5mm 范围内高信噪比电信号。目前临床主要对发作期和发作期间期所得局部场电位分别进行分析。如下分别详述：

一、颅内脑电图发作期后处理分析

2008 年，法国的 Bartolomei 教授于著名杂志 *Brain* 发表文章介绍一种算法，其利用 SEEG 所获取的颅内脑电数据，提取发作期不同频段的能量，而后计算高频能量/低频能量比值，并构建一种呈递减趋势的数学模型，并在其中反映了时间指标，整套方法旨在反映不同导联的致痫性，即致痫指数（epileptogenicity index，EI）。EI 因为采用了自身标准化，所以取值范围为 0~1 之间。数值 1 为致痫性最高的导联，数值高于 0.4 则考虑为具有高致痫性，属于癫痫网络内结构。EI 算法是目前国内外最为常用的发作期致痫性算法之一，其兼顾考虑了发作的能量与时间特征，被广大癫痫内外科临床医生所接受（图 18-8）。然而在实际使用中需要注意其局限性：EI 算法本身对于突出于背景的低波幅快活动比较敏感，然而颅内脑电的起始模式各异，需要注意其适用范围；EI 算法中需要对多个参数进行调节，因此不同操作者之间可重复性差，合理地运用 EI 依赖于操作者对某次发作的临床观察。

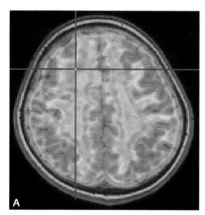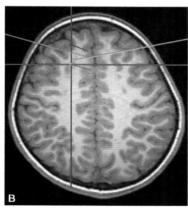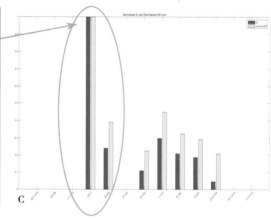

图 18-8　一例额上沟 FCD 患者 SEEG 响应触点的 EI 值
A. 轴位 PET-MRI 融合图像；B. 轴位 T1 MPRAGE 图像；C. EI 值（蓝色）。

2011 年，David 等人发布一项基于 SEEG 的颅内脑电后处理方法，其首先经过人工选取发作起始，而后对各个导联进行时频转换，提取其中的高频部分，与发作前一段时间基线数据进行统计检验，而后将其所得 T 值还原到标准空间内（致痫性脑图）。这一方法具有较好的可视化效果，比较符合临床医生的阅读习惯，但是需要注意其使用的是一段时间内的高频能量，不能覆盖临床上全部的脑电发作模式（图 18-9）。

在临床实践中，发作期的颅内脑电图后处理可以辅助癫痫内外科医生判断致痫区以及分析相同致痫网络内不同结构的相互关系，但其结果需要与视觉分析进行交叉验证。此外，对颅内脑电图直接进行时频分析也是一项有效的后处理方法。颅内脑电图发作期后处理在科研方面显示了极大的前景，利用这一方法，可以进行回顾性分析，通过发作模式的分析、分组以及预后相关，有助于深入理解不同类型癫痫的内在特征。

二、颅内脑电信号中高频振荡的分析及临床应用

过去二十年中，颅内脑电信号中 80Hz 以上的脑电活动-高频振荡（high frequency oscillations，HFO）的临床意义越来越被重视。大量的研究证明：颅内脑电信号中的 HFO 与癫痫的致痫区有着高度相关性，可以作为致痫区的生物标志物。此外，无创性的头皮脑电信号中的 HFO 可以反映癫痫的严重程度，从而评价各种癫痫治疗方法的疗效；判断癫痫的易感性并辅助预测癫痫发作。

1999 年，Engel 等人应用微电极在大鼠癫痫模型上

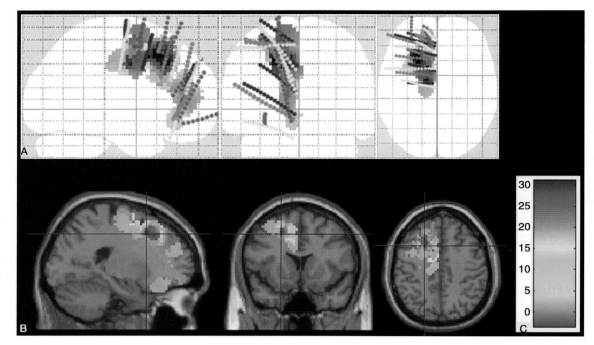

图 18-9　4 例额上沟 FCD 患者致痫性脑图的组水平分析
A. 玻璃脑提示触点位置；B. 致痫性脑图；C. T 值标度。

及癫痫患者颅内脑电信号中记录到了 500Hz 的高频信号，并首次将其命名为高频振荡。2006 年，Gotman 团队首次应用普通颅内电极在癫痫患者记录到了 HFO，从而使得 HFO 在临床应用得到了广泛推广。

HFO 目前尚无统一定义，普遍的共识是经 80～500Hz（或 80～600Hz）带通滤波后，出现明显高于基线的 4 个连续振荡即为 HFO。根据其频段不同，HFO 可进一步分为涟波和快速涟波（表 18-1、图 18-10）。近年来有研究表明 1 000Hz 以上的 HFO 亦对于致痫区的定位有一定的价值。目前 HFO 确切产生机制仍然不明。

HFO 的分析方法目前仍以人工分析为金标准，但由于人工分析有耗时及主观性较强两大缺点，所以极大地影响了 HFO 的临床应用。故诸多研究团队已经先后开发了多种自动、半自动 HFO 检测方法。目前常见的自动高频检测方法有能量形态检测法（均方根检测法，线长检测法）；频谱分析法；统计分析法；计算机深度学习分析法等。

颅内脑电信号中的 HFO 主要用于协助定位致痫

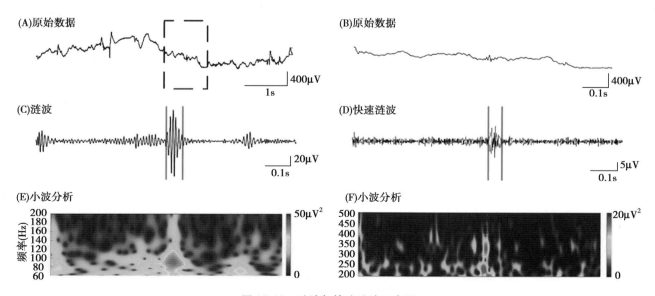

图 18-10　涟波与快速涟波示意图
A. 6 秒原始脑电图数据（颅内硬膜下普通电极，采样率 2 000Hz）及随机选择的 1 秒数据（虚线框）；B. 虚线框中 1 秒数据的放大；C、D. 左右分别为肉眼识别的涟波和快速涟波；E、F. 利用小波分析计算出的时频谱。

区,指导手术切除范围。近二十年来的大量动物及临床试验已经证明:在癫痫发作间期、发作前期及发作期均可在癫痫起始区及致痫区记录到多发的 HFO。一系列使用深部电极、SEEG、硬膜下电极或术中皮质脑电图的回顾性研究显示,手术切除了产生 HFO 较多脑组织与术后良好的结局密切相关。2010 年 Jacob 等人通过回顾性研究分析了脑电不同导联 HFO 的切除比率,他们发现当切除的导联减去未切除的导联除以两者之和后,预后好的患者 HFO 比率值都大于 0,预后差的患者大部分切除比率均小于 0,根据快速涟波判断的效果为更好,与 HFO 表比较棘波的多少不能预测手术预后。2015 年发表的一篇纳入了 11 项研究的 Meta 分析的文章评估了切除 HFO 产生的区域和癫痫手术预后的相关性。结果显示在切除产生 HFO 的大脑区域的比率多少和手术结果呈高度相关性。Pail 等人发现,手术预后好的患者中,癫痫起始区的快速涟波的振幅明显高于非癫痫致痫区。这说明应用 HFO 定位癫痫致痫区时,除了考虑 HFO 的出现频率,HFO 的波幅、持续时间也应作为考虑因素。

近年来的一些研究显示,除了术前 HFO 的分析很重要之外,术中及术后对于 HFO 的检测更为重要。他们认为切除术后 HFO 的测定能较好地明确致痫区的范围并能较好地判断预后。Zijlmans 团队对于癫痫术中记录的脑电信号进行分析时发现,术前所记录到的高频并不能够完全准确地预测癫痫手术的预后,而切除后记录到的 HFO 对于预后更有意义。他们认为离断 HFO 产生的网络至关重要,而不仅仅是切除所有产生了 HFO 的通道。这似乎可以解释一些按照术前 HFO 产生区域切除的比率来预测手术疗效时常有偏差。但术中对于 HFO 监测报道目前很少,报道的患者例数也十分

有限,故对于这一结论尚需要大数据的进一步证实。

虽然 HFO 作为致痫区的生物标志物已经得到了认可,但是如何应用 HFO 量化分析来协助定位致痫区一直是一个研究热点。即切除多少产生 HFO 的脑区?如何认定高发 HFO 的阈值?这些标准直接决定着手术切除的范围,然而在这方面的研究较少。2018 年 Jiang 等人首次提出了在自动高频检测的基础上应用计算高发 HFO 导联连续切除率的方法量化划定致痫区的方法。该方法通过对 43 个手术切除的癫痫患者的回顾性研究,根据高发 HFO 导联连续切除率对比术后一年的预后,初步量化了划定致痫区范围的阈值。该方法可作为癫痫术前评估定位致痫区的一个很好的参考指标。

除了应用颅内脑电信号的 HFO 定位致痫区以外,无创性的头皮脑电信号中的 HFO 分析还可以判断癫痫的严重程度,评估各种癫痫治疗方法的疗效,并判定癫痫易感性。

HFO 作为一种新型致痫区的生物标志物,在临床上具有极大的潜在应用价值,虽然目前已经认为 HFO 与致痫区有高度相关性,但是如何应用 HFO 来量化界定致痫区还有待深入研究。未来的研究首先需要明确 HFO 的定义,制定严格的检测标准,准确区分生理性及病理性 HFO,并应该设计多中心、数据共享的前瞻性临床研究来进一步验证 HFO 精确定位致痫区可能性。

三、皮质-皮质诱发电位

皮质-皮质诱发电位 (cortical-cortical evoked potential,CCEP)是另外一种颅内脑电间期处理方式。其给予电极触点单个脉冲电刺激,同时记录刺激触点以外诱发电位(图 18-11)。CCEP 可以反映不同脑区之间的连

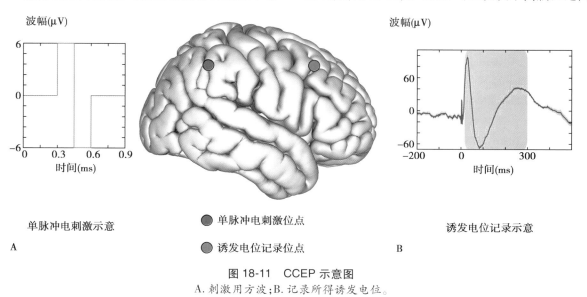

单脉冲电刺激示意

A

● 单脉冲电刺激位点

● 诱发电位记录位点

诱发电位记录示意

B

图 18-11 CCEP 示意图
A. 刺激用方波;B. 记录所得诱发电位。

接强度和连接方向,这是因为相同脑区所对应的触点既可以作为刺激点也可以作为记录点。通过对诱发电位分布范围、潜伏期、波幅等指标的分析,以及使用其他定量计算方法,可以判断致痫区,同时也可以探索大脑的功能连接网络。

(张 弨 杨小枫)

参考文献

[1] ZIJLMANS M,ZWEIPHENNING W,VAN KLINK N. Changing concepts in presurgical assessment for epilepsy surgery[J]. Nat Rev Neurol,2019,15(10):594-606.

[2] BARTOLOMEI F,CHAUVEL P,WENDLING F. Epileptogenicity of brain structures in human temporal lobe epilepsy:a quantified study from intracerebral EEG[J]. Brain:a journal of neurology,2008,131(Pt 7):1818-1830.

[3] DAVID O,BLAUWBLOMME T,JOB A S,et al. Imaging the seizure onset zone with stereo-electroencephalography[J]. Brain:a journal of neurology,2011,134(Pt 10):2898-2911.

[4] GRINENKO O,LI J,MOSHER J C,et al. A fingerprint of the epileptogenic zone in human epilepsies[J]. Brain:a journal of neurology,2018,141(1):117-131.

[5] ZHANG C,ZHAO B T,MCGONIGAL A,et al. Superior Frontal Sulcus Focal Cortical Dysplasia Type Ⅱ:An MRI,PET,and Quantified SEEG Study[J]. Frontiers in neurology,2019,10:1253.

[6] WANG Y,WANG X,MO J J,et al. Symptomatogenic zone and network of oroalimentary automatisms in mesial temporal lobe epilepsy[J]. Epilepsia,2019,60(6):1150-1159.

[7] WANG X,HU W,MCGONIGAL A,et al. Electroclinical features of insulo-opercular epilepsy:an SEEG and PET study[J]. Ann Clin Transl Neurol,2019,6(7):1165-1177.

[8] HU W H,ZHAO B T,ZHANG C,et al. Focal cortical dysplasia Ⅱ-related seizures originate from the bottom of the dysplastic sulcus:A stereoelectroencephalography study[J]. Clinical neurophysiology:official journal of the International Federation of Clinical Neurophysiology,2019,130(9):1596-1603.

[9] NAJM I,JEHI L,PALMINI A,et al. Temporal patterns and mechanisms of epilepsy surgery failure[J]. Epilepsia,2013,54(5):772-782.

[10] BARTOLOMEI F,COSANDIER-RIMELE D,MCGONIGAL A,et al. From mesial temporal lobe to temporoperisylvian seizures:a quantified study of temporal lobe seizure networks[J]. Epilepsia,2010,51(10):2147-2158.

[11] BRAGIN A,ENGEL J,JR.,WILSON C L,et al. Hippocampal and entorhinal cortex high-frequency oscillations(100-500Hz)in human epileptic brain and in kainic acid--treated rats with chronic seizures[J]. Epilepsia,1999,40(2):127-137.

[12] JIRSCH J D,URRESTARAZU E,LEVAN P,et al. High-frequency oscillations during human focal seizures[J]. Brain:a journal of neurology,2006,129(Pt 6):1593-1608.

[13] JACOBS J,LEVAN P,CHANDER R,et al. Interictal high-frequency oscillations(80-500Hz)are an indicator of seizure onset areas independent of spikes in the human epileptic brain[J]. Epilepsia,2008,49(11):1893-1907.

[14] USUI N,TERADA K,BABA K,et al. Significance of Very-High-Frequency Oscillations(Over 1,000Hz)in Epilepsy[J]. Annals of neurology,2015,78(2):295-302.

[15] BRAGIN A,WILSON C L,ENGEL J. Voltage depth profiles of high-frequency oscillations after kainic acid-induced status epilepticus[J]. Epilepsia,2007,48(Suppl 5):35-40.

[16] JIRUSKA P,ALVARADO-ROJAS C,SCHEVON C A,et al. Update on the mechanisms and roles of high-frequency oscillations in seizures and epileptic disorders[J]. Epilepsia,2017,58(8):1330-1339.

[17] STABA R J,WILSON C L,BRAGIN A,et al. Quantitative analysis of high-frequency oscillations(80-500Hz)recorded in human epileptic hippocampus and entorhinal cortex[J]. Journal of neurophysiology,2002,88(4):1743-1752.

[18] GARDNER A B,WORRELL G A,MARSH E,et al. Human and automated detection of high-frequency oscillations in clinical intracranial EEG recordings[J]. Clinical neurophysiology:official journal of the International Federation of Clinical Neurophysiology,2007,118(5):1134-1143.

[19] CREPON B,NAVARRO V,HASBOUN D,et al. Mapping interictal oscillations greater than 200Hz recorded with intracranial macroelectrodes in human epilepsy[J]. Brain:a journal of neurology,2010,133(Pt 1):33-45.

[20] ZELMANN R,MARI F,JACOBS J,et al. Automatic detector of high frequency oscillations for human recordings with macroelectrodes[J]. Conference proceedings:Annual International Conference of the IEEE Engineering in Medicine and Biology Society IEEE Engineering in Medicine and Biology Society Conference,2010,2010:2329-2333.

[21] DUMPELMANN M,JACOBS J,KERBER K,et al. Automatic 80-250Hz "ripple" high frequency oscillation detection in invasive subdural grid and strip recordings in epilepsy by a radial basis function neural network[J]. Clinical neurophysiology:official journal of the International Federation of Clinical Neurophysiology,2012,123(9):1721-1731.

[22] ZUO R W J,LI X,LI C,et al. Automated Detection of High-Frequency Oscillations in Epilepsy Based on a Convolution-

al Neural Network [J]. Front Comput Neurosci, 2019, 13:6.

[23] REN G P, YAN J Q, YU Z X, et al. Automated Detector of High Frequency Oscillations in Epilepsy Based on Maximum Distributed Peak Points [J]. International journal of neural systems, 2018, 28(1):1750029.

[24] KHALILOV I, LE VAN QUYEN M, Gozlan H, et al. Epileptogenic actions of GABA and fast oscillations in the developing hippocampus[J]. Neuron, 2005, 48(5):787-796.

[25] JACOBS J, ZIJLMANS M, ZELMANN R, et al. High-frequency electroencephalographic oscillations correlate with outcome of epilepsy surgery[J]. Annals of neurology, 2010, 67(2):209-220.

[26] WU J Y, SANKAR R, LERNER J T, et al. Removing interictal fast ripples on electrocorticography linked with seizure freedom in children [J]. Neurology, 2010, 75(19):1686-1694.

[27] VAN'T KLOOSTER M A, VAN KLINK N EC, ZWEIPHENNING W, et al. Tailoring epilepsy surgery with fast ripples in the intraoperative electrocorticogram[J]. Annals of neurology, 2017, 81(5):664-676.

[28] FRAUSCHER B, BARTOLOMEI F, KOBAYASHI K, et al. High-frequency oscillations: The state of clinical research [J]. Epilepsia, 2017, 58(8):1316-1329.

[29] JIANG C, LI X, YAN J, et al. Determining the Quantitative Threshold of High-Frequency Oscillation Distribution to Delineate the Epileptogenic Zone by Automated Detection [J]. Frontiers in neurology, 2018, 9:889.

[30] HOLLER Y, KUTIL R, KLAFFENBOCK L, et al. High-frequency oscillations in epilepsy and surgical outcome. A meta-analysis [J]. Frontiers in human neuroscience, 2015, 9:574.

[31] PAIL M, ŘEHULKA P, CIMBALNIK J, et al. Frequency-independent characteristics of high-frequency oscillations in epileptic and non-epileptic regions[J]. Clinical Neurophysiology, 2017, 128(1):106-114.

[32] VAN'T KLOOSTER M A, LEIJTEN F S, HUISKAMP G, et al. High frequency oscillations in the intra-operative ECoG to guide epilepsy surgery ("The HFO Trial"): study protocol for a randomized controlled trial [J]. Trials, 2015, 16 (1):422.

[33] BRAGIN A, WILSON C L, ENGEL J. Spatial stability over time of brain areas generating fast ripples in the epileptic rat[J]. Epilepsia, 2003, 44(9):1233-1237.

[34] LEVESQUE M, BEHR C, AVOLI M. The anti-ictogenic effects of levetiracetam are mirrored by interictal spiking and high-frequency oscillation changes in a model of temporal lobe epilepsy[J]. Seizure, 2015, 25:18-25.

[35] ZIJLMANS M, JACOBS J, ZELMANN R, et al. High-frequency oscillations mirror disease activity in patients with epilepsy[J]. Neurology, 2009, 72(11):979-986.

[36] BRAGIN A, WILSON C L, ALMAJANO J, et al. High-frequency oscillations after status epilepticus: epileptogenesis and seizure genesis [J]. Epilepsia, 2004, 45(9):1017-1023.

[37] MATSUMOTO R, NAIR D R, LAPRESTO E, et al. Functional connectivity in the human language system: a cortico-cortical evoked potential study[J]. Brain: a journal of neurology, 2004, 127(Pt 10):2316-2330.

[38] FLANAGAN D, VALENTIN A, GARCIA SEOANE J J, et al. Single-pulse electrical stimulation helps to identify epileptogenic cortex in children[J]. Epilepsia, 2009, 50(7):1793-1803.

[39] KELLER C J, HONEY C J, MEGEVAND P, et al. Mapping human brain networks with cortico-cortical evoked potentials[J]. Philos Trans R Soc Lond B Biol Sci, 2014, 369 (1653):20130528.

第十九章　临床神经心理评估在癫痫患者诊疗中的应用

第一节　神经心理评估

一、临床神经心理评估概述

癫痫,作为神经系统常见的慢性病之一,是由于多种病因(遗传性、代谢性、结构性、免疫学、感染性及其他等)引起的正常大脑功能持续性紊乱相关的疾病。研究表明,儿童的癫痫发病率约为(0.5~8)/1 000(人·年)。除了其临床表现,癫痫的共患病也越来越引起人们的重视,包括发育迟缓,认知损害,行为异常,社会心理问题及生存质量等多个方面。癫痫儿童发生精神、认知和行为问题的风险都会增加,一方面与癫痫疾病本身有关,另一方面可与基础病因有关,还有可能与治疗的副作用及继发的心理问题有关。儿童本身就处于一个不断发育成长的过程中,这种脑功能障碍对其引起的损害可能比成人更为严重。Dodrill等人对儿童和成人癫痫患者的认知相关文献进行了纵向研究,一共列出了对成年人的13项研究以及对儿童的9项研究,最终得出结论:成人及儿童癫痫患者均存在不同程度的认知功能障碍,认知能力的损害在儿童中比成年人更为明显。因此,在治疗与控制癫痫发作的同时,亦需对癫痫患者进行定期的神经心理评估,以期早发现及早期干预。

神经心理评估是一种探究认知功能的方法,不仅可以获取大脑结构和功能完整性的信息,并可以评估认知损伤的严重程度及其对日常生活的影响。神经心理评估多为轻度认知障碍、痴呆和阿尔茨海默病患者的核心诊断工具,但目前越来越多地用于癫痫患者的功能评估中。随着癫痫定位技术及癫痫外科手术的发展,越来越多癫痫科医生开始挑战影像学阴性的难治性癫痫患者的手术治疗。神经心理评估可为癫痫术前定位提供很多有价值的定侧和/或定位信息。2015年,ILAE神经心理学协会及诊断方法委员会(ILAE Neuropsychology Task Force,Diagnostic Methods Commission)推出癫痫患者的神经心理评估建议,指出神经心理评估能够对癫痫患者认知及心理功能做出客观的评价,同时也可以作为一种诊断方法,通过评价认知功能及行为的损害来为癫痫术前评估提供定位及定侧信息。除此之外,神经心理

评估结果还可以预测疾病或者癫痫手术的预后。2019年,ILAE神经心理学工作组诊断方法委员会报告中再次明确了儿童和成人癫痫术前评估中神经心理学评估的重要性。建议还指出所有儿童及成人癫痫患者在初次确诊后,至少需要进行一次基础神经心理测查以评估认知和行为障碍的风险。如果患者已经高度怀疑存在认知功能缺损,则需要进一步更加全面或者更有针对性地对某些特定功能进行评估。

虽然神经心理评估可以敏感地发现神经系统功能的异常,但是,需要注意的是神经心理评估结果可能受很多非神经因素的影响。这些非神经因素包括严重的情绪困扰、睡眠障碍、疼痛、疲劳、认知恐惧症和药物副作用。除此之外,神经心理学者在解释认知和表现效度测试结果时需要考虑的问题还包括感觉障碍(如视野障碍)、测试语言的有限能力(例如儿童不同年龄段的语言功能发育或者低教育程度受试者语言能力等),以及癫痫患者在测试过程中可能出现电发作、发作后状态或其他显著精神状态波动的可能性。加之,导致神经心理测试分数低的非神经性原因中,伪装、努力不足和任务投入不足等问题比最初考虑的更为常见。换言之,神经心理学专家已经越来越意识到,尽管神经心理学测试对大脑功能异常高度敏感,但是异常的测试结果有可能是非特异性的。因此,神经心理评估人员需要综合考虑多方面因素后,对拿到的数据进行综合分析,才能得到更为准确的判断。干扰结果判断的诸多干扰因素也注定了临床心理评估工作不能或者一定程度上不能依赖计算机进行评估。

二、临床神经心理评估涉及的认知领域

(一)成人心理评估所涉及的认知领域

成人脑功能发育基本成熟,全面的神经心理学评估主要探索认知领域包括知觉,记忆,注意力,执行功能,语言,运动和视觉运动功能。不同的神经心理评估主要针对患者某一种认识域或者多种认知功能而设计,是一个系统性的评估。单一测试失败并不能代表受试者一定存在某种功能障碍,需要对每个认知领域进行一项以上的测试去验证。系统的神经心理评估需要涵盖以下

几个认知领域以及其可能对应的脑区或者脑网络。

1. 感知(perception)　人类的感知过程是人脑识别和解释感官刺激的过程。感知是基于从周边受体到皮质区域("自下而上")的处理过程的整合,以及基于先前的经验和期望对传入信息进行调控("自上而下")的过程。根据传统模型,视觉感知通路主要包括颞-枕腹侧通路和枕-顶背侧通路,腹侧通路用于对物体和人脸进行识别;而背侧通路用于空间感知和参与运动控制。听觉感知则涉及颞区。由于对人脸的加工及识别是人类在行使社会职能中非常重要的能力,因此与对普通物体的识别相比,涉及的脑区也更为广泛,包括枕下回、梭状回后部、额下回、海马、海马旁回后部、嗅周皮质(侧副沟内)、颞极等,熟悉面孔与陌生面孔不同,涉及的皮质网络更为广泛,包括双侧颞叶内侧面,非优势半球为著(除了海马旁回后部,在陌生面孔识别中,海马旁回后部激活更为明显)以及颞叶新皮质、额叶、顶叶、扣带回及纹状体。人脸面孔的再识过程激活了整个颞叶内侧面,而抽象图形再识仅激活了梭状回后部。

2. 运动控制(motor control)　经典的神经系统运动功能检查主要是对力量、协调性和灵活性的评估。神经心理学评估则还需要探索从速度到计划的其他运动特征。视觉运动能力需要视觉感知和运动技能的结合,通过要求受试者复制图形或执行动作来测试。目标导向的自主运动控制任务依赖于边缘系统和联合皮质、基底神经节、小脑和运动皮质的相互作用。

3. 记忆(memory)　记忆和学习是密切相关的。学习是获取新信息的方法,而记忆则是检索这些信息以备以后使用。要记住的内容首先需要编码,然后存储,最后检索。记忆有几种类型,包括感觉记忆(即短期记忆)、工作记忆和长期记忆。感觉记忆是最快的记忆过程,即在刺激结束后,短暂地保留对感觉信息印象的能力。它代表了将信息存储在短期内存中的重要步骤,短期内存只持续几分钟,而不会被放入永久内存存储中。工作记忆允许在执行复杂的认知任务(如学习和推理)时临时存储和管理信息。因此,短期记忆只涉及信息的存储,而工作记忆允许对存储的信息进行实际操作。最后,长期记忆,既长时间内储存的信息,又可以细分为内隐记忆(无意识性/程序性记忆,例如,如何开车)和外显记忆(如:有意记忆宠物的名字)。回忆过程意味着检索以前存储的信息,即使它们当前不存在。再认识则是指对先前发生过的刺激的判断。记忆的神经解剖学基础是复杂的。最初的感觉记忆包括大脑中接收视觉(枕叶皮质)、听觉(颞叶皮质)、触觉或运动觉(顶叶皮质)信息的区域。工作记忆与背外侧前额叶皮质(负责

监控信息)和腹外侧前额叶皮质(负责维持信息)相连。长期记忆需要通过一种化学过程来巩固信息,这种化学过程允许形成神经痕迹,以便日后检索。海马负责外显记忆的早期存储,然后这些信息被传送到更多的大脑皮质区域。

4. 注意(attention)　注意功能是指在目标及任务导向下,人脑对特定目标刺激反应能力(注意力)以及过滤无关的信息的能力(选择性注意)。Ferrier 发现在一侧半球切除部分前额叶脑组织后,猴子无法将目光直视受影响的半视野,这种运动减弱伴随着"注意力丧失";他假设"注意力与头部和眼睛的意志运动密切相关"。Ferrier 的方法随后被 20 世纪的研究者重新证实,他们发现类似的注意力缺陷是由于前额叶弓状沟前方的脑组织损伤引起的,该区也就是额眼区(frontal eye field,FEF)。许多新近的研究也发现,在无扫视运动参与的情况下,FEF 区域在注意过程中的反应也会增强。诱导 FEF 神经元活动增强可以易化在空间特定位置的感知能力,并相应增强 FEF 神经元在视觉反应任务中对靶目标的选择,也就是 FEF 参与到选择性注意过程。

空间忽视是指无法控制注意力的空间方向,无法对刺激做出反应。枕叶参与视觉注意,而视觉空间分析则涉及枕叶和顶叶皮质。对听觉刺激的注意需要颞叶的参与,尤其是优势半球颞叶。许多研究证明注意力脑网络主要涉及前扣带回、额叶皮质、基底神经节和丘脑。

5. 执行功能(executive function,EF)　执行功能为复杂的认知能力,如抑制冲动的能力、将一个活动或精神状态转换到另一个的能力,解决问题或调节情绪反应的能力,开展一项任务或活动的能力,计划和组织当前和未来任务的能力,和监管自己的能力。执行功能相当于一种高级监控系统或者综合认知功能系统,通过控制人的行为,使我们能够完成目标导向的任务,确定任务的优先级,制定适当的策略和解决方案,并具有一定认知灵活性。执行功能是人脑一种整合各种高级认知功能的能力,从而组织和领导目标导向的认知活动、情绪反应和公开行为。执行功能以多种方式存在,通常是相互重叠的。研究者对执行功能的组成、加工处理过程以及其统一性或多样性缺乏一致性观点。就其组成而言,研究者提出了多种分解模型。例如,Miyake 等人提出的"整合模型",关注三个核心成分,即:抑制优势反应、更新工作记忆中的表征以及在不同任务或心理状态之间的转换。这三个基本的执行过程是不同的,但有一定的关联性。Anderson(2002)的"发展模式"整合了执行功能的 4 个组成成分:注意力控制、信息加工、认知灵活性和目标设定。这些不同的组件以相互关联和相互依

赖的方式工作,并作为一个综合监控系统一起工作。在对学龄儿童、青少年和成年人执行功能的进一步研究发现 Miyake 等人提出的"整合模型"在不同年龄组存在非常稳定的一致性,为研究执行功能发育学提供了非常好的理论框。因此,关于学龄前和学龄期儿童执行功能的回顾性研究集中于 Miyake"整合模型"中的三个核心 EF 成分:抑制、工作记忆和迁移。最近关于 EF 的文献提出了一个新的区分方法,即:热 EF 和冷 EF,允许将情感和动机语境整合到 EF 过程中。这种理论框架提出了执行功能在有或者无情感和动机驱动时,存在显著不同。冷 EF 是指传统意义上,在非文本化、非情绪化情境中,人脑的执行功能,而热 EF 则是对应于在情绪或动机意义情境中人脑的执行功能,充分体现了情感对执行功能的影响。

这些执行功能的正常行使需要基于额叶、前扣带皮质、基底神经节以及许多皮质和皮质下区域的正常功能。EF 能力与有意识地控制思想和行为有关,其发育过程与额叶的成熟,特别是前额叶皮质的成熟有关。据报道,热 EF 和冷 EF 存在于相似的解剖结构,即右侧半球前额叶的腹外侧部,但有轻微的不同,热 EF 更偏于前额叶的内侧部和眶额部,而冷 EF 偏于前额叶的外侧部。额叶有一个长期的成熟过程,因此对神经发育问题特别敏感,在评估患者的执行功能时,需要结合患者的年龄和发育特点。

6. 抑制控制(inhibition)　抑制控制本质上属于执行功能的一部分,也是最为主要的功能之一,被认为是其他执行功能组件的基础。抑制能力被认为是社会行为和长期学业成功的有力预测因素。例如,在学龄前儿童中,较低的反应抑制与较低的情绪调节和较低的冲动行为控制有关。此外,抑制与许多发育性疾病有关,包括注意缺陷多动障碍(attention deficit and hyperactive disorder,ADHD)。癫痫患儿合并 ADHD 的比率可高达 30%,其中,额叶癫痫患儿出现 ADHD 的比例最高,原因是 ADHD 患儿涉及的脑组织结构中,额叶为其中心结构。文献报道中,额叶癫痫患者往往存在多种功能的异常,其中包括任务程序化能力,运动控制,反应抑制,抑制与认知灵活性,词语流畅性等。

抑制控制分为多个组成成分,其中,反应抑制和干扰控制为研究最多的两个成分。反应抑制(或行为抑制)Nigg 定义为抑制自动反应或不适当反应倾向的能力,也被称为运动抑制和优势反应抑制。干扰控制(也被称为执行控制、冲突监控和干扰抑制)Nigg 定义为在过滤(抑制)干扰信息或竞争信息的同时,选择性地关注相关信息的能力,包括选择性注意和抑制过程两方面

的能力。抑制功能主要与前额叶区域的激活有关,但与反应抑制和干扰控制相关的脑区之间存在差异。功能磁共振成像(fMRI)研究报告,反应抑制主要涉及 PFC 下部、辅助运动前区(pre-SMA)、小脑、丘脑以及纹状体区域(如尾状核)。而干扰控制主要与前额叶激活有关,其中最为主要的区域包括前额叶背外侧、额叶的内侧面和扣带前回皮质(ACC)。但是,需要注意的是抑制功能在儿童和青少年时期表现出年龄的特异性。在学龄儿童中,反应抑制在进行/不进行(go/no-go)任务中,涉及了额叶广泛的皮质网络,包括了左侧 SMA 和 ACC、颞区、顶下小叶、岛叶、壳核和小脑前部等;在停止-信号(stop-signal)任务中,反应抑制主要涉及额叶内侧面和额下回、运动前区、颞上回、岛叶、楔前叶和小脑的激活。在 Flanker 类型的任务中,干扰控制主要涉及左侧额叶上、中、下回,ACC、枕叶、颞上回和顶下小叶皮质。

7. 语言功能　语言包括听理解能力、语言产生能力、读写能力以及命名能力。根据传统的神经解剖学观点,语言主要依赖于优势半球,具体地说,听理解能力取决于上颞叶;语言产生主要依赖于额叶、额-顶-颞语言回路;概念-语义加工处理过程则主要涉及颞中回、颞中回后部、颞上回和额下回等脑区。直接皮质电刺激结果显示优势半球广泛脑区参与语言的产生和语言感知网络(表 19-1),尤其是优势半球环外侧裂脑区。但是,有意思的是多个研究表明颞叶基底部也参与了多种语言功能。直接皮质电刺激结果显示刺激颞叶底面可干扰多种语言功能,包括视觉命名、表征测试理解、阅读、自发言语、听觉描述命名或者重复。最常见的刺激诱发损伤的语言功能是视觉命名(75%),这些部位广泛分布于梭状回。听理解功能(例如,Token Test performance)是第二常见的刺激诱发障碍(52%),而听觉命名(24%)和复述(18%)相对少见。

(二) 儿童神经心理评估的认知域

随着医学水平及社会发展的进步,人们对于多种疾病的诊治有了突破性的进展,与此同时,也越来越关注疾病伴随或所造成的发育、认知方面的损害,这一点在儿童中尤为关键。儿童并不是"缩小版的成人",不仅各个器官都在不断生长发育中,其认知、语言、情感、个性也在不断地发展进步,因此,不能以同样的角度一概而论。

根据儿童的解剖基础、生理及心理的特点,从出生后起可以将其根据年龄分为几个阶段,包括新生儿期(自脐带结扎至出生后 28 天)、婴儿期(自脐带结扎至出生后 1 周岁)、幼儿期(自满 1~3 周岁)、学龄前期(自满 3 周岁至 6~7 岁)、学龄期(自 6~7 岁至青春期前)

表 19-1　皮质电刺激言语相关脑区汇总表

功能	对应脑区	患者	来源
口面部运动序列言语	环侧裂区域(额、颞、顶)	4	(Ojemann and Mateer 1979)
自动言语	环侧裂区域(额、颞、顶)	21	(Ojemann 1983)
	额下回后部	7	(Lesser et al. 1984)
	颞底	8	(Luders et al. 1991)
	额下回后部,颞上回后部	45	(Schaffler et al. 1993)
	颞上回后部、顶下小叶和颞中回后部的上方(Wernick 区)	56	(Schwartz et al. 1999)
复述	颞上回后部	1	(Anderson et al. 1999)
	颞上回后部	1	(Quigg and Fountain 1998)
语音识别	环侧裂区域(额、颞、顶)	8	(Ojemann 1981)
	颞上回中、后部	3	(Boatman et al. 1995)
视觉命名	颞叶后部	117	(Ojemann 1979)
	颞底语言区	25	(Krauss et al. 1996)
	颞上回后部	1	(Anderson et al. 1999)
	颞叶中后部	20	(Hamberger et al. 2001)
听觉命名	颞叶外侧新皮质	6	(Malow et al. 1996)
	颞叶前部	20	(Hamberger et al. 2001)
听觉言语理解	颞上回中、后部	3	(Boatman et al. 1995)
	颞叶底部	25	(Krauss et al. 1996)
	颞上回后部,额下回后部	45	(Schaffler et al. 1993)
	颞上回、颞中回中部、额叶外侧和额下回后部	14	(Hamberger et al. 2001)
言语瞬时记忆	颞-顶外侧皮质(信息获得)和额叶外侧(信息提取)	6	(Ojemann and Whitaker 1978b)
读(句子填充)	颞中回和顶下小叶	56	(Schwartz et al. 1999)
读(句法)	额下回外侧,颞、顶叶皮质(前至视觉命名区,但更广泛)	14	(Ojemann et al. 1990)
	颞叶底面	5	(Burnstine et al. 1990)
动词产生	额叶(距视觉命名区 1cm)和颞-顶皮质	14	(Ojemann et al. 2002)
写字	额下回后部	3	(Lesser et al. 1984)
	颞叶底面	3	(Luders et al. 1991)

及青春期(女孩从 11~12 岁开始到 17~18 岁,男孩从 13~14 岁开始到 18~20 岁);每个阶段都有其生长发育的不同特征,总体来看是一个连续的且有阶段性的过程,既有发育的一般规律,但又有其不同的个体差异。

50 多年前,医学博士朱利叶斯·里士满(Julius B. Richmond)将儿童发育定义为儿科学的基础科学;目前,我国的发育与行为儿科学也在飞速发展。由于生活水平及疾病谱的变化,人们也越来越注重儿童生活质量,一些发育与行为障碍可以严重影响儿童的生存质量,如学习障碍、注意缺陷多动障碍、孤独症谱系障碍、

脑瘫等,且有的慢性疾病亦可合并发育与行为异常,如癫痫、染色体病等,因此,对于儿童发育及行为的研究就显得尤为重要。

儿童发育及行为有其独特的特点,在这个发育的过程中,自身发育及父母的养育(包括基因、表观遗传学、周围环境、营养等),均在儿童的发育及行为中相互作用。其年龄跨度大、发育及行为的多样性、动态变化的特点,使得需要有综合的团队(如儿童保健专业、神经及遗传内分泌等儿童专科、康复、精神科等)从多个角度去进行观察、评估,甚至更深层次地去寻找病因,以期

积极进行综合干预改善预后。发育行为的内容包括体格生长、大运动、精细运动、认知、语言、情绪、个性等多个方面;其评估总体包括临床评估、发育及行为的监测、筛查与评估、发育-行为诊断及其他评估(包括视力、听力等感觉障碍及气质、人格类型及社会适应性等的评估)。因此,这就要求临床医生能够正确掌握不同年龄阶段儿童行为发育的特点、规律及评估方法。

儿童在不同阶段能够达到的里程碑,即在该年龄阶段的大部分儿童都能达到的相应水平及程度,只有了解正常儿童的发育里程碑,才能更好地掌握儿童发育的规律,及早发现是否存在发育障碍,以期早期干预与治疗。本节不着重介绍体格生长的发育,重点就运动发育(精细运动、大运动)、语言及言语发育、认知发育、社交-情感发育等方面进行介绍:

1. 运动发育　在出生后的第 1 年,运动能力发育迅速,基本没有文化差异,这亦能为神经系统发育提供一个好的参照;而运动发育是最容易被观察到的,因此里程碑获取的时间和顺序上的变化常常能警示儿童发育不良的风险。

(1) 大运动发育:新生儿期肌肉以屈肌占主导地位,随后发展为屈肌和伸肌的平衡;新生儿出生时,俯卧时没有足够的运动控制能力抬起头;而到 1 月龄时,其颈部肌肉更有力量,使得其在俯卧位时能够将头部抬离床面。到 2 月龄时,婴儿可以将头部和胸部抬离床面。到 3 月龄时,婴儿可以用肘部将自己支撑起来;到 4 月龄时,用手腕即可将自己支撑起来。躯干肌肉力量的增加、肩膀和臀部运动的协调使得儿童能够在 4~5 月龄的时候翻身。到 6 月龄时,躯干肌肉的力量足以使儿童处于坐姿并保持该姿势。独坐能力获得后,8 月龄的儿童能够从坐位卧下胸腹贴地爬行,且能够扶站(站立和行走的能力主要与原始立足反射和踏步反射有关)。11 月龄时的儿童被人牵着手时可以行走,12 月龄时可以独立行走。

(2) 视觉-运动发育:与大运动技能类似,视觉运动及精细运动技能的获得也是随着时间而逐渐获得的(表 19-2),在出生后的前 4 个月中,视觉运动发育起着非常重要的作用。出生后第 1 个月,婴儿会通过眼动和轻微的转头来固定视线并追随至中线位置。2 月龄时,眼及头部的运动使得视觉追踪可以随水平或垂直面移动,并可以超过中线。到了 3 月龄时,视线可追随圆圈,并且此年龄段可以引发视觉威胁反应。4 月龄时,眼、头部的转动与上肢的活动相结合,此后,在视觉及自我意愿的共同作用下,儿童的伸手及抓取物体的能力逐渐协调。

表 19-2　视觉-运动发育里程碑

年龄	里程碑
1 月	视线较固定
2 月	视线可随水平或垂直平面移动
3 月	视线可随圆形移动;可有视觉威胁
4 月	手不再握拳
5 月	手可伸至中线够取物体;可将物体从一只手传递至另一只手
6 月	用手耙集取大的物体
8 月	用手耙集取小的物体
9 月	用手指不熟练地钳取小的物体
11 月	用手指熟练地钳取小的物体

(3) 精细运动发育:精细运动的发育与手的技能在不断使用及操作中得到提高;在新生儿期,由于原始的握持反射会妨碍手的随意运动,因此新生儿期婴儿的手多为握紧状态;在 3~4 月龄时握拳可以放松,手指保持张开,会尝试用手抓物;6 月龄时能够伸手够物体,张开手一把抓,且能够把一个物体从一只手转移到另一只手中;此后抓握从尺侧开始向桡侧发展。到了 9 月龄时,儿童能够使用拇指及其他三个手指拿起物体;12 月龄时能够用两指捏取物体,亦能够随意放掉手中物体。1 岁以后,15 月龄的儿童能够用捏蜡笔在纸上涂鸦;18 月龄时可以自发涂鸦、乱画线条;2 岁时的儿童能够堆叠方块;3 岁时即可以画出圆形及垂直线;4 岁能够系或解中等大小的纽扣,会画十字。

2. 认知发育　认知是指个体通过感知、注意、记忆、思考等活动处理信息后获得知识或应用知识的能力。著名的发展心理学家让·皮亚杰提出了认知发育理论,这一理论被公认为 20 世纪发展心理学上最权威的理论,这一理论是有普遍意义的。皮亚杰认为智力的本质就是适应,而知识来自于行动,知识的获得来源于行动而不是被动的观察。他将发育阶段分为了感知运动(0~2 岁)、运筹前(2~6 岁)、具体运筹(7~11 岁)及形式运筹(12 岁及以上)等 4 个阶段,包含不同的认识方法及掌握的不同概念。

在儿童出生后的第 1~2 年,认知发育可能比其他领域(如大运动、精细运动及语言发育)更难以鉴定,在此阶段到达认知里程碑取决于感觉系统是否完整(包括视觉和听觉),此时的儿童可以通过探索来进行学习;因此,在早期阶段,存在感觉障碍(如失明、耳聋)或运动障碍(如脑瘫)的儿童在发育里程碑的实现中会表现为落后或显著的异常。在认知发展的感知运动阶段,一个重要的里程碑是客体永存,即,4~8月龄的儿童能够寻找部分藏起来的物体,同时视线可以追随物体直至其掉落于视线之外,此时他们已经能够理解虽然物品被藏起来但仍存在;此时的他们已经开始理解"因果关系"的联系,能够认识到他们的行为如何导致外界环境的反应;理解因果关系是婴儿认识到他们在与环境的相互作用中所能产生的影响并引起环境变化有力的第一步。在9~12月龄的时候就能够找到被完全隐藏于视线外的物体。在12~15月龄阶段的儿童,能够知道他们在环境中遇到的物体是用来做什么的,如他们可能会把梳子戴在头上,可能会把电话放在耳边。18月龄的儿童会进行扮演性游戏,如用玩具电话放在耳朵边上打电话;把发梳放在娃娃的头上,假装在梳娃娃的头发。2~3岁时,游戏的程度更加复杂和富有想象,象征性的游戏出现,这个时期的儿童会用一个物体来象征别的东西,如把小纸团放在盘子里象征食物,把一根棍子放在娃娃的头发上,假装那是一把梳子。3~5岁时(学龄前)的儿童开始重新认识颜色、形状、数字和字母,开始形成时间的概念,理解大/小、上/下、之前/之后等概念;

但此时儿童的思维仍然以自我为中心。在此之前,认知发育主要依赖于感觉和运动系统,而语言则成为学龄前儿童认知发展的主要因素。在学龄期,思考变得不那么以自我为中心,此时的儿童可以欣赏别人不同于自己的观点,且能够更有逻辑地思考,理解物质守恒等概念,并试图从多个方面来解决问题。青春期的儿童能够进行抽象思维,能够形成假设、精心推理,相信演绎得出的结论,能够更加系统地解决较为复杂的问题。

3. 语言和言语发育　语言的发育是一个复杂的过程,在这个过程中,儿童会逐渐积累自己的词汇,同时还有学习词汇时的视觉图像、词汇模式和情感联系,这种对语言"密码"的理解在发育过程中被称为接受性语言;表达性语言的发育依赖于丰富的词汇或从其中获取信息的接受性语言能力,以及产生语言的神经和口腔运动功能。标准的语言发育需要具备足够的听力,获得词汇和建立词汇库的认知能力,关注语言信息的能力,以及与讲话者建立融洽关系的愿望。婴儿语言能力的发育,理解先于表达,而表达性语言技能在出生后的12个月内逐渐取得进步(表19-3)。

表 19-3　语言和言语里程碑

年龄	接受	表达
1 月	对声音警觉	
2 月	社交性微笑	
3 月		"咕咕"发声
4 月	转向声源	笑
6 月		牙牙学语
8 月		无特指地叫"Dada"或"Mama"
10 月	明白"不"的意思	有意识地叫"Dada"或"Mama"
12 月	能遵从包含手势的 1 个步骤的指令	掌握 2 个词语
18 月	指出 1 个图片,能识别>2 个身体部位	掌握 7~10 个词语
21 月	指出 2 个图片	掌握 20 个词语,2 个词的短语
24 月	能遵从 2 个步骤的指令	掌握 50 个词语,2 个词的短句
30 月	明白"1"的概念,指出 7 个图片	正确应用代名词
36 月	能遵从 2 个步骤的包含介词的指令	掌握 250 个词语,能使用 3 个词的句子

4. 社交-情感发育　健康的社交和情感发育为促进儿童发育的所有其他领域奠定了基础;在出生后的前18个月中,大脑的社交和情感区域比语言和认知区域更快地发展;儿童早期的社交和情感体验的质量可能会对其产生持久的影响。婴儿社会性发育的基础是依恋感情的建立;在婴幼儿时期,社交和情感发展的主要任

务是体验和调节情感,建立安全的关系并开始探索和学习。在安静、警觉的状态下,新生儿在短时间内反应最灵敏,他们能够识别母亲的味道,更喜欢听到父母的声音,对柔软的触感有良好的反应,能够模仿离自己7~8英寸(1英寸=2.54厘米)远的简单表情;2月龄时能够进行自我安慰,此时警觉性明显增高,越来越机敏;在4

月龄时能够在互动中微笑回应,这个时候的婴儿发现自己能够控制双手的动作。到 6 月龄时,随着认知能力的进步,此时的婴儿开始"认生",能够区分家人和陌生人;9 月龄大时会对陌生人感到不安,会主动向父母积极寻求帮助、安慰及要求玩耍;12 月龄时的儿童已经与父母和重要的看护人建立了深厚的依恋关系,并且对与父母的分离感到痛苦,此时的他们能够玩诸如躲猫猫等游戏,会用手势表达兴趣和需求,会挥手"拜拜"。15 月龄时的儿童对模仿所见所闻非常感兴趣,可能会开始帮助完成简单的家务;到 18 月龄时的个人性格越来越明显,经常会发脾气,并且展现出希望独立探索的表现,但与此同时希望父母在身旁。2 岁的孩子变得越来越独立,可能会对书,玩具或毯子有特殊的依恋,会表现出与父母分享、展示和互动的渴望;能和其他孩子一起玩耍。3 岁时的儿童,会进行更多具有主题和故事情节的富有想象力的游戏,能自己独立吃饭、穿衣及上厕所。在提高运动技能的基础上,从婴儿期到幼儿期的过渡标志为自主性和独立性,4 岁时的儿童视自己为独立个体,能理解性别和年龄的意思,能描述自己的兴趣和长处。5~6 岁的孩子可以聆听他人,听并遵循简单的规则和指示。随着年龄接近 7~8 岁,此时的儿童会更加全面地理解规则,人际关系和道德规范的意义,并能够承担家庭责任和家务。到 9~10 岁时,能够展现出越来越多的责任感以及独立决策能力。随着 11~14 岁的青春期临近,此时其对独立的追求越来越强,对同龄人的承诺也越来越高。同时,此时抽象和象征性思维能力的形成使得他们能够进行更深入和更具创造性的认知分析。从青春期过渡至成年这一阶段,上学和工作及活动成为生活的中心,此时监控情绪问题和冒险行为变得更为重要。通过了解从婴儿期到青春期的社会和情感发展的预期路径,初级儿科医疗保健专业人员将更好地确定需要干预的领域以及干预内容。

三、常用的神经心理评估量表

(一)儿童常用的神经心理评估量表

儿童的评估不同于成人,由于其本身的特殊性(不断生长发育)、配合程度等多种因素的影响,需要从多维度进行评估,包括访谈、家庭功能指导、病因的查找、量表的评估等多个方面,下面从以下几个方面进行介绍。

1. 临床评估 临床评估主要包括病史的采集(包括家族史、母亲孕产史、出生后的喂养史及围生期病史等)、体格检查(包括生长参数、是否存在发育畸形、神经系统查体、皮肤查体及腹部查体等)、诊断性医学检测(包括新生儿筛查、听力及视力评估、影像学监测、基因检测、代谢病筛查等)。

2. 发育及行为的监测、筛查 父母对于幼儿的发育观察、进行健康访视等,这种纵向的监测方法称为发育监测,是一种灵活、连续和累积的过程,旨在识别可能有发育问题的儿童,在这个过程中,也涉及获得病史及发育史、发育及行为的观察(包括大运动和精细运动技能,言语、语言和社会交往等里程碑的获得、自发性和反应性行为、相关神经功能的体格检查),见表 19-4。美国儿科学会(AAP)建议,在整个儿童期的每次健康监督访问中,都要对孩子进行发育监控,并确保对孩子进行全面的监护。

表 19-4 预防保健访视中的发育监测的发育里程碑

年龄	社交语言和自助	言语(表达和接收)	大运动	精细运动
新生儿~出生后 1 周	被大人抱起时可有短暂眼神交流	感受不舒适时哭闹,家长的安抚可使其平静下来	反射性的胳膊及腿的运动;俯卧位时头可转向一侧	可握紧手指;反射性抓握
1 月龄	当被抱起/家长的声音可得到安抚;短暂地注视物体	对突发的声响产生警觉;发出简短的元音	俯卧位时可抬起下巴	安静状态下更多的时候保持手指张开
2 月龄	可以回应性地微笑(如:社交微笑)	可以发出简单的"咕咕"声	俯卧位时可抬起头及胸部	手可有抓握动作
4 月龄	大声笑	头可转向发出声音的方向;发出长时间的"咕咕"声	会翻身(俯卧至仰卧);俯卧位时能用手肘及腕支撑	可保持手指张开不握拳;自己玩手指;用手抓物
6 月龄	看见镜中的自己会微笑或轻拍;开始在有人叫自己的名字时将头转过去	"咿咿呀呀"地发声	会翻身(仰卧至俯卧);不用支撑独坐片刻	伸手拿物体以及传递物体;用 4 个手指耙大的物体;用小物体撞击表面

续表

年龄	社交语言和自助	言语（表达和接收）	大运动	精细运动
9 月龄	使用基本的手势（伸出胳膊要抱，挥舞手"拜拜"）；寻找掉落的物体	无特指地叫"Dada"或"Mama"	独坐稳；可扶站；坐和卧之间的转换自如；用手和膝盖保持平衡；会爬	能用 3 个手指和拇指一起拿起小物体；把物体撞在一起
12 月龄	寻找被隐藏的物体；模仿新的手势	有意识地叫"Dada"或"Mama"，还会叫除此以外的 1 个词语；能遵从口头指令（包括手势）	尝试独走；独站稳	能把东西扔进杯中；能用两指钳抓起小物件
15 月龄	模仿涂鸦；能从杯子里喝东西而不会洒出来很多；表明需求或寻求帮助	除名字外还能使用 3 个词语；不用手势就能表达一些自己意愿；能遵从口头指令	蹲下捡起物体；爬上家具；开始跑	用蜡笔做标记；能把物体放进容器中再取出来
18 月龄	为了玩耍尝试与他人交往；在帮助下自己穿脱衣服；指向书上的图片；指向自己感兴趣的东西来引起注意；如果发生了新鲜事会转向并看向家长；开始使用勺子舀东西	除名字外能使用 6~10 个词语；能识别出至少 2 个身体部位	扶着手时可以以每步 5cm 步宽行走；能坐在小椅子上；可以携带玩具行走	可以自发地绘画涂鸦；站立时能把小球扔出几英尺
2 岁	与其他孩子一起玩耍（平行）；脱下部分衣服；能很好地使用勺子	使用 50 个词语；将 2 个单词组合成简短的短语或句子；能遵从进一步指令；使用陌生人可理解 50% 的单词	踢球；从离地 2 英尺的地方跳下来；更协调地跑步	堆叠物件；翻书；使用手来旋转物体（如：旋钮、玩具和盖子）
2 岁半	在便盆或厕所小便；进行假扮或模仿游戏；用叉子叉食物吃	正确地使用代名词	开始能双脚交替地走上台阶；跑步稳，很少再摔倒	用拇指和手指抓握蜡笔，而不是用拳头握住；能接住大球
3 岁	在卫生间自己排尿；在玩耍中会合作与分享；能自己穿外套、夹克或衬衫；参与有想象力的游戏；独立吃饭	使用 3 个词语的句子；使用陌生人可理解 75% 的单词；能理解简单的介词（如：在上、在下）	会骑脚踏三轮车；在沙发或椅子上上下爬；能向前跳跃	能画一个圆；画人像（能画出头和至少 1 个身体部位）；能使用儿童剪刀
4 岁	在卫生间自己排大便；刷牙；不需太多帮助能自行穿脱衣物；参与丰富想象力的游戏	使用 4 个词语的句子；使用陌生人可理解 100% 的单词	不需要帮助能双脚交替地上楼梯；能单脚跳	画人像（至少能画出 3 个身体部位）；画出简单的交叉图形；系住和解开中等大小的纽扣；用拇指和手指抓握铅笔

1 英尺 = 30.48 厘米

在发育监测期间，若怀疑患儿有发育迟缓，应选择相应的筛查量表进行筛查，这些测试标准可确保测试能够准确识别出存在发育异常的儿童，并将其与无发育问题的儿童区分开来。这就要求我们在应用筛查测试时应注意其可靠性、预测有效性、灵敏度、特异性、标准化样本、常规筛选测试、特定领域的筛选测试、特定疾病筛查测试等方面；以及筛查实施特性：如是由父母填写或由临床医生管理；测试年龄范围；执行时间；可用的语言和测试费用。最常见的发育筛查测试是综合性的，如丹佛发育筛查测验（DDST）等。当筛查结果证实怀疑有延迟时，儿科医生应适当参考以进行更广泛的发育评估；同时给予家长指导。国外常见的发育筛查测试和行为筛查测试见表 19-5 和表 19-6。

表 19-5 国外目前常用的发育筛查测试

一般发育筛查	
家长报告	
年龄与发育进程问卷	Ages and Stages Questionnaires(ASQ)
父母评估发育水平量表	Parents' Evaluation of Developmental Status(PEDS)
父母评估发育水平量表:发育里程碑	Parents' Evaluation of Developmental Status:Developmental Milestones(PEDS:DM)
幼儿健康调查问卷	survey of Well-Being of Young Children([SWYC]initial validation,promising)
语言筛查	
交流及象征性行为发育量表(婴幼儿检查量表)	Communication and Symbolic Behavior Scales Developmental Profile Infant-Toddler Checklist(CSBS DP ITC)
孤独症谱系障碍筛查	
改良版幼儿孤独症评定量表(附后续问题的修改版)	Modified Checklist for Autism in Toddlers,Revised with Follow-Up(M-CHAT-R/F)
社交交流问卷	Social Communication Questionnaire(SCQ)
孤独症及交流障碍早期筛查表	Early Screening for Autism and Communication Disorders([ESAC]indevelopment,promising)

表 19-6 目前常用的行为筛查测试

一般(宽泛)行为筛查	
年龄与发育进程问卷:社交情绪筛查(2个月~6岁)	Ages and Stages:Social-Emotional-2(ASQ:SE-2;2m~6y)
婴幼儿社会性和情绪评估简表(12~36个月)	Brief Infant-Toddler Social and Emotional Assessment([BITSEA]12~36 months)
Eyberg 儿童行为量表(2~16岁)	Eyberg Child Behavior Inventory(2~16y)
儿童症状检查表(4~16岁)	Pediatric Symptom Checklist(4~16y)
优势和困难问卷(3~17岁)	Strengths and Difficulties Questionnaire(3~17y)
儿童幸福感调查	Survey for Well-Being in Childhood
特定(窄谱)行为筛查	
抑郁	
PHQ-9 患者健康问卷	Patient Health Questionnaire-9
PHQ-2 患者健康问卷-2	Patient Health Questionnaire-2
焦虑	
广泛性焦虑障碍 7 条目	Generalized Anxiety Disorder 7-item(GAD-7)scale
儿童焦虑相关情绪障碍筛查量表	Screen for Child Anxiety Related Disorders([SCARED]≥8years)
ADHD	
ADHD-Ⅳ评分量表(6~18岁)	ADHD-Ⅳ Rating Scale(6~18y)
ADHD-Ⅳ评分量表(学龄前3~5岁)	ADHD-Ⅳ Rating Scale(preschool;3~5y)
Vanderbilt 诊断评定量表(4~18岁)	Vanderbilt ADHD Diagnostic Rating Scales(4~18y)

3. 发育-行为诊断　进行发育行为诊断首先要获得全面的医学、社会、家族和发育史,进行查体和神经系统检查,并完成直接的发育评估。完成此过程后,再进行特定的发育行为诊断,例如智力障碍(intellectual disorder,ID)、孤独症谱系障碍(autism spectrum disorder,ASD)、脑性瘫痪(cerebral palsy,CP)、学习障碍(learning disorder,LD)、注意缺陷多动障碍(attention deficit hyperactivity disorder,ADHD)和发展性协调障碍(developmental coordination disorder,DCD),并尝试确定特定的医学病因来解释所做的发育行为诊断,同时需注意常见合并症的重叠。

国内外常用的筛查及诊断量表如下:

(1) 发育筛查量表:新生儿20项行为神经评定(neonatal behavioral neurological assessment,NBNA)、丹佛发育筛查测验(国内修订版,DDST)、图片词汇测验、学前儿童入学前准备测验("50项",school readiness test)、瑞文测验(raven IQ test,RIT)。

(2) 发育诊断类评定量表:格赛尔发育评分(Gesell development scale,GDS)、贝利婴儿发育量表(Bayley scales of infant development,BSID)、中国0~6岁儿童神经心理发育量表(儿心量表)、Griffiths心理发育评估量表是应用于0~8岁儿童的一般能力发展量表。Bayley婴幼儿发展量表是目前国内外广泛应用于婴幼儿发育评估的诊断性量表之一。主要用于1~42月龄婴幼儿的一般能力发展进行全面的评估,包括认知、语言、运动和照看人问卷。其中照看人问卷用于评价婴幼儿社会-情感和适应性行为。认知能力包括感知觉运动发展、概念形成和记忆;语言接收能力用于评估是否理解词意及其程度,对单词和请求做出适当反应的能力;语言表达能力用于测试儿童会说话之前的交流,词汇和语法的发展;精细运动用于评价儿童操纵物体的能力和手的功能技巧;粗大运动用来检测静态定位、肢体运动和平衡的发育情况。Griffiths心理发育评估量表是通过综合评量每一个孩子的功能表现,和结构性分析每个儿童行为发育细项目评测的结果,以正常儿童的行为模式为标准,鉴定并客观评价观察到的行为模式,以发育年龄、发育商表示儿童的发育水平,作为判断小儿神经系统完善性和功能成熟度的手段。它包括语言和非语言的功能评估。

(3) 行为评定量表:儿童适应行为评定量表(adaptive behavior scale)、Achenbach儿童行为量表(child behavior checklist,CBCL量表)、Conners父母症状问卷(PSQ)。

(4) 语言能力类评定量表:婴幼儿语言发育进程量表(infant and toddler language development scale)、汉语沟通发展量表(CCDI,北京地区标准化)、S-S语言发育迟缓检查法(S-S法)、图片词汇测试(PPVT)。语言发育迟缓检查法(S-S法)是目前在语言发育障碍诊断及康复评定中最常用的测试工具之一。适用于1~6.5岁的语言发育迟缓儿童,从正常儿童语言发育的特征出发,将正常儿童的语言发育分成若干阶段,每个阶段都对应着儿童的实际年龄水平。测试内容以语言理解和表达为主,结合交流能力和操作能力。

(5) 运动能力类评定量表:全身运动评估(general movements,GMs)、Peabody发育运动量表、Alberta婴儿运动量表(Alberta infant motor scale,AIMS)、婴儿运动执行测验、粗大运动功能评估量表(gross motor function measure,GMFM)等。Peabody量表是专门用于评估0~5岁儿童的运动发育能力量表,由6个分测验组成。包含:反射、姿势、移动、实物操作、抓握和视觉-运动整合。可对两侧肢体功能分别测验。量表采用将运动功能从低级到高级的分类方式,并考虑到各种运动障碍的特点,如肢体运动的不对称性。对个体技能同时采用定量和定性方法,对儿童完成的每一个项目,能识别技能缺陷,定期对儿童进行测试并比较其定量资料,可动态观察儿童运动发育的轨迹。对测试结果粗大运动发育商和精细动作发育商进行比较,可以确定儿童运动能力是否存在相对的分离。

(6) 智力评估:韦克斯勒儿童智力量表分为幼儿、儿童2个量表,由美国心理学家韦克斯勒(David Wechsler)研究提出,用于评估与诊断的智力量表。被广泛应用于智力低下、特殊儿童的识别以及临床干预和神经心理学评估等方面,是国际公认的最权威、使用范围最广泛的诊断性智力测验。该量表自1949年正式公开发行以来,经过研究人员的不断改进和完善,目前已发展到第4版,结合了最新的认知理论,使得智力测验突破了原来比较笼统的"智商""智力水平"等概念,从认知活动的水平和效率等方面对儿童的认知能力进行测量和分析。测量结果不仅可以评估儿童智力活动的水平,而且可以诊断儿童认知能力的优势弱势、强项弱项,还可以对儿童分析问题,解决问题的思维过程提供详细的信息,从而能更好地从认知能力出发对儿童的智力进行评估与诊断。包括总智商、言语理解指数、知觉推理指数、工作记忆指数、加工速度指数等。Mckarthy儿童智力量表是用于评定2.5~8.5岁儿童的智力发展量表。其中包括语言、短时记忆、计数能力、语音、运动的协调性、知觉与操作,以及一般认识的指标等。

(7) 其他:还有包括气质与人格类评定量表(儿童

气质量表)、孤独症谱系障碍筛查诊断量表(儿童孤独症评定量表及克氏孤独症行为量表)、注意缺陷多动障碍类评定量表(Vanderbilt ADHD 诊断评定量表及 SNAP-Ⅳ 评定量表)、学习成就类量表(学习障碍筛查量表)、社会生活适应及应对方式类量表(婴儿-初中学生社会生活能力量表)及视觉发育类量表等多个量表。

对于不同的国家、地区,癫痫中心的神经心理学评估标准不甚统一,对于成人的评估标准较为成熟,而对于儿童,仍有较长的路要走。在 2017 年,Viola Lara Vogt 等人对欧洲 25 个癫痫中心目前的神经心理学评估标准加以总结,发现神经心理学评估通常被认为是儿童,青少年和成人术前和术后检查的重要组成部分。在这其中,76% 的中心对儿科患者进行了神经心理学评估,大多数中心使用的是针对婴儿和幼儿的标准化发育量表或测验,主要从精神运动、认知和语言发育的相关方面进行评估,如韦氏量表、丹佛发育筛查测试、Wineland 适应性行为量表;基本没有对儿童进行记忆力测试的共识,治疗癫痫症的最终目标是提高个人的生活质量,儿科评估中始终未使用特定的生活质量问卷,且针对儿童正常不断发育的大脑时,很难去进行定位及定侧,这些问题和我国目前存在的情况基本一致,也意味着需要对儿童的神经心理学评估更加以重视,以期通过评估能够帮助获得更好的临床决策。

(二) 成人常用的神经心理评估量表

针对前文提及的几个认知域,我们可以选择不同的神经心理评估测试分别进行评估。

1. **感知觉及视空间能力**　在对癫痫患者进行评估时,神经心理评估医生需要综合评估患者的感知觉的多个方面,其中也包括简单的感知觉能力,例如视觉(重点评估视野完整性)、深浅感觉(左右肢体分别评估两点辨别觉以及深浅感觉)等。除此之外,医生还需要评估视觉信息加工及视空间能力,临床上常用的 Rey 复杂图形测试、木块图测试、视空间能力测试(visuospatial abilities, VOSP)、Benton 视觉维持测试(Benton visual retention test)等。

2. **记忆功能评估**　由于人脑的左右半球颞叶为参与记忆的主要脑结构,但是记忆任务扮演着不同的角色,优势半球颞叶被认为主要参与言语信息记忆,而非优势半球侧主要参与图形信息记忆。因此,在选择评估任务时,也需要分别选择图形和文字两种记忆任务,文字记忆任务以听觉任务呈现或者以视觉任务呈现可能参与的脑区会有细微不同,但参与记忆的主要结构是近乎相同的,可以根据受试者文化程度不同,选用听觉呈

现或者视觉呈现。目前常用有抽象图形学习记忆测试、抽象词语学习记忆测试或者听觉词语学习记忆测试等。但一些简单的智力测试,也可以体现受试者记忆能力,如数字广度测试、抽象图形再识测试等。常采用的测试任务包括:①数字广度测试(digital span),受试者需要记忆不断增加个数的数字串,主要反映了短期的听觉记忆和工作记忆能力;②抽象图形学习记忆测试(aggi figure learning test, AFLT),受试者要求通过五遍学习,记忆 15 个抽象图形,之后包括即刻及晚期回忆部分,该测试主要反映了受试者短期及长期视觉图形记忆能力、图形学习策略、干扰抑制和信息保留能力以及学习—提取信息能力;③抽象词语学习记忆测试(abstract verbal learning test, AVLT),受试者要求通过 5 遍学习,记忆 15 个抽象词语,之后包括即刻及晚期回忆部分,该测试主要反映了受试者短期及长期视觉词语记忆能力、词语学习策略、干扰抑制和信息保留能力以及学习—提取信息能力;④词语配对联想记忆(verbal paired associates)是一种线索学习记忆测试,受试者需要记忆关联成对的两个词语等。

3. **注意功能**　常用的测试包括:①选择性注意测试(selective attention),受试者需要在指定的时间里,从数字及字母背景中,快速选出目标数字"2"和"7",该测试反映了视觉扫描速度、运动控制、无关信息滤过以及选择性注意能力;②轨迹连线测试(trail-making test),A 测试部分受试者需要按照数字升序连接数字,B 测试部分需要数字和字母分别按照升序交替连接,该测试主要反映了选择—分散注意的能力,视觉扫描速度;③数字符号测试,页面上方标有 1~9 个数字及其对应符号,受试者需要在规定时间内将页面下方数字所对应的符号填入方格内,该测试主要反映了复杂视觉扫描、视觉跟踪和处理速度。

4. **执行功能**　常用的测试包括:①Stroop 测试,受试者需要在字-颜色一致或者矛盾状态下,阅读字或者命名颜色,主要反映可抑制控制能力;②词语流畅性测试(verbal fluency testing),受试者需要在规定时间里给出指定类别的词语,主要反映了词汇提取能力、认知灵活性、策略使用能力和自我监控的能力;③威斯康星图片分类测试(Wisconsin card-sorting test),受试者需要根据测试者线索,用不同标准匹配卡片,该测试主要反映了推理能力、认知的灵活性以及抽象思维能力;④伦敦塔测试(tower of London),受试者需要根据不同模板上珠子的配置方式,计划移动不同颜色珠子,将其配置成制定的模式,该测试反映了问题解决能力;⑤认知评估测试(cognitive estimation task)通过应用测试受试者自

身的常识回答一系列问题,从而评估产生逻辑及合理思维的能力;⑥画钟试验,通过让患者画钟表,然后填入特定时间的指针,反映患者视空间、实践能力、视空间规划及检索能力。

5. 反映抑制常用的评估工具是 go/no-go 任务和 stop-signal 任务。在 go/no-go 任务中,参与者需要对高频的刺激(go 试验)做出反应,并抑制另一种低频的刺激(no-go 试验)。因此,在这样的任务中,go-trials 的数量超过了 no-go-trials,例如 75% : 25%。关键得分是计算错误数量或百分比,称为委托错误(commission error)。go 试验中的遗漏错误和反应时间更多反映了注意的能力。在终止信号任务(stop-signal task)中,参与者执行两种选择反应任务,对两种刺激的反应不同(go 试验)。关键得分是受试者对停止信号的反应时间。干扰控制常用的评估工具包括 Stroop 任务、Flanker 任务和注意网络任务(attention network task,ANT)。

6. 语言评估常用的测试如:①Token 测试,受试者需要按照不同的语言命令,完成相应的动作,主要反映了听觉语言理解能力;②波士顿命名测试(Boston naming test),受试者需要给一系列实体图片命名,反映了命名的功能;③深度失语测试(comprehensive aphasia test)是一套分析患者失语类型及失语程度的量表,主要包括语义记忆测试、词语流畅性测试、再识测试、手势使用、计算、复述、词语产生测试、阅读和书写能力测试等。

四、神经心理评估未来展望

临床神经心理评估在癫痫患者(包括成人及儿童)临床管理、术前评估及康复指导方面均起着非常重要的作用。但是,在我国几乎处于空白,多数癫痫中心进行的神经心理评估多是仅采用韦氏智力量表,对临床的指导多数仅在于评估患者目前的认知功能状态,而很少用于术前致痫区定位、术后功能损伤状况的预测以及康复指导。ILAE2017 年发表了神经心理评估在儿童癫痫术前评估的应用调查,回复问卷的多是在英语语种国家的神经心理专家(69%),在这些国家中,多数的癫痫病患儿均在手术前后进行了神经心理评估,一致性大于90%。而非英语语种的国家,对问卷的回复率较低,一致性较差。除此之外,临床可用的能够有效识别患者功能状态的神经心理评估量表比较匮乏,多数直接应用国外现有的神经心理量表进行评估,因此也缺乏中国人的常模数据,对结果很难分析。众所周知,神经心理评估结果影响因素众多,包括文化、语言、生活环境等,我国以中文为主要语言文字,属于表义文字,与西方国家以英语为主的表音文字相差甚远,历史文化更是截然不同,因此,是否直接可以直接搬用西方国家的评估量表,结果解释是否可以通用,都存在很多疑问。因此,急需适合于中国人的神经心理评估量表以及对应的常模的建立。

为弥补我国成人癫痫神经心理评估领域的空白,自2016 年,在加拿大神经心理学家 Viviane Sziklas,Joelle Crane 和 Marilyn Jones-Gotman 的帮助下,我们癫痫中心牵头开发中国版癫痫神经心理评估技术,所有言语相关测试(例如抽象词语学习记忆测试),在遵从测试本身的设计理念的基础上,结合中国文字和文化的特异性,重新设计中国版的量表,并完成了 3 次矫正,目前最新版已开始在临床上应用,并对其评估效果进行重复验证。而所有图形相关的测试,多数直接套用加拿大原版量表,并分别在患者和正常人中进行验证。在记忆功能评估中,采用抽象图形学习记忆测试(aggi figure learning testing,AFLT)和抽象词语学习记忆测试(abstract verbal learning testing,AVLT)评估额叶及颞叶癫痫患者记忆功能,测试结果显示抽象图形学习记忆测试中所有患者的 5 次学习曲线均呈逐渐上升的趋势,即刻回忆及延迟回忆丢失均不明显,尤其是左额癫痫患者组几乎无丢失,但是每次学习后记忆的图形个数(即每次学习后记忆保留量)组间均存在显著的差异,抽象图形的记忆功能从好至差依次为左颞组>左额组>右颞组>右额组(孟祥红,2019 年第八届 CAAE 国际癫痫论坛)。此研究结果与 Milner 等人以及孟祥红等人研究结果相一致,均显示了右颞癫痫患者与左颞癫痫患者相比,对抽象图形的记忆能力明显降低。但是让我们意外的是,颞叶癫痫组对抽象图形的记忆能力均优于额叶癫痫组,即左颞优于左额,右颞优于右额,右侧额叶癫痫患者的图形记忆能力最差,学习曲线形成最差(图 19-1)。此结果再次证明在非优势半球额叶功能异常对图形记忆的影响是显著的,而优势半球额叶功能异常时也或多或少地影响了图形记忆过程,但不如非优势半球额叶对记忆的影响显著,左颞功能异常对图形的记忆几乎无影响。此结果与 Mandalis A 等人的研究结果相一致,其研究发现额叶病灶的患儿记忆功能均有显著下降。但是,在 AVLT上,结果显示左额、右额、左颞及右颞中国癫痫患者在抽象词语的学习记忆过程均不存在显著的差异,此结果与 Milner 等人的研究结果并不一致,也说明了以中文汉字为母语的中国人群在语言学习记忆上可能与以英语等表音文字为母语的西方国家人群并不完全相同。但是从图 19-1 中,我们可以看出右颞癫痫患者在抽象词语的学习过程中,完成情况最佳,而 4 组患者中,仅有左颞患者在延迟回忆中表现为持续的词语丢失,因此我们推测左侧海马结构可能仍然是以汉语为母语的中国人群中负责长时程记忆的主要脑组织。除此之外,右额癫痫患者在即刻回忆中,完成情况最差,说明有可能右额在词语的记忆过程中也发挥了重要作用,其机制尚待进一步研究。

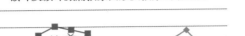

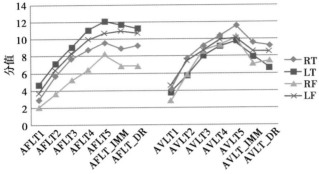

图 19-1 左侧、右侧额叶癫痫患者及左侧、右侧颞叶患者抽象图形学习记忆测试及抽象词语学习记忆测试结果

图中可见抽象图形学习记忆测试中所有患者的五次学习曲线均呈逐渐上升的趋势,但是每次学习后记忆的图形个数(即每次学习后记忆保留量)组间均存在显著的差异。而抽象词语学习记忆测试中所有患者的 5 次学习曲线也均呈逐渐上升的趋势,但即刻回忆及延迟回忆均较基线有所丢失,组间差异并不显著,但是可以看出仅有左颞癫痫组患者在即刻回忆及延迟回忆中呈进行性丢失。AFLT1-5:分别代表抽象图形学习记忆测试第一次至第五次回忆,AFLT_IMM:抽象图形学习记忆测试的即刻回忆;AFLT_DR:抽象图形学习记忆测试的延迟回忆;AVLT1-5:分别代表抽象词语学习记忆测试的第 1~5 次回忆,AVLT_IMM:抽象词语学习记忆测试的即刻回忆;AVLT_DR:抽象词语学习记忆测试的延迟回忆。RT:右颞癫痫,LT:左颞癫痫,RF:右额癫痫,LF:左额癫痫。

多数心理评估任务不能仅对一个认知域进行评估,需要多种认知域相互配合来完成,也就是说,一个量表结果异常不能指向某一种认知域功能异常。因此,患者多需要进行系统的神经心理评估,对结果综合分析后才能更准确地判断患者的功能状态。通过对癫痫患者神经心理评估结果的大数据分析,建立认知模型,结合计算机深度学习的方法,辅助分析定位功能损伤的大脑皮质范围,为致痫区定位提供参考。深圳大学总医院神经外科癫痫中心孟祥红等人回顾性分析了 2016 年 8 月—2019 年 12 月的纯颞叶癫痫(包括颞叶内侧结构和/或前颞叶结构起始的癫痫)和颞叶外癫痫患者的神经心理评估结果,采用支持向量机(support vector machine,

SVM)深度机器学习的方法可以准确将癫痫患者分出纯颞叶癫痫和颞叶外癫痫患者,准确率可达 80%,其中贡献率最大的测试包括 Stroop 测试、Rey 复杂图形测试、听理解测试(Token 测试)、选择性注意测试,为难治性癫痫术前定位评估提供了参考。

随着基因测序技术的不断提高,医学发展逐步进入了基因时代。无可厚非的是基因决定着神经系统发生及发育过程,因此,我们猜测基因与认知发育也存在紧密联系。Umlauf E 等人发现 rs4925 基因多态性可以作为认知障碍的遗传标志。家族性额叶或者家族性颞叶癫痫患者所对应的致病基因位点与患者认知损伤状态也必然存在较为特异的关联性。如果能够通过基因测序早期预警患者认知障碍,提早进行康复干预,必然可以更大程度地改善患者的认知功能及提高生活质量,但是目前距此目标还有很大的距离。

五、病例解析

男性,20 岁,4 岁时起病。

1. **主要发作症状** 交叉强直姿势,多表现为清醒时发作,双眼向右侧凝视,左上肢强直上抬,左手抓握动作,皮肤潮红,噘嘴,持续时间数秒至十余秒。发作后可立即恢复意识,自觉发作后右侧肢体无力,无法活动。首次手术前发作前有明确的眩晕感,持续 60~90 秒,首次手术后无明显的先兆感觉。

2. **治疗经过** 患者自起病起就诊过多家医院,曾服用丙戊酸治疗发作完全控制,但 3 年后再次发作,先后给予丙戊酸、卡马西平、苯妥英钠、苯巴比妥、拉莫三嗪、开浦兰、氯硝西泮等 15 种抗癫痫药物及生酮饮食治疗,发作均无明显好转,2015 年就诊于广东省某医院,行右枕叶部分切除手术(资料不详),术后发作频率明显增加,从术前 4~5 次/月增加至 5~10 次/天,术后一直服用卡马西平及丙戊酸钠治疗。

3. **既往史** 出生正常,生长发育可,否认相关疾病家族史,否认头外伤史,右枕叶部分切除史。

4. **神经系统查体** 神清,语利,高级皮质功能可,双侧肢体近远端肌力 V 级,左手指交替活动较右侧欠灵活,左侧周边视野部分缺损。

5. **辅助检查结果**

(1)视力视野:视野检查示左眼四个象限具有部分视野缺损,右眼左侧周边视野部分缺损,有可能与右侧枕叶手术损伤有关,由于外院术前无视野检查报告,因此结果定位价值不大,不能排除左侧枕叶皮质同时存在功能缺损可能。

（2）视频脑电图:间期脑电图,双侧半球近持续性、同步的癫痫样异常放电,右侧后头部为著。发作期脑电图可见脑电背景广泛压低,低波幅快节律,右侧波幅较左侧为高。

（3）颅脑 MRI 示右侧枕极局部软化灶,考虑与患者第一次手术相关。

（4）PET 示双侧多灶性低代谢区,包括右侧颞后、楔前叶、颞叶内侧面、岛叶、眶额回及枕叶,左侧楔前叶、枕叶等广泛脑区。

6. 神经心理评估结果　患者青年男性,4 岁起病,自幼习惯右利手,否认矫正史,学习能力偏差,初三由于发作过于频繁辍学,简单神经系统查体:粗侧视野未见明确异常,双侧肢体肌力 V 级,手指交替左手活动欠灵活,双侧上肢两点辨别觉基本对称,但患者有时会出现误判,将 1 个点误认为是 2 个点,双侧肢体均有此现象。利手量表评分为 25 分,提示右利手。

（1）基础认知功能:智商水平稍低于正常同龄人,见表 19-7。

表 19-7　成人韦氏智力量表得分

	言语			操作	
	粗分	标准分		粗分	标准分
计算	8	6	木块图	28	8
相似性	16	10	数字符号	26	5
数值广度	11	9			

（2）记忆功能:患者抽象图形学习记忆测试（AFLT）5 次学习得分、即刻回忆、延迟回忆、总误识数、阳性误识数分别为:0、2、4、6、8、7、7、15、7;抽象词语学习记忆测试（AWLT）5 次学习得分、即刻回忆、延迟回忆、总误识数、阳性误识数分别为:4、7、6、8、9、9、9、7、3;听觉词语学习记忆测试（AVLT）5 次学习得分、即刻回忆、延迟回忆分别为:5、9、10、15、12、11、11;趋势图见 19-2。抽象图形再识测试正确率为 54.2%（13/24）。面孔识别测试正确率 75%（9/12）。

（3）言语功能:患者命名测试正确率为 78.2%（43/55）,Token 听理解测试总错误数 3 个（其中颜色 0、形状 1、动作 2）。

（4）视空间感知及视觉-运动控制功能:患者的线条定向测试（line orientation test）正确率 75%（15/20）,左右定向测试（left-or-right orientation test）正确率为 81.7%（49/60）。Rey 复杂图形复制测试结果见图 19-3,视野检查结果见图 19-4。

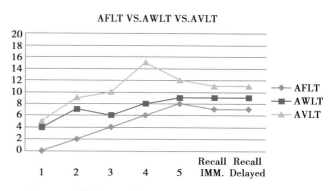

图 19-2　抽象图形学习记忆测试（AFLT）、抽象词语学习记忆测试（AWLT）、听觉词语学习记忆测试（AVLT）趋势图

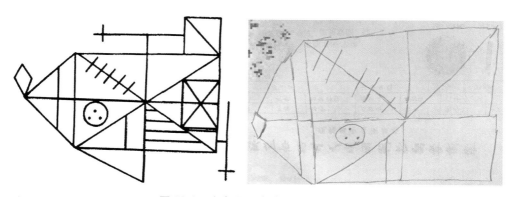

图 19-3　患者 Rey 复杂图形复制结果

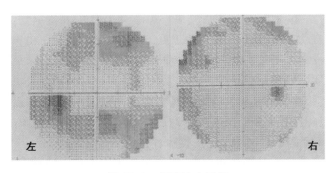

图 19-4　视野检查结果

结果可见左眼 4 个象限具有部分视野缺损,右眼左侧周边视野部分缺损,有可能与右侧枕叶手术损伤有关,由于外院术前无视野检查报告,因此结果定位价值不大,不排除左侧枕叶皮质同时存在功能缺损的可能。

(5)执行功能:结果见表 19-8。

表 19-8　执行功能测试结果

执行功能		分数
条件联想学习测试		26
自我顺序点图测试		错误:14
STROOP		双色时间:00:49′,错误:0; 单色时间:00:29′错误:2; 双字时间:00:51′错误:2; 单字时间:00:29′,错误:2
流畅性	词语	语音:12,部首:3,分类:19
	设计	—

神经心理评估结果病例解析:患者为青年男性,右利手,4 岁起病,发作较为频繁,教育程度低,智商低于正常同龄人,IQ 评估中最低的分值为计算力和数字符号测试,计算力涉及的神经网络比较广泛,主要涉及额、顶叶功能为主的广泛网络,而数字符号测试则是涉及视知觉、视觉扫视、眼球运动和记忆功能。Rey 复杂图形测试结果明显异常提示患者视觉传导路出现问题,有可能是背侧或者腹侧通路,腹侧通路多与物体或者面孔识别相关,背侧通路多与空间结构、视觉导向的抓物相关。查体时发现患者左手手指交替运动笨拙,但肌力均为正常,提示运动系统也有可能存在异常,尤其与运动控制相关的脑组织结构,例如辅助运动区或者顶叶结构。同时,患者视觉记忆任务完成得较差,但记忆曲线提示非典型颞叶模式,但是有意思的是患者听觉记忆任务完成很好,记忆曲线形成很好,即刻及延迟均未见明显丢失,视觉记忆任务异常有可能与患者视觉传导路异常有关。抽象图形再识任务异常,但人脸识别任务正常,前文

提及人脸识别涉及的脑区比较广泛,而图形的识别主要局限于非优势半球颞叶后部,尤其是梭状回后部,提示有可能右侧颞叶后部可能异常,当然也有可能与患者图形早期延迟记忆功能下降有关(BEM 是 30 分钟后完成再识,而人脸识别则是在 90 秒后识别),也就是右侧颞叶结构,同时,面孔识别功能正常提示有可能视觉腹侧通路是正常的。患者语言功能基本正常,定向力基本正常,提示顶叶外侧面功能基本保留,额叶功能虽然较正常人偏差,结合患者本身智力偏低,视觉记忆功能可疑异常都可以导致 CALT 和 SOP 任务异常,很难判断是否额外存在额叶功能异常。因此,该患者明确存在的视觉传导路异常(Rey 复杂图形、数字符号测试及视野图异常),结合运动控制能力也是存在问题,有可能更偏向于背侧通路,图形和面孔识别任务对比,图形再识能力下降,有可能提示右侧颞叶图形记忆功能下降或者颞叶后部图形识别能力下降,因此神经心理评估结果提示可能异常的脑区为右侧枕叶、顶叶内侧面、颞叶(颞叶后部)。

7. 致痫区简析

(1)症状学:①眩晕先兆常见于 IPS、楔前叶、PCC 或者 T1 后部;②早期出现噘嘴提示 ACC、PCC 或者岛盖部位;③眼球活动:FEF 或者枕眼区附近多见;④交叉性强直姿势或者轴性强直姿势,多见于中线结构起源的癫痫发作,尤其 PCC;⑤左上肢的上抬伴左手的抓握手势,很快传导至右侧 SMA;⑥早期皮肤潮红及心率增快自主神经症状说明发作很快传导至边缘系统。

(2)视频脑电图:①间期示右侧后头部慢波(不排除第一次手术造成),右侧后头部准持续性癫痫样异常放电+频繁癫痫样异常放电,类周期样发放,提示右侧后头部,且高度符合 FCD 特征;②发作期脑电图示双侧后头部电活动压低,右侧后头部为著 beta 频段的快活动(无法排除缺口效应)。

影像:①MRI 阴性,除了右枕术后改变;②PET 右侧楔前叶、右侧额底、右侧岛叶、右侧颞叶新皮质代谢减低,PET 的 VBM 分析右额叶内侧、额下回、楔前叶代谢明显减低。

神经心理指向右侧后头部,但不排除右颞。

综上所述,考虑 IPS,楔前叶、PCC 或 T1 后部起源可能,通过背侧及腹侧通路传导至 SMA 和颞叶,右侧可能性大,发作传播可能构架于正常的神经网络的基础上,SEEG 证实右侧楔前叶起源,手术切除范围见图 19-5,术后至今近 3 年无发作,病理证实为 FCD Ⅱa。

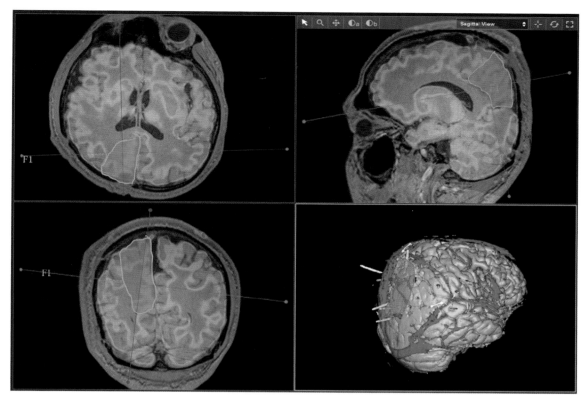

图 19-5　手术切除计划
图中蓝色圈出的区域为手术切除范围。

（孟祥红　吴戊辰　杨丽萍）

第二节　癫痫患者生活质量评估

随着社会医学模式的转变,癫痫患者的生活质量也越来越受到人们的关注,在尽可能控制癫痫发作的同时,全面提高这类人群的 QOL 也成为癫痫诊疗工作中的重要目标和方向。

一、生活质量的定义

根据世界卫生组织生活质量(world health organization quality of life,WHOQOL)分会的定义,生活质量(quality of life,QOL)是一个综合性、整体性的概念,其所涵盖的范围很广,从个体的躯体健康、心理健康、独立生活能力、社会关系,到经济来源、安全感、娱乐资源、精神支持及各种环境因素等均直接或间接地影响了 QOL 的高低。可见 QOL 是一个反映个体一般感觉的主观概念,是每个患者对其各个生活层面满足感及愉悦感的整合。

二、检查方面

正如前述,QOL 是一个主观性很强的抽象概念,因此,我们需要通过量表的方式将这个主观的概念量化,从而进行个体之间 QOL 的对比。目前,国际上有一些专门用于评估儿童及成人癫痫患者 QOL 的量表。用于儿童及青少年的量表包括如儿童癫痫生活质量问卷(QOLCE)、儿童神经功能障碍量表(ICND)和青少年癫痫生活质量量表-48(QOLIE-48)等量表。用于成人的量表则以成人癫痫生活质量量表-89(QOLIE-89)的内容最为丰富且临床应用最广,而 QOLIE-31、QOLIE-10 主要是用于临床筛查的简化版。除此之外还有专门用于评估癫痫术后生活质量的 ESI-55 量表。目前市面上也有以问卷库的形式进行 QOL 评估的电子软件设备,虽然其可靠性及有效性仍有待商榷,但其包括的内容会相对更具体。

癫痫患者常伴有焦虑、抑郁、情感障碍等精神症状,因此,对于该类癫痫患者,应个体化地进行精神症状评估,包括贝克抑郁自评量表、汉密顿焦虑抑郁量表、明尼苏达多相人格测验、艾森克人格问卷等评估量表。提高 QOL 的重视程度、常规进行 QOL 量表评估对于指导癫痫患者的日常诊疗工作是非常有意义的,然而据国外统计显示,仅 30% 的癫痫中心常规地使用量表或问卷进行 QOL 的评估。

三、影响 QOL 的因素

1. 癫痫发作的后果　据既往文献报道,癫痫发作的频率和严重程度是影响癫痫患者 QOL 的关键因素。大脑局部或全面地频繁超同步放电导致的癫痫发作会带来一系列的脑功能、生理和心理问题,患者常常会表现为认知功能下降、记忆力下降、语言交流困难、执行速度下降、注意力不集中、容易疲劳、视空间或视物感知能力下降、情绪低落、容易焦虑和发脾气,突然的跌倒、溺水导致躯体损伤甚至危害生命等,这些后果无疑会降低癫痫患者的 QOL。另外,因癫痫发作所带来的恐惧、不自信、羞耻感、焦虑紧张、家庭矛盾、社交困难等也会大大影响 QOL。

2. 药物影响　对于大多数癫痫患者而言,抗发作药物(anti-seizure medication,ASMs)是首选,也是主要的治疗方式,但是几乎所有 ASMs 在一定程度上均存在药物毒性作用,同样会降低癫痫患者的 QOL,影响个人、后代及家庭社会的健康发展。

3. 癫痫共患病　癫痫共患病包括焦虑抑郁等情绪障碍、精神病性障碍、睡眠障碍、偏头痛、注意缺陷多动障碍等。其中焦虑抑郁是比较常见的癫痫共患病,既往文献提出焦虑抑郁的出现与癫痫患者 QOL 下降有一定的相关性,并提出这些症状的出现及严重程度可以作为 QOL 下降的重要预测因素。根据文献的流行病学显示,在癫痫患者中焦虑抑郁的发病率是无癫痫患者的 2~3 倍,一方面可能与频繁的癫痫发作、ASMs 的副作用等所造成的认知功能减退、学习能力下降、工作效率下降以及家庭或社会问题等有关,上述情况会给患者带来一定程度的挫败感,以此成为恶性循环,诱发和/或加重抑郁焦虑;另一方面也与致痫区或致痫网络所在的脑区有关,尤其是当致痫区位于或累及边缘系统时则更容易出现情感障碍或情绪改变。在儿童癫痫患者的调查中,尽管各中心采用的评估方式不同、研究结果差异较大,但总体结果提示超过 16% 的患者出现了明显的心理健康问题,当中超过 50% 的患儿母亲有明显精神症状的风险,严重影响到患儿乃至整个家庭成员的 QOL。尽管癫痫共患病带来的影响较大,但是在临床实践中常常因为缺乏认识而容易被忽视,据统计,在所有伴有情感和精神症状的患者中,仅 1/3 的患者得到正确且及时的诊疗。

4. 手术治疗　有文献研究曾对 40 个已行前颞叶切除术的患者进行了长达 15 年以上的长期随访,发现在术后的早期阶段,即便通过手术治疗后能有效地控制癫痫发作,这些患者也会出现 QOL 下降,其原因可能是大部分癫痫患者在手术前后其精神社会状态、癫痫发作频率等均出现较明显的改变,很多患者在此阶段因试图重新寻找生活及心理状态的平衡点、渴望再实现和创造人生价值而产生明显的压力感和困惑感。可见即使术后癫痫发作得到有效的控制,QOL 也不一定随之提高,在手术前后的转变过程中,家属和周围人群的鼓励和关心对于引导这类癫痫手术患者正确转变也是很重要的。

其他因素还包括家庭和社会支持、医疗保障、社会安全程度、社会服务、团体包容、宗教信仰等,都可能会带来一系列生理、心理、社会功能问题,这不仅会影响患者充分参与和融入社会的能力,而且也会影响个体实现自身文化价值体系的目标和期望。

四、提高 QOL 的方法

正如前述,提高 QOL 是一个整体性提高的过程,应该是多方人员共同努力的结果。就癫痫专科医生而言,通过合理的用药或手术尽可能控制癫痫发作是工作的重点,同时及时协助且正确地解决癫痫患者的共患病,将全面而有效地改善癫痫患者的 QOL 作为最终目标。除此之外,还需要家庭成员、社会团体等多层面人员的相互合作及共同努力,根据既往文献,提高 QOL 的方法主要有以下几点:

1. 知识宣教　设立由护士、心理咨询师等人员组成的多学科中心,在患者多次回访过程中提供相应知识的咨询和宣教服务,加强患者对疾病的认知,从而树立信心、明确方向。

2. 情感支持　临床医生、家属、教师同学,甚至是患者自身等多方来源的情感支持对于患者的精神-社会健康将会产生一定的积极影响,另外帮助患者改变生活方式、生活环境,也会减少挫败感的出现。

3. 经济社会支持　对于癫痫患者而言,尤其是难治性癫痫患者,有机会重返工作和接受教育被认为是社会经济支持的直接表现。患者通过一定程度上的工作得到相对稳定的经济收入既能提高物质上的满足,也由此获得认同感、成就感、社会接纳感等。

4. 康复指导　对于手术后的癫痫患者,及时提供正确、有效的语言、运动及心理等康复治疗对于提高 QOL 也是非常关键的,通过上述锻炼将有利于提高患者的社会生活、社会创造能力。

5. 提高筛查　癫痫患者 QOL 下降及精神、社会问题并不少见,我们对于该方面的认识和筛查还是远远不够的,通过门诊随访、量表评估等方式提高筛查率以及时发现问题并提供针对性治疗和服务是必不可少的。

癫痫患者的 QOL 下降是很常见的,作为一个整体性、综合性的概念，在众多影响 QOL 的因素中，以癫痫发作、ASMs 副作用、癫痫共患病等因素最为关键，除控制癫痫发作外，周围人群的关心及支持也是非常重要的。另外，提高癫痫患者 QOL 筛查对于深入了解疾病对个体的影响、拟定更加个体化的治疗方案也是必不可少的。

（黎思娴）

参考文献

[1] SCHEFFER I E, BERKOVIC S, CAPOVILLA G, et al. ILAE classification of the epilepsies: Position paper of the ILAE Commission for Classification and Terminology [J]. Epilepsia, 2017, 58(4):512-521.

[2] FISHER R S, CROSS J H, D'SOUZA C, et al. Instruction manual for the ILAE 2017 operational classification of seizure types [J]. Epilepsia, 2017, 58(4):531-542.

[3] FISHER R S, CROSS J H, FRENCH J A, et al. Operational classification of seizure types by the International League Against Epilepsy: Position Paper of the ILAE Commission for Classification and Terminology [J]. Epilepsia, 2017, 58(4):522-530.

[4] AABERG K M, GUNNES N, BAKKEN I J, et al. Incidence and Prevalence of Childhood Epilepsy: A Nationwide Cohort Study [J]. Pediatrics, 2017, 139(5):e20163908.

[5] WILSON S J, BAXENDALE S, BARR W, et al. Indications and expectations for neuropsychological assessment in routine epilepsy care: Report of the ILAE Neuropsychology Task Force, Diagnostic Methods Commission, 2013-2017 [J]. Epilepsia, 2017, 56(5):674-681.

[6] BAXENDALE S, WILSON S, BAKER G, et. al. Indications and expectations for neuropsychological assessment in epilepsy surgery in children and adults: Executive summary of the report of the ILAE Neuropsychology Task Force Diagnostic Methods Commission: 2017-2021 [J]. Epilepsia 2019, 60(9):1794-1796.

[7] CHRISTENSEN D L, BAIO J, VAN NAARDEN BRAUN K, et al. Prevalence and characteristics of autism spectrum disorder among children aged 8 years—Autism and Developmental Disabilities Monitoring Network, 11 sites, United States, 2012 [J]. MMWR Surveill Summ, 2016, 65(3):1-23.

[8] LIPKIN P, MACIAS M. Developmental milestones for developmental surveillance at preventive care visits. In: Hagan JF, Shaw JS, Duncan PM, eds. Bright Futures: Guidelines for Health Supervision of Infants, Children, and Adolescents [M]. 4th ed. Elk Grove Village, IL: American Academy of Pediatrics, 2017.

[9] WEITZMAN C, WEGNER L. Promoting optimal development: screening for behavioral and emotional problems [J]. Pediatrics, 2015, 135(2):384-395.

[10] VOGT V L. Current standards of neuropsychological assessment in epilepsy surgery centers across Europe [J]. Epilepsia, 2017, 58(3):343-355.

[11] BERL M M, SMITH M L, BULTEAU C. ILAE survey of neuropsychology practice in pediatric epilepsy surgery evaluation [J]. Epileptic Disord, 2017, 19(2):166-177.

[12] 孟祥红, 陶蔚, 陈富勇, 等. 中国版神经心理评估在癫痫外科术前评估中的应用 [J]. 立体定向和功能神经外科杂志, 2018, 31(4):211-217.

[13] UMLAUF E, RAPPOLD E, SCHILLER B, et al. Careful neuropsychological testing reveals a novel genetic marker, GSTO1 * C, linked to the pre-stage of Alzheimer's disease [J]. Oncotargert 2016, 7(26):39108-39117.

[14] 张国君. 创建癫痫患者的全程化管理模式 [J]. 中国医刊. 2018, 53(03):233-235, 228.

[15] 黎思娴, 姚晨, 杜晓萍, 等. 神经心理评估在癫痫术前评估中的应用 [J]. 癫痫杂志, 2019, 5(04):292-296.

[16] 周东, 吴欣桐, 李劲梅. 癫痫共病的诊断和治疗 [J]. 西部医学, 2019, 31(06):821-827.

[17] KIRKHAM F J, VIGEVANO F, RASPALL-CHAURE M, et al. Health-related quality of life and the burden of prolonged seizures in noninstitutionalized children with epilepsy [J]. Epilepsy Behav, 2020, 102:106340.

[18] JOSEPHSON C B, JETTÉ N. Psychiatric comorbidities in epilepsy [J]. Int Rev Psychiatry, 2017, 29(5):409-424.

[19] COLEMAN H, MCINTOSH A, WILSON S J. A patient-centered approach to understanding long-term psychosocial adjustment and meaning-making, 15 to 20 years after epilepsy surgery [J]. Epilepsy Behav, 2019, 102:106656.

[20] SHIH P, FRANCIS-AUTON E, NIKPOUR A, et al. Enhancing quality of life among epilepsy surgery patients: Interlinking multiple social and relational determinants [J]. Epilepsy Behav, 2019, 102:106721.

第四篇

癫痫外科相关疾病

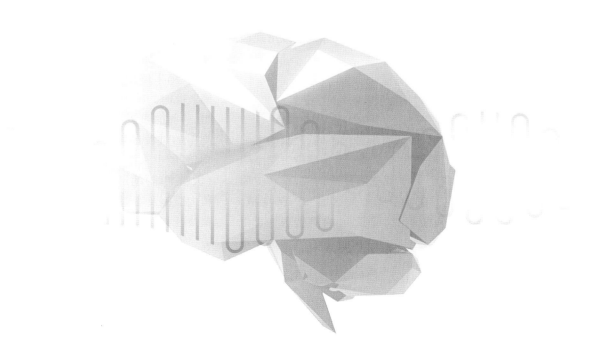

第二十章 颞叶内侧硬化

海马硬化是一个病理学概念。海马硬化,阿蒙氏角硬化和颞叶内侧硬化是同义词。1880 年德国心理学家 Sommer 通过显微镜观察到癫痫患者海马标本存在神经元减少,海马萎缩的现象,随后的研究证实海马硬化常累及海马的 CA1 区、CA3 区、CA4 区,表现为神经元的减少和继发的胶质细胞增生,而 CA2 区、齿状回和下托很少有此变化。随着癫痫外科的发展,相关的病理学研究发现邻近的颞叶内侧结构如杏仁核、沟回和海马旁回也常被累及,1997 年法国的 Gloor 等提出颞叶内侧硬化的概念。

颞叶癫痫是癫痫外科的常见疾病,占所有成人癫痫手术的一半以上,而海马硬化是颞叶内侧癫痫最常见的病理类型,其他的颞叶内侧病变包括胶质神经元肿瘤、血管畸形、外伤或感染导致的胶质增生等。

颞叶内侧区域牵涉许多认知功能,包括记忆、空间辨别、感知和情感等,并与整个边缘系统以及其他脑区有着广泛的联系并构成复杂的网络,是目前研究活跃的领域之一。需要注意的是,颞叶内侧硬化并不一定会导致癫痫;而在癫痫以外的其他疾病,如额颞叶痴呆,精神分裂症,边缘叶脑炎和缺血缺氧性脑病等也可以出现颞叶内侧硬化。

第一节 颞叶内侧的结构与生理

根据细胞构筑和胚胎发育起源的不同,人脑的大脑皮质分为古皮质、旧皮质和新皮质。古皮质由三层细胞层次构成,旧皮质则由 4~5 层细胞层次构成,而新皮质由 6 层细胞层构成。颞叶分为外侧区域和内侧区域。外侧区域主要由新皮质组成。而颞叶内侧区域主要由古皮质和旧皮质组成。古皮质主要包括海马结构和嗅区。旧皮质是由古皮质向旧皮质过渡的区域,主要包括海马旁回的绝大部分。细胞构筑层次的复杂,代表了由低等动物向高等动物进化的方向,而颞叶内侧则是相对保守区域。颞叶内侧区域包括杏仁核、海马及相关的海马旁区域(嗅旁区域、内侧嗅区、海马旁回)。颞叶内侧结构与边缘系统的其他部分有着非常重要的联系,以海马为中心的 Papez 环路,将大脑边缘系统相互联系为一个复杂的有机整体,主要参与情绪反应、学习记忆、摄食行为、内脏活动等的调节。

Papez 环路由海马纤维向后经穹窿至乳头体,再由乳头体丘脑通路至丘脑前核,最后由前丘脑通路回至扣带回。海马和下托的锥体细胞轴突组成的穹窿在海马槽向后集形成穹窿伞,于胼胝体压部下方形成穹窿脚,转向内侧形成的穹窿体,弯向前方至室间孔前方再次分开形成穹窿柱,穿过下丘脑内外侧之间直达乳头体。下丘脑的乳头体核发出纤维经乳头体丘脑束向背侧走行,终止于下丘脑前核群。下丘脑前核群发出纤维投射扣带回,扣带回沿着胼胝体走行并终止于嗅区,嗅区再发出纤维投射至海马。神经冲动在该环路中的循环反复,环路中的关键脑区(丘脑、海马、乳头体)在学习和记忆中起着非常重要的作用。该环路被认为与新近记忆形成有关,是短时记忆的基础,环路中的任何一个环节受到损坏,均会导致近期记忆的丧失。

一、颞叶内侧的发育

在胚胎发育中,外胚层细胞的中央部分折叠形成神经管,4 周龄时神经管的头端膨大,发育成前脑、中脑、菱脑。5 周龄时前脑迅速膨大,形成嗅脑、杏仁核、海马、大脑半球皮质、基底核、侧脑室和垂体等结构的轮廓。此时的前脑可以分为内侧旧皮质带,背侧的新皮质带,外侧的古皮质带和腹侧皮质带(图 20-1)。扣带回周围的过渡区域及嗅区内细胞由于有 4~5 层细胞结构,可能也来源于内侧皮质带。由于背侧的新皮质带(大脑半球)的迅猛生长,内侧旧皮质带先向尾端,然后再向腹侧及嘴侧方向迁移,形成了海马结构的后联合,最终迁移到颞叶内侧。在大脑半球的内侧面胼胝体上方,海马联合上方还残留有海马迁移的轨迹——灰被(griseum indusium)。灰被由一层很薄的灰质组成,与胼胝体上表面相毗邻,向两侧与扣带回皮质相延续。

在妊娠 13~14 周龄时,未折叠的海马位于颞叶内侧面,两者之间是很宽大的海马裂。15~16 周龄时,海马和齿状回开始折叠,海马沟仍然是敞开的状态,海马旁回比较粗大并向内侧方向靠拢,CA1 区、CA2 区和 CA3 区域呈线性排列,齿状回变成狭窄 U 字形。18~20

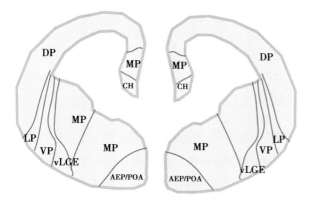

图 20-1　前脑分化示意图

MP（medial pallium）：内侧皮质带；DP（dorsal pallium）：背侧皮质带；LP（lateral pallium）：外侧皮质带；VP（ventral pallium）：腹侧皮质带；CH（cortical hem）：皮质褶边；AEP/POA（anterior entopeduncular/preoptic area）：漏斗前内侧/视前区前区；dLGE（dorsal part of lateral ganglionic eminence）：外侧神经节隆起背侧部，MGE（medial ganglionic eminence）：内侧神经节隆起，vLGE（ventral part of lateral ganglionic eminence）：外侧神经节隆起背侧部。

周龄时海马外观已经与成人相似，齿状回与海马已经折叠进颞叶内侧。海马和下托之间间隔狭窄的海马沟。CA1-3 区形成弧形，向内指向日益增大的由齿状回构成的 CA4 区（图 20-2）。

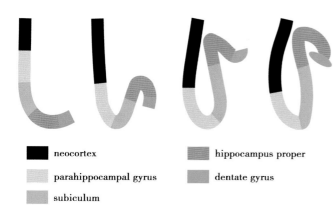

- ■ neocortex
- ▨ parahippocampal gyrus
- ▨ subiculum
- ▨ hippocampus proper
- ▨ dentate gyrus

图 20-2　海马旋转示意图

neocortex：新皮质，parahippocampal gyrus：海马旁回，subiculum：海马下托，hippocampus proper：海马结构，dentate gyrus 齿状回。

腹侧皮质带的内侧神经节隆起进一步生长将来发育成杏仁核。14~16 周龄在侧脑室室间孔的腹侧出现了由致密核团构成的杏仁核胚基，这些核团分为中间内侧核团和皮质基底外侧核团。内侧核团发育得较早，20 周龄时可见外侧核团。21~22 周龄时可以观察到杏仁核的所有核团。5~6 月龄时，前下部的核团发出致密纤维与神经节凸起的尾部汇合，为迁移神经元提供纤维骨架支撑。7 月龄时杏仁核团内神经元细胞重新迁移分

化，8 月龄时发育成熟。

二、颞叶的解剖

颞叶的详细局部解剖见第六篇第四十二章。颞叶的上界为大脑外侧裂，下界为颅中窝底（前达颞骨，后至小脑幕），前为蝶骨翼，后面以顶枕裂到枕前切迹（枕极前 4cm）的假想连线为界。借前后方向走行的颞上沟和颞下沟分为颞上回、颞中回、颞下回。颞叶的底面由外侧的颞枕沟、内侧前方的嗅脑沟后方的侧副沟分割成颞枕外侧回、梭状回和内侧的海马旁回。颞叶前端内侧向内突出的部分称为钩回，嗅脑沟将颞极、海马旁回、钩回三者分开。海马结构包括海马及其附近的齿状回、海马钩回和下脚在内的完整结构和功能体，组成内侧颞叶。位于颞叶内侧的海马与癫痫发作有着密切的关系，不仅从颞叶的外侧不能观察其全貌，从内侧面也是仅仅能观察到齿状回的边缘。切开侧脑室颞角顶部，可以看到其内侧隆起的海马，海马外形为前后状，可划分为头部、体部和尾部三部分。海马头部较宽有似足趾状的凹凸，称为海马趾。海马旁回的外侧为侧副沟。侧副隆起是侧副沟顶端形成的隆起，其后方较为宽广，形成侧副三角。侧脑室颞角尖端海马头部的腹内侧是盲囊，称为钩隐窝。颞叶的后部由枕颞内侧回和海马旁回向后内延伸的扣带回峡构成。侧副沟前部分隔枕颞外侧回和海马旁回，其后部分隔枕颞外侧回和枕颞内侧回。距状沟的前部分开枕颞内侧回和内侧的海马旁回、扣带回。

通过内侧颞叶和海马结构作一冠状切面，可以清楚地显露出下列结构：主要为海马结构，它占据颞叶的下内侧部分，呈前后方位。从外侧向内或从下往上看，依次为海马旁回、下角、海马裂、齿状回，海马槽和穹窿伞。海马形似是中药海马，故得名。海马前端较膨大称为海马足，被 2~3 个浅沟分开，沟间隆起称为海马趾。海马表面覆以室管膜上皮，下方一层有髓纤维称为海马槽。室床纤维沿海马背内侧缘集中，形成白色纵行扁带称为穹窿伞，自海马趾向后伸向压部续于穹窿脚。穹窿伞的游离缘直接延续于其上方的脉络丛，两者以脉络膜裂间隔。海马又叫阿蒙角，与齿状回及其海马残件共同组成海马结构。其细胞结构从海马裂到脑室依次分为分子层、锥体细胞层和多形层。在横断面上海马沿锥体细胞系统分为四个区：CA1 区、CA2 区、CA3 区、CA4 区（图 20-3）。CA1 区和下托相连，含有小锥体神经元；CA2 区比较小，夹之 CA1 区和 CA3 区之间；CA3 区是海马水平部的背外侧部分和垂直部的前内侧部，CA2 区、CA3 区含有较大神经元及大量的轴突，CA3 区还含有苔藓纤维，CA4 区是齿状回的多形细胞层，含有

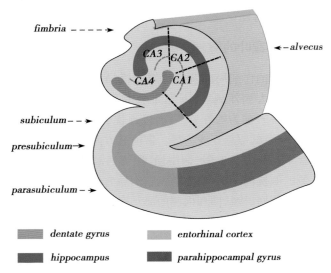

图 20-3　海马结构示意图

dentate gyrus：齿状回，hippocampus（cornu ammonis）：海马，entorhinal cortex：内嗅区皮质，parahippocampal gyrus：海马旁回，fimbria：穹窿伞，alveus：室床，pyramidal cell：锥体细胞，subiculum：下托，presubiculum：前下托，parasubiculum：旁下托。

大纤维锥体细胞。齿状回的皮质分为分子层、颗粒层和多形层。它们呈马蹄形排列，在横切面上，其缺口朝向穹窿伞。齿状回的分子层在海马裂深部与海马的分子层连接。颗粒层由密集排列的卵圆形或圆形神经细胞构成，并形成轴-树突触。颗粒细胞的树突突入分子层。下托是由三层皮质向六层转变移行区，按其移行顺序分为四个带：即旁下托、前下托、下托和下托尖。

侧脑室颞角的前方有杏仁核，由诸多神经核组成，直径为 18mm 的灰质团块，若在侧脑室颞角的外侧面观察，杏仁核突出于海马头部上方侧脑室壁。它与尾状核头部相连接而无明显的分界线。杏仁核后方的白质与外囊相融合，并无明显的解剖分隔。颞叶岛盖内藏脑岛。杏仁核是边缘系统的一部分，左右各一，参与调节情绪和记忆的许多方面。杏仁核被认为主要与恐惧和其他与不良刺激有关的情绪相关，也有学者认为与由食欲和性欲等刺激引起的积极情绪有关。

三、颞叶内侧结构的联系

三突触环路又称海马环路。早期动物实验时发现，在电刺激兔的内嗅区时，可以使海马表层的穿通纤维兴奋并在齿状回记录到场电位。在这通路上给予短暂的重复刺激，将引起突触传递增强，这种增强效应可持续几小时甚至几天。这一现象称为长时程增强效应。该通路主要由以下结构组成：①来自内嗅区细胞的穿通纤

维与齿状回颗粒细胞形成突触联系；②颗粒细胞发出苔藓样纤维与 CA3 区的神经元形成突触联系；③CA3 区的神经元发出 Schaffer 侧支与 CA1 区的神经元形成突触联系（图 20-4）。此环路是齿状回、内嗅区与海马之间的联系，具有特殊的功能特性。所诱导的长时程增强效应对激活的通路是特异性的，而在其他通路上不产生该现象。内嗅皮质是多种冲动的汇聚整合地，为海马结构的主要信息源，被认为是海马与其他皮质之间纤维联系的通路。其由浅层神经元，Ⅱ层星形神经元的轴突，Ⅲ层锥体神经元组成。浅层主要为锥体神经元和星形神经元构成，接受皮质的纤维投射并通过不同路径向海马传递信息；Ⅱ层神经元的轴突形成穿通路支配海马齿状回和 CA3 区；Ⅲ层神经元与海马 CA1 区和下托的锥体神经元的远端树突形成突触联系。研究表明，内嗅区参与突触可塑性、编码空间信息、形成内侧颞叶记忆系统中关键回路等功能，同时内嗅区是阿尔茨海默氏病早期阶段最脆弱的大脑区域。

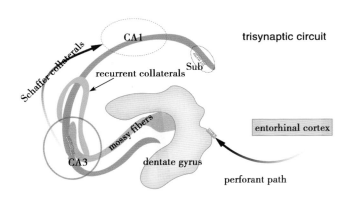

图 20-4　三突触环路示意图

trisynaptic circuit：三突触循环，perforant path：穿通通路，entorhinal cortex：嗅区皮质，dentate gyrus：齿状回，fimbria：穹窿伞，mossy fibers：苔藓纤维，sub：下托，schaffer collaterals：谢弗分支。

齿状回颗粒细胞层下区的神经干细胞增生形成颗粒细胞层，并与 CA3 区锥体细胞形成大量突触连接。CA3 区锥体细胞含有丰富的谷氨酸受体，正常情况下，齿状回颗粒层的神经元发出轴突（苔藓样纤维）穿过多形层后进入 CA3 区释放谷氨酸，单突触性兴奋 CA3 区锥体细胞和局部抑制 CA3 区中间神经元。CA3 区锥体细胞与门区神经元一样也是海马致痫区易损细胞，锥体细胞凋亡后，苔藓纤维的正常投射靶区消失，以致苔藓样纤维侧支出芽至齿状回内分子层。接着 CA3 的锥体细胞将信息通过 Schaffer 侧支突触传给 CA1 区，CA1 区被认为是海马的主要输出区域，CA1 区损伤可导致空间定位的学习和记忆能力明显降低。

第二节　颞叶内侧硬化的病理分型

颞叶内侧型癫痫多数是耐药性癫痫,海马硬化是最常见的病理类型。为了解决海马硬化分型混乱的局面,方便临床病理医师的沟通,同时有助于了解各种类型的病理机制和预后,2013年国际抗癫痫联盟工作组制定了海马硬化的病理分型。该分型主要是通过半定量的方法描述海马神经元细胞丢失的类型,以方便在多数病理实验室可以操作执行(病理分型详见本书第七章癫痫外科相关病理)。

欧洲的一项研究回顾性分析了从1990—2014年的25年期间因药物控制不佳而行手术治疗的9 523例癫痫手术患者的病理,发现海马硬化占36.4%。在家族性海马硬化患者中,并没有发现与性别、侧别有关。海马硬化样的改变也可以在非癫痫老年患者、缺血缺氧患者、神经退行性疾病患者。

颞叶内侧癫痫患者中,杏仁核复合体硬化可以作为一个独立于海马硬化的危险因素存在。但目前关于杏仁核复合体在颞叶内侧硬化患者的结构异常的研究还是很缺乏,可能主要是由于杏仁核核团结构复杂且取材困难所致。

第三节　颞叶内侧硬化的影像学特点

一、颞叶内侧硬化的磁共振表现

海马硬化其病理学特征为海马部分区域神经元丢失,树突、轴突等结构异常及反应性胶质细胞增生。海马硬化的MRI影像学特点如下:①海马萎缩,是MRI诊断海马硬化最常见最可靠的指征,在MRI上表现海马体积缩小,在冠状位上比较两侧海马大小,最易发现单侧萎缩性改变;②在T_2WI上海马信号弥漫性增高,尤以FLAIR序列明显;③海马头部浅沟消失,患侧-侧脑室颞角扩大,以上这些表现只在海马硬化中晚期才能表现出来(图20-5);④海马内部结构紊乱;⑤磁共振波谱分析能够灵敏地检测出神经元缺失和胶质增生导致的局部病变的波峰的变化;⑥海马容量测定因其敏感性比肉眼视觉高,是目前诊断HS的重要指标。海马萎缩的程度已经被证明与海马亚区神经元丢失的严重程度相关,海马病理改变的严重程度与海马结构的硬化程度相关。

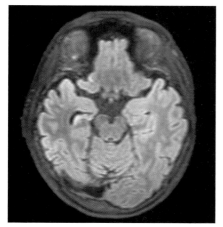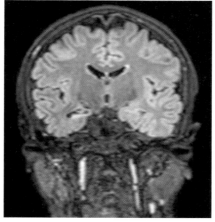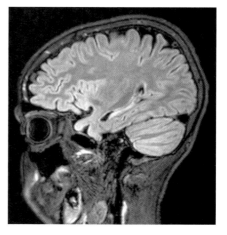

图20-5　海马硬化的MRI影像

Flair像的轴位(左)、冠状位(中)、和矢状位分别显示,右侧海马体积缩小,信号增高。

颞叶内侧硬化的患者也可伴有其他部位的磁共振信号改变。T2信号的改变不仅出现在海马结构,也同样出现在海马周围结构,如内侧嗅区、杏仁核的T2加权信号也可以增高,病史较长的患者可见同侧穹窿柱萎缩和T2 Flair高信号。虽然目前临床上海马硬化的磁共振检查诊断率较前有所提高,但通过肉眼诊断海马硬化,并以此来区分病理亚群,仍然非常困难。随着超高场强磁共振的应用,有可能进一步细化颞叶内侧结构的影像学诊断,给临床诊治决策提供有力支撑。

二、颞叶内侧硬化的PET

正电子发射计算机断层显像(PET),在难治性癫痫术前评估方面占有重要作用:①癫痫灶的定位,特别是在结构影像正常或结构影像和脑电图不一致;②疑似有多个病灶的情况;③可能存在双重病理;④评价大脑不同区域的功能。在发作间期,海马硬化一侧的区域,主要包括颞叶内侧结构、颞极和部分的颞叶新皮质表现为$^{18}F\text{-}FDG$(^{18}氟脱氧葡萄糖)的低摄取,可以在一定程度上帮助术前的定侧/定位(图20-6)。需要引起注意,随着病情的进展低代谢区域的范围可能会超出一侧颞叶。氟马西尼是选择性的苯二氮䓬类拮抗药,反映颞叶内侧神经元缺损的程度,¹¹C-氟马西尼在颞叶内侧癫痫的PET诊断中,相较¹⁸F-FDG更为敏感。

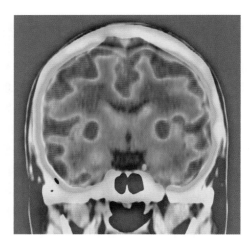

图20-6　海马硬化的PET/CT影像
可见提示左侧颞叶内侧低代谢。

发作期和发作间期SPECT扫描对颞叶内侧癫痫的癫痫灶定位也是一种成熟的方法。发作间期SPECT可以显示颞叶低灌注,而发作期表现为高灌注。通过与MRI融合,将发作期和发作间期图像进行对比。发作期的高灌注区与发作间期的低灌注区吻合,对颞叶内侧癫痫的定侧意义较大。

第四节　颞叶内侧硬化的临床表现

海马硬化是颞叶内侧型癫痫最为常见的病理类型。由于绝大多数患者是手术病例,人群中的流行病学资料目前未知。相关的危险因素包括围生期的缺血缺氧性事件和儿童期的高热惊厥等,在高热惊厥出现往往要数年甚至十年以上才出现癫痫发作。患者早期癫痫发作药物治疗可能出现短暂控制(蜜月期现象),后期逐渐变为耐药性癫痫。

临床表现比较典型,最常见的先兆症状是上腹部的胃气上涌感,恐惧,幻嗅和体验性的先兆(似曾相识感或似曾不相识感)等,随后意识模糊并出现口-消化道自动症,典型的发作时长大于1分钟,也可伴有继发性全面强直阵挛发作,经常出现发作后意识模糊和发作后遗忘。诱发因素包括压力、睡眠不足以及月经周期有关的激素变化。随着病情的进展,患者常出现记忆力差,睡眠障碍、认知功能减退、精神心理活动异常等。

目前认为似曾相识感主要由内侧嗅区的异常信号刺激导致颞叶内侧结构引起同步的慢波活动所致。幻嗅和恐惧是内侧嗅区、杏仁核和前岛叶激活的结果,而其他自主神经症状(如面色潮红或苍白、心动过速或过缓)与前岛叶受累有关。

当癫痫发作症状以视觉、听觉、局灶性体感先兆、局灶性或剧烈性的运动行为起始,以及颞部脑电图棘波主要表现为单侧或双侧中颞区和后颞区棘波者,往往不符合海马硬化的临床标准。临床上有时单纯根据症状学来区分伴有海马硬化的颞叶内侧癫痫与起源于颞叶新皮质、扣带回和眶额叶皮质导致的复杂部分性发作非常困难,必须通过影像学、脑电图甚至侵入性脑电图来加以确认。

伴有海马硬化的颞叶内侧型癫痫的典型脑电图表现往往表现为发作间期单侧或双侧独立的前颞区尖-慢波,蝶骨和/或乳突电极表现更为明显,或者一侧颞叶内侧会出现阵发性或持续性的节律性慢波,非快速眼动睡眠期上述异常尤为显著。颅外描记发作期只表现出复杂部分性发作症状,发作起始或延迟期会出现5~7Hz节律性脑电活动,颞叶基底部会出现最大波幅脑电异常。深部电极描记发现发作期会出现高幅的节律性棘波和尖波,很少出现低压快波或抑制波,放电播散到对侧一般很慢(大于5秒,但也可几分钟),或者根本就不传导对侧。需要注意的是发作期和发作间期脑电异常出现在海马硬化对侧的患者并不少见。

虽然海马硬化是颞叶内侧癫痫综合征最常见的病理类型,但癫痫与海马硬化的因果关系虽经数十年研究仍然存在争议,具体的病理生理机制目前仍无定论。目前学术界占主流的是所谓二次打击学说,即围生期事件和高热惊厥为第一次打击造成海马和邻近结构的病理改变,而反复的癫痫发作(二次打击),通过颞叶内侧的局部网络和边缘系统导致邻近的相关结构甚至通过前联合导致对侧颞叶相应结构和功能改变。简而言之颞叶内侧硬化在多数情况下是一种进展性的病理过程。

最新的海马硬化的分类旨在其标准化描述,以便在不同的临床研究之间进行比较。但是在分类中未考虑其他方面,如齿状回颗粒细胞的分散情况、苔藓纤维的出芽,神经胶质细胞种群内的修饰等。颞叶内侧硬化可能是异质性很高的以内侧颞叶癫痫为主要临床表现的一组疾病。当颞叶内侧癫痫患者病程较长时,往往会出现双侧的海马硬化萎缩,邻近的岛叶和额叶眶部受累,这就给临床的诊治带来了难度。需要综合分析患者的影像学资料、头皮脑电图、PET-CT结果,当定侧和定位困难时,常需要通过侵入性脑电图检查来确定癫痫起源。

第五节 颞叶内侧硬化伴 癫痫的手术治疗

1956 年 Morris 在术中用 EEG 能记录到起始于杏仁核和海马前部的异常放电,提出标准的前颞叶切除手术。此后为尽量减少术后神经功能障碍,并根据术中电生理监测结果,前颞叶切除手术技术不断演化,形成所谓各种方式的裁剪式前颞叶切除术。手术的核心仍然是尽可能切除颞叶内侧结构,而手术入路和新皮质的切除范围略有不同。前颞叶切除术术后的并发症有言语障碍、偏瘫、视野缺损、记忆障碍等。前颞叶切除术术后2 年无发作率各家报道不一,大致在 70% ~ 90% 之间,选择性海马杏仁核切除疗效略低于前颞叶切除术,绝大多数癫痫复发发生在术后半年内;五年后无发作率大致为 60%。癫痫手术后复发可能与内侧结构特别是内侧嗅区切除不完全、存在双重病理、存在颞叶以外的致癫痫灶、双侧颞叶癫痫、起源于其他位置的假性颞叶内侧癫痫(详见本书第六篇第四十二章)。

(赵义营 郭晓绯 王 伟)

| 参考文献

[1] GUERIT J M. The temporal lobe and the limbic system, P. Gloor(Ed.). Oxford University Press(1997),865[J]. Neurophysiologie Clinique/clinical Neurophysiology, 2000, 30 (1):56-57.

[2] SHAH A, JHAWAR S S, GOEL A. Analysis of the anatomy of the Papez circuit and adjoining limbic system by fiber dissection techniques[J]. J Clin Neurosci, 2012, 19(2):289-298.

[3] SCHUURMANS C, GUILLEMOT F. Molecular mechanisms underlying cell fate specification in the developing telencephalon[J]. Curr Opin Neurobiol, 2002, 12(1):26-34.

[4] DI IEVA A, FATHALLA H, CUSIMANO M D, et al., The indusium griseum and the longitudinal striae of the corpus callosum[J]. Cortex, 2015, 62:34-40.

[5] KIER E L, KIM J H, FULBRIGHT R K, et al., Embryology of the human fetal hippocampus: MR imaging, anatomy, and histology[J]. AJNR Am J Neuroradiol, 1997, 18(3):525-532.

[6] Kier E L, Fulbright R K, Bronen R A. Limbic lobe embryology and anatomy: dissection and MR of the medial surface of the fetal cerebral hemisphere. 1995, 16(9):1847-1853.

[7] BLUMCKE I, SPREAFICO R, HAAKER G, etal. Histopathological Findings in Brain Tissue Obtained during Epilepsy Surgery[J]. The New England journal of medicine, 2017, 377(17):1648-1656.

[8] WANG Z I, OH S H, LOWE M, et al. Radiological and Clinical Value of 7T MRI for Evaluating 3T-Visible Lesions in Pharmacoresistant Focal Epilepsies[J]. Frontiers in Neurology, 2021(12):591586.

[9] DICKEY A S, ALWAKI A, KHEDER A, et al. The Referential Montage Inadequately Localizes Corticocortical. Evoked Potentials in Stereoelectroencephalography[J]. Journal of Clinical Neurophysiology publish ahead of print(2020).

[10] HAMELIN S, DEPAULIS A. Revisiting hippocampal sclerosis in mesial temporal lobe. epilepsy according to the "two-hit" hypothesis[J]. Revue Neurologique, 2015, 171. (3):227-235.

第二十一章 皮质发育畸形

大脑皮质是模块化结构(modular structure),神经元模块在神经上皮质中被诱导,随后经过分化、移行、移行后组织排列,最终形成功能正常的大脑皮质。人脑新皮质的发育发生于胚胎第5~20周。在发育早期,端脑脑室区神经干细胞(neural stem cells,NSCs)具有分裂为不同类型神经细胞的能力,第一批分裂产生的细胞从室管膜层迁移至副板层,之后产生的成神经细胞穿越副板层,形成皮质板层(cortical plate),构成皮质第Ⅵ层(多形细胞层),随后细胞由内而外增殖迁移形成皮质的Ⅴ(内锥体细胞层,又称节细胞层)、Ⅳ(内颗粒层)、Ⅲ(外锥体细胞层)、Ⅱ层(外颗粒层)神经细胞。大部分成神经细胞沿着放射状胶质细胞(radial glial cells)发出的细长纤维进行迁移,少数可有水平方向的移动。当细胞到达它们的目标皮质板,便开始进一步分化,发出树突和轴突,并建立细胞间连接。上述皮质发育过程受内在遗传机制与外在环境因素的共同作用。

皮质发育畸形(malformation of cortical development,MCD)这一概念1996年提出,是指大脑皮质正常发育过程受到干扰,导致多种不同种类的皮质发育障碍的一组疾病。临床上常导致不同程度的发育迟缓/智力障碍、癫痫,还可伴孤独症谱系障碍、精神行为异常等。MCD可以是局部的(如:局灶性皮质发育不良),也可以是半侧的(如:半侧巨脑),甚至是双侧广泛的(如:原发性小头、皮质下带状灰质异位)。不同种类的MCD可混合出现(如:原发性小头伴多小脑回)。MCD的发生既可由基因变异所导致,也可由获得性病因所导致。

MCD患者约75%患癫痫。推测约40%儿童耐药性癫痫与MCD有关。一部分伴有药物难治癫痫的MCD患者可以通过切除手术治疗控制癫痫发作。在欧洲多中心回顾性研究中,9 523个癫痫手术切除脑组织样本中,MCD占儿童样本的39.3%,占成人样本的11.2%。

(吴 晔)

第一节 皮质发育畸形的分类

一、皮质发育畸形的分类框架

自1996年提出MCD分类概念后,随着分子遗传学、神经科学、神经影像学等学科的快速发展,对MCD的检测手段和发生机制的研究不断深入,也使得对MCD的分类不断更新,而且在这一领域的探讨仍在不断进展中。2012年提出的MCD分类并应用多年。2020年欧洲脑发育畸形协作网(European Network on Brain Malformations,Neuro-MIG)进行了进一步的更新。

MCD的分类以皮质发育过程为分类框架,同时结合影像学特征及分子遗传学特征。将MCD分为三组:第Ⅰ组为神经元或胶质细胞增殖或凋亡异常,第Ⅱ组为神经元移行异常,第Ⅲ组为移行后发育异常(表21-1)。

二、皮质发育畸形分类(2012年)

(一)第Ⅰ组:神经元或胶质细胞增殖或凋亡异常导致MCD

本组MCD是由于胚胎早期室管膜神经干细胞增殖或凋亡异常所导致。神经干细胞增殖减少/凋亡增多、过度增殖/凋亡减少、或者异常增殖,分别导致严重先天性小头、巨脑及局部皮质发育不良(FCD)或发育性肿瘤等。

1. Group I. A 严重先天性小头(severe congenital microcephaly,MIC) 又称为原发性小头,是由于神经干细胞增殖不足或凋亡增多所致。定义为头围小于同年龄、同性别3个标准差以上,出生即存在小头,且为非进展性,并排除获得性病因所致小头。MIC可伴有宫内发育迟缓,身材矮小或不同程度的发育迟缓/智力障碍。MRI可正常,也可伴脑回形态异常、胼胝体发育不良,小脑、脑干发育异常等。目前已发现数十种可导致MIC的基因,多数基因影响神经元发生和细胞复制,影响前体细胞分裂和神经元细胞移行的多环节。突变的基因功能涉及细胞周期进展及检查点(checkpoint)调节(例如MCPH1、CENPJ、CDK5RAP2基因)、有丝分裂纺锤体形成(例如WDR62、NDE1基因)、中心体复制和成熟(NDE1、CDK5RAP2)、微管形成(例如TUBA1A、TUBB2B、TUBB3、TUBG1基因)及微管相关蛋白(例如LIS1、DCX、DYNC1H、KIF5C、NDE1基因)等。严重先天性小头通常是常染色体隐性遗传。目前缺乏治疗手段。

表 21-1　皮质发育畸形(MCD)的分类(2012)

（Ⅰ）神经元或胶质细胞增殖或凋亡异常导致 MCD

（A）严重先天性小头(severe congenital microcephaly,MIC)

（1）MIC 伴严重宫内发育迟缓和矮身材

临床定义为常染色体隐性遗传:例如塞克尔(Seckel)综合征,*PCNT*、*ORC1*、*ORC4*、*ORC6*、*CDT1*、*CDC6* 突变所致 MOPD 综合征等

（2）MIC 伴不同程度矮身材(严重宫内发育迟缓-轻度矮身材),中-重度发育迟缓/智力障碍,正常-薄皮质,简单化脑回,伴/不伴胼胝体发育不良

遗传学定义为常染色体隐性遗传:例如 *CENPJ* 突变所致 Seckel 综合征,*CEP152* 突变所致 Seckel 综合征等

（3）MIC 伴轻度矮身材或正常身高,轻-中度发育迟缓/智力障碍,正常-薄皮质,伴/不伴简单化脑回,伴/不伴胼胝体发育不良,伴/不伴局灶性脑室旁结节状灰质异位

临床定义为常染色体隐性遗传:例如常染色体隐性遗传性原发性小头

遗传学定义为常染色体隐性遗传:*ASPM*、*MCPH1*、*CDKRAP5*、*STIL* 突变所致常染色体隐性遗传性原发性小头

（4）MIC 伴轻度矮身材或正常身高,重度发育迟缓/智力障碍,不同程度皮质异常伴简单化脑回或皮质发育不良以及伴/不伴胼胝体发育不良

临床定义为常染色体隐性遗传或 X 连锁遗传:例如 MIC 伴广泛性多小脑回,MIC 伴不对称多小脑回等

遗传学定义为常染色体隐性遗传:*PNKP*、*WDR62*、*NDE1*、*TBR2* 等基因突变相关

（5）MIC 伴可变异常及缺乏特征性的综合征;伴/不伴简单化脑回;伴/不伴脑室旁结节状灰质异位,伴/不伴小脑发育不良

临床定义为可能常染色体隐性遗传:例如 MIC 伴广泛性脑室旁结节性灰质异位,MIC 伴不成比例的小脑发育不良、MIC(极度)伴空肠闭锁

遗传学定义为常染色体隐性遗传:例如 *ARFGEF2* 突变相关 MIC-脑室旁结节性灰质异位

（6）MIC 伴重度发育迟缓/智力障碍及退行性变证据,伴/不伴轻度矮身材,伴/不伴轴外间隙扩大,伴/不伴胼胝体发育不良,伴/不伴不典型皮质发育不良

临床定义为常染色体隐性遗传:例如 MIC 伴扩大的轴外间隙,MIC 伴扩大的轴外间隙及不成比例的小脑发育不良

遗传学定义为常染色体隐性遗传:*SLC25A19* 突变等

（7）MIC 伴无脑回

临床定义为常染色体隐性遗传:例如 Barth MLIS 综合征,Norman-Roberts 综合征等

（8）MIC 伴组织缺失及脑室扩大,伴/不伴皮质发育不良,伴/不伴胼胝体发育不良

临床推测为外界非遗传因素

临床定义为常染色体隐性遗传:例如原因不明的家族性小头

遗传学定义为常染色体隐性遗传:例如 *MHAC* 突变

（B）巨脑(megalencephaly,MEG)包括先天及生后早期

（1）MEG 伴正常皮质

多基因或常染色体显性遗传:家族性 MEG

常染色体显性遗传:例如班纳扬-赖利-鲁瓦卡巴(Bannayan-Riley-Ruvalcaba)综合征,Sotos 综合征等

常染色体隐性遗传:例如 MACS 综合征

X 连锁遗传:例如过度生长综合征(Simpson-Golabi-Behmel syndrome)等

体细胞嵌合体:例如 Proteus 综合征

（2）MEG 伴脑室旁结节状灰质异位及其他异常

临床定义为常染色体显性遗传或原因不明:MEG 脑室旁结节状灰质异位表型

（3）MEG 伴多小脑回及其他皮质发育异常

临床定义为原因不明:例如 MCAP 综合征等

（C）皮质发育不良伴异常细胞增殖但不伴肿瘤

（1）广泛性皮质发育异常

常染色体隐性遗传:如 PMSE 综合征

（2）局灶及多灶性皮质及皮质下发育异常

临床推测为合子后嵌合体:孤立性半侧巨脑,半侧巨脑伴神经皮肤综合征,FCDⅡa,FCDⅡb

遗传学定义为常染色体显性遗传:结节性硬化,结节性硬化伴半侧巨脑

（D）皮质发育不良伴细胞异常增殖和肿瘤

（1）原始细胞肿瘤性发育异常:DNET

（2）成熟细胞肿瘤性发育异常:神经节细胞胶质瘤,神经节细胞瘤

（Ⅱ）神经元移行障碍所致 MCD

（A）**室管膜细胞移行异常:脑室旁灰质异位**

（1）前部为主及广泛脑室旁结节状灰质异位

临床定义为原因不明:例如广泛脑室旁灰质异位伴/不伴颞侧脑室颞角受累,单侧或双侧孤立性侧脑室旁结节状灰质异位等

常染色体显性遗传:例如前部脑室旁结节状灰质异位伴 5p15.33 重复等及其他染色体微缺失/重复

X 连锁遗传:例如 *FLNA* 突变所致双侧脑室旁结节状灰质异位,脑室旁结节状灰质异位和脆性 X 综合征等

（2）后部为主的脑室旁结节性灰质异位

临床定义为原因不明:例如仅后部脑室旁结节状灰质异位,后部脑室旁结节状灰质异位伴后部多小脑回

（3）脑室旁灰质异位,非结节性（单侧或双侧）

临床定义为原因不明:例如广泛性脑室旁层状灰质异位,额为主的脑室旁层状灰质异位,后部为主的脑室旁层状灰质异位

（4）带状灰质异位,双侧波浪状灰质异位带

临床定义为原因不明:后部为主的带状灰质异位,广泛性带状灰质异位

（B）**广泛性穿越移行异常（径向及非径向）**

（1）前部为主或广泛性经典型（4 层）无脑回或皮质下带状灰质异位

临床定义为原因不明:例如前部为主或广泛无脑回

临床定义为常染色体隐性遗传:例如前部为主无脑回伴常染色体隐性遗传模式,Winter-Tsukahara 综合征等

临床定义为显性遗传（新发突变）:例如 Baraitser-Winter 综合征伴前部或广泛无脑回-皮质下带状灰质异位,*DCX* 突变相关的前部为主无脑回或皮质下带状灰质异位等

（2）后部为主或广泛性经典型（4 层）和 2 层的无脑回和皮质下带状灰质异位

临床定义为原因不明:例如后部为主或广泛性无脑回伴脑干小脑发育不良伴/不伴胼胝体发育不良,广泛无脑回伴毛发及指甲异常,外侧裂（中央区）巨脑回,带状深部白质灰质异位伴/不伴胼胝体发育不良及薄的覆盖皮质等

临床定义为常染色体显性遗传:例如后部为主的皮质下带状灰质异位

遗传学定义为常染色体显性遗传（新发变异）:例如 *TUBA1A* 突变相关的后部或广泛性无脑回伴小脑发育不良或无脑回,17p13.3 缺失相关 Miller-Dieker 综合征,*LIS1* 基因突变或缺失相关的后部或广泛性无脑回或后部皮质下带状灰质异位等

（3）X 连锁无脑回（3 层）伴胼胝体发育不良、外生殖器异常（XLAG）

临床定义为原因不明:例如 XLAG 样综合征伴颞-后部为主无脑回、胼胝体发育不良、小眼球及中线唇腭裂等

（4）Reelin 型无脑回（皮质分层颠倒）

临床定义为常染色体隐性遗传:额为主的轻度无脑回伴重度海马和小脑发育不良

遗传学定义为常染色体隐性遗传:*RELN* 基因突变或 *VLDLR* 基因突变所致额为主的轻度无脑回伴重度海马和小脑发育不良

（5）变异型无脑回（其他缺乏特征性的罕见类型）

（C）**推测由于后期局部径向或切向穿越移行异常所致 MCD**

（1）皮质下灰质异位（除外带状灰质异位或皮质内折）（临床定义为原因不明）

（2）亚脑叶发育不良（sublobar dysplasia）（临床定义为原因不明）

（D）**终末移行异常和限制性软脑膜缺陷所致 MCD**

（1）营养不良聚糖-层粘连蛋白复合物异常伴鹅卵石畸形,伴/不伴先天性肌营养不良

例如 *POMT1*、*POMT2*、*POMGnT1*、*FKTN*、*FKRP*、*LARGE*、*LAMA1A*、*LAMC3* 等基因突变,均为常染色体隐性遗传

（2）先天性糖基化异常所致鹅卵石畸形

例如 *SRD5A3*、*ATP6V0A2* 基因突变,均为常染色体隐性遗传

（3）鹅卵石畸形不伴糖基化缺陷

例如 *GRP56* 或 *COL4A1* 突变相关

（4）其他伴皮质发育异常及边界胶质神经元灰质异位的综合征（细胞类型正常）

外界因素或原因不明:例如胎儿酒精综合征

临床定义为常染色体隐性遗传:加洛韦-莫厄特（Galloway-Mowat）综合征

（Ⅲ）**移行后发育异常**

（A）**多小脑回畸形（polymicrogyria,PMG）或类似多小脑回的皮质畸形**

（1）PMG（经典）伴脑裂畸形或钙化

临床定义为血管源性或原因不明:例如脑裂畸形、隔-视发育不良伴脑裂畸形等

临床定义为宫内病毒暴露（尤其是 CMV）:脑裂畸形伴新生儿期 CMV 检测阳性,广泛或散在 PMG 伴脑室旁钙化和新生儿期 CMV 检测阳性,广泛性、散在或侧裂周围 PMG 伴听力障碍及新生儿期 CMV 检测阳性

临床定义为常染色体隐性遗传:家族性脑裂畸形伴单发单侧或双侧裂,家族性脑裂畸形伴多发双侧裂,带状钙化伴 PMG

遗传学定义为常染色体隐性遗传:*OCLN1* 突变带状钙化伴 PMG

（2）根据部位分类的多小脑回不伴脑裂畸形或钙化

临床定义为双侧 PMG 不伴脑裂畸形,原因不明:广泛 PMG,额叶 PMG,侧裂 PMG,旁矢状 PMG 等

临床定义为单侧 PMG 不伴脑裂畸形,原因不明:半球 PMG、侧裂 PMG、局部 PMG

（3）伴 PMG 的综合征

临床定义为常染色体显性遗传:亚当斯-奥利弗(Adams-Oliver)综合征(常染色体显性遗传型)

临床定义为常染色体隐性遗传:Adams-Oliver 综合征(常染色体隐性遗传型),伴 PMG 的朱伯特(Joubert)综合征及相关疾病等

临床定义为可能 X 连锁遗传:Aicardi 综合征,眼脑皮肤综合征(Delleman 综合征)

遗传学定义为常染色体显性遗传:*TUBB2B* 突变所致额-顶 PMG、不同程度胼胝体发育不良和内囊前肢髓鞘化延迟,*TUBB3* 突变所致额-顶 PMG,*COL18A1* 突变所致 Knobloch 综合征伴高度近视、玻璃体视网膜变性、视网膜脱离、枕部脑膨出和不同程度 PMG,侧裂畸形伴 1p36.3 或 22q11.2 缺失

遗传学定义为常染色体隐性遗传:例如 *AHI1* 突变所致 Joubert 综合征伴不同程度(低外显率)PMG,*TMEM216* 突变所致梅克尔-格鲁贝尔(Meckel-Gruber)综合征,*TUBA8* 突变所致广泛性 PMG、胼胝体发育不良和视神经发育不良,*TBR2* 突变所致侧裂 PMG、胼胝体发育不良、内囊前肢髓鞘化落后和小脑蚓部发育不良,*RAB3GAP1*、*RAB3GAP2* 或 *RAB18* 突变所致 Warburg Micro 综合征等

遗传学定义为 X 连锁遗传:例如 *SRPX2* 突变所致侧裂 PMG、Rolandic 癫痫和语言障碍等

（B）继发于先天代谢缺陷的皮质发育异常（遗传学或生化定义为常染色体隐性遗传）

（1）线粒体和丙酮酸代谢障碍

例如:非酮症性高甘氨酸血症,多种酰基辅酶 A 脱氢酶缺陷等

（2）过氧化物酶体病

例如:Zellweger 综合征,新生儿肾上腺脑白质营养不良,D-双功能蛋白缺陷

（C）后期发育紊乱所致局灶性皮质发育不良（不伴异形神经元）临床/组织病理定义,散发

（1）轻度皮质发育畸形(minor MCD,mMCD)

（2）FCD Ⅰ型

皮质径向分层异常

皮质切向分层异常

皮质径向和切向分层异常

（3）FCD Ⅲ型

与海马硬化相关

与肿瘤相关

与血管畸形相关

与生后早期损伤所致主要病灶有关

（D）移行后发育性小头（出生头围不小于-3SD,后期头围小于-4SD,无脑损伤证据）

（1）移行后小头伴有限的功能障碍

临床定义:无明确病因或综合征的移行后小头

遗传学定义为常染色体显性遗传(散发新发突变):*SHH* 突变所致小头伴轻度智力障碍,1q43q44 缺失所致小头伴不同程度胼胝体发育不良

（2）移行后小头伴广泛功能障碍(发育性脑病)

临床定义为常染色体隐性遗传:PEHO 综合征等

遗传学定义为常染色体显性遗传(散发新发突变):*TCF4* 突变所致 Pitt-Hopkins 综合征,*FOXG1* 突变或缺失所致 FOXG1 综合征

遗传学定义为常染色体显性遗传(或致病性新发拷贝数变异)和遗传印记效应:母源性 15q11.2 重复,母源性 15q11.2 缺失或 *UBE3A* 突变所致天使(Angelman)综合征,*NCNTNAP2* 突变所致皮特-霍普金斯(Pitt-Hopkins)样综合征,*TSEN54*、*TSEN2*、*TSEN34*、*RARS2* 基因突变所致脑桥小脑发育不良等

遗传学定义为 X 连锁遗传:*MECP2* 突变所致雷特(Rett)综合征,*SLC9A6* 突变所致 Angleman 综合征,*JARID1C* 突变所致 X 连锁智力障碍和孤独症特征,*CASK* 突变所致 X 连锁小头伴不成比例的小脑发育不良

2. Group I. B 巨脑（megalencephaly，MEG）　定义为出生时即头围大，头围超过同年龄、同性别 3 个标准差。巨脑通常双侧半球对称，也可轻度不对称。影像学上可见脑回增厚，脑沟加深。病理学上脑皮质明显增厚，但其中没有异形神经元，皮质分层结构可以是正常的。可伴有灰质异位、多小脑回等。部分患者表现为巨脑-毛细血管畸形-多小脑回综合征（megalencephaly capillary malformation-polymicrogyria，MCAP）。巨脑患儿智力发育可正常，也可伴不同程度发育迟缓、癫痫。通常多为常染色体显性遗传，部分为体细胞嵌合体。临床缺乏治疗手段。

3. Group I. C 皮质发育不良伴异常细胞增殖但不伴有肿瘤　包括广泛性皮质发育异常和局灶/多灶皮质及皮质下发育异常，其中后者中的一部分患者可通过癫痫外科手术获益。这一组中主要包括局灶性皮质发育不良 Ⅱ 型、半侧巨脑（又称发育不良性巨脑）、结节性硬化等。

半侧巨脑畸形（hemimegalencephaly，HMEG）（图 21-1）。通常累及一侧半球，但病变范围可以超过一侧半球，或小于一侧半球，且部分患儿巨脑的对侧半球也存在有不同程度发育不良（体积小于同龄儿）。半侧巨脑

患儿头部 MRI 特点存在个体差异，可表现为脑回形态异常（例如多小脑回、巨脑回、无脑回）、灰白质分界模糊、白质髓鞘化异常、巨脑侧侧脑室扩大、胼胝体形态异常等。半侧巨脑可以孤立存在，也可以合并存在于某些神经皮肤综合征，例如结节性硬化、神经纤维瘤病 Ⅰ 型等，部分患儿半侧巨脑同侧存在面部、躯干及肢体的半侧肥大。临床通常表现为早发癫痫，甚至在新生儿期起病，表现为发育性癫痫性脑病，还表现为巨脑对侧的肢体运动障碍以及全面发育迟缓。HMEG 合并耐药性癫痫是半球离断手术的适应证之一。但术前评估时需警惕巨脑对侧半球的发育是否也存在异常。目前认为半侧巨脑的发生机制主要与 mTOR 及其上游调控通路基因的体细胞变异有关，导致 mTOR 通路异常激活。已在部分半侧巨脑的手术切除脑组织样本中检测相关基因（例如 AKT3，PIK3CA，PIK3R2 等）的体细胞变异。

局灶性皮质发育不良（FCD）Ⅱ 型（详见第四篇第二十二章）包括两个亚型，Ⅱa（存在异形神经元）和 Ⅱb（存在异形神经元和气球样细胞）。与半侧巨脑的病理及发病机制类似，但累及范围小，可仅累及一个脑回或脑沟，也可累及多脑叶。局灶的 FCD Ⅱ 可以仅表现为局

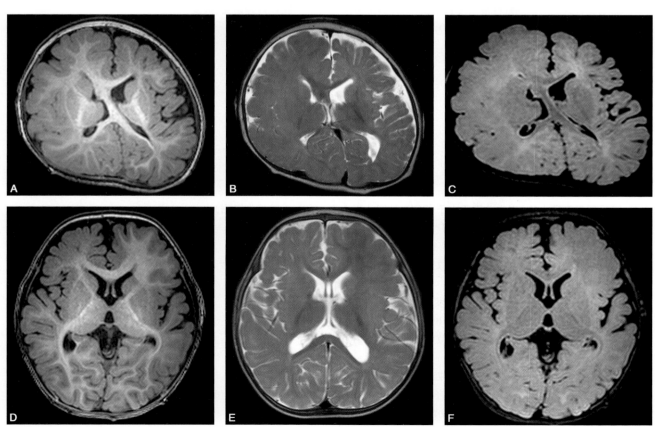

图 21-1　半侧巨脑
A～C. 右半侧巨脑；D、E. 左侧额叶为主的巨脑。A 和 C 为 T₁WI，B 和 E 为 T₂WI，C 和 F 为 T₂FLAIR 序列。

灶性癫痫,较大范围的 FCD Ⅱ 通常发病早,易出现癫痫性脑病(如婴儿痉挛症)和发育迟缓。在 MRI 上,FCD Ⅱa 通常表现为局部灰白质模糊及皮质增厚,Ⅱb 常表现为局部皮质增厚、灰白质界线模糊、皮质下白质异常信号及 Transmantle 征。FCD Ⅱ型具有很强的致痫性,是癫痫外科治疗的主要适应证之一。目前研究在部分手术切除的 FCD Ⅱ 脑组织样本中检测到 mTOR 通路及其上游调控通路基因的体细胞变异,包括 *PTEN*、*MTOR*、*TSC1*、*TSC2*、*DEPDC5*、*PIK3CA*、*AKT3* 和 *RHEB*。另有研究发现少数 FCD Ⅱ型患者中存在 mTOR 通路相关基因的种系变异(germline variant),如 *NPRL2*、*NPRL3*、*TSC2* 和 *DEPDC5*。

结节性硬化是由 *TSC1* 或 *TSC2* 基因变异引起的常染色体显性遗传病,可累及除中枢神经系统以外的多个器官系统,详见本篇第二十六章。

4. Group Ⅰ.D 皮质发育不良伴异常细胞增殖并伴有肿瘤　也称为发育性肿瘤,指一类发生于胚胎期,生长极为缓慢且很少恶变的肿瘤样异常增殖,常由原始的神经上皮细胞(如 DNET)或相对成熟的神经节胶质细胞(如神经节细胞胶质瘤)构成。这类肿瘤本身具有很强的致痫性,详见本篇第二十四章。

(二) 第Ⅱ组:神经元移行障碍所致 MCD

神经细胞从侧脑室沿放射状胶质细胞向皮质表面移行,形成正常皮质六层结构。这一过程受到很多基因及信号通路调控。移行障碍所致 MCD 主要包括室管膜细胞移行异常引起的脑室旁灰质异位、广泛性移行障碍引起的无脑回、局部移行异常引起的皮质下灰质异位以及移行终止异常(过度移行)引起的鹅卵石样畸形等。

1. Group Ⅱ.A 室管膜细胞移行异常-脑室旁灰质异位　即室管膜细胞的移行启动异常,导致灰质滞留在脑室旁而没有向皮质表面移行,可能是由于室管膜细胞与放射状胶质细胞的黏附异常所致。异位的灰质多为结节状,单个或多个聚集在一侧或双侧脑室旁,称为脑室旁结节状灰质异位(periventricular nodular heterotopia,PNH)(图 21-2)。脑室旁灰质异位也可为非结节性,可前头或后头为主。PNH 可由 *FLNA* 或 *ARFGEF2* 基因突变所致,多数原因尚不明。可以合并其他 MCD,例如后头为主的灰质异位可合并小脑发育不良、胼胝体发育不良、海马旋转不良等。灰质异位本身及其表面的异常皮质均可有致痫性。目前对于脑室旁灰质异位所致耐药性癫痫,可在 SEEG 引导下对深部的 PNH 进行热凝或激光损毁治疗,同时切除表面的致痫性皮质区。

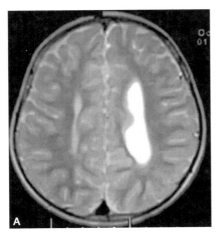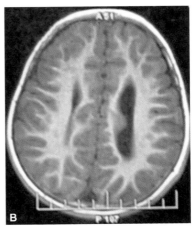

图 21-2　脑室旁灰质异位
A. T₁WI,B. T₂WI。双侧脑室旁结节状灰质异位。

2. Group Ⅱ.B 广泛性穿越移行异常-无脑回　在大脑发育过程中,大脑皮质开始为两层细胞,成为边缘区(第1层)和副板层。随后的神经元迁移到副板层以外,形成第2~6层。如果只有少数神经元最终移行至皮质,即发生无脑回畸形。无脑回畸形通常是由多种基因变异引起,主要与微管蛋白或微管相关蛋白基因变异所致,遗传方式多样,部分患者病因未明。影像学表现为皮质增厚且无脑沟(完全性无脑回或平滑脑),或者脑回粗大伴脑沟浅(不完全性无脑回或巨脑回),可前头或后头为主,也可为广泛性,最轻者表现为皮质下带状灰质异位(双皮质)。完全或接近完全无脑回畸形表型严重,可合并其他畸形,如胼胝体发育不良、小脑蚓部或脑干发育异常等。皮质下带状灰质异位可见于 *DCX* 基因变异女性,也可见于其他微管相关蛋白基因变异。组织学上经典无脑回的皮质分层为4层,也有更严重的3层或2层。完全性无脑回患儿临床有发育迟缓和癫病,常可表现为婴儿痉挛症。皮质下带状灰质异位也可有癫痫发作,认知发育受损较轻。多数无脑回所致的耐药性癫痫难以进行癫痫外科切除性手术。

3. Group Ⅱ.C 推测由于后期局部径向或切向穿越移行异常所致 MCD 发生机制尚不完全清楚。主要特点是神经元异常停留在深部白质区。部分为穿越性(transmantle),表现为线状(柱状灰质异位)或曲线样、旋涡样灰质结节从侧脑室室管膜延伸至大脑皮质,还可表现为深部白质的多个灰质结节。受累侧半球局部通常体积较小,异位的灰质外覆盖的大脑皮质较薄,还可伴多小脑回。临床上可表现为耐药性癫痫,部分患者可以考虑局部病变区及致痫网络的外科切除治疗。

4. Group Ⅱ.D 终末移行异常和限制性软脑膜缺陷所致 MCD-鹅卵石样畸形即神经元移行过度。主要是糖基化相关基因变异导致先天性糖基化缺陷引起限制性软脑膜发育异常,进而导致放射状胶质细胞与限制性软脑膜之间的连接异常,神经元移行过度,穿过基底膜缝隙进入软脑膜下。常伴有骨骼肌、视网膜等多器官组织的基底膜异常。在 MRI 上可类似多小脑回(神经元从较小的基底膜间隙向外移行)或巨脑回(神经元从较大的基底膜间隙向外移行),需依靠病理发现穿越基底膜的神经元才能明确证实为鹅卵石样畸形。多数患儿为常染色体隐性遗传。

（三）第Ⅲ组:移行后发育异常

移行后发育异常是指神经元完成移行后发育过程异常,导致皮质构筑异常。这一阶段处于胚胎后期,可能受多因素影响,包括宫内感染、血管因素及遗传因素等。

1. Group Ⅲ.A 多小脑回畸形(polymicrogyria, PMG)或类似多小脑回的皮质畸形(图 21-3）　真正的

PMG 是指病理检查提示皮质有很多细小的过度折叠的异常脑回,分层异常。但需要注意,因细小的脑沟壁分子层相互融合而显得脑沟很浅,多小脑回折叠卷曲后在分辨率较低的 MRI 上可被误认为巨脑回。另外,前述鹅卵石样畸形(Group Ⅱ.D)在影像上常被误认为PMG。PMG 根据分布的部位、范围,可导致不同的临床症状,常表现为发育迟缓、行为异常,5 岁前癫痫发生率约 70%。PMG 分为三类:经典 PMG 伴脑裂畸形或钙化、PMG 不伴脑裂畸形或钙化以及临床综合征伴 PMG,例如艾卡尔迪(Aicardi)综合征、Delleman 综合征伴PMG 等。几乎所有脑裂畸形侧壁均伴有 PMG。脑裂畸形患者的对侧半球也可存在 PMG。PMG 最常见于一侧或双侧外侧裂周围,但也可累及侧裂周围更大范围或其他部位,甚至一侧或双侧半球。儿童外侧裂周围的PMG 脑电图常有 ESES 现象,其电-临床特征具有某种程度的年龄相关的自限性过程,且外侧裂周围 PMG 常保留有运动、语言等重要神经功能,因此在外科治疗前需要审慎评估。PMG 还可伴随在其他皮质发育畸形中,例如先天性小头或巨脑伴 PMG。

2. Group Ⅲ.B 继发于先天代谢缺陷的皮质发育异常　多数为常染色体隐性遗传,包括线粒体和丙酮酸代谢障碍以及某些过氧化物酶体病,例如非酮症性高甘氨酸血症、多种酰基辅酶 A 脱氢酶缺陷、脑肝肾(Zellweger)综合征,新生儿肾上腺脑白质营养不良以及 D-双功能蛋白缺陷等。在 MRI 上有类似 PMG 的改变。

3. Group Ⅲ.C 后期发育紊乱所致局灶性皮质发育不良(不伴异形神经元)　临床通常为散发。进一步分为轻度皮质发育畸形(mild MCD, mMCD)、FCD Ⅰ 型(Ⅰa 皮质径向分层异常,Ⅰb 皮质切向分层异常,Ⅰc 皮质径向和切向分层异常)以及 FCD Ⅲ 型(Ⅲa 与海马

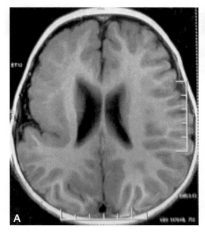
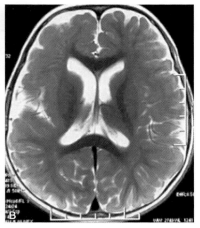

图 21-3　多小脑回合并外侧裂畸形
A. T$_1$WI;B. T$_2$WI。右侧半球多小脑回合并右侧外侧裂畸形。

硬化相关,Ⅲb 与肿瘤相关,Ⅲc 与血管畸形相关,Ⅲd 与生后早期损伤所致主要病灶有关)。mMCD 和 FCD Ⅰ型病因多不明确,可能为环境因素(感染、血管)及遗传因素等多因素有关。FCD Ⅲ 与相邻主要病灶相关。FCD Ⅰ 型和Ⅲ型详见本篇第二十二章。

4. Group Ⅲ.D 移行后发育性小头　与严重先天性小头(原发性小头)相比,此组患儿出生小头程度较轻,不小于−3SD,但随着生长发育,其后期头围小于 4 个标准差,无后天获得性脑损伤证据。头颅影像学缺乏特异性表现。通常为遗传因素所导致,常伴有不同程度发育迟缓、孤独症谱系障碍和癫痫。例如 MECP2 突变所致

Rett 综合征,SLC9A6 突变所致 Angelman 综合征等。

三、皮质发育畸形分类(Neuro-MIG,2020年)

2020 年欧洲脑发育畸形协作网(Neuro-MIG)专家对 MCD 的分类进行了部分更新,偏重影像学特征的识别,提出了实用性指南(表 21-2)。分类框架整体没有变化,较 2012 年的变化主要在:①多小脑回被归入第Ⅱ组(移行障碍);②发育性肿瘤未包括在分类中;③在第Ⅲ组中增加了脑回发育异常(dysgyria);④病因学和发病机制的认识进一步丰富。

表 21-2　皮质发育畸形(MCD)的分类(Neuro-MIG,2020)

MCD 分类	MCD 类型	定义	主要机制/通路	基因
第Ⅰ组增殖减少或凋亡增多	原发性小头	出生时即脑实质小出生时头围<2SD	遗传缺陷 纺锤体形成、中心粒复制等 宫内环境因素 TORCH、HIV、寨卡病毒等 外界致畸剂、母体疾病	ANKLE2,ASPM,CASC5,CDK5RAP2,CENPJ,CIT,COPB 2,CEP135,CEP152,CDK6,CENPE,KIF14,MAP11,MCPH1,MFSD2A,NCAPD2,NCAPD3,NCAPH,NUP37,PHC1,RTTN,SASS6,STIL,WDFY3,WDR62,ZNF335,ATR,CDC45L,CDC6,CDT1,CENPJ,CEP152,CEP63,DNA2,DONSON,GMNN,MCM5,NIN,NSMCE2PCNT,ORC1,ORC4,ORC6,RBBP8,RNU4ATAC,TRAIP
	脑过度增殖谱系(巨脑,半侧巨脑,双侧-半侧巨脑,发育不良性巨脑)	脑实质增大 − 双侧/单侧 − 局部/广泛 头围常>2SD(巨头);半侧巨脑头围通常正常	基因缺陷 − PIK-AKT-mTOR 通路 − GATOR 复合物 − Ras/MAPK 通路 − Shh 通路	PI3KCA,AKT3,CCND2,PIK3R2,AKT1,PTEN,MTOR,RHEB,STRADA,TSC1,TSC2,DEPDC5,NPRL3,NPRL2 NF1,RIN2 PTCH1,KIF7,GLI3,NSD1,EZH2,GPC3
	FCD Ⅱa FCD Ⅱb/皮质结节	皮质分层异常伴异形神经元(FCD Ⅱa)和气球样细胞(FCD Ⅱb/皮质结节)	基因缺陷 − PIK-AKT-mTOR 通路 − GATOR 复合物	AKT3,DEPDC5,MTOR,NPRL2,NPRL3,PI3KCA,RHEB,TSC1,TSC2
第Ⅱ组神经元移行异常	灰质异位	异常定位的一簇正常神经元 − 脑室旁灰质异位结节状 层状 − 皮质下(非带状)灰质异位 Transmantal 灰质异位 Sublobar 发育不良("脑叶内的脑叶") 飘带状灰质异位 中线错构瘤("脑中脑")	遗传缺陷 − 囊泡转运 − 微管 − 纤毛 − 有丝分裂 可能的宫内因素	AKT3,APC2,ARGEF2,C6orf70,CENPJ,COL18A1,CRB2,DCHS1,EML1,FAT4,FLNA,GPSM2,KATNB1,INTS8,MAP1B,MCPH1,MOB2,NEDD4L,OFD1,PLEKHG6,RAI1,TUBB

续表

MCD 分类	MCD 类型	定义	主要机制/通路	基因
	无脑回（无脑回-巨脑回谱系-皮质下带状灰质异位；无脑回Ⅰ型）	– 皮质增厚伴脑回异常从完全无脑回到巨脑回（脑回减少/部分无脑回）"薄"无脑回（皮质厚度5~10mm，多为4层）"厚"无脑回（皮质厚度>10mm）厚度可变的无脑回（"厚"和"薄"区域）– 皮质下带状灰质异位（厚或薄的灰质带位于白质，多为双侧）	基因缺陷– 微管– 肌动蛋白及肌动蛋白相关 MAPs– Microtubule MAPs/motor proteins– Reeling 信号– 转录因子– Caspase-介导的凋亡	ACTB，ACTG1，APC2，ARX，CRADD，CTNNA2，DCX，CDK5，DYNC1H1，KIF2A，KIF5C，LIS1，LIS1-YWHAE，NDE1，MAST1，MACF1，RELN，TUBA1A，TUBA8，TUBB2A，TUBB2B，TUBB3，TUBB，TUBG1，TUBGPC2，VLDRL
	鹅卵石畸形（无脑回Ⅱ型）	皮质表面类似鹅卵石形状通常伴有白质及后颅窝异常	基因缺陷– 糖基化– 基底膜蛋白/肌营养不良蛋白聚糖锚定	B3GALNT2，B4GAT1，B3GNT2，DAG1，DOLK，DPM1，DPM2，DPM3，FKTN，FKRP，GMPPB，ISPD，LARGE，POMGNT1，POMGnT2/GTDC2，POMK/SGK196，POMT1，POMT2，TMEM5/RXYLT1，COL3A1，GPR56，LAMA2，LAMB1，LAMC3，TMTC3
	多小脑回	异常增多的小脑回	基因缺陷宫内感染，致畸剂，创伤及缺血代谢障碍	AHI1，AKT3，ATP1A2，ARX，BICD2，COL4A1，COL4A2，COL18A1，DYNC1H1，EML1，EOMES，EZH2，FIG4，GRIN1，KDM6A，KBP，KIF5C，MAP1B，MLL2，NDE1，NEDD4L，NSDHL，OCLN1，OFD1，PIK3CA，PIK3R2，PIK4A，RAB3GAP1，RAB3GAP2，RAB18，RTTN，SNAP29，SPSM2，TMX2，TUBA8，TUBB2B，TUBB3，TUBB，WDR62
	脑裂畸形	多小脑回和/或灰质异位延伸至整个皮质（从脑室到软脑膜）	宫内感染，致畸剂，创伤及缺血基因缺陷	COL4A1，COL4A2，Tubulins
第Ⅲ组移行后发育障碍	脑回发育不良（dysgyria）	脑沟深度或方向的微小异常	基因缺陷邻近结构导致的变形	ACTA2，FGFR3，FGFR2，Tubulins（e.g. TUBB2B，TUBB3）
	FCDⅠ型和FCDⅢ型	异常柱状/径向（Ⅰa）或分层/切向（Ⅰb）或两者均有（Ⅰc），伴形态正常的神经元和胶质细胞FCDⅢ型：邻近其他主要病灶（海马硬化、肿瘤、血管病变或其他）	遗传缺陷– 翻译后蛋白修饰/糖基化	SLC35A2
	继发性小头	出生后脑实质减少出生头围正常，通常在2岁以内表现为进行性小头（<2SD）	遗传缺陷– 基因组不稳定– 内质网应激– 自噬调节	ANKLE2，CASK，CDKL5，CREBBP，EGP5，EIF2AK3，IER3IP1，EP300，ERCC6，ERCC8，FOXG1，MECP2，PYCR2，RAB3GAP1，RAB3GAP2，RAB18，SLC1A4，SLC9A6，SMPD4，TBC1D20，TCF4，TMX2，UBE3A

四、小结

目前皮质发育畸形的分类框架主要基于皮质发育的3个主要过程为主干,即神经元增殖/凋亡、神经元从室管膜向外移行以及神经元移行后发育。实际上3个过程并非独立存在,而是连续而重叠的过程。某些基因(例如微管蛋白基因)可以在不止一个过程中发挥作用,同一患儿可存在多种皮质发育畸形。随着对于大脑皮质发育正常过程的不断认识,也随着遗传学的进步、更大量的脑组织样本的研究以及影像学技术的提高,对于皮质发育畸形发生机制的认识会不断深入,对其分类也会不断更新。皮质发育畸形中的一部分类型与耐药性癫痫密切相关,例如半侧巨脑、局灶性皮质发育不良、灰质异位、多小脑回等,通过仔细评估,识别出可通过癫痫外科手术获益的患者,对于患者的预后很有意义。皮质发育不良患者中遗传基因变异的检测和识别,对于患者家庭的遗传咨询也至关重要。

(吴 晔)

第二节 脑皮质发育畸形的术前评估

正如上一节所述,脑皮质发育畸形(MCD)自19世纪开始,被归类为相同的一个病理范畴。它是由一组局灶性或者是广泛性的解剖结构病理性改变所组成,其种类复杂而多样,产生的病因也有所不同。然而共同的是,多数患者都伴有癫痫发作症状,有些最终进展为耐药性癫痫。脑皮质发育畸形在儿童难治性癫痫中最为常见,给患者及家庭都带来巨大的灾难与沉重的负担。伴随现代影像学及神经电生理技术的进步,以及临床水平的不断提高,癫痫外科治疗耐药性癫痫已经被广泛接受。人们对皮质发育不良的认识愈加深刻,之前我们定义为隐源性癫痫的患者,许多最终发现与明确的MCD病变相关。与此同时,儿童癫痫外科手术技术安全性的提高进一步扩大了手术对象的范围。所以,以往认为不可以手术治疗的MCD患者,现在可以安全地实施手术治疗并获得良好的治疗效果。

癫痫外科对皮质发育畸形致痫皮质的彻底切除可以使发作最终得到根治。手术的成功与否绝大多数取决于我们对于各类MCD疾病的认识以及整体癫痫术前评估的水平。目前对于局灶性皮质发育不良(focal cortical dysplasia,FCD)施行手术治疗已经获得了学界的一致认同。这部分内容在本书的其他章节做了详细阐述,这里不再赘述。MCD的概念中还包含了除FCD以外的一大组皮质发育障碍类型,例如多小脑回畸形,脑裂畸形以及灰质异位等更为广泛的脑组织结构异常性改变。本章节将对这类皮质发育障碍所导致的耐药性癫痫的术前评估进行详细介绍。

一、MCD 术前评估特点

皮质发育畸形的术前评估主要内容包括以下几个方面:①明确诊断,同时要包括重要的病因学诊断。根据获得的临床及影像学资料,最终确定MCD的诊断及分型。如果是儿童患者,同时明确是否为癫痫脑病及其具体类型。②分析包括视频脑电图以及PET影像等所有术前评估资料,进行多学科会诊讨论,判断患者癫痫的类型以及致痫区的具体部位与范围;同时需要判断手术切除后是否会给患者造成新的神经功能损害。③制定具体的手术计划,主要是手术切除的范围,包括术中需要进行的检查,如功能区电刺激和诱发电位等,给癫痫外科医生以具体的手术方案。

MCD由于病灶范围较大,所以多较早起病,有的甚至在出生后不久就出现频繁的癫痫发作。患者常常会有不同程度的神经发育迟缓或认知障碍。癫痫发病越早,MCD病灶范围会有更为广泛的趋势。即使是MRI表现比较局限的灰质异位,其真实病灶范围往往会不只限于灰质异位本身。灰质异位周边相应的脑皮质会存在不同程度的结构性异常,它们彼此之间形成致痫网络,这样判断致痫区的具体范围会变得非常困难。

术前评估的本质是明确癫痫致痫区的具体范围以及其与重要功能区之间的关系。MCD的分子结构,解剖结构以及异常电生理的变化,可以产生神经兴奋性,这一点已在很多的动物模型中得到证实。然而,是否每种皮质发育不良都会产生癫痫?或者癫痫是否与发育障碍最严重的部位相关目前仍没有得到证实。例如广泛的半球性皮质发育畸形其整体病灶均为致痫区,手术残余将会导致手术失败,而多小脑回的致痫区有可能是结构性改变的一部分,如果SEEG定位准确,局灶切除就可以获得很好的手术效果。因此,致痫区的具体范围并不一定与MCD结构性异常范围完全一致。术前评估的另一个难点是,由于较早起病,其致痫区会与大脑发育的过程相互作用,临床上可表现为不同年龄段,其致痫区的部位与致痫特点表现非常不同的特征,这无疑都给术前评估造成了非常大的难度。此外,皮质发育障碍种类众多,并不是每一种MCD都可以手术治疗。例如,灰质异位可以局灶,也可以是全脑,多小脑回可以广泛,但致痫区非常局限,我们如何把握我们的术前评估准则,需要很多的专业知识与临床经验。在众多的MCD种类中,有4类考虑手术治疗的可能性比较大,将在本章中给予重点介绍。由于每种 MCD 的临床表现特点均有所不同,而致痫区的致痫原理也大相径庭,所以将在下面各个小节中具体讨论分析每个种类的术前评估方法。

二、MCD 术前评估的具体方法

(一)癫痫病因的判断

MCD 是造成儿童期难治性癫痫最主要的原因,其致病因素众多且极其复杂。MCD 的病因不同,致病机制也会有所不同,这也是我们评估能否手术最基础、最关键的基本点。本章的第一部分详细介绍了 MCD 的基本概念、分类及其病因,遗传变异是重要的内容。临床上癫痫手术对于发作的预后往往与病灶相关联,因此存在基因突变并不一定是手术的禁忌证。然而,对基因突变的认知一定要深刻,需要多学科共同参与才可以正确判断基因变异对于患儿生长发育以及癫痫发作今后的影响,这样才能正确地判断手术治疗是否具有临床意义。例如,一个 CDKL5 基因导致癫痫性脑病的难治性癫痫患者,虽然是局灶性癫痫,磁共振上存在可疑的 MCD 病灶,手术切除病灶后即使发作消失,但脑病仍然无法使其获得良好预后。因此,该患者不适合手术治疗。因为有些基因突变很大可能会引起广泛的皮质发育障碍,术前评估一定要提高警惕。例如:DCX 基因变异,SRPX2 基因变异等,多表现为双侧病变,临床上即使 MRI 只显示了一侧病变,该患者对侧病变引起致痫的可能性也非常大,所以同样不适合手术治疗。有些基因,如 DEPDC5,其影响 mTOR 通路造成局灶性 MCD,彻底切除 MCD 后患者可以获得很好的无发作疗效。TSC1、TSC2 基因突变同样是这个道理,发作消失后病因仍然存在,还会有相对应的临床症状存在或者出现。总之,癫痫外科治疗的最终目的在于彻底终止发作,有些患者癫痫只是其主要临床表现中的一部分。如果原发病因不清楚或者无法治疗,则癫痫手术的预后往往是不佳的。所以,明确患儿所患癫痫的主要病因,并明确各种病因的手术适应证及患者的远期预后在术前评估中至关重要。当然,由于目前医学发展的局限性,临床上大部分的 MCD 患者还无法找到明确的病因。

(二)难治性癫痫的诊断

造成儿童难治性癫痫的病因多样,发作症状及严重情况也非常复杂,伴随年龄的变化发作有可能表现为暂时的缓解或者暂时的药物难治性。因此,判断患者是否为真正的耐药性癫痫非常重要。这样不仅可以避免错误地对年龄相关性癫痫施行手术,同时可以使我们尽早采取手术治疗,以免盲目试用多种抗发作药物从而延误

治疗时机,使神经系统发育及认知受到破坏。此外,在术前评估时,手术的决策还应与手术的风险,对患儿功能的影响以及术后发作可以控制的预期一起考虑。例如,多小脑回伴脑裂畸形的发作往往会在一个阶段发作比较频繁,脑电图非常严重,如 ESSE,但经过一段的时间过程就会逐渐减轻。这个时候要充分判断癫痫对药物的反应性以及成为难治性的概率,再考虑是否需要手术。另一种情况是,患儿的癫痫发作与年龄明确相关,虽然在就诊时表现为难治性癫痫,但其难治性是暂时的,伴随年龄的增长,其远期预后发作可以得到完全缓解,所以,患者不适合手术治疗。总之,在确定下一步定位致痫区之前,一定尽可能了解患者目前的癫痫发作与难治性的合理关系,既不要延误手术时机,也不要对自然预后较好的患者施行手术。

(三)术前评估的各项检查

1. 病史及神经系统查体　患儿的病史非常重要,不仅可以提示癫痫的性质与诊断,对判断手术预后也非常重要。MCD 的影像学病灶有时不容易判断。家族史非常重要,很多 MCD 具有明确的家族病史,提示有基因改变的可能性。如果在 1 岁内发病,在排除代谢性疾病后,MCD 应作为首要怀疑病因,并重点进行接下来的检查。发作的表述可以提示癫痫病灶的侧别,同样,神经功能损害对术前定位也非常重要,有些非常轻微的神经系统损害需要仔细查体。儿童可能只表现为患侧肢体活动减少,更善于用健侧肢体完成任务。

2. 影像学检查　当患者出现难治性癫痫,一定要行高分辨率 MRI 检查用以排除是否存在 MCD 的可能,这是诊断 MCD 最为重要的检查。要求采取高分辨率的磁共振设备,目前公认 3T 最为适合。常规检查应包括 T_1、T_2 以及 FLAIR 像,最好采用逐层扫描。众多文献证实,彻底切除病灶的癫痫患者术后效果明显高于部分切除及无病灶的癫痫患者。MCD 在 MRI 上的表现包括一系列结构性变化:如灰质皮质增厚、灰白质交错混乱,脑回结构异常、多小脑回,皮质下灰质结节,脑室系统形态变形以及胼胝体畸形甚至缺失等。每一种皮质发育障碍都会有自己突出的影像学特点,这在下面的小节中会详细介绍。

各种 MCD 的皮质结构都会有不同程度的异常并侵袭不同的脑叶或多个脑叶。在评估术前 MRI 时,一定要和对侧半球相比较。有时两侧之间的差别是比较难以辨认的。MRI 的另一重要作用是排除不可以手术的情况。例如:脑裂畸形或者带状灰质异位多表现为全脑病灶,有时一侧病灶表现非常轻微,难以辨认,这样的手术效果将不理想。Sturge-Weber 综合征和一些神经皮

肤性疾病有可能会合并比较广泛的皮质发育畸形,这一点需要在临床上加以鉴别,一定要在术前明确患者的诊断。MCD 还需要与肿瘤相鉴别,年龄较小的患者,MCD 会出现钙化且边界不清,会被认为是发育性肿瘤或先天肿瘤。上述这些病变的病理改变往往存在很多相似之处,例如很多都包括灰质异位、气球样细胞、巨大神经元以及髓鞘化不良等,提示他们之间存在共同的发病机制。

当 MCD 引起的难治性癫痫在儿童期出现时,头皮 EEG 的表现会非常复杂或者异常放电相对广泛,症状学不典型,无可分析发作顺序。多数情况下,提示患儿为局灶性癫痫的唯一证据就是 MRI 中存在明确的 MCD 病灶。这也是 MRI 在 MCD 术前评估中最为重要的原因。1 岁之前患者 MRI 的正确判读具有一定难度,因为在此期间患儿髓鞘发育尚未完全成熟,皮质的灰、白质交界不易区分,在 MRI 上的表现与成人非常不同,需要从事小儿癫痫外科的同行们加以格外注意。

发作间期 PET 及发作期 SPECT 同为功能性影像学检查,对定位 MCD 的致痫范围具有较为重要的意义。然而在判读检查结果时需要注意以下问题:由于发作频繁或存在很多临床下发作,一定要注意判断结果是否为真正的发作间期 PET,否则致痫区发作间期低代谢会被掩盖而误导定位。PET 与 MRI 的影像学融合在确定手术范围方面非常重要,可以更加精准地制订手术计划,目前有不少比较成熟的融合软件可供使用。MCD 患者多数是颞叶外癫痫,发作期 SPECT 对于此类致痫区定位可以起到重要的补充作用。但对于 MCD 引起的癫痫发作多数为儿童,无法判断先兆,且发作短暂,要得到真正的发作期结果非常困难。

除上述影像学检查外,成人癫痫中脑磁图(MEG),磁共振波谱成像(magnetic resonance spectroscopy,MRS)及 fMRI 等在临床上均有被用于 MCD 术前评估的报道,但目前并没有得到广泛的应用,不同的中心有不同的理念与选择标准,这里不再赘述。

3. 长程视频脑电图监测(long-term video EEG monitoring,VEEG)　VEEG 在术前评估定位致痫区中是重中之重,其重要性等同于 MRI。首先,脑电图是确定结构性病变与电生理异常是否一致的唯一指标;只有满足了一致性,患者才有可能成为手术对象。其次,VEEG 能够帮助我们确定 MCD 致痫病灶的手术切除范围。因为在很多情况下,MCD 在 MRI 表现出来的仅是异常结构改变最突出的部分,而真正的致痫范围还需要其他检查来辅助判断,脑电图是首选。MCD 的脑电图多表现为较为广泛的背景慢波,明确的癫痫异常放电,睡眠中

常会出现爆发抑制现象。由于多数 MCD 病灶范围较广,对侧正常的半球常常也或多或少会表现出癫痫异常放电,而且并非和对侧对称出现,这与患儿的年龄,皮质发育畸形的特点,病灶范围的大小都有关系。发作期脑电图有时会显现出非常局灶的起源,相对于病灶范围起源区非常局限。可能提示我们发作起始于 MCD 病灶的某一部分,这时需要我们依靠其他检查结果,如 SEEG 或皮质电极来辅助判断致痫区的范围。另一个极端是,脑电图发作间期表现为全面性的棘慢复合波或者广泛棘波节律,有的甚至出现 ESES。这在半球巨脑或半球多小脑回的患者当中更容易出现,此时,脑电图丧失对制定手术计划的指导意义。如果患者出现了双侧非同步性的异常放电,虽然不能绝对地排除手术,但术前一定要与患者家属进行仔细的沟通,对预后的判断要相对保守。较为少见的情况是,由于双侧半球功能的差异而造成双侧异常放电完全不对称,以健侧的异常放电更为严重,称为"假侧别现象",此时需要非常慎重。此外,一些病儿术前评估中 EEG 提示是全面性发作,如失张力发作,婴儿痉挛及不典型失神发作等,但影像学存在明确的局灶性 MCD。这提示我们,患者不能排除是局灶性癫痫,可以考虑术前评估,参考其他术前评估结果进一步判断是否有手术指征。

由于术前评估中的 MCD 患者大部分是儿童,所以对发作症状学的分析具有很大的特殊性。先兆对癫痫定位的意义很大,但病儿先兆的具体内容很难知晓。发作过程中的意识情况也同样难判断。一些在成年患者中出现的典型局灶性癫痫症状,在小儿患者中会变得非常不典型。如小儿局灶性癫痫出现局灶性肢体运动症状的比例小,相反常会表现出全面性癫痫的症状,如动作静止失神,失张力发作、强直发作、双侧眼睑痉挛、肌阵挛或婴儿痉挛等。在这种情况下,只依靠症状学判断癫痫发作起始并进行定位、定侧致痫区将变得非常困难。

长程颅内电极埋置(long-term intracranial electrode implantation,IEI),包括皮质脑电图以及立体脑电图(SEEG),在某些情况下是必需的。侵袭性检查的适应证需要根据不同脑皮质发育障碍的种类,不同的范围以及脑电图的特性而确定。例如对于灰质异位的患者来讲 SEEG 就是很好的适应证。文献报道应用 SEEG 对双侧多小脑回的患者进行致痫区定位,继而通过局灶性致痫区切除使患者获得很好的手术疗效。高频震荡是目前研究的热点,被认为是最接近致痫区的主要生物标志物。切除 HFO 产生区域可以产生较好的手术效果,而术后留有 HFO 的患者,术后复发的可能性较大。虽然

侵袭性检查已经被公认为重要的定位致痫区的方法,但是对于病灶范围较广泛的皮质发育畸形,侵袭性检查意义仍在探讨中,特别是儿童患者。对于这种患者,彻底切除全部的病灶对控制发作更有意义。MCD 埋置颅内电极具有很大的复杂性,应当记住,侵袭性检查必须在彻底分析非侵袭性检查的结果上考虑,绝不能将其作为寻找致痫区的方法。下面总结了埋置颅内电极的适应证:①非侵袭性检查结果相互矛盾,特别是当脑电图与影像学相互矛盾时;②高分辨率 MRI,或者其与 PET 融合显示存在可疑性病灶,范围不清楚;或者显示为有多个病灶可能;③确定致痫区的范围与功能区关系紧密,需要皮质电刺激来划定功能区的范围,及其与将要切除的致痫区的关系。

4. 发育评估以及神经心理检查　在术前评估中被用于判断患者智力水平、语言及非语言记忆功能,以及优势半球侧别等高级功能,从而判断致痫区对高级功能的影响,进而进行定位并预判手术风险。由于 MCD 患儿多数存在神经系统发育落后,智力低下以及精神方面异常,很难配合神经心理检查而得出结果。所以针对这些患儿更多地应该采用发育评估量表进行术前评估。与此同时,术后定期的发育评估检查对判断手术的预后至关重要!具体详见本书第十九章。

三、关于手术的决策

决策的理念相当重要。在判断致痫区的部位与范围时,一些必要的临床概念需要明确,包括症状区,刺激区,发作起始区,功能缺失区以及功能区。不同的区通过不同检查的结果来判断。致痫区的定义是可以产生癫痫发作必要的皮质组织,切除后可以使发作彻底消失。必须明确:没有一个确定的检查工具可以直接定义致痫区,必须全面衡量各个区的范围,对于 MCD 的术前评估,MRI 定义的致痫病灶结构性范围最为关键。在定义独立致痫病灶范围之后,应用其他区域带综合考虑,制定致痫区的范围,同时我们还要对患者的功能影响,生长发育以及生活质量等进行多方面考量,争取做出有利于患者利益最大化的正确决策。总体决策的宗旨就是:彻底切除致痫区,同时最小限度地损伤正常脑组织。

我们在术前评估的决策中经常会遇到一些困惑。有时候,临床上仍然没有最佳、最正确的方案。例如:MCD 的影像学范围确定困难,特别是脑室旁灰质异位,即使应用 SEEG,其网络的确定也非常困难。再有,结构性 MCD 范围与 EEG 非常不相符,如何定义致痫性非常困难。残留 MCD 组织对预后影响大,而病灶的全部切除往往预示着对功能更大的伤害。所以,在做决策时要

考虑到患者最大的获益是什么,有时候需要和家属反复沟通共同制定手术决策。另一种情况是 MCD 结构性病变位于一个脑叶明确,但是 PET 显示在相邻的脑叶同样有严重的低代谢,不能排除癫痫网络的广泛存在,或者存在更为广泛的比较轻微的 MCD。此时的决策非常困难。针对这种情况,我们中心会采用分期手术的方法,最大限度地保护脑组织。分期手术之前必须如实告诉家属,在其充分理解后方可实施。如果患者的 MCD 明确在功能区上,而患者的功能并没有严重缺失。我们需要根据患者的实际情况抉择,是彻底使发作消失重要,还是保护好功能区同时降低术后癫痫发作的概率更重要。多数情况下二者不能得兼。对于低龄患者,发作对认知和神经系统发育的伤害是致命的,所以我们会在家属充分理解的前提下选择牺牲功能而彻底切除 MCD 致痫区。

因为皮质发育障碍所引起的癫痫发作经常会表现得非常严重,可以成功地彻底切除致痫区而获得无发作的患者毕竟是少数。有时候尽可能减少发作以及发作对生长发育的影响同样也可以作为我们手术的目标。尤其是当今神经调控手术治疗的风险已经非常低,而且神经调控还会为患者带来认知及精神方面的意外获益。所以癫痫外科的姑息性手术治疗在 MCD 的手术治疗中也应该占据部分地位。然而姑息性手术适应证以及决策方法目前在学术界尚没有统一的意见。

最后,皮质发育障碍的形成机制不同,所以产生的结构性改变特点不同,致痫原理也不同。在术前评估确定是否通过手术切除治疗之前,一定要对其遗传特性、病程的发展,术后的预判以及致痫区的具体特点进行彻底的分析。实际上,目前多数的 MCD 患者是不需要或者不可以通过切除性手术治疗的。未来,我们希望针对皮质发育不良的遗传学、分子病理学、解剖学以及神经电生理学等方面的研究能够获得突破性进展,从而实现更精准地确定 MCD 的致痫区或致痫网络的范围,例如应用分子影像学等新技术大大提高对致痫区域的认识,最终达到可以应用精准医学的治疗手段获得更加理想的 MCD 治疗效果。

(蔡立新)

第三节　灰质异位所致难治性癫痫的手术治疗

灰质异位(heterotopia gray matter,HGM)是一组以神经元异位为特征的中枢神经系统先天发育异常的疾病。在 7~16 周的胚胎发育过程中,由于成神经元细胞

未能及时到达目的皮质,而停留在室管膜与皮质之间。表现为异常分布的灰质团块,分布于一侧或双侧半球,呈结节状、带状、球状或曲线型,可位于室管膜下、白质内、皮质下与皮质延续。在最新的皮质发育畸形分类中,HGM被归类为异常神经元细胞迁移的结果。细胞迁移障碍组包括:灰质异位、裂脑畸形、脑洞畸形、无脑畸形、大脑畸形、粗脑畸形、小脑畸形、多脑畸形、胼胝体发育不全、脑神经发育不全。这些缺陷经常会彼此共存。

HGM发病较为少见,但随着影像学技术的提高和广范围的普及,近年来其检出率越来越高。临床表现多为频繁的耐药性癫痫发作和脑功能障碍。

一、流行病学

HGM是成人中较为常见的皮质发育畸形,但其发病率仍未知。其中室管膜下型最为常见,有癫痫中心报道,有2%的成人头部MRI示存在室管膜下HGM,女性患者明显多于男性,因为相关基因突变大多为X染色体连锁。

二、分类

不同的年代分类依据不同。

最初根据病理结果分为:结节性和板型。前者多位于室管膜下、皮质下或软脑膜下呈结节状改变,结节大小多为10~25mm;后者多对称分布于脑深部或皮质下白质区内,成板层状或带状。从临床角度来看,这种分类并不实用。

现代影像学发展迅速,对于HGM认识更加清晰,分类趋于临床化。根据MRI等影像学特点,多数学者将其分为皮质下型、室管膜下型及带状型HGM 3种类型。室管膜下型最为常见,其次为皮质下型,带状型最少见。

三、发病机制

HGM是神经元由侧脑室壁向皮质迁移过程中发生障碍所致。室管膜下型HGM中FLNA基因突变是最为常见的,所有双侧室管膜下型HGM均有FLNA突变。FLNA位于X染色体短臂上(Xq28),其编码一种与肌动蛋白交联的磷蛋白,可使神经元能够附着于放射状神经纤维从而迁移至皮质。其余相关突变基因包括MCPH1、ASPM、ARFGEF2,以上基因突变往往伴有小头畸形。带状型HGM中最常见的变异基因为双皮质素(doublecortin,DCX)和无脑回畸形-1(lissencephaly-1,LIS1)。DXC为X染色体连锁基因。皮质下型HGM患者多数为非基因突变所致。

皮质下型HGM灰质内部的神经元以及覆盖灰质结节的外侧皮质,都有可能是致痫区。其内在机制仍未明,有可能是共同形成网络而致痫。实际上,HGM外侧的皮质多存在皮质发育畸形,文献报道,通过SEEG的检查证实,多数情况下,这些皮质发育畸形才是HGM真正致痫的原因。

四、病理

异位灰质中细胞层结构紊乱,神经元发育不全多见,表现为顶树突杂乱、大胞核、周围薄层胞质发育不全等。室管膜下及皮质下型HGM中,结节周围大量纤维束包绕,大多不进入结节,结节内也仅有少许纤维穿出。带状型HGM中神经元结构同前述,其不同之处在于异位灰质中有大量纤维束穿行而过,部分轴突终止于异位灰质。

五、临床表现

HGM起病年龄在1~20岁之间,多于青少年期起病,性别间无差异。主要有3种临床表现:①癫痫发作,常迟发,多为局灶性发作,病程长,严重者发作类型多样,因HGM大小、位置不同而异。其癫痫常为药物难治性;②精神发育障碍,不同类型HGM程度不一;③神经系统功能障碍,同HGM位置相关。

各型HGM的临床表现如下。

1. 室管膜下型　灰质异位出现于胎儿,但起病常于青少年期间,晚于其他类型HGM,易合并其他脑发育异常。最常见的头皮EEG表现为局灶的棘波,颞叶起源的局灶性癫痫发作最多见。

2. 皮质下型　多为散发,异位灰质与皮质相连并向白质内过度延伸,少数孤立结节位于白质内,位于脑室和皮质之间。小的结节可无症状。精神发育障碍及运动功能障碍发生率高于室管膜下型,双侧病灶且异位灰质较厚者精神发育障碍多见。

3. 带状型　通常发生于女性,很少发生于男性。几乎所有带状型患者都有癫痫发作,其中65%为难治性癫痫。常伴有精神发育障碍,异位灰质越厚,功能异常越明显。

六、影像学表现

(一) CT表现

皮质下型或室管膜下型位于脑白质或室管膜下呈结节状、团块状或脑回样阴影,大小不一,密度同正常皮质相同或略高。顶部多发,右侧多于左侧,单发或多发。无出血、坏死。钙化少见,提示退行性改变。室管膜下型可突入脑室内,脑室壁形态变得不规则。增强 CT 变化同正常脑皮质。CT 在 HGM 的识别中有很大的局限性。

（二）MRI 表现

HGM 在所有序列与皮质信号一致,MRI 强化示无增强。

1. 室管膜下型　室管膜下结节呈圆形至卵圆形,位于侧脑室室管膜内层下方,紧靠侧脑室室管膜内层,室管腔内稍突出,形成不规则的脑室外形。异位结节的数目和大小差异很大,小结节多见,大结节多见脑室侧壁厚层灰质合并结节。偶有可见轻微的脑室扩张。所有 MRI 序列均显示结节与皮质灰质呈等信号,侧脑室三角区和枕角是室管膜下结节最常见的位置,其次是侧脑室体部和额部。根据其影像表现,可以分为单侧局灶、双侧局灶、双侧弥漫 3 种类型(图 21-4)。

2. 皮质下型　表现为大脑半球白质内的灰质信号

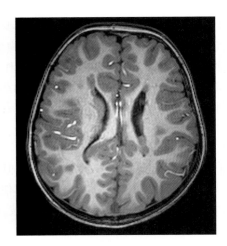

图 21-4　室管膜下型 HGM
T_1 序列水平位下可见双侧脑室旁室管膜下存在多处灰质结节。

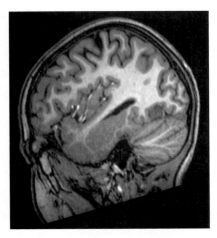

图 21-5　皮质下型 HGM（结节型）
T_1 序列矢状位下可见颞叶皮质下结节状灰质异位。

强度区域,可由脑室穿行至皮质。从形态上可分为结节型、曲线型或混合型,曲线型 HGM 表现为皮质折叠,与皮质接近。各型的临床表现并无不同。病灶侧半球体积有时会小于对侧半球(图 21-5)。

3. 带状型　表现为平行于侧脑室的平滑灰质层,在皮质和脑室之间被白质层分隔。条带既不卷曲,也不与覆盖的皮质相连。它们不含血管或脑脊液。异位神经元带越厚,残疾越严重,发育迟缓的患病率越高。常伴有严重的发育迟缓(图 21-6)。

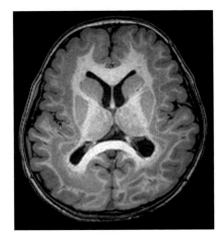

图 21-6　带状型 HGM
T_1 序列水平位下可见双侧半球皮质下带状灰质异位。

七、诊断和鉴别诊断

（一）诊断

CT、MRI 广泛应用之前,诊断多借助于病理解剖。高场强 MRI 应用之后,可以清晰分辨脑内结构,灰白质结构一目了然,结合临床表现,甚至基因检测,可以进一步明确诊断并进行 HGM 的分型。但较小的病变,甚至临床症状不典型,依然存在漏诊和误诊的可能。

（二）鉴别诊断

室管膜下型 HGM 需与结节性硬化、淋巴瘤等鉴别:结节性硬化结节大小不一,形态多不规则,结节长轴与邻近脑室壁垂直。部分结节与正常皮质信号强度不完全一致,MRI T_2 FLAIR 序列可呈高信号,钙化较常见。淋巴瘤好发于脑室周围,平扫为等或稍高信号,瘤周水肿明显,增强可见病灶强化。

皮下型 HGM 需与星形胶质瘤、胶质细胞增生、淋巴瘤等鉴别:肿瘤多有占位效应和周围组织水肿,并可有不同程度的强化,可见钙化,病灶处多无异常脑沟。巨大孤立的 HGM 也会有一定的占位效应。

新生儿期间发现的孤立性异位神经元,为未完成移行的神经元,可于生后数月内移行后消失。

八、治疗和预后

HGM 患者以癫痫为首发症状者占 80%，多起病晚，局灶性发作多见，为药物难治性，发作形式可多样。部分患者经过正规的抗癫痫药物（anti seizure medication，ASM）治疗后可较好地控制癫痫发作。由于其结构性的致痫病灶依旧存在，有一定癫痫复发的可能性。

（一）药物治疗

继发于 HGM 的癫痫多为局灶性发作，临床首选卡马西平、奥卡西平等针对局灶性发作的 ASM。针对 ASM 常规治疗无效的患者，可以尝试使用 ACTH 来减少发作次数。患者一旦表现为耐药性癫痫，应尽早进行术前评估。

（二）术前评估

HGM 癫痫其脑电网络复杂多变，发作起源可位于灰质结节、覆盖结节的皮质或远离结节的皮质，存在多发灰质异位则进一步加大了术前评估的难度。故应经过严格的术前评估，根据每个患者影像学、电临床特征，制定具体的个性化手术治疗方案。术前检查中非侵入性检查包括高分辨 MRI、VEEG，必要时可行[18]FDG-PET，以提高病灶的检出；侵入性检查中颅内电极置入已在 HGM 的治疗中得到广泛应用。在电极的设计中，应覆盖病灶及电传播的网络，定位致痫区及需要切除的范围。双侧发作间期放电并一定是多灶癫痫，如果发作期为多灶且部位与 HGM 相符合则手术无法实施。双侧病灶多数情况下为切除性手术的禁忌。但近年来，有不少文献报道，通过 SEEG 的深入探索，证明一侧为致痫区而另一侧非常安静，则可以考虑手术治疗。值得注意的是，HGM 的致痫网络是非常复杂的，尽管可以通过一定数量的深部电极探测到部分网络，但是其真正的致痫网络往往难以确定。早期文献报道，切除性手术治疗由于不能较好地定位致痫区，往术后发作率高。病灶位置往往深在，发作形式表现多样，一般的头皮脑电图难以精确定位。颅内电极的应用大大改善了 HGM 的手术预后效果。目前手术的理念应该是彻底切除发作起始区（seizure onset zone），并与相对应灰质结节一同切除。文献报道，并不是所有的必须切除干净，有些安静的结节可以终身不致痫。因此，在术前评估中，充分了解 HGM 致痫机制，尽量覆盖所有的术前设想的致痫网络，仔细分析发作起始区，在设计切除时一定注意功能的保护，最终才可以获得良好的手术效果。整体来讲，对于室管膜下型 HGM，结节与其覆盖皮质均有可能是致痫区，手术评估多需要颅内电极证实，手术具有很大的挑战性。文献报道术后效果好的 PNH 可以获得 74% En-

gel 一级的手术效果。对于皮质下型 HGM，结节与皮质均可以为致痫病灶，很多应用立体脑电图进行深入术前评估的经验告诉我们，真正的致痫区可以是结节内部，或者皮质区域，或者两者同时起源。位于颞叶的 HGM，可以通过海马起源共同起源，这种情况下是否切除海马往往非常难以决定。但致痫结节一定需要彻底切除。对于带状型 HGM 文献报道非常少。由于与基因相关，致痫机制不明确。文献报道，发作可以直接从正常的皮质区起始而不涉及带状型 HGM。另外此类灰质异位多为双侧，所以手术一定非常慎重。

（三）手术治疗

手术方式包括开颅裁剪式切除、射频消融、激光间质热凝。

1. 手术切除　常规癫痫外科手术，需要应用颅内电极定位致痫网络。一般手术应包括致痫灰质异位以及其周边皮质，颅内电极的脑电图分析至关重要，但是也非常复杂。因为在设计埋置计划时要得到合理的方案是非常困难的。因此切除性手术最好在不涉及重要功能区的灰质异位中实施。实际上目前的趋势更倾向于应用微创的方法诊断灰质异位以及致痫网络的重要节点进行处理。

2. 立体定向射频热凝术（radiofrequency thermocoagulation，RFTC）　RFTC 的原理为通过电流产热达到热凝组织的目的，一般达到 80℃。热凝的位点需要 SEEG 的引导与涉及，重点毁损发作起始的灰质异位以及重要的发作起始区。SEEG 射频消融的优势包括：侵入式的电极既可以采集脑电信号又可以进行热凝治疗；对于深部病灶，可以尽量减少对周围正常脑组织的破坏；此外通过电刺激检查定位皮质功能区；SEEG 还可以应用于双侧 HGM 的治疗；RFTC 步骤相对简单。但仍然存在一定的局限，如在热凝过程中，不能够实时获知热凝的范围，从而调节热凝参数。

3. 激光间质热凝术（laser interstitial thermotherapy，LITT）　1976 年，奥地利神经外科医生 Fritz Heppner（1917—2002）在 Graz 大学首次将激光技术引入神经外科领域。LITT 通过激光发热从而热凝脑组织，一般温度小于 60℃。Esquenazi 等人报道了两例室管膜下型 HGM 患者在 MRI 导航下 LITT 治疗后仍有发作，其中一例经过调整口服抗发作药物后无发作，另一例患者行颞叶切除术后无发作，虽然 LITT 治疗有其微创方面的优势，但其治疗的有效性仍有待于考证。同样，Thompson 等人报道了两例 LITT 治疗室管膜下型 HGM 成功的病例。Thompson 发现虽然灰质结节引起发作是常见的，但临床发作很少仅仅是结节起源的。更典型的是，发作同时起始于上覆的新皮质或内侧颞叶结构。单侧室管膜下型HGM（相对于双侧室管膜下型HGM）和完全切除异位灰质时，手术效果更佳。在罕见的情况下，MRI引导下LITT治疗进行单纯的结节消融可以达到术后癫痫无发作。异位灰质与皮质相互作用的机制尚不完全清楚。Thompson认为在手术治疗前有必要行侵入性电极记录脑电。

（于　昊　蔡立新）

第四节　脑裂畸形所致难治性癫痫的手术治疗

脑裂畸形（schizencephaly）是一种罕见的、因神经元移行障碍导致的先天性脑发育异常。它形成于胚胎期的7~25周，可单侧或双侧，也可同时合并透明隔缺如、脑回发育畸形、灰质异位、胼胝体发育不全等其他脑发育异常。文献报道，男性发病率高于女性，临床多表现为癫痫发作和脑功能障碍，以幼儿和青少年多见。

一、分类

根据脑裂畸形的病理学特点，多数学者将其分为闭合型（Ⅰ型）和开放型（Ⅱ型），或融合型和分离型两种形态。也有学者将裂隙的内外侧融合而中间分离的情况，单列为混合型。

闭合型（Ⅰ型）：又称融合型。裂口闭合，整体形状呈窄缝状，裂缝宽窄不一，文献报道自1~12mm不等，裂口和脑室之间由软脑膜-室管膜（P-E缝）相阻隔（图21-7A）。

开放型（Ⅱ型）：又称分离型。裂口开放呈扇形或囊状，与蛛网膜下腔或脑室相通，脑室扩大并形成不同程度的脑积水。该型患者多伴有其他脑发育异常，故脑功能障碍常较严重，生存期较短（图21-7B）。

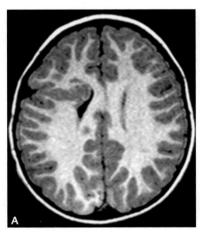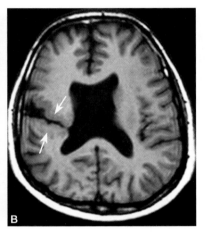

图21-7　脑裂畸形的分型
A. 闭合型（Ⅰ型）MRI T$_1$WI轴位像；B. 开放型（Ⅱ型）MRI T$_1$WI轴位像。

近来的分类方法依据MRI影像学表现，将脑裂畸形分为3型（图21-8）：1型，异常灰质条索从皮质延伸至脑室（transmantle column），没有含脑脊液信号的裂口；2型，裂口含有脑脊液信号，同时异常灰质条带分布在裂口边缘；3型，裂口含有脑脊液信号，无异常灰质条带分布在裂口边缘。

比较少见的类型是多发脑裂畸形，病灶可以为两处病变分布于同侧半球（图21-9A、B），也可为双侧半球分布的两处病变（图21-9C）。

二、病理学特征

脑裂畸形好发于脑外侧裂及Rolandic区域，肉眼下可见增宽的裂缝口呈"喇叭口"样，局部蛛网膜增厚、裂缝处的血管增粗或走行异常、脑回发育畸形。文献统计：双侧者约占32%，单侧者约占68%，单侧者的侧别以右侧多见。

（一）基本病理改变

异常裂缝横贯大脑半球，外端为软脑膜，内端为室管膜。裂缝壁内衬以异位、增厚的灰质。若裂缝较大，可引起局部脑组织扭曲变形、移位、脑室扩大。

（二）Yakovlev对脑裂畸形的病理学描述

①半球表面有裂缝，常位于双侧半球且对称存在，但偶尔不对称或仅发生于一侧半球；②脑皮质的灰质沿裂缝内褶衬于裂缝表面，裂缝外端的软脑膜和内端的室管膜相融合；③脑裂畸形可与其他脑发育异常并存，如灰质异位、胼胝体缺如、透明隔缺如等。裂缝有三种情

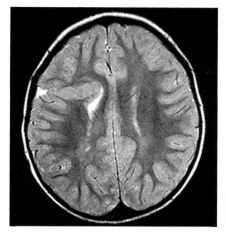
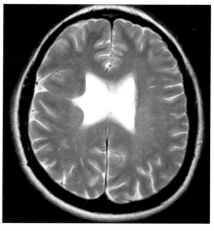
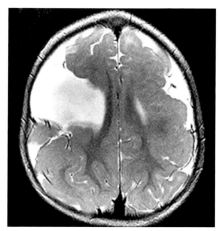

图 21-8 脑裂畸形的 MRI 分型

T₂WI 轴位像，自左至右分别为 1 型、2 型、3 型。

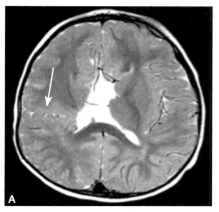
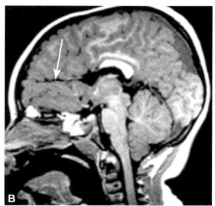
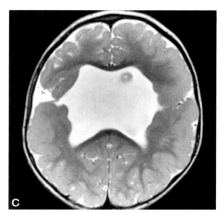

图 21-9 多发脑裂畸形

MRI T₂WI 轴位(A)和矢状位(B)显示同一患者右侧大脑半球的两处脑裂畸形病变；图 C：MRI T₂WI 轴位显示位于双侧半球的两处裂脑病变。

况，即双侧大小不等但位置近乎对称，双侧大小及位置均对称，仅存在于单侧。

（三）病因

遗传学研究发现 COL4A1 基因突变在裂脑畸形患者中发生率约为 50%。该基因编码Ⅳ型胶原蛋白的 α1 链，在部分脑血管病患者中亦发现该基因的突变。有研究发现携带该基因突变的患儿在母亲孕中期的超声及胎儿 MRI 检查中即发现大脑中动脉供血区的急性脑缺血性病变，随胎儿发育逐渐演变成裂脑畸形的大体病理形态，最终出生后复查 MRI 得到确诊。在胎儿发育的 6～24 周，成神经细胞(neuroblast)从脑室周围逐渐迁移到皮质，并在迁移过程中逐渐分化为神经元及胶质细胞。放射状胶质细胞(radial glial cells)在这个迁移过程中可以引导成神经细胞到达正确的位置。因此有学者推断 COL4A1 基因突变主要致病机制为血管壁中Ⅳ型胶原缺乏会造成缺血性脑血管病，缺血打击会造成放射

状胶质细胞功能丧失，致使成神经细胞迁移及分化障碍，最终导致楔形的裂脑畸形病变，同时在裂缝壁上存在广泛的灰质异位。而全基因组测序研究也发现了其他裂脑畸形中较为常见的致病突变基因，如 COL4A2、WDR62、SIX3 和 SHH、TUBB2B。感染因素也被列为裂脑畸形可能的病因，如先天性的巨细胞病毒感染的患儿发生裂脑畸形的比例约 13%，因此 CMV 感染被认为是该病的可能原因之一。

三、临床表现

1. 脑裂畸形的常见临床症状　①约 74.1% 的患者以癫痫发作为首发症状；癫痫发作类型不一，多为部分性发作或部分性继发全面性发作；双侧病变者发作形式复杂，可有多种发作类型。②脑功能障碍：表现为肢体感觉或运动异常、肢体畸形。③精神发育迟滞，如言语不清、智力低下等。而裂脑畸形相关认知能力障碍的重

要危险因素为：双侧半球的裂脑、伴随运动功能障碍、多小脑回和胼胝体发育不良。④裂脑畸形所致的精神障碍也偶有报道。

2. 不同类型的脑裂畸形，其临床表现也有差异，这主要与脑裂畸形的程度、范围和侧别有关。一般来说，单侧Ⅰ型者症状最轻，双侧Ⅱ型者症状最重，甚至影响患者生命。

四、影像学表现

（一）CT 表现

1. 闭合型或融合型（Ⅰ型）　表现为单侧或双侧横贯大脑半球、密度类同皮质灰质的带状或线条状裂缝。其外端连接皮质灰质使局部脑表面出现凹陷，内端可达脑室的外侧壁，有时可使脑室的外侧壁出现局限性的、呈三角形的憩室样突起。裂缝的前后壁融合在一起。

2. 开放型或分离型（Ⅱ型）　表现为双侧大脑半球宽大的裂缝呈脑脊液样低密度影，与脑表的蛛网膜下腔和脑室相通，脑室扩大并形成不同程度的脑积水。边界完整呈抛物线样，相对缘衬以带状异位的灰质。

3. 常可见到其他脑发育异常。

（二）MRI 表现

和 CT 相比，MRI 能提供优良的组织分辨率，可清楚地显示出脑裂畸形的特征性改变。

1. 闭合型或融合型（Ⅰ型）　能清楚地看到由灰质相衬的裂缝横贯半球，裂缝两侧的灰质相贴或融合，裂缝周围灰质厚薄不均，多位于中央前、后回附近，裂缝中间不含脑脊液。裂缝关闭仅达脑白质内，裂缝内侧端不与该侧的侧脑室相通，和侧脑室相接触的部位有细小的脑室陷窝或呈局限性幕状突起（小鼓室），裂缝外侧端的脑表面呈楔形凹陷或缺损（喇叭口）和皮质褶。

2. 开放型或分离型（Ⅱ型）　表现为内褶皮质分离形成较大裂缝并与脑室相通，内含脑脊液。脑裂表面衬有薄膜，薄膜内层为室管膜、外层为软脑膜构成的软脑膜-室管膜缝。受累的大脑半球脑实质可缺如，严重者呈空洞样与脑室相通伴脑积水。

五、诊断及鉴别诊断

（一）诊断

脑裂畸形的形成主要是胚胎期神经元的移行异常所致。因此，凡是影响神经元移行及发育的因素，如感染、外伤、中毒、缺氧等，均有可能导致脑裂畸形的形成。

在 CT 出现之前，该病的诊断主要依靠尸体解剖。目前，借助于 CT 和 MRI 等影像学技术，对脑裂畸形作出明确诊断并非难事。而胎儿期的超声和 MRI 检查，亦可为脑裂畸形的早期诊断提供重要信息，且发现影像学异常后的基因检测也可为裂脑畸形的病因学诊断提供重要遗传学信息，而遗传学病因的不断发现可能为该疾病的产前诊断提供重要的参考。

（二）鉴别诊断

1. 闭合型或融合型（Ⅰ型）　①正常的脑沟或外侧裂：较浅且无灰质异位、憩室等；②孤立型的灰质异位：孤立型灰质异位的周围则为白质包绕，而本型患者的灰质柱内端和侧脑室相邻近且脑室壁常有憩室状突起，外端脑表面可见楔形凹痕；③脑萎缩及脑发育不全所致的脑裂、脑沟增宽变深：其脑裂、脑沟非直线状且形状不规则，非贯通整个半球，不与脑室及蛛网膜下腔相通，无憩室，无异位灰质构成的裂缝壁。

2. 开放型或分离型（Ⅱ型）　①脑穿通畸形：脑穿通畸形的病灶两缘呈弧形向外隆起，最窄处位于端例，呈扇形、梭形或球形。这可能与脑组织生长障碍或破坏缺损所导致的病灶形态差异有关；而本型患者则表现为病灶两缘的弧形内凹，最窄处离开两端，呈双凹形。另外，继发性的脑穿通畸形壁为瘢痕和增生的胶质，故壁不光滑、较僵硬。②蛛网膜囊肿：好发于颅中窝、脑裂及脑池周围的脑外囊性病变，邻近脑组织受压移位、颅骨呈扇贝状改变。各序列成像信号与脑脊液一致。偶见因出血或含有高蛋白成分而信号复杂。而Ⅱ型畸形病变均横贯大脑半球，无上述改变。③脑软化灶：脑内病变，形状多不规则，软化灶内信号不一。周围脑组织出现萎缩、脑室受牵拉变形、扩大。

六、治疗

脑裂畸形引起的癫痫发作，多为耐药性癫痫。且随着病程延长，癫痫发作形式有复杂化的趋势。多种抗癫痫药物的联合应用，也使得药物副作用变得越来越突出。因此，经过综合评估确定致痫区及脑裂畸形周围的功能区后，尽早采取外科手术是治疗该类癫痫患者的关键。

（一）药物治疗

根据致癫痫病因及癫痫发作类型，该类患者以部分性发作的药物为主，如卡马西平、托吡酯、丙戊酸钠。可根据患者的体重或者血液药物浓度来调整药物剂量。

（二）术前评估

1. 致痫区的定位　脑裂畸形多合并其他脑发育

异常,因此,能否精确定位致痫区是决定术后癫痫是否复发的关键。该类患者多需在非侵入性评估的基础上,进行颅内电极脑电图的再监测,以便确定致痫区的精确部位。由于脑裂畸形的致痫区多位于裂缝部位的皮质区域,因此头皮脑电图的定位效果不佳,常需依赖颅内皮质电极或立体定向深部电极置入来定位致痫区,有学者甚至联合应用了两类电极的置入(图21-10)。

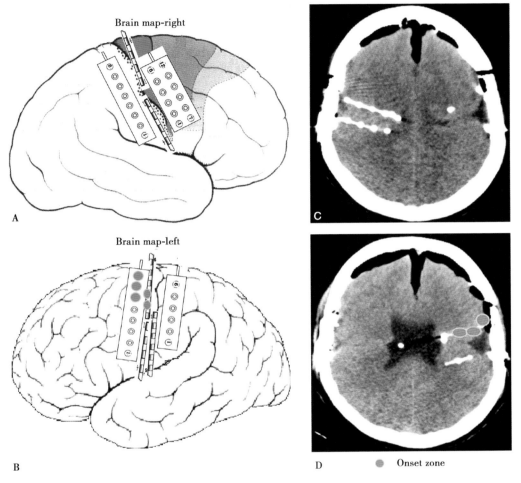

图21-10　癫痫灶的定位

脑模式图:右侧半球(A),左侧半球(B)的皮质电极和深部电极置入位置;头CT轴位像:显示电极位置(C)及监测到的致痫区(D);红色点为致痫区。

2. 功能区的定位　脑裂畸形好发于外侧裂及Rolandic区域,该部位功能复杂,主司语言、运动和感觉等重要功能。因此,对脑裂畸形的周围组织进行功能评估就显得尤为重要。针对脑裂畸形皮质的脑功能定位,目前多采用功能性MRI(fMRI)、脑磁图(MEG)和皮质电刺激。文献报道:该类患者的手体感区域位于脑裂前方,异于常规的解剖规律,即存在初级体感皮质功能重组。作者曾为2例该类患者手术,行颅内电极置入后皮质电刺激定位功能区,脑裂内的增厚灰质仍有功能,但运动感觉区域有融合迹象。

3. 手术治疗

(1) 局灶性致痫区切除:手术尽可能在软脑膜下操作;若位于邻近脑重要功能区,可应用术中唤醒技术,以便最大限度地切除致痫区,最大限度地保护脑重要功能;有学者手术治疗的2例患者中,其中1例为双侧额叶对称性分布的Ⅰ型畸形并合并有左额区脑膜瘤。经过综合评估,致痫区位于右侧颞叶,手术切除右侧颞叶及脑膜瘤后,随访8个月仅1次可疑发作。对于双侧大脑半球的多发脑裂畸形,通过颅内电极的脑电监测,可精确定位致痫区后选择单侧致痫区切除性手术,而不必对双侧病灶均进行处理(图21-11)。

(2) 胼胝体切开:针对双侧脑裂畸形、发作以跌倒发作为主的患者,可切开胼胝体,以减少发作次数、减轻发作程度。

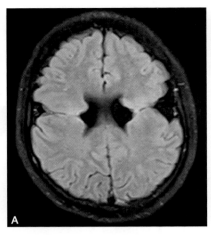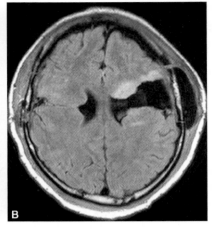

图 21-11　多发脑裂畸形的手术治疗

A. 双侧脑裂畸形 T_2FLAIR 轴位像;B. 手术切除左侧裂脑壁的致痫区 T_2FLAIR 轴位像。

（孙　宇　蔡立新）

第五节　多小脑回畸形所致难治性癫痫的手术治疗

一、流行病学

多小脑回畸形（polymicrogyria,PMG）是指脑回迂曲增多且灰质增厚的一种皮质发育畸形。主要发生于大脑皮质神经元移行晚期和移行后发育早期。引起 PMG 的病因有多种,包括先天感染（尤其是巨细胞病毒感染）、宫内缺血、遗传变异（如 *TBR2*、*NDE1*、*WDR62* 基因突变）等。PMG 有时单独存在,有时与其他脑回畸形并存,比如胼胝体发育不全、小脑发育不良、脑室旁结节样异位、皮质下异位等。

二、临床表现与分型

PMG 主要的临床表现为癫痫发作。大约 60% ~ 85% 的 PMG 确诊患者有癫痫发作。癫痫发作可有多种发作类型,包括局灶性发作、继发全面强直-阵挛发作、痉挛发作、失张力发作、不典型失神发作等。且大多数 PMG 患者对抗癫痫药物均不敏感。其他症状如生长发育迟滞、运动功能障碍、语言发育障碍、延髓麻痹等症状与 PMG 累及的脑区有一定关系,比如广泛型 PMG 更容易出现生长发育迟滞,而运动功能障碍与中央区 PMG 有关,语言发育障碍与优势半球侧外侧裂周围 PMG 相关,延髓麻痹症状与双侧外侧裂周围 PMG 相关。

PMG 有时与其他特殊的综合征相关,比如 Aicardi 综合征,表现为胼胝体发育不全、脑室旁和皮质下异位、视网膜发育异常等;Delleman 综合征,表现为胼胝体发育不全、小眼畸形、脑室旁异位、小脑蚓部缺如等;Di-George 综合征,表现为甲状旁腺、胸腺发育不全,腭裂、心脏发育畸形、面部畸形等;Warburg Micro 综合征,表现为小头、小角膜、先天性白内障、视神经萎缩、性腺功能减退等。

PMG 主要依靠头部 MRI 确诊。PMG 的 MRI 影像学特点主要有 3 点（图 21-12）:皮质表面不规则、皮质增厚且皱褶增多、灰白质交界分布"点状"结构。有学者对 328 例 PMG 患者的头部 MRI 结果进行了详细分析,并将 PMG 的 MRI 表现分为 5 种不同的亚型:外侧裂周围型（61%）、广泛分布型（13%）、脑室旁灰质异位型（11%）、额叶分布型（5%）、矢状面旁顶枕分布型（3%）,另外有 7% 的头部 MRI 表现较为罕见。外侧裂周围型是 PMG 最常见的类型,大多数累及双侧外侧裂

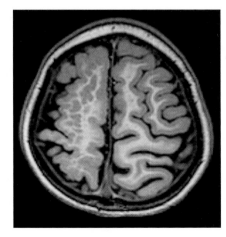

图 21-12　多小脑回的影像学表现

核磁 T_1 像可见皮质表面不规则、皮质皱褶增多,灰白质交界分布呈点状结构。

周围,轻型 PMG 仅累及部分外侧裂浅层皮质,主要集中在外侧裂后部,而重型可累及整个外侧裂周围区域,可涉及额、顶、颞叶等区域。广泛分布型为第二常见的类型,PMG 完全或将近完全累及整个大脑皮质。脑室旁灰质异位型即 PMG 伴有位于脑室旁的结节状灰质异位。

三、治疗方法

(一) 内科治疗

对于 PMG 所致难治性癫痫的患者,首选抗癫痫药物控制癫痫发作。若药物可以完全控制癫痫发作,应不考虑手术治疗。此外,对于广泛分布型 PMG,PMG 累及双侧,以及累及重要功能区的 PMG 患者,倾向于重点选择内科药物治疗。文献报道有些 PMG 在儿童期发作严重,与年龄相关,长大后会逐渐缓解。但很难预测。

(二) 外科治疗

1. 术前评估

(1) 基因检测:目前尚不清楚基因检测的结果是否与手术预后相关,特定的基因表型是否可作为相关手术禁忌也尚未阐明。目前,发现的 PI3K-AKT 通路与 PMG 相关的半侧巨脑有关。有些基因突变可能与特定的 PMG 分型相关。比如,22q11.2 基因突变与外侧裂周围型 PMG 相关,GPR56 基因突变与双额分布型 PMG 相关。如果术前发现致病基因,手术一定需要慎重,患者很有可能为广泛病灶或者双侧,即使对侧病变非常不明显。

(2) 头皮脑电图:PMG 患者需要重点关注睡眠期脑电图,有文献报道,PMG 与睡眠中癫痫性电持续状态 (electrical status epilepticus during sleep,ESES) 有关。一般 PMG 患者的头皮脑电图异常放电部位与 PMG 病灶的分布有关,根据 PMG 病灶分型特点,大部分为外侧裂周围型,其头皮脑电图的异常放电部位主要位于额颞区,部分位于中央颞区,但是由于部分 PMG 病灶为广泛分布型,因此其头皮脑电图较为弥散,难以通过头皮脑电图精确定位。

(3) PET-CT:PET-CT 作为一项重要的术前评估手段,一项有关 PMG 患者的研究显示,根据其局灶性低代谢区域完全定位致痫区的比例仅为 32%。因此,有些学者认为,PET-CT 作为术前评估最为重要的作用是指导 SEEG 的电极置入,尤其是 PMG 分布于外侧裂内侧的病灶。

(4) SPECT:目前,SPECT 作为术前评估的手段,主要是通过发作期单光子计算机断层减影与磁共振融合成像术 (subtraction ictal SPECT Co-Registered to MRI,

SISCOM 成像术)来实现致痫区的定位,目前,仅有一项有关 SPECT 的相关研究,对 PMG 相关癫痫患者进行了术前评估工作,并取得了较好的效果。

(5) 功能磁共振:多数 PMG 患者在进行外科手术前,还应进行运动、语言等功能评估。有学者对 PMG 患者进行功能磁共振的研究发现,位于传统运动、语言等功能区的 PMG 相关脑区,往往保留了运动、语言等重要功能,并未发生功能的转移或重塑。因此,对于 PMG 位于功能区的术前评估,应尽量完善运动、语言等功能磁共振检查。

(6) 颅内电极置入:上述非侵袭性检查有时难以准确定位致痫区位置,或致痫区位于功能区,需埋置颅内电极,通过监测发作间期和发作期脑电图,才能准确定位致痫区位置。Chassoux 应用立体脑电图技术研究了 4 例 PMG 患者发现,颅内电极定位致痫区的范围,要大于 MRI 病灶的范围,而且 3 例患者扩大切除后,癫痫均有效缓解。因此得出结论,PMG 患者应扩大切除致痫区,不能仅仅局限于 PMG 病变范围。然而,Ramantani 应用硬膜下电极技术研究了 4 例病变分布于外侧裂下 PMG 的患者,发现颅内电极定位致痫区的范围在 MRI 病灶范围内,根据颅内电极定位结果,只要切除部分 PMG 病灶,就可以达到癫痫无发作。也就是说,不是所有的 PMG 异常皮质都具有致痫性。上述研究可说明 PMG 作为参与致痫网络的一部分,而致痫区的定位需要结合多种术前评估手段才能准确定位,其中,颅内电极监测对于 PMG 患者致痫区的定位至关重要。此外,置入颅内电极后,通过皮质电刺激,可以准确定位功能区的位置,并为术中切除致痫区而不损伤功能区提供可靠的依据。

2. 手术方法　对于耐药性癫痫的 PMG 患者,手术治疗可能是控制癫痫发作最佳的治疗方式,而且建议尽早进行手术治疗。然而,由于 PMG 病灶部位往往位于外侧裂周围或为广泛分布型,与功能区关系较为密切,且致痫区部位不易确定,手术疗效不肯定,因此,对于外科手术治疗 PMG 应持谨慎态度,需利用各种无创和微创的术前评估手段,进行手术策略的抉择。根据 PMG 病灶分布和部位,其相关的手术策略也有所不同。

(1) 局灶性切除:对于影像学上病灶较局限,且位于非功能区的患者,可以直接行局灶性切除。如额叶分布型的 PMG 患者。若影像学上病灶比较广泛,但经过非侵袭性检查后,致痫区相对局限,为精确定位致痫区位置,可置入立体定向电极,借助 SEEG 技术,实现对致痫区的局灶性切除。部分广泛分布型的 PMG 患者,经过细致的术前评估后,仍有外科局灶性切除手术的机会。

（2）多脑叶切除或多脑叶离断术：对于致痫区累及多个脑叶，可行多脑叶切除术，或多脑叶离断术。比如对于矢状面旁顶枕分布型的 PMG 患者，致痫区累及顶、枕叶，可以选择该种术式，若颞叶也有累及，可以选择颞顶枕叶离断术。

（3）大脑半球离断术：对于致痫区累及一侧大脑半球，若对侧肢体活动已明显受到影响，手术不再考虑保护功能的问题，可以选择大脑半球离断术。若对侧肢体活动良好，手术需保护患者肢体活动及手的精细运动，可以在电生理监测下，选择行大脑半球次全离断术。该种术式可适用于病变位于一侧的外侧裂周围型的 PMG 患者。

（4）立体定向引导下射频热凝术（stereoelectroencephalography guided radiofrequency thermocoagulation, SEEG guided RFTC）：对于致痫区与功能区关系较为密切的 PMG 患者，或者脑室旁灰质异位型的 PMG 患者，直接手术切除影响功能区。我们可以对这类患者可疑致痫区的位置埋置立体定向电极，根据异常放电位置和范围，对致痫区进行 RFTC，其优点在于：立体定向电极定位精确，可以利用相邻电极，进行多个病灶的毁损；可以实现术前、术中、术后的实时脑电图监测，以判断射频热凝效果；可以预测可能出现的射频热凝术后的并发症，并在射频热凝中对功能区加以保护；射频热凝一般不需要全麻，患者配合较好，术后恢复较快。对于 PMG 的立体定向电极射频热凝治疗，仅有少量文献报道，可获得相对良好的结果。但是需要很高术前评估水平，在设计电极方案时应综合所有术前评估的结果对致痫网络有一个合理的分析与计划。

四、预后

针对 PMG 患者的外科切除手术疗效，既往文献报道 PMG 患者切除手术预后不一：Wang 等总结了 12 例 PMG 患者，平均随访时间为 7 年，Engel Ⅰ级 6 例，Engel Ⅱ级 1 例，Engel Ⅲ级 3 例，Engel Ⅳ级 2 例。Shain 等总结了 9 例 PMG 患者，平均随访时间为 1 年，Engel Ⅰ级 7 例。Wichert-Ana 等总结了 12 例 PMG 患者，仅有 3 例为 Engel Ⅰ级。近期发表了一篇多中心研究表明，58 例 PMG 所致难治性癫痫患者行外科手术治疗，2 年癫痫无发作率高达 72%。其中，77% 的患者均置入立体定向电极，并于 SEEG 引导下精确定位致痫区位置，并予以局灶性切除。该研究还强调，利用 SEEG 技术，通过解剖-电-临床定位相关致痫区，而并非完全根据影像学上 PMG 病灶范围定位致痫区，手术切除后可获得良好效果。换言之，只要经过详细的术前评估，利用现有的非侵袭性检查和侵袭性检查，不必全部切除影像学上的 PMG 病灶，也可达到癫痫无发作的效果。上述研究结果也为广泛分布型的 PMG 患者进行局灶性切除手术提供了一定的证据。因此也有学者指出，术前进行详细的多模态影像学和脑电图检查，严格选择适合外科手术治疗的 PMG 患者，对于 PMG 手术患者长期随访的良好预后具有积极的意义。

（刘　畅　蔡立新）

第六节　半侧巨脑畸形的手术治疗

一、流行病学

半侧巨脑畸形（hemimegalencephaly, HMEG）是一种罕见的先天性脑皮质发育畸形。其男女患病比例大约为 1:1，大概 1 000 个癫痫病儿中，有 1~3 个 HMEG 病儿。尽管 HMEG 患者十分罕见，但是对于儿童癫痫外科手术，HMEG 的患者占到了一定的比例，尤其是对于那些难治性癫痫行大脑半球切除或离断手术的患者。北京大学第一医院儿童癫痫中心 2015 年 6 月—2019 年 7 月共手术治疗 36 例 HMEG 患儿。

二、临床表现与分型

（一）临床分型

根据临床表现，有学者将 HMEG 分为 3 种类型：单纯型、系统型和全部型。单纯型是最经典和常见的类型。病变仅累及一侧大脑半球，未累及皮肤或其他脏器等解剖结构（图 21-13）。系统型除有单纯型的特点外，还伴随部分或完全的偏侧肥大症（图 21-14）和/或神经皮肤综合征（图 21-15）。全部型较为少见，病变不仅累

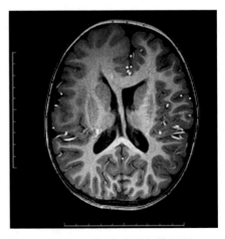

图 21-13　右侧 HMEG 的 MRI

右侧大脑半球可见灰质增厚，灰白质交界不清，脑沟变浅且增宽。

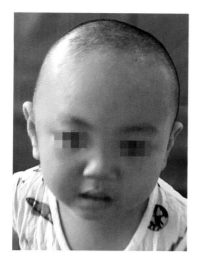

图 21-14　HMEG 患者的外貌特征
右侧头颅较对侧大，右耳较左侧大。

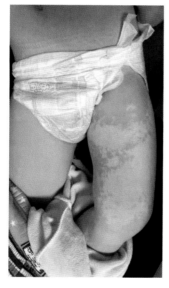

图 21-15　HMEG 患者的下肢皮肤表现
左下肢可见 Ito 色素减退症。

及一侧大脑半球，而且累及同侧小脑、脑干等解剖结构。

（二）神经系统临床表现

HMEG 经典的神经系统三联征表现为精神运动发育倒退、神经系统功能缺陷和癫痫发作。不同患者上述表现轻重程度不一，仅有少数患者表现程度较轻，甚至可以不出现精神运动发育倒退，口服抗癫痫药物可完全控制癫痫发作。然而，绝大部分病例伴有严重的精神运动发育迟滞，若不早期进行外科手术干预，患儿的癫痫发作程度逐渐进展，甚至出现癫痫持续状态，进而导致猝死。

精神运动发育倒退的严重程度与病变半球的病灶严重程度有关，也与正常半球的代偿功能相关。不仅如此，癫痫病程时间越长、抗癫痫药物控制发作不佳，上述

因素都会进一步导致精神运动发育的倒退。神经系统功能缺陷主要表现为逐渐出现的一侧肢体偏瘫和同向性偏盲，较少见脑神经损伤。受病变半球的影响，对侧肢体偏瘫表现最为明显，由于儿童配合程度略差于成人，同向性偏盲表现并不明显。脑神经损伤偶见于视神经萎缩和动眼神经麻痹。

癫痫发作是 HMEG 最主要的临床表现，超过 90% 的 HMEG 患者均有癫痫发作。HMEG 患儿出生后早期即可出现癫痫发作，而出生 6 个月以后起病的较为罕见。癫痫发作类型表现多种多样：强直性发作、失张力发作、肌阵挛发作、痉挛发作等。同一患者可出现不同类型的发作形式。HMEG 最常见的癫痫发作形式为部分性发作起源，并且很少继发全面性发作。出生后的几周内，HMEG 患儿经常出现轻微的部分性发作或非对称性痉挛发作。1 岁以后，HMEG 患儿逐渐开始出现严重的部分运动性发作形式，伴或不伴有丛集性非对称性痉挛发作。对于癫痫综合征而言，HMEG 患儿在 3～4 个月大时，伴随着多种癫痫发作形式和脑电图暴发抑制现象，首先常常表现为 Ohtahara 综合征。随着发作形式进展为非对称性痉挛发作，脑电图表现为典型的高度失律现象，HMEG 患儿开始表现为 West 综合征。1 岁以后，随着发作形式的进一步改变，HMEG 患儿可表现为 Lennox-Gastaut 综合征。最终，HMEG 患儿可进展为部分性癫痫发作，甚至癫痫持续状态。HMEG 患儿在病程初期即显示出对抗癫痫药物的耐药性，推测与病变半球的强致痫性相关。

（三）其他临床表现

巨大头颅、偏侧肥大症、神经皮肤综合征是 HMEG 患儿常见的其他临床表现。HMEG 患儿在出生时或出生后早期即可表现为巨大头颅，往往是病变侧的头颅大于对侧。偏侧肥大症往往累及颅内病变的同侧半身，或常见于部分躯体，比如面部。偏侧肥大症有时伴随神经皮肤综合征，如 I 型神经纤维瘤病、结节性硬化、表皮痣综合征、Ito 色素减退症、Klippel-Trenaunay-Weber 综合征等。

三、术前评估

（一）遗传学检查

有研究表明，HMEG 可能与 PI3K-AKT3-mTOR 通路的基因变异有关。该研究共纳入了 20 例 HMEG 患者，应用二代测序技术（next generation sequencing，NGS）对脑组织和外周血进行检测，共 6 例患者检测到 mTOR 通路相关的基因变异，包括 *PIK3CA*、*AKT3* 和 *MTOR* 基因变异。HMEG 的形成，不仅与 mTOR 通路有关，而且与

体细胞变异息息相关。一般在胚胎发育过程中,体细胞变异发生的时期越早,表型越严重。因此,对于怀疑HMEG的患者,行NGS检测,可检测出HME患者的体细胞变异。

(二)脑电图

随着年龄的变化,HMEG患儿发作间期的放电模式是不同的。在出生后前几周,发作间期脑电图显示为非对称性背景活动,病变半球可见散发的棘波和/或棘慢复合波。与此同时,还有两种特殊的放电模式:病变侧的暴发抑制和高度失律现象。出生1年后,发作间期脑电图进一步进展,表现为棘波、多棘波、慢波或节律性α样电活动。有时,发作间期脑电图也可表现为双侧放电,说明病变侧逐渐累及到对侧半球。此时,可通过发作期脑电图的异常放电侧别,以确定病变半球。发作期可记录到多种发作模式,包括局灶性发作、痉挛发作、肌阵挛发作、强直-阵挛发作等。

(三)影像学

头部MRI可作为诊断HMEG的金标准。对于绝大多数病例而言,HMEG最显著的特征是病变半球的异常增大,甚至导致中线向健侧移位。同时,病变侧的侧脑室大小和形状可见异常改变,侧脑室额角往往变得笔直,而枕角显著扩大。由于HMEG属于皮质发育畸形的一种,MRI可见灰质增厚,灰白质交界不清,脑沟变浅且增宽,脑回可呈无脑回、多小脑回等。MRA、MRV可显示发育异常的血管,主要表现为矢状窦向健侧移位,引流入矢状窦的静脉和外侧裂静脉血管异常增粗,动脉性血管过度形成等。功能影像学如PET-CT、SPECT也通常作为术前评估的常用手段之一,典型的发作期影像表现为病变半球高代谢、高灌注,发作间期表现为病变半球低代谢、低灌注。

四、手术方法

HMEG患者通过口服抗癫痫药物,难以控制癫痫发作,因此,首选推荐外科手术治疗。HMEG为半球病变,半球手术也应为最佳的手术方式。手术方式可采用解剖性大脑半球切除术、功能性大脑半球切除术或大脑半球离断术。

对于HMEG患者,解剖性大脑半球切除术的优势在于癫痫无发作率优于功能性大脑半球切除术,然而,含铁血黄素沉着症、脑积水、大量出血等术中、术后并发症出现的概率较高,尤其是术中大量出血。由于HMEG患者脑表面血管增生,且血管、脑回等解剖结构异常,这些都增加了外科切除手术难度,从而导致术中出血量较多。因此,对于解剖性大脑半球切除术,手术首先要确

保阻断主要的供血动脉。其中,大多数病例中,大脑中动脉的阻断最为重要。由于HMEG患者病变侧脑回畸形,两根大脑前动脉有时并非在同一水平面出现,而是在同一垂直面出现,因此术中阻断大脑前动脉时,需权衡利弊,确保阻断病变侧血管,且不损伤对侧大脑前动脉为宜。由于偏侧巨脑,导致术中抬起颞叶暴露大脑后动脉较为困难,因此手术阻断大脑后动脉难度较大。其次,手术要尽量控制来源于静脉的出血。HMEG患者的桥静脉短小粗大,且容易撕裂,术中需尽量减少不必要的牵拉,以减少静脉出血。手术需保留病变侧丘脑和基底核,并将凸面硬脑膜缝合于大脑镰、中颅窝底及小脑幕,以减少硬膜下腔空间,用肌肉填塞同侧脑室的Monro孔使硬膜下腔和脑室系统隔离,以减少术后并发症的发生。

功能性大脑半球切除术首先由Rasmussen于1983年提出,手术主要切除了部分脑组织,如颞叶、部分额叶和顶枕叶,保留岛叶皮质和基底核等结构,并将剩余的脑叶与胼胝体和脑干等结构离断分开。由于偏侧巨脑有时累及岛叶皮质等结构,因此如果岛叶皮质未完全离断,往往手术疗效不佳。

1992年,Delalande提出了大脑半球离断术的手术方式,通过减少脑组织的切除体积,增加离断的比例,进而达到减少手术时间和术中出血量的目的。离断手术的入路主要分为两类,一类是环岛叶大脑半球离断术,另一类是平行矢状窦大脑半球离断术。所有的半球离断术有四点共性:颞叶内侧结构的切除、经脑室胼胝体切开术、内囊和放射冠传导纤维的阻断、额水平面纤维的离断。环岛叶大脑半球离断术主要是通过切除部分额顶岛盖,进而达到离断的目的;而平行矢状窦大脑半球离断术主要是通过切除部分额顶叶皮质结构,打开侧脑室顶部,进而达到离断的目的。大脑半球离断术的优势在于手术切口小,术中出血少,患者术后恢复较快。缺点是对于HMEG患者而言,由于解剖结构异常,容易造成离断不完全,从而残留致痫组织,导致癫痫复发。

五、预后

对于HMEG患者大脑半球手术,随访平均5年癫痫无发作率在60%~72%之间。北大医院儿童癫痫中心2015年6月~2019年7月共手术治疗36例HMEG患儿。随访中位时间2.7年,Kaplan-Meier分析1年、2年、3年无发作率分别为91.7%、88.7%、79.4%。有6例患儿仍有发作,4例术后发作起始于患侧半球,2例术后发作起始于对侧半球。并发症主要包括术中大量出血、脑积水、颅内感染、硬膜下血肿等。分析癫痫复发的

原因,考虑 HMEG 患者解剖结构异常,手术容易造成离断不完全,主要表现为残留致痫组织与对侧半球仍有关联,或与同侧基底核、丘脑或下行纤维相连有关。对于术后认知功能的影响,有研究显示,早期手术的患者术后发育商较高,而术前癫痫病程的时间越长,患者术后发育商越低,术后认知功能越差。由于半球手术患者术后认知功能主要依靠健侧半球,因此健侧半球功能的好坏决定了术后患者的认知功能。对于半球术后的运动功能,往往手的精细运动功能影响很大,而对行走功能影响较小。

(刘　畅　蔡立新)

参考文献

[1] BARKOVICH A J, GUERRINI R, KUZNIECKY R, et al. A developmental and genetic classification for malformations of cortical development: update 2012[J]. Brain, 2012, 135(Pt 5): 1348-1369.

[2] DESIKAN R S, BARKOVICH A J. Malformations of cortical development[J]. Ann Neurol, 2016, 80(6): 797-810.

[3] GUERRINI R, DOBYNS W B. Malformations of cortical development: clinical features and genetic causes[J]. Lancet Neurol, 2014, 13(7): 710-726.

[4] BLUMCKE I, SPREAFICO R, HAAKER G, et al. Histopathological Findings in Brain Tissue Obtained during Epilepsy Surgery[J]. N Engl J Med, 2017, 377(17): 1648-1656.

[5] SUBRAMANIAN L, CALCAGNOTTO M E, PAREDES M F. Cortical Malformations: Lessons in Human Brain Development[J]. Front Cell Neurosci, 2020, 13: 576.

[6] SEVERINO M, GERALDO A F, UTZ N, et al. Definitions and classification of malformations of cortical development: practical guidelines[J]. Brain, 2020, 143(10): 2874-2894.

[7] PESTANA KNIGHT E M, GONZALEZ-MARTINEZ J, GUPTA A. Pre-operative evaluation in pediatric patients with cortical dysplasia[J]. Childs Nerv Syst, 2015, 31(12): 2225-2233.

[8] MAILLARD L G, TASSI L. Stereo-electroencephalography and surgical outcome in polymicrogyria-related epilepsy: a multicentric study[J]. Ann Neurol, 2017, 82(5): 781-794.

[9] COSSU M, PELLICCIA V, GOZZO F, et al. Surgical treatment of polymicrogyria-related epilepsy[J]. Epilepsia, 2016, 57(12): 2001-2010.

[10] SUBRAMANIAN L, CALCAGNOTTO M E, PAREDES M F. Cortical Malformations: Lessons in Human Brain Development[J]. Front Cell Neurosci, 2020, 13: 576.

[11] GUERRINI R, DUCHOWNY M, JAYAKAR P, et al. Diagnostic methods and treatment options for focal cortical dysplasia[J]. Epilepsia, 2015, 56(11): 1669-1686.

[12] TASSI L, COLOMBO N, COSSU M, et al. Electroclinical, MRI and neuropathological study of 10 patients with nodular heterotopia, with surgical outcomes[J]. Brain, 2005, 128(Pt 2): 321-337.

[13] TYVAERT L, HAWCO C, KOBAYASHI E, et al. Different structures involved during ictal and interictal epileptic activity in malformations of cortical development: an EEG-fMRI study[J]. Brain, 2008, 131(Pt 8): 2042-2060.

[14] DUBEAU F, TAMPIERI D, LEE N, et al. Periventricular and subcortical nodular heterotopia. A stu[J]. dy of 33 patients[J]. Brain, 1995, 118(Pt 5): 1273-1287.

[15] BATTAGLIA G, GRANATA T, FARINA L, et al. Periventricular nodular heterotopia: epileptogenic findings[J]. Epilepsia, 1997, 38(11): 1173-1182.

[16] BERNASCONI A, ANTEL S B, COLLINS D L, et al. Texture analysis and morphological processing of magnetic resonance imaging assist detection of focal cortical dysplasia in extra-temporal partial epilepsy[J]. Annals of neurology, 2001, 49(6): 770-775.

[17] BARKOVICH A J, . KUZNIECKY R I. Gray matter heterotopia[J] Neurology, 2000, 55(11): 1603-1608.

[18] MITCHELL L A, SIMON E M, FILLY R A, et al. Antenatal diagnosis of subependymal heterotopia[J]. AJNR American journal of neuroradiology, 2000, 21(2): 296-300.

[19] ESQUENAZI Y, KALAMANGALAM G P, SLATER J D, et al. Stereotactic laser ablation of epileptogenic periventricular nodular heterotopia[J]. Epilepsy research, 2014, 108(3): 547-554.

[20] VALTON L, GUYE M, MCGONIGAL A, et al. Functional interactions in brain networks underlying epileptic seizures in bilateral diffuse periventricular heterotopia[J]. Clin Neurophysiol, 2008, 119(1): 212-223.

[21] THOMPSON S A, KALAMANGALAM G P, TANDON N, et al. Intracranial evaluation and laser ablation for epilepsy with periventricular nodular heterotopia[J]. Seizure, 2016, 41: 211-216.

[22] YAKOVLEV P I, WADSWORTH R C. Schizencephalies: a study of the congenital clefts in the cerebral mantle: clefts with fused lips[J]. J Neuropathol Exp Neurol. 1946, 5: 116-130.

[23] GRIFFITHS P D. Schizencephaly revisited[J]. Neuroradiology, 2018, 60(9): 945-960.

[24] YONEDA Y, HAGINOYA K, KATO M, et al. Phenotypic spectrum of COL4A1 mutations: porencephaly to schizencephaly[J]. Ann Neurol, 2013, 73(1): 48-57.

［25］ KHALID R，KRISHNAN P，ANDRES K，et al. COL4A1 and fetal vascular origins of schizencephaly［J］. Neurology，2018，90（5）：232-234.

［26］ WHITE A L，HEDLUND G L，BALE J F. Congenital cytomegalovirus infection and brain clefting［J］. Pediatric neurology，2014，50（3）：218-223.

［27］ BRAGA V L，DA COSTA M D S，RIERA R，et al. Schizencephaly：A Review of 734 Patients［J］. Pediatric neurology，2018，87：23-29.

［28］ TYLS F，BRUNOVSKY M，SULCOVA K，et al. Latent Schizencephaly With Psychotic Phenotype or Schizophrenia With Schizencephaly？ A Case Report and Review of the Literature［J］. Clin EEG Neurosci，2019，50（1）：13-19.

［29］ NABAVIZADEH S A，ZARNOW D，BILANIUK L T，et al. Correlation of prenatal and postnatal MRI findings in schizencephaly［J］. AJNR Am J Neuroradiol，2014，35（7）：1418-1424.

［30］ ZHANG J，YANG Z，YANG Z，et al. Successful surgery for refractory seizures associated with bilateral schizencephaly：two case reports and literature review［J］. Neurol Sci，2016，37（7）：1079-1088.

［31］ BARKOVICH A J. Current concepts of polymicrogyria［J］. Neuroradiology，2010，52（6）：479-487.

［32］ SHAIN C，RAMGOPAL S，FALLIL Z，et al. Polymicrogyria-associated epilepsy：a multicenter phenotypic study from the Epilepsy Phenome/Genome Project［J］. Epilepsia，2013，54（8）：1368-1375.

［33］ LEVENTER R J，JANSEN A，PILZ D T，et al. Clinical and imaging heterogeneity of polymicrogyria：a study of 328 patients［J］. Brain，2010，133（Pt 5）：1415-1427.

［34］ PELTOLA M E，LIUKKONEN E，GRANSTROM M L，et al. The effect of surgery in encephalopathy with electrical status epilepticus during sleep［J］. Epilepsia，2011，52（3）：602-609.

［35］ MAILLARD L G，TASSI L，BARTOLOMEI F，et al. Stereoelectroencephalography and surgical outcome in polymicrogyria-related epilepsy：A multicentric study［J］. Annals of neurology，2017，82（5）：781-794.

［36］ WICHERT-ANA L，DE AZEVEDO-MARQUES P M，OLIVEIRA L F，et al. Ictal technetium-99 m ethyl cysteinate dimer single-photon emission tomographic findings in epileptic patients with polymicrogyria syndromes：a subtraction of ictal-interictal SPECT coregistered to MRI study［J］. European journal of nuclear medicine and molecular imaging，2008，35（6）：1159-1170.

［37］ CHASSOUX F，LANDRE E，RODRIGO S，et al. Intralesional recordings and epileptogenic zone in focal polymicrogyria［J］. Epilepsia，2008，49（1）：51-64.

［38］ LIU Y，ZHOU W，HONG B，et al. Multiple Stereoelectroencephalography-Guided Radiofrequency Thermocoagulations for Polymicrogyria With Startle Seizures：A Case Report［J］. Frontiers in neurology，2019，10：1095.

［39］ WANG D D，KNOX R，ROLSTON J D，et al. Surgical management of medically refractory epilepsy in patients with polymicrogyria［J］. Epilepsia，2016，57（1）：151-161.

［40］ TROUNCE J Q，RUTTER N，MELLOR D H. Hemimegalencephaly：diagnosis and treatment［J］. Developmental medicine and child neurology，1991，33（3）：261-266.

［41］ FLORES-SARNAT L. Hemimegalencephaly：part 1. Genetic，clinical，and imaging aspects［J］. Journal of child neurology，2002，17（5）：373-84；discussion 84.

［42］ VIGEVANO F，BERTINI E，BOLDRINI R，et al. Hemimegalencephaly and intractable epilepsy：benefits of hemispherectomy［J］. Epilepsia，1989，30（6）：833-843.

［43］ SASAKI M，HASHIMOTO T，FURUSHIMA W，et al. Clinical aspects of hemimegalencephaly by means of a nationwide survey［J］. Journal of child neurology，2005，20（4）：337-341.

［44］ LEE J H，HUYNH M，SILHAVY J L，et al. De novo somatic mutations in components of the PI3K-AKT3-mTOR pathway cause hemimegalencephaly［J］. Nature genetics，2012，44（8）：941-945.

［45］ SALAMON N，ANDRES M，CHUTE D J，et al. Contralateral hemimicrencephaly and clinical-pathological correlations in children with hemimegalencephaly［J］. Brain，2006，129（Pt 2）：352-365.

［46］ DI ROCCO C，IANNELLI A，MARCHESE E，et al. ［Surgical treatment of epileptogenic hemimegalencephaly］［J］. Minerva pediatrica，1994，46（5）：231-237.

［47］ BATTAGLIA D，DI ROCCO C，IUVONE L，et al. Neurocognitive development and epilepsy outcome in children with surgically treated hemimegalencephaly［J］. Neuropediatrics，1999，30（6）：307-313.

［48］ LIU Q，MA J，YU G，et al. Postoperative seizure and developmental outcomes of children withhemimegalencephaly and drug-resistant epilepsy［J］. Seizure，2021，92：29-35.

第二十二章 局灶性皮质发育不良

局灶性皮质发育不良(focal cortical dysplasia,FCD)是皮质发育畸形(malformation cortical development,MCD)的一个亚型,在 MCD 所致的耐药性癫痫(drug-resistant epilepsy,DRE)中,FCD 占绝大多数。目前在很大一部分病例标本中检测发现,FCD(尤其是 II 型)是一组由 PI3K/Akt/mTOR 通路(调控神经元生长和迁移的关键途径)的基因发生突变,导致生殖细胞或体细胞异质性发育障碍。FCD 的特征是皮质分层、细胞形态异常等,同时也是导致 DRE 的重要原因之一。

大脑皮质在发育过程中有 3 个阶段最容易受到干扰,进而导致不同亚型的 FCD,分别是:神经元-神经胶质细胞的增殖,分裂和分化阶段,神经元迁移至皮质的过程中,大脑皮质结构最终形成的过程。2011 年国际抗癫痫联盟(ILAE)根据不同亚型的临床报道、影像学、组织病理学的基础将 FCD 分为 3 型(I、II、III)。I 型:皮质分层异常的皮质畸形;II 型:皮质分层破坏及特殊细胞学异常的皮质畸形;III 型:皮质分层异常与某个责任病变相关,如海马硬化、肿瘤、血管畸形、其他早年获得性病损等(详见本章第一节)。

在流行病学方面 FCD 数据很有限,在一般人群中其实际发病率和患病率尚不清楚。而且,FCD 作为偶发的影像学表现似乎也并不常见。然而,在耐药性癫痫接受手术的患者中(特别是儿童),FCD 可能占新皮质癫痫病例的大多数。有趣的是,许多所谓的"MRI 阴性"的癫痫病例,实际上是由于 MRI 无法发现但在切除的组织病理学分析中发现的微小 FCD 所致。细分来看,由于 FCD I 型的 MRI 基本上是阴性的,可能会被漏诊,各大癫痫中心所报道的发病率相差较大,目前发病率不是很清楚。FCD II 型中以 FCD IIb 型为主,FCD IIa 型的比例相对较小。FCD IIb 在各癫痫中心报道的手术切除的 FCD 中发病率为 18%~80%,其差异较大的原因可能是有些研究将微小皮质发育畸形归类于 FCD。FCD III 型由于病因复杂,目前暂无整体相应流行病学发病率的报道。

1971 年 Taylor 等首次命名 FCD,随着 MRI 的发展应用和大量"症状性癫痫"病例的发现,FCD 引起的癫痫正在被人们广泛认识。在 DRE 患者术后病理诊断中 50% 以上为 FCD,而且 FCD 是儿童癫痫手术最常见的组织病理类型,是成人癫痫手术的第二大常见病因,多数的 FCD 癫痫患者需通过手术治疗才能获得缓解。目前认为多数 FCD 是一种先天发育缺陷,常引起癫痫、发育迟缓或倒退、局部神经功能障碍等。正确认识 FCD 的分类,对癫痫外科的术前评估、制定手术计划以及预后判断等方面具有十分重要的意义。

第一节 局灶性皮质发育不良的分类

一、FCD I 型

凡是影响新皮质分层的发育性或获得性皮质发育畸形均可包括在其中。

(一) FCD Ia(皮质径向分层异常)发病机制及病理学特点

FCDIa 型为伴放射状皮质分层异常的 FCD。该型的病理特点是出现大量微型柱状结构(主要在第 3 层内)。微型柱状结构是指 Neu-N 免疫组化染色,出现 8 个以上神经元垂直排成一列,这些垂直成列的神经元直径小,细胞大小 $<250\mu m^2$(图 22-1)。既往研究显示妊娠中期或妊娠中期之后胎儿端脑皮质板的组织学重组,可能与 FCD Ia 型的微柱状组织学结构相关。FCD Ia 型可能是妊娠中期皮质重组中的局灶性"成熟停滞",随着年龄增长,逐步形成病理性疾病。

(二) FCD Ib(皮质切向分层异常)发病机制及病理学特点

FCD Ib 型为皮质神经元切向分层异常的 FCD,并伴有薄层特异性神经元缺乏,其 6 层切向结构除第 1 层外,其他 5 层无法分层,各层间界线模糊不清(图 22-2)。FCD Ib 型神经核抗原在特定层中神经元缺乏的出现,并不是组织学染色和相邻切片中其他免疫细胞化学反应性所显示的神经元的真正丧失,而是这些神经元中神经核抗原表达的丧失,甚至可能在组织学上没有改变。其中与钙结合抗原(例如钙网蛋白和小白蛋白)的抗体具有反应性的 GABA 能中间神经元,其通过神经节隆起的切向迁移而不是径向迁移到达皮质,可能会保留在层状组织中,显示神经核抗原丢失。另一方面,通过免疫细胞化学和 mRNA 鉴定的神经元的层状特异性标志物研究显示,这些细胞产物的代谢缺陷也许确实会产

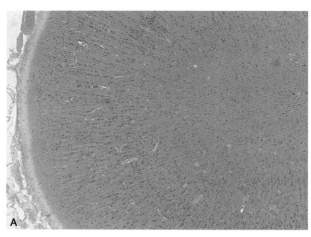
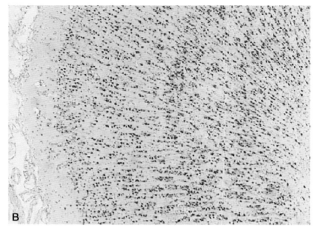

图 22-1 FCD Ⅰa 型的组织学表现

A. 皮质内神经元呈径向结构紊乱,呈放射样微柱状结构(HE×40 倍);B. 免疫组化染色 NeuN 示神经元呈微柱状结构,3 层内见小神经元呈串珠样排列(IHC×40 倍)。

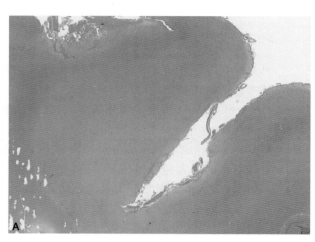
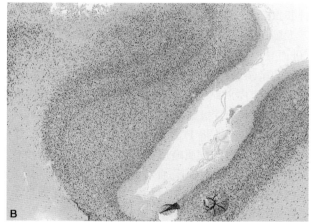

图 22-2 FCD Ⅰb 型的组织学表现

A. 皮质厚薄不均,灰白质分界模糊,神经元呈切线向结构紊乱(HE×40 倍);B. 免疫组化染色 NeuN 示部分区域皮质增厚,3 层及 4 层神经元分界模糊,神经元突起紊乱(IHC×40 倍)。

生 FCD Ⅰb 发育缺陷。同时由于神经元增多,白质的边界通常也不清晰。

(三) FCD Ⅰc(径向及切向皮质分层均异常)发病机制及病理学特点

FCD Ⅰc 型是 FCD Ⅰa 型和 FCD Ⅰb 型的结合,为径向与切向分层异常,仅单纯性病理改变即可诊断为该型(图 22-3),合并其他病变时不能诊断为该型(应归入第Ⅲ型)。另外需注意,术中电生理监测,特别是深部电极以及切除过程中对组织的严重挤压伤的鉴别,挤压伤病理可见不规则形状的独特模式,这些不规则形状会影响皮质或仅某些薄层的厚度。但更细微的压迫可能会导致神经核抗原丧失和其他免疫反应性。所以,在查看具有免疫反应性受损或结构破坏的切片时要考虑它能不能代表真正的病理生理状况,需加以鉴别。

(四) FCDⅠ型影像学特点

由于 FCD Ⅰ型患者组织病理学上仅有皮质分层结构紊乱,其神经元形态正常,并且对整体细胞结构或灰质密度没有足够的改变,MRI 检查往往未提示有病灶,所以大约有 1/3 的 FCD Ⅰ型为"MRI 阴性"。如果高清晰 MRI 及足够薄层的层面扫描,病变范围较局限,可能因皮质下白质存在神经元,增加白质密度,导致白质信号增高和灰白质交界不清,或能够被 MRI 发现。

对于"MRI 阴性"的癫痫患者 PET 的检查非常重要,PET-CT 作为一种功能成像检查。FCD 区域的皮质一般呈低代谢,如果处于发作期可以出现高代谢和混合性代谢区,多见于视频脑电图放电区域,和电活动的异常区域基本相符,并且在病理学上也得到了证实。研究认为 PET-CT 在发现微小的皮质发育异常方面较 MRI 的敏感性更高,特别是 MRI-PET 融合技术以及影像后处理的快速发展为"MRI 阴性"患者的诊断及治疗提供了更有力的保障(图 22-4~图 22-8)。

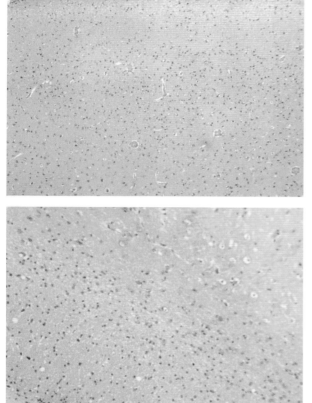

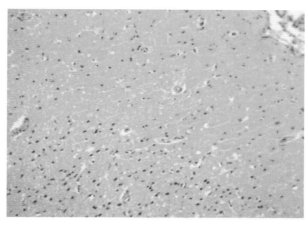

图 22-3　FCD Ⅰc 型的组织学表现

前颞叶皮质厚薄不均,部分皮质神经元层状结构紊乱,可见神经元呈微柱状放射状排列,第 3 层神经元呈串珠样排列,可见灰质异位带,未见畸形核神经元及气球样细胞。病变符合前颞叶 FCD Ⅰc 型。

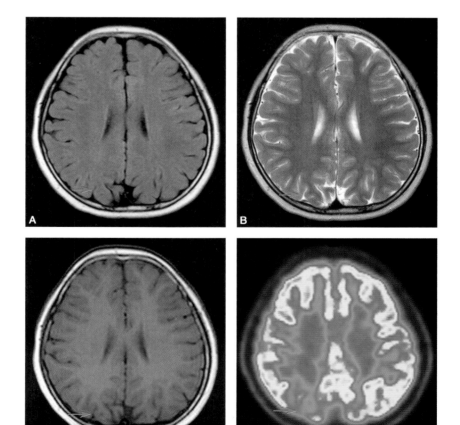

图 22-4　右侧顶枕叶交界区 FCD Ⅰa 型的 MRI 和 PET 表现

右侧顶枕叶交界区 T₁ 加权像(图 A)和 T₂ 加权像(图 B)未见明显异常,T₂ FLAIR(图 C)可见轻度的灰白质交界不清,PET 间歇期(图 D)可见明显低代谢(FCD Ⅰa 型)。

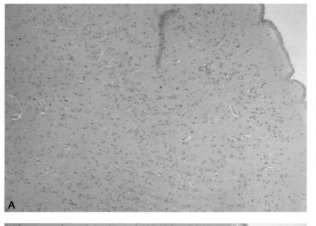

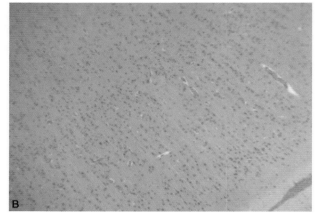

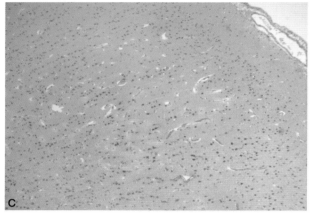

图 22-5　同一病例的病理改变

右侧顶枕叶皮质厚薄不均,大部分区域神经元可见 6 层结构,部分区域 3 层神经排列紊乱,皮质神经元呈放射状排列,神经元呈柱状结构紊乱,未见异型神经元及气球样细胞。病变符合 FCD Ⅰa 型。

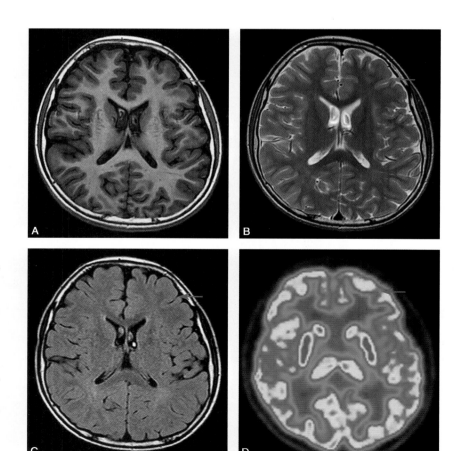

图 22-6　左侧眶额回 FCD Ⅰb 的 MRI 和 PET 表现

A. 左侧额叶眶回 T_1 加权像未见明显异常;B. T_2 加权像可见左侧额叶眶回白质较对侧略稀疏,C. T_2 FLAIR (图 c)可见轻度的灰白质交界不清;D. PET 间歇期可见代谢较对侧减低 (FCD Ⅰb 型)。

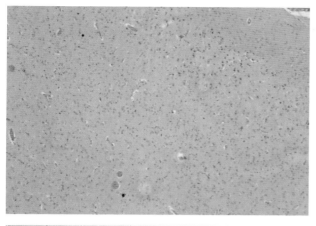
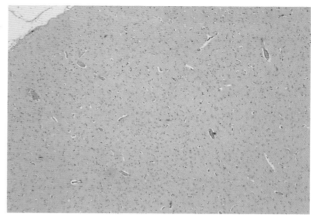
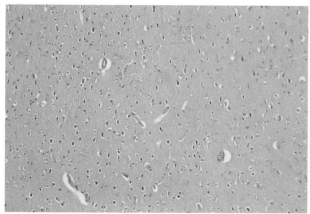

图 22-7 同一病例的病理改变
左侧额叶脑皮质组织厚薄不均,皮质内神经元排列稍紊乱,可见核大,核稍透亮的神经元,未见明确异型神经元及气球样细胞,病变符合(左侧额叶)FCD Ⅰb型。

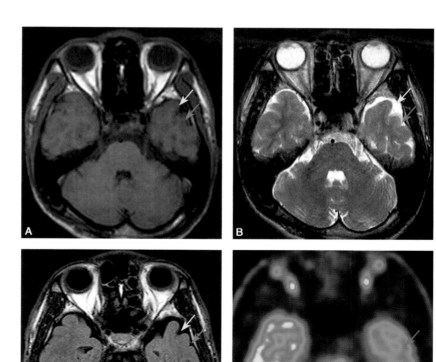

图 22-8 左颞 FCD Ⅰc 的 MRI 和 PET 表现
T₁加权像(图 A)和 T₂加权像(图 B)可见左侧颞极体积较对侧小,蛛网膜间隙增快(黄色箭头),T₂ FLAIR(图 C)可见灰白质交界不清,PET 间歇期(图 D)可见明显低代谢(FCD Ⅰc型)。

【影像及对应病理展示】

二、FCD Ⅱ型

FCD Ⅱ型是一种存在皮质分层破坏及特殊细胞学异常的皮质发育畸形。ILAE 根据其病理结果有无气球细胞分为 FCD Ⅱa 型（有异形神经元但无气球细胞）和 FCD Ⅱb 型（同时有异形神经元及气球细胞）。

（一）FCD Ⅱa 型（皮质发育不良伴异形神经元）

1. 发病机制及病理学特点　FCD Ⅱa 型的特征表现为皮质构筑紊乱，伴有异形神经元，但无气球样细胞的皮质发育畸形（图 22-9），其皮质发育畸形主要发生在皮质构筑阶段。

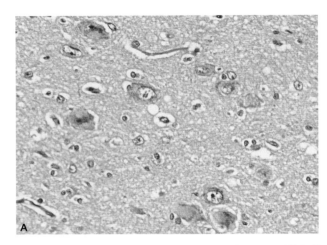
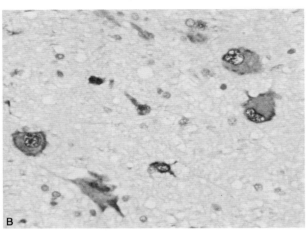

图 22-9　FCD Ⅱa 型的组织学表现

A. 可见皮质结构紊乱，并可见核大核仁明显的异型神经元，神经病细胞质富含嗜碱性颗粒（尼氏体）（HE×400 倍）；B. 3b 免疫组化染色 SMI32 异型神经元阳性（IHC×400 倍）。

2. 影像学特点　FCD Ⅱa 型的影像学改变为皮质形态及厚度的改变，脑沟深度异常等，T2 FLAIR 可见灰白质分界不清。有时蛛网膜下腔局部扩大指向 FCD 病灶有助于诊断。在 MRI 上 FCD Ⅱa 型有时也不易被发现，MRI 对其识别比 FCD Ⅱb 型要难，需要借助于 MRI-PET 的融合仔细比对。FCD Ⅱa 与 FCD Ⅱb 型明显差异是在 FLAIR 序列上并无漏斗形或带状的高信号影（Transmantle 征）（图 22-10、图 22-11）。

（二）FCD Ⅱb 型（皮质发育不良伴异形神经元和气球细胞）

1. 发病机制及病理学特点　FCD Ⅱb 型患者组织病理学可见皮质结构改变，伴有异形神经元、巨大神经元和气球样细胞（图 22-12），FCD Ⅱb 型与 FCD Ⅱa 型的区别在于气球细胞的存在，气球样细胞聚集于皮质下，此部分在 MRI FLAIR 上表现为高信号。FCD Ⅱb 型常以皮质下白质内髓鞘形成不足，脱髓鞘或髓鞘形成障碍为特点，在 FLAIR 上也表现为高信号。在 T₁ 加权成像上，表现为灰白质连接模糊，皮质厚度增加。有研究显示部分 FCD Ⅱb 型患者 9 号染色体短臂上（9q34）的 TSC1 基因存在多态性变异或杂合性丢失，TSC1 基因编码错构瘤蛋白，构瘤蛋白多态性变异也见于结节性硬化（TSC）的患者。

2. 影像学特点　FCD Ⅱb 型常见有脑回和脑沟的异常，如果皮质明显增厚，或邻近白质处伴有明显改变时，在 T_1 加权像就可识别。在 T_2 加权像上 1/3 表现为等信号，2/3 表现为稍高信号。FCD Ⅱb 型与 FCD Ⅱa 型明显差异是在 FLAIR 序列上皮质下有漏斗形或带状的高信号影，白质信号改变常表现为从一个脑回的脑沟底部向脑室逐渐变细，漏斗尖端指向侧脑室，被称为"Transmantle 征"，该特征几乎仅见于 FCD Ⅱb 型。在 T_1 加权和 FLAIR 成像上 FCD Ⅱb 型灰白质模糊比 FCDI 型更明显。FCD Ⅱb 型多为单发病灶，额颞叶最常见。如果出现 2 个以上病灶，或者病灶较广泛，需要与 TSC 鉴别，TSC 可伴有室管膜下巨细胞性星形细胞瘤及室管膜下钙化。病理结果中 FCD Ⅱb 型的气球样细胞，与 TSC 的皮质结节相同或类似，必要时需进一步完善基因检测进行鉴别诊断。FCD Ⅱb 型病灶大小不一，比较小的可能仅局限于脑沟的底部或脑回的表面，其中位于脑沟底部的病灶，脑沟本身常常表现为稍加深、增宽，需要 FLAIR 薄层扫描序列轴位、冠状位、矢状位等多角度分析，必要时将 MRI-PET 融合来进行分析（图 22-13、图 22-14）。如果病灶范围较大，累及范围涉及功能区（如语言区、原始运动皮质或者原始视觉皮质），为避免出现永久功能丧失，病变很有可能无法切除完全，术后癫痫复发率较高。

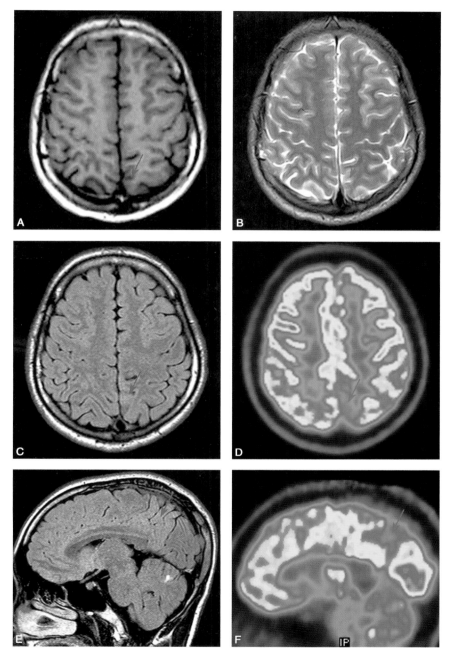

图 22-10　左侧楔前叶 FCD Ⅱa 的 MRI 和 PET 表现

左侧楔前叶 T_1 加权像（图 A）和 T_2 加权像（图 B）可见病变前脑沟增宽，蛛网膜间隙较对侧增大（箭头），T_2 FLAIR（图 C、图 E）可见左侧楔前叶灰白质交界不清，PET 间歇期（图 D、图 F）可见明显低代谢（FCD Ⅱa 型）。

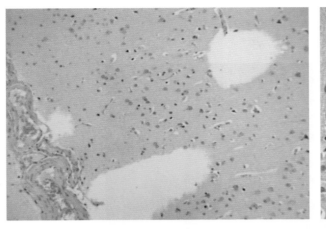
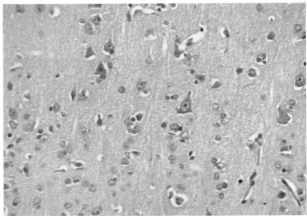
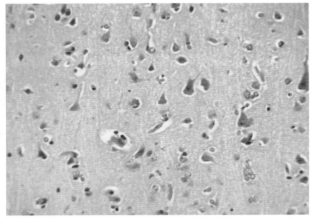

图 22-11　同一病例的病理改变

左侧楔前叶脑组织皮质厚薄不均,皮质内神经元排列紊乱,可见大量的巨大神经元及未成熟神经元,并可见散在的核大,核仁明显,细胞质内见多量尼氏体聚集的异型神经元,未见气球样细胞。符合 FCD Ⅱa 型。

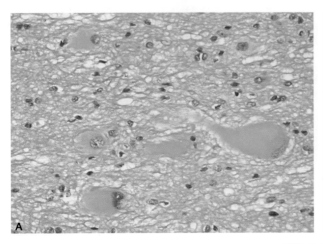
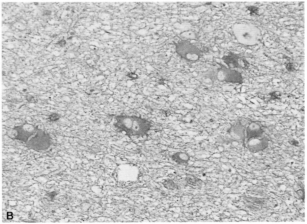

图 22-12　FCD Ⅱb 型的组织学表现

A. 皮质结构紊乱,并可见细胞质丰富、均质、嗜酸性的气球样细胞,细胞核大,核仁显著、偏位,部分见双核(HE×400 倍);
B. 免疫组化染色 Vimentin 气球样细胞阳性(IHC×400 倍)。

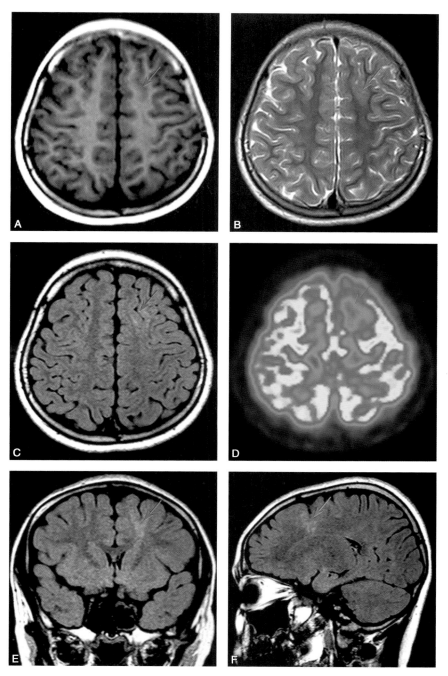

图 22-13　左侧额上沟 FCD Ⅱb 型的 MR 和 PET 表现

A. 左侧额上沟 T_1 加权像未见明显异常；B. T_2 加权像可见额上沟两侧白质稀疏；
C. T_2 FLAIR 可见左侧额上沟两侧灰白质交界不清信号增高；D. PET 间歇期左侧额
上沟可见明显低代谢；E、F. T_2 FLAIR 冠状位、矢状位可见异常信号向侧脑室延伸：
Transmantle 征（箭头）。

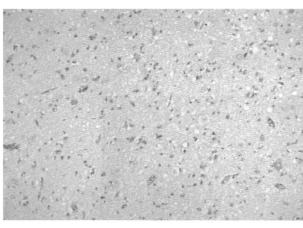
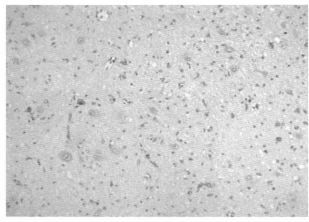

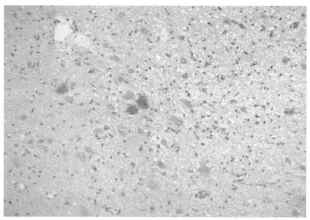

图 22-14　同一病例的病理改变

左侧额叶病变皮质内神经元层状结构紊乱,各层间分界不清,可见未成熟神经元及巨大神经元,局部见散在分布的核大、核仁明显、细胞质内含丰富尼氏体的异型神经元,并可见双核,另见核偏位、细胞质均质红染的气球样细胞。病变符合 FCD Ⅱ b 型。

三、FCD Ⅲ型

(一) FCD Ⅲ a 型(海马硬化合并颞叶皮质分层异常)

1. 发病机制及病理学特点　海马硬化形成原因目前认为与婴幼儿时期的各种损伤有关如:热性惊厥、产伤、脑炎、脑膜炎、脑外伤等,其中以热性惊厥最常见。海马硬化是一种获得性损害,是颞叶癫痫最常见的病因,癫痫发作会继发海马硬化,海马硬化又会加重癫痫发作,是一个恶性循环的过程,海马硬化通常发生在很多年以后。FCD Ⅲ a 型中的 FCD 必须位于海马附近的颞叶,而不是位于新皮质的较远部分。目前 FCD Ⅲ a 型的发病机制尚不清楚,可能与海马硬化的发生及影响有关。海马分区目前多采用 Lorentede 命名,将海马分为 CA1、CA2、CA3 和 CA4 海马区。海马硬化特征性病理学表现为 CA1、CA3 及 CA4 区选择性神经元缺失、胶质细胞的增生、齿状回颗粒细胞层异位神经元散布进入分子层(图 22-15)。同时,FCD Ⅲ a 型中海马硬化的患者颞叶新皮质可出现皮质分层障碍或细胞结构组成(第 5 层外的肥大神经元)的改变(图 22-17)。

2. 影像学特点　海马硬化的典型 MRI 主要表现为:①海马萎缩;②海马信号增高;③侧脑室颞角扩大;④可能伴有颞叶萎缩(图 22-16)。健康人群虽然也会出现海马信号增高,但信号增高和萎缩几乎不会同时出现。正常情况下,边缘系统在 FLAIR 像上信号本身就高于其他皮质,所以需要在冠状位上比较两侧海马体积大小和信号高低,容易发现单侧萎缩性改变,准确率约 80% ~ 90%。另外,约 10% ~ 20% 的患者存在双侧海马硬化,因为无正常的海马作参照,此时测量海马体积将有助于诊断。颞角扩大在海马硬化中比较常见,但也可见于健康人群,甚至在硬化海马的对侧也可出现颞角扩大。所以海马硬化的诊断除了影像学检查外,更重要的是结合患者的电-临床症状、视频脑电图以及功能影像检查来综合评估。海马硬化以海马的 CA1 区最为显著,可累及整个颞叶的灰白质,导致病变侧颞叶萎缩,表现为白质体积减小,与对侧颞叶或其他脑区相比,白质信号增高。FLAIR 像上表现为灰白质分界不清。大约

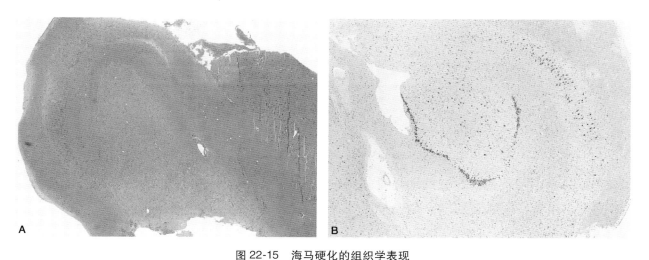

图 22-15 海马硬化的组织学表现

A. 海马内可见完整齿状回,CA 区神经元丢失(HE×100 倍);B. 免疫组化染色 NeuN 时齿状回神经元轻度丢失离散,CA1、CA3、CA4 区神经元重度丢失,CA2 区神经元中度丢失(IHC×100 倍)。

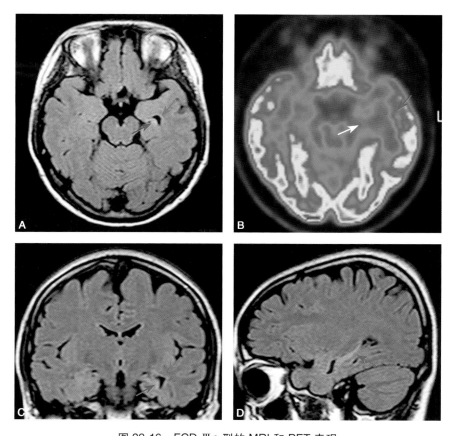

图 22-16 FCD Ⅲa 型的 MRI 和 PET 表现

A、C、D. T$_2$ FLAIR 轴冠矢可见海马体积萎缩,信号增高(红色箭头),颞角扩大(蓝色箭头);B. PET 间歇期可见双侧颞叶内侧代谢减低(左侧明显:白色箭头),左侧颞叶新皮质代谢减低(红色箭头)(FCD Ⅲa 型)。

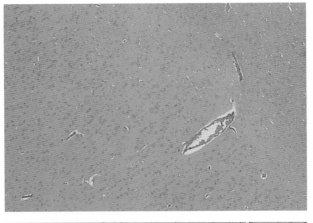

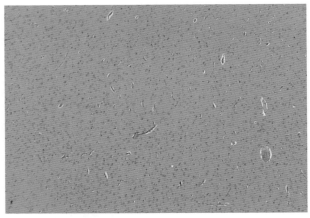

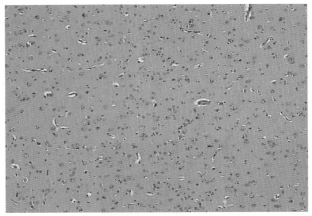

图 22-17 同一病例的病理改变

海马可见齿状回,齿状回不完整,可见 CA1、CA4 区严重丢失,CA2、CA3 区中度丢失。左侧前颞叶部分区域灰质增厚,皮质内神经元排列大致正常,可见巨大神经元及未成熟神经元,未见异型神经元及气球样细胞,部分区域灰质白质分界不清。左侧海马:海马硬化,Ⅰ型;左侧前颞叶:FCD Ⅰb 型;综合诊断:左侧前颞叶 FCD Ⅲa 型。

10% 的海马硬化患者还存在海马以外的致痫病灶,称之为双重病理。如:肿瘤、血管畸形、胶质瘢痕、皮质发育畸形等。但同侧颞极萎缩、T2 加权像信号增高不归属为双重病理。

(二) FCD Ⅲb 型(胶质瘤或神经胶质瘤附近皮质分层异常)

1. 发病机制及病理学特点 在 DRE 患者病因中,约 20% 由胶质神经元肿瘤所致。FCD Ⅲb 型是指胶质瘤或神经胶质瘤附近的皮质异常分层,如:神经节细胞胶质瘤(图 22-18)、胚胎发育不良性神经上皮瘤(DNET)或其他与癫痫相关的肿瘤附近出现新大脑皮质结构和/或细胞结构组成(肥大神经元)的改变,不包含肿瘤浸润到的皮质异常区域(图 22-19)。痫性肿瘤,大约占所有致痫性肿瘤的 40%。目前低级别胶质瘤患

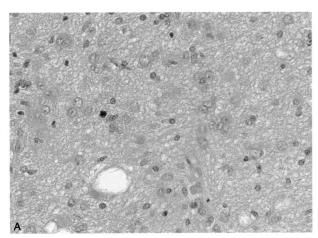

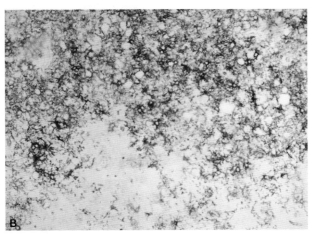

图 22-18 神经节细胞胶质瘤组织学表现

A. 皮质内细胞密度轻度增加,其内见呈"簇状"分布的神经节细胞样肿瘤细胞,细胞核大、核仁显著,周围胶质细胞轻度增生(HE×200 倍);B. 免疫组化染色 CD34 示肿瘤细胞阳性(IHC×200 倍)。

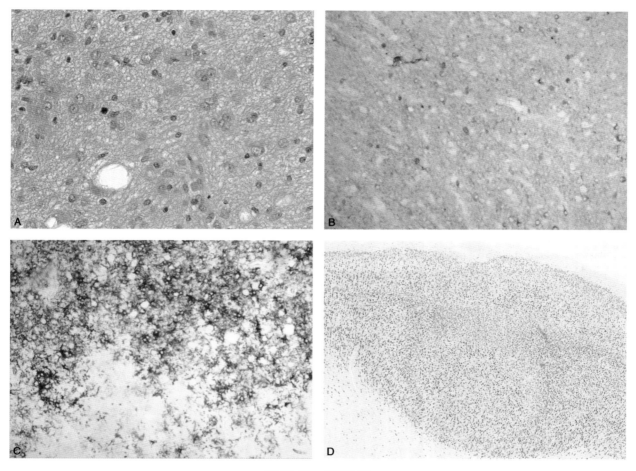

图 22-19　病理改变

A. 脑皮质内神经元排列结构丧失,细胞密度增加,可见多量的节细胞样肿瘤细胞成群成簇状分布,细胞轻度异型性,核分裂不易见(HE×200 倍),B. 肿瘤细胞 BRAF V600E 弥漫强(+),(IHC×200 倍);C. 肿瘤细胞 CD34 弥漫强(+)(IHC×200 倍);D. 肿瘤邻近皮质内部分区域皮质增厚,NeuN 染色显示皮质内神经元排列层状结构紊乱,神经元突起极性丧失,排列紊乱,呈 FCD Ⅰb 样改变。结合邻近皮质存在神经节细胞胶质瘤,诊断为:FCD Ⅲb 型。

者癫痫的发生机制仍不确定,胶质瘤或神经胶质瘤附近周围伴有 FCD,低级别肿瘤与皮质发育异常紧密相关,是难治性癫痫一个重要的原因。

2. 影像学特点　FCD Ⅲb 型的影像学改变在于不同类型的肿瘤其 MRI 及 CT 各有特征,肿瘤周边皮质 T₂ FLAIR 可见灰白质分界不清,信号增高(图 22-20)。如单纯切除肿瘤病灶不一定能控制癫痫发作,需切除肿瘤病灶及周围 FCD 致痫区后,才能取得良好癫痫控制效果,至于切除范围需要结合电-临床症状学、脑电图以及 PET-CT 检查。

(三) FCD Ⅲc 型(血管畸形附近皮质分层异常)

1. 发病机制及病理学特点　FCD Ⅲc 型是指邻近血管畸形、海绵状血管畸形、动静脉畸形、硬脑膜动静脉瘘、发育性静脉畸形、毛细血管扩张症、斯德奇-韦伯综合征(脑面血管瘤病)周围的新皮质结构(皮质分层障碍、发育不良)和/或细胞结构组成(肥大神经元)发生的改变(图 22-21、图 22-22)。因为大多数血管畸形都

是发育性的,其附近皮质的长期慢性缺血可能是导致微柱状组织学结构形成的原因。脑血管畸形导致癫痫发作可能与占位效应、脑组织缺血、缺氧和离子沉积等因素有关。目前认为脑血管畸形的主要病理特点为出血、胶质增生和含铁血黄素沉积,通过以下机制引起癫痫发作。脑血管畸形出血后在出血部位及其周围皮质中含铁血黄素沉积,其中的铁元素可触发自由基和脂质过氧化物的产生,导致癫痫发作。脑血管畸形内或周围常伴有星形胶质细胞的增生、神经元缺失及神经脱髓鞘改变,可能是由于反复亚临床出血、含铁血黄素沉积或血细胞通过扩张的毛细血管渗漏,刺激 AVM 周边脑组织所致,通过代谢异常导致钙内流而引起癫痫发作。畸形血管所引起的周围局灶性脑缺血和缺氧("盗血"和静脉充血所致)、病灶的直接刺激、出血后血肿对脑组织的压迫,以及血液降解产物的毒性作用,都可通过不同的机制引起癫痫发作。

2. 影像学特点　海绵状血管畸形:CT 平扫可见钙

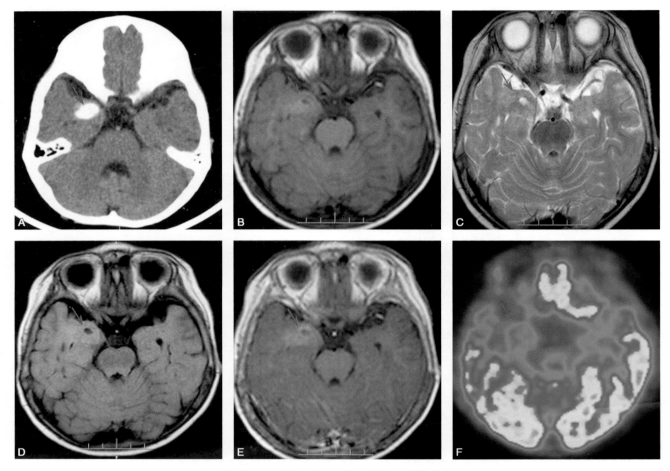

图 22-20 FCD Ⅲb 的 CT、MRI 和 PET 表现

A. 颅脑 CT 可见右侧颞叶钙化灶形成；B、C、E. 颅脑 MRIT₂ 加权像、T₁ 加权像、T₁ 增强可见囊肿周围皮质信号明显增高，囊壁轻度强化；D. T₂ FLAIR 可见右侧颞叶灰白质交界不清，颞极囊肿形成，囊肿周围皮质信号明显增高；F. PET 间歇期可见双侧颞叶内侧代谢减低（左侧明显：白色箭头），右侧颞叶新皮质代谢减低（FCD Ⅲb 型）。

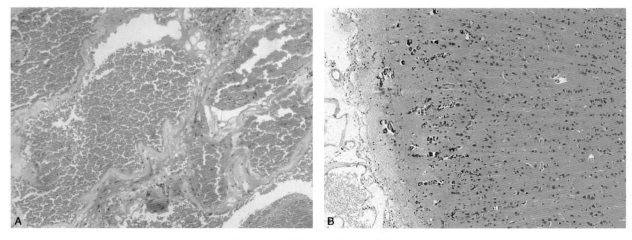

图 22-21 FCD Ⅲc 的组织学表现

A. 海绵状血管瘤可见病变管壁菲薄，管腔扩张、大小不一的畸形血管团，管腔内血管充血（HE，100 倍）；B. 皮质内神经元排列紊乱，未见异性神经元及气球样细胞（HE×100 倍）。

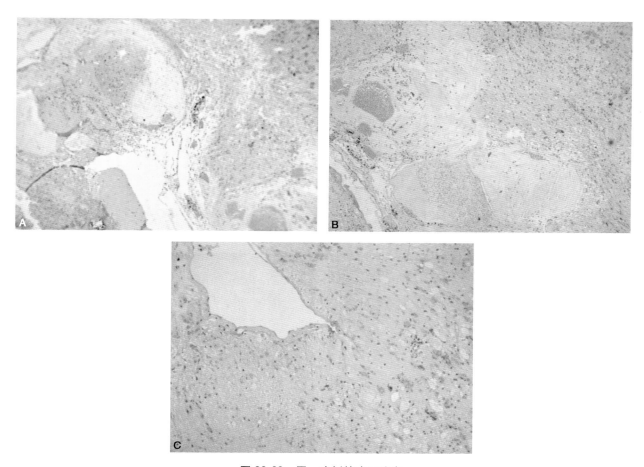

图 22-22 同一病例的病理改变

右侧额叶海绵状血管瘤管壁增厚伴玻璃样变性的血管团,局部出血伴含铁血黄素沉积,并可见软化灶形成。右侧额中回及额眶回:皮质内神经元排列稍紊乱,分子层内细胞密度稍增加,未见异性神经元及气球样细胞。

化形成,部分可见出血。MRI 典型表现为边界清楚的混杂信号病灶,周围有完整的低信号含铁血黄素环,病灶呈"爆米花"状。动静脉畸形:MRI 特征性表现为"黑色蚯蚓样"改变,在 T_2 加权像上显示最清晰(图 22-23),CTA、MRA 可大致显示血流情况,目前 DSA 仍是动静脉畸形诊断"金标准"。硬脑膜动静脉瘘:MRI 特征是血管源性水肿、静脉瘤、出血、管状或迂曲的流空影,CTA 和 MRA 检查可帮助分类病变类型和评价治疗效果,DSA 检查对患者血管内治疗和手术治疗具有重要意义。发育性静脉畸形:MRI 特征为白质内扩张的髓静脉(呈"海蛇头"征、"水母头"征或"伞"征)汇集成穿支静脉,引流到硬脑膜窦或室管膜下静脉,在 SWI 和 T1 加权增强可清晰显示。颅内毛细血管扩张症:一般体积小,SWI 序列是首选、最敏感的检查方法,表现为:点状、圆形或类圆形低信号,与周围组织分界清楚;同时其在 T1 增强序列中也可清晰显示。脑面血管瘤病:CT 平扫为脑皮质点片状或脑回样高密度钙化影,MRI T1 加权增强扫描软脑膜的增厚影和局部皮质的脑萎缩。

(四) FCD Ⅲd 型[其他早年获得的病损(如外伤、缺血损害、脑炎等)附近皮质分层异常]

1. 发病机制及病理学特点 FCD Ⅲd 型是指在早年获得的其他病损附近出现新皮质结构(皮质分层障碍、6 层结构发育不良)和/或细胞结构组成(肥大神经元)的改变(图 22-24、图 22-25),FCD Ⅲd 亚型是不能被 FCD Ⅲa、b、c 归类的类型,多为在发育过程中主要脑动脉闭塞继发缺血性病变如层状坏死,微梗死和出血性损害。FCD Ⅲd 型和Ⅲc 型可能有一些重叠,因为血管畸形也可能引起周围组织缺血、出血损伤,但在神经病理学上很容易分辨出原发性血管畸形。获得性病变对局部脑组织产生一定的损害,原有的神经网络结构被破坏,导致网络结构重建,可能会出现"短路"结构性改变,并成为异常放电和组织构筑学基础。获得性病变导致脑穿通畸形、软化灶、胶质增生、脑萎缩等改变导致癫痫发作,同时囊肿也会对周围脑组织产生压迫使之变性。常见病因包括:出生前的胶质瘢痕、围生期缺血缺氧损害、新生儿期脑出血、脑炎和脑膜炎等感染性疾病、

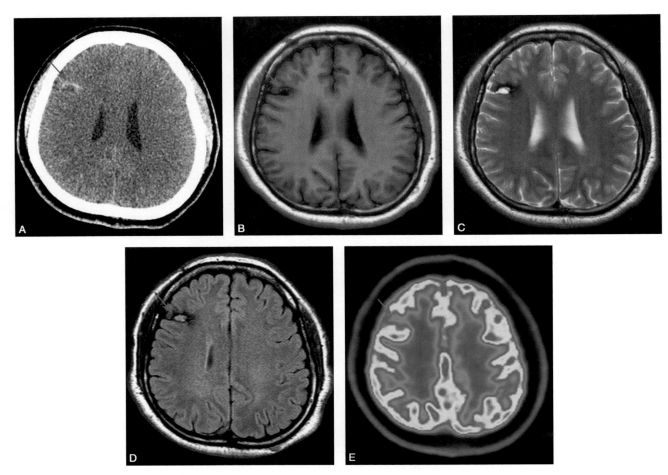

图 22-23　FCD Ⅲc 的 CT、MRI 和 PET 表现

A. FCD Ⅲc：颅脑 CT 可见右侧额叶钙化灶形成；B. 颅脑 MR T$_1$ 加权像可见右侧额叶边界清楚的混杂信号病灶；C、D. T$_2$ 加权像、T$_2$ FLAIR 像可见右侧额叶病变周围含铁血黄素环，病灶呈"爆米花"状；E. PET 间歇期可见右侧额叶代谢减低，右侧颞叶新皮质代谢减低。

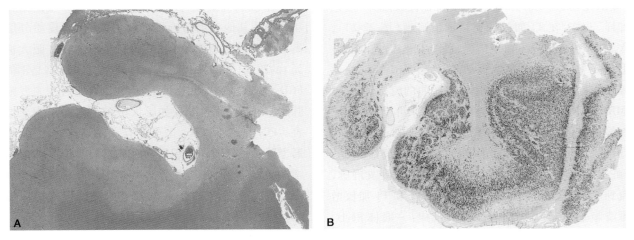

图 22-24　FCD Ⅲd 的组织学表现

A. 脑软化灶组织学改变：脑皮质萎缩，神经元丢失代之为增生的胶质细胞（HE×40 倍）；B. 免疫组化染色 NeuN 示神经元阳性，残留的神经元被胶质纤维分割成不规则的"灰质岛"，邻近皮质厚薄不均，皮质内神经元层状结构紊乱，呈 FCD Ⅲd 改变（IHC×40 倍）。

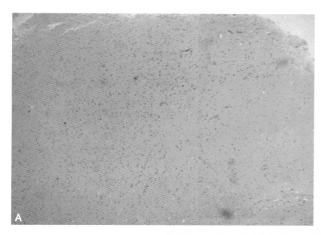
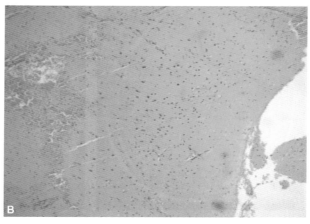
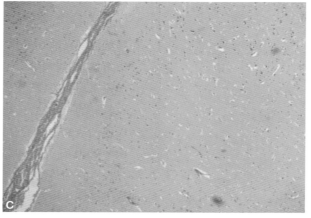

图 22-25　同一病例的病理改变

右侧颞顶枕叶脑组织皮质厚薄不均，部分区域脑沟内血管壁见钙化组织，皮质萎缩，代之为增生的胶质细胞，邻近的皮质神经元排列紊乱，呈放射性微柱状结构。符合 FCD Ⅲd 型。

创伤性颅脑损伤等。

2. 影像学特点　FCD Ⅲd 型部分患者颅脑 CT 可见皮质钙化灶形成。脑穿通畸形 MRI 表现为充满脑脊液的囊腔，周围胶质增生不明显，囊腔与侧脑室和/或蛛网膜下腔相通，囊腔相邻的皮质多伴有萎缩，发育不良性改变。脑软化灶 MRI 表现为皮质信号增高，胶质增生，脑沟增宽、加深，脑组织萎缩（图 22-26）。

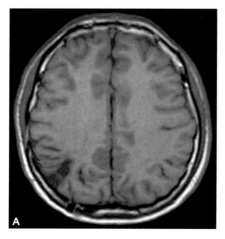
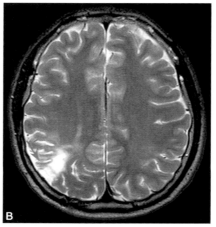

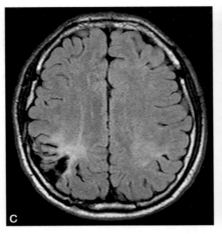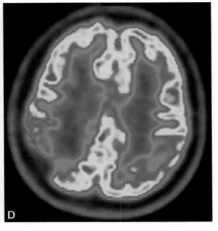

图 22-26 FCD Ⅲd 的 MRI 和 PET 表现

A、B. 颅脑 MR T_1、T_2 加权像可见右侧顶叶软化灶形成；C. T_2 FLAIR 可见软化灶周围皮质信号增高；D. PET 间歇期可见明显低代谢（FCD Ⅲd 型）。

（王民波 王国福 朱 丹）

第二节 临床表现

癫痫发作为 FCD 最常见的症状，75%～90% 的 FCD 患者可出现癫痫发作，可以表现为任何年龄，其中婴幼儿、青少年期起病多见，发作部位额颞叶最多见。不同脑区的病灶，癫痫发作症状学可以各异（可参考本书第五篇各个脑叶起源的癫痫相关章节，在此不再赘述）。应注意，发作类型可以为部分性发作，或者是全部性发作，一些患者可同时具有几种发作类型，以部分性发作患者居多。位于额叶特别是靠近中线部位病变患者有些可以表现为全部性发作，另外少数位于颞极及颞叶内侧病灶发作也可以表现为全部性，故全部性发作并非手术的禁忌证，需要结合患者的病因、病变部位以及脑电图表现等综合评估。

第三节 脑电图

一、头皮脑电图

头皮脑电图（EEG）记录的发作间歇期癫痫样放电（IED）反映的是激惹区的范围，与致痫区不是完全一致，但是常常部分重叠，由于受空间分辨率等影响，有时头皮 EEG 的间歇期放电可能无法定位或者定位错误。多次 EEG 检查间歇期放电的检出率可达到 60%～90%，但是仍有 10% 的患者头皮 EEG 始终无间歇期放电。

Gambardella A 等人研究发现 FCD 特征性脑电图表现主要包括：持续 1～4 秒 4～10Hz 的反复、节律性棘波或者尖波（图 22-27）；近持续性 2～7Hz 的尖波节律；爆发抑制性出现的类周期样棘波或者棘波节律；短暂的低波幅快活动。约 67% 的 FCD 患者可以在相应区域记录到频繁的、不同频率的发作性棘波串。这些特征与 FCD 的部位密切相关，典型病例的 MRI、术中所见以及病理常有较好的一致性，这些脑电图特征在皮质肿瘤患者作为对照的研究中并没有发现。Epitashvili 等同时也发现其他与 FCD 有关的放电模式如：孤立的间歇性的棘慢波；局灶、快的持续性棘波；频繁的节律性爆发或者反复的放电持续 5 秒以上；持续的癫痫样放电过记录时间的 80% 以上；多棘波；持续的不规则慢波等。其中 FCD Ⅱ 型在发作间期具有更特征性的表现如：局限的慢波背景、节律性癫痫样放电、连续的癫痫样放电。

FCD 患者头皮 EEG 可作为一个生物学标记，协助定位诊断。出现于颞区的间歇期放电如果为癫痫样放电+慢波形式，则定位意义较大，提示潜在的结构异常。颞叶癫痫如果 MRI 所见病变与单侧颞区的间歇期放电一致，则足以明确致痫区，记录发作期并不能增加更多关于手术策略的信息。同时颞叶的间歇期放电也可能来自于颞叶外癫痫，包括枕叶、顶叶、岛叶等，需要结合电-临床症状、影像学等检查综合分析。颞叶癫痫发作期模式主要包含 4 种：①5～9Hz 的 θ 节律，逐渐演变，开始阶段局限在前、中、下颞区，是起源于内侧颞叶尤其海马区的特异性发作期模式；②2～5Hz 不规则节律，提示发作起源于颞叶新皮质的可能；③具有侧向性，但是分布超出前、中、下颞范围，或者一侧广泛分布（超出颞叶范围），提示来自于新皮质（可能超出颞叶范围）；④广泛的电压降低，缺乏侧向性，提示来自于新皮质（其他脑区）。

Nino Epitashvili 等研究证实，以下 6 种头皮 EEG 标志（Biomarkers）与潜在的 FCD 显著相关，分别是：①持续 1～4 秒 4～10Hz 的反复、节律性棘波或者尖波；②近

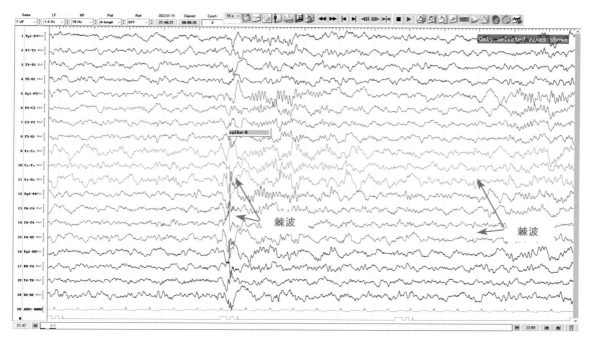

图 22-27　一例 4 岁女孩 FCD Ⅱ 型的头皮脑电图清醒期
右侧中央-顶区及中线区(Pz)反复出现的、近持续性、节律性(1~4Hz)棘波、多棘波,可波及对侧脑区。

持续性 2~7Hz 的尖波节律;③连续的癫痫样放电;④频繁节律性癫痫样活动;⑤多棘波;⑥重复放电。具有 6 个相对特异性的 Biomarkers 中的 1 个、2 个、4 个以上,其诊断 FCD 的特异性分别为 60%、84%、100%。但是 6 个相对特异性的 Biomarkers 在 FCD Ⅰ 型和 FCD Ⅱ 型之间无明显差别。

如果脑电图发现上述这些特殊放电模式,在影像学上需要对相应的区域给予特殊的关注。如常规 MRI 未能发现病变,可以选择敏感的 MRI 序列、影像后处理方法及进一步的深部电极置入以明确病变位置及范围。

二、颅内电极脑电图

根据法国的 SEEG 指南,SEEG 监测的标准应能满足采集频率不得低于 256Hz 的脑波,512Hz 以上较为理想,这也是对 FCD 行 SEEG 监测的重要前提条件。根据目前的实践观察,SEEG 间歇期的普遍特征为:①多形性 δ 活动;②节律性棘波放电;③持续性癫痫样放电,持续性棘(尖)慢波为主型、持续性多棘波或多棘慢波为主型以及前二者的混合型;④阵发性快活动(频率≥30Hz);⑤孤立性癫痫样放电,可为尖波、棘波或多棘波等。SEEG 发作期最早期改变则常为快速放电(低波幅快活动),以及其他常见模式:80~120Hz 快活动、非常缓慢的去极化漂移、电位递减、低频高波幅周期性棘波、棘波活动、暴发性高波幅多棘波、爆发抑制、节律性锋电

位/尖波、δ 活动、θ/α 尖波等。其中周期性棘波仅见于颞叶海马硬化患者;δ 活动多见于 FCD。

在发作期 SEEG,FCD Ⅰ 型常见模式依次为:低波幅快活动(LVFA),慢波/基线移位继发 LVFA;FCD Ⅱ 型常见模式依次为:暴发性多重棘波继发 LVFA,LVFA,发作前棘波继发 LVFA(图 22-28);颞叶内侧型癫痫患者常见发作期放电模式有:低波幅快波活动,低频高波幅周期性棘波,尖波活动,棘波活动;神经发育性肿瘤常见模式为:LVFA。相比较而言,FCD Ⅱ 型一般以快活动起始,而 FCD Ⅰ 型和神经发育性肿瘤可能以慢波节律起始。FCD Ⅱ 型中有节律性峰电位/棘波、慢波/直流电改变继发 LVFA 的发作模式;而神经发育性肿瘤中没有发作前棘波继发 LVFA、暴发性棘波继发 LVFA 的发作模式。早期扩散区常见波形为:≤13Hz 的尖波活动,棘波活动,节律性 θ/α 活动、慢节律性锋电位/棘波。

合理设计的 SEEG 能很好地揭示致痫区或致痫网络的范围,以及其与病灶之间的空间位置关系。Chassoux 等人通过 SEEG 发现 20% 的 FCD 患者具有比 MRI 可见结构性病损更大的致痫区。Sandrine Aubert 等人通过 SEEG 的癫痫指数(EI)研究认为,FCD 患者 SEEG 发作起始可分为 3 种类型:局灶型(31%)、网络型(61%)和双侧半球型(8%)。这样的分型对预后有较强提示:57% 的网络型和 87% 的局灶型 FCD 患者术后达到无发作,而双侧半球型患者则没有一例能达到术后无发作。

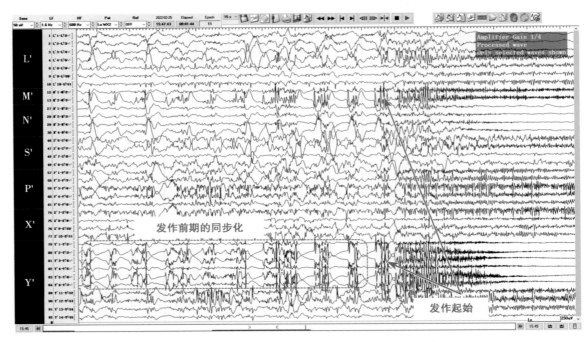

图 22-28　一例 4 岁女孩 FCD Ⅱ 型的发作期 SEEG

在发作前期(preictal)可见病灶核心(Y'1-6)高频振荡；至发作期(ictal)，可见病灶核心(Y'1-6)低波幅快波起始(LVFA)，而病灶周边皮质(M'1-3)(200Hz)与病灶核心(Y'1-6)(50~100Hz)同步。

第四节　局灶性皮质发育不良所致癫痫的治疗

药物治疗方面，抗癫痫药物的选择仍取决于患者个体的发作类型(局灶性发作与痉挛发作)和发作起病年龄。FCD 所致癫痫大部分为 DRE，除少部分经过正规服用抗癫痫药物能够控制外，大部分病例服用多种药物效果不佳。因此，对于明确为 FCD 所致癫痫的患者，可在癫痫发作后较早期开展评估。

手术治疗为多数 FCD 患者的最好选择。术前需要详细的术前评估。包括解剖-电-临床资料、高清晰薄层 MRI、PET-CT 以及必要三维影像后处理等，对于病变累及功能区、定位定侧不明确、MRI 阴性等病例需要进一步行侵入性检查(SEEG 电极置入)。手术方式的选择因病灶大小和发作起始区的不同而不同，包括局灶性、脑叶性、多脑叶和半球切除或离断。

超过 60% 的 FCD 所致耐药性癫痫患者术后可达到无癫痫发作，但不同 FCD 亚型的术后癫痫发作结果差别很大。在最近对 9 147 例癫痫患者进行的一项欧洲多中心研究中，FCD Ⅰ 型和轻度 MCD(mMCD)的预后最差，而 FCD Ⅱ 型与术后 5 年的长期无发作有很大关系。Ⅰ 型 FCD 较 Ⅱ 型 FCD 预后差，可能是由于较弥漫的结构异常和较难确定的致痫区，导致切除不彻底。因此，对于 FCD Ⅰ 型的手术决策应更加慎重。

1. **FCD Ⅰ 型**　FCD Ⅰ 型病变范围要大于 FCD Ⅱ 型，有些病变甚至累及多个脑叶，但 MRI 往往提示"无病灶"，所以术前评估显得尤其重要，经过电-临床症状学、脑电图放电以及 PET-CT 结果提示如果能够定位及定侧，或者 SEEG 术后能有明确致痫区，进一步行手术切除。而对于儿童患者或者考虑病变范围较大，在保护重要功能情况下可以行大范围手术切除致痫病灶。

2. **FCD Ⅱ 型**　是目前手术疗效最好的类型，术前发作刻板、脑电图放电局限、病灶明确，可以直接手术切除。研究表明，MRI FLAIR 高信号白质区域，因中心含密集的气球样细胞，其痫性放电较弱；而位于病灶周边灰白质交界区域，特别是脑沟沟底，因所含气球样细胞密度较低，具有更强的痫性放电。所以只切除皮质病灶(如有脑沟必须切除至沟底区域)即可取得很好的癫痫控制效果。对于病灶邻近或位于重要功能区，仍需依靠 SEEG 手术确定致痫区范围及电刺激确定功能区的界限，视情况结合术中唤醒监测技术，及术中诱发电位监测及电刺激技术等完成手术，最大可能切除病灶及保护功能。

3. **FCD Ⅲ 型**　主要是皮质分层异常与某个责任病变相关，颞叶常见。经过充分术前评估后：①病灶主体位于颞叶内侧，新皮质有累及，可以直接行前颞叶切除术，如果病灶只累及颞叶内侧(比如单纯海马硬化)，需要保留颞叶新皮质，可以考虑行 SEEG 手术，如果起始于颞叶内侧，可以考虑选择性海马杏仁核切除。②病灶位于颞叶外侧(比如低级别肿瘤)，如病史短，发作少，脑电图放电局限，PET-CT 提示颞叶内侧代谢正常，可以只行颞叶外侧切除。但如果病程长,发作多,发作电-临床症状学提示颞叶内侧,同期脑电图颞区间歇期放电低至高幅尖波、棘波、棘慢波发放,发作期以 4~6Hz 节律演变,需要行前颞叶切除。③颞叶以外如果位于非功能区切除范围需涵盖病变及病变周边,有研究表明,如果病变为肿瘤,至少切除至病变以外 2cm,如果为非肿瘤性病变,需切除包含影像高信号区域。④对于功能区病变,术前完善功能评估,如 fMRI、DTI、Wada 试验等,术中根据病变位置进行术中唤醒及术中皮质电刺激,必要时行 SEEG 置入。

如果 FCD 病灶的影像边界清晰且范围局限(最长直径 2cm 以内),且邻近功能区或位于功能区,而电-临床症状学及脑电图符合该部位致痫表现,可以对病灶进行射频热凝(RFTC)治疗。虽有研究表明通过 SEEG 电极引导 RFTC 疗效不理想,但其主要原因是相关报道中电极对病灶覆盖不够充分。如果结合 FCD 病灶的三维空间形态个体化设计电极置入方案,对病灶进行密集的电极置入,最终达到尽可能充分的"适形热凝",其疗效仍是非常满意的。

此外,近年来立体定向下激光间质热疗(LITT)等新的技术方法已逐步应用于 FCD 相关癫痫,并取得了良好的疗效。与开放手术相比,微创的 LITT 缩短了手术时间,缩短了住院时间,降低了并发症发生率;而与适形 RFTC 相比,LITT 对病灶的毁损程度将更加充分,但目前尚无显示两种技术疗效优劣的长期随访证据。对

于巨大或多发性的病变,可能需要一个以上的轨迹才能充分消融。还应注意的是,不论是 RFTC 还是 LITT,都并不能提供精确的组织病理学诊断。

(王良波　陈俊喜　郭　强)

第五节　典型病例

病例一:SEEG 引导下 FCD Ⅰ型的电极置入和致痫区切除术。

【病史及查体】

患者,男,4 岁,病史 2 年余。母亲高龄妊娠妇女,足月剖宫产,1 岁前生长发育正常。1 岁多起病,表现为:睡眠中双眼上翻,不停眨眼,持续数秒钟缓解。2 岁发作表现为:头向左偏,眨眼,傻笑,左侧面部抽搐,口吐白沫,左手握拳外展,左下肢伸直僵硬,持续约数秒钟缓解。以睡眠期发作为主(95%),发作频率:10 余次/天。起病后服用:奥卡西平、左乙拉西坦、丙戊酸钠、托吡酯、拉莫三嗪、氯硝西泮等药物,效果欠佳。查体:神清,言语流利,对答切题,四肢肌力肌张力正常,因发作频繁,左手活动较右手减少。

【无创术前评估】

头皮 EEG(图 22-29A):

1. 发作间歇期　①右半球背景活动减弱;②右半球持续性慢波;③癫痫样放电,多脑区性,右前头部明显。

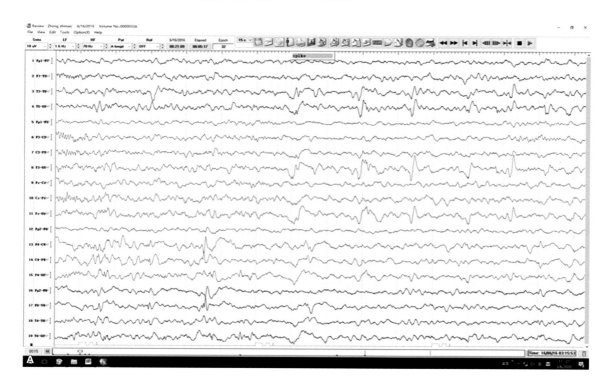

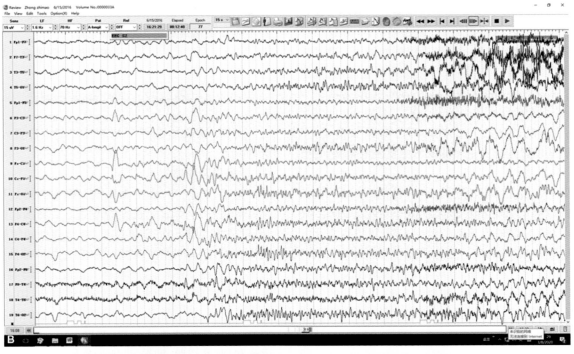

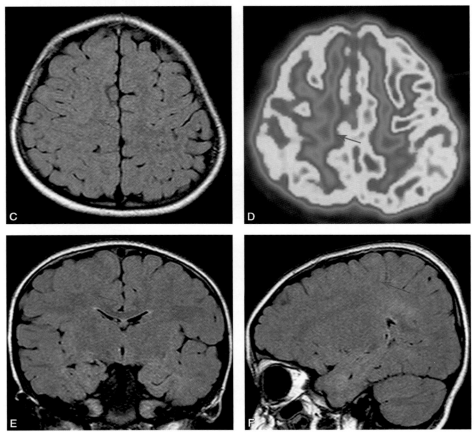

图 22-29 患者无创术前评估检查资料

A. 发作间期头皮 EEG：多脑区放电，右侧前头部明显；B. 发作期头皮 EEG：右侧低波幅快节律起始，以前头部明显→快速传导至全导联；C. 右侧中央前沟可疑脑沟发育异常（呈梅花形），周围皮盆可疑信号增高，界限不清；D. 右侧额中央区低代谢；E. 灰白质交界不清，病变核心可疑位于中央前沟沟底；F. 矢状位显示中央旁小叶信号较周围皮质略有增高。

2. 发作期(图 22-29B)　左脚肌张力障碍→双侧非对称性强直(左侧肢体明显:面部、间断肢体为主)→眼球运动。

EEG:右侧低波幅快节律起始,以前头部明显→快速传导至全导联。颅脑 MRI(图 22-29C、E、F):右侧中央沟、额上沟、中央后回、顶盖、岛叶后部、局灶脑沟、脑回发育异常?颅脑 PET(图 22-29D):右侧额叶,中央区、岛叶后部、双侧颞叶前部低代谢。

【无创评估讨论意见】

患者病灶范围广,涉及运动前区、中央区、岛叶,考虑致痫区位于右侧 SMA、盖部(中央盖和顶盖)、岛叶可能。不排除累及原始运动区。

手术治疗需借助 SEEG,Mapping 功能区:右侧中央前沟、中央前回。

【侵入性术前评估】

结合无创评估解剖-电-临床信息,根据患者的 Ⅰ 期评估资料,设计电极置入方案(图 22-30A)。术后记录多次发作(图 22-30B、C),明确患者的致痫区位于中央旁小叶前部以及中央前回前壁,部分累及中央盖和顶盖。电极置入术前及术后行影像后处理,重建三维脑并使用 PET 与三维脑相融合(图 22-30D、E),指导切除范围的设计。该患者致痫区位于功能区,目前年龄小不能行 fMRI,术中唤醒进一步评估功能区,术前 SEEG 皮质电刺激除 U2-3、3-4(旁中央小叶后部)可见功能表达外,余未刺激出功能,目前功能区不明,需结合术中电刺激切除致痫区。

【手术及预后】

根据 SEEG 监测结果,行左侧额中央区致痫区切除术(图 25-31A、B),术中使用三维后处理、神经导航、神经电生理、电刺激多重保护,术后出现左侧肢体一过性偏瘫,目前术后 1 年余,查体:神情,语利,心肺腹未见明显异常,右侧肢体肌力正常,左侧肢体下肢肌力 5 级,上肢肌力 5 级,远端握力 5-级。复查脑电图:右半球缺损节律,未见癫痫样放电。

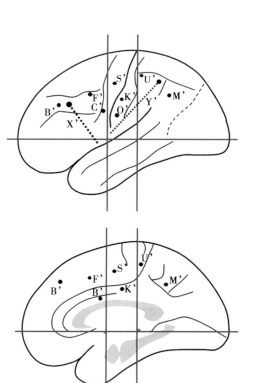

A

B':额中回中部—额上沟前部—额叶内侧面

C':中央前回—中央前沟—中扣带回前部

F':额中回后部—额上沟后部—额叶内侧面(pre-SMA)

K':中央后回—中央沟底部—中扣带回后部

M':角回—顶内沟—楔前叶

O':中央下回(中央盖)—上环岛沟中后部

S':中央后回—中央沟—SMA

U':缘上回前部—旁中央小叶

X':额中回前下部—额下回盖部—岛前小叶

Y':缘上回—顶盖—岛前长回

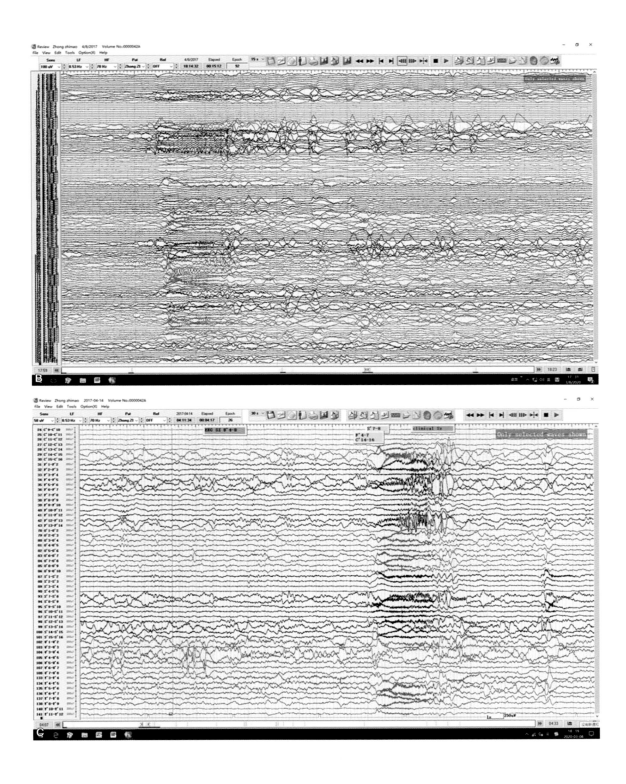

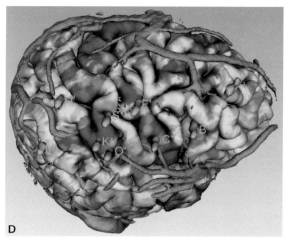
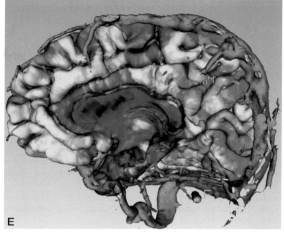

图 22-30　患者侵入性评估资料和影像后处理

A. 电极置入方案简图;B、C. SEEG 明确致痫区核心电极点;D、E. 影像后处理系统,重建三维脑,明确电极、皮质静脉的位置,引导手术定位,PET 与三维脑相融合,指引手术方案的设计。

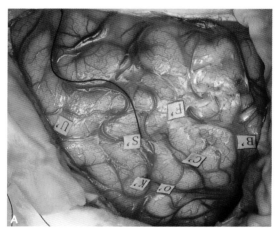
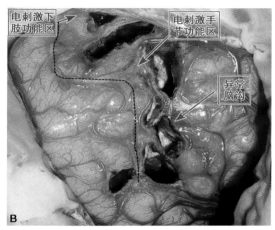

图 22-31　患者切除术前和术后图片

A. 黑色丝线为中央沟,应用电极标签纸确定电极所在位置;B. 神经电刺激明确手、脚功能区,避免损伤,同时神经导航定位异常脑沟深部所在位置,切除中央区致痫区时中央区静脉充分保护。

病例二:神经导航引导下 FCD Ⅱb 型病变+致痫区切除术。

【病史及查体】

患者,男,8 岁,病史 3 年余。病儿 4 岁无明显诱因出现发作,表现为突然惊恐害怕,慌张状,脸色嘴唇变苍白,心跳快,抱住家属喊"别走、别走",如独自一人则躲至桌底,躲避行为,能对答,眨眼(左眼明显),约 10 秒钟缓解,频繁发作,10~30 余次/日。起病后正规服用抗癫痫药物:卡马西平、奥卡西平、丙戊酸钠、苯巴比妥、氯硝西泮,效果不佳。查体:神清,言语流利,对答切题,四肢活动正常。

【术前无创评估】

头皮 EEG(图 22-32A、B)示:

1. 发作间歇期　癫痫样放电,脑区性,双前头部,左前头部明显。

2. 发作期　过度运动→军帽征伴恐惧表情→自主神经症状。

EEG:发作型,双侧前头部低波幅快节律起始,以左前头部稍明显皮质发育不良。PET-CT(图 22-32D):癫痫发作间期,双侧枕叶及额叶、颞叶多个糖代谢减低灶(左侧明显),左侧直回代谢轻度增高。PET-MRI 融合(图 22-32E):左侧直回信号增高,周围眶回代谢减低。

【无创评估讨论意见】

1. 考虑致痫区在左侧额眶回,因患者发作频繁,致痫区核心在 PET 中显示为稍高代谢,考虑为发作期 PET。

2. 结合患者的症状学及影像学检查,建议直接一次性手术切除致痫区。

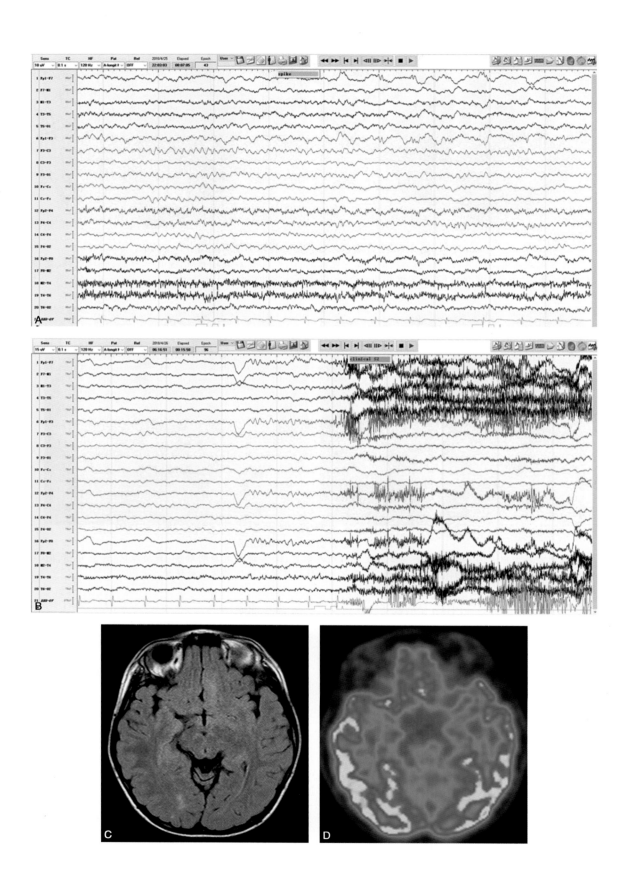

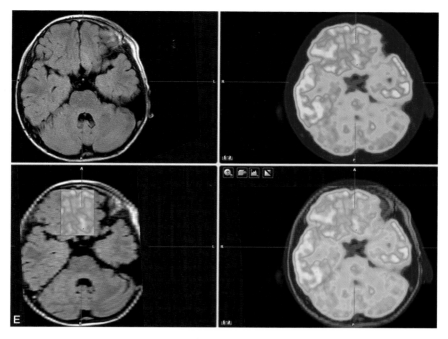

图 22-32 患者无创术前评估检查资料
A. 发作间期头皮 EEG：提示 Fp1、Fp2、F3、F4、F7、F8 导联阵发尖波、尖慢波放
电，Fp1、F3、F7 明显；B. 发作期头皮 EEG：Fp1、Fp2、F3、F4、F7、F8 导联节律性
尖波→快节律起始，快速传导至全导联；C. 左侧直回皮质增厚，信号增高；
D. 双侧多个糖代谢减低灶，左侧直回代谢轻度增高；E. PET-MRI 融合，左侧
直回病变信号明显增高。

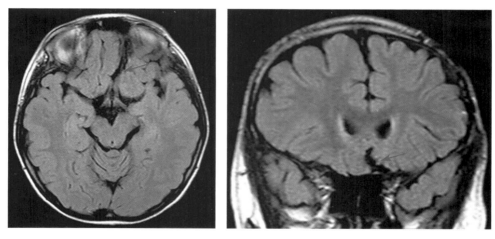

图 22-33 患者术后影像
左侧额叶眶回病变已切除。

3. 切除范围为直回、内侧眶回部分外侧眶回。

【手术及预后】

根据无创评估讨论结果，行左侧额眶回局灶性致痫区切除术，病理诊断：FCD Ⅱb 型。术后查体：神清，语利，四肢肌力、肌张力未见异常，目前随访 3 年半无发作，复查脑电图：左侧前头部缺损节律，未见癫痫样放电。复查磁共振（图 22-33）可见局灶性病变切除改变，周围组织未见明显异常。

病例三：SEEG 引导下局灶性性 FCD Ⅱ 型的射频热凝毁损术。

【病史及查体】

患者，男，12 岁，右利手。7 岁有高热史。病史 3 年余。患儿于 8 岁第一次发作，白天在家坐着突然右下肢抽动约 5 秒，同时觉胸闷，心跳加快，害怕，喘不过气伴头晕，11 岁开始发作逐渐增多，术前每日均有发作，每天 4~5 次。曾正规服用丙戊酸钠、奥卡西平、左乙拉西

坦、托吡酯抗癫痫治疗,效果欠佳,符合耐药性癫痫。查体:神清,脑神经检查未见异常,四肢肌力、肌张力正常,腱反射存在,病理征未引出。

【无创术前评估】

头皮 EEG(图 22-34A、B),发作间歇期:中线区尖波、棘慢波发放,以左侧明显。发作症状学:右侧阵挛(脚趾、脚掌、下肢近端)→不对称强直→复杂运动→发声→全身强直阵挛发作。EEG:Fz、Cz 导联节律性尖波→快节律起始,快速传导至全导联。颅脑 MRI(图 22-34C、E、F):左侧中央前沟旁皮质稍增厚、FLAIR 序列信号稍增高,考虑局灶性脑皮质发育不良。fMRI(图 22-34D):右脚运动任务提示左侧额顶叶中央区中线旁片状主要运动激活区,其中左侧中央前沟旁病变部分位于激活区内;PET(图 22-34G、H):①左额顶中央区低代谢;②双侧顶叶低代谢。

【无创评估讨论意见】

1. 考虑致痫区在左侧内侧中央沟,涉及初级运动皮质。

2. 建议 SEEG 电极置入,电极结合直插与斜插覆盖主要病灶区,mapping 后做热凝毁损准备。

3. 电极热凝毁损,如效果不佳,可在术中唤醒下行切除手术。

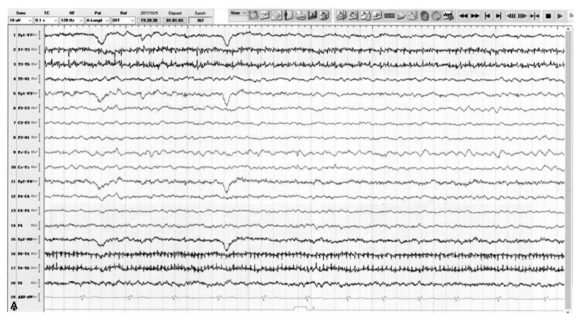

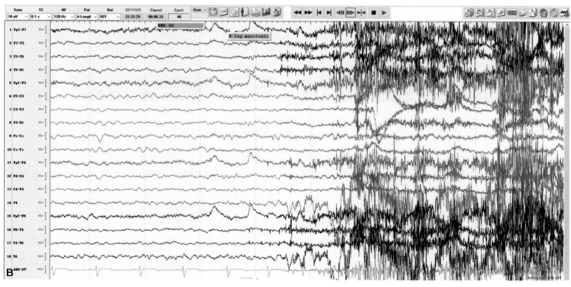

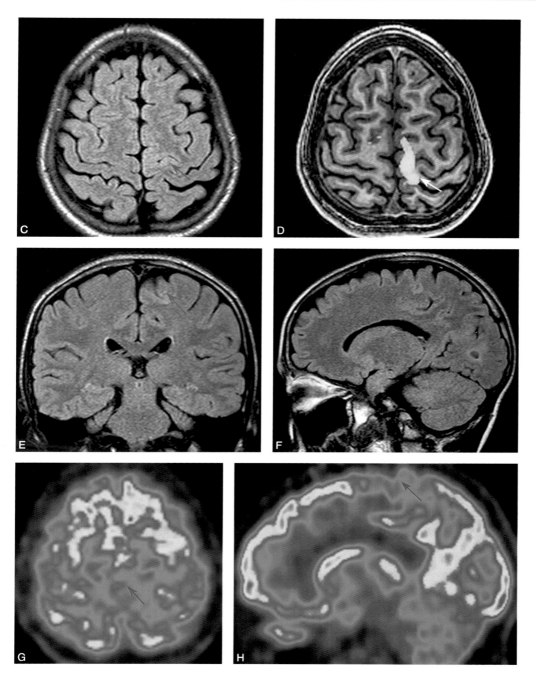

图 22-34 患者无创术前评估检查资料

A. 发作间期头皮 EEG：提示 Fz、Cz 导联尖波、棘波放电；B. 发作期头皮 EEG：Fz、Cz 导联节律性尖波→快节律起始，快速传导至全导联；C. 左侧中央前沟旁皮质增厚，信号增高；D. fMRI 显示左侧中央前沟旁病变部分位于功能区内；E、F. 冠状位、矢状位显示：病变主要位于左侧中央前沟沟底；G、H. 轴位、矢状位显示左额顶中央区低代谢。

【侵入性术前评估】

结合无创评估解剖-电-临床信息，根据患者的 I 期评估资料，设计电极置入方案（图 22-35A）。电极置入术前根据 3Dbrian（图 22-35B、C）处理后电极位置与病灶关系调整电极位置，避免出现电极对病灶覆盖不充分。SEEG 融合图（图 22-35D、E）显示电极病灶覆盖充分，明确 FCD 病灶为致痫区核心，其核心电极为：S2-4：SMA 底前部、L2-7：SMA 底后部、F2-5：病灶中部-病灶前壁、Z4-5：中央前回、Y4-6：病灶底部和后壁、X4-5：病灶

内侧壁和前壁（图 22-35F）。

【手术及预后】

根据 SEEG 监测结果，行左侧额中央区病变热凝毁损术，术后查体：左侧肢体及右上肢肌力肌张力正常，左下肢近端肌力 5 级，下肢远端肌力 4 级，足背伸肌力 2 级，行走轻度跛行。经脱水及康复理疗治疗后肢体肌力恢复正常，目前随访 2 年半余，无发作，原病灶（图 22-36A）与复查磁共振（图 22-36B～D）对比：毁损充分。复查脑电图显示为正常范围脑电图。

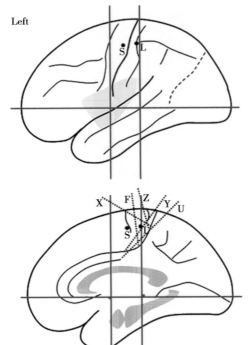

F：中央前回(靠内侧)—病灶脑沟前壁—中扣带沟上臂

L：中央后回—病灶脑沟底部—中央旁小叶

S：中央后回—手节—SMA

U：中央后沟后壁—扣带回缘支—中央旁小叶—中扣带沟—
中扣带回后部

X：中央前回(靠内侧)—病灶脑沟前壁—病灶脑沟后壁—
中央旁小叶

Y：中央前回(靠外侧)—病灶脑沟后壁—病灶脑沟前壁—
中扣带沟上臂

Z：中央前回(靠内侧)—病灶脑沟后壁—中央旁小叶

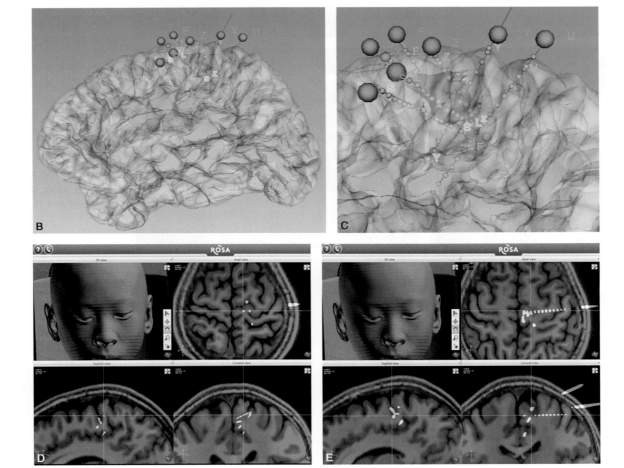

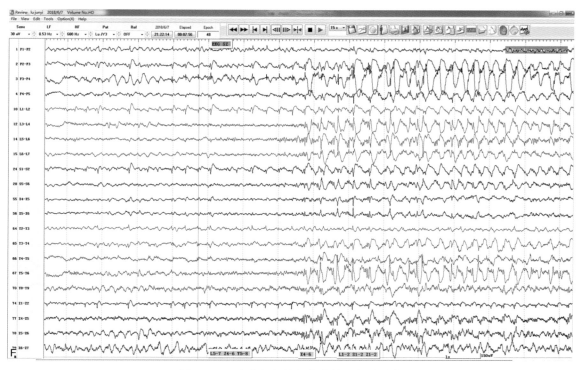

图 22-35　患者侵入性评估资料和术后影像

A. 电极置入方案简图；B、C. 3D 脑明确电极位置（绿色）与病灶（黄色）关系；D、E. 电极与磁共振融合图；F. SEEG 明确致痫区核心电极点。

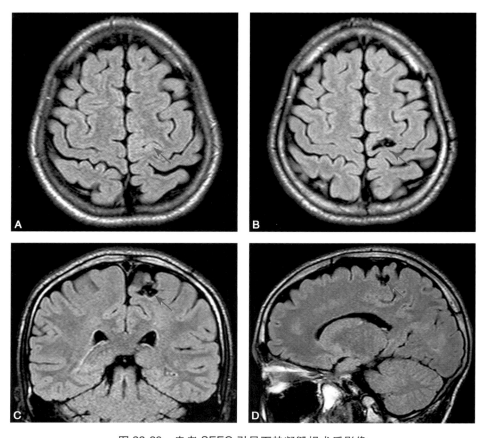

图 22-36　患者 SEEG 引导下热凝毁损术后影像

A. 毁损术前 MRI；B~D. 毁损术后 MR 显示原病变毁损充分，软化灶及胶质增生形成。

病例四：FCD Ⅲc 低级别肿瘤合并癫痫的手术治疗。

【病史及查体】

患者，女，7 岁，病史 3 年。患儿 3 岁起病。生长发育正常，因发作频繁术前一直未读书。发作预感：左手疼痛感。发作表现：左侧肢体抽动，持续 10～1 分钟左右，4～10 次/日。起病后曾口服苯巴比妥、拉莫三嗪，奥卡西平、托吡酯。查体：意识清晰，语言流利，四肢肌力、肌张力未见异常，病理征阴性。

【无创术前评估】

头皮 EEG（图 22-37A、B），发作间歇期：右额-中央区尖波、尖慢波发放。

发作期：左上肢肌张力障碍→左侧肢体强直-阵挛。EEG：右额中央区尖波、尖慢波发放，波幅逐渐增高→全导联放电。颅脑 CT（图 22-37C）：右侧额叶占位性病变，未见钙化。MR 平扫（图 22-37D、E）：右侧额叶占位性病变，考虑为低级别胶质瘤，以胚胎发育不良性神经上皮肿瘤（DNT）可能性大。MR 灌注成像（图 22-37F）：右侧额叶病灶呈低灌注。DTI 三维重建（图 22-37G）：右侧皮质脊髓束显示偏少，主要位于病变内侧面。fMRI（图 22-37H）：左手运动任务提示右侧额叶中央前回顶部（邻近额叶病变区）片状主要激活区；左脚运动任务提示右侧中央前、后回（右侧中央区病变周围）多发斑片状、小片状激活区。

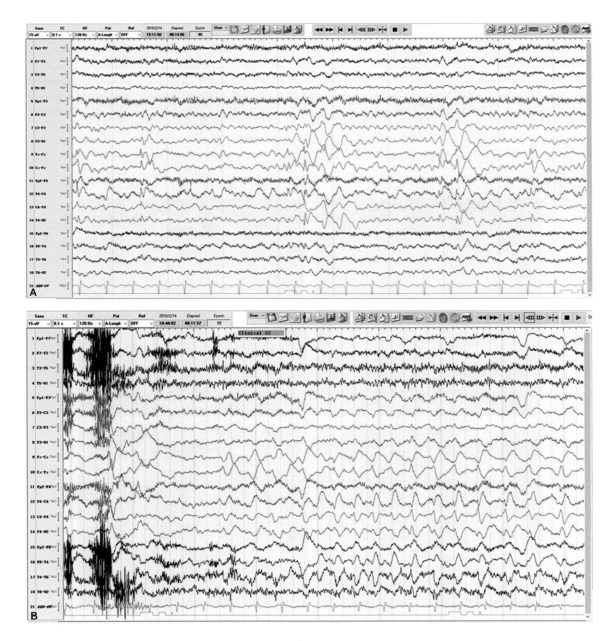

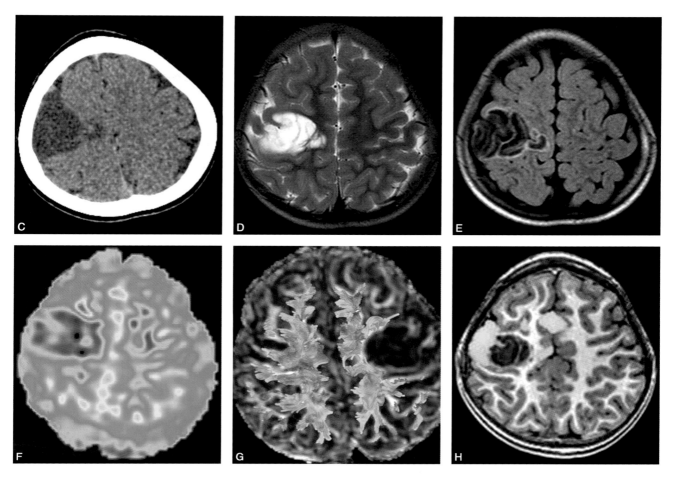

图 22-37　患者无创术前评估检查资料
A. 发作间歇期：Fz、Cz、F4、C4 尖波、尖慢波发放；B. 发作期脑电图：Fz、Cz、F4、C4 尖波、尖慢波发放→波幅逐渐增高；C. 颅脑 CT：病变未见钙化；D、E. 右侧额叶占位性病变，呈皂泡样改变，考虑 DNET 可能；F. ASL 显示低灌注；G. DTI 影像后处理示：皮质脊髓束位于病变内侧面，术中需注意保护；H. fMRI 显示手的功能区位于病变外侧面，脚的功能区位于病变内侧面，术后需神经电刺激重点监测。

【无创评估讨论意见】

1. 考虑致痫区在右侧中央区，累及中央前后回。

2. 患者术前运动功能正常，建议术中皮质脑电图、神经电刺激、神经导航引导下切除病变及周边致痫区。

3. 患者术后早期可能会出现偏瘫，术后早期康复科介入康复治疗。

【手术及预后】

术中可见（图 22-38A、B）病变后下方靠近手节区附近癫痫样放电明显，病变及周边致痫区切除术后复查脑电图未见癫痫样放电。术后病理诊断：（右侧额中央区）胚胎发育不良性神经上皮肿瘤（DNT），WHO Ⅰ级，FCD Ⅲb 型。术后随访一年余无发作，查体：意识清，心

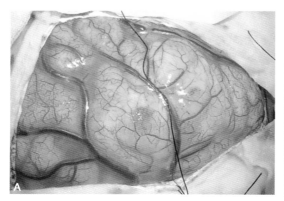

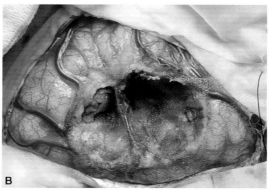

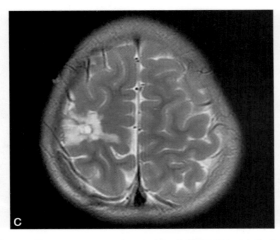
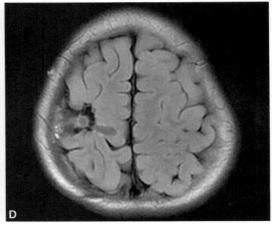

图 22-38 患者术中照片和术后影像

A.（画线处为中央沟，左侧为中央前回病灶，右侧为中央后回病灶）硬脑膜剪开后可见肿瘤突起于脑表面，黑色丝线为中央沟，病变累及中央前后，呈黄白色；B.中央沟静脉保留，给予病变及周围致痫区切除；C、D.病变完整切除，未见复发。

（陈俊喜　王艮波　郭　强　朱　丹）

肺腹未见明显异常，右侧肢体肌力肌张力正常，左侧肢体上肢近端肌力 5 级，远端 5-级，握力 4+级，复查脑电图：右半球缺损节律，未见癫痫样放电。复查头颅 MR（图 22-38C、D）肿瘤无复发。

参考文献

[1] GUERRINI R，DUCHOWNY M，JAYAKAR P，et al. Diagnostic methods and treatment options for focal cortical dysplasia[J]. Epilepsia，2015，56（11）：1669-1686.

[2] MARSAN C A，ZIVIN L S. Factors Related to the Occurrence of Typical Paroxysmal Abnormalities in the EEG Records of Epileptic Patients[J]. Epilepsia，1970，11（4）：361-381.

[3] SALINSKYM，KANTER R，DASHEIFF R M. Effectiveness of Multiple EEGs in Supporting the Diagnosis of Epilepsy：An Operational Curve[J]. Epilepsia，1987，28（4）：331-334.

[4] CORREIA P，VOLLMAR C，RÉMI J，et al. Ictal SPECT reveals different epileptogenic zones in frontal lobe epilepsy [J]. Epileptic Disord，2018，20（5）：447-450.

[5] HAMER H M，NAJM I，MOHAMED A，et al. Interictal Epileptiform Discharges in Temporal Lobe Epilepsy Due to Hippocampal Sclerosis Versus Medial Temporal Lobe Tumors [J]. Epilepsia，1999，40（9）：1261-1268.

[6] SAMMARITANOM，GIGLI G L，GOTMAN J. Interictal spiking during wakefulness and Sleep and the localization of foci in temporal lobe epilepsy[J]. Neurology，1991，41（2（Pt 1））：290-297.

[7] DR ANDRÉ PALMINI，GAMBARDELLA A，ANDERMANN F，et al. Intrinsic epileptogenicity of human dysplastic cortex as suggested by corticography and surgical results[J]. Annals of neurology，1995，37（4）：476-487.

[8] ROSENOW F，WYLLIE E，KOTAGAL P，et al. Staring spells in children：Descriptive features distinguishing epileptic and nonepileptic events[J]. Journal of Pediatrics，1998，133（5）：0-663.

[9] EPITASHVILI N，SAN ANTONIO-ARCE V，BRANDT A，et al. Scalp electroencephalographic biomarkers in epilepsy patients with focal cortical dysplasia：EEG Biomarkers[J]. Annals of Neurology，2018，84（4）：564-575.

[10] GAMBARDELLA A，AGUGLIA U，GUERRINI R，et al. Sequential occurrence of benign partial epilepsy and childhood absence epilepsy in three patients[J]. Brain and Development，1996，18（3）：212-215.

[11] AYKUTBINGOL C，BRONEN R A，KIM J H，et al. Surgical outcome in occipital lobe epilepsy：implications for pathophysiology[J]. Annals of Neurology，2010，44（1）：60-69.

[12] GROSS D W，WIEBE S，BLUME W T. The periodicity of lateralized epileptiform discharges[J]. Clinical Neurophysiology，1999，110（9）：1516-1520.

[13] SHAKER T，BERNIER A，CARMANT L. Focal Cortical Dysplasia in Childhood Epilepsy[J]. Seminars in pediatric neurology，2016，23（2）：108-119.

[14] NAJM I M，SARNAT H B，BLÜMCKE I. The international consensus classification of Focal Cortical Dysplasia-a critical update 2018[J]. Neuropathology and Applied Neurobiology，2018，44（1）：18-31.

[15] ROWLAND N C，ENGLOT D J，CAGE T A，et al. A meta-

analysis of predictors of seizure freedom in the surgical management of focal cortical dysplasia Clinical article［J］. Journal of Neurosurgery，2012，116（5）：1035-1041.

［16］ IFFLAND P H，CRINO P B. Focal Cortical Dysplasia：Gene Mutations，Cell Signaling，and Therapeutic Implications ［J］. Annual Review of Pathology：Mechanisms of Disease，2017，12（1）：547-571.

［17］ 郭强，谭红平，陈俊喜，等. SEEG 引导下的适形热凝治疗功能区 FCD 所致癫痫（附 22 例报道）［J］. 中华医学杂志，2021，101（41）：3393-3398.

［18］ 谭红平，郭强，陈俊喜，等. 基于三维影像立体脑电图引导下的适形热凝治疗治疗局灶性皮质发育不良所致癫痫的效果［J］. 中华神经外科杂志，2021，37（8）：776-780.

［19］ LAMBERINK H J，OTTE W M，BLÜMCKE I，et al. Seizure outcome and use of antiepileptic drugs after epilepsy surgery according to histopathological diagnosis：a retrospective multicentre cohort study［J］. Lancet Neurol，2020，19（9）：748-757.

［20］ GUERRINI R，BARBA C. Focal cortical dysplasia：an update on diagnosis and treatment［J］. Expert Review of Neurotherapeutics. 2021，21（11）：1213-1224.

［21］ AUBERT S，WENDLING F，REGIS J，et al. Local and remote epileptogenicity in focal cortical dysplasias and neuro-developmental tumours［J］. Brain，2009，132（11）：3072-3086.

［22］ CHASSOUX F. Stereo-EEG：The Sainte-Anne experience in focal cortical dysplasias［J］. Epileptic disorders：international epilepsy journal with videotape，2003，5（Suppl 2）：S95-103.

［23］ GNATKOVSKY V，DE CURTIS M，PASTORI C，et al. Biomarkers of epileptogenic zone defined by quantified stereo-EEG analysis［J］. Epilepsia，2014，55（2）：296-305.

［24］ COLOMBO N，TASSI L，GALLI C，et al. Focal cortical dysplasias：MR imaging，histopathologic，and clinical correlations in surgically treated patients with epilepsy［J］. AJNR Am J Neuroradiol，2003，24（4）：724-733.

［25］ NOLAN M A，SAKUTA R，CHUANG N，et al. Dysembryoplastic neuroepithelial tumors in childhood：long-term outcome and prognostic features［J］. Neurology，2004，62（12）：2270-2276.

［26］ JIRSCH J D，URRESTARAZU E，LEVAN P，et al. High-frequencyoscillations during human focal seizures［J］. Brain，2006，129（Pt 6）：1593-1608.

［27］ 胡文瀚，莫嘉杰，刘畅，等. 磁共振引导激光间质热疗治疗耐药性癫痫的手术策略及疗效［J］. 中华神经外科杂志，2021，37（8）：764-770.

第二十三章　脑血管病相关癫痫

第一节　概　　述

癫痫的病因有很多种，但限于对癫痫认识的局限性，有些病因人类已知，有些则还在探索当中，前者称为症状性或继发性癫痫，后者称为特发性癫痫。疑是症状性但没有找到明确病因的则称为隐源性癫痫。很多种因素都会引起神经细胞的过度放电，比如先天性遗传因素，婴儿出生前后的脑损伤、脑炎、脑外伤、出血、脑肿瘤、先天畸形以及某些代谢疾病等。1983年，我国六城市癫痫调查的结果显示，能找到发病原因的仅占21%，前三位的病因依次是头部外伤、颅内感染和脑血管病，而79%的病例仍找不到原因。然而，Porter认为儿童和成人的病因存在显著性差别。在能找到原因的儿童中，其主要病因依次是分娩损伤、新生儿损伤、血管损害、先天性或代谢性疾病、脑外伤、感染、新生物、遗传等；而成人中则依次为脑血管疾病、颅脑外伤、药物或酒精、新生物、感染、遗传等。而且，随着社会的快速发展，人口老龄化现象日趋严峻，我国居民脑血管病所致脑卒中的患病率呈现日益上升的趋势，卒中后癫痫的发病率也随之升高，脑卒中作为老年人痫性发作和癫痫的最常见原

因，有时甚至是老年人脑血管病的唯一临床表现，都给患者带来了很沉痛的代价。因此，脑血管病作为癫痫发病的一类重要病因，在实际的工作和生活中都占据了很重要的地位。

所谓脑血管疾病(cerebrovascular disease，CVD)是指脑血管病变所引起的脑功能障碍。广义上，脑血管疾病包括栓塞和血栓形成导致的血管腔闭塞、血管破裂、血管壁损伤或通透性发生改变，以及血黏度增加或血液成分异常变化引起的疾病等。脑血管疾病的分类方案是临床进行疾病诊断、治疗和预防的标准，长期以来分类方法较多。①缺血性脑血管病按病程发展可分为短暂性脑缺血发作、进展性卒中和完全性卒中；②按脑的病理改变可分为缺血性卒中和出血性卒中，前者包括脑血栓形成和脑栓塞，后者包括脑出血和蛛网膜下腔出血。中华医学会神经病学分会和中华医学会神经病学分会脑血管病学组结合1995年中国脑血管病分类方法及近年来国内外对脑血管病分类的新认识，对以往的脑血管病分类经过多次讨论、修订，重新改写成了《中国脑血管疾病分类(2015)》。该分类主要根据脑血管病的病因和发病机制、病变血管、病变部位及临床表现等因素将脑血管病归为13类，具体分类方法见表23-1。

表23-1　中国脑血管疾病分类(2015)

一、缺血性脑血管病
(一)短暂性脑缺血发作
1. 颈动脉系统。
2. 椎-基底动脉系统。
(二)脑梗死(急性缺血性脑卒中)
1. 大动脉粥样硬化性脑梗死：(1)颈内动脉闭塞综合征；(2)大脑前动脉闭塞综合征；(3)大脑中动脉闭塞综合征；(4)大脑后动脉闭塞综合征；(5)基底动脉闭塞综合征；(6)小脑后下动脉闭塞综合征；(7)其他。
2. 脑栓塞：(1)心源性栓塞；(2)动脉源性栓塞；(3)其他(反常栓塞、脂肪栓塞、空气栓塞等)。
3. 小动脉闭塞性脑梗死。
4. 脑分水岭梗死。
5. 出血性脑梗死。
6. 其他原因(真性红细胞增多症、高凝状态、烟雾病、动脉夹层等)所致脑梗死。
7. 原因未明脑梗死。
(三)脑动脉盗血综合征
1. 锁骨下动脉盗血综合征。

2. 颈动脉盗血综合征。
3. 椎-基底动脉盗血综合征。
(四)慢性脑缺血
二、出血性脑血管病(不包括：外伤性颅内出血)
(一)蛛网膜下腔出血
1. 动脉瘤破裂：(1)先天性动脉瘤；(2)动脉硬化性动脉瘤；(3)感染性动脉瘤；(4)其他。
2. 脑血管畸形。
3. 中脑周围非动脉瘤性蛛网膜下腔出血。
4. 其他原因(烟雾病、夹层动脉瘤、颅内静脉系统血栓形成、血液病、抗栓治疗并发症等)。
5. 原因未明。
(二)脑出血
1. 高血压脑出血：(1)壳核出血；(2)丘脑出血；(3)尾状核出血；(4)脑叶出血；(5)脑干出血；(6)小脑出血；(7)脑室出血；(8)多发性脑出血；(9)其他。
2. 脑血管畸形或动脉瘤脑出血。
3. 淀粉样脑血管病脑出血。
4. 药物性脑出血(溶栓、抗栓治疗及应用可卡因等)。

5. 瘤卒中。

6. 脑动脉炎脑出血。

7. 其他原因脑出血(烟雾病、夹层动脉瘤、颅内静脉系统血栓形成、血液病等)。

8. 原因未明脑出血。

(三) 其他颅内出血

1. 硬膜下出血。

2. 硬膜外出血。

三、头颈部动脉粥样硬化、狭窄或闭塞(未导致脑梗死)

(一) 头颈部动脉粥样硬化

(二) 颈总动脉狭窄或闭塞

(三) 颈内动脉狭窄或闭塞

(四) 大脑前动脉狭窄或闭塞

(五) 大脑中动脉狭窄或闭塞

(六) 大脑后动脉狭窄或闭塞

(七) 椎动脉狭窄或闭塞

(八) 基底动脉狭窄或闭塞

(九) 多发性脑动脉狭窄或闭塞

(十) 其他头颈部动脉狭窄或闭塞

四、高血压脑病

五、颅内动脉瘤

(一) 先天性动脉瘤

(二) 动脉粥样硬化性动脉瘤

(三) 感染性动脉瘤

(四) 假性动脉瘤

(五) 其他(夹层动脉瘤等)

六、颅内血管畸形

(一) 脑动静脉畸形

(二) 海绵状血管瘤

(三) 静脉性血管畸形

(四) 颈内动脉海绵窦瘘

(五) 毛细血管扩张症

(六) 脑-面血管瘤病

(七) 颅内-颅外血管交通性动静脉畸形

(八) 硬脑膜动静脉瘘

(九) 其他

七、脑血管炎

(一) 原发性中枢神经系统血管炎

(二) 继发性中枢神经系统血管炎

1. 感染性疾病导致的脑血管炎(梅毒、结核、钩端螺旋体病、获得性免疫缺陷综合征、莱姆病等)。

2. 免疫相关性脑血管炎:(1)大动脉炎;(2)巨细胞动脉炎(颞动脉炎);(3)结节性多动脉炎;(4)系统性红斑狼疮性脑血管炎;(5)其他(抗磷脂抗体综合征、干燥综合征、白塞病、Sneddon 综合征等)。

3. 其他(药物、肿瘤、放射性损伤等)。

八、其他脑血管疾病

(一) 脑底异常血管网病(烟雾病)

(二) 肌纤维发育不良

(三) 脑淀粉样血管病

(四) 伴有皮质下梗死及白质脑病的常染色体显性遗传性脑动脉病和伴有皮质下梗死及白质脑病的常染色体隐性遗传性脑动脉病

(五) 头颈部动脉夹层

(六) 可逆性脑血管收缩综合征

(七) 其他

九、颅内静脉系统血栓形成

(一) 脑静脉窦血栓形成

1. 上矢状窦血栓形成

2. 横窦、乙状窦血栓形成

3. 直窦血栓形成

4. 海绵窦血栓形成

(二) 脑静脉血栓形成

1. 脑浅静脉血栓形成

2. 脑深静脉血栓形成

(三) 其他

十、无急性局灶性神经功能缺损症状的脑血管病

(一) 无症状性脑梗死

(二) 脑微出血

十一、脑卒中后遗症

(一) 脑梗死后遗症

(二) 蛛网膜下腔出血后遗症

(三) 脑出血后遗症

十二、血管性认知障碍

(一) 非痴呆性血管性认知障碍

(二) 血管性痴呆

1. 多发梗死性痴呆

2. 关键部位的单个梗死性痴呆(如丘脑梗死)

3. 脑小血管病性痴呆

4. 低灌注性痴呆

5. 出血性痴呆

6. 其他

十三、脑卒中后情感障碍

卒中后癫痫是指卒中前无癫痫病史,在急性卒中或非急性卒中后无明显诱因而出现的癫痫发作。卒中后癫痫发作意味着患者在发生卒中后30天内和1年内的病死率更高、住院时间更长以及出院后致残率更高,给患者及家庭带来沉重的负担,不同程度地影响着广大脑血管病患者的预后。但由于流行病学、预防及治疗方面的研究非常缺乏,也没有循证医学证据的强力支持,因此目前国内对于脑卒中后癫痫发作的发生发展过程、诊疗及预后,仍没有统一的指南或专

家共识,神经科医生很难清楚认识该疾病,虽然很多中心的研究报道了卒中类型和卒中部位对卒中后癫痫的影响,但都是单因素的研究,患者的病情通常是多因素的、复合的,而且已有的研究也未详细说明卒中类型联合单一卒中部位或多个卒中部位与卒中后癫痫的关系。因此,我们通过现实中遇到的病例及文献回顾,对于临床中常见的动静脉畸形、海绵状血管瘤(cavernous hemangioma,CM)、动脉瘤性蛛网膜下腔出血、烟雾病、硬脑膜动静脉瘘、静脉畸形及静脉血栓

等相关脑血管病所致癫痫进行了梳理及总结,希望能够为神经科医生带来帮助。

(李文玲 宋晓磊)

第二节 动静脉畸形

一、概述

动静脉畸形(cerebral arteriovenous malformation, AVM)是一种复杂的血管病变,其特点是动脉血直接流入引流静脉,没有流经毛细血管床。通常由于缺乏小动脉和毛细血管产生的阻力,以及由此产生的动脉压力直接传递到静脉结构,导致血流量明显增加,最终将导致血管扩张和曲折生长。除了脑血管的解剖结构发生改变外,脑血流动力学也会出现显著改变,如静脉血流逆转、静脉高压、AVM 周围区域血流灌注不足等。AVM 最严重、最常见的临床症状是破裂引起的出血性卒中,每年约 2%~3%。癫痫是该病的第二大临床表现,占诊治 AVM 的 20%~45%,癫痫会给患者带来一系列的问题,诸如职业受到限制、比正常人可能发生更多的事故、更高的病死率和社会责难等,加上需要药物治疗和由药物带来的副作用。因此,这些都是 AVM 相关癫痫病例管理中需考虑的重要因素。

二、动静脉畸形合并癫痫的流行病学

在基于人群的研究中,新诊断的 AVM 报告发病率每 10 万人年从 1.12~1.42 例。脑出血是 AVM 最常见的临床表现,年出血率约为 2.10%~4.12%,初次就诊时出血的患者约占 36%~68%。初次脑出血后再出血的风险增高,第 1 年约为 9.65%~15.42%,以后逐年下降,5 年后为 1.70%~3.67%。AVM 出血后的年致残率和致死率分别约为 1.7% 和 1.0%。在最近的研究中,随着非侵入性脑成像(CT 或 MRI)检查的增加,发生率有升高的趋势,同时未破裂的,甚至无症状的 AVM 在患者中的比例逐年增加。德国的一项研究对 2 500 多名健康的年轻人(在德国空军服役的申请人)进行了头部 MRI 检查,发现偶然发生的 AVM 患病率为 0.2%。对于 AVM 的总患病率,包括所有的无症状的病变来说,由于这种疾病的罕见性,仍然很难可靠地估计。虽然 AVM 在许多携带者中可能终生无症状,但它们绝不是可轻视的病变。在不同的研究人群中,总体年病死率从 0.7%~2.9% 不等。

在大宗的病例研究中,癫痫发作存在于 20%~40% 的 AVM 患者中。2011 年 Josephson 等报道在偶然发现的无癫痫病史的 AVM 中发生癫痫的风险较低,5 年内

为 8%,或每年 1.1%。如果患者最初表现为出血,在未来 5 年内首次发作的风险增加到 23%。出现 1 次癫痫发作的 AVM 患者在 5 年内发生癫痫的风险为 58%。Crawford 等在一项 153 例非手术患者随访 20 年的研究中,18% 的患者出现了癫痫。在一个 20 年的随访研究中,当被诊断出 AVM 后,10~19 岁的年轻患者被发现有 44% 的发病风险,而 30 岁以上的患者只有 6% 的发病风险。至于定位,Brelie 在 103 例患者的分析中,发现颞叶和额叶定位是最常见的,分别为 37.9% 和 33%。

三、发病机制

AVM 由非典型和畸形的血管组成,不包含神经元。而癫痫通常是由于神经元异常放电所致,所以癫痫发作不是由 AVM 本身所致,而是由 AVM 对邻近皮质产生的影响引起的。AVM 产生癫痫的确切机制尚不清楚,但在实验研究和临床研究中下列因素均为癫痫的好发因素:神经胶质增生、血-脑屏障破坏、局部缺血、含铁血黄素沉积和微出血后的瘢痕。最近 Kovacs 等发现星形胶质细胞在癫痫形成过程中的重要作用。虽然星形胶质细胞不产生发作性放电,但它们在 K⁺ 离子缓冲和转化性谷氨酸受体信号转导中发挥作用。血-脑屏障破坏被发现在致痫过程中起到了作用,尤其是血清蛋白质的泄露,导致炎症反应和细胞外空间的稳态失衡,这种状况下神经元的兴奋性增加,从而出现兴奋和抑制性成分平衡的改变。

Can 等认为,AVM 等病灶相关性的癫痫,在大脑不同区域的影响是不同的,更常见于颞叶和额叶。与 AVM 所致癫痫相关的几个因素中,AVM 出血、AVM 的大小、大脑中动脉供血的区域、有无动脉瘤、男性性别、AVM 表面较大和浅表静脉引流是研究较多且被大多数学者认同的。Raabe 等认为血管病变周围星形胶质细胞中白蛋白的储存与 AVM 相关的癫痫发生有关。由于癫痫发作是由 AVM 通过缺血、微出血、胶质增生、炎症过程和白蛋白外渗等作用于周围皮质而引起的,所以 AVM 切除后癫痫可能会停止也就不足为奇了。另一方面,尽管 AVM 被切除,但仍有部分患者存在癫痫的持续发作,这很可能是因为这些改变在邻近皮质中诱发了永久性致痫区。由 AVM 引起并维持的致痫过程持续的时间越长,AVM 相关的癫痫在血管畸形移除后持续存在的可能性越大。这些继发性的致痫区大多位于 AVM 邻近的部位,也可能发生在距 AVM 直接边界较远的皮质区。

四、AVM 致癫痫的临床表现

癫痫是 AVM 的常见症状,其重要性因患者和医师

的注意点在颅内出血而往往被忽视,然而,AVM 相关的癫痫会对患者的身心健康和生活质量产生非常不利的影响。癫痫发作是未破裂 AVM 最常见的表现,也是出血后 AVM 患者的第二常见表现。

一般认为直径大于 3cm 者,容易发生癫痫,而直径小于 3cm 者,则容易出血;原因是大的 AVM 都有较粗大的引流静脉,不易出血,但存在"盗血现象"使周围组织出现供血不足而容易诱发癫痫发作。

AVM 患者最常见的发作类型是全身性强直-阵挛性发作,在局部发作的癫痫中,有一半会出现继发性泛化。位于颞叶的 AVM 倾向于出现复杂部分性癫痫发作,然而,其中许多后来扩散成全面性发作。在 AVM 合并难治性癫痫的病例中,初始时局灶性癫痫发作更为频繁。

根据 Schramm J 的意见,可将与 AVM 相关的癫痫分成 3 种情况,这种分类方式有助于后续的处理。

1. 偶发性发作　仅有 1 或 2 次发作的患者。

2. 慢性癫痫　所有患者均有 2 次以上癫痫发作,但不符合耐药性癫痫(drug resistant epilepsy,DRE)的标准。

3. DRE　如果耐受两种适当使用的抗癫痫药物,癫痫持续 2 年以上仍不能控制,这种癫痫在癫痫术语中称为 DRE。DRE 可包括多次或几次发作,例如每年 4 次、每月 4 次或以上。癫痫转变为 DRE 的机制尚不清楚。

五、脑电图

位于深部的脑血管畸形,一般脑电图上无特异性改变,但在皮质附近的脑血管畸形常可出现局灶性痫性放电。若存在继发性损伤,则在不同部位可有不同类型的痫性放电。发作间期可见局灶慢波,有时可见尖波或尖慢波。如出血后引起大块软化灶可表现脑电静息区。

只有零星发作的 AVM 不需要特殊的电生理技术检查。对于慢性癫痫,如果发作频率高,且发作类型或频率对患者的生活和工作造成明显影响,必须行长程视频脑电图检查。对于 DRE 病例,由于 AVM 的切除是按癫痫标准方式进行的,需要视频脑电图检查,目的是记录至少 2 次癫痫发作。

六、AVM 影像学检查

AVM 合并癫痫与否,神经放射学常规检查是相同的,数字减影血管造影(DSA)必须包括双侧颈内动脉和椎动脉,以了解畸形血管团的全面供血和静脉引流。常规 MRI 检查和磁敏感成像不仅可以提示神经胶质区、

水肿区和 AVM 边界的微出血,还可以提示 AVM 区域以外扩张或狭窄的引流静脉区域的水肿,这些异常的改变有可能是潜在的致痫皮质(图 23-1)。

PET 或 SPECT 在原发性癫痫致痫区定位上具有极其重要的作用,在发作间期,致痫区的表现为低代谢改变,但对脑血管病所致的癫痫而言,脑血管病变本身表现为低代谢改变,这类检查在区别致痫区与畸形血管病变所致的缺血区上存在一定的困难,故 PET 或 SPECT 不适合零星发作的 AVM 癫痫致痫区定位检查。但对于 DRE 来说,为了发现病灶远隔部位的可疑致痫区,作为癫痫术前的检查,脑代谢的 PET 检查仍是必要的。

七、治疗

对于病灶本身,目前的主要治疗方法有 3 种,即放射外科(伽马刀)、介入治疗和手术切除,也有部分是 3 种方法的结合。

(一) 药物治疗

对于零散的发作,如间隔数年发作 1 次,且长程脑电图轻度异常者,考虑到长期药物服用的副作用,可以不用抗癫痫药物。首次癫痫发作但无出血而诊断的 AVM 患者,首先的治疗是药物,除非有手术切除 AVM 的指征。在任何癫痫患者中,应用抗癫痫药物后患者获得癫痫无发作的机会约为 70%,但在大规模 AVM 人群的研究中仅为 60%。如果不考虑 AVM 出血的风险,单就控制癫痫而言,手术治疗(包括介入或放射治疗)并不优于抗癫痫药物治疗。

尽管约 30% 的癫痫患者出现 DRE,但与 AVM 相关的癫痫中 DRE 的比例要低得多。Brelie V 统计的 103 例 AVM 患者中出现 DRE 24 例,在 Englot 的病例系列中,18% 的癫痫病例有 DRE。总的来说,癫痫发作的频率越高,病变越大,受影响的皮质越多,癫痫持续的时间越长,在 AVM 附近存在致痫皮质的可能性越大,患者演变成 DRE 的机会就更多。

(二) 介入治疗

目前与癫痫发作结果相关的研究并不多。在一些研究中,不同模式的癫痫发作结果差异较大。如果血管内介入完全阻塞了 AVM,则能够及早消除致痫因素对局部皮质及全身的影响。Hoh 等发现栓塞后 50% 的无癫痫发作。介入治疗还很难完全消除或完全封闭大部分 AVM,只有 30% 或 40% 的较小 AVM 能完全封闭,这就留下了大部分干扰皮质的因素。Baranoski 等在一项荟萃分析中指出,血管内治疗在 5 项研究中平均获得了 49.3% 的无癫痫发作率。

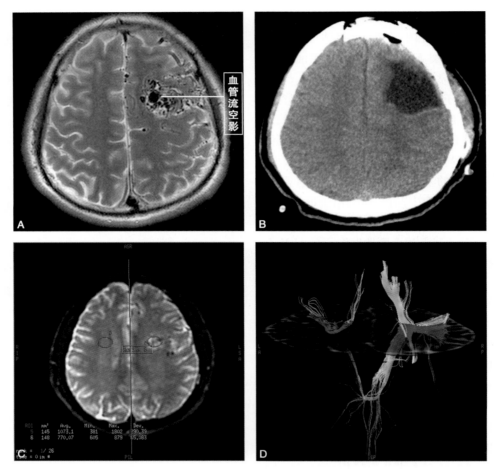

图 23-1　AVM 的影像学检查

A. T_2WI 成像示左侧额叶多发纤曲条状及不规则形低信号，这是血管流空的影像改变，为畸形的动静脉团；B. CT 平扫术后复查，左侧额叶片状低密度灶，为畸形血管切除术后改变；C. DTI 成像的感兴趣区选取示意图，分别选取左侧额叶病变区及对称的右侧额叶正常脑实质；D. DTI 纤维束示踪图，左侧额叶病灶内神经纤维束较对侧明显减少。

（三）放射外科手术

立体定向放射外科（stereotaxic radiosurgery，SRS）治疗癫痫的潜在机制在很大一部分都是假设性的，在动物研究中，电离辐射作用于大脑实质抑制蛋白质合成和神经调节从而抑制癫痫。临床数据观察到血管源性水肿的发生与癫痫减少之间的联系，支持电离辐射使作用靶区的局部血管损害和神经元的减少可能是改善癫痫的原因所在。一个大家基本认同的事实是，与残留病灶患者相比，AVM 闭塞患者获得癫痫无发作的可能性更大，因此作用机制被认为是，SRS 的主要目的达到后（即为了消除 AVM 出血的风险而消除病灶）而额外产生了改善癫痫结局的好处。

放射外科治疗对伴有癫痫发作的 AVM 患者提供了比较满意的癫痫改善率。Ironside 对 1987 年 1 月—2018 年 1 月期间的 27 项研究，包括对 4 826 例患者进行荟萃分析，其中发生 1 次或多次癫痫的患者达 34.7%（26.0%～43.9%），伽马刀治疗后 73.1%（66.9%～

78.9%）实现了癫痫控制（无癫痫发作或癫痫改善），而完全无发作的达 55.7%。

放射外科治疗后 AVM 完全消失者的癫痫无发作率较高。Chen 等发现在部分闭塞的 AVM 仅有 41% 的完全癫痫缓解率，而完全闭塞的 AVM 则为 82%。对于治疗前有癫痫的患者，3 年的癫痫发作改善率为 29%，5 年为 36%，10 年为 50%，15 年为 60%，总体 Engel Ⅰ级结果为 53%。这些数字说明 AVM 完全清除是实现较高的癫痫发作缓解率的一个重要因素。

而对治疗后无癫痫发作的预测因素，各家报道多不一致。Ding 认为，AVM 原先有出血、随访时间较长、放疗后无出血是多变量分析中癫痫发作改善的预测因素。而 Ironside 认为，AVM 消失、癫痫发作病程短、全身性癫痫发作类型、既往 AVM 出血与治疗后癫痫无发作相关。两家观点中只有既往 AVM 有出血这一点是相同的。

一方面，电离辐射对大脑皮质的癫痫发作有直接的抑制作用。另一方面，当应用放射外科治疗颞叶癫痫时，在最初的 6~9 个月里，发作先兆出现的频率明显增加，因此毫无疑问，放射外科在短期内有可能诱导癫痫发作。Yang 等认为虽然放射外科手术已被用于治疗颞叶内侧癫痫，但放射外科手术可能通过放射化学损伤（坏死、水肿）引起迟发性癫痫。

关于 AVM 预防性使用抗癫痫药物的问题，目前的观点是对于没有表现出癫痫的 AVM 患者，由于放射外科手术后重新发作的风险非常低，因此不需要预防性的抗癫痫药物治疗。

（四）动静脉畸形合并癫痫的手术治疗

考虑到手术，预防出血是 AVM 典型的指征，而不是治疗癫痫。因此，由于 1 次或几次癫痫发作而发现未破裂的 AVM，癫痫发作不构成手术指征。外科治疗主要是使用与无癫痫病例相同的显微外科技术完全切除 AVM。在癫痫发作不多的患者中，通过简单的 AVM 切除来获得癫痫无发作的概率是很高的，因此，除了包括紧挨着 AVM 边界的小范围胶质增生和含铁血黄素沉着皮质外，似乎没有必要采取特定的切除策略，以确保功能区皮质不受影响。

对于伴有慢性难治性癫痫的 AVM 患者，癫痫外科的理念值得重视。理想的情况是，脑血管外科医师在规划 AVM 切除时要注意病灶和致痫区 2 个方面的因素，争取在切除病灶的同时也扩大切除病灶周围的致痫或切除远隔部位的致痫区。

适用于 AVM 切除的癫痫手术概念对于 AVM 所引起的癫痫，与其他脑内病灶性癫痫相同，有几种选择：简单的脑病灶切除术（如仅切除 AVM 病灶）；病灶切除加周围边缘皮质切除和扩大的病灶切除，如病灶切除加边缘皮质切除；DRE 有继发性的致痫区或"双重病理"病变者，按癫痫外科的理念行两者的切除。扩大的皮质切除可以考虑病灶边缘限定的皮质范围，在颞叶癫痫中可能要包括杏仁核和海马，或很少情况下，甚至行颞叶切除术。

关于 AVM 病例中 DRE 手术治疗的资料很少。Yeh 在一组以 DRE 为主的病例中，17 个颞叶 AVM 中有 10 个与远端癫痫灶相关，54 名患者中有 25 名接受了额外的皮质切除，如扩大的病灶切除术，其中 12 个在远隔部位，即继发性致痫区。Brelie V 在 24 例 DRE 中有 13 例接受了癫痫病学评估，其中 11 例采用了癫痫手术治疗。虽然可以看到在慢性癫痫或 DRE 的 AVM 切除手术中应用癫痫外科的概念有着明显的优越性，但到目前为止还没有被证实，但在非 AVM 案例中的成功支持应用这种理念。

对显微外科手术后癫痫结果的判断，各个作者报道

差异较大。总的说来，大约 45% ~ 80% 的 AVM 相关癫痫在显微手术后不再发作。显然，术前癫痫发作的持续时间长短对手术的癫痫结果存在相当大的影响。有趣的是，随着随访时间的延长，效果也逐渐变好，癫痫无发作率从 1 年（77%）到 5 年的 79% 和 10 年的 84%。这与伽马刀的长期结果类似。

（五）术后早期癫痫发作与新发癫痫

不幸的是，那些在 AVM 切除前从未经历过癫痫发作的患者可能会在术后出现新发的癫痫发作。术后早期 1~2 次抽搐发作不构成癫痫。术后早期偶尔的单次癫痫并不罕见，也不等同于持续性癫痫。Piepgras 报道的一个大的病例系列中，有 6% 的患者出现了新发癫痫；新生癫痫发作的频率似乎受到 AVM 大小的影响：新发癫痫在 AVM < 3cm 为 3%，3 ~ 6cm 占 6%，> 6cm 占 16%。而 Rohn 报道的新发癫痫的发生率高达 17.6%。这种新发癫痫很可能来源于大脑皮质的手术创伤，类似于其他类型的脑外科手术后偶尔的癫痫发作。Baranoski 在一项荟萃分析中，发现在 547 例显微外科组患者中有 9.1% 的新发癫痫，568 例立体定向放射外科组患者中达 5.4%，血管内介入组中 39.4% 的患者出现了新发癫痫发作。

八、总结

对于无癫痫发作或偶尔发作的 AVM：采用适当的治疗方式，不需要预防性抗癫痫药物治疗。如果是显微外科手术，包括微出血和邻近皮质的神经胶质增生都要切除。对于有 2 次以上发作、多次发作或慢性癫痫的 AVM，如果选择显微外科手术，切除 AVM 时应包括小部分邻近正常皮质的边缘。对于长期存在的慢性癫痫或明显的让人变得衰弱的发作类型的病例，建议长程视频脑电图检查，抓获并记录至少 2 次癫痫发作，以检测可能扩展的致痫皮质区域。在颞叶 AVM 中，术前应排除颞叶内侧结构的继发性癫痫。对于 DRE 的 AVM，努力摆脱癫痫的困扰与完全闭塞或切除 AVM 同样重要。像其他 DRE 病例一样，典型的术前评估是必要的，目的是检测可能扩大的致痫区皮质区。

（杨治权）

| 参考文献

[1] 中华医学会神经外科学分会介入学组，《脑动静脉畸形介入治疗中国专家共识》编写委员会.脑动静脉畸形介入治疗中国专家共识[J]. 中华神经外科杂志,2017,33(12)：1195-1203.

[2] OSBUN J W, REYNOLDS M R, BARROW D L, et al. Arteri-

ovenous malformations：epidemiology，clinical presentation，and diagnostic evaluation［J］. Handb Clin Neurol，2017，143：25-29.

［3］JOSEPHSON C B，LEACH J P，DUNCAN R，et al. Seizure risk from cavernous or arteriovenous malformations：prospective population based study［J］. Neurology，2011，76（3）：1548-1554.

［4］CRAWFORD P M，WEST C R，CHADWICK D W，et al. Arteriovenous malformations of the brain：natural history in unoperated patients［J］. J Neurosurg Psychiatry，1986，49（1）：1-10.

［5］BRELIE V，SIMON M，ESCHE J，et al. Seizure Outcomes in Patients With Surgically Treated Cerebral Arteriovenous Malformations［J］. Neurosurgery 2015，77（5）：762-768.

［6］KOVACS R，HEINEMANN U，STEINHAUSER C. Mechanosm underlying bliid brain barrier dysfunction in brain pathology and epileptogenesis：role of astroglia［J］. Epilepsia，2012，53（Supple）：53-59.

［7］CAN A，GROSS B A，DU R. The natural history of cerebral arteriovenous malformations［J］. Handb Clin Neurol，2017，143：15-24.

［8］RAABE A，SCHMITS A K，PERNHORST K，et al. Clinico-neuropathologic correlations show astroglial albumin storage as a common factor in epileptogenic vascular lesion［J］. Epilepsia，2012，53（3）539-548.

［9］ENGLOT D J，YOUNG W L，HAN S J，et al. Seizure predictors and control after microsurgical resection of supratentorial arteriovenous malformations in 440 patients［J］. Neurosurgery，2012，71（3）：572-580.

［10］HOH B L，CHAPMAN P H，LOEFFLER J S，et al. Result of multimodality treamment for 141 patients with brain arteriovenous malformations and seizures：factors associated with seizure incidence and seizure outcomes［J］. Neurosurgery，2002，51（2）：303-309.

［11］BARANOSKI J F，GRANT R A，HIRSCH L J，et al. Seizure control for intracranial arteriovenous malformations is directly related to treatment modality：a meta-analysis［J］. J Neuroint Surg，2014（6）：684-690.

［12］IRONSIDE N，CHEN C J，DING D，et al. Seizure Outcomes After Radiosurgery for Cerebral Arteriovenous Malformations：An Updated Systematic Review and Meta-Analysis［J］. World Neurosurg，2018，120：550-562.

［13］CHEN C J，CHIVUKULA S，DING D，et al. Seizure outcomes following radiosurgery for cerebral arteriovenous malformations［J］. Neurosurg Focus，2014，37：1-7.

［14］DING D，STARKE R M，QUIGG M，et al. Cerebral Arteriovenous Malformations and Epilepsy，Part 1：Predictors of Seizure Presentation［J］. World Neurosurgery，2015，84（3）：645-652.

［15］DING D，QUIGG M，STARKE R M，et al. Cerebral arteriovenous malformations and epilepsy，Part 2：predictors of seizure outcome following radiosurgery［J］. World Neurosurg，2015，84（3）：653-662.

［16］Yang S Y，Kim D G，Chung H T，et al. Radiosurgery for unruptured cerebral arteriovenous malformations：long-term seizure outcome［J］. Neurology，2012，78（17）：1292-1298.

［17］YEH H S，TEW J M，GARTNER M. Seizure control after surgery on Cerebral arteriovenous malformations［J］. J Neurosurg，1993，78（1）12-18.

［18］PIEPGRAS D G，SUNDT T M，RAGOOWANSI A T，et al. Seizure outcome in patients with surgically treated cerebral arteriovenous malformations［J］. J Neurosurg，1993，78（1）：5-11.

［19］ROHN B，HAENGGI D，ETMINAN N，et al. Epilepsy，headache，and quality of life after resection of cerebral arteriovenous malformations［J］. J Neurologixal Surgery Part A，Central European Neurosurgery，2014，75（4）：282-288.

第三节　海绵状血管畸形

海绵状血管畸形（cavernous malformation，CM），又称海绵状血管瘤（cavernous hemangioma，CHS），属于4种脑血管畸形之一。它是一种颅内血管的先天性血管畸形病变，又被称为"隐匿性血管畸形"，可发生于任何年龄，没有明显性别差异。多位于幕上，以额、颞叶和基底核区多见，总发病率为0.4%~0.8%，占颅内血管畸形5%~13%，仅次于动静脉畸形（AVM），它和AVM的区别在于CM无高流量或扩张的供血动脉和引流静脉。

CM以头痛、癫痫、出血、神经功能缺失症状等为主要临床表现，其中尤以癫痫为最主要的临床症状。统计显示CM患者癫痫发生率为34%~70%，且37%~53%CM的患者是以癫痫为首发症状，甚至仅表现为癫痫症状，癫痫发作多呈局限性发作和全身性发作，而且难治性癫痫发生率高达48%~79%，在以局限性癫痫发作为主要症状的患者中，约4%的癫痫发作系CM所致。

一、发病机制

关于CM导致癫痫发作的机制目前尚不明确，推测可能有多种机制参与。反复出血和含铁血黄素沉积与癫痫发作有密切相关，因为铁离子产生的自由基与过氧化脂质会提高皮质的兴奋性。CM边缘星形胶质细胞反应也是诱发癫痫的又一原因。CM与局灶性皮质发育障碍之间也存在一定关联,可能也是 CM 导致癫痫的发病机制之一。

CM 本身并不造成癫痫,目前没有证据证明血管瘤的空间占位效应能导致癫痫。它主要是通过对周围脑组织的病理作用使之成为癫痫灶,其机制可能与胶质增生带中沉积的含铁血黄素有密切关系,铁从不同途径导致癫痫发作,它是一种电子供体,能产生自由基和脂质过氧化物,它们能提高神经细胞的兴奋性。动物实验证实在皮质或皮质下注入含铁血黄素可产生反复发作的耐药性癫痫。CM 也会导致患者脑部反复出血、栓塞,病灶周边正常脑组织受到机械或化学刺激后,红细胞中含铁血黄素开始沉积,从而出现胶质增生甚至钙化,导致脑组织中兴奋性氨基酸水平升高,形成致痫区。

二、病理生理

目前认为 CM 是胚胎时期第 3～8 周中胚层分化障碍所致的先天性疾病,是一种非完全外显性常染色体显性遗传性疾病,遗传基因位于第七条染色体上,可以生长在中枢神经系统任何部位。组织学表现为扩张的、仅存在血管内皮细胞的病理血管构成,血管的管腔大部分都是堵塞的。病变特征是"黑莓样"扩张的毛细血管集聚,病变内无脑组织。CM 可分为两种类型:散发性和家族性。约 80% CM 的病例为散发性,家族性具有多发的特征,还可有新发 CM 形成。CM 的血管壁主要由内皮细胞衬垫的胶原基质组成,没有或很少有肌层或弹力纤维层,其中没有神经元,病灶周围的毛细血管壁有含铁血黄素沉积。

研究发现放射线是诱发颅内 CM 最重要的外部因素,从照射到发病的潜伏期为 1.1～23 年,而且射线容易诱发 CM 出血。此外,CM 的发病还可能与激素水平的改变有关。遗传因素在家族性 CM 的发病中扮演重要角色,目前发现三种与家族性颅内 CM 有关的基因,分别是 CCM1、CCM2 和 CCM3。近来又发现第 4 个与 CM 有关的基因 CCM4。

CM 是一个动态变化的病理过程,其病灶的数量和体积也可能会不断增加,有研究发现新形成 CM 病灶的速度为每年 0.4 个新病灶/患者。研究认为异常静脉中的高血压会引起毛细血管扩张,从而引发 CM,临床发现有 2.1%～100% 的颅内 CM 病例伴有静脉异常。在儿童患者中,CM 伴有毛细血管扩张、AVM 的病例较成人多,这些不同类型病变共存的现象提示所有的隐匿性血管畸形可能是一个连续的病理过程。

总而言之,CM 发生癫痫的病理基础包括:①病灶位于皮质;②病灶周围脑组织因胶质细胞增生产生钙化;③微小出血引起的含铁物质聚集或红细胞破坏引起的色素扩散。有研究使用细胞内电极记录海绵状血管瘤周围神经元的电活动,发现与病灶周围的神经元相比,前者的自发性突触活动更复杂、更明显,而且刺激突触更易诱发兴奋性反应。

三、临床表现

CM 早期常无明显临床症状,随着病情恶化,可出现局部神经功能缺失、出血、癫痫、头痛等症状,其中癫痫为最主要的临床症状。CM 在男女性别之间没有明显差异。儿童 CM 患者可能具有不同于成人的临床表现,如高出血率和病变更易增大等。癫痫为 CM 患儿最常见的症状,且严重影响患儿的学习生活及生长发育。在儿童 CM 的治疗中,绝大多数患儿就诊是因为临床症状反复发作多次,而癫痫也是就诊的最主要原因。

国外文献报道幕上 CM 多分布于脑中线附近,最易累及额叶,而国内研究结果以颞叶分布为主,也有报道发现额叶分布较多,但各脑叶的病灶数量差别均不太明显,可能与部分文献的病例数较少有关。综合国内外文献发现,国内患者以颞叶偏多,而国外以额叶偏多,这种差异是否与人种有关,尚待进一步考证。

幕上 CM 最常见的临床症状是癫痫,发生率为 38%～100%。病灶位于皮质-皮质下以及多发病灶出现癫痫的概率较高。患者年龄越小,癫痫持续时间越长,癫痫引起神经功能障碍的可能性就越大。统计学分析发现 40 岁以下的患者因癫痫造成永久性神经功能缺损的比例高于老年患者。

四、影像学

(一) CT 检查

目前常用 CT 检查来发现 CM,CT 具有操作简单、价格低廉等优势。典型 CM 在 CT 上表现为类圆形或分叶状混杂密度或高密度影,大部分可见钙化,边界清晰,周围无水肿。由于 CM 发生出血或钙化的比例较高,因此 CT 对此类病灶有较高的敏感性。但是如果病灶不伴有出血或钙化,CT 对 CM 的诊断敏感性就不是很强。研究发现 CT 对颅内 CM 诊断总的敏感性为 36%～74%,但其特异性较低(<50%)(图 23-2)。

(二) MRI 检查

MRI 在诊断 CM 上有着无可比拟的优势,与 CT 相比,MRI 诊断 CM 的敏感性和特异性均较高,目前认为 MRI 是诊断颅内 CM 的金标准。由于病变中充满不同时间的出血,因此在不同阶段的出血 T_1、T_2 像信号表现不同,但 T_2 像可见瘤周含铁血黄素沉积形成的圆形低

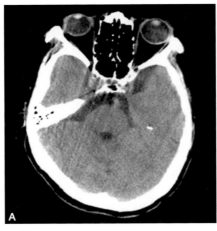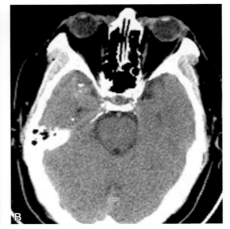

图 23-2　CM 的 CT 表现
A、B. 分别在左颞和右颞极可见高密度钙化影。

信号区域,俗称"铁环征",是其特征性 MRI 影像。少数极小的 CM 需要在薄层 MRI 扫描中才能发现。由于 CT 诊断受颅底区病灶时易出现假阴性情况,影响影像学诊断结果的准确性,而 MRI 检查可通过多方位、多序列的扫描检查形式,从不同方位对病灶进行全面观察,获取不同方位病灶处的影像学征象,这样就大大提高了临床诊断结果的准确性(图 23-3A、B)。

随着影像技术的改善,磁敏感加权成像(SWI)开始广泛推广,它大大提高了 CM 的检出率。SWI 属于一种三维采集技术,能够利用组织间的磁敏感差异产生图像,且通过运用最小密度投影技术和相位图像片、高分辨力扫描技术,清晰显示静脉系统,尤其对铁质沉积、血液代谢物、静脉结构较为敏感,从而降低误诊率和漏诊率。虽然 SWI 具有较高利用价值,但很难鉴别静脉小出血灶、静脉结构和栓子,主要是因为以上疾病的信号特点较为相似,对此还需分析注射对比剂前后的图像。国内有人对 125 例疑似颅内 CM 患者进行 SWI 诊断,结果发现 SWI 诊断准确率为 95%,灵敏度为 97%,特异度为 88%,漏诊率为 3%,误诊率为 12%。其中结节型患者表现为均匀高信号,局限肿块型患者表现为均匀高信号或混杂信号,弥漫蔓藤型患者表现为混杂信号或不均匀高信号。因此,SWI 具有操作简单、无创性、诊断准确率高等优势,可显示不同组织结构的图像,用于 CM 可及时确定病情,减少伪影和误诊,为治疗方案拟定提供重要的依据(图 23-3C)。

五、脑电图

(一) 常规脑电图

CM 引起癫痫发作在头皮 EEG 发作期或发作间期监测中可能会提供假性错误的信息,表现为发作期电活动的远离病灶部位,既可以是畸形血管原发的致痫区,也可能是继发的致痫区,约 20% 的患者致痫区是以远离畸形血管的形式存在。国内有人分析了 8 例颅内 CM 患者头皮 EEG,结果发现发作间期及发作期定位与病灶

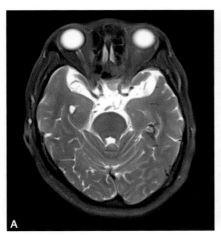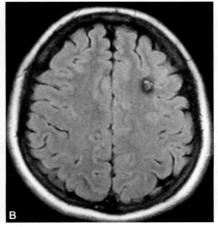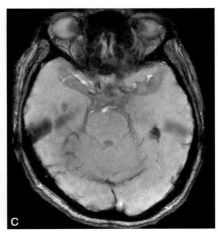

图 23-3　CM 的 MRI 影像表现
A. 左颞后 CM 的 T_2 像;B. 左额 CM 的 Flair 像;C. 左颞后 CM 的 SWI 像。

相符者 6 例,不相符者 2 例,其中棘波远隔病灶 1 例,而头皮发作间期及发作期为顶、枕区棘波发放明显。井晓荣等对 54 例癫痫的 CM 患者的临床资料进行回顾性分析,总结 CM 伴发癫痫的脑电特征及长程视频脑电结合磁共振成像在评估术中的具体方法。结果 MRI 显示 CM 部位为:颞叶 34 例、额叶 15 例、顶叶 3 例、枕叶 1 例,多发 1 例,54 例中 3 例为双重病理;VEEG 监测发现发作间期和/或发作期脑电的痫样放电部位,和/或症状学提示的致痫区与病灶(CM)部位一致或同侧为 47 例(图 23-4),痫样放电出现在 CM 对侧、双侧共 6 例,其余 1 例多发 CM 为非致痫区;提示长程视频脑电监测(VEEG)在伴发癫痫的 CM 手术评估中具有重要的应用意义,如果结合 MRI 进行综合分析,能达到准确定位致痫区,明确手术切除范围,从而大大提高手术治疗的效果。

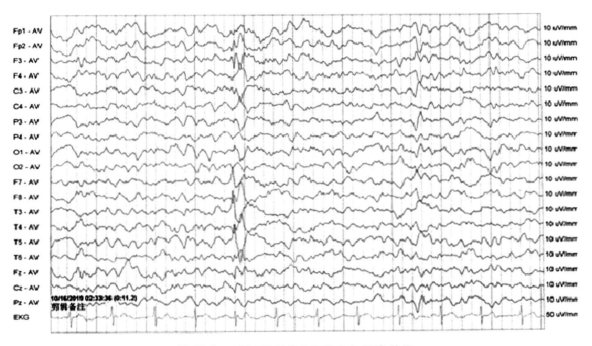

图 23-4　一例 CM 的发作间期头皮 EEG 结果

患者,女性,57 岁,因发作性四肢抽搐伴意识不清 5 年入院,CT 及 MRI 检查提示"左颞 CM",头皮 EEG 监测提示"左颞异常放电"。

(二)术中 ECoG

CM 继发癫痫手术治疗的关键是能够准确定位致痫区,而定位致痫区的方法有很多种,如影像学检测(MRI、CT 等)、脑电图检查(EEG、VEEG 等)。多种诊断方法结合能很好地对致痫区进行定位,但是如果上述几种诊断方法评估结果不一致时,则需要采用术中皮质脑电图(ECoG)监测,其定位效果比 EEG 更准确,临床上可作为致痫区的直接导引(图 23-5)。ECoG 监测不仅能准确定位致痫区,也能保护脑功能区(电刺激功能区,术中可对功能区予以保护),对患者的预后效果明显。国内有研究对 CM 合并癫痫患者 59 例进行手术,随机分为对照组 28 例(单纯切除术)和监测组 31 例(术中皮质脑电图监测并行病灶全切除及癫痫病灶电灼术),结果发现监测组的 Engel 评分在各随访时间点均高于对照组,提示术中 ECoG 监测有助于改善预后。王焕明等研究也认为,对于 CM 伴发癫痫的患者,在 ECoG 监测下行手术治疗,能直接明确致痫区,其术后疗效也很满意。还有研究在行头皮发作间期及发作期 EEG 与 ECoG 的致痫区进行对比研究发现,头皮 EEG 的发作间期棘、尖波,棘(尖)-慢波波形多见,且表现范围较 ECoG 发作间期广泛;而头皮 EEG 的发作期表现则以阵发性快波节律为主,定位意义不如 ECoG 发作间期的波形。经过由皮质到头皮的传导,不论是发作间期还是发作期异常放电形式均可能发生改变,当头皮 EEG 的发作间期与发作期同时为局限性与病灶位置相一致时,ECoG 定位可靠性最大。

六、治疗

(一)药物治疗

对于 CM 以癫痫为首发症状的治疗,目前有两种观点:一种观点认为,单纯以癫痫症状出现的患者,潜在出血的风险很少,在药物对癫痫控制很好的情况下,不需要手术治疗,除非存在药物控制癫痫疗效差的情况下或合并出血或再出血,且 MRI 上呈渐进性生长要考虑手

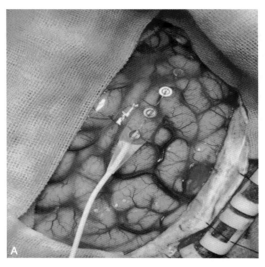
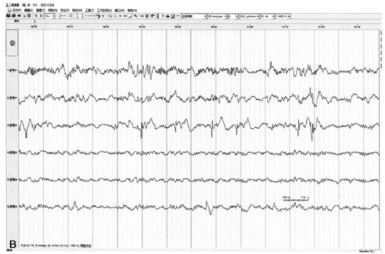

图 23-5　左颞 CM 术中 ECoG 监测
A. 术中将条状电极置于颞叶皮质表面；B. 监测得到的 ECoG 显示放电范围。

术。而另一种观点认为单一的药物治疗不能很好地控制癫痫，应尽早手术治疗。以前认为 CM 出血的风险较低，有癫痫的患者可采取药物控制，因而主张内科保守治疗。但是随着对 CM 自然病程的认识更加深入，发现其出血风险和癫痫的控制并不如以前所想，因而主张积极的早期外科治疗。

对于首次诊断明确的 CM 继发性癫痫，再发风险高达 94%，故首次发作后即可使用抗癫痫药物治疗，但是有 50%~60% 的 CM 继发癫痫口服抗癫痫药物治疗无效，而且病程越长、致痫范围越大，药物治疗越困难，必然发生耐药性癫痫，需手术治疗。术前癫痫发作持续时间越长的患者，术后癫痫发作得到控制的机会越小。目前有学者认为仅一种抗癫痫药物治疗失败的患者，也应早期行手术治疗。国内有研究按治疗方法不同将 50 例 CM 继发患者分为手术组和非手术组，各 25 例，手术组采用显微外科手术治疗，非手术组通过药物或者药物辅助放疗治疗，观察两组治疗效果。结果 45 例患者存活，5 例患者死亡。手术组 25 例患者中 24 例存活，术后癫痫消失，规律服药 2 年后停药无再发，只有 1 例需要继续药物治疗。而非手术组 25 例中死亡 4 例，8 例仍有癫痫发作。提示显微外科手术切除 CM 明显优于药物治疗。

（二）手术治疗

手术治疗 CM 可以解决病变本身造成的癫痫和再出血的风险，对于直径较大的血管瘤可以解除占位效应，恢复部分神经功能障碍，减轻或者完全控制癫痫发作，减少出血造成的神经功能障碍，并取得好的治疗效果。CM 位于颞叶的患者一般服药治疗效果均不佳，易形成耐药性癫痫，并且病变易有出血风险，术后癫痫疗

效较好，手术并发症少，因此主张早期手术治疗。有研究对 CM 伴发癫痫的患者结合其个体特点，制定相应的术前准备及手术方式。根据患者病史采集情况，初步定位癫痫发作起源后，再根据动态视频脑电图监测，明确癫痫灶是否与 CM 存在明确关系，最后根据术前脑电图及术中脑电图来切除 CM，同时切除癫痫病灶。

在对 CM 合并癫痫发作患者行外科治疗时，还需加强功能性评估，这样可以减少术后并发症的发生。Wada 试验在定位优势半球及记忆力功能评估是金标准，在切除功能区半球海马时需评估记忆力功能。当 CM 位于语言区和中央区需行功能磁共振检查，可以了解功能区与病变的关系，必要时还可以行 MRI-DTI 扫描，以了解纤维束走行方向与病变的关系。术中可采取唤醒麻醉下功能区的癫痫灶切除或功能磁共振融合影像导航下手术治疗。

有研究分析了经手术治疗 27 例儿童颅内 CM 并发癫痫患儿的病例资料，结果发现所有患者均能行手术切除，术后癫痫缓解良好，Engle 分级 Ⅰ级 25 例，Ⅱ级 1 例，Ⅲ级 1 例。提示儿童颅内 CM 并发癫痫手术治疗可有效治疗癫痫，并可避免 CM 再次出血，从而改善患者的预后。由于 CM 出血可使病变不断增大，引起耐药性癫痫，还可引起邻近神经功能损害，如引起偏瘫、失语等神经功能障碍，因此建议 CM 合并癫痫的患儿应早期行手术治疗。

在术中，若 CM 较浅表，往往可以根据皮质黄染情况而迅速定位成功；但若病变位于深部则可以使用导航来进行指引。郭强等对较深病变手术时依据导航来指引，结果无一例出现入路偏差，定位准确率 100%。他们认为切除功能区 CM 病灶应以脑沟入路进入，以尽可

能减少脑功能损伤。

目前认为 CM 往往病灶较小，且位于脑深部，术中探查困难，因而准确定位尤为重要。由于术中 B 超定位直接、方便、快捷，能准确找到 CM 病灶及最佳手术入路，患者经济负担轻，预后良好（图 23-6A）。王焕明等

对 CM 继发癫痫患者 16 例行手术，术中采用 B 超指导手术切除病变，同时采用皮质脑电图监测确定致痫区的部位和范围。结果 16 例患者在术中 B 超监测下均能准确找到颅内 CM，并能将病变全切除（图 23-6B）。提示术中 B 超能帮助准确找到 CM，有助于病变全切除。

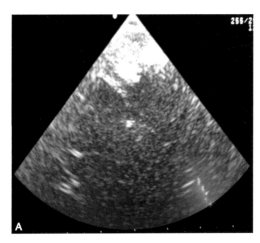
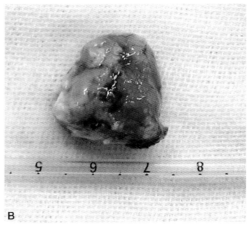

图 23-6　CM 切除性手术的术中所见
A. 术中 B 超探查 CM，呈强回声；B. 切除的 CM 标本，CM 切除完整。

对于皮质下的 CM，在脑表面大都不可见，利用立体定向技术可精确定位，也可以明显减少脑组织损害，降低手术并发症的发生率。有研究运用立体定向技术辅助的神经外科手术，沿脑沟显微切除 6 例运动区 CM。结果 6 例 CM 均全切除，5 例无功能障碍，1 例有轻度的左手无力。提示 CM 行立体定向辅助，沿脑沟显微切除，可以达到良好的治疗癫痫的作用，达到了精确定位，明显减少了脑组织损害。

（三）磁共振引导的激光间质热疗术（见第六篇第四十七章）

磁共振（MR）热成像引导激光间质热疗术（laser interstitial thermotherapy，LITT）是开颅手术治疗 CM 所致局灶性癫痫的微创替代术。它是使用 50~90℃凝固组织，同时利用实时 MR 热成像技术可视化要保护的侧支结构。Willie 等分析了 19 例伴有 CM 的局部发作的患者 LITT 治疗效果。每例患者均接受 CM 和邻近皮质的 LITT，继而进行标准的临床和影像学随访。其中病变位于颞叶（13 例）、额叶（5 例）和顶叶（1 例）。他们发现 CM 在测温过程中会诱发磁化率伪影，但病灶周围皮质易于观察。在接受 12 个月以上随访的 17 例患者中，有 14 例（82%）达到了 Engel Ⅰ级，其中 10 例（59%）为 Engel ⅠA 级。2 例患者仅接受 LITT 后未达到无发作，在进一步行颅内电极引导下开放性切除术后达到了无发作。延迟的术后影像学检查证实了 CM 缩小（中位数减少 83%）和

周围皮质的消融。开放手术后对一个先前消融的 CM 组织病理学检查证实闭塞。LITT 未引起可检测的出血。两种症状性神经功能缺损（视觉和运动障碍）是可预见的，且均非永久残疾。提示 MR 热成像指导的 LITT 是致痫性 CM 开放手术治疗的一种有效替代方法。该方法无出血并发症，且临床上明显的神经功能缺损是可预见的。若有需要，LITT 对后续的开放手术也无任何障碍。

（四）立体定向放射治疗（见第六篇第四十八章）

手术固然是 CM 继发癫痫的首选治疗方法，但是对于功能区、脑深部 CM、或有手术禁忌证、不愿开颅手术的患者立体定向放射治疗成为一种重要的治疗方法。深部、功能区及单发病灶的 CM，伽马刀治疗效果良好。伽马刀治疗的目的是完全闭塞病灶，防止再出血，控制癫痫发作及改善神经功能。Regis 等报道伽马刀治疗 49 例 CM 致癫痫发作患者，26 例（53.1%）癫痫停止发作，10 例（20.4%）发作次数明显减少。Kim 和 Liu 等报道，伽马刀治疗后分别有 82% 和 53% 的 CM 患者癫痫发作明显改善。陈广鑫等的研究发现伽马刀治疗的有效率为 66.7%，伽马刀治疗后 4 例患者癫痫控制 2 年后出现复发；7 例发生病灶出血，5 例出现病灶周围脑水肿伴神经功能障碍。因此，伽马刀治疗后 2 年内需严密观察，定期行 MRI 检查，及时掌握病情变化。

长期以来，对于 CM 的放射治疗存在较大争议。病理研究发现脑内 CM 内皮细胞下层缺乏成纤维细胞、肌

纤维母细胞和平滑肌细胞,放疗后很难完全形成血栓。George 等发现周围正常脑组织中有含铁血黄素沉积是 CM 的一个病理特点,而含铁血黄素具有放射增敏作用,这是放疗后并发症较高的原因。临床研究证实放射治疗对出血率以及癫痫都没有明确疗效,甚至加重患者病情,张剑宁等研究发现 8 例接受伽马刀治疗后诱发癫痫或原有癫痫症状加重,说明放射治疗不适于 CM 的治疗。研究证实,放射线本身能诱发 CM 的产生,增加病灶出血的风险,同时放疗引起的并发症高达 40% 以上。近年来相继有报道证实放射治疗能减少部分患者的癫痫发作,临床疗效与病灶部位及病程有关。但多数资料显示放疗效果不如手术切除,因此,对于有临床症状的 CM 尽量采取手术治疗。

七、治疗结果

对于 CM 伴发癫痫的患者,手术治疗总体疗效满意。国内侯智等对 56 例颅内 CM 导致癫痫发作的患者,根据患者病史、动态视频脑电图、影像学、功能区评估特点确定癫痫手术切除方式,结果发现 13 例患者术后早期出现发热、头痛并发症,3 例早期轻偏瘫,均无远期并发症和后遗症发生。术后 43 例患者 Engel 评分Ⅰ级,11 例评分Ⅱ级,2 例Ⅲ级。

研究发现单纯病变切除对治疗 CM 并发癫痫效果良好。癫痫治疗效果与癫痫发病时间密切关联,长期癫痫史和癫痫发作频率增加被认为单纯病变切除难以根治。Cohen 等认为患者发病 1 次或不超过 2 个月,术后无癫痫发作;术前有 2~5 次或 2~12 个月癫痫史,75%~80% 术后无癫痫发作;术前超过 5 次或 12 个月癫痫史,术后 50% 患者癫痫缓解。

多数学者认为,切除血管瘤的同时,应在皮质脑电图监测下切除瘤周沉积的含铁血黄素层。Iakovlev 等对 35 例 CM 致癫痫发作患者行手术治疗,包括切除病灶及周围沉积的含铁血黄素,结果显示 68% 的患者癫痫发作完全控制。Moran 等报道 268 例 CM 致癫痫发作患者术后超过 12 个月的随访结果显示 84% 的患者无癫痫再发作,6% 的患者癫痫发作次数明显减少。陈广鑫等在皮质脑电图监测下行显微手术切除病灶及周围增生的胶质带和含铁血黄素层,随访 10~56 个月,癫痫控制的良好率为 88.9%。

近年来,众多学者发现 CM 术前癫痫发作严重程度影响着术后的癫痫控制效果。Hammen 认为癫痫病程短的患者术后发作也容易控制。Yeon 等在对 60 例伴有癫痫的 CM 患者手术治疗后发现,偶发性癫痫患者术后 Engel Ⅰ级可达 89.5%,而难治性癫痫患者术后为 72.7%。郭强等研究病例中偶发(或初发)癫痫患者术后全部达到 Engel Ⅰ级(100%),明显优于顽固性癫痫患者(75%)。他们认为,发现 CM 所致症状性癫痫后,应尽早手术治疗,使病情进展。癫痫病程越短,发作越少,控制发作预后越好。王峰等对 15 例伴发癫痫的颞叶 CM 患者行手术治疗。以侧副沟为界,根据 CM 位置将患者分为外侧组及内侧组。外侧组在术中皮质脑电监测下行病灶+含铁血黄素切除;内侧组根据病灶及含铁血黄素累及位置切除前颞叶及海马和/或杏仁核。所有患者随访至少 1 年,结果全部患者术后发作均显著改善,均未见远期并发症。外侧组 8 例患者随访时 Engel Ⅰ级为 100%。内侧组 7 例患者,Engel Ⅰ级 5 例(71.8%),Engel Ⅱ级(14%)及Ⅲ级(14%)各 1 例,Engel Ⅲ级为术中损伤脑发育性静脉异常(DVA),术后出现颞叶中后部静脉性梗死患者。提示手术治疗 CM 相关癫痫安全有效,癫痫预后与 CM 位置密切相关。

(王焕明)

┃参考文献

[1] 井晓荣,王超,张伟,等.长程视频脑电结合影像学在海绵状血管瘤伴发癫痫手术评估中的应用[J].立体定向和功能性神经外科杂志,2021,34(3):135-140.

[2] 王焕明,胡飞,陈俊,等.颞叶海绵状血管瘤继发癫痫的外科治疗[J].癫痫杂志,2020,6(3):205-209.

[3] 何占彪,王宏伟.脑内海绵状血管瘤继发性癫痫的治疗进展[J].中国临床神经外科杂志,2020,25(12):894-896.

[4] 侯智,李维,安宁,等.56 例颅内海绵状血管瘤伴癫痫手术疗效分析[J].第三军医大学学报,2016,38(17):1987-1990.

[5] 吴红记,于洮,赵元立.儿童颅内海绵状血管瘤并发癫痫的手术治疗[J].国际神经病学神经外科学杂志,2015,42(4):342-345.

[6] 陈广鑫,徐伦山,许民辉,等.两种方法治疗幕上脑海绵状血管瘤致癫痫发作的疗效观察[J].中国临床神经外科杂志,2011,16(7):420-421.

[7] 张剑宁,程岗,王亚明,等.颅内海绵状血管瘤的外科治疗[J].中华神经外科杂志,2012,28(10):1034-1039.

[8] 郭强,朱丹,吴杰,等.幕上脑海绵状血管瘤并癫痫的手术策略[J].立体定向和功能性神经外科杂志,2010,23(1):20-22.

[9] 王焕明,王建一,胡飞.术中皮质脑电图监测在颅脑病变伴发癫痫手术中的应用[J].临床神经外科杂志,2011,8(2):88-90.

[10] 王焕明,胡飞,陈俊,等.术中 B 超联合皮质脑电图监测在颅内海绵状血管瘤继发癫痫手术中的临床应用[J].

立体定向和功能性神经外科杂志,2013,26(4):212-214.

[11] 王峰,冯德宁,刘阳,等. 以癫痫为主要表现的颞叶海绵状血管瘤手术治疗效果[J]. 中华医学杂志,2018,99(9):658-661.

[12] WINTER F,BLAIR L,BUCHFELDER M,et al. Risk Factors for Poor Postoperative Outcome and Epileptic Symptoms in Patients Diagnosed with Cerebral Cavernous Malformations[J]. J Neurol Surg A Cent Eur Neurosurg,2021,82(1):59-63.

[13] WILLIE J T,MALCOLM J G,STERN M A,et al. Safety and effectiveness of stereotactic laser ablation for epileptogenic cerebral cavernous malformations[J]. Epilepsia,2019,60(2):220-232.

[14] ROSENOW F,ALONSO-VANEGAS M A,BAUMGART-NER C,et al. Cavernoma-related epilepsy:review and recommendations for management--report of the Surgical Task Force of the ILAE Commission on Therapeutic Strategies[J]. Epilepsia,2013,54(12):2025-2035.

[15] MENZLER K,THIEL P,HEMSEN A,et al. The role of underlying structural cause for epilepsy classification:clinical features and prognosis in mesial temporal lobe epilepsy caused by hippocampal sclerosis versus cavernoma[J]. Epilepsia,2011,52(4):707-711.

[16] VON-DER-BRELIE C,SCHRAMM J. Cerebral cavernous malformations and intractable epilepsy:the limited usefulness of current literature[J]. Acta Neurochir(Wien),2011,153(2):249-259.

[17] KIVELEV J,NIEMEL M,HERNESNIEMI J. Characteristics of cavernomas of the brain and spine[J]. J Clin Neurosci,2012,19:643-648.

[18] AMATO M C,MADUREIRA J F,OLIVEIRA R S. Intracranial cavernous malformation in children:a single-centered experience with 30 consecutive cases[J]. Arq Neuropsiquiatr,2013,71(4):220-228.

[19] ABLA A A,LEKOVIE G P,GARRETT M,et al. Cavernous malformations of the brainstem presenting in childhood:surgical experience in 40 patients[J]. Neurosurgery,2010,67(6):1589-1598.

[20] WANG X,LIU X W,LEE N,et al. Features of a Chinese family with cerebral cavernous malformation induced by a novel CCM1 gene mutation[J]. Chin Med J,2013,126(18):3427-3432.

[21] AWAD I A,POLSTER S P. Cavernous angiomas:deconstructing a neurosurgical disease[J]. J Neurosurg,2019,131(1):1-13.

[22] KAPADIA M,WALWEMA M,SMITH T R,et al. Seizure outcome in patients with cavernous malformation after early surgery[J]. Epilepsy Behav,2021,115:107662.

[23] SCHUSS P,MARX J,BORGER V,et al. Cavernoma-related epilepsy in cavernous malformations located within the temporal lobe:surgical management and seizure outcome[J]. Neurosurg Focus,2020,48(4):E6.

第四节 其他血管病相关性癫痫

临床上,还有一些脑血管疾病可导致癫痫或癫痫发作。虽有别于动静脉畸形和 CM 所致癫痫的外科治疗,这些疾病的诊治并非真正意义的癫痫外科范畴,但在神经外科工作中,仍难免遇见,故在此分述如下:

一、动脉瘤性蛛网膜下腔出血相关性癫痫

蛛网膜下腔出血(subarachnoid hemorrhage,SAH)是指脑表面的血管破裂出血,血液直接流入蛛网膜下腔的急性出血性脑血管病,又称原发性 SAH。脑实质内出血或外伤性出血后,血液穿破脑组织和蛛网膜,流入蛛网膜下腔,称为继发性 SAH,两者有所不同。本篇我们仅叙述原发性 SAH,其约占全部脑卒中的 6% ~ 8%,占出血性卒中的 20%。

(一) 病因

本病病因较多,最常见的病因是先天性颅内动脉瘤破裂所致,占 50% ~ 80%,也称为动脉瘤性蛛网膜下腔出血(subarachnoid hemorrhage caused by intracranial aneurysms,aSAH),其次是脑血管畸形,还有动脉硬化性动脉瘤,其他少见的病因有脑底异常血管网(烟雾病)、各种原因的脑动脉炎、颅内肿瘤、血液病等。约 10% 的患者经目前的检查手段未能发现确切病因。

(二) SAH 后癫痫发作的机制与分类

SAH 后癫痫是指继发于 SAH 之后,因 SAH 导致的癫痫发作。根据发生时间的早、晚可分为早发性癫痫和迟发性癫痫。早发性癫痫是指癫痫发生在脑卒中后 2 周以内;迟发性癫痫是指癫痫发生在脑卒中后 2 周以上。SAH 的早发性癫痫发作机制可能是在蛛网膜下腔出血急性期,进入蛛网膜下腔的血液直接刺激大脑皮质神经元引起脑神经元放电加速、加剧、增大、同步化,同时合并急性颅内压增高,使体内激素水平发生改变和血液电解质及酸碱平衡破坏,而引起癫痫发作。迟发性癫痫发作的可能机制是脑内的机械刺激导致神经元变性,脑组织自身修复损伤后,由于神经胶质细胞过度增生、局部瘢痕组织形成,导致脑表异常放电而引起癫痫发作。相关数据表明,SAH 继发癫痫发作多发生在发病

早期,尤以发病当时最为常见,发作类型与脑组织直接受损部位和程度有关,可有多种表现形式,既可能为全身性强直-阵挛发作,也可能为局限性发作,但多数研究表明全身性强直-阵挛发作是此类癫痫的主要发作形式。

（三）临床表现

近年来随着影像学检查的进一步发展,该病的发生率及检出率呈现逐渐上升的趋势,而且在临床上表现出极高的致残率和致死率。各年龄组均有发病,中老年组的发病率明显高于青壮年组。aSAH 患者常合并有阵发性头痛、呕吐、意识障碍、癫痫、抑郁、脑神经受压、心功能不全及脑膜刺激征等继发性症状。继发性癫痫是 aSAH 的严重并发症之一,文献报道其发病率在 3% ~ 35%,SAH 并发癫痫发作,可加重患者的病情,导致 SAH 患者的病死率和致残率上升,严重影响 SAH 患者的治疗预后。

（四）aSAH 癫痫发作的相关危险因素

据相关文献报道,影响 aSAH 癫痫发作的危险因素有原发性高血压、Fisher 分型、Hunt-Hess 分级、入院时意识障碍持续时间长、GCS 评分、伴有颅内血肿、责任动脉瘤的部位、再出血、脑血管痉挛、脑积水、脑梗死、手术时机、GOS 分级等,也有文献报道,原发性高血压可能是 aSAH 继发早期癫痫的危险因素,而脑积水和动脉瘤再破裂二者则可能为继发晚期癫痫的危险因素。因此目前关于 SAH 癫痫发作的危险因素的研究还不够深入,存在很多争论。有学者认为,SAH 后继发癫痫的病死率较未伴发癫痫者增高,可能原因为癫痫的发生加重了颅内血管痉挛,导致原病情进一步恶化,同时诱发再次出血

甚至脑疝形成等一系列并发症,而且出血量大者易伴发癫痫持续状态,加大了死亡几率。而 SAH 后癫痫发作是否影响破裂动脉瘤患者的预后目前尚存在争议,但癫痫发作必然影响患者的日常生活。因此,临床医师应在积极治疗蛛网膜下腔出血的同时尽快控制癫痫发作。

（五）aSAH 患者的预防性抗癫痫治疗

SAH 的治疗原则是去除病因、降低颅内压和防止并发症。动脉瘤一旦明确诊断,应尽早选择血管内介入治疗或开颅手术夹闭等方法。然而,对于癫痫预防用药的时机、药物选择、剂量及用药时间等治疗方案目前仍不明确。传统上,绝大多数的 aSAH 患者在急性期接受 ASMs 的治疗,以预防癫痫发作的风险。然而,越来越多的证据表明,预防性应用 ASMs 的风险/效益比依然不明确。2012 年美国心脏病/卒中协会关于 aSAH 的推荐指南中建议,在出血后的即刻期可预防性应用 ASMs（Ⅱb 级,B 级证据）,而长期预防性应用 ASMs 则不推荐（Ⅲ级,B 级证据）,但对于存在某些已知危险因素的患者,如既往的癫痫发作病史、脑内血肿、顽固性高血压、脑梗死、大脑中动脉动脉瘤等,可考虑长期预防性用药（Ⅱb 级,B 级证据）。

二、烟雾病相关性癫痫

烟雾病（moyamoya disease,MMD）是原发性颈内动脉末端狭窄、闭塞及脑底出现异常血管扩张网所致的脑出血性或缺血性疾病,其显著特征是颈内动脉（internal carotid artery,ICA）、近端大脑中动脉（middle cerebral artery,MCA）和大脑前动脉（anterior cerebral artery,ACA）末端血管狭窄或堵塞（图 23-7）。常发生在东亚人群

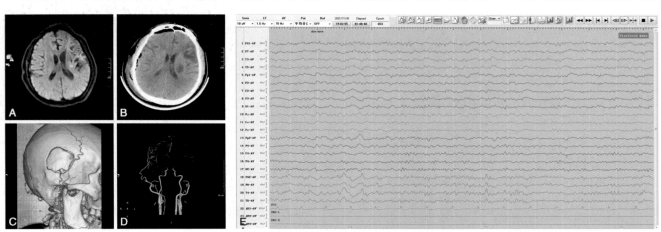

图 23-7　烟雾病合并癫痫病例

患者,男性,43 岁,主因右侧肢体无力伴抽搐 2 个月入院。A. 术前 MRI 显示左侧放射冠-基底核区及岛叶急性/亚急性脑梗死;B. 术后 CT 符合右侧术后改变;C、D. 术后 CTA 显示右侧颞浅动脉-大脑中动脉旁路移植后桥血管通畅;E. 脑电图显示右侧颞区中量慢波发放(注:患者烟雾病,由于左侧脑梗死处于急性期,术后易导致梗死区出血,遂暂时先口服阿司匹林肠溶片及阿托伐他汀钙片抗血小板聚集及调脂固斑,先行右侧颞浅动脉-大脑中动脉旁路移植术,待急性期过后行左侧颞浅动脉-大脑中动脉搭桥)。

中，目前对于烟雾病的病因尚无明确定论，有人认为遗传因素起主要作用，亦有人认为，后天获得性因素例如免疫反应导致的慢性动脉炎症可能是烟雾病形成的重要原因。据相关研究表明，大约有1/3的烟雾病患者通常有共患疾病，如镰状细胞病、21-三体综合征（唐氏综合征）和神经纤维瘤病等。

（一）病理

基本病理变化为双侧对称性颈内动脉末端、大脑前动脉和大脑中动脉的主干狭窄、闭塞，病程呈进行性发展。由于长期缺血的刺激，使Willis动脉环及其周围主干动脉与周围大脑皮质、基底核、丘脑和硬脑膜有广泛的侧支代偿血管形成，从而构成了脑底广泛的异常血管网。同时，Willis动脉环的前部血管也有狭窄或闭塞。病变的血管腔内结缔组织增生、内膜增厚、内弹力板重叠和破坏、平滑肌细胞有变性、坏死。

（二）临床表现

烟雾病发病年龄呈双峰样，第一高峰在10岁以内儿童，第二高峰在40~50岁成人，男女比例因地区不同而有差异。大多数儿童患者表现为短暂性脑缺血发作（transient ischaemic attacks，TIAs）或脑梗死，表现为动脉支配区域缺血引起的相应症状，偏瘫、构音障碍、失语及认知功能障碍较常见，癫痫发作、视野缺损、晕厥或性格改变等症状也可出现。而成人烟雾病多表现为颅内出血，出血部位多位于脑室内、脑实质（通常为基底核区）及蛛网膜下腔，出血原因主要为扩张的烟雾样血管及动脉瘤破裂，根据不同出血部位，可表现为意识障碍、肢体瘫痪、言语障碍或精神异常等相应的症状体征。

癫痫发作是儿童烟雾病的第二常见症状，也是所有烟雾病患者的第三常见表现；"癫痫型烟雾病"是以惊厥性发作为主要临床表现的。目前国内外对于癫痫型烟雾病的治疗方案及临床结果鲜有报道。一些患者以癫痫为首发症状，但大部分患者可能继发于缺血性卒中。因此一些学者认为，癫痫型烟雾病患者的癫痫发作，不具有特异性，而是主要由脑缺血引起。烟雾病导致癫痫的病因有很多种，包括缺血性或出血性卒中、高灌注等。据相关文献记载约20%~30%的烟雾病患者出现癫痫，但只有3%~4%的烟雾病患者以癫痫为首发症状，而不伴有脑血管事件的发生，也就是实际意义上的"癫痫型烟雾病"。

烟雾病在小儿的脑电图上主要表现在过度换气前和过度换气期间，为节律性或非节律性、对称或不对称的以后头部为主的慢波活动，并常伴有癫痫样放电，但是没有特异性，而过度换气停止后20~60秒出现慢波"重建"现象，是小儿MMD的脑电图特征性表现。健康儿童在过度换气后出现高幅慢波活动，在过度换气结束后则立即消失；然而，烟雾病患儿在过度换气停止20~60秒后，可再度出现弥漫性、不规则、极高波幅的慢波活动，持续约30秒以上，前头区最明显，这种现象称为慢波"重建"。开始为一侧背景脑波抑制，很快出现一侧性不规则慢波，有的逐渐移行为弥漫性大慢波，频率为0.7~4Hz，多数不同步，少数可同步。与过度换气中出现的慢波增强有明显不同，频率慢且不规则，睁眼不受抑制，慢波的部位，波形均易发生变化。而烟雾病在成人脑电图上是否有特异性表现，目前少有相关文献的描述。

（三）辅助检查

1. 数字减影血管造影（DSA） 主要表现为双侧颈内动脉末端、大脑前动脉和大脑中动脉起始段狭窄、闭塞、脑底部位有异常扩张的血管网，有时可伴有动脉瘤。造影时注意观察颈外动脉上颞浅动脉分支的情况，以便于为搭桥手术评估做准备。

2. 头颅CT灌注成像（computed tomographic perfusion，CTP） 可以明确缺血性脑血管病的血流动力学变化，比较脑缺血侧与健侧的CT灌注情况，常联合CTA或DSA为搭桥手术评估做准备。

（四）癫痫发作的相关危险因素

"癫痫型烟雾病"患者脑血运重建术后发生癫痫和缺血性事件的危险因素有多种，包括患者的年龄、临床症状的过程和临床症状的严重程度都有可能会影响手术的预后。也有研究认为术前患者癫痫持续时间是癫痫型烟雾病患儿术后复发癫痫的独立危险因素。此外，也有学者认为年龄小于1岁和严重异常影像学表现与癫痫型烟雾病预后不良相关，婴儿期发作和严重的临床表现更有可能在术后出现反复发作或脑梗死。

（五）治疗

烟雾病的治疗方法包括内科治疗和外科治疗。内科治疗以血小板聚集抑制剂或钙通道阻滞剂为主，但多适用于轻型或脑梗死急性期的患者。而外科治疗被认为是治疗烟雾病最有效的方法。方法包括直接血运重建术、间接血运重建术或两种术式的结合，手术可以降低TIA和脑梗死的发生率，改善脑血流动力学和代谢，提高脑功能。相关研究表明，手术可以预防和降低癫痫发作，改善预后，但不同的手术方式在术后癫痫复发上没有显示出明显差异。

三、颅内静脉血栓相关性癫痫

颅内静脉血栓（cerebral venous thrombosis，CVT）是指由各种原因引起的颅内静脉或静脉窦血栓形成，使血液回流受阻或脑脊液循环障碍,导致颅内高压和局灶脑损害为特征的一类脑血管病,约占所有脑血管病的0.5%~1%。本病在欧美发达国家较少见,估计年发病率仅为(0.5~1.0)/10万,但在印度、中东和拉丁美洲等发展中国家和地区发病率较高,可达7/10万。而产褥期女性CVT发病率可达10/10万,约占所有CVT的5%~20%。

(一) 病因

CVT在各年龄组均可发病,发病高峰年龄多在20~30岁,男女比例为1:(1.5~5)。多中心研究表明,约85%以上CVT患者存在一种或多种危险因素,包括:各种遗传性或继发性血栓形成倾向(如V因子Leiden突变、凝血酶G20210A突变、高同型半胱氨酸中毒、蛋白C、蛋白S或抗凝血酶Ⅲ缺陷)、妊娠、产后(包括人工流产后)或口服避孕药物、肥胖、各种其他相关药物(如激素替代治疗、肿瘤化疗药物、止血药等)、各种急慢性感染(如头面颈部感染、颅内感染或全身性感染等)、血液系统疾病(如严重贫血、真性红细胞增多症、原发性血小板增多症等)、自身免疫性疾病(如肾病综合征、炎性肠病、系统性红斑狼疮、白塞病等)、颅内外肿瘤(如脑膜瘤、淋巴瘤、肺癌等)或颅脑外伤等,但部分患者原因不明。不同年龄段患者的病因和危险因素不尽相同,婴幼儿以脱水和围生期并发症多见,儿童主要为头面颈部感染、结缔组织疾病、血液疾病和肿瘤,而成年女性则以口服避孕药物和围生期或人工流产后多见。总之,能引起血液高凝状态、血流动力学异常以及静脉血管壁损伤的各种因素都可能导致CVT。

(二) 临床表现

国际脑静脉和静脉窦血栓形成研究数据显示,头痛是CVT的最常见症状,多由颅内高压或颅内出血引起。美国全国再入院数据库数据显示,由于静脉回流受阻,静脉性梗死或出血性脑损害发生率较高。局灶性神经功能缺损是CVT的常见表现,可单侧或双侧,或左右交替出现,包括中枢性运动障碍、感觉缺失、失语或偏盲等,见于40%~60%的患者。

部分性或全身性痫性发作也是CVT的常见表现,40%的患者可有痫性发作,围生期患者甚至高达76%。因此,临床诊断为"子痫"的围生期患者,应注意CVT的可能。单纯大脑皮质静脉血栓形成时,痫性发作可作为其唯一症状。据相关研究表明,约10%的CVT患者以痫性发作为首发症状,75%的痫性发作发生于起病后2周之内。如果把部分性发作继发全面性发作的患者合并计算,全面性发作占痫性发作总人数的80.7%,是CVT最主要的痫性发作类型。在Ferro等研究中,发现

幕上的实质病灶,尤其是累及皮质时会增加癫痫发作的风险,上矢状窦和皮质静脉闭塞也会增加癫痫发作的风险,可能原因是这些静脉引流幕上脑实质的静脉血,尤其是运动及感觉区域,提示癫痫发作与运动皮质或其周边皮质损害均有相关性。硬脑膜动静脉瘘和CVT同时存在的发生率可达39%。CVT常继发硬脑膜动静脉瘘,血栓多位于动静脉瘘的附近或引流静脉的下游,血液回流则多经皮质静脉为主,出现头痛、搏动性耳鸣、颅内出血等表现。

(三) 影像学检查

1. 头颅CT/CT静脉成像(CTV)　CT平扫显示的直接征象为与静脉窦位置一致的高密度"条索征"(cord sign),上矢状窦血栓在冠状位图像上表现为高密度"三角征"(delta sign)。单纯皮质静脉血栓形成患者,显示为位于脑表面的条索状密度增高影。CTV具有良好的空间分辨力,且无血流相关伪影,具有较高的敏感度和特异度,可同时显示静脉窦闭塞和窦内血栓。CT结合CTV对静脉窦血栓能作出确定诊断,可作为颅内静脉血栓疑似患者的重要影像学方法,其敏感度可达75%~100%,特异度可达81%~100%。

2. 头颅MRI/磁共振静脉成像(MRV)　可直接显示颅内静脉和静脉窦血栓和各种继发性脑实质损害,诊断CVT的敏感度和特异度均较高,且无X线辐射和对比剂安全性好,是诊断CVT的最常用的影像学方法,可发现相应的静脉窦闭塞、静脉显影不良、侧支静脉扩张、板障静脉和头皮静脉显像等征象。

3. DSA　DSA可显示闭塞的静脉窦不显影或充盈缺损、脑静脉窦显影延迟、毛细血管期延长、侧支引流静脉扩张、受累静脉周围的头皮静脉显影增多和静脉血流方向逆转等,为诊断最可靠的依据。

(四) 其他辅助检查

1. D-二聚体　D-二聚体可作为CVT辅助诊断的重要指标之一,且对鉴别血栓与非血栓性局部静脉窦狭窄也有帮助。

2. 腰椎穿刺脑脊液检查　CVT患者脑脊液压力大多增高,感染性因素导致的CVT,可伴不同程度的细胞数和蛋白量增高,但此项检查无特异性。

3. 其他相关检查　可发现血栓形成倾向的易患因素,如V因子Leiden突变、凝血酶G20210A突变、蛋白C、蛋白S或抗凝血酶Ⅲ缺陷、骨髓异常增殖疾病(包括JAK2V617基因突变等)、慢性炎性病变、血液系统疾病、肾病综合征及各种自身免疫性疾病或肿瘤等,有助于CVT的诊断。

（五）CVT合并癫痫的治疗

CVT的治疗包括对症治疗、病因治疗、血管再通治疗和并发症处理等多个方面。对于抗癫痫治疗，不建议CVT患者常规预防性使用抗癫痫药物。CVT伴有痫性发作可加重脑损害，并与死亡相关，一旦发作，启用抗癫痫药是合理的，急性期过后可逐渐减量，一般不需要长期抗癫痫治疗。但没有痫性发作的CVT患者使用抗癫痫药物并不获益。

四、发育性静脉畸形相关性癫痫

发育性静脉畸形（develpmental venous anomaly，DVA）又称静脉血管瘤（venous angioma），是脑内最常见的血管畸形，其发病率约为2.5%~9%，一般认为DVA发生于胚胎发育时期，由于髓静脉发育不良或堵塞，造成代偿性血管瘤发生。

DVA的特征性病理改变是异常的中央引流静脉，周围有多个小的、放射状走行的髓静脉，一般无动脉成分，也有个别报道存在不典型、动脉化的成分。组织学上，DVA由扩张的静脉构成，静脉壁增厚，因慢性血流减少，可能导致周围白质的继发性改变，其内可能有含铁血黄素沉积。

与病理特点一致，DVA的影像学改变是白质内多发放射状走行的小型髓静脉，汇聚成一根主要引流静脉，形成"海蜇头"样或"雨伞"样外观。DVA可以伴发于海绵状血管畸形，也可单独存在。

DVA的临床表现隐匿，绝大多数DVA无症状，少数DVA由于中心静脉的堵塞导致静脉性缺血和出血，从而引起症状。此外，DVA也可表现为头痛、共济失调、癫痫发作等。关于DVA和癫痫发作之间是否存在因果关系尚不清楚，大样本的研究显示DVA患者伴发癫痫的发病率高于正常人群，DVA可能会继发癫痫。一般来说，如DVA继发出血或缺血改变，或伴发于海绵状血管畸形，则与癫痫发作相关；单独存在的DVA是否导致癫痫则存在争议，我们也曾遇到单独的DVA合并癫痫，患者的发作症状、脑电图和影像学一致，支持DVA可以导致癫痫这一结论（图23-8）。

关于手术治疗DVA合并癫痫的报道不多，单独切除DVA可能导致静脉回流障碍，继发严重的脑水肿，存

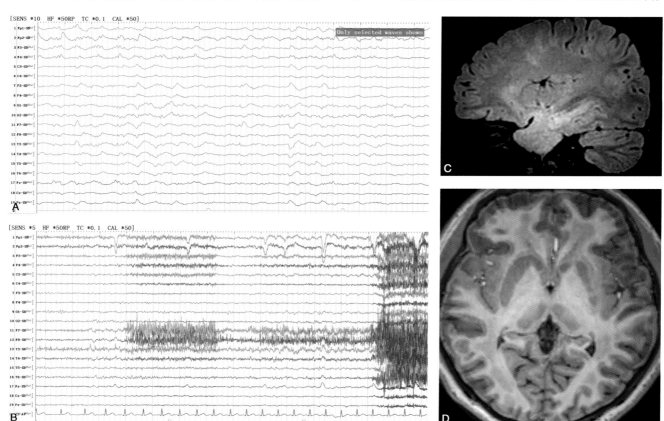

图23-8　静脉畸形合并癫痫病例

患者，女性，19岁，病史4年，发作表现为画面感、梦境感、胸前过电感的先兆，左侧眼裂小，口咽自动症，结合脑电图、MRI、PET，考虑为静脉畸形导致的岛叶癫痫。A. 发作间期脑电图，可见双侧前头部慢波，左侧外侧裂上下的慢波、小棘波；B. 发作期脑电图，可见左侧外侧裂上下导联低波幅慢波起始及其演变；C. MRI的Flair像矢状位，可见左侧岛叶邻近上环岛沟的静脉畸形，呈"海蜇头"样；D. PET-MRI融合，可见左侧岛叶后部低代谢。

在较大的手术风险,一般并不推荐。考虑到 DVA 合并癫痫可能继发于周围的病理改变,因此手术在切除 DVA 的同时,切除邻近的病变脑组织是可能的选择,但依然需要对可能的手术风险做充分的评估。

五、硬脑膜动静脉瘘相关性癫痫

硬脑膜动静脉瘘(dural arteriovenous fistula,DAVF)是静脉窦壁上的动静脉短路,一般供血动脉来自于脑膜动脉,由颈内动脉脑膜支、颈外动脉、椎动脉与颅内静脉或静脉窦直接连通而形成。病因上,成人 DAVF 多为获得性,继发于微小的外伤或静脉窦血栓,而儿童多为先天性。

Cognard 将 DAVF 根据静脉引流方式分为 4 型,其中 I 型是动静脉短路位于静脉窦壁,血流方向正常;II a 型是静脉窦内有逆向血流,但皮质静脉无逆向血流;II b 型是血流由静脉窦逆向,反流入皮质静脉;III 型是动静脉瘘的血流直接注入无扩张的皮质静脉;IV 型是动静脉瘘的血流直接注入扩张的皮质静脉。临床上,动静脉瘘的级别越高,自然史越恶。 I 型 DAVF 通常临床表现轻微,如头痛、波动性耳鸣、杂音和眼部症状;II a 型和 II a+ II b 型可能导致颅内静脉压升高,颅内压升高,表现为严重头痛、视盘水肿,偶尔可表现为进行性认知减退;II b 型～IV 型可导致出血或神经系统损害,如进行性痴呆、癫痫发作、帕金森综合征,或共济失调,这些表现由缺血或脑水肿引起。大约 3% 的 DAVF 的患者会有癫痫发作(图 23-9)。

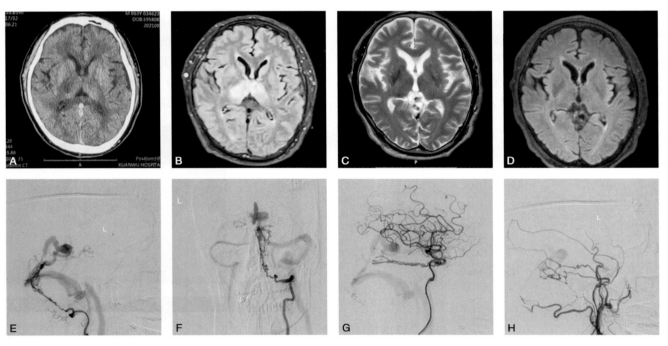

图 23-9 一例 DAVF 患者的 CT、MRI 和 DSA 影像

患者,男性,63 岁,癫痫发作及二便失禁 10 天,伴明显的认知下降,栓塞瘘口后症状缓解,癫痫发作消失。A. 术前 CT 显示双侧丘脑低密度;B. 术前 MRI flair 像显示双侧丘脑高信号;C、D. 栓塞瘘口后的 MRI T2 像和 flair 像显示丘脑的信号恢复正常;E、F. 术前左椎动脉造影正侧位显示 Galen 区硬脑膜动静脉瘘,左侧脑膜后动脉供血,经蚓上静脉引流至 Galen 静脉,并经 Galen 静脉逆流至狭窄的直窦和基底静脉-中脑外侧静脉;G. 左颈内动脉造影显示左侧下外侧干供血;H. 左侧颈外动脉造影显示:脑膜中动脉后支、岩鳞支及岩支供血,枕动脉及咽升动脉脑膜支也参与供血。

DAVF 的 MRI 影像常表现为血管源性脑水肿、出血、管状或纤曲流空影,通常与硬脑膜静脉窦相关,T1 像增强扫描可见明显强化。CTA 和 MRA 可用于 DAVF 的筛查,可见瘘的主要血管与硬膜的静脉窦壁有关,也可显示扩张的供血动脉、早期硬膜静脉窦显影及主要的引流静脉。DSA 则是诊断 DAVF 的金标准,可清晰地显示供血动脉、引流静脉等。

治疗上,DAVF 伴有癫痫的患者应该以原发病的治疗为原则,血管内介入治疗栓塞瘘口是常用的治疗手段,一般认为 DAVF 栓塞治疗后随着动静脉瘘的消失,相关的癫痫发作也会明显缓解,癫痫发作病史短、治疗前发作次数较少是癫痫预后良好的因素。

(李文玲 宋晓磊 张 凯)

| 参考文献

[1] CHEN S,FENG H,SHERCHAN P,et al. Controversies and

evolving new mecheanisms in subarachnoid hemorrhage [J]. Prog Neurobiol,2014,4(115):64-91.

[2] LIN C L,DUMONT A S,LIEU A S,et al. Characterization of perioperative seizures and epilepsy following aneurismal subarachnoid hemorrhage [J]. J Neurosurg,2003,99(6):978-985.

[3] SPETZLER R F,MC DOUGALL C G. The Barrow Ruptured Aneurysm Trial:3-year results [J]. J Neurosurg,2013,119(1):146-157.

[4] YBANEZ N,AGRAWAL V. Severe hypokalemia in a patient with subarachnoid hemorrhage [J]. Am J Kidney Dis,2014,63(3):530-535.

[5] 郑海虎. 蛛网膜下腔出血继发癫痫发作 26 例临床分析 [J]. 中西医结合心脑血管病杂志,2010,8(3):297-298.

[6] CLASSEY J D,BARTSCH T,GOADSBY P J. Distribution of 5-HT(1B),5-HT(1D) and 5-HT(1F) receptor expression in rat trigeminal and dorsal rootganglia neurons:Relevance to the selective antimigraine effect of triptans [J]. Brain Res,2010,1361(18):76-85.

[7] 盛爱珍,王焕军,朝鲁,等. 急性脑血管病后癫痫发作 [J]. 脑与神经疾病杂志,2000,8(6):365.

[8] 李继华,杨娜,刘宝军. 自发性蛛网膜下腔出血继发癫痫发作的危险因素和预后分析 [J]. 四川解剖学杂志,2013,12(3):4-6.

[9] 王辉,宁昕杰,罗骏成,等. 动脉瘤性蛛网膜下腔出血继发癫痫的危险因素分析 [J]. 中华神经外科杂志,2016,32(3):274-278.

[10] 缪秋娜,王明. aSAH 患者诱发继发性癫痫的危险因素分析 [J]. China Modern Doctor,2016,54(36):14-17.

[11] ZHAO B,TAN X,ZHAO Y,et al. Variation in patient eharacteristics and outcomes between early and delayed surgery in poor-grade aneury smal subarachnoid hemorrhage [J]. Neurosurgery,2016,78(2):224-231.

[12] BUTZKUEVEN H,EVANS A H,PITMAN A,et al. Onset seizures independently predict poor outcome after subarachnoid hemorrhage [J]. Neurology,2000,55(9):1315-1320.

[13] RAPER D M,STARKE R M,KOMOTAR R J,et al. Seizures after aneurysmal subarachnoid hemorrhage:a systematic review of outcomes [J]. World Neurosurg,2013,79(5/6):682-690.

[14] 刘新峰,金泳清,周国庆. 蛛网膜下腔出血继发性癫痫 [J]. 脑与神经疾病杂志,1995,3(3):139.

[15] AGHAYEV K. Surgically Treated Epilepsy due to Developmental Venous Anomaly of the Brain:Case Report and Review of the Literature [J]. World Neurosurg,2020,141:119-122.

[16] OSBORN A G,SALZMAN K L,BARKOVICH A J. Diagnostic imaging [M]. Salt Lake City:Brain Amirsys Inc,2010.

[17] TONG X,LI J,YE M,et al. Seizure Outcome in Patients with Seizure-Associated Dural Arteriovenous Fistulas [J]. World Neurosurg,2021,155:e738-e747.

[18] SERULLE Y,MILLER T R,GANDHI D. Dural Arteriovenous Fistulae Imaging and Management [J]. Neuroimaging Clin N Am,2016(2),26:247-258.

[19] SUYAMA K,YOSHIDA K,TAKAHATA H,et al. Pediatric Moyamoya disease presenting with intracerebral hemorrhage— report of three cases and review of the literature [J]. Clin Neurol Neurosurg,2008,110(3):270-275.

[20] SUZUKI J,KODAMA N. Moyamoya disease-a review [J]. Stroke,1983,14(1):104-109.

[21] MIKAMI T,OCHI S,HOUKIN K,et al. Predictive factors for epilepsy in moyamoya disease [J]. J Stroke Cerebrovasc Dis,2015,24(1):17-23.

[22] NAKASE H,OHNISHI H,TOUHO H,et al. Long-term follow-up study of "epileptic type" moyamoya disease in children [J]. Neurol Med Chir(Tokyo),1993,33(9):621-624.

[23] MATSUSHIMA Y,AOYAGI M. Discussion of disease typing moyamoya disease:Especially from the analysis of our so-called "epileptic type" moyamoya patient [J]. Shoni No Noshinkei,1990,15:235-241. (in Japanese).

[24] YONEKAWA Y,KAHN N. Moyamoya disease [J]. Adv Neurol,2003,92:113-118.

[25] FUKUI M. Research Committee on the Pathology and Treatment of Spontaneous Occlusion of the Circle of Willis. Guidelines for diagnosis and treatment of moyamoya disease (spontaneous occlusion of the circle of Willis) [J]. Neurol Med Chir(Tokyo),2012,52(5):245-266.

[26] MORIMOTO M,IWAMA T,HASHIMOTO N,et al. Efficacy of direct revascularization in adult Moyamoya disease:haemodynamic evaluation by positron emission tomography [J]. Acta Neurochir(Wien),1999,141(4):377-384.

[27] BATTISTELLA P A,CAROLLO C. Clinical and neuroradiological findings of moyamoya disease in Italy [J]. ClinNeurol Neurosurg,1997,99(Suppl 2):S54-57.

[28] CALDARELLI M,DI ROCCO C,GAGLINI P. Surgical treatment of moyamoya disease in pediatric age [J]. J Neurosurg Sci,2001,45(2):83-91.

[29] LIU J J,XU Q L,NIU H C,et al. Postoperative incidence of seizure and cerebral infarction in pediatric patients with epileptic type moyamoya disease:a meta analysis of single rate [J]. Chinese Neurosurgical Journal,2021,7(1):11.

[30] CHOI J I,HA S K,LIM D J,et al. Differential clinical out-

comes following encephalo-duroarteriosynangiosis in pediatric moyamoya disease presenting with epilepsy or ischemia [J]. Childs Nerv Syst,2015,31(5):713-720.

[31] FUNG L W,THOMPSON D,GANESAN V. Revascularisation surgery for paediatric moyamoya:a review of the literature. Childs Nerv Syst,2005,21(5):358-364.

[32] YANG H,SU J,NI W,et al. Risk factors for epilepsy after cerebral revascularization in patients with moyamoya disease. Chin J Neurosurg,2019,35(7):664-668.

[33] 罗小青,刘垚玲,梁菊芳,等. 儿童烟雾病脑电图及临床特征[J]. 中华实用儿科临床杂志,2020,35(12):907-911.

[34] BOUSSER M G,FERRO J M. Cerebral venous thrombosis:an update[J]. Lancet Neurol,2007,6(2):162-170.

[35] FIELD T S,HILL M D. Cerebral venous thrombosis[J]. Stroke,2019,50(6):1598-1604.

[36] BOUSSER M G,CRASSARD I. Cerebral venous thrombosis,pregnancy and oral contraceptives[J]. Thromb Res,2012,130Suppl 1:S19-22.

[37] SAPOSNIK G,BARINAGARREMENTERIA F,BROWN R D,et al. Diagnosis and management of cerebral venous thrombosis:a statement for healthcare professionals from the american heart association/american stroke association[J]. Stroke,2011,42(4):1158-1192.

[38] FERRO J M,CANHAO P,STAM J,et al. Prognosis of cerebral vein and dural sinus thrombosis:results of the international study on cerebral vein and dural sinus thrombosis (iscvt)[J]. Stroke,2004,35(3):664-670.

[39] PIAZZA G. Cerebral venous thrombosis[J]. Circulation,2012,125(13):1704-1709.

[40] KESLER A,KLIPER E,ASSAYAG E B,et al. Thrombophilic factors in idiopathic intracranial hypertension:a report of 51 patients and a meta-analysis[J]. Blood Coagul Fibrinolysis,2010,21(4):328-333.

[41] LEAVELL Y,KHALID M,TUHRIM S,et al. Baseline characteristics and readmissions after cerebral venous sinus thrombosis in a nationally representative database[J]. Cerebrovasc Dis,2018,46(5-6):249-256.

[42] COUTINHO J M,GERRITSMA J J,ZUURBIER S M,et al. Isolated cortical vein thrombosis:systematic review of case reports and case series [J]. Stroke,2014,45(6):1836-1838.

[43] DING H Y,XIE Y N,LI L X,et al. Clinical features of seizures after cerebral venous sinus thrombosis and its effect on outcome among Chinese Han population[J]. Stroke and Vascular Neurology,2017,2(4):184-188.

[44] 中国医学会神经病学会,中华医学会神经病学分会脑血管病学组. 中国颅内静脉血栓形成诊断和治疗指南 2019[J]. 中华神经科杂志,2020,53(09):648-663.

第二十四章 癫痫相关颅脑肿瘤

第一节 概 述

一、癫痫相关肿瘤和长期癫痫相关肿瘤概述

(一) 癫痫相关肿瘤

2017 年国际抗癫痫联盟将癫痫病因分为:结构性、遗传性、感染性、代谢性、免疫性和未知性六大类,其中肿瘤是引起癫痫发作重要的结构性病因之一。各种类型的脑肿瘤均可引起癫痫发作。伴有癫痫发作的肿瘤患者在术前评估、术中神经电生理监测、手术切除范围、围手术期管理、术后长期随访和管理等方面与不伴癫痫者有很多不同。另外术后长期癫痫发作,可严重影响肿瘤患者的生活质量。因此近期癫痫相关性肿瘤引起了脑肿瘤和癫痫方面专家的共同重视,但因影响肿瘤癫痫发作和治疗的因素较复杂,很多方面尚未达成共识。根据世界卫生组织《2016 版中枢神经系统肿瘤分类》(第四版修订版),将肿瘤分为弥漫性星形细胞和少突胶质细胞肿瘤、其他星形细胞肿瘤、其他胶质瘤、神经元及混合性神经元-胶质肿瘤、淋巴瘤、脑膜瘤、转移瘤等 17 大类。其中弥漫性星形细胞和少突胶质细胞肿瘤(常常称为弥漫性胶质瘤)大类中包括 II ~ III 级弥漫性星形细胞瘤、II ~ III 级少突胶质细胞瘤和 IV 级胶质母细胞瘤;其他星形细胞瘤大类中主要包括毛细胞型星形细胞瘤,多形性黄色瘤型星形细胞瘤、间变性多形性黄色瘤型星形细胞瘤。神经元及混合性神经元-胶质肿瘤主要包括胚胎发育不良性神经上皮肿瘤、节细胞胶质瘤等,其他胶质瘤主要包括血管中心型胶质瘤等。这些脑肿瘤均易引起癫痫发作。如表 24-1 所示,截取了《2016 版中枢神经系统肿瘤分类》中易引起癫痫发作的四项肿瘤大类及其亚类。其中低级别肿瘤指 WHO I ~ II 级,高级别肿瘤指 WHO III ~ IV 级。另外,脑膜瘤、转移瘤、淋巴瘤等发病率较高的脑肿瘤,也可以引起癫痫发作。基于世界卫生组织《2016 版中枢神经系统肿瘤分类》基本原则,2021 年世界卫生组织发布《中枢神经系统肿瘤分类(第五版)》,主要介绍了分子诊断的重要更新及新的肿瘤类型和亚型;建立了命名和分级的方法;强调了综合诊断和分层报告的重要性。在命名和分级的方法方面,《中枢神经系统肿瘤分类(第五版)》发生了两个重要改变:①使用阿拉伯数字(而不是罗马数字);②肿瘤在类型内分级(而不是跨不同肿瘤类型)(表 24-2)。新版肿瘤分类将中枢神经系统肿瘤分为 12 类,即胶质瘤、胶质神经元肿瘤和神经元肿瘤(成人型弥漫性胶质瘤、儿童型弥漫性低级别胶质瘤、儿童型弥漫性高级别胶质瘤、局限性星形细胞胶质瘤、胶质神经元和神经元肿瘤、室管膜肿瘤)、脉络丛肿瘤、胚胎性肿瘤、松果体肿瘤、脑神经和椎旁神经肿瘤、脑膜瘤、间叶性非脑膜皮肿瘤、黑色素细胞肿瘤、血液和淋巴肿瘤、生殖细胞肿瘤、鞍区肿瘤、中枢神经系统转移性肿瘤,与《中枢神经系统肿瘤分类(第四版)》及其修订版的对应关系见表 24-3。在被纳入《中枢神经系统肿瘤分类(第五版)》新识别的肿瘤类型中与癫痫相关类型包括:弥漫性星形细胞瘤,伴 MYB 或 MYBL1 改变;青少年多形性低级别神经上皮瘤;弥漫性低级别胶质瘤,伴 MAPK 信号通路改变;弥漫性半球胶质瘤,H3 G34 突变型;弥漫性儿童型高级别胶质瘤,H3 及 IDH 野生型;婴儿型半球胶质瘤;具有毛样特征的高级别星形细胞瘤;具有少突胶质细胞瘤样特征及簇状核的弥漫性胶质神经元肿瘤(暂定类型);黏液样胶质神经元肿瘤多结节和空泡状神经元肿瘤。本文仍按照 2016 版分类进行表述。

(二) 长期癫痫相关肿瘤

长期癫痫相关性肿瘤(long-term epilepsy-associated tumors,LEATs)的概念是德国伯恩癫痫中心团队于 2003 年首先提出的,这类肿瘤相较于其他脑肿瘤发病率虽低,却是药物难治性癫痫中常见的病因,也是切除性癫痫手术病理诊断的第二大病因(第一大病因是海马硬化)。LEATs 有别于其他脑肿瘤的特点包括:以癫痫发作起病且常常是唯一症状,起病年龄较小,大多小于 15 岁,肿瘤一般位于大脑皮质,以颞叶多见,生长缓慢;癫痫病史较长,一般大于 2 年,且是药物难治性癫痫,切除性手术治疗效果好。

表 24-1　WHO《2016 版中枢神经系统肿瘤分类》对于胶质瘤的病理类型分类和分级

弥漫星形细胞和少突胶质细胞瘤	Difuse astrocytic and oligodendrogial tumours	WHO 分级
	Difuse astrocytoma	
弥漫星形细胞瘤,IDH-突变型	Difuse astrocytoma,IDH-mutant	Ⅱ
间变性星形细胞瘤,IDH-突变型	Anaplastic astrocytoma,IDH-mutant	Ⅲ
胶质母细胞瘤,IDH-野生型	Glioblastoma,IDH-wildtype	Ⅳ
胶质母细胞瘤,IDH-突变型	Glioblastoma,IDH-mutant	Ⅳ
弥漫中线胶质瘤,H3 K27M-突变型	Diffuse mid line glioma,H3 K27M-mutant	Ⅳ
少突胶质细胞瘤,IDH-突变型和 1p/19q-缺失	Oligodendroglioma,IDH-mutant and 1p/19q-codeleted	Ⅱ
间变性少突胶质细胞瘤,IDH-突变型和 1p/19q-缺失	Anaplastic oligodendroglioma IDH-mutant and 1p/l9q-codeleted	Ⅲ
其他类型星形细胞肿瘤	Other astrocytictumours	WHO 分级
毛细胞型星形细胞瘤	Pilocyticastrocxtoma	Ⅰ
室管膜下巨细胞型星形细胞瘤	Subependymal giant cell astrocytoma	Ⅰ
多形性黄色星形细胞瘤	Pleomorphic xanthoastrocytoma	Ⅱ
间变型多形性黄色星形细胞瘤	Anaplastic pleomorphic xanthoastrocytoma	Ⅲ
神经元和混合性神经元-胶质肿瘤	Neuronal and mixed neutonal-glial turnouts	WHO 分级
胚胎发育不良性神经上皮肿瘤	Dysembryoplastic neuroepithelial tumour	Ⅰ
神经节细胞瘤	Gangliocytoma	Ⅰ
节细胞胶质瘤	Ganglioglioma	Ⅰ
间变性神经节细胞胶质瘤	Anaplastic ganglioglioma	Ⅲ
发育不良性小脑神经节细胞瘤	Dysplastic gangliocytoma ofthe cerebellum(Lhermitte-Duclos disease)	Ⅰ
婴儿多纤维型星形细胞瘤和节细胞胶质瘤	Desmoplastic infantile astrocytoma and ganglioglioma	Ⅰ
乳头状胶质神经元肿瘤	Papilary glioneuronal tumour	Ⅰ
玫瑰花结样胶质神经元肿瘤	Rosete-fonning glioneuronal tumour	Ⅰ
其他胶质瘤	Othergliomas	WHO 分级
血管中心型胶质瘤	Angiocentic glioma	Ⅰ
第三脑室脊索样胶质瘤	Chordoid glioma of the third wentrkle	Ⅱ

注:截选易引起癫痫发作的四大类及其亚类。

表 24-2　《中枢神经系统肿瘤分类(第五版)》中部分肿瘤类型的中枢神经系统肿瘤 WHO 分级

中文名称	英文名称	WHO 分级
星形细胞瘤,IDH 突变型	Astrocytoma. IDH-mutant	2~4 级
少突胶质细胞瘤,IDH 突变型和 1p/19q 共缺失型	Oligodendroglioma,IDH-mutant and 1p/19q-codeleted	2~3 级
胶质母细胞瘤,IDH 野生型	Glioblastoma,IDH-wildtype	4 级
弥漫性星形细胞瘤,MY8 或 MYBL1 变异型	Diffuse astrocytoma,MYB-or MYBL1-altered	1 级
青年人多形性低级别神经上皮肿瘤	Polymorphous low-grade neuroepithelial tumor of the young	1 级
弥漫性半球胶质瘤,H3 G34 突变型	Diffuse hemispheric glioma,H3 G34-mutant	4 级
多形性黄色瘤型星形细胞瘤	Pleomorphic xanthoastrocytoma	2~3 级
多结节和空泡状神经元肿瘤	Multinodular and vacuolating neuronal tumor	1 级
幕上室管膜瘤	Supratentorial ependymoma	2~3 级
颅后窝室管膜瘤	Posterior fossa ependymoma	2~3 级
黏液乳头状型室管膜瘤	Myxopapillary ependymoma	2 级
脑膜瘤	Meningioma	1~3 级
孤立性纤维性肿瘤	Solitary fibroustumor	1~3 级

表 24-3　第四版修订版与第五版《中枢神经系统肿瘤分类》的框架对比

2016 年（第四版修订版）	2021 年（第五版）
1 弥漫性星形细胞和少突胶质细胞肿瘤	1 胶质瘤、胶质神经元肿瘤和神经元肿瘤
2 其他星形细胞肿瘤	成人型弥漫性胶质瘤
3 室管膜肿瘤	儿童型弥漫性低级别胶质瘤
4 其他胶质瘤	儿童型弥漫性高级别胶质瘤
5 脉络丛肿瘤	局限性星形细胞胶质瘤
6 神经元及混合性神经元-胶质肿瘤	胶质神经元和神经元肿瘤
7 松果体区肿瘤	室管膜瘤
8 胚胎性肿瘤	2 脉络丛肿瘤
	3 胚胎性肿瘤
	4 松果体肿瘤
9 脑神经和椎旁神经肿瘤	5 脑神经和椎旁神经肿瘤
10 脑膜瘤	6 脑膜瘤
11 间叶性非脑膜皮细胞肿瘤	7 间叶性非脑膜皮肿瘤
12 黑色素细胞肿瘤	8 黑色素细胞肿瘤
13 淋巴瘤	9 血液和淋巴肿瘤
14 组织细胞肿瘤	淋巴瘤
	组织细胞肿瘤
15 生殖细胞肿瘤	10 生殖细胞肿瘤
16 鞍区肿瘤	11 鞍区肿瘤
17 转移性肿瘤	12 中枢神经系统转移性肿瘤

LEATs 包括两大类肿瘤，其一是经典与癫痫发作密切相关的 WHO Ⅰ级神经上皮性肿瘤，具有良性肿瘤特点，如节细胞胶质瘤（ganglioglioma，GG）、胚胎发育不良性神经上皮瘤（dysembryoplastic neuroepithelial tumours，DNT）、毛细胞型星形细胞瘤（pilocytic astrocytoma，PA）、多形性黄色瘤型星形细胞瘤（pleomorphic xanthoastrocytoma，PXA）、乳头状胶质神经元肿瘤（papillary glioneuronal tumor，PGNT）、玫瑰花结样胶质神经元肿瘤（rosette-forming glioneuronal tumors，RGNTs）、血管中心型胶质瘤（angiocentric glioma，AG）等，其中最常见的是 DNT 和 GG；其二是幕上弥漫性低级别胶质瘤，包括弥漫星形细胞瘤（diffuse astrocytoma）、少突胶质细胞瘤（oligodendroglioma）。

LEATs 另一种分类方法是按照肿瘤细胞来源分类，也包括两大类肿瘤，其一是神经元及混合性神经元-胶质肿瘤，包括 GG 和 DNT，由于二者强烈的致痫性，本章的第二节和第三节将对这两种肿瘤详细论述；其二是低级别胶质瘤，包括低级别弥漫性胶质瘤、毛细胞型星形细胞瘤（PA）、多形性黄色瘤型星形细胞瘤（PXA）和血管中心型胶质瘤等，将于本章第四节中详细论述。

经过正规术前评估，按照癫痫手术原则进行切除性手术的 LEATs，在肿瘤和癫痫两方面均能取得较好的预后。

二、脑肿瘤患者癫痫的发病率

脑肿瘤患者癫痫的发病率根据病理类型、部位、级别的不同而不同，一般认为神经元及混合性神经元-胶质肿瘤为 75%～100%、低级别（WHO Ⅰ～Ⅱ）胶质瘤为 60%～75%，这些属于 LEATs 范畴肿瘤发病率较高；而高级别（Ⅲ～Ⅳ 级）胶质瘤约 25%～60%、脑膜瘤约 20%～50%、转移瘤约 20%～35%，发病率较低。

30%～50% 的脑肿瘤患者首发症状是癫痫发作，位于大脑皮质（额叶、颞叶、岛叶等）及功能区（中央区等）的肿瘤癫痫发病率较高。新发癫痫患者有 5% 是肿瘤相关癫痫，病灶相关局灶性癫痫患者中有约 10% 是肿瘤相关性癫痫。接受致痫灶切除术的癫痫患者中肿瘤相关癫痫患者占 10%～56%。

三、肿瘤相关癫痫的发病机制

脑肿瘤发生癫痫的相关机制尚无明确定论，可能与下列因素相关。

（一）肿瘤生长速度及肿瘤恶性程度

脑部肿瘤癫痫的发生率与肿瘤生长速度及肿瘤恶性程度呈负相关。这种负相关可能的因素包括：①低级别恶性肿瘤患者拥有更长的生存期，这可能导致癫痫发病率的增加；②肿瘤的快速增长没有为肿瘤细胞的重组、血管形成等可引起癫痫发作的因素提供足够时间；③生长缓慢的肿瘤细胞可能具有固有的致痫特性。

（二）肿瘤的位置

肿瘤的位置也被证明在脑肿瘤相关癫痫发生中起着重要的作用。传统观点认为，肿瘤本身或其周边的水肿、血管受压、出血、含铁血黄素沉积可以造成周边皮质结构破坏，尤其是位于额叶、颞叶和顶叶皮质的肿瘤更容易诱发癫痫；位于功能区内的肿瘤，癫痫发作频率更高。

（三）肿瘤周边局灶性皮质发育不良（focal cortical dysplasia，FCD）

LEATs 周边会存在类似于局灶性皮质发育不良的细胞和皮质结构异常改变，国际抗癫痫联盟已将合并肿瘤的 FCD 定义为 FCD Ⅲb 型。

（四）肿瘤周围神经递质稳态

肿瘤周围脑内神经递质稳态的改变可导致癫痫的发生，如癫痫相关肿瘤患者在细胞外和突触间抑制性递质谷氨酸和兴奋性递质 GABA 的平衡发生改变，是导致癫痫产生和扩散的原因。

（五）肿瘤细胞内信号分子改变

研究发现在低级别胶质瘤中 IDH1/2 突变与癫痫发作具有明显相关性。肿瘤细胞内的 mTOR、AKT、MAPK 等信号分子改变，也与肿瘤致痫性相关。

（六）脑网络异常

功能磁共振、脑磁图、颅内脑电图等多方面关于脑网络研究证实，肿瘤患者存在脑网络异常，这可能是脑部肿瘤形成致痫网络的原因。

四、癫痫相关肿瘤诊断

脑肿瘤相关性癫痫的诊断应该同时顾及肿瘤诊断和癫痫诊断两方面，然后确认肿瘤与癫痫的相关性，也至关重要。

（一）肿瘤诊断

1. 术前定性、定位诊断　脑肿瘤的诊断应当包括定位、定性诊断。术前根据病史、神经科查体、MRI-T1、T2、T2Flair、DWI 和 T1 增强扫描进行判断，如果对诊断存在疑问时应当进行 MRS、MRI 灌注成像、PET 等检查，功能区病变推荐检查 DTI/fMRI。如果仍不能诊断时可以穿刺活检手术以明确诊断。肿瘤钙化在癫痫相关肿瘤中常见，头 CT 是显示钙化、出血、脂肪的首选检查方法，术前诊断时头 CT 的检查应该得到重视。

2. 术后病理和分子病理诊断　肿瘤性质的最终诊断主要依靠手术病理诊断。WHO 的神经系统肿瘤病理诊断是金标准且在不断更新。WHO《2016 版中枢神经系统肿瘤分类》，第一次引入组织病理学表型与基因型相结合（integrated phenotypic-genotypic）的分子病理诊断

标准。这就要求，病理学医师在做脑肿瘤（尤其是弥漫性胶质瘤）病理诊断时不仅依据肿瘤组织显微镜下的细胞构成，还应依据相应的分子标志物，因为分子标志物的变化可以更好地反映肿瘤的预后、对放疗、化疗反应是否敏感等信息，可进一步指导临床治疗。

弥漫性胶质瘤病理诊断和分子病理诊断目前已经较为成熟，尽快建立其他类别脑肿瘤的分子病理诊断框架是神经病理和神经肿瘤学者未来的努力方向。LEATs 在分子病理诊断方面，近年来也得到神经病理学界和世界抗癫痫联盟病理专家委员会的共同重视，但研究尚未形成体系且在分类方面存在较大争议，这可能与病理成分广泛且较复杂有关，表现在：①LEATs 肿瘤可有星形细胞、胶质细胞、神经元、炎性细胞浸润、钙化、蛋白聚集体，并且可以呈现乳头状、玫瑰花结状、结节状等不同生长模式；②距离肿瘤实体较远的部位可有弥漫性浸润的肿瘤细胞群；③LEATs 可与局灶性皮质发育不良并存。

传统 WHO Ⅰ级 LEATs 缺乏低级别弥漫性胶质瘤 IDH 突变和 1p/19q 共缺失的特点，而 CD34、BRAF 及 RAS-RAF-MAPK、PI3K-AKT-mTOR 信号转导通路的分子异常更为常见。研究表明：CD34 阳性见于 80% 节细胞胶质瘤和 84% 的 PXAs。BRAF Val600Glu 突变见于 18%～56% 的节细胞胶质瘤中。DNT 患者中可有 58%～82% 出现酪氨酸激酶 FGFR1 基因突变。而 MYB/MYBL1 改变是血管中心型胶质瘤的特征。可作为诊断的参考。2021 年世界卫生组织发布《中枢神经系统肿瘤分类（第五版）》确定部分癫痫相关肿瘤分子特征（表 24-4）。

表 24-4　《中枢神经系统肿瘤分类（第五版）》部分癫痫相关胶质瘤分子特征

儿童型弥漫性低级别胶质瘤	典型的基因或分子突变特征
弥漫性星形细胞瘤，伴 MYB 或 MYBL1 变异	MYB,MYBL1
血管中心型胶质瘤	MYB
青少年多形性低级别神经上皮肿瘤	BRAF,FGFR family
弥漫性低级别胶质瘤，MAPK 信号通路变异	FGFR1,BRAF
神经元和胶质神经元肿瘤	典型的基因或分子突变特征
节细胞胶质瘤	BRAF
婴儿促纤维增生型节细胞胶质瘤/婴儿促纤维增生型星形细胞瘤	-
胚胎发育不良性神经上皮肿瘤	FGFR1
具有少突胶质细胞样特征及簇状核的弥漫性胶质神经元肿瘤	Chromosome 14,（methylome）
乳头状胶质神经元肿瘤	PRKCA
形成菊形团的胶质神经元肿瘤	FGFR1,PIK3CA,NF1
黏液样胶质神经元肿瘤	PDFGRA
弥漫性软脑膜胶质神经元肿瘤	KIAA1549-BRAF fusion,1p（methylome）
节细胞瘤	-
多结节及空泡状神经元肿瘤	MAPK pathway

（二）癫痫诊断

有癫痫发作或可疑癫痫发作的脑肿瘤需进行视频脑电图检查,结合症状学、MRI 等影像学检查完成癫痫诊断、鉴别诊断和定位诊断(见诊断部分)。近期,癫痫的诊断和定位诊断技术在弥漫性胶质瘤领域也得到高度重视,有癫痫发作和可疑癫痫发作的弥漫性胶质瘤患者均应行至少 2 小时视频脑电图监测,已达成共识。

（三）脑肿瘤与癫痫相关性诊断

术前脑肿瘤定性、定位诊断和癫痫诊断、定位诊断完成后,一定要仔细分析癫痫与肿瘤的相关性,即确认癫痫发作确实是因肿瘤发生而引起,然后根据肿瘤范围、致痫灶范围初步确定手术切除范围。尤其是 LEATs 的肿瘤患者,因肿瘤周边常常合并 FCD,致痫灶范围大小要根据症状学提示、异常放电的范围及癫痫网络知识进行综合分析。如果经无创性检查癫痫致痫区诊断与MRI 显示肿瘤的范围不一致、相距较远或矛盾时,可以进行侵袭性颅内电极脑电图检查,以判断两者的相关性。

五、治疗及预后

（一）手术治疗

切除性手术治疗是癫痫相关肿瘤的主要治疗方法。手术方法涉及肿瘤切除和致痫灶切除两个方面。目前观点认为肿瘤相关癫痫患者的致痫区,不是肿瘤本身,而是肿瘤周边的皮质,范围一般较局限,但有时也可广泛甚至是多灶或位于远处皮质。因此与单纯肿瘤切除相比,致痫灶切除术与肿瘤切除术相结合,更有利于术后癫痫控制,特别是颞叶肿瘤伴癫痫的患者行肿瘤切除+杏仁核+海马切除和(或)颞叶前部皮质切除后,能有效达到癫痫控制。额叶肿瘤由于邻近运动和语言区,手术切除范围常常有限,术后仅 35%~58% 患者达无癫痫发作,如果致痫区域包括语言区,则做部分切除和多处软脑膜下横切术(multiple subpial transection,MST)。

癫痫相关胶质瘤专家共识认为:弥漫性胶质瘤切除越彻底癫痫控制越好,功能区肿瘤也应在术前或术中精准定位下、在保证功能的同时尽可能全切除肿瘤,就癫痫控制程度而言,肿瘤超全切除优于全切除、全切除优于部分切除。功能区胶质瘤建议使用术中唤醒技术在保留脑重要功能的同时提高肿瘤切除率。术中脑电图监测,有利于帮助确定肿瘤及致痫灶切除范围,建议应用。癫痫的复发与加重往往与胶质瘤的复发与进展相关。

LEATs 癫痫治疗效果好的主要因素是:肿瘤全切、早期手术治疗、无全面性发作等,因此建议早期手术治疗并尽量达到肿瘤全切。

（二）其他综合治疗

其他综合治疗包括放疗、化疗、抗癫痫药物治疗等。

1. 对于需要行放疗和化疗的肿瘤患者,其放化疗方案不受癫痫存在与否的影响,并且放疗与化疗都可以减少癫痫发作,特别是放射治疗。

2. 肿瘤相关癫痫患者抗癫痫药物的应用和停用,原则上遵循《中国癫痫诊疗指南》中关于抗癫痫药物应用的原则,略有不同的是:肿瘤患者,一旦确诊癫痫,应立即开始应用抗癫痫药物;如果没有发生癫痫的高危因素,围手术期不建议预防性应用抗癫痫药物;当癫痫相关肿瘤患者同时接受抗癫痫药物和化疗药物治疗时,应避免应用具有转氨酶诱导作用的抗癫痫药物(如卡马西平、奥卡西平等),因为其可能会降低化疗药物的血药浓度,抗癫痫药物在肿瘤切除术后,是否可以停用,要根据肿瘤性质、大小、部位、术前发作时间长短、肿瘤是否全切、致痫灶是否切除完全、是否位于功能区、是否接受放化疗、术后是否有发作、术后脑电图是否正常等因素综合分析。一般术后应该至少应用 1~3 个月方可考虑减停抗癫痫药物治疗,而 LEATs 一般至少应用 6~12个月方可考虑是否减停。

（三）预后

1. LEATs　2003 年 luyken 等提出 LEATs 概念同时,报道经肿瘤切除术及致痫灶切除术相结合的方法治疗后,82% 的 LEATs 患者术后癫痫无发作,呈 Engel Ⅰ级,并且在长达 11 年随访中,这一比例仍稳定地维持在78%~82%,其中 40% 的患者甚至不用继续服用抗癫痫药物。

2. 高级别胶质瘤　高级别肿瘤指 WHO Ⅲ~Ⅳ级肿瘤(包括间变性星形胶质细胞瘤、间变性少突胶质细胞瘤、胶质母细胞瘤等),恶性度较高,进展较快,也常称为恶性胶质瘤,经过手术、放疗、化疗等综合治疗后,预后仍较差。2016 年 WHO 中枢神经系统分类标准引入分子病理诊断后,认为 IDH1/2 突变阳性的高级别胶质瘤属于继发性胶质瘤,较原发性 IDH1/2 突变阴性的高级别胶质瘤预后好。绝大部分高级别胶质瘤预后研究更多关注于控制肿瘤进展及提高生存期,因此术后癫痫预后的研究较少。有报道显示术前有癫痫发作的高级别胶质瘤,切除性手术及综合放化疗后 77% 的患者可达到无发作,对提高患者生活质量有明显帮助。

3. 脑膜瘤、转移瘤、淋巴瘤较 LEATs 癫痫发生率较低,因此癫痫预后研究有限。有研究显示,脑膜瘤伴发癫痫患者,肿瘤切除术后 67% 的患者癫痫不再发作。

（李文玲　张　迪）

第二节 神经节细胞胶质瘤

神经节细胞胶质瘤（ganglioglioma，GG）是比较少见的中枢神经系统肿瘤，是一种含有发育不良的神经节细胞和肿瘤性增生的胶质细胞的混合性肿瘤。GG 组织发生不明，对于 BRAF 突变和染色体印迹的研究表明，神经元和胶质成分可能来自一种共同的前体。GG 的临床表现以难治性癫痫为主，是最常见的导致癫痫的颅内肿瘤性病变，通常为单发，多发生于大脑半球，尤其是颞叶，其次见于额叶、顶叶，少数病例见于脑室、脑干和脊髓等其他部位。WHO《2016 版中枢神经系统肿瘤分类》中将 GG 分为 I 级，大多数 GG 呈良性进展，具有典型的影像学和病理表现，目前多采用手术治疗，且手术治疗效果显著，癫痫控制率高，预后较好，病死率低。仅有少数间变患者为恶性进展，预后较差。

一、流行病学

神经节细胞胶质瘤于 1926 年由 Perkins 首次提出，是一种发病率较低的中枢神经系统肿瘤，占中枢神经系统肿瘤的 0.3%~3.8%，多发生于 30 岁以下的青少年及儿童，占儿童人群中枢神经系统肿瘤的 1%~10%，成人中枢神经系统肿瘤的 1.3%，且男性多于女性，男女比例在（1.1~1.9）∶1。GG 约 80% 位于颞叶，10% 左右位于额叶，10% 左右位于脑干、脊髓等部位。虽然 GG 只占所有脑肿瘤的一小部分，但它们约占长期肿瘤相关癫痫的 40%，是最常见的癫痫相关性中枢神经系统肿瘤。

二、临床表现

神经节细胞胶质瘤在临床中最常见的发生部位为颞叶，癫痫是其最常见的临床表现，且以难治性癫痫为主，发作形式多为复杂部分性发作，仅有少量患者为简单部分性发作，还有部分患者会继发全面强直阵挛性发作。有文献报道 GG 的肿瘤本身就含有致癫痫区，在颞叶癫痫患者中，与其他基于皮质的颞部肿瘤相比，神经节细胞胶质瘤几乎总是具有致痫性。颞叶 GG 由于其临床和影像学特征，应与其他区域的 GG 区分开来。颞叶 GG 患者常出现颞叶先兆：如恐惧感，头晕头痛，腹部不适，胃气上升，幻嗅幻听等先兆。

GG 好发于青少年及儿童，所以肿瘤的生长占位效应和癫痫的持续放电还会影响患者的智力发育以及引起一系列其他症状：头痛，头晕，感觉和运动障碍，情感和性格异常等。而 Sofiene Bouali 一项对小儿间变性神经节细胞胶质瘤研究表明：颅内压增高是小儿间变性神

经节细胞胶质瘤最常见的神经症状（55%），其次是癫痫发作（32%）、运动障碍（9%）、小脑体征（5%）和神经发育障碍（6%）。一部分特殊的神经节细胞胶质瘤也会有其独特的症状，M. Burhan Janjua 的一项对发生在脑干及延髓交界区的神经节细胞胶质瘤研究表明：这类神经节细胞胶质瘤常见的表现为下脑神经麻痹，感觉异常，进行性运动无力和共济失调，睡眠呼吸暂停，枕下或颈部疼痛等症状。

三、病理学及影像诊断

（一）病理学诊断（见第七章）

神经节细胞胶质瘤是大脑中罕见的良性混合神经元和胶质细胞肿瘤，可能是由神经胶质前体细胞的转化引起的，这种细胞很少进展到更高级别的胶质恶性肿瘤。其可分为囊性、囊实性和实性三类，肉眼观囊性和囊实性节细胞胶质瘤质地较软，与周围脑组织界限较清楚，而实性节细胞胶质瘤则质地较韧，界限不清。瘤体切面观为灰红色或灰白色，内可含黄色或暗红色液体。GG 瘤体中包括形态异常的神经节细胞和胶质细胞，其中异常的神经节细胞属于异常增生，而异常胶质细胞则属于肿瘤的胶质成分，这两种细胞的形态与排列均不规律（图 24-1）。其中神经节细胞形态多样，突起的数量及分支减少，细胞核也不规则，可见双核甚至多核以及明显的核仁，细胞质中还含有丰富的尼氏体。而肿瘤的胶质成分则含有多种类型的细胞，这些细胞的形态类似于纤维型星形细胞瘤，少突胶质细胞瘤或者毛细胞型星形细胞瘤，有的病理中还会含有罗森塔尔纤维（Rosenthal fiber）和嗜酸性颗粒小体，并可出现微囊变及黏液样变，且常伴有钙化。瘤体中除了血管生成外还可见到网状纤维增生，血管周围间隙或瘤体实质内常见淋巴细胞浸润。节细胞胶质瘤的恶性程度也与其中的胶质细胞分化及增生活跃程度有关。

（二）影像学诊断

神经节细胞胶质瘤有 3 种分型：囊性肿瘤（肿瘤中没有实性部分）、囊实性肿瘤（肿瘤中的囊性改变）和实性肿瘤（肿瘤中没有囊性部分），可能与肿瘤的缺血坏死和自身分泌囊液有关。其中囊性约占 40%~50%，且囊性变多伴有实性壁结节，是其特征性改变。GG 在 CT 上表现为边界清楚的实性病灶或囊性病灶伴附壁结节，近 50%可有强化。瘤体内可见明显的钙化影，出现钙化的比例 35%~40%，钙化被认为是 GG 的重要征象（图 24-2）。

而在 MRI 中，因为囊内液体中蛋白质含量不同，其囊内信号也有所差别。大部分囊性 GG 在 T1WI 像上呈低信号，T2WI 呈高信号，T2-FLAIR 序列呈高或低信号，

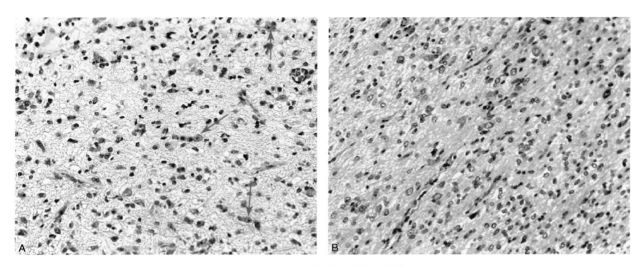

图 24-1　节细胞胶质瘤病理切片
A. 胶质细胞增生,部分细胞轻度异型,其间散在发育不成熟神经元;B. 大量增生的异常胶质细胞。

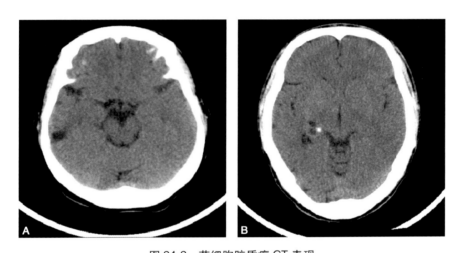

图 24-2　节细胞胶质瘤 CT 表现
A. 右颞叶囊性节细胞胶质瘤,呈囊性低密度影,无明显钙化表现;B. 右颞叶内侧囊实性节细胞胶质瘤,呈囊实性略低密度影,伴有斑片状钙化影,右侧脑室三角区稍扩大。

DWI 序列呈等或低信号(图 24-3)。囊实性 GG 表现为囊性病灶内见实性壁结节,实性壁结节部分在 T1W 图像上表现出稍低信号,在 T2W 图像上表现出稍高信号,T2-FLAIR 序列呈稍高信号,DWI 序列上呈等或稍高信号。实性病变表现为结节状、脑回样 T1WI 稍低信号、T2WI 稍高信号,在 FLAIR 序列上呈高信号并可内见少许低信号,在 DWI 序列呈等或稍高信号,瘤体 ADC 值较其对侧正常脑实质区的 ADC 明显升高,实性病变中可能会出现微囊或小囊样改变,在 T1WI 呈现出更低、T2WI 中更高的信号。

经造影剂增强后,近 50% 可有强化,囊性节细胞胶质瘤的囊性部分无强化或仅有囊壁强化,其中的壁结节明显强化,而囊实性及实性节细胞胶质瘤瘤体多呈现不均匀强化,为片状、结节状或者条纹状,肿瘤的病灶周围

多无水肿影或仅有轻度的水肿影,没有明显的占位效应,如果瘤周出现中重度水肿,则可能提示肿瘤有恶变倾向。

四、治疗及预后

神经节细胞胶质瘤属于良性肿瘤,进展较慢,患者存活时间长,对患者生活质量影响最大的是其导致的癫痫,并且大多数 GG 相关性癫痫为难治性癫痫,药物控制效果差,所以目前对于 GG 多采用手术治疗,根据一系列术前评估,确定致痫灶范围,切除肿瘤的同时治愈癫痫。

目前早期手术干预、癫痫持续时间短和发作类型是否是术后癫痫发作结果的积极预测因素仍是有争议的。Morris 等人发现癫痫持续时间较短、手术年龄较小的患

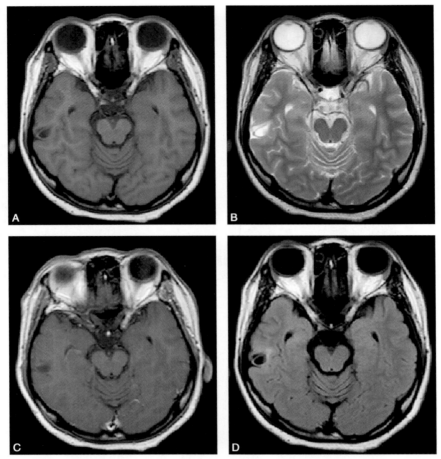

图24-3　囊性节细胞胶质瘤MRI表现

右颞叶皮质囊性节细胞胶质瘤。A. T1WI像上呈低信号；B. T2WI呈高信号；C. 无明显强化；D. T2-FLAIR序列呈高或低信号。

者术后有较好的癫痫控制效果。然而，Park等人却没有发现良好的术后癫痫控制效果与上述因素之间有相关性。虽然存在争议但是公认早期的手术干预仍是必要的，因为其不光能早期控制癫痫，而且能防止肿瘤的进展和恶变。

GG的手术切除范围有全切和次全切，但是多数研究证明，肿瘤的完全切除对于术后癫痫控制有显著的积极影响。GG和局灶性皮质发育不良均可视为皮质发育的畸形，GG患者往往会伴随局灶性皮质发育不良（FCD），也有GG合并结节性硬化的报道，所以为了取得良好的癫痫控制效果，不仅要切除肿瘤，也要切除周围FCD等致痫灶。因此术前完整的癫痫症状学、神经影像学以及电生理评估对于肿瘤及致痫灶范围的确定尤为重要，颅内电极植入在部分神经节细胞胶质瘤中对于致痫灶的定位也具有重要价值，配合术中皮质脑电图监测的应用可定位致痫灶并指导切除范围、评估切除效果及判断预后。GG患者术后仍需配合使用抗癫痫药物，大多数患者术后使用一种抗癫痫药物即可控制癫痫

发作并能够逐渐减少用量，甚至停药。有报道儿童节细胞胶质瘤患者最大限度切除肿瘤可明显降低复发率，94%以上程度肿瘤切除具有更长的无复发生存期，但是仍有10%～30%的患者术后仍存在药物难以控制的癫痫发作，也有个别患者出现复发及恶变，预后较差。

综上所述，神经节细胞胶质瘤大多数属于良性的中枢神经系统肿瘤，好发于青少年及儿童，进展较慢，并且具有较典型的临床及影像学特征，诊断较为容易，通过完善的术前评估及术中电生理检测，以及对肿瘤及周围FCD等致痫灶的完整切除，大部分患者会有较好的预后及癫痫控制效果。

（张　博　周　健）

第三节　胚胎发育不良性神经上皮肿瘤

胚胎发育不良性神经上皮肿瘤（dysembryoplastic neruoepithelial tumor，DNT）最早于1988年由法国病理

学家 Daumas-Duport 发现并命名。WHO《2016 版中枢神经肿瘤分类》将其归类于神经元与混合型神经元-胶质肿瘤，属于 WHO Ⅰ级，病变介于发育畸形与肿瘤之间。该病十分少见，好发于儿童及青少年，90% 以上在 20 岁以前开始出现癫痫症状，男性患者多于女性患者。此肿瘤与顽固性癫痫密切相关，其肿瘤组织和周边组织因局灶性皮质发育不良等原因可能具有致痫性，因此完整切除肿瘤及其周边可能存在的致痫灶对于该病的治疗至关重要。

一、DNT 的临床表现

临床表现以难治性癫痫为主，该症状约占 DNT 患者的 90%~100%，一般无颅内高压症状，无明显的神经系统阳性体征。癫痫发作的类型多种多样，以复杂部分性发作为主，也有单纯部分性发作、GTCS 发作等。部分患者可有多种发作形式，一般没有神经功能缺损。肿瘤最常见的部位为颞叶，额叶、顶叶、枕叶及基底核区等也有报道。患者可有受累相应部位的癫痫先兆及症状学表现。大多数的 DNT 患者在癫痫药物治疗无效而采用外科治疗时被发现。患者亦可出现记忆减退、视力障碍、头痛头晕等症状。少数患者病灶内可有出血而以急性颅内出血起病。

二、影像学表现

DNT 的 CT 检查显示为皮质或皮质下的楔形低密度信号，边界清晰，无明显强化，病灶周围多无水肿或有轻度水肿，占位效应不明显。少数病灶可表现为混杂密度，部分病灶内可见钙化，有时可见局部颅骨受压吸收变薄（图 24-4）。MRI 比 CT 更具有典型的影像学表现，可见皮质和皮质下边界清晰的病变。DNT 在

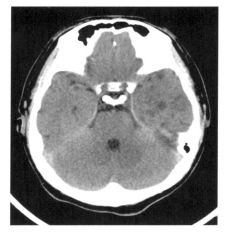

图 24-4　DNT 的 CT 表现
左颞可见多发小囊片状低密度影。

T1WI 上表现为低信号，T2WI 上表现为高信号，FLAIR 序列上表现为不均匀高信号（图 24-5）。典型的 MRI 表现为边界清楚的假囊、多发结节样肿块，增强扫描多无明显强化，肿瘤周围无水肿及占位效应是本病的重要特征。Chassoux 等依据 MRI 表现将 DNT 分为 3 个亚型：Ⅰ 型肿瘤为囊样或多囊样，T1WI 呈低信号；Ⅱ 型肿瘤为结节样，混杂信号；Ⅲ 型为类似皮质发育不良型，T1WI 呈等、低信号，界限不清。脑磁图检查可以帮助完善致痫灶的空间定位，明确肿瘤与致痫灶的关系。有部分研究表明 DNT 本身不是致痫灶，真实致痫灶位于肿瘤周围胶质增生带、受压迫的脑组织及皮质发育不良。三博脑科医院癫痫中心在临床工作中发现，部分患者 MEG 检查可以清楚地观察到瘤周放电，而在 MRI 上这些致痫区域未能得到很好的显示，因此 MEG 检查可以为手术治疗的切除范围提供依据。

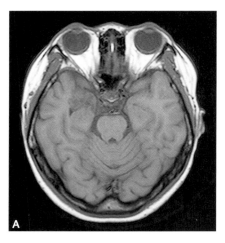
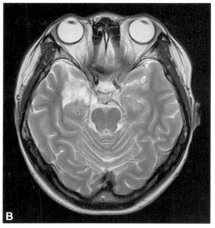
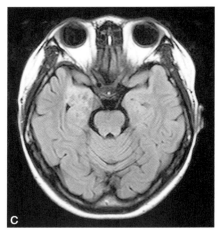

图 24-5　DNT 的 MRI 表现
A. 右颞前叶长 T1 信号影；B. 右颞前叶长 T2 信号影；C. FLAIR 序列显示右颞前叶不均匀高信号影，其内可见多发小囊状低信号影。

三、病理学

大体:常呈灰白色,半透明黏冻样,病变大小从几毫米至十几厘米不等。肿瘤多位于皮质内,也可累及白质,半数为多结节状。镜下:可见形态一致的少突胶质样细胞排列形成微囊样结构,囊腔内含疏松黏液样基质,可有神经元呈浮蛙样漂浮其中。肿瘤细胞结节包括三种主要成分:少突胶质细胞、神经元和星形细胞。有时还能见到极性成胶质母细胞瘤的结构和肿瘤细胞核的非典型性、毛细血管球样增殖。DNT除典型结构外,也有实性或蜂巢状结构,表现为少突胶质样细胞结节状增生,细胞核圆形深染,核周可见空晕(图24-6)。

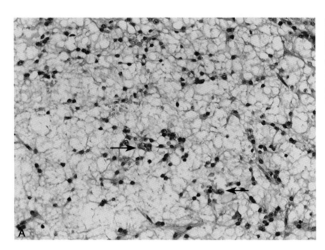 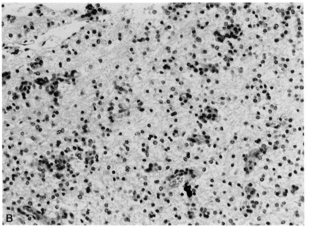

图 24-6 DNT 的病理特点

A. 微囊内见单个神经元漂浮在黏液样基质中(箭头),在微囊之间弥漫排列少突胶质细胞样细胞及星形细胞;B. 弥漫性少突样胶质细胞增生,少数细胞围绕小血管周围分布,细胞核小、圆形、形态较为均一。

Daumas 等根据 DNT 的病理变化,将 DNT 分为 3 种类型:①简单型,肿瘤是由特异的神经胶质-神经元成分组成,周围有少突胶质细胞;②复杂型,除了特异的神经胶质-神经元成分外,还具有局灶性皮质发育不良和神经胶质结节;③非特异型,相对于复杂型,仅有神经胶质结节和(或)局灶性皮质发育不良,此型缺乏特征性的胶质神经元成分及胶质结节,但其临床表现、影像学特征及生物学行为均类似于典型的 DNT,该型尚存争议,诊断该型须结合临床和影像学特点。

2011 年 ILAE 将 FCD 伴有胶质或胶质神经元肿瘤归为 FCD Ⅲb 型。DNT 与 FCD 常并发存在,二者在发生部位、形态特征及生物学行为等方面具有很多相似之处。尽管 DNT 有不同的组织学亚型,但区分这些亚型却无明确的临床预后意义,之所以强调在临床实践中加以区别是为了避免误诊为低级别胶质瘤而接受不必要的放射治疗和药物化疗。

四、治疗方式

DNT 的治疗以手术治疗为首选,切除肿瘤的同时仍需控制癫痫发作,因此明确切除范围至关重要。术前评估常规应包括视频脑电图及 MRI 检查进行初步评估,并可完善 MEG、PET 等检查作为补充手段定位致痫灶。如发现肿瘤位于功能区附近,术前因行 fMRI 或 DTI 检查,以明确其与功能区的相关性来确定切除范围保护功能区。术中皮质脑电监测有助于确定手术切除范围,提高手术疗效。

术后影像学检查与术前对比可以确定肿瘤及致痫灶是否切除完全。完全切除定义为无明显残留肿瘤,包括术前 MRI 发现的所有位于肿块附近的小肿瘤结节;近全切除是指主要肿块完全切除,只剩下一个或两个附近的小肿瘤结节;次全切除是指存在残留的主要肿块(小于初始体积的 10%);部分切除是指肿瘤残留为初始体积的 10% 以上。

五、预后

DNT 本身为良性肿瘤,手术全切后不需要辅助化疗和放射治疗。预后应包括肿瘤切除以及癫痫发作是否有效控制,因此完全切除肿瘤及其周围可能存在的致痫灶非常重要。但是也有学者认为即使病灶在术中未能完全切除,术后长期随访中无影像学复发的患者,预后也很好,癫痫的控制效果亦佳。Yang 等对 39 例 DNT 进行随访发现,术后残留肿块附近的小肿瘤结节患者术后肿瘤复发率为 46%,因此提示完全切除肿瘤至关重要。也有研究报道少数患者术后恶变为高级别胶质瘤的报道,提出与术前长期癫痫病史、肿瘤残留和病灶浅皮质发育不良有关。

（唐重阳　彭　程　周　健）

第四节　低级别胶质瘤

胶质瘤是一种常见的颅内肿瘤,约占脑肿瘤的一半以上。胶质瘤一般认为起源于神经胶质细胞（如星形胶质细胞、少突胶质细胞、室管膜细胞、小胶质细胞等）,具有不同程度的侵袭性。低级别胶质瘤指 WHO Ⅰ～Ⅱ级,生长较缓慢,大约占中枢神经系统胶质肿瘤的五分之一。癫痫相关低级别胶质瘤主要包括弥漫性星形细胞瘤（WHO Ⅱ级）、弥漫性少突胶质细胞瘤（WHO Ⅱ级）、毛细胞型星形胶质细胞瘤、多形性黄色瘤型胶质细胞瘤和血管中心型胶质细胞瘤等。本节重点介绍这几种癫痫相关低级别胶质瘤的病理及影像学表现。

一、弥漫性星形细胞瘤和少突胶质细胞瘤

弥漫性星形细胞瘤和少突胶质细胞瘤,呈缓慢浸润生长,为 WHO Ⅱ级肿瘤,好发于青年人,常见部位是额叶、颞叶等大脑半球,癫痫发作是其常见症状,归于 LEATs 范畴,应用癫痫外科技术及肿瘤切除术相结合的手术策略,可以获得较好疗效。

（一）组织病理学特点

弥漫性星形细胞瘤由分化良好的肿瘤星形胶质细胞（纤维型、原质型或肥胖型）组成,细胞数量中度增加,罕见有丝分裂、坏死和微血管增生,轻度核异型。弥漫性星形细胞瘤常见 IDH1 突变,并已作为《2016 版中枢神经系统肿瘤分类》的依据;MGMT 基因启动子甲基化、TP53 突变在弥漫性星形细胞瘤中也被认为是一种预后和预测指标。

少突胶质细胞瘤是在脑实质呈浸润性生长,瘤内可见出血及囊变,常见钙化。组织学上,是由细胞核均匀的胶质细胞组成的中度细胞弥漫性浸润性肿瘤。在石蜡切片中,这些细胞表现出特征性的"蜂窝"形态。少突胶质细胞瘤分子病理标志改变是 1p/19q 缺失,对诊断、预后、放化疗是否敏感等方面均有较好预示作用。IDH1 突变在少突胶质细胞瘤中亦很常见。因此,IDH1 突变是诊断弥漫性 WHO Ⅱ级胶质瘤的标志,并对预后有提示作用。

在弥漫性胶质瘤,BRAFV600E 突变率低。

（二）影像学表现

弥漫性星形细胞瘤 FLAIR 和 T2 加权像白质内高信号占位性病变（图 24-7）。虽然 MRI 病灶有明显边界,但是在异常信号改变范围外仍可发现肿瘤细胞。肿

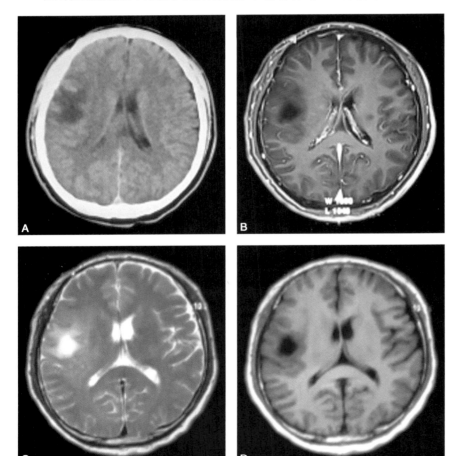

图 24-7　一例弥漫星形细胞瘤 CT 和 MRI 的影像

男性,53 岁,发作性肢体抽搐 6 天。A. CT 提示右额病变呈低密度影;B. MRI 的 T1 增强未见明显强化;C. T2 呈高信号;D. T1 呈低信号。病理:弥漫星形细胞瘤 IDH 突变型 WHO Ⅱ级。

瘤信号不均匀及明显强化提示肿瘤细胞去分化或恶变为WHOⅢ级（间变型）星形细胞瘤。

典型少突胶质细胞瘤可同时累及皮质和皮质下白质结构，与星形细胞瘤相比，因存在多发钙化、囊性变和出血，肿瘤内部T1加权、T2加权信号更加不均匀，周边水肿轻微。CT显示：瘤内钙化呈条状、斑点状或大而不规则，其中弯曲条状钙化具有特征性（图24-8）。

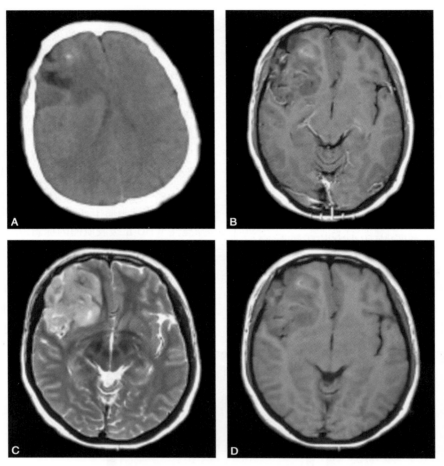

图24-8　一例少突胶质细胞瘤的CT和MRI影像

女性，44岁，间断抽搐发作4个月。A.CT提示右额病变，呈低密度影，内见高密度钙化灶；B.T1增强后部分散在强化；C.T2呈高信号；D.T1呈不规则低信号。病理：少突胶质细胞瘤WHOⅡ级。

（三）治疗和预后

治疗方法包括手术治疗、放射治疗、化疗及抗癫痫药物治疗。治疗原则参考第一节。

值得提出的是：Ⅱ级弥漫性胶质瘤是否需要放射治疗和治疗时机一直是有争议的问题。临床预后因素模型证实，年龄≥40岁、星形细胞瘤、肿瘤最大径>6cm、肿瘤跨中线和术前神经功能缺损、肿瘤未能全切是独立的预后不良影响因素，1p/19q杂合性缺失是少突胶质细胞来源的低级别胶质瘤患者预后较好的独立预后因素。患者如果存在独立预后不良因素，可术后接受放射治疗。

对于Ⅱ级弥漫性胶质瘤患者，不常规进行辅助化疗。然而，对于有残留较大肿瘤或其他高危因素的患者，化疗是一种替代方法，可采用替莫唑胺或PCV（洛莫司汀、丙卡巴肼、长春新碱）方案。

Ⅱ级胶质瘤相关研究显示，2 825例Ⅱ级胶质瘤患者中，其中星形细胞瘤、混合胶质瘤和少突胶质细胞瘤患者的中位生存期分别为5.2年、5.6年和7.2年，并且发病年龄越小，预后越好；其中大约有20%的患者至少存活了20年。

弥漫性低级别胶质瘤经规范治疗，67%~80%患者可达到无发作。

二、其他低级别胶质瘤

毛细胞型星形细胞瘤、多形性黄色瘤型星形细胞瘤、血管中心型胶质瘤发病率较低，癫痫是最常见的症状,属于经典 LEATs 范畴,遵循癫痫手术治疗策略治疗,效果好。

(一) 毛细胞型星形细胞瘤(PA)

PA(WHO Ⅰ 级)生长缓慢,通常有很好的分界,经常是囊性的肿瘤,主要发生在儿童和青年。PA 中常见 BRAF 发生突变,而 IDH 突变罕见,BRAF 和 IDH 的联合分析有助于区分毛细胞星形细胞瘤与弥漫性星形细胞瘤。PA 影像学表现为圆形或卵圆形囊性病变,一般由大的囊性部分和较小的可强化的瘤体构成,囊壁有时也可强化,如图 24-9 所示。尽管毛细胞瘤属于 WHO Ⅰ 级肿瘤,但少数病例可观察到肿瘤沿着蛛网膜下腔播散。毛细胞星形细胞瘤有时与节细胞胶质瘤鉴别困难,肿瘤体积尤其是囊性部分的体积较大,有助于鉴别诊断。

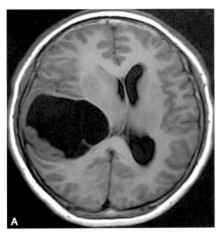
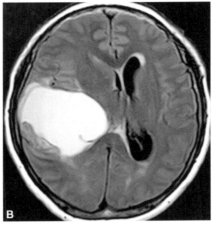
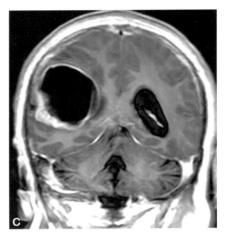

图 24-9 一例 PA 的 MRI 影像

女,36 岁,突发左侧上肢抽搐一次。A. MRI T1 像轴位,肿瘤位于右颞顶脑内,囊实性;B. T2-Flair 像轴位,可见实性部分等信号,囊性部分高信号,与脑脊液信号不同;C. T1 增强冠状位,可见实质性部分明显强化。病理右额叶毛细胞星形细胞瘤(Ⅰ级)。

(二) 多形性黄色瘤型星形细胞瘤(PXA)

多形性黄色瘤型星形细胞瘤(WHO Ⅱ 级)主要见于儿童及青少年,在所有星形细胞肿瘤中,PXA 占不到 1%,一般位于大脑半球浅表,可累及脑膜,伴或不伴继发全面发作。病理学中肿瘤有囊性和实性部分,由多核、脂质化的巨瘤细胞和网硬蛋白染色阳性的间质细胞组成。大部分病例属于 WHO Ⅱ 级。现认为 PXA 来源于软膜下的星形细胞,但是有些肿瘤组织中可见突触囊泡蛋白和神经丝蛋白提示更复杂组织分化来源。在 PXA 中,BRAFV600E 突变常见,MGMT 基因启动子甲基化、IDH 基因的突变不常见。影像学表现:T1 加权像见特征性表现脑膜-脑强化,说明广泛累及蛛网膜下腔。有些肿瘤在 T2 加权像和 FLAIR 可见白质水肿,钙化和占位效应(图 24-10)。

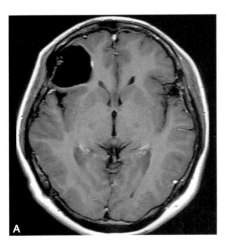
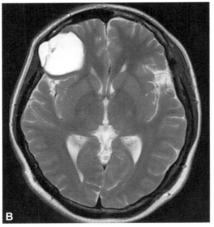
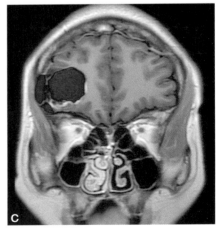

图 24-10 一例 PXA 的 MRI 影像

男性,9 岁,发作性抽搐一次,A. 和 C. MRI 的 T1 增强的轴位和冠状位扫描,可见肿瘤囊性,囊壁线样强化;B. T2 轴位可见囊液高信号。病例为多形性黄色星形细胞瘤 PXA(Ⅱ级)。

血管中心型胶质瘤在长期癫痫相关性肿瘤中，不断出现不典型病例，甚至新的肿瘤，如血管中心型胶质瘤，文献报道不足 20 例。国际抗癫痫联盟正在筹划制定长期癫痫相关性肿瘤新的具有国际共识的分类标准。

（李文玲）

参考文献

［1］LOUIS DN, PERRY A, WESSELING P, et al. The 2021 WHO Classification of Tumors of the Central Nervous System：a summary［J］. Neuro Oncol, 2021, 23（8）：1231-1251.

［2］申楠茜,张佳璇,甘桐嘉,等. 2021 年 WHO 中枢神经系统肿瘤分类概述［J］.放射学实践,2021,36（7）：818-831.

［3］FISHER RS, CROSS JH, D'SOUZA C, et al. Instruction manual for the ILAE 2017 operational classification of seizure types. Epilepsia［J］. 2017,58（4）：531-542.

［4］苏昌亮,李丽,陈小伟,等. 2016 年 WHO 中枢神经系统肿瘤分类总结［J］.放射学实践,2016,13（7）：570-579.

［5］杨学军,江涛,陈忠平,等.世界卫生组织中枢神经系统肿瘤分类的演变：1979—2021 年［J］.中国现代神经疾病杂志,2021,21（9）：710-724.

［6］ZAATREH MM, SPENCER DD, THOMPSON JL, et al. Frontal lobe tumoral epilepsy：clinical, neurophysiologic features and predictors of surgical outcome. Epilepsia［J］. 2002,43（7）：727-733.

［7］LUYKEN C, BLÜMCKE I, FIMMERS R, et al. The Spectrum of Long-term Epilepsy-associated Tumors：Long-term Seizure and Tumor Outcome and Neurosurgical Aspects. Epilepsia［J］. 2003,44（6）：822-830.

［8］STOCKHAMMER F, MISCH M, HELMS HJ, et al. IDH1/2 mutations in WHO grade Ⅱ astrocytomas associated with localization and seizure as the initial symptom. Seizure［J］. 2012,21（3）：194-197.

［9］VAN BREEMEN MSM, WILMS EB, VECHT CJ. Epilepsy in patients with brain tumours：epidemiology, mechanisms, and management［J］. The Lancet Neurology, 2007,6（5）：421-430.

［10］ENGLOT DJ, CHANG EF, VECHT CJ. Epilepsy and brain tumors［J］. Handb Clin Neurol, 2016,134：267-285.

［11］王磊,樊星,梁树立.《成人弥漫性胶质瘤相关癫痫临床诊疗指南》解读［J］.中华神经外科杂志,2019,35（10）：976-980.

［12］CHAICHANA KL, PARKER SL, OLIVI A, et al. Long-term seizure outcomes in adult patients undergoing primary resection of malignant brain astrocytomas Clinical article［J］. J Neurosurg,2009,111（2）：282-292.

［13］CHEN DY, CHEN CC, CRAWFORD JR, et al. Tumor-related epilepsy：epidemiology, pathogenesis and management［J］. J Neurooncol,2018,139（1）：13-21.

［14］MARIA THOM, INGMAR BLÜMCKE, ELEONORA ARONICA. Long-TermEpilepsy-Associated Tumors［J］. Brain Pathol,2012,22（3）：350-379.

［15］RICCI PE, DUNGAN DH. Imaging of low-and intermediate-grade gliomas［J］. Semin Radiat Oncol, 2001,11（2）：103-112.

［16］SANAI N, CHANG S, BERGER MS. Low-grade gliomas in adults. J Neurosurg［J］. 2011,115（5）：948-965.

［17］SANAI N, BERGER MS. Glioma extent of resection and its impact on patient outcome［J］. Neurosurgery, 2008, 62（4）：753-766.

［18］刘长青,陈凯,于思科,等.颅内节细胞胶质瘤所致癫痫的手术预后相关因素分析［J］.中国临床神经外科杂志,2014,19（5）：260-262.

［19］YOON J, CUSIMANO M, MUNOZ DG. Pilocytic astrocytoma vs. Ganglioglioma：Progression vs. misdiagnosis, and implications in BRAF testing［J］. Journal of Clinical Neuroscience,2019,66：231-234.

［20］LOUIS DN, PERRY A, REIFENBERGER G, et al. The 2016 World Health Organization Classification of Tumors of the Central Nervous System：a summary［J］. Acta Neuropathol,2016,131（6）：803-820.

［21］杨宝慧.神经节细胞胶质瘤继发癫痫的诊疗进展［J］.中国临床神经外科杂志,2019,24（4）：254-256.

［22］DEREK GS, PAUL A, MITCHEL SB, et al. Long-term seizure control outcomes after resection of gangliogliomas［J］. Neurosurgery,2012,70（6）：1406-1413.

［23］BONNEY PA, GLENN CA, EBELING PA, et al. Seizure Freedom Rates and Prognostic Indicators After Resection of Gangliogliomas：A Revew［J］. World Neurosurgery, 2015, 84（6）：1988-1996.

［24］ADACHI Y, YAGISHITAA. Gangliogliomas：characteristic imaging findings and role in the temporal lobe epilepsy［J］. Neuroradiology,2008,50（10）：829-834.

［25］BOUALI S, BEN SAID I, ZEHANI A, et al. Pediatric Intracranial Anaplastic Gangliogliomas：Illustrative Case and Systematic Review［J］. World Neurosurgery, 2018, 119：220-231.

［26］JANJUA MB, IVASYK I. Ganglioglioma of brain stem and cervicomedullary junction：A 50 years review of literature［J］. Journal of Clinical Neuroscience,2017,44：34-46.

［27］PANDITA A, ANANDH B, RICHARD P, et al. Malignant and benign ganglioglioma：a pathological and molecular study[J]. Neuro Oncol,2007,9(2):124-134.

[28] SARNAT HB, FLORES-SARNAT L. Infantile tauopathies: Hemimegalencephaly; tuberous sclerosis complex; focal cortical dysplasia 2; ganglioglioma[J]. Brain and Development,2015,37(6):553-562.

[29] 田玉旺,杨安安,许春伟,等. 节细胞胶质瘤的临床病理分析合并文献复习[J]. 实用癌症杂志,2016,31(1):156-159.

[30] DEMARCHI R, ABU-ABED S, MUNOZ D, et al. Malignant ganglioglioma: case report and review of literature[J]. Journal of Neurooncology,2011,101(2):311-318.

[31] 朱庆强,王中秋,陈文新,等. 颅内神经节细胞胶质瘤的常规 MRI 与 DWI 特征分析[J]. 实用放射学杂志,2012,28(12):1869-1872.

[32] ZHANG D, HENNING TD, ZOU LG, et al. Intracranial ganglioglioma: clinicopathological and MRI findings in 16 patients[J]. Clinical Radiology,2008,63(1):80-91.

[33] MORRIS HH, MATKOVIC Z, ESTES ML, et al. Ganglioglioma and intractable epilepsy: clinical and neurophysiologic features and predictors of outcome after surgery[J]. Epilepsia,1998,39:307-313.

[34] PARK YS, KIM DS, SHIM KW, et al. Factors contributing to resectability and seizure outcomes in 44 patients with ganglioglioma[J]. Clinical Neurology and Neurosurgery,2008,110(7):667-673.

[35] HU WH, GE M, ZHANG K, et al. Seizure outcome with surgical management of epileptogenic ganglioglioma: a study of 55 patients[J]. Acta Neurochir,2012,154(5):855-861.

[36] HUANG C, HUANG C, LI H, et al. Factors associated with preoperative and postoperative epileptic seizure in patients with cerebral ganglioglioma[J]. Pak J Med Sci,2014,30(2):245-249.

[37] COMPTON J J, LAACK N N, ECKEL L J, et al. Long-term outcomes for low-grade intracranial ganglioglioma: 30-year experience from the Mayo Clinic[J]. J Neurosurg,2012,117(5):825-830.

[38] 牛弘川,翟锋,周健,等. 结节性硬化合并节细胞胶质瘤所致癫痫的外科治疗[J]. 临床神经外科杂志,2015(3):217-219.

[39] BARKOVICH AJ, GUERRINI R, KUZNIECKY RI, et al. A developmental and genetic classification for malformations of cortical development: update 2012[J]. Brain,2012,135(5):1348-1369.

[40] HAYDON DH, DAHIYAS, SMYTHM D, et al. Greater extent of resection improves ganglioglioma recurrence-free survival in children: a volumetric analysis[J]. Neurosurgery,2014,75(1):37-42.

[41] OGIWARA H, NORDLI DR, DIPATRI AJ, et al. Pediatric epileptogenic gangliogliomas: seizure outcome and surgical results[J]. J Neurosurg Pediatr,2010,5(3):271-276.

[42] 陈忠平. 神经系统肿瘤[M]. 北京:北京大学医学出版社,2009:444-446.

[43] 翟锋,栾国明. 胚胎发育不良性神经上皮肿瘤的诊断和外科治疗[J]. 中国微侵袭神经外科杂志,2010,15(2):52-54.

[44] 朱明旺,赵殿江,杜铁桥等. 胚胎发育不良性神经上皮肿瘤的 MR 影像特征分析[J]. 磁共振成像,2012,3(3):164-167.

[45] 郑重,王秀,桑林,等. 胚胎发育不良性神经上皮肿瘤继发癫痫的手术疗效及预后影响因素分析[J]. 临床神经外科杂志,2019,16(4):314-318.

[46] 郭荣增,杨忠旭,崔丽华,等. 胚胎发育不良性神经上皮肿瘤的外科治疗[J]. 中华神经外科疾病研究杂志,2018,17(3):212-215.

[47] 张忠,江涛,谢坚. 功能区胚胎发育不良性神经上皮肿瘤 2 例[J]. 中国微侵袭神经外科杂志,2008,13(4):181-182.

[48] 张尧,翟锋,牛弘川,等. 神经节细胞胶质瘤合并胚胎发育不良神经上皮性肿瘤 1 例并文献复习[J]. 中国微侵袭神经外科杂志,2018,23(1):33-36.

[49] 彭程,周健. 胚胎发育不良性神经上皮肿瘤相关癫痫的研究进展[J]. 中国微侵袭神经外科杂志,2021,26(4):187-189.

[50] DAUMAS-DUPORT C, VARLET P, BACHA S, et al. Dysembryoplastic neuroepithelial tumors: nonspecific histological forms——a study of 40 cases[J]. J Neurooncol,1999,41(3):267-280.

[51] CHASSOUX F, RODRIGO S, MELLERIO C, et al. Dysembryoplastic neuroepithelial tumors: an MRI-based scheme for epilepsy surgery[J]. Neurology,2012,79(16):1699-1707.

[52] RUDA R, BELLO L, DUFFAU H, et al. Seizures in low-grade gliomas: natural history, pathogenesis, and outcome after treatments[J]. Neuro Oncol,2012,14 Suppl 4:iv55-64.

[53] ZHANG JG, HU WZ, ZHAO RJ, et al. Dysembryoplastic neuroepithelial tumor: a clinical, neuroradiological, and pathological study of 15 cases[J]. J Child Neurol,2014,29(11):1441-1447.

[54] YANG J, KIM SK, KIM KJ, et al. Satellite lesions of DNET: implications for seizure and tumor control after resection[J]. J Neurooncol,2019,143(3):437-445.

第二十五章 下丘脑错构瘤

第一节 概 述

下丘脑错构瘤（hypothalamic hamartoma，HH）是一种罕见的脑组织先天性发育异常，又称为灰结节错构瘤，最早由 Le Marquand 于 1934 年首次报道，此后陆续有一些病例被报道。Diaz 等认为 HH 起源于乳头体或灰结节，于妊娠第 35~40 天形成下丘脑板时错位所致，是一种中线神经管闭合不全综合征，由正常脑组织所形成的异位肿块，组成此种畸形的神经细胞类似于灰结节中的神经组织，并伴有正常胶质细胞。1990 年 WHO 对中枢神经系统肿瘤分类修订再版中，将其归入第Ⅵ类：囊肿和类肿瘤病变，称"下丘脑神经元错构瘤"（hypothalamic neuronal hamartoma），属于一种特殊类型的鞍上、脚间池肿瘤，因它不是真正的脑肿瘤，故在 2000 年及 2007 年的 WHO 神经系统肿瘤病理分类中已被删除。HH 常起源于灰结节和乳头体，亦可起源于垂体柄，有蒂或无蒂与之相连，伸向后下方，进入脚间池，有时突入第三脑室，个别情况可位于视交叉前。HH 并非真正的肿瘤，不具有生长性，生后多年，体积不变。

HH 的临床表现较为独特，多数发生在儿童早期，常以性早熟（precocious puberty，PP）、笑发作（gelastic seizure，GS）发病，有些可伴有强直-阵挛发作、痉挛发作、肌阵挛发作、复杂部分性发作等或有精神和行为异常、智力障碍等；有些病例可合并存在一些先天性畸形，常伴有单个或多个脑及脑外先天性畸形，包括多小脑回、囊肿、胼胝体缺如及多指（趾）等；少数病例甚至可以无症状。

随着影像学的发展及对本病认识的普及，HH 的病例明显增多：国外文献报道逐渐增多，有作者统计截至 2002 年共报道 HH 277 例。在 1998 年以前，北京天坛医院开院 40 年（1958—1998 年）仅遇到 5 例，而其后的 10 年病例激增，至 2008 年 5 月，北京天坛医院共诊治 HH 资料完整的 214 例，至 2021 年已经诊治 800 余例，来自全国二十多省。

HH 的治疗主要分为药物治疗和手术治疗：药物治疗对于性早熟疗效确切，为治疗的首选；而对癫痫的药物治疗效果欠佳；近年来，以立体脑电图引导下的射频热凝（stereo-EEG guided radiofrequency thermocoagulation，RFTC）和激光间质热疗（laser interstitial thermotherapy，LITT）为代表的立体定向手术，显示出良好的疗效，成为 HH 导致癫痫的重要治疗手段。

（李春德）

第二节 下丘脑错构瘤的临床特点

一、流行病学

1. 发病率　本病十分少见，文献上绝大多数为个案或数例报道。Diebler 和 Ponsot 复习文献，发现此前经解剖学证实的 HH 仅 25 例，Diebler 和 Ponsot 报道了 18 例，他们的经验显示 HH 的发病率与 Galen 静脉瘤及脑白质肾上腺萎缩症的发病率相似。Weissenberger 等估计发病率为五万至十万分之一；Brandberg 等报道 HH 在瑞典儿童及青少年中的发病率为二十万分之一。Rosenfeld 等根据澳大利亚本土诊治的 HH 的经验，估计 HH 在澳大利亚的发病率为百万分之一。本组 214 例患者中北京籍 12 例，按北京市户籍人口以 1 200 万计算推测大约北京市 HH 发病率也为百万分之一。

2. 发病年龄　HH 常见于婴幼儿及儿童，Debeneix 等报道了 19 例 HH，平均发病年龄为 2.08 岁。Palmini 等报道了 13 例表现为癫痫的 HH，平均发病年龄为 14 个月。Nguyen 等复习文献，癫痫发病年龄自出生后 1 天至 27 岁，平均为 2.49 岁，中值为 1 岁。Craig 等报道了 55 例因药物难治性癫痫而进行手术的 HH，癫痫起病年龄平均为 1.1 岁（从 0.1~7 岁）；笑发作中 51% 患者发病年龄为生后 1 个月内。综上所述，HH 的发病年龄多数在 2 岁左右。笔者至 2008 年共遇到的有症状的 200 例，平均发病年龄为 34.46 个月，中值为 12 个月。发病年龄≤3 岁者共计 157 例，平均发病年龄为 9.62 个月，中值为 5 个月，占全部有症状的比率为 78.5%。表现有性早熟者发病年龄从出生 1 天至 8 岁，平均为 17.63 个月，中值为 6 个月；表现有癫痫者发病年龄从出生 1 天至 51 岁，平均为 3.81 岁，中值为 1 岁。性早熟的发病年龄明显小于癫痫的发病年龄。

3. 性别　由于 HH 的单组大宗病例很少,多数文献认为表现为癫痫的 HH,以男性较多;而表现为性早熟的 HH 则以女性较多。Arita 等总结了自 1988—1999年文献报道的 HH 61 例,其中男性为 27 例,女性 33 例(有 1 例文献中未明确性别),男女比为 1:1.22;Nguyen等复习文献总结 277 例 HH,其男女之比为 1.13:1。本组 214 例中男女之比为 1.52:1,故 HH 以男性为主。Coons 等报道 57 例因药物难治性癫痫而手术病理证实的 HH,其男女之比为 2.35:1。Craig 报道了 55 例因药物难治性癫痫而进行手术的 HH,男女之比为 2.67:1。本组病例数是目前国际上最大的一组,相对资料比较全面,笔者团队的资料显示 HH 以男性为主,在表现为性早熟的病例中男女比例基本相等;而在表现为癫痫的患者中,男性占绝对优势(表 25-1)。

表 25-1　北京天坛医院一组 214 例 HH
患者中的性别分布情况

	男/例	女/例	合计/例
HH	129	85	214
PP	60	55	115
癫痫	84	39	123
GS	64	32	96
PP 合并 GS	22	16	38

二、发病机制

1. 性早熟的发病机制　尚不明确,目前有以下几种假说:①HH 的神经元含有促性腺激素释放激素(GnRH),HH 内包含 GnRH 的神经元明显不受正常神经生理调节,充当独立的、有节律的内分泌功能单位,具有独立的内分泌功能。HH 是独立于中枢神③经系统之内在抑制机制之外的异位促黄体素释放激素(LHRH)脉冲发生器;②错构瘤通过有髓纤维与下丘脑相连,从而刺激下丘脑的 GnRH 分泌中心分泌 GnRH;③机械压迫机制:HH 通过灰结节压迫下丘脑,从而干扰了下丘脑对 LHRH 的调控;④错构瘤通过上述一种或所有机制同时对下丘脑和(或)垂体功能产生影响。

笔者团队支持第一种假说,其理由为:①很小的 HH 下垂于脚间池的 HH 对下丘脑并无压迫作用反而 PP 的发生率高;②肿物切除后性腺激素在 2~3 天内降到儿童水平;一些随诊病例至青春期性征又第二次发育,即异位病变去除后下丘脑发挥其正常促垂体激素的功能。

2. 笑发作的发病机制　早期认为癫痫起源于皮质下结构,但一直未证实。Cascino 等报道了 12 例表现为癫痫的 HH,7 例患者依据笑发作间期及发作期的 EEG,定位致痫区于颞叶或额叶,6 例行单侧颞叶前部切除(因无效,其中 2 例二次手术行单侧额叶切除),1 例行额叶切除;所有患者术后癫痫发作均无改善;2 例患者行胼胝体前部切开,除跌倒发作改善外,笑发作及继发全面性发作均无改善。

目前认为 HH 是导致笑发作的真正致痫区,对于非笑发作的致痫区,则尚无一致意见。下列证据支持笑发作起源于 HH:①据 EEG 定位癫痫灶于额颞叶而手术切除,术后癫痫无任何改善,且切除的额颞亦无萎缩、硬化等在颞叶癫痫等癫痫患者中常见的病理改变,证明致痫区不在皮质;②笑发作最常见于 HH,虽然笑发作亦可见于其他疾病,但非错构瘤性的笑发作十分少见;③侵入性电生理检查证实笑发作起源于 HH;1995 年 Munari第一次通过 HH 内埋藏深部电极,证实笑发作起始于 HH 本身;Kuzniecky 等报道了 HH 内的电极置入,记录到 HH 有棘波,给予电刺激后,患者出现笑的感觉,随后出现了典型的笑发作;④SPECT 在笑发作期可见 HH 区域有异常的高灌注;⑤手术切除 HH 或射频热凝治疗错构瘤常可治愈伴笑发作的癫痫。对于非笑发作,有研究发现致痫区可能来自错构瘤外,如 2013 年 Scholly 报道两例病史较长的 HH 患者,均合并非笑发作,切除 HH 后并未完全控制发作,而在颞叶切除后发作完全消失。

笔者团队认为 HH 具有内在的致痫性,笔者团队有 2 例术中深部电极监测到 HH 有棘波放电,错构瘤大部分或全部切除后,皮质棘波明显减少,均提示 HH 具有内在的致痫性。错构瘤可能与边缘系统存在异常的病理连接,同时错构瘤对边缘系统的压迫也起重要作用。

三、临床表现

HH 有较独特的临床表现,多数在儿童早期发病,可表现为性早熟和笑发作,有些可伴有其他类型癫痫发作或行为异常,个别病例可以无症状。

1. 性早熟　HH 是婴幼儿中枢性性早熟的最常见原因,Balagura 等复习文献,发现在小于 1 岁的性早熟患儿中 HH 有 5 例,下丘脑星形细胞瘤 2 例;在 1~3 岁性早熟中,HH 15 例,下丘脑星形细胞瘤 2 例,松果体区肿瘤 3 例;在大于 3 岁的性早熟中,HH 4 例,间脑星形细胞瘤 8 例,松果体区肿瘤 20 例。即小于 3 岁的性早熟患儿中,HH 导致的性早熟者占 74%;而大于 3 岁的性早熟患者中,HH 仅占 12.5%。小于 3 岁的患儿出现性早熟,应高度怀疑为 HH;HH 导致的性早熟较其他原因导致的性早熟发病年龄更早。

在中枢性性早熟中,HH所占的比率为9%~22%,平均为14.2%。Nguyen等复习文献显示277例HH中表现有PP者占63%,Kameyama等报道100例中性早熟占33%。本组214例HH中表现有PP者占53.7%。

本病的特征性表现之一为中枢性性早熟,表现为婴幼儿生长发育增快,身高和体重明显高于同龄儿,并出现第二性征发育:女孩出现乳房增大、乳晕着色、阴道黏膜和小阴唇增厚、色素加深、出现分泌物、月经初潮等;男孩表现为睾丸增大、阴囊变松、色素增深、阴茎增长、增粗,易勃起,甚至出现遗精;同时肌肉发达,骨骼增大,声音低沉,出现阴毛、胡须及喉结,颜面及胸背部出现痤疮等。

性早熟的患者除性特征外,常表现有明显的骨骼和肌肉发育、青春期行为及相对于年龄而言的较高身材及生长加速。若骨骼不成比例地发育过快,骨骺提前愈合而停止生长,则丧失了身高发展的潜力,使成年身高不能达到遗传应有的身高(图25-1)。

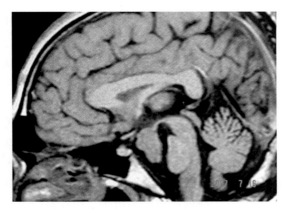

图25-1　合并性早熟的HH的MRI影像

一例HH患者,男性24岁,幼年身高增长快,生殖器发育大,8岁时身高1.5m,此后身高停止增长,15岁同居,17岁生子(已7岁),第二子已7月(父1.81米,母1.71米),目前身高1.52m。MRI的T1像矢状位示三室底下方的等信号占位。

2. 笑发作　癫痫样发笑(laughter seizures)最早由Trousseau描述,而Daly和Mulder于1957年首次提出"gelastic epilepsy"的概念,此后"gelastic seizure"被广泛引用,其特点是以发笑为主要发作形式的一种单纯部分性发作,最常见于HH,但亦可见于额叶或颞叶的复杂部分性发作。

这种以发笑为主要表现的部分性发作,表现为发作性傻笑,持续数秒或数十秒而突然停止,发作时无意识丧失,每日可发作数十次,无任何诱因,随病情的发展,可逐渐出现其他类型的发作。笑发作常是短暂的发作(<30秒),特征为与患者平时正常发笑不成比例的、重

复性、爆发样笑(而平时的发笑,笑后有微笑,且无语言障碍)。Cascino等报道了12例表现为癫痫的HH(均有笑发作),笑发作频率为3~20次/天。事实上,患者常常因面部表情与情感的不一致而感困惑;如果笑发作是单独发作的,常常缺乏癫痫发作后的特征。

诊断笑发作应符合下述指标:①反复发作性及刻板性;②无外界诱因;③可探查到伴发的其他类型的癫痫;④发作期或间期EEG有癫痫表现;⑤无其他原因的病理性发笑。笑发作强烈提示有HH的可能。

笑发作常在儿童早期发病,多为新生儿期,Berkovic等报道了4例表现为痴笑及其他类型癫痫的HH,3例在1岁前出现笑发作,其中1例在出生后即经常发笑,赢得了"快乐婴儿"(happy baby)的称号;1例患者在19岁时才诊断为笑发作,追问病史,可能在4岁左右即出现痴笑。因此在儿童早期,笑发作常常被家长误认为是孩子"比较容易发笑而已",经常被忽略。本组中表现为笑发作的患者有30例,其发病年龄为出生1天至7.8年,平均发病年龄为24个月,小于3岁发病者有23例,占76.7%;出生后当天即出现痴笑者有5例,占16.7%,发作频率为数次至数十次。

本组有症状的200例中仅表现为痴笑者15例,占7.5%,病程中出现笑发作者(同时伴有性早熟或其他类型癫痫发作)96例占48%。Kameyama等报道的100例HH患者均有笑发作,其中单纯笑发作者有10例,占10%。

3. 其他类型癫痫发作　尽管笑发作是HH的较为特征性的表现,但HH患者亦可表现为其他类型的癫痫,如复杂部分性发作、强直阵挛发作、失张力发作、失神发作等。本组200例有症状患者中有其他类型癫痫发作而无笑发作发作者27例,占13.5%,所有癫痫者[笑发作和(或)其他非笑发作]:本组共有123例(61.5%)。

4. 行为异常、智力障碍等　HH患者亦可表现为智力障碍,或伴有行为异常:脾气暴躁,攻击性行为,伤人毁物等。其可能机制为癫痫起源于下丘脑及其附近的乳头体,因兴奋过度而损伤下丘脑、乳头体及附近的内侧丘脑,进而产生智力减退。

Palmini等报道了13例表现为药物难治性癫痫的HH,所有患者均有中至重度的认知障碍,或者自出生开始,或在出现癫痫发作以后出现;此外,所有患者均有进行性智力减退,11例伴有行为异常:过分活跃5例、易激惹2例、攻击性9例、孤独症3例、发脾气1例;所有患者均有不同程度的语言表达和理解障碍;2例患者进行了智商检测,分别为69和65分。Kameyama等报道的100例HH患者中智力减退占50%,行为异常

占 49%。

5. 无症状　Arita 等报道了 11 例 HH,其中有 1 例 76 岁的无症状患者。本组 214 例患者中无症状者 14 例,占 6.5%,均为意外发现 HH。

6. 合并畸形或其他疾病　HH 是一种脑发育畸形,部分患者可以合并有脑或其他系统的发育异常,如①灰质异位;②多小脑回;③大脑发育不全;④胼胝体缺如(图 25-2);⑤合并蛛网膜囊肿;⑥合并丹迪-沃克(Dandy-Walker)综合征;⑦合并有骨骼发育畸形;⑧Chiari 畸形;⑨多指(趾)畸形。

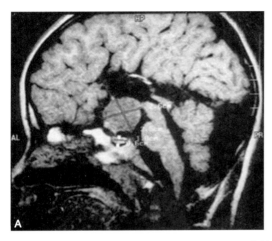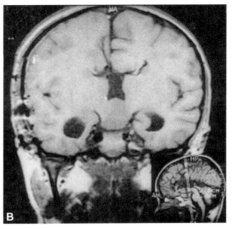

图 25-2　HH 合并胼胝体缺如
MRI 矢状位(A)和冠状位(B)T1 像显示下丘脑错构瘤,合并胼胝体缺如。

7. Pallister-Hall 综合征　1980 年 Hall 和 Pallister 等人最先报道了 6 例散发的、多发性先天畸形的婴儿,其中 5 例证实有下丘脑错构母细胞瘤,因此 Hall 和 Pallister 等推测这是一种新的综合征,其特征为:先天性下丘脑的“错构母细胞瘤”、垂体功能低下、远端肢体多指(趾)畸形及内脏畸形等。此后陆续有类似的病例报道,故称此类疾病为 Pallister-Hall 综合征。

早期 Pallister-Hall 综合征的诊断标准并不明确,Iafolla 等认为诊断本综合征的最关键一点为伴有 HH 的多发先天畸形;1996 年国际成立了 Pallister-Hall 综合征工作组,并制定了诊断标准。典型病例必须具备以下 2 条:①HH,MRI 各扫描序列均显示为下丘脑中线处与灰质等信号、无强化的肿物,或组织学证实为 HH;②中心性多指(趾),包括常见于第 3、4 指(趾)的并指畸形。此外在典型病例的直系亲属中,如果具备 HH 或中心性多指中的任何 1 项,并且具有常染色体显性遗传,也可诊断为 Pallister-Hall 综合征。Ondrey 等报道了 26 例 Pallister-Hall 综合征患者中,58% 有不同程度的无症状性会厌裂开畸形;由于会厌裂开畸形作为单独畸形,或出现于其他综合征中的情况极为罕见,而在 Pallister-Hall 综合征中有近 2/3 的病例存在,故会厌裂开畸形在临床诊断 Pallister-Hall 综合征中十分重要。

Kameyama 等报道 100 例的 HH 中 Pallister-Hall 综合征占 6%。在本组 214 例 HH 病例中,共有 4 例符合 Pallister-Hall 综合征的诊断标准,因合并的畸形不严重,无垂体功能低下,其中 3 例以多指、并指畸形为主,另一例同时合并有肛门闭锁而无严重内脏畸形,故可长期存活(图 25-3)。

认识 Pallister-Hall 综合征的重要性应不仅仅限于临床处理,而更应注重将来遗传学咨询。这类患者的临床诊治应包括下丘脑-垂体轴的内分泌检查,视野及视力检查,MRI 随诊,及对可能存在的相关畸形的检查;同时应对患者的父母及兄妹进行头颅 MRI 检查以筛选无症状的病例。

四、辅助检查

对于明确 HH 的诊断十分重要,常用的辅助检查包括神经影像学检查(主要为 CT 和 MRI)、内分泌检查及电生理检查等。

1. CT　CT 在 HH 诊断中有一定作用,但因其自身特点,有时可漏诊。HH 的 CT 表现主要为鞍背、垂体柄后方、脚间池、中脑前池及鞍上池的等密度占位性病变,可伴有三室前部变形(图 25-4)。因 HH 本身是正常的脑组织,其血脑屏障正常,故注药无强化。较小的错构瘤 CT 较难发现,而 MRI 却可明显显示病变。

2. MRI　被认为是本病确诊的首选检查。T1 加权像的矢状位及冠状扫描可准确提供肿物形态和与垂体柄及周围结构的关系,其特征为稳定的等信号;在 T2 加

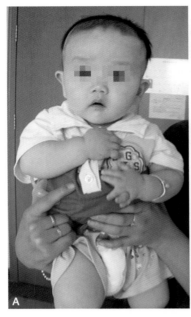
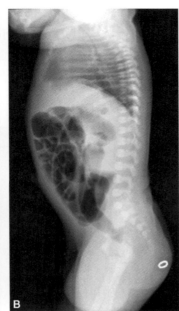
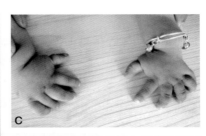
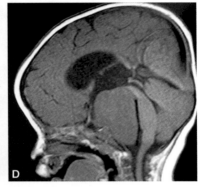

图 25-3 一例 Pallister-Hall 综合征患儿

患儿,男,9 个月。出生时肛门闭锁手术治疗,5 个月乱打乱动,无性早熟,无痴笑。A. 患儿照片显示左手六指,右手四指短指畸形;B. 躯干侧位平片显示肛门闭锁手术痕迹;C. 双手放大照片;D. MRI 矢状位 T1 像显示脚间池巨大错构瘤。

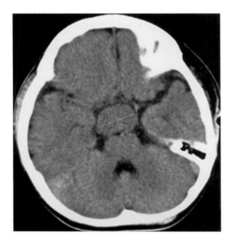

图 25-4 HH 的 CT 表现

一例巨大 HH,CT 平扫显示脚间池的等密度占位性病变,向后方压迫脑干。

权像为等信号或稍高信号,注药无强化(图 25-5)。

对于初步诊断为 HH 的患者,应该在首诊后半年再次复查 MRI,此后每年复查 MRI,只有病变体积无变化方可确诊。HH 是异位的脑组织,其 MRI 信号不随时间而改变,这一点在诊断 HH 中极为重要。

3. SPECT 和 PET 1997 年 Kuzniecky 等首次报道了用 SPECT 扫描 3 例表现为笑发作的 HH,发现在笑发作期,3 例错构瘤及下丘脑区域有明显的高灌注。临床上由于发作期 SPECT 不易捕捉,因此目前较少用于 HH 的诊断。

与 SPECT 相比,PET 对于诊断 HH 更常用。一般而言,下丘脑错构瘤表现为低代谢,但在少数发作频繁的患者中也可表现为高代谢,多为 D-F 分型 Ⅱ 型及 D-F 分型 Ⅳ 型患者。对于下丘脑错构瘤以外的脑区而言,往往可出现颞叶、扣带回、后头部等脑区的低代谢,低代谢的侧别与错构瘤瘤蒂附着侧及电生理间期放电侧基本一致,偶尔也可出现对侧半球的低代谢。在相当一部分患者中,可出现局灶脑区的低代谢,但表现多样,包括颞叶内侧结构、顶叶、前额内侧面等,考虑可能与症状表达区有关(图 25-6)。

4. 内分泌激素检查 对于表现为性早熟的患者,在诊断时均应进行常规的内分泌检查,如黄体生成素、促卵泡激素、雌二醇、睾酮等,在条件许可下,每例性早熟患者均应进行 LH-RH 刺激试验,以明确中枢性性早熟的诊断;在药物治疗期间,亦应复查性激素,以及时调整药物剂量;对于手术患者,术后均应进行性激素的复查,有助于判定疗效。

5. 脑电图

(1) 头皮脑电图:HH 表现为笑发作、其他类型癫痫者,错构瘤的间期脑电图多数表现异常,发作间期多表现为一侧或双侧前头部的棘波、棘慢波,有时可累及后头部或整个半球,如果错构瘤的瘤蒂与一侧三脑室壁附着紧密,脑电图的异常通常与瘤蒂附着一侧一致;发作期脑电图也常见起始于瘤蒂附着侧的大脑半球

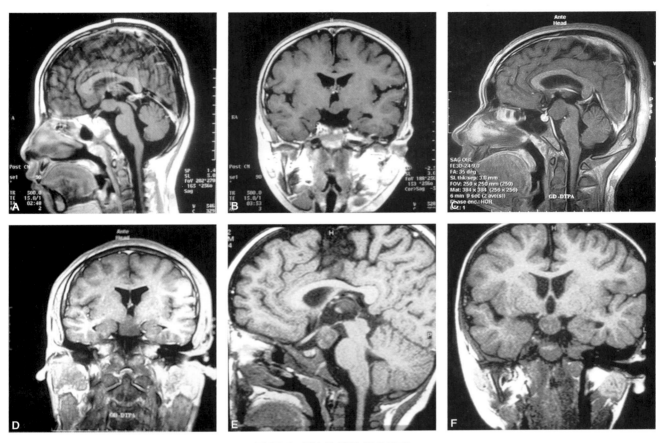

图 25-5　HH 的 MRI 影像改变

A. T1 像矢状位显示三室内等信号占位；B. T1 像冠状位显示三脑室内偏左侧等信号占位；C. T1 像增强矢状位显示骑跨三脑室的等信号占位，无强化；D. T1 像冠状位显示骑跨三脑室的等信号占位；E. T1 像矢状位显示脚间池内等信号占位；F. T1 像冠状位显示三脑室底等信号类圆形占位。

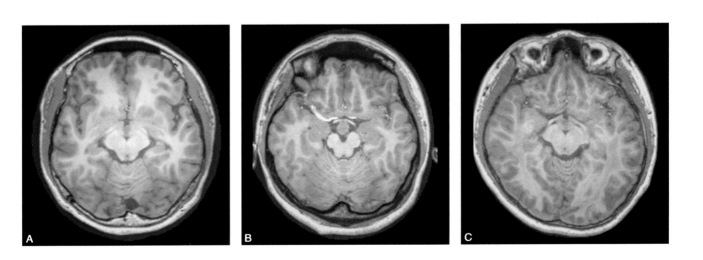

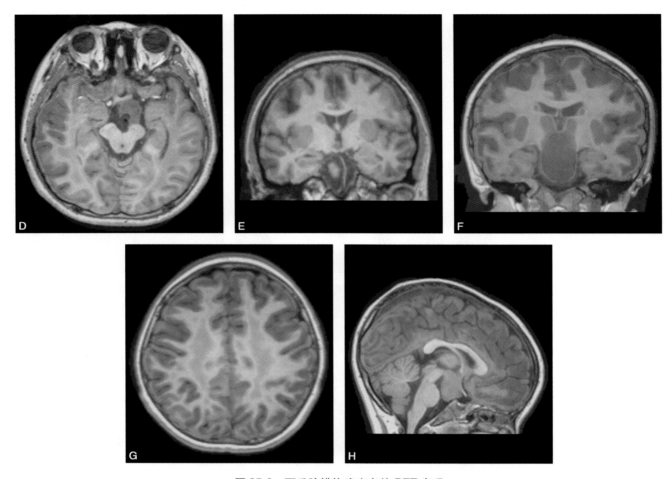

图 25-6　下丘脑错构瘤患者的 PET 表现

A. 一例 D-F 分型 Ⅱ 型 HH 患者,脑区代谢基本正常;B. 一例 D-F 分型 Ⅲ 型 HH 患者,可见左颞代谢较对侧减低;C. 一例 D-F 分型 Ⅱ 型 HH 患者,可见瘤蒂附着侧颞叶代谢广泛减低;D. 一例 D-F 分型 Ⅲ 型切除术后 HH 患者,可见左侧半球代谢广泛减低;E、F. 见发作频繁者 HH 可表现为高代谢,见于 D-F 分型 Ⅱ 型及 Ⅳ 型患者;G. 一例 HH 患者,可见后扣带回及顶叶局灶性低代谢;H. 一例 D-F 分型 Ⅲ 型 HH 患者,瘤体本身为低代谢,同时可见前扣带回下部近眶额区局限性低代谢,SEEG 证实该区异常放电且在发作期很快被累及。

（图 25-7A、B）。Cascino 等报道了 12 例表现为癫痫的 HH,头皮 EEG 检查显示在笑发作间期有 5 例表现为双颞侧棘波样放电,5 例为单侧颞区棘波样放电,1 例为单侧额颞区棘波样放电,1 例为额区及中线棘波样放电;6 例伴有不规则棘慢波;在笑发作期有 9 例显示双颞或双侧大脑半球 EEG 有改变;1 例发作间期显示癫痫样放电位于一侧颞区,但在笑发作期 EEG 显示发作起始来自同侧额区。

（2）SEEG:Kuzniecky 等首次报道了 MRI 导航下错构瘤深部电极置入,记录到错构瘤有棘波,并且给予电刺激后,患者可笑的感觉,随后出现了典型的笑发作,持续 15 秒钟,重复 3 次电刺激,均引起笑发作;Fukuda 报道了采用立体定向技术将有四个电极的脑深部电极置入 HH 内,同时双侧额颞顶枕硬膜下置入条形电极;视频 EEG 监测,发现在笑发作期,先是错构瘤深部电极的 1、2 电极记录到棘波,随后在所有硬膜下的电极出现快速棘波放电;对深部电极进行电刺激则可产生笑发作,随后出现痉挛性发作。

随着 SEEG 在癫痫外科的应用,HH 内 SEEG 电极置入及 SEEG 引导下的 RFTC 广泛应用,SEEG 记录到 HH 的放电已经比较普遍。一般发作间期常见 HH 内的节律性棘波样放电,在 HH 与正常下丘脑之间常出现位相翻转,笑发作的时候常见 HH 内的低波幅快节律起始（图 25-7C、D）。

五、下丘脑错构瘤的分型

2003 年 Delalande 和 Fohlen 则根据自己 17 例因药物难治性癫痫而行导航内镜下 HH 离断手术的资料提出了 Ⅰ～Ⅳ 型的分类:Ⅰ 型 HH 与下丘脑呈水平面嵌入,亦可完全位于一侧,手术可用翼点入路;Ⅱ 型为 HH 垂直嵌入第三脑室内,可导航下内镜切除脑室内 HH;Ⅲ 型为 Ⅰ 型和 Ⅱ 型的结合,手术可先常规内镜脑室内入路切断 HH,再翼点入路切断 HH;Ⅳ 型为巨大 HH,各种手术入路均不太合适(图 25-8)。

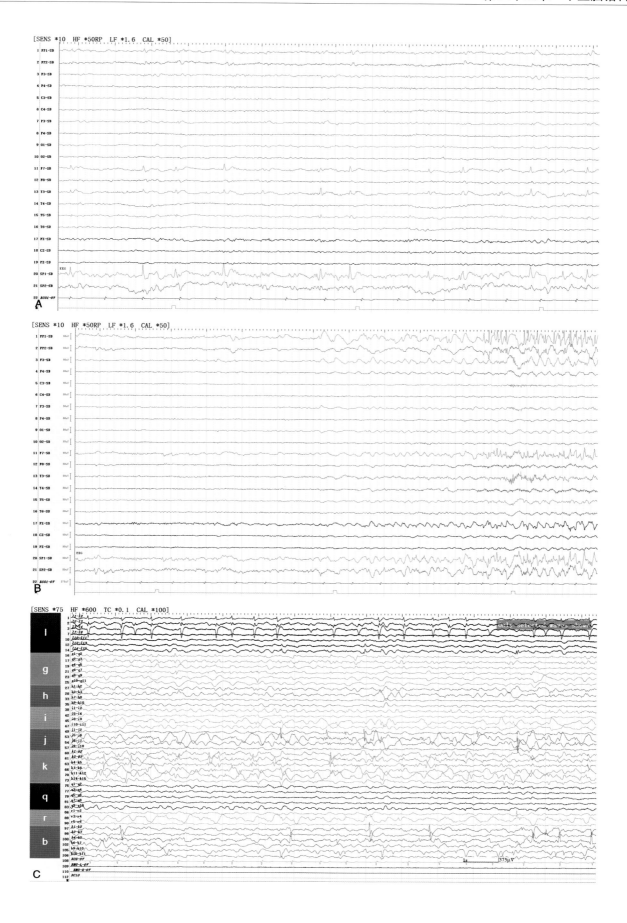

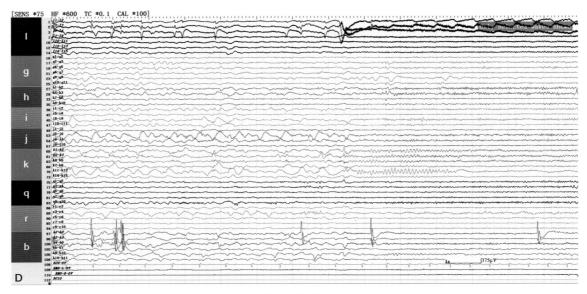

图 25-7　下丘脑错构瘤的脑电图表现

A. 一例 HH,头皮脑电,发作间期可见左侧前头部的节律性棘波;B. 同一例患者的发作期脑电图,可见左侧前头部起始的演变;C. 另一例 HH 的 SEEG,其中电极 1 的小数触点位于 HH 内,发作间期可见触点 1~4 的节律性棘波;D. 同一例患者的 SEEG,发作期可见同样的触点低波幅快节律的起始及其后的演变。

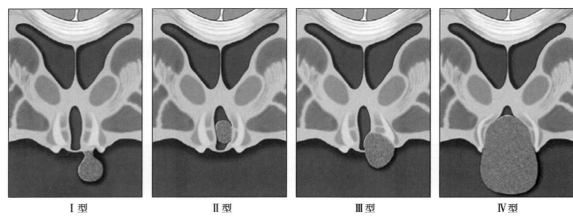

Ⅰ型　　Ⅱ型　　Ⅲ型　　Ⅳ型

图 25-8　Delalande 和 Fohlen 分型(D-F 分型)

北京天坛医院罗世祺教授结合 214 例 HH 的丰富资料,根据临床、影像、手术所见,提出下述 HH 比较合乎实际的新分型(图 25-9)。其中Ⅰ型为窄基型,HH 呈圆形或椭圆型,顶部与灰结节或乳头体以很小面积相接触,相当于 Arita 的"脑室旁型"或 Valdueza 的Ⅰa 和Ⅰb型,其特点为 HH 与下丘脑附着面小;Ⅱ型为宽基型,相当于 Arita 的"脑室旁型"和 Valdueza 的Ⅱa 型,其特点为 HH 与下丘脑的附着面宽大,但第三脑室底部变形不明显;Ⅲ型为骑跨型,部分突入第三脑室和脚间池,相当于 Arita 的"脑室内型"和 Valdueza 的Ⅱb 型,其特点为骑跨于第三脑室底上下,体积多数较大;Ⅳ型为三脑室内型,错构瘤完全位于第三脑室内,相当于 Arita 的"脑室内型"和 Valdueza 的Ⅱb 型,但它纯坐落于第三脑室底、位于脑室内,一般体积小,最大径多在 1cm 左右。

不同分型的患者临床表现不同,其中Ⅰ型绝大多数表现为性早熟;Ⅱ型性早熟、笑发作或继发全面性发作各占一半;Ⅲ型笑发作和(或)继发全面性发作占 90%,性早熟占 40%;Ⅳ型,绝大多数为笑发作或其他类型癫痫,性早熟少见。

北京天坛医院一组 214 例 HH 病例经统计学分析显示 PP 的发病年龄明显小于有 EP 者;HH 的大小在各型中存在明显差异即Ⅲ型、Ⅱ型>Ⅰ型>Ⅳ型,而Ⅱ型与Ⅲ型之间则差异无显著性;HH 的大小与 PP 不相关,而与 GS 及 EP 呈正相关;PP、GS、EP及无症状在各型中的比率差异均有显著性,PP 最常见于Ⅰ型,罕见于Ⅳ型,而 GS 和 EP 最常见于Ⅲ型,而罕见于Ⅰ型;无症状者多见于Ⅰ型和Ⅱ型,而Ⅲ型及Ⅳ型罕见。

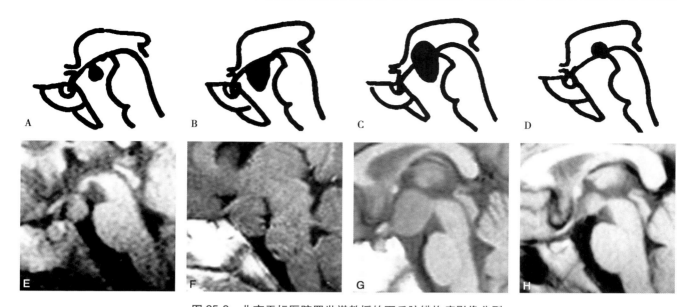

图 25-9　北京天坛医院罗世祺教授的下丘脑错构瘤影像分型

A~D. 为示意图, E~H. 为 MRI 矢状位 T1 像, 分别代表分型中的 Ⅰ型(A、E)、Ⅱ型(B、F)、Ⅲ型(C、G)和Ⅳ型(D、H)。

六、病理(参见第五章)

1. 常规病理　位于脚间池的 HH 一般为圆形或椭圆形, 瓷白色, 光滑, 表面覆盖蛛网膜, 质地比脑组织稍韧, 基部以不同的面积附着在垂体柄或灰结节、乳头体, 表面血管很少。亦有报道肿物为粉红色、粗糙分叶状, 内部质地均匀、灰白色。位于第三脑室内或完全位于第三脑室内的 HH 的边界与第三脑室侧壁及底部边界欠清, 有时可见一潜在的界沟。有时 HH 与邻近的动眼神经、后交通动脉、基底动脉及桥脑之间有蛛网膜粘连。HH 一般在 0.4~4cm 之间。笔者团队遇到的最大的 1 例 HH 最大径达 8cm, 脑干明显受压并向后移位。

2. 光镜所见　一般的神经元错构瘤大多以神经元数量多为其特点, 间杂或无胶质细胞胶质纤维和神经纤维成分。但是对于乳头体部位的错构瘤而言, 神经元和胶质细胞兼而有之, 两种成分数量的多少相差较大。HH 由聚集的分化良好的神经元构成, 这些神经元大小各异, 不规则分布, 部分区域神经元可呈束状分布; 神经元无有丝分裂相及双核现象, 星形细胞及神经节细胞散在分布于纤维基质间, 其中纤维结缔组织和血管结构并不明显, 部分病例有胶质细胞增生。

3. 诊断要点　一般而言 HH 所含神经元的数量较少, 而各种胶质细胞数量比例高于神经元的数量, 但密度一般, 并不显示较高的密度, 缺少特异的组织结构, 所以病理诊断十分困难, 其具体的诊断要点是: ①结构紊乱。②有发育良好的少许神经细胞或未发育良好的神经细胞的零散分布, 更主要的是尚可以见到退行性变的神经元存在, 这一现象很少被病理学者所发现并予以描述, 但这是很重要的现象。③很难找到双核的神经元。

④神经轴和髓鞘的发育不完全或尚未发育。这一点必需特殊的组织学工作方法或依靠电镜下观察才可以得到非常清晰的显示。⑤各种相关免疫组化的应用可以得到相应的阳性结果, 如星形细胞胶质纤维, 神经元, 神经轴, 神经毡, 血管等可以见到 GFAP, NSE, SYN, NF, Vimentin 免疫组化相应的阳性表达。因此可以为病理组织学提供一些错构肿瘤所含组织成分的参考依据, 为最终的病理诊断提供更多的便利。

七、诊断和鉴别诊断

1. 诊断

(1) 多在儿童尤其婴幼儿期发病(常在生后第 1 天至 1 个月内的新生儿期即有症状出现)。

(2) 临床上特点鲜明:性早熟, 笑发作及其他类型癫痫。

(3) 部位恒定:占位位于下丘脑, 向上突入第三脑室和向下进入脚间池。

(4) 影像表现相近:CT 和 MRI 等密度或等信号, 注药无任何强化。

(5) 占位体积恒定:HH 大小可谓"终生不变", 即不具有真正肿瘤的"生长增大"。

根据 HH 特有的临床表现及神经影像学特征可做出诊断(不需手术及病理证实)。当小儿出现性早熟, 笑发作, MRI 或 CT 显示脚间池占位性病变, 基底位于垂体柄或三室底部, 注药无强化, 首先考虑为 HH。

2. 鉴别诊断

(1) 颅咽管瘤:为鞍区最常见的肿瘤, 占儿童颅内肿瘤的 10%~15%, 表现为生长发育障碍(身材矮小及性征不发育)、颅内压增高(肿瘤梗阻室间孔所致)和视力视野障碍（偏盲或向心性视野缩小）；CT 钙化率在 95% 以上；MRI 多为囊实性，而实性部分在 T1 像为低信号，T2 像为高信号。

（2）下丘脑或视路胶质瘤：为低级别星形细胞瘤，主要表现为视力视野障碍，晚期可有颅内压增高，内分泌多正常；CT 为等密度或低密度，注药可不均匀强化，因来诊时多较晚，肿瘤体积常很大；MRI 在 T1 像为低信号，T2 像为高信号，视神经、视交叉及视束变粗。

（3）鞍上生殖细胞瘤：女孩多见，首发症状均为尿崩症，常有生长发育障碍，CT 平扫为等密度或低密度，注药后中等强化；MRI 表现缺乏特异性，T1 为等或稍低信号，T2 为稍高信号，少数亦可为等信号；注药后均匀明显强化。

上述 3 种为真正的脑肿瘤，临床上很少有笑发作及性早熟（少部分生殖细胞瘤亦可有性早熟），肿物除在影像学与 HH 有明显的信号或密度差异外，最重要的是病变如不治疗，有进行性增大的趋势，注药有不同程度的强化。对怀疑此病的患者，如症状不重，可动态随诊观察。笔者团队有 3 例分别随诊 10 年（2 例）及 7 年（1 例），肿物的形态和体积无任何变化，说明本病不具有生长的特性，为异位的脑组织而非真正的肿瘤。因本病多数发生

在婴幼儿期，一旦有痴笑或性早熟者，应及早做 CT 及 MRI 检查，可使不少 HH 获得早期正确的诊断，千万不能满足于"真性性早熟"而不去探究有无本病的可能性。

（李春德 张 凯）

第三节 下丘脑错构瘤的治疗

下丘脑错构瘤的诊断和治疗已有近 80 年的历史，其中经历了大量的摸索，有成功的经验，也有失败的教训；自 CT 及 MRI 应用以来，诊断已一目了然，目前的治疗方法有以下几种，总结如下。

一、切除性手术治疗

HH 为引发性早熟及笑发作的事实已被大家所公认，故针对额叶或颞叶癫痫病灶的皮质切除手术早已被废弃，故不少作者采用针对原发病灶，即错构瘤的切除手术取得较好效果已得到大家的公认。

1. 侧方入路 额颞开颅（翼点入路）或眶颧入路：这种入路对切除脚间池内的下丘脑旁型错构瘤比较合理。笔者团队采用翼点入路 41 例，全切除者 18 例（图 25-10），大

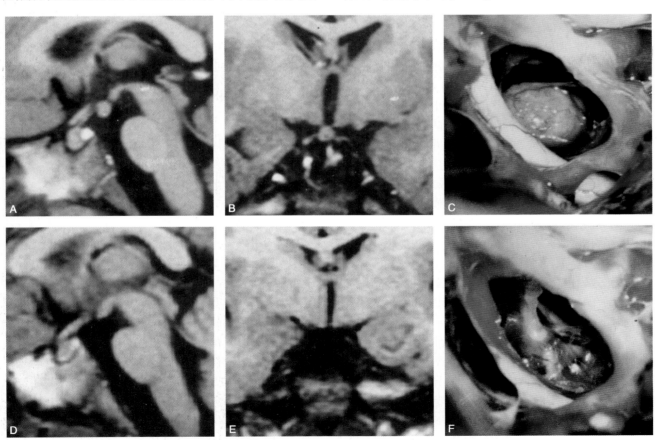

图 25-10 右侧翼点入路切除 HH

患者，男，1 岁 10 个月，性早熟，骨龄 8 岁，MRI 显示小的 HH，右侧翼点入路全切除 HH，术后性早熟缓解。A、B. 术前 MRI；C. 术中所见 HH 暴露的情况；D、E 为术后复查的 MRI，F. 术中所见 HH 切除后。

部切除者8例,部分切除者15例。手术合并症主要有:动眼神经麻痹、颈内动脉痉挛、尿崩症、电解质紊乱等,但发生率较低。眶颞入路手术2例,均全切,无并发症(图25-11)。

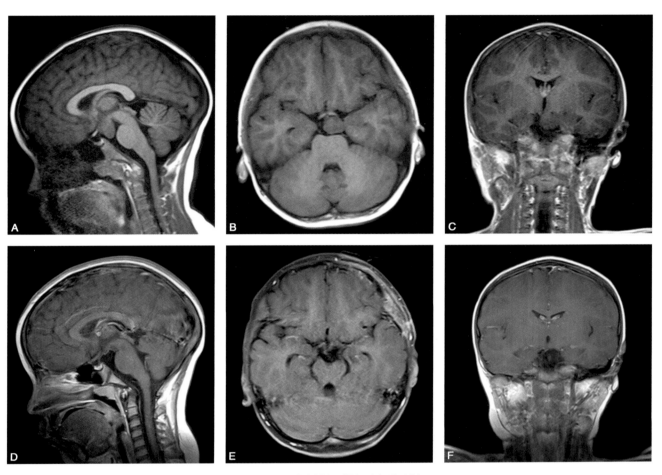

图25-11　左侧额眶颞入路切除 HH

患者,男,6岁,笑发作2年,继发全面强直-阵挛发作4个月。MRI分型Ⅱ型,术后无并发症,随诊5年无癫痫发作。A~C. 术前MRI;D~F. 术后MRI。

2. 上方入路　经胼胝体-穹隆间入路:由于翼点入路、颞下手术入路对于已突入第三脑室底部的 HH 无法暴露,故对这类下丘脑内型 HH 的切除十分困难,为此 Rosenfeld 等在2001年采用经胼胝体-穹隆间-经脑室导航手术切除下丘脑错构瘤,取得满意疗效,到2007年他已经做了55例,根据他2004年的报道(45例)效果令人鼓舞,手术切除 HH 过程中他用长柄 CUSA,多数能做到全切除或近全切除,随诊自己医院的29例(8~66个月),癫痫治愈率52%,减少发作90%以上者24%,发作减少70%~90%者占24%。2006年美国凤凰城圣约瑟夫医院 Ng 报道经胼胝体切除 HH 26例(平均年龄10岁),治疗药物难治性癫痫,54%治愈,35%发作减少大于90%,行为改善88%,他指出年龄小、癫痫病史短、HH体积小和100%全切除者效果好。英国牛津的 Andrew 在英国第一个报道经胼胝体切除 HH 所致的药物难治性癫痫(作者中有 Rosenfeld)共5例,全切除和近全切除 HH 者4例,全部5例随诊至少减少50%的癫痫发作(其中1例癫痫消失),合并症为一过性轻瘫和尿崩各1例。

笔者所在医院于2001年11月开始在国内率先采用此入路对已突入第三脑室内的 HH 进行手术治疗,至2008年5月笔者团队采用此入路对 HH 造成的药物难治性癫痫手术37例,全切或近全切除9例(图25-12,图25-13,图25-14),大部切除9例,部分切除19例,术后随诊到32例,从6个月至7年,平均随访24个月,症状完全消失者22例(68.7%),其中1年以上者17例(53.1%);癫痫发作减少>90%者4例(12.5%);癫痫减少50%~90%者3例(9.4%),术后症状如故(无效)者3例(9.4%),故手术有效率为90.6%。至2018年已经采用胼胝体入路切除下丘脑错构瘤159例,效果良好。

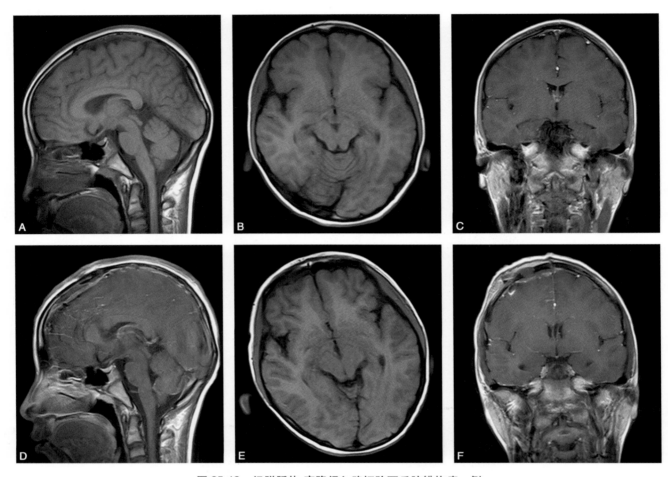

图 25-12　经胼胝体-穹隆间入路切除下丘脑错构瘤一例

患者,男,6 岁,出生后 7 个月开始笑发作,术前半年出现癫痫继发全面性发作,智力差,脾气暴躁,MRI 显示三脑室内占位,术后 MRI 可见乳头体保留良好,无并发症,随诊 6 年无癫痫发作,智力改善,但仍无法上学。A～C. 术前 MRI;D～F. 术后 MRI。

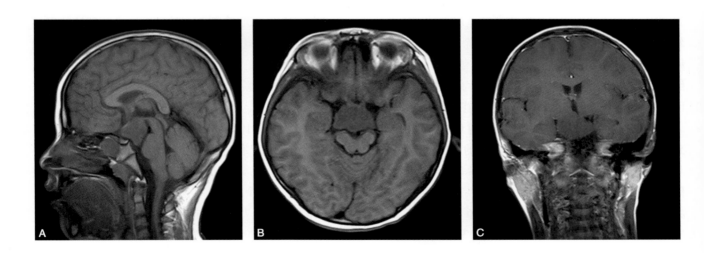

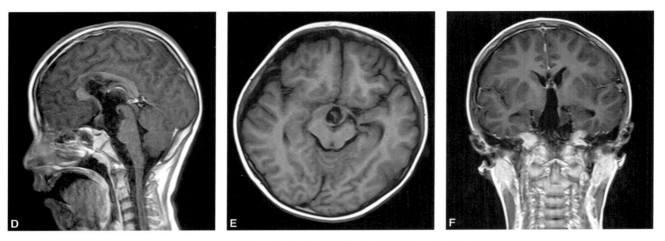

图 25-13　经胼胝体-穹隆间入路切除下丘脑错构瘤一例

患者,男,4 岁 11 个月,出生后笑发作,1.5 岁诊断为 HH,2.5 岁出现性早熟,4 岁 9 个月出现癫痫强直-阵挛发作,MRI 为大 Ⅱ 型 HH,术后出现一过性高热、心率快、尿崩、电解质紊乱。术后 6 年无癫痫发作。A~C. 术前 MRI;D~F. 术后 MRI。

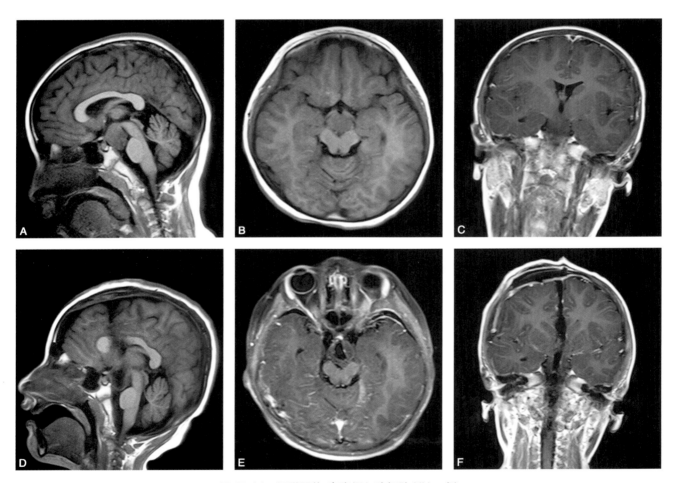

图 25-14　经胼胝体-穹隆间入路切除 HH 一例

患者,女,6 岁,中加混血儿,2 岁开始笑发作,多伦多 Sick Kids 医院诊断为 HH,因病变体积巨大未手术,4 种药物治疗均无效;术前半年运动、语音及智力均退化,轮椅,缄默,CT 及 MRI 显示 Ⅲ 型 HH,手术切除 90%,术后无并发症,2 天后讲话,行走,智力明显恢复,癫痫发作减少 80%~90%,术后 1 年余多伦多 Sick Kids 医院行残留少许错构瘤射频治疗,癫痫发作略减少,但仍偶有发作。A~C. 术前 MRI;D~F. 术后 MRI。

采用此入路切除错构瘤,不仅可使术后癫痫发作消失或明显减少,而且对治疗行为异常,尤其有攻击行为的儿童效果尤佳。一般术后认知功能也多有改善。通过切开部分胼胝体可能对控制癫痫有一定帮助,但更重要的是使错构瘤这一致痫源大部切除后改变了其与乳头体和周围边缘系统的联系,从而使癫痫得以缓解。

手术并发症主要有一过性低钠血症或血钠先高后低,可诱发癫痫,经调整后1周左右恢复;少数术后曾出现轻度多饮多尿,经治疗后2周内恢复正常。这可能为术中对下丘脑的水盐代谢中枢的干扰有关;术后约2/3的病例有近事遗忘,多在2~3个月逐渐恢复。

笔者团队认为手术治疗对HH引起的性早熟和笑发作起了巨大的作用,手术指征和手术入路上的考虑为:

(1)小的下丘脑旁型或窄基型HH,表现为性早熟者,适用于翼点入路,全切除可治愈(但近10年国外文献已很少用手术切除HH治疗性早熟)。

(2)虽然HH体积较大(直径超过1.5cm),但属于脑室旁型或脑室内型但2/3位于脚间池者,也可用翼点入路,对癫痫和性早熟皆有效。

(3)明显突入第三脑室底部使之向上隆起,表现为药物难治性癫痫者,可采用经胼胝体-穹隆间入路,即使没有全切除,也可有显著疗效。

对性早熟患儿手术宜尽早进行(本组手术时年龄最小者为13个月),如患儿已接近青春期(本组2例),手术切除错构瘤后,激素水平虽然有一短时期下降,但接近青春期者会很快再次升高,故年龄在7~9岁者,做这种手术的必要性不大。

文献报道的其他手术入路还有:额下入路、经终板入路及颞下入路,但采用这些手术入路的文献极少。笔者团队认为对于主要位于脚间池、第三脑室内的下丘脑错构瘤并不合适。

此外文献报道的还有内镜下下丘脑错构瘤离断手术,但同样应用得很少。

二、SEEG引导下的RFTC

RFTC治疗癫痫的病理中,HH是重要的适应证,目前的报道呈现出较好的疗效和安全性(参见第四十六章)。

Kameyama等利用射频针对100例伴笑发作的HH进行了热凝毁损,中位随访期3年,其中90%的患者同时合并非笑发作,HH的直径在5~80mm,共进行了140次毁损,结果86%的患者笑发作消失,78.9%的患者非笑发作消失,71%的患者所有发作类型均缓解。

笔者团队对继发癫痫的27例HH置入SEEG电极,根据错构瘤的大小和位置选择电极的数量和路径,平均置入2.0根,SEEG监测记录发作间期和发作期,后行RFTC,平均随访27.3个月,结果19例患者(70.4%)发作消失或仅有想笑的冲动,4例患者发作减少一半以上,4例患者发作减少一半以下(图25-15)。

术后短期并发症包括中枢性高热、电解质紊乱、对侧肢体肌力下降、嗜睡、眼上睑下垂、短期记忆下降、尿崩,多为一过性,长期并发症包括体重增加5例(18.5%)、内分泌紊乱2例(7.4%)。

SEEG引导下的射频热凝毁损有诸多优势,如无额外的电极置入风险,可监测阻抗协助判断毁损范围,毁损前后可记录局部放电监测毁损效果,必要时可重复毁损,整个流程中一般无需麻醉;不过由于RFTC毁损的范围直径在5~7mm之间,毁损的过程中即使选择同一电极相邻触点毁损结合相邻电极触点间的毁损,毁损范围依然有限,同时由于现有的SEEG电极多不能进行温度的实时监控,因此毁损范围的精确掌握存在一定困难,对于下丘脑这样的重要结构,毁损范围稍微的过大也可能造成严重的合并症,这一点必须引起注意。

三、磁共振引导的LITT

LITT在癫痫外科中的应用,HH是重要的适应证,目前的报道均表现出良好的疗效和安全性(参见第四十七章)。

在毁损范围的设计上,无论RFTC还是LITT,均不需要毁损全部HH,一般认为,毁损瘤蒂至关重要,因此对于基底较窄的HH,毁损更容易覆盖全部瘤蒂,而宽基错构瘤则较为困难;由于HH可能毗邻下丘脑的视上核和室旁核、乳头体、乳头丘脑束、穹隆、视交叉和视束等结构,在路径设计上应该避免毁损范围中包含上述结构。

笔者团队认为,LITT治疗HH引起的癫痫的主要优势包括:毁损的范围较大,RFTC能够实现的毁损范围直径在5~7mm之间,而LITT能够毁损的范围可达到20mm;毁损范围精准,通过设置温度预警点,可有效避免邻近的重要结构损伤,术后的近期合并症较RFTC更低,安全性高。

四、γ刀

普通放疗对HH无效,HH采用γ刀治疗的病例很少,Unger报道了2例表现为痴笑及大发作、伴有性早熟的HH病例,给予剂量为12Gy治疗,视交叉剂量为

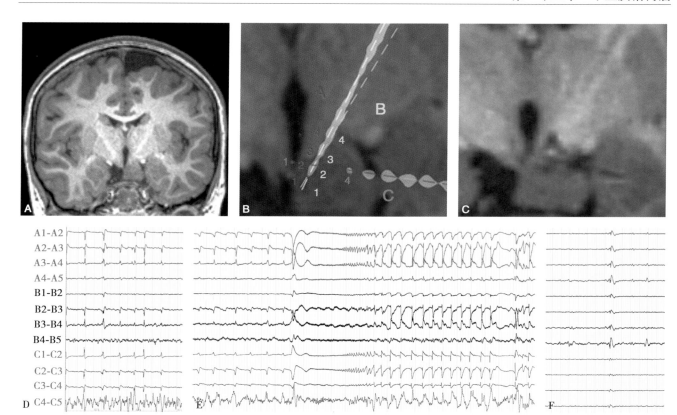

图 25-15　一例 SEEG 引导下 RFTC 治疗的 HH

A. 术前影像；B. 置入电极后的融合影像，可见 ABC 三根电极，及位于病变内的 A1-3、B1-3、C2-4 触点；C. 为毁损后的影像，可见瘤蒂部分已经基本损毁；D. 毁损前间期脑电，可见瘤内部分触点放电明显；E. 为毁损前发作期脑电，可见瘤内触点的典型低波幅快节律起始；F. 为毁损后脑电，可见间期异常放电明显消失。

6Gy，术后 8 个月至 1 年，癫痫发作开始减少，1 例大发作消失，笑发作减少为每月 3~4 次；1 例偶有大发作，痴笑减少至 2~3 周发作 1 次。1 例性早熟无改善（另 1 例在治疗时已经 13 岁），随诊 36~54 个月，MRI 显示错构瘤大小及信号无改变。Regis 报道了 8 例 HH 采用 γ 刀治疗的情况，周边剂量为 12Gy 4 例，18Gy 2 例，19.2Gy 及 20Gy 各 1 例，术后癫痫发作均减少，4 例周边剂量大于 17Gy 的病例，癫痫消失，而小于 13Gy 的癫痫仅减少。

γ 刀治疗 HH 的优点：无死亡率；致残率低，目前文献报道的 3 组 γ 刀治疗的 HH 导致的癫痫，均无明显致残率；中心剂量在 36Gy 左右，可以治愈癫痫，少于此剂量亦可有效控制癫痫。

目前资料显示，γ 刀治疗对于有笑发作或继发全面性发作的患者效果较好，对性早熟用 γ 刀治疗理论上有效，但尚缺乏相应的临床资料。γ 刀治疗起效时间较长，平均为 8~15 个月，本组中有 1 例家长在患儿行 γ 刀治疗后，在产生疗效前失去耐心而坚决要求手术，有 7 例 γ 刀治疗后几个月，效果不明显而改用手术切除，取得较好效果；极个别病例在 γ 刀后数年出现 HH 的放射性坏死，有 1 例因性早熟在外院行 γ 刀治疗（中心剂量为 36Gy，周边为 17.5Gy），在 γ 刀治疗 5 年后，错构瘤明显增大数倍，有颅压高症状，被迫行翼点入路肿物部分切除，病理报告为"放射性脑坏死"，这种情况国内外尚未遇到过。

五、药物治疗

1. 癫痫　目前抗癫痫的各种药物对 HH 引起的笑发作及其他类型的癫痫均无肯定疗效。Berkovic 等（1988）报道了 4 例表现为笑发作及其他类型癫痫的 HH，采用各种抗癫痫药物治疗，对笑发作的发作频率及发作时间均无任何效果，而对于癫痫大发作个别患者有一定效果。笔者团队认为，单纯抗癫痫治疗并不合适，但在 HH 术后的辅助治疗中有意义。

2. 性早熟　对于单纯性早熟者，一些研究者综合大量文献后指出 HH 所致性早熟者建议一律用药物治疗，故近十年未见欧美国家有手术治疗 HH 的文献报道，仅印度 Shenoy 和 Raja 在 2004 年报道 1 例 6 岁男孩单纯性早熟手术切除效果好。目前常用的 GnRH 类似物为缓释剂型，如曲普瑞林［达必佳（Decapeptyl Dep，

Triptorelin)]、达菲林(Diphereline)及亮丙瑞林[抑那通(Enantone, Leuprorelin)]。使用方法:GnRH 类似物建议剂量为每次 50～80μg/kg,首剂剂量可偏大(尤其对已有初潮者),首剂后 2 周加强 1 次,以后每 4 周 1 次(不超过 5 周)一直用到 8～10 岁,停药后第二性征正常发育。

六、治疗方法的选择

1. 手术治疗的指征

(1) 单纯性早熟者:首选 GnRH 类似物(达菲林,抑那通)可有效控制性早熟治疗,对于部分 I 型幼儿,手术全切可以治愈,但为次选方案。

(2) 表现为癫痫者(宽基型及骑跨型及三室内型,即 II、III、IV 型):药物治疗无效,癫痫发作频繁者。可以选择开颅手术切除,尤以 IV 型效果最佳,全切近全切的比率可达 90%,痫笑治愈率 90% 以上,明显高于其他治疗方法。而 II 型及 III 型,全切困难,但切除 80% 以上亦可获得良好效果,部分效果不佳者可以二次手术或射频毁损或 LITT 补充治疗。但开颅手术对术者要求极高,缺乏可推广性,因此近十余年来射频毁损或 LITT 获得广泛应用,取得良好效果,是目前 HH 治疗的主流方式。

2. 药物治疗指征

(1) 单纯性早熟者首选,尤其经济条件较好,对手术有顾虑者。

(2) 表现为癫痫者:仅限于行 γ 刀或手术部分切除或大部切除错构瘤后,癫痫未能消失者。

(李春德 张 凯)

|参考文献

[1] 王忠诚. 神经外科学[M]. 武汉:湖北科学技术出版社, 1998:396.

[2] 罗世祺,李春德,孙异临. 下丘脑错构瘤[J]. 中华神经外科杂志,1998,14(3):151-154.

[3] 李春德,罗世祺. 下丘脑错构瘤研究的新进展[J]. 中华神经外科杂志,1998,14(3):183-185.

[4] 罗世祺,李春德,马振宇,等. 下丘脑错构瘤所致单纯性早熟的显微外科治疗[J]. 中华神经外科杂志,2000,16(6):341-344.

[5] 罗世祺,李春德,马振宇,等. 儿童下丘脑错构瘤的诊断与治疗[J]. 中华医学杂志,2001,81(4):212-215.

[6] 罗世祺,李春德,马振宇,等. 下丘脑错构瘤 40 例临床分析[J]. 中华神经外科杂志,2002,18(1):37-40.

[7] 李春德,罗世祺,马振宇,等. 儿童下丘脑错构瘤导致癫痫的手术治疗[J]. 中华神经外科杂志,2002,18(6):360-

363.

[8] 罗世祺,李春德,马振宇,等. 下丘脑错构瘤显微外科手术治疗(附 43 例报告)[J]. 中国临床神经外科杂志,2003,8(6):425-428.

[9] 罗世祺,马振宇,李春德,等. 经胼胝体穹隆间入路切除下丘脑内型错构瘤[J]. 中华神经外科杂志,2004,20(2):3.

[10] 李春德,罗世祺,马振宇,等. Pallister-Hall 综合征一例报告并文献复习[J]. 中华神经外科杂志,2004,20(2):232-234.

[11] 罗世祺,李春德. 下丘脑错构瘤[M]. 北京:北京大学医学出版社,2004.

[12] 罗世祺. 下丘脑错构瘤治疗选择的建议[J]. 中华神经外科杂志,2009,25(4):289-290.

[13] 李春德,罗世祺,马振宇,等. 下丘脑错构瘤 214 例临床特征分析[J]. 中华神经外科杂志,2009,25(6):497-499.

[14] 罗世祺,李春德,马振宇,等. 214 例下丘脑错构瘤分型与临床症状[J]. 中华神经外科杂志,2009,25(9):788-792.

[15] 罗世祺,李春德,马振宇,等. 下丘脑错构瘤术后青春期再启动[J]. 中华神经外科杂志,2010,26(5):438-440.

[16] 李春德,罗世祺,马振宇,等. 成人下丘脑错构瘤[J]. 中国现代神经疾病杂志,2010,10(3):376-380.

[17] ALBRIGHT A L, LEE P A. Neurosurgical treatment of hypothalamic hamartomas causing precocious puberty[J]. J Neurosurg, 1993,78(1):77-82.

[18] ALBRIGHT A L, LEE P A. Surgery for hypothalamic hamartomas[J]. Letters to the editor. J Neurosurg, 1998(2),88:353.

[19] ARITA K, IKAWA F, KURISU K, et al. The relationship between magnetic resonance imaging findings and clinical manifestations of hypothalamic hamartoma[J]. J Neurosurg, 1999,91(2):212-220.

[20] BALAGURA S, SHULMAN K, SOBEL E H. Precocious puberty of cerebral origin[J]. Surg Neurol, 1979,11(4):315-326.

[21] BERKOVIC S F, ANDERMANN F, MELANSON D, et al. Hypothalamic hamartomas and ictal laughter: evolution of a characteristic epileptic syndrome and diagnostic value of magnetic resonance imaging[J]. Ann Neurol, 1988,23(5):429-439.

[22] BIESECKER L G, ABBOTT M, ALLEN J, et al. Report from the workshop on Pallister-Hall syndrome and related phenotypes[J]. Am J Med Genet, 1996,65(1):76-81.

[23] BOYKO O B, CURNES J T, OAKES W J, et al. Hamartomas of the tuber cinereum: CT, MR, and pathologic findings[J]. AJNR Am J Neuroradiol, 1991,12(2):309-314.

［24］BRANDBERG G，RAININKO R，EEG-OLOFSSON O. Hypothalamic hamartoma with gelastic seizures in Swedish children and adolescents［J］. Eur J Paediatr Neurol，2004，8（1）：35-44.

［25］CASCINO G D，ANDERMANN F，BERKOVIC S F，et al. Gelastic seizures and hypothalamic hamartomas：evaluation of patients undergoing chronic intracranial EEG monitoring and outcome of surgical treatment［J］. Neurology，1993，43（4）：747-750.

［26］CERULLO A，TINUPER P，PROVINI F，et al. Autonomic and hormonal ictal changes in gelastic seizures from hypothalamic hamartoma［J］. Electroencephal Clin Neurophysiol，1998，107（5）：317-322.

［27］CHOI J U，YANG K H，KIM T G，et al. Endoscopic disconnection for hypothalamic hamartoma with intractable seizure. Report of four cases［J］. J Neurosurg，2004，100（5）：506-511.

［28］COONS S W，REKATE H L，PRENGER E C，et al. The histopathology of hypothalamic hamartomas：study of 57 cases［J］. J Neuropathol Exp Neurol，2007，66（2）：131-141.

［29］CRAIG D W，ITTY A，PANGANIBAN C，et al. Identification of somatic chromosomal abnormalities in hypothalamic hamartoma tissue at the GLI3 locus［J］. Am J Hum Genet，2008，82（2）：366-374.

［30］CURRY D J，RASKINA J，ALIC I，et al. MR-guided laser ablation for the treatment of hypothalamic hamartomas［J］. Epilepsy Res，2018，142：131-134.

［31］DEBENEIX C，BOURGEOIS M，TRIVINC，et al. Hypothalamic hamartoma：comparison of clinical presentation and magnetic resonance images［J］. Horm Res，2001，56：12-18.

［32］DELALANDE O，FOHLEN M. Disconnecting surgical treatment of hypothalamic hamartoma in children and adults with refractory epilepsy and proposal of a new classification［J］. Neurol Med Chir（Tokyo），2003，43：61-68.

［33］DIAZ L L，GRECH KJ，PRADOS M D. Hypothalamic hamartoma associated with Laurence-Moon-Biedl syndrome［J］. Pediatr Neurosury，1991，17：30-33.

［34］DIEBLER C，PONSOT G. Hamartomas of the tuber cinereum［J］. Neuroradiology，1983，25：93-101.

［35］FEUILLAN P P，JONES J V，BARNES K，et al. Reproductive axis after discontinuation of gonadotropin-releasing hormone analog treatment of girls with precocious puberty：long term follow-up comparing girls with hypothalamic hamartoma to those with idiopathic precocious puberty［J］. J Clin Endocrinol Metab，1999，84：44-49.

［36］FUKUDA M，KAMEYAMA S，WACHI M，et al. Stereotaxy for hypothalamic hamartoma with intractable gelastic seizures：technical case report［J］. Neurosurgery，1999，44：1347-1350.

［37］GUÉNOT M，ISNARD J，RYVLIN P，et al. SEEG-guided RF thermocoagulation of epileptic foci：feasibility，safety，and preliminary results［J］. Epilepsia，2004，45（11）：1368-1374.

［38］HALL J G，PALLISTER P D，CLARREN S K，et al. Congenital hypothalamic hamartoblastoma，hypopotuitarism，imperforate anus and postaxial polydactyly-a new syndrome？Part I：clinical，causal，and pathogenetic considerations［J］. Am J Med Genet，1980，7：47-74.

［39］IAFOLLA K，FRATKIN J D，SPIEGEL P K，et al. Case report and delineation of the congenital hypothalamic hamartoblastoma syndrome（Pallister-Hall syndrome）［J］. Am J Med Genet，1989，33：489-499.

［40］KUZNIECKY R，GUTHRIE B，MOUNTZ J，et al. Intrinstic epileptogenicity of hypothalamic hamartomas in gelastic epilepsy［J］. Ann Neurol，1997，42：60-67.

［41］KAMEYAMA S，SHIROZU H，MASUDA H，et al. MRI-guided stereotactic radiofrequency thermocoagulation for 100 hypothalamic hamartomas［J］. J Neurosury，2016，124（5）：1503-1512.

［42］LI C D，LUO S Q，GONG J，et al. Surgical treatment of hypothalamic hamartoma causing central precocious puberty：long-term follow-up：Report of 3 cases［J］. Journal of Neurosurgery：Pediatrics PED，2013，12（2）：151-154.

［43］LI C D，LUO S Q，TANG J，et al. Classification of hypothalamic hamartoma and prognostic factors for surgical outcome［J］. Acta Neurologica Scandinavica，2014，130（1）：18-26.

［44］LIU C，ZHENG Z，SHAO X Q，et al. Stereoelectroencephalography-guided radiofrequency thermocoagulation for hypothalamic hamartoma：Electroclinical patterns and the relationship with surgical prognosis［J］. Epilepsy Behav，2021，118：107957.

［45］MAHACHOKLERTWATTANA P，KAPLAN S L，GRUMBACH M M. The luteinizing hormone-releasing hormone-secreting hypothalamic hamartoma is a congenital malformation：natural history［J］. J Clin Endocrinol Metab，1993，77：118-124.

［46］NGUYEN D，SINGH S，ZAATREH M，et al. Hypothalamic hamartomas：seven cases and review of the literature［J］. Epilepsy Behav，2003，4：246-258.

［47］ONDREY F，GRIFFITH A，WAES C V，et al. Asymptomatic laryngeal malformations are common in patients with Pallister-Hallsyndrome［J］. Am J Med Genet，2000，94：64-67.

［48］PALMINI A，CHANDLER C，ANDERMANN F，et al. Resection of the lesion in patients with hypothalamic hamartomas and catastrophic epilepsy[J]. Neurology, 2002, 58: 1338-1347.

[49] REGIS J, BARTOLOMEI F, HAYASHI M, et al. The role of gammaknife surgery in the treatment of severe epilepsies [J]. Epileptic Disorders, 2000, 2: 113-122.

[50] REGIS J, HAYASHI M, EUPIERRE L P, et al. Gamma knife surgery for epilepsy related to hypothalamic hamartomas[J]. Acta Neurochir Suppl, 2004, 91: 33-50.

[51] RIVAROLA M A, BELGOROSKY A, MENDILAHARZU H, et al. Precocious puberty in children with tumours of the suprasellar and pineal areas: Organic central precocious puberty[J]. Acta Padiatr, 2001, 90: 751-756.

[52] ROSENFELD J V, HARVEY A S, WRENNALL J, et al. Transcallosal resection of hypothalamic hamartomas, with control of seizures, in children with gelastic epilepsy[J]. Neurosurgery, 2001, 48: 108-118.

[53] ROSENFELD J V, HARVEY A S. Hypothalamic hamartoma, in Tonn JC, Westphal M, Rutka JT, et al(eds): Neuro-Oncology of CNS Tumors. New York, Springer-Shenoy SN, Raja A: Hypothalamic hamartoma with precocious puberty[J]. Pediatr Neurosurg, 2004, 40: 249-252. Verlag, 2006, pp 443-451.

[54] UNGER F, SCHROTTNER O, HASELBERGER K, et al. Gamma knife radiosurgery for hypothalamic hamartomas in patients with medically intractable epilepsy and precocious puberty[J]. J Neurosury, 2000, 92: 726-731.

[55] VALDUEZA J M, CRISTANTE L, DAMMANN O, et al. Hypothalamic hamartomas: with special reference to gelastic epilepsy and surgery[J]. Neurosurgery, 1994, 34: 949-958.

[56] WEISSENBERGER A A, DELL M L, LIOW K, et al. Aggression and psychiatric comorbidity in children with hypothalamic hamartomas and their unaffected siblings[J]. J Am Acad Child Adolesc Psychiatry, 2001, 40: 696-703.

第二十六章　神经皮肤综合征

第一节　结节性硬化症

结节性硬化症（tuberous sclerosis complex，TSC）是一种常染色体显性遗传的多器官受累的神经皮肤综合征，1835 年 Recklinghausen 首次系统描述 TSC 临床症状，1880 年 Bourneville 首次记录临床表现，所以又称 Bourneville 病。TSC 是癫痫特别是婴儿痉挛发作的重要病因之一，也是癫痫外科治疗的基因相关性癫痫与病灶相关癫痫之一。

一、病因、流行病学与致病机制

（一）病因

TSC 致病基因为 TSC-1 和 TSC-2 基因。TSC-1 基因位于 9q34 染色体，编码错构瘤蛋白，10%~15% 患者存在突变；TSC-2 基因位于 16p13.3，编码结节蛋白，约 70%~75% 患者存在突变；也有 15% 的患者，尚未发现 TSC 基因突变，目前已经发现的 TSC 基因突变类型超过 1 800 个，其中 TSC-1 突变以小片段突变为主，而 TSC-2 突变多为大片段缺失、基因重排、小片段突变、错义突变等。

（二）流行病学

我国目前尚无相关流行病学的资料，国际资料报道 TSC 在活婴中的发病率为 1/（6 000~22 000），多于儿童期出现症状，男性略多于女性，家族性病例约占 1/3，其中 TSC-1 与 TSC-2 突变比例相当；而其他更多见的是散发病例（约占 2/3），而散发性患者中 TSC-2 突变明显更常见。

（三）致病机制

TSC-1 或 TSC-2 基因突变后导致 TSC1/TSC2 复合体结构与功能异常，对哺乳动物雷帕霉素靶蛋白（mammalian target of rapamycin，mTOR）抑制作用减弱，影响孕 7~20 周的神经前体细胞，导致蛋白合成增加，细胞生长增快，血管生成增多，葡萄糖摄取与代谢异常，细胞的定位和移行障碍，从而出现临床多器官受累表现。

二、临床表现

根据受累部位不同，可有不同表现，不同的 TSC 基因突变也有差别，一般认为 TSC-2 基因突变比 TSC-1 基因突变症状严重，TSC-2 散发病例比家系病例严重，TSC 家系病例中，子代较亲代症状严重。另外患者在不同的年龄，其临床表现会有差别，比如心脏横纹肌瘤在胎儿期多见，但在学龄期则基本消失，而面部纤维血管瘤则在学龄期后才逐渐出现。

（一）神经系统损害

脑部的主要病理损害是皮质结节、白质放射状移行线、室管膜下钙化灶和室管膜下巨细胞星形细胞瘤（图 26-1），临床症状主要包括癫痫、发育迟滞、精神异常和神经功能缺失，其中癫痫最为常见。癫痫是 TSC 的主要神经症状，发病率占 70%~90%，至少 50%~70% 为药物难治性癫痫，而且在结节内有广泛的多重耐药蛋白和多重耐药蛋白相关基因表达。可早自婴幼儿期开始，多数在几个月内起病，发作形式多样，约 45% 自婴儿痉挛症开始，84% 以上可有部分性发作，也可有其他全面性发作。癫痫总体治疗困难，从婴儿到青少年癫痫发作呈加重趋势，发作症状加重，频率增加，频繁而持续的癫痫发作后可继发违拗、固执等癫痫性人格障碍。以后患者可在 EEG 上出现慢的棘慢波和强直发作等 Lennox-Gastaut 综合征样表现，也有一些患者转化为全面性、简单部分性和复杂部分性发作，频繁发作者多有性格改变。

智能减退在 38%~80% 的 TSC 患者中出现，多呈进行性加重。智能减退者几乎都有癫痫发作。新生儿癫痫、2 岁以内起病、孤独症、癫痫持续状态、婴儿痉挛、全面性 EEG 放电、药物难治性癫痫、室管膜下巨细胞星形细胞瘤、3 个以上结节、TSC2 基因突变等提示严重的智能障碍。其中癫痫及其发病年龄早是关键影响因素。TSC 相关药物难治性癫痫中，90% 以上存在认知损害和发育迟滞，通过手术治疗发现有效控制癫痫发作后，TSC 癫痫患儿的认知水平可完全或部分恢复，同时晚发性部分性癫痫和一过性婴儿痉挛发作患者可不出现明显的认识损害。有报道显示有 10 个以上皮质结节者几乎全部存在智力发育障碍，智力正常的患者多存在较小和较少的皮质结节，多位于顶叶和中央区，同时癫痫发作多起病晚且表现为单一的部分性发作。

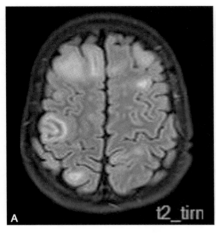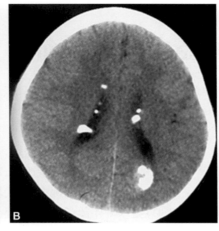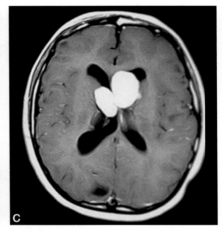

图 26-1　TSC 脑内的主要病理损害

MRI 可见皮质结节(A)、室管膜下钙化灶(B)和室管膜下巨细胞星形细胞瘤(C)。

TSC 相关的神经精神问题是影响 TSC 患者生活质量的重要原因,表现为睡眠障碍、情绪不稳、行为幼稚、易冲动、自伤和思维紊乱等精神症状。睡眠障碍是 TSC 儿童最常见的精神行为问题。TSC 患者特别是 *TSC-2* 突变者(25%)可表现为孤独症,孤独症表现多与婴儿痉挛发作及发育迟滞相关。少数 TSC 患者可有其他神经系统阳性体征,如锥体外系体征或偏瘫、腱反射亢进等。室管膜下结节阻塞脑脊液循环通路或局部巨大结节、并发室管膜下巨细胞星形细胞瘤等可引起颅内压增高表现。

(二)皮肤损害

皮肤损害最为常见,主要表现为:①血管纤维瘤,特征是位于口鼻三角区,对称蝶形分布,呈淡红色或红褐色针尖至蚕豆大小的坚硬蜡样丘疹,按之稍褪色,90% 在 4 岁前出现,随年龄增长而增大;②色素脱失斑,85% 患者出生后就有长树叶形、卵圆形或不规则形色素脱失斑,在紫外线灯下观察尤为明显,见于四肢及躯干;③鲨鱼皮斑,背部腰骶区多,20% 在 10 岁以后出现,略高出正常皮肤,局部皮肤增厚粗糙,呈灰褐色或微棕色斑块;④甲下纤维瘤,13% 患者可表现,自指(趾)甲沟处长出,趾甲常见,多见于青春期;⑤其他,咖啡牛奶斑、皮肤纤维瘤等均可见(图 26-2)。

(三)其他临床症状

50% 患者有视网膜胶质瘤,称为晶体瘤,也可出现小眼球、突眼、青光眼、晶体混浊、白内障和原发性视神经萎缩。肾血管平滑肌脂肪瘤和肾囊肿最常见,表现为无痛性血尿、蛋白尿、高血压或腹部包块等,TSC 死亡者中肾脏疾病占 27.5%,是第二大死因。47%~67% 患者可出现心脏横纹肌瘤,该肿瘤一般在新生儿期最大,随年龄增大而缩小至消失,可引起心力衰竭,是本病婴儿

期最重要的死因,产前超声最早能在妊娠 22 周时发现,提示患 TSC 的可能为 50%。肺淋巴管肌瘤病常见于育龄期女性患者,是结缔组织、平滑肌及血管过度生长形成网状结节与多发性小囊性变,可出现气短、咳嗽等肺心病及自发性气胸的表现。

另外一些少见临床表现包括骨质硬化与囊性变及脊柱裂和多趾(指)畸形等,消化道、甲状腺、甲状旁腺、子宫、膀胱、肾上腺、乳腺及胸腺等均可受累。

三、临床诊断和内科治疗

(一)诊断标准

2021 年国际 TSC 共识小组对 TSC 诊断标准进行了修改,将诊断分为两类,即确定诊断和可能诊断。在诊断标准中主要指标为 11 个:①色素脱失斑(≥3 处,直径至少 5mm);②面部血管纤维瘤(≥3 处)或头部纤维斑块;③指(趾)甲纤维瘤(≥2 处);④鲨鱼皮样斑;⑤多发性视网膜错构瘤;⑥脑皮质发育不良(包括皮质结节和白质放射状移行线);⑦室管膜下结节;⑧室管膜下巨细胞星形细胞瘤;⑨心脏横纹肌瘤;⑩淋巴血管肌瘤病(如果和血管平滑肌脂肪瘤同时存在,则合并为 1 项主要指标);⑪血管平滑肌脂肪瘤(≥2 处)。次要指标为 6 个:①"斑斓"皮损;②牙釉质点状凹陷(>3 处);③口内纤维瘤(≥2 处);④视网膜色素脱失斑;⑤多发性肾囊肿;⑥非肾性错构瘤;⑦硬化性骨病灶。确定诊断:至少 2 项主要指标,或 1 项主要指标加 2 项次要指标;可能诊断:1 项主要指标,或 2 项次要指标。该标准中明确了 TSC 基因的诊断意义:致病性突变(已报道致病突变或功能证实 *TSC* 基因突变并影响 *TSC1/2* 复合体的功能)可作为独立的诊断标准;但要注意基因突变检测阴性不足以排除 TSC 诊断,另外非致病性突

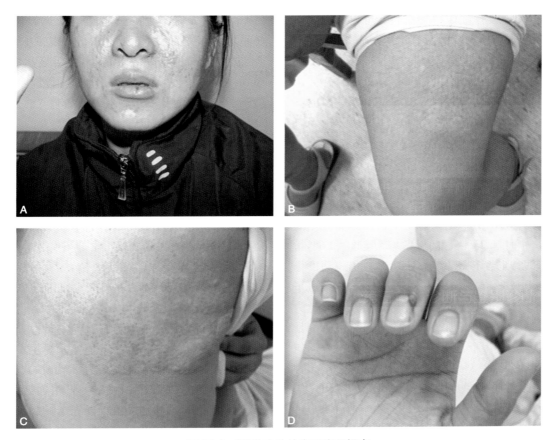

图 26-2　TSC 皮肤的主要病理损害
A. 面部血管纤维瘤；B. 色素脱失斑；C. 鲨鱼皮斑；D. 甲下纤维瘤。

变不能作为独立的诊断标准。

（二）TSC 相关癫痫的 mTOR 抑制剂治疗

TSC 的致病机制主要是 mTOR 的去抑制，所以利用 mTOR 抑制剂是对 TSC 的病因治疗。目前临床应用的主要为西罗莫司和依维莫司。西罗莫司尚无 TSC 相关癫痫治疗的适应证。Muncy 等报道 1 例 9 岁 TSC 儿童因反复丛集性癫痫发作致右上肢持续麻痹，口服西罗莫司逐步加量到 0.15mg/（kg·d），丛集性发作停止，每天有 1～5 次短暂发作，右上肢恢复正常。邹丽萍等进行的前瞻性开放自身对照研究共纳入了 52 例 TSC 患儿，患儿均在原有抗癫痫药物治疗基础上加用西罗莫司（5～10ng/ml 的目标浓度）治疗，24、48 周内癫痫控制有效率为 73% 和 74%，且治疗 24 周后 EEG 提示癫痫样放电明显减少，甚至基本消失，主要并发症为一过性口腔溃疡，仅 1 例因下肢水肿而停药后消退。西罗莫司有关的不良事件是剂量/浓度依赖性的，不良反应的发生率随西罗莫司血药浓度的升高而升高。Overwater 等进行了一项前瞻性对照研究显示 23 例患者中癫痫发作减少 41%，而达到目标血药浓度者癫痫发作减少 61%。

依维莫司是西罗莫司的衍生物，2018 年经美国食品药品监督管理局批准用于 2 岁及以上儿童和成年 TSC 相关部分性癫痫的治疗领域。Krueger 等进行的一项回顾性多中心开放临床试验中包括了 2 岁以上的 TSC 合并癫痫患者 20 例（5～15ng/ml 的目标浓度），12 例癫痫发作减少 50% 以上，8 例无效，治疗中无危及生命副作用及因副作用而停药病例。18 例坚持治疗 48 个月，17 例癫痫发作减少 50% 以上。依维莫司临床 Ⅲ 期有效性和安全性试验 EXIST-3 显示，依维莫司在辅助治疗时显著降低了与 TSC 相关的抗治疗性癫痫发作的频率。服用依维莫司低剂量（29.3%）和高剂量（39.6%，$P<0.001$）的患者，癫痫发作频率的中位数下降幅度明显大于服用安慰剂患者（14.9%）。与安慰剂组（15.1%）相比，依维莫司低剂量（28.2%）和高剂量组（40.0%，$P<0.001$）的癫痫缓解率（≥50%）也更高。常见不良事件包括口腔炎、腹泻、鼻咽炎、上呼吸道感染和发热。

（三）结节性硬化症相关癫痫的抗癫痫药物治疗

氨己烯酸是 TSC 相关婴儿痉挛症的首选治疗药物，有研究显示 95% 的婴儿痉挛患者使用后可以停止临床发作，并有约 15% 的患者 EEG 恢复正常，但约 20%～30% 的患者可能出现的不可逆的视野缺损问题，而且这一并发症与应用时间长短相关，所以主张半年内应用后无效或痉挛发作临床得到控制后可以停用该药物。除氨己烯酸用于 TSC 相关婴儿痉挛症外，没有专门针对 TSC 相关癫痫的药物治疗方案，所以其他类型癫痫的药物治疗仍根据癫痫发作类型和癫痫综合征选药。由于 TSC 病因的存在，一旦出现一次无诱因的癫痫发作，即应当开始治疗。77% 的患者用药后可以有 1 个月以上的癫痫无发作，但仅有 30% 的患者可以达到 2 年以上无发作，所以对于单药治疗失败的患者，可以直接进行多药联合治疗，而不是尝试第二个单药治疗。除了传统和第一代新型抗癫痫药物，Jennesson 等报道 29 例（72% 有认识损害）TSC 相关药物难治性癫痫应用氯巴占治疗，12 个月和 24 个月的保留率为 82% 和 68%，滴定结束后 69% 患者有效，12 个月时 21% 仍癫痫发作减少 50% 以上，25% 有效者认知改善。Hess 等报道了 18 例 TSC 相关癫痫大麻二酚治疗经验，初始剂量为 5mg/（kg·d），然后每周增加 5mg/（kg·d）至目标剂量 50mg/（kg·d），2~12 个月癫痫有效率为 50%，合用氯巴占者有效率达到 58.3%，2/3 的患者出现一种或多种相关副作用，主要是嗜睡、共济失调和腹泻。Geffey 等报道拉考沙胺用于 46 例 TSC 相关的药物难治性部分性癫痫治疗，有效率为 48%。

由于 TSC 病因无法去除且相关癫痫多为药物难治性，对于药物治疗后无癫痫发作的患者，至少应当连续 5 年无发作，且 EEG 无明确癫痫样放电才能考虑减停抗癫痫药物。另外研究显示对 TSC 合并 EEG 异常的患儿在出现癫痫症状前应用抗癫痫药物可以减少药物难治性癫痫和精神发育迟滞出现的比率。

（四）TSC 相关癫痫的生酮饮食治疗

Kossoff 等报道了 12 例 0.7~18 岁的 TSC 患者生酮饮食平均治疗 2 年的结果，显示 92% 癫痫得到有效控制，75% 癫痫发作减少 90% 以上，42% 至少有 5 个月的癫痫无发作期。此外，生酮饮食还可以在控制 TSC 相关癫痫发作同时，改善认知水平。

四、切除性手术的手术适应证

（一）切除性手术治疗的必要性和可行性

TSC 相关癫痫可以进行手术治疗已经成为共识，主要是基于以下原因：手术目的是控制癫痫，并不是 TSC 疾病本身，而 TSC 相关癫痫与皮质结节（和浅皮质）相关；TSC 相关药物难治性癫痫常出现进行性认知损害，有明确的手术指征；皮质结节在患者 12 月龄时达到稳定状态，无明显生长性，且并非所有皮质结节均有致痫性；TSC 以儿童多见，儿童处于脑发育的关键时期，术后无发作或一段时间的无发作会明显改善长期认知发育，

另外术后抗癫痫药物数量减少也会促进认知改善；最重要的既往切除性手术治疗 TSC 相关癫痫在癫痫控制和认知改善方面的良好效果，荟萃分析显示切除性术后 56%~59% 的患者无发作，Liang 等报道了切除性术后 10 年的长期无发作率达到 47.8%。

（二）手术适应证

目前尚无 TSC 相关癫痫切除性手术的准确适应证，但癫痫外科的手术适应证是：药物难治性癫痫和病灶相关性癫痫。大部分相关癫痫药物难治，而皮质结节是其致痫的病理灶，所以药物难治的 TSC 相关性癫痫均可以列入切除性手术的适应证。优先考虑手术的 TSC 相关癫痫包括：药物难治性的 TSC 均为癫痫外科手术适应证，而对于起病年龄晚（超过 1 岁）、无婴儿痉挛病史、智商≥70、病程短（<10 年）、头皮 EEG 提示单侧或 1~2 个癫痫灶、合并 SEGA 需要手术者、合并巨大且明确钙化的皮质结节者和 EEG/MRI 结果一致的病例应当优先考虑切除性手术。另外，判断为药物难治性癫痫患者应当尽早进行术前评估与手术治疗，减少不可逆性脑损害。对于大型 SEGA 或巨大且明确钙化的皮质结节，应用 mTOR 抑制剂等也难以完全控制，同时有脑积水、占位效应或反复癫痫发作的风险，应当考虑手术切除。患者年龄、结节数量、双侧结节、智商、婴儿痉挛症病史、TSC 基因异常种类等并不是排除癫痫外科手术的因素。由于 TSC 患者存在多器官病变，术前要进行多学科的讨论，综合考虑手术的获益/风险比。

五、术前评估流程与致痫结节的确定

（一）无创术前评估

目前认为与 TSC 癫痫相关的颅内病变是皮质结节，所以 TSC 的癫痫灶定位主要是确定致痫结节。致痫结节的术前定位主要依靠详细的症状学分析、神经查体、EEG 与脑磁图、结构影像与功能影像学和神经心理检查等无创检查，对于无创检查不能定位的患者应行有创颅内电极埋藏 EEG 检查。神经心理检查包括智商、记忆商和生活质量（quality of life，QOL）。神经心理检查、症状学分析与其他癫痫灶定位无明显差异，此处仅介绍影像学检查与电磁生理学的检查。

1. 影像学技术 头颅 CT 主要帮助发现室管膜下钙化结节、皮质结节的钙化灶。头颅 MRI 是必须检查，皮质结节在 T1 上为等或略等信号，T2 像上表现为边界不清楚的略高信号影；合并钙化时在 T1 和 T2 均为低信号，部分囊变时局部 T1 低信号和 T2 高信号；T2-Flair 是 TSC 最重要的 MRI 成像方式，表现为与脑组织明显差异的高信号，边界较清晰，部分患者可以见到白质内移

行线,并有皮质增厚,白灰质界限不清等影像表现。在婴儿期,由于白质髓鞘化问题,结节表现为T1高信号,而T2低信号。TSC皮质结节周围如有FCD样表现,提示致痫结节可能性大。在CT/MRI显示体积明显大于普通结节且边界清楚的结节,提示为致痫结节。皮质结节在DTI表现为各向异性降低和平均扩散系数增加,且致痫结节较非致痫结节有更高的平均扩散系数和更低的各向异性。发作期SPECT检查中致痫结节可表现为低信号周围弧状高代谢区域,发作期与发作间期SPECT减影MRI融合技术的应用可以提高SPECT对致痫结节定位的准确性。PET是TSC相关癫痫术前评估中重要的检查,PET上的低代谢与皮质脑电的高幅δ波和频繁的棘波活动相关,11C-甲基-左旋色氨酸-PET对TSC致痫结节定位更有特异性,如果出现明显摄取增高的结节,提示为致痫结节,与发作期头皮EEG定侧达到68/95吻合,而色氨酸PET定位信息更多,同时色氨酸PET还可以帮助EEG无法定侧的患者进行癫痫灶的定侧。

2. 电(磁)生理技术 头皮EEG与MRI的一致性是TSC相关癫痫术后无发作的主要影响因素。TSC相关癫痫的典型部分性发作EEG是局灶的棘波和多棘波起始,然后是全面不规则的一过性慢波和背景突然和弥漫的去同步化,35%的TSC患者可以出现局灶性棘尖波放电。快速眼动期的发作间期EEG对TSC癫痫灶定侧价值远高于发作期EEG、其他时间发作间期EEG及发作症状学。脑电信号后处理会对TSC相关癫痫的定位有进一步帮助。MEG是一种无创的癫痫灶定位影像新技术,定位的敏感性和特异性优于发作期头皮EEG和发作间期SPECT。同步进行EEG和fMRI的检查,可以分析癫痫放电或癫痫发作中不同时间内脑功能变化情况和相关的神经元活动。EEG-fMRI可以显示皮质结节和浅皮质激活区域,超过PET和SPECT等定位的区域,指导颅内电极的置入。

(二) 颅内电极EEG检查

常用的方法为硬膜下皮质电极结合深部电极EEG或立体定位EEG,目前基于安全性、准确性和脑研究等多方面的优势,临床应用以立体定位EEG为主。颅内电极的应用并非提高了癫痫外科手术的效果,而是扩大了切除性手术适应证,使一些单纯无创检查不能定位致痫结节而无法手术的患者成功完成了切除性手术治疗。颅内电极置入的适应证包括:药物难治性TSC相关癫痫并且拟行切除性手术治疗;通过第一次术前评估会议认为通过颅内电极可更准确定位致痫灶的位置和范围;≤7个皮质结节,有头皮EEG(脑磁图)或症状学支持有局灶性发作的证据;7个以上的皮质结节,经过无创的

术前检查确定了可能起源的一个或几个区域,无法准确确定致痫结节;致痫结节位于运动、躯体感觉或语言功能区者。颅内电极覆盖范包括:≤7个皮质结节时应当全覆盖;7个以上的皮质结节时,应当包括局部性症状产生区(如果有)、体积大且有钙化的结节、头皮EEG提示发作期放电起始结节、发作间期主要的放电结节、MEG棘波区域相关结节、其他影像学提示可疑致痫的结节;海马硬化、皮质发育不良等其他可疑病理灶;可疑致痫结节累及的功能区。目前文献报道的TSC相关癫痫颅内电极应用比例差别较大,从0～100%不等。Madhavan、Weiner等分别报道了对25例TSC患者进行了三期开颅手术(电极埋藏—结节切除、电极保留—再次切除),术后取得了良好的效果。另外Weiner、Carlson、Arya对70例患者进行了双侧颅内电极埋藏,40%～57%术后无发作。Wu报道通过TSC相关难治性癫痫患者进行MEG和PET-MRI的术前检查评估,认为全面的无创检查可以完成致痫结节的定位,有创检查不是必须。EEG必须有同步录像记录,采样频率最小为0～2 000Hz,应当包括不少于5次的惯常性癫痫发作。全切除高频放电区域是术后癫痫无发作的影响因素。通过电生理和DTI的方法显示皮质结节中可能保留功能,利用颅内电极进行皮质电刺激可以对累及功能区皮质结节进行功能评估。

(三) 检查流程与癫痫灶的判定(表26-1)

六、癫痫外科治疗

(一) 切除性手术治疗

切除性手术是TSC相关癫痫外科治疗最有效的治疗方法,也是病灶相关性癫痫最重要的治疗方案(CAAE,2015)。常用的切除性手术方法有(多)脑叶切除术、(多)致痫结节切除术及联合手术。手术的原则是在功能保护和安全的前提下,尽可能切除全部致痫结节。皮质结节本身引起癫痫还是结节周围异常皮质引起癫痫存在不同的认识,总体认为致痫结节与浅皮质共同致痫可能性大,所以手术应当在保护功能的前提下对结节连同周围异常皮质进行扩大切除。Wu和Fujiwara等人的研究也发现TSC相关癫痫患者全切除高频放电区域和MEG定位电生理灶与术后癫痫控制好正相关,但通常认为手术切除MRI病理灶和颅内电极EEG定位的癫痫灶也是术后无发作的重要因素。目前研究发现TSC在皮质结节外的皮质和白质内均存在病理改变,META分析显示脑叶切除术优于单纯病灶切除术,所以对于结节较大累及一个颞极、额极或枕顶叶的大部分、单脑叶或邻近脑叶内多个结节、颅内电极EEG或脑磁

表 26-1　术前评估中相关检查流程与结果判断标准

步骤	检查/结果认定	局灶特征	半球性特征	双侧多灶或全脑性特征
Ⅰ（必须性检查）	MRI/CT	显著结节	一侧半球结节为主	无显著结节,全脑分布
	发作间期 EEG	>50% 局部放电	一侧半球放电	双侧多灶性或全面性
	发作期 EEG	局部起源	一侧半球起源	双侧多灶性或全面性
	症状学分析	局灶症状	一侧癫痫症状	无定位定侧体征
	确定致痫结节,完成评估	[1] 4 检查均提示局灶性且部位一致 [2] 3 项检查均局灶且部位一致,另外 1 项非不一致（同侧或全面或多灶） [3] 影像与另外 3 个中 1 项为局灶且位置一致,另外同侧,第 4 个非不一致		
	不能确定致痫结节,终止评估	[1] 结节数>7,4 个检查均为多灶或全脑 [2] 结节数>7,发作间期 EEG 或症状学提示为一侧,另外 3 个检查结果为多灶或全脑		
	进一步检查	除上述情况外的其他情况		
Ⅱ（选择性检查）	PET-CT	FCD 样表现	一侧性低代谢	双侧多灶性低代谢
	SISCOM	局灶异常	一侧性多灶性异常	双侧多灶异常
	MEG	局灶异常	一侧性异常	双侧多灶性异常
Ⅲ	发作间期颅内电极 EEG	>50% 局部放电	一侧半球放电	双侧多灶性或全面性
	发作期颅内电极 EEG	局部起源	一侧半球起源	多灶性或全面性
	定位致痫结节	[1] 发作期为局灶起源 [2] 发作期为半球性,且发作间期均为局灶性或半球性,且与影像、症状学或发作期头皮脑电图一致 [3] 发作期为半球性,发作间期为双侧或全面性,且与影像、症状学、发作期头皮脑电图一致 [4] 发作期为全脑性,发作间期为局灶性,且与影像、症状学、发作期头皮脑电图一致		
	不能定位致痫结节,放弃切除性手术	非上述 4 种情况外的其他情况		

图等确定致痫区域较为广泛者,且不影响功能的情况下应当进行脑叶或多脑叶切除术。大脑半球切除术也有少量报道,仅适应于一侧半球巨大或连片结节且对侧肢体偏瘫的低龄儿童,病例选择需要慎重。术中皮质 EEG、漫反射光谱法观察可以帮助确定致痫区域和结节的边界,帮助全切除结节,提高手术效果。我国多中心回顾性研究的结果显示全切除致痫结节和致痫结节的扩大切除是 TSC 相关癫痫术后无发作的关键影响因素。

致痫结节根据其形态可以分为三型:ET-Ⅰ型特点是结节在皮质上均以脑沟为边界,边界清楚;ET-Ⅱ型特点是结节的部分皮质边界与脑回分界不清,而至少一部分是以脑沟为边界;ET-Ⅲ型特点是结节的皮质边界均与脑回分界不清(图 26-3)。而手术全切除是指沿脑沟将致痫结节切除,如果有受累的脑回需要切除至该脑回远侧脑沟,致痫结节扩大切除则是指在致痫结节全切除基本上周围扩大一个脑回进行切除,具体见图 26-4(以

ET-Ⅱ型为例)。

（二）神经调控手术

神经调控手术适用于经综合术前评估无法定位致痫结节或患者和家属不同意切除性手术的药物难治性 TSC 相关癫痫患者。迷走神经刺激术(vagus nerve stimulation,VNS)被批准治疗药物难治性癫痫,且已用于 TSC 相关癫痫患者的治疗。文献报道 VNS 治疗 48 例 TSC 相关癫痫患者(2~44 岁),有效率为 73%,无发作率 4%。病例组长期随访和荟萃分析均显示 TSC 相关癫痫患者的 VNS 术后癫痫控制良好,优于非创伤引起的其他药物难治性癫痫。VNS 术后超过 30% 的患者出现认知行为改善,儿童改善更为明显。但 Fallah 等人认为 VNS 是 TSC 相关癫痫第 3 个药物治疗失败后费用最高和效果最不理想的治疗方法,应当慎重应用。

（三）胼胝体切开术

目前报道用于 TSC 相关癫痫治疗的姑息性外科方

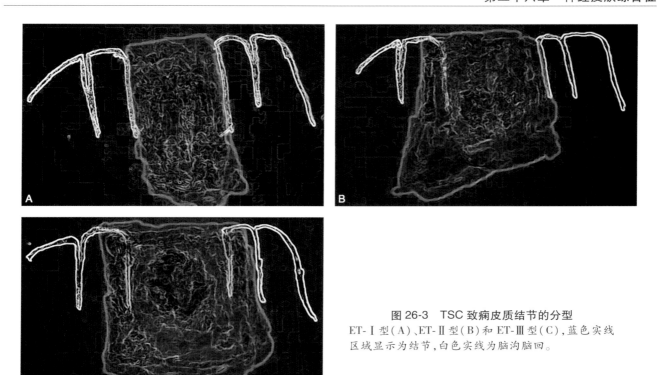

图 26-3　TSC 致痫皮质结节的分型
ET- I 型(A)、ET- II 型(B)和 ET- III 型(C),蓝色实线
区域显示为结节,白色实线为脑沟脑回。

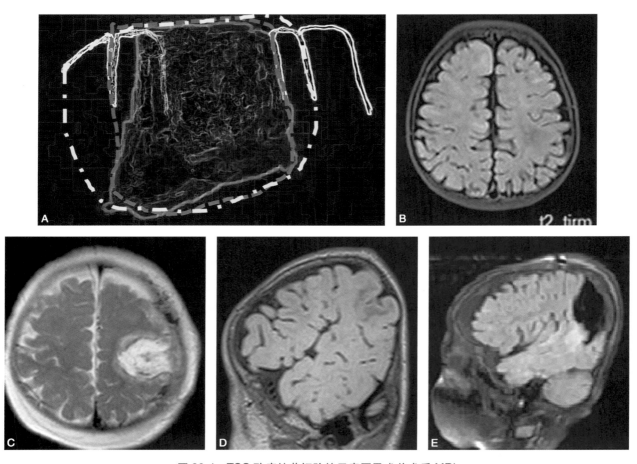

图 26-4　TSC 致痫结节切除的示意图及术前术后 MRI
A.TSC 致痫皮质结节 ET- II 型的切除:蓝色实线区域显示为结节,红色虚线为全切除范围,浅蓝色虚线区域内为扩大切除
范围,白色实线为脑沟脑回;B.顶叶结节术前 T2-Flair 图像;C.该结节全切除术后 T2 图像;D.顶叶致痫结节术前 T2-Flair
图像;E.该致痫结节扩大切除后 T2-Flair 图像。

法为胼胝体切开术,特别是合并伦诺克斯-加斯托(Lennox-Gastaut)综合征或婴儿痉挛症的 TSC 患儿,而且胼胝体切开术手术效果明显差于切除性手术,但胼胝体切开术联合用于 TSC 致痫结节(或脑叶)切除性手术,可以提高认知改善。

(四) 毁损治疗

毁损治疗也是 TSC 相关癫痫外科治疗方法,MRI 引导下的激光热毁损治疗已有报道,可以分期或一期行多个致痫结节毁损,报道的 7 例患者癫痫均有效(平均随访 19 个月),而且 4 例术前存在认知行为问题的患者中 3 例得到功能改善。我国近期统计的 386 例 TSC 相关癫痫手术患者中,有 19 例在主要致痫结节切除基础上,利用立体脑电图进行射频毁损远隔部位致痫结节,还有 4 例仅进行了基于立体 EEG 的多结节射频毁损治疗,短期观察对癫痫控制均有效。目前两种方法均未见明显并发症,但毁损治疗的效果还需要更多研究和更长时间观察来验证。

七、TSC 相关癫痫诊疗病例报告

(一) 病例一

男,9.5 岁,患者于 3.5 岁起病,服用丙戊酸、左乙拉西坦、氯硝西泮、喜宝宁及西罗莫司和奥卡西平等治疗。

第一种发作形式(7.5 岁后少有发生):成串点头,伴意识障碍,有时发出"哼哼"声,持续约 10 余秒,每日发作 2~3 次。

第二种发作形式(5 岁时出现):口角向右歪,双眼左斜,有憋气,可发出"哼哼"声,伴站立不稳、肢体发软,有意识障碍,发作多于白天出现,发作后可入睡,每次持续时间 30 秒至 1 分钟,每日均有发作,多时每日发作 3~4 次。

第三种发作形式(5.5 岁时出现,6.5 岁后控制):双眼凝视 2~3 秒,随后四肢颤动,伴意识丧失,持续时间为 1 分钟,1 周出现 1 次左右。

皮肤多发色素脱失斑。学龄韦氏智力测试:智商 40 分(言语智商 38 分,操作智商 55 分),社会生活适应能力 7 分,出生史、家庭史、既往史无特殊,TSC2 新发错义突变。

患者的 MRI、PET 和头皮 EEG 结果分别见图 26-5、图 26-6 和图 26-7,经过第一次术前评估认为左侧额颞叶癫痫发作可能性大,但由于左额无显著结节,且皮质结节不明显,需要进行颅内电极埋藏,以左额颞为主,覆盖其他 MRI 可见的皮质结节。SEEG 的结果见图 26-8,

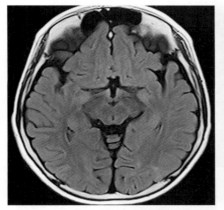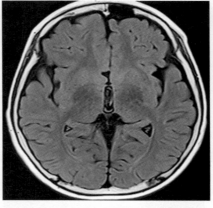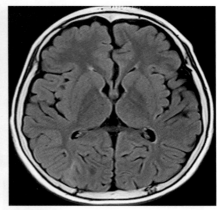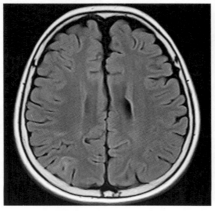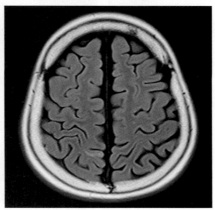

图 26-5　一例 TSC 患者的 3T-MRI T2-Flair 像
显示双枕、左额顶等多发皮质结节。

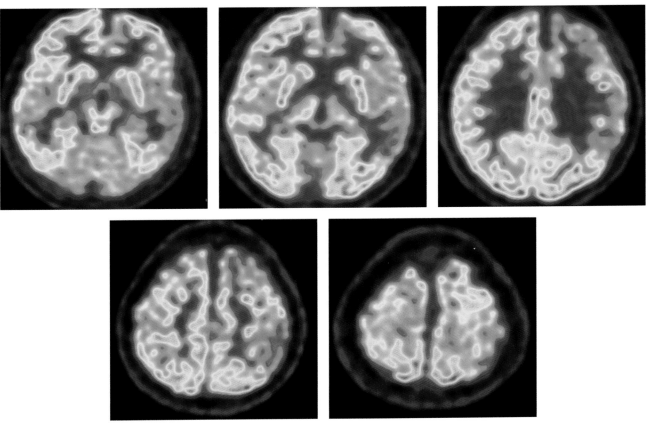

图 26-6 患者发作间期 FDG PET 影像
显示为以左侧额叶(额中回最明显)为著全脑低代谢异常。

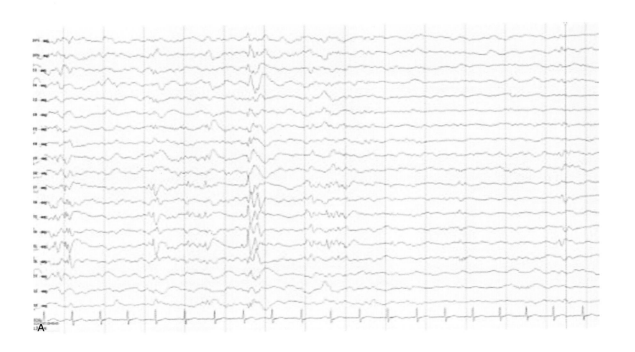

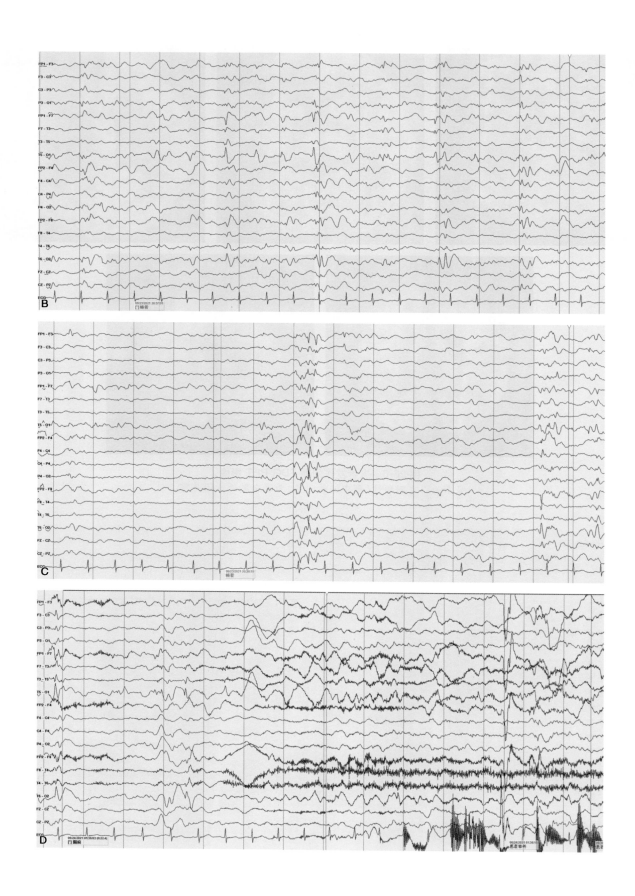

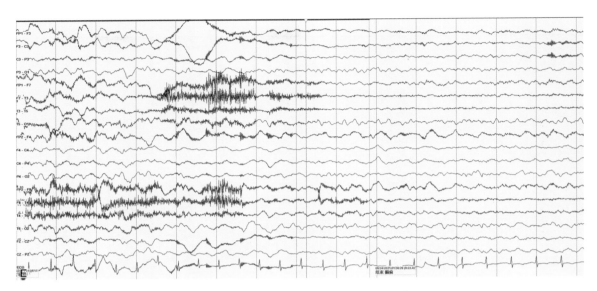

图 26-7　患者头皮 EEG 发作间期和发作期

A~C. 发作间期 EEG 显示双颞、左枕及右额异常放电；D、E. 发作期 EEG 示左侧前头部起始的异常放电，肌电干扰明显。

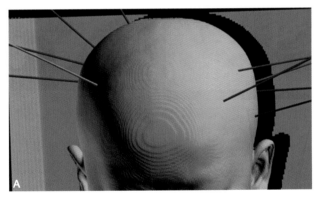

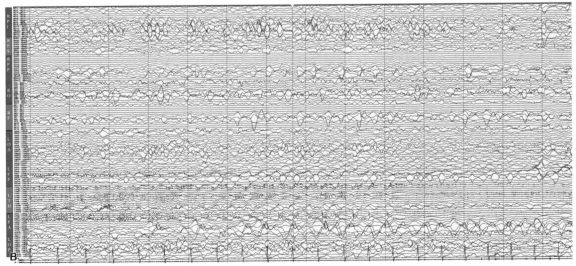

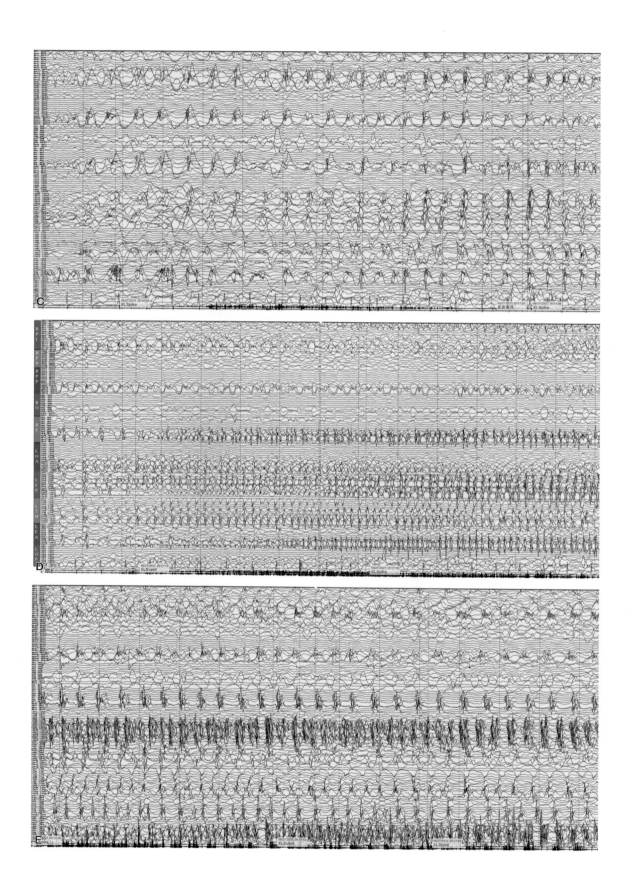

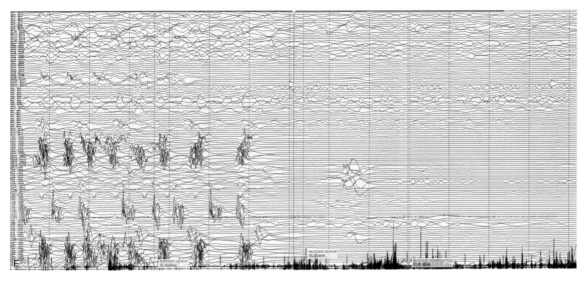

图 26-8　患者 SEEG 的结果

图 A 为 SEEG 电极置入示意图,其余为一次发作期 SEEG:左侧额(FA 小数)癫痫发作起始癫痫发作(A. 电极置入示意图;B~F. 癫痫发作起始;C~E. 图 B 的延续;D、F. 癫痫发作结束)。

经过第二次术前评估认为左额起源的癫痫发作,行开颅左额皮质切除术。

(二)病例二

男性,4.5 岁,主因发作性意识障碍 4 年 3 个月入院。发作形式:①3 月龄时出现痉挛发作,3~4 次/串,每日 1~2 串,至今未控制;②近 1~2 年愣神后出现双眼上翻,口唇无发作,持续数秒后缓解,1~2 次/日;③近 1 年出现意识丧失,双眼凝视并上翻,四肢屈曲抖动,伴或不伴口唇发绀,持续 1~2 分钟缓解,1 年内共 5~6 次。曾经服用足量左乙拉西坦和托吡酯效果差,入院前每日服用氨己烯酸(喜保宁)2 000mg;西罗莫司 0.6mg;丙戊酸钠口服液 320mg;硝西泮片 2.5mg。体力发育可,智力发育明显落后,无自主语言,频繁尖叫,尿便不能自理。既往史和家庭史无特殊。查体:右利手,神清,表

情呆滞,背部及双侧腿部可见散在分布的色素脱失斑。牙齿发黄,表面有凹陷。心脏彩超:室间隔右室面及右心室心尖部等回声结节;腹部 B 超:未见异常;智力测查:不能配合;基因检测:TSC1 基因 c. 1 525C>Tp.(Arg509*),无义突变。头部 MR 与 PET-CT 见图 26-9 和图 26-10。视频脑电图监测示:间歇期持续性弥漫性慢波,左侧颞区著;脑区性(双侧后头部,双侧前头部)或弥漫性(双侧后头部著)癫痫样放电;发作期可见临床发作:①复杂运动性发作,脑电图发作型,脑区性,右侧前头部(图 26-11);②强直发作→阵挛发作→复杂运动发作(右侧可活动)→痉挛发作(左著),脑电图发作型,脑区性,双侧中央顶-颞区→双侧半球;同时可见临床下脑电图发作:脑电图发作型,脑区性,右侧前头部。

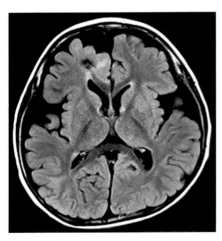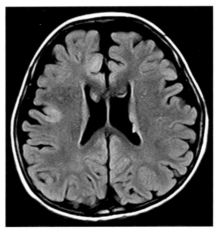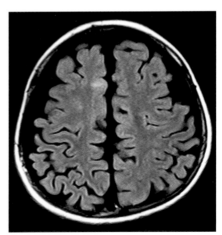

图 26-9　TSC 患者的 MRI Flair 图像

显示为以右额、岛盖、扣带回为著的多发皮质结节。

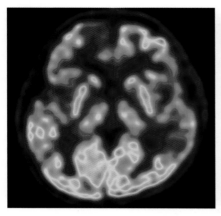
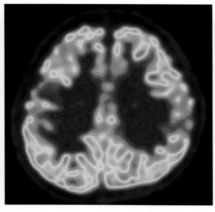
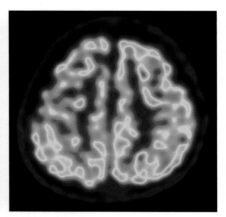

图 26-10　患者发作间期 FDG PET

显示为以右额、岛盖、扣带回为著的全脑低代谢异常。

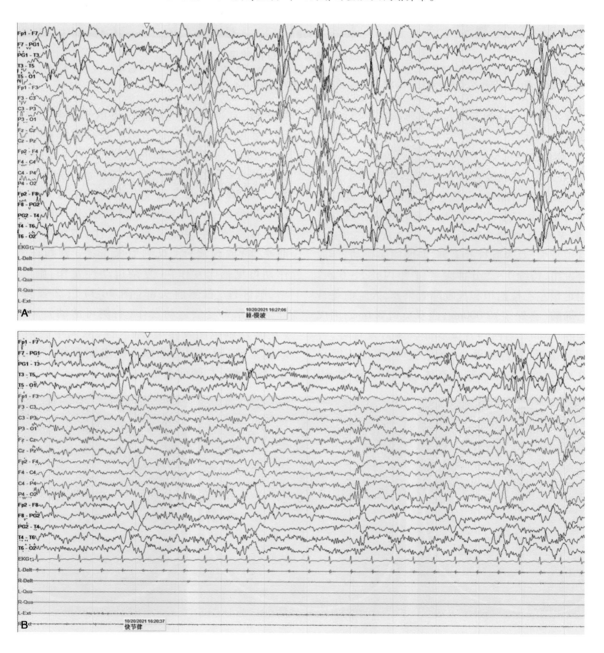

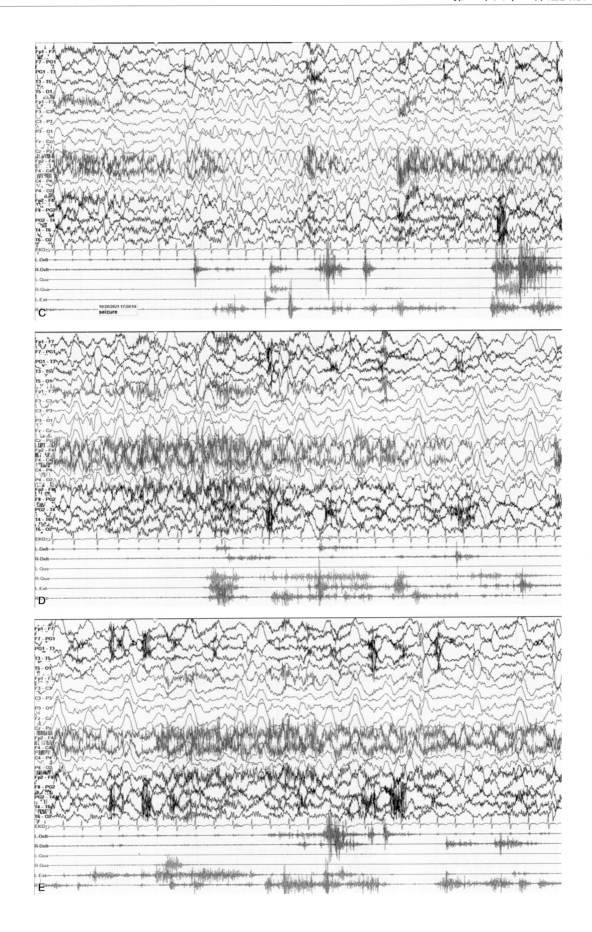

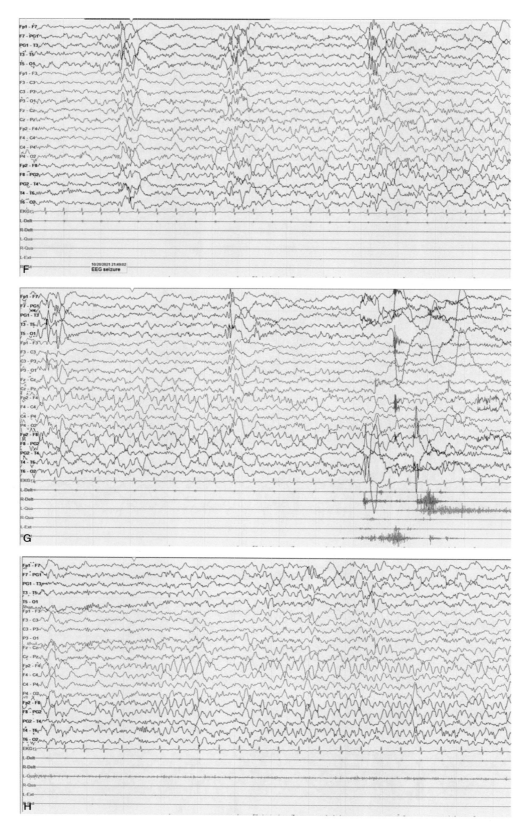

图 26-11　患者的视频 EEG

A. 发作间期的多导棘慢波；B. 发作间期快节律，中图为临床发作，右前头部起始，下图为脑电图发作，右侧前头部起始；C. 临床发作，右前头部起始；D. 图 C 延续；E. 图 D 延续；F. 脑电图发作，右侧前头部起始；G. 图 F 延续；H. 图 G 延续。

诊断:结节性硬化症、难治性癫痫、癫痫性脑病,癫痫发作(伴意识受损的局灶性发作、强直发作、痉挛发作),结构性与遗传性病因,Lennox-Gastaut 综合征,重度癫痫所致精神损害。

经过术前评估认为患者诊断明确,药物难治性癫痫和结节相关性癫痫明确,有手术适应证。同时致痫结节定侧定位考虑为右侧前头部,基于一次手术可以切除右额、右侧盖部和右侧扣带回三个明显的皮质结节,进一步颅内电极埋藏不能提高手术效果或改变手术方式,所以决定在神经导航引导下一期手术切除右额、右侧盖部和右侧扣带回皮质结节。

八、TSC 相关癫痫外科治疗患者的长程管理

(一) 术后癫痫控制与随访

口服 mTOR 抑制剂者术后至少 4 周内不宜用药。术后 1~2 天内应用静脉抗癫痫药物,24 小时内开始口服抗癫痫药,抗癫痫药物选择以术前应用的药物中选择1~2 种,术后无发作 5 年以上,且头皮 EEG 无明确癫痫样放电才可逐步减停药物,期间出现癫痫发作应当恢复抗癫痫药物应用。所有患者均于术后 12 个月和 24 个月时进行随访癫痫控制情况,癫痫发作减少按 Engel 分为 Ⅰ ~ Ⅳ 级。12 个月随访时检查并发症及 IQ、MQ 与QOL 变化。术后早期仍有明显癫痫发作者,应当进行EEG 检查,分析原因,调整 AEDs 和 mTOR 抑制剂的种类、用法和用量,VNS 术后患者同时调整刺激参数,减少癫痫发作。VNS、毁损手术、CCT 1 年以后癫痫控制不良患者,可行进一步术前评估。

(二) 全身情况的观察与控制

1. TSC 相关的神经心理问题　每次随访进行神经心理评估,特别是 3、6、12、18 岁等不同发育阶段,根据年龄和检查结果进行相应干预。

2. 肾　每 1~3 年进行一次腹部 MRI 检查,观察肾血管肌脂瘤和囊肿情况,每年监测血压和肾功能,对大于 3cm 的无症状性血管肌脂瘤进行 mTOR 抑制剂治疗,如果出现血管肌脂瘤出血应当首先激素治疗后介入栓塞。

3. 肺　无症状的肺淋巴管肌瘤病且首次肺部 CT 检查进行无肺囊肿的患者,每次随访进行肺部查体,每5~10 年进行一次肺部高清 CT 检查,如果有囊肿的患者应每年进行肺功能检查,2~3 年进行一次肺 CT 检查,特别是 18 岁以后的女性更需注意。中重度症状性肺淋巴管肌瘤病患者推荐进行 mTOR 抑制剂治疗。

4. 眼　有眼部结节或视力视野损害的患者每年需进行眼部检查。

5. 心脏　无症状的患者每 1~3 年需进行一次心电图检查,直到横纹肌肉瘤消失,然后 3~5 年进行一次检查观察心脏传导问题,如果有症状需要进行动态心电图或其他相关检查。

(梁树立　陈　峰)

参考文献

[1] CURATOLO P, NABBOUT R, LAGAE L, et al. Management of epilepsy associated with tuberous sclerosis complex: updated clinical recommendations [J]. Eur J Paediatr Neurol, 2018, 22(5): 738-748.

[2] YANG G, SHI ZN, MENG Y, et al. Phenotypic and genotypic characterization of Chinese children diagnosed with tuberous sclerosis complex [J]. Clin Genet, 2017, 91(5): 764-768.

[3] WELIN KO, CARLQVIST P, SVENSSON A, et al. Epilepsy in tuberous sclerosis patients in Sweden-healthcare utilization, treatment, morbidity, and mortality using national register data [J]. Seizure, 2017, 53: 4-9.

[4] GÜL MERT G, ALTUNBAŞAK Ş, HERGÜNER Ö, et al. Factors affecting epilepsy prognosis in patients with tuberous sclerosis [J]. Childs Nerv Syst, 2019, 35(3), 463-468.

[5] BENOVA B, PETRAK B, KYNCL M, et al. Early predictors of clinical and mental outcome in tuberous sclerosis complex: a prospective study [J]. Eur J Paediatr Neurol, 2018, 22(4): 632-641.

[6] OVERWATER IE, VERHAAR BJ, LINGSMA HF, et al. Interdependence of clinical factors predicting cognition in children with tuberous sclerosis complex [J]. J Neurol, 2017, 264(1): 161-167.

[7] FOHLEN M, TAUSSIG D, FERRAND-SORBETS S, et al. Refractory epilepsy in preschool children with tuberous sclerosis complex: early surgical treatment and outcome [J]. Seizure, 2018, 60: 71-79.

[8] LIANG S, LI A, ZHAO M, et al. Epilepsy surgery in tuberous sclerosis complex: emphasis on surgical candidate and neuropsychology [J]. Epilepsia, 2010, 51(11): 2316-2321.

[9] LIANG S, ZHANG J, YANG Z, et al. Long-term outcomes of epilepsy surgery in tuberous sclerosis complex [J]. J Neurol, 2017, 264(6): 1146-1154.

[10] NORTHRUP H, KRUEGER DA. International tuberous sclerosis complex consensus group. Tuberous sclerosis complex diagnostic criteria update: recommendations of the 2012 Iinternational tuberous sclerosis complex consensus conference [J]. Pediatr Neurol, 2013, 49(4): 243-254.

[11] AMIN S, LUX A, CALDER N, et al. Causes of mortality in individuals with tuberous sclerosis complex [J]. Dev Med

Child Neurol,2017,59(6):612-617.

[12] CURATOLO P,FRANZ DN,LAWSON JA,et al. Adjunctive everolimus for children and adolescents with treatment-refractory seizures associated with tuberous sclerosis complex：post-hoc analysis of the phase 3 EXIST-3 trial[J]. Lancet Child Adolesc Health,2018,2(7):495-504.

[13] 邹丽萍,刘玉洁,庞领玉,等.雷帕霉素治疗儿童结节性硬化症合并癫痫的临床效果及安全性观察[J].中华儿科杂志,2014,52(11):812-816.

[14] ZOU LP,LIU YT. Letter re:sirolimus for epilepsy in children with tuberous sclerosis complex：A randomized controlled trial[J]. Neurology,2017,88(10):1008.

[15] KRUEGER DA,WILFONG AA,MAYS M,et al. Long-term treatment of epilepsy with everolimus in tuberous sclerosis [J]. Neurology,2016,87(23):2408-2415.

[16] HESS EJ,MOODY KA,GEFFREY AL,et al. Cannabidiol as a new treatment for drug-resistant epilepsy in tuberous sclerosis complex [J]. Epilepsia, 2016, 57 (10): 1617-1624.

[17] GEFFREY AL,BELT OD,PAOLINI JL,et al. Lacosamide use in the treatment of refractory epilepsy in tuberous sclerosis complex[J]. Epilepsy Res,2015,112:72-75.

[18] PARK S,LEE EJ,EOM S,et al. Ketogenic diet for the management of epilepsy associated with tuberous sclerosis complex in children[J]. J Epilepsy Res,2017,7(1):45-49.

[19] ZHANG K,HU W,ZHANG C,et al. Predictors of seizure freedom after surgical management of tuberous sclerosis complex:a systematic review and meta-analysis[J]. Epilepsy Res,2013,105:377-383.

[20] FALLAH A,GUYATT GH,SNEAD Ⅲ OC,et al. Predictors of seizure outcomes in children with tuberous sclerosis complex and intractable epilepsy undergoing resective epilepsy surgery:an individual participant data meta-analysis[J]. PLoS ONE,2013,8:e53565.

[21] FALLAH A,RODGERS SD,WEIL AG,et al. Resective Epilepsy Surgery for Tuberous Sclerosis in Children:Determining Predictors of Seizure Outcomes in a Multicenter Retrospective Cohort Study [J]. Neurosurgery, 2015, 77: 517-524.

[22] ARYA R,TENNEY JR,HORN PS,et al. Long-term outcomes of resective epilepsy surgery after invasive presurgical evaluation in children with tuberous sclerosis complex and bilateral multiple lesions [J]. J Neurosurg Pediatr, 2015,15:26-33.

[23] LIU S,YU T,GUAN Y,et al. Resective epilepsy surgery in tuberous sclerosis complex:a nationwide multicentre retrospective study from China. Brain,2020,143(2):570-581.

[24] 中国抗癫痫协会结节性硬化专业委员会.结节性硬化症相关癫痫外科治疗的中国专家共识[J].中国当代儿科杂志,2019,21(8):735-742.

[25] 丁平,梁树立.结节性硬化症诊断及其相关癫痫的非手术治疗[J].癫痫杂志,2019,5(2):46-50.

第二节　斯德奇-韦伯综合征

一、定义与流行病学

斯德奇-韦伯综合征（Sturge-Weber syndrome,SWS）是一种罕见的先天性神经皮肤综合征,癫痫是最常见的症状表现。患者常伴有头面部红色血管瘤、大脑软脑膜异常增生的血管网和青光眼。头面部红色血管瘤出生即存在,一般是患者第一个出现的异常表现。头面部红色血管瘤面积大小与 MRI 显示的同侧大脑受累严重程度并不一定正相关。该病患病率 1/(5~23)万。单侧脑内病变的 SWS 患者约占总患者比例的 80%~85%,双侧 SWS 患者约 15%~20%。90%的患者在出生后第一年可出现癫痫发作,并最终演变为药物难治性癫痫,部分患者可出现癫痫持续状态,危及患者生命。

二、发病机制

血管发育异常在 SWS 的神经病理学和癫痫发病机制中占有重要地位。病理研究发现 SWS 的脑内皮质病变动脉血管发育异常及静脉引流异常有关,局部灌注减少,静脉淤滞和充血,最终导致缺氧性脑损伤,伴有神经元丢失和胶质增生。基因突变可能与 SWS 相关,其中扮演重要角色的是 GNAQ 的基因。GNAQ 及其相结合的受体对血管的发育和功能有重要的作用,由于大脑皮质的发育与局部血管的发育是同步的,因此血管的异常发育也会对皮质的发育产生很大影响。邻近软脑膜血管瘤的皮质区域发育异常或皮质畸形是引起癫痫的发病主要机制。

三、临床特征

颜面血管瘤（图 26-12）、癫痫和青光眼是 SWS 的三个临床特征。"葡萄酒样斑"即颜面部血管瘤在患者出生时就会出现,最初可能会与婴儿局部皮肤淤血损伤相混淆,然而在这些"淤血损伤"却不会消失。SWS 患者典型的大脑受累的表现是软脑膜异常增生的血管网（图 26-13）,其出现的临床特征为:癫痫及神经功能障碍症状。脑部受累的患者大约 75% 的概率会在 1 岁之内出现癫痫症状,而在 2 岁之内出现症状的概率则超过

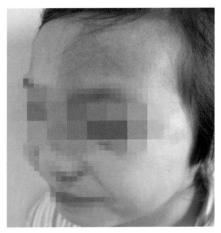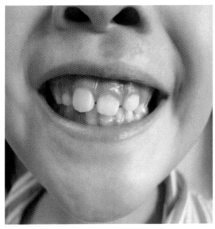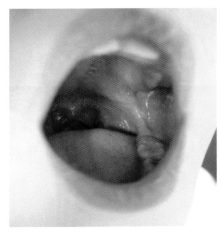

图 26-12　Sturge-Weber 综合征患者的面容改变
鼻唇沟、左上唇、左侧口腔黏膜、眶周及左额顶皮肤红色血管瘤,沿三叉神经分支分布。

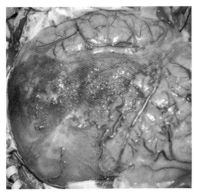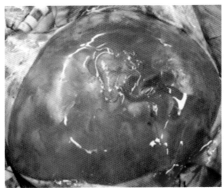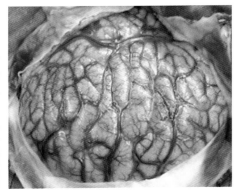

图 26-13　Sturge-Weber 综合征患者术中所见
大脑表面软脑膜异常增生的血管网,严重时呈紫红色。

90%,癫痫发作多不频繁,但容易出现部分性癫痫持续发作,甚至危及患儿生命。在自然病程的情况下,大部分患儿会随着癫痫的发作而出现偏瘫或局限性的神经功能障碍,SWS 患者长期癫痫发作会加速认知功能恶化。

四、辅助检查

1. 颅脑 CT　颅脑 CT 扫描有以下表现(图 26-14):①颅内钙化灶,常累及颞顶枕区域,严重可半侧甚至双侧均有钙化;②不同程度的脑萎缩;③部分病例可出现

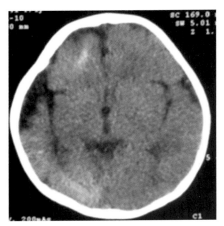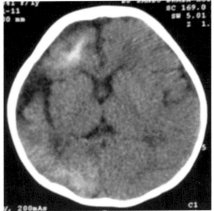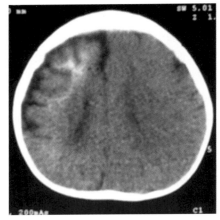

图 26-14　Sturge-Weber 综合征患者 CT 平扫
CT 提示右侧半球片状钙化斑。

颅骨板障增厚。CT 增强扫描对于 SWS 的诊断价值不太，不建议作为常规诊断应用。

2. MRI　目前 MRI T1 强化是诊断 SWS 的主要方法。MRI 比 CT 显示脑部异常区域更为清晰。SWS 的 MRI 表现包括：软脑膜血管瘤、偏侧萎缩、皮质钙化及片状脑实质胶质增生及脱髓鞘改变（图 26-15）。

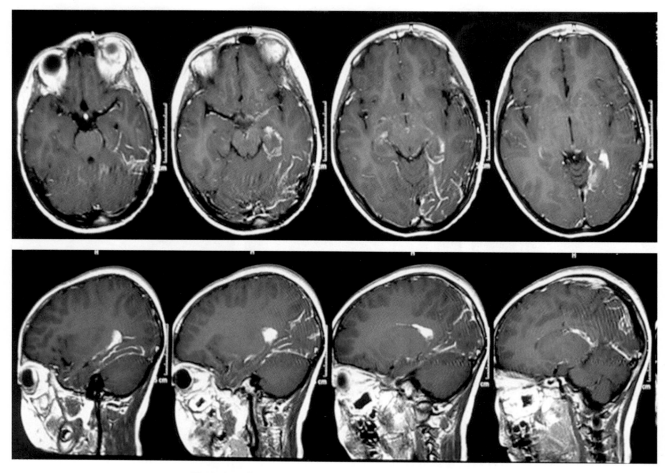

图 26-15　Sturge-Weber 综合征患者 MRI 增强扫描所见
MRI T1 强化序列显示左颞枕异常增生血管强化影，右侧半球未见明显异常。

3. 视频脑电图　视频脑电图检查一般可见受累侧半球的背景活动减弱；间歇期可表现为受累侧局灶、多部位及半球性棘慢波放电，亦有部分情况出现间歇期无癫痫放电；发作期脑电图多有相应的棘慢波放电表现。部分病例一侧半球钙化严重，受累对侧半球表现为癫痫放电，而受累侧无癫痫放电，仅表现为背景活动减弱。

4. PET 及脑磁图　正电子发射断层扫描（positron emission computed tomography，PET）测量葡萄糖摄取，证实 SWS 患者病变脑区的发作间期低代谢，表明是早期皮质功能障碍的区域。

脑磁图（magnetoencephalography，MEG）是近年来发展起来的一种无创脑功能检测方法，它是用低温超导来检测脑内生物磁信号的技术，时间分辨率及空间分辨率高。脑磁图可以进行癫痫灶定位与功能区定位。MEG 主要记录发作间期的磁信号，对于大脑皮质起源的癫痫灶检出率高，但对于深部起源的癫痫灶定位不够敏感。

5. 神经心理学　神经心理及认知功能检测包括：韦氏婴幼儿，儿童及成人智力量表、丹佛儿童发育量表等，根据患者年龄选择相应合适量表。SWS 的病程演化和结果差异很大，从没有或微小的神经系统异常，到一些严重神经功能损伤。部分患儿可出现学习障碍、注意力缺陷障碍等。

五、诊断与分类

头面部红色血管瘤、大脑软脑膜血管异常增生及青光眼被称为 SWS 的三个主要特征。面部、眼底及大脑软脑膜三个异常同时存在或累及两个部位的血管瘤即可诊断。国外文献认为颅内软脑膜血管瘤的存在为必要条件。如三个部位均累及称为完全型，只累及两个部位则称为不完全型。另有文献曾对 SWS 进行分型：I

型,脑和面部血管瘤,伴或不伴青光眼(又称经典型SWS);Ⅱ型,仅面部血管瘤;Ⅲ型,孤立性软脑膜血管瘤。

SWS当前分型诊断不适合临床外科治疗。笔者根据大脑软脑膜的异常血管瘤部位和范围来分型诊断:①局灶病变型;②多脑叶受累型;③中央区受累型;④单侧半球受累型;⑤双侧弥漫受累型。该分型是笔者在临床治疗中的初步应用,需要更多的病例去做临床验证。

六、外科手术治疗

头面部血管瘤可采用激光多次治疗,会有一定程度减退;颅内病变导致的药物难治性癫痫的患儿经综合评估后可考虑外科手术干预。

(一)手术适应证

颅内病变的外科干预的适应证:①药物难治性癫痫;②病灶相对局限可能做到手术切除且不明显影响功能;③出现偏瘫或认知异常等神经功能损伤症状。

(二)手术治疗方法

对应不同的病变范围及癫痫灶定位可分别采用以下手术方法:①局灶性病灶切除术;②多脑叶切除术;③致痫皮质电凝热灼术;④大脑半球离断术;⑤对于双侧病变或不能接受功能损伤的患儿可考虑迷走神经刺激术治疗。

(三)不同术式的注意事项

1. 局灶性病灶切除术　一般应用于癫痫灶局限于单一脑叶,枕叶或颞叶多见,可采用单纯脑叶切除的方法治疗,枕叶癫痫切除患儿需考虑视觉功能的损失。

2. 多脑叶切除术　多脑叶受累型的SWS最多常见的癫痫灶位于颞枕叶或颞顶枕叶,不累及或较少累及运动感觉功能区,一般采用多脑叶切除或多脑叶离断的手术方法治疗(图26-16)。

3. 致痫皮质电凝热灼术　应用于单纯中央区或中央区受累为主的患儿。手术需尽可能暴露病变区域,采用5W功率电凝、间距0.5cm,深部脑沟尽可能打开热灼,以保证手术效果。术后可因热灼出现短暂的肌力下降,一般2周后恢复。

4. 大脑半球离断术　适用于单侧半脑受累而对侧半脑正常的患儿。采用改良式大脑半球离断术(切除颞

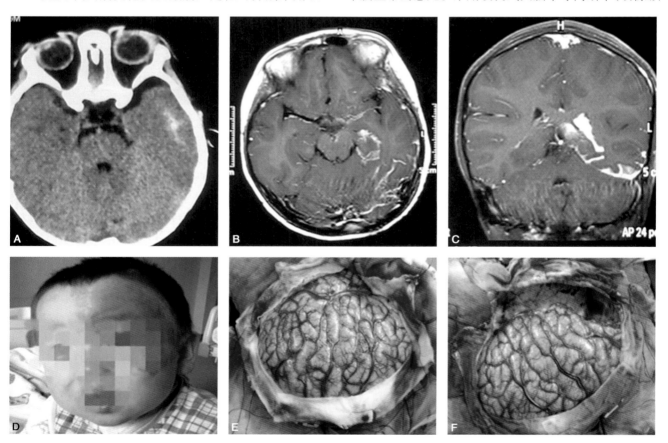

图26-16　一例Sturge-Weber综合征的影像、面容和术中所见

患儿,男性,2岁,右利手,2个月起病,每周均有发作,严重时呈持续状态。A.CT显示左侧颞叶局部钙化,B、C.MRI左侧颞枕脑膜血管强化影,D.左侧额部及眶周有一7cm×9cm红色血管瘤,E、F.左颞枕叶异常血管瘤切除(癫痫灶完全切除),术后癫痫发作完全控制。

叶及额盖、岛周离断、岛叶电凝热灼）。术后硬膜下及硬膜外各放置引流管一根,硬膜外引流管24~48小时内拔

除,硬膜下引流根据引流性状保留5~8天,如有必要可适当延长。抗生素常规预防应用24小时(图26-17)。

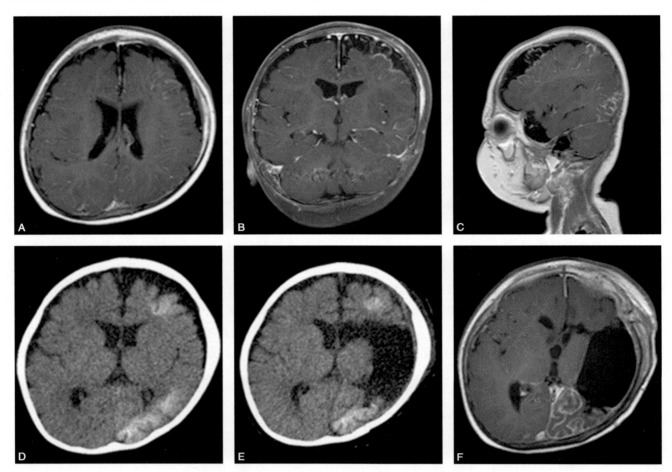

图 26-17　环岛周大脑半球离断术治疗 Sturge-Weber 综合征的术前术后影像对比
患儿低龄,出现数次药物难控制的癫痫持续发作,危及生命,行改良环岛半球离断术。A~C. 术前 MRI T1 增强;D. 术前 CT 影像;E. 术后 CT 影像;F. 术后 MRI T1 增强。术后发作消失,康复后肢体功能恢复Ⅳ级以上,可独立行走。

（四）手术方式与手术时间

1. 关于患儿的手术方式　局灶性切除及多脑叶切除为最佳,既达到了治疗癫痫的目的,又不损伤患儿的主要脑功能,但对于半侧脑受累的患者,半球离断手术是必要的选择。

2. 关于患儿的手术时间　根据笔者的100例以上SWS的手术经验,手术年龄1~3岁为最佳,尽可能不超过6岁。1岁以下幼儿体重小,术后难于管理,容易出现出血、肺炎、感染等并发症;超过6岁儿童大脑的可塑性逐渐下降,对患儿术后的脑功能恢复会带来一定影响。如果患儿出现药物不能控制的癫痫发作或癫痫持续状态,则不受手术年龄限制。我们完成了10例1岁以下低龄儿童的大脑半球改良离断手术,术后癫痫控制和运动功能恢复都很好。

七、预后分析

手术是治疗 SWS 所致药物难治性癫痫的有效措施,癫痫手术的目的是控制癫痫发作,改善认知功能,使患者生活得更好,癫痫灶完全切除2年以上无癫痫发作率可达90%,术后无严重并发症,可保证基本生活认知能力并有一定程度的提高。对于有半脑病变的患儿,大脑半球离断术有利于癫痫的控制,受影响的对侧肢体功能经过康复治疗也可以最大限度地恢复,在癫痫完全控制的基础上患儿均可以自如行走。对于单纯中央区或以中央区受累为主的癫痫患儿,我们采用致痫皮质电凝热灼的方法治疗,即在一定程度获得了癫痫的缓解,也不损伤脑功能,是功能区受累的癫痫患儿的有利选择。

（关宇光）

| 参考文献

[1] WANG S, PAN J, ZHAO M, et al. Characteristics, surgical outcomes, and influential factors of epilepsy in Sturge-Weber syndrome[J]. Brain, 2021, 21: awab470.

[2] SHIRLEY M D, TANG H, GALLIONE C J, et al. Sturge-We-

ber syndrome and port-wine stains caused by somatic mutation in GNAQ[J]. N Engl J Med,2013,368(21):1971-1979.

[3] LO W,MARCHUK D A,BALL K L,et al. Updates and future horizons on the understanding,diagnosis,and treatment of Sturge-Weber syndrome brain involvement[J]. Dev Med Child Neurol,2012,54(3):214-223.

[4] LEE J S,ASANO E,MUZIK O,et al. Sturge-Weber syndrome:correlation between clinical course and FDG PET findings[J]. Neurology. 2001,57(2):189-195.

[5] BEHEN M E,JUHÁSZ C,WOLFE-CHRISTENSEN C,et al. Brain damage and IQ in unilateral Sturge-Weber syndrome: support for a "fresh start" hypothesis[J]. Epilepsy Behav, 2011,22(2):352-357.

[6] BOSNYÁK E,BEHEN M E,GUY W C,et al. Predictors of cognitive functions in children with Sturge-Weber syndrome: a longitudinal study[J]. Pediatr Neurol,2016,61:38-45.

[7] MOHAMED A R,BAILEY C A,FREEMAN J L,et al. Intrinsic epileptogenicity of cortical tubers revealed by intracranial EEG monitoring[J]. Neurology,2012,79(23):2249-2257.

[8] RUPPE V,DILSIZ P,REISS C S,et al. Developmental brain abnormalities in tuberous sclerosis complex:a comparative tissue analysis of cortical tubers and perituberal cortex[J]. Epilepsia,2014,55(4):539-550.

[9] BEBIN E M,GOMEZ M R. Prognosis in Sturge-Weber disease:comparison of unihemispheric and bihemispheric involvement[J]. J Child Neurol,1988,3(3):181-184.

[10] SUJANSKY E,CONRADI S. Sturge-Weber syndrome:age of onset of seizures and glaucoma and the prognosis for affected children[J]. J Child Neurol,1995,10(1):49-58.

[11] MATON B,KRSEK P,JAYAKAR P,et al. Medically intractable epilepsy in Sturge-Weber syndrome is associated with cortical malformation:implications for surgical therapy [J]. Epilepsia,2010,51(2):257-267.

[12] MURAKAMI N,MORIOKA T,SUZUKI S O,et al. Focal cortical dysplasia type Ⅱa underlying epileptogenesis in patients with epilepsy associated with Sturge-Weber syndrome [J]. Epilepsia,2012,53(11):e184-188.

[13] MILLER R S,BALL K L,COMI A M,et al. Growth hormone deficiency in Sturge-Weber syndrome[J]. Arch Dis Child,2006,91(4):340-341.

[14] COMI A M,BELLAMKONDA S,FERENC L M,et al. Central hypothyroidism and Sturge-Weber syndrome[J]. Pediatr Neurol,2008,39(1):58-62.

[15] JAGTAP S,SRINIVAS G,HARSHA K J,et al. Sturge-Weber syndrome:clinical spectrum,disease course,and outcome of 30 patients[J]. J Child Neurol,2013,28(6):725-731.

[16] KOSSOFF E H,FERENC L,COMI A M. An infantile-onset,

severe,yet sporadic seizure pattern is common in Sturge-Weber syndrome[J]. Epilepsia,2009,50(9):2154-2157.

[17] KOSSOFF E H,FERENC L,COMI A M. Sturge-Weber syndrome and epilepsy:an argument for aggressive seizure management in these patients[J]. Expert Rev Neurother, 2007,7(8):951-956.

[18] KAPLAN E H,KOSSOFF E H,BACHUR C D,et al. Anticonvulsant efficacy in Sturge-Weber syndrome[J]. Pediatr Neurol,2016,58:31-36.

[19] RAPOPORT Y,BENEGAS N,KUCHTEY R W,et al. Acute myopia and angle closure glaucoma from topiramate in a seven-year-old:a case report and review of the literature [J]. BMC Pediatr,2014,14:96.

[20] RAPOPORT Y,BENEGAS N,KUCHTEY R W,et al. Surgical treatment of epilepsy in Sturge-Weber syndrome in children[J]. J Neurosurg,2007,106(1):20-28.

[21] LANCE E I,SREENIVASAN A K,ZABEL T A,et al. Aspirin use in Sturge-Weber syndrome:side effects and clinical outcomes[J]. J Child Neurol,2013,28(2):213-218.

[22] COMI A. Current therapeutic options in Sturge-Weber syndrome[J]. Semin Pediatr Neurol,2015,22(4):295-301.

[23] NAMER I J,BATTAGLIA F,HIRSCH E,et al. Subtraction ictal SPECT co-registered to MRI(SISCOM)in Sturge-Weber syndrome[J]. Clin Nucl Med,2005,30(1):39-40.

[24] ALKONYI B,CHUGANI H T,JUHÁSZ C. Transient focal cortical increase of interictal glucose metabolism in Sturge-Weber syndrome:implications for epileptogenesis[J]. Epilepsia,2011,52(7):1265-1272.

[25] JUHASZ C,BATISTA C E,CHUGANI D C,et al. Evolution of cortical metabolic abnormalities and their clinical correlates in Sturge-Weber syndrome[J]. Eur J Paediatr Neurol, 2007,11(5):277-284.

第三节　其他罕见的神经皮肤综合征

一、合并癫痫的神经纤维瘤病1型

神经纤维瘤病（neurofibromatosis,NF）是一种良性周围神经疾病,属于常染色体显性遗传病。根据其临床表现和基因定位位点的不同,1988年美国国立卫生研究院（National Institute of Health,NIH）将其分为1型（NF1）和2型（NF2）。NF1的患病率约1/(2 500～3 000),属于神经系统常见肿瘤,然而尽管较NF2更容易合并癫痫,伴有癫痫发作的NF1也仅占全部NF1患者的4%～7%,远远低于TSC和SWS合并癫痫的比例,因此临床上以癫痫就诊的神经皮肤综合征中,NF1属于少见病例。

典型的 NF1 表现为多发的牛奶咖啡斑、虹膜的 Lisch 小结、腋窝或腹股沟的雀斑样色素沉着、全身多发神经纤维瘤、独特的骨骼异常和视路胶质瘤（图 26-18）。此外还可能表现为其他神经系统异常，包括颅内恶性肿瘤、认知和注意缺陷、头痛以及癫痫发作。

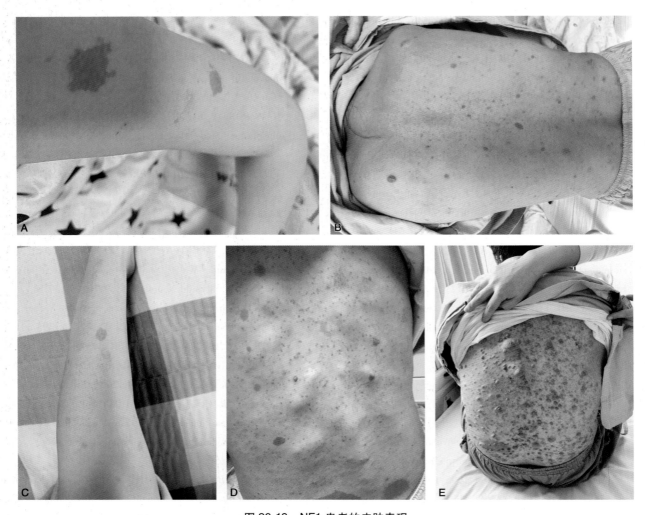

图 26-18　NF1 患者的皮肤表现

A~C. 分别显示全身多发牛奶咖啡斑，累及四肢、躯干、背部，大小不一，D、E. 显示除多发咖啡斑外，分布于躯干和后背、隆起于皮下、大小不一的多发神经纤维瘤。

据报道大约 4%~7% 的 NF1 患者合并癫痫发作，这一比例较人群的癫痫自然患病率高 4~5 倍，可见 NF1 与癫痫发作存在明确的相关关系。NF1 患者的癫痫特点包括：①发病年龄早，一般于儿童和青少年期首发，占全部患者的 80% 左右。②发作类型上多表现为部分性发作，以复杂部分性发作最常见，其次是简单部分性发作，可以继发全面性发作；而单纯的全面性发作相对少见。患者可以表现为特定的电临床综合征，如青少年肌阵挛癫痫（juvenile myoclonic epilepsy，JME）或儿童失神癫痫（childhood absence epilepsy，CAE）、Lennox-Gastaut 综合征或婴儿痉挛症。③头皮脑电图最常见的是局灶性异常，少数为广泛异常或多灶性异常。④MRI 影像上（图 26-19），NF1 最常见的影像异常是脑内异常亮点（unidentified bright object，UBO），占 NF1 的 50% 以上，UBO 与癫痫的关系存在争议，多数作者认为 UBO 属于髓鞘的空泡样变，与癫痫无关；颅内肿瘤以视路胶质瘤常见，此外是大脑半球的低级别胶质瘤和发育性肿瘤，恶性胶质瘤少见；MRI 有时可见发育性病理，包括多小脑回、巨脑回、灰质异位和局灶性皮质发育不良（focal cortical dysplasia，FCD）；NF1 还可合并海马硬化（表 26-2），这些患者可有高热惊厥史，但倾向于更早地出现癫痫发作。

一个有趣的现象就是不同的作者发现，NF1 患者可以同时合并海马硬化和 FCD，这一不寻常的现象似乎提示 NF1 患者合并的颞叶 FCD 可能是继发性海马硬化的病理基础；同时也提示临床医生，对于以癫痫为主诉的

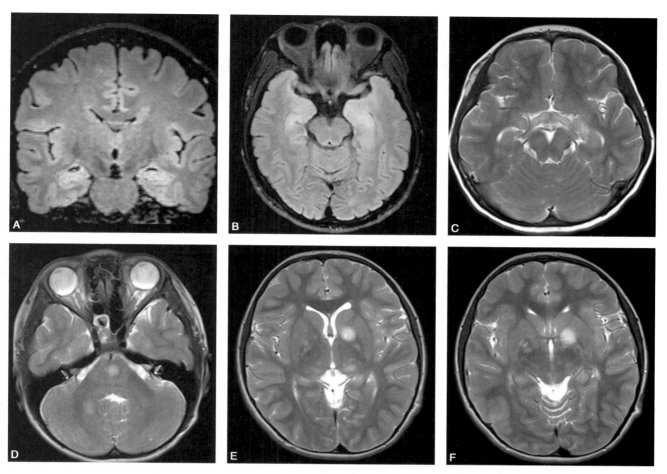

图 26-19 NF1 患者的 MRI 特点

A. Flair 像冠状面扫描,可见双侧海马信号不同程度的增高;B. T2 加权像轴位,可见双侧海马及杏仁核信号均偏高;C. T2 加权像轴位,可见视交叉和双侧视束增粗,考虑为视路胶质瘤;D~F. 不同患者的 T2 加权像轴位,分别显示小脑、脑干、双侧丘脑、基底节内的多发 UBO。

表 26-2 NF1 合并海马硬化的文献总结

作者及时间	例数	发病年龄/岁	头皮脑电	MRI 上的 HS 表现
Vivarelli,2003	1	2.3	R	R
Jang,2013	1	27	R	R
Barba,2013	4	2.5(1.6~4)	3L,1R	2L,1R,1none
Pecoraro,2017	9	12.9(2~40)	2N,4R,1L,1B	6R,2L,1B
Algin,2019	3	10.7(5~18)	2L,1B	2L,1R

注:R 右侧,L 左侧,B 双侧,N 阴性。

NF1,如合并海马硬化,术前评估一定结合患者的症状学和脑电图,并在 MRI 上寻找蛛丝马迹,必要时行 SEEG 明确切除范围,以免因切除范围不足而影响预后。

由于 NF1 患者合并癫痫的发生率明显低于 TSC 和 SWS,对于 NF1 引起癫痫的机制研究也较少。有作者认为,神经纤维瘤蛋白在正常大脑皮质的胚胎发育期存在高表达,在神经元的分化和突触发育上扮演重要角色;

NF1 患者神经纤维瘤蛋白缺失,不仅导致肿瘤发生,同时可能导致神经元的发育异常,从而引起癫痫,这一推测也很好地解释了前面海马硬化合并 FCD 这一现象。

早期认为 NF1 患者的癫痫发作相对容易控制,有报道显示 60% 的患者通过 1 种以内的抗癫痫药物即可有效控制发作,但近来有作者报道分别需要 2.4 和 3.4 种抗癫痫药物控制全面性和局灶性发作。合并肿瘤、发育性病理和海马硬化的 NF1 患者是药物难治性癫痫的影响因素,对于这些患者,通过充分的术前评估,一般可考虑手术治疗,手术切除致痫灶后,癫痫预后大多良好。

二、脑膜血管瘤病

脑膜血管瘤病(meningioangiomatosis,MA)是一种罕见的良性局灶性病变,主要累及软脑膜及大脑皮质,特征为软脑膜和脑膜血管增殖。1915 年 Bassoe 等在病理解剖分析中首次描述该病变,1937 年 Worster Drought 等把该病变命名为脑膜血管瘤病,并认为其与神经纤维瘤病(neurofibromatosis,NF)伴发,以 Ⅱ 型 NF(NF2)更常见。以往研究认为伴 NF 型者多见,近年文献报道显示 MA 以散发型为主。MA 的病因学及组织起源尚不清楚,发病年龄从 9 个月~70 岁不等。

MA 以难治性癫痫或顽固性头痛为主要临床表现。临床上可分为两种类型:①与神经纤维瘤病(neurofibromatosis,NF)伴发,以 NF2 更常见。常为单发性皮质内病变,其病变中血管显著时,可类似血管畸形,若脑膜上皮显著时则与脑膜瘤相似。临床症状轻微或无症状,常在尸检时偶被发现,多不并发癫痫。②散发型:不伴发 NF,儿童及青少年多见。临床表现为难治性癫痫,伴或不伴有头痛。散发型患者较年轻,大多数病变累及大脑皮质,多位于额叶、颞叶,其次是枕叶及顶叶。

MA 继发癫痫的机制考虑为病变刺激周围大脑皮质所致。我们回顾了 2014 年之前的文献报道,加上北京天坛医院报告的 14 例 MA,共 174 例患者,发现难治性癫痫的出现比例为 79.5%。癫痫多为青少年时期起病,平均起病年龄 19 岁,癫痫病史平均 4.6 年。MA 发生在额叶及颞叶者居多,大约各占总数的 1/3,其癫痫发作表现和其所在的脑叶癫痫表现类似。癫痫发作可表现为局灶性发作(54.2%),伴有或不伴有意识丧失,也可表现为全面性发作(45.8%)。

MA 影像学检查缺乏特异性表现,各病例间差异较大,CT 检查通常显示皮质软脑膜区高密度影伴不同程度钙化灶。MRI 显示病灶局限于大脑皮质,T1 呈等信号或长信号;T2 显示低信号或不均匀皮质占位,周围有增强,增强扫描可表现为无强化到明显强化,差异较明显。MRI 的强化程度主要取决于病灶内小血管增生的程度及软脑膜上皮增生的数量(图 26-20)。

脑电图检查约有 75.9% 的患者在发作期的痫样放电位置和 MA 病灶位置一致。其余患者出现多灶性棘波、全身性棘波或散发性棘波。另外从 ECoG 的数据显示,50% 的患者可出现符合 MA 位置的棘波或尖波,而

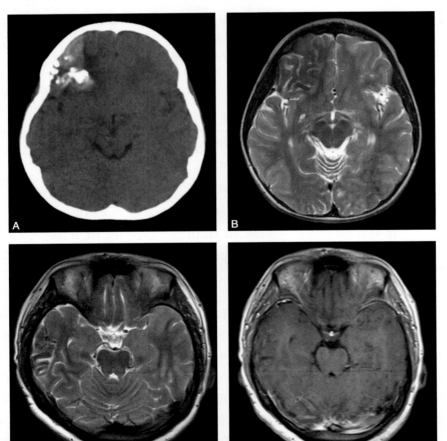

图 26-20 MA 患者的 CT 和 MRI 表现

A.一例患者的 CT 平扫,可见右侧眶额区明显的钙化。B.一例患者的 MRI T2 加权像,显示右侧眶额区的脑回样改变;C、D.另一例患者的 T2 加权像,可见病变位于右颞,T1 像呈低等混杂信号,T2 像可见病变内的低信号,增强后未见明显强化。

其他患者的棘波来源位于病变周围的皮质。

MA 病理特点是皮质脑膜血管增生和软脑膜钙化。组织病理学的两个经典特征是软脑膜增生和脑膜血管增生。主要特点有：①病变脑膜增厚，大脑皮质内血管明显增多，周围围绕梭形的纤维母细胞样细胞，至管壁增厚；②梭形细胞表达波形蛋白（vimentin）及人类上皮膜抗原（epithelial membrane antigen, EMA）；③病变内散在沙粒小体或钙化灶，可见残存变性的神经元；④病变范围一般仅限于皮质浅层。可有钙化、骨化、神经元发育不良、囊性变等继发性改变（图 26-21）。

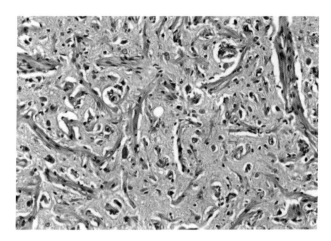

图 26-21　MA 的病理学改变

HE 染色，100 倍放大。可见病变内血管增生，胶质细胞增生。

手术切除是 MA 首选治疗方法，尤其是对于难治性癫痫的治疗以尽早手术为主，手术可达到较好的效果。但单纯切除肿瘤并不一定能达到较好的预后，致痫区域可能包括病变邻近脑组织。经过肿瘤及周围脑组织扩大切除后，肿瘤的复发率极低，癫痫的完全不发作率也可达 87.2%。因此对于合并难治性癫痫的患者，需要行充分的术前评估，包括常规的症状学评估、长程视频脑电图检查、MRI 及 PET-CT 检查，行严格的术前评估明确切除范围。

三、神经皮肤黑变病

神经皮肤黑变病（neurocutaneous melanosis, NCM）是一种临床罕见的、非家族性的神经皮肤综合征，其特征是出现先天性皮肤黑色素细胞痣和软脑膜黑色素细胞瘤。1861 年由 Rokitansky 首先报道，1948 年 Van Bogaert 将其命名为神经皮肤黑变病。神经皮肤黑变病的病因尚不明确。神经皮肤黑变病一般无家族遗传史，多呈散发，好发于 2 岁以下的婴幼儿，新生儿中发病率 <1/20 000，成人发病者少见。

患者神经系统症状出现的时间呈两个高峰：<2 岁（大多数）或 20~30 岁。症状具有多变性，主要与病变部位有关。婴幼儿多表现为进行性加重的颅内高压，继发癫痫的比例可高达 48%，其他表现包括呕吐（40%）、头痛（35%）、脑神经麻痹（26%）、视乳头水肿（10%）以及脑膜刺激征（3%）。成年人多表现为头痛、局灶性感觉和运动障碍、脑神经麻痹（尤其多见于第 Ⅵ 和第 Ⅶ 对脑神经），部分出现一定程度的人格和精神改变等。随着病情发展，可出现运动失调、截瘫、脑积水等。

NCM 脑内病变常分布于钩回或邻近的颞叶皮质，这也是容易引起癫痫的原因。Ketsuda Jakchairoongruang 等对 80 例 NCM 患者的 MRI 表现加以总结，认为杏仁核、脑桥和小脑是 NCM 最常见的位置，然后是大脑皮质、丘脑、中脑和延髓。

NCM 约 2/3 患者伴有皮肤巨大型先天性黑色素痣，少数患者虽无巨大病变但可见多发性黑色素痣。皮肤损害多在出生时即有，呈点片状分布于全身，似帽状覆盖整个头部，或似肩垫、衣袖、袜套状覆盖肩部、四肢，伴表面黑色粗毛，亦称兽皮痣（图 26-22）。

头颅 MRI 检查对脑内黑色素沉积比较敏感，为诊断 NCM 的首选检查方法。MRI 平扫表现为 T1 像高信号，T2 像低信号；增强扫描可见病变部位的强化信号影（图 26-23）。由于 MRI 显示黑色素在髓鞘形成前更加敏感，故而对于 NCM 患者应尽早行 MRI 检查（首次 MRI 检查在出生后几个月即可进行）。

Kadonaga 和 Frieden 等于 1991 年提出的诊断标准被临床广泛采用：①皮肤存在大面积（成人：直径≥20cm；新生儿和婴幼儿：头部直径≥9cm 或躯干直径≥6cm）或多发性（≥3 个）先天性黑色素痣伴软脑膜黑色素沉积或黑色素瘤；②皮肤黑色素痣无恶性变，仅有良性脑膜黑变病的患者除外；③脑膜或软脑膜黑色素瘤形成。

NCM 合并癫痫发作的比例较高，明显高于普通人群的癫痫自然患病率。继发癫痫的患者应尽早规范应用抗癫痫药物。同时 NCM 脑内病变常分布于颞叶及颞叶内侧结构，因此对于药物难治性癫痫的患者可积极考虑癫痫外科的干预。应完善长程视频脑电图、头颅 MRI 及头颅 PET-CT 检查，行严格的术前评估判断致痫灶是否局限，对于局限致痫灶可考虑手术切除，对于无法明确致痫灶的可考虑行神经调控手术（VNS 和 DBS）。北京天坛医院丰台癫痫中心曾收治 1 例患者，3 岁 4 个月女性，癫痫病史 3 年，发作形式为复杂部分性发作，规律服用奥卡西平、左乙拉西坦及苯巴比妥，癫痫控制不满意，发作频率为每天数次。入院查体可见全身皮肤多处大片黑斑，头颅 MRI 示右侧杏仁核病变。入院后完善

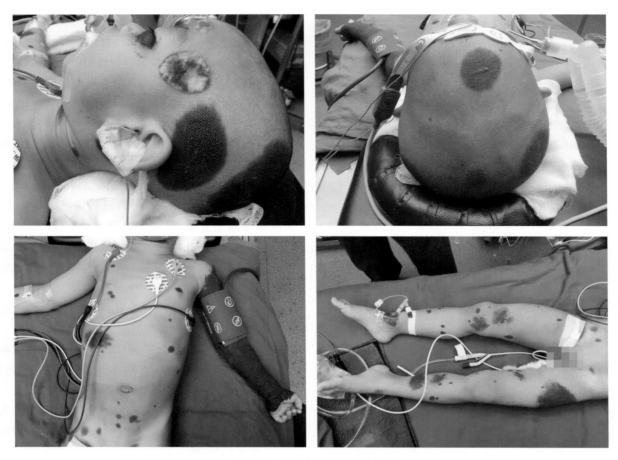

图 26-22　NCM 患者的皮肤表现
患者头部及全身可见多发片状黑斑,左上肢可见衣袖状覆盖。

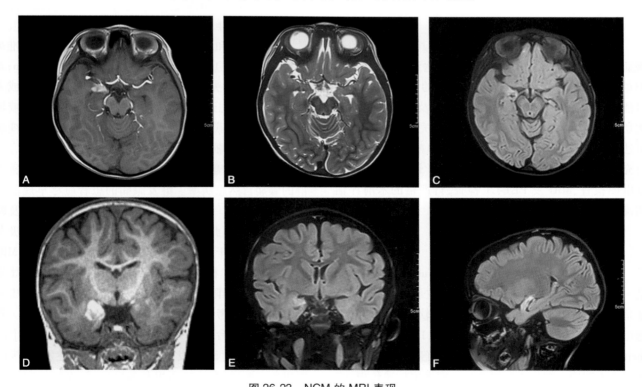

图 26-23　NCM 的 MRI 表现
A. 轴位 T1 加权像;B. 轴位 T2 加权像;C. 轴位 flair 像;D. 冠状位 T1 像;E. 冠状位 flair 像;F. 矢状位 flair 像。可见右侧杏仁核病变,T1 呈高信号,T2 呈低信号,flair 像呈高信号。

视频脑电图考虑为广泛性低波幅快节律起始。会诊讨论考虑可行手术治疗,后行选择性杏仁核、海马头切除术,术后病理证实为神经皮肤黑变病,术后随访11个月无发作(图26-24)。

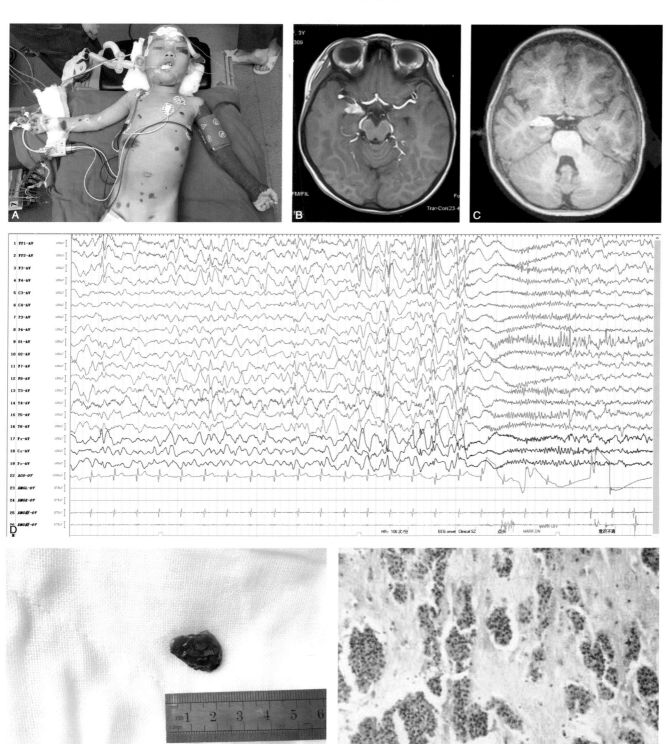

图26-24　一例 NCM 患者的病例介绍

北京天坛医院丰台癫痫中心收治的 3 岁 4 个月女性患者,A. 可见患者全身多发片状黑斑;B. 头颅 MRI 可见右侧杏仁核病变;C. MRI-PET 融合可见右颞叶及内侧结构代谢减低;D. 发作期脑电图可见广泛性低波幅快节律起始;E. 术中切除病变色黑,质偏硬;F. 术后病理回报证实为神经皮肤黑变病。

四、表皮痣综合征

表皮痣综合征（epidermal nevus syndrome，ENS）指表皮痣伴有皮肤、眼和神经、骨骼、心血管及泌尿生殖系统发育畸形。一般为散发性，少数病例为常染色体显性遗传。累及神经系统可出现癫痫。Solomon 等于 1968 年提出了表皮痣综合征（ENS）一词描述表皮的错构瘤合并皮肤外异常。尽管许多人继续使用此术语，但现在明确不是在说一种疾病，而是一组疾病。Happle 于 2010 年概括了总共 9 个定义明确的表皮痣综合征。

ENS 累及神经系统最常见表现是智力发育迟缓和癫痫发作。据报道，38%~96% 的表皮痣综合征患者合并有癫痫，并且均为难治性癫痫。皮肤损害主要表现以单侧痣为主，其次是高起鱼鳞病和棘层肥厚型表皮痣，这些损害为单侧分布的大斑块、褐色，有少量鳞屑形成。另外有头皮和面部皮脂腺痣，出现局限性线形疣状痣等。

ENS 合并癫痫的患者应尽早规范应用抗癫痫药物。对于药物难治性癫痫的患者可考虑癫痫外科的干预，应完善长程视频脑电图、头颅 MRI 及头颅 PETCT 检查，行严格的术前评估判断致痫灶是否局限，对于局限致痫灶可考虑手术切除，对于无法明确致痫灶的可考虑行神经调控手术（VNS、DBS）。合并其他系统疾病的患者，应多个专业联合，尽量争取早诊断早治疗，改善预后。

五、色素失禁症

本病也称为 Bloch-Sulzberger 病，主要见于女性，是一种 X 连锁显性遗传性疾病。目前证实为定位于 X 染色体长臂的 Xq11（P1）和 Xq28（IP2）突变引起。

色素失禁症 70%~80% 的患者有皮肤外表现。累及中枢神经系统表现主要为癫痫、智力迟钝等。其他可累及牙齿、眼睛和骨骼等。皮肤表现可分为三期：①第一期有红斑及大疱，排列成行，出生时即有或出生后 2 周内显著，常波及四肢和躯干，不侵犯面部；②第二期由角化过度性的疣状丘疹和斑块组成的损害，见于 2/3 患者，是继水疱后在相同部位出现的损害；③第三期损害表现为奇特的网状色素沉着，以躯干部损害最显著。

新生儿癫痫往往是该病最先出现的症状，可早期规范应用抗癫痫药物。皮肤病变及其他系统病变可专科诊治。该病是人体中第一个被证实累及 NF-kB 传导通路的。在过去的近 30 年中，对于该通路的研究已得到不断深入。未来的治疗方向希望能够通过抑制该通路，来达到阻断视网膜及神经系统症状进展的目的。

六、肝豆状核变性

肝豆状核变性（hepatolenticular degeneration）又名 Wilson 病。由 Wilson 于 1912 年系统描述，是一种以铜代谢障碍为特征的遗传性疾病。属常染色体隐性遗传。其主要临床特征是肝损害、神经系统症状、角膜 K-F 环（Kavser-Fleischer ring）、皮肤黏膜色素改变。本病少见，发病率为 1/（3~10）万。好发年龄为 7~15 岁，晚发者可迟至 20~30 岁，无性别差异。

临床表现多样，大多数先出现肝病症状，少数以神经系统的表现开始，其余的则为两者的混合症状。神经系统症状主要是锥体外系的表现、癫痫发作、智力低下等。角膜 K-F 环为本病的特征性表现，具有很高的诊断价值。皮肤表现主要是下肢、面、颈、外阴等部位模糊的淡绿色色素沉着。

治疗原则是减少铜的摄入和吸收，促进铜排泄。可采用低铜饮食治疗，避免食入含铜量高的食物。可使用 D-青霉胺、三乙烯四胺驱铜治疗。继发癫痫的治疗目前并无明确的、统一的指导意见。应尽早规范应用抗癫痫药物治疗，苯妥英钠、苯巴比妥、卡马西平、丙戊酸钠、氯硝西泮、扑米酮均有报道。超过一半的患者应用抗癫痫药物后发作可以得到控制，也有少部分人并无改善。

七、岩藻糖苷贮积病

岩藻糖苷贮积病（fucosidosis）是一种十分少见的先天性溶酶体贮积病，1966 年由 Durand 等首次报道。属常染色体隐性遗传。本病可分为迅速进展的婴儿型（Ⅰ型）和较轻的青少年或成人型（Ⅱ型）。

婴儿型（Ⅰ型）继发癫痫发作的比例为 38%，应考虑规范应用抗癫痫药物治疗。其他表现有智力减退（95%）、运动衰退（87%）、生长迟缓（78%）。病变进行性发展，最终导致恶病质和早期（18~20 岁）死亡。皮肤损害主要是弥漫性躯体性血管角化瘤，发生率约 52%，多见于较轻的 Ⅱ 型，可能提示预后较好。

八、拉福拉病

拉福拉病（Lafora's disease）是进行性肌阵挛性癫痫（progressive myoclonus epilepsy）中的一型，即 Lafora 型，1911 年由 Lafora 首次报道。其特征是在脑、肝、肌肉、皮肤等组织的细胞内出现葡聚糖包涵体（Lafora 小体）。本病属常染色体隐性遗传。

本病发生在 10~18 岁的儿童和青少年，初起为癫痫发作，以后出现肌阵挛性反射，随着疾病的进展，这些症状变得更明显，并呈持续性。精神衰颓是本病特征性表现,出现在癫痫发作后的 1 年内。EEG 显示多棘波,特别是在枕部。患者常早期死亡。皮肤表现罕见,有报道在耳部发生丘疹结节、臀部出现厚的硬化性斑块。目前无有效治疗,联合应用丙戊酸和苯二氮杂类如氯硝西泮能有效地控制全身性癫痫发作,但肌阵挛性拉伸较难控制。

(马延山　桑　林)

| 参考文献

[1]　SANTORO C,BERNARDO P,COPPOLA A,et al. Seizures in children with neurofibromatosis type 1:is neurofibromatosis type 1 enough?［J］. Ital J Pediatr,2018,44(1):41.

[2]　GALES J,PRAYSON RA. Hippocampal sclerosis and associated focal cortical dysplasia-related epilepsy in neurofibromatosis type 1［J］. J Clin Neurosci,2017,37:15-19.

[3]　PECORARO A,AREHART E,GALLENTINE W,et al. Epilepsy in neurofibromatosis type 1［J］. Epilepsy Behav,2017,73:137-141.

[4]　OSTENDORF A P,GUTMANN D H,Weisenberg JL. Epilepsy in individuals with neurofibromatosis type 1［J］. Epilepsia,2013,54(10):1810-1814.

[5]　ALGıN D İ,TEZER F I,OGUZ K K,et al. Pharmacoresistant seizures in neurofibromatosis type 1 related to hippocampal sclerosis:Three case presentation and review［J］. J Clin Neurosci,2019,64:14-17.

[6]　VIVARELLI R,GROSSO S,CALABRESE F,et al. Epilepsy in neurofibromatosis 1［J］. J Child Neurol. 2003,18(5):338-342.

[7]　ZHANG C,WANG Y,WANG X,et al. Sporadic meningioangiomatosis with and without meningioma:analysis of clinical differences and risk factors for poor seizure outcomes［J］. Acta Neurochir(Wien),2015,157:841-853;discussion 853.

[8]　MA M,DING Z L,CHENG Z Q,et al. Neurocutaneous Melanosis in an Adult Patient with Intracranial Primary Malignant Melanoma:Case Report and Review of the Literature［J］. World Neurosurg,2018,114:76-83.

[9]　KADONAGA J N,FRIEDEN I J. Neurocutaneous melanosis:definition and review of the literature［J］. J Am Acad Dermatol,1991,24(5):747-755.

[10]　JAKCHAIROONGRUANG K,KHAKOO Y,BECKWITH M,et al. New insights into neurocutaneous melanosis［J］. Pediatric radiology,2018,48(12):1786-1796.

[11]　HAPPLE R. The group of epidermal nevus syndromes. Part I Well defined phenotypes［J］. J Am Acad Dermatol,2010(63):1-22.

[12]　YU T W,TSAU Y K,YOUNG C,et al. Epidermal nevus syndrome with hypermelanosis and chronic hyponatremia［J］. Pediatr Neurol,2000,22:151-154.

[13]　NARAYANAN M J,RANGASAMY S,NARAYANAN V. Incontinentia pigmenti (Bloch-Sulzberger syndrome)［J］. Handb Clin Neurol,2015,132:271-280.

第二十七章　拉斯马森脑炎

拉斯马森脑炎（Rasmussen encephalitis，RE），是一种罕见的慢性神经系统疾病，最初由 Rasmussen 及其同事（1958）报道，以后的文献也将该病称为 Rasmussen 综合征。其特征是大脑皮质的单侧炎症、药物难治性癫痫、进行性神经和认知功能减退。近年来随着神经病理学和免疫学方面的进步，认为 RE 可能是由 T 细胞对一个或多个抗原表位的反应所驱动，并可能有自身抗体的参与。RE 的发病在地域和性别上也没有明显差异，目前还没有药物治疗能够成功阻止疾病的进展，免疫调节治疗似乎能够减缓，但不能改变最终的结果。大多数病例最终需要行大脑半球切除或离断手术，以达到消除发作，终止病程进展的目的。临床医生目前面临的主要挑战是能否尽早明确诊断，以及手术时间的选择。

一、发病机制

目前认为 RE 的发生与免疫性炎症相关，但其发病机制尚不明确，有研究发现 RE 是由异常的抗原介导所致，抗原可以是外源性的如病毒，也可以是内源性的；亦有研究发现 RE 是由于免疫系统的内在缺陷造成对抗原提呈的过度反应所致。总之，无论是异常抗原刺激免疫系统，还是免疫系统缺陷导致过度免疫反应，免疫性炎症反应被认为是 RE 较为明确的病因，异常的免疫反应包括下列三个方面：

（一）抗体介导的体液免疫

过去的观点认为中枢神经系统是免疫豁免器官，但是最近的研究发现血液中存在的多种抗神经元表面抗原的抗体是造成神经退行性变的重要病因。最早在 RE 患者血样中检测到的神经元抗体为抗 GluR3 抗体，但是血浆置换只对部分患者有效。亦有 RE 患者中存在抗 Munc-18-1 抗体和抗 α 乙酰胆碱受体抗体。Munc-18-1 的编码基因是 *STXBP1*，该基因的突变是婴儿早期癫痫脑病的重要病因，但是 Munc-18-1 蛋白并非膜蛋白，而是位于胞内，与突触囊泡释放功能相关。然而这些抗体仅在少数 RE 患者中被发现了，是继发于 RE 的病理学的"结果"还是"病因"尚不清楚。目前尚无一种自身抗体与 RE 存在特异性相关，自身抗体在 RE 中的发病机制尚不清楚，针对抗原的异常抗体是否为 RE 的主要致病因素有待进一步研究证实。

（二）细胞毒性 T 细胞介导的细胞免疫

细胞毒性 T 细胞在 RE 的发病过程中发挥了重要的作用。在 RE 患者的组织切片中发现 50% 以上的 CD8+T 细胞表达记忆 T 细胞的表面标志物 CD103，且和病程长短无关，提示记忆 T 细胞参与了对某一未知抗原的细胞免疫反应。在 RE 患者的脑组织病理切片中，CD8+T 细胞占绝大多数，其中 10% 的细胞颗粒酶 B 阳性，这些细胞排列在神经元和星形胶质细胞周围。这类 T 细胞主要攻击神经元和星形胶质细胞，星形胶质细胞丢失在神经元损伤、诱导癫痫发作及加速神经元细胞死亡中起一定作用。亦有观点认为外源性的微生物感染可能造成神经元和星形胶质细胞表面表达异常抗原，最终诱导 T 细胞免疫应答，产生炎症反应。然而目前尚无直接证据证明这一点。

（三）小胶质细胞介导的神经元退行性变

小胶质细胞浸润也是 RE 病理学特点之一，虽然小胶质细胞在不同部位的脑组织中活化的程度不同，但是其分布范围与 T 细胞浸润的区域重叠，且出现在已经受破坏的皮质。在中枢神经系统发生炎症的状态下，活化的小胶质细胞可以在干扰素 α、补体 C3 的介导下，损伤神经元。新近的研究发现聚集在神经元附近的 CD8+T 细胞可以通过释放干扰素 γ（IFN-γ）激活神经元表面的干扰素 γ 受体（IFNGR），从而导致神经元中 JAK-STAT1-CCL2 通路的激活，CCL2 作为趋化因子可以通过旁分泌的方式招募小胶质细胞聚集到神经元周围，通过突触剥离（synaptic stripping）造成神经元的损伤，这一机制揭示了神经元如何作为中介因子，介导细胞毒性 T 细胞和小胶质细胞在 RE 发病中的协同作用。另有报道发现小胶质细胞还可以通过释放白介素 1 等促炎症因子，加剧组织的炎症反应，或者通过参与补体介导的突触剥离，造成神经网络兴奋性增高。

二、临床特征及癫痫症状学

RE 是一种进展性的、主要涉及一侧半球的神经系统疾病。症状和体征通常包括癫痫、运动功能缺陷、认知障碍，在某些情况下，还包括语言和（或）感觉功能障碍。由于在早期阶段症状可能不典型，而且约 10% 的患者还存在双重病理，包括局部皮质发育不良、血管畸形、结节性硬化等，有些患者可能同时还存在其他免疫乱,因此早期明确诊断具有挑战性,但早期诊断对于治疗方案的制订又至关重要。

RE多见于儿童(14个月至14岁),儿童期起病者临床表现相对典型,年长及老年病例少见。发病前可能有上呼吸道感染、中耳炎等非特异性病史。癫痫发作一般是其首发症状,几乎所有的癫痫发作形式都可出现,但以局灶性运动性发作为主,约一半的患者最终发展成持续性部分性癫痫(epilepsia partialis continua, EPC)。偶有出现其他症状两年后才有癫痫发作的病例报道。随着疾病的发展,将会出现进行性智力减退及病变对侧肢体的偏瘫。年龄较大的患者进展较慢。

临床分为三个疾病发展阶段:最初,可能有一个相对非特异性的前驱期,该期癫痫发作频率较低,不出现明显的神经功能障碍,这一过程可持续数月至数年,一般为1~2年。之后进入疾病的快速进展期,频繁的癫痫发作,EPC常见;神经功能障碍表现为进行性轻偏瘫、偏盲、认知障碍和失语(如果语言主侧半球受影响)。然后到达后遗症期,表现为持久的、不可逆的神经功能障碍及癫痫发作,癫痫发作的频率较急性期减少。临床分期虽然使对疾病发展过程的理解更容易,但并不是所有病例都经历

这三个阶段,而且这三个阶段之间也没有明确的界限。对这一疾病过程的临床观察来说,神经功能障碍的变化至关重要,它可能会影响手术干预的时间。

三、辅助检查

(一) 神经影像学

头颅磁共振(MRI)表现多样,大多数患者显示一侧半球的脑沟增宽,脑脊液腔隙增大,特别是在岛叶或岛叶周围区域,伴随皮质或皮质下在T2/FLAIR上高信号。大多数病例的同侧尾状核头、壳核萎缩,之后随着病情的进展,病变侧半球出现进行性的脑组织萎缩,脑室扩大,皮质或皮质下高信号范围扩大。部分病例早期MRI扫描正常或局灶性皮质肿胀,随后受累半球显示广泛的信号改变与萎缩。部分应用激素治疗的患者出现双侧半球的萎缩。系列MRI复查有助于发现病变的进展(图27-1)。正电子发射计算机断层扫描(PET-CT)、单光子发射计算机断层扫描(SPECT)检查发现低代谢区域可能比MRI所显示病灶更广泛,甚至为一侧半球低代谢或低灌注,在EPC期PET-CT也可表现为一侧半球高代谢(发作期改变),早期检查有助于RE早期诊断(图27-2)。

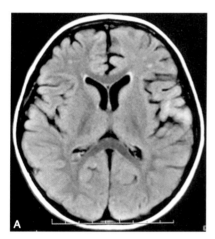 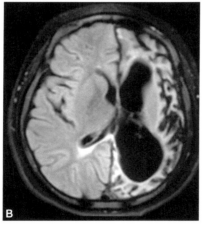

图27-1　一例Rasmussen综合征的MRI演变
11岁女孩,4岁9个月起病,Rasmussen综合征;A. 起病后半年FLAIR像,显示左侧半球的脑沟略增宽,在岛叶及岛叶周围区域,伴随皮质或皮质下高信号,脑室略扩大,尾状核头略萎缩;B. 起病6年后FLAIR像,显示左侧半球灰白质广泛萎缩,脑室明显扩大。

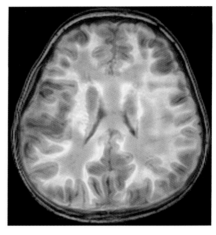

图27-2　一例Rasmussen综合征的PET-CT
5岁8个月女孩,Rasmussen综合征;起病6个月PET-CT显示右侧半球多处低代谢伴岛盖部高代谢(发作期改变)。

(二) 脑电图

RE的EEG背景异常与病程的不同阶段有关。早-中期表现为病侧为主的弥漫性慢波活动,可见多形性δ波或节律性θ活动。至病程中-晚期出现偏瘫和一侧影像学异常时,多有双侧弥漫性异常,但患侧更突出。

发作间期多为一侧半球局灶性或多灶性放电,也可见双侧半球多灶性及同步性放电,病变一侧半球更多见,额、颞区最常受累,少数为双侧半球同步放电。双侧

多灶性放电更容易出现继发同步化现象。偶见局灶性慢波活动而无明显棘、尖波发放。发作可起源于患侧半球的中央区、枕区或额区。在出现EPC时,可见抽搐肢体对侧半球中央、顶区不规则棘波、尖波或慢波发放。起源于Rolandic区的局部肌阵挛性抽动常与EEG的放电缺乏良好的相关性,即发作时EEG可能没有明显的癫痫样放电,或肌肉抽动与放电不完全同步(图27-3、图27-4)。

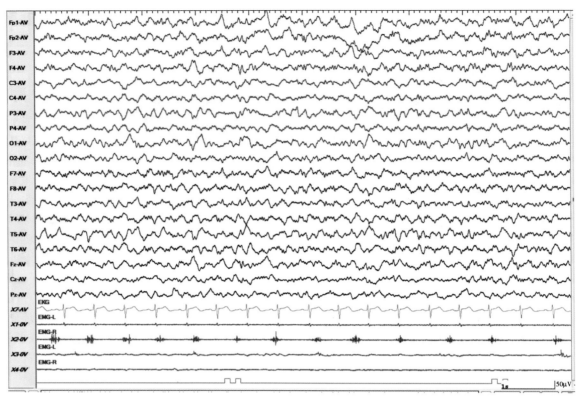

图 27-3　一例 Rasmussen 综合征的脑电图

9 岁女孩,Rasmussen 综合征,清醒期 EEG 显示双侧半球弥漫性 θ 为主慢波,左侧略突出,夹杂不典型尖波;EMG 位于左右侧三角肌和股四头肌,可见右上肢持续半节律性肌阵挛抽搐(EPC),与 EEG 中的癫痫样放电无明确锁时关系。

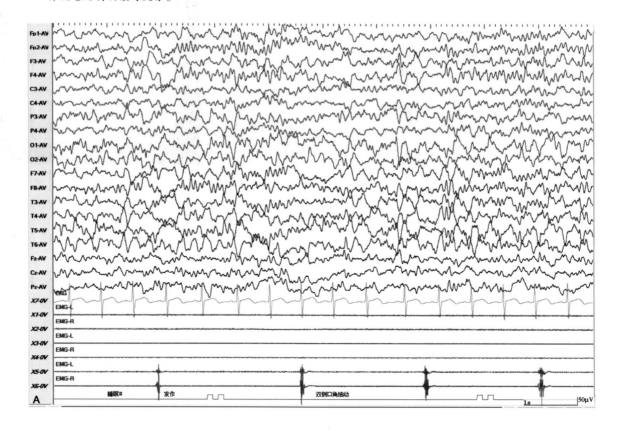

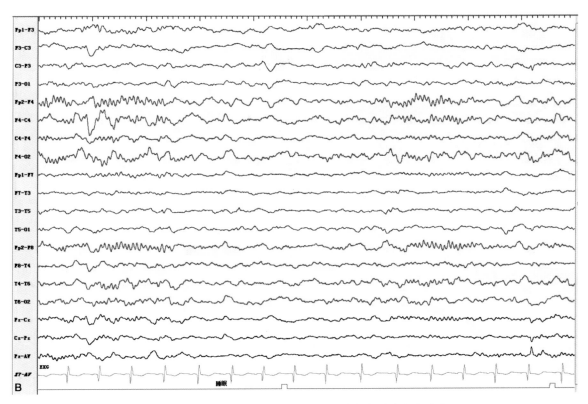

图27-4 一例Rasmussen综合征的术前与术后脑电图对比

3岁女孩,Rasmussen综合征;A.术前发作期EEG(睡眠期),显示左侧半球慢波突出,夹杂少量棘波,睡眠纺锤减弱;EMG位于左右侧三角肌、股四头肌和口轮匝肌,可见双侧口角无节律抽搐(EPC);B.左侧半球离断术后2年复查EEG(睡眠期),显示左侧半球电压偏低,少量低波幅尖波散发;患儿至今术后4年多无发作,智力及运动功能较术前明显进步。

(三) 其他实验室检查

目前RE没有特异性的实验室诊断指标。血清及脑脊液GluR3抗体并不能区别RE与非炎症性癫痫,其他免疫学指标亦没有特殊异常,脑脊液和血清的病毒抗体检查一般是阴性的。脑脊液常规检查一般是正常的,部分患者出现淋巴细胞或蛋白含量轻度增高,但没有诊断和排除诊断的意义。但脑脊液检查结果有助于排除其他相关疾病。

(四) 病理学特征

RE术后或脑活检病理特点主要为炎细胞浸润,胶质细胞增生,大量小胶质细胞结节,伴有或不伴有噬神经细胞现象,血管周围淋巴细胞浸润,病变区域非均匀分布。根据组织病变程度不同分为1~4期:1期为病变最早期,病理表现为炎症细胞散在,无明显皮质或神经元损伤,少量淋巴细胞浸润分布在皮质分层排列神经元的浅层或深层,并围绕在神经元或血管周围成簇排列,星形细胞和小胶质细胞也浸润在病灶中。2期为中期,淋巴细胞浸润增多,以CD8+和CD4+T细胞混合存在,但是以CD8+细胞毒性T细胞为主。B细胞偶见,且只分布于血管周围,并不像T细胞一样,聚集在神经元周围;星形细胞和小胶质细胞从局灶分布变为全层分布,且呈现明显的激活状态;神经元损伤明显并伴有退行性变,形态上出现变形或气球样改变,且可见局部神经元缺失,神经元周围的卫星现象是比较典型的病理表现。3期为晚期,大体病理表现出显著的脑萎缩,组织病理最突出特点为神经元数量显著减少,而星形细胞增生明显,且细胞形态增大;小胶质细胞增生活化显著,局灶可呈现出吞噬细胞的形态。4期为终末期,脑皮质出现广泛的萎缩和空泡形成,原本应分层排列的神经元出现全层消失,代之以星形细胞的广泛增生,而炎症反应的表现也减弱或消失。少数患者可出现双重病理,如局部皮质发育不良、低分化胶质瘤、结节性硬化、血管异常及陈旧性缺血等。在诊断困难时,脑活检可能对诊断及鉴别诊断有意义,但典型病例一般不需要活检(图27-5)。

四、诊断标准

由于RE没有特异性的临床表现和实验室标志,因此主要是基于对临床表现及病程、影像学及脑电图的综合分析做出的临床诊断。目前临床一般沿用2005年对RE诊断的欧洲专家共识(Bien,2005,Brain),该共识提

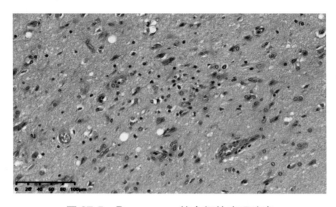

图 27-5　Rasmussen 综合征的病理改变

3 岁女孩,Rasmussen 综合征;病理 HE 染色显示胶质细胞增生,大量小胶质细胞结节,血管周围淋巴细胞浸润。

出两个诊断标准。

1. 标准一

(1)临床表现:局灶性癫痫发作(伴或不伴 EPC)和一侧脑皮质病变。

(2)脑电图:一侧半球慢波活动,伴有或不伴有癫痫样放电及一侧癫痫发作起始。

(3)MRI:一侧性脑皮质萎缩,伴至少下述情况之一:①灰质或白质 T2 或 FLAIR 像高信号;②同侧尾状核头部高信号或萎缩。

2. 标准二

(1)临床表现:EPC 或进行性一侧性脑皮质功能障碍。

(2)MRI:进行性一侧半球部分性脑皮质萎缩。

(3)病理学:以 T 淋巴细胞为主的脑炎伴小胶质细胞增生(不一定有结节形成)及反应性星形细胞增生。若脑实质有较多巨噬细胞、B 淋巴细胞、浆细胞或病毒包涵体则排除 RE 的诊断。

如果标准一中的 3 项或标准二中的 2 项符合,并除外创伤后脑萎缩、伴有颞叶萎缩的颞叶硬化、Sturge-Weber 综合征、围生期大脑中动脉梗死、皮质发育不良等疾病,就可以诊断 RE。

五、治疗

(一)药物治疗

RE 几乎对所有的抗癫痫药物耐药,特别是存在 EPC 的患者。因此,抗癫痫药物治疗目标应该是控制或减少局灶继发全面性癫痫发作,以达到最佳的癫痫控制与最少的副作用。鉴于免疫功能紊乱可能参与了 RE 形成的观点,许多免疫调节剂用于临床治疗,包括类固醇、静脉注射免疫球蛋白、血浆置换、干扰素、蛋白 a 免疫吸附剂、他克莫司、硫唑嘌呤、帕博利珠单抗和利妥昔单抗等。大剂量皮质激素及丙种球蛋白静脉注射似乎能够减缓疾病的进展,对认知和运动状态也有所改善,尤其是在疾病的早期阶段,但一般不能改变最终的结果。早期有研究支持 RE 是由病毒感染所致,因此有人试用抗病毒的方法来治疗。因为各种治疗的病例数量都相对较少,所以治疗效果及远期预后的解释需要谨慎。

(二)手术治疗

对于 RE 是否需要手术和手术时机的选择问题一直是有争议的。因为患者发病年龄跨度较大,甚至有成人发病的病例报道;发病后疾病的进展速度也不尽相同,有的患者很快出现难以控制的癫痫发作和神经功能损伤,而有的患者疾病进展缓慢,临床症状轻微,对癫痫药物和免疫调节剂反应较好;还有一部分病例对诊断存在争议。

大部分学者认为如果患者起病年龄小,进展速度快,癫痫发作频繁甚至出现不能控制的 EPC 发作,神经功能障碍持续加重,特别是病变位于语言非优势半球的,应该尽早手术治疗。因为早期手术不仅仅控制癫痫发作、减少癫痫药物和持续神经变性的影响;也能消除持续异常放电对健侧半球的影响,保护健侧脑发育,还能尽早进行康复治疗。

相反,病程进展缓慢、神经功能障碍轻微和(或)对药物治疗反应良好,尤其病变在语言优势半球的患者,通常会继续内科治疗或延迟手术。最具挑战性的情况是患者年龄较大(通常是青春期早期),涉及语言优势半球。在这方面,功能磁共振成像检查可能有助于对语言功能区分布的决策。对诊断有争议的病例也要延迟手术,可行脑活检进一步明确诊断。总之,我们要在诊断标准的基础上个体化分析,充分考虑各种治疗的获益和潜在风险。

大量的临床实践证明,尽管 RE 的病变可能仅累及一侧半球的局部区域,发作起源于一侧半球的局部脑区,但局灶性切除一般不能控制癫痫发作,而大脑半球切除术和大脑半球离断术是唯一有效控制发作的方法。大脑半球切除或离断手术技术和方法详见第四十五章。

六、预后

在药物治疗或手术治疗方面,对 RE 患者在癫痫控制、认知能力、运动功能、视觉和行为表现等方面的预后有大量临床研究,目的在于寻找最佳的手术时机。

总体来说,半球切除或离断手术的术后无发作率约为65%~85%,大多数患者术后癫痫发作立即消失。对于术后癫痫复发患者,有研究表明50%的患者通过二次手术癫痫发作消失,这可能和第一次手术离断不完全有关。术后癫痫发作还可能和术前脑电图双侧异常放电、PET-CT双侧异常等因素相关。

半球术后偏瘫和偏盲都是不可避免的。术前大部分患者都存在对侧肢体力量减弱、肌张力增高和活动范围缩小等不同程度的偏瘫表现。术后长期随访表明,近端运动功能的改善明显大于远端,特别是手的功能恢复较困难,但仍有大部分可以用手处理物体,尽管协调性和速度降低。术后肢体功能的恢复和手术年龄、术后康复相关。视觉问题通常出现在术前,但许多儿童很难完成准确的视力视野检查。术后对视野的敏感度也存在差异,有的偏盲严重,有些则并不影响日常活动,自感和术前相比没有变化。因偏盲导致的眼球位置改变,后期可能需要眼科行矫正治疗。

术后患者的整体认知和发育状态和术前相比,或稳定无倒退,或有所提高,与术前的基础状况有关。病程持续时间和认知功能损害的程度相关,一般病程短的认知功能损害轻,术后认知功能恢复也较好,可能是因为长时间癫痫发作对健侧半球的功能有影响。认知功能和手术年龄的关系研究结果有所差异,一些研究显示早期手术有更好的认知发育。非优势半球病变的术后认知功能发育更好。

手术时机和风险的一个重要挑战是优势半球切除后的语言功能。早期手术和晚期手术对语言影响的风险和益处还没有明确的报道,不清楚是否疾病的进展会导致健侧半球的语言退化,还是允许健侧半球有更多的时间来重塑语言功能。优势半球切除对语言功能的影响结果差异很大。一些研究表明,手术年龄越小,术后语言能力恢复越好,因为更小的患儿可能有更强的可塑性,但也有一些研究反对手术"越早越好"的观点。

总体而言,一些预测因素对手术选择和时机有一定的参考意义。此外,功能磁共振成像技术的进步为研究语言和运动功能向对侧半球的潜在转移提供了可能,这可能对手术的最佳时机评估有帮助。半球手术术后功能恢复和正规的康复治疗密切相关,需要更全面地研究康复干预措施,包括康复治疗开始的时间和持续的时间以及康复的效果等。

参考文献

[1] RASMUSSEN T, OLSZEWSKI J, LLOYD-SMITH D. Focal seizures due to chronic localized encephalitis[J]. Neurology, 1958,8(6):435-445.

[2] BIEN C G, GRANATA T, ANTOZZI C, et al. Pathogenesis, diagnosis and treatment of Rasmussen encephalitis: a European consensus statement[J]. Brain, 2005, 128(Pt3):454-471.

[3] OLSON H E, LECHPAMMER M, PRABHU S P, et al. Clinical application and evaluation of the Bien diagnostic criteria for Rasmussen encephalitis[J]. Epilepsia, 2013, 54(10):1753-1760.

[4] BIEN C G, TIEMEIER H, SASSEN R, et al. Rasmussen encephalitis: Incidence and course under randomized therapy with tacrolimus or intravenous immunoglobulins[J]. Epilepsia, 2013, 54(3):543-550.

[5] LAMB K, SCOTT W J, MENSAH A, et al. Incidence, prevalence and clinical outcome of Rasmussen encephalitis in children from the United Kingdom[J]. Dev Med Child Neurol, 2013, 55(suppl 1):14.

[6] GRANATA T, GOBBI G, SPREAFI R, et al. Rasmussen's encephalitis: early characteristics allow diagnosis[J]. Neurology, 2003, 60(3):422-425.

[7] THOMAS J E, REAGAN T J, KLASS D W. Epilepsia partialis continua. A review of 32 cases[J]. Arch Neurol, 1977, 34(5):266-275.

[8] LONGARETTI F, DUNKLEY C, VARADKAR S, et al. Evolution of the EEG in children with Rasmussen's syndrome[J]. Epilepsia, 2012, 53(9):1539-1545.

[9] VILLANI F, PINCHERLE A, ANTOZZI C, et al. Adult-onset Rasmussen's encephalitis: anatomical-electrographic-clinical features of 7 Italian cases[J]. Epilepsia, 2006, 47(suppl 5):41-46.

[10] TOBIAS S M, ROBITAILLE Y, HICKEY W F, et al. Bilateral Rasmussen encephalitis: postmortem documentation in a five-year-old[J]. Epilepsia, 2003, 44(1):127-130.

[11] CHIAPPARINI L, GRANATA T, FARINA L, et al. Diagnostic imaging in 13 cases of Rasmussen's encephalitis: can early MRI suggest the diagnosis?[J]. Neuroradiology, 2003, 45(3):171-183.

[12] LARIONOV S, KONIG R, URBACH H, et al. MRI brain volumetry in Rasmussen encephalitis: the fate of affected and "unaffected" hemispheres[J]. Neurology, 2005, 64(5):885-887.

[13] BIEN C G,URBACH H,DECKERT M,et al. Diagnosis and staging of Rasmussen's encephalitis by serial MRI and histopathology[J]. Neurology,2002,58(2):250-257.

[14] PARDO C A,VINING E P,GUO L,et al. The pathology of Rasmussen syndrome：stages of cortical involvement and neuropathological studies in 45 hemispherectomies[J]. Epilepsia,2004,45(5):516-526.

[15] WANG Y,QIN Z H. Molecular and cellular mechanisms of excitotoxic neuronal death[J]. Apoptosis,2010,15(11):1382-1402.

[16] TAKEI H,WILFONG A,MALPHRUS A,et al. Dual pathology in Rasmussen's encephalitis：a study of seven cases and review of the literature[J]. Neuropathology,2010,30(4):381-391.

[17] VINCENT A,BIEN C G,IRANI S R,et al. Autoantibodies associated with diseases of the CNS：new developments and future challenges[J]. Lancet Neurol,2011,10(8):759-772.

[18] MANTEGAZZA R,BERNASCONI P,BAGGI F,et al. Antibodies against GluR3 peptides are not specific for Rasmussen's encephalitis but are also present in epilepsy patients with severe,early onset disease and intractable seizures[J]. J Neuroimmunol,2002,131(1-2):179-185.

[19] SCHWAB N,BIEN C G,WASCHBISCH A,et al. CD8+ T cell clones dominate brain infiltrates in Rasmussen encephalitis and persist in the periphery[J]. Brain,2009,132(Pt 5):1236-1246.

[20] BAUER J,ELGER C E,HANS V H,et al. Astrocytes are a specific immunological target in Rasmussen's encephalitis[J]. Ann Neurol,2007,62(1):67-80.

[21] WALTER G F,RENELLA R R. Epstein-Barr virus in brain and Rasmussen's encephalitis[J]. Lancet,1989,1(8632):279-280.

[22] POWER C,POLAND S D,BLUME WT,et al. Cytomegalovirus and Rasmussen's encephalitis[J]. Lancet,1990,336(8726):1282-1284.

[23] SCHAFER D P,LEHRMAN E K,KAUTZMAN A G,et al. Microglia sculpt postnatal neural circuits in an activity and complement-dependent manner[J]. Neuron,2012,74(4):691-705.

[24] ARONICA E,RAVIZZA T,ZUROLO E,et al. Astrocyte immune responses in epilepsy[J]. Glia,2012,60(8):1258-1268.

[25] TAKAHASHI Y,MINE J,KUBOTA Y,et al. A substantial number of Rasmussen syndrome patients have increased IgG,CD4+ T cells,TNFa,and Granzyme B in CSF[J]. Epilepsia,2009,50(6):1419-1431.

[26] LANCASTER E,DALMAU J. Neuronal autoantigens--pathogenesis,associated disorders and antibody testing[J]. Nature reviews Neurology,2012,8(7):380-390.

[27] OWENS G C,CHANG J W,HUYNH M N,et al. Evidence for Resident Memory T Cells in Rasmussen Encephalitis[J]. Front Immunol,2016,7(3):64.

[28] BIALAS A R,PRESUMEY J,DAS A,et al. Microglia-dependent synapse loss in type I interferon-mediated lupus[J]. Nature,2017,546(7659):539-543.

[29] VASEK M J,GARBER C,DORSEY D,et al. A complement-microglial axis drives synapse loss during virus-induced memory impairment[J]. Nature,2016,534(7608):538-543.

[30] DI LIBERTO G,PANTELYUSHIN S,KREUTZFELDT M,et al. Neurons under T Cell Attack Coordinate Phagocyte-Mediated Synaptic Stripping[J]. Cell,2018,175(2):458-471. e19.

[31] GUAN Y,LUAN G,ZHOU J,et al. Bilateral Rasmussen encephalitis[J]. Epilepsy Behav,2011,20(2):398-403.

[32] BAHI-BUISSON N,NABBOUT R,PLOUIN P,et al. Recent advances in pathogenic concepts and therapeutic strategies in Rasmussen's encephalitis[J]. Rev Neurol(Paris),2005,161(4):395-405.

[33] HART Y M,CORTEZ M,ANDERMANN F,et al. Medical treatment of Rasmussen's syndrome(chronic encephalitis and epilepsy)：effect of high-dose steroids or immunoglobulins in 19 patients[J]. Neurology,1994,44(6):1030-1036.

[34] VILLANI F,SPREAFI R,FARINA L,et al. Positive response to immunomodulatory therapy in an adult patient with Rasmussen's encephalitis[J]. Neurology,2001,56(2):248-250.

[35] ANDREWS P I F,DICHTER M A M,BERKOVIC S F F,et al. Plasmapheresis in Rasmussen's encephalitis[J]. Neurology,1996,46(1):242-246.

[36] 李云林,栾国明,张月华,等. 手术治疗 Rasmussen 脑炎的早期疗效观察[J]. 中华神经外科杂志,2007,23(10):734-737.

[37] 张月华,蒲丽华,刘晓燕,等. 16 例 Rasmussen 综合征的临床特征和治疗[J]. 中华儿科杂志,2007,45(9):69702.

[38] TAKAHASHI Y,YAMAZAKI E,MINE J,et al. Immunomodulatory therapy versus surgery for Rasmussen syndrome

in early childhood[J]. Brain Devel, 2013, 35(8):778-785.

[39] PULSIFER M B, BRANDT J, SALORIO C F, et al. The cognitive outcome of hemispherectomy in 71 children[J]. Epilepsia, 2004, 45(3):243-254.

[40] JONAS R, NGUYEN S, HU B, et al. Cerebral hemispherectomy: hospital course, seizure, developmental, language, and motor outcomes[J]. Neurology, 2004, 62(10):1712-1721.

[41] THOMAS S G, CHACKO A G, THOMAS M M, et al. Outcomes of disconnective surgery in intractable pediatric hemispheric and subhemispheric epilepsy[J]. Int J Pediatr, 2012, 2012(8):527891.

[42] ALTHAUSEN A, GLEISSNER U, HOPPE C, et al. Long-term outcome of hemispheric surgery at different ages in 61 epilepsy patients[J]. J Neurol Neurosurg Psychiatry, 2013, 84(5):529-536.

[43] HERTZ-PANNIER L, CHIRON C, JAMBAQUE I, et al. Late plasticity for language in a child's non-dominant hemisphere: a pre-and post-surgery fMRI study[J]. Brain, 2002, 125(Pt 2):361-372.

[44] BOATMAN D, FREEMAN J, VINING E, et al. Language recovery after left hemispherectomy in children with late-onset seizures[J]. Ann Neurol, 1999, 46(4):579-586.

第二十八章　瘢痕脑相关性癫痫

瘢痕脑是指各种致伤因素,如创伤、感染、脑卒中、缺氧缺血、低血糖等所造成的直接脑组织损害(出血和坏死)和继发脑组织损害(脑水肿、细胞变性及凋亡),触发系列炎性反应(reactive inflammation)和兴奋毒性反应(excitotoxicity),引起神经胶质细胞反应性增生,在损伤部位形成神经胶质瘢痕以阻止脑组织损伤进一步扩大,但是,由于大量神经胶质瘢痕的形成,同时也妨碍神经细胞突触发生和突触修剪,导致脑皮质结构和功能紊乱,影响中枢神经系统正常功能,并可导致癫痫发作(seizures)和癫痫(epilepsy)。本章主要讨论围生期缺氧缺血性脑病、脑卒中所致的瘢痕脑及相关性癫痫,而脑外伤、颅内感染所致的瘢痕脑及癫痫在本书其他章节讨论。

第一节　围生期缺氧缺血性脑病相关性癫痫发作和癫痫

一、流行病学

围生期缺氧缺血性脑病(hypoxic-ischemic encephalopathy,HIE)是围生期各种原因引起胎儿或新生儿窒息,导致缺氧缺血并继发以中枢神经系统功能异常、急性癫痫发作及后期癫痫为特征的新生儿神经系统综合征,是新生儿死亡和致残的主要原因。发达国家围生期HIE发生率为1‰~8‰活产儿,发展中国家则高达26‰,新生儿病死率为15%~20%,而存活下来的新生儿,有25%遗留严重的神经功能障碍。HIE可导致新生儿急性癫痫发作(seizures),是新生儿急性癫痫发作的主要原因,约占新生儿急性癫痫发作的43.3%~60.0%,且9%~33%后期可发展为癫痫。

二、风险因素

(一) HIE 新生儿急性癫痫发作风险因素

作为 HIE 导致的急性脑损伤临床症状表现之一,癫痫发作本身又会加重原有的脑损伤、加重病情,增加病死率及病残率,因此,出于预防、及时治疗的目的,对于 HIE 新生儿癫痫发作的预测意义重大。HIE 严重程度与癫痫发作呈正相关,即 HIE 越严重、脑损害越严重,癫痫发作风险越高。以下指标预示 HIE 新生儿病情严重:①Apgar 评分 1 分钟≤2 分,5 分钟≤4 分,10 分钟≤5 分;②Sarnat 评分为重度;③生后 1 小时血气分析 pH≤6.82;④生后 6 小时内乳酸高于 45mg/dL,且同期乳酸脱氢酶(LDH)高于 1 000U/L;应予脑电图检查,尤其是振幅整合脑电图(amplitude-integrated electroencephalography,aEEG)及磁共振检查。aEEG、MRI 是预测、判断 HIE 新生儿癫痫发作最具价值的检查手段,aEEG 异常、MRI 检查、尤其是 DWI 序列发现病损意味着 HIE 新生儿癫痫发作风险很高,而且 aEEG 异常与磁共振发现病损两者比较,aEEG 异常与癫痫发作的相关性更加显著。

(二) HIE 新生儿晚期癫痫风险因素

HIE 新生儿急性癫痫发作者,有 13% 患儿晚期发展成为癫痫,癫痫的中位数年龄为 7 月龄,因此,急性癫痫发作是发生晚期癫痫的标志性事件。新生儿癫痫风险因素包括:脑电图背景严重异常、脑电图所记录到癫痫发作天数较多、发作严重且需要 2 种或以上抗惊厥药物(ASM)才能控制发作、出院时神经系统检查异常者,其中脑电图记录到癫痫发作天数和出院时神经系统检查异常可作为独立的癫痫预测风险因素,脑电图记录到发作天数在 3 天或以上者,比 3 天以下者,癫痫发病早;出院时神经系统检查异常者,比正常者癫痫发病早。

三、神经病理机制

HIE 新生儿急性癫痫发作的潜在机制尚不清楚,但是与不成熟大脑兴奋性高及缺氧缺血所导致的改变关系密切。在成熟的大脑中,r-氨基丁酸(GABA)作为一种抑制性神经递质,当与 GABA 受体结合后,开启膜通道,导致氯离子内流和神经元膜超极化,从而抑制突触后神经元动作电位的产生,阻止神经元信号传递。较之成人,新生儿未成熟大脑兴奋性相对高,以利于神经环路的发育和脑功能成熟,故新生儿大脑中,钾-氯共协同转运蛋白 2(potassium-chloride cotransporter2,KCC2)和钠-钾-氯共转运蛋白 1(sodium-potassium-chloride cotransporter 1,NKCC1)表达比例不同,NKCC1 的表达高于 KCC2,当 GABA 与新生儿大脑中以 NKCC1 为主的

GABAA 受体结合时,将导致氯离子外流增加和神经元膜去极化,导致神经元对刺激的敏感性增加、动作电位产生的阈值降低,另外,氯离子外流触发的去极化,还将触发钙离子内流,祛除镁离子对 NMDA 受体的电压依赖性阻断,从而促进钙离子内流、激活第二信使。这种促进刺激和降低抑制的结构改变,增加了大脑的兴奋性,也潜在性增加癫痫发作的易感性。HIE 所致的脑损伤,不仅增加 NKCC1 的表达,减少 KCC2 的表达,还改变 NMDA 受体亚基的表达,这些改变将导致 HIE 新生儿容易发生癫痫发作。

足月儿在围生期时大脑神经细胞迁移已完成,新皮质已形成六层结构,脑沟回、脑室等大体结构已成形,其血管分水岭区向外侧移行。缺氧缺血性脑损伤易出现在血管分水岭区脑组织,当然,损伤的程度和范围还取决于缺氧缺血持续时间及严重程度。严重的急性缺氧缺血可导致皮质和皮质下结构广泛脑软化、囊性变,部位以邻近中央区皮质、海马和基底核、中脑背侧等为著,轻中度缺血缺氧主要损害中线旁分水岭区皮质与皮质下浅表白质,受损区域脑回逐渐萎缩,形成一种特殊瘢痕脑,即瘢痕性脑回(ulegyria,ULG)。这与尚未成熟的脑回独特的血管供应有关,在脑沟深处皮质的血液灌注比脑回的顶部少,因此,脑沟深处的组织更容易发生缺氧性损伤。ULG 是 FCDⅢd 型重要病因,是 HIE 晚期癫痫之病理基础,发作的严重程度、抗惊厥药物治疗效果,与 ULG 分布的范围关系密切。不过,ULG 的致病机制仍不清楚,可能与缺血缺氧脑损伤和急性癫痫发作导致的神经网络兴奋性和抑制性失衡,谷氨酸升高,GABA 降低,神经网络功能不稳定有关。

四、临床表现

(一)HIE 急性期

新生儿 HIE 急性期癫痫发作常常表现为发作性自主神经功能改变,如心率或血压的突然改变,并伴呼吸暂停、眼球偏斜、局部僵直或运动、瞳孔扩张。不过,由于 HIE 新生儿癫痫发作通常非常轻微,床旁没有连续观察设备,而且心率或血压的突然变化并非癫痫发作本身所特有的,可以是患者自主运动的正常生理反应,故新生儿癫痫发作的临床判断非常具有挑战性。

(二)HIE 晚期

主要表现为癫痫发作和神经认知功能障碍。癫痫发作类型为局灶性发作(51.4%)、全面性发作(5.4%)、混合性发作(16.2%),未分类发作(27.0%),但是,就某一个体而言,可以有多种发作类型及多种症状学表现,且这与致痫灶是否为单一或多个、致痫灶范围相关。认知功能,伴有癫痫的患者,81% 认知水平低于同龄健康儿童人群,此在无癫痫患儿仅为 27%;患者常常存在程度不一的神经障碍,如视野缺损、偏盲、痉挛性偏瘫或瘫痪、假性延髓麻痹、构音障碍、以舌头和嘴唇运动为特征的口腔运动障碍,此与 ULG 解剖分布、是否双侧关系密切,比如,后头部 ULG,但凡累及枕叶者,多有视野缺损或偏盲,而累及双侧环外侧裂的 ULG,则可出现假性球麻痹、构音障碍、口腔运动障碍;与是否伴发癫痫也关系密切,67% 的癫痫患者中有神经功能障碍,远远高于无癫痫 ULG 的 9%。

(三)脑电图

与脑损伤部位、范围、年龄相关。背景往往异常,缺乏同年龄正常儿童的枕区背景活动,或背景活动慢化,波幅变低,调幅节律性差,缺乏正常脑电图应有的反应性;常表现为不连续性(连续性图形<30 秒)、非同步性;依不同年龄段可有不同的脑电图表现,在婴儿期起病的可有爆发-抑制现象,幼儿期起病的可有高幅失律。痫样放电往往呈多灶性棘尖波或呈全面性放电,有的可见局灶性棘波或多棘波重复出现。

(四)磁共振表现

HIE 急性期,DWI 序列对病损发现,对部位和范围的判断极为重要。蘑菇样脑回是 HIE 晚期所致的脑瘢痕在磁共振上的特征性表现:脑沟加深增宽,脑回变小,皮质变薄,皮质下白质萎缩并呈异常信号,皮质与白质交界模糊,而表浅脑回相对正常(图 28-1)。瘢痕性脑回常见的脑叶有枕叶、顶叶、颞叶,常见的脑区脑回有环外侧裂、额中央、海马、扣带回,局限于一侧半球的瘢痕脑回少见,多数为双侧半球,呈对称性或不对称性分布,累及范围与缺血缺氧严重程度有关,越严重则 ULG 分布范围越广(图 28-2,图 28-3)。部分患者还可伴随对称性或非对称性脑室扩大,颅腔狭小。在检查序列上,除低龄儿童外,轴位、冠状位、矢状位三个方向 T2-FLAIR 对于 ULG 的检出、部位和范围判断价值大,但对于低龄儿童,T2-FLAIR 检查价值受限,故还应结合 3D-T1 等其他序列分析,以避免病损遗漏或范围判断不全。在鉴别诊断上,要与多细小脑回、局部皮质下板状灰质异位鉴别。

五、治疗

(一)急性期癫痫发作的治疗

新生儿 HIE 急性期癫痫发作系危急重症,应及时给予抗惊厥药物(ASM)治疗,在脑电图证实癫痫发作之前,根据临床情况,对于高危新生儿且疑似癫痫发作者,无需等待脑电图结果,应立即抗惊厥治疗。获得癫

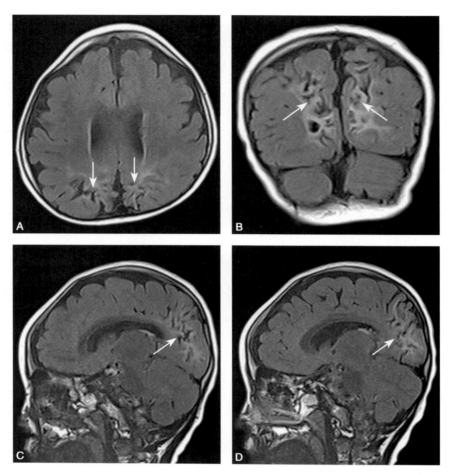

图 28-1　轻中度 HIE 磁共振表现

男性,3 岁,出生时有窒息史,生后 3 天发现癫痫发作。头颅 MRI T2-FLAIR 序列见双侧顶枕叶对称性分布瘢痕性脑回。瘢痕性脑回是 HIE 导致的一种特殊的皮质异常,"蘑菇样脑回"为其在 MRI 上的特征性表现:即脑沟深部皮质萎缩、脑沟增宽,局部皮质下白质信号增高,皮质与白质交界模糊不清(图 A~D 箭头处,图 C 为右侧矢状位,图 D 为左侧矢状位),表面皮质相对完整。

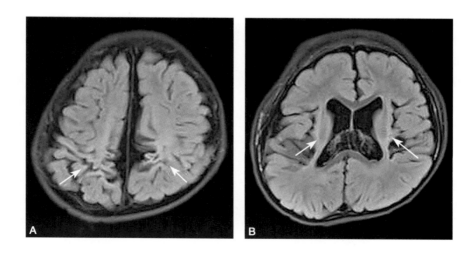

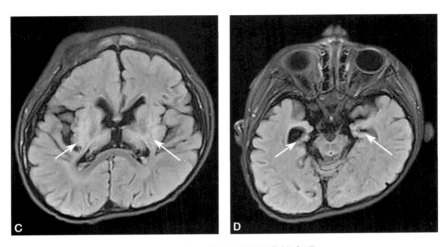

图 28-2　中至重度 HIE 磁共振表现

男性,5 岁,围生期重度缺氧史,新生儿期无癫痫发作,4 月龄发现频繁癫痫发作。头颅 MRI 见双侧半球多处瘢痕脑回,累及双侧中央区(A)、双侧基底核区(B、C)、双侧颞叶内侧结构(D)。

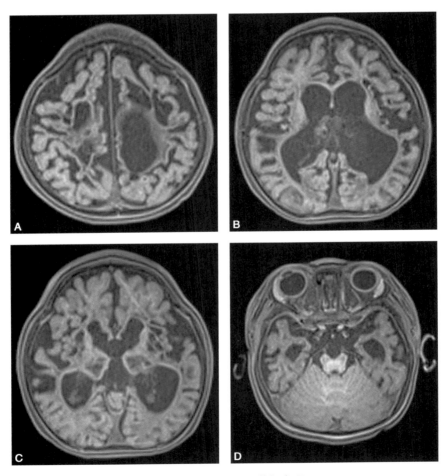

图 28-3　重度 HIE 磁共振表现

男性,1 岁 11 月龄,出生时严重窒息,3 月龄发现频繁癫痫发作。头颅 MRI 示双侧额中央区、顶叶、枕叶、颞叶、额叶、岛叶和环外侧裂见瘢痕性脑回。白质囊性变。

病发作为特征脑电图诊断后,应经静脉通道给予负荷剂量的抗惊厥药物,如苯巴比妥、左乙拉西坦治疗;如果上述药物仍不能控制发作,或发作呈持续状态,则应考虑输注咪达唑仑或利多卡因。抗惊厥药物治疗的种类、疗程,目前尚未达成共识,一些研究发现,在脑电图监测发作消失后,停用抗惊厥药物是安全的。

(二)晚期癫痫的内科治疗

ASM 是首选的、重要的治疗方式,大多数患者经适当的、或者多次药物调整后,可获得有效的癫痫发作控制、神经功能和认知改善;对于电-临床综合征为婴儿痉挛症(West 综合征)者,应积极给予 ACTH 治疗,不仅可改善脑电图背景,而且配合相应的 ASM 调整,部分患者可以获得有效的发作控制和认知发育进步。

(三)外科治疗

1. 切除(离断)性手术 对于 ULG 继发的药物难治性癫痫,切除(离断)性手术是一种应该考虑的治疗方法。对 ULG 实施局灶性皮质切除时,因蘑菇状脑回的"茎"具有高致痫性,故应在不损伤深部白质的前提下,将"茎"及浅表白质切除,这是对此类致痫灶处理彻底的"纵向"技术要求。其次,切除(离断)性手术的难易、术后癫痫发作控制、术后有无加重或新增神经功能障碍、术后有无改善认知,则与 ULG 是否双侧半球分布、累及部位和范围、是否对侧分布、涉及的神经功能直接相关。相对于其他先天性和获得性病因,文献报道的 ULG 切除(离断)性手术的病例仍然较少,手术效果相对于其他病因也较差,尤其是 ULG 呈双侧半球分布者最差。

对于 ULG 仅仅局限于一侧半球,且术前评估致痫灶侧别和部位与 ULG 吻合者,可考虑实施切除(离断)术,一组单侧枕叶或顶枕叶 ULG 的手术报道,术后癫痫发作控制率达 75%,但所有患者术后都有偏盲或象限性视野缺损,部分患者还有失读症、失写症和轻偏瘫等严重神经功能并发症。

对于双侧半球呈不对称性分布的 ULG,术前评估致痫灶位于 ULG 范围相对大的一侧,而对侧半球 ULG 范围较局限、且缺乏电-临床证据支持存在致痫灶的患者,切除(离断)术不是禁忌证。一组涉及双侧颞顶枕叶和环外侧裂区的 ULG 患者,实施一侧前颞叶或顶叶切除术,术后无一例新增永久性神经功能障碍,但是仅 20% 术后无发作;而对于局限于双侧顶和(或)枕叶者的 ULG,实施一侧顶或顶枕切除术,术后无发作率达 50%~60%,术后发作未有效控制、甚至无效者为 40%~50%,术后均伴有偏盲或视野象限缺损。因此,切除(或离断)性手术,术后癫痫发作控制率和神经功

能障碍发生率,除与部位有关外,还与切除范围关系直接相关,切除范围越大,发作控制率越高,但是相应的神经功能障碍发生率也越高、越重,因此,这类患者应该在权衡术后神经功能障碍与癫痫发作控制的利弊,并在充分的知情告知下,谨慎地对一侧致痫灶实施切除(离断)术。

2. 其他外科治疗 对于双侧半球病损严重、且发作频繁严重的药物难治性癫痫,胼胝体切开术和神经调控技术是可考虑使用,VNS 是神经调控手段中的一种,优点是创伤小、手术技术难度小,安全性高。胼胝体切开术有一定的手术难度和手术风险,且胼胝体发育不良者,无论出于控制发作,还是后期侧别明确,均收效甚微。另外,经深部电极射频热凝毁损术(radiofrequency thermocoagulation,RFTC)及术中神经电生理监测下的立体定向热凝毁损术对致痫的 ULG 实施"精准、局限"的热凝毁损治疗,也是上述患者,或者切除(离断)术后癫痫发作复发患者的一种可能外科治疗方法。此方法的应用,需要医疗团队首先建立起比较准确的致痫灶假设,能够精准判断颅内电极脑电图癫痫发作起始,能够实施颅内电极脑功能评估技术。必须明确指出,对于大范围和(或)双侧脑软化,即使 SEEG 埋藏捕捉到所谓的"发作期放电",由于 SEEG 存在采样偏倚这一局限性,也不一定能够代表真正的致痫区,RFTC 的选择也应慎重,防止大范围、多触点热凝给患者带来新的损伤。通过分期对致痫的 ULG 实施"精准、局限"的热凝毁损,在最大限度保护吞咽功能、运动功能和语言功能的前提下,可以获得发作的减少减轻,乃至癫痫发作控制,同时,还可改善因癫痫发作导致的肢体肌张力高、运动障碍和吞咽功能障碍,从而改善患者及家人的生活质量。

(张小斌 林高民 姚 一)

第二节 脑卒中相关性癫痫发作和癫痫

一、流行病学

脑卒中包括缺血性脑卒中和出血性脑卒中,以缺血性脑卒中为多,常见于 45 岁以上成人,是 60 岁以上人群癫痫的首要原因。需要区分两个概念:脑卒中后癫痫发作(post-stroke seizures)和脑卒中后癫痫(post-stroke epilepsy),癫痫发作是一过性临床症状和(或)体征,而癫痫是一种以具有持久性的致痫倾向为特征的脑部疾病。国际抗癫痫联盟(International League Against Epilepsy,ILAE)2014 年的建议,将癫痫发作分为诱发性发作和非诱发性发作,必须有非诱发性(或反射性)发作才能诊断癫痫。既往将脑卒中后癫痫发作分为早发性

癫痫发作(early seizure,ES)和晚发性癫痫发作(late seizure,LS),ES 是指卒中急性期(1 周内)出现的发作,与急性脑卒中引起的局部脑组织损害、代谢紊乱、神经元兴奋性异常等因素相关,是一种诱发性发作,可能是一过性的,尚不能诊断为癫痫,称为急性症状性发作(acute symptomatic seizure,ASS)更合适,59%~88% 发生在卒中后的 24 或 48 小时内,出血性卒中较缺血性脑卒中更易发生。LS 是急性期后出现的癫痫发作,是一种非诱发性发作,发病高峰期在卒中后 6~12 个月。根据 ILAE 关于癫痫发作和癫痫诊断的临床实用性定义,至少两次间隔>24 小时的非诱发性(或反射性)发作可诊断为癫痫,或一次非诱发性(或反射性)发作,并且在未来 10 年内,再次发作风险与两次非诱发性发作后的再发风险相当时(至少 60%),可诊断为癫痫。因此脑卒中后出现 LS 可诊断为脑卒中后癫痫。由于不同研究中研究对象的纳入排除标准、研究人群中卒中类型的比例、随访年限以及对卒中后痫性发作及癫痫的定义不尽相同,所统计的卒中后痫性发作及癫痫的发生率差异较大。多项流行病学报告,脑卒中后 ASS 的发生率介于 3%~6% 之间。文献报道的脑卒中后癫痫发作及癫痫的发生率为 2%~20%,Meta 分析总发生率约为 7%。

　　儿童脑血管病不常见,Kirton A 等报道围生期脑卒中发生率为(13~63)/100 000 位活产儿。来自前瞻性加拿大缺血性脑卒中登记的大宗儿科卒中患者数据显示,儿童卒中的发病率为每年 6/100 000。缺血性脑卒中的发生率比出血性脑卒中高。新生儿期发病率最高,瑞士基于人群的流行病学研究使用 MRI 确认新生儿缺血性脑卒中,达每年 40/100 000 或每 2 300 活产儿中有 1 例。儿童卒中伴随的癫痫发作和继发癫痫的发生率各个报道中差别很大,部分原因是前瞻性研究较少,存在选择偏倚,样本量小,缺少长期随访资料,以及使用了不同的癫痫的分类和术语。Laugesaar R 等统计分析,在长达 8.6 年随访期中,约有 29% 围生期脑卒中的患儿晚期会发生癫痫,起病年龄平均为 61 月龄,依照统计学推算 5 年癫痫累计发生率为 18%,18 年则上升至 40.8%。

二、风险因素

　　很难预测哪些患者在卒中后会发生癫痫,但存在与较高发病率相关的公认的风险因素,包括急性症状性发作、皮质受累范围、临床症状严重程度、年龄、卒中类型(缺血性或出血性)等。多个研究显示早期 ES 是卒中后发生癫痫最重要的风险因素,明显增加癫痫发生率。皮质受累是癫痫发生的风险因素,在一项研究中,大约 9.8% 的皮质病变患者发生卒中后癫痫发作,而皮质下病变的风险为 3.8%。卒中累及皮质范围大者更易出现癫痫,而累及皮质下的卒中较少发生癫痫。累及前循环的梗死或出血最容易出现癫痫,特别是累及大脑中动脉供血区者。颞叶受到影响,可能与卒中相关性癫痫风险增加有关。出血性卒中较缺血性卒中更容易发生卒中后癫痫,而缺血性卒中继发出血比单独的缺血性卒中具有更高的癫痫发作风险。临床症状的严重程度也是脑卒中后癫痫发生的危险因素,美国国立卫生研究院卒中量表(national institutes of health stroke scale,NIHSS)评分高预示着脑卒中后癫痫发生风险增加。

　　脑电图是目前识别癫痫发作金标准,是评估脑卒中后患者癫痫发作风险的重要手段。急性缺血性卒中患者最常见的早期脑电图表现是局灶性慢波和快波衰减,而影响两个半球的广泛区域或多灶性缺血可能导致全面性慢波。脑电图背景不对称的患者,发生癫痫的风险较高,出现癫痫样放电提示发生癫痫风险增加,通常出现在缺血或出血区域。急性期脑电图出现局灶性癫痫样放电和部分性发作的患者癫痫发生率更高。对卒中后入住 ICU 的患者,如果怀疑有非惊厥性癫痫持续状态或不明原因的精神状态改变,进行至少 24~48 小时的脑电图监测至关重要。

三、神经病理机制

(一)缺血性卒中

　　脑组织中的许多急性和慢性变化可导致缺血性卒中后出现癫痫发作。神经元由于其高代谢率和高需氧量而对缺氧高度敏感。在神经元缺血的急性期,谷氨酸增加,导致局部神经元细胞兴奋性增高,去极化阈值降低。此外,由于钠离子泵和钾离子泵功能受损导致细胞内 Ca^{2+} 和 Na^+ 增加,引起细胞毒性水肿和急性代谢功能障碍。皮质中的锥体细胞(主要是第 3、5 和 6 层)对缺氧特别敏感,这些细胞产生突触后兴奋性和抑制性电位,最终在头皮上产生可测量的电信号。缺血迅速导致锥体细胞功能障碍,通常在急性缺血的 5 分钟内可见脑电图(EEG)变化(例如频率减慢)。在缺血性卒中的后期阶段,修复反应导致的脑瘢痕形成,可能发展为潜在的致痫病灶。包括皮质内正常脑组织缺失、神经胶质增生和瘢痕形成,导致神经元网络的破坏和神经元兴奋性的增加。卒中引起的脑功能障碍通常局限于受影响的血管区域,因此,卒中后最常见的癫痫发作类型是定位相关的局灶性发作,可能导致继发性全面性发作。

（二）出血性卒中

脑出血后癫痫发作可能是由于急性血液代谢产物和长期含铁血黄素沉积、胶质瘢痕形成引起的效应。然而,由于脑出血经常会扩大形成血肿,因此有时难以确定出血起始位置。例如,皮质下出血可能涉及皮质,使得难以区分起源。累及皮质的出血患者更容易发生卒中相关性癫痫发作。此外,发现高血压病人卒中后癫痫发作的风险较低,这可能是因为高血压病人最常见的出血局限于较深的结构。

四、临床表现

（一）癫痫发作

脑卒中后癫痫的表现与卒中发生的年龄、卒中范围、部位、癫痫起病年龄相关。卒中可导致相应部位的神经功能缺损,如肢体运动障碍、感觉障碍、肌张力障碍、语言功能障碍、视野缺损、视力障碍等。卒中康复期,脑损伤部位正常脑组织缺失,被瘢痕组织替代,多数为单一病灶或单侧半球病灶。脑卒中急性期可有或无癫痫发作,急性期的癫痫发作提示可能发展为活动性癫痫。癫痫发病年龄不同,表现亦不同,婴儿期起病者,可发展为癫痫性脑病,如婴儿痉挛症（West综合征）、Lennox-Gastaut 综合征和持续的棘波睡眠（CSWS 或 ESES）综合征是常见的。可有临床和临床下癫痫持续状态。2 岁以后起病者,以局灶性发作常见,伴或不伴意识障碍,最典型的癫痫发作症状是偏侧阵挛、强直性头或眼偏转（同侧或对侧）,可有自主神经症状（恶心、呕吐）、发作性运动减少和单侧强直性姿势。

（二）头皮脑电图

可表现为背景异常、双侧不对称,发作间期棘波和棘慢复合波可出现在病灶部位,或扩散至更广泛部位,甚至可表现为双侧放电或全面性放电。发作期脑电图可能显示局灶性起始、双侧或全面性放电。需要强调的是,对于部分儿童脑卒中导致一侧半球广泛脑囊性变、软化者,间期脑电图甚至表现为健侧半球痫样放电显著,甚至发作期痫样放电起始于健侧半球,对致痫区的判断产生误导。

（三）MRI

对于脑瘢痕的发现和范围判断价值很大。此类患者还常常表现同侧脑室扩大、脑穿通畸形,或者双侧脑室不对称扩大,以患侧半球为显著;对于涉及一侧半球者,还常常有双侧中脑脚不对称,患侧短、小。

五、治疗

（一）抗癫痫药物治疗

对于脑卒中急性期出现的 ES,是一种症状性发作,治疗的重点是原发病的处理,在此基础上可选择合适的抗癫痫药物对症治疗,药物的选择要综合考虑癫痫发作类型、患者的基础疾病、内环境及全身情况、其他用药情况,注意药物副作用对患者的影响。对于既往及卒中发生后均无任何癫痫发作的脑卒中患者,在卒中急性期是否预防性使用抗癫痫药物,尚缺乏共识。对于仅有一次癫痫发作者,治疗开始的时机以及持续时间、使用药物的种类尚无统一标准。脑卒中后癫痫,首选抗癫痫药物治疗,大多数患者可以获得有效的癫痫发作控制和生活质量的改善。药物治疗,主要是根据发作类型和癫痫综合征、药物副作用、患者耐受性综合判断,选择相应的抗癫痫药物,这方面已有很多文献、论著、指南、专家共识,这里就不再赘述。

（二）外科治疗

虽经正规的内科治疗,但仍然有 30% 左右患者癫痫发作不能获得有效控制,成为药物难治性癫痫,需要考虑外科治疗。脑卒中所致药物难治性癫痫多数致痫灶定侧定位明确,适合外科手术治疗,但需注意致痫灶的范围、神经功能缺损情况、致痫灶与功能区的关系等,尤其是儿童患者。手术评估方法与其他病灶性癫痫是一样的。开颅切除性或离断性手术:对于各种病因导致的脑瘢痕,经无创评估后,致痫灶侧别、范围明确与 MRI 检查显示的病损一致,局限于一侧半球,则可直接开颅手术,并根据致痫灶部位与范围来确定相应的手术方式,如局灶性皮质切除术、脑叶或多脑叶离断（切除）术、大脑半球离断（切除）术及保留额中央运动功能区的次半球离断（切除）术。当然,在具体手术方式决策上,还应综合患者年龄、运动、语言、视觉功能评估结果,为保护上述重要神经功能,对手术方式作相应调整,并采用相应的麻醉和术中监测技术,具体手术方法参见本篇相关章节。根据荟萃分析和笔者单位经验,对儿童脑梗死所致的难治性半球癫痫综合征实施半球离断术,术后不会导致新的神经功能障碍,而且癫痫发作控制高,认知发育改善明显（图 28-4）。

虽然结构性影像学,尤其是 MRI,可以清楚地发现和确定脑瘢痕的部位与范围,但是,这些脑瘢痕未必一定是致痫灶,或者脑瘢痕的范围未必与致痫灶范围完全一致,因此,当电-临床特征与结构异常不一致,甚至有矛盾时,需要放置颅内电极并监测脑电图,以证实致痫

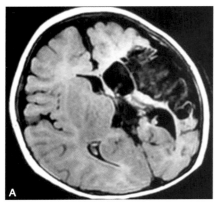
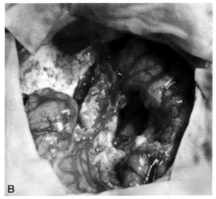
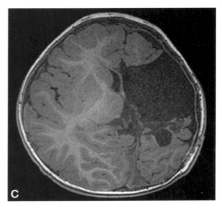

图 28-4 左侧大脑中动脉供血区脑梗死伴癫痫的手术

男性,4 月龄,出生后发现频繁痫性痉挛发作,多种 ASM 治疗仍频繁发作。A. 术前 MRI 示左侧大脑中动脉供血区脑软化、囊性变;B. 经术前评估,诊断:West 综合征,左侧半球癫痫综合征,右侧肢体不全偏瘫,行左侧功能性大脑半球切除术;C. 术后 2 年 MRI 见右侧半球代偿性体积增大、未见脑积水;术后 18 个月停用 ASM,至今随访 10 年,无发作,Engel Ⅰa 级。8 月龄独站,26 月龄开始行走,但跛行,44 月龄能跑动,至今右手精细运动仍丧失。6 月龄能说"爸爸""妈妈"等叠词,27 月龄能说 3 个字,38 月龄能说 5 个字,7 岁按期就读普通小学,语文、英语成绩好,数学成绩较差。

灶假设,并准确定位其范围;另外,出于脑功能定位和保护,当假设的致痫灶与重要脑功能区关系密切时,同样需要应用颅内电极。

(张小斌 林高民 姚 一)

参考文献

[1] LIDDELOW S A,GUTTENPLAN K A,CLARKE L E,et al. Neurotoxic reactive astrocytes are induced by activated microglia[J]. Nature,2017,541(7638):481-487.

[2] SUPPIEJ A,VITALITI G,TALENTI G,et al. Prognostic Risk Factors for Severe Outcome in the Acute Phase of Neonatal Hypoxic-Ischemic Encephalopathy: A Prospective Cohort Study[J]. Children(Basel),2021,8(12):1103.

[3] LIN Y K,HWANG-BO S,SEO Y M,et al. Clinical seizures and unfavorable brain MRI patterns in neonates with hypoxic-ischemic encephalopathy[J]. Medicine(Baltimore),2021,100(12):e25118.

[4] SHELLHAAS R A,WUSTHOFF C J,NUMIS A L,et al. Early-life epilepsy after acute symptomatic neonatal seizures: A prospective multicenter study[J]. Epilepsia,2021,62(8):1871-1882.

[5] KHAZIPOV R,KHALILOV I,TYZIO R,et al. Developmental changes in GABAergic actions and seizure susceptibility in the rat hippocampus[J]. Eur. J. Neurosci,2004,19(3):590-600.

[6] BARKOVICH A J,GUERRINI R,KUZNIECKY R I,et al. A developmental and genetic classification for malformations of cortical development: update 2012[J]. Brain,2012,135(Pt 5):1348-1369.

[7] KUCHUKHIDZE G,UNTERBERGER I,DOBESBERGER J, et al. Electroclinical and imaging findings in ulegyria and epilepsy: a study on 25 patients[J]. Journal of neurology, neurosurgery, and psychiatry,2008,79(5):547-552.

[8] INOUE T,SHIMIZU M,HAMANO S,et al. Epilepsy and West syndrome in neonates with hypoxic-ischemic encephalopathy[J]. Pediatr Int,2014,56(3):369-372.

[9] BURD I,WELLING J,KANNAN G,et al. Excitotoxicity as a Common Mechanism for Fetal Neuronal Injury with Hypoxia and Intrauterine Inflammation[J]. Advances in pharmacology(San Diego,Calif),2016,76:85-101.

[10] SEVERINO M,BARKOVICH J A,ROSSI A,et al. Definitions and classification of malformations of cortical development: practical guidelines[J]. Brain,2020,143(10):2874-2894.

[11] LI A,GONZALEZ-MARTINEZ J,SARMA SV,et al. Neural fragility as an EEG marker of the seizure onset zone[J]. Nat Neurosci,2021,24(10):1465-1474.

[12] DORIA J W,FORGACS P B. Incidence,Implications,and Management of Seizures Following Ischemic and Hemorrhagic Stroke[J]. Current neurology and neuroscience reports,2019,19(7):37.

[13] GUZIK A,BUSHNELL C. Stroke Epidemiology and Risk Factor Management[J]. Continuum(Minneapolis,Minn),2017,23(1):15-39.

[14] QUIRINS M,DUSSAULE C,DENIER C,et al. Epilepsy after stroke: Definitions,problems and a practical approach for clinicians[J]. Revue neurologique,2019,175(3):126-132.

[15] LAUGESAAR R,VAHER U,LOO S,et al. Epilepsy after perinatal stroke with different vascular subtypes[J]. Epilepsia open,2018,3(2):193-202.

［16］WANG J Z,VYAS M V,SAPOSNIK G,et al. Incidence and management of seizures after ischemic stroke：Systematic review and meta-analysis［J］. Neurology,2017,89（12）：1220-1228.

［17］SUPPIEJ A,MASTRANGELO M,MASTELLA L,et al. Pediatric epilepsy following neonatal seizures symptomatic of stroke［J］. Brain & development,2016,38（1）：27-31.

［18］LADINO L D,ARTEAGA A,ISAZA S P,et al. Correlation between the magnetic resonance imaging morphometry and the clinical and electroencephalographic findings in patients diagnosed with ulegyria and epilepsy［J］. Rev Neurol,2012,54（10）：601-608.

［19］YANG H,RAJAH G,GUO A,et al. Pathogenesis of epileptic seizures and epilepsy after stroke［J］. Neurological research,2018,40（6）：426-432.

［20］TANAKA T,IHARA M. Post-stroke epilepsy［J］. Neurochemistry international,2017,107：219-228.

［21］BENTES C,MARTINS H,PERALTA A R,et al. Early EEG predicts poststroke epilepsy［J］. Epilepsia open,2018,3（2）：203-212.

［22］SCHILLING L P,KIELING R R,PASCOAL T A,et al. Bilateral perisylvian ulegyria：an under-recognized,surgically remediable epileptic syndrome［J］. Epilepsia,2013,54（8）：1360-1367.

［23］WANG F P,ZHENG H H,YAO Y,et al. Successful surgery in lesional epilepsy secondary to posterior quandrant ulegyria coexisting with benign childhood focal epilepsy：A case report［J］. Clinical neurology and neurosurgery,2016,149：94-97.

［24］TAKAYAMA Y,IKEGAYA N,IIJIMA K,et al. Is intracranial electroencephalography useful for planning resective surgery in intractable epilepsy with ulegyria？［J］. Neurosurg,2019,133（5）：1-6.

［25］USUI N,MIHARA T,BABA K,et al. Posterior cortex epilepsy secondary to ulegyria：is it a surgically remediable syndrome？［J］. Epilepsia,2008,49（12）：1998-2007.

［26］SOARES B P,PORTER S G,SAINDANE A M,et al. Utility of double inversion recovery MRI in paediatric epilepsy［J］. The British journal of radiology,2016,89（1057）：20150325.

［27］BOSCOLO GALAZZO I,STORTI S F,BARNES A,et al. Arterial Spin Labeling Reveals Disrupted Brain Networks and Functional Connectivity in Drug-Resistant Temporal Epilepsy［J］. Frontiers in neuroinformatics,2018,12：101.

［28］LEE S M,KWON S,LEE Y J. Diagnostic usefulness of arterial spin labeling in MR negative children with new onset seizures［J］. Seizure,2019,65：151-158.

［29］LI H,JI S,DONG B,et al. Seizure control after epilepsy surgery in early childhood：A systematic review and meta-analysis［J］. Epilepsy Behav,2021,125：108369.

［30］WILMSHURST J M,BURMAN R,GAILLARD W D,et al. Treatment of infants with epilepsy：Common practices around the world［J］. Epilepsia,2015,56（7）：1033-1046.

［31］姚一,张小斌,王逢鹏,等. 脑功能评估在半球病灶性癫痫手术中的应用［J］. 中华神经外科杂志,2014,30（1）：21-26.

第二十九章 外伤后癫痫

第一节 概　述

外伤后癫痫是临床中常见的一种症状性癫痫,占所有癫痫的5%~6%,占获得性癫痫的20%,同时也是药物难治性癫痫常见的类型。外伤后癫痫是颅脑外伤最常见的并发症之一,轻型颅脑外伤患者的癫痫发生率是普通人群的2倍,重型颅脑外伤的癫痫发生率是普通人群的7倍,颅骨骨折患者的癫痫发生率也是正常人的2倍,并有相当一部分患者成为难治性癫痫的主要类型。

外伤后癫痫同其他疾病所引起的癫痫一样,仅仅是中枢神经系统功能障碍的症状表现之一,而不是一个独立的疾病。目前癫痫发作的根本原因尚不明确,近代的研究还仅限于证明它是中枢神经系统里一种神经元群异常放电的现象。由于这种放电现象的产生部位不同,随之便有不同形式的癫痫发作反映于临床,一般将癫痫分为全面性发作、局灶性发作等,其中有的还可以分出若干其他形式。总体来看,它们不是表现为躯体或内脏方面的运动或感觉异常,就是表现为情感意识方面的活动障碍。而且每种癫痫都具有发作性、短暂性和重复性的共同特征。

一、发生率

由于文献报道的发病国家等资料不同,报道外伤后癫痫发生率差异很大,一般为1%~60%不等,国内有颅脑外伤因素者为14%~45%。根据4次大型战争统计,第一次世界大战为32%,第二次世界大战为34%,朝鲜战争为30%,越南战争为33%,说明颅脑外伤后癫痫发生率一般在30%左右。但需注意的是重型颅脑损伤,其后外伤后癫痫的可能性最大。

二、影响因素

颅脑外伤后癫痫的发生与以下因素有关:

1. 损伤程度　一般来说脑损伤程度越重,发生癫痫的可能性越大。开放性颅脑损伤的癫痫发生率(20%~50%)较闭合性颅脑损伤发生的癫痫率(0.5%~5%)高,硬脑膜穿通伤较非穿通伤的癫痫发生率高达49.7%,颅脑外伤意识清醒时发生癫痫占28.1%,昏迷时发作的患者占41.5%。

2. 损伤部位　颅脑任何部位的损伤都可能引起癫痫,而大脑皮质运动区、海马和杏仁核损伤后癫痫发生率更高,其中运动区损伤尤其容易发生癫痫,且潜伏期也较短。其次颞叶内侧结构损伤复杂运动发作较为常见。

3. 其他　颅脑外伤并发颅内感染、血肿以及凹陷性骨折等,均易发生癫痫。

三、癫痫发作次数和病程

有学者根据356例颅脑外伤患者的随访观察,癫痫发作频率和病程有关,病程持续时间越长,癫痫发作次数越多。随访10年的结果发现外伤后癫痫者占1/3,其中癫痫发作1~3次者为30%,4~30次者为32%,30次以上者为38%。

第二节　发病机制

外伤后癫痫发病机制尚不明确,可能通过以下因素影响神经细胞等生物学活性和电生理活动。

1. 神经细胞结构和功能破坏　外伤后所引起的神经系统原发性或继发性的损伤,均可造成神经元本身或其周围胶质细胞以及血管组织的改变,而促进神经细胞过度放电,这种改变可以是局部的,如穿通损伤;也可以是广泛的,如脑震荡对冲性脑损伤对全脑产生影响。而引起神经细胞的结构和功能的改变,表现为血管调节能力的改变、血流量的变化、颅内压的改变及血管通透性的变化。

2. 血液循环的改变　血液循环的改变是引起癫痫放电的一个主要原因。急性期脑内少量出血,引起血液循环的紊乱,导致神经细胞的氧化和葡萄糖的供应减少,代谢产物累积,可诱发即刻的癫痫发作。进而引起神经细胞的缺血,形成慢性癫痫病灶。同时脑水肿和颞叶钩回疝引起的杏仁核-海马区的缺血及硬化,也可形成慢性癫痫病灶。

3. 血-脑脊液屏障的破坏　血-脑脊液屏障有运输或扩散血液和脑组织间一些化学物质的作用,这种作用常在外伤时遭破坏,久之可产生癫痫。

4. 瘢痕形成和胶质增生　外伤后脑膜脑瘢痕主要由胶原纤维、星形细胞纤维和硬脑膜血管组成,脑瘢痕和正常脑皮质之间(中间区),只有硬脑膜和软脑膜动脉的吻合,缺乏毛细血管。由于中间区的缺血状态,常伴有缓慢进行性皮质萎缩,再加之胶质细胞增生,均可成为产生癫痫灶的重要因素。瘢痕收缩牵拉周围脑组织,从而对中间区的神经元树突产生机械性张力,而树突对这种张力很敏感,更增加了中间区成为癫痫灶的可能。

5. 神经元-胶质关系的破坏　研究发现神经元和胶质细胞之间可作为一种离子缓冲系统,以控制神经膜内外离子平衡。外伤后这种正常关系的破坏易引起持续性膜电位平衡的紊乱。

6. 生物化学改变　研究发现,有癫痫灶的大脑皮质在发作间期存在以下改变:①乙酰胆碱结合能力障碍;②谷氨酸代谢紊乱;③恢复和维持神经膜内外离子浓度能力障碍,还发现细胞色素氧化酶、琥珀酸脱氢酶等活性降低和磷酸酶活性增高,这些生化代谢的改变可成为促使癫痫发生放电的因素;④出血后的生物化学反应。皮质的挫伤导致红细胞的外渗,溶血及血红蛋白的沉积可能与癫痫发作相关,铁离子及转铁蛋白分解呈含铁血黄素是外伤后癫痫的主要病理特征。

7. 脂质过氧化　氨基、超氧化基和过氧化物在生物体内通过氧化反应或含铁血黄素复合物在脂质系统的释放而产生,而这种反应可通过一些酶如过氧化物酶反应抑制。

8. 炎症反应　在脑损伤后的数天内,局部炎症反应也是癫痫发作的诱发因素和潜在分子机制。雷帕霉素靶蛋白信号通路(MTOR)被研究证实参与了组织损伤和持续性的兴奋性毒性,其在颅脑外伤后癫痫病理过程中的作用也得到了证实。另一个重要的炎症相关信号通路 Toll 样受体(TLR),也在外伤后癫痫发作中也起到了一定作用,如 TLR4 可能促进癫痫灶的形成及参与神经元的异常放电。

9. 胶质细胞参与外伤后癫痫　胶质细胞曾经仅仅被认为支持细胞参与神经系统的生理反应。近年来越来越多研究表明,胶质细胞在神经病理过程中发挥重要作用。如星形胶质细胞通过释放细胞因子、调节细胞水平衡、胶质瘢痕形成等多种途径参与了癫痫发生,小胶质细胞作为中枢神经系统最重要的免疫细胞,通过表型改变产生大量炎性因子参与外伤后癫痫灶形成的病理过程。

第三节　外伤后癫痫的病理学

脑软化灶患者的病理显示一般为脑皮质萎缩、神经元丢失代之为胶质细胞增生、含铁血黄素沉积、局部钙化灶形成、纤维结缔组织增生、白质水肿呈脱髓鞘改变、血管周围淋巴细胞浸润(图 29-1)。胶质细胞增生是中枢神经系统对各种损害因子相关损害的反应性胶质细胞增生的修复改变,但是过多的胶质增生又将成为阻碍神经元髓鞘和轴索生长的机械性屏障,影响神经元结构的修复和功能恢复,从而出现一系列的临床症状,称之为脑胶质增生。研究认为颅脑损伤后胶质细胞增生、轴突和树突重排可能与癫痫的发生有关,胶质细胞在脑软化灶相关癫痫的形成机制中起关键作用,其中小胶质细胞活化可与癫痫的发生高度相关。癫痫发作起源与颅脑损伤部位有明确相关性,由于没有神经细胞的存在,

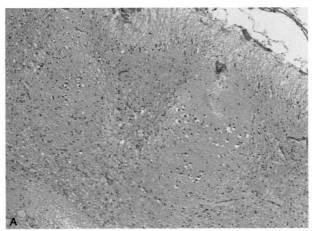
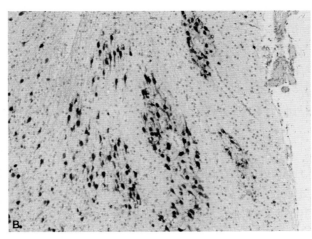

图 29-1　外伤后癫痫的病理表现 1

A. 脑皮质内神经元排列紊乱,神经元丢失代之为胶质细胞增生,将神经元分割成"灰质岛",HE×100 倍;B. 免疫组化 NeuN 染色示皮质内神经元排列紊乱,呈"岛状"分布,突起无序,IHC×100 倍。

软化灶本身并不引起癫痫,而真正引起痫性放电的部位在周围脑组织的病理性神经细胞,我们在既往的病理检查中发现邻近软化灶的脑皮质,会出现神经元排列紊乱的表现(图 29-2)。

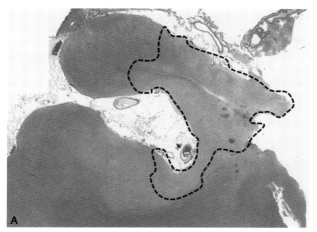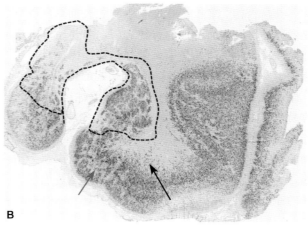

图 29-2 外伤后癫痫的病理表现 2

A. 蓝色虚线内显示瘢痕脑回,脑回内神经元严重丢失代之为胶质细胞增生,HE×5 倍;B. 免疫组化 NeuN 染色示瘢痕脑回邻近脑皮质神经元排列紊乱,层状结构紊乱(红色箭头示),白质内见多量异位神经元(黑色箭头),IHC×100 倍。

第四节 临 床 表 现

外伤后癫痫是颅脑损伤一种严重的并发症。根据时间的不同,临床上将其分为即刻发作:外伤后 24 小时内发作;早期癫痫:外伤后 24 小时后至 1 周内;晚期癫痫:外伤 1 周后。

1. 即刻癫痫发作 外伤后癫痫发病的高峰期常在受伤后的第一天内,即刻癫痫的症状可出现于受伤当时,约有 1/3 患者癫痫第一次发作往往发生在受伤 1 小时内,另外 1/3 发生在第一天内稍后的时间,儿童及颅骨凹陷性骨折的患者容易在受伤第 1 天内发生癫痫。

2. 早期癫痫 其发病原因常与以下因素有关:如颅内血肿、颅骨凹陷性骨折、脑挫裂伤、脑水肿、颅脑手术、术后再出血、术后感染等。其中以硬膜下血肿、颅内血肿及颅骨凹陷性骨折容易伴发早期癫痫。

外伤后癫痫发作可视为脑损伤的证据之一。在颅脑损伤患者中,发生早期癫痫的比例约为 5%,5 岁以下的儿童特别容易发生。在 Jennett 报道的一组病例中发生率高达 90%。儿童外伤后早期癫痫临床症状主要有两个特点:①轻微脑损伤也可诱发癫痫发作;②原发性颅脑外伤不重,容易发生癫痫持续状态,其发生率高达 22%,比成年人高出一倍。

3. 晚期癫痫 其发病时间长短不一,短者在伤后几个月发病,长者可延长至伤后 20 年,绝大多数患者患病在伤后 6 个月~3 年。有观点认为伤后 4 年内无发作,之后发生癫痫的概率会显著减少,同时也有观点认为颅脑外伤患者 5 年后癫痫第一次发生率和正常人群相近。

外伤后晚期癫痫发生率和颅脑外伤的类型密切相关。在各种类型的颅脑外伤中,通常以火器伤、穿通伤的发病率最高(33%~88%);其次为开放性颅脑损伤(20%~50%);发病率最低的为闭合性颅脑损伤(1%~5%)。但即使以 5% 计算,其发病率也比 20~59 岁的正常人高 100 多倍。由此可见在外伤以后癫痫的发生率往往较高。

外伤后癫痫和普通癫痫一样,不同部位的致痫灶可能有不同的临床症状。易发生癫痫的损伤部位是中央前回、中央后回及邻近皮质区域。颞叶是外伤后晚期癫痫最常见的病灶部位。大约有 2/3 的颞叶癫痫发作都有特征性的临床表现,如自主性(腹部不适、恶心、胃气上升等感觉)、心理性(恐惧、陌生感等),或者嗅觉和味觉的幻觉(通常是令人不愉快的气味或味道),还可能伴有咀嚼摸索等自动症等表现。额叶是外伤后癫痫第二常见的部位,其发作的典型表现为多种运动异常。其他部位的癫痫灶也会伴随相关症状,枕叶癫痫发作常与初级视幻觉有关,如看到明亮的灯光等视幻觉。

第五节 外伤后癫痫的诊断

外伤后癫痫的诊断关键在于明确的外伤史和癫痫的确诊,并且通过检查确认是外伤病灶引起的癫痫。对于中度及重度的颅脑损伤在常规进行头部 CT、MRI 扫描时可发现异常病灶;有研究发现,对于轻度闭合性颅脑损伤的癫痫患者,颅脑 CT、MR 检查约 47% 有颅内异常发现,其中 7% 需要手术治疗。

患者的病史对外伤后癫痫的诊断至关重要,除了外伤史外,癫痫病史、酗酒史是询问的重点,长期酗酒史可能是诱导外伤后癫痫发作的首要诱因。需要注意的是癫痫发作导致的颅脑外伤不属于外伤后癫痫。对首次晚期癫痫发作者,还应考虑其他原因引起的可能性。

癫痫病史中明显的全身性惊厥、部分性运动发作,很容易被患者本人和目击者发现,但睡眠中发生的癫痫可能不易被发现。同时额、颞叶癫痫的自动运动、过度运动发作如:无意识走动、惊恐发作,常被家人误解为精神病,尤其是儿童患者,此类发作类型可能是造成延误诊断的原因,罕见的发作性一过性语言理解、表达困难,或感到一侧面部刺痛等有可能被患者或周围人忽略。

和其他类型癫痫的鉴别诊断一样,外伤后癫痫同样应与晕厥、癔症、偏头痛、发作性睡病、一过性脑缺血发作等非癫痫发作相鉴别。与头部外伤无关的特发性全身性癫痫也应注意鉴别,特发性癫痫好发于青春期,典型的临床表现是双侧对称性,常有家族史,脑电图呈双侧同步性发作,一般不难鉴别。对其他原因引起的部分发作,由于没有明确的外伤史,一般不会误诊。

对外伤后只出现一次癫痫发作是否属于外伤后癫痫仍无一致意见。有人认为,癫痫在临床上的固有特点

是"反复发作倾向"。因此,不赞成把一次发作列为外伤后癫痫,这在社会学和治疗学上都是有益的,但也有人主张单次发作,只要确定是由颅脑外伤引起,应属于外伤后癫痫之列,直到人们对发作的潜在机制有了较完全的了解再做修正。

Walker 等提出外伤后癫痫诊断标准:①确诊为癫痫;②外伤前无癫痫发作史;③无其他脑及全身性疾病;④外伤的严重程度足以引起脑损伤;⑤首次癫痫发作在外伤后不太长的时间内发病;⑥癫痫类型和脑电图改变与脑损伤的部位一致。引用 walker 诊断标准时应注意综合判断,有些儿童甚至成人的颅脑外伤并不严重,但也可以引起癫痫发作,虽然 80% 的外伤后癫痫发作在伤后两年内,但也有外伤后数年甚至数十年发病的报道。

现代影像学技术:CT、MRI、脑磁图(MEG)和 PET-CT 等在发现癫痫病灶或致痫灶的定位方面也很有价值。CT/MRI 可发现的病理表现主要为脑软化,常为闭合性脑组织挫裂伤后的后遗症,它是闭合性颅脑损伤后的病理性残腔,病理变化呈多样化,脑软化在 CT 图像上呈低密度病灶,增强扫描病灶不强化。MR 在 T1WI 呈低信号,T2WI 呈高信号(图 29-3),病灶周围脑室可见扩大,除软化灶外,还可见其他几种颅脑结构变化。

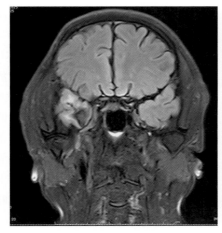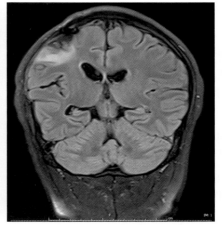

图 29-3 脑软化的 MRI 表现
右侧颞叶及额叶脑软化灶形成,伴胶质增生。

颅脑 MRI 检查具有无创性、安全性好、易于临床应用等优点,颅脑 MR T2 FLAIR 序列检查可作为反映胶质细胞增生的常规检查方法,同时还可以显示病灶周围的灰白质信号,明确软化灶周边皮质发育不良的范围。在既往脑软化灶相关癫痫合并 FCD 的患者中研究发现:脑软化灶相关癫痫患者术中 FCD 全切除的术后无

发作率为与病灶周围 FCD 的切除程度有关。作者团队观察到:脑膜脑瘢痕形成越久,其占位效应越明显,且多与负效应及癫痫发作成正比,这种负占位效应,可能就是历史上 Penfield 所指的"移动脑室",那时只有依赖空气造影来证实,现在经 CT 及手术证实,这种"移动脑室"与脑瘢痕牵引有关,而胶质增生所致的异常放电可

能是外伤后癫痫的主要原因。

电生理学检查:外伤后癫痫的脑电图有近半数为广泛性异常,难以精确定位致痫区。而长程视频脑电图可提高癫痫样放电的检出率,并能捕捉发作症状学,对确定发作类型及致痫区定位很有帮助。需要注意,有些脑电图异常的颅脑外伤患者,从来没有癫痫发作。而有些外伤后癫痫患者脑电图始终是正常的。外伤后癫痫行视频脑电图检查:正常脑电图约占30%,异常脑电图约占70%,其中局限性异常占异常脑电图的40%(局限性棘波、棘慢复合波占20%,局限性慢波占20%),广泛性异常占60%(广泛性慢波占40%,阵发性慢波占20%)。

颅脑外伤后异常脑电图有预后意义,持续重度异常脑电图提示预后不佳,脑电图的好转常与临床缓解平行。对未发生癫痫者,其脑电图检查对预测晚期癫痫发生的可能性意见目前不统一,有研究认为颅脑外伤后出现局限性异常或癫痫样放电,提示今后出现癫痫的可能性较大。Langendorf等认为,脑电图对早期外伤后癫痫的判断作用有限。第一次晚期癫痫发生以后,如果行视频脑电图检查可见明显癫痫样放电,此类患者再次发生癫痫的可能性较高,建议口服抗发作药物治疗。对外伤后反应迟钝或半昏迷的患者,要弄清其间歇性行为改变的病理基础,脑电图很有价值,但对预测是否会发生外伤后癫痫脑电图没有明显的价值。惊厥性和非惊厥性癫痫发作都会出现脑代谢率和脑血流增高,从而引起颅内压升高和脑代谢紊乱加重,导致继发性脑损伤。对于颅脑损伤后意识障碍的儿童和成人,需要连续脑电图、脑血流动力学监测,因为该人群中非惊厥性癫痫发作,周期性放电和相关的继发性脑损伤的发生率很高。

第六节　外伤后癫痫的治疗

一、非手术治疗

癫痫的非手术治疗非常复杂,这里仅从药物治疗的角度提出以下三点:

1. 癫痫大发作时的紧急处理　首先需要明确癫痫诊断,密切观察患者生命体征、意识及瞳孔的变化,注意记录癫痫发作的具体症状学表现。癫痫发作过程中应保持头部向一侧偏斜,维持呼吸道通畅,避免窒息及误吸,避免舌咬伤,给予氧气吸入。根据体重给予肌内注射苯巴比妥,若无效且持续5分钟以上按照"癫痫持续状态"处理。

2. 癫痫持续状态的处理　其治疗原则是尽快中止癫痫发作,同时查找病因,如有可能进行对因治疗。一般肌内或缓慢静脉注射地西泮5~10mg(成人),如有必要可以重复10mg(最大速度5mg/min)。如发作未停止,可进行第二阶段静脉治疗。包括丙戊酸钠、苯妥英钠和左乙拉西坦的静脉治疗。若仍无效可转入ICU行麻醉药物镇静及气管插管和机械通气。同时需加强一般对症治疗,包括控制体温、纠正电解质紊乱、保护肝肾功能、加强营养支持等。

3. 常规及预防性用药　凡伤后发生癫痫发作,病因为开放性或穿通性颅脑损伤、火器伤、颅内出血等常规进行预防性抗发作药物治疗,3个月若无明显发作行脑电图检查无放电,可逐步停药。

治疗癫痫的药物很多,以上所述仅仅为治疗的一些原则,临床实际中还涉及许多实际的问题:如药物选择、女性用药等,各有关专著中有详细记载,亦适用于外伤后癫痫,可供参考。

二、手术治疗

如前所述,引起癫痫的病变是多种多样的,但如仔细加以分析,可按其病理性质和异常放电的来源不同,将需要手术治疗者分为以下两类:

一类是指对大脑皮质起刺激作用的病变,这些病变之所以能引起癫痫,可能是因为他们通过机械作用刺激了皮质敏感区,这些敏感区多为异常放电的发源处,但并没有在皮质本身形成一种固定不变的异常放电灶(致痫灶),因此只要能够解除机械性刺激,癫痫问题也随之而解决。这些病变主要是外伤后继发性颅内占位病变(颅内血肿、硬膜下或硬膜外血肿等)和凹陷性颅骨骨折,其次是脑挫裂伤以及开放性颅脑损伤所造成的各种病变(包括颅内异物存留),再次则为颅脑损伤所致的颅内感染性病变和颅骨缺损,如果这些病变未能及早成功得到解决,则可在原有的病理性刺激作用下,进而发展成为对脑组织影响更大的病变,最后可能转化为下一种情况。

另一类大多是上面那类病变长期存在,进一步演变的结果,或者是某种病变"愈合"的结果(如脑挫裂伤或脑脓肿后),它们的共同特征在于,在病理解剖上,除原来的病变之外,一般都有不同程度和范围不等的脑组织瘢痕形成;在生理学方面,则在脑组织内有固定的异常放电的致痫灶存在。瘢痕与致痫灶的关系:无论瘢痕的位置何在,致痫灶通常不在瘢痕之中,而是位于它的周围、受到部分损伤的脑组织内,其中异常的神经元就是异常放电的发源地。这种致痫灶形成的机制尚不明确,它与瘢痕之间的关系还有待于进一步研究。当然,这并不等于说一切癫痫都是与脑组织瘢痕存在一定的关系,在有脑组织瘢痕存在的病例中发生癫痫者仅占少数。

以上所述同时也说明癫痫的性质是可以转化的。例如一个硬膜下血肿,如其在早期通过刺激大脑皮质引起癫痫,将其清除后癫痫即可制止。如果任其长期存在,则可因为皮质长期受压、缺血而发生退行性改变,形成瘢痕即产生致痫灶,所以如果到了这个时候才手术,单独清除血肿,则不一定可以解决癫痫的问题,别的病灶也可引起类似的结果。

三、手术治疗的若干原则

主要是对于颅脑损伤所致的药物难治性癫痫而言,因为其中还包括若干不同的病理内容,因此需加以区别对待,例如,如果这时尚有外伤后颅内占位病变的存在(其中也包括慢性脓肿和晚期脑脓肿,脑内囊肿等),则仍按照前面提到的那些原则和方法去处理,解除机械性刺激。如果仍有发作则应该采取药物治疗,这样大约可以使95%以上的病例不同程度地好转或治愈,对于长期药物治疗无效者,则考虑是否可以手术治疗,切除致痫灶。

前面提到,致痫灶通常位于脑组织瘢痕周围,称为致痫灶复合体(lesion epileptogenic complex),如果能够找到瘢痕的位置,大致也就可以找到致痫灶的位置。发生于开放性颅脑损伤以后的脑组织瘢痕,一般均与头皮的伤痕有关,无论在术前和术中均易识别,其他病变引起的瘢痕位置则难以判断,但无论是哪一种病例,术前辅助PET检查均可进一步深入地了解病灶区代谢状况。

其次则是致痫区的精准定位,只是简单说它通常存在于脑组织瘢痕的周围是不够的,当然有的病例致痫灶的确是在它的周围,而且可能在切除瘢痕组织的同时无意识地也就顺便把它切除了。但是有的情况并不如此,例如有的致痫区离瘢痕很远,有的在皮质下的深部,少数病例还可能有几个致痫区存在于不同的部位,而且还有一些病例根本没有明确的脑组织瘢痕,或者有许多肉眼看不出的散在细微瘢痕。因此,致痫区还需进一步精准定位,对于这个问题,需要多学科讨论定位,目前主要依靠发作症状学分析定位以及电生理检查法,后者包括脑电图检查(SEEG及术中ECoG)和电刺激两种方法。

如果术前视频脑电图获取的电-临床症状学所提示的致痫区范围与影像检查所见一致,可以认为合乎术前诊断的要求,可考虑手术。如果术前评估中电-临床症状学与影像学检查不一致,或考虑致痫区邻近重要功能区[语言和(或)运动区],可通过硬膜下电极或立体脑电图方法(SEEG)行电极置入,进一步明确致痫区及相关癫痫网络结构,精准定位。

对于术前评估后直接手术切除的病例,在术中可将栅状电极安置于大脑皮质上行ECoG监测,或用深部电极插入大脑深部去探寻癫痫放电皮质。但需注意,作为癫痫发作间歇期放电,加之麻醉药物干扰、监测时间短暂等不利因素,术中ECoG价值有限,不可过度依赖,需要结合术前的评估综合判断。

电刺激法是硬膜下电极或SEEG脑深部电极置入术后,通过一定强度的电流直接刺激皮质,确定功能区,避免下一步切除性手术损伤功能区。电刺激可诱发发作或发作预感,如果电刺激特定皮质区域或结构时诱发出惯常发作或预感,此皮质区域或结构可能是致痫灶核心或邻近致痫灶,有助于致痫区的精准定位。

术中硬脑膜打开后可见脑膜脑瘢痕形成,在术中脑电图监测下行致痫灶切除术,术中可感知切除时脑膜脑瘢痕的硬度,一般较正常脑组织质地韧,致痫灶切除过程中在不影响功能的情况下尽可能地对异常结构进行切除。硬脑膜打开后肉眼所见病变有含铁血黄素沉淀黄变组织、条索状组织、类脂肪样组织、肉芽肿、小囊、小腔形成、囊腔内积血、积液(碎骨片在内),多脑回、小脑回等。这些变性组织均应充分切除,特别是病灶位于非功能区时切除范围可适当扩大。如靠近运动、感觉或语言区域时,可在术中唤醒、电生理监测等技术保护下手术,在充分切除致痫灶的同时保护功能区避免损伤。如遇到瘢痕过深,只切除灰质及部分白质的瘢痕组织,尽量避免打开脑室,引起术后高热、头痛、昏睡等不良反应。在切除结束时,还要复查ECoG,避免癫痫样放电皮质被遗漏。

对于颅脑外伤后形成的脑内囊肿,如囊腔与蛛网膜下腔或脑室相邻,则切开囊壁使之与蛛网膜下腔或脑室通连解除占位效应,部分患者可达到术后无发作。如囊壁甚厚或周围尚有较厚的瘢痕组织,则应将其一并切除。最后对硬脑膜或颅骨缺损者做相应的修补术,常规头皮缝合,根据情况放置引流。

术后的处理与一般开颅术后相同,可酌情使用激素治疗减轻术后水肿。术后应继续常规抗发作药物治疗2~5年,定期复查脑电图无放电再逐渐减药。外伤后癫痫的手术治疗近年来有所进步,目前较好的预后可使70%的病例得到治愈或明显好转,但需牢记这些病例同样还要继续一段时间的药物治疗。因此,外伤后癫痫手术治疗不能过于乐观,每一具体病例是否适宜手术,应慎重考虑。

对于通过切除性手术无法缓解或无法耐受切除性手术的药物难治性外伤后癫痫患者,可考虑行神经调控方法如迷走神经电刺激(VNS)治疗。

四、外伤后癫痫外科治疗典型病例

病史及查体:男性23岁,病史3年余。6岁从2楼坠落昏迷,当地医院急诊手术抢救后清醒。术后肢体运动功能未受影响,能理解别人讲话,但言语吐字不清,3个月后恢复。20岁开始出现癫痫发作,正规服用多种抗发作药物效果不理想。查体:左侧额颞顶S形切口(图29-4);自发言语语速慢、不连贯,问答反应迟钝;四肢肌力肌张力正常。

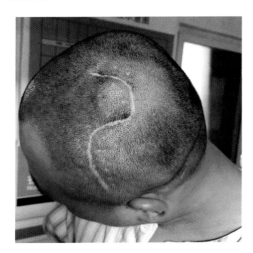

图 29-4　左侧额颞顶 S 形切口
广东三九脑科医院癫痫中心患者,左侧额颞顶手术瘢痕。

1. Ⅰ期术前评估
(1) 头皮 EEG(图29-5A、B)
1) 间歇期:①左侧半球缺损节律;②左侧半球癫痫样放电,以左颞区著。

2) 发作期症状学:自动运动(吞咽)→双眼左侧偏斜→快速眨眼+面肌肌张力障碍→自主神经症状(过度流涎,恶心,面色潮红,心动过速)→右上肢动作减少→复杂运动;发作后出现吐字不清,意识恢复后不能回忆。EEG:发作起始以左颞著。

(2) 颅脑 MRI(图29-5C):左侧颞顶叶囊性软化灶,可见胶质增生带。

(3) PET(图29-5D):左侧颞、顶叶多发脑软化灶伴局部胶质增生,代谢稀疏或缺损。

(4) 颅脑 fMRI(图29-5E、F):①句子完成任务,只在左侧半球有激活,激活区主要集中在额下回前部和中央前回,另外在左侧缘上回、角回也各有一小块激活区;②图片命名任务,只在左侧半球有激活,激活区主要集中在额下回前部和中部(BA44/45)。

Ⅰ期评估总结:①致痫灶考虑左侧颞后新皮质(软化灶周边可能性大),需鉴别颞叶内侧结构、岛叶、顶下小叶及颞顶枕交界区;②给予 SEEG 电极置入,明确致痫区位置及范围,同时行语言功能区描记。

2. Ⅱ期术前评估　SEEG 监测记录间歇期放电和多次发作。于 T 电极(T9~T12)显示出发作起始,该处位于颞上回中部新皮质(也即位于软化灶的前下部囊性壁表层);间隔200毫秒后发作扩散至海马,再间隔200毫秒后传递至岛叶,继之出现临床症状。在 SEEG 电刺激定位(mapping)时,电刺激海马头部可诱发脑电图发作(无临床症状),电刺激 T10~T11 则可诱发出临床惯常发作,但未能电刺激出语言功能区(图29-6)。

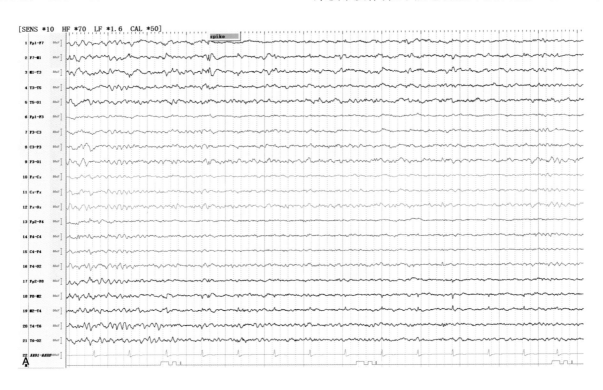

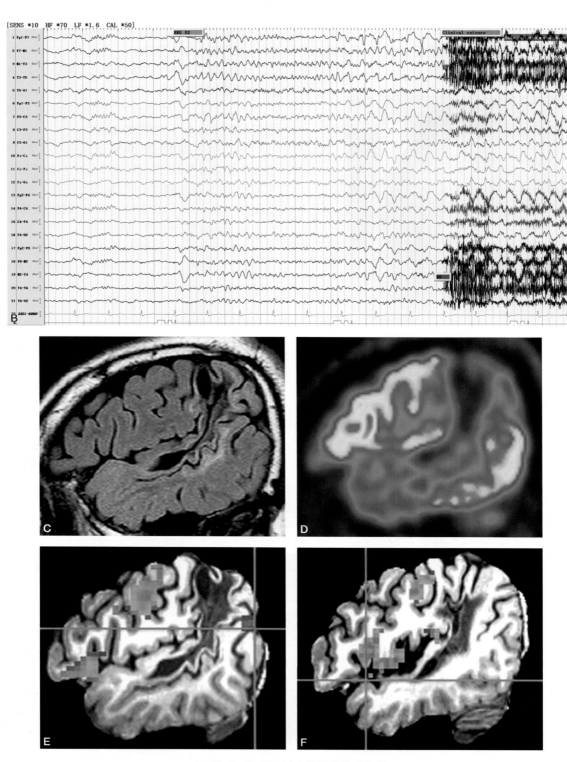

图 29-5　患者无创术前评估检查资料

A.发作间期头皮 EEG：左颞区放电；B.发作期头皮 EEG：左侧颞区放电起始；C.左侧颞顶叶软化灶形成；D.左侧额颞顶枕代谢降低；E.语言功能磁共振句子完成任务：左侧额下回前部、中央前回、角回；F.图片命名任务：额下回前部和中部、中央前回激活区。

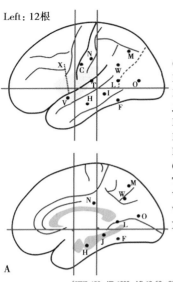

Left：12根

C：中央盖—上环岛沟中部
F：颞下回后部—梭状回
H：颞中回中部—海马前部
J：颞中回后部—海马后部
L：颞中回后部(枕前切迹)—距状沟上下
M：角回(软化灶后上壁)—顶叶内侧面
N：中央后回下段(软化灶前壁)—中扣带回
O：枕叶外侧面—楔回
T：颞上回中后部—岛前长回
V：颞上回前部—岛顶
W：颞上回后部—顶叶内侧面
X：中央前回—岛前小叶

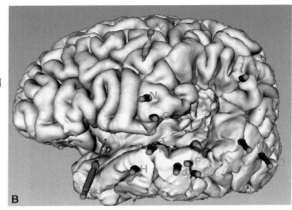

A

B

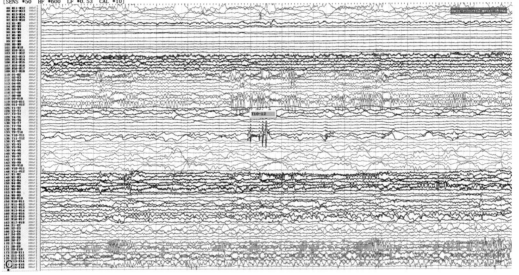

[SENS ＊50　HF ＊600　LF ＊0.53　CAL ＊10]

C

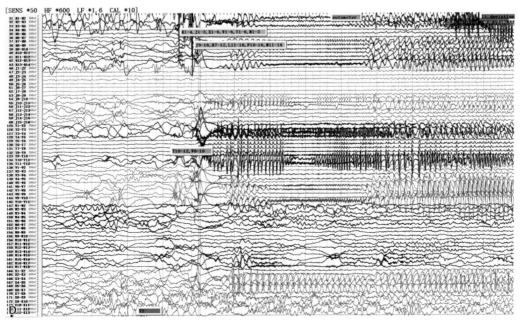

[SENS ＊50　HF ＊600　LF ＊1.6　CAL ＊10]

D

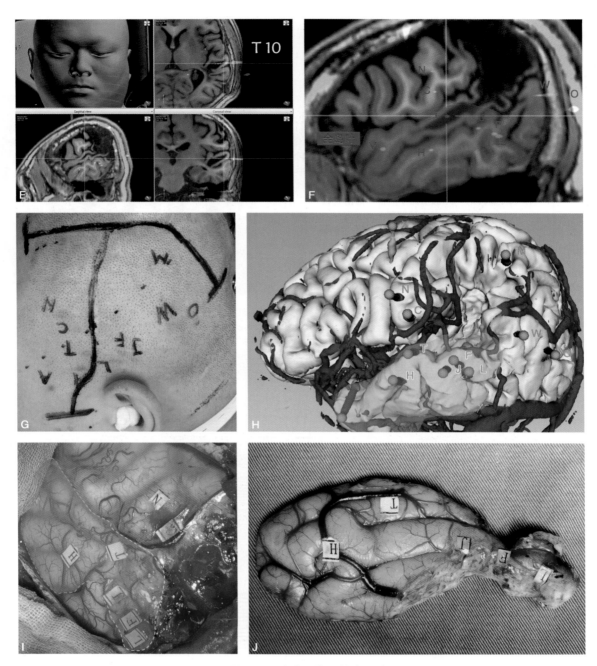

图29-6 患者Ⅱ期评估资料

A. 电极置入方案简图；B. 三维重建影像显示电极位置；C. SEEG 明确间歇期放电；D. SEEG 明确发作期放电起始；E. 放电起始点 T9~T12 的位置（注意其与软化灶的位置关系，轴位相显示囊性软化灶表面的菲薄皮质竟是致痫区核心）；F. 设计切除范围；G. 电极入点头皮定位和切口设计（注意切口大部分与原手术瘢痕重叠，以尽可能减少新增皮肤切口，并保障皮瓣的充分血供）；H. 三维影像后处理上描记切除范围；I. 硬脑膜打开后描记切除范围，J. 标本大体观。

手术及预后：患者在术中唤醒语言功能监测下行"左侧前颞叶切除+颞后新皮质及部分软化灶切除+岛叶致痫皮质切除术"，术后随访 1 年余无发作，查体同术前。复查脑电图未见癫痫样放电，MRI 与术前对比，可见切除范围符合预期（图29-7）。

点评：①如果术前评估中发作症状学、脑电、影像均一致，且位于非功能区，则多数情况下可以考虑直接手术，在 ECoG 监测下切除放电皮质并扩大切除胶质瘢痕；本例由于涉及颞后新皮质、颞叶内侧、岛叶、顶下小叶等多个结构的鉴别诊断，并且涉及累及感觉性语言中枢，故采取 SEEG。②本例 SEEG 最终证实，致痫区核心仅仅为左颞上回中后部（T9~T12）的小块菲薄的皮质，但早期播散至颞叶内侧、岛叶等结构，因此患者临床发作上不仅有口咽自动症等颞叶症状，还有众多岛叶的症

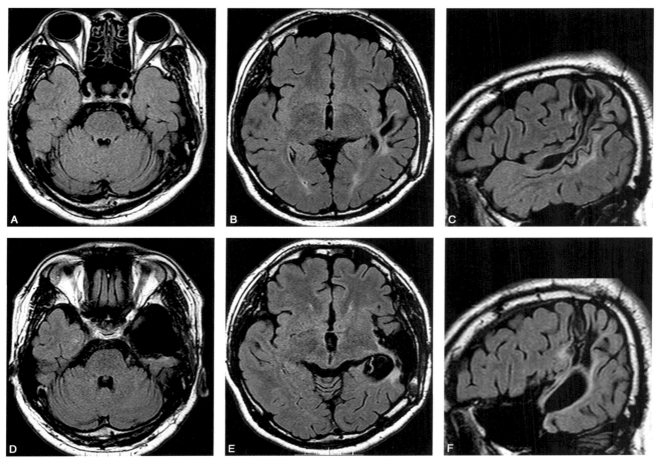

图 29-7　患者切除术前和术后图片
A~C. 切除术前 MRI；D~F. 切除术后 MRI。

状学特征，而发作后也存在语言障碍加重。③SEEG 使得精准外科治疗成为可能，本例顶叶的大片软化灶根本无需处理。

（胡　峰　舒　凯　王艮波　陈俊喜　郭　强）

参考文献

[1] ANNEGERS JF, HAUSER WA, COAN SP, et al. A population-based study of seizures after traumatic brain injuries [J]. N Engl J Med, 1998, 338(1): 20-24.

[2] ASIKAINEN I, KASTE M, SARNA S. Early and late posttraumatic seizures in traumatic brain injury rehabilitation patients: brain injury factors causing late seizures and influence of seizures on long-term outcome [J]. Epilepsia, 1999, 40(5): 584-589.

[3] 孙振兴，张凯. 外伤后癫痫的基础研究[J]. 国际神经病学神经外科学杂志, 2009, 36(5): 416-419.

[4] BERDICHEVSKY Y, DRYER AM, SAPONJIAN Y, et al. PI3K-Akt signaling activates mTOR-mediated epileptogenesis in organotypic hippocampal culture model of post-traumatic epilepsy[J]. J Neurosci, 2013, 33(21): 9056-9067.

[5] KORGAONKAR AA, LI Y, SEKHAR D, et al. Toll-like Receptor 4 Signaling in Neurons Enhances Calcium-Permeable alpha-Amino-3-Hydroxy-5-Methyl-4-Isoxazolepropionic Acid Receptor Currents and Drives Post-Traumatic Epileptogenesis [J]. Ann Neurol, 202, 87(4): 497-515.

[6] LIANG Y, LEI Z, ZHANG H, et al. Toll-like receptor 4 is associated with seizures following ischemia with hyperglycemia [J]. Brain Res, 2014, 1590: 75-84.

[7] XU S, SUN Q, FAN J, et al. Role of Astrocytes in Post-traumatic Epilepsy[J]. Front Neurol, 2019, 10: 1149.

[8] THERAJARAN P, HAMILTON JA, O'BRIEN TJ, et al. Microglial polarization in posttraumatic epilepsy: Potential mechanism and treatment opportunity[J]. Epilepsia, 2020, 61(2): 203-215.

[9] JENNETT B. Epilepsy and acute traumatic intracranial haematoma[J]. J Neurol Neurosurg Psychiatry, 1975, 38(4): 378-381.

[10] GUPTA PK, SAYED N, DING K, et al. Subtypes of posttraumatic epilepsy: clinical, electrophysiological, and imaging features [J]. J Neurotrauma, 2014, 31(16): 1439-

1443.

[11] 中国抗癫痫协会.临床诊疗指南癫痫病分册(2015 修订版)[M].北京:人民卫生出版社,2015:15-16.

[12] 舒凯,陈旭,雷霆,等.难治性癫痫的规范化外科治疗[J].中华临床医师杂志(电子版),2012,6(09):2273-2275.

[13] 李龄,蒋先惠,沈成鑫.外伤后癫痫的手术治疗[J].中华外科杂志,1991,29(4):242-243.

[14] 蒋伟,舒凯,雷霆,等.婴幼儿期灾难性癫痫的术前评估[J].中华神经外科疾病研究杂志,2010,9(5):397-401.

[15] 李龄.癫痫的皮质电图监测下手术治疗[J].同济医科大学学报,1990(1):49.

[16] 雷霆,李龄,舒凯,等.脑软化切除治疗顽固性癫痫(150例报告)[J].中国临床神经外科杂志,2003(6):8-10.

[17] HE X,GUAN Y,ZHAI F,et al. Resective surgery for drug-resistant posttraumatic epilepsy:predictors of seizure outcome[J]. J Neurosurg,2020,133(5):1568-1575.

[18] PAYAN H,TOGA M,BERARD-BADIER M. The pathology of post-traumatic epilepsies[J]. Epilepsia,1970,11(1):81-94.

[19] 李龄,樊友武.外伤后癫痫:CT、手术与病理所见[J].立体定向和功能性神经外科杂志,1997(1):82.

第三十章 可能切除性手术治疗的癫痫性脑病

第一节 癫痫性脑病

一、癫痫性脑病概述

(一) 既往的概念

在 2017 年以前,癫痫性脑病(epileptic encephalopathy,EE)指:癫痫活动本身导致了认知与行为损害,癫痫患儿表现出来的认知行为损害超过其病因(如皮质发育不良)可能导致的认知及行为损害,这些认知行为损害随着癫痫的持续存在而不断加重,随着癫痫控制可以一定程度地恢复。儿童癫痫性脑病可见于从新生儿到学龄期各个阶段,而且大多具有年龄相关性。

(二) 现在概念的转换

ILAE 在 2017 年正式发文,详细解释了发育性及癫痫性脑病(developmental and epileptic encephalopathy,DEE)的概念,认为:癫痫患儿出现的脑病,与病因及癫痫活动均相关。即使癫痫发作能够完成控制,其脑病表现也不能完全恢复,甚至还可能随着年龄增长而继续加重。同时,癫痫性脑病的概念仅指在癫痫发病前无发育迟滞,癫痫活动本身(而非病因,如基因变异等)是导致脑病/发育减慢的主要原因。DEE 可用于任何年龄段的患者,临床特点包括下列至少一项:仅发育受损(发育减慢或倒退)、无频繁癫痫活动的发育性脑病;发病前无发育迟滞及与发育减慢有关的基因突变的癫痫性脑病,发育性和癫痫性因素同样起作用,通常可能无法明确发育性和癫痫性两者的哪一个与患者的表现更相关。

二、DEE 的相关病因学的进展

(一) 遗传

自 2013 年以来,随着分子遗传学检测技术的进步,尤其是二代基因测序技术的迅速发展,很大程度上增加了癫痫性脑病致病基因的检出率,证实了大部分癫痫的发病与基因有关,导致 DEE 的病因更是如此。越来越多的研究发现,同一癫痫性脑病可由多种基因变异导致,而同一基因的变异既可以导致严重的发育性及癫痫性脑病,也可以导致"良性的"年龄依赖性的癫痫表型。

如目前发现的可导致 Dravet 综合征的基因有 SCN1A、SCN1B、GABRA1、GABRG2 等,可引起早发性癫痫性脑病的基因也有数十种。KCNQ2 基因既可以导致良性家族性新生儿癫痫,也可导致严重的早发性癫痫性脑病,同样的 SCN1A、SCN2A、KCNT1 等基因变异均可引起轻重不一的表型。

(二) 影像

结构性病因也是导致 DEE 的重要病因。影像学技术的进步非常迅速,尤其是高场强(3.0T)薄层核磁扫描和影像学后处理技术。核磁薄层扫描相对于传统的 MRI 更容易发现病灶,同时可以用影像融合系统进行 PET/MRI 融合,相比 PET-CT 与 MRI,PET/MRI 融合对癫痫病灶的敏感性明显提高,增加了检出致痫灶的机会。

(三) 癫痫病因的复杂性

2017 年以来,对于癫痫病因的重视到了前所未有的程度。导致癫痫的五大病因(遗传性、代谢/神经变性、结构性、免疫性、感染性)中遗传性病因尤为突出,更有学者认为,75% 甚至以上的癫痫患者的病因与遗传相关,遗传以外其他四类病因都有可能是遗传性病因的结果。例如,临床工作中,越来越多 DEE 患儿的结构影像学发现了异常,同时也发现了致病基因。致病基因与结构异常之间的因果关系,有些比较明确,比如 mTOR 通路相关基因所致 FCD,而更多的尚不能完全明确。这要求我们,对 DEE 患儿的病因需要更为重视,仔细分析各临床资料,综合判断。

三、婴儿及儿童期常见的癫痫性脑病

(一) 大田原综合征(Ohtahara syndrome,OS)

由 Ohtahara 在 1976 年首次报道,主要特征为婴儿早期出现强直痉挛性发作,伴脑电图暴发抑制图形和严重的精神运动障碍。OS 常于出生后 3 个月内出现癫痫发作,可早至出生数小时~数天,主要发作形式为强直痉挛,清醒和睡眠状态下均可出现,可成串发生,类似婴儿痉挛的表现,但强直成分更突出,也可有局灶性发作,很少有肌阵挛发作。发作间期 EEG 特征为清醒和睡眠状态持续存在暴发抑制图形。本病发作多难以控制、预

后差,患儿有不同程度的智力运动功能受损,部分患儿死于婴儿期。存活的患儿以后多转变为婴儿痉挛症或局灶性癫痫。之前认为,多数伴有先天性大脑结构性异常(半侧巨脑综合征、胼胝体发育不良等)或严重围生期脑损伤,少数为先天性遗传代谢非酮症(高甘氨酸血症、吡哆醇依赖症、细胞色素 C 氧化酶缺乏等)。随着越来越多的患者进行了基因检测,发现遗传性病因在 OS 的发病中极为重要。OS 具有高度遗传异质性,目前已发现 STXBP1、ARX、CDKL5、SLC25A22、KCNQ2 等基因变异可导致发病。

(二) 婴儿痉挛症(infantile spasm, IS)

由 West 首次报道,是第 1 个被报道的癫痫性脑病,也是临床最常见的婴儿期癫痫性脑病。3 ~ 12 个月起病,高峰期为 4 ~ 6 个月,符合癫痫性痉挛发作、脑电图高度失律和精神运动发育障碍,又被称为 West 综合征。其他婴儿期起病,癫痫性痉挛发作,不管脑电图是否符合高度失律均属于 IS 范畴。癫痫性痉挛发作形式有经典的屈曲型、伸展型及混合型,有时表现轻微如呆滞,眼球偏斜、上视或转动,眼睑眨动,口角下撇或抖动,单侧上下肢上抬,少部分患儿甚至可表现为轻微的运动过度。发作大多成串,多于刚睡醒或入睡时出现,也可出现在睡眠中。可出现其他形式的癫痫发作,局灶性发作多见,在一次发作中两种发作形式可同时出现。发作间期 EEG 的背景活动多为高度失律,典型特征为在弥漫性不规则中-高波幅混合慢波上,夹杂大量杂乱多灶性棘波、尖波,左右不对称、不同步,完全失去正常的脑电节律,可在清醒和睡眠期持续存在,睡眠期更明显。发作期 EEG 多样,最常见为高波幅广泛性慢波紧随低波幅快活动及弥漫性电压衰减。预后不佳,绝大部分患儿有智力落后,约一半的患儿以后转为伦诺克斯-加斯托综合征(Lennox-Gastaut syndrome, LGS)。IS 病因多样,包括结构性(如 TSC、FCD 或围生期损伤)、代谢性(如 PKU)和遗传性病因。

(三) Lennox-Gastaut 综合征

由 Lennox 和 Gastaut 在 1960 年首次报道,约占小儿癫痫的 2% ~ 3%。1 ~ 8 岁起病,3 ~ 5 岁最常见,临床特征为多种形式的癫痫发作,脑电图广泛性 1.5 ~ 2.5Hz 慢的棘慢波、精神和智能发育迟滞为特征。该病发作形式多样,最常见的发作类型有强直发作、不典型失神发作、肌阵挛发作、失张力发作等,也可有强直-阵挛发作和局灶性发作等。强直发作对本病最具特征性,发作频繁。发作间期脑电图以清醒期广泛性 1.5 ~ 2.5Hz 棘慢波,及睡眠中的棘波节律为特征。该病大多药物难治,预后差,大部分有严重认知行为障碍,由婴儿痉挛演变

而来者预后更差。LGS 病因多样,1/3 患者病因未明,结构性损伤如皮质发育不良、缺氧缺血性脑病等为主要病因,也有些患儿为遗传性和代谢性病因。

(四) 兰道-克勒夫纳综合征综合征(Landau-Kleffner syndrome, LKS)

Landau-Kleffner 综合征又称获得性癫痫性失语,属于睡眠中癫痫电持续状态(electrical status epilepticus during sleep, ESES)相关癫痫综合征(癫痫失语谱系),由 Landau 和 Kleffner 在 1957 年首次报道,临床表现为获得性言语听觉失认以及其他明显的语言缺陷、癫痫发作、脑电图异常和神经心理行为障碍。起病多在 2 ~ 8 岁,男多于女。虽然少数患儿仅有语言障碍,多数患儿还是会有癫痫发作,发作形式主要为睡眠中的局灶性发作。癫痫发作可出现于失语之前、之后或同时发生。发作间期 EEG 背景为局灶性或弥漫性慢波,波幅最高位于额颞区或颞区;NREM 睡眠棘慢波连续出现,常达到癫痫性电持续状态(ESES),颞区波幅最高。癫痫发作和脑电图改变呈年龄依赖性,常在 15 岁以后缓解,但半数患儿持续有语言、心理、行为障碍。病因未明,未见到结构性异常的报道,一部分患儿与 GRIN2A 基因变异有关。

(五) 德拉韦综合征(Dravet syndrome)

Dravet 综合征既往又称婴儿严重肌阵挛癫痫,由 Dravet 在 1978 年首次报道,本病有 1/4 的患儿可不出现肌阵挛发作,2001 年国际抗癫痫联盟将本病更名为 Dravet 综合征。病因为遗传性,70% ~ 80% 患儿可发现 SCN1A 基因变异,其他的一些基因如 SCN1B、GABRA1、GABRG2、PCDH19 等也可导致该病,临床特征为 1 岁以内以热性惊厥(febrile seizure, FS)起病,多在出生 6 个月左右,首次发作表现为热性惊厥,1 岁以内主要表现为发热诱发的长时间的一侧性或全面阵挛发作,1 次发热易多次发作。1 ~ 4 岁时逐渐出现多种形式无热惊厥,包括全面性或半侧阵挛或强直-阵挛发作、局灶性发作、不典型失神及肌阵挛等多种类型,发作常具有热敏感性,发热、洗热水澡等可诱发发作,30% 患儿有光敏感性。早期发育正常,1 岁后逐渐出现智力运动发育落后或倒退,可有共济失调步态和锥体束征。EEG 随年龄而演变,1 岁内发作间期 EEG 正常或背景非特异性改变。1 岁以后背景活动逐渐变慢,出现局灶性、多灶性及广泛性癫痫样放电,部分可有光阵发反应。该综合征总体预后差,多数患儿对抗癫痫药物疗效差。频繁的难治性癫痫发作存在于整个儿童时期,成年后逐渐改善,病死率高达 10%,常死于惊厥相关的并发症。

四、癫痫性脑病相关的治疗进展

（一）药物

既往的药物治疗指南遵循的是按癫痫发作类型或癫痫综合征类型选药。近年来基因技术的进步,检测成本降低,使大量癫痫患者明确了遗传学病因。基因检测结果也开始为治疗提供信息,筛选出可治疗的遗传代谢病(如葡萄糖转运子1缺陷、脑叶酸缺乏症、吡哆醇依赖症等)。确定的基因变异的功能性后果也为精准药物治疗的发展铺平了道路。这些治疗旨在逆转或规避特定基因变异引起的变化。钠通道阻滞剂如卡马西平、拉莫三嗪和苯妥英钠在KCNQ2、SCN2A和SCN8A基因变异(功能获得性)的患者中显示出有益的作用,但也可加重因SCN1A基因变异引起的Dravet综合征患者的发作。生酮饮食对SLC2A1基因变异引起的DEE患儿是有效的。mTOR抑制剂依维莫司是一种治疗结节性硬化症(tuberous sclerosis,TSC)的精准药物,其通过抑制过度活跃的mTOR通路,抑制肿瘤、降低癫痫发作频率。依维莫司同样可用于mTOR通路上GATOR1复合物的基因(DEPDC5、NPRL2、NPRL3)变异的患者。目前正在对KCNQ2、KCNT1、KCNA2、GRIN2A、GRIN2B基因变异的患者进行精准医疗方法的研究,瑞替加滨对于KCNQ2基因变异、奎尼丁和伯普地尔对于KCNT1基因变异、4-氨基吡啶对于KCNA2基因功能获得性变异、美金刚对于GRIN2A/2B基因变异的患者是潜在的精准药物治疗方法,但是需要进一步的研究来阐明它们的有效性。在未来,将有越来越多的患者接受可能的精准医疗方法治疗。近几年对于DEE药物研发也取得了一定进展,如司替戊醇、芬氟拉明、大麻二酚、氯卡西林、曲唑酮等可能对Dravet综合征有效,卢非酰胺、大麻二酚、非氨酯对Lennox-Gastaut综合征有一定的效果。对于传统抗癫痫药物无效的ESES相关癫痫综合征的患儿可选择舒噻嗪。

（二）手术

DEE多药物难治,而对于头颅影像学有局灶或半球病变的患儿,如药物治疗无效尽早进行癫痫外科术前评估,有切除手术适应证的患儿可采取切除性手术如病灶切除术、脑叶或大脑半球离断术,而不能行切除性手术者可选择姑息性手术如胼胝体切开术、迷走神经刺激术(vagus nerve stimulation,VNS)等控制其发作(详细见本章第二节)。VNS可用于不能行切除性手术的DEE患儿,部分患儿可控制发作,促进认知发育;胼胝体切开术对于Lennox-Gastaut综合征中的点头/跌倒发作有效。由于DEE患儿年龄小,明确癫痫的病因非常

重要。如果手术也应该尽可能明确病因,审慎衡量手术的获益,选择正确的手术方式。特别需要注意的是,手术仅在控制患儿发作上可能有效,其智力的发展往往取决于病因。

（王　爽）

第二节　癫痫性脑病的切除性手术治疗

一、概述

癫痫性脑病累及智力和大脑发育,造成严重的脑功能障碍,且癫痫发作频繁,易于药物难治,致残率和病死率较高,有外科治疗的迫切性。但由于癫痫脑病临床表现复杂,病因多样,部分涉及代谢、免疫、炎症、遗传等方面发病机制,常难以发现局灶性致痫灶而不能进行切除性手术。癫痫性脑病的致痫灶评估较为困难,症状学和电生理监测常难以局灶定位,大部分患者没有明确的MRI病灶,即使在MRI阳性患者,其致痫灶的范围也往往超过病灶范围。同时,癫痫性脑病的颅内脑电图监测又较为困难,精确定位致痫灶成为切除性手术的关键问题,在多个报道中,评估后能进行切除性手术的概率仅在10%~40%。随着现代影像学和电生理技术的发展,如通过高场强MRI检测、颅内脑电图监测等手段,精确定位致痫灶后进行外科手术已成为癫痫性脑病的重要治疗手段。

癫痫性脑病进行切除性手术的困难之处不仅仅在于精准定位致痫灶,功能区定位的受限也是制约切除性手术的重要因素。癫痫性脑病患者多为儿童,多伴有脑功能障碍而不能配合评估,许多适合于成人的功能区评估方法难以应用于此类患者,尤其是一些低龄儿童。除此之外,儿童的麻醉和外科手术仍然是较为困难的,围手术期的监护和处理,术后并发症如感染、脑积水等的处理也同样关键,组建一个合理的多学科癫痫外科团队至关重要。

二、手术时机和患者选择

目前对癫痫性脑病患者还没有一个广泛接受的手术适合时机,但既往用于成人的两年药物治疗难治标准对癫痫性脑病并不适合。癫痫性脑病发作频繁(每天发作可达数十次到百次),对患儿大脑发育和认知水平影响大,因此适合手术者应积极早期手术以避免智力和认知恶化。婴幼儿期是发育的关键时期,手术越早,术前已经存在的由癫痫发作所导致的损伤在术后脑恢复的可能性越大。同时,由于手术导致的一些功能损害在

术后也可以得到部分代偿。在婴幼儿期，一些重要的功能尚未得到发育，即使进行大脑半球切除术也可能不会导致严重并发症。在临床实践中，经过 3~6 个月的药物难治即可启动术前评估，而在一些病灶明确的特殊综合征，如大田原综合征，可能需要更积极的外科干预。

目前报道可以进行切除性手术的癫痫性脑病亚型包括大田原综合征、婴儿痉挛症、Lennox-Gastaut 综合征、LKS 和一些病灶相关的癫痫性脑病，而其他的一些癫痫性脑病亚型，如 Dravet 综合征、婴儿早期肌阵挛癫痫性脑病、肌阵挛-失张力癫痫［多泽综合征（Doose syndrome）］、婴儿早期游走性部分性癫痫等则视为禁忌。癫痫性脑病病因多样，能进行切除性手术的主要为症状性癫痫性脑病，而隐源性、特发性原因则难以进行切除性手术，代谢性则排除在外。启动术前评估仍然取决于：①药物治疗情况；②是否存在结构性病灶；③精神运动发育迟滞或恶化。值得注意的是，智力障碍不是手术的禁忌，相反可能预示需要外科干预。

三、癫痫性脑病评估特点

同常规致痫灶评估相似的是，癫痫性脑病的评估仍然依据：①发作期症状学；②电生理证据；③神经影像学异常。但癫痫性脑病患者多处于儿童期，智力低下，患者配合困难，症状学往往难以描述；儿童期神经系统发育不完善，痫样放电弥散而扩散迅速；影像学改变轻微，由于婴儿期存在灰白质信号的反转变化，综合髓鞘发育、缺血缺氧等众多因素的干扰，低龄儿童期的 MRI 识别较为困难。这些因素使得癫痫性脑病的致痫灶评估更加困难。与常规儿童癫痫相比，在癫痫性脑病的致痫灶评估需要注意继发性脑损害的干扰，癫痫性脑病频繁发作，影像学多伴有继发性的局限性或广泛性脑萎缩或其他信号异常（如可逆性胼胝体压部病变综合征等），干扰病灶的识别。

处于儿童期癫痫性脑病的电生理定位较为困难，此期痫样放电扩散迅速，往往难以找到发作期起始放电。同时癫痫性脑病的很多发作具有全面性放电特点，表现为双侧同步放电。评估时需要在紊乱的背景中去识别一些固定或持续的间歇期放电，如在婴儿痉挛症。评估中除发现局灶性的改变外，双侧非对称的改变也是定位的重要依据。在评估过程中，需要将电生理的异常与症状学、影像学的异常进行反复比较和印证，加强评估的一致性。

癫痫性脑病评估中常出现电生理和结构性病灶的不一致或者矛盾性，比如一侧软化灶患者表现为全面性放电甚至对侧放电现象。尽管可能存在偏差，毁损性病灶与全面性或对侧放电并不矛盾，毁损区域脑组织功能减弱，神经元电活动衰竭，往往难以记录到局灶性起源，甚至对侧放电"加剧"。在癫痫性脑病评估中要重视电生理定位，但也要注意电生理的"欺骗性"，需要更加重视结构性影像学结果，解释其在症状学和电生理中出现的合理性，提高定位的准确率。

颅内埋藏电极是成人癫痫致痫灶定位的重要手段，也被广泛应用于儿童癫痫，尤其是 SEEG 颅内监测。在国外 SEEG 可用于 2 岁以上儿童癫痫监测（颅骨厚度 2mm 以上），在笔者单位已应用于更小年龄（11 个月）。由于 SEEG 可监测更大的范围，甚至双侧，较硬膜下电极监测在感染、脑脊液漏等方面的优势，适合于癫痫性脑病的评估，成为电生理评估的重要技术。

癫痫性脑病的功能评估往往难于配合，诸多功能检查如 fMRI、术中唤醒等常难以完成。在部分患者，尤其是考虑做大脑半球切除时，可进行 Wada 试验测定语言和运动功能。考虑到儿童的发育潜能及可塑性，较大范围的切除是可行的，在一些严重的癫痫性脑病，部分功能甚至可以牺牲。

四、癫痫性脑病的切除性手术

（一）大田原综合征

大田原综合征（EIEE）是起病年龄最早的年龄依赖性癫痫性脑病，药物治疗效果差，发作频繁，精神运动发育迟滞明显，早期控制癫痫发作尤为重要。既往的报道显示，对部分具有结构病灶的 EIEE 进行早期外科手术，可以有效地控制患者的癫痫发作，改善患者的精神运动发育迟滞，提高患者的生活质量。目前 EIEE 的外科手术病例报道极为有限，多为个案报道，Saleem 等（2012 年）总结了 11 例患者（包括自己单位 2 例和来自文献报道的 9 例），随访 13~60 个月，7 例获得癫痫完全控制（Engel 分级 Ⅰa），其余 4 例均获得稀少发作（Engel 分级 Ⅱb）。更令人惊喜的是，所有患者的智力都得到改善，多数患者能追上同龄儿童的智力发育水平。此后报道的多篇个案报道也显示切除性手术具有良好的效果。

大田原综合征常有明确的病因，如先天性脑发育异常、围生期损伤、Leigh 病（亚急性坏死性脑脊髓病）等，其中皮质发育不良是 EIEE 的重要病因，也是 EIEE 进行外科手术的主要适应证之一。已报道的皮质发育不良亚型包括：局灶性皮质发育不良（FCD）、半巨脑、裂脑畸形和无脑回畸形。在 EIEE 切除性术中，皮质发育不良的范围较为广泛，多为超过两个脑叶病灶，外科切除尽可能彻底切除病灶。Komaki 曾报道一例 MRI 上显示为局灶性皮质发育异常的 EIEE 患者，在 4 个月大时进行局灶切除，术后发作得到明显改善，但 2 岁后发作进行性加重，再次行大脑半球切除而获得癫痫完全控制，这显示彻底处理 EIEE 病灶可能具有更好的疗效。我们报道的 6 例 EIEE 切除性手术患者中，4 例为皮质发育不良，其中 3 例获得 Engel Ⅰ 结果，另 1 例也有显著改善。这些结果提示有结构性病灶的患者具有较佳的外科预后，需要积极早期干预。

【典型病例】

女，5 个月大。出生后 10 天起病，主要表现为发作性头后仰，持续 1~2 秒，每日数十次到百余次。既往及现在 MRI 提示左侧颞枕区灰白质分界紊乱（图 30-1）。到儿童医院行脑电图检查显示"周期性暴发抑制"（图 30-2A），诊断为大田原综合征。先后服用苯巴比妥（鲁米那）、托吡酯（妥泰）、氯硝西泮、丙戊酸无效。现仍不能抬头，右侧巴宾斯基征阳性。

盖赛尔评分应人 DQ 20%，应物 DQ 40%，语言 DQ 20%，运动 DQ 40%，现脑电图显示变异高度失律，VEEG 监测到两种形式的发作，痉挛性发作和局灶性发作均来自左颞顶枕区域（图 30-2B、C）。PET 显示左侧半球低代谢，颞顶枕明显。

手术切除左侧颞叶、枕叶和部分顶叶（保留中央回），术后病理显示ⅡA 皮质发育不良（图 30-2D）。术后采用丙戊酸治疗，随访 4 年未见癫痫发作，术后 4 年 IQ 81 分。

（二）婴儿痉挛症

痉挛性发作和婴儿痉挛症既往被归类为全面性发作和癫痫，其发病机制不清，曾提出过脑干假说、皮质-皮质下调节障碍及免疫假说等，因此对能否确定致痫灶并进行切除性手术曾存在争议。近来人们认为婴儿痉挛症可以由于皮质病变触发皮质下结构的网络联系产生脑电的高度节律失调和临床的痉挛发作。同时，在电生理和影像学检查中部分患者存在局限性的改变，在癫痫发作新分类中也有局灶性痉挛性发作，这些证据显示局部皮质可能在婴儿痉挛的发病过程中起着重要作用，因此越来越多的学者主张对局限性皮质致痫灶进行切除性手术。国外多个中心的结果表明，此类手术的效果优良，早期 Chugani、Wyllie 和 Kramer 的报道癫痫完全控制率分别在 65.2%、60.0% 和 66.7%，近期多个报道则

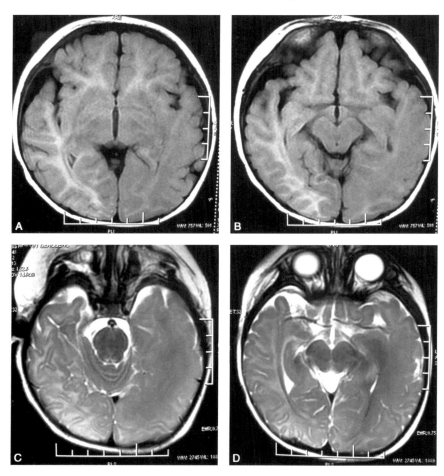

图 30-1　病例的 MRI

MRI 显示左侧颞枕皮质增厚，灰白质分界不清。

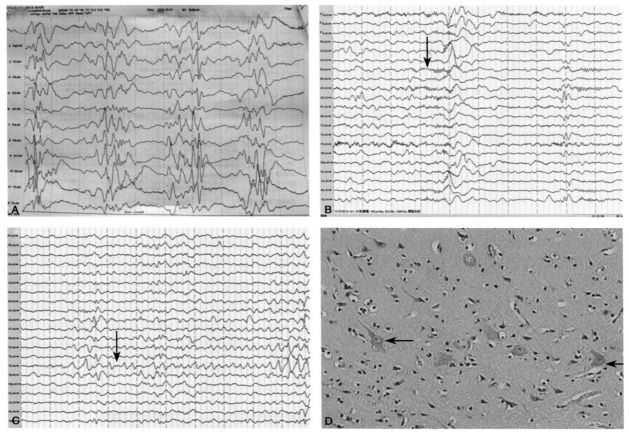

图 30-2 病例的脑电图和病理

A. 早期 EEG 显示周期性暴发抑制；B. 显示痉挛性发作来自左颞顶；C. 显示局灶性发作来自左颞；D. 显示病理结果为ⅡA型局灶性皮质发育不良。

达到 61%~83%。切除性手术尽管效果良好，但适用的患者较少，Kramer 评估 67 例患者后仅有 9 人进行切除性手术，新桥医院对 156 例药物难治婴儿痉挛症进行评估，8 例为局限性致痫灶，并进行了切除性手术，术后 7 例患者获得 Engel Ⅰ或Ⅱ级结果，更多的则需要半球或多脑叶切除。

1979 年，Branch and Dyken 首先对一例诊断为由脉络丛乳头状瘤所致的婴儿痉挛症（7 个月大）进行外科手术，术后痉挛性发作完全消失，此后又有多个类似病例报道。20 世纪 90 年代，UCLA 的 Chungi 开始对非肿瘤性婴儿痉挛症进行切除性手术，他们选择 ACTH 和氨已稀酸治疗无效的患者进行术前评估，主要采用 EEG、MRI 和 PET 定位，如为单致痫灶或一侧半球致痫灶则采用一期手术，否则考虑埋藏电极分期手术，报道的 23 例患者中 15 例得到完全控制，3 例获得 90% 以上改善。Kramer 将婴儿痉挛术前评估中的发现归类为 5 类定位表现，即不对称痉挛、部分性发作、定位体征、定侧脑电图和放射学异常改变，综合上述 5 个方面的情况选择患者，并对其中 9 例患者进行手术（其中符合 5 类定

位标准者 1 例，4 类者 3 例，3 类者 2 例，2 类者 2 例，1 类者 1 例），6 例获得完全控制，1 例死亡。克利夫兰儿童癫痫中心对影像学异常的患者和 EEG 局限的患者进行了切除性手术，癫痫完全控制的疗效也达到 60%，术后智力和发育得到明显改善。

在近期的多个报道中，切除性手术的有效性得到明显提高，病例规模也较大（最大病例数达到 80 例）。与之前报道更加突出的是，多个癫痫中心强调 PET 的定位意义，在 MRI 阴性的患者，PET 成为定位的重要依据；在 MRI 阳性的患者，往往 PET 的范围较 MRI 大，但此时切除的范围较 MRI 病灶范围大，与 PET 更吻合。脑磁图也被应用于婴儿痉挛症的定位。在这些报道中，更多的患者采用颅内脑电图监测（30%~65%），因此一些 MRI 阴性患者也被成功定位并进行切除性手术。北美倾向于采用硬膜下皮质电极监测，欧洲更多采用 SEEG，但两者在手术效果上差异不大。相对以前的多脑叶切除，手术切除范围更大，部分激进者甚至采用保留运动区的半球次全切除。

对一侧的多灶性或较为广泛的致痫灶，可考虑行多

脑叶切除并联合多处软脑膜下横切（MST）的方法；若患者同时合并对侧肢体偏瘫、手指功能丧失、语言中枢位于对侧大脑半球，可行大脑半球切除术。在 Chungi 报道的 23 例婴儿痉挛症患者中 8 例是行大脑半球切除术，其余患者也多采取多脑叶切除的手术方式。在新桥医院的术前评估中，对一侧半球为主的优势致痫灶（在发作期 EEG 这个指标上，要求来自一侧起源的放电占70% 以上），对这样的患者（66 例）采用多脑叶（极）切除联合胼胝体切开和 MST 的手术方式，经过至少半年的术后随访，41 例（62.1%）达到 Engel Ⅰ 或 Ⅱ 级结果。

目前的切除性手术主要针对症状性婴儿痉挛症，包括由皮质发育不良（包括结节性硬化）、肿瘤、血管畸形、各种原因所导致的脑软化灶等。来自韩国 Kang 报道，切除性手术对皮质发育不良所致婴儿痉挛症效果较佳，癫痫完全控制率优于生酮饮食（73.3% vs 33.3%），明显优于继续药物治疗（73.3% vs 2.3%）。我们的结果也同样显示，采用切除性手术治疗结节性硬化所致婴儿痉挛症患者具有良好疗效，尽管术前评估发现大部分患者（15/17）为多灶性致痫结节，其中 8 例对侧也有放电，术后仍然有 11 例获得 Engel Ⅰ 级结果，4 例获得 Ⅱ 级结果，其余两例也有显著改善。

智力和认知的改善是婴儿痉挛症外科术后观察的重要指标。Asarnow 对采用切除性手术治疗婴儿痉挛症的患者进行 2 年随访，不仅发现术后智力和社会适应能力获得了明显的提高，同时也发现这种改善和术后癫痫的控制效果无关，而和患者手术时年龄有关，年龄越小，智力改善越明显。但近来 Caplan 的结果显示术后认知的改善可能涉及更复杂的因素。

【典型病例】

男，5 岁半，发作性点头 5 年入院。患者 7 个月大时无诱因出现散发性点头样，点头时偏向左侧，伴双手拥抱样动作，左侧肢体明显，每日 3~5 次。2 个月发展成为成串的簇性点头，在当地儿童医院 EEG 提示高度失律，MRI 提示皮质及室管膜下多处结节，诊断结节硬化症，婴儿痉挛症。先后采用激素（ACTH 静脉使用）、丙戊酸钠、妥泰和左乙拉西坦正规治疗，无效。现发作仍为簇性点头，伴左侧肢体外展（右侧轻），3~20 串/天。

MRI 显示颅内多发室管膜下结节和皮质结节（图 30-3A、C）和皮质结节（图 30-3B、C），右顶区可见较大皮质结节。既往脑电图提示高度失律（图 30-3D）。查体见面部血管纤维瘤（图 30-3E），颈部鲨鱼斑（图 30-3F）。语言可短句，交流较困难，左侧肢体肌力 Ⅳ+。入院后 EEG 背景呈现变异失律，全脑放电伴右顶区棘-慢波局部凸现。发作表现为痉挛性发作，左侧肢体痉挛明显，发作期 EEG 显示慢活动前存在右顶局灶性棘波（图30-3G），部分发作 EEG 表现为不对称快节律，右枕区明显。B 超发现肾囊肿。基因检测显示 TSC2 新发突变，IQ 评分为 64 分。

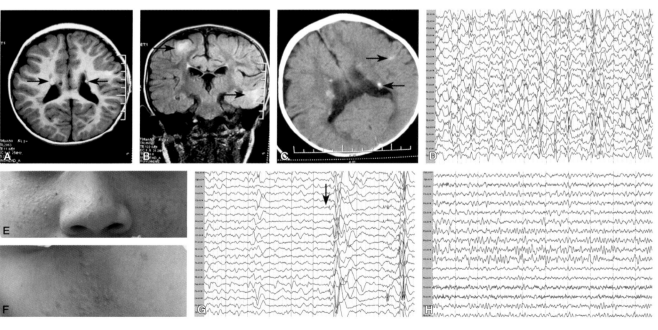

图 30-3　病例的临床资料

A. MRI 扫描显示室管膜下结节；B. MRI flair 相显示皮质结节；C. CT 扫描显示皮质和室管膜下钙化；D. 患者既往脑电图显示高峰节律紊乱；E. 显示患者面部纤维血管瘤；F. 显示患者颈背部鲨鱼皮样斑；G. 显示发作期 EEG 慢活动前存在右顶局灶性棘波；H. 患者术后脑电图恢复正常。

手术暴露右侧顶枕,见顶枕区多个皮质结节,表现为局部颜色稍发白之增大脑回(图30-4A和30-4B),质地变硬。术中EcoG显示右顶和枕皮质多个结节放电,切除右顶和枕部三个结节。切除结节均经病理检查,发现组织结构紊乱,出现巨大神经元和异常形态的神经元(图30-4C)。术后予丙戊酸镁片(0.25g,3/d),随访六年余,未出现癫痫发作,IQ评分76分,近期脑电图正常(图30-3H)。

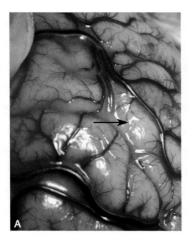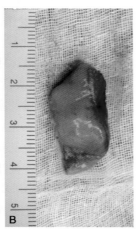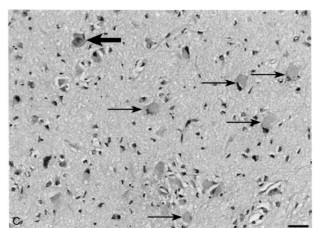

图30-4 病例的术中所见和病理资料

A. 术中显示皮质结节颜色稍发白,脑回增大;B. 切除的皮质结节;C. HE染色显示气球样细胞(细箭头)和异形神经元(粗箭头),bar=50μm。

(三) Lennox-Gastaut 综合征

Lennox-Gastaut综合征((LGS)通常被认为是全面性癫痫,多数患者在脑电图上表现双侧同步放电,临床发作也多体现为全面性发作,因此既往多认为难以确定致痫灶并进行切除性手术。Yaji(1996)等曾认为脑干等皮质下结构可能参与LGS的发病,但Ohtahara等的研究显示皮质也参与LGS的发病。LGS患者多有皮质的广泛性或局限性损害,因此目前也有观点认为LGS是皮质的局灶性或多灶性损害作用于特定的发育时期所导致的结果。皮质机制参与LGS的发病为切除性手术提供了一定的理论依据。1979年Angelini对一例肿瘤所致的继发性LGS进行切除性手术,术后癫痫得到完全控制,痫样放电也消失。此后多个作者对由皮质发育障碍、肿瘤、脑软化灶等病因所致的继发性癫痫进行切除性手术也获得了良好的结果。此后Lee(27例)和笔者(18例)报道采用切除性手术治疗LGS,效果优良。

目前LGS的切除性手术主要针对有病灶的继发性LGS。Bladin(1985)对具有结构性异常的LGS患者进行切除性手术,但结果令人失望。Angelini首先报道了一例星形细胞瘤所致的继发性LGS进行切除性手术,术后癫痫得到完全控制,痫样放电也消失。You采用单纯病灶切除在一例由皮质发育障碍所致的LGS也获得了癫痫完全控制的结果。Quarato报道了在一例由胚胎发育不良性神经上皮肿瘤所致LGS的切除性手术,术后12个月随访无癫痫发作。此前的较大宗病例来自Lee

和Kim(2010)的报道,在27例LGS患者中,21例行脑叶或多脑叶切除术,6例行大脑半球切除术,术后平均随访33.1个月,其中16例发作消失,4例仅有罕见的发作。最近(2018)Kang和Kim扩大报道了这组病例(90例),在经过6.1年的随访后,50%的患者癫痫完全控制,另有16%的患者为稀少发作。国内安宁等报道采用多脑叶切除治疗12例LGS患者,术后平均随访2年,按Engel标准评定疗效,5例Ⅰ级,3例Ⅱ级,2例Ⅲ级,2例Ⅳ级。这些病例报告中多强调对电生理检测和影像学相互吻合的患者进行切除性手术,尤其是发作期的EEG和病灶一致则手术效果较为优良。

切除性手术联合姑息性手术可能具有良好效果,尤其是儿童患者。此前笔者报道采用多脑叶切除联合多软膜下横纤维切断术(MST)和胼胝体切开术治疗18例LGS患者,术后平均随访5.4年,按Engel标准评定疗效,7例Ⅰ级,5例Ⅱ级,平均智力(IQ)提高了11.3。Ding的结果也支持这一观点,联合胼胝体切开术后患者的智力有明显提高,较非联合组有明显差异。

在Lee的报道中,74%为皮质发育障碍,主要包括微细皮质发育异常和局灶性发育异常,其中13/18例患者获得优良效果(EngelⅠ和Ⅱ级结果)。其他病理包括脑炎、脑梗死、血管畸形等,但由于病例数较少,尚无预示手术效果优良的特殊病理指标。切除性手术多用于MRI上具有结构性病灶的LGS患者,亦有采用切除性手术治疗MRI阴性患者的报道。在Kang的报道中包括 20 例 MRI 阴性患者,术后 8 例获得癫痫完全控制。我们的报道也与之类似,但 MRI 阴性患者的手术效果较 MRI 阳性差。

值得注意的是,即使是有病灶的 LGS 患者,术前的 EEG 也多表现为全面性放电或多灶性放电,但可能在病灶周围或邻近部位放电更为明显,在一侧广泛性病灶时,头皮脑电图甚至可显示对侧明显放电。灶性的放电形式包括纺锤形快节律、多形性慢波、局灶或多灶性棘慢波、局灶性快节律,亚临床发作的脑电图也具有重要的定位价值。LGS 患者中对侧有放电或全面性放电并不是手术的禁忌,Wyllie(2007)曾对一侧病灶而出现对侧放电或全面性放电,并表现为慢棘-慢波的患者进行手术,大部分患者的癫痫发作得到控制,而在 Lee 的报道中大部分患者也存在全面性放电现象。我们最近的报道也显示,一侧病灶同时伴有双侧放电,即使是对侧出现独立的放电,切除性手术也可以获得较好的癫痫控制效果。

【典型病例】

男,8 岁,因发作性点头 7 年,意识丧失伴肢体强直 6 年入院。患儿 11 月大出现发作性点头,为散发性,每日数次,行脑电图检查显示"高度失律",诊断为婴儿痉挛症。2 岁时发作形式转变,表现为意识丧失,四肢强直,头右歪。4 岁后患者出现短暂意识障碍形式发作。患者 5 岁后频繁出现快速跌倒或跪地,随即恢复。曾服

用泼尼松、丙戊酸、妥泰、左乙拉西坦和拉莫三嗪治疗。现每天发作 2~5 次。

查体精神发育迟滞,交流困难,右上肢肌力稍差。MRI 显示左额顶萎缩明显(图 30-5A 和 30-5B)。既往脑电图曾显示高度失律。现脑电图显示睡眠期可见阵发性快节律(图 30-5C),清醒期慢棘-慢波(图 30-5D)。视频脑电图监测到 14 次发作,为强直性发作(10 次)、不典型失神发作(2 次)、失张力发作(2 次)。发作期 EEG 显示强直性发作来自左额(图 30-5E),不典型失神发作来自左额(图 30-5F),失张力不能区分部位。智力 IQ 为 54 分。

术中暴露左额叶和部分顶区,行 EcoG 显示左额广泛性放电,行额叶大范围切除(保留额下回后部),联合胼胝体切开,额叶后部做 MST。复查 EcoG 痫样放电消失。病理显示非特异性胶质化。

术后出现短暂部分性失语,9 天后恢复。予以丙戊酸(0.5g/天)。随访近 5 年,无癫痫发作。术后 3 年 IQ 评分 74 分,动态脑电图无痫样放电,1 年前逐步停药,仍无发作。

(四)　获得性癫痫性失语

获得性癫痫性失语[兰道-克勒夫纳综合征(Landau-Kleffner syndrome,LKS)]患者可伴有 EEG 电持续状态和严重脑功能障碍而归类于癫痫性脑病。此类患者多经药物(包括激素)、生酮饮食等方法治疗后效果良

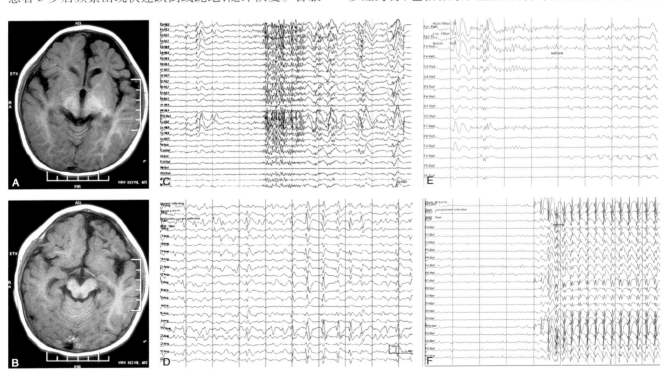

图 30-5　病例的 MRI 资料和脑电图结果

A、B. MRI 显示左额萎缩;C. EEG 显示阵发性快节律(睡眠期);D. EEG 显示慢棘-慢波(非对称性);E. 显示发作期 EEG 来自左额(强直性发作);F. 显示发作期 EEG 来自左额(不典型失神发作)。

好而不需要手术。由于 LKS 涉及基因、免疫炎症等多种病理发病机制,罕有采用切除性手术治疗 LKS 的报道。Solomon 曾报道 1 例星形胶质细胞瘤所致 LKS:患者 18 个月大时出现局灶性发作和继发全面性发作,3 岁时出现语言和认知功能倒退,药物治疗效果不佳,间歇期脑电图表现为持续性棘波、棘慢波,睡眠期明显(电持续状态),发作期脑电图为全面性放电,MRI 显示左海马及周围囊实性病灶。遂进一步采用硬膜下皮质电极监测,结果显示发作前左颞放电早于左额,左颞叶切除(包括病灶)后早期发作减少,1 个月后完全控制,语言功能恢复。这些报道提示对病灶所致的 LKS 可以进行切除性手术。而对非病灶性 LKS,由于术前评估发现致痫灶涉及侧裂附近的语言功能区,目前多主张采用多软膜下横切手术。尽管尚存在争议,已有多个报道显示 MST 对难治性 LKS 有明显效果,癫痫控制良好,语言和认知功能也有恢复。

(五)病灶相关癫痫性脑病

切除性手术尚被使用于一些病灶相关的非年龄依赖性癫痫性脑病,如 Sturge-Weber 综合征、Rasmussen 脑炎、外伤性病灶等继发的癫痫性脑病,除具有原发病灶特性外,尚具有严重的脑功能障碍。对这些病灶相关性癫痫性脑病需要积极处理,尽早控制癫痫发作和电生理异常,在评估和外科处理上需要综合病灶特点和癫痫性脑病特点,参见其他章节。

(杨 辉 刘仕勇)

| 参考文献

[1] BERG A T, BERKOVIC S F, BRODIE M J, et al. Revised terminology and concepts for organization of seizures and epilepsies:report of the ILAE Commissionon Classification and Terminology. 2005-2009[J]. Epilepsia, 2010, 51(4):676-685.

[2] SCHEFFER I E, BERKOVIC S, CAPOVILLA G, et al. ILAE classification of the epilepsies:Position paper of the ILAE Commission for Classification and Terminology[J]. Epilepsia,2017,58(4):512-521.

[3] MCTAGUE A, HOWELL K B, CROSS J H, et al. The genetic landscape of the epileptic encephalopathies of infancy and childhood[J]. The Lancet Neurology, 2015, 15(3):304-316.

[4] OLDAN J D, SHIN H W, KHANDANI A H, et al. Subsequent experience in hybrid PET-MRI for evaluation of refractory focal onset epilepsy[J]. Seizure,2018,61:128-134.

[5] 刘明,季涛云,叶锦棠,等. 正电子发射计算机断层成像/磁共振成像融合技术在提高儿童结构相关难治性癫痫致

痫灶检出率的应用[J]. 中华实用儿科临床杂志,2018,33(23):1815-1819.

[6] VON DEIMLING M, HELBIG I, MARSH ED. Epileptic Encephalopathies-Clinical Syndromes and Pathophysiological Concepts[J]. Current Neurology and Neuroscience Reports, 2017,17(2):10.

[7] 刘晓燕. 临床脑电图学[M]. 2 版. 北京:人民卫生出版社,2017.

[8] BRIGO F, STRIANO P, BALAGURA G, et al. Emerging drugs for the treatment of Dravet syndrome[J]. Expert Opinion on Emerging Drugs,2018,23(4):261-269.

[9] REIF P S, TSAI M H, HELBIG I, et al. Precision medicine in genetic epilepsies:break of dawn? [J]. Expert Rev Neurother,2017,17(4):381-392.

[10] MASTRANGELO M. Lennox-Gastaut Syndrome:A State of the Art Review[J]. Neuropediatrics,2017,48(3),143-151.

[11] NARIAI H, DUBERSTEIN S, SHINNAR S. Treatment of Epileptic Encephalopathies:Current State of the Art[J]. J Child Neurol,2018,3(1):41-54.

[12] LEE Y J, LEE J S, KANG H C, et al. Outcomes of epilepsy surgery in childhood-onset epileptic encephalopathy[J]. Brain and Development,2014,36(6):496-504.

[13] 谭启富,李龄,吴承远. 癫痫外科学[M]. 北京:人民卫生出版社,2006:692-697.

[14] 杨辉. 婴儿痉挛症的外科治疗[J]. 中华神经外科疾病研究杂志,2010,9(5):385-387.

[15] 杨梅华,黄铁杨,华安,等. 结节性硬化所致婴儿痉挛症脑电图特征及术前定位探讨[J]. 中华神经外科疾病研究杂志,2010,9(5):388-392.

[16] 刘仕勇,安宁,杨辉,等. 儿童难治性癫痫的外科治疗[J]. 中华神经外科杂志,2009,25(5):399-402.

[17] HONDA R, KAIDO T, SUGAI K, et al. Long-term developmental outcome after early hemispherotomy for hemimegalencephaly in infants with epileptic encephalopathy[J]. Epilepsy Behav,2013,29(1):30-35.

[18] SHAHWAN A, O'HALLORAN P J, MADIGAN C, et al. Epilepsy surgery in pediatric epileptic encephalopathy: when interictal EEG counts the most[J]. Childs Nerv Syst, 2016,32(7):1293-1298.

[19] KALSER J, CROSS J H. The epileptic encephalopathy jungle-from Dr West to the concepts of aetiology-related and developmental encephalopathies[J]. Curr Opin Neurol, 2018,31(2),216-222.

[20] HMAIMESS G, RAFTOPOULOS C, KADHIM H, et al. Impact of early hemispherotomy in a case of Ohtahara syndrome with left parieto-occipital megalencephaly[J]. Seizure,2005,14(6):439-442.

[21] HAMIWKA L, DUCHOWNY M, ALFONSO I, et al. Hemispherectomy in early infantile epileptic encephalopathy [J]. J Child Neurol, 2007, 22(1): 41-44.

[22] KOMAKI H, SUGAI K; MAEHARA T, et al. Surgical treatment of early-infantile epileptic encephalopathy with suppression-bursts associated with focal cortical dysplasia [J]. Brain and development, 2001, 23(7): 727-731.

[23] MALIK S I, GALLIANI C A, HERNANDEZ A W, et al. Epilepsy surgery for early infantile pileptic encephalopathy (Ohtahara Syndrome) [J]. J Child Neurol, 2013, 28(12): 1607-1617.

[24] ASANO E, CHUGANI D C, JUHASZ C, et al. Surgical treatment of West syndrome [J]. Brain and Development, 2001, 23(7), 668-676.

[25] LIU S Y, AN N, YANG H, et al. Pediatric intractable epilepsy syndromes: Reasons for early surgical intervention [J]. Brain and Development, 2007, 29(2): 69.

[26] LIU S Y, AN N, YANG M H, et al. Surgical treatment for epilepsy in 17 children with tuberous sclerosis-related West syndrome [J]. Epilepsy Res, 2012, 101(1-2): 36-45.

[27] MORI K, TODA Y, HASHIMOTO T, et al. Patients with West syndrome whose ictal SPECT showed focal cortical hyperperfusion [J]. Brain and Development, 2007, 29(4): 202-209.

[28] KRAMER U, SUE W C, MIKATI M A. Focal features in West syndrome indicating candidacy for surgery [J]. Pediatric Neurology, 1997, 16(3): 213-217.

[29] CHUGANI H T, SHEWMON D A, SHIELDS W D, et al. Surgery for Intractable Infantile Spasms: Neuroimaging Perspectives [J]. Epilepsia, 1993, 34(4): 764-771.

[30] UTHMAN B M, REID S A, WILDER B J, et al. Outcome for west syndrome following surgical treatment [J]. Epilepsia, 1991, 32(5): 668-671.

[31] WYLLIE E, COMAIR Y J, KOTAGAL P, et al. Epilepsy Surgery in Infants [J]. Epilepsia, 1996, 37(7): 625-637.

[32] KANG J W, RHIE S K, YU R, et al. Seizure Outcome of Infantile Spasms With Focal Cortical Dysplasia [J]. Brain and Development, 2013, 35(8): 816-820.

[33] CHUGANI H T, ILYAS M, KUMAR A, et al. Surgical treatment for refractory epileptic spasms: The Detroit series [J]. Epilepsia, 2015, 56(12): 1941-1949.

[34] ABEL T J, LOSITO E, IBRAHIM G M, et al. Multimodal localization and surgery for epileptic spasms of focal origin: a review [J]. Neurosurg Focus, 2018, 45(3): E4.

[35] QUARATO P P, GENNARO G D, MANFREDI M, et al. Atypical Lennox-Gastaut syndrome successfully treated with removal of a parietal dysembryoplastic tumour [J]. Seizure, 2002, 11(5): 325-329.

[36] LEE Y J, KANG H C, LEE J S, et al. Resective pediatric epilepsy surgery in Lennox-Gastaut syndrome [J]. Pediatrics, 2010, 125(1): 58-66.

[37] LIU S Y, AN N, XIANG F, et al. Surgical treatment of patients with lennox-gastaut syndrome phenotype [J]. Scientificworldjournal, 2012; 2012: 614263.

[38] YANG M H, LIU J, ZHOU Y L, et al. Asymmetric sow-spike-wave patterns with maximal discharges contralateral to MRI lesions predict better surgical prognosis in symptomatic Lennox-Gastaut Syndrome or Lennox-Gastaut phenotypes [J]. Pediatric Neurosurg, 2020, 55(1): 26-35.

[39] WARREN A E L, HARVEY A S, ABBOTT D F, et al. Cognitive network reorganization following surgicalcontrol of seizures in Lennox-Gastaut syndrome [J]. Epilepsia, 2017, 58(5): e75-e81.

[40] CROSS J H, AUVIN S, FALIP M, et al. Expert opinion on the management of Lennox-Gastaut Syndrome: treatment algorithms and practical considerations [J]. Front Neurol, 2017, 8: 505-522.

[41] DING P, LIANG S, ZHANG S, et al. Resective surgery combined with corpus callosotomy for children with non-focal lesional Lennox-Gastaut Syndrome [J]. Acta Neurochir (Wien), 2016, 158(11): 2177-2184.

[42] KANG J W, EOMS, HONG W, et al. Long-term outcome of resective epilepsy eurgery in patients with Lennox-Gastaut Syndrome [J]. Pediatrics, 2018, 142(4): e20180449.

[43] SOLOMON G E, CARSON D, PAVLAKIS S, et al. Intracranial EEG Monitoring in Landau-Kleffner Syndrome Associated with Left Temporal Lobe Astrocytoma [J]. Epilepsia, 1993, 34(3): 557-560.

[44] DOWNES M, GREENAWAY R, CLARK M, et al. Outcome following multiple subpial transection in Landau-Kleffner syndrome and related regression [J]. Epilepsia, 2015, 56(11): 1760-1766.

[45] KHEDER A, WONGWIANGJUNT S, KOTAGAL P. Comment on outcome following multiple subpial transection in Landau-Kleffner syndrome and related regression [J]. Epilepsia, 2016, 57(4): 674.

第三十一章　颅内感染性病变与癫痫

颅内感染是症状性局灶性癫痫的常见病因,特别是在发展中国家。与发达国家相比,发展中国家相关感染病原谱也要多。在中国西部的一项流行病学研究发现,在症状性癫痫患者中,12%的<18岁的患者和25%的18~60岁的患者为颅内感染后癫痫。病原学主要包括:38%的病例为病毒性脑炎,34%为脑囊虫病,25%为结核病。

颅内感染后癫痫通常药物难治,特别是颅内感染伴随结构性脑损伤后遗症的病例。既往文献针对这一病因学的癫痫手术治疗报道并不充分,然而,一些报道显示,部分特定病因的颅内感染后癫痫患者确实通过手术获益。因此本单元着重介绍几种常见颅内感染后癫痫的外科手术治疗,包括病毒性脑炎后癫痫、感染性肉芽肿所致癫痫以及裂头蚴脑病所致癫痫等,探讨其流行病学、临床特征、影像学特点以及手术治疗方面的经验,重点强调手术干预时机的把握及适应证的选择。

第一节　病毒性脑炎后癫痫

病毒性脑炎(viral encephalitis, VE)指由病毒直接感染引起的急性脑实质炎症过程。病毒性脑炎的临床表现非特异性,包括发热、感觉异常伴/不伴有局灶性神经功能缺损或癫痫等。在这些情况下,必须仔细排除细菌性、疟疾和真菌性脑膜炎以及非传染性脑病等病因。目前可以通过脑脊液检查显示病毒核酸或抗体,或从脑脊液或脑组织中分离病毒来实现特定的病毒诊断。

病毒性脑炎是急性症状性癫痫发作和迟发癫痫发作的主要病因之一。病毒性脑炎继发癫痫不仅可以发生在病毒性脑炎的急性期,也可能发生在急性期消退之后。与病毒性脑炎相关的难治性癫痫造成的社会负担大,除了病死率高外,患者经常会遗留功能障碍。脑炎后癫痫若不及时控制,不仅可加重原发脑炎的不可逆性损伤,还可导致多系统损害。同时长期使用抗发作药物还可能产生不良反应。本节重点介绍VE后癫痫的电临床特点、手术治疗及相关预后。

一、病毒性脑炎后癫痫的基本特征

(一)流行病学和诊断

导致脑炎和随后的慢性癫痫的病毒数量众多,目前发现超过100种病毒可导致脑炎。病毒性脑炎造成的最大负担发生在卫生基础设施薄弱的欠发达国家。感染后的非特异性症状和体征、病原体的生物学和流行病学行为的变化以及病毒诊断试验的局限性妨碍了对病毒性脑炎特异性病因的阐明。引起脑炎的病毒可根据其流行病学行为分为两类:引起流行性脑炎的病毒和引起散发性脑炎的病毒。病毒性脑炎的大多数流行是虫媒病毒引起,即病毒通过节肢动物,包括蚊子和壁虱传播给人类。各种虫媒病毒有其特有的地理分布。在梅奥诊所关于急性脑炎病毒学(n=95)的报告中,确定了以下病毒:单纯疱疹病毒(HSV)占39%,水痘带状疱疹占23%,西尼罗河病毒占19%,EB病毒(Epstein-Barr virus, EBV)占6%,人类免疫缺陷病毒(human immunodeficiency virus, HIV)占3%,其他病毒占10%。单纯疱疹病毒1型(HSV-1)是散发性脑炎最常见的病因。

参照ILAE的癫痫定义,脑炎恢复期及以后出现至少1次非诱发性发作,即可诊断为脑炎后癫痫。目前国内外针对病毒性脑炎后癫痫的时间界定仍不明确,有国外研究指出,对脑炎后癫痫可操作性的定义为在急性脑炎过后持续服用抗发作药物≥24个月。

病毒学诊断可以通过在脑脊液中检测病毒核酸或抗体,也可以通过从脑脊液或脑组织中分离病毒来确诊。血清学检测更简单,并广泛用于病毒学诊断。在活动性感染期间,血清或脑脊液中对病毒抗体滴度四倍以上增高能可靠地证实急性病毒性脑炎的诊断。然而,即使尽了最大的努力,在30%~60%临床怀疑病毒性脑炎的患者仍然未被确诊。早前的一项以人群为基础的研究发现,在20年的随访中,病毒性脑炎癫痫急性期发作患者发生迟发性癫痫的风险为22%,而无癫痫急性期发作患者的风险为10%。在众多病毒感染源中,与皮质下结构损伤有关的病毒如日本脑炎病毒相比,HSV-1和较少见的单纯疱疹病毒2型(HSV-2)感染主要引起大脑皮质损伤,因此癫痫发病率较高。

仅在头 MRI 上显示"单纯皮质下受累、脑干或脊髓损伤"的病毒性脑炎患者均未发生癫痫发作。台湾大学医院在 1984—2000 年期间对 54/330（16%）患有急性脑炎的儿童进行了一项研究，发现病毒性脑炎后，住院期间出现局灶性神经体征、严重的意识障碍和神经功能恶化的患者，急性发作后 6 个月内发生癫痫的比率占 80%，在以后 3 年内发生癫痫的占 94%。在梅奥诊所的一项 198 名急性脑炎患者的研究中发现，病毒性脑炎后发生迟发性癫痫的主要危险因素为：①病毒性脑炎急性期有癫痫发作；②急性期有癫痫持续状态；③急性期头 MRI（FLAIRT2）显示高信号，且结构损伤常累及颞叶和额叶。

（二）发病机制

产生脑炎的病毒具有某些独有的特征，这些病毒本质上是亲神经性的，它们有能力入侵、感染并随后在人类神经系统内复制。在 HSV-1 病例中，最初感染后，病毒轴浆转运至三叉神经节，并在那里进入潜伏期。潜伏的 HSV-1 病毒在几乎所有血清阳性（抗 HSV-1 抗体）个体的三叉神经节中都可以检测到，再活化导致病毒的逆行运输，通常导致唇疱疹。然而，HSV-1 病毒到达人脑实质从而产生脑炎的途径尚不清楚。在原发性感染中，病毒可能通过鼻进入嗅球，潜伏在颅前窝和颅中窝，然后通过嗅觉途径传播到眶额叶和颞内侧结构。HSV-1 与额叶底部和颞叶内侧（边缘）皮质有亲和力，而多不侵犯大脑皮质、深部灰质核团和白质（图 31-1），也许是由于硬脑膜神经靠近额叶底部和颞叶，使它们易受影响。病毒可以通过细胞间接触传播，并通过脑膜进入相邻的皮质。

对海马培养的研究表明，HSV 感染会导致去极化

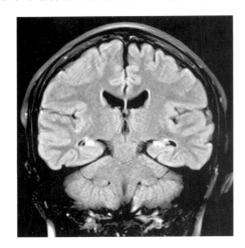

图 31-1　HSV 感染脑炎在 MRI（FLAIR）像上的特征性表现

患者 HSVE 后 8 年继发癫痫，MRI 上显示双侧海马硬化。

膜电位的长期降低，从而导致过度兴奋的神经元状态。在 HSV 脑炎动物模型中，边缘回路的病变和海马 CA3 区域的超兴奋性已被确定在形态和功能上与癫痫发作潜在关联。此外，HSV 脑炎的坏死性、白细胞浸润的程度、皮质受累的程度都可能与癫痫的发生有关。文献中越来越多的证据表明，炎症在病毒性脑炎后癫痫发生中起作用。病毒感染和自身免疫性疾病等突发性疾病会导致脑实质细胞、血脑屏障内皮细胞和白细胞的激活。这些细胞在大脑中产生和释放炎症介质。炎症介质可促使神经递质释放，激活谷氨酸受体，导致神经元兴奋性增强，导致癫痫的发生。

（三）临床特征及脑电图表现

病毒性脑炎常表现为急性癫痫发作。在 HSV 感染的急性期，40%~60% 的病例可能发生癫痫发作。高频率的癫痫发作反映了 HSV 感染侵犯了具有高致痫性的颞叶内侧结构。病毒性脑炎后继发性癫痫以颞叶癫痫为主，发作形式也以部分性发作最常见，且常常继发强直阵挛发作。迟发性癫痫在病毒性脑炎后也很常见。美国明尼苏达州的一项回顾性社区研究报告了病毒性脑炎后发生迟发性癫痫的风险，指出伴有早期癫痫发作的病毒性脑炎使随后发生迟发癫痫发作的风险增加 22 倍，而不伴有早期癫痫发作发生癫痫的风险则增加 10 倍。其中，HSV-1 和 HSV-2 感染引起皮质损伤显然与较高的癫痫发病率有关。HSV 感染后继发的迟发性癫痫可能和感染后颞叶内侧结构和额叶底部的坏死性和高致痫性相关。

患者临床表现为发作频繁且难治性部分性癫痫，几乎所有患者均有颞叶症状，且常继发性全面性发作。既往研究显示，86% 患者报告有先兆。最常见的是边缘系统先兆如上腹部不适、似曾相识感、恐惧、嗅觉先兆等。其次为颞叶新皮质先兆（听觉、眩晕）和颞叶以外先兆（视觉、体感）。这和病毒最先侵犯颞叶结构相关。主要的癫痫发作类型为颞叶癫痫，其中单侧颞叶癫痫（19%）、双侧颞叶（20%）。颞外/多灶性或全面性癫痫占 52%。癫痫发作常伴有恶心、面部发红、心率改变以及其他自主神经症状。

脑电图检查是检测病毒性脑炎后大脑功能的一种有效的方法，病毒性脑炎急性期脑电图均有异常表现，多表现为广泛性高波幅慢波。慢波活动常伴有局灶性或多灶性癫痫样放电，可伴癫痫发作及意识障碍。患者脑电图早期改变与感染病程及病情变化也呈现平行关系，病情愈重，脑电图改变愈明显。有严重脑电图改变的病毒性脑炎患者应注意预防癫痫发作。

病毒性脑炎的发病率和病死率很高，主要原因可

能与其导致癫痫持续状态或伴药物难以治疗的癫痫发作相关。癫痫持续状态的病死率高达59%,认知障碍和记忆缺陷在存活者中比率也很高。癫痫发作或神经系统恶化的患者必须进行脑电图监测。反复发作会导致颅内压升高、代谢活动增加、酸中毒和血管舒张,从而进一步升高颅内压造成脑实质损伤。有报道证实,对医学上难治性的病毒性脑炎急性期患者行减压性颅骨切除术和颞叶切除术是一种潜在的挽救生命的措施。

(四)治疗及预后

目前,病毒性脑炎后癫痫仍以抗发作药物作为主要治疗手段。癫痫发作的治疗与任何局灶性或全面性癫痫相似。病毒性脑炎后癫痫药物治疗效果较差,可能与病毒感染引发抗谷氨酸受体抗体介导的免疫反应和多灶性皮质受累有关。正确合理地选择抗发作药物是治疗癫痫的关键。对于急性病毒性脑炎伴癫痫发作特别是早期癫痫持续状态必须早期治疗控制发作。

然而,在许多情况下,病毒性脑炎后癫痫药物难治,因此需要联合治疗或通过神经外科手术来控制癫痫发作。在药物难治性病毒性脑炎后癫痫患者中,手术所占比例很少。由于VE对大脑的影响是弥漫性的,手术是困难的。VE后癫痫的潜在手术治疗方法包括前颞叶切除、颞叶新皮质切除、额叶切除、前胼胝体切除,以及这些方法的组合。也有报道称大脑半球切除和胼胝体切除等切断连接的外科手术,对于病毒性脑炎后广泛的单侧或双侧大脑异常是有效的。Bick等人报告了一个独特的案例,即通过前颞叶切除术(ATL)成功地终止了HSV感染引起的难治性癫痫持续状态(图31-2),并指出前颞叶切除术在切除炎症脑组织同时可以有效地减压,因此对于病灶和发作起始明确的病毒性脑炎后难治性癫痫可以早期实施手术治疗。在非侵入性的检查不能明确致痫区的情况下,立体脑电图(SEEG)在病毒性脑炎后癫痫的致痫区定位上是有意义的。SEEG对儿童和成人都是安全有效的,是评估深部结构的最佳选择。SEEG使精确定位成为可能,手术可能是缓解性甚至治愈的。在一项通过SEEG技术治疗病毒性脑炎后癫痫的回顾性研究显示,30%患者术后完全无发作,50%患者发作较前明显减少。同时发现术后疗效好的病例SEEG颅内发作起始也相对局限,局限于颞叶内侧结构或单一脑回。

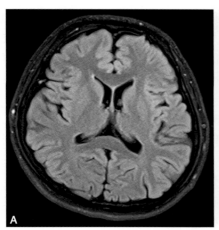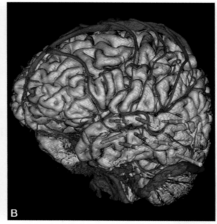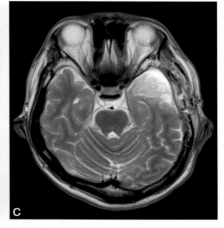

图31-2 HSV感染脑炎后癫痫SEEG手术病例

男性患者,感染HSV后3年继发癫痫,头皮脑电图显示左侧颞区为主的放电,影像学阴性,行左侧颞区颅内电极埋藏,颅内脑电图显示放电起始于左侧颞上沟及颞极,行致痫灶切除后,术后5年无发作。A.术前影像学无明确病灶;B.颅内电极埋藏部位;C.术后影像学表现。

脑炎是癫痫患者长期预后不佳的独立危险因素。然而针对病毒性脑炎后癫痫患者长期预后的随访研究目前报道较少。台湾学者Lee等对330例儿童脑炎患者的随访发现,脑炎急性期出现痫性发作,尤其是频繁发作且控制不佳者更容易发展为迟发性难治性癫痫。此外,也有研究指出,脑炎患病年龄<4岁者易发展为药物难治性癫痫。病毒性脑炎后癫痫预后差可能与以下因素有关:①脑组织损伤弥散,脑炎所致脑组织损伤多弥散,脑炎急性期癫痫频繁发作甚至癫痫持续状态又加重弥漫性脑损伤。研究表明,反复、长时间痫性发作时出现的神经元过度电活动可诱导神经元弥漫性变性坏死,突触重组形成兴奋性环路等病理改变均可导致迟发性癫痫发作。②急性期癫痫发作多起源于多个不同的区域,部分患者在病毒性脑炎后迟发癫痫发作中仍呈多灶性痫性放电。有研究发现,多灶性癫痫放电患者易发生药物难治性癫痫。③HSV是病毒性脑炎常见的感

染病毒,多选择性侵犯颞叶内侧,容易形成海马硬化,成为难治性致痫灶。已有报道显示,HSV 感染是病毒脑炎后癫痫预后差的主要危险因素。④病毒性脑炎后癫痫发病机制复杂多样,病毒感染所致炎症损伤以及获得性免疫反应引起神经元表面兴奋性谷氨酸受体和抑制性 GABA 受体表达改变等,是患者预后差的原因之一。

由于病毒性脑炎对大脑的影响是弥漫性的,存在双侧和弥漫性病变、颞外临床特征及广泛性功能缺损的患者中,手术的益处是有限的。然而,有证据表明,某些患者从癫痫术中获益。在 Montreal 的研究中显示,9 例病毒性脑炎后单侧颞叶癫痫发作患者中有 6 例术后预后良好,仅有 1 例术后预后较差。在另一项加拿大研究中,42 名病毒性脑炎后继发癫痫患者中,24 名患者接受了手术治疗,结果发现,其中单侧颞叶癫痫患者术后效果最好,双侧颞叶癫痫、颞叶外癫痫、多灶性或全面性癫痫患者术后效果较差。

需要指出的是,病毒性脑炎后癫痫术中可能会伴随 HSV 的活化,这是一种罕见的潜在的并发症,迄今报告的这一并发症均在术后最初两周内出现症状,最常见的症状是发热,其次是局灶性或全面性癫痫发作。在大多数情况下,MRI 具有诊断意义,常显示大脑水肿、弥散受限和(或)在一个或两个颞叶、额叶、岛叶皮质和角回的异常增强影。

二、单纯疱疹病毒性脑炎后癫痫

单纯疱疹病毒脑炎(herpes simplex virus encephalitis,HSVE)是最常见的散发性脑炎。估计每年发病率为

1/(250 000~500 000)人。1/3 的 HSVE 病例发生在儿童和青少年中,超过 90% 的病例是由 HSV-1 引起的。与其他病毒性脑炎相比,HSVE 后更容易继发癫痫发作。基于医院的研究显示,在 HSVE 后,40%~65% 的患者出现迟发性癫痫。因此,HSVE 后癫痫的电临床特点及治疗我们将做详细讨论。

(一)临床特征

HSVE 后癫痫症状学表现存在非特异性,症状可表现为局灶性或全面性发作。主要的癫痫类型为单侧颞叶癫痫、双侧颞叶癫痫和颞叶外多灶性癫痫。据报道,86% 的患者有先兆,最常见的是边缘系统先兆,其次是颞叶新皮质(听觉、眩晕)和颞叶外(视觉、躯体感觉)先兆。需要强调的是,HSVE 后的颞叶癫痫很少是"纯"颞叶癫痫,而更常见的是"颞叶癫痫附加症"。在儿童中的另一项研究表明,HSVE 后经常会出现痉挛发作,发生痉挛的主要危险因素是感染脑炎的年龄小,以及累及岛叶和颞叶内侧结构。并且伴痉挛发作的这些儿童的认知能力通常很差,严重影响生活质量。

HSVE 可见多种类型的脑电图异常,包括局灶性或广泛性慢波、局灶性癫痫样放电,局灶性背景活动衰减或 PLED 等。PLED 常出现在神经系统症状出现的 2~12 天之间,其特征为间隔 1.5~3 秒周期性出现的尖形慢波或多形性棘波,可为一侧性、双侧性、左右半球独立。随着病情恢复,周期性复合波逐渐消失,继之出现局灶性或一侧性慢波、低电压,伴持续性、局灶性或多灶性癫痫样放电,有时候这种放电累及同侧半球(图 31-3)。个别患者长期脑炎引起海马硬化,会在颞叶内侧

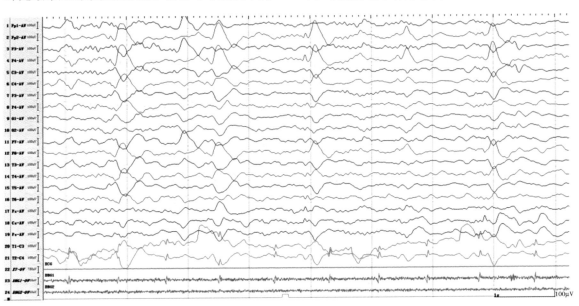

图 31-3 HSV 后癫痫脑电图表现

患者 HSVE 后 2 年继发癫痫,头皮脑电图表现为右侧额、颞叶偏侧性癫痫样放电。

结构出现相对局限的间期放电。这些放电对 HSVE 并无特异性,但其存在支持对病毒性脑炎后癫痫的诊断。既往报道了 42 例 HSVE 继发癫痫患者,其中 21 例(50%)患者脑电图的间期放电局限于颞叶,7 例患者放电局限一侧,14 例(33%)为多灶性或全身性异常放电,仅 1 例为颞叶外侧异常放电。同时,21 例(50%)患者脑电图有局灶性慢波,其中颞叶慢波占 13 例(61.9%)。

HSV 可通过鼻进入嗅球,该病毒潜伏在颅前窝和颅中窝,从这个位置很容易进入额颞皮质造成皮质损伤。早期 HSVE 在 MRI 上分布不对称,可从颞叶内侧面,额叶眶面延续累及扣带回、岛叶。T2/FLAIR 序列上皮质及近皮质显示高信号,灰白质分界不清晰,CT 呈稍低密度影,严重时可见点状出血。HSVE 后迟发性药物难治性癫痫患者在磁共振成像(MRI)上显示为皮质瘢痕、皮质下白质改变及萎缩性改变。据报道,近 50% 的患者出现双侧影像学改变。HSVE 后影像学单侧病变中,颞叶占 88%、岛叶占 70%、额叶占 68%、丘脑占 28%。PET-CT 结果一般的表现为额、颞叶多个部位低代谢,其中颞叶低代谢最常见(图 31-4)。

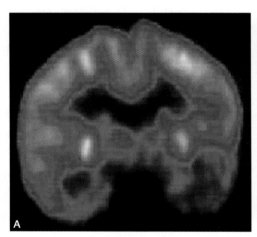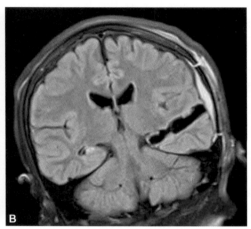

图 31-4　病毒性脑炎后癫痫患者术前 PET 及术后 MRI 表现
A. 术前 PET 显示左侧颞叶低代谢;B. 术后冠状面图像显示左侧海马及部分颞叶切除。

(二)治疗

HSVE 患者目前采用的是药物治疗及手术治疗两种方法。对于药物治疗,遵循抗发作药物治疗的基本原则,从小剂量开始单一用药为主。需要强调的是,基于病毒性脑炎病因学特点,继发的癫痫往往药物难治,需要联合多种抗发作药物治疗或神经外科手术来控制癫痫发作。

HSVE 的发病率和病死率很高,部分原因是早期发生癫痫持续状态或难以治疗的癫痫发作。对于急性 HSVE,要充分控制早期癫痫发作。急性癫痫发作或神经系统恶化的患者必须进行脑电图监测。反复发作或难治性癫痫发作会导致颅内压升高、代谢活动增加、酸中毒和血管舒张,进而进一步升高颅内压。对医学上难治性的 HSV 脑炎患者可行减压性颅骨切除术,或者通过切除引起发作的主要致痫灶来控制癫痫持续发作,从而挽救患者生命。

HSVE 后癫痫手术所占比例很少,主要考虑 HSV 感染引起的大脑损伤广泛,不能精准定位而影响手术疗效。然而,从既往报道中显示有些 HSVE 患者确实从术中获益。1999—2014 年在德国 Vogtareuth 癫痫中心接受手术的儿童和青少年中,仅有 5/430(1%)在 HSV 脑炎后接受了手术,其中 2 例完全康复,另外 3 例癫痫发作得到显著改善。事实上,对 HSVE 后的癫痫患儿进行手术治疗通常是缓解性的。因为大多数患儿患有严重的双侧半球损伤,在这种情况下,切除主要病灶或产生主要致残癫痫发作的病灶能达到缓解疗效。既往一项报道对 42 例病毒性脑炎继发癫痫患者进行回顾性研究发现,其中 24 例患者接受了手术治疗并达到理想疗效。在 Montreal 的一项研究中,9 例单侧颞叶癫痫手术患者中有 6 例术后预后良好,仅有 1 例预后较差。另有研究显示,单侧颞叶癫痫患者术后效果最好,双侧颞叶癫痫、颞外、多灶性或全面性癫痫患者术后效果较差。因此,符合手术指征的患者要尽早考虑手术治疗。癫痫手术包括脑叶切除、病灶切除、大脑半球切除及离断胼胝体切除以及这些方法的组合。Weber 等人报道了一个 HSVE 后难治性癫痫的病例,患者通过一个切除右侧颞叶、部分额叶底部同时离断右侧后头部的术式,使患者达到术后无发作。大脑半球切除和胼胝体切除的术式对于广泛起始的单侧或双侧大脑异常有效。由于 VE 对大脑的损伤是弥漫性的,在非侵入性的检查不能明确致痫灶的情况下,特别是在双侧损伤性疾病以及颞叶外癫痫病例中,SEEG 是必需的定位致痫灶的方法。但也有患者即使在进行了 SEEG 的置入,发作起始也很广泛,而放弃进一步的切除性治疗。

三、其他病毒感染后癫痫

目前还没有关于 HSV 以外的病毒引起的癫痫外科系列报道。一般来说,由其他病毒因子引起的癫痫患者或未发现明确感染病毒的患者可分为以下两组:

(一) 早期脑炎病史伴颞叶内侧癫痫(mesial temporal lobe epilepsy,MTLE)

研究显示,符合以下条件是病毒性脑炎后癫痫手术的最佳适应证:①儿童早期出现"脑炎"病史;②急性感染/急性癫痫发作与癫痫发作之间存在较长时间的"沉默期";③MRI 证据显示有海马萎缩。在美国耶鲁大学的癫痫手术研究中,只有 4 岁以前患"脑炎"伴颞叶内侧癫痫的患者达到较好的手术疗效。来自韩国的报告显示,3/8 的病毒性脑炎癫痫术者年龄小于 7 岁,并且在最近的随访中发现,其中 2 例术后疗效 Enge Ⅰ级,另 1 例为 Engel Ⅱ级。在 36 例接受手术治疗的病毒性脑炎后癫痫患者中,4 例患者感染病毒性脑炎的年龄虽然相对略大(7~10 岁),但在随后几年出现单侧颞叶内侧硬化,其中 3 例术后达到 Engel Ⅰ级,1 例术后 Engel Ⅱ级。此外还需要强调的是,只有当患者急性感染到首次癫痫发作有一个较长的"静止期",感染年龄早才能作为预测颞叶内侧硬化及较好手术疗效的指标。

(二) 有病毒性脑炎病史但不伴有 MTLE

那些感染病毒性脑炎相对较晚,感染和癫痫发作的间期较短,且伴有颞叶外侧癫痫证据的患者,一般手术疗效不佳,除非是伴有一侧半球严重损害的患者可试行大脑半球离断/切除术。研究显示,颞叶新皮质癫痫的形成和感染年龄早,感染和癫痫发作间的潜伏期短有关。这些患者脑电图一般表现为广泛性高波幅慢波。单纯的海马萎缩不能作为预测术后疗效的指标。这部分患者的电临床特点尚不清楚,因为术后疗效大都不理想,即使是在进行电极置入术后。

(刘一鸥)

第二节　感染性肉芽肿所致癫痫

一、肉芽肿简介

肉芽肿是以局部巨噬细胞及其衍生细胞增生形成边界清楚的结节状病灶为特征,是一种特殊类型的慢性炎症,肉芽肿直径一般 0.5~2mm。巨噬细胞衍生的细胞包括上皮样细胞和多核巨噬细胞。不同致病因子引起的肉芽肿往往形态不同,常可根据肉芽肿形态特点作出病原体诊断,例如根据典型的结核结节可诊断结核病。若肉芽肿形态不典型,确定病原体还需要辅以特殊检查,如抗酸染色、细菌培养、血清学检查和聚合酶链反应(polymerase chain reaction,PCR)等。

二、肉芽肿的基本特征

肉芽肿的主要细胞成分是上皮样细胞和多核巨细胞,具有诊断意义。上皮样细胞的胞质丰富,胞质呈淡粉色,略呈颗粒状,胞质界限不清;细胞核呈圆形或长圆形,有时核膜折叠,染色浅淡,核内可有 1~2 个小核仁。因这种细胞形态与上皮细胞相似,故称上皮样细胞。

多核巨细胞的细胞核数目可达几十个,甚至几百个。结核结节中的多核巨细胞又称为朗汉斯巨细胞,由上皮样细胞融合而来,其细胞核排列于细胞周边呈马蹄形或环形,胞质丰富。多核巨细胞还常见于不易消化的较大异物、组织中的角化上皮和尿酸盐等周围,细胞核杂乱无章地分布于细胞,又称异物多核巨细胞。

异物性肉芽肿的中心为异物,周围为数量不等的巨噬细胞、异物巨细胞、淋巴细胞和成纤维细胞等,形成结节状病灶。

不同感染因子引起的感染性肉芽肿形态特点虽然基本相同,但也有不同点,以结核肉芽肿为例,典型的结核肉芽肿中心常为干酪样坏死,周围为放射状排列的上皮样细胞,并可见朗汉斯巨细胞掺杂于其中,再向外为大量淋巴细胞浸润,结节周围还可见纤维结缔组织包绕。

三、肉芽肿的分类

肉芽肿常见类型包括感染性肉芽肿、异物性肉芽肿和原因不明的肉芽肿。

感染性肉芽肿常见病因有:①细菌感染,结核杆菌和麻风杆菌分别引起结核病和麻风。有一种特殊的革兰阴性杆菌可引起猫抓病;②螺旋体感染,梅毒螺旋体引起梅毒;③真菌和寄生虫感染,组织胞浆菌病、新型隐球菌和血吸虫感染等。异物性肉芽肿常见的病因有:手术缝线、石棉、铍、滑石粉(可见于静脉吸毒者)、隆乳术的填充物、移植的人工血管等可引起异物性肉芽肿。原因不明的肉芽肿,如结节病肉芽肿。本节将着重介绍寄生虫性脑病及肉芽肿所致癫痫及结核性肉芽肿所致癫痫。

四、寄生虫性脑病及肉芽肿所致癫痫

（一）流行病学

寄生虫病（parasitosis）是寄生虫作为病原引起的疾病，可在人群、动物群或人和动物之间传播。寄生虫病的传播受生物因素、自然因素和社会因素的影响，因此，其流行具有区域性、季节性和自然疫源性等特点。寄生虫病分布广，遍及全球，尤其常见于热带和亚热带地区的发展中国家。我国寄生虫病的防治取得了显著的成绩，一些寄生虫病已基本消灭，许多寄生虫病的感染率和发病率也明显下降。但近年来随着人们饮食、生活习惯的改变，有些寄生虫病的发病率有回升趋势。寄生虫病多数呈慢性病程，部分宿主感染寄生虫后可以无症状，称为隐性感染或带虫者。寄生虫对宿主的影响和损害包括：机械性损伤、毒性作用、免疫性损伤和夺取营养。常见的人体寄生虫病可分为：①原虫病，如阿米巴病、黑热病和疟疾等；②吸虫病，如血吸虫病、肺吸虫病和肝吸虫病等；③绦虫病，如棘球蚴病（包虫病）和囊虫病等；④线虫病，如丝虫病、蛔虫病和钩虫病等。

所有影响人类的寄生虫都可能感染中枢神经系统。但中枢神经系统最常见的是脑囊虫病。弓形虫病、棘球蚴病和血吸虫病等比较少见，罕见肺吸虫病、疟疾、弓蛔虫病、盘尾丝虫病、美洲锥虫病、人类非洲锥虫病和血管圆线虫病（表31-1）。

（二）临床及脑电图表现

几乎所有影响人脑的寄生虫病都可以引起癫痫或癫痫发作，可能与弥漫性脑炎或脑病有关，也可能与寄生虫在脑组织的位置有关。从世界范围看，脑囊虫病和疟疾最容易引起癫痫发作。近期研究发现，许多患者可同时感染多种病原体，刚地弓形虫和盘尾丝虫合并感染可增加癫痫发作的风险。也有寄生虫感染可引起嗜酸性脑膜脑炎，其有特定的临床表现，显微镜下可见脑脊液中有嗜酸性粒细胞。有些寄生虫感染后症状、体征交叉出现，如癫痫发作、嗜酸性粒细胞增多症（血液或脑脊液）和发热可见于多种寄生虫感染，这明显增加了鉴别诊断的难度。如：有的脑实质感染患者仅有癫痫发作，而有的患者则可同时出现发热和嗜酸性粒细胞增多症，蠕虫感染是嗜酸性粒细胞增多症最常见的原因（图31-5）。寄生虫脑病及肉芽肿所致癫痫的脑电图无特异性，可表现为局灶或多灶的慢波、棘波、棘-慢波等，发作期脑电图的表现与起始部位及临床表现相关。

表 31-1　寄生虫病原体及其感染后的疾病

寄生虫病原体	疾病名称
原虫	
恶性疟原虫	**疟疾**
锥虫	非洲昏睡病
罗得西亚锥虫	
冈比亚锥虫	
福氏纳格里阿米巴	原发性阿米巴脑炎
棘阿米巴原虫	肉芽肿性阿米巴性脑炎
弓形虫	**弓形体病**
克氏锥虫	**南美洲锥虫病**
微孢子虫	微孢子虫病
线虫	
颚口线虫	颚口线虫病
广州圆线虫	嗜酸性脑膜炎
犬弓蛔虫	**内脏性幼虫转移病**
猫蛔虫	**弓蛔虫感染**
南河湾蛔虫	游走性幼虫病
粪类圆线虫	播散性圆线虫
旋毛虫	旋毛虫病
罗阿丝虫	罗阿丝虫病
吸虫	
并殖吸虫	**肺吸虫病**
美洲重翼吸虫	幼虫移行症
曼氏血吸虫	**血吸虫病**
间插血吸虫	
绦虫	
猪肉绦虫	**囊虫病**
多头绦虫	多头蚴病
细粒棘球蚴和肺泡棘球蚴	棘球蚴病
曼氏迭宫绦虫	**裂头蚴病**

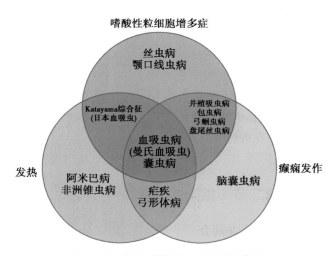

图 31-5　部分脑寄生虫病的临床表现

1. 脑囊虫病（neurocysticercosis，NCC） 脑囊虫病的症状多样，主要取决于虫囊的位置和宿主的免疫反应，脑实质内囊虫病最常见的症状是癫痫、头痛、局灶性神经功能障碍和认知功能减退。NCC 主要影响青壮年，儿童和老年人较少见。大多数儿童病例显示单个移行囊肿，可在数月内自发消退。

约 1/3 的 NCC 发生于脑实质外，与脑实质内的 NCC 相反，实质外 NCC 可能危及生命。外消旋型的 NCC 和囊性脑炎的患者常伴颅内压升高，脑室内 NCC 导致的急性脑积水或蛛网膜炎，或管膜炎引起的慢性脑积水是颅内压升高最常见的原因。

2. 弓形体病 弓形虫感染后最常累及脑、视网膜、骨骼肌和心肌。包囊破裂会释放出游离的速殖子，从而引起急性症状。发热、皮疹、淋巴结肿大和眼部症状是早期的典型表现。免疫功能低下的患者常见发热、头痛、意识不清和癫痫发作，眼部疾病（视网膜脉络膜炎）也很常见。但多数感染是亚临床的，20% 感染 HIV 的弓形体病患者发展为脑炎。弓形体病也可经胎盘传播，并对胎儿大脑造成严重影响。多数患儿可出现癫痫发作、小头畸形和脉络膜视网膜炎。

免疫力比较强的患者感染后一般无症状，癫痫发作的风险主要取决于包囊的数量和部位。刚地弓形虫感染小鼠脑的实验研究发现癫痫发作是由 GABA 信号缺陷引起的。

3. 棘球蚴病/包虫病 引起细粒棘球蚴病和肺泡棘球蚴病的细粒棘球绦虫和多房棘球绦虫属于同一种属，但二者的临床表现、疾病进展和预后完全不同。肺泡棘球蚴病在欧洲比较受重视，但最近有研究发现，欧洲狐狸和狗感染多房棘球绦虫呈上升趋势，预计在未来几十年内，欧洲多个地区人肺泡棘球蚴病的数量将逐年增加。这种感染可以是原发的，也可以继发于自发性或外伤性虫囊破裂，较小的虫囊可以无症状，而大的虫囊则有占位效应。细粒棘球蚴病有 1%～4% 的患者发生脑部病变，临床多表现为颅内压升高、癫痫发作等非特异性症状。

4. 血吸虫病 曼氏血吸虫和埃及血吸虫通常累及脊髓，而日本血吸虫则影响大脑。这三类血吸虫都会影响中枢神经系统，多是虫卵导致脑栓塞或肉芽肿形成。三者在发病机制、临床表现和预后方面明显不同，主要取决于临床分期和分型。

急性血吸虫病（acute schistosomiasis）是免疫介导的超敏反应，主要由产卵血吸虫成熟和迁移引起。发热、荨麻疹、咳嗽和肺浸润是典型特征，常伴有中度外周嗜酸性粒细胞增多症。急性脑炎通常出现在伴有发热和嗜酸性粒细胞增多的情况下，可见于 2%～3% 的急性血吸虫病患者。在热带地区血吸虫病是急性脑病的一个未被充分认识的病因。

脑型血吸虫病患者通常无症状，严重者可表现为占位效应，如头痛、癫痫发作、视乳头水肿、视觉和语言障碍等。

5. 并殖吸虫病/肺吸虫病 感染者体内幼虫通过血流迁移，或通过颅底神经孔、脊柱椎间孔沿颅、脊髓血管及神经直接侵犯，从而影响中枢神经系统。寄生虫产生的有毒物质导致无菌性炎症或肉芽肿反应。早期颅内病变包括渗出性无菌性炎症、脑出血和梗死。中、晚期临床表现是非特异性的头痛、癫痫发作和局灶性神经功能缺失。有的患者可出现寄生虫迁移通道周围的肉芽肿性炎症反应，引起颅内血管损伤，导致脑出血。

6. 疟疾 疟疾是全世界最常见的热带寄生虫病，主要影响非洲儿童和亚洲成年人，绝大多数（大于90%）病例见于 5 岁以下的儿童。脑型疟疾由恶性疟原虫引起，可导致急性脑病（伴有高热和急性癫痫发作），危及生命或产生多种神经系统后遗症。

疟疾的早期症状是非特异性的，包括头痛、乏力、腹部不适、肌肉疼痛和不规则发热，恶心、呕吐和直立性低血压也经常发生。昏迷患者可出现全身性癫痫发作。癫痫、认知和行为障碍以及严重的神经功能缺损是脑型疟疾幸存患者常见的后遗症。

7. 蛔虫病 与弓蛔虫病相关的主要症状有三种：内脏幼虫移行症、隐性弓蛔虫病和眼部幼虫移行症。中枢神经系统感染罕见，感染者可出现癫痫发作、嗜酸性脑膜炎、视神经炎、脑膜脊髓炎等。

8. 盘尾丝虫病 盘尾丝虫病（河盲症）症状包括严重瘙痒、皮下肿块和失明。研究发现在癫痫高发地区盘尾丝虫病也高发，因此，盘尾丝虫病被认为是癫痫的潜在危险因素。盘尾丝虫病可以引起"点头征"，是一种以点头为特征的癫痫性脑病，主要见于非洲儿童。有研究表明与盘尾丝虫病有关，但尚需进一步研究。

9. 美洲锥虫病/南美锥虫病 美洲锥虫病是拉丁美洲的地方病，但现在发病的地区和国家越来越多。少数患者在急性期累及中枢神经系统，锥虫病脑膜脑炎可以是艾滋病的首发症状，最终诊断依赖于脑脊液试验或脑实质性病变的病理。有流行病学研究发现，南美锥虫感染与缺血性脑卒中存在关联，因此，推测南美锥虫病也可能是缺血性脑卒中的原因之一。

10. 非洲人类锥虫病/昏睡病 非洲人类锥虫病早期表现与寄生虫在血液和淋巴组织中的发育相关，后期如果治疗不及时或缺乏治疗可累及中枢神经系统，症状可以表现为脑膜炎、脑膜脑炎、脑水肿和蛛网膜炎，晚期癫痫发作如果治疗不及时可危及生命。感染后患者会不断陷入昏睡状态，直至永远醒不过来，病死率近100%，因此，也称为昏睡病。

11. 广州管圆线虫病　广州管圆线虫广泛分布于热带地区。大多数感染发生在东南亚，但最近加勒比地区和其他地方报告了小规模流行。广州管圆线虫是一种人畜共患的寄生虫，以鼠为主要宿主。人类通过食用未煮熟的中间宿主（如蜗牛、蛞蝓、螃蟹或对虾）中的幼虫感染。广州管圆线虫是嗜酸性脑膜炎最重要的病原体。幼虫可迁移到中枢神经系统的脑膜、血管和血管周围间隙。广州管圆线虫病是一种可自发消退的急性疾病，很少有后遗症或致命。最常见的症状是头痛、恶心、呕吐和颈抵抗。发热不常见，但可能会出现脑膜炎、脑炎和神经根炎等其他症状。通常腰穿压力增高，脑脊液混浊，细胞数增多，伴嗜酸性粒细胞，偶尔可见幼虫。一般没有特定的治疗方法，大多数患者会在4~6周内痊愈。

（三）辅助检查及诊断

1. NCC　NCC诊断需要结合临床表现、流行病学背景、血液和脑脊液（CSF）化验以及影像学表现（最重要）。一般情况下CT就可以诊断，但容易漏诊后颅窝或脑实质外病变，MRI则容易漏诊小的钙化性病变。CT最常见的表现是单发的低密度小病灶，呈环形或盘状强化，伴或不伴病灶周围水肿。NCC的典型特征是病变内的高密度、偏心结节，这是囊虫的头节（囊虫的前部）。偶尔可见多发病灶，呈典型的"星空"样表现。MRI虫囊早期表现为长T1、长T2信号，随着病情的进展逐渐变为短T2，并由早期的环形强化演变为盘状强化（图31-6）。脑实质外囊肿与脑脊液信号相同，蛛网膜炎/脑膜炎可表现为幕或囊肿基底部强化。血清或脑脊液化验证实寄生虫特异性IgG抗体阳性，包括酶联免疫电转移印迹（EITB），酶联免疫吸附试验（ELISA）和斑点印迹试验。这些检测的敏感性和特异性取决于病变数量（单发/多发）、部位（脑实质内/实质外）以及血清或脑脊液样本。1/3的患者有嗜酸性粒细胞增多症。NCC需要与结核性肉芽肿、弓形体病、微脓肿、真菌性病变、低级别星形细胞瘤或转移瘤等鉴别。

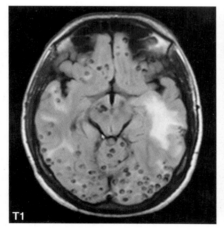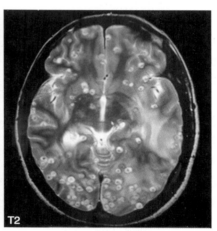

图31-6　囊虫病的MRI表现

MRI显示可见大量囊虫头节散在分布在灰质及白质中，呈不均匀、环形长T1信号、长T2信号。

2. 弓形体病　脑弓形体病的诊断依靠临床、血清和脑脊液化验及影像学表现。血清或脑脊液特异性IgG抗体PCR检测的诊断敏感性最高。此外，排泄分泌物抗原ELISA或脑脊液Western blotting也有助于诊断，尤其是在弓形体病潜在高发地区。典型影像学表现为基底核（75%~85%）、丘脑、皮质-白质交界处、皮质下白质、小脑或脑干单发或多发结节或环形强化病变，并伴有局部水肿。病变可以分为中央区、中间区和周围区三个区域，在T2加权像上，病变呈典型的"靶征"，表现为中央坏死的高信号，外围是炎症引起的低信号，边缘是水肿引起的高信号。最主要的鉴别诊断是原发性中枢神经系统淋巴瘤。如果累及胼胝体，则需要与多形性胶质母细胞瘤鉴别。

3. 棘球蚴病　诊断棘球蚴病的依据包括原发性肝、肺或脑内病灶及相应的临床表现、当地人口分布、Western blotting或PCR证实的寄生虫抗体以及影像学表现。手术病例可以通过病理确诊。细粒棘球蚴病CT表现为位于中线区的单个或多个圆形或卵圆形囊肿，囊壁光滑、薄，无强化、钙化，但有占位效应，可完全在脑实质内（图31-7）。多房棘球蚴病表现为实性、囊实性或多灶性囊性肿块，边界清楚，伴钙化、周围水肿，偶有菜花样、混杂或结节样强化。囊泡由大量直径1~20mm

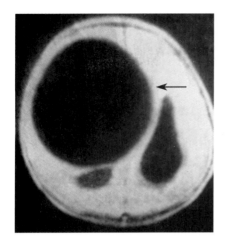

图 31-7　右额、顶叶囊性脑棘球蚴病的 MRI 表现

的不规则囊组成，与周围组织界限不清。中央空洞是囊肿内部坏死引起的。囊壁不规则增厚，部分钙化。细粒棘球蚴病的鉴别诊断包括：脑穿通性囊肿、蛛网膜囊肿、脑脓肿和囊性脑肿瘤。多房棘球蚴病需要与其他脑寄

生虫病、胶质瘤、转移瘤、结核瘤或其他脑恶性肿瘤鉴别。

4. 血吸虫病　血和 CSF 分析常显示嗜酸性粒细胞增多症和鞘内特异性抗体。脑脊液化验可以正常、多核细胞增多，或蛋白明显升高。血吸虫病的神经影像学表现是非特异性的（图 31-8）。在 CT 上，肉芽肿呈单个或多个增强的高密度病灶，周围为低密度水肿区。随着病情的发展，也可出现圆形或类圆形钙化灶，周围密度减低、皮质萎缩、脑室扩张。MRI 显示病变呈短 T1、长 T2 信号，注入增强剂后病灶强化。典型 MRI 表现是由多个强化结节组成的大肿块，也可见线性强化，中央线性强化被多个点状强化结节包绕，形成"树枝状"外观，这个特征虽然对于诊断脑血吸虫病很有价值，但是一种罕见的表现，诊断还应结合病史、临床、实验室及其他影响学表现综合分析。

5. 其他寄生虫病　其他累及中枢神经系统的寄生虫病包括：旋毛虫病、阿米巴病、疟疾、非洲或美洲锥虫

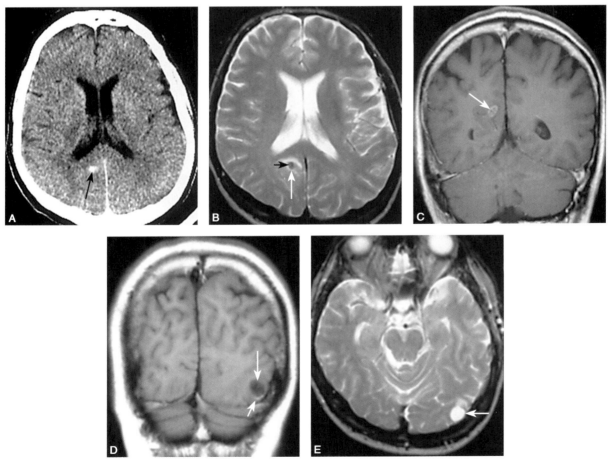

图 31-8　脑血吸虫病的 CT 和 MRI 表现

A. CT 平扫：右脑室后角背内侧单发小椭圆形高密度病灶（黑色箭头所示）；B. MRI T2 加权像显示（与 CT 同一部位）：短 T2 信号（白箭头），其周围为长 T2 信号（黑箭头）；C. MRI 增强扫描显示：同一部位病变为小的椭圆形环形、内有分隔的强化病灶；D. MRI 增强扫描显示：左侧枕叶皮质小的类圆形环状强化病灶；E. MRI T2 加权像平扫显示：如 D 图所示同一部位小的类圆形均匀长 T2 信号病灶（白色箭头）。

病、肺吸虫病、广州圆线虫病、巴贝西虫病和小孢子虫病。在全球化深入发展的今天，可以通过移民、旅游或贸易将寄生虫传播到非流行地区，并促进这些地区的感染、传播，因此，对于上述罕见寄生虫病也应予以重视。

（四）治疗及预后

脑寄生虫感染的治疗是多种多样的，包括内科治疗和外科治疗。内科治疗通常包括以杀虫为主的药物治疗（具体治疗方案详见表 31-2），和预防或治疗相关并发症的辅助护理（如：癫痫发作者予抗癫痫治疗）。同样，手术治疗可能涉及寄生虫的清除（脑虫囊或囊肿）以及并发症的治疗（如：难治性癫痫、脑积水）。

表 31-2　中枢神经系统寄生虫感染的杀虫治疗方案

疾病	治疗方案
脑囊虫病	阿苯达唑与糖皮质激素 吡喹酮与糖皮质激素 阿苯达唑/吡喹酮联合糖皮质激素，如果2个以上活动性实质内虫囊
弓形体病	磺胺嘧啶+乙胺嘧啶与亮氨酸 克林霉素（或阿托伐醌）+含亮氨酸的乙胺嘧啶（可选） 甲氧苄啶磺胺甲噁唑（可选）
棘球蚴病	阿苯达唑或甲苯达唑（单独或联合手术）
血吸虫病	吡喹酮（糖皮质类激素治疗开始后）
并殖吸虫病	吡喹酮 三氯苯咪唑
脑型疟疾	严重的恶性疟疾 静脉青蒿琥酯 盐酸奎宁或葡萄糖酸奎尼丁+多西环素、四环素或克林霉素
弓蛔虫病	阿苯达唑与糖皮质激素 甲苯达唑（替代阿苯达唑）与糖皮质激素
盘尾丝虫病	伊佛霉素 多西环素
美洲锥虫病	急性或慢性感染 苄硝唑 硝呋莫司
非洲锥虫病	早期感染 　布氏冈比亚锥虫 　　喷他脒（戊烷脒） 　　苏拉明（可选） 　罗得西亚布氏锥虫 　　苏拉明 晚期感染 　布氏冈比亚锥虫 　　依氟鸟氨酸+硝呋莫司 　　依氟鸟氨酸单药治疗 　　美拉索普（可选）与糖皮质激素 　罗得西亚布氏锥虫 　　美拉索普

抗寄生虫药物对大多数中枢神经系统寄生虫感染有效，但有时抗寄生虫药可导致严重的炎症反应，并且对于寄生虫死亡导致的症状可能无效。抗寄生虫治疗也可作为手术的辅助治疗，如棘球蚴病围手术期使用抗寄生虫药可促进虫囊清除，防止虫囊再生。

抗寄生虫药的疗效差异很大。例如，脑型疟疾抗虫治疗有效，但病死率仍然很高。因此，许多研究集中在优化辅助治疗以降低病死率上。在其他感染中，抗寄生虫药可能疗效欠佳或毒性反应较大，一些新型药物正在研发，如治疗美洲锥虫病和人类非洲锥虫病的非昔硝唑。

综上内容可以看出，脑寄生虫病的治疗以抗虫和对症治疗为主，因此，有癫痫发作或癫痫的患者应早期予以抗癫痫治疗。为了减少与抗寄生虫及其他辅助治疗的相互作用，近年来，左乙拉西坦成为国内外治疗脑寄生虫病相关癫痫的首选药物，其他可选抗发作药物包括：卡马西平、苯妥英钠、奥卡西平等。病情稳定后如癫痫发作仍控制不佳可考虑癫痫外科评估。寄生虫相关癫痫为继发性癫痫，应当遵循癫痫外科评估的基本原则，完善头颅 MRI、PET/CT 等检查（必要时颅内电极），结合发作间期、发作期脑电图和临床表现综合评估，并根据评估明确的责任病灶实施外科手术。需要注意的是，有的病例可能存在双重病理，如：同时存在脑囊虫病和海马硬化。因此，即使颅内有多个感染病灶也不是手术禁忌，只要切除明确的责任病灶和致痫灶也可以达到理想的治疗效果（癫痫术前评估流程及手术方法详见第三篇和第六篇相关章节）。

五、结核性肉芽肿所致癫痫

（一）流行病学

结核性肉芽肿因病理结构最外层由纤维结缔组织包绕形成边界清楚结节，形似肿瘤，因此，也称为结核球或结核瘤，属于局限性结核。颅内结核性肉芽肿是多由颅外病灶血行播散引起，少数为弥散性结核性脑膜炎残留感染所致，是一种少见的肺外结核病，占肺外结核的 5%～10%。有文献统计，颅内结核性肉芽肿在西方发达国家占同期颅内占位性病变的 0.2%，在发展中国家，这个比例为 5%～8%，国内报道约为 1%～2.5%。颅内结核性肉芽肿占颅内炎性肉芽肿的 14%～16%，多发于儿童及青壮年，18～40 岁多见，男、女发病比例无明显差别。近年来，随着细菌耐药以及结核杆菌和人类免疫缺陷病毒合并感染（结核/艾滋病）的流行，结核病的发病率呈上升趋势。

（二）临床及脑电图表现

颅内结核性肉芽肿临床表现多不典型,以癫痫发作多见,可合并头痛、头晕、呕吐、视盘水肿等高颅压症状;如果出现结核性脑膜炎,还可出现脑膜刺激征;累及重要功能区可出现精神行为异常、意识障碍、肢体瘫痪、感觉障碍、失语、共济失调等神经功能缺损症状。大多数患者体温正常,少数可出现乏力、低热、食欲下降、消瘦、盗汗、体重减轻等结核常见症状。临床表现多样主要取决于以下因素:①肉芽肿的部位、大小和数目;②机体对炎症的反应;③是否合并结核性脑膜炎;④有无其他合并症。

据文献报道,脑电图发作间期异常者约占80%,但均无特异性;合并癫痫发作的患者可见与致病病变部位一致的棘波、慢波或棘-慢波发放。

（三）辅助检查

颅内结核性肉芽肿的CT或MRI表现以多发病灶为主,成人脑深部及幕上多见,常位于血供丰富的颞顶叶和额叶,儿童多见于幕下。

1. 头颅CT　CT检查快速易行,可观察到肉芽肿的不同阶段的表现,是诊断颅内结核的常用手段。①头颅CT平扫:早期病灶大多数为低密度,偶为等密度,晚期病灶为高密度。肉芽肿前期为小盘状病灶伴周边水肿,融合病灶为高密度小盘状或不规则大块状,肉芽肿期为高密度。干酪样坏死后为低密度伴水肿。当肉芽肿内容物有钙化时,中心密度更高,即"靶环征","靶环征"常被认为是结核性肉芽肿的特征性表现。②头颅CT增强扫描:肉芽肿期、干酪化期和脓肿期强化反应明显。病程短、病灶小时为点状、结节状强化,病灶较大、干酪样坏死时出现小环形厚壁强化;环壁多数连续,厚薄均匀,边缘光滑,呈球形、椭圆形或不规则形态。多个结核球融合时,可出现不规则团块状、环形或串珠状强化。结核性脑脓肿时为中心低密度环形强化伴明显水肿。肉芽肿钙化率2%～60%,多在感染后2~3年发生。少数患者不出现强化,常见于病变早期阶段和肉芽肿形成不良。由于病原体大多经过血液循环至终末血管分支和毛细血管侵入血管周围间隙或经脑脊液滞留于脑沟回间隙侵犯脑皮质或软脑膜,因此,CT有脑沟及脑池强化的特点。

2. 头颅MRI　目前结核性肉芽肿的诊断主要依靠MRI,虽然MRI优于CT,但并不都能作出准确诊断。病变在T1加权序列上为等信号或略低信号和低信号,T2加权为等信号或混杂信号;注入强化剂后呈环状、不规则增强或硬膜增强(图31-9);易误诊为胶质瘤、脑膜病或脑脓肿。

有研究提出磁共振波谱(magnetic resonance spectroscopy,MRS)有助于诊断和鉴别颅内占位性病变。观察的主要指标为N-乙酰天门冬氨酸(NAA)、胆碱

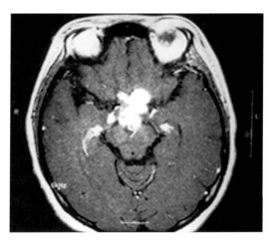

图31-9　结核性肉芽肿的MR表现
MRI增强:中脑腹侧可见不规则团块样强化灶。

(Cho)、肌酸(Cr)以及Cho/Cr、Cho/NAA,也包括Cho/对侧相应正常脑实质肌酸(Cho/Cr-n)的比值。结核性肉芽肿的MRS表现:若中央出现干酪样坏死,可在MRS上看到脂质(Lip)峰,而代表脑内正常代谢产物的NAA峰及Cr峰降低;脑寄生虫囊肿实体部分的Cho/Cr、Cho/NAA、Cho/Cr-n比值降低,而胶质瘤和脑转移瘤的比值较高。另外,在脑脓肿处可出现亮氨酸(Aas)波、乙酸盐(Ace)波及丁二酸盐(SUCC)波,而正常人和肿瘤患者则检测不到。因此,MRS对于颅内结核性肉芽肿的诊断和鉴别诊断很有意义。

3. 实验室检查　常规实验室检查诊断意义不大,红细胞沉降率、血常规等多无异常,结核菌素试验多为阴性和弱阳性,因此,PPD阴性不能除外结核。单纯结核性肉芽肿脑脊液化验可正常或轻微改变,表现为颅内压增高,蛋白含量增加,糖含量减少,细胞数一般正常,脑脊液中极少发现结核分枝杆菌。若合并结核性脑膜炎者脑脊液白细胞和蛋白升高,细胞数以单核细胞为主。脑脊液的分子生物学技术(核酸检测)和抗BCG-抗体分泌细胞测定对诊断结核性脑炎都有较高的敏感性和特异性。

4. 立体定向穿刺活检　对于诊断不明,无法排除颅内肿瘤或肉芽肿的患者可行立体定向穿刺活检。CT或MRI引导的立体定向肉芽肿穿刺活检,可以抽吸内容物甚至开颅切除肿块,从而获得病变的组织病理学和细菌学诊断,是诊断的金标准,同时还可以对囊性病灶减压。立体定向穿刺活检的不足之处是抽吸时囊内容物容易播散,引起结核性脑炎或脑膜炎。

60%颅内结核性肉芽肿在数字减影血管造影(digital subtraction angiography,DSA)中可见到无血管性占位,周围出现不连贯性血管狭窄,少数患者表现为血管轻度移位和新生血管。因此,DSA对于诊断结核性肉芽

肿也有一定帮助。

（四）诊断及鉴别诊断

如果患者同时患有肺结核，且头颅 CT 或 MRI 有典型的结核性肉芽肿征象时，比较容易明确诊断。但颅内结核性肉芽肿往往起病隐匿，无典型的颅外结核病史和接触史，也无明显的低热、消瘦病史，且 CT 和 MRI 表现不典型，容易误诊，误诊率高达 36.7%，也有文献报道高达 73.3%。因此，对于不典型的患者必须结合病史、临床表现、CT 和 MRI 等影像学特点以及脑电图、实验室检查和抗结核疗效综合分析才能提高正确诊断率。

有以下特征者应考虑颅内结核性肉芽肿：①来自边远山区的青壮年或儿童，病程较长（平均 4.7 个月）；②合并颅外结核或既往有结核病史、活动性结核密切接触史及免疫功能抑制者；③颅内占位性病变，继发高颅压症状、癫痫发作；④结核菌素试验阳性，抗结核抗体阳性、血细胞沉降率增快；⑤头颅 CT 或 MRI 增强扫描见典型的"靶环征"，病变单发或多发；⑥脑血管造影为少血管占位，周围有狭窄血管；⑦脑脊液蛋白升高、糖和氯化物降低；⑧如有 MRS 检查支持，更应考虑颅内结核性肉芽肿的可能。

本病应与脑转移瘤、胶质瘤、脑脓肿、血吸虫性肉芽肿和脑囊虫病等鉴别，HIV 感染和 AIDS 患者的颅内结核性肉芽肿尚需与原发性中枢神经系统淋巴瘤、隐球菌病和弓形体病等鉴别。

1. 脑转移瘤 一般起病年龄较大，常可发现原发病灶，病灶多位于灰、白质交界处，MRI 增强扫描边界清楚，水肿广泛而明显。脑内单发转移瘤多位于皮质及皮质下，一般呈圆形实性强化，强化形态规整，边缘水肿明显与病灶不成正比，追问病史有助于鉴别诊断。

2. 胶质瘤 高级别胶质瘤 MRI 显示强化不规则或不完整强化多见，囊性病变（中间为液化坏死区）强化壁薄而不规则，有时可见强化的附壁结节，无明显脑膜强化，病灶周围水肿较明显。低级别胶质瘤强化不明显。

3. 脑脓肿 发病前常有发热等感染症状，环形强化的脓肿壁薄而光滑，中心低密度区 CT 值呈液态密度。

4. 脑寄生虫性肉芽肿 常有疫区接触史，CT 可见钙化囊虫结节及圆形小囊状低密度灶，MRI 扫描可见头节呈高信号斑点状结节；血液、脑脊液酶联免疫吸附试验可明确诊断。

（五）治疗

如果及时清除炎性刺激因子，肉芽肿便可逐渐吸收；相反，如果刺激因子持续存在，则肉芽肿很难吸收，并产生占位效应，导致临床症状。因此，消灭结核分枝

杆菌后肉芽肿病灶可以逐渐吸收。但有些耐药菌形成的肉芽肿，需要手术切除才能彻底治愈。

1. 抗结核治疗 早期诊断和规范治疗对降低该病的病死率和并发症非常重要，对颅内结核性肉芽肿的治疗首先采用保守治疗是国内、外专家的共识。多数情况下药物治疗的预后要优于手术治疗，特别是结核中毒症状明显、脑 CT 显示肉芽肿"未成熟"时，应尽快抗结核治疗。中枢神经系统结核病目前尚无最佳推荐治疗方案，一般参照肺结核的治疗方案。美国胸科协会（American Thoracic Society，ATS）推荐的肺结核治疗方案（短程）为诱导治疗期连续几个月服用异烟肼（H）、利福平（R）、吡嗪酰胺（Z）、乙胺丁醇（E），巩固治疗期继续服用异烟肼、利福平 4~7 个月，疗程一般 7 个月。对于病情严重或存在影响预后的合并症的患者，可适当延长疗程。多药耐药结核病（MDR-TB）和广泛耐药结核病（XDR-TB）的患者治疗周期为 18~24 个月。合并结核性脑膜炎时，异烟肼剂量可增加。HIV 感染的结核患者药物治疗同样有效。有脑水肿和颅内压增高者应尽早给予糖皮质激素和脱水药，以减轻水肿，降低颅内压，改善脑血液循环，减轻症状。

Goldstein 等针对 1 例异烟肼、利福平治疗效果欠佳的患者，添加静脉阿米卡星和加替沙星，口服氯法齐明，治疗 18 个月后达到临床及影像学治愈。甾体类激素由于具有减少炎性反应、有效预防脑水肿和脑梗死的作用，可以降低患者病死率，目前已经成为辅助性用药。

抗结核治疗期间可以定期复查 CT 监测治疗效果。CT 改变在治疗后 6~8 周出现，也有人提出正规治疗后 2 周~3 个月肉芽肿才开始缩小，除小病灶 8~10 周可消失外，大病灶需 8 个月~3 年才能消失，部分患者可遗留钙化灶。CT 监测不仅可以了解治疗中病灶的变化过程，也能及时发现颅内合并症，指导调整用药。

2. 抗癫痫治疗 抗结核治疗的同时可以根据患者的情况选用抗发作药物（antiseizure drugs，ASMs），选药应遵循抗癫痫治疗的基本原则。早期文献报道，结核性肉芽肿相关癫痫发作使用苯妥英钠、丙戊酸钠、卡马西平等传统抗发作药物较多；但考虑到抗结核治疗一般需要联用 2 种或以上的药物，药物相互作用风险及副作用均较高，因此，近年来左乙拉西坦、氯巴占和拉考沙胺成为治疗结核性肉芽肿相关癫痫发作的首选药物。单药治疗效果不佳时可以联合应用 2 种或 2 种以上 AEDs。

3. 手术治疗

（1）适应证：①术前确诊为颅内结核性肉芽肿，经系统抗结核、抗癫痫治疗后仍有高颅压不缓解，并出现功能损害；②肉芽肿影响脑脊液循环，并出现梗阻性脑积水；③药物难治性癫痫；④病灶局限、体积较大，占位

效应明显；⑤高颅压危象，出现脑疝，危及生命；⑥肉芽肿内干酪物液化形成脑脓肿，全身中毒症状明显。

（2）手术注意事项：①诊断明确者，术前应至少抗结核治疗2周。②无论术前是否明确诊断，只要不能完全除外结核性肉芽肿的患者术中都要妥善保护脑组织，尽量完整切除病灶，防止肉芽肿内容物外溢导致结核播散。术中可用1:1000链霉素溶液冲洗术野，并保留少量溶液于瘤床内，这对于分块切除者尤为必要。③对于多发性结核性颅内肉芽肿，只切除引起高颅压的责任病灶。④由于结核性肉芽肿术后脑水肿一般较重，故手术减压要充分，骨窗要足够大，必要时行内、外减压。⑤肉芽肿位于皮质或炎症反应较明显的患者即使术前没有癫痫发作，术后最好也给予预防性抗癫痫治疗。⑥对于适应证为难治性癫痫的患者术中应尽量完全切除致痫灶，或结合皮质热灼术，以控制或缓解癫痫发作；术后继续服用抗发作药物2~3年，根据癫痫发作控制及复查情况决定是否减药、停药。⑦术后应继续抗结核治疗1~1.5年。⑧对于病程短或处于炎症初期、病变位置较深、累及或位于重要功能区、癫痫发作不频繁的患者手术要慎重。

（3）术后处理：合并癫痫发作的患者术后在抗癫痫、脱水治疗的同时，继续予抗结核治疗1~1.5年，具体方案为前6个月用HRZE（异烟肼、利福平、吡嗪酰胺、乙胺丁醇），后改为HRE继续用0.5~1年。体温正常1周以上，伤口愈合良好者方可出院。分块切除易导致脑膜炎、皮下积液、伤口感染不愈，可用HRSZE（S为链霉素）五联治疗直至伤口愈合。

（六）预后

早期诊断和及时规范药物治疗，大多数患者可以临床治愈。在抗结核药物治疗前提下手术治疗病死率约8%，已明显低于以往手术治疗病死率（34%~45%），预后良好。延误诊治、合并全身重症结核、耐多药结核，或者颅内肉芽肿广泛、多发、位于重要功能区，合并结核性脑膜炎和严重颅内合并症、严重脑水肿是预后不良的重要指标。主要死亡原因是严重颅内高压、脑疝、颅内继发感染。

（杨卫东　陈旨娟）

第三节　裂头蚴脑病所致癫痫

在癫痫的众多病因中，裂头蚴脑病属相对罕见。但此病极易误诊，且存在众多癫痫患者多年使用药物保守治疗，发作控制效果很不理想，应引起重视。由于裂头蚴脑病的临床特征较为特殊，外科治疗的理念与策略也不同于其他寄生虫病，因此在本节作专题介绍。

一、不洁饮食史——裂头蚴脑病具有鲜明的地域性和生活史

曼氏裂头蚴是曼氏迭宫绦虫的幼虫，第一中间宿主为剑水蚤，其第二中间宿主为蛇、蛙等两栖或爬行动物或脊椎动物。裂头蚴往往寄居在上述动物的腿部肌肉中。人仅为曼氏裂头蚴的偶然宿主。

裂头蚴感染绝大多数集中在中国南部、东南亚、日本及韩国等地区，在中国北部以及国际上均仅有个案报道。在笔者所诊治的患者中，染病途径最为常见的是不洁饮食史，如生食或食用未煮熟的蛇肉、蛙肉等；也有患者系因听信民间偏方生吞蛇胆、甚至生吞活蛙治病或保健，以及在人体体表敷贴生蛙肉等，这些不良方式均可能导致寄生虫感染；蛇胆泡酒也是民间喜好，但倘若酒精浓度不高，浸泡时间过短，亦不能保障寄生虫幼虫完全杀灭；此外，有部分患者在幼年有直接饮用井水、野外生水或在湖泊游泳时呛水的经历，可能由剑水蚤而感染；极少数患者经仔细追问仍无任何可疑生活史。

二、游走性——裂头蚴脑病的最大特点

一旦形成感染，裂头蚴可在皮下、眼部和脑等部位寄生。脑曼氏裂头蚴病是曼氏裂头蚴病最严重的情况。发病时最多表现为癫痫发作，不同患者根据裂头蚴累及脑不同部位而引起不同的神经症状；由于活体裂头蚴在脑内的高移动性，同一患者在不同时期还会呈现不同的、游走性的神经系统症状。

人体感染了脑裂头蚴病后，裂头蚴幼虫会在脑组织内穿行，容易造成坏死隧道，虫体内的蛋白酶能溶解周围组织，引起炎症反应，这形成了裂头蚴脑病特有影像表现的病理学基础。头颅MRI增强多伴有以下特点：①隧道征，由于活虫的钻行行为，其形成的炎性肉芽肿内往往呈现大量的隧道样强化影；②游走性，强化影的位置和形态会随着时间的推移而发生变化；③病变位置多较表浅；④颅内常伴有其他部位的软化灶，提示病虫游走的痕迹（图31-10）。

实验室检查方面，血清或脑脊液寄生虫检查可显示裂头蚴抗体阳性。

三、手术抓取活虫——致病性裂头蚴脑病的最佳治疗方式

由于吡喹酮等难以通过血脑屏障，药物驱虫治疗效果十分有限；患者由裂头蚴所致的癫痫往往呈顽固性，抗发作药物治疗很难达到发作完全控制。手术治疗往往是治疗的最终选择。手术应力求捉取活虫，否则易于复发；不仅如此，还应尽可能清除炎性肉芽肿，并在术前评估及

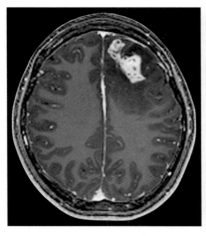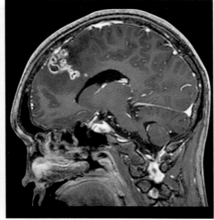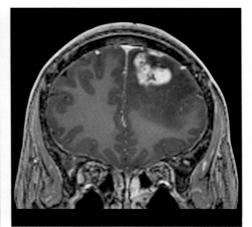

图 31-10　裂头蚴脑病的 MRI 特点
T1 增强相显示轴位、冠位和矢状位,可见病灶呈现隧道征样强化影。

术中脑电图监测的提示下切除致痫皮质(视频 31-1)。

视频 31-1　被捉取的裂头蚴,在脑皮质表面的夸张蠕动充分展现其活力

　　裂头蚴手术的主要难点是如何精准地寻找到活虫,遗漏活虫将导致术后复发;但更常见的情况是因操作不当,术中不知情下将虫体破坏,碎片被吸引器误吸走,术者继续执着地在脑内探寻却始终无果,又无端增加了脑损伤。根据笔者所在单位近百例活虫抓取经验,总结有以下体会能增加裂头蚴活虫捉取成功率:①术前影像判读极其重要,而不能仅仅寄望于术中神经导航。MRI 应薄层扫描(层厚 3mm 以内),轴位、冠位、矢状位三维度均定位,阅读 MRI 应精确至脑沟。②必须强调,MRI 所示强化的病灶并非裂头蚴虫体,而是炎性肉芽肿(炎性肉芽肿反映的仅仅是虫体过去某段时间内曾侵及此处,形成了慢性炎症改变)。实际上,虫体往往在与肉芽肿毗邻的水肿组织内,在 MRI 上并不能明晰显示。所以,如果肉芽肿范围较大,术前必须根据病灶在既往随时间游走的轨迹,预判虫体究竟位于肉芽肿的哪个方位,以避免漫无目的在脑内翻寻。③笔者根据多年诊治经历中裂头蚴在脑组织内的游走速度,设计了一套"养虫定位"流程,即在术前诊断为"裂头蚴脑病"之后,并不急于实施手术,而是静待 2 周后复查 MRI 薄层扫描。一般而言,2 周时间内裂头蚴在脑内移行距离不超过 1 公分。仔细对照比较两周前后的 MRI,可发现病灶形态和位置的细微变化,而新增强化灶的部位往往就是距离活虫最近的部位,可在术中优先重点探查。本方法可显著提高手术成功率及手术效率,但前提是虫体远离重要结构、不至于在两周内钻行深入造成风险。④虫体呈白色纤细条带状,长度数厘米至 20 厘米不等,易于白质纤维束混淆,但质地比一般白质稍韧,因此用吸引器轻柔操作不至于使其破坏、解体,有助于完整捉取虫体(视频 31-2)。虫头节呈豆芽瓣状膨大开裂,因此取名为"裂头蚴"。捉取活虫必须包含头节,否则有复发风险。⑤与常规癫痫外科手术不同,探查时应停止使用双极电凝,避免引起组织结构层次不清而不易分辨虫体。⑥探查时应更换全新吸引器管和吸引器瓶。有时会在探查时突闻一声"呼噜",犹如吸面条声音,是为潜藏的活虫被吸引器整条吸走的声音。此时应立即停止操作,仔细检查吸引器管瓶,往往会直接发现活虫附着在吸引器管道上或瓶中。⑦裂头蚴在脑内往往单独存活,极少有两条或以上活虫同时存在着。⑧裂头蚴往往喜好累及中央区等重要功能区,手术应结合术中唤醒技术、术中神经电生理监测技术,对功能保驾护航。⑨成功捉取活虫后,可将其置于生理盐水中观察其游动性。此后,手术还应尽可能切除炎性肉芽肿,以及致痫区皮质。若未能成功找到活虫,亦不应长时间在脑内过度翻寻。因为仍有可能虫体已被破坏吸碎,可在结束术后长期随访。若确实存在术后复发,则应再次评估定位,手术捉虫。

视频 31-2　通过恰当的吸引器控制,成功捉取裂头蚴,虫体活力十足

【典型病例】

　　患者,女性,16 岁,发作性肢体抽搐 3 年。湖北人,既往喜食用青蛙。

　　2015 年起病,表现为发作性右手小指僵硬抽搐;数月后发作症状稍变,表现为右手中指、无名指、小指僵硬抽搐;再数月后,发作表现为整个右手发作性僵硬呈爪形;至 2016

年,发作表现为右手、右臂僵硬;2018 年出现全面性强直-阵挛发作(GTCS),遂来诊,MRI 显示左枕叶隧道征样炎性肉芽肿,左颞等区域等尚可见陈旧性软化灶(图 31-11)。

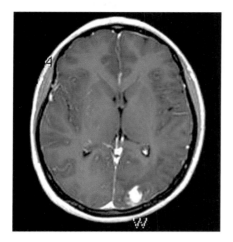

图 31-11　患者术前 MRI

动态比较起病时(2015 年 12 月 7 日)、就诊时(2018 年 7 月 6 日)、养虫两周(2018 年 7 月 30 日)三个时段的 MRI 片(图 31-12)可见:在起病时,病灶尚位于左侧中央后回及中央沟沟底,与之对应,癫痫发作症状表现为右手小指局限性强直发作;随着时间推移,虫体位置发生改变,逐渐远离中央沟,因此癫痫发作症状不再局限于右小指强直,而是累及到右侧上肢;至就诊时,裂头蚴已在不到三年时间内移行至左枕叶(黄色虚线圈与箭头),而患者的发作也已非常易于泛化,甚至形成 GTCS;在最后"养虫"的两周,可见强化病灶进一步向后下方游走,迁移了大约一个脑回的距离。由此分析,裂头蚴活虫的最佳探测位置应在强化病灶的后下方位。

2018 年 8 月 2 日为患者行左枕裂头蚴摘除术+致痫灶切除术。成功取出活虫长达 15cm,并能在盐水中游动(图 31-13)。患者术后发作完全控制,随访 1 年余,寄生虫及癫痫均无复发。

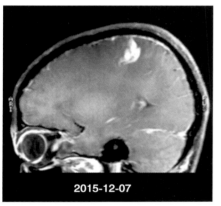
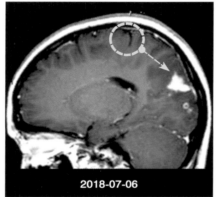
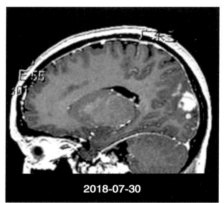

2015-12-07　　　2018-07-06　　　2018-07-30

图 31-12　起病时、就诊时、养虫两周时 MRI 所显示的强化病灶位置及形态

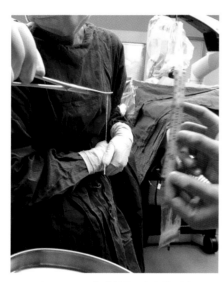

图 31-13　成功摘取裂头蚴活虫

(郭　强)

参考文献

[1] DAVISON K L, CROWCROFT N S, RAMSAY M E, et al. Viral encephalitis in England, 1989-1998: what did we miss? [J]. Emerg Infect Dis. 2003, 9(2): 234-240.

[2] SINGH G, CHOWDHARY AK. Epilepsy surgery in context of neurocysticercosis[J]. Ann Indian Acad Neurol, 2014, 17 (Suppl 1): 65-68.

[3] MAILLES A, VAILLANT V, J-P S. Infectious encephalitis in France from 2000 to 2002: the hospital database is a valuable but limited source of information for epidemiological studies [J]. 2007, 37(2): 95-102.

[4] PILLAI, SEKHAR C, MOHAMMAD, et al. Postencephalitic epilepsy and drug-resistant epilepsy after infectious and antibody-associated encephalitis in childhood: Clinical and etiologic risk factors[J]. Epilepsia, 2016, 57(1): e7-e11.

［5］ J F ANNEGERS，WA HAUSER，E BEGHI，et al. The risk of unprovoked seizures after encephalitis and meningitis［J］. Neurology，1988，38（9）：1407-1410.

［6］ SINGH T D，FUGATE J E，HOCKER S，et al. Predictors of outcome in HSV encephalitis［J］. J Neurol，2016，263（2）：277-289.

［7］ LEE W T，YU T W，CHANG W C，et al. Risk factors for postencephalitic epilepsy in children：A hospital-based study in Taiwan［J］. European Journal of Paediatric Neurology，2007，11（5）：302-309.

［8］ SINGH T D，FUGATE J E，HOCKER S E，et al. Postencephalitic epilepsy：clinical characteristics and predictors［J］. Epilepsia，2015，56（1）：133-138.

［9］ BARINGER J R，PISANI P. Herpes simplex virus genomes in human nervous system tissue analyzed by polymerase chain reaction［J］. Ann Neurol，1994，36（6）：823-829.

［10］ CHEN S F，HUANG C C，WU H M，et al. Seizure，neuron loss，and mossy fiber sprouting in herpes simplex virus type 1-infected organotypic hippocampal cultures［J］. Epilepsia，2004，45（4）：322-332.

［11］ MAGLIONE P J，SIMCHONI N，CUNNINGHAM-RUNDLES C. Toll-Like receptor signaling in primary immune deficiencies［J］. Ann N Y Acad Sci，2015，1356（1）：1-21.

［12］ FRIEDMAN A，DINGLEDINE R. Molecular Cascades that mediate the influence of inflammation on epilepsy［J］. Epilepsia，2011，52（Suppl 3）：33-39.

［13］ VEZZANI A，ARONICA E，MAZARATI A，et al. Epilepsy and brain inflammation［J］. Exp Neurol，2013，244：11-21.

［14］ CHEN Y J，FANG P C，CHOW J C. Clinical characteristics and prognostic factors of postencephalitic epilepsy in children［J］. J Child Neurol，2006，21（12）：1047-1051.

［15］ ELBERS J M，BITNUN A，RICHARDSON S E，et al. A 12-year prospective study of childhood Herpes simplex encephalitis：is there a broader spectrum of disease？［J］. Pediatrics，2007，119（2）：399-407.

［16］ TRINKA E，DUBEAU F，ANDERMANN F，et al. Clinical findings，imaging characteristics and outcome in catastrophic post-encephalitic epilepsy［J］. Epileptic disorders：international epilepsy journal with videotape，2000，2（3）：153-162.

［17］ SAFAIN M G，ROGUSKI M，KRYZANSKI J T，et al. A review of the combined medical and surgical management in patients with herpes simplex encephalitis［J］. Clin Neurol Neurosurg，2015，128：10-16.

［18］ VAN DEN MUNCKHOF B，VAN DEE V，SAGI L，et al. Treatment of electrical status epilepticus in sleep：A pooled analysis of 575 cases［J］. Epilepsia，2015，56（11）：1738-1746.

［19］ LIU Y O，ZHOU W J，HONG B，et al. Surgical outcomes in patients with epilepsy after viral encephalitis：contribution of SEEG study［J］. BMC Neurology，2019，19（1）：165.

［20］ OHTSUKA，HARUMI YOSHINAGA，KATSUHIRO KOBAYASHI. Refractory Childhood Epilepsy and Factors Related to Refractoriness［J］. Epilepsia，2000，41 Suppl 9（s9）：14-17.

［21］ E TRINKA，F DUBEAU，F ANDERMANN，et al. Successful epilepsy surgery in catastrophic postencephalitic epilepsy［J］. Neurology，2000，54（11）：2170-2173.

［22］ DE ALMEIDA S M，CRIPPA A，CRUZ C，et al. Reactivation of herpes simplex virus-1 following epilepsy surgery［J］. Epilepsy Behav Case Rep，2015，4：76-78.

［23］ KAHANE P，BARBA C，RHEIMS S，et al. The concept of temporal 'plus' epilepsy［J］. Rev Neurol（Paris），2015，171（3）：267-272.

［24］ HJALMARSSON A，BLOMQVIST P，SKÖLDENBERG B. Herpes simplex encephalitis in Sweden，1990-2001：incidence，morbidity，and mortality［J］. Clin Infect Dis，2007，45（7）：875-880.

［25］ AZNAR LAÍN G，DELLATOLAS G，EISERMANN M，et al. Children often present with infantile spasms after herpetic encephalitis［J］. Epilepsia，2013，54（9）：1571-1576.

［26］ RAMANTANI G，HOLTHAUSEN H. Epilepsy after cerebral infection：review of the literature and the potential for surgery［J］. Epileptic Disord，2017，19（2）：117-136.

［27］ WEBER K，PIEPER T，KUDERNATSCH M，et al. Epilepsy surgery for focal epilepsies of inflammatory origin：expanded spectrum of indications［J］. Neuropediatrics，2014，45（s01）：90.

［28］ PELTOLA M E，LIUKKONEN E，GRANSTRÖM M L，et al. The effect of surgery in encephalopathy with electrical status epilepticus during sleep［J］. Epilepsia，2011，52（3）：602-609.

［29］ SÁNCHEZ-CARPINTERO R，AGUILERA S，IDOATE M，et al. Temporal lobectomy in acute complicated herpes simplex encephalitis：technical case report［J］. Neurosurgery，2008，62（5）：E1174-E1175；discussion E1175.）

［30］ SELLNER J，TRINKA E. Seizures and epilepsy in herpes simplex virus encephalitis：current concepts and future directions of pathogenesis and management［J］. J Neurol，2012，259（10）：2019-2030.

［31］ SELLNER J，TRINKA E. Clinical characteristics，risk factors and presurgical evaluation of post-infectious epilepsy［J］. Eur J Neurol，2013，20（3）：429-439.

［32］ ARTICO M，DE CARO G M，CARLOIA S，et al. Advances in diagnosis，treatment and prognosis of intracerebral tuberculomas in the last 50 years［J］. Report of 21 cases. Neurochimrgie，1999，45（129）：129-133.

［33］ ERSAHIN M，HAKAN T，AYAN E，et al. Diagnostic and therapeutic role of CT-guided stereotactic surgery in the management of intracranial tuberculomas［J］. Turk Neurosurg，2010，20（3）：295-302.

［34］ 李玉林.病理学［M］.9 版.北京：人民卫生出版社，2018.

［35］ CARPIO ARTURO，ROMO MATTHEW L，PARKHOUSE RME，et al. Parasitic diseases of the central nervous system：lessons for clinicians and policy makers［J］. Expert review of Neurotherapeutics，2016，16（4）：401-414.

［36］ 黄文起.颅内炎性肉芽肿 287 例 CT 表现及鉴别诊断［J］.中国实用神经疾病杂志，2011，14（13）：32-33.

［37］ 甲戈，栾国明，孙振荣.脑皮质软膜下神经元横纤维热灼治疗炎性肉芽肿继发癫痫的临床研究［J］.中华医学杂志，2001（21）：27-28.

［38］ 朱光升，莫永保，苏一家.颅内结核瘤的临床特点［J］.临床神经病学杂志，2014，27（1）：64-66.

［39］ 廖勇仕，黄性敏，梁日初.颅内结核瘤的外科治疗［J］.中国现代医学杂志，2002（19）：87-89.

［40］ WILLIAM GOLDSTEIN，NIMROD MAIMON，MONICA AVENDANO. Central nervous system tuberculous abscess［J］. European Journal of Internal Medicine，2007，18（6）：504-506.

［41］ CHAUDHRY U R，FAROOQ M，RAUF F，et al. Tuberculosis simulating brain tumour［J］. The neuroradiology journal，2011，24（3）：350-356.

［42］ 刘庆良，刘阿力，张俊廷.颅内结核瘤的诊断及手术治疗［J］.中华神经外科杂志，1996（3）：185-186.

［43］ 黄秋虎，杨堃，王子珍，等.颅内结核性肉芽肿合并癫痫的诊断和手术治疗［J］.中国热带医学，2007（12）：2276-2277.

［44］ 李娟，鲁昌立，张尚福.以肉芽组织和肉芽肿为特征的脑结核病：一例报告并文献复习［J］.中国现代神经疾病杂志，2011，11（5）：522-528.

［45］ AHMED ABDEL KHALEK ABDEL RAZEK，ARVEMAS WATCHARAKORN，MAURICIO CASTILLO. Parasitic Diseases of the Central Nervous System［J］. Neuroimaging Clinics of North America，2011，21（4）：815-841.

［46］ ABDEL RAZEK AA，WATCHARAKORN A，CASTILLO M. Parasitic diseases of the central nervous system［J］. Neuroimaging Clin N Am，2011，21（4）：815-841.

［47］ ANGWAFOR SAMUEL A，BELL GAIL S，NJAMNSHI ALFRED K，et al. Parasites and epilepsy：Understanding the determinants of epileptogenesis［J］. Epilepsy & behavior：E&B，2019，92：235-244.

［48］ NASH THEODORE E，GARCIA HECTOR H. Diagnosis and treatment of neurocysticercosis［J］. Nature reviews. Neurology，2011，7（10）：584-594.

［49］ WICHERT-ANA L，VELASCO TR，TERRA-BUSTAMANTE VC，et al. Surgical treatment for mesial temporal lobe epilepsy in the presence of massive calcified neurocysticercosis［J］. Arch Neurol，2004，61（7）：1117-1119.

［50］ AYAZ E，TURMOIL Ş A，ORALLAR H. Toxoplasma gondii and Epilepsy［J］. Turkiye Parazitol Derg，2016，40（2）：90-96.

［51］ YONGLIN Y，JUE S，ZHEFENG Y，et al. Cerebral Sparganosis in Children：Epidemiologic and Radiologic Characteristics and Treatment Outcomes：A Report of 9 Cases［J］. World Neurosurgery，2016，89：153-158.

［52］ LI Y X，RAMSAHYE H，YIN B，et al. Migration：a notable feature of cerebral sparganosis on follow-up MR imaging［J］. Am J Neuroradiol，2013，34（2）：327-333.

第三十二章　癫痫外科中的常见陷阱

第一节　概　述

药物难治性癫痫(drug resistant epilepsy,DRE)患者是术前评估医生或癫痫外科医生临床面临的主要群体。对待来诊患者,医生需解决并回答的四个问题:癫痫诊断是否成立? 是否是 DRE? 是何种发作形式、癫痫类型或综合征? DRE 的病因是什么? 回答这些问题离不开详细的病史询问、了解患者的用药情况和针对性的辅助检查,由此来决定下一步的治疗原则,避免癫痫外科诊疗可能的相关陷阱,明确外科切除性手术的适应证。

2010 年国际抗癫痫联盟(International League Against Epilepsy,ILAE)将 DRE 定义为经过两种选择正确且能耐受的抗癫痫发作药物(单药或联合用药)治疗,仍未能达到持续无发作。对明确癫痫诊断且怀疑 DRE 患者需要警惕"假性难治"(pseudoresistance)的可能,即患者的癫痫或类癫痫症状的反复发作源于不充分甚至错误的治疗,常见原因包括用药错误或用量不够以及生活方式、用药依从性差等问题。是否为 DRE 问题的回答有赖于临床医生对患者生活习惯、用药史等掌握,本章节将不再进行详细介绍,而以其余三个问题可能存在的陷阱展开讨论。

第二节　癫痫诊断相关陷阱

因癫痫发作的表现复杂多样,呈发作性且持续时间短,其诊断依赖于临床医生对患者病史和相关辅助检查的主观判断。对于临床表现为重复刻板行为或短暂神经功能改变,癫痫是需要纳入考虑的诊断。然而非痫性疾病同样可表现为发作性行为,此时要警惕癫痫诊断的相关陷阱,对于病史的仔细询问可能会发现重要诊断线索。要求癫痫术前评估医生了解相关疾病的特征表现和诊断原则,在病史问诊中仔细掌握发作性症状的特点以及其他合并症的存在等情况。临床可表现类似癫痫发作症状的疾病包括:①心血管疾病,如偏头痛、晕厥、短暂性脑缺血发作、短暂性全面遗忘症、心律失常等;

②精神障碍,如心因性非癫痫性发作、惊恐障碍和分离性障碍(癔症)等;③运动障碍性疾病,如抽动症、发作性运动障碍、舞蹈手足徐动症和共济失调等;④睡眠障碍,如夜惊症、梦游症、睡眠肌震挛、发作性睡病或猝倒、快速眼动睡眠障碍等;⑤代谢、中毒性疾病,如酒精中毒性黑矇、震颤谵妄、低血糖、致幻药和内分泌疾病等。文献中心因性非癫痫性发作、晕厥、发作性睡病和低血糖被误诊癫痫的报道相对较多。

一、心因性非癫痫性发作(psychogenic non-epileptic seizures,PNES)

PNES 是以反应性、运动或行为发生戏剧性改变的自限性突发事件,因症状学与癫痫发作的症状学表现非常相似易被误诊为癫痫发作而进行错误的抗癫痫治疗。临床提示 PNES 的诊断线索包括:①既往精神障碍病史,身体或性虐待史;②发作时间长,双眼紧闭、动作夸张或无症状,发作过程中表现逃避或自我保护行为,发作后可有浅而不规则的安静呼吸;③过度通气或其他暗示因素可诱发;④视频 EEG 是诊断PNES 的金标准,PNES 在发作期无异常脑电活动。对待 PNES 患者,最好与患者家属、家庭护理人员配合下提供临床治疗方案。然而值得注意的是部分癫痫患者可能同时存在 PNES 和真正的癫痫发作,在临床癫痫治疗过程中需向患者家属告知发作情况和治疗预后等信息。

【典型病例】

患者,男性,26 岁,主因"发作性愣神、抽搐 22 年"入院,患者 22 年前自高处跌落,1 周后开始出现高热、惊厥,具体不详。此后反复发作,发作前有先兆,表现为右眼外侧象限出现闪光点、彩色纹理,愣神,数秒缓解,每日均有此种发作,有时闪光点由外向内快速移动,然后意识丧失,四肢抽搐,每次 1~2 分钟,每月 1~2 次。口服奥卡西平 0.45g,3/d。患者近 3 年记忆力明显下降。入院后进行影像学检查和长时程视频脑电监测(图 32-1),记录到 2 种不同的发作形式,一种为患者的惯常发作,表现为愣神,后期出现口咽自动症表现,同期VEEG 可见发作期节律性变化,左侧额颞区为著。另一

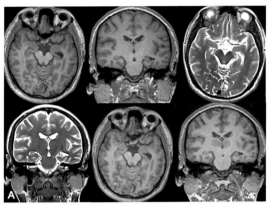
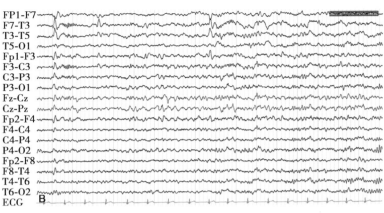
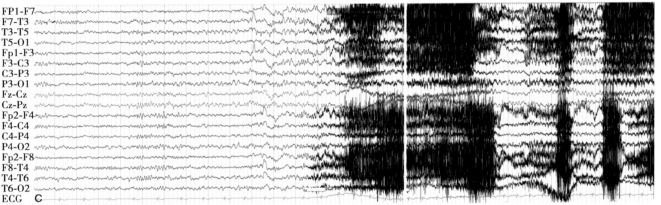

图 32-1　患者影像学和头皮脑电图表现

A. 患者术前 MRI 及 PET-MRI 融合影像：提示左侧海马硬化和枕叶内侧皮质软化灶样改变，且存在明显代谢减低；B. 头皮脑电图发作间期可见散在前中颞区为著的尖波放电；C. 发作期头皮脑电图显示发作起始于左侧半球，额颞区导联起始及演变显著。

种发作表现为双手呈搐搦状、头左右晃动、双侧肢体强直、躯干左右扭动，同期脑电仅有运动伪差（图 32-2）。家属补充病史，患者以往曾在生气、精神压力大时出现过第二种发作形式。因此判断此种发作为 PNES。告知患者家属外科手术仅对癫痫发作具有治疗作用，而对 PNES 发作无效，患者家属表示知晓并同意进行术前评估治疗"真性"癫痫发作。经颅内电极置入（SEEG）证实癫痫发作起源于左侧颞叶内侧结构（图 32-3），左侧前颞叶切除术后患者愣神发作消失，但 PNES 发作仍存在。

二、晕厥（syncope）

晕厥是由于全脑灌注不足而突然出现的短暂、完全的意识丧失和肌张力不能维持的临床综合征，主要分为神经介导性晕厥（反射性晕厥）、心源性晕厥、直立性低血压晕厥。对晕厥和癫痫的鉴别诊断，详细询问病史至关重要，了解晕厥的诱发因素、前驱症状、既往史和家族史等方面，可进行心电监测（图 32-4）和超声心动图检查。晕厥与脑灌注不足有关，前驱症状可存在面色苍

白、恶心、头晕、视物模糊、耳鸣等灌注不足症状。鉴别诊断详见表 32-1。

三、发作性睡病（narcolepsy）

发作性睡病是以日间发作性过度睡眠、猝倒发作（cataplexy attacks）和夜间睡眠紊乱为主要临床特点的慢性神经系统疾病。其发病机制未完全明了，被认为是环境因素和基因相互作用的结果，部分患者可能与下丘脑食欲肽（orexin）神经元选择性缺失或功能障碍、自身免疫因素等有关，以 10～19 岁为发病高峰。其中猝倒发作表现为突然发生的双侧骨骼肌肌张力下降且意识相对保留，被认为是快速眼球运动（rapid eye movement，REM）睡眠片段解离和插入的表现，是发作性睡病最特征性的临床表现，发作短暂且反复发作，临床易被误诊为癫痫发作。

但患者多合并睡眠异常和其他伴随疾病可辅助予以鉴别：①猝倒发作多存在诱因，多由突发情绪因素诱发，尤其大笑等积极情绪因素；②日间过度睡眠（excessive daytime sleepiness，EDS），白天难以遏制地困倦或陷

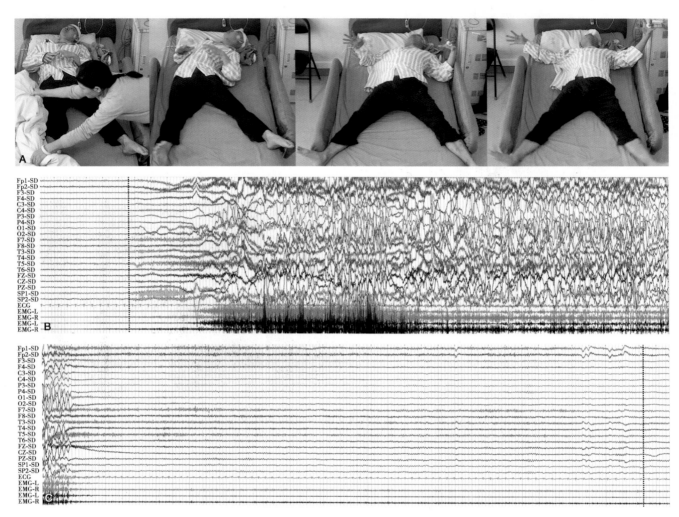

图 32-2　患者假性癫痫发作及脑电图表现

A.患者假性癫痫发作表现;B、C.同期脑电图仅可见动作伪迹,未见明显癫痫放电和演变,虚线代表动作出现的起始和结束时间点。

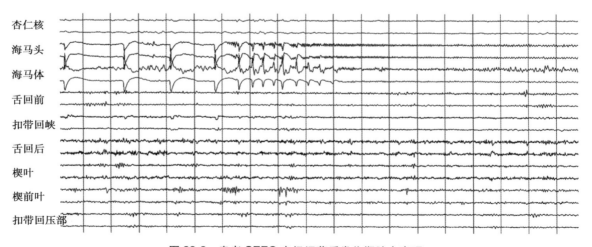

图 32-3　患者 SEEG 电极埋藏后发作期脑电表现

患者 SEEG 监测记录到癫痫发作起始于左颞叶内侧结构,证实海马硬化为实际致痫灶。

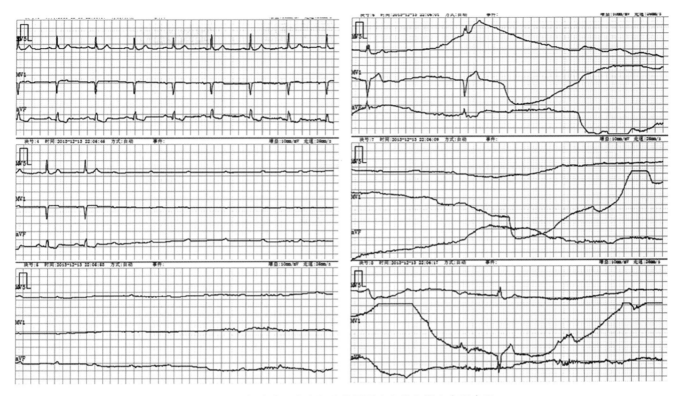

图 32-4　1 例就诊于癫痫门诊的晕厥患者发作期心电图表现

患者,80 岁男性,25 年前无诱因出现发作性意识障碍,身体倾倒,5~10 分钟左右意识恢复,身体僵硬,无明显肢体抽搐,有多次发作摔伤;多次头皮 EEG 检查未见癫痫样放电,诊断为"癫痫",给予卡马西平 400mg/日口服二十余年,每年有 1~5 次发作。图为进行长时程心电监测时记录到的发作时完全性房室传导阻滞伴心室停搏,患者最终诊断为心源性晕厥。

表 32-1　癫痫、心因性非癫痫性发作和晕厥的鉴别诊断

	癫痫发作	心因性非癫痫性发作	晕厥
患者特征			
年龄	任何年龄	儿童至中老年均可出现,中年多见	任何年龄
家族史	偶有	罕见	偶有
触发因素	除反射性癫痫,多无相关因素,部分患者可因睡眠剥夺、精神压力、药物服用依从性差、月经等诱发	常由情绪事件或暗示因素触发	多数在站立姿势、静脉穿刺、疼痛或有害刺激、情绪应激、排尿、咽鼓管充气动作等
发生时间	清醒或睡眠均可发生	多数发生在清醒时,尤其有旁观者场合	多数清醒起病
发作症状学特征			
持续时间	短暂	较长	短暂
刻板性	多数存在	无	多数存在
首发症状	意识丧失;或先兆症状(如胃气上升感、幻嗅)	多见(如焦虑或悲伤情感)	常见(如头晕、恶心、视物模糊、轻度头痛不适等)
运动症状	肢体强直或阵挛,跌倒,继发全身抽搐(紧闭双眼者少见)	有/无逃避、自我保护行为,眼睛紧闭,无规律的肢体运动,骨盆扭动,角弓反张姿势,僵直,头部左右摆动等	有/无肌张力丧失,短暂的肌强直,短暂的多处肌震挛性抽搐

续表

	癫痫发作	心因性非癫痫性发作	晕厥
相关特征	有/无发绀、舌咬伤、尿失禁，发作后意识模糊或困倦持续数分钟甚至更长、头痛或肌痛	有/无尿失禁（罕见），发作后哭泣	有/无尿失禁（罕见），恢复快，发作后可有短暂的意识模糊（多<30秒）
躯体外伤	偶尔	罕见	罕见
辅助检查			
EEG	癫痫样放电	正常	正常
MRI	异常者多见	正常	正常
抗癫痫发作药物应用	有效率70%	无反应	无反应

入睡眠，在单调、无刺激的环境中更易诱发；③夜间睡眠障碍，以入睡前幻觉和睡眠瘫痪最具特征性；④伴随疾病，向心性肥胖、性早熟、阻塞性睡眠呼吸暂停综合征、REM 睡眠期行为异常和焦虑抑郁情绪等。若明确发作性睡病诊断，除上述临床表现外，需要进行夜间多导睡眠监测和标准的多次小睡潜伏期实验，后者检查可发现平均睡眠潜伏期≤8 分钟，且出现 2 次以上睡眠始发 REM 睡眠现象。

四、低血糖（hypoglycemia）

低血糖是因多种原因引起的血葡萄糖浓度过低的综合征，低血糖早期表现以交感神经过度兴奋症状为主，如心慌、冷汗等，也有以昏迷、癫痫发作、精神异常等神经精神障碍首发，易与其他疾病混淆。低血糖引发的神经、精神症状与癫痫发作也有很多相似之处。低血糖继发癫痫发作时全身性发作和部分性发作均可出现，文献中被误诊为癫痫的报道并不少见。低血糖的原因主要为特发性功能性低血糖、药源性低血糖、肝源性低血糖、胰岛素瘤、胰岛素自身免疫综合征、肿瘤所致的低血糖等。文献报道胰岛素瘤致低血糖症状可无前驱自主神经系统表现，而以神经、精神症状为主，易误诊为癫痫发作。Dizon 等报道确诊为胰岛素瘤的患者，有 39% 曾被诊断为癫痫，12% 给予抗癫痫发作药物治疗。所以对临床发作前存在自主神经症状、晨起空腹或饥饿时易出现发作者需警惕低血糖继发的可能。低血糖诊断根据 Whipple 三联征确定：低血糖症状、发作时血糖低于 2.8mmol/L 和症状可通过补充糖迅速缓解。低血糖的 EEG 特征为：发作间期头皮 EEG 一般为正常，发作期可表现为高波幅弥漫性 δ 波或 α、β 及 δ 波交替出现。

五、发作性运动障碍（paroxysmal dyskinesia）

发作性运动障碍是一组由不同病因导致的神经系统异质性疾病，包括：①发作性运动诱发性运动障碍（paroxysmal kinesigenic dyskinesia，PKD）：由突然运动诱发；②发作性非运动诱发性肌张力障碍（paroxysmal non-kinesigenic dyskinesia，PNKD）：由摄入茶、咖啡、酒精等非运动因素诱发；③过度运动诱发运动障碍（paroxysmal exercise—induced dyskinesia，PED）：由长时间运动诱发；④夜间阵发性运动障碍（paroxysmal hypnogenic dyskinesia，PHD）：在睡眠中发生。因发作性运动障碍部分特征与癫痫发作相似，是癫痫误诊的重要因素之一，PKD 是本组疾病中最常见的类型，本章节将简要介绍。

PKD 发作中表现的肌张力障碍、舞蹈样动作等易被误诊为癫痫发作，但 PKD 存在特征性的鉴别因素：①明确的运动诱发特点，如起立、接电话或起跑等，运动的形式、速度及幅度的改变以及意图动作或在持续动作中加入其他动作时可诱发，此外情绪紧张、声音或图像刺激、过度通气等亦可成为诱发因素；②发病年龄，PKD 于 7～15 岁青少年高发，多于青春期达到发作高峰，20 岁后发作频率明显减少，部分患者 30 岁后很少发作甚至自愈；③发作频繁且时间短暂，多为 1～20 次/天，发作期意识清晰且以运动障碍症状为主，包括肌张力障碍、舞蹈样动作、投掷样动作或混合发作，多为偏侧发作，亦可双侧或双侧交替发作；累及面部肌肉时可有挤眉弄眼和构音障碍等症状；④钠通道阻滞剂（如苯妥英钠、卡马西平或奥卡西平）能有效控制发作。

第三节　癫痫外科手术适应证选择相关陷阱

药物难治性局灶性癫痫是切除性手术的适应证，但需要警惕一些儿童自限性局灶性癫痫（self-limited focal epilepsies），因临床表现为局灶性发作，且个别患者在某个阶段可能表现为药物难治而可能进入术前评估流程。病因学评估同样是手术适应证选择的关键，对于弥漫性或进展性病理、非致病性影像学改变(如蛛网膜囊肿)及自身免疫性病因等均是外科切除性手术的禁忌证。2017 年 ILAE 针对癫痫病因的分类包括:结构性、遗传性、感染性、代谢性、免疫性和原因不明等六类(详见第二篇第四章)。同年新英格兰医学杂志发表的 9 523 例癫痫外科切除术后病理总结分析结果:局灶性皮质发育不良(focal cortical dysplasia,FCD)、肿瘤和海马硬化(hippocampal sclerosis,HS)为最常见的癫痫病理,其次包括血管畸形、脑炎、胶质瘢痕和非特异性病理等类型,了解癫痫常见病理类型的临床及影像特征对病因诊断有重要意义。本节针对儿童年龄依赖性自限性癫痫和病因学诊断两个方面讨论切除性手术治疗中的陷阱。

一、癫痫类型和综合征诊断的陷阱

2021 年 ILAE 专业委员会修订的癫痫综合征对儿童自限性局灶性癫痫包括:伴中央颞区棘波的自限性癫痫(self-limited epilepsy with centrotemporal spikes,Se-LECTS)、以自主神经发作为特征的自限性癫痫(self-limited epilepsy with autonomic seizures,SeLEAS)、儿童枕叶视觉性癫痫(childhood occipital visual epilepsy,COVE)和光敏感性枕叶癫痫(photosensitive occipital Lobe epilepsy,POLE)。上述癫痫类型临床表现为局灶性癫痫的特征,再加上近年来 MRI 阴性的局灶性癫痫在癫痫外科评估病例中占比逐渐增多,尽管患者可能无明确影像学表现也容易被纳入术前评估流程。由于该部分癫痫为年龄依赖的自限性,因此对该类型癫痫综合征的电-临床特征的掌握对鉴别诊断和避免不必要的手术治疗至关重要。

(一) 伴中央颞区棘波的自限性癫痫(SeLECTS)

SeLECTS 是儿童年龄依赖性自限性癫痫最常见的形式,发作症状学主要表现为累及面部的局灶性感觉运动性发作,可伴有构音障碍和流涎,意识多保留,可扩散至同侧上肢、同侧上下肢甚至继发全面强直阵挛发作,多在夜间发作,持续 1~3 分钟后缓解,癫痫持续状态者少见,部分患儿尽管可能在某个阶段发作频繁,且表现为药物难治性,症状学表现与中央区癫痫类似而被纳入术前评估流程,但此类癫痫会随着年龄增长而缓解。患儿存在以下临床特征时需要警惕 SeLECTS 的可能:①多数在 3~14 岁起病,发病高峰为 8~9 岁,多于 13 岁后缓解。②脑电图检查对诊断 SeLECTS 有较高的价值,头皮 EEG 背景活动和睡眠周期正常,间期以中央区和中颞区分布的高波幅双相或多相尖波为特征性表现,可单侧或双侧,左右独立出现,出现频繁且常成簇,睡眠中放电更为明显,间期特征性的脑电表现具备较高的诊断价值;发作期 EEG 放电多起源于 Rolandic 区。

此外部分儿童仅在头皮 EEG 表现与 SeLECTS 的 EEG 特征完全一致的放电而无临床发作。另外值得一提的是,在 SeLECTS 好发年龄,符合 SeLECTS 特征的 EEG 放电和其他症状性癫痫可能同时出现在同一个患者,此时临床更需谨慎鉴别和定位(图 32-5)。

(二) 以自主神经发作为特征的自限性癫痫(self-limited epilepsy with autonomic seizures,SeLEAS)或 Panayiotopoulos 综合征(Panayiotopoulos syndrome,PS)

自主神经发作或自主神经发作持续状态是 SeLEAS 的主要临床表现,其中恶心、呕吐症状最为常见,也可存在瞳孔(散大)、体温调节、循环(面色苍白、发绀)及心脏和呼吸频率改变等相关症状;除单纯自主神经症状外,临床还可表现为意识丧失、双眼偏斜、偏身抽搐和全身抽搐等。根据发作症状学临床可被误诊为肠胃炎相关疾病或局灶性癫痫发作。患者存在以下临床特征时需警惕 SeLEAS 的诊断:①好发年龄,多于 1~14 岁起病,3~6 岁高发,11~13 岁后逐渐缓解;②自主神经症状可持续时间较长,可持续 10 分钟至 1 小时以上,发作期患儿意识保留;③头皮脑电图,背景活动正常,10% 患儿单次 EEG 检查可未见癫痫放电,反复出现的多灶性"克隆样"(波形相似)棘慢复合波为本病的典型脑电图特征,这种复合波的常见部位依次为:枕、额和中央-颞区。发作期 EEG 以单侧后头部起始最为常见。MRI 检查多未见明显异常。

(三) 儿童枕叶视觉性癫痫(childhood occipital visual epilepsy,COVE)或特发性儿童枕叶癫痫 Gastaut 型(idiopathic childhood occipital epilepsy-Gastaut type,COE-G)

发作以局灶性视觉症状为特征,简单视幻觉最常见,其次为黑矇、视错觉,可继发头眼偏转;部分患者也可出现复杂视幻觉和发作后头痛。COVE 发作特征与症状性枕叶癫痫较为相似,临床易误诊。然而 COVE 同时存在的其他临床特征包括:①发病年龄,可发生在 1~19 岁,8~9 岁高发,50%~60% 患儿在起病 2~4 年后自发缓解;②多数是累及枕叶的局灶性症状,较少出现类似症状性枕叶癫痫的颞叶或额叶的传导症状;未经治疗的 COE-G 发作频繁,经常每日或每周数次发作,发作持续时间短暂,多 1~3 分钟后缓解,清醒发作多见;③EEG 背景活动正常,间期显示枕区阵发性活动,并经常有失对焦敏感(fixation-off sensitivity,FOS),发作期首先出现间期阵发性活动减弱或消失,随后出现枕区的快节律放电,MRI 检查多未见明显异常;④超过 90% 的 COVE 患者对卡马西平有戏剧性的良好反应。

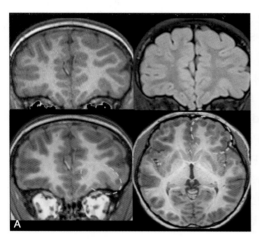
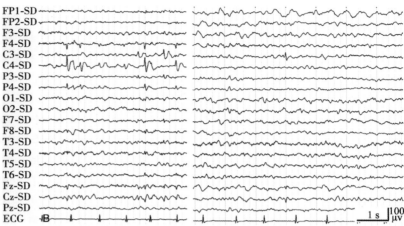
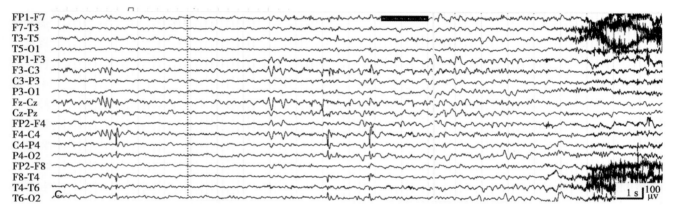

图 32-5　1 例合并 SeLECTS 的眶额回癫痫患者的影像学和 EEG 表现

患儿系 6 岁男性儿童，癫痫病史 1 年，主要表现为面部潮红→呼之不应→发笑（出声），表情愉悦→俯卧→抱头→躯体扭动，持续 10 余秒后缓解，每天发作数次，多于夜间发作。药物治疗：奥卡西平 225mg，2/d，左乙拉西坦 0.25g，2/d，丙戊酸钠 200mg，1/d。经颅内电极（SEEG）证实为眶额回起始的癫痫发作。A. 患者术前影像学表现：MRI 未见明显异常，PET-MRI 融合提示左侧眶额皮质局灶性代谢减低（黄色标注处）；B. 发作间期头皮 EEG（SD 导联）提示 C3、C4 导联非同步出现的高幅尖波、尖慢波放电，睡眠期明显增多，另外可见 FP1、F7 导联的慢波持续发放；C. 发作期头皮 EEG（旁中线导联）记录到惯常发作时 FP1-F7、F7-T3 导联低波幅快节律起始。

二、癫痫病因学诊断陷阱

（一）遗传性病因相关癫痫的诊断陷阱

癫痫的遗传学病因已在第四章第一节详细介绍，随着癫痫基因诊断研究的增多，初步证实基因检测对癫痫手术患者的选择存在一定的指导价值。目前报道的局灶性癫痫的遗传学基础包括针对离子通道和突触传递相关基因突变（SCN1A、SCN1B、CNTNAP2、STXBP1 等）和针对 mTOR 通路相关分子的基因突变（DEPDC5、PTEN、NPRL2、NPRL3 等），前者导致的局灶性癫痫手术预后较差，这可能与该类基因的生殖细胞突变导致广泛神经元受累而非局灶性有关，临床可能表现为发育和癫痫性脑病（developmental and epileptic encephalopathy, DEE），即使部分患者表现为局灶性癫痫的特征，但遗传学病因决定了其皮质受累广泛而导致手术治疗失败，对

于该部分患者进行切除性手术治疗需谨慎。而后者所致局灶性癫痫可能合并结构异常，如皮质发育畸形（malformation of cortical development, MCD），以局灶性皮质发育不良（focal cortical dysplasia, FCD）Ⅱ型常见，手术预后相对理想。因此充分了解患者的遗传学病因对治疗策略有重要指导价值。针对癫痫的遗传学检查指征目前尚无统一的共识，笔者建议对于存在癫痫家族史、发病年龄早、合并精神运动发育障碍、MRI 阴性或病变广泛、合并多系统异常等特征的患者进行基因检测，明确遗传学病因和手术适应证。本部分内容以睡眠相关过度运动癫痫为例介绍基因突变相关的陷阱以及遗传学诊断在术前评估中的必要性。

睡眠相关过度运动癫痫（sleep-related hypermotor epilepsy, SHE）：SHE 是一种病因多样的癫痫综合征，病因包括结构性、遗传性和不明原因性，其中遗传性病因

占 15% 左右。SHE 以睡眠期的过度运动发作最为常见。SHE 以往被称为夜发性额叶癫痫（nocturnal frontal lobe epilepsy，NFLE），但 NFLE 的命名并不准确，因为该综合征患者的癫痫发作可发生于日间睡眠阶段而非仅在夜间，其次癫痫可起源于额叶外皮质。国外学者建议将该类型癫痫命名为"SHE"更具备临床指导价值。SHE 临床特征包括：儿童和青少年患者占大多数；发作频率可非常高，几乎每晚均有发作，丛集性发作是其特征表现；睡眠中发作最为常见，尤其是非快速眼动睡眠期（NREM 期）；运动性发作突发突止，主要表现为过度运动（肢体大幅度的动作），也可表现有不对称强直、肌张力障碍或头眼偏转等症状。SHE 诊断主要依靠临床病史，确诊需要长时程视频脑电记录到睡眠中与明确的癫痫放电或发作间期癫痫样异常放电相关的过度运动发作。

过度运动发作是癫痫外科较为常见的癫痫发作类型之一，可起源于额叶、岛叶和颞叶等脑区，是可能的切除性手术适应证。SHE 的病因除与结构性病变相关外，15% 患者被认为与遗传因素有关，目前已知的与 SHE 相关的突变基因包括：烟碱型乙酰胆碱受体亚基基因（CHRNA4、CHRNB2、CHRNA2）、KCNT1（钾离子通道）和 GATOR1 复合体（GAP activity towards rags complex）相关基因（DEPDC5、NPRL2、NPRL3）。KCNT1 突变可合并严重的认知和行为障碍，GATOR1 复合体突变与 MCD 的形成相关，尤其是 FCD。文献结论提示针对 GATOR1 复合体相关基因突变合并 FCD 的难治性 SHE 可从切除性手术中获益；而针对离子通道基因突变相关的 SHE 的手术选择需慎重，虽然无高级别循证医学证据支持，但现有文献报道的手术预后多不理想。因此在针对 SHE 的患者术前评估中，对于明确局灶性结构异常而无家族史的患者可不必进行遗传学检测，但对于无确凿影像学证据或者有明确结构性异常并且有癫痫家族史的患者基因检测可能是有必要的。

（二）结构性病因相关癫痫的诊断陷阱

2017 年 ILAE 针对癫痫发病的六大病因并非相互排斥、相互独立的。术后病理统计分析提示癫痫外科切除性手术患者癫痫相关的结构性病因包括海马硬化、肿瘤、皮质发育不良、非特异性病理、血管畸形、胶质瘢痕和脑炎等 7 类。影像学显示的结构异常被认为是癫痫切除手术预后良好的指标，但是结构性异常也可能与遗传性、代谢性和免疫性病因相关，影像学表现甚至酷似癫痫外科常见病理的影像学特征，因对相关疾病的临床特征、合并症等鉴别因素的把握不足，临床容易误诊而进行不恰当的切除性手术治疗。结合文献报道和本中心经验，本部分以线粒体脑肌病和自身免疫性脑炎的症状性发作为例进行介绍。

1. 线粒体脑肌病与结构异常　线粒体脑肌病是一组由线粒体 DNA（母系遗传）或核 DNA 缺陷，导致线粒体结构和功能障碍、腺嘌呤核苷三磷酸（adenosine triphosphate，ATP）合成不足所致的多系统疾病，主要累及中枢神经系统及肌肉，其中线粒体脑肌病伴高乳酸血症和卒中样发作（mitochondrial encephalomyopathy with lactic academia and stroke-like episodes，MELAS）是最常见的一种。MELAS 患者 MRI 可显示局灶性皮质异常信号且患者临床可表现为与之相对应的癫痫发作，临床易误诊为局灶性癫痫而进行手术治疗。而其本身为累及多系统的进展性疾病且脑内病灶多变，不适合进行切除性手术治疗。

除癫痫发作表现外，MELAS 患者还存在以下特征可帮助鉴别：①MELAS 为全身性疾病，因线粒体 ATP 合成不足可影响神经系统（卒中样发作、癫痫、痴呆、头痛、听力丧失等）、肌肉系统（肌无力、运动不耐受、轻度肌肉萎缩）、身材矮小、高乳酸血症、心肌病、胃肠道疾病等症状。②MRI 表现，急性期 MRI 表现为不符合脑血管供血区分布的卒中样病变，后头部常见，呈长 T1 长 T2 异常信号，位于皮质及皮质下，MRS 可检测到脑内的高乳酸峰；亚急性期和慢性期可见皮质信号不均匀，呈分层样改变，在 T1WI 上最明显，提示皮质的层状坏死。不同时期的 MRI 表现不一，原因可能是：急性期乳酸血症导致血管舒张，病变区呈高灌注和血管源性水肿；慢性期是能量供应不足导致细胞毒性水肿，出现皮质萎缩和软化灶。病变的出现、消失、在其他部位再现为典型表现，不同时期病灶可以共存。③MELAS 好发于儿童，65%～75% 患者多在 20 岁之前起病，仅分别有 5%～8% 和 1%～6% 患者在 2 岁前和 40 岁后起病。

【典型病例】

7 岁女性患儿，6 岁时出现发作性意识丧失，眨眼，双眼左斜，持续 1～2 分钟，发作前无先兆，发作后出现呕吐，近半年共 4 次发作，最近一次发作后患者述左眼视物障碍。EEG 可见左侧枕区放电，可波及左侧后颞区。MRI 提示左顶枕软化灶样表现。当地医院考虑局灶性癫痫并行左顶枕病灶切除术。术后半年无发作，后因复发就诊。门诊查体见患儿身材瘦小，平时运动耐受差，复查 MRI 见术腔周围出现新发病变（图32-6），基因检查提示线粒体 DNA 点突变（A3243G）。考虑 MELAS，建议转专科门诊行肌肉活检和治疗。

2. 免疫性病因与结构异常　免疫性病因相关癫痫发作指由自身免疫性脑炎和（或）其继发的结构性损伤

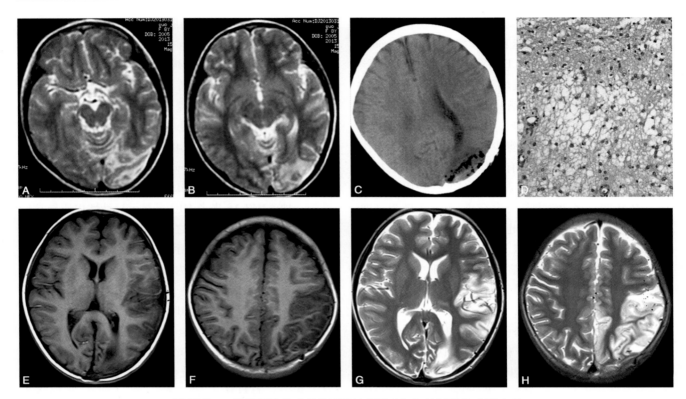

图 32-6 一例被误诊为症状性癫痫的 MELAS 患者 MRI 和术后病理
A、B. 患者术前 MRI 影像,表现为长 T2、软化灶样表现;C. 病灶切除术后 CT 改变;D. 切除术后标本 H-E 染色提示软化灶样改变;E~H 为术后半年因癫痫复发复查 MRI 影像,术腔邻近顶枕叶皮质及皮质下出现长 T1 和长 T2 梗死样病灶,但与常规血管分布区域不一致。

所致。自身免疫性脑炎及相关抗体已在第四章第一节详细介绍,其中免疫治疗是其免疫活跃期的主要治疗手段。免疫性病因继发癫痫患者 MRI 影像可存在急性炎症或慢性结构损伤表现,累及边缘系统时,颞叶内侧结构可表现结构肿胀或信号增高,后期因海马损伤可出现海马硬化样表现,加之临床存在局灶性发作,此类患者极易误诊为颞叶肿瘤或颞叶癫痫而进行外科处理。既往通过对成人发病的癫痫(>30 岁)患者进行研究发现,40% 的常规检查未能明确病因,且多数对现有的抗癫痫发作药物耐药;近 20 年来,陆续在此类人群中发现相关抗神经元抗体,并进一步证实其与癫痫发作的相关性,早期免疫治疗对该类患者有效。因此,对于成人新发的癫痫,特别是颞叶癫痫患者进行病因评估时,应考虑自身免疫性病因相关癫痫发作的可能。

在自身免疫性脑炎活跃期出现的癫痫发作多称为继发于自身免疫性脑炎的急性症状性发作,可发生在脑炎的急性期或复发阶段,免疫炎症反应是本阶段的主要致痫机制,免疫治疗是该阶段控制发作的主要手段。急性期后,部分患者可出现慢性、长期的癫痫发作,其致痫机制可能是:持续存在的免疫反应、脑炎后结构改变或两种原因共存,此时被称为自身免疫相关癫痫(autoim-

mune related epilepsy)。针对神经元表面抗体介导的急性症状性发作治疗后 85% 以上患者癫痫发作完全缓解,而抗癫痫发作药物治疗价值有限,且多数患者不需要长期抗癫痫发作药物治疗,仅有少数(5%~10%)将发展为自身免疫相关癫痫。在细胞内抗体介导的自身免疫性脑炎中,急性期免疫治疗效果可能不理想,较大可能性进展至自身免疫相关癫痫,部分患者甚至无脑炎急性期表现。针对自身免疫相关癫痫患者,有必要长期抗癫痫发作药物治疗,对于存在明确炎症反应或自身免疫相关证据的患者,需联合免疫治疗;对无自身免疫性炎症参与证据、脑炎后结构性改变独立引起的局灶性癫痫,如药物治疗效果欠佳,可进行严格的术前评估,包括免疫或炎症病因是否已稳定,致痫区是否唯一以及致痫区的范围等,可对恰当的患者谨慎地考虑外科治疗。

如前所述,边缘系统是自身免疫性脑炎最常受累区域,患者常表现为颞叶癫痫样复杂部分性发作,相对于经典颞叶癫痫表现,免疫性病因的急性症状性存在以下特征:①起病年龄晚,多成年起病;②发作频繁且短暂(常为数秒),多为每天均有发作;③继发全面强直阵挛发作常出现在夜间睡眠中;④发作可能为多灶起源;⑤部分患者还表现出自身免疫性脑炎的其他症状,如认知减退（记忆力下降）、精神障碍、运动障碍、自主神经功能紊乱、视神经/脊髓病变、肌无力、小脑性共济失调等。此外特异性抗体介导的急性症状性发作还可出现特异性的症状学，如抗 LGI 1 抗体脑炎的面-臂肌张力障碍发作（faciobrachial dystonic seizure，FBDS）。

【典型病例】

患者女性，17 岁，因发作性意识丧失 1 年余就诊。患者 1 年前出现发作性心里难受，面色改变，短暂意识模糊，10 余秒缓解，初期 3～5 天 1 次，2 个月后发作频繁，最多时每日 5～6 次，记忆力下降明显。奥卡西平 1 200mg/日，托吡酯 200mg/日，发作无明显减少。就诊前一个月记忆力略有恢复。既往史无特殊。查体无异常。发病后 6 个月 MRI 检查提示左颞内侧信号增高，3 个月后再次复查显示左颞内侧信号增高，海马较前略有萎缩（图 32-7）。就诊目的希望手术治疗。头皮 EEG 发作间期左颞放电，发作期症状为心悸→脑内短暂空白，持续 20 秒左右缓解，同期 EEG 可见左侧前颞、前额起始尖波节律（图 32-8）。

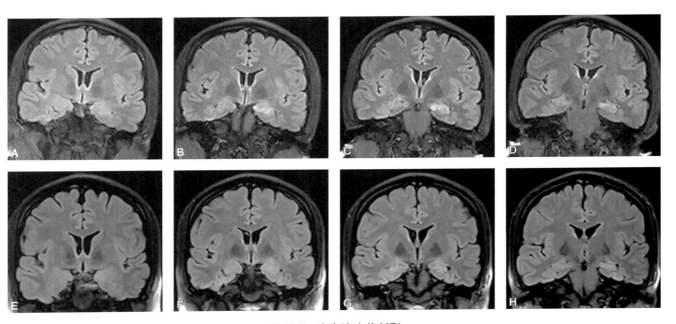

图 32-7 患者治疗前 MRI

A～D. 患者发作后 6 个月 MRI 影像，提示左颞内侧稍有肿胀伴有信号增高；E～H. 患者发作后 9 个月 MRI 影像，左颞内侧结构信号增高，颞角较前稍有扩大，海马较前体积缩小。

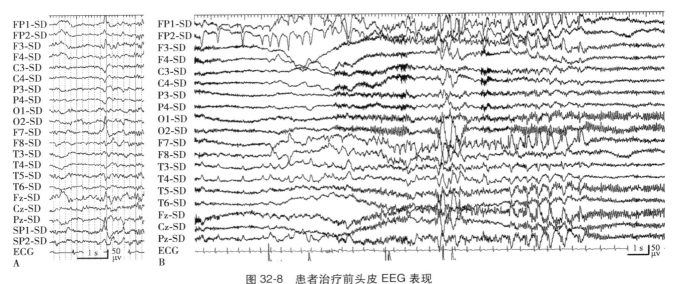

图 32-8 患者治疗前头皮 EEG 表现

A. 发作间期 EEG 提示左侧前颞少量尖波；B. 发作期 EEG 提示左侧前颞、前额节律性放电起始。

该患者尽管临床表现为伴海马硬化的颞叶癫痫的某些电-临床特征,但一些病因学的问题仍然不清楚,包括儿童期无热惊厥病史;症状学及EEG提示颞叶发作,但发作为爆发式,极为频繁短暂(每日多次);记忆力下降,但似乎有自发改善(未经治疗);MRI提示左侧海马异常信号,有动态变化过程(早期肿胀,后出现萎缩)。随后进行抗神经元抗体检测提示抗LGI 1抗体阳性,因此考虑目前为自身免疫性脑炎的急性症状性发作,尽管发病时间已经一年,但是目前的LGI 1抗体仍然阳性,提示为疾病的活动期,仍应该以免疫治疗为主,因此给予泼尼松60mg/d口服,治疗第3天发作消失,激素维持3个月,半年后停服所有抗癫痫发作药物及激素,4个月后复查抗体为阴性,此后4年未发作。

4年后再次发作表现为发作性意识障碍,咂嘴,揉搓手指,持续2分钟左右意识恢复,每月有2~3个发作日,每个发作日发作4~5次,无明显记忆力改变。此时发作形式更类似于典型颞叶癫痫的发作表现。血和脑脊液神经元相关抗体均阴性,缺乏免疫复发的证据。此时倾向于考虑自身免疫相关癫痫、颞叶内侧癫痫可能(左侧海马硬化不除外,图32-9),结构性改变可能是目前的独立致痫因素。给予奥卡西平1 200mg/天,3个月未发作后再发作,加用左乙拉西坦、唑尼沙胺等药物,效果不佳。再次进行术前评估,形成左侧杏仁核、海马头和颞极为致痫区的假设,为最大可能保护记忆功能,对患者进行该区域的磁共振(MRI)引导下的激光间质热疗(LITT),术后患者2个月无发作,记忆力无下降,远期预后还有待于长期随访(图32-10)。

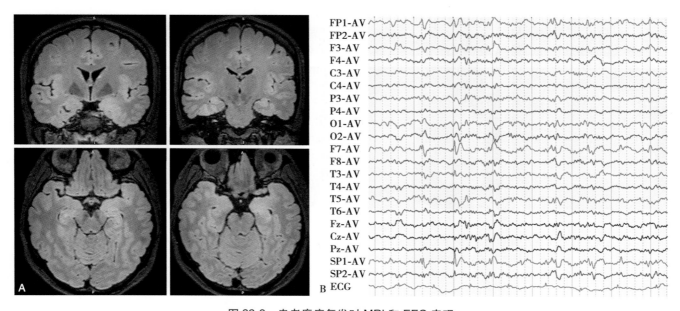

图32-9　患者癫痫复发时MRI和EEG表现

A.癫痫复发时MRI检查FLAIR序列显示左颞内侧较对侧可疑增高;B.EEG发作间期提示左侧前颞、前额频繁放电。

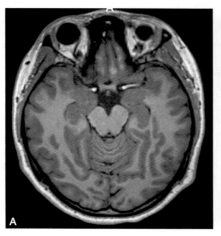
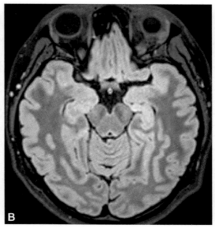
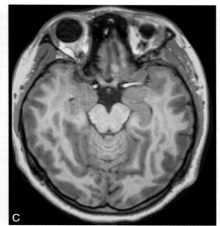

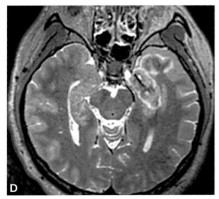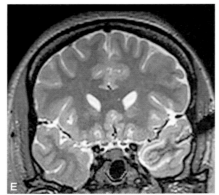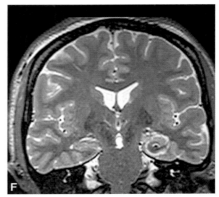

图 32-10 患者 LITT 毁损手术前后的影像学表现

A. MRI T1 像显示左侧海马体积稍有减少；B. FLAIR 像显示左侧海马信号稍高；C. PET-MRI 融合提示左侧海马-杏仁核代谢减低；D～F. LITT 后的 MRI 影像显示的毁损范围。

第四节 癫痫外科术前评估定位中的陷阱

对明确诊断的 DRE 患者，术前评估中准确定位致痫灶是工作核心。定位失败的原因主要是基于电-临床特征的致痫灶网络假设存在误差和侵入性电极埋藏方案设计偏差等因素。癫痫外科术前评估强调多学科合作，癫痫外科、癫痫内科、神经电生理和神经心理医生等多学科参与才能使解剖-电-临床特征得到充分并全面的解读。理论上讲，每个脑区相关癫痫的定位评估信息都可能存在诊断陷阱，尤其位置深在、纤维联系丰富或本身缺乏特异性发作症状学的脑区，或者发作起源于非表达皮质，作为"mimicker"临床酷似传播脑区起始的癫痫发作或脑电分布特征，若临床对于某一评估信息的过度解读容易造成定位错误。各脑区相关癫痫的电-临床特征已在各章节详细描述，本节以岛叶癫痫、眶额回癫痫和颞叶癫痫为例简述定位诊断可能存在的陷阱。

1. 岛叶癫痫 岛叶位于侧裂深部且与额叶、颞叶、顶叶纤维联系紧密，临床可表现为过度运动、不对称强直、面部及上肢的局灶强直或阵挛、躯体感觉等症状，而脑电图可表现为围侧裂的多脑区分布、甚至累及中线导联的特征，尤其对于 MRI 阴性的岛叶癫痫可被误诊额叶癫痫、颞叶癫痫或顶叶癫痫。对岛叶癫痫的评估尤其需要对先兆症状和临床发作症状的演变特征进行分析。PET 对于发现岛叶低代谢的敏感性和特异性较低，PET-MRI 融合影像可以克服 PET 分辨率低的不足而明显提高岛叶代谢异常的检出率。多数岛叶癫痫均需要侵入性电极置入明确致痫区及切除范围，SEEG 对于监测深部岛叶放电、传播途径和岛叶致痫区的范围有明显的优势。

2. 眶额回（orbitofrontal cortex，OFC）癫痫 眶额皮质位于额叶底面，与额叶和颞叶联系紧密，OFC 本身为非表达皮质，其发作症状学表现与传播方式有关。SEEG 记录显示 OFC 起始发作常存在两种传导模式，一是沿额叶内侧面传导，一是沿岛叶-颞叶传导，所以临床可表现为额叶癫痫样发作和颞叶癫痫样发作。OFC 位置深在，头皮 EEG 可分布于中线、广泛的额区或颞区导联，临床易误诊为颞叶癫痫。针对临床出现类似颞叶癫痫样发作，而脑电分布不符合典型的颞叶癫痫分布，尤其累及单侧或双侧前额、额中线导联的慢波或尖慢波放电时临床需警惕 OFC 癫痫的可能。此外，吴逊教授对既往报道的 OFC 癫痫病例总结显示单纯 OFC 癫痫病例仅占一小部分，多数患者为 OFC 合并颞叶、岛叶、额叶其他皮质共同组成致痫灶，因此在设计 SEEG 置入方案时需考虑到多脑叶致痫网络的可能，关注眶额回及邻近皮质的切除范围。

3. 颞叶癫痫（temporal lobe epilepsy，TLE） TLE 是成人局灶性癫痫中最常见的类型，颞叶癫痫根据其电-临床特征可分为颞极型、内侧颞叶型、外侧颞叶型、内外侧联合型以及颞叶泛化型。临床工作中针对 TLE 可能面临很多的复杂问题和陷阱，大部分问题的解决需要 SEEG 电极置入证实，如：双侧颞叶内侧结构相互连接，部分患者发作起始侧放电可快速传导至对侧而表现出头皮脑电图的对侧颞区放电，导致电-临床信息的矛盾现象，而对侧颞叶是否具有独立致痫性难以判断；部分颞叶癫痫手术失败的原因之一是新皮质切除范围不完全,对于累及新皮质的 TLE 患者,标准前颞叶切除术和颞叶裁剪式切除如何选择? 颞叶与邻近岛叶、眶额回、侧裂周皮质存在丰富联系,如何鉴别颞叶泛化型癫痫? 对于病灶相关(尤其发育性肿瘤)的 TLE,病灶与致痫灶的空间位置关系如何界定? 后头部皮质与颞叶结构存在丰富的纤维连接(如腹侧通路),如何鉴别起源于后头部的颞叶发作? 颞叶结构严重受累的后头部癫痫是否需要同时切除颞叶等问题。与其说是定位陷阱,更多的可能是临床需要考虑和解决的问题,综合全面的评估和合理颅内电极置入方案始终是解决问题的关键。

【典型病例】

患者男性,37 岁,因"发作性意识不清 19 年"入院。19 年前熬夜后出现意识不清伴四肢抽搐,约 1 次/周,先后尝试多种抗癫痫发作药物控制不理想。近 2 年主要表现为发作性愣神、咂嘴、双手乱抓、或伴游走,1~2 分钟后自行缓解,频率约 1 次/周,偶可继发 GTCS。每种发作前均有先兆,自诉疲倦欲睡。目前口服卡马西平 200mg,3/d,丙戊酸钠 750mg,2/d,拉

莫三嗪 100mg,2/d,氯硝西泮 2mg,1/d。既往 3 岁高热惊厥史;高血压病史 16 年。右利手,智力可,记忆力较常人差。查体未见明显阳性体征。视频监测发作表现为先兆(头晕、心悸)→早期右手摸索、左上肢不动,继而左手摸索。脑电监测提示右颞区节律性改变(图 32-11,图 32-12);MRI 和 PET 提示左颞内侧异常信号或低代谢(图 32-13)。术前评估考虑:患者右侧自动症及左上肢少动表现和发作期 EEG 不能排除右颞具有致痫性的可能,建议双颞 SEEG 电极置入。SEEG 监测显示间期左颞内侧高频放电活跃,右侧少量放电;发作期左侧起始,有趣的是低波幅快节律持续较长时间后随即传导至右侧,仅右侧海马表现出高波幅 θ 节律(图 32-14)。SEEG 演变特征的启示:低波幅快节律由于脑组织、颅骨和头皮的滤波效应未能反映至头皮脑电,发作期头皮 EEG 后期显示的右侧节律性演变与右侧海马因对侧传导而表现的 θ 节律一致,并出现相应的运动症状(右手自动症)。临床共监测到 7 次惯常发作均起始于左侧,手术选择左侧前颞叶切除术,术后发作消失。

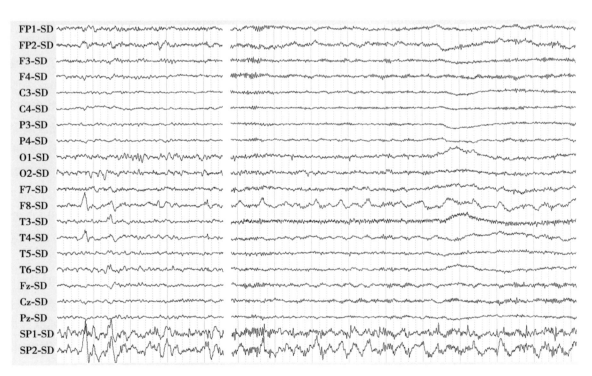

图 32-11　患者术前发作间期 EEG 表现
右侧前、中颞区散在尖波放电或阵发性慢波节律发放。

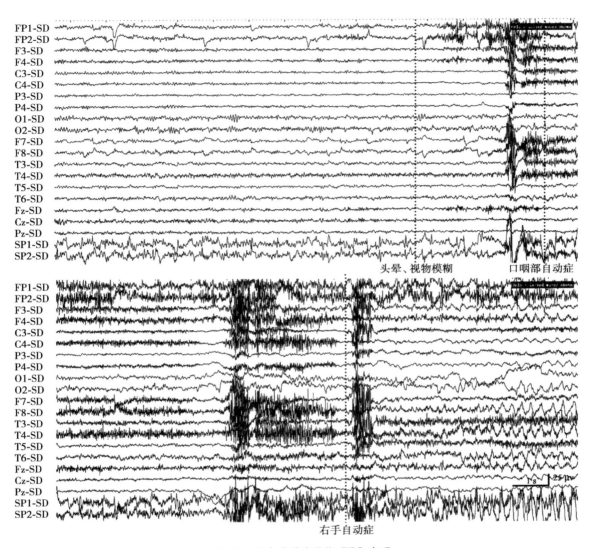

头晕、视物模糊　　　　口咽部自动症

右手自动症

图 32-12　患者术前发作期 EEG 表现

发作起始区域难以判断,后期右侧额颞区节律性演变明显。

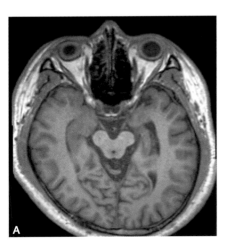
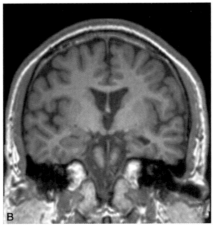
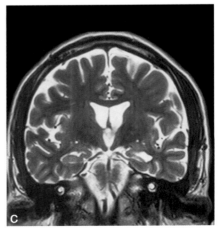

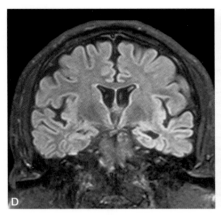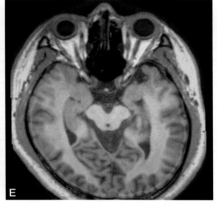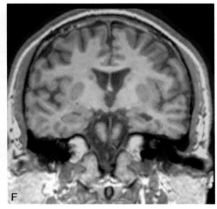

图 32-13　患者术前影像学表现

A、B. 分别为 MRI T1 加权像轴位和冠位扫描,提示左侧海马萎缩;C、D. 分别为 T2 加权像轴位和 FLAIR 轴位扫描,提示左颞内侧萎缩伴信号增高;E、F. PET-MRI 融合影像,提示左侧颞叶内侧结构和新皮质较对侧代谢减低。

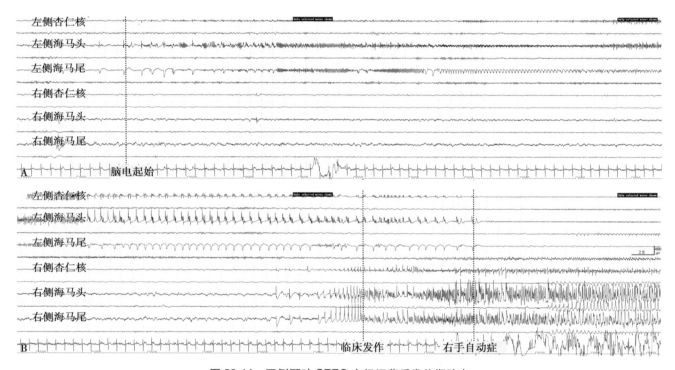

图 32-14　双侧颞叶 SEEG 电极埋藏后发作期脑电

A、B. 一次癫痫发作的连续脑电记录,由发作起始至临床发作表现为持续时间较长的低波幅快节律放电,随后传至右侧颞叶内侧结构,患者随后出现右手自动症。传至右侧时,左颞内侧再次压低,这也解释了发作期左颞放电不明显的现象。

（邵晓秋　王　秀）

参考文献

[1] ASADI-POOYA AA. Semiological classification of psychogenic nonepileptic seizures: A systematic review and a new proposal[J]. Epilepsy Behav, 2019, 100(Pt A): 106412.

[2] ASIOLI GM, ROSSI S, BISULLI F, et al. Therapy in Sleep-Related Hypermotor Epilepsy (SHE)[J]. Curr Treat Options Neurol, 2020, 22(1): 1.

[3] BALDASSARI S, PICARD F, VERBEEK NE, et al. The landscape of epilepsy-related GATOR1 variants[J]. Genet Med, 2019, 21(2): 398-408.

[4] BASSETTI CLA, ADAMANTIDIS A, BURDAKOV D, et al. Narcolepsy-clinical spectrum, aetiopathophysiology, diagnosis and treatment[J]. Nat Rev Neurol, 2019, 15(9): 519-539.

[5] BAUMGARTNER A, RAUER S, MADER I, et al. Cerebral FDG-PET and MRI findings in autoimmune limbic encephalitis: correlation with autoantibody types[J]. J Neurol, 2013, 260(11): 2744-2753.

［6］ BHATIA KP. Paroxysmal dyskinesias［J］. Mov Disord, 2011,26(6):1157-1165.

［7］ BLUMCKE I, SPREAFICO R, HAAKER G, et al. Histopathological Findings in Brain Tissue Obtained during Epilepsy Surgery［J］. New England Journal of Medicine,2017, 377(17):1648-1656.

［8］ DE BRUIJN M, VAN SONDEREN A, VAN COEVORDEN-HAMEETE MH,et al. Evaluation of seizure treatment in anti-LGI1, anti-NMDAR, and anti-GABABR encephalitis［J］. Neurology,2019,92(19):e2185-e2196.

［9］ EL-HATTAB AW, ADESINA AM, JONES J, et al. MELAS syndrome:Clinical manifestations, pathogenesis, and treatment options［J］. Mol Genet Metab,2015,116(1-2):4-12.

［10］ GEIS C,PLANAGUMA J,CARRENO M,et al. Autoimmune seizures and epilepsy［J］. J Clin Invest, 2019, 129(3): 926-940.

［11］ GIBBS SA,PROSERPIO P,FRANCIONE S,et al. Clinical features of sleep-related hypermotor epilepsy in relation to the seizure-onset zone:A review of 135 surgically treated cases［J］. Epilepsia,2019,60(4):707-717.

［12］ GRAUS F, TITULAER MJ, BALU R, et al. A clinical approach to diagnosis of autoimmune encephalitis［J］. The Lancet Neurology,2016,15(4):391-404.

［13］ IMAD H,ZELANO J,KUMLIEN E. Hypoglycemia and risk of seizures:a retrospective cross-sectional study［J］. Seizure,2015,25:147-149.

［14］ JOHNSEN C,DING HT. First do no harm:Preventing harm and optimizing care in psychogenic nonepileptic seizures ［J］. Epilepsy Behav,2020,102:106642.

［15］ KOH HY, LEE JH. Brain Somatic Mutations in Epileptic Disorders［J］. Mol Cells,2018,41(10):881-888.

［16］ KORENKE GC, EGGERT M, THIELE H, et al. Nocturnal frontal lobe epilepsy caused by a mutation in the GATOR1 complex gene NPRL3［J］. Epilepsia,2016,57(3):e60-63.

［17］ LV RJ, REN HT, GUAN HZ, et al. Seizure semiology:an important clinical clue to the diagnosis of autoimmune epilepsy［J］. Ann Clin Transl Neurol,2018,5(2):208-215.

［18］ MENGHI V, BISULLI F, TINUPER P, et al. Sleep-related hypermotor epilepsy:prevalence, impact and management strategies［J］. Nat Sci Sleep,2018,10:317-326.

［19］ MOLLER RS,HERON SE,LARSEN LH,et al. Mutations in KCNT1 cause a spectrum of focal epilepsies［J］. Epilepsia, 2015,56(9):e114-120.

［20］ OTO M. The misdiagnosis of epilepsy:Appraising risks and managing uncertainty［J］. Seizure,2017,44:143-146.

［21］ PICARD F,MAKRYTHANASIS P,Navarro V,et al. DEPDC5 mutations in families presenting as autosomal dominant nocturnal frontal lobe epilepsy［J］. Neurology, 2014, 82 (23):2101-2106.

［22］ QUEK AM,BRITTON JW,MCKEON A,et al. Autoimmune epilepsy:clinical characteristics and response to immunotherapy［J］. Arch Neurol,2012,69(5):582-593.

［23］ RUBBOLI G, PLAZZI G, PICARD F, et al. Mild malformations of cortical development in sleep-related hypermotor epilepsy due to KCNT1 mutations［J］. Ann Clin Transl Neurol,2019,6(2):386-391.

［24］ RYVLIN P. Avoid Falling Into the Depths of the Insular Trap［J］. Epileptic Disord,2006,8(Suppl. 2):S37-56.

［25］ SCAMMELL TE. Narcolepsy［J］. N Engl J Med,2015,373 (27):2654-2662.

［26］ SCHEFFER IE,BERKOVIC S,CAPOVILLA G,et al. ILAE classification of the epilepsies:Position paper of the ILAE Commission for Classification and Terminology［J］. Epilepsia,2017,58(4):512-521.

［27］ THIJS RD, SURGES R, O'BRIEN TJ, et al. Epilepsy in adults［J］. The Lancet,2019,393(10172):689-701.

［28］ TINUPER P, BISULLI F, CROSS JH, et al. Definition and diagnostic criteria of sleep-related hypermotor epilepsy［J］. Neurology,2016,86(19):1834-1842.

［29］ WAGNER J, SCHOENE-BAKE JC, MALTER MP, et al. Quantitative FLAIR analysis indicates predominant affection of the amygdala in antibody-associated limbic encephalitis ［J］. Epilepsia,2013,54(9):1679-1687.

［30］ WICKENS S,BOWDEN SC,D'SOUZA W. Cognitive functioning in children with self-limited epilepsy with centrotemporal spikes:A systematic review and meta-analysis ［J］. Epilepsia,2017,58(10):1673-1685.

［31］ WIEBE S, JETTE N. Pharmacoresistance and the role of surgery in difficult to treat epilepsy［J］. Nat Rev Neurol, 2012,8(12):669-677.

［32］ WING YK,LI RH,LAM CW,et al. The prevalence of narcolepsy among Chinese in Hong Kong［J］. Ann Neurol, 2002,51(5):578-584.

［33］ 慕杰,刘凌,赖晓辉,等.胰岛细胞瘤并低血糖症误诊癫痫一例［J］.中国综合临床,2011,27(3):241-242.

［34］ 王安海,许莉,张文,等.发作性睡病误诊因素分析［J］.中国疗养医学,2018,27(10):1112-1113.

［35］ 王邦宁.2018年欧洲心脏病学会晕厥诊断与管理指南要点［J］.中国临床保健杂志,2019,22(6):742-745.

第三十三章 蛛网膜囊肿

蛛网膜囊肿(arachnoid cyst,AC)是指无色透明的脑脊液样液体被包裹在由蛛网膜构成的囊状结构内而形成的一种非肿瘤性良性病变。蛛网膜囊肿主要位于颅内,脊髓蛛网膜囊肿少见。另外,与癫痫相关的蛛网膜囊肿位于颅内。因此,本章撰写的内容与颅内蛛网膜囊肿相关,不涉及椎管内蛛网膜囊肿。

一、流行病学

颅内蛛网膜囊肿约占颅内占位性病变的1%。多数单发,仅5%为多发。90%的颅内蛛网膜囊肿见于幕上,而50%~60%的蛛网膜囊肿位于中颅窝。1~5岁为发病高峰期,儿童发病率高于成人,前者为2.6%,后者1.4%;男女比为2:1;左侧多于右侧。

二、发病机制

先天性蛛网膜囊肿是蛛网膜发育异常形成的。脑膜来源于中胚层。在胚胎发育时期,神经管卷折过程中中胚层脱落导致蛛网膜异常分裂成双层结构。异常发育的蛛网膜包裹脑脊液样液体形成蛛网膜囊肿。继发性蛛网膜囊肿是某些因素(脑膜炎、颅内出血、开颅手术、颅脑外伤等)引起蛛网膜粘连、闭塞。局部脑脊液回流障碍导致正常的蛛网膜下腔逐渐增大并形成囊肿。蛛网膜囊肿增大的机制尚未清楚,可能涉及一种或多种机制。目前,存在以下几种机制假说。

(一)阀门机制(slit-valve mechanism)

蛛网膜囊肿与蛛网膜下腔之间存在单向活瓣,脑脊液单向流入囊内导致囊肿逐渐增大。阀门机制是蛛网膜囊肿增大的主要假说,但是该机制不能解释部分蛛网膜囊肿自发消失的现象。

(二)渗透压梯度机制

蛛网膜囊肿内渗透压高于囊外,这种压力梯度促使脑脊液不断流入囊内,引起囊肿逐渐增大。该机制很好地解释了继发性蛛网膜囊肿,但不能解释先天性蛛网膜囊肿。先天性蛛网膜囊肿主要是蛛网膜发育异常引起的,其囊内容物与脑脊液类似,不存在明显的渗透压梯度。

(三)分泌机制

蛛网膜囊肿的囊壁成分与蛛网膜颗粒类似,囊壁细胞可以分泌液体。基础研究发现囊壁细胞内NKCC1(Na^+-K^+-$2Cl^-$协同转运蛋白)表达显著上调。该蛋白的作用是参与囊液分泌。但是该机制不能解释部分囊肿稳定甚至消失的现象。

三、分类与分型

(一)病因分类

依据蛛网膜囊肿形成的原因分为两种类型:①原发性(先天性)蛛网膜囊肿,多见于儿童,病因是蛛网膜发育异常;②继发性(后天性)蛛网膜囊肿,多见于成人,多发生于较大的脑池处,常见的病因包括脑膜炎、颅内出血、开颅手术、颅脑外伤等。

(二)囊液流动性分类

根据囊肿内液体与周围蛛网膜下腔是否沟通,将蛛网膜囊肿分为三种类型:①完全交通性蛛网膜囊肿;②不完全性交通性蛛网膜囊肿;③非交通性蛛网膜囊肿,囊肿是密闭的,不与蛛网膜下腔沟通,此型是手术治疗的最佳适应证。

(三)分型

基于囊肿的形态,Galassi分型将外侧裂蛛网膜囊肿分为三种类型:①Ⅰ型,囊肿较小,纺锤形,局限于颞极,无占位效应;②Ⅱ型,囊肿位于外侧裂的近段和中段,囊肿紧贴岛叶;③Ⅲ型,囊肿位于整个外侧裂,占位效应明显,额颞叶受压变形,中线移位。

四、临床表现

蛛网膜囊肿起病隐匿,多无明显症状,约5%患者出现临床症状。蛛网膜囊肿压迫周围脑组织及颅骨,形成占位效应,引起颅内压增高,可出现相应的临床表现。临床表现与囊肿的部位和大小有密切关系(表33-1)。

(一)头痛

头痛是蛛网膜囊肿最常见的症状,75%的症状性蛛网膜囊肿表现为全头部或局部疼痛。头痛性质为搏动性、刺痛或烧灼痛。头痛无明显规律,持续性或间断性。头痛有时表现为晨轻暮重,劳累可诱发。头痛严重程度与囊肿大小无关,与囊内压有关。

表 33-1　颅内蛛网膜囊肿的部位与常见临床表现

部位	发生率/%	临床表现				
		头痛	头晕	癫痫发作	脑积水	神经功能障碍
中颅窝或外侧裂	50~60	√		√		运动障碍、失语、认知障碍
桥小脑角或枕大池	10	√	√		√	面瘫、听力丧失、共济失调、步态不稳
鞍上或鞍内	10	√			√	视野缺损、垂体功能低下
四叠体池	5~10				√	帕里诺综合征

注:帕里诺综合征又称上丘脑综合征、中脑顶盖综合征,特征表现为双眼同向上视不能、双侧瞳孔散大或不等大、对光反应消失,调节反射存在。

(二) 癫痫发作

癫痫发作形式多样,是蛛网膜囊肿常合并的症状之一,可以是首发症状,也可单独出现。颞叶蛛网膜囊肿常合并癫痫发作,这也可能与颞叶是囊肿常见部位有关。Del Brutto 等对社区居民调查发现有或无幕上蛛网膜囊肿个体出现癫痫发作的比例分别为 4% 和 2.7%,回归分析显示囊肿与癫痫发作无相关性。然而,Nikolić 等发现局灶性癫痫患者中蛛网膜囊肿发生率明显高于健康人群(10.6% vs2.6%)。7.5%~42.4% 的症状性蛛网膜囊肿表现为癫痫发作;2%~10.6% 的癫痫患者存在蛛网膜囊肿。多数研究表明癫痫发作类型、脑电图异常改变与囊肿的位置和大小无明确关系。因此,癫痫发作起源

多与蛛网膜囊肿无关,蛛网膜囊肿与癫痫可能是共患病。

少数病例研究发现 5%~23.5% 蛛网膜囊肿与癫痫发作有明确关系(表 33-2)。囊肿致痫机制尚未完全清楚。Okada 等研究发现合并癫痫发作的囊肿体积小于无发作的囊肿(10.6cm³ 和 34.1cm³);发作间期 SPECT 分析发现合并发作的囊肿周围脑组织低灌注,无发作的囊肿周围脑组织高灌注。Srinath 等对 6 例囊肿周围致痫灶病理检查均为胶质增生,其中 1 例伴皮质发育不良,1 例伴海马硬化。以上研究提示囊肿压迫脑组织,减少局部脑组织血液灌注,降低其代谢,引起神经元变性、脱髓鞘及胶质细胞增生。这种邻近脑组织的结构改变可能是囊肿致癫的病理基础。

表 33-2　颅内蛛网膜囊肿合并癫痫发作文献回顾

作者	国家	研究时间	癫痫/n	AC+发作/n,%	囊肿位置/n		AC 与发作有关/n,%
					幕上(颞叶)	幕下	
Yalçin 等	土耳其	1991—1999	612	20(3.3)	17(16)	3	1(5)
Arroyo 等	西班牙	1991—1995	867	17(2.0)	16(14)	1	4(23.5)
Nikolić 等	塞尔维亚	2009—2012	180	19(10.6)	4(4)	15	1(5.3)
Ozisik 等	土耳其	–	–	12(–)	6(5)	6	1(8.3)

注:AC-蛛网膜囊肿。

(三) 其他

后颅窝及中颅窝蛛网膜囊肿易出现头晕、眩晕及平衡障碍等前庭症状。然而,前庭症状是一种非特异性的症状,需排除其他病因。神经功能障碍取决于蛛网膜囊肿的位置及压迫的脑组织。鞍上或枕叶蛛网膜囊肿压迫视神经及视皮质,并引起视野缺损。长期高颅压导致视盘水肿,引起视力下降。Ⅲ型蛛网膜囊肿引起肢体感觉或运动功能障碍。左侧外侧裂蛛网膜囊肿除了出现认知、情感及精神行为异常,还可引起语言障碍。

五、辅助诊断

(一) CT

在 CT 上,蛛网膜囊肿表现为脑实质外边界清楚的

圆形或椭圆形低密度病变。病变 CT 值在 10~20HU 之间。有时可见邻近颅骨受压变形。巨大囊肿可见侧脑室扩大(梗阻性脑积水)和中线移位的占位效应。蛛网膜囊肿合并出血表现为高密度影。对于囊内出血,CT 诊断价值最高。

(二) MRI

在 MRI 上,蛛网膜囊肿表现为边界清楚均质信号的脑外占位性病变。T1 加权像上呈低信号,T2 加权像上呈高信号,FLAIR 序列显示囊液与脑脊液信号一致,囊壁无增强效应。囊肿周围蛛网膜下腔可变形移位,局部脑组织受压萎缩,无脑水肿。巨大蛛网膜囊肿形成明显的占位效应,中线移位。MRI 相位对比电影法(Cine-MRI)能显示囊肿与蛛网膜下腔是否沟通。如果囊肿与

蛛网膜下腔沟通,可见明显的喷射流空现象,显示亮信号;与蛛网膜下腔无沟通则显示暗信号。Cine-MRI 是一种有效、无创的检查技术,尤其适合诊断非交通性蛛网膜囊肿。对于交通性囊肿,还需结合其他检查。Cine-MRI 还可用于鉴别蛛网膜囊肿与蛛网膜下腔扩大(大枕大池)。

(三) 蛛网膜下腔脑池造影

经腰穿将造影剂注入椎管蛛网膜下腔。通过脑脊液循环及造影剂重力作用,观察囊肿内有无造影剂。造影剂进入囊内表明囊肿与蛛网膜下腔沟通,反之提示囊肿是封闭的。蛛网膜下腔脑池造影用于对蛛网囊肿进行分类。由于脑池造影是有创检查,一般不常规使用。

六、鉴别诊断

颅内蛛网膜囊肿诊断并不困难,影像学检查基本可确诊。对合并癫痫发作的蛛网膜囊肿,需行头皮脑电图检查,明确囊肿与癫痫发作的关系。如果脑电图异常放电与囊肿位置不一致,还需进一步行功能 MRI 及核医学(PET、SPECT)检查评估囊肿与致痫灶的关系。颅内蛛网膜囊肿需要和以下疾病进行鉴别。

(一) 表皮样囊肿

表皮样囊肿是在发育过程中皮肤外胚层细胞被包埋在颅内发生异位残留而形成的。其内容物由脱落细胞堆积而成,含大量胆固醇晶体,呈现特殊的光泽。故表皮样囊肿又称“胆脂瘤”或“珍珠瘤”。DWI 序列有助于鉴别,表皮样囊肿内水扩散受限而呈高信号。

(二) 硬膜下积液

硬膜下积液是脑脊液通过破损的蛛网膜积聚于硬膜下形成,其内容物通常包含血液成分。T1 加权像及 FLAIR 序列硬膜下积液不同于脑脊液信号。蛛网膜囊肿破裂时,囊内液体积聚于硬膜下,积液信号类似于脑脊液。

(三) 慢性硬膜下血肿

蛛网膜囊肿并发出血时可表现为硬膜下血肿,有时与慢性硬膜下血肿难以鉴别。慢性硬膜下血肿多有头部外伤史,多见于老年人。

(四) 其他

还需与胶样囊肿、肠源性囊肿及脑室穿通畸形等囊性病变进行鉴别。胶样囊肿及肠源性囊肿的囊内容物富含蛋白成分,囊内信号高于脑脊液。

七、治疗

多数蛛网膜囊肿无症状,少数可表现为头痛、眩晕、癫痫发作等。然而,头痛及眩晕是非特异性症状,在普通人群中也常出现。多数情况下,症状与蛛网膜囊肿无明确关系。蛛网膜囊肿常在检查时意外发现,因此蛛网膜囊肿(尤其合并癫痫)治疗原则是以保守治疗为主,外科治疗为辅(图 33-1)。

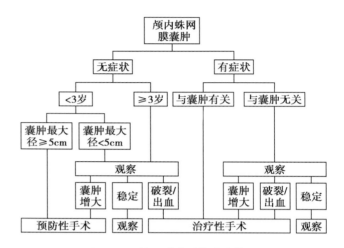

图 33-1　蛛网膜囊肿的治疗策略

(一) 保守治疗

1. 观察与随访　大多数蛛网膜囊肿基本稳定,甚至自发缩小或消失。随访发现 2.3% 的成人蛛网囊肿增大,缩小占 1%;10% 的儿童蛛网膜囊肿增大,缩小占 12%。3 岁以下儿童蛛网膜囊肿有增大可能。因此,对于大多数蛛网膜囊肿可以采取观察,无须手术治疗。每年复查 1 次影像学检查(CT 或 MRI)。如囊肿进行性增大并出现症状,可选择手术治疗。囊肿增大且无症状:①直径≥5cm,建议手术;②直径≤5cm,继续观察(图 33-1)。约 5% ~9% 的蛛网膜囊肿并发囊内出血或硬膜下血肿。蛛网膜囊肿并发出血应行手术治疗。自发性出血的风险因素包括囊肿位置(2/3 合并出血的囊肿位于中颅窝)、囊肿大小(最大径≥5cm)及头部外伤。观察期间告知患者避免剧烈运动头部,避免头部外伤。一旦出现头痛、呕吐等颅内压增高症状,及时复查。

2. 药物治疗　在随访期间,如果症状明显影响生活质量,可以给予止痛(布洛芬等)、抗癫痫药物(丙戊酸钠、卡马西平、奥卡西平、拉莫三嗪、左乙拉西坦等)、抑制脑脊液分泌(乙酰唑胺)等对症支持治疗。

(二) 外科治疗

1. 手术指征和目的　蛛网膜囊肿的手术指征仍存在争议,尚未达成共识。手术适应证包括:①症状性蛛网膜囊肿;②囊肿破裂或出血;③进行性增大的囊肿;④无症状的儿童患者,囊肿直径≥5cm 形成明显占位效应(见图 33-1)。对于最后一项适应证,主要从以下两方面考虑:①解除囊肿占位效应,以利于促进脑发育和改善脑功能;②囊肿破裂或出血风险高。手术目的是切开囊壁,建立长期有效的囊内外液体循环通路,解除囊肿对脑组织的压迫。

2. 手术类型

(1)蛛网膜囊肿切除或造瘘术:手术方式包括传统开颅手术、小骨窗锁孔入路手术及神经内镜手术。前两种手术是在显微镜下切除囊壁或囊肿造瘘,使囊肿与蛛网膜下腔、脑池或脑室充分沟通。此类型手术的优势是视野大,囊肿切除或造瘘充分,能彻底止血,缺点是手术创伤大。神经内镜手术是在内镜下,行囊肿造瘘或部分切除,将囊肿与邻近的脑室、脑池等沟通。内镜手术的优点是创伤小及手术时间短;缺点是操作空间小、不能充分切除囊壁及止血不彻底。

(2)囊肿腹腔分流术:通过调整阀门大小缓慢释放囊内液体,避免了突然囊内减压致血管移位引起出血。分流术适用于巨大囊肿或伴有脑积水,以及不能耐受开颅手术的婴幼儿和老年患者。囊肿切除或造瘘术后症状不缓解或囊肿复发,可考虑行分流术。分流术手术操作简单,创伤较小,成功率高,病死率低。但是,对囊液蛋白成分高或囊内有出血的患者,因易出现分流管堵塞,一般不作首选。分流术远期并发症多,感染、堵塞、过度分流等,限制了其在临床广泛应用。

八、小结

对于伴癫痫发作的蛛网膜囊肿,目前没有强有力证据支持蛛网膜囊肿与癫痫有明确的关系。多数情况下蛛网膜囊肿与癫痫是共患病。对于合并癫痫发作的蛛网膜囊肿,应使用脑电图、症状学、MRI、PET等综合评估发作与囊肿的关系。仅少数患者发作起源于囊肿周围脑组织,可行囊肿及致痫灶切除术。如癫痫发作与囊肿无关,不建议手术切除囊肿,外科治疗的风险可能大于获益。总之,合并癫痫的蛛网膜囊肿以药物治疗为主,外科治疗是症状性蛛网膜囊肿的最后选择。

(张 华 刘 永)

| 参考文献

[1] LOGAN C,ASADI H,KOK HK,et al. Arachnoid cysts-common and uncommon clinical presentations and radiological features[J]. J Neuroimaging Psychiatry Neurol,2016,1(2):79-84.

[2] BASALDELLA L,ORVIETO E,DEI TOS AP,et al. Causes of arachnoid cyst development and expansion[J]. Neurosurg Focus,2007,22(2,E4):1-4.

[3] AL-HOLOU WN,YEW AY,BOOMSAAD ZE,et al. Prevalence and natural history of arachnoid cysts in children[J]. J Neurosurg Pediatrics,2010,5(6):578-585.

[4] AL-HOLOU WN,TERMAN S,KILBURG C,et al. Prevalence and natural history of arachnoid cysts in adults[J]. J Neurosurg,2013,118(2):222-231.

[5] SANTAMARTA D,AGUAS J,FERRER E. The natural history of arachnoid cysts:endoscopic and cine-mode MRI evidence of a slit-valve mechanism[J]. Minim Invasive Neurosurg,1995,38(4):133-137.

[6] GOSALAKKAL JA. Intracranial arachnoid cysts in children:a review of pathogenesis,clinical features and management[J]. Pediatr Neurol,2002,26(2):93-98.

[7] WESTERMAIER T,SCHWEITZER T,ERNESTUS RI. Arachnoid cysts[J]. Adv Exp Med Biol,2012,724:37-50.

[8] HELLAND CA,AARHUS M,KNAPPSKOG P,et al. Increased NKCC1 expression in arachnoid cysts supports secretory basis for cyst formation[J]. Exp Neurol,2010,224(2):424-428.

[9] GALASSI E,TOGNETTI F,GAIST G,et-al. CT scan and metrizamide CT cisternography in arachnoid cysts of the middle cranial fossa:classification and pathophysiological aspects[J]. Surg Neurol,1982,17(5):363-369.

[10] WESTER K. Arachnoid cysts:Clinical and Surgical Management[M]. London:Academic Press,Elsevier Inc,2018.

[11] WESTER K. Arachnoid cysts:Epidemiology,Biology,and Neuroimaging[M]. London:Academic Press,Elsevier Inc,2018.

[12] OSBORN AG,PREECE MT. Intracranial cysts:radiologic-pathologic correlation and imaging approach[J]. Radiology,2006,239(3):650-664.

[13] CRESS M,KESTLE JR,HOLUBKOV R,et al. Risk factors for pediatric arachnoid cyst rupture/hemorrhage:a case-control study[J]. Neurosurgery,2013,72(5):716-722.

[14] DEL BRUTTO OH,MERA RM,KIERNAN J,et al. Supratentorial arachnoid cysts and seizures/epilepsy:a population study in community dwellers aged ≥20 years[J]. Epilepsia,2019,60(8):e83-87.

[15] YALÇIN AD,ONCEL C,KAYMAZ A,et al. Evidence against association between arachnoid cysts and epilepsy[J]. Epilepsy Res,2002,49(3):255-260.

[16] ARROYO S,SANTAMARIA J. What is the relationship between arachnoid cysts and seizure foci? [J]. Epilepsia,1997,38(10):1098-1102.

[17] NIKOLIĆ I,RISTIĆ A,VOJVODIĆ N,et al. The association of arachnoid cysts and focal epilepsy:hospital based case control study[J]. Clin Neurol Neurosurg,2017,159:39-41.

[18] OZISIK HI, SARAC K, OZCAN C. Single-voxel magnetic resonance spectroscopy of brain tissue adjacent to arachnoid cysts of epileptic patients [J]. Neurologist, 2008, 14 (6): 382-389.

[19] OKADA Y, HAMANO K, IWASAKI N, et al. Epilepsy accompanied by intracranial arachnoid cysts: studies on volume and regional cerebral blood perfusion using MRI and SPECT[J]. J Epilepsy, 1998, 11 (4): 195-201.

[20] SRINATH S, PRAYSON R, BINGAMAN W, et al. Pathology of cortex adjacent to arachnoid cyst in patients with epilepsy (abstract) [J]. American Epilepsy Society Meeting, 2006.

[21] KATRIN RABIEI, DANIEL JARAJ, THOMAS MARLOW, et al. Prevalence and symptoms of intracranial arachnoid cysts: a population-based study [J]. J Neurol, 2016, 263 (4): 689-694.

第五篇

不同脑区起源的癫痫

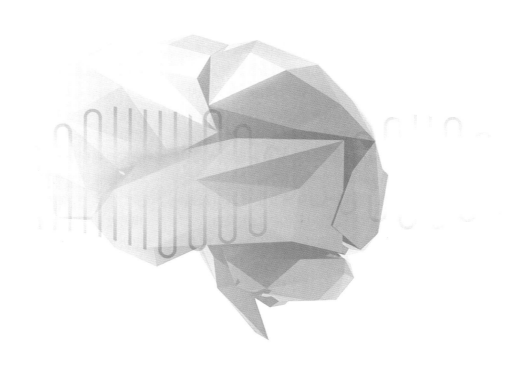

第三十四章　颞叶癫痫

颞叶位于外侧裂的下方,顶枕裂的前方,以外侧裂与额顶叶分界,后面与枕叶相邻。颞叶前端为颞极,外侧面有与外侧裂平行的颞上沟以及下方的颞下沟,两沟将颞叶外侧分为颞上回、颞中回、颞下回,颞上回的一部分掩入外侧裂中,为颞横回。颞叶的主要功能区包括:①感觉语言中枢(Wernicke)区,位于优势半球颞上回后部;②听觉中枢,位于颞上回中部及颞横回;③嗅觉中枢,位于钩回海马回前部,接受双侧嗅觉纤维的传入;④与记忆联想和比较等高级神经活动有关的颞叶前部结构;⑤与记忆、精神、行为、内脏功能等有关的海马结构。

颞叶癫痫是药物难治性癫痫中最常见的类型,也是癫痫外科最经典的手术适应证,手术疗效优于药物治疗。从癫痫发作起源的角度,可以将颞叶癫痫分为颞叶内侧型、颞叶外侧型、颞极型、颞叶内-外侧混合型以及颞叶癫痫附加症型,本章将分别加以记述。

第一节　颞叶内侧型癫痫

一、概述

颞叶癫痫是临床最常见的药物难治性癫痫,是癫痫外科最主要的手术适应证,其中颞叶内侧癫痫是颞叶癫痫最常见的类型。颞叶内侧癫痫主要根据癫痫发作起源于颞叶内侧结构来命名,最常见的病因为颞叶内侧硬化,是由其解剖学特征来定义的,主要表现为海马、下托、海马旁回及下内侧颞叶皮质的胶质增生和神经元丧失。有时颞叶内侧结构的肿瘤样病变也可以引发颞叶内侧癫痫。颞叶内侧癫痫之所以受重视,主要由于它代表了一个常见的具有高度致痫性的特殊临床癫痫综合征。

颞叶内侧癫痫代表一组特定临床表现的局灶性癫痫综合征,其潜在的病理改变是一致的,颞叶内侧硬化组织的高度致痫性主要源于颗粒细胞的过度兴奋性及抑制系统的丧失。然而,颞叶内侧硬化却不是一个单一病因学结果。文献报告有大量证据显示很多有害刺激可以损伤海马。例如,伴有颞叶内侧硬化的患者有热惊厥史的比例显著高于常人,而有热惊厥史的人群中出现颞叶内侧硬化的比例也较高,这显示热惊厥本身可能导致海马结构的损伤。但是,同时存在的另一个事实是,更多的颞叶内侧硬化患者并没有热惊厥史。这再次提示我们颞叶内侧硬化只是一系列海马损伤的最终病理归宿。比较肯定的是,对小儿未成熟大脑造成的损伤更容易伤害到海马神经元,形成颞叶内侧硬化改变。

二、颞叶内侧癫痫症状学特点

颞叶内侧癫痫常见的发作症状为先兆后出现自动症表现。腹部先兆是起源于海马的癫痫发作最典型的临床起始症状。典型的表现为腹部不适、胃气上升感,有时伴有心慌等自主神经症状,或恐惧、似曾相识感等精神心理反应。随后,患者可能出现呆滞、凝视,活动减少,意识下降,而后出现口咽自动症及手部自动症。口咽部自动症常常表现为重复的咀嚼、吞咽、品尝样动作等。手部的自动症可以是手指的重复性抓握、搓丸样动作,或摸索、找寻样动作,有些患者表现为整理衣服、床单或周围物品等动作。手部的自动症常常位于病灶的同侧,可以伴有对侧肢体的少动,肌张力增高等症状。此后,患者可能出现游走性自动行为,包括下床,无目的的行走等。有些患者甚至可以出现蹬踏,过度运动,强直阵挛发作等继发症状,往往是由于发作期电活动传导至更广泛脑区所致。有些优势半球起源的患者发作后出现一过性语言功能障碍。

事实上,临床所见的颞叶内侧癫痫的发作期症状表现常常是发作期电活动向周围组织扩布的结果。深部电极记录到的仅局限于海马的发作期电活动可能并不引起明显的临床表现,或仅出现先兆或轻度意识障碍,可能被认为是临床下发作或电发作。研究显示,一些颞叶内侧癫痫典型的先兆也可能是发作期电活动激活颞叶内侧周围的脑区所致,例如,颞底激活出现精神心理先兆,杏仁核激活出现恐惧先兆,偶尔出现幻嗅先兆。颞叶内侧癫痫发作的过程及发作后出现的症状,都是由于发作期电活动从颞叶内侧向其他脑区传播扩布的结果。例如,口咽自动症,这个通常被认为是颞叶内侧癫痫最典型的症状,也被证实是电活动激活岛叶皮质所致。对侧肢体的肌张力障碍可能是累及基底核所致;明显的躯体自动行为,如蹬踏、游走、过度运动等症状,多是由于额叶、扣带回皮质激活所致;同侧额叶后部、运动功能区的激活可以引起头眼的对侧偏转或对侧肢体的强直阵挛。发作中或发作后的语言功能障碍也常常是电活动波及颞后语言功能区的结果。

三、颞叶内侧癫痫头皮脑电图的特点

颞叶内侧癫痫的头皮脑电图通常比较有特征性,有助于定位。发作间期头皮脑电图常常在蝶骨电极和前颞-下额区(F7、F8)出现棘波、尖波,有时也表现为慢波活动,范围大时累及颞区。同样需要注意的是,此处记录到的棘波往往是海马旁回的异常放电或是容积性传导的结果,而不是海马本身的棘波。仅限于海马的电活动,在头皮脑电图通常是记录不到的。对于发作期头皮脑电图,常常可以确定发作起源于哪侧颞区,但难以确认发作起源于颞叶内侧,除非出现典型的仅限于蝶骨电极和前颞-下额区的发作起始活动。事实上,临床上并非一定需要头皮脑电图确认发作起源于颞叶内侧,如果能够确认发作起始于固定的一侧颞叶已是很好的结果,进一步的精确定位需要结合头颅 MRI、PET 或颅内电极等其他检查。

然而,发作间期双侧颞区的棘波、尖波在颞叶内侧癫痫患者是一个比较常见的现象。双侧独立的颞叶放电可见 14%～42% 的内侧颞叶癫痫患者。双侧颞叶内侧癫痫是一个棘手的问题。在颞叶癫痫患者的尸检中发现,一旦海马硬化被证实,通常 47%～86% 的患者是双侧发生的,海马硬化只在<10% 的患者中是绝对单侧发生的。一项长期的反应性神经调控系统(RNS)研究结果显示,在怀疑颞叶内侧癫痫的患者中,在长达 4.7年的颅内脑电监测中,84% 的患者出现双侧独立的颞叶内侧发作。也有研究显示,经头皮脑电图确认为可疑的双侧颞叶癫痫中,也有约 30%～70% 的患者被短期监测的颅内电极脑电图证实为单侧颞叶癫痫,进而行手术治疗,并可以取得较好疗效。但双侧颞叶病损究竟是颞叶癫痫产生的原因,还是癫痫发作的结果,目前尚不清楚。颞叶病损可以由不同时期的脑部损伤引起,如局部缺血、感染、出生时或婴儿时期的外伤、高热惊厥病史、弥散性脑部疾病等,或者是一侧长期反复癫痫发作逐渐侵犯对侧颞叶的结果。

四、颞叶内侧癫痫的神经影像学特点

颞叶内侧癫痫的神经影像学检查是非常重要的一种确定诊断方法。MRI 是最为重要的影像学检查手段,MRI 显示的典型海马硬化常包括:①海马萎缩;②T2WI、FLAIR 像海马信号增高;③侧脑室颞角增大,海马旁回白质萎缩等其他征象。此外,阅片时还需要注意以下几点:①海马旁回、侧副沟灰质异位、皮质发育不良;②海马体部肿胀,信号异常,可能存在发育性肿瘤;③同时关注对侧海马及周围组织,可能会存在双侧颞叶内侧硬化的改变。

其他一些神经影像学检查对诊断颞叶内侧癫痫也有辅助作用。PET 可以显示颞叶低代谢,PET 与MRI 融合重建后,可以更明显地显示出颞叶内侧低代谢表现。脑磁图检查有时也可以有助于颞叶内侧癫痫的诊断,尤其是海马旁回、侧副沟异常放电明显时,常可见棘波偶极子聚焦于此处。基于体素的形态学检测(VBM)也有助于发现侧脑室壁旁、海马旁回、侧副沟区的灰白质异常。磁共振波谱(MRS)对于诊断海马硬化比较敏感,对诊断颞叶内侧癫痫也有辅助作用。上述各项检查在前面相关章节均有详细描述,此处不再赘述,以图 34-1 做示例说明。

五、颅内电极的应用与埋置策略

在一些情况下,颅内电极,尤其是深部电极,在颞叶内侧癫痫的应用具有重要意义,主要作用包括明确定位诊断和制定手术切除计划两方面。在下列情况,常常需要应用深部电极明确颞叶内侧癫痫的定位诊断:①临床症状不典型;②MRI 阴性或未见明显的颞叶内侧硬化征象;③MRI 显示可疑双侧颞叶内侧异常征象;④发作间期和发作期脑电图定位不明确或提示双侧异常;⑤症状学、影像学、脑电图及神经心理学检测结果相矛盾。在一些情况下,需要判断致痫灶范围,以确定手术切除计划时,也可能需要埋置深部电极,例如:①确认是否可以行选择性海马杏仁核切除术;②双重病理,确定是否需要切除海马;③确定是否为颞叶癫痫附加症型等情况。

在颅内电极的选择上,深部电极,尤其是 SEEG 电极具有显著的优势,可以精准置入颞叶内侧结构的不同部位,以获取所需信息,例如 SEEG 电极分别置入杏仁核、海马头部、海马体部、海马旁回等不同部位。利用同一根电极的不同触点,也可以区分海马或皮质的电活动。在一些特殊的情况下,尤其是需要更多地了解颞底、颞极皮质的电活动时,也可以辅以条状电极进行补

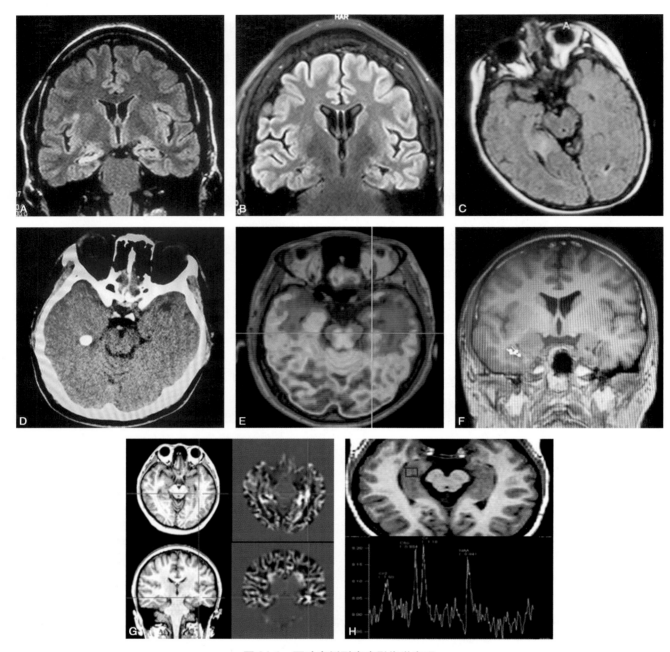

图 34-1　颞叶内侧型癫痫影像学表现

A. 显示右侧海马体积缩小不明显,但 FLAIR 像信号增高明显;B. 显示双侧海马萎缩硬化表现;C. 显示右海马体部肿胀,信号增高,病理证实为节细胞胶质瘤;D. CT 扫描显示右颞叶内侧钙化灶;E. PET 与 MRI 融合重建后,显示左前颞低代谢,尤以颞叶内侧为著;F. 显示脑磁图检测到的棘波偶极子位于右侧颞底侧副沟及海马旁回附近;G. 显示左颞侧脑室旁的灰质异常可以被 VBM 检测突出显示出来;H. 显示右侧海马硬化的磁共振波谱分析结果,NAA 比值降低明显。

充(图 34-2)。深部电极可以非常明显地显示海马的痫性电活动,包括间期电活动,电发作过程或无明显临床症状的发作期电活动(图 34-3),以及发作期的电活动。

颅内电极的埋置方案根据上述临床需要进行个体化设计。例如,需要区别左右侧别时,常常需要双侧对称性置入电极;需要确定发作传播扩布过程,以决定是否切除颞叶皮质、岛叶皮质、额底皮质或侧裂浅皮质时,则需要将电极置入颞内侧结构的同时,覆盖相应的皮质区。

六、颞叶内侧癫痫的手术决策

颞叶内侧癫痫的手术决策需要考虑几方面的内容,首先要考虑能否确认是颞叶癫痫,而除外岛叶、眶额叶、颞顶枕区及颞叶癫痫附加症的可能性;而后需要考虑致痫灶是否仅位于颞叶内侧结构,还是累及颞极、颞外侧皮质,以决定行选择性海马杏仁核切除术,还是前颞叶切除术,甚至更大范围的切除手术。此外,还要考虑神

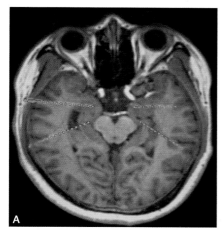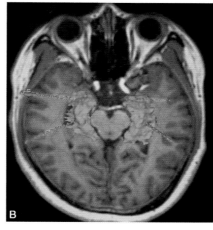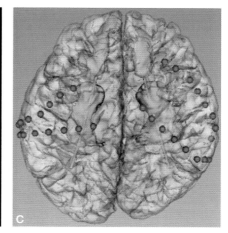

图 34-2 深部电极探测颞叶内侧结构

A、B.显示 SEEG 电极分别置入杏仁核和海马;C.显示深部电极贯穿海马、杏仁核置入,并以条状电极辅助探测颞底和颞极的皮质。

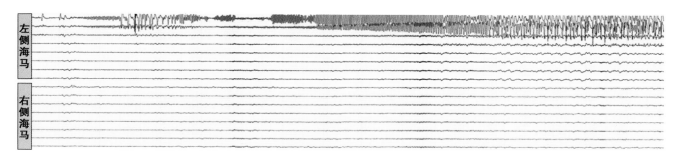

图 34-3 深部电极记录到的海马发作期放电

海马深部电极记录到的无明显临床症状的发作期电活动,仅限于一侧海马,并未累及对侧海马。

经心理学的评估。优势侧(通常是左侧)的海马对语言记忆至关重要,而右侧海马与非语言记忆关系密切。一般来说,海马萎缩越显著的患者,术后出现的神经心理学损伤的程度越轻,而海马萎缩不明显的患者,术后出现神经功能损伤的程度相对明显。术前进行 Wada 试验有助于评估手术对语言和记忆功能可能造成的影响。在以下这些提示海马损伤较轻的情况下,术后功能损伤的可能较大:①术前记忆功能保持完好;②MRI 显示海马萎缩不明显;③Wada 试验显示手术侧颞叶记忆功能保留较好;④对侧海马功能欠佳;⑤病理显示海马神经元丢失不明显。有关手术的具体内容在相关章节详述。

【典型病例】

临床诊疗中,对患者进行详细、合理的定位诊断分析是非常重要的,笔者以一例颞叶内侧癫痫患者为例,对临床诊疗过程进行分析。

患者男性,24 岁,6 岁起病。典型发作期症状:自述首先听到嗡嗡声,仿佛看到自己四五岁时到村里的木材加工厂玩耍的场景(分析:幻听及情景再现现象,提示

发作期电活动可能累及颞横回、颞底皮质,注意这种症状可能是发作起始区皮质的症状,但也可能是发作期电活动扩布而来,不一定是最早起源于此,早期限于海马的电活动可能没有引起明显的症状);而后,患者自觉咽部异物,咽不下吐不出的感觉,伴恶心,干呕动作,呕出一口气后感觉口中有石头的味道,并伴有头昏,醉酒样感觉(分析:内脏感觉运动症状提示发作期电活动可能累及岛叶、眶额叶区,醉酒样感觉提示意识下降),约半数发作终止于此;在另一些发作中,可以继续出现右半身酸麻不适,伴肢体运动,偶有抽搐感觉(视频监测显示出现大幅度不自主运动,过度运动,有时继发强直阵挛,右侧为著,视频 34-1、画廊 34-1)。分析:偏侧躯体

视频 34-1 发作视频

画廊 34-1 患者头皮脑电图

感觉异常提示发作期电活动可能累及岛后、顶盖、中央后回皮质,过度运动症状提示累及额叶内侧、扣带回区,右侧为著的强直阵挛提示累及中央前回及额后运动区。基于上述症状分析,结合影像学检查(图34-4),笔者进行了如图34-5所示的颅内电极埋置计划。发作期脑电图显示在出现先兆之前,节律性电活动起自海马,而后传播至颞底,经过一段时间的扩布后,才出现先兆症状(图34-6)。经颅内电极证实患者癫痫发作症状演化及空间扩布过程如图34-7、画廊34-2所示。这一套诊疗分析思路对于我们确定致痫灶,决定手术切除范围很有帮助。

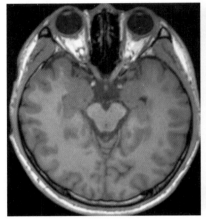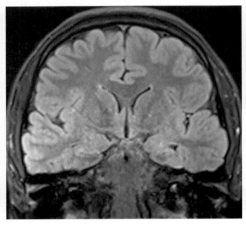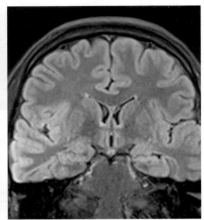

图 34-4　MRI 示左侧海马硬化征象

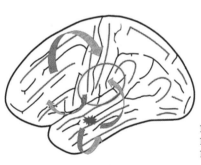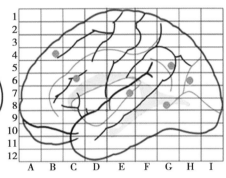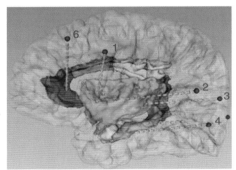

图 34-5　致痫灶定位假设、SEEG 电极计划及置入后电极重建图

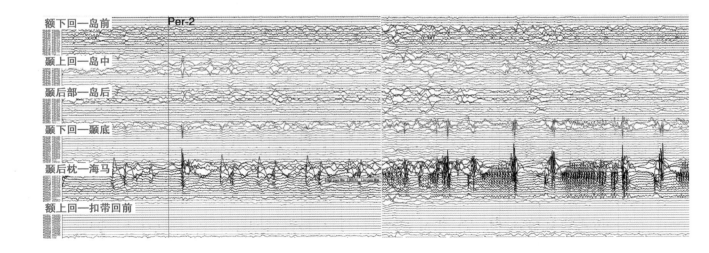

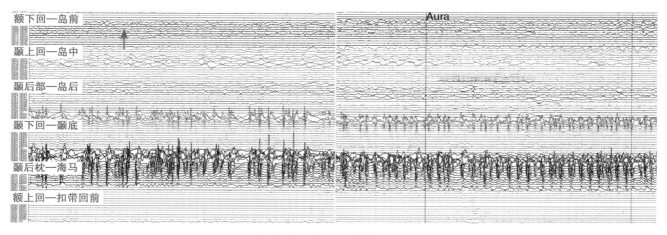

图 34-6　SEEG 发作期记录
患者先兆出现前的颅内 EEG 变化,海马起始的电活动逐渐累及颞底。

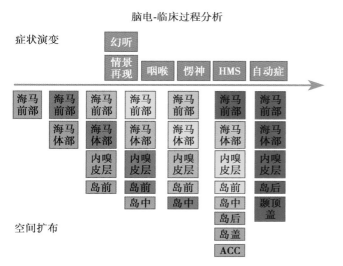

图 34-7　发作期临床症状的演变与电活动扩布的对应关系

画廊 34-2　患者颅内电极脑电图

（遇　涛）

第二节　颞叶新皮质癫痫

一、概述

根据癫痫发作实际起源于颞叶的部位不同,颞叶癫痫通常可分为二型:颞叶内侧癫痫（mesial temporal lobe epilepsy,MTLE）、颞叶新皮质癫痫（neocortical temporal lobe epilepsy,NTLE）。颞叶新皮质癫痫的来源最早在 1959 年由 Scholz W 提及,并将颞叶前份的癫痫作为一种独立的皮质癫痫类型,1977 年 Rosdolsky M 正式提出新皮质癫痫的定义,并对其进行描述。随着对临床-电-癫痫网络的认识深入,在原来 2 种型的基础上又增加了 3 种类型:颞极癫痫、颞叶内侧外侧型和颞叶癫痫附加症。这种分类非常重要,因为颞叶新皮质癫痫所需的手术治疗策略与颞叶内侧癫痫不同。与癫痫起源相当局限且基本局限于近中线结构的 MTLE 相比,NTLE 癫痫可由不同部位的各种病灶如脑肿瘤、血管畸形、脑外伤病灶及脑炎等引起。因此,NTLE 与其他各脑叶的局灶性新皮质癫痫相似。

近几十年来,由于人们对颞叶新皮质起源的难治性局灶性癫痫的外科治疗越来越感兴趣,归纳整理出了一系列独特的颞叶皮质癫痫特征。综合头皮和侵入性电极监测获得的长程视频脑电图癫痫发作数据进行详细分析,以及磁共振结构成像技术越来越高的分辨率,可以较好地区分 MTLE 和 NTLE。NTLE 的最有说服力的证据是成功切除颞叶新皮质癫痫灶后癫痫发作终止。

二、颞叶新皮质的解剖与生理

（一）系统解剖学

系统解剖学包括分区、脑沟回、动静脉等解剖。

颞叶上界为外侧裂,下界为颅中窝底,在半球外侧面上借外侧裂后端至顶枕沟的垂线与顶叶分界,在半球内侧面借顶枕沟下端至距状沟前缘的连线为界线。颞叶前端称为颞极。颞叶新皮质为侧副沟以外的颞叶皮质。颞叶下外侧缘的体表投影为自颧弓上缘中点,沿颧弓稍上方,向后至外耳道稍上方的连线。

1. 颞叶新皮质表面的沟回

（1）外侧面:有 2 条相互平行而前、后走向的纵沟,分别称颞上沟和颞下沟。颞上沟与外侧裂之间为颞上回,顶叶的角回覆盖颞上沟的最后端。颞下沟的上、下脑回分别称为颞中回和颞下回。颞下回以下缘与半球下面的枕颞外侧回分界。

（2）下面:为颞叶底面,其沟回与枕叶底面延续,包含2个长沟、1个短沟、3个脑回。两个长沟:枕颞沟位于外侧,分隔枕颞外侧回与枕颞内侧回（梭状回）;侧副沟分隔梭状回与内侧的海马旁回。短沟:嗅脑沟,位于钩外侧缘,钩和梭状回之间,可能与侧副沟延续。

（3）上面:颞叶的上面对应外侧裂和外侧裂池。从前向后分为3部分:颞极平面、颞横回前部、颞平面。

2. 颞叶新皮质的血管组成 详见第四十二章"颞叶癫痫的手术"相关内容。

（二）功能解剖

1. 颞叶新皮质的分区和功能 颞叶新皮质的主要位置（图34-8）、分区（依据 Brodmann 分区法）和功能如下:

（1）听觉性语言中枢（22区）:位于优势半球的颞上回后部,属于 Wernicke 区。若此区受损,患者虽听觉正常,但听不懂别人讲话的意思,也不理解自己讲话的内容,称为感觉性失语症。

（2）听觉区（41区和42区）:位于颞横回。每侧听区接受来自内侧膝状体传入的两耳感觉冲动。因此,一侧听力受损,仅出现轻度双侧听力障碍,不至于引起全聋。

（3）20区:位于颞下回,主要功能是视觉信息。

（4）21区:位于颞中回,主要功能是处理视觉信息及参与其他颞叶相关的功能。

（5）36区:位于海马旁皮质,主要功能是视觉和海马相关功能。

（6）37区:位于梭状回,主要功能是视觉认知。

（7）38区:位于颞极区,主要功能是精神皮质,人类的情绪和精神活动不但与眶额皮质有关,与颞叶也大有关系。

2. 颞叶新皮质内部的白质及纤维联系 颞叶的主要纤维联系包括同侧半球内皮质间的联络纤维、对侧半球的联合纤维和投射纤维。

（1）联络纤维

1）听区联络纤维:包括41区和42区（部分）的纤维,投射至额叶眼区（8区上部）,视联络区（18、19区）、额叶、顶叶的面区（6、44、43、1区）、颞上回（22、21区）,颞中回（37区）。

2）钩束:联系前颞叶和眶额皮质,其在岛阈深部形成弯曲并走行在腹侧极外囊和外囊内。钩束占据颞干前部,其功能仍未完全明确,但有研究表明眶额皮质和前颞叶与面部、动作、物体、情感的认知有关。

3）下纵束:位于视放射外下方,毗邻颞角外侧壁的下部。下纵束联系前颞叶与梭状回、枕叶背外侧部。下纵束与视觉刺激的学习、记忆有关。枕颞沟后部称为"视觉词汇形成区"（visual word form area,VWFA）,其参与通过词汇的视觉刺激参与阅读的学习。

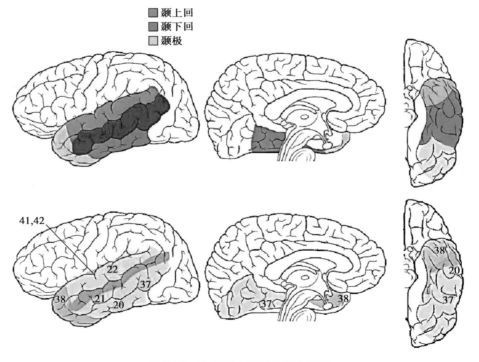

图34-8 颞叶新皮质解剖及分区图

4）弓状束：被认为是上纵束的一部分。弓状束包含两个间接部分和一个直接部分。第一个间接部分联系额下回与缘上回；第二个间接部分联系缘上回与颞上回后部。直接部分联系额下回与颞后区，行走于岛叶背侧呈弓状。弓状束与语言处理相关，语言处理涉及腹侧和背侧两个通路。弓状束形成背侧通路，与语音、声音定位有关。损伤弓状束可导致语音或适当词汇的产生缺陷。

5）下枕额束：也与语言相关，联系额下皮质、前额皮质背外侧面与颞叶底面后部、距状沟上方的枕叶皮质。腹侧通路联络区是已知在图像命名和物体识别中起作用的区域，其在声音命名或语音识别中也具有语义作用。下枕额束占据极外囊、外囊和屏状核的腹侧部。下枕额束位于颞干的后2/3部，其白质束走行于颞干，联系颞叶与其他脑区如岛叶、基底核及额顶叶。经外侧裂入路至颞叶内侧结构时可因切开下限沟而损伤下枕额束。颞干位于颞角顶与下限沟之间的区域，或位于下限沟、岛阈、内嗅沟、尾状核尾之间。颞干包含下列纤维束：极外囊、钩束、下枕额束、前连合、脚袢、丘脑下脚其中包括视放射。包括下枕额束、视放射、前连合及下纵束的纤维束混合结构被称为矢状层。

（2）联合纤维：是指连接左、右半球皮质的纤维，主要通过前连合和胼胝体。有实验证明，两侧颞上回前部，可通过前连合与对侧半球相同区域连结，而其后部可通过胼胝体连结对侧相同区域。

（3）投射纤维

1）听觉传入通路：此通路的第一级神经元细胞体位于螺旋神经节，称双极细胞，第二级神经元细胞体位于蜗神经腹侧核和背侧核，第三级神经元细胞位于下丘，其纤维经下丘臂止于内侧膝状体，第四级神经元细胞体位于内侧膝状体，其发出纤维组成听辐射，经内囊后肢（豆状核下部），投射至大脑皮质听区颞横回。听辐射的大部分投射到41区，少量投射至42区。人类听辐射的终止有特定的定位关系，亦即听辐射的背侧部分，传导高音冲动，并投射至41区内侧部，听辐射腹侧部，传导低音冲动，并投射至41区外侧部。

2）视放射：即膝距束，其解剖较为复杂。视觉传入经视神经、视交叉、视束至丘脑外侧膝状体。外侧膝状体位于丘脑下外侧，且位于下脉络点脑池侧的后方。离开外侧膝状体的纤维分为3束：后束向后到达距状裂上唇，无向前弯曲；中束行至距状裂皮质途中有一部分向前的弯曲；前束走向距状裂下唇途中在颞角顶部有明显的向前弯曲，称为Meyer环。损伤Meyer环可导致对侧上象限盲。来自胼胝体毯的薄层纤维分隔视放射与

颞角。视放射完整地覆盖颞角顶，并超出颞角前壁数毫米。视放射也覆盖颞角外侧壁，但不包括前部。在三角区水平，视放射只覆盖三角区外侧壁，其内侧壁与视放射无关。

（三）颞叶新皮质的生理功能、皮质电刺激、功能磁共振网络的研究结果

1. 颞叶新皮质的生理功能

（1）听觉性语言中枢：又称感觉性语言中枢（Wernicke）区，位于优势半球颞上回后部。损害后表现为能听到声音，但不理解含义，即感觉性失语。

（2）听觉中枢：位于双侧颞上回中部及颞横回。损伤可表现为听觉受损。

（3）视辐射、视束：位于颞叶后方深部。损伤后出现视野改变，双眼对侧同向象限盲。

（4）精神、性格控制区域：优势侧颞叶广泛外侧皮质，如广泛损害出现精神症状，人格改变，情绪异常等。

2. NTLE的皮质电刺激评估 详见第十八章第四节相关内容。

3. NTLE与功能磁共振脑网络 癫痫发作通常被认为是由于兴奋性和抑制性电位之间的不平衡引起的，这种不平衡导致了一种过度兴奋状态，即抑制的生理机制不足以控制异常的节律性神经放电。异常脑网络中神经元的协同活动构成了癫痫的基本病理生理机制。功能磁共振（fMRI）基于血氧浓度水平依赖比对技术（BOLD），可应用于癫痫中描计癫痫网络。静息态或任务态磁振fMRI用于分析大脑的基础网络功能连接状态。fMRI具有高空间分辨率，结合脑电图的高时间分辨率的特点，可以联合定位癫痫灶及功能区。

涉及颞叶新皮质的异常致痫网络的功能和结构特征，决定了NTLE电临床综合征和癫痫预后等临床特征。随着脑功能和结构测量方法学的发展，对神经功能和结构网络评估变得越来越准确。功能磁共振成像（fMRI）可以评估NTLE患者全脑的神经连接模式。记忆与语言损害是颞叶癫痫患者术后常见的并发症。针对NTLE，尤其是优势半球颞叶外侧皮质与语言功能区关系密切的特点，保证手术不损害语言功能区是手术成功的关键。因此术前对患者语言优势半球的确认及语言区的范围、连接的评估至关重要。利用fMRI结果的偏侧指数确定语言优势半球与传统的"金标准"Wada试验相比，符合率可达90%以上。

总而言之，尽管应用于癫痫尤其是NTLE的网络连接组学领域相对较新，但越来越多的证据表明，异常网络连接可能作为个体化癫痫分型和预后的生物标志物。这在未来可能会成为难治性NTLE术前常规评估之一，

从而制定更个性化的手术治疗方案。此外,脑功能连接可能作为新的生物学标志物,有助于评估术后长期癫痫疗效和认知功能的变化。

三、颞叶新皮质癫痫的症状学、电生理学与影像学特点

根据癫痫和癫痫综合征国际分类,颞叶新皮质癫痫有部分特点。颞叶新皮质癫痫的常见发作形式有单纯部分性发作、复杂部分性发作以及继发性全面性发作。通常,相对于内侧面颞叶癫痫的发作病史,这类患者少有发热性的发作病史和热性惊厥的家族史。EEG上发作间期常有一侧癫痫样活动,发作期大部分有同侧癫痫样放电,以不规则的大脑半球δ慢波为主,常有侧向性并快速播散。

(一)一般特点

1. 单纯部分性发作的典型特点是听幻觉、错觉、睡梦状态,视觉性感知障碍或语言主侧半球有病灶时可出现言语障碍。

2. 复杂部分性发作往往以姿势性运动发作开始,继发全面性发作。发作后有遗忘症,恢复时间比较快。

(二)颞叶新皮质癫痫发作特征

1. 先兆 约2/3颞叶新皮质癫痫患者发作有先兆,并且是独立发生的,即在其他癫痫症状出现前停止,或者发展为可以在视频监测过程中观察和分析的症状。先兆包括累及新皮质的先兆,如发作性听幻觉、似曾相识感、视幻觉、眩晕、失语,也可表现为累及岛叶或者岛盖区相关的先兆,如恶心、心悸、感觉异常、疼痛等,约1/3颞叶新皮质癫痫患者可表现胃气上升感,虽然发生概率低于颞叶内侧癫痫的患者。

2. 发作症状学 NTLE发作症状学呈多样性,包括阵挛和强直、单侧癫痫样痉挛、肌张力改变、单侧自动症、反应性保留的自动症、吐痰、面部表情不对称、单侧眨眼、发作性眼球震颤、运动不能、发作性语言表现、意识丧失等。此外还有部分发作后的表现,主要表现为发作后失语症、发作后擦涕、发作后记忆功能障碍。其他表现有围发作期的饮水和头痛、同侧咬舌等表现。

3. 吐痰和蹬踏样动作 可作为发作性或是发作后事件,亦可在颞叶新皮质癫痫中出现。

4. 颞叶新皮质癫痫(NTLE)与颞叶内侧癫痫(MTLE)的鉴别 见表34-1。

表 34-1 NTLE 与 MTLE 鉴别

	NTLE	MTLE
发病年龄	易发生于青少年,平均比MTLE患者高5~10岁	与病因有关,各年龄段均可能发生
既往史	无特殊	既往多有高热惊厥、中枢系统感染、围生期并发症或头部损伤等
先兆	约2/3有颞叶新皮质受累先兆,如发作性听幻觉、似曾相识感、视幻觉、眩晕、失语等	内脏感觉先兆及恐惧先兆多见
症状学	症状多样,听幻觉、阵挛性运动、发声、吐痰、发作性言语等更常见,并更快地继发全身化,静止性凝视和无反应性较常见,常伴有对侧肢体阵挛	症状较为刻板,同侧口咽自动症、同侧肢体自动症、对侧肢体肌张力障碍、过度换气、身体移动、发作后咳嗽等更常见
发作持续时间	<1分钟	>1分钟
脑电图特点	更多表现为颞中、后起源,发作起始δ慢波节律为主,发作期单侧颞部θ节律少见,单侧起源很快向对侧播散或进展至双侧	前颞(F7/8)或蝶骨起源(Fp1/2),发作间期同侧颞叶内侧癫痫样放电常见,发作期单侧颞部θ节律多见
神经心理评分	多无明显下降	部分受到影响

(三)脑电图特点

颞叶新皮质癫痫头皮EEG可呈如下表现:①无异常;②背景活动轻度或显示非特异性异常,如一侧慢波偏多,单相慢波节律可能具有定位价值,癫痫发作起源于同侧;③颞叶棘波、尖波、尖慢综合波和(或)慢波,单侧或双侧同步,但也可不同步。④除了头皮EEG异常外,颅内脑电图或立体脑电图(SEEG)描记能更准确地发现发作间期或者发作期的起源和异常分布。

(四)影像学特点

颞叶新皮质癫痫的影像学特点随病因变化各异。在新皮质颞叶切除术中发现的最常见的慢性结构异常为神经节细胞瘤、发育不良的神经上皮肿瘤或神经细胞瘤、血管畸形(主要是海绵状血管瘤)、创伤后软化灶和皮质发育畸形等。部分研究认为颞叶新皮质癫痫的主要特点是通常不合并海马硬化,而以海马旁回皮质发育不良为主要表现,尤其是FCD I型。然而仍有部分患者

在磁共振上呈阴性改变，甚至没有皮质发育不良的表现。功能性磁共振（fMRI）在颞叶新皮质中的应用目的主要为定位功能区，同时 fMRI 可以发现异常激活的脑区，用以辅助癫痫灶定位。发作间期的 PET-CT 与其他位置来源的癫痫类似，主要表现为海马旁回、中颞区的低代谢改变，而发作期的 PET-CT 同样表现为局部高代谢。最近研究认为基于 18kDa 转运蛋白（TSPO）的 PET 成像可以用来辅助检测颞叶新皮质癫痫。脑磁图常用来与发作期脑电图相结合可用于定位，或者为立体脑电图（SEEG）埋藏提供参考。

四、颞叶新皮质癫痫的 SEEG 埋藏策略

（一）颞叶新皮质癫痫的 SEEG 适应证

1. EEG 难以定侧的颞叶癫痫。

2. 磁共振阴性的颞叶癫痫。

3. 伴有结构性病变的颞叶新皮质癫痫

（1）发作期 EEG 及发作症状学与病灶定位相矛盾。

（2）单一病灶广泛，如广泛的大脑一侧软化灶，而发作期 EEG 提示起源局限，行进一步 SEEG 可避免广泛切除。

（3）多发病灶如结节性硬化癫痫，进一步 SEEG 有利于判断癫痫起源。

（4）功能区病灶行 SEEG 可进一步精确定位功能区和癫痫灶。

（二）颞叶新皮质癫痫 SEEG 埋藏策略

1. EEG 难以定侧的颞叶癫痫 EEG 难以定侧的颞叶癫痫中，以下几种情况需用 SEEG 进一步评估：发作间期双侧颞区棘波发放、发作期双侧颞区放电、双侧颞叶均出现结构性异常、双侧颞叶相关功能减退。

在发作间期双侧颞区棘波发放的患者中，若患者合并一侧海马硬化且其发作期脑电图起源于同侧，则无需行进一步 SEEG 评估。除此之外患者均可接受进一步 SEEG 评估，尤其对于神经影像高度怀疑一侧颞叶存在结构异常的患者。置入电极时，靶点除了相关病灶外，应包含和双侧颞叶癫痫密切相关的海马区及海马下区，包括内嗅皮质、颞极、海马旁回。目前认为一半以上的双侧颞叶癫痫除了需对双侧颞叶内侧同时进行评估外，颞叶外可影响双侧颞叶放电的脑区也应包含在靶点设计内，例如扣带回后方或岛叶，尤其是磁共振阴性的患者。

2. 磁共振阴性的颞叶癫痫 对于 MRI 阴性的颞叶癫痫来说，当 EEG 可定侧时，基于许多颅内深部放电监测到颞叶癫痫神经回路的复杂性，必须关注多个区域之间相互作用的癫痫放电传播，同时兼顾颞叶新皮质及边缘系统，以进一步鉴别不同颞叶癫痫亚型。FCDI 型在

MRI 上通常难以辨认，且 EEG 常无特征性改变，通常与局灶性发作间期节律性癫痫样放电相关，靶点应覆盖颞叶内外侧、颞极及颞叶后方，尤其针对优势侧半球的颞叶癫痫，以指导下一步手术切除范围是否需要包括颞叶内外侧结构，尤其是颞叶后方，尽可能保护语言、记忆相关结构。

3. 伴有结构性病变的颞叶新皮质癫痫 在以往观念中，伴有结构性病变的颞叶癫痫患者，大部分不需要侵袭性评估，只要临床、功能和脑电图特征一致且有利于明确的单侧颞叶切除，直接行单侧标准颞叶切除术即可获得较好的预后。而对于 MRI 阴性但可能存在 FCD 的情况下，则推荐进行颅内电极置入埋藏。随着精准癫痫外科和颞叶认知功能保护理念的大力推行，以及电热凝射频技术、脑立体定向术等辅助治疗技术的发展，基于电传播网络的个性化靶点设计成为了趋势。

（1）发作期 EEG 及发作症状学与病灶定位相矛盾：新皮质癫痫往往合并 MRI 可定位的病灶，但很多情况下病灶不能或不完全能解释 EEG 所监测到的癫痫放电。通过 SEEG 的监测，部分颞叶新皮质癫痫合并同侧颞叶内侧的放电。其中，常见的局灶性皮质发育不良、神经源性胚胎发育不良性肿瘤合并癫痫的患者中，仅 1/3 病例中病灶完全符合局限性癫痫灶定位，其余 2/3 病例中可监测到癫痫放电网络或双侧癫痫起源区。同样的，在血管畸形尤其是海绵状血管畸形合并癫痫患者中，癫痫起源区可能出现在病灶远隔部位。因此，对于不同类型的癫痫灶或病灶，应基于 EEG 的结果进行个性化的靶点设计。

（2）单一病灶广泛，癫痫放电局限：当癫痫病灶广泛时，常累及颞叶后方、颞叶内侧结构甚至是颞叶外结构，可能病灶范围远超出 MRI 可见的病灶边界，例如多脑回畸形，通过 SEEG 监测除了可避免术中不必要的脑结构破坏外，对于不符合手术切除适应证的病灶，还可利用热凝技术破坏癫痫放电的传播途径。因此靶点设计除应保证电极路径包括病灶累及脑回、病灶边缘、颞叶内侧结构外，还应考虑如何保证电极路径同时包括下一步可通过热凝孤立病灶与周围无异常放电的皮质结构。

（3）多发病灶或合并不止一处癫痫放电起源灶：双重病理、灰质异位及结节性硬化等在新皮质癫痫病例中常见，其棘手之处不仅在于病灶分散，更重要的是常合并一侧多处甚至双侧癫痫放电，此种情况下往往需要进一步评估癫痫放电传导网络与多发癫痫灶或病灶的位置关系，以期减少手术损伤，或通过射频热凝对病灶及癫痫起源区、电传导网络节点或称扳机点进行破坏。

靶点设计应保证:①电极尽可能覆盖各个病灶;②电极靶点应基于EEG发作期放电传导模式及发作症状学,尽可能包括边缘系统、颞极、颞叶后方等,以进一步判断放电传播网络;③保证病灶内电极热凝射频范围可覆盖病灶边界;④功能区病灶:颞叶皮质涉及的功能区包括颞上回后方的语言区(Wernick's区)和优势半球的舌回(阅读中枢)。当病灶累及或靠近功能区时,通过SEEG不但可以监测深部癫痫放电传导通路,还可通过电刺激评估病灶、癫痫灶与功能区间的关系,以期尽可能切除癫痫灶的情况下保护患者核心功能。颞叶新皮质癫痫常合并同侧颞叶内侧放电,此类患者术前术后应进行全面的认知、语言、记忆评估,判断优势半球,因而靶点应尽可能覆盖杏仁核、海马、皮质功能区及病灶。

五、颞叶新皮质癫痫的手术方法与预后

NTLE指癫痫起源位于侧副沟以外颞叶皮质区域,而非颞叶内侧底面,且排除颞叶外癫痫灶。术前需要根据NTLE的各种不同病灶类型如:脑肿瘤、局灶性皮质发育不良、血管畸形、脑外伤瘢痕灶及脑炎软化灶等采取不同的手术方案。脑肿瘤患者尽量切除肿瘤及癫痫灶,往往需要扩大切除;血管畸形患者要完全切除畸形团避免出血,也需要切除癫痫灶;局灶性皮质发育不良主要切除皮质发育不良区域,必要时扩大切除;脑外伤瘢痕灶及脑炎软化灶在切除瘢痕灶/软化灶的同时要扩大切除周边致痫皮质。

NTLE做到癫痫灶完全切除手术预后较好。手术癫痫控制不良的原因主要有:

1. 将颞叶外的癫痫误诊为NTLE 外侧裂浅皮质、额叶眶额回、顶叶、枕叶以及岛叶癫痫,可以有和NTLE类似的症状表现和脑电图改变,容易造成误诊误判。

2. 混淆颞叶内外侧癫痫 颞叶癫痫灶未能准确定位,误将NTLE当作MTLE手术治疗,仅切除前颞叶、海马、杏仁体等结构;或将颞叶内外侧癫痫当作单纯的NTLE、MTLE。

3. 癫痫灶位于重要功能区 当NTLE癫痫灶与语言、视觉等重要功能区及传导束位置重叠,无法手术完全切除时。

4. 颞叶癫痫附加症 患者合并有颞叶以及颞叶外结构的癫痫灶,手术仅处理NTLE区域而忽略了颞叶外病灶。目前也有部分较新的报道利用神经调控进行治疗,认为反应性神经刺激(RNS)可作为耐药性局灶性新皮质癫痫的治疗手段。

【典型病例】

1. 病史及查体 反复出现意识丧失,发作前无明显先兆,发作起始意识丧失,发声"呃"后不自主上身前倾坐位,右上肢强直握拳,右下肢屈曲,伴口咽自动症,发作后常有不自主痴笑面容,每次持续1分钟左右,发作频率为每7~10天发作1次。口服奥卡西平、左乙拉西坦、吡仑帕奈控制不理想,既往无高热惊厥、脑炎、头部外伤等病史,神经系统查体呈阴性,术前行神经心理学评估,评估内容包括语言、记忆、执行力、心理等测试未见明显异常。

2. 无创术前评估 术前磁共振(图34-9A~E)检查提示左颞、双侧额顶叶、双侧侧脑室室管膜下多发异常信号,术前颅脑CT(34-9F)提示右侧脑室室管膜下钙化灶,结合上腹部彩超提示右肾异常信号(错构瘤可能性大),考虑多发性结节性硬化可能。PET-CT(图34-10)提示左侧颞叶及左侧海马代谢减低。发作间期头皮EEG提示左额颞区尖慢波、棘慢波(图34-11),发作期头皮EEG提示:从F7、F8、T3起始慢波,左颞更明显;发作起始后很快扩散至左额颞,左颞出现尖波(图34-12A、B,画廊34-3、画廊34-4)。

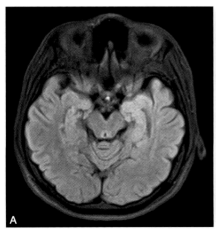
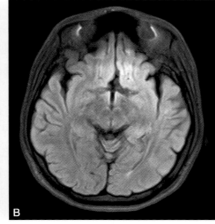
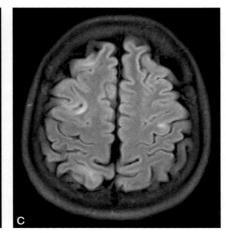

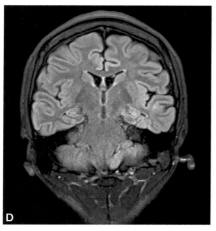
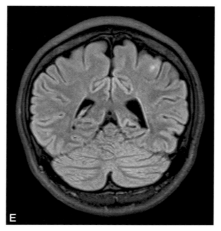
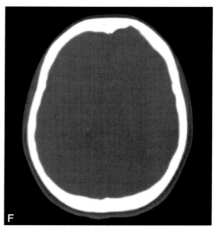

图 34-9　患者无创术前磁共振和 CT 检查

A～E. 左颞、双侧额顶叶、双侧侧脑室室管膜下多发异常信号;F. 侧脑室室管膜下钙化灶。

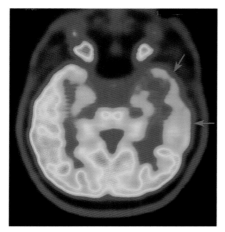
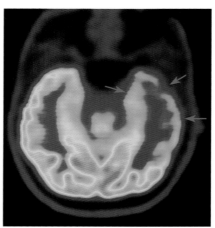

图 34-10　患者无创术前 PET-CT 检查(左侧颞叶及左侧海马代谢减低)

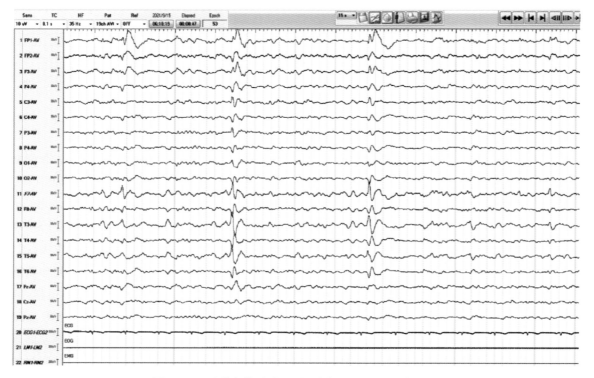

图 34-11　发作间期头皮 EEG:左额颞区尖慢波、棘慢波

467

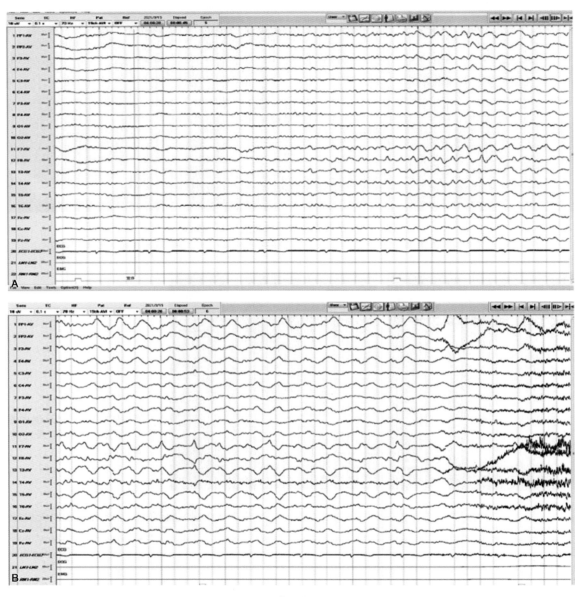

图 34-12 发作期头皮 EEG

A. 发作起始：从 F7、F8、T3 起始慢波，左颞更明显；B. 发作起始后很快扩散至左额颞，左颞出现尖波。

画廊 34-3 患者头皮脑电图

画廊 34-4 患者磁共振

3. 侵入性术前评估 术前考虑患者为青少年，右利手，既往无高热惊厥、头部外伤等，发作前无明显先兆，有发声表现，发作时意识丧失，发作时间较短，发作后痴笑，病灶为左颞、双侧额顶叶及侧脑室旁，发作期脑电图提示左侧额颞区局灶性慢波起始，发作间期左侧额颞区异常放电。PET-CT 提示左侧颞叶低代谢，术前磁共振提示病灶非肿瘤性改变可能性大，考虑结节性硬化可能，由于左额颞皮质病灶多发，进一步行 SEEG 监测确定癫痫灶，术中置入电极包含左侧额颞电极（图 34-13）。术后停药监测 2 周，监测到 3 次发作，发作期脑电图起源于左颞新皮质（SEEG 电极的大数端包括：颞上回中份皮质至海马头电极近皮质端 HP 5-7、颞上回中份皮质至杏仁核电极近皮质端），快速传播至左侧颞叶内侧面、额叶外侧面（图 34-14），发作间期可见左侧颞叶新皮质病灶处、左侧颞叶内侧异常放电（画廊 34-5）。

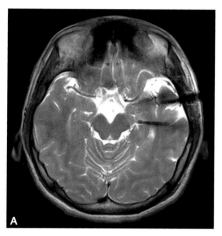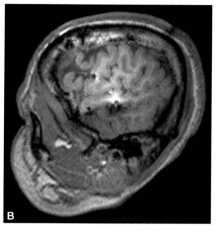

图 34-13　深部电极置入后部分电极磁共振图像

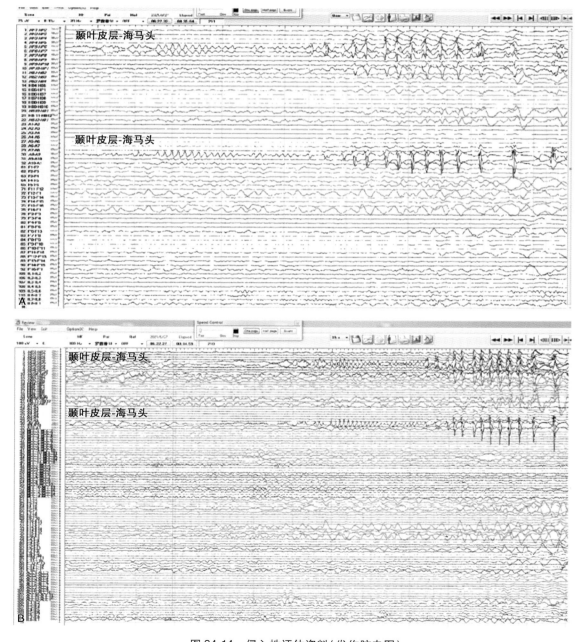

颞叶皮层-海马头

颞叶皮层-海马头

颞叶皮层-海马头

颞叶皮层-海马头

图 34-14　侵入性评估资料(发作脑电图)

A.起源于左颞新皮质;B.快速传播至左侧颞叶内侧面、额叶外侧面。

画廊 34-5 患者 SEEG

4. 手术及预后 根据监测结果,病灶及放电位置位于颞叶新皮质,予以切除,保留颞叶内侧结构和左侧 Wernicke 语言区。术后病理回报:结节性硬化。术后无肢体、语言功能障碍,术后无再发作。

（林元相 姚培森 王 丰）

第三节 其他类型的癫痫

颞叶癫痫远不是传统所认识的"海马硬化"那么简单。除了前面的颞叶内侧型、颞叶外侧型之外,尚有颞极型、颞叶内-外侧型以及颞叶癫痫附加症。本节着重描述后三种类型。

一、颞极型

颞极在颞叶癫痫发作的产生中起着重要作用,这一发现得益于 SEEG 技术的应用。在法国格勒诺布尔,SEEG 研究发现,在术前评估诊断为内侧颞叶癫痫的海马硬化患者中,有大约 35% 患者的发作可表现为单纯颞极起始,或颞极与颞叶内侧同时起始。

在临床表现上,颞极型癫痫与颞叶内侧癫痫会有些许不同,但也不尽然。颞叶内侧型癫痫在脑电图发作起始后,往往会经历一段较长时间方出现临床症状;相比之下,颞极型癫痫发作症状出现得更早。此外,颞极型发作较颞叶内侧发作更易于出现意识丧失。上述特征提示,颞极在颞叶癫痫放电从局灶向广泛区域扩布中可能扮演着一个关键角色。因而,颞极型癫痫发作在症状表现形式上,往往不限于典型内侧颞叶癫痫的自动运动,还可能出现过度运动、强直-阵挛及其他症状。在颅内电极脑电图,颞极型癫痫发作起始最常表现为低波幅快节律而非棘波。

值得一提的是,颞叶癫痫伴海马硬化的患者 MRI 上常见同侧颞极的异常,表现为灰质与白质分界不清、T2 相局部信号增高以及颞极萎缩等。组织病理表现为胶质细胞增生、白质内异位神经元等。有研究发现颞极信号异常往往与致病灶的侧向性一致,但存在颞极异常并不影响前颞叶切除的手术疗效,也没有证据显示颞叶癫痫发作起始部位就与颞极信号异常相关。

【典型病例】

患者男性,25 岁,右利手,药物难治性癫痫二十余年。出生难产史。1 岁即起病,至 18 岁发作 90% 均在睡眠中起病,表现为大叫坐起,伴随恐惧、心跳加速、过度运动（躯干、骨盆及肢体近端反复扭动）,后期可有右侧手部摸索、咂嘴等症,持续 1 分钟,醒后未能回忆发作过程（视频 34-2）。术前检查 MRI 显示右侧颞极信号增高,灰白质分界不清,而同侧海马并无明显萎缩或信号增高（画廊 34-6、画廊 34-7、图 34-15）。PET 扫描显示右侧颞叶显著代谢减低,包括颞极、内、外侧颞叶（图 34-16）。行 SEEG 电极置入（图 34-17）并监测颅内脑电图。在发作起始时,可见颞极率先呈现节律性棘波,继之演变为低波幅快节律,随即杏仁核、海马等内侧颞叶结构也呈现类似改变,放电逐渐扩布至其他区域,在脑电图发作起始 3 秒后患者即睡眠转醒,开始临床发作（图 34-18）。考虑为颞极型颞叶癫痫发作。行右侧前颞叶切除术治疗,术后随访 3 年无发作。

本例患者的发作症状学有着睡眠中起病、发作演变快、过度运动等鲜明的额叶癫痫的特点,加之 MRI 上并无明显的颞叶海马硬化表现,因此非常具有迷惑性。最终由 SEEG 证实发作起始于颞叶,尤其是颞极结构,手术得以实施。

视频 34-2 颞极型发作

画廊 34-6 患者头皮脑电图

画廊 34-7 患者 MRI

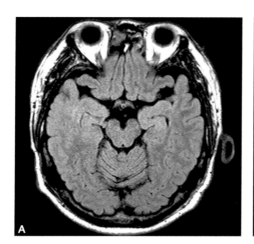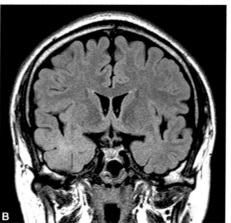

图 34-15 术前 MRI

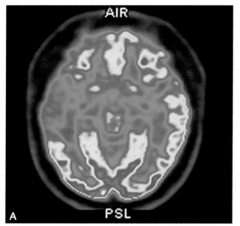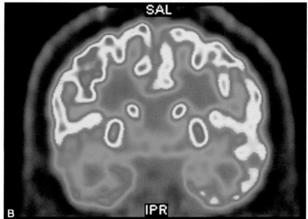

图 34-16 PET 扫描

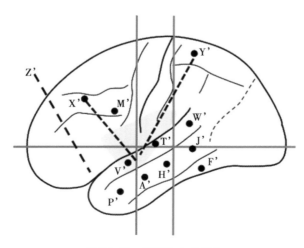

图 34-17 SEEG 电极置入

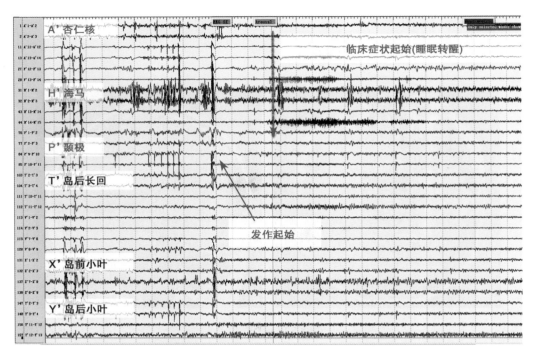

图 34-18　颅内脑电图

二、颞叶内-外侧型

早在 1999 年，Bartolomei 等对 SEEG 信号进行相关分析，认为传统的将颞叶癫痫发作分为颞叶内侧发作和颞叶外侧发作的分类方式过于简单。事实上，有相当一部分颞叶发作是以颞叶内侧和颞叶外侧结构几乎同时起始的，而且当中不乏有在术前 MRI 检查显示海马硬化的患者。SEEG 显示，内-外侧结构发作起始表现为低波幅快节律。颞叶内-外侧型癫痫的存在证实了一个概念：颞叶癫痫的致痫区会比海马病变更广泛，甚至累及相关的边缘系统和新皮质。

在发作症状学上，与颞叶内侧型发作相比，颞叶内-外侧型发作往往更早出现意识障碍、口咽自动症，而且更容易出现言语自动症。这些特征与前述的颞极型有些许相似。

【典型病例】

患者女性，23 岁，右利手，患药物难治性癫痫 13 年。发作症状学：先兆（回想往事）→复杂运动（躯干扭动，咂嘴，吞咽，眨眼）→头眼左侧偏转→左侧肢体强直-阵挛发作→全身强直-阵挛发作。头皮脑电图显示右侧半球癫痫放电，以右侧颞区著。MRI 阴性（图 34-19）。PET 扫描显示：右侧眶额回、岛叶、盖部、颞叶内侧、外侧、颞极、顶叶代谢减低（图 34-20）。行 SEEG 电极置入（图 34-21）并监测颅内脑电图，共监测到两种发作起始

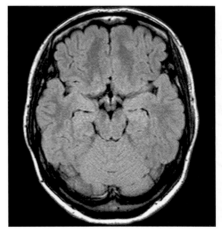
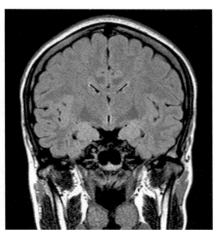

图 34-19　MRI

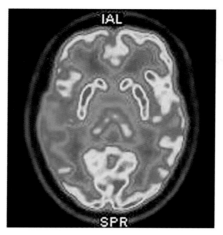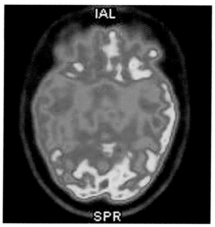

图 34-20 PET 扫描

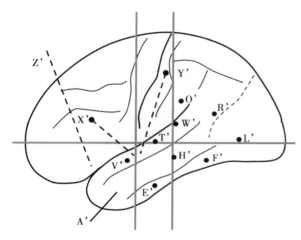

图 34-21 SEEG 电极置入

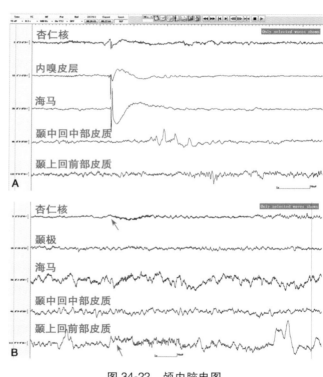

图 34-22 颅内脑电图
A. 第一种发作;B. 第二种发作。

模式。第一种发作起始:内侧颞叶(海马、内嗅皮质、杏仁核)呈现同步性棘波,继之电位减低并演变,而此时颞叶外侧皮质并无节律改变(图 34-22A)。第二种发作起始:杏仁核及颞上回前部皮质同时出现低波幅快节律,而此时海马、颞中回皮质仍呈现间歇期背景节律,无明显受累(图 34-22B)。虽然 SEEG 发作起始呈现两种不同模式,但患者的发作临床症状学相同。患者行前颞叶切除术,术后发作控制。术后病理:局灶性皮质发育不良(FCDⅠb型)。

三、颞叶癫痫附加症

(一)背景、定义及分类

近数十年来,癫痫外科医师大量地开展了海马硬化所致的内侧颞叶癫痫的手术治疗,大多数获得了良好的疗效。然而,长期随访显示,五年无发作率中位数为 66%。对于颞叶癫痫手术疗效不佳的原因,以往归纳为以下 3 点:①手术技术所限,内侧颞叶结构切除不完全;

②对侧颞叶存在致痫灶;③致痫灶本处在颞叶以外区域,只因癫痫放电传导至颞叶,产生颞叶发作症状而被误诊为颞叶癫痫,即假性颞叶癫痫(pseudotemporal seizure)。

随着颅内电极技术的应用,人们逐渐认识到颞叶癫痫并非单纯局限于海马硬化这一病灶,而是涉及复杂的神经元环路,还认识到各种颞叶癫痫的亚分型可以不仅涉及边缘系统,也可累及新皮质。对于这种由多处不同的皮质区域产生的发作,使用传统的"致痫灶"或"致痫区"(epileptogenic zone)一词已经不能很恰当地体现其复杂的空间组织形式,而"致痫网络"(epileptogenic net-work)一词则应运而生。

颞叶癫痫附加症(temporal plus epilepsy,TPE),其概念系由法国的 Ryvilin 与 Kahane 教授提出,是指由颞叶以及颞叶以外紧邻结构组成的一个复杂的致痫网络,这些紧邻结构包括眶额区皮质、岛叶、额顶盖部以及颞顶枕交接区等。由于其复杂性,单纯的前颞叶切除往往并不能获得十分满意的长期预后,被认为是颞叶癫痫手术失败的另一个重要潜在原因。尽管目前仍存在一些争论,TPE 其概念近年来一直受到学界重视,尤其是 SEEG 技术的应用普及和迅速发展,对 TPE 的认识也层层深入。

根据定义,TPE 分作两类情况:①发作起始放电系由颞叶及相邻的颞叶以外结构同时产生;②同一患者存在两种发作类型,起始于颞叶的发作与起始于颞叶以外结构的发作独立存在。笔者认为,第二类情况并非涉及复杂的致痫网络,其本质系涉及多脑叶的"多灶性癫痫",或者是双重病理。

值得一提的是,TPE 应必须与颞叶发作起始后传播至颞叶以外区域(或快或慢)相鉴别,因为后者无需另外切除颞叶以外的结构就能获得良好的发作控制。例如,颞叶癫痫发作传播至岛叶十分常见,岛叶皮质受累可出现于颞叶癫痫发作起始后的任何时间阶段(可早可晚,0~30 秒均可发生),但不论早晚,保留岛叶皮质、单纯前颞叶切除术即能获得满意的长期疗效。

(二)临床特点

TPE 并非罕见,Barba 研究显示大约 10% 的颞叶癫痫手术患者系 TPE,其中累及岛叶者占 4.2%,颞顶枕交界区占 3%,额顶盖部占 2.4%,眶额区占 1.2%。

临床上,要将 TPE 患者从常规颞叶癫痫患者中甄别出来,仅仅通过无创的术前评估技术十分困难。确诊 TPE 仍需依赖颅内电极脑电图,尤其是 SEEG。至于哪些患者需要进一步行 SEEG 电极置入,目前国际上并没有统一的标准。结合法国学派的经验,笔者所在癫痫中心会综合考虑 TPE 的以下临床特点或因素:

1. 既往病史　有明确的或高度可疑的脑炎病史,提示致痫灶范围要比热性惊厥所致海马硬化癫痫更加广泛。有时要仔细询问病史,方能区别于热性惊厥:若发热时存在意识丧失,发热时间长达数天甚至一周,或者惊厥的肢体局限在一侧而非全身,应高度怀疑为既往脑炎病史。

2. 发作症状学　颞叶癫痫患者更易于在发作前产生预警,出现腹部先兆、姿势性自动症,在发作后不能回忆;TPE 患者则表现为自主神经症状(面色潮红、过度流涎、恶心呕吐、咽喉部紧缩感、呼吸困难等)出现早、程度重,更多出现一些特殊的感觉症状,如口周麻木、肢体冷热痛觉、味幻觉、前庭觉及听觉先兆等,在躯体运动症状方面,TPE 往往较早出现肢体强直/肌张力障碍,更易于出现面肌强直等岛盖部症状,还易于出现头眼向对侧偏转以及全面性强直阵挛发作。

3. 影像学　若颞叶癫痫患者 MRI 呈阴性,尤其是无海马硬化及其他结构性病灶,应考虑行 SEEG 电极置入。

4. 头皮脑电图　有研究报道 TPE 患者在发作间期更多见双侧或中央前区的异常,而在发作期更多见于前额叶、颞顶及中央前区。尽管上述特征对 TPE 确诊并无明显特异性,但可作为发掘疑似病例的线索。

5. 发作间期 PET 扫描　一侧岛叶、盖部、眶额区或颞顶枕交界区皮质呈现明显代谢减低时,提示颞叶以外结构可能在发作中受累。PET 扫描在癫痫外科术前评估中有着重要价值,但应谨记,发作间歇期 PET 代谢减低区域仅仅反映的是"功能缺失区"的范围,并不能就此等同于"致痫区",更不能完全以 PET 扫描结果来决定切除范围。

若仅按照颞叶癫痫的处理方式为 TPE 患者施行前颞叶切除术,术后疗效将不容乐观。Barba 教授统计的经前颞叶切除的患者中,TPE 患者在术后早期无发作率似乎尚可,但术后两年内无发作率便迅速下降,至十年随访无发作率仅 14.8%。若在颞叶致痫区切除的基础上,还将颞叶以外结构的致痫皮质进行了充分的切除,术后仍然可以获得非常满意的发作控制。

作为一种多脑叶癫痫,TPE 不仅是颞叶手术疗效不佳的重要原因之一,TPE 还是癫痫患者猝死的特殊危险因素,原因有两点:①岛叶与心血管功能密切相关;②TPE 更易于继发全面性强直-阵挛发作,这也是诱发呼吸衰竭加重的主要原因。

(三)困惑与争论

迄今为止,对于 TPE 的精确定义学界仍存在模糊之处。TPE 定义要求"颞叶与颞叶以外结构同步产生发作起始",且认为它与"颞叶发作起始后再传播至颞叶以外结构"属不同的概念,有着不同的结局。那么究竟何谓两处区域"同步发作起始"?在时间上,颞叶以外结构的受累延迟于颞叶多少毫秒、或多少微秒方算作"传播而来"?现今所谓的"同步起始"是否仅仅因为脑电监测的技术瓶颈,而在未来更高时间分辨率的检测下依然存在时间先后之分?要形成 TPE 这样一个复杂的致痫网络,颞叶与颞叶以外结构是有着怎样的病理基础?这些疑问的解答,有待更多的 TPE 病例积累、总结。不论如何,TPE 概念的提出与应用,有助于让医师在术前不再将视野局限在颞叶内侧硬化,在致痫网络的定位上更加综合、全面,这一定程度上减少了手术失败。

【典型病例】

病例 1:患者男性,24 岁,右利手,药物难治性癫痫病史 4 年。既往:7 岁时曾在一次头部外伤后睁眼发愣半小时,具体不详。发作症状学:强直(面肌,左侧上肢)→自动运动(较轻微的吞咽动作)(视频 34-3)。MRI 显示:右侧颞叶内侧信号增高,右侧岛叶皮质疑似信号增高(图 34-23,画廊 34-8、画廊 34-9)。PET 扫描显示右侧颞叶、岛叶、岛盖部代谢减低(图 34-24)。行 SEEG 电极置入(图 34-25)并监测颅内脑电图。发作期 SEEG 显示:H'和 J'(海马)为发作起始区,在间歇期棘波节律放电消失后出现电位减低,突转为低波幅快节律活动,而岛叶电极中以 O'和 V'(岛前小叶)为著与海

马电极几乎同步演变。此后近 10 秒时方出现临床症状(左侧上肢强直)。与岛前小叶相比,岛后小叶电极 L'(岛前长回)此时尚无反应(图 34-26)。行右侧前颞叶切除+岛前小叶切除术(图 34-27),术后随访 6 年无发作。

视频 34-3　颞叶癫痫附加症发作 1

画廊 34-8　患者头皮脑电图

画廊 34-9　患者 MRI

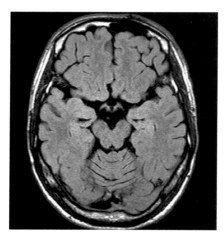
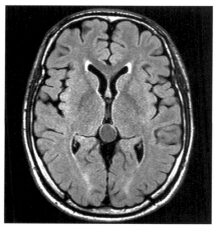

图 34-23　MRI

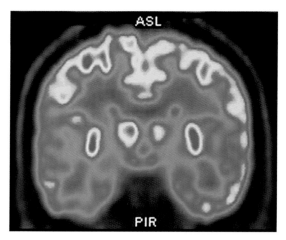

图 34-24　PET 扫描

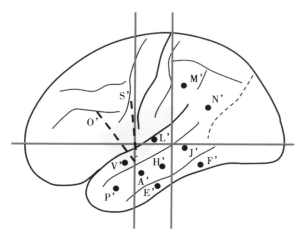

图 34-25　SEEG 电极置入

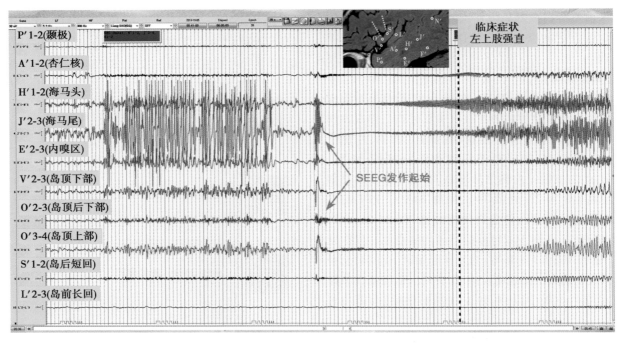

图 34-26　颅内脑电图

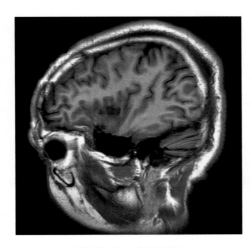

图 34-27　术后 MRI

病例 2：患者女性，24 岁，右利手，药物难治性癫痫病史 3 年。发作症状学：愣神，左手捂嘴（几乎每次发作均有此现象，推测此时可能存在口周异常感觉先兆，但患者发作结束后无法描述）→强直（面肌、颈肌、右上肢）→双眼左侧斜视→自动运动（较轻微的咀嚼动作）→发声→双侧不对称强直→全面性强直-阵挛发作（视频 34-4）。MRI 显示左侧海马硬化（图 34-28）。PET 扫描显示左侧内侧颞叶、岛叶及盖部代谢减低（图 34-29）。行 SEEG 电极置入并监测（图 34-30 系术前 MRI 电极置入后 CT 通过 3D Slicer 软件融合重建得出，画廊 34-10、画廊 34-11）。在发作间歇期，既可见颞叶与岛叶各自独立的癫痫样放电（图 34-31A，红箭

头示颞叶放电，蓝箭头示岛叶放电），又可见到颞叶与岛叶同步的癫痫样放电（图 34-31B，红箭头示颞岛同步放电）。在发作期（图 34-32），左侧内侧颞叶（杏仁核、海马）与岛叶（岛前长回、岛后长回）、额盖等区域同步起始，表现为多棘波节律（第一根红色虚线），突转电位减低，进而演变为低波幅快节律（第二根红色虚线），在 3.5 秒后出现第一个临床症状即左手捂嘴（蓝色虚线）。SEEG 证实患者系颞叶癫痫附加症，给予左侧前颞叶切除+全岛叶+额盖切除（额盖切除在术中唤醒语言功能监测下完成）。术后复查 MRI 显示前颞叶切除（图 34-33A）、全岛叶皮质切除（图 34-33B）、额盖皮质切除（图 34-33C）。术后无任何神经功能并发症，随访 5 年无发作。

视频 34-4　颞叶癫痫附加症发作 2

画廊 34-10　患者头皮脑电图

画廊 34-11　患者 MRI

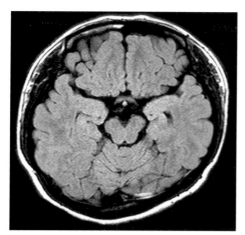
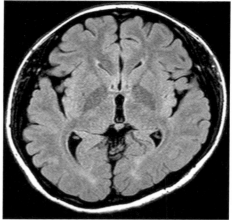

图 34-28　MRI

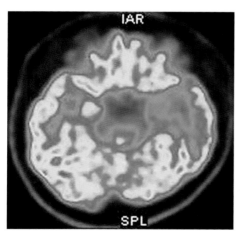
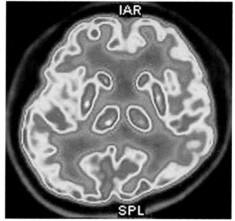

图 34-29　PET 扫描

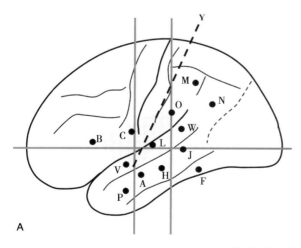
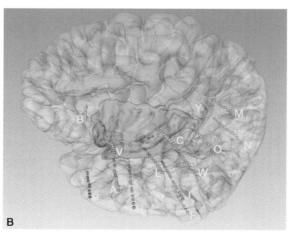

图 34-30　SEEG 电极置入

A. 电极置入计划;B. 电极置入后重建。

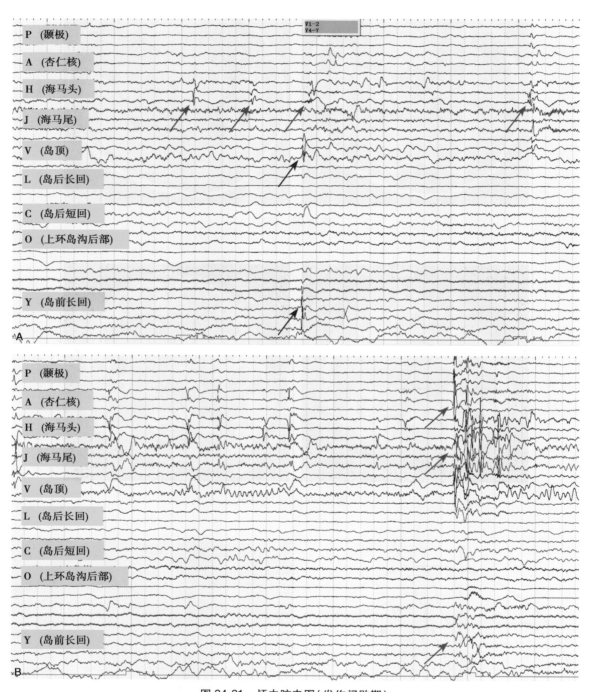

图 34-31 颅内脑电图(发作间歇期)

A.红箭头示颞叶放电,蓝箭头示岛叶放电;B.红箭头示颞岛同步放电。

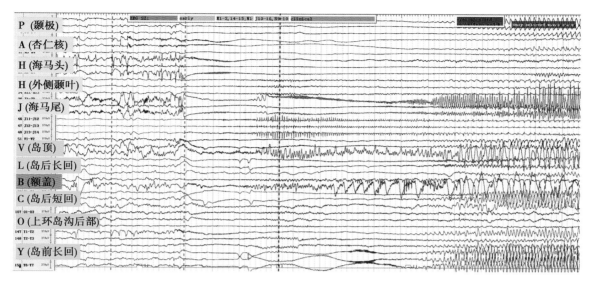

图 34-32　颅内脑电图（发作期）

左侧内侧颞叶（杏仁核、海马）与岛叶（岛前长回、岛后长回）、额盖等区域同步起始，表现为多棘波节律（第一根红色虚线），突转电位减低，进而演变为低波幅快节律（第二根红色虚线），在 3.5 秒后出现第一个临床症状即左手捂嘴（蓝色虚线）。

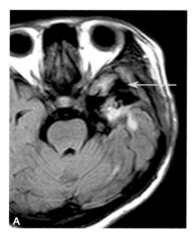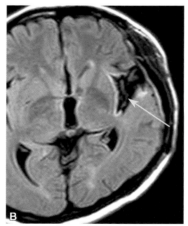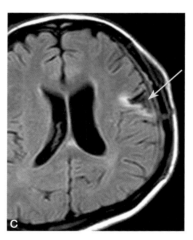

图 34-33　术后 MRI

黄色箭头示切除术区。

通过病例 1 与病例 2 的分析可以看出：①相较于典型的颞叶内侧癫痫，颞叶癫痫附加症更易于在发作症状早期出现肢体强直，更易于出现口周麻木、面肌强直等岛叶、岛盖部症状；②在岛叶受累的颞叶癫痫附加症中，不同患者其岛叶皮质所受累的范围也各不相同：病例 1 中岛前小叶为主，病例 2 则主要累及岛后小叶及额盖部。因此，对于此类患者，只有通过 SEEG 探测致痫灶的范围，而且要对岛叶、岛盖皮质有足够充分的电极覆盖，方能进行精准、个体化的切除。

（郭　强）

| 参考文献

[1] KAHANE P, BARTOLOMEI F. Temporal lobe epilepsy and hippocampal sclerosis: lessons from depth EEG recordings [J]. Epilepsia, 2010, 51(Suppl 1): 59-62.

[2] CENDES F, ANDERMANN F, GLOOR P, et al. Atrophy of mesial structures in patients with temporal lobe epilepsy: cause or consequence of repeated seizures [J]?. Ann Neurol, 1993, 34(6): 795-801.

[3] MAHER J, MCLACHLAN RS. Febrile convulsions. Is seizure duration the most important predictor of temporal lobe epilepsy [J]?. Brain, 1995, 118(Pt 6): 1521-1528.

［4］ AUPY J,NOVIAWATY I,KRISHNAN B,et al. Insulo-oper-cular cortex generates oroalimentary automatisms in temporal seizures［J］. Epilepsia,2018,59(3):583-594.

［5］ WANG Y,WANG X,MO JJ,et al. Symptomatogenic zone and network of oroalimentary automatisms in mesial temporal lobe epilepsy［J］. Epilepsia,2019,60(6):1150-1159.

［6］ YU T,ZHANG G,WANG Y,et al. Surgical treatment of hy-permotor seizures originating from the temporal lobe［J］. Sei-zure,2013,22(10):862-866.

［7］ KING-STEPHENS D,MIRRO E,WEBER PB,et al. Lateral-ization of mesial temporal lobe epilepsy with chronic ambula-tory electrocorticography ［J］. Epilepsia, 2015, 56 (6):959-967.

［8］ AGHAKHANI Y,LIU X,JETTE N,et al. Epilepsy surgery in patients with bilateral temporal lobe seizures:a systematic re-view［J］. Epilepsia,2014,55(12):1892-1901.

［9］ ZHOU X,YU T,ZHANG G,et al. The surgical outcome of patients with bilateral temporal lobe epilepsy［J］. Epilepsy research,2018:1447-1513.

［10］ SCHOLZ W. The Contribution of Patho-Anatomical Research to the Problem of Epilepsy［J］. Epilepsia,1959,1:36-55.

［11］ ROSDOLSKY M,BRANDT T. Neocortical epilepsy ［J］. Fortschr Med,1977,95(18):1188-1194.

［12］ 谭启富,李龄,吴承远. 癫痫外科学［M］. 北京:人民卫生出版社,2006.

［13］ KUCUKYURUK B,RICHARDSON R M,WEN H T,et al. Microsurgical anatomy of the temporal lobe and its implica-tions on temporal lobe epilepsy surgery［J］. Epilepsy re-search and treatment,2012,2012:769825.

［14］ KENNEDY J D,SCHUELE SU. Neocortical temporal lobe epilepsy［J］. J Clin Neurophysiol,2012,29(5):366-370.

［15］ MAIZULIANA H,USUI N,TERADA K,et al. Clinical, se-miological,electroencephalographic,and neuropsychological features of "pure" neocortical temporal lobe epilepsy［J］. Epileptic Disord,2020,22(1):55-65.

［16］ EBNER A. Neocortical temporal lobe epilepsy. In:Luders HO,ed. Textbook of epilepsy surgery［M］. 1st ed. London:Informa Healthcare,2008:252-262.

［17］ MAILLARD L,VIGNAL J P,GAVARET M,et al. Semio-logic and electrophysiologic correlations in temporal lobe seizure subtypes［J］. Epilepsia,2004,45(12):1590-1599.

［18］ PACIA S V,DEVINSKY O,PERRINE K,et al. Clinical features of neocortical temporal lobe epilepsy［J］. Ann Neu-rol,1996,40(5):724-730.

［19］ BERCOVICI E,KUMAR B S,MIRSATTARI S M. Neocorti-cal temporal lobe epilepsy［J］. Epilepsy Res Treat,2012,2012:103160.

［20］ GIL-NAGEL A,RISINGER M W. Ictal semiology in hipp-ocampal versus extrahippocampal temporal lobe epilepsy ［J］. Brain,1997,120(Pt 1):183-192.

［21］ O'BRIEN T J,KILPATRICK C,MURRIE V,et al. Tempo-ral lobe epilepsy caused by mesial temporal sclerosis and temporal neocortical lesions. A clinical and electroencepha-lographic study of 46 pathologically proven cases ［J］. Brain,1996,119(Pt 6):2133-2141.

［22］ OCHOA J G,HENTGARDEN D,PAULZAK A,et al. Subtle pathological changes in neocortical temporal lobe epilepsy ［J］. Epilepsy Behav,2017,71(Pt A):17-22.

［23］ DICKSTEIN L P,LIOW J S,AUSTERMUEHLE A,et al. Neuroinflammation in neocortical epilepsy measured by PET imaging of translocator protein ［J］. Epilepsia, 2019, 60 (6):1248-1254.

［24］ AUBERT S,BONINI F,CUROT J,et al. The role of sub-hippocampal versus hippocampal regions in bitemporal lobe epilepsies［J］. Clin Neurophysiol,2016,127(9):2992-2999.

［25］ DI VITO L,MAUGUIERE F,CATENOIX H,et al. Epileptic networks in patients with bitemporal epilepsy:the role of SEEG for the selection of good surgical candidates［J］. Epi-lepsy Res,2016,128:73-82.

［26］ CHASSOUX F,NAVARRO V,CATENOIX H,et al. Plan-ning and management of SEEG［J］. Neurophysiologie clin,2018,48(1):25-37.

［27］ SCHUSS P,MARX J,BORGER V,et al. Cavernoma-related epilepsy in cavernous malformations located within the tem-poral lobe:surgical management and seizure outcome［J］. Neurosurgical focus,2020,48(4):E6.

［28］ KIM D W,LEE S K,MOON H J,et al. Surgical Treatment of Nonlesional Neocortical Epilepsy:Long-term Longitudinal Study［J］. JAMA neurology,2017,74(3):324-331.

［29］ MA B B,FIELDS M C,KNOWLTON R C,et al. Responsive neurostimulation for regional neocortical epilepsy［J］. Epi-lepsia,2020,61(1):96-106.

［30］ ANDERMANN F. Temporal pole and mesiotemporal epilep-sy:introductory remarks. ［J］. Epileptic Disorders, 2002,4 Suppl 1(3):S7-8.

［31］ CHABARDÈS S,KAHANE P,MINOTTI L,et al. The tem-poropolar cortex plays a pivotal role in temporal lobe sei-zures［J］. Brain,2005,128(Pt 8):1818-1831.

［32］ CASCIATO S,PICARDI A,D'ANIELLO A,et al. Temporal pole abnormalities detected by 3 T MRI in temporal lobe epilepsy due to hippocampal sclerosis:No influence on sei-zure outcome after surgery［J］. Seizure,2017,48:74-78.

［33］ BARTOLOMEI F,WENDLING F,VIGNAL J P,et al. Sei-zures of temporal lobe epilepsy:Identification of subtypes by coherence analysis using stereo-electro-encephalography[J]. Clinical Neurophysiology,1999,110(10):1741-1754.

[34] RYVLIN P,KAHANE P. The hidden causes of surgery-resistant temporal lobe epilepsy: extratemporal or temporal plus? editorial review[J]. Current Opinion in Neurology, 2005,18(2):125-127.

[35] KAHANE P,BARBA C,RHEIMS S,et al. The concept of temporal'plus' epilepsy[J]. Revue Neurologique, 2015, 171(3):267-272.

[36] BARBA C,RHEIMS S,MINOTTI L,et al. Reply:Temporal plus epilepsy is a major determinant of temporal lobe surgery failures[J]. Brain,2016,139(Pt 2):444-451.

[37] ISNARD J,MARC GUÉNOT,OSTROWSKY K ,et al. The role of the insular cortex in temporal lobe epilepsy[J]. Annals of Neurology,2000,48(4):614-623.

[38] 郭强,王艮波,张伟,等.立体脑电图引导外科治疗颞岛型颞叶癫痫附加症[J].中华神经外科杂志,2018,34(12):1217-1221.

第三十五章 额叶癫痫

第一节 概 述

额叶癫痫(frontal lobe epilepsy,FLE)在部分性癫痫中的占比高达55%,是因为额叶是人类体积最大的脑叶,占大脑皮质总面积的35%~38%。但在接受手术的药物难治性癫痫病例中,FLE仅占20%~25%,远低于以56%占比居于第一位的颞叶癫痫。究其原因,可能与FLE精准定位困难,手术效果不佳,相当数量的患者未能进入手术流程有关。定位困难主要是由于FLE的症状学和头皮脑电缺乏固定的范式,尤其当MRI为阴性时,即使通过颅内脑电监测也不能保证术后较好的疗效。加拿大蒙特利尔神经病研究所早期报道的FLE术后无发作率仅为26%;来自美国克利夫兰医学中心的数据显示FLE术后5年的无发作率也只有30.1%。而随着神经影像技术的发展,以及对症状学及头皮脑电理解的加深,近期报道的FLE长期术后无发作率提升至57.1%~68.1%。因此,通过详尽的术前评估,FLE也能获得理想的术后疗效。

一、额叶的解剖

额叶位于大脑的前方,最前方为额极,后界为中央沟。额叶的三个面为底面,外侧面和内侧面。从功能的角度来划分,额叶外侧面由后往前可分为运动区、运动前区和前额区。而在额叶内侧面,旁中央小叶和前额皮质之间为辅助感觉运动区。除了中央前回,额叶还包含一些重要的功能脑区:额眼区位于中央前沟与额上沟交界的区域,与眼球运动、注意及视觉认知密切相关;Broca区位于优势半球额下回三角部的后部和盖部的全部,该区域不仅参与语言的产生,而且与语言的理解也有关(图35-1)。从解剖的角度来说,前中扣带回和额岛盖都属于额叶的范畴。但从癫痫的角度来看,扣带回作为一个整体扮演了重要的角色,因此在本书中单列一章进行阐述。额岛盖与岛叶关系密切,在癫痫的起源和传导的过程中,很难将二者严格地区分开来,因此关于额岛盖的内容被纳入岛叶-岛盖癫痫这一章中。

二、额叶的功能

额叶参与众多的生理功能,包括运动、语言、记忆、

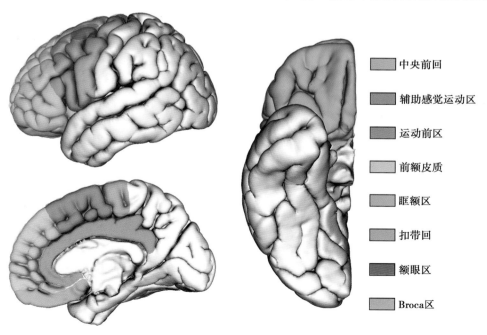

中央前回
辅助感觉运动区
运动前区
前额皮质
眶额区
扣带回
额眼区
Broca区

图 35-1　额叶功能解剖

理解、奖赏、人格形成和注意力管理等。额叶详细的生理功能将在分节中阐述,本节不做赘述,本节主要阐述与额叶功能相关的层级控制理论,因为有研究表明该理论与 FLE 症状的分组密切相关。人们把从额极到中央沟且平行中线的纵轴称之为头尾轴,额叶皮质在行为控制的功能上沿着这条轴发生层级渐变。具体来说,越靠近额叶前部(额极)的皮质越倾向于负责抽象复杂的任务,而越靠近额叶后部(中央前回)的皮质越倾向于负责具体简单的动作。以刷牙为例,前部的皮质负责将这个任务分解为拿牙刷、拿牙膏、挤牙膏、拿水杯、倒水等子任务,并能把挤牙膏又分解为打开牙膏盖、挤压牙膏和抹牙膏等动作。前部皮质完成这些抽象复杂的任务分解后,向后部皮质发出相关指令,由后者完成食指和拇指捏合(挤牙膏)等每一个具体的动作。

三、FLE 的症状

总体来说,FLE 所表现出来的症状多式多样,难以定位。但是这些症状具有一些共性,有利于我们用来鉴别 FLE 和额叶外癫痫。表 35-1 列举了 FLE 和颞叶癫痫在症状特点上的对比。但是需要特别注意的是,这些症状学上的差别只是总体上的差别,不仅某些 FLE 会表现出类似于颞叶癫痫的症状,而且起源于额叶外的癫痫也会表现出类似 FLE 的症状。比如眶额区癫痫就常常表现出口咽或手的自动症状,而颞极癫痫也可以出现过度运动的症状,因此需要结合其他的资料仔细鉴别。

表 35-1　额叶与颞叶癫痫症状学对比

症状特点	额叶癫痫	颞叶癫痫
发作频率	高,每日均发作多见	低
夜间睡眠发作	多见	少见
发作起始速度	急促,爆发式	慢
症状演变	快	慢
发作持续时间	短	长
愣神	少见	多见
姿势性强直	常见,早期出现,持续时间长	少见,晚期出现,持续时间短
过度运动	常见	少见
口咽或手自动	少见	多见
继发全面发作	多见	少见
发作后意识模糊	少见	多见

不仅 FLE 与额叶外癫痫在症状上具有鉴别要点,起源于不同额叶脑区的癫痫症状也有规律可循。来自法国 Aix-Marseille 大学的研究者对 FLE 症状进行主成分和聚类分析,研究表明 FLE 症状特点同样符合沿头尾轴渐变的规律(表 35-2),这与额叶层级控制理论相对应。

表 35-2　FLE 症状沿头尾轴层级变化表

症状特点	头端(额极方向)	尾端(中央前回方向)
早期阵挛	少见	多见
简单运动症状	少见	多见
强直姿势	少见	多见
偏转	少见	多见
躯体感觉先兆	少见	多见
强直性发声	少见	多见
不对称性强直	少见	多见
过度运动	多见	少见
早期意识障碍	多见	少见
负面情绪	多见	少见
协调的指向性动作	多见	少见
发作期言语	多见	少见

四、FLE 头皮 EEG

FLE 的头皮 EEG 表现多样,无特有的固定模式,给定位带来困难。在发作间期,FLE 的头皮 EEG 可表现为弥漫性、多灶性痫性放电,有的甚至出现致痫灶对侧放电或无任何阳性发现。在发作期,由于大部分 FLE 演变速度非常快,头皮 EEG 难以定位;而且发作时患者动作幅度较大,EEG 容易被干扰波掩盖。

美国梅奥诊所关于 FLE 头皮 EEG 的研究表明,致痫灶在额叶背外侧的患者当中,有 72% 的患者发现了与致痫灶一致的痫性放电,而这一比例在内侧面 FLE 中降至 33%。究其原因,是因为额叶背外侧皮质与头皮电极距离近,所以该区域的电活动容易被记录到。内侧面的致痫灶不但位置深在难以记录,而且中线起源的放电易产生双侧传导。底面 FLE 常表现为双侧额颞区放电从而容易导致误判,详情请参照本章第二节"眶额区癫痫"。

(胡文瀚)

第二节　眶额区癫痫

起源于眶额区皮质(orbitofrontal cortex,OFC)的部分性癫痫比较少见,而且眶额区癫痫(orbitofrontal epilepsy,OFE)的定位比较困难。其原因如下:首先从症状学的角度来说,OFC为非表达皮质,即OFC的痫性放电不会表现出特定症状,只有当电活动传导至邻近的皮质如岛叶岛盖、颞叶内侧结构或前扣带回(anterior cingulate cortex,ACC)时才产生相应的症状。而且,其症状与电传导的通路相关,而OFC又与其他脑区有着丰富的纤维联系,所以OFE的临床症状具有多样性。其次从头皮脑电图(electroencephalography,EEG)定位的角度来说,OFC位于前颅窝底,位置深在。起源于OFC的电活动很难到达头皮,或者到达头皮后也衰减严重,即头皮EEG很难比较真实地反映OFC的电活动。最后从影像学的角度来说,OFC附近的额窦气房会造成MRI伪影。而且OFC解剖变异较多,不利于临床医生进行诊断。基于上述原因,既往文献中关于OFE的报道较少。本节将参考既往文献,结合本中心的数据综合阐述OFE。

一、OFC的解剖

OFC位于额叶的底面,紧贴前颅窝底。其前界是额极,后界是前穿质和前环岛沟。OFC被嗅沟、内侧眶沟、外侧眶沟和眶横沟分为直回、内侧眶回、外侧眶回、前眶回和后眶回(图35-2)。其中嗅沟内有嗅束,嗅束在嗅沟的末端,前穿质的前方分为内、外嗅纹,内、外侧嗅纹组成锥体形的嗅三角。嗅束和嗅三角是OFC手术的解

剖学标记。

OFC的血供主要来自眶额动脉,眶额动脉由内侧眶额动脉和外侧眶额动脉组成。这两支动脉分别来自大脑前动脉和大脑中动脉,提供OFC内侧和外侧的血供。

OFC的静脉主要通过额极静脉,额眶前、后静脉和嗅静脉引流。其中额极静脉和额眶前静脉汇入上矢状窦,额眶后静脉和嗅静脉汇入基底静脉。

二、OFC的细胞构筑

人类OFC的细胞构筑随着位置的不同而产生变化,总体来说:由前往后,第Ⅳ层的颗粒细胞逐渐减少,由颗粒细胞区过渡到乏颗粒细胞区,最后变为无颗粒细胞区,与岛叶的无颗粒细胞区相延续;由内到外,第Va层的锥体细胞也存在逐步减少的规律。OFC的细胞构筑分区如下:最前面的是10区,往后为11区,嗅束的内侧为14区,OFC的外部为47/12区,OFC的后部为13区(见图35-2)。

三、OFC的功能连接

OFC不仅其内部自身有着复杂的联系,它与其他脑区也有着广泛的纤维联系。来自灵长类动物的研究表明:OFC接受来自躯体感觉皮质,颞下视觉皮质,初级味觉皮质,嗅觉皮质等脑区的传入纤维;OFC发出传出纤维到下丘脑;OFC与杏仁核之间有双向纤维联系(图35-3)。

四、OFC的生理功能

目前关于人类OFC的生理功能所知有限,现有的研究表明OFC不仅参与味觉和嗅觉等初级感觉形成,而且参与奖赏、惩罚、决定和学习等高级生理功能,这与

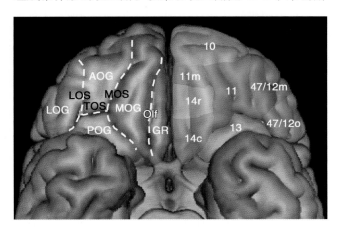

图35-2　OFC解剖和分区

左侧为OFC脑沟与脑回分布,右侧为OFC细胞构筑分区。AOG:前眶回;GR:直回;LOG:外侧眶回;LOS:外侧眶沟;MOG:内侧眶回;MOS:内侧眶沟;Olf:嗅沟;POG:后眶回;TOS:眶横沟。

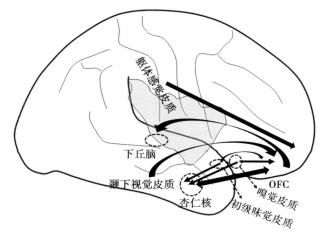

图35-3　OFC的功能连接

情绪及社会行为密切相关。一项神经影像的荟萃分析显示：OFC 的外侧部分参与惩罚功能，内侧部分参与奖赏功能，中后部参与非动机强化功能（图 35-4）。

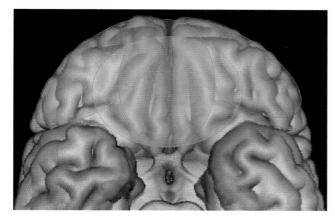

图 35-4　OFC 的生理功能

橙色为惩罚功能，绿色为奖赏功能，蓝色为非动机强化功能。

五、OFE 的症状学特点

在癫痫发作过程中，由于 OFC 本身并不产生特定症状，其症状的表现形式取决于电传导的方向。总体来说，OFE 的电传导通路有额内侧、颞叶和背外侧 3 个方向（图 35-5）。额内侧通路即电活动通过直回向上到达 ACC，这种传导模式表现出的常见症状有过度运动和撅嘴发作。过度运动发作分为 1、2 两种类型，1 型表现为激惹，咒骂，躯体的晃动，四肢的踢打；而 2 型表现为激惹情绪较轻，以躯体中轴如骨盆的晃动为主，很少表现出四肢的踢打动作。撅嘴发作表现为负面情绪（有学者根据其英文首字母归纳为 7D），如厌恶（disgust）、忧虑（distress）、生气（displeasure）、失望（disappointment）、反对（disapproval）、争论（disagreement）和怀疑（doubt）

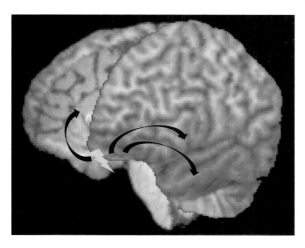

图 35-5　OFE 电传导通路

的同时，双侧嘴角对称性地下拉及额部上抬。颞叶通路即电活动通过钩束传导到颞叶内侧结构，表现为类似颞叶内侧型癫痫的症状，如腹气上升先兆、愣神、口咽或肢体自动等症状。背外侧通路即电活动传导到额叶凸面及额盖，表现为强直、偏转及继发强直-阵挛发作等症状。值得注意的是：患者发作的电传导并不是一成不变的，个别患者的症状可在上述类型中变换。除了上述症状，既往文献报道过其他的症状如嗅觉异常、自主神经症状、发笑及视幻觉症状。

OFE 在发作的昼夜特点上也符合额叶癫痫的普遍特点，即一半以上的患者以夜间睡眠中发作为主。

六、头皮 EEG

尽管在头皮 EEG 的记录过程中，电极与 OFC 有较远的距离，难以反映致痫灶电活动的真实情况，但是通过总结文献和既往病例，OFE 的头皮 EEG 还是有一定的规律。

OFE 患者发作间期的 EEG 常表现出单侧或双侧（致痫灶所在侧为著）的慢波或尖波，分布于前额、额或颞叶。

发作期的 EEG 常表现为弥散性的异常，由于运动伪迹，常常使定位困难。有一部分患者可以定侧，异常的位置多位于额颞区。

七、MRI

由于 OFC 脑沟回密集且个体变异大，并且毗邻的额窦气体会导致 MRI 影像变形，这对 MRI 定位诊断 OFE 有所限制。尽管如此，MRI 对诊断 OFC 上比较明显的致痫性病变如发育性肿瘤、海绵状血管畸形和软化灶等具有较高的价值。但是需要特别注意的是，由于 OFC 紧贴前颅窝底，是头部对冲伤的好发部位。有些细微的挫伤后软化灶容易被忽视，在阅片时需要引起注意。对于 FCD 来说，病变具有典型的灰白质交界模糊、FLAIR 信号增高或穿透征等改变，利用高场强 MRI 并不难发现。但是有很大一部分 FCD 病变的 MRI 改变不明显甚至完全正常。对于前者，使用影像学后处理技术如 VBM 能辅助定位病变；对于后者，借助其他模态的影像学方法如 PET 也能够有定位意义。

八、发作间期 PET

对于症状学和头皮 EEG 高度提示 OFE，而 MRI 无明显阳性发现的患者，PET 能够提供有价值的定位信息。Chibane IS 等报道 16 例 OFE 患者，8 例完成了术前 PET 扫描，仅有 1 例有 PET 阳性发现。而北京天坛医院的 27 例 OFE 患者中,26 例完成了术前 PET 扫描,有 25 例显示了与致痫灶相关的代谢异常,如此高的敏感度可能与 PET-MRI 融合相关。但需要注意的是

健康人群的双侧 OFC 的前部相对于其他脑区的葡萄糖摄取是偏低的(图 35-6),因此在阅片的过程中需要与致痫灶甄别。

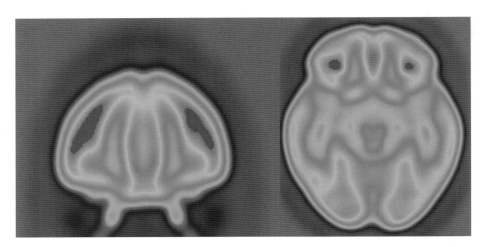

图 35-6　健康人群(*n*=54)头部 PET 平均图像
可见双侧 OFC 区代谢较其余脑区偏低。

九、发作期 SPECT

Kriegel 等人报道了 10 例 OFE,9 例完成了发作期 SPECT,其中 5 例在额叶,2 例在额颞发现了灌流异常,2 例不能定位。

十、OFE 的 SEEG 埋藏策略

1. 电极埋藏指征　OFE 的颅内电极埋藏指征与部分性癫痫埋藏指征一致,即当通过无创性检查不能确定致痫灶的位置和范围,或致痫灶可能与功能区重叠时,建议进行颅内脑电监测。

2. 电极的选择　癫痫外科学界的"北美学派"和"法国学派"在颅内电极的选择上有所不同,北美学派是基于使用硬膜下皮质电极的五区理论,而法国学派是基于使用深部电极的解剖-电-临床理论。既往的文献关于这两种电极定位 OFE 的报道都有,但是从技术角度来说,笔者倾向于选择深部电极,其理由如下:OFC 的位置深在,硬膜下电极很难到达;部分 OFE 的致痫灶累及前岛或前扣带回,对于岛叶和中线结构的探索,深部电极更具有优势。

3. 深部电极置入原则　深部电极的设计需要充分分析病史、查体及无创性检查数据的前提下,做出基于解剖-电-临床的工作假设,并根据工作假设置入电极。正如前文所述,OFE 的电传导有额内侧、颞叶和背外侧三个方向,因此设计深部电极方案时,需要分析患者的症状和 EEG,有侧重地覆盖 OFC、前扣带回、岛叶岛盖、颞叶内侧结构和额叶凸面等脑区。电极的置入方式一般采用直插法,但是需要注意附近的额窦,避免误穿额窦引起颅内感染。

4. SEEG 数据解读　关于 SEEG 数据解读的总体原则,请参照第十八章第三节,但 OFE 有以下两点情况需要特别注意。首先,既往研究表明在部分患者身上存在 OFE 附加症的可能,即除了 OFC,致痫灶还累及前扣带回、前岛叶岛盖、前颞叶或颞叶内侧结构。因此在 SEEG 数据解读的过程中,既要考虑癫痫起始区,又不能忽视早期播散区。其次,OFE 的另一个特点是:脑电的改变与出现临床症状的间隔时间较长。既往文献中报道颅内脑电出现电发作与临床症状的间隔为 6~60 秒,北京天坛医院癫痫中心 27 例 OFE 患者中,该时间为 4~76 秒。因此在术前评估的过程中,当患者的头皮 EEG 出现前头部的放电,且较长时间后才出现临床症状,这个时候需要考虑 OFE 的可能性。

十一、手术及术后疗效

正如前文所述,部分 OFE 患者合并有附加症,切除范围应该包括除 OFC 以外的其他脑区。Serletis D 等人报道了 11 例 OFE 的患者,全部进行了扩大切除。其中 5 例切除了 OFC 周围的额叶皮质,4 例术后无癫痫发作;另外 6 例切除了 OFC 外加颞极,所有的 6 例术后均无癫痫发作。北京天坛医院 27 例 OFE 患者中,13 例接受了扩大切除(包括 ACC、前岛或颞叶内侧结构),9 例术后无癫痫发作。其余的 14 例仅行 OFC 切除,10 例术

后无发作。

【典型病例】

（一）病例 1

1. 病史及查体　患者女性，23 岁，主诉：发作性意识不清伴四肢乱动 11 年。患者 11 年前夜间睡眠中突然坐起，双手拍打，双下肢乱蹬，持续数秒钟后缓解，整个过程患者不能回忆。未行正规诊治。1 年前于某医院就诊，查头颅 MRI，EEG 后诊断为"癫痫"，予以奥卡西平 1 000mg/d 治疗，初始疗效好，发作频率明显减少。4 个月后疗效变差，发作频率再次增多，加用左乙拉西坦后效果仍不佳。现发作表现为：心里难受→叫人→意识不清→反复坐起躺下→双手抓东西→双下肢蹬踏及咒骂。持续 10 余秒钟后缓解，意识恢复快，日间夜间均有发作，无明显倾向性，发作频率每天数次。既往史及个人史阴性，家族史阴性。查体：右利手，神经系统查体未见阳性体征（视频 35-1，画廊 35-1、画廊 35-2）。

视频 35-1　发作视频

画廊 35-1　患者头皮脑电图

画廊 35-2　患者 MRI

2. 无创术前评估　头皮 EEG，发作间期：右侧前额、颞节律性慢波；发作期：右侧前额、颞节律性慢波后全导压低（图 35-7A）。监测到多次发作，表现同病史中的描述。MRI，右眶横沟沟底灰白质交界模糊（图 35-7B），余未见明显异常。PET-MRI 融合，双侧 OFC 低代谢。

3. 侵入性术前评估　结合无创检查的结果，我们做出基于解剖-电-临床的工作假设为右 OFC 为 EZ 的可能性大，其电传导通路为额内侧模式。为明确致病区及电传导通路，进行深部电极埋藏。电极覆盖右侧 OFC（O 和 P）、前扣带回（E，G，H，I）、额极（D）、前岛（Q）和杏仁核（A）（图 35-7C），发作间期可见右眶横沟节律性棘波，发作期右眶横沟起始，并早期传导至前扣带回及前岛叶，而杏仁核基本无传导。并且可见从电发作起始到出现临床症状的时间间隔长达 22 秒（图 35-7D）。

4. 手术及预后　根据 SEEG 结果切除右眶横沟。术后病理示：FCD ⅡA。术后至今 38 个月，已停药，无癫痫发作。

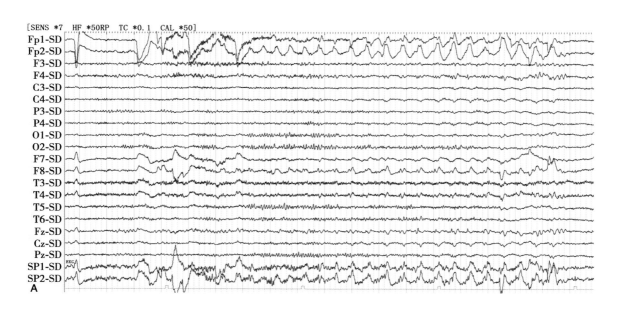

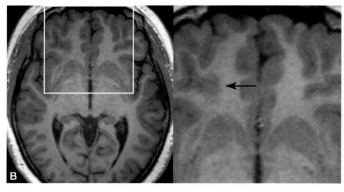
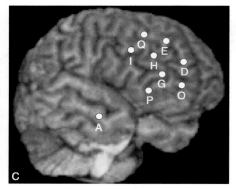
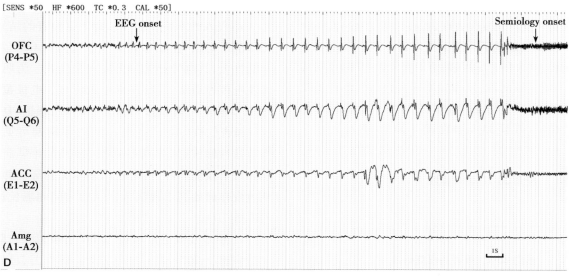

图 35-7　病例 1

A. 发作期头皮 EEG；B. MRI；C. SEEG 电极计划；D. SEEG。ACC：前扣带回；AI：前岛叶；Amg：杏仁核；OFC：眶额区皮质。

（二）病例 2

1. 病史及查体　患者男性，19 岁，主诉：发作性意识不清伴双手摸索 16 年。患者 16 年前玩耍过程中出现首次发作，表现为跌倒，意识不清，持续 5～6 秒钟缓解。在当地医院就诊，诊断为"癫痫"，服用抗癫痫药物，于治疗过程中最长约 2 年未发作。2 年前发作形式转变为夜间睡眠中发作，表现为口中发声，抬头，双手摸索，抓东西，持续 10 秒钟缓解，每日发作数次。曾服用药物：丙戊酸钠、托吡酯、氯硝西泮、苯巴比妥、卡马西平及中药。目前服用：托吡酯 100mg/次，2 次/d，卡马西平 400mg/次，1 次/d、700mg/次，每晚 1 次，丙戊酸钠 0.5g/次，1 次/d、0.75g/次，每晚 1 次。既往史及个人史阴性，家族史阴性。查体：右利手，神经系统查体未见阳性体征（视频 35-2，画廊 35-3、画廊 35-4）。

视频 35-2　发作视频

画廊 35-3　患者头皮脑电图

画廊 35-4　患者 MRI

2. 无创术前评估　头皮 EEG，发作间期：左侧前额、颞节律性尖波；发作期：左侧前颞节律性尖波消失后压低（图 35-8A）。监测到多次发作，表现同病史中的描述。MRI，左侧 OFC 后外侧脑沟可疑皮质增厚（图 35-8B），余未见明显异常。PET-MRI 融合，左侧 OFC 后外侧脑沟低代谢（图 35-8C）。

3. 侵入性术前评估　因此，该病例的工作假设为左 OFC 为 EZ 的可能性大，其电传导通路为颞叶模式。为明确致痫区、切除范围及电传导通路，进行深部电极埋藏。电极覆盖范围为左侧前扣带回（G'）、OFC（O'）、前岛

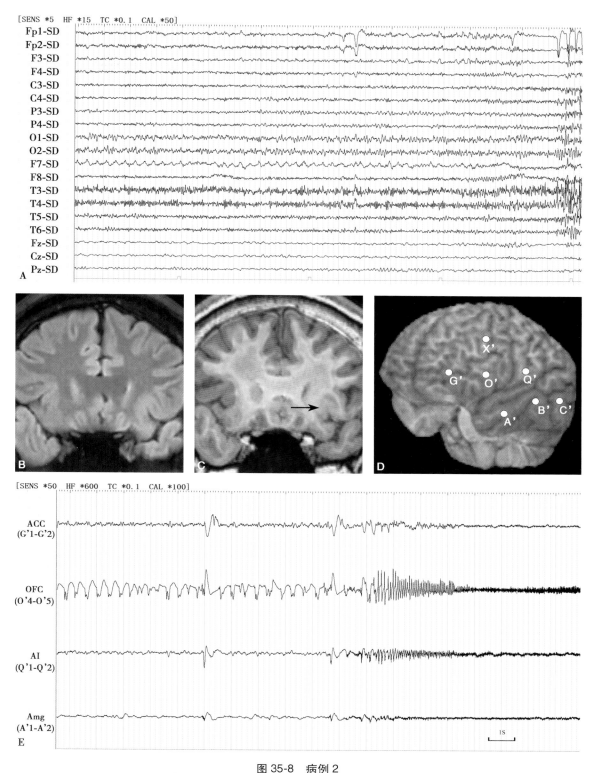

图 35-8　病例 2

A. 发作期头皮 EEG；B. MRI；C. PET-MRI；D. SEEG 电极计划；E. SEEG。ACC：前扣带回；AI：前岛叶；Amg：杏仁核；OFC：眶额区皮质。

（X'和 Q'）、杏仁核（A'）及海马（B'和 C'）（图 35-8D）。发作间期可见左侧 OFC 后外侧脑沟周期性、节律性、持续性棘慢波，发作期也为该脑沟起始，并早期传导至前岛及杏仁核，而前扣带回基本无传导（图 35-8E）。

4. 手术及预后　根据 SEEG 结果切除 OFC 后部及前岛。术后病理示：FCD ⅡA。术后至今 20 个月，无癫痫发作。

（胡文瀚）

第三节　额叶背外侧面癫痫

一、额叶背外侧面的解剖及生理功能

大体解剖学上,额叶背外侧面指中央沟向前至额极,外侧裂向上至纵裂之间的脑区。中央沟与中央前沟之间的脑回为中央前回,向额叶内侧面延续为旁中央小叶前部,向外侧裂延续为中央盖部,中央前回与中央后回共同组成中央叶。在中央前沟之前,额叶背外侧面又被额上沟和额下沟分成三个脑回,即额上回、额中回和额下回,额上回向额叶内侧面延续,额下回从前向后又依次分为眶部、三角部和盖部。上述脑回向前移行为额极。

额叶背外侧面皮质为新皮质,出现很晚,在人类最为发达,均由 6 层细胞构成。不同的细分脑区,其细胞构筑模式有明显差异,这种差异是逐渐过渡的,并没有截然明确的边界。常用的 Brodmann 分区法(BA)依据这种差异把大脑皮质分为 52 个区,属于额叶背外侧面的有:BA4(中央前回、中央沟)、BA6(中央前沟及额上中下回后部)、BA8(额上、中回中后部,BA6 之前)、BA9(额上、中回前中部,BA8 之前)、BA10(额极区)、BA44(额下回后部)、BA45(额下回中部)、BA46(额中、下回前中部)、BA47(额下回、眶外侧回)。额叶背外侧面自后向前依次被分为中央前区、运动前区、和额前区等功能区。中央前区(BA4)为初级运动皮质,传入纤维主要来自皮质感觉区和丘脑,传出纤维主要为皮质脊髓束和皮质脑干束,也与第二运动区、辅助感觉运动区(SSMA)、额眼区及运动性语言区有纤维联系。运动前区包含第二运动区(BA6 背外侧部)、额眼区、Broca 语言区(BA44、BA45)。BA6 背外侧部传入纤维主要来自初级运动区、顶枕叶皮质和丘脑,传出纤维主要到脊髓、网状结构、上丘等结构,具有依据各种传入的感觉运动信息调节控制运动的功能。前额区背外侧面包括 BA9、BA10、BA46 及 BA47,与额叶内侧面及额叶底面脑区之间有广泛联系,通常为非表达皮质,与更高级的运动、行为、语言的整合与调控有关,也与认知、学习、注意、记忆、情感和情绪等功能有关。

额眼区(属于 BA8)位于额上沟与中央前沟之间,额中回尾部,BA6 之前,与眼球的同向协同运动和扫视功能有关,与顶眼区、辅助眼球运动区、内侧颞区、楔前叶及其他运动皮质有纤维联系,并向上丘、脑桥发出投射纤维。Broca 语言区(BA44、BA45)即前语言区,位于主侧半球额下回三角部与盖部,与视、听脑区、各个运动脑区以及各其他语言相关脑区有交互纤维联系。原始负性运动区(primary negative motor area,PNMA)亦位于额下回后部,在初级运动区面部代表区的前方,在优势半球与 Broca 区存在相互重叠。另外,主体位于旁中央小叶之前额上回内侧面的辅助感觉运动区(SSMA,SSMA-proper)及更前方的前辅助感觉运动区(pre-SSMA),亦分别有部分延续至额上回被外侧面。

通过对额叶的发生发育、细胞构筑和纤维联系、功能磁共振及皮质电刺激等的研究以及临床观察,发现额叶存在的前后功能梯度轴,称之为头-尾轴,即呈现瀑布样逐级支配的功能梯度架构,表现为越往后功能越初级、越简单、越具体,越往前,功能越高级、越整合、越抽象。而且,前部脑区对后部脑区呈现功能上的逐级调节、协调和控制作用,即所谓层级(hierarchical)架构和层级控制理论。这种层级梯度架构不仅体现在思维、认知、情感、行为、运动、语言等诸多功能方面,而且进一步特化为不同的但又互相协调的特异性功能网络。例如,眼球的扫视功能与额眼区有关,但基本眼球运动激活中央前沟上支腹侧部脑区(额眼区后部),而需要认知功能参与的复杂眼球运动则激活恰位于上述脑区前方的额上沟区(额眼区前部)。与此类似,基本的手部运动激活初级运动皮质,而复杂选择性手部运动则激活位于初级运动皮质前方的中央前沟上支背侧部脑区。临床观察也发现,急性额叶前部损伤常出现控制释放症状,如欣快、激越、言语增多、摸索等,慢性额叶前部病变则出现高级功能缺失表现,如认知能力及注意力障碍、计划行动能力障碍、运动及语言减少等。

二、额叶背外侧面癫痫术前评估

癫痫发作的症状和症状序列及演变,是致痫性电活动在其起源脑区、传播脑区及皮质下结构相关脑网络传播或震荡导致的功能异常表达。所涉及的网络依据又分为致痫网络、传播网络和无关网络,用来反映癫痫发作的起源和所波及的结构范围的网络特征。发作症状、致痫性电活动起始与传播以及所涉及的结构之间的关系具有本质的联系,其演变也有相应的时空关系,即具有所谓解剖-电-临床一致性,这是癫痫术前评估的理论基石。为了精准地确定癫痫的起源脑区、功能脑区及相关网络,必须联合应用多种评估手段,包括症状学分析、EEG 和 VEEG、结构影像、功能影像、代谢影像以及交互融合技术。建立多学科交互的工作团队及 MDT 平台有

助于不断提高技术水平。

(一) 症状学

额叶的功能最为复杂和高级,既与最简单的基本运动有关,又与较复杂的联合运动有关,更与高级抽象的思维、认知、情感、行为、言语等密切相关。因此,额叶癫痫发作的形式也多种多样,额叶不同脑区甚至同一脑区起源的癫痫存在异质化的临床表现,甚至在同一病例不同的病程阶段,都可能出现不同的发作形式,或多种发作形式并存,造成致痫区定位困难,甚至被误导。

额叶癫痫常有以下特点:夜间或睡眠中发作,丛集性发作,发作时间短,突发突止,发作中意识保留或轻微意识障碍,发作后无意识模糊状态或时间短暂,运动症状突出且常见,常快速全身泛化为强直-阵挛发作(如果存在),可有跌倒发作。出现以下先兆提示额叶癫痫或需排除额叶癫痫:强迫思维、恐惧、焦虑感、语言停顿、躯体感觉、眼运动感、嗅幻觉、味觉错(幻)觉、头晕或眩晕、呼吸困难、非特异性头部或全身感觉等,出现任何形式初级视觉先兆则可排除额叶癫痫。

额前区背外侧(BA9、BA10、BA46、BA47)癫痫因涉及的传播网络复杂,且常同时或先后波及,故症状表现也复杂多样,"典型"的发作形式有额叶背外侧发作和额极发作。

额叶背外侧发作:夜间或睡眠相关发作多见,无先兆或有难以描述的先兆,运动症状为最突出的发作表现,且形式多样,常出现头眼躯体强迫性偏转并继发全身强直-阵挛,也可出现非对称强直,或过度运动,或协调的姿势及运动行为,或不协调的姿势及运动行为,通常不出现简单运动症状。可伴有语言障碍,少有情绪情感表达和自主神经症状。如发作无全身泛化,意识可清醒或部分保留。

额极发作:有两种突出的发作表现与额极区有关。一种表现为强迫思维及强迫行为,可伴有语言不能。另一种表现为突发凝视,动作和语言停顿,不摔倒,即所谓额叶失神,可伴有轴性强直发作。发作期 EEG 为额部阵发性节律活动,或额部起源的棘慢波,迅速双侧同步化,可与典型及非典型失神发作鉴别。

背外侧面额前脑区(BA9、BA10、BA46、BA47)通常为功能非表达皮质,因而此脑区起源的癫痫症状往往都是传导到其他功能脑区产生的,这些功能脑区可以在致痫区周边,也可在其他脑叶甚至对侧半球。额叶的层级控制理论对症状学分析有指导意义,就额叶癫痫表现最常见最突出的运动症状而言,已证实发作起源脑区越朝额前,运动症状就越复杂协调自然,反之则越简单刻板。与高级思维、认知和情感相关的症状能出现在额前区,不会出现于额后脑区。另外额前区癫痫常向额后部及额叶内侧面传播,反方向传播则少见。

全面细致系统地采集和分析病史是第一步,发作的临床表现,诊疗经过常能提示发作起源的某些特征,但精准的症状学分析必须要结合 VEEG 记录的视频资料,完整准确地确定和分析发作症状及其演变极其重要。出现额叶癫痫的某些临床特征(如夜间发作),或某种特征性的发作症状(如语言停顿),或特征性的发作症状组合(如击剑样姿势),不仅能提示癫痫的大致起源,有时通过症状学分析甚至能较准确地定测定位。Bonini 于 2014 年对额叶癫痫症状群及相关脑区作了聚类及相关分析,证明二者之间有密切关系,且沿额叶头-尾轴分布,并据此将额叶癫痫分为四组,额前区癫痫大约对应于其中第二及第三组,早期扩散的脑区包括额眼区、Broca 区、运动前区、SSMA、额极区、眶额回前部、扣带回及岛叶等。就运动而言,额前脑区起源的癫痫通常具有较高程度的整合特征,甚至看起来相当自然。

(二) 头皮 EEG 和 VEEG

头皮 EEG 在癫痫诊断和定位中的价值不可替代,VEEG 的长时程监测结合视频资料分析可提供更多的诊断定位信息。额叶背外侧面位于大脑凸面,故此区起源的癫痫 EEG 阳性发现要远远高于额叶底面和额叶内侧面。有人认为,如果额区无局灶性癫痫样电活动,则基本可排除额叶背外侧起源的癫痫,预测值达 93%。发作间期癫痫样放电主要表现为局限性的棘慢波、尖慢波,或棘波尖波节律、低-中波幅快节律、慢波背景上的低-中波幅快节律或棘波节律发放,具有重大定侧定位价值。额叶背外侧面发作期 EEG 因多数传播迅速,肌电活动干扰大,使定测定位作用受到影响。最常见的电发作模式为节律性癫痫样电活动、节律性 δ 活动和低波幅活动,约有 80% 的患者出现节律性快活动。约 1/4 的为低波幅快活动发作模式,据认为不论 MRI 是否阳性,这种 EEG 发作模式均是预测癫痫术后良好预后的独立指标。

(三) 神经影像学

高场强 MRI 对发现可能的致痫病变是必须的,MRI 检出的病变如与临床症状和 EEG 等相关联,称为 MRI 阳性癫痫,反之为 MRI 阴性癫痫。额叶常见的癫痫相关病变有低级别胶质瘤、发育相关脑肿瘤、脑发育不良、海绵状畸形、瘢痕脑、炎性病变等,特殊的检查序列(如

FLAIR)或影像后处理技术有助于提高检出率(如FCD)。MRI 也可提示一些不适合外科治疗的癫痫病因,如自身免疫性脑炎等。结构 MRI 对脑组织的空间高分辨率使其成为多种影像(CT、PET 及 fMRI 等)交互融合的基础。CT 可与 MRI 结合评估癫痫相关病变,对于有钙化的病变如结节性硬化、节细胞胶质瘤、寄生虫病等有鉴别意义,对 SEEG 电极置入术前定位及术后电极融合分割中,CT 也是必需的。PET-CT(MRI)用于发现和评估致痫区及其相关结构的异常代谢,发作间期 PET-CT 显示的低代谢脑区意义重大,尤其是MRI 阴性患者。额叶背外侧面脑沟深部的低代谢区在影像后处理和图像融合技术辅助下,常可显示不明显的结构性异常,尤其是微小的 FCD。但 PET-CT 的临床意义必须结合其他参数综合评估,过分孤立强调PET-CT 的定位价值必然会产生误导。fMRI 用于无创评估脑功能区相当可靠,额叶背外侧癫痫患者术前常需要确定语言区及运动区,并评估其与致痫区的关系,尤其在主侧半球。

三、额叶背外侧面癫痫 SEEG 设计原则

SEEG 电极的置入监测的目的是验证确定致痫区及可能的癫痫网络假说,同时也用于确定致痫区与功能区的相互关系,用以评估切除性手术的可能性及制定手术方案。对于 I 期评估症状学、影像学、EEG 及 PET 等参数同一性良好,定位较为明确的病例,若致痫脑区及致痫病灶局限(如较小的 FCD 或灰质异位),SEEG 在脑电监测的同时,亦可用于引导射频热凝治疗。对位于前额区非功能表达皮质的癫痫,如果致痫病灶明确,I 期评估定位明确的患者是否需要 SEEG 置入尚有不同认识。SEEG 置入之前,必须综合讨论和分析发作症状学、VEEG、结构影像及代谢和功能影像资料,建立明确的定侧、定位及发作早期波及网络的工作假说。除需要在假定的起源脑区及周边置入电极外,额前区背外侧面起源的癫痫常早期扩散到额眼区、Broca 区、运动前区、SSMA、SSMA 前区、额极区、眶额回前部、扣带回、岛叶及颞叶等,因此应酌情覆盖上述脑区,I 期评估定侧模糊的病例还可能需要在双侧对称部位置入电极。通常直插法和斜插法联合应用,需要覆盖盖部及岛叶、额叶内侧面、眶额皮质时,斜插法能提高电极覆盖效率,具体方案需依据无创评估结果个体化设计。

四、额叶背外侧面癫痫的手术方法及预后

致痫脑区的精准切除性或毁损性手术是癫痫理想的外科治疗方式,但这依赖于致痫区的部位、是否单一局限,也依赖于认识的深化和术前精准评估的水平。精准的裁剪式切除手术需要术中皮质电刺激、唤醒麻醉、神经导航及显微神经外科技术等作为支撑。SEEG 引导的射频热凝术可用于非常局限的致痫区(病变),如 FCD,也用于致痫区的验证。尽管癫痫外科术前评估从理论到实践取得了巨大进展,但一些核心技术如 SEEG 远未普及,因此,一些传统的手术方法如大范围额叶切除术或离断术仍在应用。对于难以精准定位的前额区癫痫,或有特殊的发作形式(如失张力发作),可用胼胝体切开术(具体手术方法可参考有关章节)。

【典型病例】

1. 病史资料 患者李某,女,22 岁,右利手。因发作性恐惧感伴肢体抽搐 7 年余入院。入院前 8 年(14 岁)无诱因间断出现全身无力,双眼不能睁开,无法言语,但能听见对方言语,约数秒钟后缓解,每周 2~3 次。持续约 8 个月后,无诱因出现恐惧感及难以描述的情景,有时可见鬼神,随后意识模糊、双目凝视,继而头眼向左偏斜、四肢抽搐,偶伴有舌咬伤,无二便失禁等。每次发作均在凌晨 4-5 时,持续约 1~5 分钟后缓解,每月 2 次到数月 1 次。入院前 2 年怀孕期间无抽搐发作,仅表现为突然意识模糊,四处观望,认知能力降低,感觉即将要大发作,但自己能控制,伴心跳加快及胸闷,持续数秒到数十秒缓解,每月数次。起病后曾调换服用苯巴妥、丙戊酸镁、拉莫三嗪、左乙拉西坦等药物,不能完全控制发作。个人家族史无特殊。查体,情绪平稳,意识清楚,对答流畅,无精神行为异常。神经系统检查未见阳性体征。

2. I 期评估

(1) VEEG 监测(监测 48 小时):发作间期,右侧前头部棘-慢波放电,右额著(F4)(图 35-9)。发作期,48小时内共记录到 12 次惯常发作。其中 10 次发作临床表现为,夜间突然清醒,恐惧感,难以描述的情景、如见鬼神,茫然四顾,双上肢自然动作,有时伴心跳、呼吸加快,持续 10 余秒后恢复。EEG 表现为右额低波幅快节律→肌电伪迹,EKG 提示心率增快。另外 2 次表现为夜间突然清醒,恐惧感,难以描述的情景、如见鬼神,茫然四顾→头眼躯干向左侧偏转、旋转→四肢不对称强直(左侧上下肢伸展,右侧上下肢屈曲)→全身强直-阵挛→末次阵挛右侧。EEG 显示右额低波幅快节律→右额棘-慢波放电→肌电伪迹,EKG 显示发作过程中心率增快(图 35-10,图 35-11,画廊 35-5)。

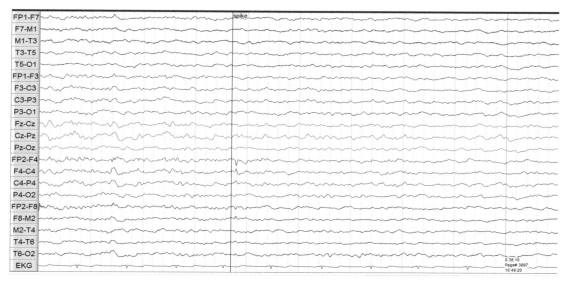

图 35-9　发作间期脑电图

右侧前头部棘波-棘慢波放电，额区著（F4）。

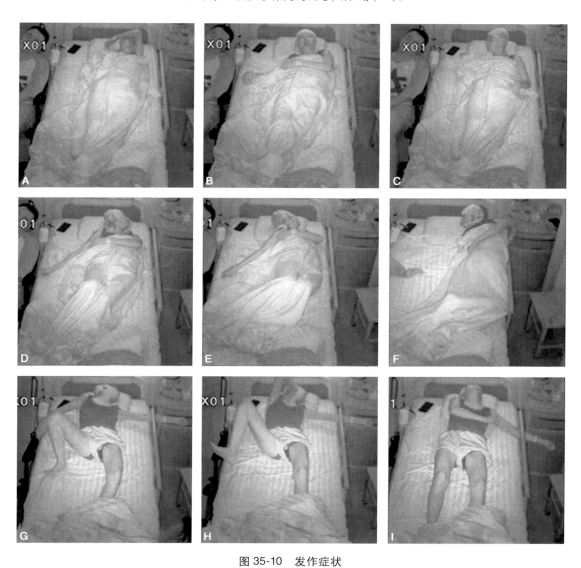

图 35-10　发作症状

视频截图。A. 夜间正常睡眠；B、C. 突然清醒，感觉恐惧，四下张望；D、E、F. 头眼、躯干向左侧偏转及旋转；G、H. 不对称强直，左侧肢体伸展，右侧肢体屈曲；I. 全身强直-阵挛，末次阵挛右侧。

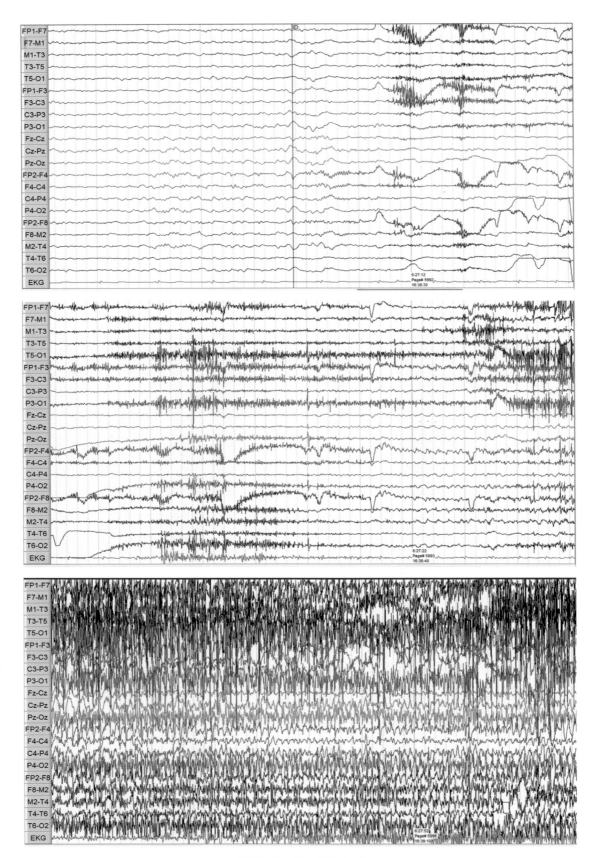

图 35-11 发作期脑电图
三图为连续描记,显示右额低波幅快节律起始。

（2）神经影像：MRI T1、T2 相未见明显异常，FLAIR 序列显示右侧额下沟区可疑皮质增厚，伴小脑回样表现。发作间期 PET-CT 右额中下回区可疑低代谢，与 MRI 融合后发现右侧额下沟上壁局限性脑皮质低代谢（图 35-12，画廊 35-6）。

（3）MDT 讨论：①症状学分析：惯常发作为夜间发作，突然觉醒后恐惧，茫然来回转头，提示额叶起源，恐惧症状常见于眶额区皮质。运动症状序列为左侧偏转旋转，不对称强直（左伸展，右屈曲），继而全身强直阵挛，末次阵挛右侧，定侧意义明确，提示发作起始于右侧。②头皮 EEG：间期显示右额局灶性棘波（F4），两种类型的发作期均以右额低波幅快节律起始，可认为后者是前者的全身泛化。③神经影像：MRI 发现右额下沟区可疑异常信号，PET 同部位低代谢，提示右额病灶。患者夜间突然觉醒后除感觉恐惧外，多伴有难以描述的情景，有时可见鬼神，不能排除其他脑区起源可能。为进一步确认起源脑区，并评估切除性手术的可能性及切除范围，经 MDT 讨论后决定进行 Ⅱ 期评估。

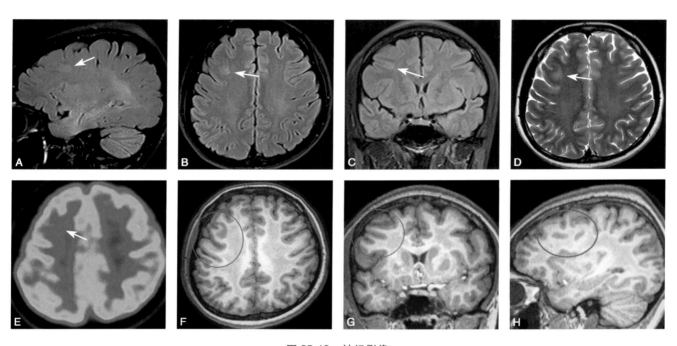

图 35-12　神经影像

3. Ⅱ期评估

（1）SEEG 电极置入：根据 Ⅰ 期结果，为进一步确认起源脑区及早期传播网络，并评估切除性手术的可能性及切除范围，拟覆盖的脑区包括 PET 低代谢病灶区（BA46、BA9、BA8）、眶额皮质（BA11、BA 13）、扣带回（BA24）、海马。共置入电极 7 根，具体位置见图 35-13。

（2）SEEG 监测结果：电极置入手术在 Leksell 定向仪定位下完成，术后复查 CT 未见颅内出血。CT 与 MRI 融合，显示电极位置正确（图 35-14）。24 小时后开始监测 SEEG，共 12 天，期间仅有"先兆"发作，无偏转强直发作。间期显示电极 C、A、E 频繁棘波及多棘慢波，尤以电极 C 小中触点为著（图 35-15）。发作期：C 电极 2-5 触点，多棘慢波、电位递减、低波幅快节律（觉醒睁眼）、棘慢波节律→A 电极低波幅快节律→E、D 电极弥漫性慢波图，如图 35-16 所示。上述演变明确支持电极 C 小中触点区为发作起始区，图 35-14A～D 示电极位置。

（3）MDT 讨论：SEEG 监测结果确认 C 电极深部区所在右侧额下沟区发作起始区，与发作症状学及神经影像资料相符，认为右侧额下沟及周围脑区为致痫脑区，应行该区局部皮质切除术，计划切除范围如图 35-14E 所示。

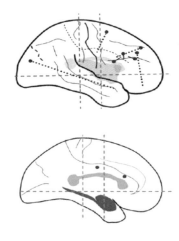

Path ID	描记编码	侧别	触点数	位置	
				入脑位置	靶点位置
1	A	R	10	额中回	额下沟(病灶腹侧前部)
2	B	R	12	额上回	扣带回中部
3	C	R	8	额中回	额下沟(病灶背侧中间部)
4	D	R	16	额中回	眶额皮质
5	E	R	8	额中回	额下沟(病灶腹侧后部)
6	F	R	16	枕外侧皮质	海马头体尾
7	G	R	10	额中回	扣带回前部

图 35-13　SEEG 电极置入方案

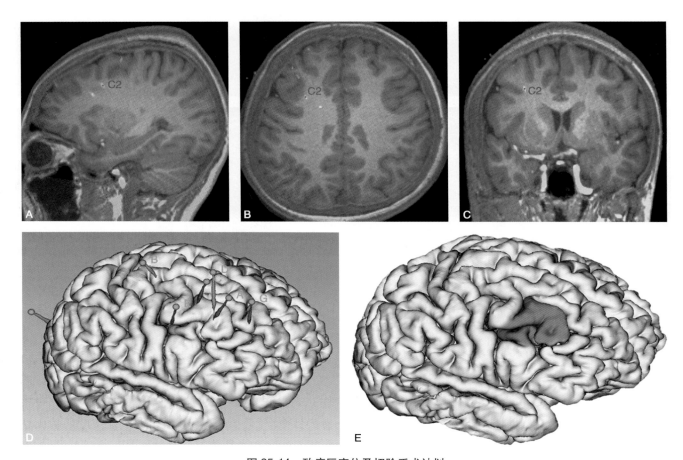

图 35-14　致病区定位及切除手术计划

A~C. 术后 CT 与 MR 融合图像,标记点为 C2 触点的三维位置;D. 脑三维重建,显示电极入脑位置;E. 示拟手术切除皮质区(致痫区)。

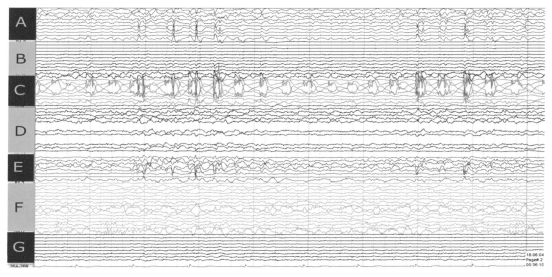

图 35-15　SEEG 发作间期
电极 C 中小触点,电极 A、E 触点,频繁棘波、多棘波。

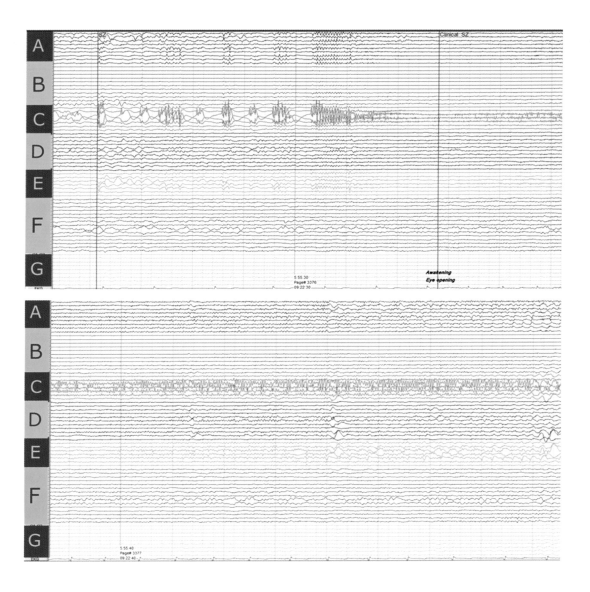

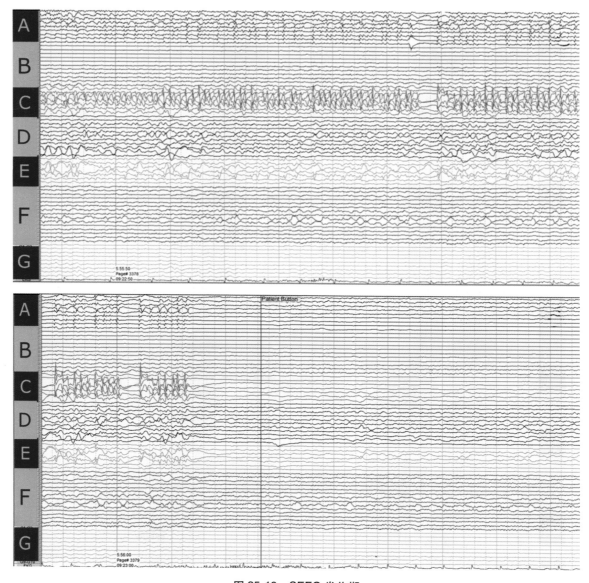

图 35-16　SEEG 发作期

四图为连续描记。电极 C 2~5 点,多棘慢波、电位递减、低波幅快节律、棘慢波节律→电极 A,低波幅快
节律→电极 E、D,弥漫性慢波。

4. 手术及结果　SEEG 电极拔除后一周行右额开
颅皮质切除术,术中发现右侧额下沟中区偏后脑组织
较韧,切除该部位皮质。手术经过及术后恢复顺利,
无任何并发症及神经功能缺失。病检结果为 FCD Ⅰc

型。术后半年复查 MRI,显示切除范围(图 35-17)。
继续服用左乙拉西坦一年,复查 EEG 正常后停药。术
后随访 4 年 1 个月,再未出现任何形式的发作,属于
Engel Ⅰa 级。

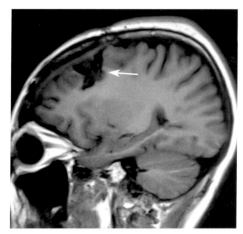
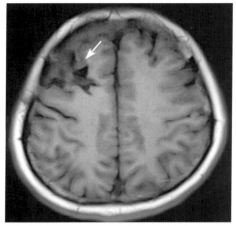
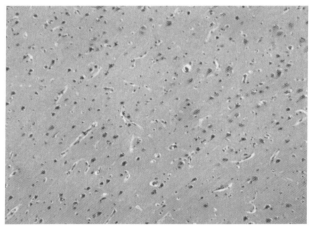

图 35-17　术后 MRI 及病理结果

（张新定）

第四节　Rolandic 区及运动前区癫痫

一、Rolandic 区及运动前区的解剖及生理功能

（一）Rolandic 区及运动前区的解剖

Rolandic 区（又称中央区）的外侧表面由中央前回和中央后回组成，它们位于中央前沟和中央后沟之间，并被中央沟分隔。中央叶的内侧部分是旁中央小叶，外侧界为外侧裂。运动前区（premotor area）位于大脑半球的外侧面，其前为前额区（prefrontal area），后为初级运动区（primary motor area）（Brodmann4 区），内侧与辅助感觉运动区（SSMA）毗邻，下以外侧裂为界。从大体解剖层面，运动前区并没有明确的解剖学边界，主要依据细胞构筑相关分区界定。

从细胞构筑来看，运动前区与初级运动区存在如下差异：

1. 初级运动区在第 V 层中包含大锥体细胞（Betz 细胞），而大锥体细胞在运动前区中较少见，且体积较小。

2. 初级运动区属于无颗粒细胞皮质，它缺乏以颗粒细胞为标志的第 IV 层结构（近来的一些研究发现，初级运动区仍存在 IV 层，但分层特点不明显），而运动前区存在分化不全的第 IV 层细胞结构，称为乏颗粒细胞皮质。运动前区在细胞构筑水平上是无颗粒细胞皮质与颗粒细胞皮质之间的过渡。在前额区中，存在分化完全的颗粒细胞层（IV 层），因此，从细胞构筑水平，可以将运动前区与前额区分开来。

（二）Rolandic 区及运动前区的生理功能

1. 中央后回的生理功能　中央后回主要负责感觉信息的处理，通过对大脑进行直接电刺激，可以获得有关中央后回皮质感觉信息拓扑分区。Penfield 等通过刺激中央后回皮质，发现引起躯体感觉的刺激部位分散在中央前回和中央后回，但绝大多数位于中央沟的后唇，推测可能通过激活 Brodmann1 区中的神经元而引起感觉。Penfield 等人描绘的中央后回皮质对应的躯体感觉分布图呈倒立矮人状，其中代表足的感觉区域位于中央后回内侧面，代表口的感觉区域位于中央后回下端。我们还可以通过外周刺激,记录皮质响应,来寻找对应的皮质结构,比如刺激尺神经,可以根据皮质响应寻找手的代表皮质。此外,Penfield 和 Rasmussen 等报道刺激中央后回也可以诱发运动反应,中央后回诱发的运动拓扑分布图大致与刺激中央前回产生的运动拓扑分布图平行。

2. 初级运动区的生理功能　借助皮质电刺激等工作,Penfield 及其同事在运动皮质绘制出与感觉区类似的"倒立矮人",代表负责人体各部位运动功能的脑区。皮质的运动功能分布图并不是与人体各部位成等比例的对应关系,在需要精细控制运动的身体某些部位(例如手指,面部和嘴巴)对应的皮质面积不成比例地增大,提示精细运动控制所需的神经元数量更多。

Penfield 等人认识到,他们提供的简单感觉/运动支配模式可能并没能阐述感觉/运动皮质更精细的生理机制。直至今日,我们对皮质运动区投射的相关机制仍未完全明了。目前,在运动皮质的结构功能解析领域,对控制手臂和手的皮质区域的认识相对较为清楚。目前认为,控制手指、手和臂部肌肉的皮质神经元排列不像 Penfield 当年认为的那样沿着中央沟自下而上排列,而是倾向于环形排列,即控制手指、手和远端臂部肌肉的神经元集中在中央区域内,而控制更近端臂部肌肉的神经元位于上述区域周围。此外,在支配手臂运动的皮质区域功能可能存在一定重叠,因此刺激该区域,往往会导致不同关节肌肉的收缩,随着刺激部位的差异,所引起的多部位肌肉收缩组合模式也存在一定差异。由于运动皮质的上述特征,使得运动皮质与肌肉/运动模式的精准投射关系的建立变得尤为困难,通过对局部功能皮质之间连接的网络水平的研究,可能会协助揭示肢体动作的皮质控制机制。

3. 运动前区的生理功能　Brodmann 和 Campbell 等人最初根据细胞构筑的差异,将中央沟前的运动皮质区域分为 Brodmann4 区和 6 区,Brodmann4(BA4)区为原始运动皮质,与脊髓的神经元有直接的连接,负责简单、精细的运动,而 Brodmann6 区(BA6),可能负责更为复杂的运动。BA6 区的皮质通过投射到原始运动皮质而间接影响其运动,因此将该区域命名为运动前区。也有学者主张运动前区还包括 BA44 及 BA8 区的后部。随后基于动物及人的研究表明,BA6 区本身并不是一个完全同质的区域,其有不同的子区域构成[背侧前运动皮质(F2)、前背侧前运动皮质(F7)及腹侧前运动皮质(F4 和 F5)],这些子区域功能各不相同,在各个子区域之间以及子区域与其他脑组织间有特定的联系。功能

学研究表明,运动前区神经元并不仅仅负责协调肌肉运动,而是有更为复杂的功能属性,在运动规划、运动选择等方面具有重要作用。

二、Rolandic 区及运动前区癫痫的无创评估(症状学特点、头皮脑电及功能影像等)

(一) 症状学特点

因解剖结构的特异性,起源于中央区及运动前区的相关局灶性癫痫往往具有明显的症状学特征,这与该部位皮质的功能密切相关。

1. Rolandic 区癫痫发作

(1) 常伴有局灶性躯体感觉先兆或局灶性运动症状。存在躯体感觉先兆的癫痫发作(可以出现或不出现 Jackson 扩散),后续伴有肢体强直、偏转或阵挛发作,多提示致痫灶位于中央后回,该发作多不伴有自动症或发声。

(2) 局灶性运动症状包含阵挛、肌阵挛、强直、部分性癫痫持续状态等。对于以局灶性阵挛、强直为特征的发作类型,以肢体远端受累为主,常见对侧面部或上肢的阵挛性抽搐,往往伴有明显 Jackson 扩散的特征,多可出现偏转和发作后弛缓性瘫痪症状,该类发作强烈提示致痫灶位于初级运动区,该类发作常常意识保留,而且不常出现继发性全身强直阵挛。

2. 起源于运动前区的癫痫发作,常表现为以下症状:

(1) 强直:对于发作早期即出现强直症状(以肢体近端受累为著,上肢受累或单肢受累为主),后续可伴有其他诸如自动运动等发作症状,提示致痫区多位于运动前区。

(2) 偏转:多数病例存在阵挛性或强直性头眼对侧偏转症状,需要注意的是,偏转须与非强迫性转头区分开,两者均可在同一次发作中出现,但后者缺乏阵挛或明显的强直成分。眼球偏转(常常早于头部偏转)为主要特征的癫痫发作,强烈提示致痫灶位于额叶中后部,多考虑影响到额叶眼区(BA8)。

(3) 言语障碍:如果致痫灶位于或邻近 Broca 区,发作时则会出现失语、言语障碍、发声等症状。研究发现,致痫灶与 Broca 区解剖位置之间的距离与发作后出现语言障碍之间无相关性,提示发作后言语障碍的原因可能是发作导致的暂时性言语网络的破坏,而不是异常放电对皮质言语区域的直接影响所致。此外,临床观察发现,前运动区癫痫发作后长时间言语障碍发生的比率少于 10%,即使致痫灶位于优势半球,言语障碍的持续时间也很短。但是,如果优势半球额叶致痫灶的异常放

电扩展到同侧颞叶,导致发作后较长时间言语障碍的比率超过90%。需要注意的是,发声并不等同于咽喉部肌肉强直或者是因呼吸道受阻等出现的声音,研究发现,对于累及Broca区或邻近结构的致痫灶,有约40%的人会出现发声症状。

(二)头皮脑电评估

额叶癫痫约有60%~80%可在发作间期记录到尖波或棘波。但是由于额叶癫痫头皮脑电的间期放电可能是双侧的、多脑叶的,甚至可以泛化的,因此与颞叶癫痫相比,间期头皮脑电的定位价值较低。在部分病例,可以记录到一侧或双侧额中央顶区或弥漫性的低波幅棘慢波或多棘慢波。有研究表明,应用高密度的记录电极,可能可以增加头皮脑电定位的准确性。但也有研究认为,高密度脑电并不能增加额叶或中央叶癫痫患者致痫灶检出的敏感性或帮助定侧诊断。

由于额叶癫痫发作持续时间短、皮质扩散速度快以及发作早期即刻受到肌肉电活动干扰等原因,加之解剖学上额部较厚的颅骨与头皮阻隔,使得发作期脑电的记录及识别有相当的困难,这些问题在中央区内侧面癫痫(旁中央小叶等)尤为突出。

(三)结构和功能影像学检查

1. MRI和CT 荟萃分析显示MRI阳性癫痫患者较MRI阴性癫痫患者术后无癫痫发作的概率高出2.5倍。头颅CT对于显示钙化病灶具有优势,而高场强磁共振具有更高的分辨率,综合应用T1W、T2W、Flair、SWI等磁共振序列薄层扫描有助于发现肿瘤等占位性病灶以外的一些隐匿病变(例如FCD Ⅱ型),通过结构影像学检查早期发现致痫病灶并早期手术,有助于提高术后疗效。

2. FDG PET 发作间期PET是描绘皮质功能缺失区的重要工具。Kim YK等人总结发现,对于磁共振阴性的额叶癫痫患者,FDG PET的敏感性仅为36%,而对于磁共振阳性患者,其敏感性为73%。有报道指出,在约60%的额叶癫痫患者中检出低代谢区,其中90%结构影像检查发现潜在的结构异常,额叶癫痫中低代谢区域常常比实际异常区域大得多,其在额叶癫痫致痫灶定位诊断方面的价值有待进一步研究。

3. 功能磁共振成像(fMRI) fMRI在定位运动皮质、语言皮质及优势侧别判定等方面有重要意义。利用fMRI进行运动皮质定位是目前在神经外科中应用最多、最稳定的无创功能评价技术。多项研究对术前fMRI定位运动皮质的结果与术中直流电刺激定位结果的一致性进行了分析,发现fMR定位运动皮质的敏感

性可达70%以上。在许多癫痫中心,fMRI已部分取代了Wada试验,用于协助判定优势半球,预测术后发生神经认知功能缺陷的风险。在fMRI代替Wada试验的有效性方面,不同研究发现两者结论不一致的概率总体上约为15%。临床应用中需要注意,fMRI由于其方法学上的局限性而可能会出现功能定位偏差。

三、Rolandic区及运动前区癫痫的有创评估

(一)有创评估的目的和方法

Rolandic区及运动前区有创评估的主要目的是定位致痫灶和明确其与相关功能区的关系,主要的有创评估手段包括术前颅内电极长程记录(硬膜下电极和SEEG)和皮质电刺激。

因颅内电极与皮质紧密贴合,可以更加精确地记录发作间期及发作期放电,描绘致痫灶的特征,此外,利用颅内电极可以进行高频和长程记录,所记录到的许多致痫灶相关脑电特征,例如直流电漂移(DC shift)和高频振荡(HFO)等,在定位癫痫相关发作区域中具有重要价值。

皮质电刺激用于定位功能皮质已经有悠久历史,电刺激皮质主要可产生两种效果:①正性反馈,即某些功能的激活,例如僵直或阵挛;②负性反馈,即对功能的抑制,例如停止讲话、停止运动或失去肌张力等。一般电刺激参数为50Hz,双相,恒定电流刺激,脉宽100~300微秒,强度范围在1~15mA间。由于皮质电刺激也有可能诱发癫痫发作,因此需要同时记录皮质脑电,密切监测后放电情况。皮质电刺激是Broca区和运动区定位的金标准。

(二)Rolandic区及运动前区癫痫的SEEG电极置入策略

1. 有创评估之前应先完善高质量的无创评估,多学科团队根据已有的无创评估资料,明确致痫网络假说,从而制定电极置入方案。

2. 对于中央区或运动前区癫痫,SEEG电极置入的宗旨同样是为了鉴别不同的致痫网络假说、确定致痫灶及其边界、明确致痫灶与其相关功能区之间的关系。

3. 为确保诊断及鉴别诊断的需求,通常情况下需要做多脑叶/结构的电极置入。由于每根立体定向电极采样能力有限,因此在制定电极置入计划时,需要尽量寻找关键结构,将每根电极的作用最大化。

4. 中央前后回之间有紧密的连接(U形纤维),因此起源于中央前回和中央后回的癫痫,无论是在症状学还是电生理学等方面,均有一定的相似性,因此,常称作

中央区癫痫。例如,局灶性阵挛发作,是该部位最常见的癫痫发作形式,可能表现为局灶性阵挛的癫痫持续状态。该区域癫痫也可能有复杂的运动表现,比如包括姿势改变等,需要与运动前区或辅助运动区癫痫发作鉴别,因此电极置入常常需要兼顾中央区、运动前区和辅助运动区等结构。

5. 运动前区相关致痫网络的鉴别需要综合考虑额顶叶网络及其相关症状学。例如,在出现强直、偏转等运动症状之前,如果存在体像障碍、前庭反应或躯体感觉症状等表现,需要考虑可能起始于顶叶的癫痫发作。

6. 由于中央区和运动前区与顶叶、前额区等皮质的联系广泛,且症状学多变,常常会对建立准确的致痫网络假说造成一定困扰,因此,在置入电极后,根据记录到的颅内脑电数据,有时可能需要改变致痫网络假说,补充置入电极,进一步评估致痫灶。

四、Rolandic 区及运动前区癫痫手术切除策略及其预后

(一) Rolandic 区及运动前区癫痫手术切除策略

1. 早期病例回顾分析表明,对于累及中央前沟前以及中央沟后的切除性手术,往往不会造成永久的运动障碍,因此其手术切除策略与其他类型致痫灶切除术差别不大。对于中央前回,因为与运动功能关系密切,以往通常认为,切除中央前回致痫灶必然会导致运动功能障碍,因此对于累及中央前回的致痫灶是否可以手术切除以及如何切除,存在争议。

2. Brodmann 基于细胞构筑的研究发现,初级运动区(M1)位于中央前回后壁(图 35-18),因此,对于累及中央前回前壁的致痫灶,如果完全遵循边界切除,不会造成永久运动障碍。

3. 由于原始运动皮质的颜面部代表区存在双侧支配的特性,因此,对于中央前回颜面部代表区的病灶,即使位于中央前回后壁,手术切除仍然可以避免术后出现永久运动功能障碍。

4. 对于完全位于中央前回的致痫病灶,由于致痫灶本身往往不参与执行生理功能,随着癫痫反复发作,皮质功能往往会出现重塑和转移,因此,对于中央前回上部后壁的致痫灶,如果手术时严格按照致痫灶边界切除,理论上仍然可以在保护正常生理功能的同时达到完全切除病灶的目的。

5. 精准的术前评估以及完善的术中神经监护等措施是中央区致痫灶切除的重要保障。术前通过无创或侵入性评估,尽可能地明确致痫灶的边界,可以为切除

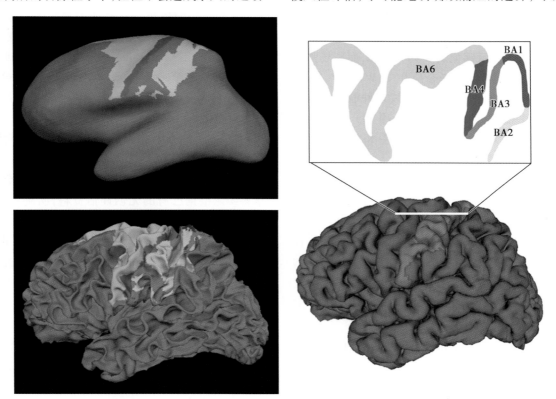

图 35-18　Brodmann4 区和 6 区及其与脑沟脑回的对应关系

初级运动区(Brodmann 4 区,BA4)主要位于中央前回后壁(A,B & C,BA4 为绿色区),而中央前回凸面的大部及其前壁,从细胞构筑上属于 Brodmann6(BA6)区皮质(A,B & C,BA6 为浅蓝色区)。

性手术提供重要支持。术中唤醒手术可以在最大限度上帮助功能保留，但是由于 Rolandic 区癫痫术中皮质刺激时较容易诱发发作，术中唤醒存在一定风险。切除术中持续运动诱发电位监测，是运动功能保护的重要工具。术中神经导航系统的应用，可以为术中正确判断致痫病灶的解剖边界提供重要帮助，但在开颅术中由于脑脊液流失等因素，大脑往往会存在移位现象，因此应慎重评估神经导航的准确性，根据致痫灶与周围血管及脑沟脑回的相对三维空间位置关系，可进一步协助判定致痫灶边界。

6. 正确的手术策略是术中功能保护及术后良好疗效的关键环节。异常放电起源于大脑皮质灰质，因此，对于切除性手术，单纯切除病变灰质，理论上可以达到治愈癫痫的目的。由于 Rolandic 区与浅层皮质及皮质下结构有着密切的纤维连接，单纯致痫灶皮质灰质切除术有利于保护皮质下纤维结构，减少术后功能损伤。对于 Rolandic 区和运动前区致痫灶，笔者推荐整块切除手术策略。

（1）可以通过相对安全区域（远离中央前回后壁的区域）开始寻找灰白质分界，后续严格遵循灰白质界面进行切除，避免损伤皮质下白质结构。

（2）整块切除可以尽量减少对毗邻解剖结构的破坏，有利于术中实时回顾判断致痫灶与周围结构的关系。此外，Rolandic 区及运动前区手术应尽量注意对周围血管结构的保护，保护供血动脉以及中央区到矢状窦的回流静脉同样重要，避免因影响运动皮质血供和静脉回流而导致梗死、水肿、出血等并发症，进而避免引起术后偏瘫、昏迷乃至死亡等严重后果。

笔者采取上述手术切除策略完成累及中央前回前壁的致痫灶切除术 6 例，其中 2 例行侵入性（SEEG）评估，4 例一期切除治疗。术中 4 例患者采用唤醒麻醉，2 例患者行全麻手术。术中均在神经导航系统辅助下，利用体感诱发电位及持续运动诱发电位监测。术后患者均出现短暂不同程度肢体运动障碍，术后 3~6 个月肌力均完全恢复正常，最长随访时间 28 个月，术后疗效均为 Engel Ia。

（二）Rolandic 区及运动前区癫痫手术切除的预后

随着癫痫诊断定位技术等方面的不断发展，目前额叶癫痫术后完全缓解率已经从早期的 13%~55% 提高到了 60%~70%。对于 MRI 阴性的额叶癫痫患者，术后 Engel Ⅰ级的比率可达 43%。与手术预后相关的影响因素较多，现在一般认为，提示较好预后的指标为：影

像学存在局灶性病变，FDG PET 表现为局灶性低代谢，术后病理为肿瘤性病变或创伤后病变等因素。

由于 Rolandic 区及运动前区皮质具有重要功能，因此切除该区域皮质，可能会造成短暂或永久功能障碍。据报道，病灶切除后的短暂神经功能障碍（轻瘫、感觉异常、吞咽困难、失禁等）的发生率大约在 15%~58% 之间，永久性神经功能缺损约为 1%~23%。

笔者回顾性分析了自 2013 年 6 月至今所行 Rolandic 区及运动前区致痫灶切除术，总共纳入 40 例病例，随访时间 4~77 个月不等。其中，32 例（80%）Engel Ⅰ级，8 例（20%）Engel Ⅱ级。40 例病例中，25 例（62.5%）术后出现运动障碍，其中 23 例（92%）为短暂性运动障碍，2 例（8%）永久性残疾。在出现运动功能障碍的患者中，6（24%）例接受了中央前回前半部分的切除，5 例（20%）接受了中央沟病变的切除，3 例（12%）病变同时累及了中央前回和中央后回，病变同时累及中央后回及顶叶者 4 例（16%），运动前区病变 4 例（16%），累及 SMA 区及旁中央小叶的有 3 例（12%），短暂性运动功能障碍时间持续 1 周至 6 个月不等。

【典型病例】

1. 病史及查体 患者为 14 岁男性，右利手，主诉：肢体反复强直性抽搐发作 10 年余。患者于 10 多年前开始反复出现肢体强直抽搐，多在夜间睡眠中发作，白天发作时有右下肢无力先兆，每次发作持续时间约 15~30 秒，发作时意识保留。口服奥卡西平 600mg，2/d，拉莫三嗪 75mg，2/d，德巴金 500mg，2/d，效果不好，目前发作频率每天数次到数十次不等。既往史和家族史无特殊，神经精神发育正常，神经系统检查未见阳性体征（视频 35-3、画廊 35-7、画廊 35-8）。

视频 35-3　发作视频

画廊 35-7　患者磁共振

画廊 35-8　患者头皮脑电图

2. 无创术前评估 MRI（图 35-19A）左侧额上沟后

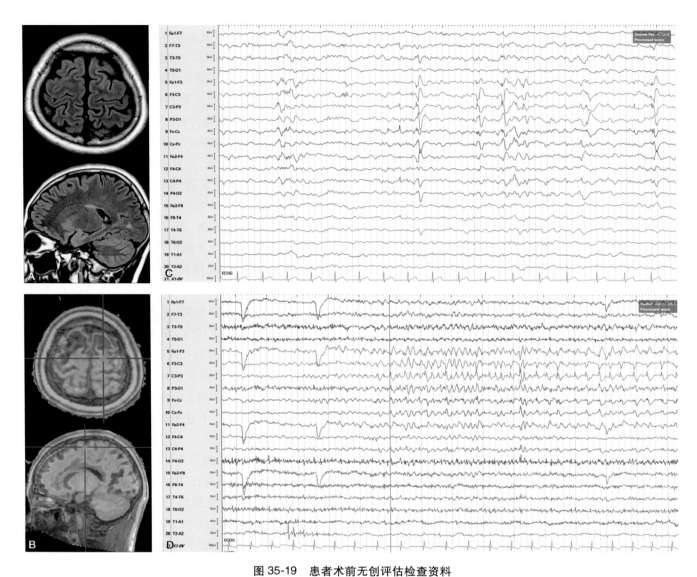

图 35-19 患者术前无创评估检查资料

A. MRI 显示左侧额上沟后部与中央前回交界处可疑病灶; B. PET-MRI 融合提示左额上回与中央前回交界处代谢减低;
C. 发作间期 EEG: 左侧额、中央区多发棘波、棘慢波; D. 发作期 EEG: 左侧额、中央区频发节律性棘波起始。

部与中央前回交界处可疑病灶,余未见明显异常。PET-MRI 融合(图 35-19B),左额上回与中央前回交界处代谢减低。头皮 EEG(图 35-19C、D),发作间期:左侧额、中央区多发棘波、棘慢波;发作期:左侧额、中央区低波幅快节律棘波起始。长程视频脑电记录期间监测到多次发作,症状表现:双眼右侧凝视→双上肢上举强直→强直阵挛。

3. 侵入性术前评估 根据无创术前评估的解剖-电-临床信息,考虑左额上沟与中央前回交界处病变为致痫灶可能性大,致痫网络可能累及运动前区、中央区及辅助感觉运动区。为明确致痫区及其与功能区的关系和确定切除范围,进行 SEEG 电极埋藏,电极覆盖病灶浅层皮质、中央前回及中央后回和 SSMA(图 35-20A)。

发作间期放电主要位于 A1-8 触点(额上回后部及中央前回前壁)及 B4-8 触点(额中回后部及中央前回前壁),而可疑病灶前下部(G 电极)、下部(F 电极)及后部(H 电极)均无异常放电(图 35-20B),发作期脑电起始于 A1-8 及 B4-8 触点,累及 E1-4 及 C1-3 触点(图 35-20C)。

4. 手术及预后 术前皮质电刺激明确中央前回功能区,结合 SEEG 结果,确定切除范围:以中央前沟和额上沟交界处可疑病灶为中心,前界为中央前沟前一个脑回,后界为中央前回后壁,上界到皮质凸面,下界至额下沟,内侧到大脑镰(图 35-21A)。患者于清醒麻醉下行开颅手术切除致痫灶,术中导航辅助定位病灶边界,SEEG 定位中央沟,运动诱发电位持续监测(图 35-21B)。术

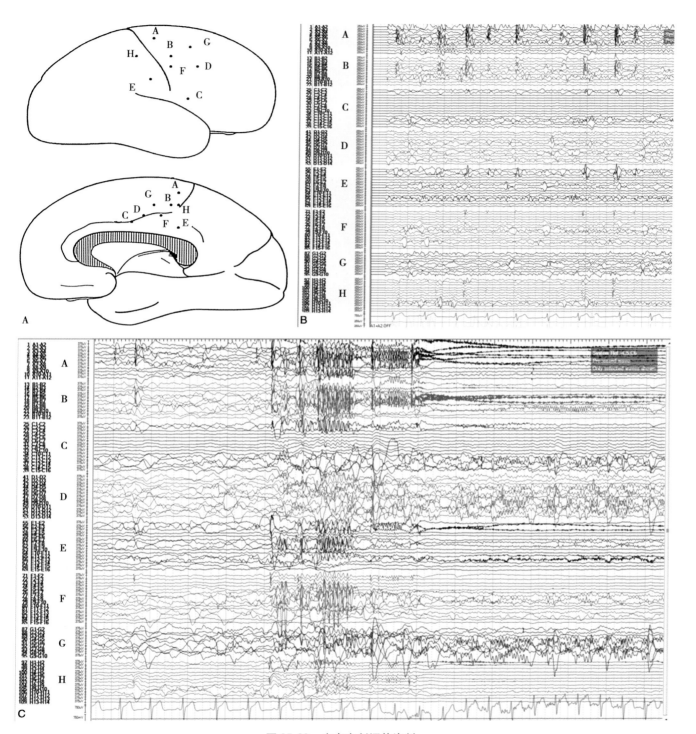

图 35-20　患者有创评估资料

A. SEEG 电极置入模式图,共置入立体定向电极 8 根,主要围绕中央区及运动前区;B. 发作间期脑电,A1-8 触点(额上回后部及中央前回前壁)及 B4-8 触点(额中回后部及中央前回前壁)频发中高幅多棘慢波,累及 E1-4 触点及 C1-3 触点;C. 发作期脑电,发作起始为电极 A1-8 触点及 B4-8 触点,累及 E1-4 及 C1-3。

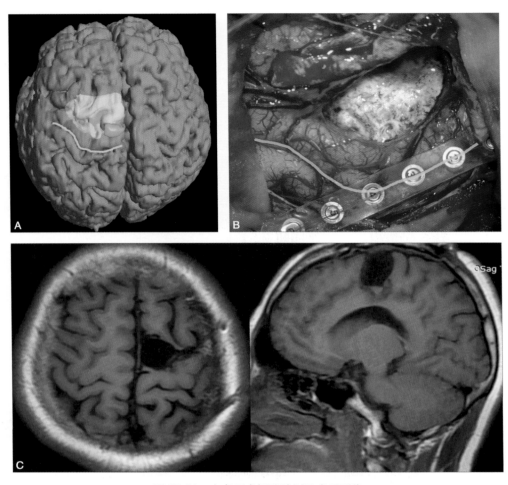

图 35-21　患者手术切除计划及术后影像

A. 三维脑表面手术切除计划示意图（绿色区域为计划切除区域,黄色实线示意中央沟）;B. 清醒麻醉及持续 MEP 监测下切除致痫灶,图示术中实际切除范围,其中黄色实线示意中央沟;C. 术后随访 MRI,见额中上回后部及对应的中央前回前壁切除。

后第 2 天患者右上肢肌力 3 级;术后 1 个月右上肢肌力 5 级,术后病理提示 FCD Ⅱa。患者术后随访 18 个月,无癫痫发作,术后 MRI（图 35-21C）示意切除部位。

（胡　杰）

第五节　辅助感觉运动区起源的额叶癫痫

辅助感觉运动区（supplementary sensorimotor area,SSMA）引起的癫痫发作症状学具有一定的特征性。单侧强直或不对称强直是 SSMA 发作的典型症状,发作期间患者意识可能会保留。来自 SSMA 邻近区域（如额叶内侧面、扣带回等区域）的癫痫发作通常会迅速传播到 SSMA,表现出 SSMA 发作的症状学。但单纯辅助感觉运动区起源的癫痫（supplementary sensorimotor epilepsy,SSME）远少于 SSMA 发作,有研究报道发病率低至2.0%。SSME 可以有明确病因,也可以是特发性的。

SSME 的脑电图异常可能比较广泛,很难正确定位,甚至在部分患者中可能表现为正常脑电图模式。对于难治性SSME,特别是有明确病变的 SSME,手术切除可能会获得良好的疗效。如何正确识别 SSME 并明确癫痫病灶的范围至关重要,同时需要注意术后出现的 SSMA 综合征。

一、SSMA 的解剖

从传统意义上来说,额叶运动皮质可分为初级运动区、运动前区和辅助运动区。SSMA 位于 Brodmann 6 区的内侧面和上外侧部分,内侧面后方是中央旁小叶下肢运动区,下界为扣带沟;上外侧部分延伸至额叶凸面,后界为中央前沟;其前侧与外侧界无明显界线。早期的脑皮质电刺激研究表明,SSMA 的前界可以延伸至中央前沟前 5cm,横向延伸至额上沟。但随后的研究表明,SS-MA 的后界、外侧和前界都是可变的。由于细胞构筑的不同,SSMA 可以分为 2 个部分（图 35-22）,即前辅助运动区（pre-SMA）和辅助运动区本体（SMA-proper）。

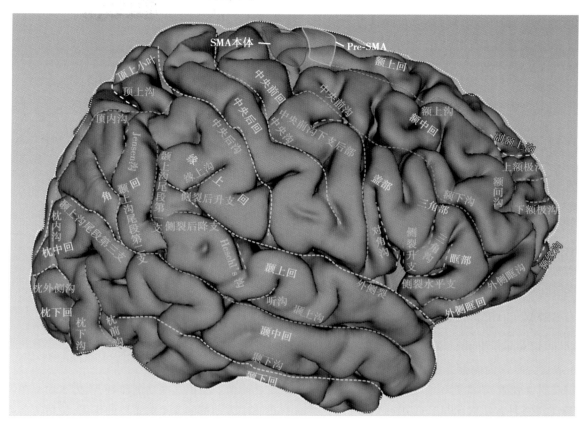

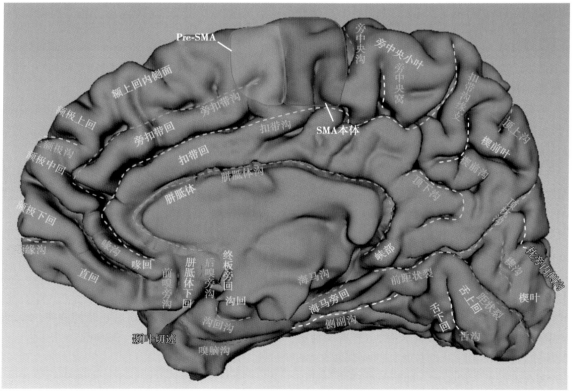

图 35-22　SSMA 示意图

二、SSMA 的纤维联系

SSMA 与多个部位有着广泛的纤维联系,包括运动前区皮质、初级运动皮质、扣带回、楔前叶、基底核、脊髓、前额叶、额下回、对侧 SSMA 等。不同的纤维联系是 SSMA 的功能基础。其中上纵束是一条通过 SSMA 的主要联络纤维,它连接着前扣带和楔前叶,对运动功能起着重要的作用。研究发现 SSMA 前区接受来自前额叶和扣带回运动区的纤维,但与初级运动皮质或脊髓没有联系;而 SSMA 本部直接投射纤维到初级运动皮质和脊髓。双侧 SSMA 通过胼胝体相互联系。

SSMA 还通过额斜束与额下回盖部和三角部相联系,通过额纹束与尾状核前部和壳核相联系。这些纤维可能与语言功能相关。

除运动功能之外,SSMA 也有一定的感觉功能,并从感觉皮质和顶叶感觉联想区域接收输入信号。

三、SSMA 的功能

Penfield 和 Welch 在 1951 年首次将猴脑和人脑中的 SSMA 描述为半球内侧面上的人体体位图。随后研究者通过皮质电刺激、单细胞和场电位记录、DTI、fMRI、PET、SPECT 等多种方法对 SSMA 的功能进行研究。

电刺激是研究 SSMA 功能的主要方法。与电刺激初级运动皮质引起的简单运动相比,皮质电刺激 SSMA 可以引起更加复杂的运动反应,同时电刺激的反应阈值也更大。电刺激 SSMA 可引起自主反应、发声、抑制自主活动(通常是语音)、特征性姿势以及感觉知觉的改变。SSMA 的运动功能区分布和初级运动皮质一样,也存在"人形分布图",头部和上肢位于 SSMA 前方,下肢位于 SSMA 后方(图 35-23)。其中 SSMA 的头部运动区内存在一个辅助动眼区,用于眼部运动的精细运动。但随后研究发现这种分布图存在广泛的重叠,同时电刺激某些 SSMA 可以引起双侧肢体运动,甚至是四肢运动。因此 SSMA 的运动区分布存在较大的变异性。SSMA 的感觉区分布更加不规律,可以在运动区的前方或后方,无法获得与初级感觉皮质类似的体位图。此外还发现在 SSMA 前方存在一个辅助负运动区。

SSMA 前区和 SSMA 本部在功能上存在明显的差异。术中电刺激癫痫患者 SSMA 前区时,患者有一种想要做某些动作的欲望(实际上没有做),而在刺激 SSMA 本部时,患者会不由自主地做出一些简单的动作。单细胞神经元电活动记录也有类似的结果,在给予患者执行运动的"开始"提示之前(患者处于运动前准备期),SSMA 前区中神经元活动的峰值出现时间早于 SSMA 本

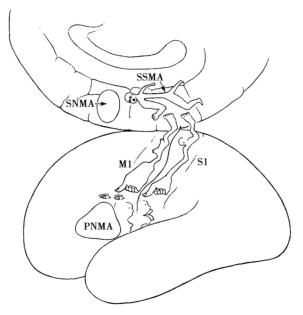

图 35-23　运动和感觉分布图
SSMA 的体位图为双侧,对侧肢体的代表大于同侧肢体,近端肢体的代表大于远端肢体,而主要感觉运动区则相反。M1:初级运动皮质;S1:初级感觉皮质;PNMA:主要负性运动区;SNMA:辅助负运动区。

部的峰值。根据这些功能研究,认为 SSMA 在运动控制的多个方面都起着至关重要的作用,包括复杂运动序列的编程,启动和执行。而 SSMA 本部参与运动的激活、控制和产生,而 SSMA 前区参与运动的计划和准备。还有研究发现刺激 SSMA 本部可以引起正性运动反应,而刺激 SSMA 前区会产生负性运动反应,这可能与其纤维联系的不同有关。

优势半球侧的 SSMA 对语言功能也有着重要的作用,这可能与其纤维联系相关。损伤额斜束或额纹状体束,患者可能会出现语言功能障碍。

Fontaine 等研究显示,术后即刻出现的功能障碍与 SSMA 切除之间存在相关性。只有在切除左侧 SSMA 最前部分时才会出现术后失语,切除后方出现面部和上肢运动障碍,而当完全切除左侧 SSMA 时才会出现对侧偏瘫和失语。

四、临床表现与诊断

(一)辅助感觉运动区起源的癫痫(supplementary sensorimotor epilepsy,SSME)

发作症状学

SSMA 引起的癫痫发作具有独特的发作症状学,有时仅可根据症状学即可做出临床诊断。SSMA 的发作在夜间多见、突然出现、持续时间一般非常短暂,仅持续 10~40 秒。

发作症状学根据扩散模式的不同可以分为两种:第一种,主要累及同侧 SSMA 及运动区和运动前区,症状学表现为单侧强直及头眼偏转或过度运动发作;第二种,不对称地累及双侧 SSMA,以同侧 SSMA 为主,症状学变现为不对称强直。SSMA 强直发作顺序不同于 Jackson 发作,但是有研究发现发作时肢体强直早于头眼偏转。

发作前通常没有特异性先兆,非特异先兆包括:发热、胸部压力感、呼吸困难、对侧肢体感觉异常、头晕、头痛、头部电击感觉等。通常无上腹部或似曾相识等先兆。有 SEEG 研究发现,SSMA 在惊吓性发作中有着重要作用,惊吓是 SSMA 发作的诱因之一。

在发作过程中,患者意识可能会保留。患者在强直发作过程中,可能出现向旁人示意发作、移动身体、坐下等运动。因此这种保留意识情况下肢体运动症状可能会被误诊为精神性疾病。发作过程中出现的手臂外展和双眼睁开等症状有助于鉴别。此外 SSMA 发作后一般无意识混乱。

SSMA 发作很少出现面部或手部自动症。当发作扩散后可出现继发全身强直-阵挛发作。

1. 不对称强直 是 SSMA 的特征性发作,也被描述为击剑样姿势(fencing posturing)。由于双侧 SSMA 受累不一致,强直症状并不对称。典型的击剑样姿势表现为:对侧肩部外展 90°伴外旋,手臂抬高半伸展在头上,同侧手臂肘部半屈放在身体一侧,头部向对侧屈曲,双眼凝视对侧手部,对侧臀部和膝部屈曲。

2. 单侧强直发作 通常强直症状表现为:对侧肩部抬高、手臂弯曲、肘部外展、头部向对侧屈曲;下肢也可能出现髋关节外展,膝盖伸直或半屈等。

3. 过度运动发作 SSMA 发作累及运动前区时会出现过度运动发作,症状学表现为 2 型,症状相对于 1 型较轻。通常为躯干和骨盆的水平运动或旋转。

4. 发声 约有 1/3 的患者会出现发声症状,声音可以是简短的深呼吸样发声,严重者可出现非常怪异的尖叫声。

5. 语言中止或剥夺 是一个已经证明的而且频繁发生的发作表现,但是不伴有其他运动症状的单纯发作性失语非常罕见。意识通常保留。

SSMA 发作在不同病例之间的症状学差异非常大,但是每个个体病例的表现都是刻板的。需要注意的是儿童患者的发作症状不太典型,有些表现为双侧对称性强直并经常伴意识障碍。

(二)神经电生理

长程视频脑电图对于诊断 SMME 有着重要的作用。由于 SSMA 解剖位置的关系,发作间期头皮脑电图异常放电可能较广泛,主要集中于 Fz 和 Cz。部分患者的间期脑电图可能无明显异常。

由于发作期存在明显的运动症状,对脑电图的干扰较大,因此发作期脑电图分析有一定难度。但是基于特征性症状学的分析,有助于 SSME 的诊断。

一项 8 例 SMMA 癫痫的发作期 SPECT 研究证实了 SMMA 发作时的扩散模式。Ⅰ型传播模式由同侧 SSMA 和背侧前运动和运动皮质的主要累及组成。Ⅱ型传播模式由双侧但不对称的额叶-额叶间传播组成。头眼偏转运动与Ⅰ型传播模式有关($P<0.03$)。皮质下结构的激活导致基底神经节和丘脑不同程度的过度灌注。所有患者均观察到对侧小脑高灌注。

(三)影像学

影像学检查是诊断 SMME 的重要方法之一。如果 MR 检查时发现在 SSMA 存在影像学病灶,对于诊断有着重要的帮助。若 MR 阴性,需要结合 PET 或 SPECT 检查来进行判断。

在 SSME 中观察到的症状学差异与特定皮质结构的传播和激活相关,并且与 SSMA、同侧皮质和经胼胝体的皮质-皮质结构之间的解剖联系相一致。

五、鉴别诊断

SSME 的发作症状学具有一定特点,但脑电图的表现缺乏特征性改变,有时存在诊断困难甚至误诊的情况。感觉先兆需要与中央后回起源的癫痫相鉴别,SSME 的感觉先兆范围会更加多广泛,有时不以麻木为主要症状。保留意识情况下的单侧肢体强直发作需要和中央区起源的运动发作鉴别,但是中央区的发作一般以阵挛常见。

六、SEEG

对于鉴别困难的患者,SEEG 是一种可行的有创性检查方法。由于 SSMA 的位置关系,硬膜下电极放置存在一定的困难和风险,但 SEEG 却并不存在。SEEG 对鉴别 SSME 或其他相邻区域传播至 SSMA 引起的发作有着很好的鉴别作用。同时,对于手术切除范围也有着一定的提示。

七、手术方式及疗效

对于 SSME 来说,切除手术是首先考虑的治疗方法,其疗效和病灶切除是否完整直接相关。Kasasbeh 等的研究中有 39 例接受手术切除治疗的 SSME 患者,大部分患者在术后有较好的效果,Engel Ⅰ级或Ⅱ级的比例在术后 12 个月和长期随访时分别为 84% 和 73%。Peraud 报道了 23 例继发性 SSME 患者的手术随访结果,有 20 例患者在术后早期没有癫痫发作。在第 12 个月接受随访的 17 例患者中,有 12 例无发作,其中 3 例已经停用抗癫痫药物,5 例发作频率下降或同术前。

八、手术并发症

SSMA 自身有重要功能,后方紧靠初级运动皮质,且大部分位于额叶内侧面,上方有上矢状窦及引流静脉覆盖,因此手术存在一定的风险。其切除后特征性并发症为 SSMA 综合征,Laplane 等在 1977 年首次报道。3 例接受额叶内侧面切除术的难治性癫痫患者在术后出现了相似并发症。Laplane 等将其归因于 SSMA 切除,其症状可分为三个阶段:

第一个阶段:主要出现在术后第 1 周和第 2 周。患者出现近乎完全的运动障碍(对侧肢体明显),并伴有不同程度的语言停顿。

第二个阶段:患者运动功能快速恢复的阶段。此阶段患者对侧肢体自发运动和自发性言语仍然很少。只有在反复命令的情况下,对侧肢体才能出现运动,但是肢体肌力几乎是正常的。

第三个阶段:在运动功能完全恢复之后,残留双手交替运动障碍。

随后多项临床研究证实了 SSMA 综合征,SSMA 切除术后发生的概率高达 50%~100%。其主要症状为对侧偏瘫、失语或言语停顿。在多数情况下,症状在术后数小时即出现,并在随后几天内逐步改善,部分患者的恢复时间长达数周至数月。少数患者会遗留长期神经功能障碍。

【典型病例】

1. 病史资料

(1)现病史:男性患者 17 岁,右利手,病史 4 年余。10 岁时突发右侧额叶自发性脑出血,自诉当时出现左侧肢体偏瘫,保守治疗 2 周后恢复,当时否认肢体抽搐及麻木等症状。13 岁时出现首次癫痫发作,表现为:右侧下肢麻木、蚁走感,至右侧上肢→双侧肢体麻木、蚁走感→意识丧失,肢体抽搐,头眼左偏。曾经服用丙戊酸钠,仍有多次发作。入院时服用托吡酯(妥泰)75mg,2/d,曲莱 0.6g,2/d。入院时发作症状:①单侧肢体麻木、蚁走感,每周均有发作;②右侧肢体麻木、蚁走感→双侧肢体麻木、蚁走感→意识丧失,肢体抽搐,头眼左偏→发作后左侧肢体乏力、感觉缺失,可有发作后饮水,均每月发作 1 次。1 次发作前有身体漂浮感,数次发作前有右耳"嗡嗡"声。

(2)个人史:第 2 胎(姐姐正常),足月、顺产、产后无缺氧及窒息史,生长发育史正常,高二在读,成绩中等。

(3)既往史:无高热惊厥史,否认"肝炎""结核"等传染病史,否认脑炎、外伤、手术、输血史。

(4)家族史:家族中无癫痫及热性惊厥家族史。

2. 头皮脑电图检查

(1)背景脑电图:　清醒闭目状态时,双侧枕区可见 10~11Hz 中波幅 α 节律发放,调节、调幅尚可,左右基本对称。右侧半球可见大量低-中波幅慢波活动近持续性发放(图 35-24)。

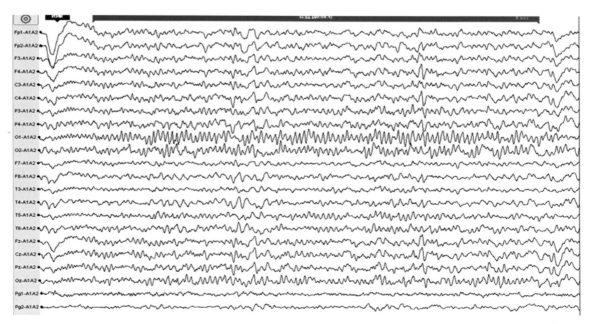

图 35-24　背景脑电图

（2）发作间期脑电图:醒-睡各期右侧半球广泛性或右侧前、后头部不同步可见大量中-极高波幅慢波、棘慢波、尖慢波发放,可波及右侧蝶骨电极(图 35-25、图 35-26)。

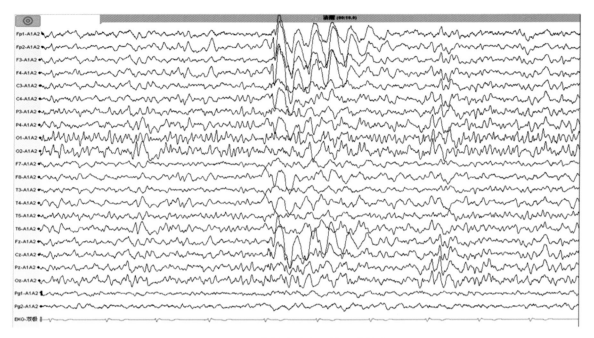

图 35-25　右侧半球广泛性异常放电

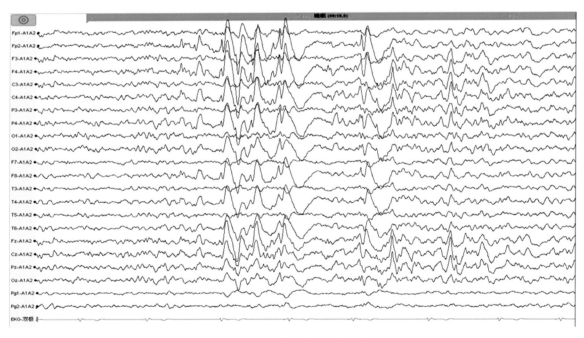

图 35-26　右侧前、后头部异常放电

（3）发作期脑电图及症状:患者共监测视频脑电 5 天,记录到 2 次临床发作,症状学表现及脑电图如下。

1）症状学(图 35-27):未见明显临床症状(20～30秒)→左上肢僵直或抖动、头眼左偏,伴左侧躯体抖动;

继而右上肢僵硬→左上肢僵直、右上肢屈曲,发声→GTCS。

2）脑电图:右侧半球广泛性可见较多中-高波幅尖波、慢波发放,右侧额区著,波幅渐高,逐渐波及左侧前头部及各导→广泛性慢波活动中,右侧额、中央、中央中

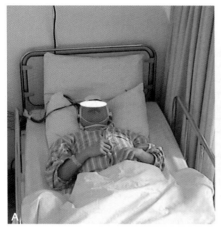
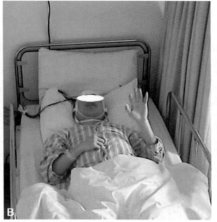
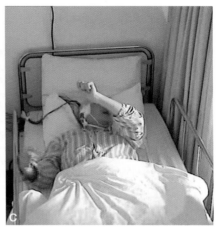
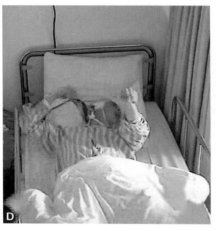
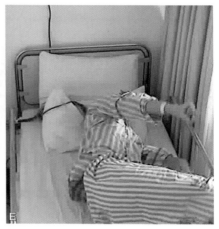

图 35-27　发作症状学
A. 发作前；B. 左上肢强直；C. 右上肢强直，头眼偏左；D. "4 字征"；E. 继发 GTCS。

线区可见复合较多低-中波幅棘波活动，快活动逐渐传导至右侧顶、枕、颞区及蝶骨电极，波幅渐高、频率渐慢，募集并扩散至各导（图 35-28，画廊 35-9）。

画廊 35-9　患者头皮脑电图

3. 影像学检查　患者 10 岁自发性出血时 CT 见图 35-29。入院后磁共振扫描序列包括矢状位 T1、冠矢轴 FLAIR，发现右侧 SSMA 脑出血后软化灶改变，下界至胼胝体，后界接近中央前回。FDG-PET 及 PET-MRI 融合发现右侧 SSMA（图 35-30）、右侧中央后回低代谢（图 35-31）。

为明确脑出血原因，行脑血管造影（图 35-32）及头部 CTA 检查，见右侧大脑前动脉起自左侧颈内动脉，未见明显畸形血管影（画廊 35-10）。

4. 一期分析讨论　患者右侧 SSMA 影像学病灶明

画廊 35-10　患者神经影像

确；间期脑电图以右侧半球为主，发作期脑电图发现以右侧半球起始，右侧额区明显；发作症状学有感觉先兆"蚁走感"，不对称强直发作。综上考虑，右侧 SSMA 病变为致痫灶的可能性大，但"蚁走感"在 SSME 先兆中不常见，需要与右侧中央后回癫痫相互鉴别。因此需要 SEEG 来明确几个问题：①确认右侧 SSMA 病变是否为致痫灶；②软化灶本身不是致痫灶，而是周边的脑组织，需要界定其范围；③是否累及初级运动皮质，以及对锥体束的影响，患者脑血管检查未见明显异常，排除 SEEG 禁忌证。

5. SEEG 方案及结果

（1）SEEG 埋藏方案：为明确解答疑问，共向右侧额顶叶置入深部电极 10 枚。电极覆盖 SSMA、扣带回、胼胝体、岛叶、中央后回等区域（图 35-33，图 35-34）。

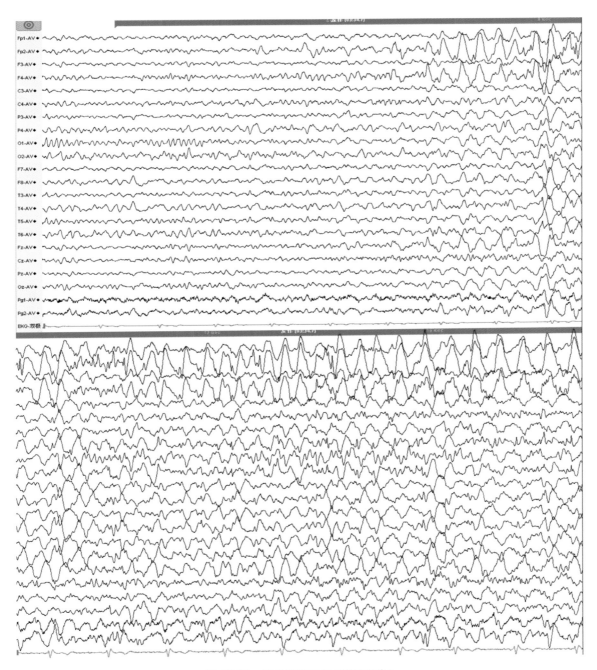

图 35-28　发作期脑电图（连续图像）

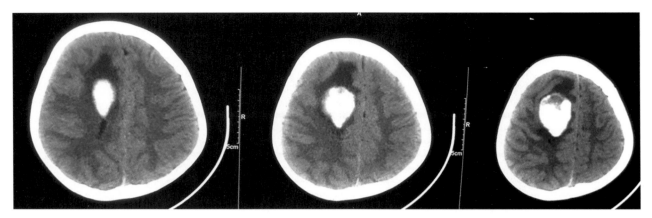

图 35-29　脑出血 CT

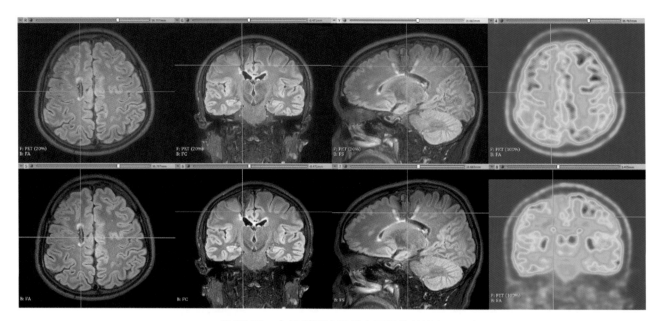

图 35-30　右侧 SSMA 脑出血后软化灶改变

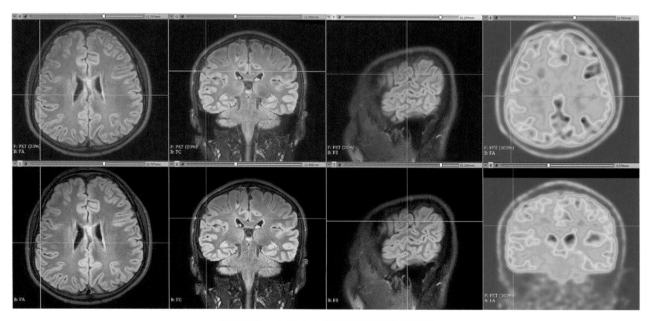

图 35-31　右侧中央后回下部 PET 低代谢

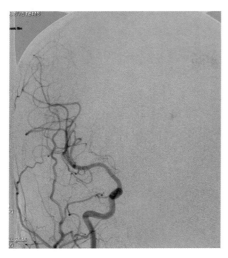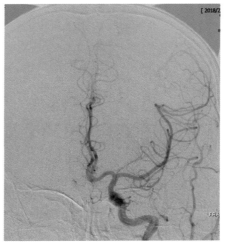

图 35-32　脑血管造影图像

SEED埋藏计划SEEG*10

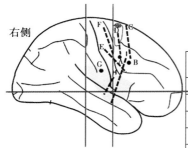

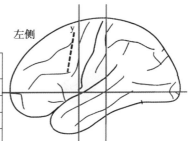

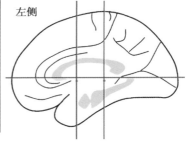

序号	导联	皮层触点	入点	靶点
右侧				
1	A	12	额中回	前扣带
2	B	16	额中回	胼胝体
3	C	11	额上回	前扣带
4	D	8	额上回	病灶下方
5	E	12	中央前回中部	尾状核
6	F	8	中央前回上部	病灶后外下
7	G	16	中央后回下部	病灶下方
8	H	11	中央前回下部	岛叶前长回
9	I	16	额中回	岛叶前长回
左侧				
10	J'	12	额上回	前扣带

图 35-33　SEEG 埋藏计划

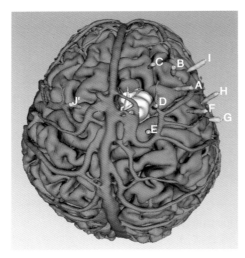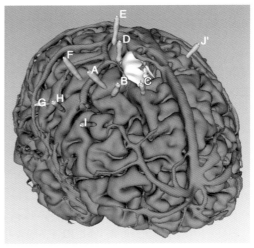

图 35-34　SEEG 电极三维重建

（2）SEEG 间期脑电图：间期放电主要分为两组，第一组为 A、B 电极大数、C 电极小数及大数、I 点中间，表现为阵发性尖波或棘慢波、尖慢波、慢波活动同步发放（图 35-35）。第二组为电极 D4-8、F2-8 不同步棘波、快活动、慢波发放（图 35-36）。

（3）SEEG 发作期脑电图：患者 SEEG 监测期间出现 4 次临床发作。发作症状：动作停滞→头眼左偏，左上肢抖动后僵硬（不对称强直）→GTCS→右侧末次阵

挛，同期脑电图起始为电极 D3-5 起始（图 35-37）。

（4）SEEG 电刺激：在 0.5mA 刺激患者电极 F7-8 触点时出现左侧肢体麻木，患者自述与发作前先兆一致；3mA 刺激电极 D 5-6 触点时出现惯常发作（图 35-38）。

6. 分析讨论与切除方案

（1）SEEG 结果分析：患者 SEEG 间期放电主要位于病灶周边，发作起始位于病灶偏外侧方，定位明确。中央后回不是发作起始区，中央前回未参与早期发作。

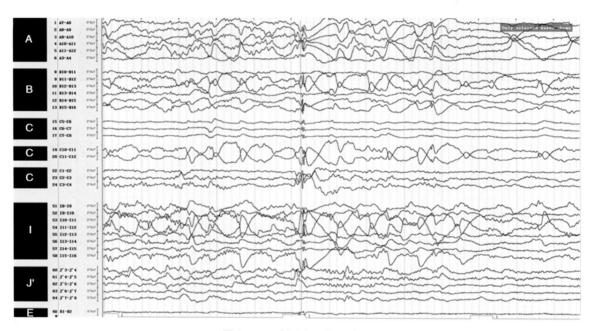

图 35-35　SEEG 间期脑电图
A7-12、B11-16、C2-4,10-12、I10-12 稍多阵发性尖波。

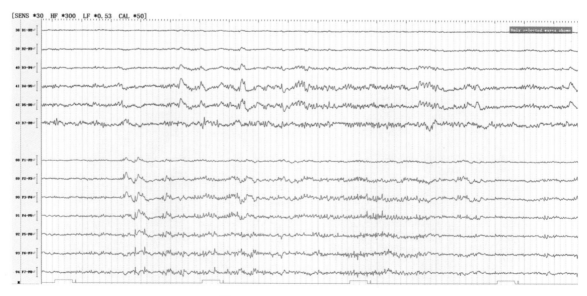

图 35-36　SEEG 间期脑电图
电极 D4-8,F2-8 不同步棘波、快活动、慢波发放。

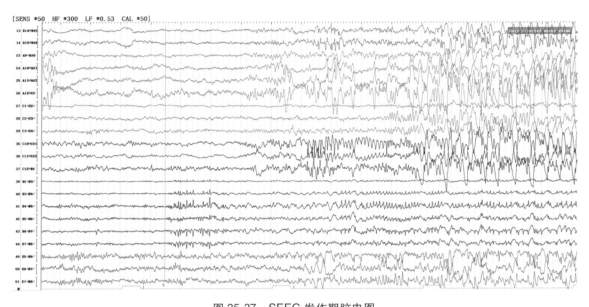

图 35-37　SEEG 发作期脑电图

D3-5 可见稍多棘波、棘慢波发放,随后扩散至 B14-16、A5-8,10-12、C7-10,10-12、E1-2,5-8、I8-11。

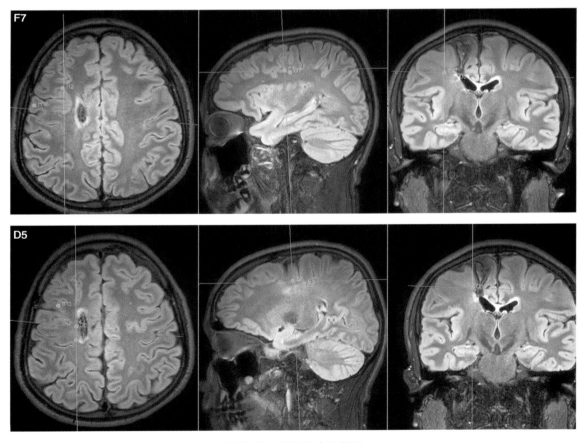

图 35-38　电极触点位置图

（2）切除计划：切除范围以病灶及周边为主，切除后界为中央前沟，外侧界为额上沟，前界至 C 电极前方，内侧面至胼胝体。

（3）手术切除：为进一步降低手术对运动区的影响，采取术中唤醒。术中按手术计划实施切除（图 35-39），患者术中未出现明显运动功能下降。患者术后 12 小时出现左侧肢体肌力下降至 4 级，精细活动变差，无明显语言障碍。术后 4 天肌力恢复正常，术后 11 天精细活动明显恢复。术后病理提示为皮质结构紊乱，见形态异常神经元，伴胶质增生。

7. 术后随访　患者术后随访 18 个月，肢体活动及

感觉正常，服用抗癫痫药物同前，无临床发作及先兆。术后 1 年复查磁共振（图 35-40）及脑电图（图 35-41）提示右侧后头部优势活动略弱，右侧前、后头部为主多量慢波活动不同步发放。

8. 小结　SSMA 本身有感觉功能，但该病例出现的"蚁走感"先兆比较少见，经过 SEEG 证实为 SSME。其他发作症状基本符合 SSMA 发作的临床特征。该患者术后出现 SSMA 综合征，随后逐渐恢复，符合 SSMA 切除术后改变。SSMA 的功能还未完全明确，随着 SEEG 在 SSME 中运用的增多，可以获取更多的信息。

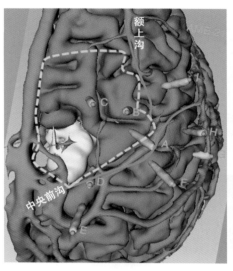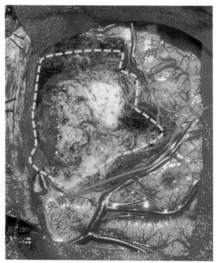

图 35-39　手术计划及术中照片

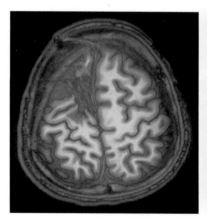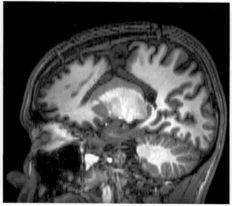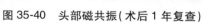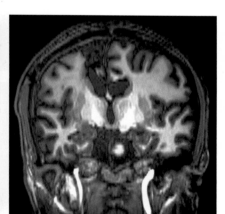

图 35-40　头部磁共振（术后 1 年复查）

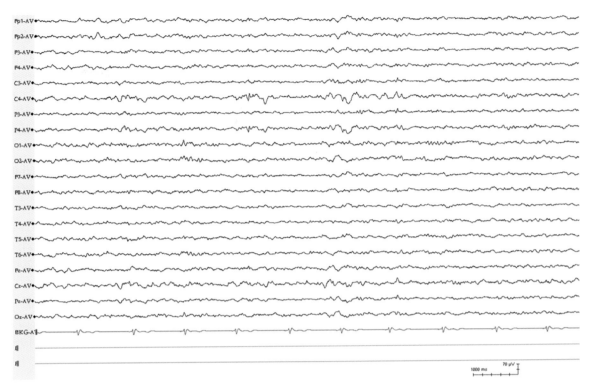

图 35-41 头皮脑电图（术后 1 年复查）

（徐纪文 刘强强）

参考文献

[1] JOBST B C,SIEGEL A M,THADANI V M,et al. Intractable seizures of frontal lobe origin:clinical characteristics,localizing signs,and results of surgery[J]. Epilepsia,2000,41（9）:1139-1152.

[2] SEMENDEFERI K,DAMASIO H. The brain and its main anatomical subdivisions in living hominoids using magnetic resonance imaging[J]. J Hum Evol,2000,38（2）:317-332.

[3] BELEZA P,PINHO J. Frontal lobe epilepsy[J]. J Clin Neurosci,2011,18（5）:593-600.

[4] RASMUSSEN T. Tailoring of cortical excisions for frontal lobe epilepsy[J]. Can J Neurol Sci,1991,18（4）:606-610.

[5] JEHA L E,NAJM I,BINGAMAN W,et al. Surgical outcome and prognostic factors of frontal lobe epilepsy surgery[J]. Brain,2007,130（2）:574-584.

[6] BONINI F,MCGONIGAL A,SCAVARDA D,et al. Predictive Factors of Surgical Outcome in Frontal Lobe Epilepsy Explored with Stereoelectroencephalography[J]. Neurosurgery,2018,83（2）:217-225.

[7] MORACE R,CASCIATO S,QUARATO P P,et al. Long-term seizure outcome in frontal lobe epilepsy surgery[J]. Epilepsy Behav,2019,90:93-98.

[8] VERNET M,QUENTIN R,CHANES L,et al. Frontal eye field,where art thou? Anatomy,function,and non-invasive manipulation of frontal regions involved in eye movements and associated cognitive operations[J]. Front Integr Neurosci,2014,8:66.

[9] BADRE D,D'ESPOSITO M. Is the rostro-caudal axis of the frontal lobe hierarchical?[J]. Nat Rev Neurosci,2009,10（9）:659-669.

[10] BADRE D,NEE D E. Frontal Cortex and the Hierarchical Control of Behavior[J]. Trends Cogn Sci,2018,22（2）:170-188.

[11] JAN M M,GIRVIN J P. Seizure semiology:value in identifying seizure origin[J]. Can J Neurol Sci,2008,35（1）:22-30.

[12] BONINI F,MCGONIGAL A,TREBUCHON A,et al. Frontal lobe seizures:from clinical semiology to localization[J]. Epilepsia,2014,55（2）:264-277.

[13] VADLAMUDI L,SO E L,WORRELL G A,et al. Factors underlying scalp-EEG interictal epileptiform discharges in intractable frontal lobe epilepsy[J]. Epileptic Disord,2004,6（2）:89-95.

[14] WANG Z I,RISTIC A J,WONG C H,et al. Neuroimaging characteristics of MRI-negative orbitofrontal epilepsy with

focus on voxel-based morphometric MRI postprocessing[J]. Epilepsia,2013,54(12):2195-2203.

[15] MACKEY S, PETRIDES M. Quantitative demonstration of comparable architectonic areas within the ventromedial and lateral orbital frontal cortex in the human and the macaque monkey brains[J]. Eur J Neurosci,2010,32:1940-1950.

[16] KRINGELBACH M L, ROLLS E T. The functional neuro-anatomy of the human orbitofrontal cortex:evidence from neuroimaging and neuropsychology[J]. Prog Neurobiol, 2004,72:341-372.

[17] RHEIMS S, RYVLIN P, SCHERER C, et al. Analysis of clinical patterns and underlying epileptogenic zones of hypermotor seizures[J]. Epilepsia,2008,49:2030-2040.

[18] SOUIRTI Z, LANDRE E, MELLERIO C, et al. Neural network underlying ictal pouting("chapeau de gendarme")in frontal lobe epilepsy[J]. Epilepsy Behav,2014,37:249-257.

[19] 王薇薇,吴逊. 眶额区癫痫——有待深入研究的癫痫类型[J]. 癫痫杂志,2017,3(1):50-55.

[20] CHIBANE I S, BOUCHER O, DUBEAU F, et al. Orbitofrontal epilepsy:Case series and review of literature[J]. Epilepsy Behav,2017,76:32-38.

[21] KRIEGEL M F, ROBERTS D W, JOBST B C. Orbitofrontal and insular epilepsy[J]. J Clin Neurophysiol,2012,29(5):385-391.

[22] SERLETIS D, BULACIO J, ALEXOPOULOS A, et al. Tailored unilobar and multilobar resections for orbitofrontal-plus epilepsy[J]. Neurosurgery,2014,75(4):388-397;discussion 97.

[23] ZHAO B, ZHANG C, WANG X, et al. Orbitofrontal epilepsy:distinct neuronal networks underlying electroclinical subtypes and surgical outcomes[J]. J Neurosurg,2021,135:255-265.

[24] 谭启富,李龄,吴承远. 癫痫外科学[M]. 2版. 北京:人民卫生出版社,2007.

[25] 刘晓燕. 临床脑电图学[M]. 2版. 北京:人民卫生出版社,2017.

[26] PETRIDES M. Lateral prefrontal cortex:architectonic and functional organization[J]. Philos Trans R Soc Lond B Biol Sci,2005,360(1456),781-795.

[27] KOECHLIN E, ODY C, KOUNEIHER F. The architecture of cognitive control in the human prefrontal cortex[J]. Science,2003(5648),302:1181-1185.

[28] BLUMENFELD R, NOMURA E, GRATTON C, et al. Lateral Prefrontal Cortex is Organized into Parallel Dorsal and Ventral Streams Along the Rostro-Caudal Axis[J]. Cerebral Cortex,2013,23(10):2457-2466.

[29] PETRIDES M, TOMAIUOLO F, YETERIAN EH, et al. The prefrontal cortex:comparative architectonic organization in the human and the macaque monkey brains[J]. Cortex;a journal devoted to the study of the nervous system and behavior,2012,48(1):46-57.

[30] BONINI F, MCGONIGAL A, TRÉBUCHON A, et al. Frontal Lobe Seizures:From Clinical Semiology to Localization[J]. Epilepsia,2014,55(2):264-277.

[31] 郭强,张玮,刘兴洲,等. 额叶背外侧癫痫发作的运动症状特点—基于立体脑电图的分析[J]. 癫痫杂志,2016,2(3):206-210.

[32] RICKY W, GREG A W. Dorsolateral Frontal Lobe Epilepsy[J]. J Clin Neurophysiol,2012,29(5):379-384.

[33] BAGLA R, SKIDMORE C. Frontal Lobe Seizures[J]. The Neurologist,2011,17(3):125-135.

[34] ENGLOT D, WANG D, ROLSTON J, et al. Rates and predictors of long-term seizure freedom after frontal lobe epilepsy surgery:a systematic review and metaanalysis[J]. J Neurosurg,2012,116(5):1042-1048.

[35] RAMANTANI G, KADISH N, MAYER H, et al. Frontal Lobe Epilepsy Surgery in Childhood and Adolescence:Predictors of Long-Term Seizure Freedom, Overall Cognitive and Adaptive Functioning[J]. Neurosurgery,2018,83(1):93-103.

[36] BARTOLOMEI F, LAGARDE S, WENDLING F, et al. Defining epileptogenic networks:Contribution of SEEG and signal analysis[J]. Epilepsia,2017,58(7):1131-1147.

[37] HIRATA S, MORINO M, NAKAE S, et al. Surgical Technique and Outcome of Extensive Frontal Lobectomy for Treatment of Intracable Non-lesional Frontal Lobe Epilepsy[J]. Neurologia medico-chirurgica,2020,60(1):17-25.

[38] JOSEPH S, RAMSHEKHAR N, SANJEEV V, et al. Seizure outcome and its predictors after frontal lobe epilepsy surgery[J]. Acta neurologica Scandinavica,2019,140(4):259-267.

[39] LUDERS H O. Textbook of Epilepsy Surgery[M]. London:CRC Press,2008.

[40] MAI J K, PAXINOS G. The Human Nervous System[M]. Third Edition,San Diego:Academic Press,2012.

[41] KWAN P, ARZIMANOGLOU A, BERG A T, et al. Definition of drug resistant epilepsy:consensus proposal by the ad-hoc Task Force of the ILAE Commission on Therapeutic Strategies[J]. Epilepsia,2010,51(6):1069-1077.

[42] KWAN P, SCHACHTER S C, BRODIE M J. Drug-Resistant Epilepsy[J]. New England Journal of Medicine,2011,365(10):919-926.

[43] DWIVEDI R, RAMANUJAM B, CHANDRA P S, et al. Surgery for Drug-Resistant Epilepsy in Children[J]. New Eng-

land Journal of Medicine,2017,377(17):1639-1647.

[44] WIEBE S, BLUME W T, GIRVIN J P, et al. A Randomized, Controlled Trial of Surgery for Temporal-Lobe Epilepsy [J]. New England Journal of Medicine, 2001, 345(5): 311-318.

[45] TÉLLEZ-ZENTENO J F, DHAR R, WIEBE S. Long-term seizure outcomes following epilepsy surgery: a systematic review and meta-analysis[J]. Brain,2005,128(5):1188-1198.

[46] FEINDEL W, LEBLANC R, DE ALMEIDA A N. Epilepsy Surgery: Historical Highlights 1909-2009[J]. Epilepsia, 2009,50(s3):131-151.

[47] ROSENOW F, LÜDERS H. Presurgical evaluation of epilepsy[J]. Brain,2001,124(9):1683-1700.

[48] LUDERS H O, NAJM I, NAIR D, et al. The epileptogenic zone: general principles [J]. Epileptic disorders: international epilepsy journal with videotape, 2006, 8(Suppl 2): S1-9.

[49] RATHORE C, RADHAKRISHNAN K. Concept of epilepsy surgery and presurgical evaluation[J]. Epileptic disorders: international epilepsy journal with videotape,2015,17(1): 19-31; quiz 31.

[50] LEE S K, KIM D-W. Focal cortical dysplasia and epilepsy surgery [J]. Journal of epilepsy research, 2013, 3(2): 43-47.

[51] IWASAKI M, JIN K, NAKASATO N, et al. Non-invasive Evaluation for Epilepsy Surgery [J]. Neurologia medicochirurgica,2016,56(10):632-640.

[52] SPENCER S S, BERG A T, VICKREY B G, et al. Initial outcomes in the Multicenter Study of Epilepsy Surgery[J]. Neurology,2003,61(12):1680-1685.

[53] NAJM I M, TASSI L, SARNAT H B, et al. Epilepsies associated with focal cortical dysplasias (FCDs)[J]. Acta neuropathologica,2014,128(1):5-19.

[54] JOBST B C, KAPUR R, BARKLEY G L, et al. Brain-responsive neurostimulation in patients with medically intractable seizures arising from eloquent and other neocortical areas[J]. Epilepsia,2017,58(6):1005-1014.

[55] BLAUWBLOMME T, PIALLAT B, FOURCADE A, et al. Cortical stimulation of the epileptogenic zone for the treatment of focal motor seizures: an experimental study in the nonhuman primate [J]. Neurosurgery, 2011, 68(2): 482-490; discussion 490.

[56] KIM Y H, KIM C H, KIM J S, et al. Topographical risk factor analysis of new neurological deficits following precentral gyrus resection[J]. Neurosurgery,2015,76(6):714-720; discussion 720.

[57] PONDAL-SORDO M, DIOSY D, TELLEZ-ZENTENO JF, et al. Epilepsy surgery involving the sensory-motor cortex[J]. Brain,2006,129(Pt 12):3307-3314.

[58] BENIFLA M, SALA F, JANE J, et al. Neurosurgical management of intractable rolandic epilepsy in children: role of resection in eloquent cortex. Clinical article[J]. J Neurosurg Pediatr,2009,4(3):199-216.

[59] BEHDAD A, LIMBRICK D D, BERTRAND M E, et al. Epilepsy surgery in children with seizures arising from the rolandic cortex[J]. Epilepsia,2009,50(6):1450-1461.

[60] DE OLIVEIRA R S, SANTOS M V, TERRA V C, et al. Tailored resections for intractable rolandic cortex epilepsy in children: a single-center experience with 48 consecutive cases[J]. Childs Nerv Syst,2011,27(5):779-785.

[61] WHITE L E, ANDREWS T J, HULETTE C, et al. Structure of the human sensorimotor system. I: Morphology and cytoarchitecture of the central sulcus[J]. Cerebral cortex (New York,NY:1991),1997,7(1):18-30.

[62] PENFIELD W, WELCH K. The supplementary motor area of the cerebral cortex; a clinical and experimental study[J]. AMA Arch Neurol Psychiatry,1951,66(3):289-317.

[63] TANJI J. The supplementary motor area in the cerebral cortex[J]. Neurosci Res,1994,19(3):251-268.

[64] JURGENS U. The efferent and afferent connections of the supplementary motor area[J]. Brain Res, 1984, 300(1): 63-81.

[65] ECCLES J C. The initiation of voluntary movements by the supplementary motor area [J]. Arch Psychiatr Nervenkr, 1982,231(5):423-441.

[66] FONTEIJN H, BAERENDS E, NORRIS D. The Functional Anatomy of SMA at Rest: Clustering and Connectivity Independently Measured with DTI and RS-FMRI[J]. International Society for Magnetic Resonance in Medicine Annual Scientific Meeting & Exhibition Proceedings,2008.

[67] PENFIELD W, WELCH K. The supplementary motor area of the cerebral cortex; a clinical and experimental study. [J]. Ama Arch Neurol Psychiatry,1951,66(3):289-317.

[68] AKIO IKEDA, TAKESHI SATO, SHINJI OHARA, et al. "Supplementary motor area (SMA) seizure" rather than "SMA epilepsy" in optimal surgical candidates: a document of subdural mapping[J]. Journal of the Neurological Sciences,202(1-2):43-52.

[69] FONTAINE D, CAPELLE L, DUFFAU H. Somatotopy of the supplementary motor area: evidence from correlation of the extent of surgical resection with the clinical patterns of deficit[J]. Neurosurgery,2002,50(2):297-303.

[70] ORGOGOZO J M, LARSEN B. Activation of the supplementary motor area during voluntary movement in man suggests

it works as a supramotor area［J］. Science, 1979, 206 (4420):847-850.

［71］ WONG C H , MOHAMED A , LARCOS G , et al. Brain activation patterns of versive, hypermotor, and bilateral asymmetric tonic seizures［J］. Epilepsia, 2010, 51(10):2131-2139.

［72］ SITTHINAMSUWAN B , USUI N , TOTTORI T , et al. Seizures with tonic posturing: Semiologic difference between supplementary sensorimotor area (SSMA) origin and extra-SSMA origin［J］. Epilepsia, 2016, 57(2):e39-e44.

［73］ KASASBEH A S , YARBROUGH C K , LIMBRICK D D , et al. Characterization of the Supplementary Motor Area Syndrome and Seizure Outcome After Medial Frontal Lobe Resections in Pediatric Epilepsy Surgery［J］. Neurosurgery, 2012, 70(5). 1152-1168.

［74］ MUSHIAKE H , INASE M , TANJI J. Neuronal activity in the primate premotor, supplementary, and precentral motor cortex during visually guided and internally determined sequential movements［J］. J Neurophysiol, 1991, 66(3):705-718.

［75］ TANJI J , SHIMA K. Role for supplementary motor area cells in planning several movements ahead［J］. Nature, 1994, 371(6496):413-416.

［76］ LIM S H , DINNER D S , PILLAY P K , et al. Functional anatomy of the human supplementary sensorimotor area: results of extraoperative electrical stimulation［J］. Electroencephalogr Clin Neurophysiol, 1994, 91(3):179-193.

［77］ LAPLANE D , TALAIRACH J , MEININGER V , et al. Clinical consequences of corticectomies involving the supplementary motor area in man［J］. J Neurol Sci, 1977, 34(3):301-314.

［78］ PERAUD A , MESCHEDE M , EISNER W , et al. Surgical resection of grade Ⅱ astrocytomas in the superior frontal gyrus［J］. Neurosurgery, 2002, 50(5):966-975.

［79］ LAICH E , KUZNIECKY R , MOUNTZ J , et al. Supplementary sensorimotor area epilepsy. Seizure localization, cortical propagation and subcortical activation pathways using ictal SPECT［J］. Brain, 1997, 120(5):855-864.

第三十六章　岛叶-岛盖癫痫

第一节　概　述

岛叶的概念最早由德国医生、解剖学和生理学家 Johann-Christian Reil 于 1804 年提出,当时并未指明其具体解剖位置。1896 年,Clark 等人提出将埋藏于外侧裂深方,被额盖、顶盖和颞盖覆盖的第 5 脑叶命名为岛叶。其后对岛叶的局部解剖、细胞构筑和生理功能进行研究,确定岛叶是一个独立的脑叶,为纪念 Reil,岛叶也被称为"island of Reil"。

20 世纪中期,Guillaume、Penfield 等人发现某些颞叶癫痫患者的术中 ECoG 能够记录到岛叶皮质的发作间期棘波,电刺激岛叶皮质可引起与类似自发性颞叶发作的症状,从而首次提出了岛叶癫痫的概念。1964 年,Silfvenius 等人回顾了蒙特利尔神经病学研究所(Montreal Neurological Institute,MNI)1946—1962 年收治的 106 例接受颞叶手术的患者,结果所有患者均存在岛叶致痫灶,其中 58 例同时切除了岛叶,48 例未同时切除岛叶。随访发现:两组术后无发作率分别为 45% 和 42%,而偏瘫率为 21% 和 3%,这一结果导致对岛叶手术和岛叶癫痫的研究陷入了停滞。此后,Yasargil 等报道了 177 例边缘系统肿瘤,其中 80 例累及岛叶,85% 的患者在术后未出现严重的功能障碍,伴有癫痫发作的患者术后 Engel Ⅰ 级达 92.5%,从而证实了岛叶手术的安全性和岛叶癫痫外科治疗的有效性。

近年来,岛叶癫痫逐渐成为国内外癫痫研究领域的热点。2004 年,Isnard 等利用 SEEG 记录岛叶的脑电,同时进行皮质电刺激,系统地总结了岛叶发作的症状学特点。此后,相关的手术报道也逐渐增多,病因也由最初的岛叶肿瘤逐渐扩展到 MRI 阴性的发育性病理。

目前,对岛叶癫痫的研究有两点应该得到重视:①岛叶被埋于大脑半球的深部,普通头皮脑电难以记录岛叶放电,因此,岛叶癫痫的诊断多数情况下有赖于深部电极,尤其是 SEEG;②致痫灶局限于纯岛叶皮质的情况少见,临床上更常见的是岛叶-岛盖癫痫,因此在症状学、影像学和电生理学的描述上,多是针对这一更广义的概念。

(张　凯　王　秀)

第二节　岛叶的解剖与生理

岛叶作为五大脑叶之一,是人类所有脑叶中最为神秘,同时也是分化最早的脑区。岛叶位于外侧裂深部,被额、顶、颞叶所覆盖,是脑叶中唯一完全隐藏于脑组织深部的皮质部分。岛叶大体上呈一个上宽下窄的三角形区域,以环岛沟为界,与周围脑叶分开。岛叶皮质属于边缘系统,发生学上属于新旧皮质之间的结构,是一个细胞构筑复杂且连接丰富的皮质中枢。后岛叶皮质接收与身体状态相关的信息传入,中部岛叶将信息与身体内部状态进行整合,然后传导至前岛叶进一步处理这些信息,并与参与认知和情绪控制的区域相互作用,最终将复杂的情感状态表现出来。因此,岛叶提供了身体感觉和情绪之间的接口,在知觉意识、社会行为和决策中起到至关重要的作用。

一、岛叶系统解剖

(一)岛叶的沟回

岛叶被岛盖环绕覆盖,完全隐藏于外侧裂内。岛叶皮质面向外侧,呈倒三角锥形,以环岛沟与额、顶、颞叶分隔。环岛沟由三部分构成:其前界,称为前环岛沟,其下末端向前上方走行,深入额盖眶部;其上界,称为上环岛沟,呈水平走行,从前环岛沟上末或岛叶前上缘沿额顶盖下方走行至下环岛沟后末;下环岛沟位于颞盖下方,岛叶下缘。其中上环岛沟最长,前环岛沟最短(图 36-1A)。前、上环岛沟交点称为岛叶前点,上、下环岛沟交叉点称岛叶后点。最外囊构成岛叶皮质下白质,并与岛盖白质相延续。岛叶皮质和最外囊覆盖屏状核、外囊、壳和苍白球。除岛叶前基底部外,岛叶与侧脑室相邻,内囊将环岛沟与侧脑室分隔。上环岛沟沿邻近侧脑室的额角、体部及侧脑室前部走行。下环岛沟后部邻近侧脑室颞角和三角部。

岛叶沟回从岛叶前下部呈放射状向后上方走行。岛中央沟是其最主要、最深的脑沟,存在于所有半球。它从岛阈或岛阈后部向后上方斜行穿过岛叶,与大脑中央沟走行基本平行,到达上环岛沟,将岛叶分为大的前

523

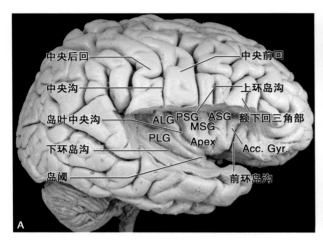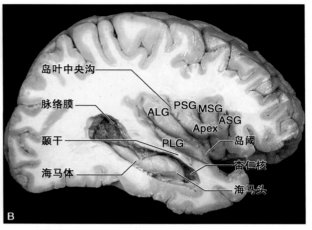

图 36-1　右侧大脑半球侧面观

A. 切除岛盖显示岛叶与岛盖间关系。可见岛叶皮质面向外侧，呈倒三角锥形，以环岛沟与额、顶、颞叶分隔；B. 保留岛叶，切除岛叶周围结构。岛中央沟将岛叶分为大的前部（前小叶）和小的后部（后小叶），岛顶为岛叶凸面最外侧点。Acc. Gyr.：岛副回；Apex：岛顶；ASG：前短回；MSG：中短回；PSG：后短回；ALG：前长回；PLG：后长回。

部（前小叶）和小的后部（后小叶）。前小叶从前到后依次由岛横回、岛副回及 3 个主要的岛短回（前、中、后短回）构成（图 36-1B）。岛横回及岛副回形成岛极，位于岛叶前下缘。眶内侧回后部和眶后回内侧部形成后内侧眶小叶，并与岛横回相连续。后小叶由两个长回构成。两条前沟分隔 3 个短回，一条长沟分隔两个长回。

岛顶为岛叶凸面最高点，也是其最外侧点。岛极为岛叶最前下点，位于顶的前下（即顶下点）。在这里，短回汇集形成一个圆形区域横向岛阈。岛阈为岛叶入口，为一轻微隆起呈弓形的脊，位于外侧裂深部，外侧裂干弯曲点，沿颞极向额叶眶面走行，连接岛叶皮质和前穿质，构成岛叶的前基底部。前穿质作为一个重要的手术标志点，正好位于岛阈中间。最外侧豆纹动脉的穿入点是前穿质的外侧限，此穿入点到岛阈内侧缘有一个浅的隐窝，称为阈隐窝。阈隐窝位于岛阈内侧缘和最外侧豆纹动脉的穿入点之间，在此隐窝内没有重要的穿动脉。

（二）岛盖

外侧裂水平支、后支将岛盖分为三部分，水平支将额眶盖与额顶盖分隔开，后支将额顶盖与颞盖分隔开。

1. 额眶盖　由眶后回、眶外侧回后部和额下回的眶部组成，覆盖于岛叶前部。前环岛沟是额眶盖与岛叶的分界线。后内侧眶小叶位于眶横沟内侧末端，由眶内侧回后部和眶后回内侧部构成，与岛横回相延续。

2. 额顶盖　由额下回的三角部和岛盖部、中央前、后回下部、缘上回上部组成，覆盖于岛叶上部，额顶盖后部还覆盖颞盖上部。上环岛沟界定额顶盖和岛叶。外侧裂水平支是环岛沟上部的延续，上升支是前环岛沟的延长，这些沟的汇合处称为"岛前点"。位于外侧裂上

升支和中央前沟下部之间的额下回岛盖部即为 Broca 区（Brodmann 44 区）。岛盖部内侧面称为"岛盖下回"，覆盖短岛沟、中短岛回和前短岛回后部。在绝大多数大脑半球，中央沟下部远端没有到达外侧裂。前、中和后顶横回位于额顶盖内侧面，前顶横回覆盖岛叶中央后沟及前、后岛长回上部，它毗邻颞盖的前颞横回。前顶横回和前颞横回汇合处称为"岛后点"。中顶横回覆盖颞盖的颞横沟。额顶盖的后顶横回和颞平面交叠并形成缘上回内侧面。

3. 颞盖　颞上回，连同颞极和缘上回下部构成颞盖，覆盖于岛叶下部和前穿质。极平面、颞横回和颞平面组成颞盖的内侧面。极平面卷绕称为"Schwalbe 沟和回"。极平面覆盖岛阈及岛叶下缘，并与下环岛沟前 2/3 毗邻，而前颞横回与下环岛沟后 1/3 毗邻，颞横沟将前、后颞横回分开。极平面、前颞横回、颞平面组成颞盖的中部。颞平面组成颞盖的后部。

（三）岛叶动静脉

1. 岛叶动脉　岛叶主要由大脑中动脉 M2 段发出的岛叶皮质动脉提供血供，其干支、皮质支及终末支呈扇形分布于岛叶表面的脑沟内，途中发出很多供应岛叶皮质核白质的岛叶皮质动脉，各分支供应区不重叠（图 36-2A）。绝大多数岛叶动脉短小，仅供应岛叶皮质和最外囊，不向内囊区域供血；部分中等大小的动脉也供应屏状核和外囊；个别较长的岛叶穿动脉，穿入岛叶并延伸至冠状辐射，这些动脉主要位于岛叶后部。有时可观察到沿岛叶表面走行的较粗大动脉，在侧面形成环状血管，发出分支进入岛叶和岛盖内侧面，称为"岛叶-岛盖动脉"。M1 发出的最外侧豆纹动脉是岛叶手术的重要

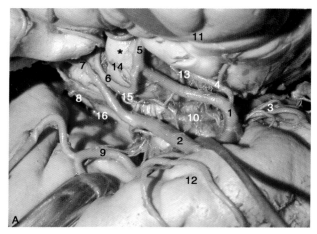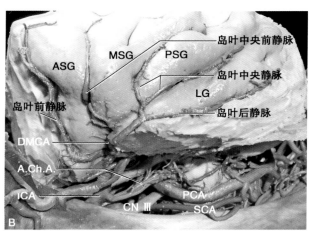

图 36-2 岛叶动静脉

A. 分离并牵开外侧裂，暴露岛叶动静脉。可见岛叶主要由大脑中动脉 M2 段发出的岛叶皮质动脉提供血供，其干支、皮质支及终末支呈扇形分布于岛叶表面的脑沟内；B. 另一大脑半球，切除岛叶周围脑组织及动脉结构，可见岛叶前部主要引流入外侧裂静脉，岛叶中后部主要引流入大脑中深静脉。1：上干；2：下干；3：颞极及颞前动脉；4：额眶动脉；5：额前动脉；6：中央前动脉；7：中央动脉；8：角回动脉；9：颞后动脉；10：大脑中深静脉；11：额叶；12：颞上回；*：岛顶；13：岛叶前静脉；14：岛叶中央前静脉；15：岛叶中央静脉；16：岛叶后静脉。A. Ch. A.：脉络膜前动脉；DMCA：大脑中深静脉；ICA：颈内动脉；PCA：大脑后动脉；SCA：小脑上动脉；大脑中深静脉；CN Ⅲ：动眼神经。

标志。外囊是外侧豆纹动脉与岛叶动脉供应区的边界岭，壳核、苍白球和内囊由外侧豆纹动脉提供血供，岛叶动脉和外侧豆纹动脉间没有肉眼可见的交通支。从环岛沟向岛盖皮质内侧面走行的是 M3 段，其终止于外侧裂表浅部，主要供血于岛盖内侧面。M2 段与 M3 段平行但走行方向相反。大脑半球上外侧面顶枕沟以前的大部分是 M4 段供应区。

2. 岛叶静脉　岛叶静脉变异较大，多数情况下，岛叶前部主要与表浅的外侧裂静脉相联系，后叶主要与岛阈深部的大脑中深静脉相联系（图 36-2B）。外侧裂静脉是沿外侧裂后支走行的最大引流静脉，通常在外侧裂后支颞侧向前下走行。一般为单干，也可双干，沿蝶骨脊汇入静脉窦。大脑中深静脉是基底静脉最大最固定的分支，由岛叶静脉在岛阈附近汇合形成，后向内穿过前穿质，与大脑前静脉形成基底静脉前段，终于大脑脚前外侧部，并在此接受大脑脚静脉。在大多数半球，两个系统存在吻合。根据岛叶引流入浅、深或两个静脉系统，将岛叶引流区分为三组：浅、深和过渡。岛阈区、下环岛沟、岛长回和岛叶中央沟主要引流入深静脉系统；中央短回和岛顶主要引流入外侧裂静脉系统；前、后短回和前环岛沟为过渡区。

二、岛叶的功能解剖

人类岛叶按细胞构筑可分为三个部分：后部背侧新皮质区（颗粒区），中间过渡区（乏颗粒区），前部腹侧旧皮质区（无颗粒区）。颗粒皮质具有发达的颗粒层（Ⅳ层）。乏颗粒皮质的 V 层占优势，Ⅳ层中的颗粒细胞数

量显著减少。无颗粒皮质位于最腹侧区域，有三个明显的细胞层：Ⅱ～Ⅲ层、V 和Ⅵ层，缺少Ⅳ层。围绕岛阈从岛叶后部背侧到前部腹侧，从高度颗粒到颗粒、乏颗粒和无颗粒区，呈近同心圆状细胞构筑梯度。旧皮质与旁边缘系统的杏仁核、眶额区皮质联系，新皮质区与岛盖、第一躯体感觉区（SⅠ）、第二躯体感觉区联系（SⅡ）。前岛叶与边缘系统的紧密联系有助于对情绪、行为信息的整合；后岛叶与 SⅠ、SⅡ、顶盖联系，参与同侧颞顶枕区感觉网络。

应用解剖学及纤维束重建技术研究显示，岛叶前部可通过钩状束、额枕下束和外囊与额叶、颞叶的结构相联系。钩状束走行于岛叶下方，连于颞极以及颞叶边缘系统结构，如海马、杏仁核和眶额叶皮质（眶回、额下回眶部）之间（图 36-3）。额枕下束位于钩状束的上方，连接于眶额叶皮质与枕叶之间。外囊位于钩状束后方、额枕下束外侧，连于颞叶上、中部与额下部（尤其是额下回三角部和岛盖部）之间，其含有多种连于岛叶与额盖（额下回三角部等）、颞盖短的联络纤维。而岛叶后部主要通过外囊、弓状束等纤维与颞上回、颞中回后部、颞横回及颞上回前部相连。弓状束是连于 Wernicke 区（颞上回后部）和 Broca 区（额下回后部）之间弓形走行于岛叶上界上方的白质纤维。而位于岛叶前后部之间的过渡部分主要通过外囊、弓状束等纤维束与重要岛盖（主要为中央前、后回下部）和中央后回相连。岛叶的连接格外复杂，事实上，在大脑主要结构中仅垂体和小脑与岛叶无直接的联系（图 36-4）。

利用颅内电极，通过皮质-皮质诱发电位方法研究

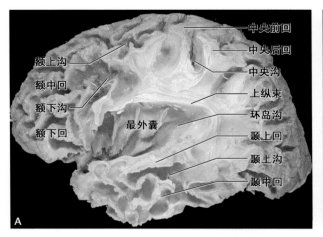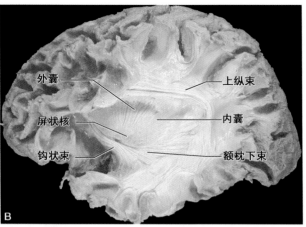

图36-3 左侧大脑半球岛叶白质纤维解剖

A.去除岛叶皮质,可见最外囊;B.逐层剥离白质纤维,可见钩状束位于岛阈深部,联系额颞叶。枕额下束位于钩状束上方,联系额枕叶。

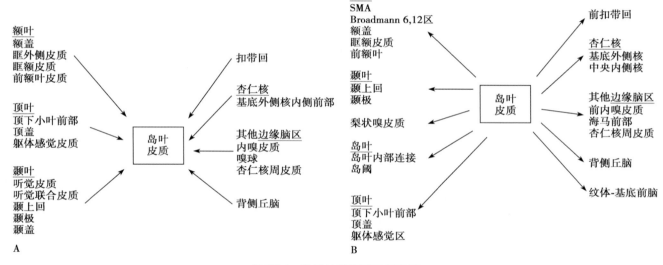

图36-4 岛叶的纤维联系示意图

A.投射至岛叶的脑区;B.岛叶发出纤维投射所至脑区。岛叶复杂的传入和传出纤维联系决定它是很多癫痫网络中的重要节点,也导致了岛叶癫痫症状学和电生理学的复杂性。

岛叶与周围结构的功能连接证实,五个岛回与周围组织的联系不同:短前回主要与海马相联系;短中回主要与额盖、颞叶相联系;短后回主要与额叶、颞盖相联系;前长回主要与顶叶、额盖相联系;后长回主要与外侧裂区相联系,而且这些联系还有相互重叠。

三、岛叶生理功能

20世纪50年代,Penfield等应用皮质电刺激技术对癫痫患者进行术前评估,初步认为岛叶皮质是一处参与内脏感觉和内脏运动的脑区。近年来,随着功能影像学和SEEG技术的发展,对岛叶的生理功能有了更深入的认识。目前认为岛叶以其内感受作用,参与了躯体感

觉、痛觉、内脏感觉和运动、味觉、嗅觉、听觉、前庭、语言产生、社会认知和情绪等近20种功能。

（一）功能影像学研究结果

功能影像学研究证实,岛叶是大脑"突显网络"的核心脑区,接受自主神经、内脏和感官的输入,察觉自身对环境及机体各种事件的反应信息,是负责注意力和认知的各脑区之间能够动态连接的整合中枢。岛叶从后、中再到前部,可能负责了3个不同层次或水平的信息整合体系:来自脑干和丘脑的感觉信息汇总进入岛叶后部,在这里形成对个体生理情况的初步感受;中间岛叶可能是一处多模态整合区,来自岛叶后部的自身内感受信息与其他来源的传入相整合,其中就有来自感觉皮质

的外界情感信息传入,以及来自扣带回皮质和杏仁核复合体的与当前动机状态相关的内稳态信息;最后,这些信息汇聚并传递给岛叶前部,再一次与各种新的信息相整合,最终形成与感觉相关的各种复杂情感和情绪。

1. 多模态感觉信息整合　给予适当疼痛、热和无害的躯体感觉刺激得出影像激活范围,岛叶皮质激活的区域主要是岛叶后部。任何形式的伤害性刺激都能激活岛叶后部。味觉和内脏感觉主要激活岛叶前部。岛叶也始终被嗅觉刺激激活。在涉及声音探测、听觉时域处理,音韵处理任务时岛叶有激活。岛叶前部主要与疼痛认知有关,引起疼痛共情;岛叶中、后部则主要参与疼痛的识别过程。岛叶后部整合前庭感觉、本体感觉、视觉运动和听觉信息,有助于自主感知。

2. 语言岛叶位于语言中枢重要位置,概率弥散成像研究表明,前岛叶与语言产生(Broca区)、中岛叶与语言运动(第4区运动皮质)、后岛叶与语言理解(Wernicke区)及其他语言相关区域均存在功能联系。左侧前岛叶与左侧运动性语言中枢共同参与语言的形成过程。静息态fMRI研究显示,岛叶参与了语法的外显学习和内隐学习,中部岛叶参与了语言及演讲的处理过程。

3. 自主控制　功能MRI研究显示,进行压力感受性反射介导的交感神经兴奋试验(咽鼓管充气试验),右侧岛叶皮质较之左侧被更显著激活。但不同的研究并没有发现交感神经输出到右侧岛叶和副交感神经输出到左侧存在严格的偏侧优势。最近有研究显示,刺激前岛叶主要引起心脏迷走神经介导的心率下降,而刺激后部岛叶则主要引起交感神经导致的心率增加,这些表现与刺激侧别无关。

4. 内感受和自我意识　当受试者觉得口渴、心慌和食管、胃、膀胱或直肠的肿胀时,就能激活岛叶。涉及右侧岛叶背部的损害可影响身体所有权感知。岛叶前

部大的损害可引起述情障碍,损伤情绪意识。这些发现提示,岛叶前部在自我意识的产生起到重要作用。基于内感受预测编码的计算模型研究显示,当前的内感受主要是基于先前经验对预期身体状态的反应。岛叶后部将预期感觉与实际感觉相比较,岛叶前部等内脏运动皮质,基于岛叶后部输入的信息对内感受预测进行校正。前岛与前扣带回皮质发出下行投射纤维,传达"内感受误差衰减"指令,经由臂旁核水平的自上到下的感觉闸门,或通过导管周围灰质来调节自主控制。

5. 情绪、社会和突显处理　岛叶能够被恐怖、恶心、快乐、悲伤或性等图片所激活,也能被面部表情和语音识别等社会线索所激活。在处理物理性或心理性疼痛、疼痛共情及相关状况过程中,前岛叶与前、中扣带回皮质之间的边界区域始终被激活。这两个脑区是"共情网络"的组成部分,共情是个体通过观察间接产生与他人同形的情感体验。社会情感线索反映另一主体的情感状态,可以引起观察者的生理变化,这种变化可以传递到岛叶皮质,从而有助于控制社会决策。前岛叶和前/中扣带回被突显刺激所激活,参与身体感知和注意力控制。

(二) 皮质电刺激研究结果

功能影像学研究揭示了岛叶大量的生理功能,但是对于感官、运动、情感和认知任务在内的激活范式,通常会产生一种综合效应。直接的皮质电刺激能更直观、精确地了解岛叶参与的功能和分布特点。目前皮质电刺激研究证实:刺激岛叶可诱发多种临床反应(表36-1);诱发的反应大多与躯体感觉有关,通常为中性或不愉快的感觉,没有明显的半球专有性;岛叶功能存在明显的前后梯度分布特点。必须指出,岛叶刺激功能显示两个不同于其他皮质的特点:一是同一部位多样性反应,不像其他皮质区的单一性;二是虽然前岛叶和后岛叶功能不同,但空间上功能重叠明显。

表36-1　岛叶刺激临床反应:文献对比

	刺激数量	反应类型(刺激反应百分比,%)						
		躯体感觉	内脏感觉	听觉	前庭觉	语言	运动	味觉
Isnard(2004)	139	43	24	10	4	6	0	2
Nguyen 等(2009)	34	62	6	9	3	3	12	6
Afif 等(2010)	83	23	24	4	0	10	13	0
Stephani 等(2010)	54	55	32	0	0	0	0	13
Pugnaghi 等(2011)	193	70	5	8	10	2	7	1
Mazzola 等(2017)	550	61	15	8	8	5	0	3

1. 躯体感觉　躯体感觉是岛叶皮质刺激所诱发的最常见症状，占临床反应的43%~70%。大多描述为肢体某部分的感觉异常（40%）、发热（12%）和电击感（10%），症状所涉及的身体区域差异很大，可以分布于对侧头部、口咽、面部、肢体、偏身或更大范围，可以位于同侧、双侧或中线区域。疼痛觉被描述为电击痛、刺痛、烧灼样痛、碾压痛或抽筋样感觉。疼痛觉诱发触点分布不一，多数研究显示以岛叶后部背侧为主，也有研究发现集中于岛叶中背部。非热性和非痛性躯体感觉常被描述为轻微电流、刺痛或轻触觉，主要分布在岛叶后部。诱发温度觉的触点主要位于岛叶中央沟周围的岛叶中部。温暖的感觉比寒冷的感觉更容易被唤起。

2. 内脏感觉　内脏感觉是岛叶皮质刺激产生的第二大症状，占临床反应的5%~32%。通常被描述为不愉快的感觉，分别表现为：咽喉、胸骨后或腹部压迫感、紧缩感；内脏植物性感觉，包括恶心、流涎、面部红晕或呼吸困难；内脏-精神症状，包括内脏感觉和焦虑或恐惧感觉。诱发内脏感觉的刺激部位与岛叶颗粒细胞皮质位置相一致，主要位于岛叶中央沟周围或更前部。

3. 味觉-嗅觉　占岛叶刺激反应的1%~13%。最常见的味感觉表现为难以描述、令人不快的味觉，如金属味或苦味。味觉定位于整个口腔、舌头或口腔和咽喉，没有侧别优势。刺激产生味觉的部位大多位于岛叶中部，特别是岛后回和中短回。嗅感觉很少报道（1%），描述为令人不快的气味，如"乙醚""金属"或"氯"气味。嗅感觉位于鼻腔，无侧别，刺激部位通常位于岛叶中央沟周围。

4. 听觉　岛叶皮质电刺激可诱发出4%~10%听觉反应，多见于对侧耳，也可为双侧或同侧。听觉反应大多是由刺激岛叶后部所诱发，特别是刺激岛叶中后长回。表现为听幻觉和听觉扭曲，通常不伴有前庭功能障碍或眩晕。但听觉反应除了对岛叶本身的刺激，还需考虑电流扩散到邻近的听觉皮质Heschl's前颞横回。

5. 前庭感觉　岛叶皮质刺激可诱发出现3%~10%的前庭感觉。描述为躯体的运动感（95%），但不是视觉的运动错觉（5%）。通常描述为虚幻的平移，而不是旋转的幻觉。前庭反应主要由刺激岛叶后部颗粒细胞层所诱发。

6. 语言控制　2%~10%的诱发感觉中报道了语言干扰，唤起部位较广泛，主要分布于岛叶前短回。表现为言语不清、构音障碍、言语中断或声音变弱，优势半球及非优势半球均能被唤起，提示岛叶在言语生成中起到重要作用。

7. 运动反应　研究结果不一，一些研究诱发出7%~13%的运动反应，包括：刺激对侧肌阵挛、震颤或无意识运动（包括眼动），主要在岛叶中后部获得。但也有一些作者从未获得过运动反应，考虑可能与电极置入方法及刺激强度有关。

8. 自主神经症状　刺激岛叶皮质可诱发出面色变红、呼吸加快、心慌、恶心等。这些电极触点大多分布于岛叶前部。微电极长时间刺激岛叶可引起心律失常，影响心血管自主输出功能，右侧岛叶主要控制交感，左侧岛叶控制副交感输出。

总之，岛叶参与的功能和网络复杂，与其他脑组织间不仅有结构上的联系，更有功能上的联系。岛叶主要负责躯体和内脏的感觉，包括味觉、痛觉和其他情感、内脏运动和自主神经，以及心血管功能（血压和心率的调控）的控制。岛叶联系着额叶和下丘脑之间的食欲信息交流，对食欲进行调控。岛叶对思维和情感进行整合，在处理疼痛感觉中起到关键作用。此外，岛叶还参与学习记忆、厌恶情绪的形成、成瘾的形成、抑郁情绪的产生、语言的计划及移情作用等。岛叶接收机体内部和外部刺激，整合感觉信号，并产生主观感受，指引机体做出相应反应，从而维持机体内平衡。总的来说，岛叶在情感大脑和思维大脑之间，以及在语言和情感的表达和接收之间起到一个桥梁作用："岛叶监视机体对事物的渴望，并协助将这些渴望转化为取得满足的行动"。

（孙　涛　王　峰）

第三节　岛叶癫痫的症状学与非侵入性评估

一、岛叶癫痫的症状学

岛叶癫痫的症状相对复杂，既有放电仅局限于岛叶的症状，也有同时累及岛叶岛盖的症状，更因为岛叶广泛的纤维联系可能出现邻近脑区受累的症状，易被误诊为额叶癫痫、颞叶癫痫或顶叶癫痫。电刺激研究对症状学的判读具有重要价值，对患者主观感觉或先兆的仔细问诊以及对序贯出现的症状学（如运动症状）演变特征的准确把握，有助于临床捕捉到岛叶癫痫相关的线索。

（一）躯体感觉先兆

感觉异常可累及肢体，也可累及中线如口周（如下颌、唇、齿龈、舌、喉咙）、胸部、背部；既可覆盖较大范围（上肢和下肢），也可局限于某一区域（如面部、手、前臂、腹股沟、足）；感觉异常可以不扩散或扩散（如胸部感觉异常，继而上升至喉咙、嘴、一侧肩部及半侧身体），每一次发作扩散的范围也可能不同。感觉异常的性质或难以描述,或中性、令人不愉快的感觉,常被描述成刺痛、温热感或电流感。

患者出现发作早期感觉异常时,下列线索可提示发作起始区来于岛叶,而非初级躯体感觉区(SⅠ),包括:①伴有早期的嗅觉、味觉、内脏感觉和(或)听觉症状;②感觉异常受累的皮肤区域广泛,性质难以描述或分布难以定位;③双侧感觉异常;④感觉异常不会出现类似Jackson癫痫的特点,即沿体感代表区向邻近传导;⑤痛性感觉异常;⑥与喉咙紧缩感同时存在。

躯体感觉异常是否具有定侧和定位价值?通常情况下,感觉异常位于致痫灶的对侧,有时为双侧,极个别情况下可能位于致痫灶的同侧。电刺激研究显示位于面部和躯干的感觉异常以双侧多见,对侧次之,少数位于同侧;分布于肢体远端的感觉异常通常定位于致痫灶对侧。至于在岛叶内的具体定位,感觉异常通常见于放电起始于岛叶的后2/3,尤其对于痛性感觉异常,一般放电起始于后岛叶和(或)SⅡ区。依放电传导的方向不同,感觉异常后可出现向额叶或颞叶的传导,某些患者会出现言语障碍、流涎、意识改变、口咽自动症和手的自动症,或无目的地行走,另外一些患者则可能出现鬼脸样、肌张力障碍姿势或复杂的过度运动。

(二) 内脏感觉先兆和内脏运动症状

内脏感觉先兆和内脏运动症状是常见的岛叶癫痫早期症状。感觉先兆可累及腹部、食管、胸腔或喉咙,常被描述为上腹部感觉异常(有或无胃气上升感)、腹部不适、腹痛、胸部重压或发紧、喉咙发紧、收缩、窒息或哽噎、恶心等感觉,其中喉咙紧缩感被认为是比较特异的岛叶癫痫内脏感觉先兆。内脏运动症状包括嗳气、肠鸣音和呕吐。这些症状可能伴有其他自主神经或精神症状,如呼吸困难、喘憋、焦虑、恐慌或害怕。至于这些症状在岛叶的具体定位,一般认为早期的内脏感觉、内脏

运动、内脏自主神经和内脏精神症状提示放电起始于岛叶的前部。

由于上述症状有时也可能见于颞叶癫痫,有时很难判断放电是从颞叶内侧结构传导至前岛叶,还是从前岛叶传导至颞叶内侧结构。然而,前一种情况通常会因早期的意识障碍导致对每次发作的描述不一致,而后一种情况下由于患者意识清楚,通常对症状的描述更确切。其他提示放电来自于岛叶的线索则包括同时出现的躯体感觉、听觉、味觉、前庭症状、自主神经症状(竖毛、面色潮红)、面部鬼脸样表情、早期的强直和肌张力障碍姿势。最具有挑战的情况是岛叶和颞叶内侧可能同时为致痫灶(即目前常说的 temporal plus,颞叶癫痫附加症),此时对症状的甄别特异性不高,更多有赖于 SEEG 的结果。

(三) 运动症状

岛叶癫痫的运动症状既包括简单运动症状,如强直、阵挛、肌张力障碍姿势,也包括复杂运动症状如过度运动。

简单运动症状在岛叶-岛盖癫痫常见,面部和颈部是最常见的受累部位,表现为偏侧口角的强直或阵挛,口角偏斜,双侧鼻唇沟不对称,单侧眼睑强直导致双侧眼裂不对称,颈部强直呈现特殊的屈颈姿势(图36-5),部分患者还可表现为双侧口角下拉、痛苦面容、鬼脸样面容等症状。单侧上肢的强直,可伴有肢体远端的肌张力障碍,也可表现为双侧非对称性强直姿势;此外,单侧或双侧眨眼常见。定侧价值上,一侧的强直、阵挛或肌张力障碍姿势常提示致痫灶位于对侧。

过度运动发作通常于睡眠中发生,表现为累及躯干和肢体近端的大幅度复杂运动行为,包括躯干和骨盆的扭动、踢打、蹬踏、摇摆等,通常见于眶额回、额叶内侧

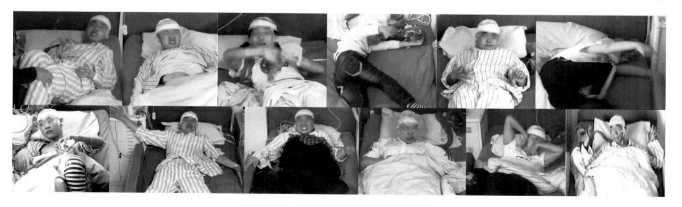

图36-5　岛叶-岛盖癫痫的运动症状

北京天坛医院报道的一组22例岛叶-岛盖癫痫病例,其中10例表现为颈部的强直症状,表现为屈颈,患者卧位时头部抬离床面,呈特殊姿势。

面、前额区背外侧面等部位的发作,目前已有诸多报道,岛叶癫痫也可有过度运动发作。如果夜间过度运动发作的同时,偶尔出现日间发作,发作前有内脏、躯体感觉、味觉和(或)听觉先兆,是提示岛叶癫痫的线索。少数情况下,即使夜间发作,也可能发作时觉醒,先出现上述先兆,再出现过度运动。

运动症状的具体定位上,过度运动发作更多见于致痫灶位于前岛叶,也可见于后岛叶,而局灶性的强直、阵挛以及非对称性强直一般见于后岛叶,不过由于岛叶的放电容易累及邻近的中央盖,同样可能引起对侧肢体的强直或阵挛。

(四) 其他症状

1. 语言方面 单纯岛叶的发作患者可保留意识,语言障碍常见,表现为构音障碍,直至完全不能言语。

2. 特殊感觉先兆 文献报道包括听觉、嗅觉和味觉症状,不过临床中嗅觉症状罕见。听觉先兆通常为简单听幻觉(嗡鸣、口哨样),味觉先兆可表现为"金属味""酸性"或"咸味"。

3. 自主神经症状在岛叶癫痫很常见,包括面色潮红、苍白、流涎、汗毛竖立、呼吸困难、心率增快等,临床上常被视作提示岛叶癫痫的线索。此外,偶有心律失常的报道,如房室传导阻滞、心动过缓甚至是心脏停搏,这些被认为可能是导致患者猝死的原因。

4. 此外,还有关于岛叶癫痫引起痴笑发作的报道,也有表现为反射性癫痫的报道。由于岛叶具有复杂的感觉功能,因此,有报道由进食、躯体感觉刺激、听觉刺激等引起的反射性岛叶癫痫。

(五) 岛叶癫痫的症状解读

岛叶癫痫的症状复杂,岛叶不同亚区的癫痫发作症状存在一定的差异。总的来说,发作起始区偏前时更容易引起过度运动、语言改变和内脏感觉症状,偏后时更常见疼痛、不对称强直、局灶性阵挛和强直。国内作者利用人类 BNA(brainnetome atlas,BNA)脑图谱将岛叶-岛盖癫痫患者的症状学分为4组:第1组症状学表现为胃气上升感和(或)手的协调性运动行为,伴有或不伴有恐惧或愤怒感,主要累及岛叶的前腹侧和颞叶内侧结构;第2组症状学表现为听觉症状和对称性肢体近端或轴肌的强直,主要累及颞盖的后腹侧;第3组表现为口面和咽喉部症状,主要累及岛叶-岛盖中间区域;第4组主要表现为躯体感觉症状,继而出现手的非协调性运动症状和(或)非对称性强直,主要累及岛叶-岛盖的后背侧区域并向额叶的内侧面传导。因此,前腹侧的发作主要表现为边缘系统的症状,而后背侧的区域主要与感觉运动系统受累相关。

在理解岛叶癫痫的症状时,必须认识到,岛叶是大脑皮质网络中的重要节点,不能把岛叶视为一个孤立的结构来分析其症状学,更多的情况下,岛叶癫痫的放电会沿着岛叶所属的网络传导而引起不同的症状,主要包括颞叶-外侧裂周围-岛叶、颞叶-边缘系统-岛叶、额叶内侧-眶-额-岛叶的网络传导,从而引起不同症状,对上述网络的理解有助于理解岛叶癫痫的症状,同时也可以更好地理解对于岛叶癫痫的颅内电极设计模式。

具体来说,放电累及颞叶-外侧裂周围-岛叶网络,可出现额顶盖受累的症状(如半侧面部、眼睑的强直或阵挛、躯体感觉症状、味幻觉、流涎)、第二躯体感觉区(SⅡ)受累的症状(同侧、对侧或双侧的感觉异常)、颞盖受累的症状(听幻觉或前庭性眩晕)。如放电累及颞叶-边缘系统-岛叶网络,可能同时出现颞叶内侧受累的症状,如胃气上升感、恐惧、意识模糊、口咽自动症和手的自动症等。如放电累及额叶内侧-眶-额-岛叶网络,可出现夜间发作、过度运动的症状。以上发作类型同时出现或独立出现,分析时应特别警惕。此外,岛叶发作期放电活动极易早期向对侧岛叶传导,症状学可出现错误的定侧信息。

二、岛叶癫痫的非侵入性评估

(一) 头皮脑电图

由于岛叶深埋于大脑半球的深部,表面覆盖着额叶、顶叶和颞叶,头皮脑电的结果通常缺乏特异性。

1. 发作间期脑电图背景正常,癫痫样放电多呈慢波或尖慢波,前头部为主的多灶性放电,偶发或频发,最常见累及额极或前颞区,也可累及额、中央、中颞区。前岛叶岛盖的致痫灶异常波多位于额极和前颞区,后岛叶的致痫灶异常波多位于中颞区,向前颞和(或)中央区导联传导。岛叶癫痫的头皮脑电分布模式可以分为外侧裂上分布(旁中线导联为主)、外侧裂下分布(颞区导联为主)和外侧裂周分布(既有旁中线导联,又有颞区放电)三种,其中以外侧裂周分布最常见。癫痫样放电可累及一侧,也可双侧分布,以病变侧为优势,此时具有一定的定侧价值(图36-6)。偶尔,发作间期脑电完全正常,此时不能根据脑电图的正常而除外岛叶癫痫的诊断。

2. 岛叶-岛盖癫痫的发作期脑电图同样缺乏特异性。在仅有先兆的时候常无明显改变,过度运动等发作也可因肌电伪差使发作起始难以辨认,一侧岛叶放电有时可迅速传导至对侧,进而表现为弥漫性放电,难以明确侧别。总的来说,脑电的变化起始于额、颞和(或)中

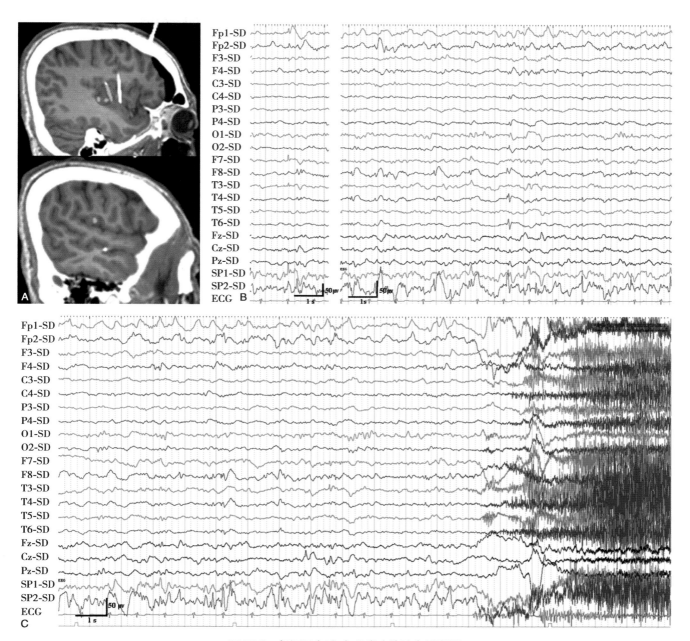

图 36-6 起源于岛叶-岛盖癫痫的脑电图举例

A. 显示 SEEG 证实的发作起始区（红色阴影区），位于后岛叶及中央后回盖部；B. 发作间期头皮脑电图，Fp1、F7 偶见棘慢波放电，Fp2、F8 和 T4 呈类周期样的棘慢波放电，右侧占优势；C. 发作期头皮脑电图，提示 F8、T4 和 F4 的低波幅快节律起始。

央区导联，脑电背景变低平，出现低波幅快活动或节律性慢波，具有明确的定侧，或双侧分布以病灶侧为优势（图 36-6C）。

（二）脑磁图（magnetoencephalography，MEG）

理论上，MEG 仅能检测到与头皮切线状电流源产生的磁场，适合于选择性检测脑沟内壁皮质的电活动；岛叶的放电传导方向呈放射状，因此 MEG 并不适合检测岛叶的异常放电；对于更常见的岛叶-岛盖癫痫，MEG 应该具有一定的优势。

近年的文献对 MEG 在岛叶癫痫中的价值进行了一定探讨，如 Mohamed 等对 14 例岛叶癫痫患者在 SEEG 埋藏前行 MEG 检查，结果棘波源呈现 3 种模式，前岛叶岛盖簇、后岛叶岛盖簇和弥漫性外侧裂周围散布，其中前岛叶岛盖簇模式最常见，此模式下 MEG 的价值优于发作期 SPECT 和发作间期 PET。作者认为 MEG 对于岛叶癫痫的术前评估具有一定价值。未来，随着 MEG 在岛叶癫痫应用逐渐增多，相信对其在岛叶癫痫中的价值会有更客观的评价。

（三）MRI

MRI 上如果能够显示岛叶的致痫性病变,对于岛叶癫痫的诊断具有很大的提示价值。以往低场强 MRI 仅能显示累及岛叶岛盖的低级别胶质瘤、脑血管畸形如海绵状血管畸形、脑萎缩、软化灶引起的胶质增生等病灶（图 36-7A,C～E）。

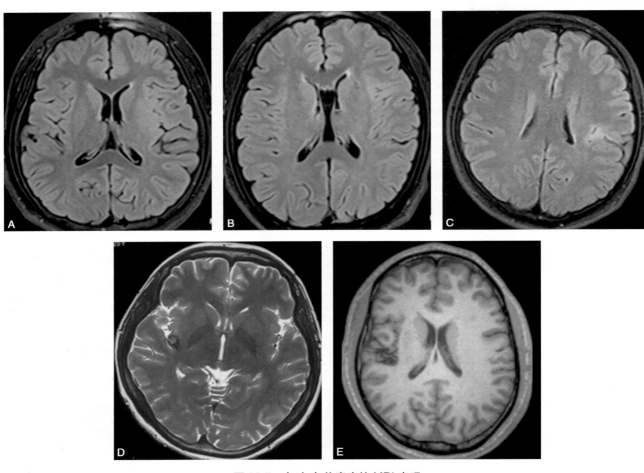

图 36-7　岛叶-岛盖癫痫的 MRI 表现

A. 胶质增生,Flair 像可见左侧岛叶灰白质界限模糊,信号增高;B. FCD Ⅱa,Flair 像显示左侧岛叶及额盖信号增高;C. 节细胞胶质瘤,Flair 像可见左侧岛叶及顶盖的高信号;D. 海绵状血管畸形,T2 可见右侧岛叶后部的混杂信号,周边低信号;E. 软化灶,T1 像可见右侧岛叶后部及邻近的岛盖脑回变窄,脑沟变深。

近年来,随着对岛叶癫痫认识的提高,局灶性皮质发育不良（FCD）在手术治疗的岛叶癫痫中比例逐渐提高,某些 FCD（尤其是 FCD Ⅱ型）可以在 3.0T 的 MRI 上清晰显示,表现为 T2 和 Flair 像上的信号异常增高,灰白质界限模糊（图 36-7B）;更多的情况下,由 FCD 引起的岛叶癫痫在 MRI 上为纯阴性,此时 MRI 阴性不能作为除外岛叶癫痫的依据。

还需要注意的是,正常人的岛叶及其深方也可能有 T2 和 Flair 像上的点状信号增高,这是由扩大的血管周围间隙（virchow-robin 间隙）造成的,不要误认为是岛叶的病理,造成误诊。

（四）发作间期 PET 和发作期 SPECT

1. 发作间期 PET　对于 MRI 阴性的岛叶癫痫,发作间期 FDG-PET 具有非常重要的价值,表现为局灶性的低代谢,但这样的低代谢由于 PET 的低分辨率有时容易漏诊。如 Obaid 等近期报道了 18 例接受发作间期 FDG-PET 检查的岛叶-岛盖癫痫,结果 29% 的患者有岛叶-岛盖区的局灶性低代谢,18% 的患者有病灶同侧的岛叶-岛盖区和邻近的额颞区低代谢,29% 的患者无明显低代谢,而 24% 的患者存在假低代谢区。

这样的结果并不理想,因此我们推荐应用 PET-MRI 融合,可以很大程度地提高 MRI 阴性岛叶癫痫低代谢区的检出率;PET-MRI 融合影像的解读至关重要,推荐同时阅读融合影像的矢状、冠状和轴位片,MRI 阴性岛叶癫痫的低代谢区最常见于岛中央沟附近,岛盖的低代谢也应该密切关注。笔者的研究发现,岛叶-岛盖癫痫的低代谢分为 3 种类型:岛叶-岛盖低代谢、单纯岛叶低代谢和单纯岛盖低代谢,其中以第一种类型最常见（图 36-8）。

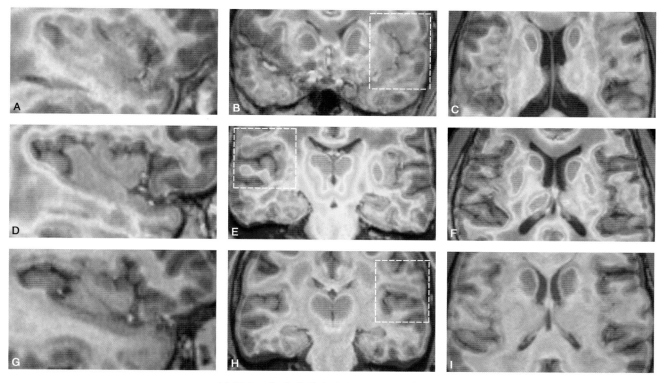

图 36-8　岛叶-岛盖癫痫 PET-MRI 融合表现

A~C. 分别为一例患者的矢状位、冠状位及轴位,显示左侧岛叶-岛盖低代谢;D~F. 分别为一例患者的矢状位、冠状位及轴位,显示单纯右侧岛叶低代谢;G~I. 分别为一例患者的矢状位、冠状位及轴位,显示左侧岛盖的低代谢。北京天坛医院报道的 22 例岛叶岛盖癫痫患者中,岛叶-岛盖低代谢(14/22 例,占 64%)、单纯岛叶低代谢(5/22 例,占 23%)、单纯岛盖低代谢(3/22 例,占 14%)。岛叶的低代谢较常累及岛中央沟并延伸至上环岛沟。

2. 发作期 SPECT 对于岛叶癫痫的诊断有一定价值,表现为局灶性高灌注,Obaid 等报道的 18 例岛叶-岛盖癫痫患者性发作期 SPECT 检查,结果 65% 的患者表现出同侧岛叶-岛盖区显著的血流灌注增加,这一结果明显优于发作间期 PET。不过由于发作期 PET 需要捕捉患者的发作期,对检查有较高的要求,限制了它的应用,目前开展并不广泛。

(张　凯　胡湘蜀)

第四节　岛叶癫痫的 SEEG 埋藏策略

历史上,从 Penfield 到 Silfvenius,早期的作者在术中直接暴露岛叶,利用 ECoG 对岛叶进行术中脑电监测;1993 年 Roper 等对一例岛叶肿瘤的患者同时埋藏硬膜下栅状与条状电极,第一次对岛叶进行了手术外脑电监测;1996 年 Ryvlin 等利用 SEEG 埋藏监测岛叶,描述了岛叶发作的 SEEG 特点;此后,SEEG 埋藏越来越广泛地应用于岛叶-岛盖癫痫。

由于岛叶位于大脑半球的深部,岛叶癫痫在症状上的复杂性,在头皮脑电上的低特异性和在影像学上较低的阳性率,多数岛叶癫痫的诊断需要颅内电极埋藏,尤其

是 SEEG,SEEG 对于岛叶癫痫的确定诊断具有金标准的意义。同时,很多岛叶外癫痫患者为了鉴别发作起始区和(或)放电传导是否累及岛叶,也需要在岛叶置入深部电极,岛叶的深部电极成为 SEEG 埋藏最常覆盖的脑区之一。

一、SEEG 埋藏的指征

临床上,通过非侵入性的评估手段提出发作起始区及早期传导区的假设,当这一假设涉及岛叶的时候,可考虑在岛叶埋藏 SEEG。具体来说,对于可能的外侧裂周围癫痫、temporal plus(颞叶癫痫附加症)、过度运动发作和 MRI 阴性的额叶及顶叶癫痫、岛叶病变等情况,都可以考虑 SEEG 埋藏。

1. 外侧裂周围癫痫的发作特征通常指向额盖、顶盖、后颞盖部、岛叶皮质、角回和缘上回,发作可能表现为各种运动症状,伴有面部、咽喉、口周、或双侧大范围的躯体感觉先兆,尤其是疼痛先兆,也可伴有听幻觉、自主神经症状、语言障碍和前庭症状。

2. 颞叶癫痫附加症是颞叶癫痫手术失败的重要原因之一,对于可疑的颞叶癫痫附加症,通常需要 SEEG 埋藏明确发作起始区。对于颞叶癫痫,下列情况提示需要 SEEG 埋藏,包括无明确高热惊厥史、频繁的继发全

面性发作、双侧棘波或头皮 EEG 缺少典型颞叶癫痫的特征、MRI 阴性、PET-MRI 融合显示低代谢范围广泛、显著的外侧裂周围症状或体征。

3. 过度运动发作的可能致痫灶包括额叶（尤其是眶额回和额叶内侧面）、颞极、岛叶和顶叶，岛叶的过度运动发作在症状特点上与其他脑叶并无明显区别，因此当过度运动发作，无明确的其他定位线索时，岛叶的 SEEG 覆盖可以帮助甄别岛叶-岛盖癫痫。

4. 对于可疑的 MRI 阴性额叶或顶叶癫痫，通常需要 SEEG 埋藏，此时一般也需要在岛叶有电极覆盖。

5. 某些情况下，即使岛叶有 MRI 上可见的病变，为明确病变在发作产生和传导中的意义，以及手术切除的范围，也需要 SEEG 埋藏；此外，SEEG 埋藏还可能用于进一步的射频热凝毁损。

二、岛叶 SEEG 的埋藏方法及解读

（一）岛叶的 SEEG 埋藏

岛叶的 SEEG 埋藏有两种方式，即直插法和斜插法（图 36-9）。

所谓直插法，即沿着额顶盖或颞盖的方向插入电极，其优点是在电极触点在记录岛叶的同时，可以记录穿经的额盖、顶盖和颞盖，缺点是每根电极仅能有约 2 个触点穿经岛叶皮质，同时由于外侧裂深部有诸多大脑

中动脉的分支经过，在躲避这些血管的时候需要精心地设计。理论上，直插法的电极可以最多有 8 根覆盖岛叶，即 3 个岛短回各有 1 个电极覆盖，2 个岛长回分别有 2 根电极覆盖，岛阈有一根电极覆盖，不过在实际工作中，直插法的电极数量多在 5 根以内。

所谓斜插法，即沿着与岛叶皮质平行的方向插入电极，一般又分为额部路径与顶枕部路径两种，前者电极在矢状面上从前上走向后下方，后者则是从后上走向前下方。斜插法的优点是电极对岛叶有最好的覆盖，每根电极可有多达 6~8 个触点穿经岛叶，缺点是对电极置入有较高的技术要求，入颅点方向稍有偏差即可能偏离岛叶，此外也不能同时覆盖岛盖。理论上，斜插法的电极最多可以有 5 根电极覆盖岛叶，即每个岛叶的脑回均有一根电极覆盖，但实际工作中，斜插法的电极多在 2 根以内。北京天坛医院的一组 22 例岛叶-岛盖癫痫共置入 191 根电极（5~13 根），其中 102 根电极覆盖岛叶，直插法置入 90 根，斜插法置入 12 根，2 例患者双侧电极置入。

岛叶岛盖癫痫的电极设计思路上，既要考虑对岛叶本身的覆盖，同时也要考虑依据解剖-电-临床提出的假说涉及到的脑区，如前所述，岛叶癫痫常涉及的网络包括颞叶-外侧裂周围-岛叶、颞叶-边缘系统-岛叶、额叶内侧-眶-额-岛叶，因此电极的设计也主要依据这几种网络

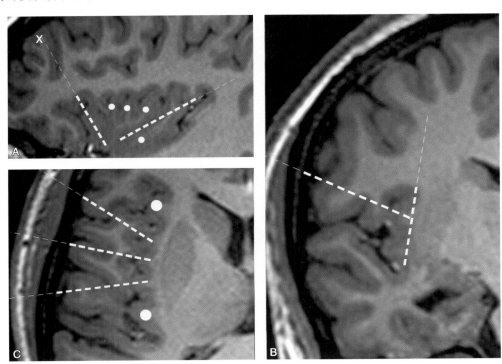

图 36-9　岛叶 SEEG 埋藏的路径示意图

A. 矢状位，显示直插法和斜插法同时应用保证岛叶各脑回采样完全；B、C. 分别为冠状位和轴位，显示直插法可以同时采样岛叶和盖部皮质，有利于明确岛叶和岛盖与致痫灶的关系。

模式进行,因此除岛叶外,额顶盖、颞盖、眶额回、ACC、SMA、颞极、杏仁核、海马等都是电极常见的覆盖区域。

(二) 岛叶癫痫的 SEEG 结果

SEEG 由于采样的原因,只能覆盖到电极记录的区域。发作间期均可在岛叶、岛盖区记录到棘波,间断性出现的棘波对致痫灶并无提示意义,只有连续癫痫样放电(continuous epileptiform discharges,CED)才提示岛叶-岛盖区可能为致痫灶,包括:①反复出现临床下的电发作;②反复地爆发性放电;③连续出现的节律性棘波。上述的现象容易见于病理为 FCD 时(图 36-10)。致痫区相关网络结构上覆盖的电极触点也可同步记录到癫痫样放电,例如,当岛叶前部为致痫区时,额叶背外侧、前扣带回、后眶回、颞叶内侧结构等区域的电极触点可同步记录到癫痫样放电,睡眠期这种趋势更为显著,但其放电的频率和频度均较核心的致痫区触点低。另外

在电极覆盖的鉴别网络上若存在器质性病灶,或远期损伤,也可记录到间歇期癫痫样放电,可与前组间歇期放电不同步。间歇期放电部位及范围对发作起始区定位具有一定参考价值,特别当病因为 FCDII 型时价值明确。

发作起始模式无明确的特殊性,发作期可能的起始模式包括低波幅快节律(low-voltage fast activity,LVFA)、节律性棘慢波、δ 刷或尖波样活动,其中最常见的起始模式为发作间期背景节律改变,棘波频率增加,出现规则、节律性或周期样的棘波或多棘波,继而突然电压降低,出现 LVFA,以后波幅逐渐升高,节律逐渐变慢,以节律性棘波或慢波结束。LVFA 可局限于岛叶和(或)岛盖,持续数秒钟至 2 分钟,再传导至岛叶的其他部位、岛盖、额叶,包括同侧 SMA、扣带回或中央前回;也可几乎同步地迅速传导至对侧岛叶、同侧 SMA 等结构(图 36-10C)。

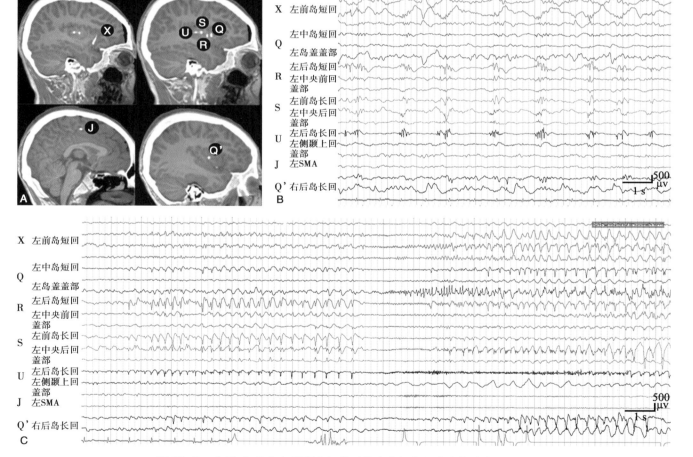

图 36-10　岛叶-岛盖癫痫 SEEG 埋藏后的发作间期和发作期脑电图举例

A. MRI 矢状位 T1 像显示电极触点的位置;B. 发作间期 SEEG,显示左侧后岛长回、前岛长回、后岛短回和中央后回盖部出现多棘波放电,期内可见 HFO,并迅速传导至对侧岛叶;C. 发作期 SEEG,显示左侧后岛长回、前岛长回、后岛短回和中央后回盖部节律性棘慢波放电,随后出现低波幅快节律,并早期传导至 SMA 和对侧岛叶。

（张　凯　胡湘蜀）

第五节　岛叶癫痫的手术方法与预后

一、岛叶癫痫的手术方法

由于岛叶位于外侧裂的深方，表面被额顶盖和颞盖覆盖，与大脑中动脉的 M2 段和 M3 段关系密切，岛叶的深方与内囊、放射冠等结构毗邻关系复杂，因此岛叶-岛盖癫痫的手术具有较大的挑战性。历史上 Silfvenius 报道的岛叶术后偏瘫发生率高达 21%，可见岛叶手术的风险。近年来，随着术中唤醒麻醉、术中电生理技术、导航等的广泛应用，对岛叶解剖认识的深入，岛叶癫痫手术开展越来越多，安全性也逐渐提高。

岛叶癫痫的切除性手术技术与其他皮质切除术基本相同（详见第四十三章第五节），但因岛叶深在的位置和复杂的血管毗邻关系，又有一定的特殊性。无论采用经外侧裂入路、经皮质入路，还是软膜下入路（图 36-11），岛叶癫痫术中要点应该包括：①尽量暴露外侧裂全长；②借助 SEEG 埋藏时保留的电极或在导航辅助下，辨认所有的环岛沟和所有的岛叶脑回；③依据术前计划，切除相应的脑区，如果岛盖也在切除范围内，可先切除一部分岛盖，方便更好地暴露岛叶；④切除过程中注意游离 M2 和 M3 段，重点保护大脑中动脉的长穿支，长穿支一般来自 M2 段的额支，多出现于岛中央、岛后上部和上环岛沟附近，管径可达 0.5~0.8mm，斜向后上方走行，朝向脑室和放射冠（图 36-12A、B）；⑤岛叶切除的深度应该达到脑沟的底部，一旦到达脑沟底部必须停止，否则容易损伤深方的最外囊、甚至是基底核和内囊（图 36-12C）。

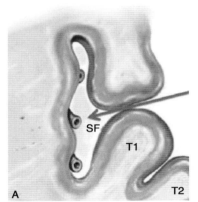
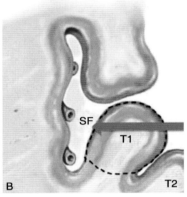
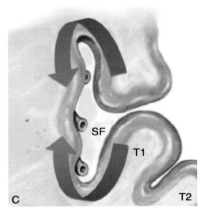

图 36-11　岛叶切除的手术入路示意图
A. 经外侧裂入路；B. 经皮质入路；C. 软膜下入路。

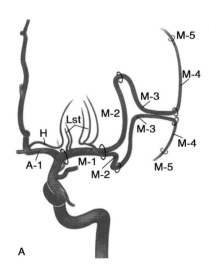
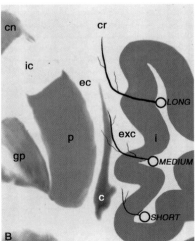
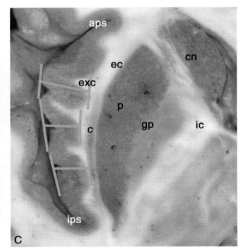

图 36-12　岛叶切除中对血管和神经的保护
A. 大脑中动脉分支的冠状位示意图，显示大脑中动脉的 M1、M2、M3 和 M4 四段，岛叶血管的穿支主要来自于 M2 段；B. M2 段穿支及其供应区域，可见 M2 段的穿支分为 3 种，分别是短穿支，占全部穿支的 85%~90%，供应岛叶；中长穿支，占全部穿支的约 10%，供应屏状核和外囊；长穿支，占全部穿支的约 3%~5%，供应放射冠；C. 经过岛叶的大脑冠状切面，黄线显示岛叶切除的深度，到达脑沟的沟底。

鉴于切除性手术的风险,近年来也有利用 SEEG 引导下射频热凝毁损(手术方法详见第四十六章)或激光间质内热凝治疗(laser interstitial thermotherapy,LITT)岛叶癫痫的报道(手术方法详见第四十七章)。

二、岛叶癫痫的手术预后

关于岛叶癫痫的癫痫控制情况,早期的报道多针对影像学上明确的占位性病变,如胶质瘤、海绵状血管畸形等。Yasargil 报道合并癫痫的累及岛叶肿瘤 80 例,术后 Engel Ⅰ级的比例达 92.5%;Lehe 等报道 24 例占位性病变引起的岛叶-岛盖癫痫,术后平均随访 37.5 个月,无发作率达 62.5%。

近年来由于术前评估手段的进步,岛叶-岛盖癫痫的手术病理中 FCD 的比例逐渐增高,其中 MRI 阴性的岛叶癫痫手术报道越来越多。2016 年 Weil 等报道 13 例小儿岛叶-岛盖癫痫,其中 10 例为 FCD,2 例为 TSC,1 例为 Rasmussen 脑炎,术后平均随访 43.8 个月,无发作率达到 69%。2019 年王秀等报道北京天坛医院的 22 例岛叶-岛盖癫痫患者,切除性手术 21 例,术后病理 FCDⅡa8 例,FCDⅡb4 例,FCDⅠ型 1 例,胶质增生等非特异性病理 8 例,术后平均随访 29.2 个月,结果无发作率达到 80%。可见,随着技术手段的进步,岛叶-岛盖的发育性病理,包括 MRI 阴性的岛叶-岛盖癫痫,只要定位准确,术后也可能取得理想的癫痫预后。

岛叶癫痫术后的合并症包括偏瘫、失语、偏侧感觉障碍、记忆力减退等,只要术中对大脑中动脉的分支细心保护,岛叶切除的深度合适,多数情况下术后的偏瘫是一过性的。但由于岛叶手术的复杂性,推荐有经验的神经外科医生实施岛叶-岛盖癫痫的手术。

(张　凯　王　秀)

第六节　岛叶岛盖癫痫病例

【典型病例一】

1. 病史及查体　患者青年女性,24 岁,主诉:发作性右面部抽动伴意识不清 4 年。患者于 4 年前夜间睡眠中突发意识不清、肢体抽搐,持续数分钟缓解,口服丙戊酸钠缓释片(500mg,2/d)控制不理想。随后症状发生改变,目前主要表现为发作性右面部抽动,累及右眼睑和口角,伴有流涎,意识清晰,言语不能,持续数秒后缓解;严重时可出现双眼睑跳动,意识丧失,继而出现四肢强直抽搐,持续 1~2 分钟后缓解;发作前无明显先兆(视频 36-1)。目前口服左乙拉西坦 0.75g,2/d,平均每天 3~4 次发作,清醒睡眠均有发作。既往史及个人史阴性,家族史阴性。查体:右利手,神经系统查体未见阳性体征。

视频 36-1　发作视频

2. 无创术前评估　MRI(图 36-13A),右侧侧脑室房部囊性扩张,左侧半球形态较右侧稍小,余未见明显异常。PET-CT,未见明显代谢异常区域。PET-MRI 融合(图 36-13B),右侧侧脑室房部扩张处显著低代谢,考虑良性病变;左侧岛叶、盖部和左颞内侧结构低代谢。头皮 EEG(图 36-13C、D),发作间期:左侧外侧裂上下分布的异常放电;发作期:左侧前、中颞区放电起始,快速传导至左额及中线导联。监测到多次发作,表现:口角右斜(强直),痛苦样表情,不能言语,屈颈,右上肢上抬,右上肢胸前屈曲(画廊 36-1、画廊 36-2)。

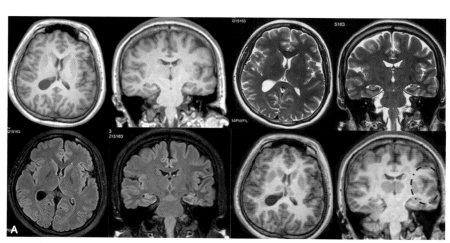

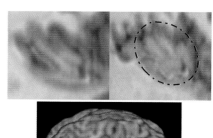

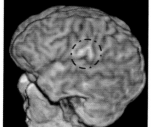

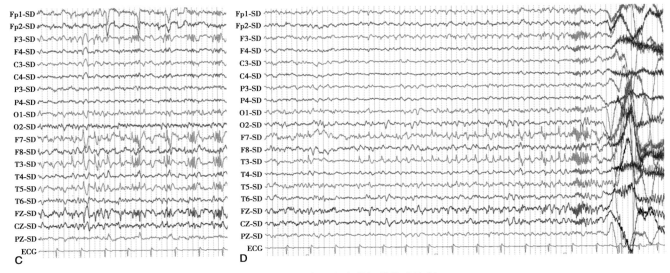

图 36-13　患者无创术前评估检查资料

A. MRI 未见岛叶异常信号；B. PET-MRI 融合提示左侧岛叶-岛盖较对侧明显低代谢（虚线标注处）；C. 发作间期头皮 EEG：提示 F3、F7、T3、Fz 导联频发尖波、多棘波放电；D. 发作期头皮 EEG：F7、T3 导联节律性尖波→快节律起始，快速传导至 FP1、F3 及 Fz 导联。

画廊 36-1　患者头皮脑电图

画廊 36-2　患者磁共振

3. 侵入性术前评估　结合无创评估解剖-电-临床信息，支持岛叶-岛盖癫痫可能性大，致痫网络可能累及外侧裂周围、颞叶和中线脑区。为明确致痫区及切除范围，进行 SEEG 电极埋藏（图 36-14A）。发作间期放电累及后岛短回、岛长回及中央前回、中央后回盖部（图 36-14B），发作期岛叶岛盖同步起始，并早期传导至 SMA（图 36-14C）。

4. 手术及预后　根据监测结果切除上述脑回（图 36-14D）。术后病理示：胶质细胞增生，局部神经元空泡样改变。患者术后出现短暂右侧上肢肌力 1 级，下肢 3 级，肢体康复支持后恢复至 5 级。术后至今 33 个月，无癫痫发作。

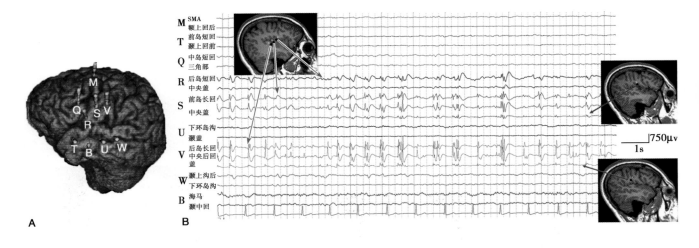

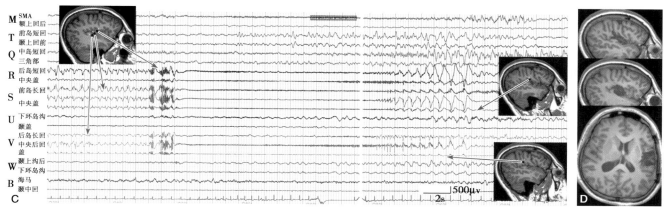

图 36-14　患者侵入性评估资料和术后影像

A. 患者 SEEG 电极埋藏术后三维重建图;B. SEEG 记录发作间期提示棘波或多棘波放电分布于后岛短回(R 电极)、S 和 V 电极覆盖的前岛长回、后岛长回及盖部区域,放电波形与头皮脑电放电形态相类似;C. 发作期脑电模式,发作前是间期同样间断出现的周期性棘慢波放电,随后爆发式棘波放电→低波幅快节律起始,累及后岛短回(R 电极)、S、V 电极记录的后岛叶及盖部皮质,并早期传导至 SMA 脑区(M 电极),放电模式与头皮脑电发作期相类似。

【典型病例二】

1. **病史及查体**　患者青年男性,21 岁,2017 年 4 月入院评估。主诉:反复肢体抽搐 16 年。患者 5 岁突发面色潮红、呼吸急促、大声呼喊、抓人、全身发抖,尿失禁。持续时间 1~2 分钟后好转。5 岁到 15 岁清醒期发作为主,15 岁后多为睡眠期发作。发作表现:先兆(心慌,或偶有继之出现自己曾经发作的画面),面部、双耳发热感,全身失去控制,双上肢僵硬屈曲上抬,双下肢僵硬。每周发作。20 岁后每日发作。曾服德巴金,拉莫三嗪,托吡酯,苯妥英钠等,目前口服得理多早 0.4g,中午 0.2g,晚上 0.4g,左乙拉西坦,上午 0.5g,晚上 0.75g。既往史:起病前 10 天高热,未就医,具体欠详。个人史和家族史阴性。查体:右利手,神经系统查体未见阳性体征。

2. **无创术前评估**　MRI(图 36-15A),右侧侧脑室稍扩张,左侧半球稍小,余未见明显异常。PET-CT(图

36-15B),双侧岛叶、盖部、额叶内侧面低代谢,以左侧岛叶前部稍著。韦氏智能全量表 105 分,言语 100 分,操作 109 分,韦氏记忆 79 分。头皮 EEG(图 36-15C、D),间歇期:左半球慢波增多,左前头著;左前头棘慢波放电。监测 2 天记录到 4 次临床发作,症状学:过度运动(重复摆头颈部,发声,翻身,坐起)→双侧非对称性强直→眼睑强直阵挛(左著)→植物神经症状(心动过速,唇紫绀,过度换气),EEG:左前头著(画廊 36-3、画廊 36-4)。

画廊 36-3　患者头皮脑电图

画廊 36-4　患者 MRI

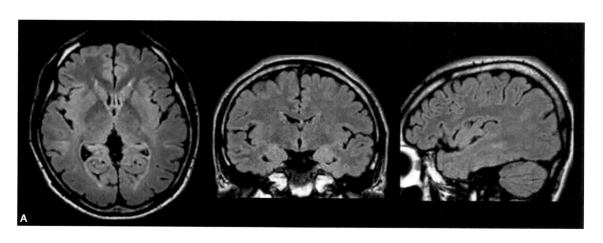

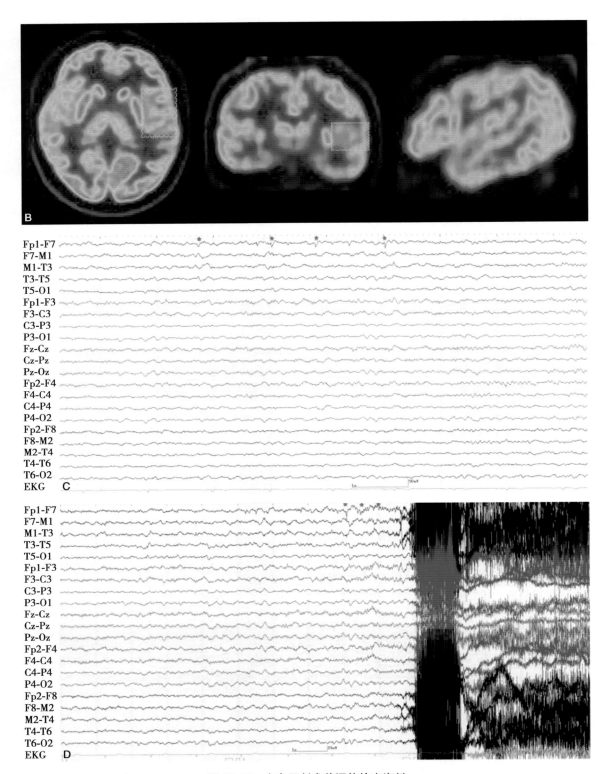

图 36-15　患者无创术前评估检查资料

A. MRI 未见岛叶异常信号；B. PET 提示左侧岛叶-岛盖较对侧明显低代谢（矩形框标注处）；C. 发作间期头皮 EEG：提示 F7、M1 导联频发低幅棘慢波放电；D. 发作期头皮 EEG：F7、M1 导联快节律起始，FP1、F3 及 Fz 导联几乎同步出现快节律演变，快速向 F4，F8 导联传导。

3. 侵入性术前评估　结合无创评估解剖-电-临床信息，支持致痫区位于左侧前头部可能性大，致痫网络可能累及岛叶前部-扣带回，需鉴别额叶内侧面、颞极。为明确致痫区及切除范围，进行 SEEG 电极置入（图 36-16A）。发作间期放电累及岛中短回、岛前短回，前环岛沟，岛前长回、岛后长回及前扣带回、对侧岛中短回（图 36-16B），发作期岛中短回起

始，并早期传导至岛前短回，前环岛沟，及岛前长回、岛后长回，随后扩散至前扣带回、对侧岛中短回（图 36-16C）。

4. 手术及预后　根据监测结果切除左侧全岛叶（图 36-16D）。术后病理示：左侧岛叶 FCD Ⅰb 型。患者术后出现找词困难，双手动作欠协调，半年后恢复。术后至今 31 个月，无癫痫发作 24 个月。

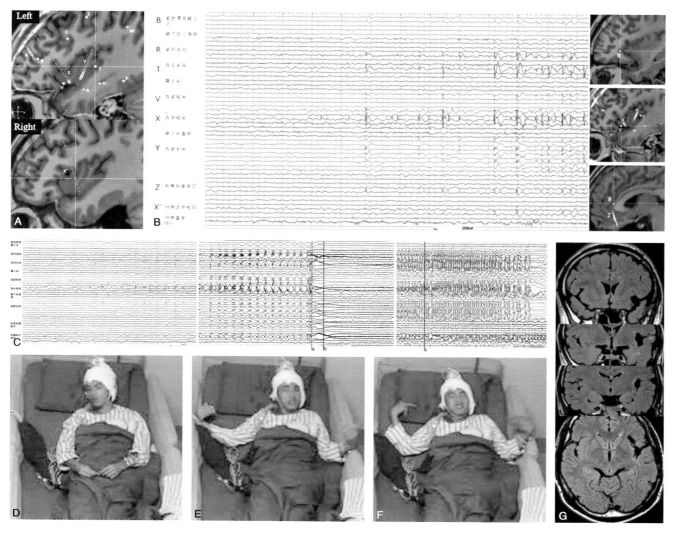

图 36-16　患者侵入性评估资料和术后影像

A. 患者 SEEG 电极置入术后融合图；B. SEEG 记录发作间期，提示棘波或多棘波放电分布于第一组：岛中短回（X 电极）、岛前短回（V 电极），第二组：前环岛沟（R 电极），和 Y、T 电极覆盖的岛前长回和岛后长回，及 B、Z 覆盖的前扣带回，第三组：对侧岛中短回（X'电极）；C. 发作期脑电模式，岛中短回（X1-2，红星标记）发作前出现连续性棘慢波，随后连续性"δ"刷→低波幅快节律起始，类似脑电图改变在 V1-2（岛前短回），Y1-8（岛前长回），T1-2（岛后长回），R7（前环岛沟）迅速同步出现。在临床症状出现前，B1-2、Z7-9（前扣带回）也同步出现发作期放电；D. 患者出现临床发作，表现为过度运动（头颈部反复转动）；E. 继而此时刻出现双侧非对称性强直发作，维持双上肢上抬姿势，包括四肢近端、远端及面肌、眼球，持续性演变；F. 患者面部出现强直阵挛，包括眼睑（以左侧著）、下颌、喉部，持续到发作结束，发作期脑电图持续 61 秒，临床症状持续 27 秒；G. 手术切除全岛叶。

（张　凯　胡湘蜀）

参考文献

[1] SETH A K,FRISTON K J. Active interoceptive inference and the emotional brain. Philosophical Transactions of the Royal Society B[J]. Biological Sciences,2016,371(1708):20160007.

[2] PELTOLA M E,TREBUCHON A,LAGARDE S,et al. Anatomoelectroclinical features of SEEG-confirmed pure insular-onset epilepsy[J]. Epilepsy Behav,2020,105:106964.

[3] TÜRE U,YAŞARGIL M G,AL-MEFTY O,et al. Arteries of the insula[J]. Journal of Neurosurgery,2000,92(4):676-687.

[4] AUGUSTINE JR. Circuitry and functional aspects of the insular lobe in primates including humans[J]. Brain Res Brain Res Rev,1996,22(3):229-244.

[5] ISNARD J,GUENOT M,SINDOU M,et al. Clinical manifestations of insular lobe seizures:a stereo-electroencephalographic study[J]. Epilepsia,2004,45(9):1079-1090.

[6] BATTISTELLA G,KUMAR V,SIMONYAN K. Connectivity profiles of the insular network for speech control in healthy individuals and patients with spasmodic dysphonia[J]. Brain Struct Funct,2018,223(5):2489-2498.

[7] WANG X,HU W,MCGONIGAL A,et al. Electroclinical features of insulo-opercular epilepsy:an SEEG and PET study [J]. Ann Clin Transl Neurol,2019,6(7):1165-1177.

[8] DUPONT S,BOUILLERET V,HASBOUN D,et al. Functional anatomy of the insula:new insights from imaging[J]. Surg Radiol Anat,2003,25(2):113-119.

[9] ALMASHAIKHI T,RHEIMS S,JUNG J,et al. Functional connectivity of insular efferences[J]. Human Brain Mapping,2014,35(10):5279-5294.

[10] MAZZOLA L,MAUGUIÈRE F,ISNARD J. Functional mapping of the human insula:Data from electrical stimulations [J]. Revue Neurologique,2019,175(3):150-156.

[11] ALOMAR S,MULLIN J P,SMITHASON S,et al. Indications,technique,and safety profile of insular stereoelectroencephalography electrode implantation in medically intractable epilepsy[J]. Journal of Neurosurgery,2018,128(4):1147-1157.

[12] JOBST B C,GONZALEZ-MARTINEZ J,ISNARD J,et al. The Insula and Its Epilepsies[J]. Epilepsy Currents,2019,19(1):11-21.

[13] DYLGJERI S,TAUSSIG D,CHIPAUX M,et al. Insular and insulo-opercular epilepsy in childhood:an SEEG study[J]. Seizure,2014,23(4):300-308.

[14] BENARROCH E E. Insular cortex[J]. Neurology,2019,93(21):932-938.

[15] NIEUWENHUYS R. The insular cortex:Evolution of the Primate Brain[J]. Progress in Brain Research,2012,195:123-163.

[16] LAOPRASERT P,OJEMANN J G,HANDLER MH. Insular epilepsy surgery[J]. Epilepsia,2017,58(suppl 1):35-45.

[17] OBAID S,ZEROUALI Y,NGUYEN D K. Insular Epilepsy:Semiology and Noninvasive Investigations[J]. J Clin Neurophysiol,2017,34(4):315-323.

[18] VON LEHE M,WELLMER J,URBACH H,et al. Insular lesionectomy for refractory epilepsy:management and outcome [J]. Brain,2009,132(Pt 4):1048-1056.

[19] PROSERPIO P,COSSU M,FRANCIONE S,et al. Insular-opercular seizures manifesting with sleep-related paroxysmal motor behaviors:a stereo-EEG study[J]. Epilepsia,2011,52(10):1781-1791.

[20] RYVLIN P,PICARD F. Invasive Investigation of Insular Cortex Epilepsy[J]. J Clin Neurophysiol,2017,34(4):328-332.

[21] TANRIOVER N,RHOTON AL,KAWASHIMA M,et al. Microsurgical anatomy of the insula and the sylvian fissure [J]. Journal of Neurosurgery,2004,100(5):891-922.

[22] LEVY A,YEN TRAN T P,BOUCHER O,et al. Operculo-Insular Epilepsy:Scalp and Intracranial Electroencephalographic Findings[J]. J Clin Neurophysiol,2017,34(5):438-447.

[23] XIAO H,TRAN T P,PETRIN M,et al. Reflex operculoinsular seizures[J]. Epileptic Disord,2016,18(1):19-25.

[24] DOBESBERGER J,ORTLER M,UNTERBERGER I,et al. Successful surgical treatment of insular epilepsy with nocturnal hypermotor seizures[J]. Epilepsia,2008,49(1):159-162.

[25] YAŞARGIL M G,VON AMMON K,CAVAZOS E,et al. Tumours of the limbic and paralimbic systems[J]. Acta Neurochirurgica,1992,118(1-2):40-52.

[26] MOHAMED I S,GIBBS S A,ROBERT M,et al. The utility of magnetoencephalography in the presurgical evaluation of refractory insular epilepsy[J]. Epilepsia,2013,54(11):1950-1959.

[27] 王峰,孙涛,徐军,马泽. 岛叶动静脉的显微解剖学研究 [J]. 中华神经外科杂志,2009,25(4):339-342.

[28] WANG H,MCGONIGAL A,ZHANG K,et al. Semiologic subgroups of insulo-opercular seizures based on connectional architecture atlas[J]. Epilepsia,2020,61:984-994.

第三十七章 后头部癫痫

第一节 顶叶癫痫

一、顶叶的解剖与生理

（一）局部解剖

1. 顶叶局部解剖 顶叶包括 3 个面:外侧面、内侧面和侧裂面,后者与颞叶的侧裂面及岛叶相对(图 37-1)。

在大脑半球外侧面,顶叶的前界为中央沟,上界为半球间裂,下界为外侧裂和沿其长轴向后走行的侧裂延长线,后界为顶枕沟上缘至枕前切迹的连线。顶叶内有两条主要的脑沟即中央后沟和顶内沟,将其分为三部分。中央沟与中央后沟之间为中央后回,中央后沟后方的顶叶由顶内沟分为顶上小叶和顶下小叶。中央后沟的形态与中央沟类似,但常被一些脑回分隔成数个不连续的部分。顶内沟沿前后方向走行,与大脑半球上缘平行,距其约 2~3cm。顶内沟的深方指向侧脑室三角区及枕角的顶壁。顶上小叶从顶内沟向大脑半球上缘伸展。

顶下小叶的体积较大,进一步分为前上方的缘上回和后下方的角回,缘上回包绕外侧裂后支的末端,而角回则包绕着颞上沟的末端。顶下小叶的后部与枕叶的前部没有明确界限。缘上回的深部为侧脑室三角区,其在外侧裂末端以上的部分与中央后回的下部连续,而在外侧裂末端以下的部分与颞上回连续。位于颞上沟以上的角回与颞上回连续,而位于颞上沟以下的角回与颞中回连续。

在大脑半球内侧面,顶叶的前界为中央沟的末端至胼胝体的延长线,后界为顶枕沟,由楔前叶、扣带回后部和旁中央小叶后部组成。楔前叶为四边形的脑回,前界为扣带沟的升支,后界为顶枕沟,下界由顶下沟与扣带回分开。扣带回的后部沿胼胝体压部绕行,与楔前叶间为顶下沟,与胼胝体压部之间为胼胝体沟。中央旁小叶后部为中央后回在大脑半球内侧面的延续,而楔前叶为顶上小叶在大脑半球内侧面的延续。

顶叶的侧裂面由前向后依次为中央后回和缘上回的下部,与额下回、中央前回共同构成外侧裂的上唇。

2. 顶叶的血管解剖 顶叶的血液供应来自 3 条主要的大脑动脉——大脑前、中、后动脉(图 37-2)。大脑前动脉远端发出的皮质支主要供应从额极至顶叶的大脑半球内侧面,并与大脑后动脉的分支混合在一起,其中参与顶叶供血的分支为旁中央动脉和顶叶动脉。旁中央动脉通常起源于 A4 段或胼缘动脉,走行于扣带沟的边缘支前方或旁中央沟内,供应旁中央小叶,常发出 1 个分支从内侧面进入中央沟,供应外侧面中央前后回的上部。顶叶动脉包括顶上动脉和顶下动脉。顶上动脉通常为大脑前动脉最大的皮质分支,起源于 A4 或 A5 和胼缘动脉,供应楔前叶的上部。它通常发自胼胝体压

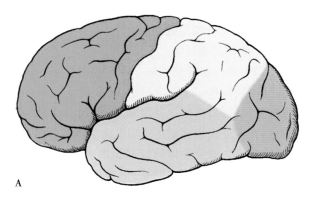
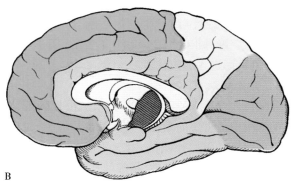

A   B

图 37-1 大脑解剖分区

A. 在大脑半球外侧面,顶叶(浅蓝色区域)的前界为中央沟,上界为半球间裂,下界为外侧裂和沿其长轴向后走行的侧裂延长线,后界为顶枕沟上缘至枕前切迹的连线;B. 在大脑半球内侧面,顶叶(浅蓝色区域)的前界为中央沟的末端至胼胝体的延长线,后界为顶枕沟,由楔前叶、扣带回后部和旁中央小叶后部组成。

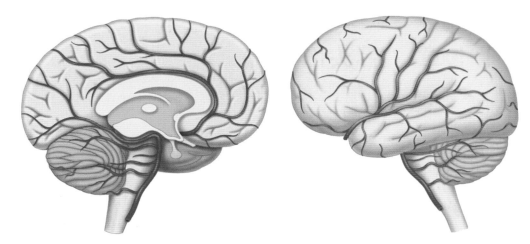

图 37-2 脑部供血示意图

部前方,行于扣带回的边缘支内,在与大脑后动脉的顶枕分支吻合前供应整个范围的 80%。顶下动脉为大脑前动脉最不常见的分支(发生率 64%),通常在 A5 绕行胼胝体压部前起自 A5,供应楔前叶的后下部和邻近的楔叶。

大脑中动脉在中央沟后方有诸多分支。顶前动脉在缘上回底部穿出外侧裂,在中央后沟内走行,供应半球凸面顶叶的前部包括中央后回。顶后动脉通常与角回动脉共干起源,在外侧裂远端 1/3 穿出,终末分支呈扇形,供应半球凸面顶叶的后部尤其是缘上回。角回动脉起自岛阈或与顶后动脉发至一个主干。它跨过颞横回从外侧裂后端穿出,供应顶下小叶、颞上回后部、缘上回、角回和前两个枕叶脑回。

大脑后动脉的皮质支分支与顶叶血液供应有关的是顶枕动脉。95% 的顶枕动脉以一条主干从大脑后动脉发出,38% 在环池内发出,22% 在四叠体池,40% 在更远端,5% 的顶枕动脉与距状沟动脉一起以一条共同的主干发自距状沟近 1/3 处的大脑后动脉分叉处,分支供应矢旁区后部、楔叶、楔前叶和枕外侧回,罕见的情况下也供应中央前和顶上小叶。

顶叶的大脑静脉汇合为 2 条或 3 条主干,穿过硬膜下腔,经过陷窝而进入上矢状窦。

(二)功能解剖

顶叶的传入纤维来源于丘脑和皮质。由丘脑至顶叶皮质的纤维中最重要的是特异性丘脑皮质纤维,起自丘脑腹后内侧核和腹后外侧核,由三叉丘系、脊髓丘系和内侧丘系传导的皮肤温痛觉、精细触觉和本体感觉在此中继后,纤维经内囊后脚上行,止于 Brodmann 3 区、1 区、2 区;起至丘脑背侧核、后外侧核和枕的纤维投射至顶上下小叶的内、外侧面(Brodmann 5 区、7 区、39 区、40 区);起自丘脑后复合体的纤维投射到顶叶下部外侧裂

上唇的第二躯体感觉区,它接受身体双侧广大区域的伤害性刺激,没有定位和感觉种类的特异性。来源于皮质的联络纤维有很多,既有顶叶各区之间的纤维联系,也有顶叶和额叶皮质之间的纤维联系;此外,顶叶的联合纤维主要由两侧半球之间的躯体感觉皮质经胼胝体的纤维组成。

顶叶的传出纤维加入到五种类型纤维中去,即锥体系、锥体外系、皮质至丘脑纤维、皮质脑桥束和皮质至网状结构的纤维。锥体束中约 40% 的纤维起自顶叶,其中主要为中央后回。纤维加入锥体束下行止于薄束核、楔束核、三叉神经感觉诸核和孤束核。锥体外系中的皮质纹状体纤维起自大脑皮质,其中顶叶的躯体感觉区是主要起点之一。顶叶皮质至丘脑的纤维重要,其中第一躯体感觉区的纤维投射到同侧腹后内、外侧核,两核发纤维返回第一躯体感觉区,有局部定位。顶上、下小叶发出的纤维参与顶枕颞桥束,经内囊的豆状核后部和下部、大脑脚底的外侧 1/5 下行,止于脑桥核的外侧群和背外侧群。顶叶还有至延髓和脑桥网状结构的纤维,伴锥体束下行。

(三)顶叶的生理功能

1. 躯体感觉功能

(1) 第一躯体感觉区(S I):位于中央后回和旁中央小叶后部(Brodmann 3 区、1 区、2 区),主要司本体感觉和辨别觉,虽然也接受温痛觉,但两者在丘脑水平已感知,在完全损伤感觉皮质后温痛觉依然可保留。皮质的特定区域,感受躯体特定部位的刺激,具有精确的功能定位,从半球内侧面开始,沿中央沟自旁中央小叶至外侧裂方向顺序刺激中央后回和前回,患者自足趾至口、喉依次产生感觉,躯干和四肢是倒置的,头面部是正的。代表某一身体部位皮质区的大小取决于该部位敏感性的需要。

（2）第二躯体感觉区（SⅡ）：位于中央后回的最下部（也扩张到中央前回），SⅡ区代表双侧体表，以对侧为主。

2. 味觉功能　一般认为味觉的皮质区在顶叶的岛盖部和附近的脑岛浅层皮质上。有报道一例癫痫患者具有酸或苦味的先兆，结果在对侧顶叶的岛盖部发现血管畸形。

3. 发音和制止说话功能　刺激中央后回的下部可使患者发出简单的声音和使正在说话的患者突然停止。

4. 顶下小叶与语言功能　感觉性语言中枢（Wernicke 区）位于顶叶和颞叶，包括角回和缘上回和颞上、中回的后部，是最重要的语言中枢。除语言功能外，优势半球的顶下小叶损伤后还将产生格斯特曼综合征（Gerstmann syndrome），主要表现为：失写、失算、不能辨别左右方向、手指失认，也可能出现失读症或不能按要求完成技巧运动。

5. 顶上小叶与感觉的整合　顶上小叶包含躯体感觉联络皮质，它接受 SⅠ区和丘脑的传入，对之进行综合从而对目标做出综合评价。与对侧上、下肢的精巧技能性运动有关。它辨别肌肉主动收缩的程度，分辨触觉，区分所感受的压觉，辨别运动方向和肢体在空间的位置，是与上下肢精巧活动有关的皮质感觉代表区。

二、顶叶癫痫的症状学

（一）发作类型

根据 2017 年国际抗癫痫联盟（ILAE）提出的新癫痫发作分类，顶叶癫痫的主要发作类型为局灶性发作和局灶性进展为双侧强直-阵挛性发作。

1. 局灶性发作　根据癫痫发作过程中意识水平是否出现改变，可进一步分为意识清楚和意识障碍。根据癫痫发作的具体征兆和症状，分为运动性发作和非运动性发作。

（1）运动性发作

1）局灶性强直或阵挛发作：多见为口角、拇指。

2）Jackson 癫痫：癫痫发作沿拇指→手→上肢→面部→下肢方向传导。

3）自动症：当顶叶起源的癫痫发作传导超出顶叶的范围时可出现自动症及意识受损。

4）旋转发作：头、眼、躯体向对侧或同侧旋转，常进展为双侧强直-阵挛性发作，其病灶在额前 1/3，部分在颞、顶部。

（2）非运动性发作

1）感觉性发作：发作症状常为发麻、针刺、触电感，热、烧灼和痛感少见；病灶位于中央区邻近的额、顶、颞时，常出现头部沉重感或窒息感，或出现全身难以形容的不适感。

2）认知性发作：病灶位于额、顶部，有发作性短暂的失语，短时不易察觉，长时常伴有对侧上肢阵挛性发作。

2. 局灶性进展为双侧强直-阵挛性发作　癫痫发作从顶叶起始，扩布传导至其他脑叶，甚至传导至对侧脑叶时即可出现由局灶性进展为双侧强直-阵挛性发作。

（二）发作特征

顶叶癫痫发作期的临床表现通常来源于癫痫灶的远隔部位。发作的先兆可能起源于致痫区所在的脑叶，但发作的早期症状学取决于放电扩散的方向。顶叶癫痫最常见的先兆是躯体感觉症状，与癫痫样放电累及或向中央区扩散有关。

顶叶癫痫发作早期的表现可以为抽搐性或非抽搐性。非抽搐性发作表现为手或口的自动症，提示颞叶癫痫或癫痫样放电向颞叶边缘系统的结构扩散。抽搐性发作的表现可以为局灶运动性阵挛样抽搐，与中央区受累有关；或表现为非对称性强直性姿势性发作，与辅助运动区（SMA）受累有关。Ajmone-Marsan 和 Goldhammer 发现早期单侧面部和肢体的阵挛性抽搐对于定侧有意义。致痫区的位置可以决定癫痫扩散的类型。Salanova 等发现发作期痫型放电向 SMA 扩散导致的强直性姿势发作通常提示病灶位于顶上小叶，而患者如有自动症通常提示致痫区位于顶下小叶。根据致痫区在顶叶内的具体部位，顶叶癫痫的主要特征如下：

1. 单纯顶叶癫痫的发作特征　表现为明确的躯体感觉症状与体征的局灶性癫痫发作。感觉腹内下沉、堵塞、恶心。然而极少有疼痛感。尚有负性躯体感觉症状，包括麻木，有时觉得身体的一部分不存在了，意识到身体某一部分或一半缺掉了（无躯体感觉），常见于非优势半球损害；并有严重的眩晕、定向力障碍（顶下小叶受累）；或感觉性言语障碍（优势半球受累），并有眩晕、姿势运动现象和一些视觉症状（顶-颞-枕交界处受累）。

2. 顶叶相关区域癫痫发作特征

（1）起源中央区周围的癫痫发作特征：可起源于中央前回（额叶）或中央后回（顶叶）。局灶性癫痫发作可有运动和（或）感觉症状，累及中央前回和中央后回时代表其相应功能的身体部位产生症状，如面、指、手、手臂，偶尔按 Jackson 方式扩散，呈强直或阵挛、颤动、电刺激感和肌张力丧失等。中央区下部受累时可有言语停顿、发声或言语困难，对侧面部运动、吞咽、舌蠕动感、舌不灵活或冷感，并有面部的症状（常有两侧）。中央区中部受累时，可有对侧上肢的运动和感觉症状。旁中央小叶受累时，发生对侧下肢感觉和运动症状，偏侧的生殖器症状，以及同侧足的强直症状。起源于中央周围区域的癫痫发作常引起发作后 Todd 麻痹和局灶性进展为双侧强直-阵挛性发作。

（2）起源于脑盖（侧裂周围、脑岛）区的癫痫发作特征：脑盖包括额叶、顶叶和颞叶盖区，特点为咀嚼、流涎、吞咽、喉部的症状和上腹部的感觉，有恐惧、自主神经现象。局灶性癫痫发作通常为阵挛性的面部抽搐症状，继发性感觉症状主要包括麻木等，特别是手部麻木最为常见。双侧上肢的运动亦可见到。

（3）起源于顶-颞交界区癫痫发作的特征：起源于顶-颞交界区癫痫发作一般代表多于一个脑叶受累，症状表现多为局灶性癫痫发作，可出现多种模式的幻觉，包括视觉、听觉、嗅觉、味觉等症状和自动症等。常见的视觉症状为视幻觉或视错觉等，其中视错觉包括视物大小的变化（视物显大症或视物显小症）、距离的改变、在空间平面上物体倾斜、物体弯曲变形或突然改变形状（视物变形症多见于非优势半球受累）等。视幻觉包括视感觉，即多色景象，以及景象弯曲变形或变小等，以及极少情况下，可有自己看到了自己的错觉表现。此外，也可以有眩晕、言语障碍（优势半球）等症状。若癫痫样放电向内侧颞叶扩展可引起伴有意识障碍的局灶性癫痫发作。

三、顶叶癫痫的电生理学

（一）头皮脑电图

顶叶癫痫的发作间期头皮脑电图可为正常或非特异性异常，有时会对诊断产生误导。研究显示，有 16% 的顶叶难治性癫痫患者头皮脑电图检查并未记录到明确的发作间期癫痫样放电，局灶性慢波可能是其发作间期脑电图的唯一异常。在顶叶产生的癫痫样放电由于放电传导的影响，常在顶叶以外的其他脑区，例如额叶、颞叶或枕叶等部位被首先发现。另外，顶叶癫痫脑电图的继发性双侧同步化放电也比较常见。基于以上特征，在使用发作间期棘波作为顶叶癫痫定位癫痫灶的证据时一定要慎重。

研究显示，在顶叶癫痫中约 80% 单纯局灶性感觉性发作的发作期脑电图显示为正常脑电图。以感觉症状为主要表现的局灶性发作患者中，只有 15% 存在头皮脑电图的异常，但如果存在运动症状，阳性率可提高至 33%。因此通过发作期脑电图变化能够确定顶叶发作起源的患者比例较少（11%）。对其发作期和发作间期的癫痫定位位置进行比较可见，其发作期的起始部位可能远离发作间期有明显棘波的脑区，特别是当发作迅速泛化时，发作期脑电图有时很难解释。

发作后脑电图当背景活动衰减，出现局灶性慢波或棘波时，可具有一定的定位价值。

（二）颅内电极脑电图

因为起源于顶叶部位癫痫发作的症状学通常比较复杂，头皮脑电图常不足以完成对起源于顶叶的癫痫定位，且此部位重要功能集中，手术切除可能造成各种功能障碍，需要对癫痫起始位置进行精确的判定，因此，经常需要对怀疑是顶叶癫痫的患者进行颅内电极脑电图监测。目前使用较多的颅内电极有硬膜下电极和立体脑电图电极等。使用平扫 MRI 图像进行异常区的确认，或进一步使用 MRI 图像的三维重建技术确认感兴趣区脑回之后，可以方便且精准地将硬膜下条状皮质电极放置在所需的皮质表面。因此，可利用多处颅骨钻孔放置条状电极进行长程 ECoG 监测，相对于使用开颅手术放置硬膜下栅状电极，对患者的手术创伤大大降低。将皮质电极和深部电极结合，可更加立体地显示痫性放电的起源及传导。随着近几年神经导航技术、有/无框架立体定向技术、神经外科手术机器人技术的发展，国内外许多大型癫痫中心已开展立体脑电图，可以更加清晰且立体地分析顶叶癫痫的异常放电及传导，进而可更加准确地确定癫痫起始点，确诊顶叶癫痫。

四、顶叶癫痫的神经影像学

结构影像学检查包括 MRI 和 CT 等。MRI 可显示位于顶叶的肿瘤、血管病变、软化组织、炎性肉芽肿和 FCD 等病变，CT 在显示颅内钙化灶上优于 MRI。使用不同成像序列的灵活组合和高分辨率薄层 MRI 可以帮助我们更好地发现位于顶叶的细微病变。

功能影像学检查包括功能磁共振（fMRI）、正电子发射计算机断层扫描（PET）和单光子发射计算机断层扫描（SPECT）等。fMRI 检查可显示顶叶运动区和感觉区的位置以及与病灶和致痫区的位置关系。SPECT 显示发作间期的低灌注区和发作期的高灌注区，而 PET 显示发作间期的低代谢区和发作期的高代谢区。Henry 等认为当 MRI 表现正常时，PET 也可对手术提供可靠的依据，而且发作间期 PET 能预测癫痫的手术疗效。

脑磁图（MEG）是近些年发展起来的一种新型技术，属于电生理检查和影像学结合的范畴，可以作为传统癫痫术前评估的有效补充。此技术可对顶叶癫痫的放电区域在磁共振三维影像中进行精准定位，并可使用诱发或自发磁场的采集及分析方法精确地进行皮质功能定位。

五、手术治疗与预后

（一）手术方法

1. 局灶性切除术 除年龄相关性良性癫痫，如伴顶叶诱发棘波的儿童良性癫痫、儿童良性中央区癫痫等之外，其他类型的顶叶癫痫有采取外科手术治疗的可能。顶叶癫痫最为常见的病因为占位性病变，对于此类病因，其外科手术方式主要为致痫区切除术，若邻近主要功能区则可采取切除与功能性手术相结合的方式，如病灶切除术和(或)多处软膜下横切术(MST)或皮质电凝热灼术等，从而达到在治疗癫痫的同时尽最大可能保护功能的目的。术前对功能区的详细判定，术中影像引导技术的应用等，都可对在顶叶癫痫的手术治疗中保护功能有很大的帮助。

2. 顶叶为主的多脑叶切除/切开术　当病变累及整个顶叶及邻近的多个脑叶时，如脑软化灶、Rasmussen脑炎等，应选择多脑叶切除/切开术。应根据病变累及范围及浅层皮质功能区情况来确定切除范围，尽量减少术后神经功能障碍的可能性。

3. 立体定向电极引导下的热凝毁损术　顶叶深部多发致痫区或累及重要功能区的致痫区，经立体脑电图确定癫痫放电起始点及其传播途径后，可以直接将射频发生器与电极相应触点连接，毁损相应电极触点处脑组织，破坏癫痫放电起始点或者阻断其传播路径，达到控制或者减少癫痫发作的效果。

4. 射频热凝术　顶叶皮质多涉及重要功能区，特别是优势半球病变，如致痫区累及重要功能区，无法直接进行切除手术，或者致痫区多发及累及双侧半球时，可以选择立体定向射频热凝术。

(二) 麻醉的选择

参见第三十九章"癫痫外科患者的麻醉"。

(三) 术中皮质脑电图

详尽的ECoG需要脑组织的充分暴露，使可疑区域能够轻易地辨认和达到。通常情况下，在顶叶充分暴露后，将4条平行排列的4触点电极放置于皮质表面。利用可弯曲的硬膜下电极记录顶叶中线侧、颞叶和枕叶底面或被硬膜覆盖的皮质放电。电极可以按任意的双极和单极方式组合。ECoG可为定位诊断和预后提供帮助，可在切除皮质前确定致痫区的范围，在致痫区切除后记录残余放电的情况，对于皮质发育不良尤其有意义。另外，ECoG也属于电刺激皮质功能区测定的一部分，也可用来监测刺激后的后放电。

(四) 围手术期皮质功能区定位

在很多顶叶皮质切除术中，中央后回躯体感觉中枢的辨认是很重要的步骤。可在局麻下或者唤醒麻醉下利用电刺激辨认其范围，由于中央前回刺激引发运动所需的电压较高，且容易诱发癫痫，所以一般都通过中央

后回刺激诱发感觉。具体操作中，刺激电压从0.5V开始，以0.5V的增幅递增，电流则恒定不变，通常在3V左右即可获得良好的反应。中央后回电刺激时最易刺激出的感觉反应常来自于舌部，对应于邻近外侧裂的中央后回下部。通过这些刺激，能够准确地推断中央沟、中央后沟和中央前沟的位置。此外，电刺激还常用来辨认语言中枢的位置和范围。刺激结果要随时通过可放置于皮质表面的标记贴来进行标记，如电刺激的阳性反应区用数字标记，致痫区用字母标记，而阴性区用空白标记等。当刺激中央区时，外科医师必须通知麻醉师，准备应付可能出现的发作。如果刺激的过程中出现了癫痫发作，需立即停止刺激并静脉注射巴比妥。所有措施均应避免抽搐发作和其他危险，如患者从手术床上跌落、脑挫裂伤和出血等。

(五) 手术预后

据Binder等报道，顶叶癫痫术后无发作率为57.5%。另有一项Meta分析显示，顶叶癫痫术后无发作率约为62.4%，并且与发作间期脑电图显示顶叶定位灶和顶叶肿瘤性病变呈正相关。

【典型病例】

1. 一般临床资料　24岁的男性患者，出生及生长发育史正常，无其他病史及癫痫家族遗传史。14岁时无诱因出现左脚发作性麻木感，有时可扩散至整个左下肢，持续数秒缓解。偶见左脚出现麻木感后，继之脑内麻木感，伴脑内"嗡嗡"声，数秒后继发四肢强直抽搐，持续数分钟缓解。频率1~2次/月。疲劳时易发，多于睡眠中发作。现口服左乙拉西坦、奥卡西平。神经科专科查体未见异常。

2. 术前评估

(1) 无创性评估

1) 脑电图：间歇期脑电图可见右侧中央-顶(C4、P4、Cz、Pz)导联低波幅棘-慢波、多棘-慢波放电；监测中发作频繁，临床表现左下肢麻木过电感(从脚到大腿)→左小腿强直，发作中意识清楚，持续3~20秒；发作期示双侧中央、中线区电位低减+高频放电起始，右侧为著(图37-3)。

2) 解剖-电-临床分析：如图37-4所示，根据左下肢躯体感觉及强直的症状学，侧别定于右侧，结合发作期脑电，得出初步癫痫网络的假设：致痫区可能为中央后回初级感觉皮质，向运动前区扩散。下一步需要通过其他辅助检查验证初步假设。

3) 影像学检查：头部MRI，右顶皮质异常信号，考虑FCD可能性大；PET，双侧顶叶代谢减低；MEG，发作间期可见少量癫痫样放电，主要可见于右侧中央区附

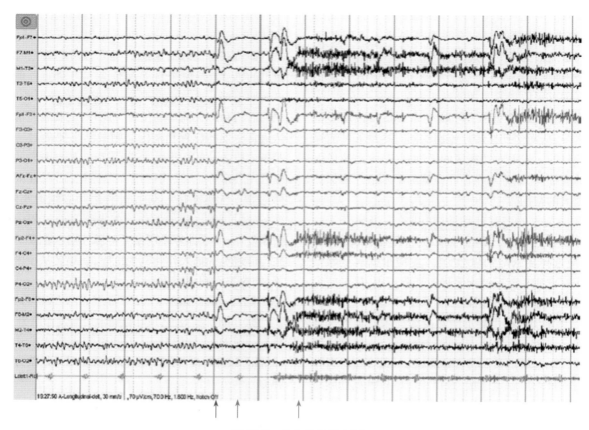

图37-3　发作起始脑电图
双侧中央、中线区(C4、Cz、C3)导联电位低减+高频放电起始,右侧为著(红色箭头)发作症状学:左下肢从脚到大腿的麻木、过电感(紫色箭头)→左小腿强直(蓝色箭头)。

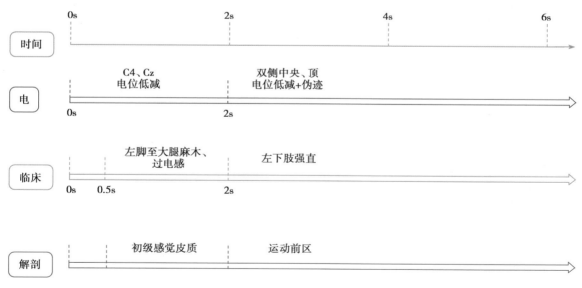

图37-4　解剖-电-临床分析

近,冠位放电部位较 MRI 病灶位置靠前(图 37-5)。

4)无创性评估小结:结合病史、间歇期脑电图、解剖-电-临床分析及影像学结果,最终假设致痫区为右侧中央后沟异常分支,向运动前区和运动区扩散,因累及功能区,建议行 SEEG 进一步明确验证最终假设。

(2)有创性评估

1)设计思路:根据无创性评估结果考虑致痫区位于右侧中央后沟异常分支,以病灶为核心假设,前界为中央沟,外下界为顶内沟,后界为病灶后缘 2cm 处,内侧界为纵裂。为验证扩散通路,在运动功能区置入 2 根电

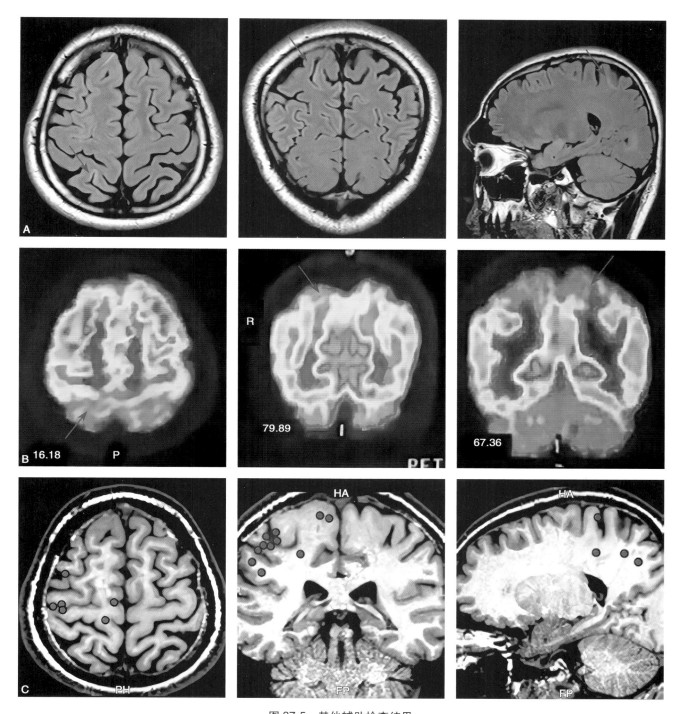

图 37-5　其他辅助检查结果

A. MRI:右顶皮质异常信号(红色箭头);B. PET:双顶低代谢(红色箭头);C. MEG:右侧中央区附近少量放电。

极(图 37-6)。

2)SEEG 结果:颅内脑电图监测间歇期可见癫痫样放电部位为病灶底部 R′(12-14)、中央后沟 N′(7-10)、病灶后缘 S′(9-10)、缘支后缘 O′(4-5)、中央后回 M′(12-13);发作期示中央后沟异常分支沟底 R′(12-15)电极触点和中央后沟 N′(7-9)电极触点同时多棘波暴发起始,注意发作期放电波幅较间歇期放电高,

频率也更快,之后电位递减-爆发棘波,且 R 电极比 N 电极波幅高,因 R 在沟底,N 从沟前穿过,N 从沟前穿过,R 较 N 更接近病灶,→0.5 秒后向缘支后缘 O′(4-5)、病灶后缘 S′(8-9)、顶上小叶 S′(11-13)扩散→3 秒后出现临床表现:左脚底向左下肢扩散发麻→左下肢强直(图37-7)。电极融合后可见 R′14 电极触点位于异常沟底部、N′9 电极触点位于异常沟前下部(图 37-8)。

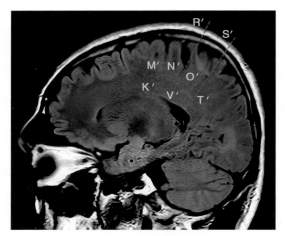

M'：中央后回前缘-旁中央小叶前部
N'：中央后沟-旁中央小叶后部
O'：顶下小叶-顶内沟-缘支后缘
R'：顶上小叶-病灶前缘-扣带回后部
S'：顶上小叶-病灶后缘-扣带回后部
K'：中央后回前缘-扣带回中部
T'：顶下小叶-楔前叶中部
V'：缘上回-扣带回后部

图 37-6　SEEG 电极设计方案

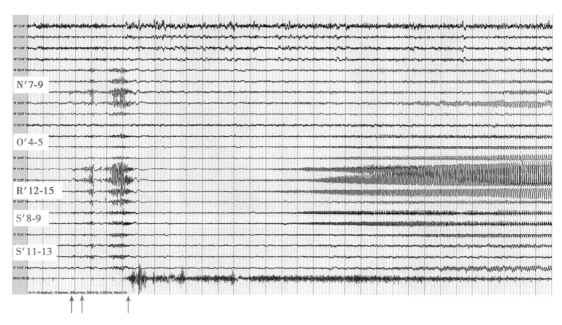

图 37-7　SEEG 发作起始脑电图

病灶底部（R'12-15）和中央后沟（N'7-9）多棘波爆发起始（红色箭头）→0.5 秒后向缘支后缘（O'4-5）、病灶后缘（S'8-9）、顶上小叶（S'11-13）扩散（绿色箭头）→3 秒后出现临床表现：左脚底向左下肢扩散发麻→左下肢强直（粉色箭头）。

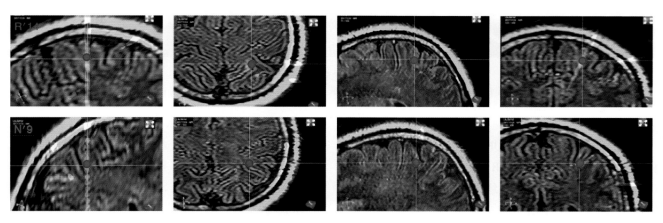

图 37-8　电极融合图

电极融合后可见 R'14 电极触点位于异常沟底部，N'9 电极触点位于异常沟前下部。

3）皮质功能电刺激：高频电刺激参数，电压强度80V，脉冲频率50Hz，脉宽300毫秒，脉宽间隔5秒，强度1.0mA刺激中央后沟 N′（7-9）触点刺激出左肘至左手发麻；强度1.0mA刺激中央后沟异常分支沟底 R′（13-15）触点出现左膝、左小腿发麻，为惯常先兆；强度1.0mA刺激缘支前缘 R′（10-12）触点刺激出惯常先兆后强直发作；强度1.0mA刺激病灶后缘 S′（8-9）触点出现左腿发麻。

4）有创性评估小结：颅内电极结果与最终假设基本一致，颅内证实起始位置为中央后沟异常分支，躯体感觉先兆的症状学得到验证，但强直脑电扩散通路没有得到验证。

3. 手术方案及预后　术前评估结果提示：致痫区位于顶叶异常脑沟处，近中央后回，经癫痫中心讨论后，行中央后回致痫灶切除术，术后头部CT见图37-9。术后病理为 FCD Ⅱ a。随访2年无癫痫发作，预后分级为 Engel Ⅰ a。术后复查脑电图间歇期可见弥漫性放电，中线区著，术后无运动功能受损。

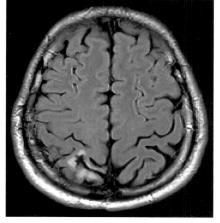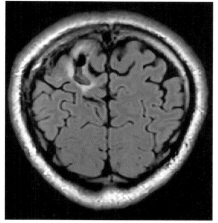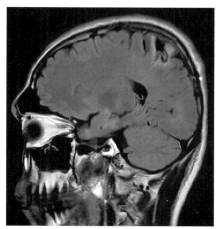

图 37-9　切除范围显示

（周　健　欧绍武）

第二节　枕叶癫痫

一、概述

枕叶癫痫（occipital lobe epilepsy，OLE）是癫痫发作起源于枕叶的一组临床综合征，Gowers 于 1879 年对一名顶枕叶肿瘤的患者首次进行描述，当时称为"伴有视觉先兆的癫痫样发作"，1927 年 Holmes 将视觉先兆发作归结于枕叶病变，其后，Penfield 和 Erickson 等通过对 OLE 患者进行皮质刺激诱发出相同先兆发作，基本确定了枕叶癫痫的特征。

由于枕叶体积较小，枕叶癫痫的发生率也相对较低。有文献报道其仅占局灶性癫痫的 5%～10%、癫痫外科术中的 1%～8%。而在手术疗效上，与颞叶癫痫相比，文献报道成功率多在 25%～90% 之间不等，这足以引起癫痫外科医生的重视。

枕叶癫痫的病因主要有以下几个方面：①枕叶发育异常，主要包括皮质发育不良、灰质异位、结节性硬化、双皮质、多小脑回、脑裂畸形等；②枕叶脑软化灶和瘢痕形成，如出生时的缺氧缺血性脑损伤、颅内感染等；③低级别肿瘤，包括神经节细胞瘤、胚胎发育不良性神经上皮瘤等。

二、枕叶的解剖

（一）枕叶的系统解剖

枕叶位于大脑半球顶颞叶的后部，是大脑最小的脑叶，分为背外侧面、内侧面和底面。背外侧面：前界不明显，常把顶枕沟上端至枕前切迹的连线作为与顶叶和颞叶的分界。枕叶外侧的沟回不规则，常见的有枕横沟，它是顶间沟向下的延续，并与它几乎成直角；枕外侧沟是外侧面的一条水平短沟，把枕叶分为枕上回和枕下回；在枕极的前方有月状沟，其前方为降回。内侧面：顶枕沟位于半球枕极前方约5cm的上缘，斜向前下至距状沟。距状沟是一条弓形的深沟，稍微凸向背侧，其前部在侧脑室后角壁上形成一个隆起，称为禽距；距状沟与顶枕沟之间的三角形区域，称楔叶；距状沟以下的部分称为舌回。底面：前界不明显，常把自枕前切迹到胼胝体压部下方的连线作为前界。枕叶底面与颞叶底面的沟回相移行，由外向内包括颞下回后部、梭状回后部和舌回。

（二）枕叶的功能解剖

根据 Brodmann 的 52 分区法，枕叶几乎全部由 17

区、18 区和 19 区组成。17 区为初级视皮质（Ⅳ）。第二视区（V2）、第三视区（V3）（背侧和腹侧）和 V3a 均位于 18 区内，其他枕叶皮质和顶、颞叶交界处的功能区皮质部分或全部位于 19 区。

初级视皮质主要位于枕叶内侧面，并与Ⅳ层中的 Gennari 皮质下神经纤维伸展范围相同，因此又称纹状皮质。通常被分为 3 个亚层，由浅至深为：ⅣA、ⅣB 及 ⅣC。它占据距状沟两侧及其后部深面的皮质，并延伸至楔叶和舌回。初级视皮质接受来自外侧膝状体经由视辐射的传入纤维，后者向后转折进入枕叶白质，以严格的点对点关系终止于纹状区。每侧半球的视皮质区域接受来自两侧半个视野的冲动，代表双眼视野的对侧半。同时视网膜的上、下 1/4 区域与纹状皮质的相应区域，即分别与距状沟以上、以下的视皮质一一对应相联系。视网膜的周围部激活距状沟皮质的最前部，黄斑区激活邻近距状沟后端的皮质部分。

枕叶纹状区皮质与两半球的其他区域有广泛的联系，在将视觉信息与由听觉及其他感觉系统汇集来的信息的整合过程中起重要作用，同时也将视觉信息与言语和其他执行功能的大脑加工系统联系起来。

第二视区（V2）占据 18 区的较大部分，内含半个视野的全部视网膜代表区，是 17 区同一代表区的镜像。第三视区（V3）也位于 18 区，是一条邻近 V2 前缘的窄皮质，功能上与其他视区有广泛的联系和反馈。第四视区（V4）位于 19 区，位于 V3 的前方，并接受大部分来自 V2 的同侧前馈纤维，其中视觉中的颜色和方向选择性地传递至 V4，此区域的双侧损伤会导致色盲。

（三）枕叶视觉传导通路的研究进展

传统意义的视皮质一般是指大脑枕叶的一些皮质区，但是近年来随着研究的深入，发现视皮质的范围已经扩展到了顶、颞和包括部分额叶在内的许多新皮质，还包括多个视觉联合皮质区，这些皮质兼有视觉和其他感觉、运动功能。据统计所有与视觉相关的皮质约占大脑新皮质总面积的 55%，这足以说明视觉信息处理与其他脑功能区的广泛联系，也可以解释枕叶癫痫症状学的复杂性。

在颞下和颞顶皮质视觉联络区中，由枕叶发出两条平行的通路（背侧和腹侧），背侧通路起自 V1 和 V2，至颞上区和顶颞区浅层皮质，并最终到顶皮质 7 区，主要参与视觉空间分辨。V4 是腹侧通路的关键中继点，联络纤维沿着颞下回，以前馈的方式由 V4 至颞皮质的后部、中间部、前部、下部，最后到达颞极和颞叶内侧，从而与边缘系统建立联系反馈，进而形成复杂的视觉感觉。关于枕叶视觉传导通路的研究报道很多，Ungerleider LG 在 1994 年发表的文献中将其分为腹侧信息流和背侧信息流。腹侧信息流确定"什么"，即事物属性；而背侧信息流则确定"哪里"，即位置信息。2003 年，Rizzolatti G 在他的研究中将之进一步细化，将背侧信息流进一步分为腹背侧信息流和背背侧信息流。上述研究的核心都是想进一步明确枕叶的皮质功能，以及传导方式和内容。

由于枕叶的主要功能都与视觉相关，很多学者通过神经功能成像的方式对枕叶的视觉传导通路进行了影像研究。2014 年，Thiebaut de Schotten M 使用功能核磁，对枕叶的视觉功能解剖进一步进行了细化，共分为 8 个集群，加深了对枕叶皮质功能的分区特征和相互传导联络的认识。

综上所述，基于枕叶以视觉为主的复杂功能，在枕叶癫痫的术前评估中需要进行致痫灶精确定位，以最大限度地实现视觉功能保护。

三、枕叶癫痫的症状学、神经电生理学和神经影像学检查

（一）枕叶癫痫的症状学

正是由于视觉传导通路的复杂性，枕叶癫痫的临床表现也差异巨大。顶叶和颞叶的皮质分区特点决定了其癫痫发作多具有其起始脑叶的特征性症状，然而枕叶癫痫的放电往往会迅速扩散到其他脑区，常常早期即出现颞叶癫痫的复杂部分性发作和（或）顶叶、额叶癫痫的运动性发作特征，需要仔细加以鉴别。

临床上一般包括枕叶本身异常放电产生的症状，以及异常放电向枕叶外传导扩散所产生的继发受累症状，主要包括以下几种：

1. 视觉先兆　为特征性临床症状，可表现为视物模糊、黑矇、幻视、有色图形、暗点及视物变形，持续时间常非常短暂，多为数秒，约 40% 的枕叶癫痫患者会出现。有研究统计的结果显示，简单的视幻觉是最常出现的先兆症状。癫痫患者发作初期的上述视觉先兆常提示枕叶来源的可能性大，是判断枕叶癫痫的重要依据，但是没有视觉异常先兆发作也不能除外枕叶癫痫。部分枕叶癫痫患者中视觉先兆的缺失可能归因于视觉先兆记忆的受损，以及意识障碍出现于纹状皮质受发作期脑电激动之前。同时也需要注意，视觉先兆对枕叶起源的诊断并非高度特异，颞叶中部和颞枕叶癫痫也会出现视觉先兆，在临床中需要注意鉴别。

2. 运动症状　在早期症状中，眼球（或头眼）偏转发作也较多见，一般是向对侧同向偏转。Usui N 的研究发现，头眼偏转发作对于枕叶癫痫定侧，具有明确的意义，即病变多位于偏转对侧，可能的机制是异常放电通过视通路扩散到额叶的凝视中枢所致。但是在额叶癫

病患者的发作中也常出现头眼偏转,这需要结合临床资料综合鉴别。

3. 自动症　表现为咂嘴、摸索动作、口-消化道症状,发作过程多伴意识障碍。

4. 精神运动发育迟滞　如智力低下、痴呆等,当头皮脑电图无阳性结果时,易与精神运动性癫痫发作相混淆。

(二)神经电生理学检查

神经电生理学检查包括头皮脑电图和颅内脑电图(iEEG)检查,后者包括立体脑电图(SEEG)和皮质脑电图(ECoG)。在枕叶癫痫患者的头皮脑电图上,背景活动经常为正常或非特异性异常,可见放电一侧的枕区 α 节律消失,代之以 θ 频段的不规则慢波活动;发作间期可见一侧或双侧枕区棘波、棘慢复合波发放,左右可不同步,常扩散至同侧后颞区和(或)后顶区。闭目或黑暗环境中枕区放电常增多,表明枕区异常放电对失对焦敏感;发作期为一侧枕区和(或)后颞区起源的 10~20Hz 低波幅棘波节律持续发放,继而波幅逐渐增高并向对侧后头部或同侧前头部扩散,最后演变为一侧或双侧后头部的慢波或棘慢波活动发放(图 37-10)。

由于枕叶的内侧面、底面隐藏在大脑的深部,发放的异常波不容易被头皮脑电图识别和定位,而且枕叶起源的发作性电活动常常迅速向其他脑区扩散,经常会导致错误的定位诊断。甚至有学者推测,多数无法定位的癫痫发作都有可能起源于枕叶,这导致很多时候不得不借助颅内脑电图,特别是 SEEG 进一步评估定位。

作为有创检查,枕叶癫痫的 SEEG 评估可以在下列情况时慎重选择:①无创评估阶段所获取的解剖-电临床数据不足以支持致痫区定位诊断和(或)致痫区与功能区的关系尚不明确;②尤其对枕部脑沟的皮质结构(如局灶性皮质发育不良)、深部皮质结构、位置深在(枕叶底面和内侧面)或脑室旁病变的检测;③需要对于小的致痫灶计划进行射频热凝治疗。但是由于 SEEG 主要的局限性为其采样偏倚,同时功能区定位也要比置入皮质电极差,所以合理的、个体化的术前评估方案的制定,对指导精确切除致痫灶和最大限度保留皮质功能尤显重要。

皮质脑电图监测,包括术中和术前有创置入皮质电极,作为一项极其重要的辅助手段在枕叶癫痫术中也广泛应用。术中皮质电极监测时,可以在计划切除的癫痫病灶的皮质周围区重复记录,指导手术切除,直到痫性放电完全消失为止。其核心是增加对术中异常放电的刺激区的切除,以达到更好的癫痫控制效果。当然,术中缺乏有效的功能评估是其最大的缺点。而术前置入皮质电极进行癫痫灶定位和功能评估的方法,近年来有被创伤性更小的 SEEG 替代的趋势。

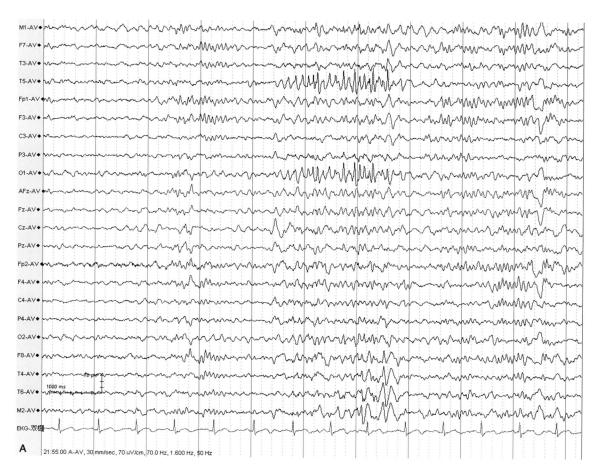

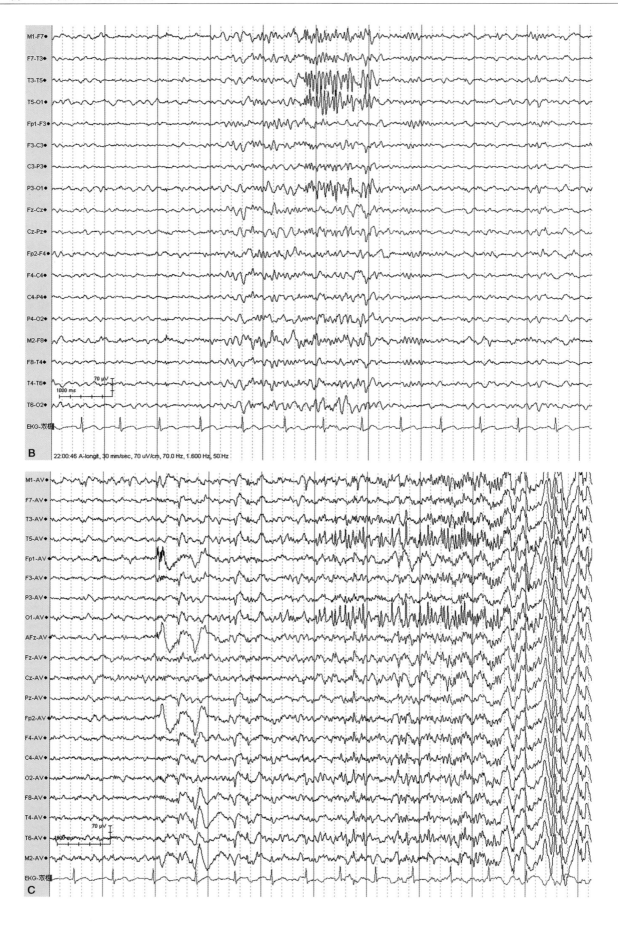

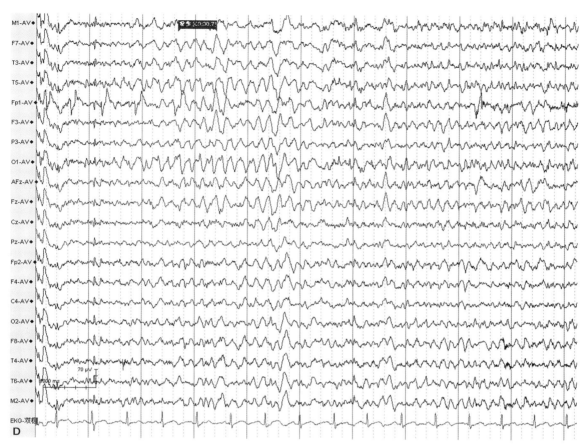

图 37-10　枕叶癫痫头皮脑电示例

患者女性,36 岁,病史 2 年,多为睡眠中发作,表现为头眼右侧偏转后进展为四肢抽搐,伴有意识障碍;清醒期发作时常有梦境感和频繁愣神发作。每日都有发作,智力正常。头 MRI 表现见本章附图 37-2。A、B. 发作间期放电,左后颞、左枕部多棘波放电(定标 1s,70μV);C. 发作期(睡眠)放电,左后颞、左枕部棘波放电,频率增快,脑电扩散演变后引发临床症状,脑电伪差干扰(定标 1s,70μV);D. 发作期(清醒)放电,左后颞、左枕部 5~6Hz 节律尖波放电,同期出现愣神发作(定标 1s,70μV)。

(三) 神经影像学检查

由于枕叶癫痫的脑电图定位作用有限,影像学检查显得尤为重要,主要包括 CT 和 MRI 检查。CT 作为常规检查,在发现颅内钙化灶方面具有优势。而 MRI 能够清晰显示脑组织形态方面的细微改变,如先天皮质发育异常(图 37-11),脑软化灶等(图 37-12),是进一步检

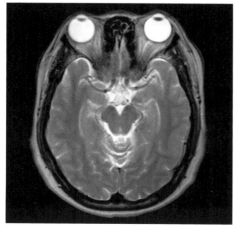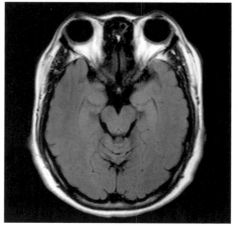

图 37-11　枕叶癫痫的影像示例一

MRI 的 T2 及 T2-Flair 加权可见左侧枕叶向颞叶移行处局部脑沟加深,伴局部皮质信号异常(术后病理报告为大脑局灶性皮质发育不良)。

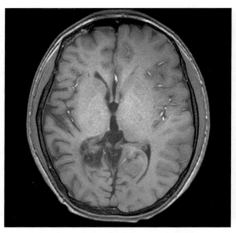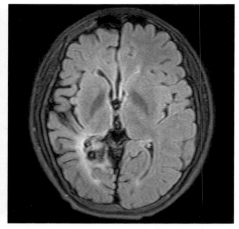

图 37-12　枕叶癫痫的影像示例二

MRI 的 T1 及 T2-Flair 加权见右侧脑室后角附近枕叶内侧结构紊乱,伴枕叶皮质为主的萎缩性改变(该患者为儿童期右侧枕叶颅内感染后继发癫痫,术后病理报告为脑软化灶,伴局灶纤维增生和少许钙化)。

查的推荐手段。很多研究表明,经由高分辨 MRI 发现结构异常的致病病灶的难治性癫痫患者,术后更容易获得良好的疗效。枕叶癫痫患者的影像检查内容可参考本书第三篇第十二章"计算机断层扫描与磁共振成像"相关内容。

另一方面,对 MRI 检查没有发现明确结构异常,即所谓 MRI 阴性的癫痫患者进行手术治疗仍然是一个重大挑战。据报道,约 20%~50% 的颞叶外癫痫患者在 MRI 上无法找到明确致病灶。此时,神经代谢检查,包括 SPECT 和 PET 就显得尤为重要。研究表明,发作期 SPECT 图像空间分辨率为 5~10mm,优于头皮 EEG(约 2.5cm),并且当癫痫灶被准确定位时,其指导手术切除脑组织的最小体积为 3~4cm^3,故而具有足够的空间分辨率来定位致病灶。有研究表明,发作期 SPECT 定侧的准确率达 76%,但定位准确率仅有 29%。而 PET-CT 定位的准确性优于 SPECT,定侧及定位准确率分别可达 93% 和 60%。与此同时,在 PET-CT 基础上发展起来的 PET-MRI 能够实现结构、功能和分子一体化成像,可以实现解剖结构和代谢信息的互相补充、参考和印证,进一步提高了癫痫灶检测的特异性和敏感度,在术前癫痫灶的精确定位评估中越来越受到重视。

四、枕叶癫痫的手术治疗

(一) 手术适应证

1. 目前对于枕叶癫痫的切除性手术最主要的手术适应证为术前评估显示致病灶明确,且患者及家属理解手术风险并要求手术治疗。

2. 癫痫发作的病程时间及是否规律抗癫痫药物治疗,作为术前评估非常重要的参考条件,需要结合患者的具体情况具体分析。特别是对于婴幼儿和儿童患者,长期发作将对大脑发育造成较大影响,可积极考虑手术治疗。

3. 严重的智力障碍(韦氏量表 IQ<50)一般是癫痫外科治疗的禁忌证,但是如果有此类患者发作频繁,控制癫痫发作可以极大提高生活质量,若患者能配合围手术期的检查及治疗,也可以考虑手术治疗。

(二) 手术方式

手术方式主要包括枕叶切除术和各种方式的癫痫病灶切除术,也包括阻断癫痫传播途径的手术,如枕叶离断术、胼胝体切开术、软脑膜下纤维横切术、皮质热灼术等。对于一部分存在多个致病灶或无明显病变的不适合手术切除的药物难治性枕叶癫痫患者,可行神经调控手术治疗,包括迷走神经刺激术(VNS)和脑深部电刺激术(DBS)。

在切除性手术治疗的选择中最重要的是:患者术前的视觉状态以及患者和医生对术后视野缺损的接受程度。需要注意的是,尽管临床诊疗过程中可能已经通过皮质电极或立体定向电极置入进行了功能区定位,但是由于 2/3 的视皮质位于枕叶的脑沟内,理论上这种有创的术前评估方式并不能涵盖所有视皮质区域。因此,在对视野缺损的控制要求很高的情况下,局麻手术或术中唤醒手术,结合术中的视皮质电刺激,可以最大限度地降低视野损伤风险和程度。

如果患者术前已经存在永久性的同向偏盲或者非常频繁的致残性癫痫发作,且接受牺牲一半视野来换取最大程度的发作控制,可以考虑单侧全枕叶切除,这在优势侧和非优势侧并没有明显差别。在进行枕叶癫痫病灶皮质切除术时，越靠近枕叶底面和外侧面交界区的皮质，切除的安全性越高。在进行皮质电刺激评估视野切除带来的损伤时，如果显示累及的是对侧上 1/4 视野时，可以考虑适度切除，因为它带来的生活影响要远远小于下 1/4 视野的缺失。

（三）术后并发症及手术预后

术后最容易出现的并发症是原有的视觉症状加重或者产生新的视觉并发症，还可有推理水平、智商下降等精神变化。其他神经功能缺失如定向力减弱、失语、失算等，多在康复后期能得到部分甚至完全缓解。

癫痫患者的预后与多种因素有关，大量证据表明病程越短，预后越好；而癫痫发作频繁，癫痫病程较长，存在社会心理障碍，以及精神-神经系统损害时预后较差。Stephen C 对 1990 年 1 月—2015 年 6 月世界上公开发表的关于枕叶癫痫的手术疗效文章做了荟萃分析，统计了符合入组条件的 584 例患者，术后疗效评分达到 Engle Ⅰ级的患者比例占 65%（25%～100%），其中年龄小于 18 岁、术前核磁检查为阳性以及术后病理结果为皮质发育畸形（MCD）、肿瘤或血管畸形的三类患者预后更佳。对于术后视野缺损的比例，统计结果表明，术前没有视野缺损的患者中术后出现损伤的比例为 67%，而术前已存在视野缺损的患者，术后出现新发视野损伤的比例仅为 49%。

由于枕叶癫痫的临床表现复杂，无创脑电图的精准

定位难度较大，同颞叶癫痫手术相比，枕叶癫痫手术疗效偏低。但是，随着神经代谢检查以及颅内电极监测的逐步推广，特别是 SEEG 的合理应用，必将为枕叶癫痫的精准致痫灶定位和减少视觉功能损伤方面提供更好的技术支持。相信随着枕叶癫痫的分类细化、手术患者纳入标准、术前评估技术的提高，枕叶癫痫的手术治疗还会有更大的进展。

【典型病例】

1. 病史及查体　患儿女性，12 岁，主诉：发作性双眼视物模糊伴肢体抽搐 2 年。患儿于 2 年前无诱因睡眠中突发四肢抽搐发作，伴有双眼上翻，持续约 1 分钟后自行缓解，未就医。隔日患儿于清醒时突然自觉双眼视物模糊，随即左侧肢体僵硬颤动，持续约 10 秒钟后缓解，发作期间无意识障碍，就诊于当地医院，行头部 MR 检查提示右侧枕叶局限萎缩软化改变。未系统用药治疗。后续患儿频繁出现视物模糊后左侧肢体抽搐发作，发作持续时间逐渐增加，偶有发作期间意识障碍，遂就诊于我院门诊。完善脑电图检查后予奥卡西平 0.3g，2/d，口服治疗，用药后发作程度较前有减轻，发作模式同前，但不能控制发作，后加用德巴金 0.5g，2/d，口服，病情无进一步改善。现患儿平均每天 1 次发作，清醒及睡眠期均有发作。

既往史：患儿顺产，1 岁时有"脑膜炎"病史，具体就医过程不详，个人史阴性，家族史阴性。查体：右利手，神经系统查体未见阳性定位体征。

2. 无创术前评估　MRI（图 37-13A）示右侧枕叶软

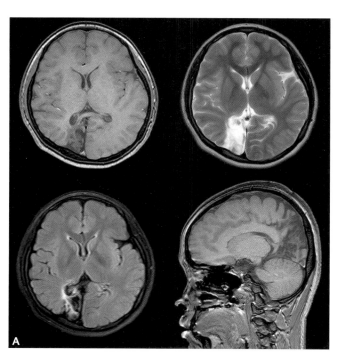

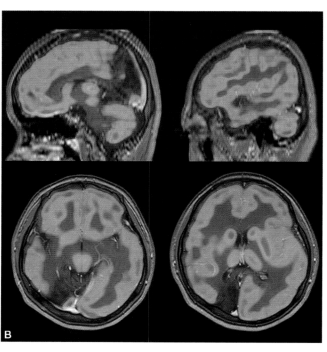

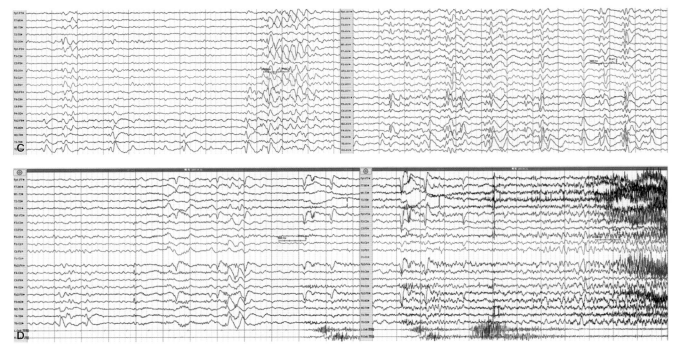

图 37-13 患者无创术前评估检查资料

A. MRI 见右侧枕叶软化灶;B. PET-MR 融合提示右侧颞枕叶局部显著低代谢;C. 发作间期头皮 EEG:双半球中波幅尖形慢波节律性阵发,以右侧颞区为著;D. 发作期头皮 EEG:双半球弥散性电压压低后右侧枕区快波起始,后右额、颞区低波幅 θ 波活动,再快速传导至双侧半球。

化灶,余未见明显异常。PET-CT 及 PET-MR 融合(图 37-13B),右侧颞枕叶局部显著低代谢。头皮 EEG(图 37-13C、D)示背景活动:双侧枕区背景节律不对称,左侧枕区 9~10.0Hz 中波幅 α 节律,调节、调幅可;右侧中央、顶、枕区低中波幅混合慢波持续性活动。发作间期:醒睡各期①双半球中波幅尖形慢波节律性阵发,有时以右侧颞区为著,睡眠期有时可见少量演变;②双半球高波幅棘慢波、多棘慢波、慢波夹杂尖波簇发。发作期:双半球弥散性电压压低后右侧枕区快波起始,后右额、颞区低波幅 θ 波活动,波幅渐高,再快速传导至双侧半球;监测到多次惯常发作,表现:视物模糊先兆→头眼向左侧偏转,意识丧失,心率增快→左上肢伸直,右上肢屈曲,四肢僵硬→四肢伸展僵硬→四肢节律性抖动→抖动

频率渐慢至发作结束。

3. 侵入性术前评估 结合无创评估解剖-电-临床信息,考虑枕叶癫痫可能性大,致痫网络累及顶颞叶新皮质,并经白质纤维束迅速向额叶等症状表达区传播。为明确致痫区及切除范围,进行颅内深部电极埋藏(图 37-14A)。发作间期放电主要为颞枕交界腹侧面并累及颞叶后部及颞枕交界皮质(图 37-14B),发作期为枕叶病灶前腹侧皮质起始,并在早期传导至顶颞叶新皮质(图 37-14C)。

4. 手术及预后 根据检测结果切除发作起始致痫脑回(图 37-14D)。术后病理提示:局灶皮质发育不良。术后 5 年患儿原有癫痫发作模式消失,偶有短暂愣神发作。

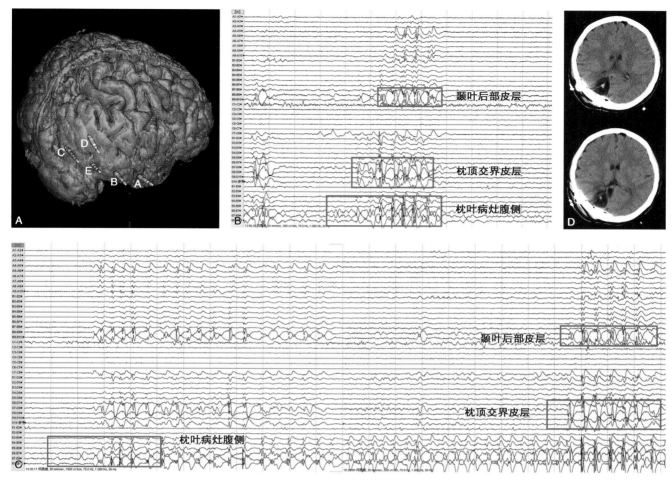

图37-14 患者侵入性评估资料和术后影像

A. 患者颅内深部电极埋藏术后三维重建图;B. 深部电极记录发作间期枕叶病灶前腹侧皮层(E电极中间数及大数)周期性高波幅棘慢波放电,并累及颞叶后部(B电极大数)及颞枕交界皮质(D电极大数)同步放电;C. 发作期脑电模式,发作前枕叶病灶前腹侧皮质(E电极中间数及大数)周期性放电演变为持续性多棘慢波放电,并早期传导至顶颞叶新皮质(B、D电极大数)。D. 致痫病灶切除术后头部CT复查。

(周 健 李少一)

参考文献

[1] SIEGEL AM,WILLIAMSON PD. Parietal lobe epilepsy[J]. Adv Neurol,2000,84:189-199.

[2] OLIVIER A,BOLING W JR. Surgery of parietal and occipital lobe epilepsy[J]. Adv Neurol,2000,84(1):533-575.

[3] SVEIN BJORNSDOTTIR S,DUNCAN JS. Parietal and occipital lobe epilepsy:a review[J]. Epilepsia,1993,34(3):493-521.

[4] CASCINO GD,HULIHAN JF,SHARBROUGH FW,et al. Parietal lobe lesional epilepsy:electroclinical correlation and operative outcome[J]. Epilepsia,1993,34(3):522-527.

[5] ENGEL J. Surgical treatment of the epilepsies[M]. New York:Raven Press,1987.

[6] ENGEL J. Seizures and epilepsy[M]. Philadelpha:FA Davis Company,1989.

[7] HANS O. LÜDERS. Epilepsy surgery[M]. Philadelpha:Lippincott Williams & Wilkins,Inc.,2003.

[8] BINDER DK,PODLOGAR M,CLUSMANN H,et al. Surgical treatment of parietal lobe epilepsy[J]. J Neurosurg,2009,110(6):1170-1178.

[9] BARTOLOMEI F,GAVARET M,HEWETT R,et al. Neural networks underlying parietal lobe seizures:a quantified study from intracerebral recordings[J]. Epilepsy Res,2011,93(2-3):164-176.

[10] URBACH H,BINDER D,LEHE MV,et al. Correlation of MRI and histopathology in epileptogenic parietal and occipital lobe lesions[J]. Seizure,2007,16(7):608-614.

［11］ALAVI A，NEWBERG A B. PET in epilepsy and other sei-
zure disorders［J］. PET Clinics，2010，5（2）：209-221.

［12］HENRY T R，ROMAN D D. Presurgical epilepsy localiza-
tion with interical cerebral dysfunction［J］. Epilepsy & Be-
havior，2011，20（2）：194-208.

［13］KIM C H，CHUNG C K，LEE S K，et al. Parietal lobe epi-
lepsy：surgical treatment and outcome［J］. Stereotact Funct
Neurosurg，2004，82（4）：175-185.

［14］KIM D W，LEE S K，YUN C H，et al. Parietal lobe epilep-
sy：the semiology，yield of diagnostic workup，and surgical
outcome［J］. Epilepsia，2004，45（6）：641-649.

［15］PILIPOVIĆ-DRAGOVIĆ S，RISTIĆ A J，BUKUMIRIĆ Z，et
al. Long-term seizure outcome following epilepsy surgery in
the parietal lobe：a meta-analysis［J］. Epileptic Disord，
2018，20（2）：116-122.

［16］SALANOVA V. Parietal lobe epilepsy［J］. Handb Clin
Neurol，2018，151：413-425.

［17］SALANOVA V. Parietal lobe epilepsy［J］. J Clin Neuro-
physiol，2012，29（5）：392-396.

［18］ASADOLLAHI M，SPERLING M R，RABIEI A H，et al.
Drug-resistant parietal lobe epilepsy：clinical manifestations
and surgery outcome［J］. Epileptic Disord，2017，19（1）：
35-39.

［19］SHIMOTAKE A，FUJITA Y，IKEDA A，et al. Ictal Gerst-
mann's syndrome in a patient with symptomatic parietal
lobe epilepsy［J］. Rinsho Shinkeigaku，2008，48（3）：
208-210.

［20］GUÉNOT M，ISNARD J，RYVLIN P，et al. SEEG-guided
RF thermocoagulation of epileptic foci：feasibility，safety，
and preliminary results［J］. Epilepsia，2004，45（11）：
1368-1374.

［21］CATENOIX H，MAUGUIÈRE F，GUÉNOT M，et al. SEEG-

guided thermocoagulations：a palliative treatment of nonop-
erable partial epilepsies［J］. Neurology，2008，71（21）：
1719-1726.

［22］HARWARD S C，CHEN W C，ROLSTON J D，et al. Seizure
outcomes in occipital lobe and posterior quadrant epilepsy
surgery：a systematic review and meta-analysis［J］. Neuro-
surgery，2018，82（3）：350-358.

［23］王玮，赵小贞. 中枢神经功能解剖学［M］. 2 版. 北京：科
学出版社，2017.

［24］JOHN P，GIRVIN. 癫痫外科手术技术［M］. 谭启富，张建
国，栾国明，等译. 北京：人民军医出版社，2015.

［25］UNGERLEIDER L G，HAXBY J V. 'What' and 'where'
in the human brain［J］. Curr Opin Neurobiol，1994，4（2）：
157-165.

［26］RIZZOLATTI G，MATELLI M. Two different streams form
the dorsal visual system：anatomy and functions［J］. Exp
Brain Res，2003，153（2）：146-157.

［27］THIEBAUT D E SCHOTTEN M，URBANSKI M，VALAB-
REGUE R，et al. Subdivision of the occipital lobes：an ana-
tomical and functional MRI connectivity study［J］. Cortex，
2014，56：121-137.

［28］BINDER D K，VON LEHE M，KRAL T，et al. Surgical
treatment of occipital lobe epilepsy［J］. J Neurosurg，2008，
109（1）：57-69.

［29］USUI N，MIHARA T，BABA K，et al. Versive seizures in
occipital lobe epilepsy：lateralizing value and pathophysiol-
ogy［J］. Epilepsy Res，2011，97（1-2）：157-161.

［30］STAMOULIS C，VERMA N，KAULAS H，et al. The promise
of subtraction ictal SPECT co-registered to MRI for im-
proved seizure localization in pediatric epilepsies：Affecting
factors and relationship to the surgical outcome［J］. Epilep-
sy Res，2017，129：59-66.

第三十八章　扣带回癫痫的外科治疗

第一节　概　　述

扣带回癫痫是指致痫区起源于扣带回,切除扣带回病灶后可以根治的一组癫痫分类。而症状产生区位于扣带回,即癫痫病灶位于其他脑区,仅产生发作症状的皮质区域位于扣带回,并可从脑电图中记录,但切除扣带回病灶后仍有发作的癫痫,并不属于扣带回癫痫的范畴。

扣带回(CC)位于大脑半球内侧面,在胼胝体沟和扣带沟之间,起于胼胝体嘴下方,呈"C"形包绕胼胝体体部至胼胝体压部的下后方,是脑边缘系统的一部分。其功能与情感、决策、认知、记忆等功能相关。

扣带回血供独特,由胼周动脉(大脑前动脉远侧段)及其分支血管(由前向后依次为额叶前内侧动脉、中内侧动脉、后内侧动脉及胼缘动脉、旁中央动脉、楔前动脉)供血,在顶枕沟附近还有来自大脑后动脉的吻合支供血。因此,扣带回血供丰富。

(朱周乐　朱君明)

第二节　扣带回分区与细胞构筑

Brodmann 将扣带回以垂直于前后联合线(AC-PC),并以后联合为界,分为前扣带回(ACC)与后扣带回(PCC)。随后,Vogt 等人建立了更细化的分区,将扣带回分为 ACC、中扣带回(MCC)、PCC 和压后区皮质(RSC)四部分,ACC 分为膝下部(sACC)和前部(pACC),中扣带回分为前部(aMCC)和后部(pMCC),PCC 分为背侧(dPCC)和腹侧(vPCC)。这些分区在细胞数目分布、分布和细胞间连接之间都有明显的区别,并且不同部分有其独特的连接,表现为不同的功能。

Brodmann 根据细胞构筑将前扣带回分为膝部(25区、33区)前扣带皮质(24区、32区),后扣带回分为后扣带回皮质(23区、31区)、压后扣带皮质(29区、30区)和压外区(26区)。这种基于细胞构筑的划分方式代表前、后扣带回细胞层具有不同的神经元群分布以及不同的连接方式。

ACC 缺少内颗粒层(Ⅳ层),但有显著的内锥体细胞层(Ⅴa层)。ACC 中 24 区皮质并非完全一致,其尾侧和喙侧部分存在结构差异,主要区别在于Ⅴa层和Ⅴb层的组成和厚度,并依据此种差异将其分为24a、24b、24c、24d 区。24c 区主要位于扣带沟腹侧,其在Ⅴa层发现了锥体状的 Betz 细胞,此区被称为扣带运动区。PPC 中 23 区位于扣带回的尾侧,延伸至扣带沟的尾侧。根据第Ⅲ层的分化程度以及第Ⅳ层和第Ⅴa层神经元的大小和分布,可将 23 区划分为 23a、23b、23c 和 23d区(图 38-1)。

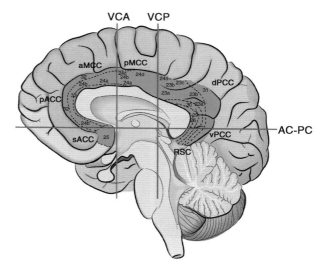

图 38-1　扣带回分区及细胞构筑

扣带回分为前、中、后、压后皮质四部分,其中前扣带回又分为膝下(sACC)、前部(pACC);中扣带回分为前部(aMCC)、后部(pMCC);后扣带回分为背侧(dPCC)、腹侧(vPCC)。AC-PC,前后联合线;VCA,前联合垂直线;VCP,后联合垂直线。

(朱周乐　朱君明)

第三节　纤维连接

扣带回是边缘系统和 Papez 环路的中继站。杏仁核、隔区、内嗅皮质和海马的传出纤维经穹窿到达下丘脑乳头体,经乳头丘脑束连接丘脑前核(前腹侧区),再通过丘脑皮质纤维连接扣带回,最后通过扣带皮质和内嗅皮质连接海马,构成一个闭环环路,此环路作为情绪表达的神经环路基础,被称为 Papez 环路,因此扣带回癫痫发作常有情绪症状。

扣带回与丘脑有显著纤维连接。通过逆行示踪剂辣根过氧化物酶对恒河猴进行研究表明,CC 的每个区域都接收来自不同丘脑核的传入,而丘脑前核(前内侧亚区)主要向 25、24、23 区传入,并在所有扣带回亚区之间形成内部连接。

扣带回也从额叶(特别是额叶背外侧和眶额回)以及顶叶接受大量纤维传入。大部分额叶传入纤维连接 24 区,顶叶传入纤维连接 23 区。同时,ACC 也接受来自岛叶皮质的纤维传入,PCC 接受来自枕叶的部分纤维传入。

扣带回也有广泛的纤维传出。对恒河猴的研究表明,扣带回中的 23 区和 24 区对大脑皮质有广泛的纤维投射。24 区主要投射到前运动区(6 区和 8 区)、眶额回

(12 区)、顶下小叶、前岛叶皮质、嗅周皮质和杏仁核。23 区主要投射到背侧前额叶皮质(9 区和 10 区)、眶额回喙部(11 区)、颞顶叶皮质(顶下小叶后部和颞上沟)、海马旁回、压后皮质和前下托。ACC 也向包括尾状核、脑桥和红核在内的脑干运动系统传出纤维投射。

起初,扣带束被描述为单一的束,而后为了更好地解释解剖学上的差异将其以胼胝体压部为界区分为"背侧"和"腹侧"。近年来,弥散加权磁共振成像(dMRI)技术为非侵入性研究白质纤维取得了重大进展。研究人员通过纤维追踪技术将扣带回其分为"亚属部""后压部"和"海马旁(腹侧)"。Heilbronner 等人根据扣带束对额叶皮质和皮质下的投射将其分为了 4 个部分。更细致的纤维束划分能更好地与神经功能相对应。但目前,dMRI 研究无法确定白质纤维的方向性,且基于 dMRI 的白质纤维研究仍需要结合实验手段进一步认证(图 38-2)。

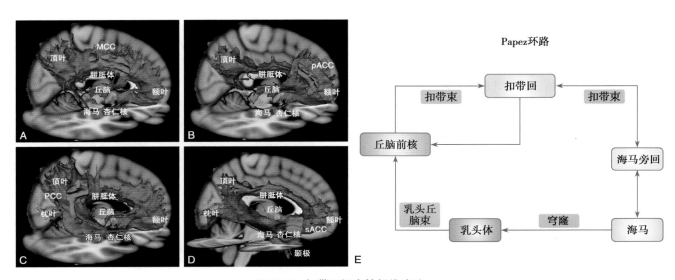

图 38-2　扣带回概率性纤维追踪

扣带回亚区展现出大致相似但有所区别的纤维连接。A. MCC 主要连接扣带回、顶叶、额叶(包括运动区)、丘脑等;B. pACC 主要连接扣带回、顶叶、额叶、丘脑等;C. PCC 主要连接扣带回、额叶、顶叶枕叶、海马、杏仁核等;D. sACC 主要连接扣带回、额叶、顶枕叶、海马、杏仁核、颞极等区域;E. 表示扣带回参与的与情绪表达密切相关的 Papez 环路。

(朱周乐　朱君明)

第四节　神经功能

我们对扣带回功能了解主要是通过对动物和人类扣带回结构性损伤、手术切除或由于电刺激引起的功能改变,并通过微电极记录,PET-CT 和功能磁共振进行相应验证。

既往对扣带回的神经功能研究是根据 Brodmann 分区,按照前、后扣带回分类方法。ACC 病变可导致人类行为改变,引起所谓的前扣带回综合征,临床表现为冷漠、失去运动能力、缄默、尿失禁、疼痛失敏等。由于 25 区是参与内脏活动的结构基础,并直接投射纤维至孤束副交感神经核、迷走神经背侧运动核、胸交感神经中间外侧细胞柱,这一区域的结构病变和电刺激的研究也将 ACC 功能与自主神经症状联系起来,如血压变化、心动过速、瞳孔扩大和呼吸频率增加等。ACC 也可能参与或执行运动功能,尤其在 24 区中发现了 Betz 细胞的存在,支持了 ACC 中可能存在运动区的假设。同样有研

究证明 24c 和 23c 区以躯体特定区分布方式向运动皮质和辅助运动皮质投射信号。另外，对 ACC 的刺激会引起自动症，包括手、手指和嘴唇的重复运动，涉及手和手臂的紧张性收缩，或一种不可抗拒的抓东西的冲动。同时，作为 Papez 环路的中继站，ACC 的损伤也能引起情绪改变。

也有研究认为，尽管 MCC 和 ACC 均缺乏缺少内颗粒层细胞（Ⅳ层），但这两个区域的神经功能是有差别的，因此 MCC 并不是 ACC 的亚区，而是一个独立的脑区。ACC 与情绪调节相关，pACC 主要在积极情感中起作用，通过刺激 pACC 可以使者产生发笑反应，sACC 主要在消极情感中起作用，sACC 可以作为治疗抑郁症的靶点。MCC 的神经功能目前仍未完全明确，可能涉及疼痛、反应性行为、决策、认知、躯体运动调节功能等。

Vogt 等人对扣带回 4 个分区及亚分区功能进行综述认为，ACC 主要与情感调节相关，sACC 同时处理内脏感觉；MCC 主要与反应行为相关，aMCC 主要处理恐惧回避性行为，pMCC 主要处理骨骼肌方向性及运动性调节；PCC 主要与个人取向相关，dPCC 主要处理视空间信息，vPCC 主要处理自我相关评价；RSC 主要处理记忆形成及提取。

Caruana 等人通过对扣带回电刺激研究发现，pACC 主要负责情绪处理、内脏感受和自主反应，aMCC 主要控制目标导向行为和复杂的运动行为。相比之下，位置相对靠后的 pMCC 和 PCC 皮质细胞兴奋性较低，主要处理感觉信息，如 pMCC 主要处理前庭和躯体感觉，而 PCC 主要处理视觉反应。

Vogt 通过对多物种研究提出了 MCC 功能上的二分法，aMCC 主要参与两种行为反应，一种是受疼痛或有害刺激的，另一种是根据反馈介导通过决策选择的。而 pMCC 可以感知头部和身体在空间中的多方位定向，以调节身体平衡。

PCC 可能参与整合视觉皮质识别的视觉信息和处理运动相关信息，很少或不涉及情感处理。对多个物种的研究表明在眼球运动中检测到 PCC 的电活动。PCC 有助于动物在环境中的定位和空间记忆，PCC 的损伤破坏了大鼠寻找躲藏点的能力。通过观察大鼠后压皮质损伤引起的症状，推测 PCC 可能会破坏运动相关信息和视空间信息从皮质到海马的整合和传递。

同时，Bubb 等人总结了扣带束及扣带回亚区的主要功能，包括情绪、动机、执行功能（sACC，pACC）、处理疼痛（pACC、MCC）和记忆功能（RSC）。

作者将扣带回亚区及神经功能进行总结，具体见表38-1。

表 38-1　扣带回相关亚区及神经功能

前扣带回	sACC	消极情感[1] 自主神经调节[1]
	pACC	积极情感[1,16] 内在感受和自主反应[16]
中扣带回	aMCC	疼痛或有害刺激反应性行为[17,22] 决策性行为[17] 认知[17]
	pMCC	前庭和躯体感觉，平衡调节[16,17]
后扣带回	dPCC	处理视空间信息[16]
	vPCC	自我评价[1]
压后皮质	RSC	记忆[1,22]

（朱周乐　朱君明）

第五节　诊断与鉴别诊断

一、临床表现

癫痫的鉴别诊断，在第四章"癫痫的病因与诊断"的第二节"癫痫的诊断及鉴别诊断"中有详细的论述，请详见相关章节。本部分仅阐述扣带回癫痫的诊断及鉴别。

扣带回癫痫发作可分为①单纯部分性发作；②复杂部分性发作；③双侧强直-阵挛性发作（若癫痫波传导至双侧大脑半球）。扣带回癫痫通常发生在睡眠中，也可发生在清醒状态，但往往在短时间内呈短暂、群集性发作。其发作可能出现如下症状：

1. 自主神经症状　自主神经（植物神经）发作是常见的癫痫局灶性发作和表现。其主观表现包括腹部不断上升的奇怪感觉、胃痉挛、胸部紧缩感、恶心、腹部喘鸣音、便意、颤抖、激动、心悸等。客观表现包括瞳孔散大、心动过速、皮肤起鸡皮疙瘩、大小便失禁、脸色潮红或苍白等。扣带回癫痫发作的先兆比较常见的有心率呼吸变化、瞳孔散大、恐惧、眩晕和痛苦感觉等，这些先兆可能由于通过扣带回的直接激活产生，或通过与之有丰富联系的相关皮质扩散而产生。

另外，由于后扣带回与颞叶、岛叶有广泛的纤维连接，因此腹部先兆和精神先兆在后扣带回癫痫患者中也可出现。腹部先兆常出现于邻近岛叶受刺激或外侧裂上缘受刺激，其症状包括恶心、腹痛和腹胀等。颞叶新皮质受累通常会出现精神先兆，病灶位于颞顶交界处的癫痫患者发作时可出现人格障碍。

2. 躯体运动性症状　常与自主神经症状伴随发生。发生于前扣带回病变的癫痫症状与后扣带回的癫痫症状是不同的。前扣带回病变引起的癫痫发作主要是以运动症状（如复杂运动性发作、过度运动性发作和双侧不对称强直性发作）为主。扣带回癫痫发作时的过度运动性发作通常表现为阵挛性、强直性发作、张力障碍或肢体的甩动，额叶被认为可能是过度运动性发作的症状产生区。双侧不对称强直性发作开始于对侧肢体，可迅速扩展至双侧肢体，有时持续不对称，对侧肢体受累较为明显，累及与前扣带回紧密相连的辅助运动区被认为是双侧不对称强直性发作的症状产生区。部分患者可出现更复杂的动作，如手臂的剧烈摆动，骑自行车，或跑步。其他还有例如恐惧或大笑的面部表情发作，可能反映了前扣带皮质边缘运动区的激活。

后扣带回引起的癫痫发作是以意识障碍和自动症为主，可表现为行为停止、凝视和低头下垂，这种症状与颞叶癫痫症状类似，可能与海马旁回、内嗅皮质和海马的直接和间接连接有关。自动症常见于颞叶病灶或包括扣带回在内的颞外病灶，如口-咽自动症和肢体末端自动症（咀嚼、双手摸索、摘取动作等），可在后扣带回癫痫发作中出现。

上述症状表明前扣带回的癫痫发作主要是癫痫扩散到额叶的表现，而后扣带回的癫痫发作主要是癫痫扩散到颞叶的表现。发作时运动体征具有定侧价值。根据临床特征包括局灶性强直、阵挛性发作、扭转发作（朝向对侧）、发作后 Todd 麻痹可预测病变的一侧。

Bancaud 等人描述了扣带回癫痫的典型症状，包括复杂运动性发作、强烈的恐惧感和不完全的意识丧失。尤其是涉及 ACC 的癫痫发作会产生强烈的恐惧或恐惧、尖叫、攻击性语言、复杂的手部自动症和视幻觉。

Enatsu 等人通过 PCC 电生理传播区域把 PCC 癫痫

症状学分为两组：①向额叶（外侧运动区，眶额皮质，辅助运动区，前扣带回）和顶叶（楔前叶，后扣带回，顶下小叶，中央后回）传播，主要以运动性发作为主，包括双侧不对称强直性发作和运动过度发作。②向内侧颞叶和顶下小叶传播，主要表现为凝视和自动症。

克利夫兰医学中心对 14 例扣带回癫痫患者进行研究，提出了 3 种不同的临床发作亚型，包括典型前扣带回癫痫、不典型前扣带回癫痫和后扣带回癫痫。6 例典型 ACC 癫痫患者的临床表现以复杂运动性发作为主，所有的患者均有过度运动性发作（包括扭转发作、拍打头部、乱甩乱动和跑动）症状，1 例患者出现对侧单纯性运动发作伴过度运动性发作。3 例患者（50%）有先兆表现，均有恐惧发作。其中 1 例患者有对侧模糊的体感先兆和伴有或不伴有头晕的冻结感觉。4 例患者出现发作早期大喊大叫，2 例患者有不愉快的发笑，1 例患者在没有全面性发作情况下出现尿失禁。6 例典型 ACC 癫痫患者在发作期均没有出现意识丧失，4 例患者（67%）从未有过继发全面性发作，2 例极少有继发全面性发作。然而，4 例不典型 ACC 癫痫患者则表现出不同的临床表现，均出现频繁的局部单纯运动性发作伴随意识丧失和继发全面性发作。在 4 例后扣带回癫痫患者中，均出现先兆症状，包括似曾相识感、人格障碍，腹部、味觉先兆和跌倒的主观感觉。3 例患者癫痫发作表现为单纯运动性发作和自动症，2 例患者出现自主神经功能和意识障碍，所有后扣带回癫痫患者均出现过继发全面性发作。

作者将扣带回癫痫症状相关文献及常见定位症状进行汇总，具体见表 38-2、表 38-3。

表 38-2　扣带回癫痫症状文献总结

作者	扣带回分区	临床症状
Bancaud	ACC	强烈的恐惧、尖叫、喊叫、攻击性语言、复杂的手部自动症和视幻觉
Alkawadri	ACC"典型"组	ACC"典型"组：所有患者均以复杂运动性发作为主，包括扭转、拍打头部、乱甩乱动和跑动，伴有惊恐、大喊大叫、发笑，均无意识丧失
	ACC"不典型"组	ACC"不典型"组：局部单纯运动性发作伴随意识丧失和继发全面性发作
	PCC	PCC：先兆包括似曾相识感、人格障碍，腹部、味觉先兆和跌倒的主观感觉、单纯运动性发作和自动症、所有 PCC 组患者均出现过继发全面性发作
Qiao	ACC	极度恐惧感、过度运动性发作
Alkawadri	MCC	恐怖和怪异的感觉先兆，床上坐起，身体扭转，不失去意识的情况下踢打（局限于 MCC 时），对侧肢体强直性运动（传播至运动皮质）
Whitney	MCC	单侧不愉快的疼痛感，包括蜘蛛在他的前额爬，虫子引起的右耳疼痛和蜜蜂刺痛他的头、发作性心动过缓
Enatsu	PCC 向额叶传播	PCC 向额叶传播：运动症状为主，包括双侧不对称强直性发作和运动过度发作
	PCC 向颞叶传播	PCC 向颞叶传播：自动症和凝视发作
Badran	PCC	枕部头痛先兆，重复的双侧上肢运动，有时发展为不对称的姿势，意识丧失，偶有继发全面性发作，发作后失明

表 38-3　扣带回癫痫常见定位症状

ACC	sACC 癫痫发作常与情绪、自主神经发作有关(如勃起,面色潮红,呼吸变化等)。ACC 癫痫发作常表现为前额叶癫痫发作的特征,如睡眠中发作频繁、复杂的躯体运动性症状,伴或不伴有意识障碍,可出现大笑或噘嘴
MCC	发作局限于 MCC 时常表现为过度运动性发作,而后传播至运动区可致对侧肢体强直性运动,也可有情绪反应,如发笑等
PCC	常表现意识障碍(如沉默、行为停止、凝视等)和自动症,如传播至额叶也可表现为躯体运动性症状

二、头皮脑电图

由于扣带回解剖位置较深,且两侧扣带回位置靠近,并与额叶、颞叶存在广泛的纤维连接,因此阻碍了头皮脑电图定位的准确性。即使是在发作期,头皮脑电图对扣带回癫痫的定位和定性价值都是有限的。但是,头皮脑电图对癫痫发作与非癫痫发作的诊断与鉴别诊断仍然至关重要。

克利夫兰癫痫中心通过对 14 例扣带回切除后癫痫发作停止的患者脑电图分析结果表明,在 10 例前扣带回癫痫患者中,3 例患者在发作间期提示癫痫放电(涉及同侧额中部或双额区域),6 例患者在发作期提示病灶同侧 θ 波或 δ 波,其余 4 例患者发作期脑电图被肌肉和运动伪影所掩盖。在 4 例后扣带回癫痫患者中,可在发作期及发作间期检测到起源于颞叶的异常脑电,提示了头皮脑电图在检测扣带回癫痫中仍有一定的价值。

三、立体脑电图(SEEG)

由于头皮间期和发作期头皮脑电图对正确定侧或定位癫痫灶价值有限,因此在影像学检查阴性且脑电图未能有明显发现时,立体脑电图对确定扣带回癫痫病灶具有重要价值。然而,由于扣带回位置较深、周围血管密集,且电极靶点仅能覆盖极小一部分皮质区域,利用 SEEG 检测癫痫病灶具有极大的挑战性。同时,在 SEEG 监测过程中,为了促使癫痫发作从而减少或停用抗癫痫药物可促进更快的癫痫传播,进一步加大了区分癫痫发作区和传播区的难度。

四、磁共振影像学检查

磁共振(MRI)检查对鉴别引起癫痫的结构性病变(如肿瘤、局灶性皮质发育不良或血管畸形)至关重要。近年来更为先进的 MRI 技术(如更强的磁场强度 7T,更敏感的癫痫序列)已经可以识别更细微的病变,并为识别癫痫病灶的病理和定位提供更有力的证据。PET-CT和 SPECT 检查在癫痫发作间期显示脑局部低灌注(低代谢),而在发作期显示脑局部高灌注(放射浓聚区,高代谢),因此有助于癫痫灶的定位。

基于体素分析的 MRI 后处理(VBA)是一种能够帮助检测细微结构异常的 MRI 技术,而这些结构异常在肉眼阅片中是无法察觉的。Wang S 等人通过 VBA 分析 9 例扣带回癫痫患者发现,6 例患者 VBA 分析呈阳性发现(包括 3 例 MRI 阴性患者),这 6 例患者通过手术切除 VBA 检出病灶后,有 4 例患者癫痫完全治愈。考虑到 VBA 分析可以通过非侵入性手段为扣带回癫痫患者细微致痫灶识别提供有价值的信息,应建议将 MRI 后处理技术加入扣带回癫痫的术前评估测试中。

功能磁共振(fMRI)、质子磁共振波谱(^{1}H-MRS)可以通过非侵入性手段提供致痫区与相关皮质功能的连接情况。虽然在大多数癫痫中心,这些技术不是术前评估标准流程,但它们仍有助于提高致痫区定位,提高癫痫治愈率,并有助于癫痫术后保留神经功能,因此值得进一步研究。

(朱周乐　朱君明)

第六节　扣带回癫痫外科治疗及预后

经全面的手术评估后,对于癫痫异常放电起源灶位于扣带回、定位明确,且病灶不涉及功能区的患者,可以考虑经半球间入路,行软脑膜下病灶切除以保护大脑半球裂间血管。切除的脑皮质组织理应送病理检查。有时,影像学检查及手术肉眼未见脑皮质结构性病变组织,但在显微镜下仍可发现神经细胞体积及数量的异常、胶质细胞增生、微血管壁的病变等。很少有文献单独报道扣带回癫痫外科治疗的预后。但多个病例报道显示了良好的治疗效果。Lehe 等人报道了 22 例扣带回癫痫手术预后,所有患者均未行 SEEG,其癫痫治愈率可达 62%(ILAE 1 级),有 76% 的患者得到良好控制(ILAE 1~3 级)。41% 的患者术后出现暂时性的语言及运动障碍,但这些患者大多行扣带回扩大切除术。对于扣带回癫痫的预后仍有待进一步研究。

【典型病例】

女，22岁，因"发作性意识不清伴惊恐行为17年"入院。患者起初发作时表现为心悸，愣神，面部表情惊恐，四处游走，持续数秒钟后缓解，服用卡马西平后病情明显缓解，4年后逐渐停药。2年前再次开始癫痫发作，主要发作形式分两种：①夜间睡眠中突然坐起，右手拉床帘，惊恐表情，张望，持续1分钟左右缓解，整个发作过程患者不能回忆。该种发作主要出现在夜间睡眠中，1~2次/天。②表现为突然愣神，心慌，惊恐，持续10余秒后缓解，主要出现在白天，3~4次/天（视频38-1）。患者上述两种发作在情绪低落，劳累时易诱发。先后服用卡马西平、丙戊酸钠及氯硝西泮，效果不佳，目前服用卡马西平900mg/d，氯硝西泮1mg/d。患者右利手，智力、语言能力、记忆力正常，精神性格正常，其余体格检查基本正常，既往史、家族史无特殊。

视频38-1　发作视频

入院后行24小时VEEG检查，发作间期脑电图提示左额颞慢波（画廊38-1、画廊38-2，图38-3）、发作期脑电提示FP1快节律起始（图38-4）。3T磁共振检查提示左侧膝下ACC灰白质边界模糊（图38-5A-B），T2-flair

画廊38-1　患者头皮脑电图

画廊38-2　患者磁共振

左侧膝下ACC信号增高（图38-5C-D），PET-CT检查提示左颞极和左膝下ACC代谢减低（图38-6）。

该患者从症状学上主要表现为两种发作形式，一种为运动性发作，包括睡梦中坐起，拉窗帘等动作。另一种为自主神经症状，包括心慌、惊恐等，符合扣带回癫痫常见的发作形式。脑电图及影像学提示左膝下扣带回异常、左颞极局部代谢降低，癫痫波作假设考虑左侧ACC起源，通过钩束向左颞传导。为了验证上述假设，遂行颅内电极置入。靶点位置主要围绕前扣带回、眶额回、岛叶以及前内侧颞叶（图38-7）。

患者术后立体定向脑电监测期间有多次发作，结合影像学证据，考虑ACC起源。根据MRI及PET-CT融合技术，结合3D脑表面成像确定切除范围（图38-8）。术中切除左侧额上回至ACC致痫灶，深度达直回，后界达B电极后部脑回，内侧达中线，病理结果：局灶性皮质发育不良FCD Ⅱa型，术后至今无发作。

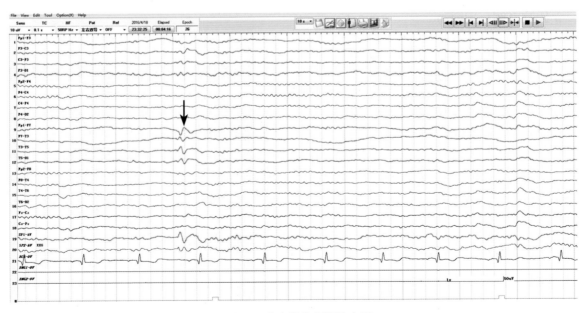

图38-3　患者发作间期脑电图

患者发作间期脑电图提示：左额颞慢波（黑色箭头）。

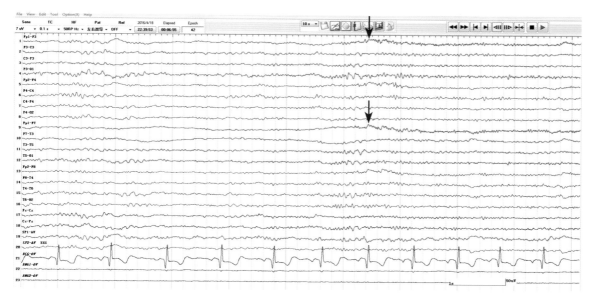

图 38-4　患者发作期脑电图

患者发作期脑电图提示:Fp1 快节律起始(黑色箭头)。

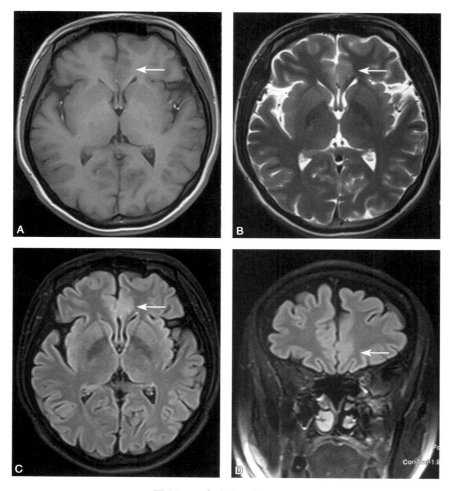

图 38-5　高分辨磁共振检查

左侧膝下 ACC 灰白质边界模糊 T1 轴位(A)、T2 轴位(B);左侧膝下 ACC 信
号增高 T2-Flair 轴位(C)、T2-Flair 冠状位(D)。

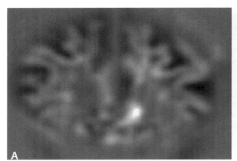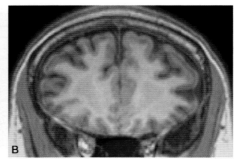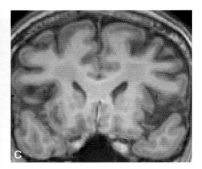

图 38-6　影像后处理以及 PET-CT
A. MAP-Junction 以及 PET-MRI 融合提示：B. 左膝下扣带回以及 C. 左颞极灰白质边界异常，代谢降低。

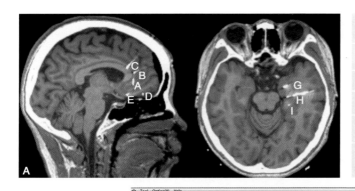

电极	进针点位置	靶点位置	电极	进针点位置	靶点位置
A	额上回	ACC膝下	F	额下回	前岛短回
B	额上回	ACC膝前	G	颞极	杏仁核
C	额上回	ACC膝上			
D	眶额回	直回前部	H	颞中回	海马
E	眶额回	直回后部	I	颞中回	海马旁回

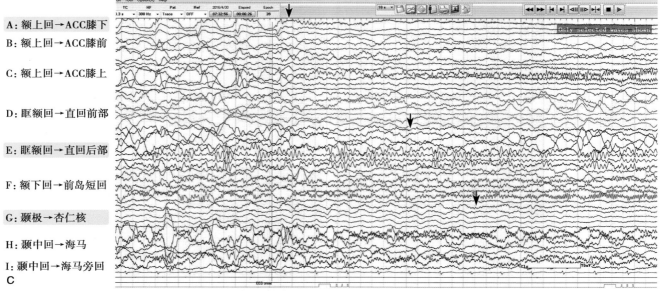

A：额上回→ACC膝下
B：额上回→ACC膝前
C：额上回→ACC膝上
D：眶额回→直回前部
E：眶额回→直回后部
F：额下回→前岛短回
G：颞极→杏仁核
H：颞中回→海马
I：颞中回→海马旁回

图 38-7　立体脑电图置入
A. SEEG 电极置入后 CT；B. 电极置入位置示意；C. 发作期 SEEG 脑电图提示低波幅快节律起始。

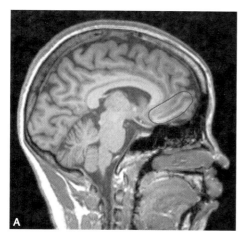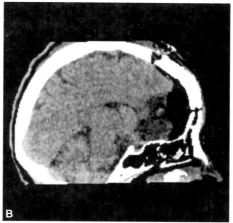

图 38-8　计划手术切除范围

A. 计划切除手术范围包括左侧额上回至 ACC 致痫灶,深度达直回,后界达 B 电极后部脑回,内侧达中线;B. 术后 CT。

（朱周乐　朱君明）

参考文献

[1] VOGT B A. Pain and emotion interactions in subregions of the cingulate gyrus[J]. Nat Rev Neurosci,2006,6(7):533-544.

[2] VOGT B A,VOGT L. Cytology of human dorsal midcingulate and supplementary motor cortices[J]. J Chem Neuroanat,2003,26(4):301-309.

[3] BRAAK H. A primitive gigantopyramidal field buried in the depth of the cingulate sulcus of the human brain[J]. Brain Res,1976,109(2):219-223.

[4] VOGT B A,PANDYA D N,ROSENE D L. Cingulate cortex of the rhesus monkey:I. Cytoarchitecture and thalamic afferents[J]. J Comp Neurol,1987,262(2):256-270.

[5] VOGT B A,PANDYA D N. Cingulate cortex of the rhesus monkey:Ⅱ. Cortical afferents[J]. J Comp Neurol,1987,262(2):271-289.

[6] HUTCHINS B,UPDYKE B V. The lateral posterior complex of the cat:studies of the functional organization[J]. Prog Brain Res,1988,75:75-83.

[7] BUDISAVLJEVIC S,KAWADLER J M,DELL'ACQUA F,et al. Heritability of the limbic networks[J]. Soc Cogn Affect Neurosci,2016,11(5):746-757.

[8] JONES D K,CHRISTIANSEN K F,CHAPMAN R J,et al. Distinct subdivisions of the cingulum bundle revealed by diffusion MRI fibre tracking:implications for neuropsychological investigations[J]. Neuropsychologia,2013,51(1):67-78.

[9] HEILBRONNER S R,HABER S N. Frontal cortical and subcortical projections provide a basis for segmenting the cingulum bundle:implications for neuroimaging and psychiatric disorders[J]. J Neurosci,2013,34(30):10041-10054.

[10] BARRIS R W,SCHUMAN H R. Bilateral anterior cingulate gyrus lesions:syndrome of the anterior cingulate gyri[J]. Neurology,1953,3(1):44-52.

[11] HURLEY K M,HERBERT H,MOGA M M,et al. Efferent projections of the infralimbic cortex of the rat[J]. J Comp Neurol,1991,308(2):249-276.

[12] MORECRAFT R J,VAN HOESEN G W. Cingulate input to the primary and supplementary motor cortices in the rhesus monkey:evidence for somatotopy in areas 24c and 23c[J]. J Comp Neurol,1992,322(4):471-489.

[13] DIEHL B,DINNER D S,MOHAMED A,et al. Evidence of cingulate motor representation in humans[J]. Neurology,2000,55(5):725-728.

[14] CARUANA F,AVANZINI P,GOZZO F,et al. Mirth and laughter elicited by electrical stimulation of the human anterior cingulate cortex[J]. Cortex,2015,71:323-331.

[15] MAYBERG H S,LOZANO A M,VOON V,et al. Deep brain stimulation for treatment-resistant depression[J]. Neuron,2005,45(5),651-660.

[16] CARUANA F,GERBELLA M,AVANZINI P,et al. Motor and emotional behaviours elicited by electrical stimulation of the human cingulate cortex[J]. Brain,2018,141(10):3035-3051.

[17] VOGT B A. Midcingulate cortex:Structure,connections,homologies,functions and diseases[J]. J Chem Neuroanat,2016,74:28-46.

[18] MUSIL S Y,OLSON C R. Organization of cortical and sub-

cortical projections to anterior cingulate cortex in the cat [J]. J Comp Neurol,1988,272(2):203-218.

[19] SIKES R W,VOGT B A,SWADLOW H A. Neuronal responses in rabbit cingulate cortex linked to quick-phase eye movements during nystagmus[J]. J Neurophysiol,1988,59(3):922-936.

[20] SUTHERLAND R J,WHISHAW I Q,KOLB B. Contributions of cingulate cortex to two forms of spatial learning and memory[J]. J Neurosci,1988,8(6):1863-1872.

[21] HARKER K T,WHISHAW I Q. A reaffirmation of the retrosplenial contribution to rodent navigation:reviewing the influences of lesion,strain,and task[J]. Neurosci Biobehav Rev,2004,28(5):485-496.

[22] BUBB E J,METZLER-BADDELEY C,AGGLETON J P. The cingulum bundle:Anatomy,function,and dysfunction [J]. Neurosci Biobehav Rev,2018,92:104-127.

[23] INOYAMA K,DEVINSKY O. Cingulate seizures and recent treatment strategies[J]. Handb Clin Neurol,2019,166:341-353.

[24] CHASSAGNON S,MINOTTI L,KREMER S,et al. Restricted frontomesial epileptogenic focus generating dyskinetic behavior and laughter[J]. Epilepsia,2003,44(6):859-863.

[25] AlKAWADRI R,SO N K,VAN NESS P C,et al. Cingulate epilepsy:report of 3 electroclinical subtypes with surgical outcomes[J]. JAMA Neurol,2013,70(8):995-1002.

[26] BANCAUD J,TALAIRACH J. Clinical semiology of frontal lobe seizures[J]. Adv Neurol,1992,57:3-58.

[27] ENATSU R,BULACIO J,NAIR D R,et al. Posterior cingulate epilepsy:clinical and neurophysiological analysis[J]. J Neurol Neurosurg Psychiatry,2014,85(1):44-50.

[28] QIAO L,YU T,NI D,et al. Correlation between extreme fear and focal cortical dysplasia in anterior cingulate gyrus:Evidence from a surgical case of refractory epilepsy[J]. Clin Neurol Neurosurg,2017,163:121-123.

[29] ALKAWADRI R,GONZALEZ-MARTINEZ J,GASPARD N,et al. Propagation of seizures in a case of lesional midcingulate gyrus epilepsy studied by stereo-EEG[J]. Epileptic Disord,2016,18(4):418-425.

[30] WHITNEY R,ALMEHMADI S,GO C,et al. Spiders,ladybugs and bees:A case of unusual sensations in a child with cingulate epilepsy[J]. Epilepsy Behav Case Rep,2017,8:1-6.

[31] BADRAN A,BARTOLINI L,KSENDZOVSKY A,et al. Transient postictal blindness after a focal posterior cingulate gyrus seizure[J]. Seizure,2018,54:58-60.

[32] WANG S,JIN B,AUNG T,KATAGIRI M,et al. Application of MRI Post-processing in Presurgical Evaluation of Non-lesional Cingulate Epilepsy[J]. Front Neurol,2018,9:1013.

第六篇

癫痫外科手术技术和方法

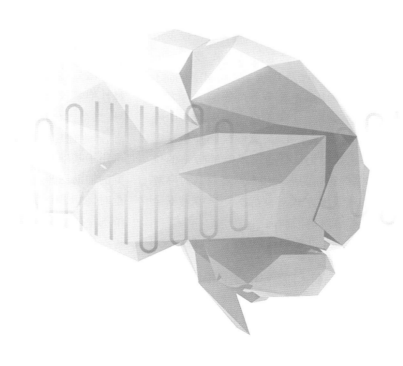

第三十九章　癫痫外科麻醉

第一节　概　　述

癫痫外科麻醉主要分为全身麻醉和局部麻醉两种方式。由于癫痫手术的特殊性,早期受限于全身麻醉药物和技术的影响,局部麻醉因对术中 EEG 和神经电生理监测干扰小、对患者全身器官系统影响小,且术中还可配合相应神经功能检测,而成为癫痫外科主要的麻醉方式,但是局部麻醉的缺点也很明显,患者体验感和舒适度差,安全性低。随着各种新型麻醉剂的面市和应用、相关麻醉监测设备的出现,全身麻醉技术有了长足的进步,能满足癫痫外科手术各种特殊要求,目前已经成为癫痫外科主流技术。

对麻醉医师而言,癫痫患者手术的麻醉通常是一个挑战,因为需要外科治疗的癫痫患者大部分是经长期服用抗癫痫药物治疗而效果不佳者,而目前的抗癫痫药多是在肝脏发生生物转化,因而往往存在肝肾功能改变等病理生理变化,且患者及家属也常存在一系列的社会-心理问题,再加上抗癫痫药物之间以及与麻醉药物之间都可能存在复杂的相互作用。另外,癫痫手术在很多情况下需要根据术中情况及术中脑电监测结果、皮质脑电图(ECoG)或脑深部电极的指导决定手术方式,因而还需考虑到麻醉药物对术中脑电监测等的影响。再者对于邻近语言功能区的癫痫灶切除等还需要采用术中唤醒开颅术。此外,癫痫多见于儿童,麻醉科医师还常需要面对儿童,甚至是婴幼儿长时间手术麻醉带来的挑战。因此,了解和掌握癫痫的病理生理特点及其对麻醉的特殊影响以及特殊手术方式对麻醉的要求等是安全而有效地实施此类患者麻醉的前提。

（魏润琦　刘小龙　倪　文）

第二节　癫痫外科麻醉相关问题

一、癫痫患者的病理生理特点

抗癫痫药物会影响肝肾功能、凝血功能,还可能存在骨髓抑制,且和某些麻醉药物具有协同作用。癫痫患者对某些吸入麻醉药的摄取增强,同时药物代谢显著减慢。

另外,癫痫持续状态导致内源性儿茶酚胺的显著释放,引起显著的高血压,潜在致死性的快速心律失常、需要机械通气治疗的肺水肿、急性肾衰竭和弥散性血管内凝血(disseminated intravascular coagulation,DIC)等。

二、常用麻醉药物对脑电图(棘波)或诱发电位的影响

(一)脑电图(electroencephalogram,EEG)

1. 吸入麻醉药　可浓度依赖性地抑制 EEG。

2. 静脉麻醉药　绝大多数静脉麻醉药物对 EEG 都呈剂量依赖性地抑制。

(1)丙泊酚、依托咪酯:丙泊酚是目前临床上普遍用于麻醉诱导、麻醉维持的一种新型快速、短效静脉麻醉药。它具有麻醉诱导起效快、苏醒迅速且功能恢复完善,术后恶心呕吐发生率低等优点。依托咪酯是非巴比妥类短效静脉全身麻醉药,有较好的镇静作用,无镇痛作用,尤其适用于休克、有心血管危险因素、血流动力学不稳定、低血容量及气道高反应性患者的全麻诱导,但其对肾上腺皮质功能有抑制作用。上述两种药物对 EEG 的影响呈剂量相关,对脑电主要起抑制效应。

(2)氯胺酮:具有一定的精神依赖性潜力。可选择性抑制丘脑内侧核,阻滞脊髓网状结构束的上行传导,兴奋边缘系统。氯胺酮可以产生一种分离麻醉状态,产生遗忘与显著镇痛,并能进入梦境、出现幻觉。其可用于基础麻醉、全身麻醉、神经阻滞麻醉及椎管内麻醉的辅助用药。氯胺酮对 EEG 的影响复杂多变。低剂量时,使 EEG 的慢波波幅增高,β 波分布范围扩大;麻醉剂量时常抑制 α 节律。

(3)右美托咪定:右美托咪定是高选择性 α_2 肾上腺素受体激动药,具有镇静、镇痛、抗焦虑、抑制交感神经活性、稳定血流动力学,减少麻醉药用量,呼吸抑制轻的特点,此外,还具有止涎、抗寒颤和利尿等作用,近年来在临床上越来越受到重视。较高浓度的右美托咪定可降低 ECoG 的频率。

(4)巴比妥类:巴比妥类药物是一类作用于中枢神经系统的镇静剂,属于巴比妥酸的衍生物,其应用范

围可以从轻度镇静到完全麻醉,还可以用作抗焦虑药、安眠药、抗痉挛药。常用的主要有苯巴比妥、异戊巴比妥、司可巴比妥。对 EEG 的影响呈标准的剂量依赖性改变,即小剂量诱发 EEG 快速节律;剂量加大,则慢波增加,直至出现爆发性抑制和电静止。

(5)苯二氮䓬类:可有抗焦虑、镇静催眠、抗惊厥、肌肉松弛和安定等作用。包括地西泮、氟西泮、氯氮䓬和三唑仑等。其对脑电的影响与巴比妥类药相似,但无爆发性抑制。

(6)阿片类:临床常用的有瑞芬太尼、舒芬太尼等。瑞芬太尼主要经血液和组织中非特异性酯酶水解代谢,并且不依赖于肝肾功能。静脉注射 1 分钟左右可迅速达到血-脑平衡,起效快、作用时间短,尤其突出的是,不论静脉输注时间多长,其血药浓度减半的时间(静脉即时半衰期)始终在 4 分钟以内。舒芬太尼是一种强效的阿片类镇痛药,对 μ 受体的亲和力比芬太尼强 7~10 倍,其镇痛效果约为芬太尼的 5~10 倍,而且有良好的流动力学稳定性,可同时保证足够的心肌氧供应,可作为全身麻醉诱导和维持用药。

研究显示增加阿片类药物用量仅导致 EEG 波频率稳定下降。它们在麻醉剂量时很少对 EEG 产生明显影响。

(二)诱发电位

常用的诱发电位包括躯体感觉诱发电位(somatosensory evoked potential,SEP)、运动诱发电位(motor evoked potential,MEP)、脑干听觉诱发电位(brainstem auditory evoked potential,BAEP)和视觉诱发电位(visual evoked potential,VEP)等。麻醉药对诱发电位会产生一定的影响(表 39-1)。

表 39-1　吸入和静脉麻醉药对诱发电位的影响

麻醉药物	SEP		MEP		BAEP	
	潜伏期	波幅	潜伏期	波幅	潜伏期	波幅
七氟烷	↑	↓	↑	↓	N	N
恩氟烷	↑	↓	↑	↓	N	N
异氟烷	↑	↓	↑	↓	N	N
地氟烷	↑	↓	↑	↓	N	N
巴比妥	↑	N	↑	N	N	N
苯二氮䓬类	↑	↑	↑	↓	N	N
阿片类	N	↓	↑	↓	N	N
异丙酚	↑	↓	N	↓	N	N
依托咪酯	↑	↑	N	↓	N	N
氯胺酮	N	↑	N	↓	N	N
右美托咪定	N	N	N	N	N	N

注:N,该麻醉药对此监测项基本无影响。

1. SEP　吸入麻醉药可呈剂量依赖性地引起 SEP 潜伏期和波幅的变化,表现为潜伏期延长和波幅降低。麻醉药对 SEP 的影响主要有两个作用机制,一是麻醉药减弱突触传导;二是麻醉药在丘脑水平通过脑干激活机制产生门控感觉信息传导。研究发现,当恩氟烷浓度为 1MAC、或异氟烷和地氟烷浓度为 1.5MAC 时,SEP 波形消失。因此,术中监测 SEP 的患者,在麻醉维持阶段吸入麻醉药的浓度应维持在 1MAC 以下,并在监测期间维持恒定的呼气末吸入麻醉药浓度。N_2O 对 SEP 的抑制作用强于其他吸入麻醉药,当 N_2O 与其他吸入麻醉药或阿片类药物合用时这种抑制作用更明显。与 N_2O 合用时即使低浓度的七氟烷也会显著抑制 SEP 的波幅并延长其潜伏期。

丙泊酚和巴比妥类药物也可延长 SEP 的潜伏期,如果剂量保持不变,25~50μg/(kg·min)的丙泊酚泵注可以满足全身麻醉下 SEP 监测的要求。研究发现,当咪达唑仑分别以 0.02mg/kg、0.03mg/kg 的剂量用于麻醉诱导时,均显著降低 SEP 的波幅并延长潜伏期。右美托咪定不影响术中神经电生理的监测,对 SEP 没有明显抑制作用。

与其他静脉麻醉药相反,依托咪酯和氯胺酮增加皮质 SEP 的波幅。阿片类药物仅轻度降低皮质 SEP 波幅,延长其潜伏期,单次剂量的阿片类药物较持续输注对 SEP 的影响更大。因此阿片类药物的持续输注是术中 SEP 监测时麻醉的重要组成部分。

肌松药通常不会影响 SEP。

2. MEP　临床上常使用复合肌肉动作电位(compound muscle action potential,CMAP)的潜伏期和波幅作为监测指标。麻醉药是强大的 MEP 信号抑制剂,吸入麻醉药在临床有效浓度即可抑制大脑皮质活化和脊髓前脚运动神经元的激活,在 MEP 监测的麻醉中一般不推荐应用;如需使用,必须控制在 0.5MAC 以下。

巴比妥类和丙泊酚对 CMAP 的影响呈剂量依赖性抑制,持续输注 25~50μg/(kg·min)的丙泊酚可用于实施 MEP 监测的麻醉维持。苯二氮䓬类也会抑制 MEP,但其作用较前两者弱。阿片类药物对 MEP 有抑制作用,但持续输注影响小。肌松药会导致 CMAP 波幅大幅降低,原则上在进行 MEP 监测时尽量避免使用,但这也意味着术中患者可能由于体动导致的意外伤害风险增加。有时候仅用镇静催眠药及麻醉性镇痛药并不能完全防止患者体动,因此,连续静脉输注短效或中效的神经肌肉阻滞药(如阿曲库铵、顺式阿曲库铵)维持所需的神经肌肉阻滞程度(一般保持基础肌肉单抽搐波幅的 20%~50%)并保持恒定的肌电反应,就可以在保证外科手术的同时进行有效的 CMAP 监测了。

3. BAEP　很少受麻醉药的影响。

4. VEP　吸入麻醉药对 VEP 影响很大,静脉麻醉药也有较大影响。

需要注意的是,除了麻醉药对诱发电位有影响外,患者术中的一系列生理学因素变化(包括术中低温、缺氧、低血压、缺血、高碳酸血症和低碳酸血症等)也会导致监测结果的异常。故需密切监测患者的病理生理变化,在实施术中需监测诱发电位的麻醉时应尽量保证患者生理指标维持在正常范围,减少非手术操作因素对电生理监测结果的影响;尽可能在安全范围内使用较少的麻醉药;尽量保证持续输注药物,在手术关键节点不要改变药物的血浆浓度;使用静脉全麻时维持稳定的麻醉深度,选用不干扰电生理监测的麻醉药物。

三、癫痫手术对麻醉的特殊要求

癫痫手术的成功主要取决于术前对致痫灶的精确定位。尽管目前在非侵入性诊断检测方面已取得了长足的进步,但对于那些经检测仍不能明确的患者,需要术中皮质 EEG 等侵入性技术来辅助定位,如 ECoG。在这种情况下,麻醉医师所面临的挑战是如何能在不干扰 ECoG 记录的情况下维持足够的麻醉深度和神经肌肉阻滞麻醉。因此在需要进行 EEG 监测的术中,全麻的实施一般采用平衡麻醉技术,如小剂量的镇静药联合阿片类镇痛药、肌松药和小于 0.5MAC 的吸入麻醉药,且须依据手术步骤调整用药时间和剂量。应尽量避免使用能抑制脑电活动的麻醉药物,尤其是巴比妥类和苯二氮䓬类药物(表 39-2)。

表 39-2　麻醉药物对发作间期放电的影响

药物	间期放电(EIA)
丙泊酚	对 EIA 影响最小
依托咪酯	激活致痫灶可诱发癫痫发作
苯二氮䓬类	明显减少 EIA,会干扰 ECoG
右美托咪定	对 EIA 影响最小
七氟烷	低浓度时使抑制作用最小化
瑞芬太尼　芬太尼　舒芬太尼	低剂量或泵注时不影响 EIA

EIA:epileptiform interictal activity

(魏润琦　刘小龙　倪　文)

第三节　癫痫外科麻醉准备和特殊事项

一、麻醉术前评估

癫痫手术患者的术前访视除了与一般患者要求相

同的内容以外,还需重点关注与癫痫病情和特殊手术要求等密切相关的内容,主要(但不仅限于)包括:

1. 了解患者癫痫发作的特点及表现,熟悉患者癫痫发作类型、时间和频率、用药史及其作用、药物对脏器功能和内环境的影响以及患者社会-心理改变等。

2. 关注与癫痫有关的潜在或原发疾病,尤其是继发性癫痫,可能会对麻醉带来严重挑战。例如,能引起癫痫的神经纤维瘤病是一种遗传性疾病,多发性肿瘤可能累及呼吸道或脑神经,危及围手术期气道和麻醉管理。

3. 关注与癫痫相关的遗传病。快乐木偶综合征(Angelman syndrome)患者颌面部异常和流涎可致气道管理复杂化,且麻醉过程中易出现恶性心律失常。Sturge-Weber 综合征患者麻醉管理可因其局部及全身表现、相关的异常及口腔、呼吸道的血管瘤而变得极为复杂。

4. 关注癫痫共患病。其中以偏头痛、焦虑、抑郁、精神分裂症、注意力缺陷多动障碍、睡眠障碍等较为常见。

5. 维持血糖稳定,低血糖可能诱发癫痫。

6. AEDs 会引起贫血,凝血因子减少,出凝血时间延长等。

7. AEDs 多数是肝药酶诱导剂,会影响有些药物的效果。

8. 猝死综合征　无明显心脏病病史的癫痫患者的猝死风险约是正常人的 5 倍,可能与癫痫大发作时自主神经功能亢进而出现致死性室性心律失常有关。

9. 重视心理评估与宣教。癫痫手术多数会进行 ECoG 监测,常需要显著减少镇静催眠药剂量,应告知患者有发生术中知晓的可能性并对其进行心理疏导和宣教。对于唤醒手术,术前访视时要取得患者的充分信任,并充分评估患者的配合度,必要时可邀请专科心理医师一起进行。

二、术前用药

除非以控制癫痫发作为目的,不推荐术前常规使用镇静、抗焦虑药。

三、麻醉方案选择

1. 对于一些难治性癫痫的诊断手术、迷走神经刺激器植入术等,麻醉在患者无特殊情况下使用常规监测即可。

2. 对于术中不需要定位的癫痫灶切除术或联络通路切断手术与大多数的开颅手术的麻醉策略类似,即采用气管插管全麻,防止术中知晓,维持血流动力学、内环境、体温稳定,保持脑松弛,维持脑的氧供需平衡等。因此我们需要监测麻醉深度、有创动/静脉压、血气分析、体温、呼气末二氧化碳等,有条件的可以行 SVV、脑氧饱和度监测等;还需要根据手术的大小准备血液回收机。对于术中需要脑电及神经电生理监测的癫痫手术,需要增加 ECoG 的监测,虽然这可能是神经电生理医师主导的,但会影响我们的麻醉方案。涉及语言、视觉功能区的癫痫灶切除时,还需要做好行术中唤醒麻醉的准备,例如患者情绪、术中体位、气道管理准备等(见本章第七节)。

四、癫痫患者麻醉的特殊注意事项及并发症的处理

1. 特殊注意事项　长期服用 SASMs 的患者,对麻醉药物的反应常与其他患者不同,主要是对非去极化肌松药产生耐药,尤以苯妥英钠和卡马西平表现最为明显。主要经肝脏代谢的非去极化肌松药(如维库溴铵、罗库溴铵、泮库溴铵)受到的影响最大,不依赖于肝脏代谢的肌松药(如阿曲库铵、顺阿曲库铵、美维库铵)受到的影响较小。近期研究表明,使用苯妥英钠的患者对维库溴胺的需求量可增加 5 倍。这种药物间相互作用的机制包括:①抗惊厥药物多是肝药酶诱导剂,使肌松药的代谢和消除加快;②苯妥英钠有轻微的神经肌肉阻滞作用,术前长时间使用使乙酰胆碱受体上调;③影响肌松药的蛋白结合力;④作用于突触前的乙酰胆碱受体。还应注意的是抗癫痫药会对全身许多系统产生不良作用,特别是长期服药者。

2. 并发症的处理　围手术期癫痫发作是癫痫外科手术特有并不少见的情况(与唤醒手术相关的见本章第二节)。因此,除了在麻醉诱导期(加深麻醉可缓解)外,麻醉苏醒期,尤其是全麻后患者苏醒延迟、反应迟钝或重复性运动的患者应该高度警惕癫痫的发作。

对于围手术期癫痫发作,首先是明确癫痫发作的类型。若是小发作,无需特别处理,可以先观察,检查下是否有癫痫诱因存在,如气道梗阻、呼吸抑制,低氧血症和高碳酸血症,低血糖等。

若发作严重频繁或持续状态,应维持循环稳定,保持呼吸道通畅,尽快终止发作。如术中发生癫痫,应立即停止手术,保护术野。全身麻醉期间(如术中电刺激诱发时)可掩盖癫痫大发作的抽搐及行为表现而表现为心血管系统的异常,如心率、心律、血压的变化,要加以判断,对症处理。

同时,应积极进行药物干预。首选苯二氮䓬类静

脉注射,如地西泮(单次最高剂量 10mg)或咪达唑仑(0.1~0.2mg/kg,可重复使用一次)。若癫痫未能控制,可静脉注射丙泊酚甚至肌松药,并做好机械通气的准备。

由于患者癫痫发作时会消耗大量的能量,因此在抗癫痫的同时,需要对患者进行支持治疗,如补液、输注葡萄糖等。

(魏润琦　刘小龙　倪　文)

第四节　常见癫痫手术麻醉特点

一、切除性手术

1. 癫痫灶切除术　癫痫灶切除术的麻醉方案主要取决于术中致痫灶的位置和其对应的脑功能区定位的需要。如果术中需要进行 ECoG 监测,则应注意麻醉药的使用,以不干扰 ECoG 记录且维持足够的麻醉深度和神经肌肉阻滞为原则。对于术中不需要监测的癫痫灶切除手术,其麻醉特点与大多数开颅手术相似。如果癫痫灶位于语言、视觉功能区,则需要采用术中唤醒麻醉进行切除(具体见本章第七节)。值得警惕的是,在杏仁核-海马切除术中,由于会刺激边缘系统,可使迷走神经活动增强,出现明显的心动过缓。

2. 大脑半球切除术　因术中会发生大出血、凝血功能障碍、脑出血和癫痫发作而有较高的病死率,因此要特别注意血流动力学的监测与维持,及时输血补液,维持血流动力学稳定。这种手术主要应用于儿童,又对麻醉医师提出了更高的要求。此种手术创伤大,术后并发症多,鉴于此,它最近被创伤小得多的而癫痫控制率相当的大脑半球离断术所取代。

二、姑息性手术

胼胝体切开术,其麻醉特点与大多数开颅手术相似。该手术主要的并发症为术后缄默、对周围环境反应下降等,因此在麻醉复苏阶段应重点关注,对该并发症和麻醉未醒加以甄别。

三、神经调控手术

1. 迷走神经电刺激(vagus nerve stimulation,VNS)　一种潜在的可逆的治疗方法,创伤小而安全。但是仍有发生与刺激迷走神经或其周围的神经有关的并发症风险,如迷走神经受刺激引起心动过缓甚至骤停,喉返神经受刺激引起声音嘶哑、呼吸困难、吞咽困难等,围麻醉中须引起重视。

2. 深部脑刺激(deep brain stimulation,DBS)　其特

殊的手术操作步骤给麻醉医师带来了新挑战:①MRI/手术室位置的转换,手术需先在手术室经头皮神经阻滞或局麻下放置立体定向头架,然后转运至 MRI 室确认立体定向头架标志和解剖靶点定位。但对一些儿童患者,可能全程需要给予镇静或麻醉,麻醉医师要谨记 MRI 室操作安全规范。②立体定向头架的干扰,放置立体定向头架后很难对患者施行面罩下辅助通气,可考虑放置口咽/鼻咽通气管或喉罩,并做好可视化技术辅助气管内插管的准备。③麻醉药物对微电极信号和神经功能监测的干扰,目前尚无随机对照试验来比较 DBS 中麻醉药物的优劣。临床多采用"镇静—清醒—镇静"的麻醉方法,即在颅骨钻孔和关颅时给予镇静;而放置微电极和进行神经功能监测时停用一切麻醉药物,来保证手术的有效性。

目前关于镇静水平的麻醉药物对微电极信号的影响尚不明确。但苯二氮䓬类药因为是 GABA 受体激动剂、阿片类药物因为有抑制震颤和引发肌肉强直的作用,都应避免使用。

3. 颅内电极置入术　这种手术较少出现意外,出血少。该技术的关键在于电极位置的准确置入,因此对患者的制动要求极为严格,需给予足够的肌松药,麻醉可偏深。

(魏润琦　刘小龙　倪　文)

第五节　麻醉相关性癫痫

虽然多种麻醉药物本身是抗癫痫的常用药,但近年来麻醉药物本身的致痫作用[麻醉相关性癫痫(anesthe-sia-induced epilepsy)]正日益受到关注。尤其需要注意的是,麻醉药物和相关操作除了可能诱发癫痫患者的围手术期发作外,对于无癫痫病史的患者亦可能导致癫痫样发作,从而增加患者的风险和麻醉的难度。因此,尽管目前的文献对多种麻醉药物的促惊厥和抗惊厥作用的描述仍令人困惑,甚至自相矛盾(例如有些麻醉药既能诱发癫痫又能抑制癫痫,仅仅是由于剂量或环境不同,且未能明确这一剂量的具体范围),但对于癫痫患者的手术麻醉而言,及时了解和更新有关麻醉药与癫痫相互作用的相关知识仍是保障患者围手术期安全的重要措施。

(一) 麻醉相关性癫痫的可能机制

Niesen 等发现,癫痫患者中有 3.4% 的发作是由麻醉因素引起的。麻醉相关性癫痫的发病机制尚不清楚,但比较明确的是,麻醉药引起的癫痫发作与所用麻醉药

的浓度和剂量有关。有研究发现,1.5MAC 的七氟烷可引起癫痫发作,浓度越高,癫痫症状越严重;小于 1MAC 的七氟烷不能诱发癫痫;高浓度七氟烷(1.5MAC)即使短时间使用,其致痫作用仍然存在。用七氟烷进行诱导的儿童,EEG 中常发现癫痫样放电存在,甚至在无癫痫的儿童患者中也能观察到七氟烷的致痫潜能。有研究表明,较低的七氟烷诱导浓度和较短的诱导时间可以减少癫痫样放电的发生。

芬太尼的致痫作用也与剂量有关,小剂量不能诱发癫痫,大剂量则有较强的作用。与前两者相类似,低浓度的局麻药也不会诱发癫痫发作,高浓度时可诱发癫痫发作;其作用强度为:丁哌卡因(布比卡因)>罗哌卡因>利多卡因。右美托咪定作为一种特异性的 α_2-肾上腺素受体激动剂,可抑制兴奋性神经递质谷氨酸的释放,从而抑制癫痫发作。然而,大剂量的右美托咪定可引起癫痫发作,这可能与 α_1-肾上腺素受体的激活有关。与之相反的是,小剂量丙泊酚可诱发癫痫发作,而大剂量却抑制癫痫发作,因此丙泊酚是促癫痫还是抗癫痫药仍有争议,但大多数研究支持其在癫痫患者术中的使用是安全的。其代谢迅速,具有神经保护作用,能有效控制癫痫持续状态。有文献报道了 10 例难治性癫痫持续状态患者可被大剂量丙泊酚快速控制。

麻醉相关性癫痫的发病机制尚未完全明确,主要可能与下列多种因素相关。

1. 神经递质(如谷氨酸、甘氨酸等)
2. 离子通道(Cl⁻通道、K⁺通道等)
3. 兴奋与抑制失衡
4. 高频振荡机制
5. 缝隙连接机制　依托咪酯导致突触间隙中谷氨酸浓度的增加而诱发癫痫。
6. AEDs 血药浓度降低

(二) 麻醉相关性癫痫的预防和处理

由于长时间禁食和漏服抗癫痫药,加上睡眠不足和暴露于具有促癫痫作用的麻醉药物下都是围手术期癫痫发作的因素。为了降低癫痫发作率,围手术期应尽可能缩短禁食时间,术前和术后应及时给予常规药物口服治疗,以减少 AEDs 的漏服。

麻醉相关性癫痫的预防应从以下几个方面加以考虑:①一般的常见预防措施;②选择最有效的 AEDs 治疗围手术期癫痫;③选择最安全的麻醉药,尤其是"三高"患者(即术前癫痫发作频率高、术前 AEDs 剂量大、最后一次癫痫发作至手术时间短);④由于癫痫患者术

前服药依从性差、麻醉术中由于各种药物的给予和液体的出入可能对血 AEDs 浓度产生影响,建议术后应监测血 AEDs 浓度至少 48 小时;⑤对于无围手术期癫痫发作的癫痫患者,如果术后禁食时间小于 24 小时,则 AEDs 不需要静脉给药。

对于围手术期癫痫发作的患者(无论是否有癫痫病史),应慎重选择 AEDs。AEDs 可从三个方面影响麻醉药的作用:①肝药酶活性,根据肝药酶活性,AEDs 可分为三类,即肝药酶诱导剂、肝药酶抑制剂和无肝药酶活性的 AEDs。肝药酶抑制剂可增强麻醉药的作用。②AEDs 普遍具有镇静作用可增强麻醉效果。③对阿片受体激动剂的影响,部分 AEDs(例如卡马西平、丙戊酸钠等)可减弱阿片受体激动剂的作用。有报道指出,为了达到理想的麻醉效果,长期服用 AEDs 的癫痫患者比正常人需要更大剂量的芬太尼,且抗惊厥药物用量与所需芬太尼维持剂量之间呈线性正相关。其具体机制尚不明确,有研究发现,低浓度的阿片类药物能抑制大鼠蓝斑(大脑中阿片受体最密集的区域之一)单个神经元细胞的放电;相反地,卡马西平使这些神经元产生剂量依赖性的激活。另外,也可能和部分阿片受体激动剂主要在肝脏内清除,而卡马西平与肝药酶诱导剂有关(表39-3)。

表 39-3　常用抗癫痫药物与麻醉药的相互作用

AEDs	肝药酶诱导剂	肝药酶抑制剂	镇静作用	增强麻醉效果	肝毒性
CBZ	是	否	有	+	无
ESM	否	否	无	-	无
PB	是	否	有	+	无
PHT	是	否	无	-	无
VPA	否	是	有	++	有
CZP	是	否	有	+	无
GBP	否	否	无	-	无
LTG	是	否	无	-	有

有研究发现,手术和麻醉方式(如全身麻醉、局部麻醉和监测麻醉)并不影响麻醉相关性癫痫发作的发生率。与其他患者相比,癫痫患者和有癫痫病史患者麻醉相关性癫痫发作的风险增加。因此,应预先做好围手术期癫痫发作的风险评估,并重点考虑"三高"患者(高危人群),选择能够抑制癫痫发作的麻醉药有助于预防围手术期癫痫的发作(表39-4)。

表 39-4　存在术中癫痫发作高危因素的患者的麻醉用药推荐

围手术期相对禁忌使用:七氟烷(≥1.5MAC)、地氟烷(≥1.5MAC)、恩氟烷
一线麻醉药:丙泊酚+咪达唑仑,七氟烷(<1.5MAC)/异氟烷+咪达唑仑
二线麻醉药:咪达唑仑、丙泊酚、异氟烷、七氟烷(<1.5MAC)、地氟烷(<1.5MAC)、右美托咪定
对于切除术时用 EEG 难以定位癫痫灶的患者:芬太尼类

苯二氮䓬类药物具有镇静、催眠、抗焦虑、抗癫痫和松弛肌肉的作用。这些作用的主要机制是增强 GABA 能通路的抑制作用,增加 Cl⁻通道的开放频率,导致神经元超极化。临床常用的药物为咪达唑仑,其抗癫痫作用强,吸收快,作用快。恢复也很快,能迅速通过血脑屏障,其作用能被特异性的拮抗剂——氟马西尼所迅速逆转。但是,基于氟马西尼的作用机制,其在拮抗苯二氮䓬类药物的同时是否可能诱发癫痫患者的发作一直备受关注。近期,基于大量的荟萃分析结果认为,氟马西尼可以安全地用于此类患者苯二氮䓬类药物的拮抗,而不会引起癫痫的发作。

此外,采用联合用药的方式给药有望进一步减低围手术期癫痫发作的风险例如,咪达唑仑联合七氟烷可明显降低癫痫发作的风险;联合丙泊酚的抗癫痫作用强于单一药物。

但值得注意的是,不同麻醉药作用下癫痫发作的特征,包括癫痫发作的时间类型、癫痫发作与麻醉药浓度的关系,尚需进一步研究。

(三)　与 APOS 的鉴别

APOS 指的是癫痫患者行癫痫手术后 30 天内发生的癫痫。而麻醉相关性癫痫研究资料涉及术前、麻醉诱导时及术中,还有本身无癫痫的患者。

(魏涧琦　刘小龙　倪　文)

第六节　癫痫患者非癫痫手术的麻醉

对麻醉医师而言,尤其是并非经常施行癫痫患者麻醉医师,充分了解和掌握癫痫的病理生理特点、既往用药史和癫痫发作史以及 AEDs 与麻醉药物间的相互作用等,对保障此类患者围手术期的安全至关重要。需要重点关注的是患者既往 AEDs 的用药史及癫痫发作的控制情况、术前是否停用或漏服 AEDs、术后如何尽早恢复 AEDs 的用药以及麻醉药物和麻醉方法的选择,以期降低围手术期癫痫的发生率。

一、术前评估与用药

请参见前文相关内容。

二、麻醉前准备

1. 围手术期应尽可能缩短禁食禁饮时间（因为当患者术前禁食、禁水时，许多患者也停止了口服 AEDs）；术前和术后应给予常规药物治疗，以减少 AEDs 的漏服和缩短药物的停用时间。如果没有肠内途径，可以静脉给药。

2. 手术室内的声光电等刺激均可能诱发癫痫。应尽量控制环境因素对入室后患者的刺激，必要时使用适量的苯二氮䓬类等药物进行镇静。

3. 手术当日麻醉诱导前癫痫发作的患者，在积极控制发作的同时，原则上择期手术应暂缓。

其余请参见前文相关内容。

三、麻醉选择

原则上，所有的癫痫患者，尤其是癫痫发作频繁、药物控制不佳、严重紧张焦虑等患者，均应将全身麻醉列为首选，以降低围手术期癫痫的发作风险。如前文所述，大多数的麻醉诱导与维持药物对癫痫患者均无绝对禁忌，需特别注意的是麻醉相关性癫痫的特殊问题。因此，为安全考虑，不推荐采用恩氟烷、氯胺酮、阿芬太尼等易致痫药物；肌松药首选非去极化肌松药，注意患者肌松剂的需求量可能增加；麻醉期间低氧和二氧化碳蓄积等均可致癫痫的诱发，应密切监测并避免出现。

区域麻醉，包括椎管内麻醉和神经阻滞麻醉，通常只适用于四肢或体表等短小手术，且须保证阻滞作用完全，患者无明显紧张、焦虑等。一旦阻滞作用不完全时，应果断改为全身麻醉。盲目采用加深镇静或追加止痛药物的方式，一方面难以达到镇痛完善的目的，另一方面也增加了患者出现低氧和（或）二氧化碳蓄积的风险，客观上都可能增加围手术期癫痫发作的发生率。所有非全麻患者，围手术期必须做好随时紧急处理癫痫发作的准备。

（魏润琦　刘小龙　倪　文）

第七节　唤醒麻醉在癫痫外科的应用

一、唤醒麻醉适应证

对于手术操作部位位于或毗邻语言、视觉或者感觉等重要皮质功能区和（或）传导束者，为了术中精准定位并保护上述重要脑功能区，通常需要患者术中此阶段处于清醒状态，以配合完成各种检测任务，故这类癫痫外科手术需要唤醒麻醉配合。

关于癫痫儿童唤醒麻醉的问题，既往的观点认为 14 岁以下的患儿不推荐使用。但是为了最大限度地处理致痫灶和保护上述脑功能，2019 年有报道总结了 50 例儿童实施术中唤醒麻醉的手术，患者平均年龄 13.8 岁，最小年龄 8 岁（2 例）。其中有 48 名，包括 3 名 10 岁以下的患者对清醒手术的心理承受能力良好。笔者单位自 2010 年开展唤醒麻醉以来，已累计成功实施 700 多例，其中包括小于 14 岁的儿童患者 23 例，最小年龄为 9 岁。因此，在严格的术前准备、完善的心理评估下，儿童的术中唤醒是安全可行的。但是，由于部分难治性儿童癫痫语言功能不佳、认知行为异常，难以配合术中各种任务检测，癫痫儿童患者的唤醒麻醉病例选择需要谨慎，在外科医师的积极配合下，由有经验的麻醉医师全程管理、实施。

二、唤醒麻醉禁忌证

（一）绝对禁忌证

1. 术前未严格禁食水和饱胃患者，可能造成术中胃内容物反流误吸。

2. 合并严重呼吸系统疾病和无法控制的咳嗽患者。

3. 术前沟通交流障碍。

4. 术前严重颅内高压，已有脑疝者。

5. 术前有意识、认知功能障碍，有严重失语，难以完成术中神经功能监测者。

6. 需要俯卧位者。

（二）相对禁忌证

1. 对手术极度焦虑、恐惧者。

2. 长期服用镇静药、镇痛药，已成瘾者。

3. 病理性肥胖，$BMI > 35kg/m^2$，合并有肥胖性低通气量综合征。

4. 合并有阻塞性睡眠呼吸暂停综合征（OSAS）患者。

5. 不能耐受长时间固定体位的，如合并脊柱炎、关节炎患者。

6. 有全身或重要器官感染者。

7. 重要脏器功能严重受损，如严重肝肾功能不全。

三、唤醒麻醉主要方式比较

asleep-awake-asleep（AAA）和 awake-awake-awake 是唤醒麻醉的两种常用方法。AAA 方法特别强调喉罩的

使用,在清醒后期可以置入或不置入喉罩;若患者配合、清醒后期时间短可不重新置入喉罩;若患者不能耐受或清醒后期时间长,建议重新置入喉罩。Awake-awake-awake,实际上是较高级的监护麻醉(monitored anesthesia care,MAC)(下文用 MAC 指代),特点是患者全程清醒且保留自主呼吸,只需使用低剂量的镇静药物。

这两种方法在清醒开颅手术中应用的效果相似,目前建议最佳麻醉方案的选择取决于麻醉科医师和外科医师的偏好。相对而言,目前 AAA 方法是较为主流的方法。

MAC 主要通过采用鼻咽通或面罩解决气道问题,保留自主呼吸,其核心是要镇痛完善,限制镇静药的负荷,以滴定法来达到所需的镇静深度,随叫随醒,一般不使用催眠药,以避免患者从睡眠状态快速过渡到清醒状态,这可能导致出现活跃型或安静型的谵妄,并降低定位的可靠性。MAC 技术的支持者认为 MAC 可避免或减少全麻药物对人体生理的干扰、避免机械通气造成的伤害、避免或减少全麻药物对免疫功能的影响,患者术后恢复快,这和目前 ERAS 的理念一致。

相反,AAA 方法的支持者更倾向于使用相对大剂量的麻醉药来达到深度镇静和通过喉罩进行机械通气,在需要唤醒时拔除喉罩,唤醒结束时可视情况重新置入或不置入喉罩。这种麻醉技术的主要目的是在清醒前阶段为患者和手术团队提供更好的舒适感,能可靠地保护患者不受疼痛和通气不足的影响,避免患者术后出现对开颅手术清醒阶段的不良记忆。这种方法也提供了通过适当过度通气控制脑膨胀的机会,并防止患者术中体动。

但有研究显示,使用 AAA 技术的手术时间比使用 MAC 技术的平均时间长约 30 分钟。导致 AAA 技术手术时间延长的原因包括两个方面:从麻醉角度来看与插管时间、拔管时间和皮质定位前的苏醒时间相关;而从外科的角度来看,在 AAA 技术下,需要等待患者完全清醒后才打开患者的硬脑膜,这增加了手术的时间。但 MAC 技术可能需要在手术的不同阶段频繁地对疼痛进行管理,也可能会延长手术时间。

另外,AAA 在清醒阶段之前移除气道设备有时会刺激气道并引起咳嗽(尽管随着喉罩的使用这一并发症越来越少),这可能增加颅内压。AAA 技术的全身麻醉阶段使用的一些药物可能会使苏醒时间延长,并对术中皮质功能的测试产生一些残余药物的影响。相反,MAC 技术不需放置气道装置,从而降低了由于气道刺激引起并发症的风险,但是这种技术确实需要持续维持最佳镇静状态,过度镇静可能会导致患者不合作、低氧、

高碳酸血症或呼吸抑制,而镇静不足则可导致患者极度焦虑、疼痛和不合作,这些都会增加麻醉管理难度和工作量。

近年来,有报道用氙气实施清醒开颅手术的方法。氙气具有起效和苏醒快速血流动力学稳定、不会在体内发生代谢、且有脑保护作用等明显优势。但由于它可能导致术后恶心呕吐、脑出血,且 MAC 高、价格昂贵、需要特殊的设备等因素又限制了它的使用。还有学者在研究催眠辅助唤醒(hypnosis-aided awake surgery,HAS)的方案,显示这种方法用于神经外科手术是安全有效的,但是其明显延长手术时间,且需要有专业人员参与,限制了它的应用。

另外,多中心研究发现,经皮穴位(金门、太冲、颧髎、风池)电刺激辅助唤醒全麻与常规唤醒全麻相比,术中唤醒时间、术后苏醒时间、疼痛评分明显缩短或降低,且呼吸抑制轻微,麻醉性镇痛药使用量减少,免疫抑制减轻,术后恢复快。其可能原因为针刺调节中枢痛信息回路与镇痛物质及对脏器具有保护作用,有待进一步研究。

四、唤醒麻醉的用药管理策略

(一) 唤醒麻醉技术的基本要点

①在开关颅过程中充分镇痛;②在麻醉与清醒间平稳过渡;③尽量减少镇痛和镇静药物对皮质脑电描记和皮质直接刺激测试的影响;④有效控制气道,避免呼吸抑制;⑤保证术中的舒适性,无误吸、躁动、遗留心理障碍等危险。而这些的成功依赖于术中的用药管理策略,由于 MAC 技术和 AAA 技术的管理策略不同,因此用药方面有所差异(表 39-5)。

对于术前药的使用,视具体情况而定。因为 MAC 方法要求患者全程清醒而抗胆碱药抑制唾液分泌,可引起患者口干,增加不适感,且右美托咪定有抑制唾液分泌的作用,故不建议使用;而 AAA 技术需要置入喉罩,置入喉罩时和喉罩留置期间都可能刺激唾液大量分泌,增加分泌物进入下呼吸道的风险,一方面导致误吸,引起气道梗阻和感染增加;另一方面,气道内的分泌物可引起呛咳诱发或加剧高颅压。

对于 AAA 技术诱导时使用肌松药的问题,学者们的观点不一。笔者单位的做法是,根据具体情况决定是否使用小剂量的中短效的肌松药(例如顺阿曲库铵 0.1mg/kg)。如果从麻醉诱导到打开硬脑膜的时间较长(例如 2 小时以上)则需要使用肌松药,这样可以减少其他镇静镇痛药的使用,麻醉管理相对更简单而且不影响苏醒时间;反之,则可以不用。

表 39-5　两种唤醒麻醉技术的用药策略

时期		MAC	AAA
术前用药	抗胆碱药	不建议使用	阿托品或长托宁
	止吐药	提前使用	提前使用
麻醉诱导		丙泊酚（靶控 0.5~0.8μg/ml） 右美托咪定（负荷剂量 0.5~1.0μg/kg，输注时间 15 分钟） 瑞芬太尼［持续输注 0.02~0.09μg/(kg·min)或靶控 0.5~0.8ng/ml］	丙泊酚（2~3mg/kg 或靶控 3~4μg/ml） 右美托咪定（负荷剂量 0.5~1.0μg/kg，输注时间 15 分钟） 舒芬太尼（0.02~0.03μg/kg） 顺阿曲库铵（0.1~0.2mg/kg）
头皮神经阻滞		利多卡因：浓度 1%~1.5%，起效时间 10~20 分钟，持续时间 120~240 分钟，单次最大量 400mg，最大剂量 7mg/kg 罗哌卡因：浓度 0.5%~1.0%，起效时间 2~4 分钟，持续时间 240~400 分钟，单次最大量 300mg，最大剂量 3.5mg/kg，长效局麻药，首选使用	利多卡因：浓度 1%~1.5%，起效时间 10~20 分钟，持续时间 120~240 分钟，单次最大量 400mg，最大剂量 7mg/kg 罗哌卡因：浓度 0.5%~1.0%，起效时间 2~4 分钟，持续时间 240~400 分钟，单次最大量 300mg，最大剂量 3.5mg/kg，长效局麻药，首选使用
麻醉维持		丙泊酚（靶控 0.5~0.8μg/ml） 右美托咪定［0.2~0.5μg/(kg·h)］ 瑞芬太尼（靶控 0.5~0.8ng/ml）	丙泊酚（靶控 1.0μg/ml 左右） 瑞芬太尼（靶控 1.0ng/ml 左右） 根据 BIS 和生命体征调节 右美托咪定［0.5μg/(kg·h)］
上头架		头钉处各点 2% 利多卡因 1ml 局麻	头钉处各点 2% 利多卡因 1ml 局麻
切口局部浸润		0.375% 罗哌卡因	0.375% 罗哌卡因
唤醒前		15 分钟前停药，硬脑膜局麻药贴敷（0.25% 罗哌卡因）	30 分钟前停药，硬脑膜局麻药贴敷（0.25% 罗哌卡因）
清醒期		瑞芬太尼［靶控 0.2~0.5ng/ml 或 0.01~0.025μg/(kg·min)］ 右美托咪定［0.1~0.2μg/(kg·h)］	瑞芬太尼［靶控 0.2~0.5ng/ml 或 0.01~0.025μg/(kg·min)］ 右美托咪定［0.1~0.2μg/(kg·h)］
清醒后期		丙泊酚（靶控 0.5~0.8μg/ml） 右美托咪定［0.2~0.5μg/(kg·h)］ 瑞芬太尼（靶控 0.5~0.8ng/ml）	置入喉罩同普通神经外科手术/不置入喉罩同 MAC 方案

唤醒麻醉技术应更注重右美托咪定的使用。越来越多的证据表明，右美托咪定既可以镇静镇痛，有效降低唤醒期躁动和不良记忆发生，又能产生脑保护作用。

值得注意的是，MAC 技术静脉输注镇痛镇静药都应采用滴定法，即从推荐的最小剂量开始，缓慢上调，直到达到合适的镇静深度。在清醒期，若患者诉疼痛，可单次静注芬太尼 0.03~0.05μg/kg。

（二）头皮神经阻滞

头皮神经阻滞是决定唤醒麻醉成功的关键技术之一，通常需要阻滞的神经有滑车上神经、眶上神经、颧颞神经、耳颞神经、枕小神经、枕大神经（图 39-1）。

用于头皮神经阻滞的局麻药应当浓度稍低、剂量偏大，因为头皮神经目前主要还是通过大体解剖位置定位的，精确度较低，要达到阻滞目的，则要靠局麻药的逐步渗透和扩散，因此剂量要偏大。相应地，为防止局麻药

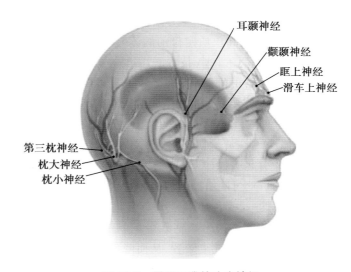

图 39-1　需要阻滞的头皮神经

中毒,浓度应偏低。另外,不能忽略上头钉处的局麻及沿切口位置的头皮局麻药浸润,这不仅能使镇痛完善,而且还能抑制炎症介质的释放,减轻炎症反应。常用局麻药的常用浓度和最大剂量见表39-6。

表39-6　头部经皮神经阻滞常用局麻药的浓度、剂量和方法

局麻药	用法	浓度/%	起效时间/min	作用时间/min	单次最大量/mg	最大剂量/mg·kg⁻¹
利多卡因	经皮局部浸润	0.25~0.5	1.0	90~120	400	7
	头皮神经阻滞	1~1.5	10~20	120~240	400	7
	硬脑膜贴敷	1.0~2.0	5~10	60	400	7
罗哌卡因	经皮局部浸润	0.25~0.5	1~3	240~400	300	3.5
	头皮神经阻滞	0.5~1.0	2~4	240~400	300	3.5
	硬脑膜贴敷	0.25~0.5	5~10		300	3.5

五、寻求更优的气道保护手段

气道管理是自麻醉状态向唤醒状态过渡中麻醉科医师需面对的较大挑战,一直以来,学者们都在寻找一种更为安全可靠、损伤小且相对舒适的通气方式和气道工具。在唤醒麻醉技术早期人们在清醒前期和清醒后期采用气管内插管机控呼吸的方式,虽可解决气道问题,但刺激性较大,易造成气道损伤,且在唤醒过程中,患者常难以耐受而出现躁动、挣扎等,影响唤醒质量;再次插管时有时也会因头部被固定,操作空间狭小而变得异常困难。

喉罩的应用比较理想地解决了这一问题,因其与人体咽喉部的解剖结构相似,密闭性好,易插易拔,不易移位,而且具有呼吸和消化双重管道系统,可经喉罩插入气管导管和胃管。但清醒期的气道仍不能得到很好的保护。保留自主呼吸时若用鼻导管给氧容易出现呼吸抑制,产生高碳酸血症,不利于呼吸管理。以往的经验是在清醒期置入鼻咽通气道,但普通的鼻咽通气管不能监测呼气末二氧化碳,也不能在紧急情况下置入气管内。国内专家发明了一种加长型的鼻咽管,在患者清醒期置入鼻咽管,并使其尖端置于会厌下和声门之间,鼻腔外露出一截;当发生紧急情况时能迅速全部置入,可作为紧急气道使用;笔者单位使用一种可监测呼气末二氧化碳的鼻咽通(图39-2、图39-3),它既可以连接麻醉机螺纹管,也能进行呼气末二氧化碳的监测,获得患者的呼吸参数,可通过它快速识别低氧和二氧化碳蓄积。国外学者使用双侧鼻咽通气管,用双腔气管导管接头一端分别连接两个鼻咽通气管,另一端连接螺纹管,这可以使开颅手术睡眠和清醒期之间平稳过渡。还有学者

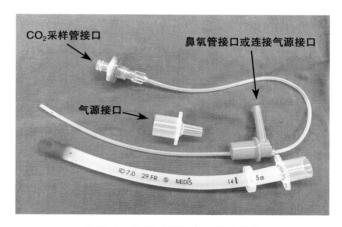

图39-2　监测过滤型鼻咽通的结构

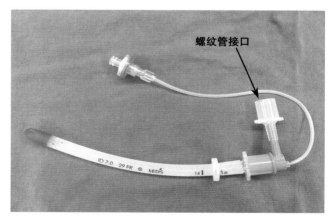

图39-3　连接后的鼻咽通

使用食管-鼻咽腔导管进行唤醒麻醉,导管经鼻插入食管,将上下两端的气囊充气后可同时封闭食管、口咽腔和鼻咽腔,如此气体可通过导管的侧孔经声门进入呼吸道,安全地进行全麻下的机械通气,在清醒期可放掉咽腔气囊的气体,使患者能够发声,避免了术中拔管,清醒后期可将咽腔气囊充气即可加深麻醉。

六、特殊的监测

脑电双频谱指数(BIS)、麻醉趋势(NT)、熵指数等监测麻醉深度;SSEP、MEP、BAEP 等监测脑功能区状况;ECoG 监测定位癫痫灶;清醒期对患者的语言、记忆、动作以进行多方面的评估。

七、并发症的处理

1. 高血压和心动过速　保持适当的镇静水平,解除引起高血压和心动过速的因素,比如疼痛和呼吸抑制,必要时可使用降血压和降心率药物。

2. 唤醒期躁动　通过术前访视和患者交流,了解患者的关注点和配合度必要时可向患者说明整个手术和麻醉的流程,能消除患者术中焦虑和恐惧;消除不良刺激,比如尿管的刺激,可在术前一天患者清醒状态下进行导尿,以使患者充分适应留置尿管的感觉,还可以在尿管表面涂抹一层利多卡因乳膏;术中疼痛也是躁动的一大原因,要求局部麻醉要镇痛完善;术前体位的摆放也很重要,如果体位摆放不当和不恰当的制动,唤醒期患者的舒适度降低,就会躁动;术中催醒不当也可引起躁动,因此应尽量避免使用拮抗剂,尤其是多沙普仑、纳洛酮等。

3. 癫痫发作　术中癫痫发作是比较严重的并发症。预防很重要,要保持手术间的安静,降低各种仪器的报警声,可在剪开硬脑膜时静推 0.4g 丙戊酸钠,后用丙戊酸钠持续泵注(0.1~0.2g/h)。预先准备好冰盐水,如果在皮质层操作时发生癫痫,应立即停止操作,术野用冰盐水快速冲洗,可立即终止发作。如果未能终止,可静注丙泊酚 30~50mg/次,可反复给药,直至发作终止。据报道,Awake-awake-awake 方案的术中癫痫发作率较高。

4. 颅内压增高　保持呼吸道通畅、通气充分,脑静脉回流通畅,可用甘露醇(1g/kg)脱水,效果不明显时可再次脱水。也可在术前腰穿置管。

5. 寒战　术中要注意保暖,可用暖风机给患者加温,把输注的液体放入温箱必要时用曲马朵 50mg 静脉注射可立即终止。但需预防曲马朵的呕吐副反应。

6. 恶心、呕吐　患者焦虑、喉罩的使用(可引起胃腔扩张)、阿片类药物均可诱发呕吐,因此要减少引起呕吐的因素,并按围手术期恶心呕吐的相关指南要求预防和(或)处理。

(魏润琦　刘小龙　倪　文)

参考文献

[1] ZHAO X J, WANG X F. Anesthesia-induced epilepsy: causes and treatment [J]. Expert Rev Neurother, 2014, 14(9): 1099-1113.

[2] MARTIN H. Pharmacotherapy for Refractory and Super-Refractory Status Epilepticus in Adults [J]. Drugs, 2018, 78(3): 307-326.

[3] SARAH E, NELSON M D, PANAYIOTIS N, et al. Status Epilepticus, Refractory Status Epilepticus, and Super-refractory Status Epilepticus [J]. NEUROCRITICAL CARE, 2018, 24(6): 1683-1707.

[4] MIAO M, XU Y, CONG X, et al. Epileptiform EEG discharges and sevoflurane in children: Protocol of a systematic review and meta-analysis [J]. Medicine, 2019, 98(40): e17401.

[5] 中国医师协会神经外科分会神经电生理监测专家委员会. 中国神经外科术中电生理监测规范(2017 版)[J]. 中华医学杂志, 2018, 98(17): 1283-1293.

[6] PACREU S, VILÀ E, MOLTÓ L, et al. Anaesthesia management in epilepsy surgery with intraoperative electrocorticography [J]. Rev Esp Anestesiol Reanim, 2018, 65(2): 108-111.

[7] WARNER M E, MARTIN D P, WARNER M A, et al. Anesthetic Considerations for Angelman Syndrome: Case Series and Review of the Literatur [J] e. Anesth Pain Med, 2017, 7(5): e57826.

[8] NIESEN A D, JACOB A K, AHO L E, et al. Perioperative seizures in patients with a history of a seizure disorder [J]. Anesth Analg, 2010, 111(3): 729-735.

[9] JAASKELAINEN S K, KAISTI K, SUNI L, et al. Sevoflurane is epileptogenic in healthy subjects at surgical levels of anesthesia [J]. Neurology, 2003, 61(8): 1073-1078.

[10] DU G, CHEN X, TODOROVIC M S, et al. TASK channel deletion reduces sensitivity to local anesthetic-induced seizures [J]. Anesthesiology, 2011, 115(5): 1003-1011.

[11] CONSTANT I, SEEMAN R, MURAT I. Sevoflurane and epileptiform EEG changes [J]. Paediatr Anaesth, 2005, 15(4): 266-274.

[12] ZIJLMANS M, HUISKAMP G M, CREMER O L, et al. Epileptic high-frequency oscillations in intraoperative electrocorticography: the effect of propofol [J]. Epilepsia, 2012, 53(10): 1799-1809.

[13] ABDULRAUF S I, VUONG P, PATEL R, et al. "Awake" clipping of cerebral aneurysms: report of initial series [J]. J Neurosurg, 2017, 127(2): 311-318. doi: 10.3171/2015.12.

[14] VEIRAIAH A, DYAS J, COOPER G, et al. Flumazenil use in benzodiazepine overdose in the UK: a retrospective survey of NPIS data [J]. Emerg Med J, 2012, 29(7): 565-569.

[15] 朱丹. 癫痫的诊断与治疗-临床实践与思考 [M]. 北京:

人民卫生出版社,2017:243.

［16］ MEHDIZADEH A,BARZEGAR M,NEGARGAR S,et al. The current and emerging therapeutic approaches in drug-resistant epilepsy management［J］. Acta Neurologica Belgica,2019,119(2):155-162.

［17］ BLOOR M,NANDI R,THOMAS M. Antiepileptic drugs and anesthesia［J］. Paediatric Anesthesia, 2017, 27(3): 248-250.

［18］ LOHKAMP L N,MOTTOLESE C,SZATHMARI A,et al. Awake brain surgery in children-review of the literature and state-of-the-art［J］. Child's Nervous System, 2019, 35 (11):2071-2077.

［19］ KULIKOV A,LUBNIN A. Anesthesia for awake craniotomy ［J］. Curr Opin Anaesthesiol,2018,31(5):506-510.

［20］ A FRATI, A PESCE, M PALMIERI, et al. Hypnosis-Aided Awake Surgery for the Management of Intrinsic Brain Tumors versus Standard Awake-Asleep-Awake Protocol:A Preliminary,Promising Experience［J］. World Neurosurg, 2019(121):e882-e891.

［21］ AP A,MPB C,FC D,et al. Standard awake surgery versus hypnosis aided awake surgery for the management of high grade gliomas:A non-randomized cohort comparison con-trolled trial-ScienceDirect［J］. Journal of Clinical Neuro-science,2020,77:41-48.

［22］ ESEONU C I,REFAEY K,GARCIA O,et al. Awake crani-otomy anesthesia:A comparison of the Monitored Anesthesia Care and the Asleep-Awake-Asleep techniques［J］. World Neurosurgery,2017,104:679-686.

［23］ RYLOVA A L,MAZE M. Mervyn Maze. Protecting the Brain With Xenon Anesthesia for Neurosurgical Procedures ［J］. J Neurosurg Anesthesiol,2019,31(1):18-29.

［24］ SHINOURA N,MIDORIKAWA A,HIROMITSU K,et al. Preservation of hearing following awake surgery via the ret-rosigmoid approach for vestibular schwannomas in eight consecutive patients［J］. Acta Neurochirurgica, 2017, 159 (9):1579-1585.

［25］ SIVASANKAR C,SCHLICHTER R A,BARANOV D,et al. Awake Craniotomy:A New Airway Approach［J］. Anesthe-sia and analgesia,2016,122(2):509-511.

［26］ BUHRE W,DISMA N,HENDRICKX J,et al. European So-ciety of Anaesthesiology Task Force on Nitrous Oxide:a narrative review of its role in clinical practice［J］. Br J An-aesth,2019,122(5):587-604.

第四十章 神经导航在癫痫外科中的应用

第一节 神经导航概述

神经导航(neuro navigation)是经典有框架立体定向技术、计算机医疗影像学技术和微侵袭手术技术相结合的产物。神经导航使用计算机视觉技术,将患者的影像和实际解剖结构建立空间对应关系,使医生在术中能准确获得手术区域的解剖和功能信息,指导安全、精准的手术。可以说,神经导航技术的广泛应用给神经外科的手术带来了一个新技术革命。它可以使术者在术前根据患者的多模态影像学资料,绘制术前详细结构和功能地图,确定手术入路及手术切除计划,术后验证切除范围、进行无框架活检及化疗等功能。术中可以精确定位病灶及相邻的功能区的位置和范围。在癫痫外科及功能神经外科领域,神经导航得以广泛地应用。目前神经导航除了传统的解剖结构的导航外,还可以与PET、MEG、DTI、fMRI等功能图像相融合,对致痫灶及相邻的功能区进行定位。

神经导航技术的建立和发展得益于近半个多世纪的有框架立体定向技术的经验及近三十多年来神经影像技术的成熟,以及电生理监护技术的发展而迅速发展。现代脑立体定向技术的研究始于1906年,英国伦敦皇家医院的Horsley和Clarke采用三维直角坐标原理,制成了一套复杂的立体定向仪并在动物试验中获得成功。此定向仪为世界上首次采用三维坐标系的定向仪,因此其发明者也被公认为立体定向的三维系统创始人。1948年,Spiegel和Wycis采用气脑造影或造影剂脑室造影,采用颅内Monro孔、松果体、前后连合等为标记,制成了带有刻度的人类三维立体定向图谱,极大地推动了临床立体定向技术的应用和推广。此后该项技术不断发展,主要应用于临床功能神经外科手术。然而脑室造影属于有创的检查方法,患者术中反应大,多次穿刺可能引起出血和三脑室周围结构移位,器质性病变在头颅X线平片上只能间接显影,具体解剖结构不清,有一定的手术风险,因此限制了立体定向在当时的发展。

20世纪70年代以后,计算机断层扫描(CT)及磁共振成像(MRI)技术相继问世,计算机、无线电和信号学等相关学科也都在迅猛发展,由此促成了一种更迅捷、更灵活、更可靠、更精确、应用范围更广的数字化立体定向系统——神经导航系统的诞生。这是在神经外科技术发展史上的又一次飞跃。1986年美国Stanford医学院的Dr. Roberts等人最早将神经导航系统应用于临床。此后十余年间,此项技术在世界范围内得到迅速的推广。1991年法国和美国相继报道应用神经导航机器人完成脑肿瘤手术。

神经导航经过数十年的发展,技术已经比较成熟。这些神经导航的原理和构造大同小异,主要结构可以分为导航计划系统,注册定位系统、注册及定位组件三大类(图40-1)。导航计划系统是神经导航的大脑,包括导航计划软件、电脑主机和显示器,能够进行影像处理及导航画面显示。定位注册系统相当于神经导航的眼睛,主要部件为红外摄像机或电磁发生器。注册及定位组件的种类较多,包括参考架、固定适配器、激光注册器、电磁标记物,导航探针、反光球、手术器械适配器等。这些组件不仅能单独在术中进行导航,还可以很方便地与手术显微镜、显微手术器械、神经内镜等工具相结合,完成微侵袭神经外科手术。神经导航的原理,简单来说,就是将采集到的手术器械上的位置信息,通过计算机算出手术器械尖端在注册系统上的空间位置,然后叠加到术前影像上去,这个过程非常像行车导航系统。

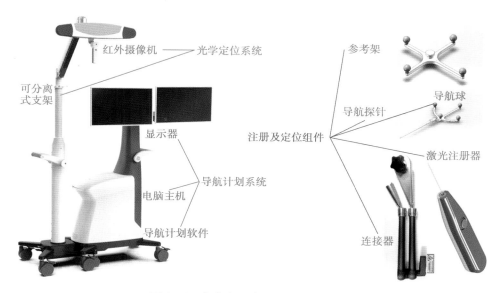

图 40-1　光学注册神经导航的主要结构

（刘强强　徐纪文）

第二节　精准神经导航的要素

类似于行车导航，一个良好的导航系统需要准确的定位技术和详细的地图数据库。神经导航要在术中获取良好的效果，需要良好的影像学数据、强大的导航计划系统、精准的术中定位技术等几个方面。

一、影像学数据标准

影像学数据是神经导航的地图数据库的基础，随着影像学资料种类越来越多，地图信息含量越来越高。高分辨率的影像学数据是建立高清地图的基础，理想的图像扫描要求是：层厚 1mm，等体素矩阵，无间隔扫描。但基于临床工作中的实际情况，建议扫描层厚 ≤2mm，矩阵尽量接近等体素，无间隔扫描。DTI 扫描时一般建议层厚为 2mm，扫描方向根据实际情况确定，扫描方向 ≥32。这些参数对磁共振扫描来说尤其重要，而 CT 等检查已经基本满足该要求。PET 由于其空间分辨率较低，一般建议扫描层厚为 2mm，但是需要注意选择合适的视场（field of view），尤其是小儿患者。

磁共振影像是神经导航最主要的数据，常用的序列包括 T1、T2、Flair、MRA、MRV、DTI、fMRI 等。这些数据对于构建脑组织、病变核团、血管、纤维束、功能区等导航模型有着重要的作用。CT 影像对构建头皮、颅内电极、骨性结构、高密度病变等导航模型方面有特殊优势，同时也可以作为导航体表注册时首选的图像。PET 可以用来勾画高代谢和低代谢区，对肿瘤和癫痫等疾病有

辅助定界的作用。

二、导航计划系统

影像学数据采集完成后，需要导入到导航计划系统进行影像后处理操作。主要的后处理步骤包括：数据导入、基线调整、多模态影像配准和融合、神经功能影像（DTI、fMRI）重建、各种导航模型建立、穿刺通道和定位点设计等，有些导航计划系统还带有功能性影像资料处理、解剖图谱融合、立体定向框架设计功能。随着这些后处理系统功能的完善，已具备相当强大的功能，有些神经外科医生单独使用这些后处理结果来三维观察病灶及辅助手术，因此导航计划系统也被称为神经影像后处理工作站。随着神经导航硬件定位精准度的逐渐接近，影像后处理系统功能成为了一个评价神经导航优劣的关键指标。

三、注册和定位方式

目前神经导航根据注册定位方式的不同可以分为光学注册、电磁注册、物理空间注册及超声注册等，其中光学注册和电磁注册在临床中使用较多。光学注册的优点在于注册精度高于电磁注册，但是需要头架固定患者头部，红外摄像机和反光球中间不能有阻挡，适用于需要头架固定的手术。电磁注册的优点是不用安装头架，电磁信号可以穿越阻挡物，但是易受电磁或金属器械干扰，适用于小儿、俯卧位或者简单穿刺手术。

（刘强强　徐纪文）

第三节　癫痫外科导航的特点

癫痫外科是功能神经外科的重要组成部分,对神经导航有着很大的需求。神经导航技术最早应用于选择性海马杏仁核切除术,目前仍广泛用于皮质发育异常、颅内肿瘤、血管畸形、结节硬化等致痫灶及病灶的切除手术。此外,在胼胝体切开及大脑半球切除等手术上,应用神经导航技术可以判断胼胝体切开的长度及范围。

但癫痫外科的神经导航在一定程度上不同于常规神经导航技术,涉及的影像学资料数量和种类远较常规神经外科多,同时导航的内容更加丰富。目前国内癫痫中心常规的影像学资料包括 T1、T2、Flair 等磁共振数据及 PET-CT 数据,有些中心还会常规进行 MRA、MRV、DTI、fMRI 等检查。如果患者需要进行 SEEG 置入时,血管成像检查(CTA、MRV、MRA、增强磁共振、DSA 中的一种或几种)、术前定位影像和术后电极影像都不可或缺。因此癫痫外科的神经导航的数据量大、模型数量多,同时工作量和影像后处理难度也相应大于常规神经导航。有时还需要借助神经导航系统之外的影像后处理软件进行辅助。根据影像后处理的内容不同,我们可以把癫痫外科导航分为常规神经导航、颅内电极导航和解剖形态导航。

一、常规神经导航

常规神经导航是神经外科中最常用的导航方式,是立体定向技术的延续。通过导航影像后处理系统,标识病灶的部位、设计手术入路和方案。注册完成后,在术前、术中、术后进行实时指引。这种方法主要依靠术中导航探针进行指引,然后观察其在影像学资料上的位置,从而指导手术操作。这种方法适用于各种常见的神经外科疾病,特别是如脑肿瘤、血管瘤、炎性病变等影像学阳性的疾病(图 40-2)。对于癫痫外科而言,神经导

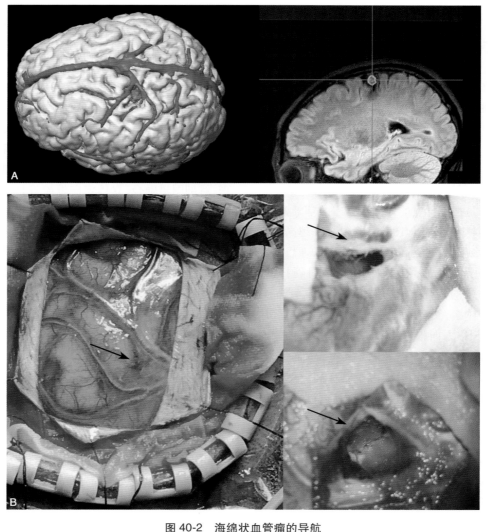

图 40-2　海绵状血管瘤的导航

A. 根据影像学资料建立海绵状血管瘤模型;B. 术中确认导航定位精确,完整切除病灶及黄染带。

航还具有查找癫痫病灶的作用,通过三维角度分析磁共振等数据,再融合 PET 等功能影像检查,癫痫病灶的发现率明显高于独立阅片。

二、颅内电极导航

　　颅内电极导航是癫痫外科中一种特有的导航方式。目前国内仍有较多癫痫中心依靠神经导航系统进行立体定向电极置入和脑深部刺激电极置入术(图 40-3)。该部分在其他章节有详细介绍,本节主要介绍电极导航模型内容。这是在常规神经导航的基础上加入了立体定向电极的信息,使其在术中导航时具有相对稳定的参

考坐标。立体定向电极会在头皮、颅骨、硬膜上留下穿刺后的瘢痕,这些瘢痕的位置是固定的,不受导航定位精确性的影响;而电极在脑组织表面上留下的穿刺痕迹,可以随脑组织的移位而相应移动,可以作为一种纠正脑移位的参考点。此外,这些电极穿刺点也可以作为术中验证导航注册和定位准确性的标记点。当与导航探针实际所指的电极点与影像学上的电极点位置误差明显时,导航信息不能采信。这种方法适用于立体定向电极置入术后的癫痫患者。它融合了常规神经导航和立体定向电极的优点,对于手术操作有更大的优势。

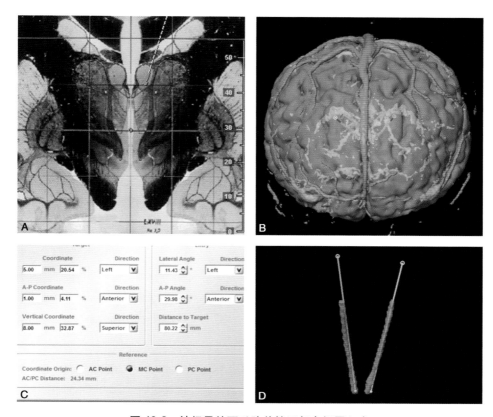

图 40-3　神经导航下丘脑前核深部电极置入术
A. 利用神经导航解剖图谱辅助丘脑前核定位;B. 设计电极路径,回避血管;C. AC-PC
下穿刺角度和靶点调整;D. 术后电极路径重建,确认电极位置无误。

三、解剖形态导航

　　解剖导航虽然在一定程度上与常规神经导航相似,其关键的不同在于导航的方式不一样。常规神经导航依靠虚拟导航探针在影像学检查上的位置来导航,而解剖导航依靠详细的组织解剖形态和位置来进行导航,从一定程度上已经摆脱了导航探针。解剖导航依靠于前面所讲的高质量的影像学资料和

细致的影像后处理手段。它的主要内容包括颅骨、脑沟、脑回、病变的三维形态,动脉、静脉的大小和走行方向,以及它们之间的相互空间拓扑关系。这些内容的解剖位置是固定的,具有不受脑移位影响的特点。特别是对于影像学阴性或者致痫灶的范围大于病灶体积的癫痫患者,需要设计的切除范围很大程度上取决于脑沟和脑回的辨识(图 40-4)。常见的癫痫病灶切除计划的界限很多是以脑沟和脑回来

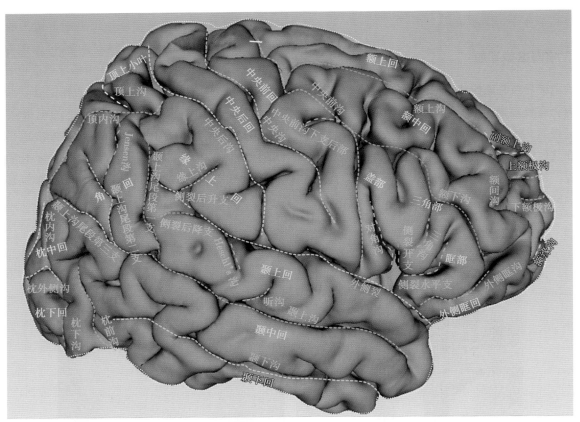

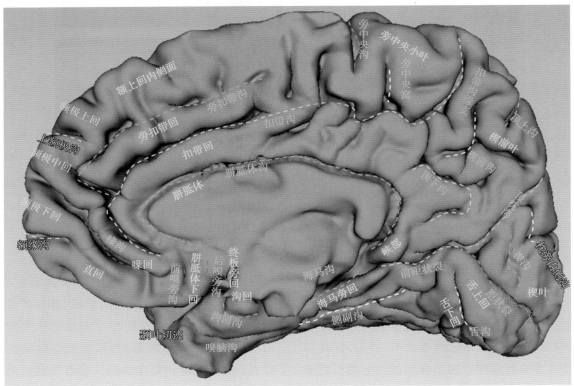

图 40-4　脑沟脑回模型

标识的,同时辅以动脉、静脉的走行来帮助确定这些界限。

以上3种方法各有优势,互相结合有助于癫痫手术的开展(图40-5)。

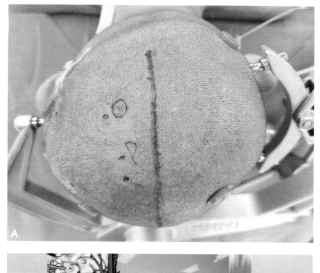
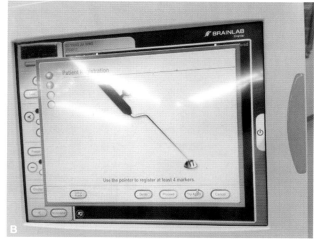
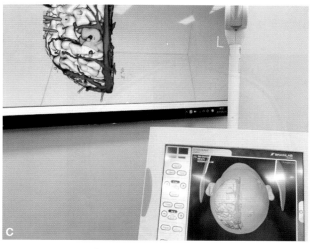
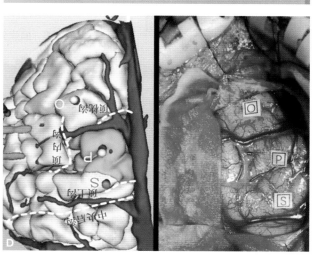

图 40-5　癫痫外科术中导航

A.体位放置完成后,标记电极头皮入点,蓝色为头皮标记物;B.根据体表标记点进行导航注册;C.术中神经导航界面,上方为切除计划,下方为导航界面;D.标记电极大脑皮质入点,脑沟、脑回及血管模型与实际解剖结构符合,与导航定位一致。

(刘强强　徐纪文)

第四节　癫痫外科导航的主要步骤

和普通神经导航一样,癫痫外科导航也包括数据导入、基线调整、数据配准和融合、各种导航模型建立、穿刺通道设计、立体定向电极设计和计算、术中注册和定位导航等步骤(图40-6)。立体定向电极设计部分在前述章节中已经详细描述,术中注册和定位导航,这里不再赘述。本部分主要介绍影像数据预处理和导航模型建立过程。

一、影像数据预处理

1. 数据导入　通过光盘、U盘或直接连接PACS网络等方式,把影像数据转移到数据导航的过程。目前神经导航系统主要支持DICOM格式数据,部分导航系统兼容Nifit格式数据。导入之后导航系统会把每个序列图像单独生成一个数据。如果同一个检查有多个数据时,可以选择性地导入图像数量多(层厚小)的影像数据(图40-7)。

2. 基线调整　患者在进行影像学扫描时,由于头

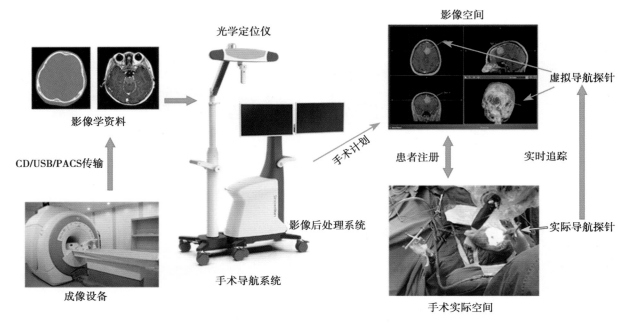

光学定位仪

影像空间

影像学资料

虚拟导航探针

CD/USB/PACS传输

手术计划

患者注册

实时追踪

影像后处理系统

成像设备

手术导航系统

实际导航探针

手术实际空间

图 40-6 癫痫外科导航主要步骤

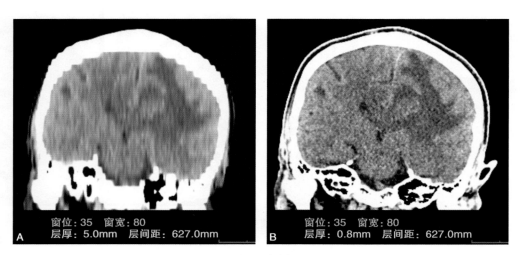

窗位：35 窗宽：80
层厚：5.0mm 层间距：627.0mm

窗位：35 窗宽：80
层厚：0.8mm 层间距：627.0mm

图 40-7 数据的选择和导入

CT 检查时会有普通层厚和薄层数据，选择薄层数据即可，无需全部导入。A. 层厚 5mm 数据；B. 层厚 0.8mm 数据。

位不正、扫描参数和模式设置等原因，会出现图像不对称、中线偏斜等情况。用这种图形查找癫痫病灶或辨别解剖位置会比较困难，因此需要将图像的基线进行调整。常用的方法是将图像调整至与 AC-PC 平面平行（图 40-8）。此外还可以将图像的基线调整任意感兴趣的方向，方便特殊细节的查看。

3. 数据配准和融合　数据的配准是导航系统进行多模态数据处理的基础。同一患者在不同扫描设备、不同扫描条件、不同扫描时间等各种情况下获取的影像资料，其空间坐标各不相同，无法进行直接融合查看。需要通过一定的算法，将其进行空间配准，使其空间坐标一致化，方便进行不同影像资料间的对比以及后处理。

神经导航均带有图像配准算法，基于图像灰度信息的互信息配准算法，通过计算两个不同模态影像重叠区域的互信息值，并自动进行配准变换，反复迭代直至互信息最大，以达到最优配准结果。为了降低配准的误差，可以采取以下方法：配准基础序列图像尽量选择薄层图像，如 CT 图像的头动移位较小，可以优先考虑；同一扫描参数下获得的多个序列图像，其空间坐标一致，这些序列图像可以先内部相互配准，如同一次磁共振扫描时获取的 T1、T2、Flair 序列，可以先内部互相配准；多次扫描获得的序列图像，建议均与基础序列图像配准；不同扫描序列配准时，尽量选择与基础序列图像相同扫描方向的序列（图 40-9）。此外在图像配准之后，必须进行

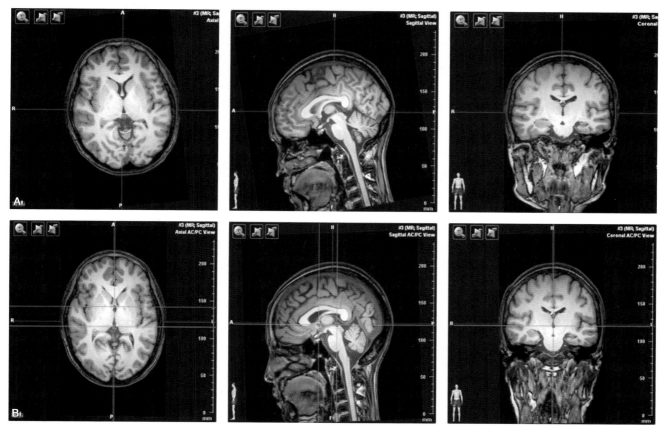

图 40-8　基线调整前后,通过 AC-PC 平面进行调整
A.基线调整前,图像不对称,左右对比存在困难;B.基线调整后,图像对称,左右对比方便。

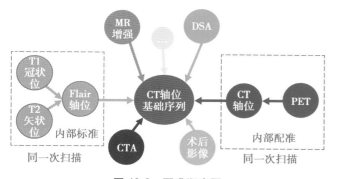

图 40-9　配准顺序图
箭头所指方向为配准方向,虚线框内为一次扫描获得的多个序列图像。

验证,确认配准无误后才能进行后续操作(图 40-10)。图像配准之后,可以进行多模态数据的配准和融合显示,这对可疑癫痫病灶的寻找,有着重要的作用(图 40-11)。

二、导航模型的建立

导航模型的建立,是真正意义上把二维影像资料转换成三维数据。而多个导航模型的融合叠加,更加贴近颅内真实的情况。目前比较常用的建模方法包括以下

几种:①阈值分割法,是一种基于区域的图像分割技术,原理是将图像像素根据阈值进行分割。因其实现简单、计算量小、性能较稳定等优点而成为模型建立中最基本和应用最广泛的方法。②图谱分割法,依靠解剖图谱获取的灰度级模型,通过一定算法将其变换成与患者影像灰度级矩阵相符合的模型。其优点是计算量小、速度快,缺点是模型的清晰度不高。③体绘制(volume rendering),是一种直接将整个影像数据在转换成屏幕上二维图像的技术。其优点是可以根据阈值范围探索影像数据的内部结构;缺点是数据量大、计算时间较长。④手工分割法,即根据某些体征,在视觉指引下,手工绘制和编辑模型。该方法适合较小模型的建立和对其他方法建立模型的后期修饰。⑤纤维束追踪,是依据弥散张量场中的部分各向异性指数(fractional anisotropy,FA)信息来追踪神经通路的走行,从而得到脑白质中神经纤维和功能束的走行方向和立体形态。⑥外部模型导入。除了导航计划系统自带的模型建立方法外,我们也可以将外部软件建立的模型导入神经导航系统。如 Freesurfer 通过体素分割法建立的脑解剖模型,是在体素层面上对脑灰、白质及各解剖部位进行分割运算的结

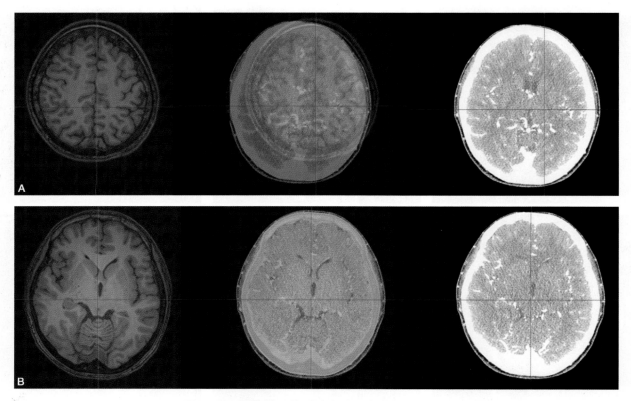

图 40-10　影像学配准,十字架为图像对应空间位置
A. 配准前;B. 配准后。

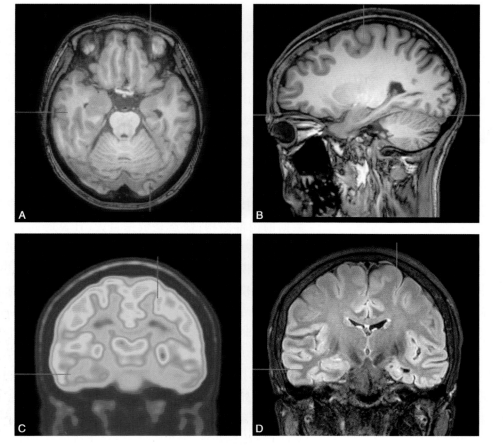

图 40-11　多模态影像显示
磁共振显示左侧海马萎缩硬化,18F-FDG PET 显示左侧颞叶内侧的颞底代谢减低。A. 轴位 T1 和 PET 融合显示;B. 矢状位 T1;C. 冠状位 PET;D. 冠状位 FLAIR。

果。其清晰度很高,但计算量大、速度慢。根据不同模型的特点,我们需要采用合适的方法。

1. 头皮模型的建立　头部模型一般是癫痫外科导航建立的第一个模型,主要用于神经导航的注册、病灶体表投影及切口设计等。常用建模方式为阈值法建模,需要注意以下几点:①确认头皮模型满足注册要求,即包括前额、鼻根等部位的皮肤,或者所有体表标记点均包含在内。②如有多个图像可用时,尽量选择清晰的图像建模,一般薄层 CT 图像最常用。③设置合适的阈值,使皮肤能够光滑真实地显示(图 40-12)。

2. 病变模型的建立　依据病变不同的性质选择合适的模型建立方法。对于小的影像学阳性病变可以通过手工分割法或者阈值分割法建立模型(图 40-13)。而对于癫痫病灶切除手术,由于切除的皮层范围比较多,模型建立比较复杂,可以通过外部导入的方法(图 40-14)。

3. 电极模型的建立　目前国内最常使用的颅内电极是立体定向电极,而部分特殊患者可能需要使用皮层电极。两种电极模型建立的方法不同。由于电极触点在 MR 为低信号且伪差大,一般采用 CT 影像进行建模。立体定向电极的主体部分一般位于脑组织内,而经过颅骨的金属导向螺丝 CT 值明显高于颅骨,因此立体定向

电极模型可以直接通过阈值分割法(图 40-15)。皮层电极触点紧贴于颅骨,且触点 CT 值与颅骨差异较小,因此最好采用手工分割法(图 40-16)。

4. 血管模型的建立　目前神经外科中根据不同的检查目的,常用的血管检查包括头颅 MRA、MRV、CTA、DSA 等。虽然这些检查各有侧重点,但用这些检查建立的模型中均含有动脉和静脉成分。由于检查时使用造影剂进行对比,磁共振检查中的血管信号明显高于其他脑组织,进行阈值分割比较容易(图 40-17)。而 CTA 检查中,由于高密度颅骨的存在,直接用阈值法建立血管模型比较困难,需要采用模型逻辑运算的方法进行处理(图 40-18)。DSA 影像中由于已经减去颅骨信号,处理方法同磁共振检查。需要注意的是,磁共振检查中,由于存在容积效应,血管模型会大于实际血管;而 CTA 检查中,由于受剥离颅骨的影响,血管模型存在一定变形(图 40-19)。

5. 脑表面模型的建立　脑表面模型就是脑沟脑回的形态,是术中进行辨认的重要依据。为能获得清晰的脑表面模型,建议使用磁共振影像,最好是接近等体素的薄层 T1 影像。建立模型主要有 3 种方法:①图谱分割法,根据导航计划系统预设的脑模型图谱,对磁共振图像进行自动分割。这种方法的优点是简单易用,缺点是大脑底面和枕面的脑沟较浅,建模不够清晰。此外双

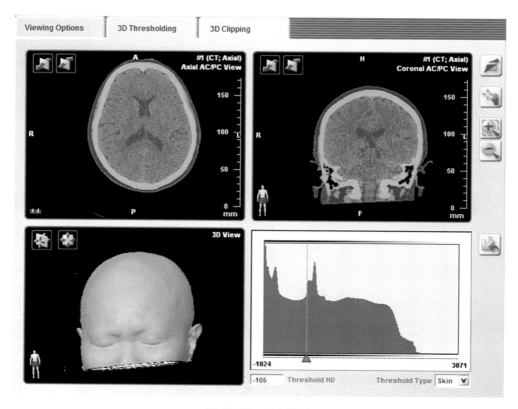

图 40-12　头皮模型

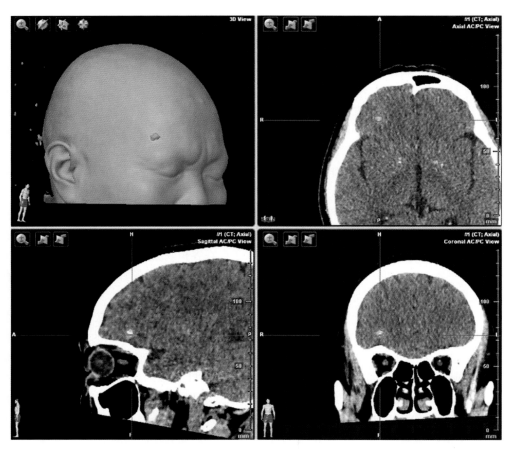

图 40-13　影像学阳性病变模型的建立

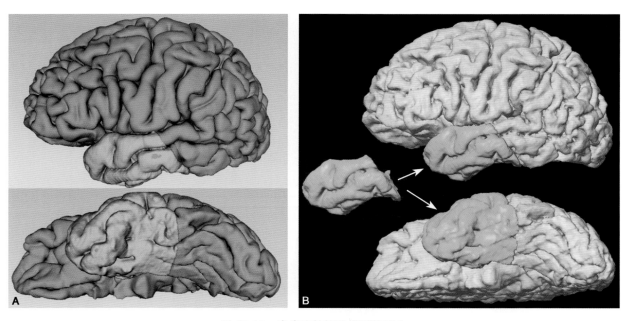

图 40-14　癫痫病灶切除模型的建立
A. 通过 Freesurfer 和 3D Slicer 软件建立切除范围；B. 模型导入导航后的效果。

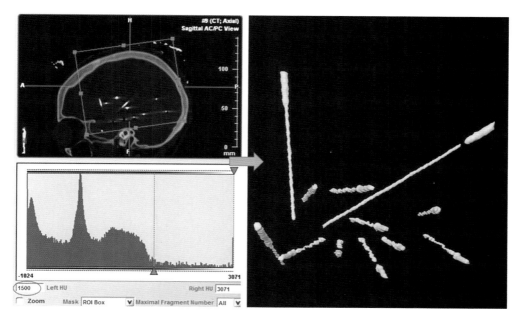

图 40-15　立体定向电极模型的建立

选取 ROI 包括立体定向电极植入范围,通过阈值分割法,阈值下限既能最大程度保留电极触点,又能去除颅骨干扰。一般阈值下限设置在 1 500HU 左右。

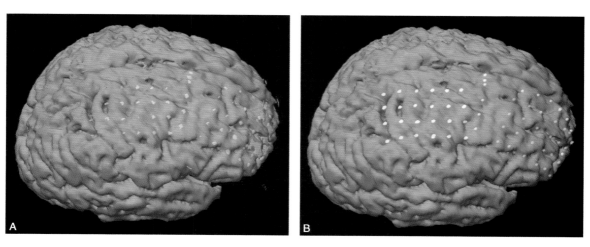

图 40-16　皮质电极模型的建立

A. 通过阈值分割法建立的模型,电极受到颅骨的影响,提高阈值后出现电极触点显示不完整;B. 通过手工分割法建立的模型,可以清晰地显示电极触点。

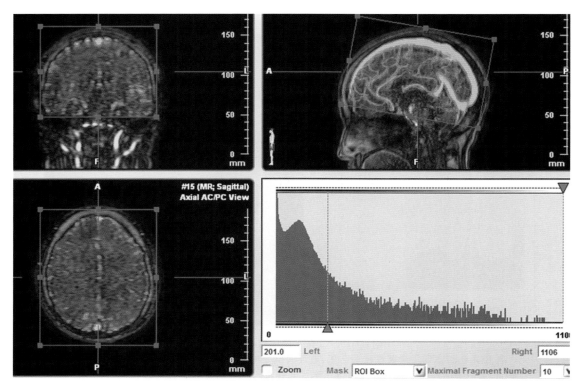

图 40-17　MRV 血管模型的建立
选取 ROI 包括整个脑部,通过阈值分割法,设置合适的阈值进行分割。

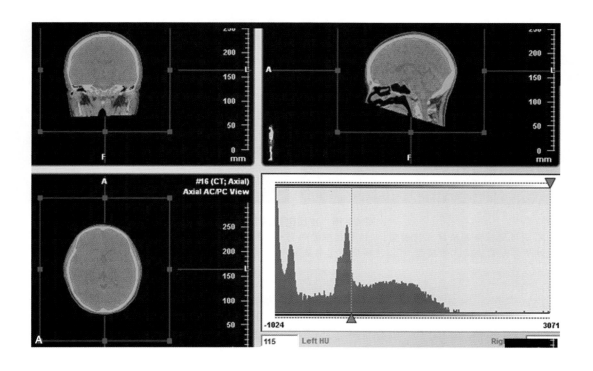

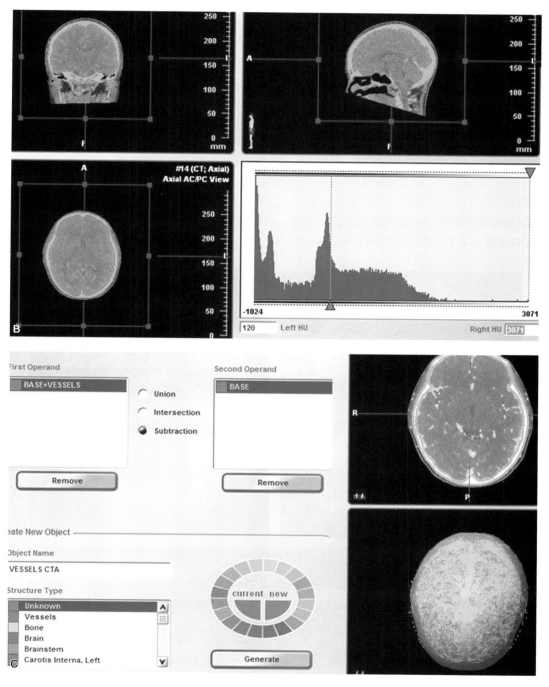

图 40-18　CTA 血管模型建立过程

A. CT 图像,用阈值法建立颅骨模型(BASE),阈值下限为 115;B. CTA 图像(静脉期),用阈值法建立头部模型,(BASE+VESSLES),阈值下限为 120(需要大于颅骨模型阈值);C. 模型逻辑运算,BASE+VESSLES 减去 BASE,获得 CTA 血管模型。

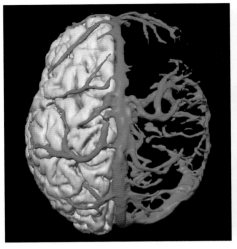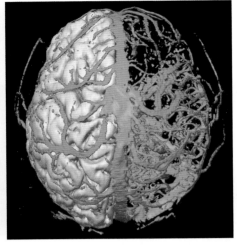

图40-19　两种血管模型的对比

左侧为通过 MRV 建立的血管模型，血管比较粗大；右侧为通过 CTA 建立的模型，骨瓣下血管受压变性。两者均有动脉和静脉成分。

侧半球不能单独建模，中线面需要进行手动分割。②体绘制法，将绘制的阈值范围设置在磁共振灰质信号值附近。这种方法的优缺点基本同图谱分割法，但是需要手动调整阈值范围和去除干扰信号。③外部模型导入法，可以将 Freesurfer 软件处理的脑模型导入至导航计划系统（图40-20）。Freesurfer 软件能够对双侧半球进行

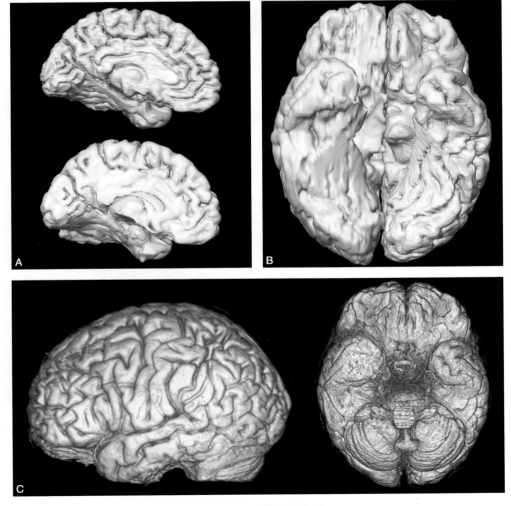

图40-20　脑沟脑回模型

A. 上方为 Freesurfer 建立的脑模型，内侧面清晰可见；下方为图谱分割法建立的脑模型，进行手工分割后的结果，内侧面比较模糊；B. 左侧为图谱分割法建立的脑模型，右侧为 Freesurfer 建立的脑模型；C. 体绘制法建立的脑模型。

单独建模且清晰度较高,最贴近临床实践,但耗时较久、软件操作较复杂是其缺点。

6. 纤维束模型的建立 目前神经导航系统已经自带数据预处理功能,能将弥散加权成像(diffusion weighted imaging,DWI)转换成弥散张量成像(diffusion tensor imaging,DTI),方便我们进行纤维束追踪(fiber tracking)。处理过程可以简单地分为两步:首先需要设置一个感兴趣区域(region of interest,ROI),追踪通过这个区域的纤维束;然后设置一个 FA 阈值以及纤维束的长度阈值,只追踪高于阈值的纤维束。而这些阈值的设置取决于所追踪的纤维束。例如进行胼胝体纤维束追踪时,若 FA 阈值过大或过小,纤维追踪将出现假阳性或假阴性结果;而 0.16~0.24 为比较适合阈值。对于走行于特殊解剖位置的纤维束,可以通过设置多个解剖 ROI 域进行提取(图 40-21);而无明显解剖位置的纤维束,可以先建立全脑纤维束,然后分次调整 ROI 域进行提取或剔除(图 40-22)。

三、注册和定位技术

本文以目前使用最多的光学导航为例介绍注册和定位过程。光学导航通过红外线摄像机来追踪固定在手术工具和患者身上的反光球,以进一步获得手术工具和患者头部的相对位置。对患者而言,反光球并非直接固定在患者身体上,而是以参考架的形式与固定患者头部的机械结构(通常为头部固定架)进行连接。反光球表面有光学涂层,能够反射红外摄像机发射的红外线。而红外摄像机通过两个镜头接收反光球反射的红外线,并通过三角测量方法检测出反光球的空间位置。这些位置信息被实时反馈给计算机,计算机通过各个反光球的空间位置信息和当前正在使用的定位组件的几何形状,就能够准确计算出定位组件的尖端在患者头部的当前空间位置。

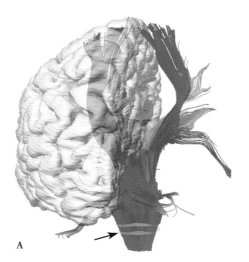
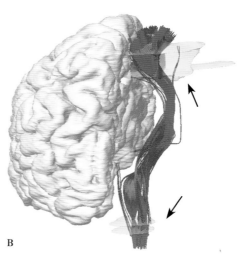

图 40-21 皮质脊髓束的追踪
A. 设置一个 ROI(脑干,箭头所指),追踪所有经过脑干的纤维束(FA 值为 0.20,最短长度为 35mm,下同);B. 设置第 2 个 ROI(右侧中央前回),追踪同时经过这两个区域的纤维束,结果符合皮质脊髓束的走行。

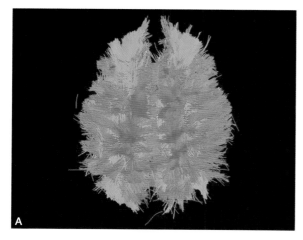
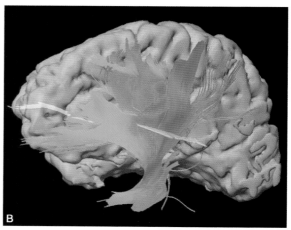

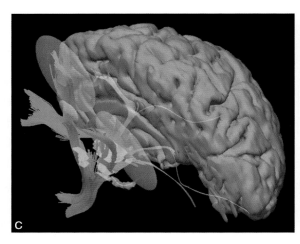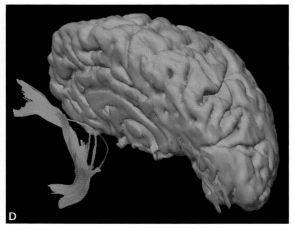

图 40-22 钩束的追踪

A.建立全脑纤维束,在颞岛连接处设置 ROI,提取出颞岛相关的纤维束;B.设置 ROI(黄色区域),剔除经过后岛的纤维束;C.根据结果多次调整 ROI(黄色区域),剔除不相关区域的纤维束;D.纤维束追踪结果,符合钩束走行。

1. 注册 注册是术中神经导航的第一步。注册方式包括表面扫描注册、导航探针注册、体表标记注册,实际操作时可以采取其中的一种或两种。在患者全麻稳定、摆放好体位后,使用头架和颅钉固定头部,避免头架遮挡眶颧部皮肤,便于红外扫描表面轮廓进行注册。参考架取合适的位置固定于头架上,使其便于被红外摄像机捕获且不阻碍术中操作路径。如果注册时有部分红外线被遮挡出现注册失败,可以采用移动红外摄像头、头架球形关节、手术床、导航探针注册等方式来解决。注册的头部模型尽量采用薄层无间断扫描的影像,并设置一个合适的阈值,能够真实地显示皮肤形态。

对于部分侧卧位和俯卧位的患者,由于面部皮肤扫描困难,可以采取导航探针注册或体表标记注册的方式来辅助注册。体表标记包括特征部位点(如内眦、外眦、耳垂等)、头皮以及颅骨钉等。其中前两者会随头皮出现移动,注册精准度稍低;后者为刚性固定,注册的精准度高,但有一定的创伤性。因此需要根据临床操作的需求来选择体表标记方式。

注册完成后需要对注册结果进行验证,通常取体表解剖标记点进行验证。一般来说癫痫的注册误差小于1mm,角度误差小于1°。只有注册精准度符合要求后,才能进行术中定位导航。

2. 术中定位 术中定位是使用神经导航的主要目的。切口设计、病灶的体表投影及颅内准确位置、切除范围确认、重要功能区回避等都可以用神经导航来辅助,因此对其定位准确性的要求很高。术中定位的准确性除了受影像资料、模型、注册等因素的影响外,术中脑移位是其最主要的影响因素。术中切开软脑膜或开放脑室系统后出现的脑脊液流失,切除病变时发生的脑组织塌陷,脑肿胀等情况都会造成脑组织的移位,该改变在大脑凸面、额极、枕极等部位比较明显。此外还有由于患者体位原因引起的脑组织下垂移位,脑压板等牵拉移位等。

这些移位引起脑组织的实际位置与术前影像学检查时的位置出现偏差,导致术中技术性定位误差。术中影像学检查可以从根本上解决这个偏差,但是操作过程稍繁杂,难以在术中多次使用。而基于脑部解剖形体的增强现实技术(VR)可能更加符合临床实际情况,它能够根据脑移位来实时矫正导航模型,使导航模型与实际脑组织相匹配。此外,恰当的手术技巧也可以减少这些脑移位,这些方法包括:术前避免使用甘露醇等脱水剂;尽量使用垂直的手术路径;避免囊性结构或脑室系统过早开放;先确定切除范围的边缘,采用术中标志物;力争整体切除病灶。

此外,术中体位变动、开颅等重力操作可能会引起患者头部、头架、导航参考架三者之间的空间位置变化,出现系统性定位误差。因此定位前必须确认三者位置稳固,且术中定位前同样需要进行验证性操作。较小的移位可以通过导航系统的校正系统进行校正,而明显的移位可能需要重新注册。

(刘强强 徐纪文)

第五节 癫痫外科导航的发展

神经导航在癫痫外科中的重要性毋庸置疑,但仍需许多改进和发展来适合临床的需求。①注册和定位的方式应该更加丰富和便捷。从头皮注册向脑沟、脑回等颅内解剖标志注册发展。并能根据术中实时情况进行模型的自动校正。②导航模型的建立应该更加智能和精确,采取人工智能和大数据处理的方法,减少临床医生操作的步骤。③导航系统还应能够兼容更多的第三方软件的数据模型。④导航模型结合 3D 打印技术,转变为更加形象的视物导航模型。⑤术中导航结果的展示应该更加智能,通过 AR 的方式从电脑显示器向术区演变。

（刘强强　徐纪文）

参考文献

［1］周良辅.神经导航外科学（精）［M］.上海:上海科技教育出版社,2008.

［2］王昌泉,徐纪文,周洪语,等.基于导航的立体定向脑电图在癫痫外科中的应用［J］.立体定向和功能性神经外科杂志,2015,28（3）:5-9.

［3］童永秀,邹松,沈东挥.FA 阈值对磁共振弥散张量胼胝体纤维束重建的影响［J］.医学影像学杂志,2012,22（8）:1245-1249.

［4］裴家生,杨朋范,林巧,等.神经导航辅助显微外科手术治疗药物难治性癫痫［J］.中华神经医学杂志,2017,16（12）:1210-1213.

［5］GROSU A L,LACHNER R,WIEDENMANN N,et al. Validation of a method for automatic image fusion（BrainLAB System）of CT data and 11C-methionine-PET data for stereotactic radiotherapy using a LINAC:First clinical experience［J］. International Journal of Radiation Oncology Biology Physics,2003,56（5）:1450-1463.

［6］ALHEIT H,DORNFELD S,DAWEL M,et al. Patient Position Reproducibility in Fractionated Stereotactically Guided Conformal Radiotherapy Using the BrainLab ® Mask System［J］. Strahlenther Onkol,2001,177（5）:264-268.

［7］CARDINALE F,CHINNICI G,BRAMERIO M,et al. Validation of FreeSurfer-Estimated Brain Cortical Thickness:Comparison with Histologic Measurements［J］. Neuroinformatics,2014,12（4）:535-542.

［8］MOMI E D,FERRIGNO G,BOSONI G,et al. A method for the assessment of time-varying brain shift during navigated epilepsy surgery［J］. International Journal of Computer Assisted Radiology and Surgery,2015,11（3）:1-9.

第四十一章　癫痫外科的术中神经电生理监测

第一节　概　述

术中神经电生理监测,简称术中监测,是指应用神经电生理技术手段,在术中对神经系统功能完整性进行监测,从而指导术中决策的医疗技术,也是癫痫外科术中不可或缺的关键技术。除癫痫外科医师擅长的致痫灶定位之外,术中监测在癫痫外科术中还可用于功能区的监测:当致痫灶毗邻脑皮质关键功能区,主要是运动和语言功能区的时候,对癫痫外科医师的要求不仅限于致痫区的最大切除,还包括功能区的完整保留,这就要求医师在精确定位致痫灶之外,也要明确功能区的具体位置。尽管功能磁共振同样可以实现皮质功能区的定位,但功能磁共振本身依赖于血氧饱和度水平的检测,不仅时间分辨率相对较低,在病变与功能区距离较小时,出现定位偏差的可能也更大。相比之下,术中监测具有实时性高、不影响手术操作、监测指标客观精确等多项优点,是目前神经外科功能区定位的"金标准",其应用可以有效提升手术安全性,降低患者术后并发症发生率。本章将对癫痫外科术中常用的术中功能区监测技术进行介绍,以帮助癫痫外科医师更好地理解相关工作。

（王　爽　白红民　乔　慧）

第二节　术中皮质体感诱发电位定位技术

体感诱发电位(somatosensory evoked potential,SEP)是对外周神经的本体感觉神经成分进行电刺激,刺激产生的信号经脊髓后索向上传递到感觉皮质,从而在感觉神经传导通路上所记录到的电活动。SEP监测即在术中通过对SEP波幅和潜伏期变化的分析,从而实现感觉传导通路完整性监测的技术。在涉及功能区监测的术中,SEP主要用于大脑中央沟的定位。

中央沟(central sulcus,CS)是大脑极为重要的解剖标志,是大脑皮质感觉功能区和运动功能区的解剖分界。尽管在多数情况下神经外科医师在术中可直接判断中央沟的位置,但有时由于局部病变或先天皮质发育畸形导致解剖结构变异等原因,在术中目测判断中央沟的位置非常困难。对于存在中央区以及额叶结构性病变,特别是局灶皮质发育不良的儿童癫痫患者,中央沟的定位尤为重要。

SEP相位反转技术(SEP phase reversal)是SEP监测的一种特殊应用,其原理是大脑皮质上传入刺激的偶极子自中央后沟向中央前沟发生变化的,因此在感觉皮质可以记录到正常的SEP,在运动皮质上则会记录到SEP的反转镜像,从而协助判断中央沟的位置。具体操作时首先由手术医师将条状电极放置在准备预判的位置并与其中的脑沟保持垂直,随后在对侧正中神经或胫后神经予以恒流单脉冲刺激,建议刺激参数为带通1~3 000Hz、分析时间100毫秒、灵敏度10μV、刺激时程0.3毫秒、刺激频率1.1~5.1Hz,刺激强度以手指或足趾微动为准,通常在10~25mA。当在条状电极的两个相邻触点记录到位相反转的波形时,则代表触点间的脑沟为中央沟(图41-1)。

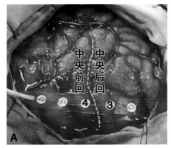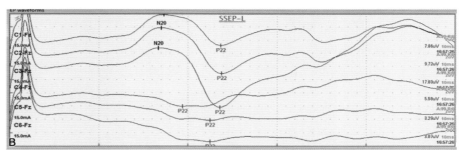

图41-1　术中皮质体感诱发电位相位反转技术定位中央沟
SEP相位反转技术应用实例,图示3、4触点间位置为中央沟

需要注意的是,中央沟定位并非功能区定位的全部,临床中多将其作为功能区定位的前置操作,要实现进一步的功能区精确定位,需要结合其他术中监测技术,最主要的就是术中直接电刺激技术。

(王　爽　白红民　乔　慧)

第三节　术中直接电刺激识别定位技术

术中直接电刺激技术能够在手术切除过程中实现皮质及皮质下功能结构的精确定位并判断功能传导通路的完整性,该技术准确、可靠、安全,是当前皮质及皮质下功能结构定位的核心技术。不同研究中心使用的直接电刺激参数不尽相同,传统直接电刺激(Penfield法)的刺激参数为50~60Hz方波刺激,脉宽0.1~0.3毫秒,每串刺激持续2~5秒,最大刺激强度不超过20mA,刺激间歇为10~20秒;目前部分中心开始使用高频多脉冲刺激,具体参数为刺激频率250~500Hz,刺激强度1~40mA或4~120V,5~10个脉冲,脉宽50~500微秒,可以有效改善传统直接电刺激易诱发癫痫,且容易引发组织疲劳的问题。初始刺激强度通常设置为1mA,并逐次增加0.5~1mA,直至产生有效反应。在反应的记录上,可以选用唤醒状态下功能评价以及肌电图监测。需要注意的是,术中直接电刺激有诱发癫痫的可能,大多数为局灶性,通常在1~2秒内自行停止,且不发生扩散。如术中癫痫未能自行停止,可用4℃冰林格液快速冲洗受刺激的大脑皮质,癫痫症状常可在数秒内得到控制。

根据选用刺激探头的类型,直接电刺激可分为单极刺激和双极刺激(图41-2)。单极刺激的特点是电流密度分布更好,具有可预测性,导致刺激强度和反应强度之间存在直接相关性,而且单极电刺激诱发癫痫发作的概率很小;此外,有研究提出引出反应的刺激强度阈值

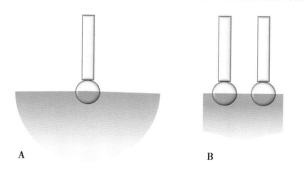

图41-2　单极刺激与双极刺激的电场分布差异

A.单极刺激的电场分布,刺激电流由刺激点向外周扩散;B.双极刺激的电场分布,刺激电流主要局限在两刺激点之间。

与刺激点距离功能结构的距离成正比,其关系约为1mA:1mm。单极刺激主要的局限在于刺激电流外周扩散能力较强,有时可越过靶组织激活周围任何可兴奋组织导致假阳性反应。与此相反,双极刺激的刺激电流主要局限在两极之间,外周扩散微乎其微,局部刺激更加精确。双极刺激的主要缺点是如果电极间缺少电阻组织可导致电流分流,例如术腔冲洗或短暂出血时电流主要通过液体,可导致假阴性反应;此外,双极电刺激对手术医师在刺激强度掌握上的要求更为严格,术中诱发癫痫的发生率相对更高,一般可达10%~20%左右。简而言之,单极刺激的灵敏度高,适合判断刺激点距离功能结构的距离;而需要高度特异性地实现功能区精确定位时,使用双极刺激更佳。在病变与皮质下传导束关系密切时,往往需要结合单、双极刺激的结果确定手术策略。

术野范围内的全部皮质都属于需要直接电刺激的范围,按照一定规律依次刺激每个靶区(暴露的皮质),循环刺激每个靶区至少3次,当3次刺激中有2次出现阳性表现时,则应将该靶区认定为功能区,用数字标签标记并记录其阳性反应的类型,继续检查其他区域,直至标记出全部功能区。最后在明确病变与功能区关系的前提下临时制定手术策略,对病变进行切除。如病变位置较深,可通过皮质下刺激明确病变切除的深部功能边界,其刺激方法和判定同皮质电刺激技术,与切除病变交替进行,直至将未累及功能结构的病变全部切除。

运动功能区的定位可以在全麻下通过直接皮质/皮质下电刺激进行,其观察记录方法有两种:一种是直接观察手术部位对侧的面部和肢体活动情况,在刺激达到一定阈值后,可观察到相应部位的肌肉出现快速收缩;另一种方式是通过肌电图或MEP监测技术进行记录,相比直接观察要更为敏感、准确和安全。而语言功能区的定位,则必须通过唤醒麻醉下直接电刺激进行。

(王　爽　白红民　乔　慧)

第四节　术中持续运动诱发电位监测技术

运动诱发电位(motor evoked potential,MEP)监测即通过刺激中央前回运动区皮质,在外周相应肌群记录刺激诱发的复合肌肉动作电位(compound muscle action potential,CMAP),术中持续监测MEP诱发CMAP的最终目的是进行术中持续运动功能监测,以达到对运动功能的最大保护作用。

在完成 SEP 确定中央沟后,将条状电极放置在中央前回,一般使用第一个触点作为刺激电极的阳极进行电刺激。测试过程中需要手术医生配合,不断调整刺激电极的位置,根据所诱发的 CMAP 来确定皮质主要运动功能区的位置。术中 MEP 能否诱发出 CMAP 最主要的影响因素是年龄和麻醉剂的应用。年龄是影响 MEP 检出率最主要的影响因素,年龄越小,检出率越低。对于 2 岁以上涉及运动区的癫痫手术,都应该尝试术中 MEP

监测,以尽可能保护运动功能(图 41-3)。如患者术前已经存在运动功能缺陷(偏瘫),或术前常规 SEP 未引出,常意味着术中 MEP 监测可能失败。若患者为先天皮质发育不良或生后早期的局部损伤,其功能区很可能已经发生转移,特别是那些没有表现出明显功能缺陷的患者。此时可在周围相邻脑回尝试电刺激,有时可在其他脑区诱发出 CMAP,为手术医生提供重要信息。

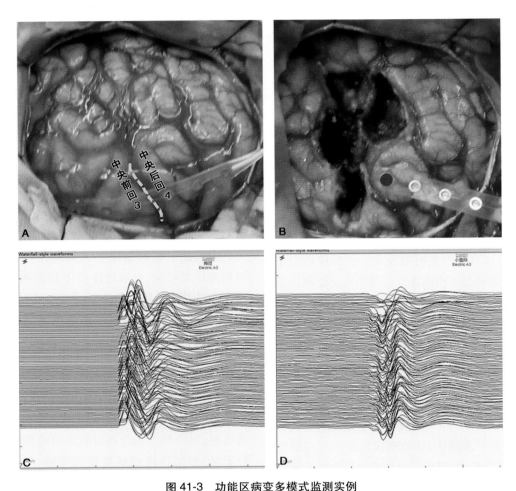

图 41-3　功能区病变多模式监测实例

患者 10 岁,女,右侧中央前回病变,术中功能 mapping 发现运动功能转移至中央后回,在 MEP 持续监测下切除病灶,术后运动功能完全正常。A. 显示中央区结构;B. 术中持续监测位置位于中央后回;C、D. 显示手术结束前拇短展肌及小鱼际肌的 CMAP 波幅稳定。

一旦根据 CMAP 确定了主要肌群在皮质的投射位置,则可将条状刺激电极放置在相应部位,一般放置在距离病变区域或手术切除范围最近的功能区。在手术切除过程中对 MEP 进行持续监测,每隔 1~5 秒给予一次串刺激,形成连续的 CMAP "瀑布图"。手术操作距离功能区越近,刺激的间隔应越短,以及时发现 CMAP 波幅的变化。一旦出现 CMAP 波幅降低甚至消失,表明手术操作影响或损伤到运动区皮质或皮质脊髓束,此时手术医师应及时暂停手术,避免损

伤患者运动功能(图 41-4)。如术中 CMAP 保持波幅稳定,则术后一般没有运动功能损伤。如 CMAP 短暂减低或消失但能够恢复,术后的运动功能也基本正常。而如果术中 CMAP 有不可逆的消失,术后运动功能会有不同程度的损伤。

对于不同性质的中央区病变,其致痫区和功能区的关系可能有很大不同(图 41-5)。例如 FCD Ⅱ b 型除引起癫痫外,几乎没有正常功能,因此患者如在发作间期没有功能缺损,即使病变位于中央区,完全切除后也可

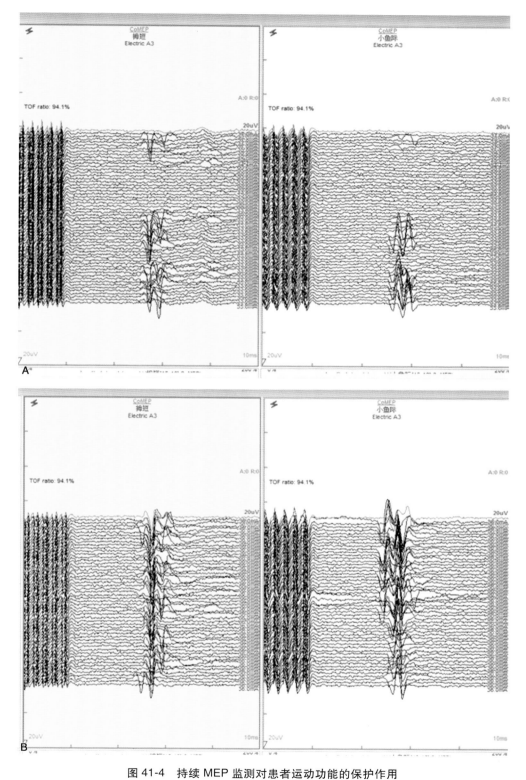

图 41-4 持续 MEP 监测对患者运动功能的保护作用

患者 2 岁,女,右侧中央区下部 FCD,术中 MEP 监测过程中,CMAP 一过性消失(A),及时提醒术者,暂停手术,CMAP 恢复(B),术后运动功能正常。

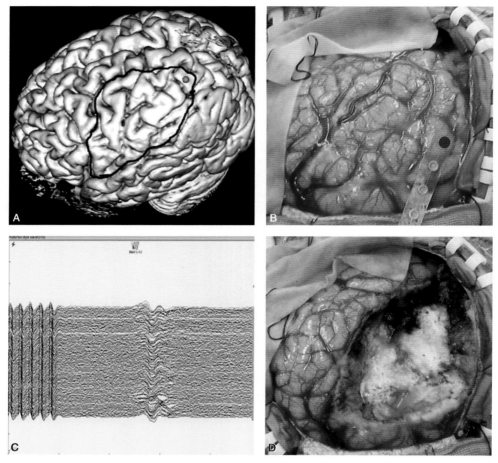

图 41-5　应用 MEP 监测判定致痫区与功能区位置关系

患者 1 岁 5 月,男,左侧中央区皮质发育不良。A. 中央区结构紊乱,难以辨认 CS(黑框内为预计切除的病灶);B、C. 术中 MEP 显示病灶有功能;D. 手术切除了具有功能的病灶。患儿术后无发作,但运动功能受到了影响。

能不影响正常运动功能。而有些病变,如巨脑回伴多微小脑回、半侧巨脑症等发育畸形,病变本身既有致痫功能又有正常功能,即便不是半球手术,也很难在完全切除致痫区的同时保留正常功能。

（王　爽　白红民　乔　慧）

第五节　唤醒麻醉下功能区监测

唤醒麻醉是 21 世纪初引入我国的全新神经外科手术方法,其核心是通过在手术进行过程中将麻醉状态下的患者唤醒,使患者配合医师指示和直接电刺激操作,完成功能区定位,是目前最有效的功能区监测方法。

在唤醒麻醉下直接电刺激的过程中,正确的刺激方法和刺激参数尤为重要,一般推荐采用双极神经电刺激器(双极间隔 5mm)进行刺激,刺激波形为双相方波,推荐刺激频率 50~60Hz,波宽 800~1 000 微秒,采

用连续刺激模式。刺激强度可根据脑电图监测出现后放电(图 41-6)和产生神经功能活动情况确定,通常由 1mA 起,以 0.5~1mA 的幅度逐渐增加刺激电流强度,直至诱发出阳性反应或脑电图发现后放电。唤醒状态下通常为 2~4mA,最大不超过 6mA。按照一定规律循环刺激术野内各处靶区至少 3 次,每次刺激持续时间:运动和感觉任务约为 1 秒,语言和其他认知任务约为 4 秒。

大脑皮质上的重要语言功能区范围一般较小($<2cm^2$),而且其具体解剖部位往往存在较大的个体差异,相关手术更加需要神经电生理的参与。由于语言对刺激的反应主要表现为抑制作用,只有在唤醒麻醉状态下才能实现语言功能区的监测。在术中短暂的时间内监测所有语言功能是不现实的,因此术中需要设置监测基本语言功能的任务,目前国际上公认的任务有数数、幻灯片命名和阅读,下面简要介绍一些语言功能监测中的常用任务。

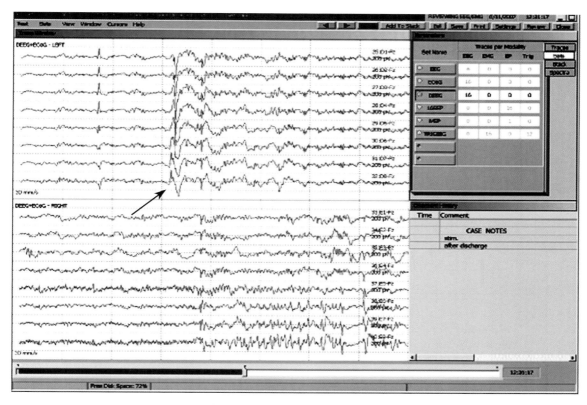

图 41-6　唤醒术中依据后放电进行电刺激强度的选择

电刺激过程中,在电极周围持续监测脑电,同时确定语言区过程中,根据后放电确定刺激强度,图中箭头所指为后放电脑电图。

1. 数数任务　患者在唤醒后电刺激过程中,首先进行数数,通常是有一定节奏地从 1 数到 10,一直重复,如果患者出现数数中断,则初步定义刺激区为运动性语言中枢,也就是 Broca 区。

2. 命名任务(图 41-7)　80 幅黑白图片用幻灯片

播放,4 秒钟一幅,幻灯片切换过程中用响亮的声音提示,患者看到幻灯片后命名图片,并说出"这是……"。电刺激过程中,患者连续命名图片,如果患者不能命名图片,提示该区域为命名性语言中枢。

3. 阅读任务(图 41-8)　电刺激过程中,患者在阅

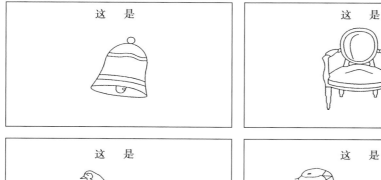

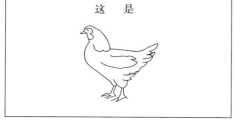

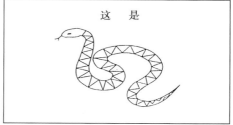

图 41-7　术中监测语言任务模式——图片命名任务

图示为当前唤醒手术术中判断语言功能最为常用的图片命名任务,术中向患者展示上述图片,根据患者的回答情况,可以判断刺激位置是否影响患者语言功能。

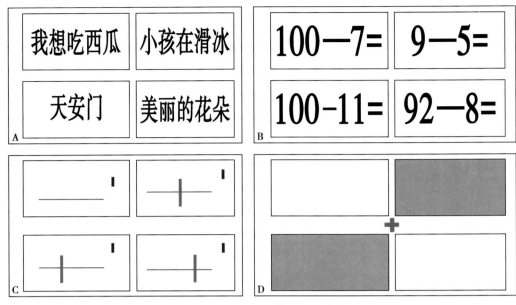

图 41-8 术中监测语言任务模式——其他任务

图示唤醒手术术中语言功能定位除图片命名任务之外常用的其他任务。A.阅读任务;B.计算任务;C.半侧忽略任务:左上角为呈现给患者的纸上图像,右上角显示患者无半侧忽略;如果是右侧顶叶病变,左下角通常为假阳性,右下角为阳性刺激标线,提示左侧忽略;D.视野任务,左侧病变采用这种左上—右下图片命名任务,患者同时命名两个图片;如果是右侧病变,则相反,采用右上—左下图片命名任务。

读一些幻灯片,幻灯片上的文字采用简单的语言,如"音乐感动我""我爱吃西瓜""小孩在滑冰"等,患者在4秒钟内阅读并读出上述文字。

4. 计算任务(图 41-8) 计算任务主要涉及简单的 2 位数以内的加减乘除计算,如"25-9 =""8×4 =""11+26 ="等。这些运算式也是用计算机幻灯片呈现,4秒钟 1 个,患者要求读出运算式并说出正确答案。

5. 半侧忽略任务(图 41-8) 采用直线等分试验,一张纸上有一根直线,让患者在术中用标记笔画出中线,如果明显偏到右侧,则提示左侧忽略。右侧顶叶病变常需要此任务。

6. 视野任务(图 41-8) 十字交叉的两个图像同时命名,术前告知患者盯住中间十字,同时命名两个物体,如果一侧不命名,此时电刺激表现为闪光、视物模糊或视野黑矇为阳性表现。由于下视野较上视野更重要,因此左侧病变通常采用左上—右下图片命名,右侧病变通常采用右上—左下图片命名。

7. 其他任务 包括面孔识别、工作记忆、表情判断等。

一般最常用的任务为图片命名,但视情况也可选用文句阅读、文句理解、听觉反应命名等其他语言功能任务。功能区监测常用语言任务及阳性表现可参见表41-1。

表 41-1 术中语言监测阳性刺激点表现类型

失语类型	表现
讲话抑制	刺激过程中,患者在数数或命名幻灯片过程中突然出现语言中断,但没有面部或舌头的不随意运动,刺激停止后,患者能继续命名或数数
命名不能	患者可以说出:"这是……",但不能说明图片的名称
错语	尽管患者能讲话,但命名错误,如"雨伞"命名为"大树",这种错语属于语义错语,通常是 Wernicke 区,另外患者虽然命名正确,但语音错误,如"老虎"命名为"Nao Fu",除外患者地方发音外,这种错语属于语音错语
构音障碍	患者在电刺激过程中出现语言抑制,但出现明显舌肌或面部肌肉抽搐,严格说这些区域不是语言区,只是运动区,但也是与语言功能密切相关的脑区

至于运动功能区监测,在唤醒术中,由于患者处于清醒状态,其自身的活动会对肌电图及 MEP 记录造成干扰,因此运动功能区的定位只能通过直接观察手术部位对侧肌肉的反应来进行。但同时唤醒麻醉下运动功能区监测也具有自身独特的优点:首先,患者全程处于清醒状态,能够对自己的感知进行描述,刺激反应可以同时获得医患双方的确证和认可;其次,唤醒状态下可

以完成运动抑制功能的监测(即嘱患者做相应运动,观察刺激是否对患者运动产生抑制)。

在手术切除病变过程中,患者反复完成一系列的运动和语言任务。如患者出现肢体活动乏力、语言异常或存在异常感觉,则应进行皮质下电刺激,确认是否存在重要传导束,运动区皮质下纤维主要是锥体束、额纹状体束;感觉区的皮质下纤维主要是丘脑上辐射;语言区皮质下需要监测和保护的重要结构有上纵束、下枕额束、下纵束、额斜束和额纹状体束;视觉传导路的主要皮质下纤维是视放射,半侧忽略主要的传导束是弓状束。

此外,使用唤醒麻醉下直接电刺激进行功能区监测时,还有一些细节需要注意:①术前不要使用苯巴比妥钠针等镇静催眠药物,避免患者术中昏睡,不能配合,唤醒过程中注意使用保温毯,避免唤醒后出现寒战,不能配合;②避免连续两次阳性刺激,连续两次阳性刺激会

诱发患者术中出现癫痫持续状态,而后出现持续的假阴性刺激结果;③刺激区域保持稍微干燥,不能有脑脊液或盐水,因为脑脊液和盐水的电阻小于皮质的电阻,如果存在上述液体,容易在双极之间产生短路,造成假阴性刺激结果;④注重预防癫痫持续状态,刺激频率不能太快、刺激持续时间不能太长、刺激电流不能太大、避免连续两次阳性刺激。术中如电刺激诱发出癫痫持续状态发作,及时用冰盐水冲洗刺激部位皮质,通常可终止癫痫发作;⑤语言区阳性部位判定通常需要3次刺激,至少有2次阳性结果才能判定为语言区,如只有1次阳性结果,在切除过程中接近这一部位时一定要注意患者的语言状况,如果出现各种类型的语言障碍,则需要保留该区域;⑥术后将术中定位的照片和术前磁共振进行比对,将术中定位的标志点标记到磁共振表面图中,并记录其坐标(图41-9)。

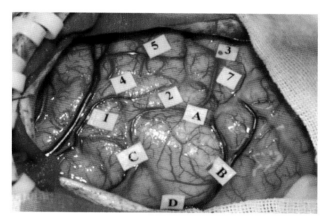 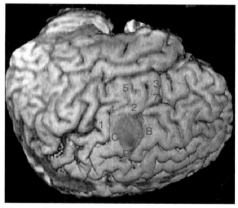

图41-9　直接皮质电刺激结果在磁共振影像上的标记
术中定位的照片与患者的磁共振表面图进行比对,将阳性刺激点标记到磁共振中。

综上所述,IONM在癫痫外科中是可行而且必要的技术,安全有效。对于患者的语言运动功能保护起到至关重要的作用。对于不同的病变,IONM遇到的困难不同,需要对患者的解剖结构、致痫灶与功能区的关系、电生理检测结果的判断以及不同麻醉剂对电生理的影响等知识均有相当的了解,才能在术中瞬息万变的情况下提供有用的信息给术者,从而达到完美的功能保护的结果。

(王　爽　白红民　乔　慧)

|参考文献

[1] 中国医师协会神经外科分会神经电生理监测专家委员会.中国神经外科术中电生理监测规范(2017版)[J].中华医学杂志,2018(17):1283-1293.

[2] NAJM I M,TASSI L,SARNAT H B,et al. Epilepsies associated with focal cortical dysplasias(FCDs)[J]. Acta Neuro-pathol,2014,(128):5-19.

[3] GUERRINI R,BARBA C. Malformations of cortical development and aberrant corticalnetworks:epileptogenesis and functional organization[J]. J Clin Neurophysiol,2010,(27):372-379.

[4] GUERRINIR,DUCHOWNY M,JAYAKAR P,et al. Diagnostic methods and treatment options for focal cortical dysplasia[J]. Epilepsia,2015,(10):1-18.

[5] SIMON M V. Intraoperative neurophysiological sensorimotor mapping and monitoring in supratentorial surgery[J]. J Clin Neurophysiol,2013,(30):571-590.

[6] NEULOH G,BIEN C G,CLUSMANN H,et al. Continuous motor monitoring enhances functional preservation and seizure-free outcome in surgery for 7intractable focal epilepsy[J]. Acta Neurochir,2010,(152):1307-1314.

[7] SCHUCHT P,SEIDEL K,MUREK M,et al. Low-threshold

monopolar motor mapping for resection oflesions in motor elo-quent areas in children and adolescents[J]. J Neurosurg Pediatrics,2014,(13):572-578.

[8] NG W H,OCHI A,RUTKA J T,et al. Stimulation threshold potentials of intraoperativecortical motor mapping using monopolar trainsof five in pediatric epilepsy surgery[J]. Childs Nerv Syst,2010,(26):675-679.

[9] SANDRO M,KRIEG,EHABSHIBAN,DORIS DROESE,et al. Predictive value and safety of intraoperativeneurophysiological monitoring with motorevoked potentials in glioma surgery[J]. Neurosurgery,2012,(70):1060-1071.

[10] 王爽,蔡立新,刘庆祝,等.术中神经电生理监测在儿童癫痫外科中的应用[J].中华神经外科杂志,2018,34(9):883-888.

[11] BANDER ED,SHELKOV E,MODIK O,et al. Use of the train-of-five bipolar technique to provide reliable,spatially accurate motor cortex identification in asleep patients[J]. Neurosurg Focus,2020,48(2):E4.

[12] MANFIELD J,WAQAR M,MERCER D,et al. Multimodal mapping and monitoring is beneficial during awake craniotomy for intra-cranial tumours:results of a dual centre retrospective study[J]. Br J Neurosurg,2021,1-6.

[13] MORSY AA,ISMAIL AM,NASR YM,et al. Predictors of stimulation-induced seizures during perirolandic glioma resection using intraoperative mapping techniques[J]. Surg Neurol Int,2021,12:117.

[14] GOGOS AJ,YOUNG JS,MORSHED RA,et al. Triple motor mapping:transcranial,bipolar,and monopolar mapping for supratentorial glioma resection adjacent to motor pathways[J]. J Neurosurg,2020,1-10.

第四十二章 颞叶癫痫手术

第一节 背 景

颞叶癫痫是指各种原因引起的起源于颞叶结构的局灶性癫痫综合征,是最常见的难治性局灶性癫痫类型之一。根据发作起源的具体解剖学定位,颞叶癫痫又分为内侧型、外侧型和内外侧型。内侧型,即颞叶内侧癫痫,指致痫区局限于颞叶内侧结构,即海马、海马旁回、杏仁核;外侧型,即颞叶新皮质癫痫,是指致痫区局限于颞叶新皮质;内外侧型指致痫区同时累及颞叶内外侧结构,比如颞叶的皮质发育不良、低级别肿瘤引起的"双重病理"的情况。2005年Ryvlin和Kahane教授在分析颞叶癫痫手术失败的原因时,提出颞叶癫痫附加症的概念,即致痫区涉及颞叶及颞叶外相关区域的多脑叶癫痫,包括岛叶岛盖区、眶额区、颞顶枕交界区。手术是治疗难治性颞叶癫痫的首选方法。

20世纪40~50年代,在加拿大蒙特利尔神经病学研究所的Penfield和Jasper教授最早开展包括颞叶切除术在内的传统癫痫手术。1950年Penfield和Flanigin最早发表了一组难治性颞叶癫痫实施颞叶切除术治疗的病例,他们以发作形式、EEG、X线为依据诊断颞叶癫痫,术后随访的无发作率达53%。1951年Bailey和Gibbs夫妇提出通过EEG来诊断精神运动性癫痫,并通过前颞叶切除术治疗。前颞叶切除术指颞叶内侧和外侧结构的切除,具体包括前颞叶新皮质、杏仁核大部分、海马、海马旁回(包括钩回),但海马后部和新皮质的切除范围因人而异。Murray Falconer在1950年提出的标准前颞叶切除术是世界范围内应用最广泛的术式,其颞叶新皮质切除范围为4~6cm。随着CT、MRI、PET、SPECT,以及颅内电极监测等技术的出现,人们对致痫区的定位更加准确。为了减少前颞叶切除术对认知和记忆功能的影响,对颞叶新皮质和内侧结构的切除范围经过了多次改进。裁剪式前颞叶切除术是通过术前无创评估信息(症状学、脑电图、影像学)、术中皮质脑电图(ECoG)监测以及术中语言功能区定位等信息,综合确定颞叶新皮质切除的范围,目的是彻底切除致痫区的

同时避免重要神经功能损伤。而通过颅内电极监测或术中ECoG监测,考虑颞叶癫痫附加症的患者,需要同时进行颞叶外相应区域的皮质切除。对于内侧颞叶癫痫患者,为减少颞叶新皮质及白质传导束的损伤,局限性的颞叶内侧结构切除术被逐渐应用。1958年Niemmeyer首先提出经颞中回的选择性海马杏仁核切除术。之后Wieser和Yaşargil提出经外侧裂选择行海马杏仁核切除术,Spencer提出前内侧颞叶切除术。由于海马的切除,特别是优势侧不伴海马萎缩硬化的患者,可造成永久性的言语记忆功能下降。为此,2006年Shimizu提出海马横切术,初步的临床随访显示,其癫痫控制效果与切除性手术相当,记忆功能的影响明显降低。近年来随着立体脑电图的应用,人们也尝试射频热凝或激光消融的方法毁损颞叶内侧结构,达到微创毁损颞叶内侧致痫灶的目的,其癫痫控制效果和手术风险仍待进一步研究。

我国颞叶癫痫外科手术的开创者是赵雅度教授和史玉泉教授,他们在20世纪60年代分别报道了颞叶切除术的相关经验。进入20世纪80年代,我国各地都相继发表了颞叶切除术文章,其中报道较早而且病例数较多的有南京的谭启富教授、成都的高立达教授、武汉的李龄教授等。进入21世纪以来,我国癫痫外科发展迅速,各种经典的颞叶癫痫手术方式均有开展,近来射频热凝或激光消融的方法毁损颞叶内侧结构的技术也逐步开展。

(王逢鹏)

第二节 颞叶的解剖

一、颞叶的大体解剖

颞叶主体坐落于中颅窝,在外侧面,其上界为外侧裂及其延长线,后界为枕前切迹至顶枕沟的假想连线(图42-1);底面以枕前切迹与顶枕沟下端的假想连线与枕叶分界;内侧面通过脑池与海绵窦、下丘脑、视束、中脑等结构相邻。

颞叶外侧面由前后走行的颞上沟和颞下沟,分为颞上回、颞中回、颞下回3个平行的脑回(图42-1)。颞叶

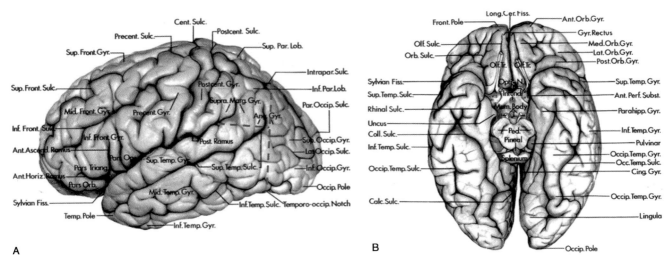

A

B

图 42-1　颞叶侧面及底面观

A. 左侧颞叶侧面观，红色虚线为颞叶后界示意，颞叶外侧面由前后走行的颞上沟和颞下沟，分为颞上回、颞中回、颞下回三个平行的脑回。B. 颞叶底面观，颞叶底面由纵行的侧腹沟和颞枕沟划分为海马旁回、梭状回和颞下回。Sylvian fiss：外侧裂；Temp. Pole：颞极；Sup. Temp. Gyr：颞上回；Sup. Temp. Sulc：颞上沟；Mid. Temp. Gyr：颞中回；Inf. Temp. sulc：颞下沟；Inf. Temp. Gyr：颞下回；Temporo-occip. Notch：颞枕切迹。

底面由纵行的侧腹沟和颞枕沟划分为海马旁回、梭状回和颞下回。梭状回前端向上内卷曲，形成钩回。后方则被距状沟前段分隔，分别与扣带回峡部和舌回融合。侧腹沟是最恒定的脑沟之一，位于颞角的下方，向上深嵌入基底面形成侧腹隆起。颞叶的内侧面主要由海马旁回和钩回的圆形内侧面构成。内嗅皮质是指海马旁回前部内侧皮质，与海马及颞叶新皮质存在双向联系，是联系新皮质与边缘系统的重要结构。下托是指海马旁回内上的平坦面。

海马位于颞角内侧面和底面，呈"C"字形围绕中脑，前部膨大，后部缩窄，表面光滑，外形很像水生物海马的形状，故而得名。海马长4~5cm，前后分为头、体、尾3个节段。海马头体积最大，指向前内侧并膨大，构成钩回后段的上部，其脑室面有形似足趾的凹凸，称为海马趾。海马体从穹隆伞的起点开始，沿颞角底部向内侧延伸，逐渐变窄成尾部，逐渐消失于胼胝体压部下方。海马内侧界为穹隆伞，外侧边界为侧腹隆起。海马表面几乎被内侧的脉络丛所覆盖，只有海马头无脉络丛。脉络丛与海马之间的裂隙为脉络裂，与环池相交通。尾部穹隆伞向上行走于胼胝体腹侧，与穹隆脚延续（图42-2）。

海马的冠状切面是双皮质结构，由阿蒙角（或海马本体）和齿状回组成，是两个"C"板层相互卷曲锁合的结构。从下向上的结构依次为：海马旁回及其内上部的下托、海马沟、齿状回、阿蒙角、穹隆伞。阿蒙角因其细胞构筑的不同，从下托延续开始，至卷入齿状回的凹槽，依次为CA1、CA2、CA3、CA4区。齿状回以"U"型板层

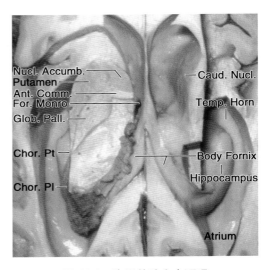

图 42-2　海马的脑室内面观

Nucl. Accumb：伏核；Putamen：壳核；Ant. Comm：前联合；For. Monro：麦氏孔；Glob. Pall：苍白球；Chor. Pt：下脉络点；Chor. Pl：脉络丛；Caud. Nucl：尾状核；Temp. Horn：颞角；Body Fronix：穹隆体；Hippcampus：海马；Atrium：房部。

包绕阿蒙角CA4区，从内侧海马旁回上方的海马沟内可见其边缘，外形以齿状突起为特点（详见第二篇第七章"癫痫外科的相关病理"及第四篇第二十章"颞叶内侧硬化"相关章节）（图42-3）。

杏仁核位于钩回前部内，构成侧脑室颞角的前壁，向上与屏状核和苍白球相融合。杏仁核后上部在海马头部和钩隐窝的斜后上方，形成颞角顶壁的前部。杏仁核是由多组神经核组成的灰质团块，直径约8mm。

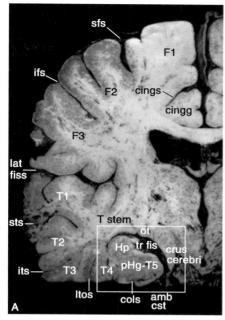
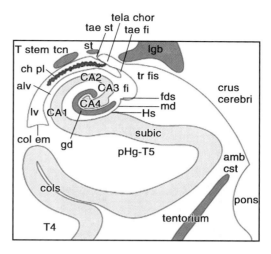

图 42-3　海马的冠状切面图

A.右侧海马体冠状切面图;B.海马冠状切面结构示意图。Hp:海马;ot:视束;tr fis:脉络膜裂;pHg-T5:海马旁回-T5;cols:侧腹沟;T stem:颞干;ch pl:脉络丛;alv:海马槽;lv:侧脑室;col em:侧腹隆起;subic:下托;tcn:尾状核尾部;st:纹状体;tela chor:脉络丛;tr fis:横裂;gd:齿状回;fi:穹隆伞;tae st:终纹尾部;md:齿缘;fds:伞齿裂;crus cerebri:大脑脚;amb cst:鞍上池;tentorium:天幕;pons:脑桥。

二、颞叶血管解剖

(一) 颞叶动脉血供

颞叶外侧面新皮质血供主要来自大脑中动脉,大脑中动脉 M1 段在外侧裂的蝶部(岛阈表面)分叉,M2、M3段由前向后依次分支出颞极动脉、颞前动脉、颞中动脉、颞后动脉、角回动脉。

颞叶内侧和底面血供主要起源于大脑后动脉,部分起源于脉络膜前动脉。脉络膜前动脉在沟回前段的中部水平发自颈内动脉下外侧壁,向后绕沟回尖端继续上升达后段上部,穿经脉络裂,营养脉络丛颞部。在钩回内侧,其发出分支从钩内侧到达钩沟,并且发出穿支供应内囊等深部区域。脉络膜前动脉穿经脉络裂进入颞角的位置为下脉络点,是脉络丛附着的脉络裂前端,紧靠海马头的后方。

大脑后动脉 P1 段位于脚间池,延续至 P2 位于钩回内侧的脚池,之后进入海马旁回内侧的环池,发出三组供应海马的动脉,前组供应海马头及钩回,起自于 P2 的主干,与脉络膜前动脉的钩回分支吻合。中组供应海马体及尾部,起自于 P2 主干或颞下动脉分支。后组供应海马体及尾部,起源于大脑后动脉的分支-压动脉。同时,上述供血动脉在海马沟内吻合形成弓形血管网。

(二) 颞叶静脉引流

颞叶静脉分为引流凸面的外侧组和引流底面的下组,外侧组的外侧裂静脉通过下吻合(Labbé)静脉汇入横窦或岩上窦,通过上吻合(Trolard)静脉入矢状窦,Labbé 静脉的损伤常导致严重脑水肿和出血性梗死。下组静脉汇入小脑幕前外侧窦和基底静脉。

三、颞叶内侧毗邻结构

颞叶内侧毗邻重要神经血管结构,对颞叶手术的操作具有重要意义。颞叶钩回前部内面为外侧裂的近端,内侧为颈动脉池,含颈内动脉和大脑中动脉的近端。钩回后部面对脚池及内侧大脑脚,池内有大脑后动脉、脉络膜前动脉和脉络膜后内侧动脉穿行,视束位于钩回后部内侧缘上方,脚池顶壁。钩回尖端指向内侧的动眼神经和后交通动脉(图 42-4)。

四、颞干和视辐射

颞干由侧脑室顶壁和下环岛沟之间的白质传导束组成,位于岛阈至外侧膝状体之间,穿行的传导束包括前联合、钩束、下额枕束、视辐射的大部分和下丘脑束。

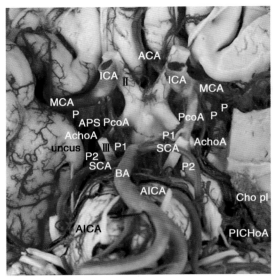

rostral
└left

图 42-4 颞叶内侧毗邻结构(底面观)

uncus:钩回;MCA:大脑中动脉;ICA:颈内动脉;APS 前穿质;AchoA:脉络膜前动脉;Ⅲ:动眼神经;P1:大脑后动脉 P1 段;P2:大脑后动脉 P2 段;SCA:小脑上动脉;AICA 小脑前下动脉;P:穿支动脉;Cho pl:脉络丛;PICHoA:脉络膜后动脉。

视辐射起自于外侧膝状体,分为前、中、后三组,Meyer 攀是视辐射的前组,向前呈襻状绕过颞角顶壁,最远可达颞角尖,向后走行于颞角外侧壁上达距状沟下唇。从岛阈到 Meyer 攀前缘的距离为 10.2~15.5mm,损伤 Meyer 攀将导致对侧同向性上 1/4 象限盲;中组沿颞角顶壁向外,转向后方沿房部和枕角外侧壁走行,负责黄斑视野;后组直接向后沿房部和枕角外侧壁止于距状沟上唇,负责下半部视野。

(王逢鹏 马久红)

第三节 颞叶癫痫的手术方式

癫痫外科手术目的是获得癫痫控制的同时,避免神经功能和认知功能的损伤,以最大限度提高患者的生活质量。因此,颞叶癫痫手术策略与致痫区的判断、脑功能保护、手术创伤、术者经验等有关。最初提出的前颞叶切除术,以及后来广泛应用的标准前颞叶切除术,手术目的是通过切除一定范围的颞叶新皮质,获得切除内侧颞叶结构的通路。对于颞叶新皮质病变(皮质发育畸形、低级别肿瘤、海绵状血管瘤等)引起的单纯颞叶新皮质癫痫,切除相应颞叶外侧皮质就足够了。然而颞叶新皮质病变往往与颞叶内侧结构共同成为致痫区,需同时切除以获得良好癫痫控制。裁剪式前颞叶切除术,

便是根据术前评估(症状学、脑电图、结构及功能影像学、ECoG 或颅内电极监测等)结果确定颞叶新皮质切除范围。然而,对于致痫区局限于颞叶内侧结构的内侧颞叶癫痫患者,为尽量避免颞叶新皮质及传导束损伤,学者又提出了选择性海马杏仁核切除术,其切除范围包括杏仁核、海马及海马旁回在内的颞叶内侧结构,根据入路不同产生了多种术式。随着手术技术的进展和立体脑电图的应用,为了进一步减少记忆损伤或手术创伤,学者们又提出了海马横切术、射频热凝治疗等方式。

一、标准前颞叶切除术

经典前颞叶切除术的切除范围包括颞叶外侧新皮质和颞叶内侧结构的切除,可以分块或整块切除,本章在 Grivin 教授描述手术步骤基础上,根据本中心经验做改进。

1. 体位 仰卧位,一侧垫肩,床头抬高使头部高于心脏水平,头偏向对侧,顶部略下垂,使颞骨鳞部处于水平位,中颅窝底与水平面垂直,使得颞叶内侧结构暴露良好。

2. 切口 最常用问号形切口,起自于耳屏前方,沿耳廓上方向至耳廓后缘水平,再向前沿颞上线向前至额部发迹内。该切口的优点是美观,不担心皮瓣露出发迹,同时不切断颞肌。我中心采用耳屏前方额颞直行,上部略弧形向前的切口(图 42-5),该切口为线性切口、纵行切开颞肌,避免横行切断颞肌及滋养血管导致的术后颞肌萎缩。切口常规配"止血水"沿切口分层注射,以减少出血和术后伤口疼痛,"止血水"配方为:肾上腺素 0.1mg+0.2% 罗哌卡因 10ml+生理盐水。

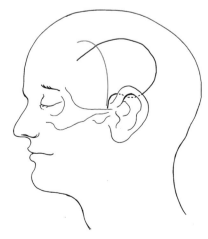

图 42-5 前颞叶切除术切口示意

黑色为经典"?"形切口,橙色为笔者中心常用弧形手术切口。

3. 开颅　沿切口线剥离颞肌、牵开颞肌和头皮，暴露颅骨，上界尽量向前和基底部分离颞肌。骨窗上缘位于颞骨上方稍高于颞骨鳞缝（此处大概较侧裂高 1～1.5cm），下缘高于颧弓约 1cm，后方至耳廓后缘，前缘尽量向前下，形成以翼点为中心的约 5cm×6cm 骨瓣。硬膜 U 形剪开，暴露侧裂、颞上回、颞中回，颞极 2.5cm 内往往位于骨窗下。肉眼观察颞叶表面有无异常，看清侧裂血管走行，确认 Labbé 静脉，识别额下回岛盖部和中央前回。

4. 颞叶新皮质切除

（1）颞叶新皮质切除后界的确定：标准前颞叶切除术的后界在各中心遵循的标准不同，一般采用颞中回水平距离颞极的距离为标准，优势半球不超过 5cm，非优势半球不超过 6cm。有学者采用颞上回水平测量，距离颞极 4～5cm 左右为界。也有学者根据脑沟界定，左侧不超过中央沟水平，右侧不超过中央前沟水平。尽量利用附近颞上回存在的脑沟，这样后界可以使用软膜下切除技术，减少损伤瘢痕。后界附近的大血管尽量保留，特别是 Labbé 静脉。切缘向后下延伸，颞下回切开后界一般距离颞极 6cm 左右。颞底切开的后界一般沿颞下回后界呈角向后斜行，跨过颞下回下表面和索状回直至侧腹沟。

（2）颞叶新皮质切除方式：目前多主张不保留颞上回，笔者中心经验是首先解剖侧裂静脉，分离外侧裂，牵拉并抬起颞盖内唇，逐渐显露颞盖内侧面及其覆盖的岛叶，期间注意追溯、并判断大脑中动脉分支，对供应切除范围的大脑中动脉分支，予逐一电凝并剪断，以减少出血和暴露的妨碍，直至环岛下沟，继续向前、后扩大暴露范围，前至环岛下沟前端，与大脑中动脉 M1 段分叉处，后至颞上回切除后界（视频 42-1）。在颞极内侧沿着硬膜缘水平剪开软脑膜，向外侧牵拉前颞叶，继续深入，硬膜缘继续向后下行软膜下皮质切除，直到颞叶内侧下方，在颞干前端下方尽量向后软膜下分离，直到沟回与颞极的分界处。此处可通过软膜看到天幕游离缘，以及动眼神经和颈内动脉，这是颞叶前内侧分离的关键步骤（视频 42-2）。

视频 42-1　前颞叶切除术-解剖侧裂

视频 42-2　前颞叶切除术-分离颞极

此时可转而处理颞叶切除后界，从颞上回开始，沿计划的颞叶切除后界切开颞上回、颞中回、颞下回至颞底，此时找到侧脑室颞角是关键，可以从环岛下沟切开颞干进入，也可以从颞中回下方白质切开或颞底侧腹沟方白质进入。如果切开颞干进入找侧脑室，切开延伸的方向需要把握（图 42-6），一般在环岛下沟切开 5～10mm，如果仍不能到达侧脑室，则可以尝试其他方法。如果在神经导航下手术，导航对指引脑室的方向也能提供帮助。侧脑室颞角开放的征象包括脑脊液流出，看到脉络丛或看到发白的海马表面。侧脑室打开后，用三角形棉片置入脑室，以减少血性液体流入脑室，同时作为脑室位置的标记。打开侧脑室后，就可以从后界开始切开颞干，在颞角前方绕过杏仁核，切开颞角前内侧壁，与颞极前内侧分离处汇合。颞干切开应在侧裂软脑膜处尽量向内，以更好暴露颞叶内侧结构。从海马外侧的侧腹隆起切开侧脑室底部，软膜下吸除部分梭状回，暴露颞底的软脑膜，将软脑膜从小脑幕缘外侧约 3～5mm 剪开，逐步向前，直至于前颞底内侧分离处交汇，注意小脑幕缘以内的软脑膜保护。此时颞叶新皮质完整切除，将其取出前需注意颞叶新皮质与颞底静脉的连接，探查并将其电凝剪断后取出（视频 42-3）。

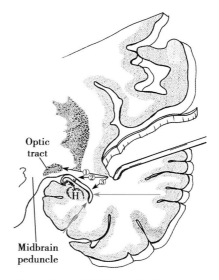

图 42-6　术中打开侧脑室颞角的方法示意图
黑色箭头显示经环岛下沟水平切开颞干进入脑室的方向，其中方向 2 是最理想的，方向 1 易侵犯视束，如果颞后切开线靠后，还可能累及外侧膝状体和内囊。方向 3 比较安全，但颞干主体会挡住脑室的内侧面。因为存在可能的风险，因此切开颞干 5～10mm 仍未进入脑室则不要继续深入，考虑通过别的方法打开侧脑室。橙色为常用的经颞中回白质切开，垂直进入侧脑室，红色为通过颞底向内侧定位侧腹沟，从侧腹沟底向上切开 3mm 左右白质则可进入颞角。Optic tract：视束；Midbrain peducle：中脑脚；H：海马。

视频 42-3 前颞叶切除术-颞叶新皮质切除

5. 颞叶内侧结构切除 颞叶新皮质切除后,可较好地暴露颞叶内侧结构,杏仁核突出于颞角前内侧,位于脉络点之前(见前述颞叶解剖)。为取得较好的杏仁核切除标本,建议对杏仁核整块切除,上界为下脉络点到岛阈的假想连线,必须注意不要切除过高、过深至苍白球,因为其与杏仁核无明确分界。建议从假想连线上切开杏仁核,向内侧分开直至深面钩回、内侧软脑膜,同时与海马头连接处分开,将杏仁核、内嗅区一同切除(视频 42-4)。

视频 42-4 前颞叶切除术-杏仁核切除

用剥离子将海马头前部的残余前颞叶皮质与软脑膜剥离并切除。将侧腹隆起以外组织从软膜下吸除至小脑幕。通过这个方法,内嗅皮质和部分海马旁回也被吸除,用棉片将脉络丛遮挡以暴露海马内侧脉络裂、穹隆伞,如果仍暴露不好,可用脑压板向内牵拉。在海马的颞后切开线上,尽量向后暴露海马尾部,一般海马切除长度需 2.5~3.5cm。从后缘横切海马及海马旁回至软脑膜,同时切开后外方相连的颞后皮质。之后再次使用剥离子,从伞部开始将海马同软脑膜从前后分开,并向外分离,粘连处可吸除穹隆伞部脑组织以分离,打开海马沟,可见沟内蛛网膜及 Ammon's 动脉。尽量靠近海马侧热凝并切断 Ammon's 动脉,将海马、海马旁回从软膜分离并一同取出。在海马切除后界可尽量向后继续吸除海马尾部组织(视频 42-5)。

视频 42-5 前颞叶切除术-海马切除

6. 前颞叶切除后的处理 颞叶切除完毕,通过半透明的天幕缘内侧软脑膜,可见小脑幕缘及小脑幕、大脑角外侧面、动眼神经、颈内动脉和脉络膜前动脉、后交通动脉、大脑后动脉和 Rosenthal 基底静脉,部分患者还可见视束、小脑上动脉和滑车神经。此时术区一般不会有明显出血,对于天幕缘内侧术床小出血点,可棉片压迫数分钟或止血纤维覆盖可止血,尽量避免双极电凝。反复生理盐水冲洗术腔,确定止血彻底后关颅。

7. 手术注意要点

(1)颞叶新皮质切除时注意保护 Labbé 静脉和颞底主干静脉。

(2)脑室颞角的辨认是避免过于盲目向内侧切除的关键,注意避免将侧裂池误判为脑室颞角。

(3)保留小脑幕缘以内颞叶内侧蛛网膜,作为其下神经血管结构的保护层。因此在吸除颞叶内侧组织时,超声吸引器,热凝、吸引器均需注意减小功率。

(4)内侧软脑膜出血,尽量采用压迫或止血材料止血,尽量避免双极电凝。

(5)神经导航对寻找侧脑室,避免过于向内侧切除有帮助。但手术仍主要靠解剖标志进行,因此熟悉相关解剖是安全手术的基础。

二、裁剪式前颞叶切除术

裁剪式前颞叶切除术最早由 Penfield 和 Jasper 在蒙特利尔神经病学研究所提出,由于颞叶的神经功能和致痫区范围存在个体差异,前颞叶切除范围应根据电生理表现和语言区定位不同而确定。

最开始的裁剪式颞叶切除术一般在清醒状态下进行,通过硬膜下条状及深部电极监测颞叶新皮质及海马的放电,并术中电刺激语言功能区定位,以此来确定切除范围,并且切除后再根据边缘皮质放电情况,必要时再扩大切除,以尽可能切除异常放电区,同时避免损伤语言功能区。

然而,通过术中 ECoG 监测间期痫样放电的范围与致痫区范围往往不同,因此,以此依据作为致痫区范围存在争议。近来,随着立体脑电图或慢性硬膜下电极的应用,通过颅内电极监测所定位发作起源区,以及慢性电刺激确定语言、视觉功能区及传导束,以此作为颞叶切除范围的依据更无。

三、选择性海马杏仁核切除术

本手术方式的目的是保护颞叶新皮质不受损或尽量少受损的情况下,切除颞叶内侧结构,切除范围包括杏仁核、海马、海马旁回,然而习惯上称为选择性海马杏仁核切除术,本节主要介绍此术式的几种经典入路(图42-7)。

(一)经皮质入路选择性海马杏仁核切除术

经皮质海马杏仁核切除术最早由 Niemeyer 在 1958 年报道,以前也叫作"经脑室海马杏仁核切除术",通过颞中回的皮质切口到达颞叶内侧结构。后来其他学者进行了一些改良,包括从颞上回、颞上沟、颞下沟入路。不论具体经过颞叶新皮质的位置,其都是通过颞叶皮质

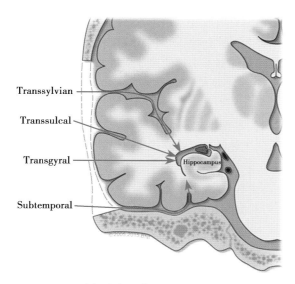

图 42-7　选择性海马杏仁核切开术入路示意图

Transsylvian：经侧裂入路；Transsulcal：经（脑沟）皮质入路；Transgyral：经（脑回）皮质入路；Subtemporal：经颞下入路；Hippocampus：海马。

切口进入颞角，从而经脑室切除杏仁核、海马、海马旁回结构。其他改良包括颞部小骨窗、颞中回锁孔等方法。

手术步骤：体位同前颞叶切除术。耳屏前发迹内直行或稍弧形切口。以颧弓为基底形成额颞骨瓣。由于暴露范围局限，确定颞中回切开部位无固定标记，神经导航对指引颞中回切开位置有较大帮助，Olivier 采用的解剖学标志为：非优势半球在中央沟水平，优势半球位于中央前沟水平，也有学者用颞中回距离颞极的距离，优势侧为 5cm，非优势侧为 6cm 的位置。导航下的标志为皮质切口后界位于中脑侧沟垂直至颞中回的连线，如后界存在 Labbé 静脉或较粗大的引流静脉，应尽量保留。从颞中回纵行切开 2～3cm 皮质切口，垂直穿过白质，必要时扩大颞中回皮质切口，以便更好地暴露颞叶内侧深部结构。到达室管膜时，可见细小血管增多，质地轻微变硬，而室管膜外白质吸除后，室管膜很薄并且半透明。进入侧脑室后，首先应确定脑室内解剖标志，包括脉络丛、侧脑室沟（位于海马与侧腹隆起之间）。之后再向前后扩大切开，前方至颞角终末端，后方至海马尾部。内侧脑压板牵开脑室上壁和脉络膜，暴露穹隆伞，此时应注意牵拉尽量轻柔，因为其下有脑干，以及穿行环池的血管结构，脑压板的前侧应位于杏仁核后缘，以使杏仁核更突出于颞角。外侧脑压板应更表浅，以暴露侧脑室沟和部分侧腹隆起。注意外侧脑压板不要过深，避免脑室内操作空间太小，影响内侧结构的切除。吸除海马旁回至软脑膜，外侧切除边界为侧腹沟，内侧切除下托至海马沟，前面继续扩大切除至内嗅区和钩回，后界至海马旁回屈曲向下延伸处，或神经导航提示

至中脑侧沟水平。海马旁回切除后，将穹隆伞从蛛网膜分离，使海马向外侧分开，暴露海马沟，可见海马沟海马动脉，尽量靠近海马侧热凝并切断海马沟内血管。后部尽量向尾部分离，之后冠状切开海马至软脑膜，从而将海马整体取出。此时部分海马头由于向内侧弯曲而残留。海马和海马旁回切除后，继续行杏仁核、钩回和残留的部分海马头切除，直至内侧软脑膜，杏仁核切除高度达到下脉络点至大脑中动脉水平段连线，海马尾继续向后吸除至中脑背盖水平。术区彻底止血、冲洗后关颅。

（二）经侧裂入路选择性海马杏仁核切除术

1982 年 Weiser 和 Yasargil 最早介绍经侧裂海马杏仁核切除术，此后 Morino M 和 Bahuleyan 对此术式进行了一些改进。这种术式的优势经侧裂进入侧脑室颞角，避免前颞叶新皮质的损伤。

手术步骤：平卧位，同侧垫肩，头转向对侧至颧骨粗隆为最高点。额颞部弧形手术切口，骨窗跨侧裂上下，蝶骨嵴咬除至与前床突平齐。硬膜弧形剪开，翻向蝶骨嵴。侧裂打开至颈内动脉分叉水平，沿大脑中动脉暴露前岛叶、岛阈、钩回内侧和颞极。在岛阈水平切开长约 10～15mm 颞干，进入颞角，确认海马、脉络丛、脉络裂等结构。将杏仁核整块切除，钩回软膜下切除，此时从内侧软膜和蛛网膜可见内侧大脑脚、动眼神经、视束以及大脑后动脉 P2 段，脉络膜前动脉、基底静脉。从海马外侧从前至后切开侧腹隆起直至侧腹沟，用剥离子将穹隆伞从蛛网膜向外侧剥离，暴露海马沟，电凝并切断海马供血动脉。后部横行切开海马，从而将海马、海马旁回软膜下剥离。彻底止血，常规关颅。

（三）经颞下入路选择性海马杏仁核切除术

颞下入路最早由 Hori 在 1993 年提出，此后 Park 和 Takaya 对此术式做了详细的描述。经颞下入路能够避免对颞叶外侧皮质和白质传导束的损伤。有学者选择乙状窦前迷路后经岩骨入路切除颞叶内侧结构。Shimizu 提出颧弓入路，移除颧弓并减少对颞下回的切除到达内侧颞叶结构。Park 报道一种改进的方法，通过海马旁回进入颞角，以保留梭状回，本节结合笔者所在中心经验对此术式做简要介绍。

手术步骤：仰卧位，一侧垫肩，头向对侧旋转并下垂，颧弓处于最高位。使用甘露醇及适度过度换气，以降低颅内压，使大脑松弛。耳屏前颧弓起自于颧弓弧形向后至耳廓上方，长约 4～5cm。颞肌分开，暴露颅骨，神经导航可帮助确定中颅窝底面的位置。形成颞底为基底的 2.5cm 直径半圆形骨瓣，基底尽量靠近颞底。弧

形剪开硬脑膜,暴露颞下回,宽大明胶海绵覆盖颞叶皮质,分开颞底蛛网膜释放脑脊液。之后逐步牵拉颞底,直至侧腹沟。神经导航指引确定颞角方向。分开侧腹沟,切开海马旁回外下侧,进入海马旁回白质,之后逐渐向上切开,打开侧脑室颞角底部,向前后继续切开侧脑室底。侧脑室打开后,确定脉络膜、海马、脉络膜裂等解剖结构。杏仁核位于脉络膜前端的前上方,取标本后逐步吸除杏仁核至内侧软脑膜。继续软膜下吸除钩回,可透过软膜见幕缘、动眼神经、后交通动脉、大脑后动脉、视束结构。继续行海马切除,脑棉覆盖海马上方的脉络膜,并脑压板向上牵拉。神经剥离子从脉络膜裂向下分离海马,沿脉络膜裂向后分离海马,于后部横行切断海马。将海马旁回从软脑膜抬起,在海马头部的海马旁回则类似于从内下方边界抬离软脑膜。此时,海马仅通过

海马裂内的弓形血管攀相连,这些血管尽量靠近海马电凝切断,将海马与海马旁回整体取出。海马尾部继续软膜下吸除至侧脑室房部的顶盖水平,海马旁回按类似软膜下切除方法吸除至内侧颞枕交界处。止血、冲洗,关颅。

(四) 其他术式及比较

上述 3 种经典术式的优缺点见表 42-1,此外选择性海马杏仁核切除术的其他术式有:Vajkoczy 等提出的经侧裂-经脑池入路,手术通过解剖侧裂,视交叉池、颈动脉池、脚间池和环池,从内侧面暴露颞叶内侧结构并手术切除。Figueiredo 等描述了眶颞入路,他们通过尸体解剖学,认为通过眶上小骨窗,从前路切除颞叶内侧结构,理论上能够避免颞叶外侧皮质、颞干的损伤。与此类似的,Chen 等描述了一种经眶内镜入路。

表 42-1　3 种经典入路的选择性海马杏仁核切除术的优缺点比较

入路	经皮质入路	经侧裂入路	经颞下入路
优点	可小切口、小骨窗开颅; 能提供内侧结构的良好暴露和视角。	避免了外侧颞叶新皮质的损伤; 避免脑室外侧白质传导束损伤; 能够很好地暴露侧脑室内侧结构。	避免了外侧颞叶新皮质的损伤; 避免脑室外侧白质传导束以及颞干的损伤; 能够采用小切口、小骨窗开颅。
缺点	需要切开外侧颞叶新皮质; 损伤侧脑室外侧的白质传导束。	需要彻底咬除蝶骨嵴; 需面临分离侧裂引起血管损伤的风险; 需要切开部分颞干。	操作视野较小; 对脑室及内侧结构的暴露具有挑战性; 需要牵拉颞底和 Labbe 静脉。

四、海马横切术

对于优势侧颞叶癫痫,尤其是不伴海马萎缩硬化的患者,前颞叶切除术或选择性海马杏仁核切除术都可以造成永久性的言语记忆下降,因为优势侧海马是言语记忆功能的关键结构。海马横切术的提出,就是为了在前颞叶术中,控制癫痫的同时保留言语记忆功能。海马横切术的原理是横断海马锥体细胞层,每隔 5mm 横切,理论上保留了通过下托或穹隆伞的输入输出纤维,同时阻断纵行传播的癫痫网络。

手术方法:本文介绍 Shimizu 报道的海马横切术手术方法。首先暴露颞角内海马须尽量减少对记忆功能的信息通路结构的损伤,与语言记忆相关密切的信息通路主要从颞下回相关皮质起源(Brodmann 37 区),到达内嗅皮质后,与海马联系。因此,颞底暴露海马对此通路损伤较大。而颞干损伤对记忆功能损伤较小,因此选择经侧裂-颞干入路暴露海马。患者取仰卧位,头偏向对侧约 45°,采用与标准前颞叶切除术相同的切口,骨窗尽量暴露颞极和颞叶基底部。在颞上回距离颞极

4.5cm 前切开约 2cm 皮质,吸除颞上回侧裂部的灰质,到达颞干。切开颞干打开颞角,暴露杏仁核、海马结构。根据术前评估或术中 ECoG 监测,可先切除杏仁核或仅吸除杏仁核表面,以暴露海马头。由于海马锥体细胞层在海马表面 2mm 范围内,首先显微镜每隔 5mm 剪开质地较坚硬的海马槽,继而海马主体采用直径 2mm 的环状横切环切割。而在海马的内外侧边界,由于需要横断齿状回、CA4 区以及与下托延续的 CA1 区,需采取直径约 4mm 的横切环。海马横切完成后,继续监测颞叶表面和基底面 ECoG,如果前颞叶基底部仍存在放电,可通过颞角前部切除前颞基底部。而如果基底部或颞叶凸面存在放电,则可进行相应部位的软膜下横切术。手术完毕后,常规冲洗、关颅。

Shimizu 等 2006 年报道 21 例行海马横切的左侧颞叶癫痫病例,在 17 例随访大于 1 年的病例中,82% 术后癫痫无发作,并且记忆功能完全保留。随后 Uda 报道的 37 例不伴海马硬化的颞叶癫痫病例,行海马横切术,术后无发作率 67%,并且记忆功能(包括言语和非言语记忆、延迟记忆)无明显下降。Patil 报道 15 例患者,14 例

术后无发作,其中 6 例为伴海马硬化。这些研究结果似乎表明,海马横切术能达到癫痫控制的同时,保留记忆功能,特别对于无明显海马硬化的颞叶内侧癫痫患者。

五、其他颞叶癫痫手术方式

颞叶离断术是一种避免传统切除性手术并发症的替代方法,Chabardes 描述了 47 例采用此术式的非病灶性颞叶癫痫,术后 2 年的无发作率为 85%。立体定向技术也逐渐应用于颞叶癫痫的治疗,立体定向射频消融术、激光消融以及立体定向放射性手术治疗伴海马硬化的颞叶癫痫均有文献报道。伦敦 Ontario 团队采用海马刺激术获得长期的癫痫控制改善,并且对记忆影响小。神经调控、联合神经刺激、药物输送、神经移植以及基因治疗等应用于颞叶癫痫也在探索阶段。

(王逢鹏　张小斌)

第四节　颞叶癫痫手术的并发症

虽然颞叶切除术的整体并发症发生率较低(2.9%~8.4%),文献报道的手术病死率<1%,但由于接受此类手术的患者术前神经功能多数正常,手术并发症可能导致患者生活质量的严重下降,因此避免术后并发症的发生非常重要。术前需和患者详细讨论手术风险、受益和其他替代治疗方法。常规开颅手术引起的感染、颅内血肿、脑脊液漏、无菌性脑膜炎等并发症与其他神经外科手术相比并无特殊。与颞叶癫痫手术相关的特殊并发症主要有以下几方面:

1. 偏瘫或轻偏瘫　在 20 世纪 50 年代,Penfield 等报道的颞叶切除术并发症,5% 的患者出现偏瘫,其中50% 是永久性的,当时发现瘫痪的 8 例患者发生在切除深部病变时出现,其中 6 例切除范围位于大脑中动脉附近,Penfield 认为可能与术中骚扰供应内囊的血管有关,也被称作"操作性瘫痪"。目前认为偏瘫的原因有:脉络膜前动脉损伤、大脑中动脉穿支损伤,少数情况下因对侧大脑脚、脑干损伤或水肿。Girvin 报道 300 例病例中,1 例出现因内囊梗死引起的瘫痪。Jensen(1975)报道的一组 858 例 ATL 手术病例,永久性偏瘫 2.4%,短暂性偏瘫4.2%。而 21 世纪后报道的病例,偏瘫发生率在 2%~2.5% 之间,随着显微技术的进步和术中对血管、脑组织保护意识的提升,偏瘫的发生率逐渐减少。

2. 失语　优势半球的前颞叶切除手术,术后一过性失语很常见。命名障碍或失语可见于大约 30% 的病例,但多数在几周内恢复,引起永久性失语少见。经过皮质电刺激语言功能区定位的患者,也可能出现失语。

短暂失语发生在手术区域位于语言区 1~2cm 范围内的患者,而术中牵拉导致的水肿、盲目的白质损伤和缺血也是引起失语的因素。

3. 视野缺损　在 1951 年,Penfield 和 Baldwin 发现颞叶切除术患者出现对侧象限盲,而且颞叶切除范围超过 5~6cm 时就会出现,是由于视辐射中的 Meyer'攀损伤引起。但由于该现象对患者的生活影响较小,且较难避免,很多颞叶癫痫手术的文献未总结此现象的具体发生率。2008 年 Car 报道一组 39 例经皮质选择性海马杏仁核切除术的病例,10% 出现象限盲。颞叶切除术后偏盲发生较少,多由于视束损伤或颞叶大范围白质损伤引起。

4. 脑神经损伤　动眼神经和滑车神经与颞叶内侧结构紧邻。据报道,手术导致动眼神经损失的发生率在1%~5% 之间,滑车神经损伤更低些,在 0.8%~3.5%之间,多数为暂时性麻痹。天幕缘以内的软脑膜保持完整是保护脑神经结构的关键,应采取软膜下切除的方式切除内侧结构,并尽量避免双极电凝止血。

5. 认知和精神心理障碍　Brenda Milner 在 1958 年就开始关注前颞叶切除术后的神经心理学变化状况,直到 20 世纪末期才开始有大量研究报道。2003 年 Helmstaedter 等研究一组颞叶癫痫患者记忆功能变化的临床特点,结论是术后记忆功能减退在优势半球颞叶切除术后更常见;术前记忆功能越好,术后记忆功能下降越明显;术后无发作则记忆力减退不明显。对于优势半球颞叶癫痫,尤其 MRI 阴性患者,前颞叶切除术和选择性海马杏仁核切除术均可引起永久性的语言记忆功能下降。Sherman 等报道颞叶切除术后神经心理学 meta 分析,发现左侧前颞叶切除术出现语言记忆下降的风险是44%,而右侧为 20%,且左侧术后语言熟练应用能力下降风险是 27%。多项研究发现颞叶癫痫术后精神障碍发生率 0.5%~21%,短暂心境障碍或情感障碍可发生在术后 1 年内。术后抑郁发生率约 10%,其中非优势半球颞叶手术发生率更高。

(王逢鹏)

第五节　术后疗效及影响因素

术后癫痫控制效果是影响颞叶患者生活质量的主要因素。第一届癫痫外科治疗国际会议收集了 40 家医院的 2 336 例前颞叶切除术的结果,术后无发作率 26%~80%,平均 55.5%。在第二届癫痫外科国际会议上,收集了 1986—1990 年间 3 579 例前颞叶切除术结果,术后癫痫无发作率 67.9%,改善者 24%,无改善者 8.1%。Sita Jayalakshmi 报道 288 例成人前颞叶切除术病例,其中伴海马硬化 203 例(70.4%),随访 1~10年,术后无发作率 73%。Schmeiser 报道 458 例颞叶癫痫手术病例,术后 1 年无发作率 65%,术后 5 年以上随访,无发作率为 56.5%。总体上,颞叶癫痫术后 2 年无发作率 60%~80%,5 年术后无发作率 50%~70%。

多数文献报道,前颞叶切除术和选择性海马杏仁核切除术在癫痫控制上无显著差异,但两项 meta 分析得出切除颞叶新皮质范围较大者术后癫痫控制效果更佳。在一项随访超过 1 年的包括 11 项研究的 1 397 例患者的 meta 分析,术后无发作率对比发现,选择性海马杏仁核切除术(686 例)66%,前颞叶切除术(711 例)71%。在另一项 1 203 例患者的 11 项研究中(与前一研究部分重叠),前颞叶切除术(620 例)的术后无发作率较选择性海马杏仁核切除术(583 例)的术后无发作率高8%。由于两种术式的内侧结构切除范围一致,因此前颞叶新皮质很可能在部分患者是致痫区的一部分。然而这种避免新皮质损伤为目的的术式,是为了减轻神经心理方面的损伤。但 meta 分析却不能回答这个问题,因为很多研究未报道神经心理预后方面的结果,而在有报道的部分文献中,未发现神经心理预后方面的差异。选择性海马杏仁核切除术的不同入路对术后神经心理认知影响无明显差异,可能由于不论哪种手术入路,都难免造成一定程度的颞叶白质的损伤,从而影响认知功能。

文献报道,内侧结构的切除程度与手术预后有关。残余组织是癫痫复发的危险因素之一,对颞叶癫痫术后复发者,二次手术切除残余组织后的无发作率约 50%。手术年龄和术前病程对预后的影响存在争议,大部分认为手术年龄小有利。术前病程短是术后预后良好的因素之一,可能是因为长期反复的癫痫发作,使得癫痫网络可产生慢性的结构和功能改变,使得继发致痫区产生,导致复发率升高。无继发全面性强直阵挛发作是预后良好的独立因素,可能这种发作意味着更广泛的致痫区。术后无 APOS 和脑电图无放电是预后良好的指标。不管双重病理和 HS,彻底切除致痫灶是预后良好的因素,包括内侧结构是否完整切除。病理结果上,单纯海马硬化的总体预后不如存在新皮质病变(低级别肿瘤或局灶性皮质发育不良)的患者。一般来说,癫痫术后随着随访时间延长,效果会逐渐下降。

(王逢鹏 张小斌)

参考文献

[1] 谭启富,李龄,吴承远.癫痫外科学[M].2 版.北京:人民卫生出版社,2006:384-423.

[2] KAHANE P,BARBA C,RHEIMS S,et al. The concept of temporal′plus′epilepsy[J]. Revue neurologique,2015,171(3):267-272.

[3] JOHN,GIRVIN. 癫痫外科手术技术[M]. 谭启富,张建国,栾国明,等. 译. 北京:人民军医出版社,2015:82-102.

[4] Henri Duvemoy,Francoise Cattin,Pierre Yves Risold. 人类海马解剖学[M]. 窦万臣,译. 北京:人民卫生出版社,2016:13-41.

[5] DESTRIEUX C,BOURRY D,VELUT S. Surgical anatomy of the hippocampus[J]. Neuro-Chirurgie,2013,59(4-5):149-158.

[6] GADELHA F E,PUSHPA D,PETER N,et al. Anterior Selective Amygdalohippocampectomy:Technical Description and Microsurgical Anatomy[J]. Neurosurgery,2010,66(suppl_1):45-53

[7] SCHALLER K,CABRILO I. Anterior temporal lobectomy[J]. Acta Neurochirurgica,2016,158(1):161-166.

[8] MCLACHLAN R S,PIGOTT S,TELLEZ-ZENTENO JF,et al. Bilateral hippocampal stimulation for intractable temporal lobe epilepsy:Impact on seizures and memory[J]. Epilepsia,2010,51(2):304-307.

[9] MORINO M,UDA T,NAITO K,et al. Comparison of neuropsychological outcomes after selective amygdalohippocampectomy versus anterior temporal lobectomy[J]. Epilepsy Behav,2006,9(1):95-100.

[10] SUNAGA S,MORINO M,KUSAKABE T,et al. Efficacy of hippocampal transection for left temporal lobe epilepsy without hippocampal atrophy[J]. Epilepsy & Behavior,2011,21(1):94-99.

[11] BAHULEYAN B,FISHER W,ROBINSON S,et al. Endoscopic Transventricular Selective Amygdalohippocampectomy:Cadaveric Demonstration of a New Operative Approach[J]. World neurosurgery,2013,80(1-2):178-182.

[12] TELLEZ-ZENTENO J F,MCLACHLAN R S,PARRENT A,et al. Hippocampal electrical stimulation in mesial temporal lobe epilepsy[J]. Neurology,2006,66(10):1490-1494.

[13] FABINYI G C A. Hippocampal transection for treatment of left temporal lobe epilepsy with preservation of verbal memory[J]. J Clin Neurosci,2006,13(3):329.

[14] SHIGETOSHI T,NOBUHIRO M,TAKAHIRO M,et al. Improved cerebral function in mesial temporal lobe epilepsy after subtemporal amygdalohippocampectomy[J]. Brain. 2009,132(Pt 1):185-194.

[15] MIYAGI Y,SHIMA F,ISHIDO K,et al. Inferior Temporal Sulcus Approach for Amygdalohippocampectomy Guided by a Laser Beam of Stereotactic Navigator[J]. Neurosurgery,

2003,52(5):1117-1123;discussion 23-24.

[16] BLAKEMORE C B,FALCONER M A. Long-term effects of anterior temporal lobectomy on certain cognitive functions [J]Journal of Neurology Neurosurgery & Psychiatry,1967, 30(4):364-367.

[17] SCOVILLE W B,MILNER B. Loss of Recent Memory After Bilateral Hippocampal Lesions[J]. Journal of neurology, neurosurgery,and psychiatry. 1957,20(1):11-21.

[18] VAJKOCZY P,KRAKOW K,STODIECK S,et al. Modified approach for the selective treatment of temporal lobe epilepsy: transsylvian—transcisternal mesial en bloc resection [J]. Journal of neurosurgery,1998,88(5):855-862.

[19] BAXENDALE SA,THOMPSON PJ,KITCHEN ND. Postoperative hippocampal remnant shrinkage and memory decline:A dynamic process[J]. Neurology, 2000, 55 (2): 243-249.

[20] OLIVIER A. Relevance of removal of limbic structures in surgery for temporal lobe epilepsy[J]. Canadian Journal of Neurological Sciences Le Journal Canadien Des Sciences Neurologiques,1991,18(4 Suppl):628-635.

[21] HORI T,KONDO S,TAKENOBU A,et al. Retrolabyrinthine Presigmoid Transpetrosal Approach for Selective Subtemporal Amygdalohippocampectomy[J]. Neurologia medico-chirurgica,1999,39(3):214-225.

[22] WIESER H G,YAŞARGIL M G. Selective amygdalohippocampectomy as a surgical treatment of mesiobasal limbic epilepsy[J]. Surgical neurology,1982,17(6):445-457.

[23] PARK T S,BOURGEOIS B F D,SILBERGELD D L,et al. Subtemporal transparahippocampal amygdalohippocampectomy for surgical treatment of mesial temporal lobe epilepsy [J]. Journal of neurosurgery,1996,85(6):1172-1176.

[24] OJEMANN A G. Surgical therapy for medically intractable epilepsy [J]. Journal of neurosurgery, 1987, 66 (4): 489-499.

[25] Bailey P,Gibbs F A. The surgical treatment of psychomotor epilepsy[J]. Journal of the American Medical Association, 1951,145(6):365-370.

[26] CHEN H I,BOHMAN L E,LOEVNER L A,et al. Transorbital endoscopic amygdalohippocampectomy:a feasibility investigation[J]. Journal of neurosurgery, 2014, 120 (6): 1428-1436.

[27] UDA T,MORINO M,ITO H,et al. Transsylvian hippocampal transection for mesial temporal lobe epilepsy:surgical indications,procedure,and postoperative seizure and memory outcomes[J]. Journal of neurosurgery, 2013,119 (5): 1098-1104.

[28] KUBOTA Y,OCHIAI T,HORI T,et al. Usefulness of StereoEEG-based tailored surgery for medial temporal lobe epilepsy[J]. Preliminary results in 11 patients. Clin Neurol Neurosurg,2017,158:67-71.

[29] HIROYUKI S,ICHIROH S,BUICHI I. Zygomatic Approach for Resection of Mesial Temporal Epileptic Focus[J]. Neurosurgery,1989,25(5):798-801.

[30] FABINYI G. Hippocampal transection for treatment of left temporal lobe epilepsy with preservation of verbal memory [J]. Journal of Clinical Neuroscience, 2006, 13 (3): 322-328.

第四十三章　局灶性皮质切除术

第一节　概　　述

局灶性皮质切除（focal cortical resection）是切除局灶性皮质致痫区（区别于颞叶内侧结构）的一种重要手术方式。在欧美国家，该术式占成人癫痫外科切除性手术的20%~30%，仅次于前颞叶切除术。但近期在儿童的大宗病例报告中，局灶性皮质切除术在切除性癫痫术中的占比明显增高，目前已达40%，成为占比最高的切除性手术方式。从狭义的角度来说，局灶性皮质切除的病理对象应该为皮质发育畸形，如局灶性皮质发育不良（focal cortical dysplasia，FCD）、多小脑回及巨脑回等。但是在临床实践中，某些非皮质发育畸形的病变，如海绵状血管畸形和脑软化灶等，我们在切除病变的同时，需要扩大切除病变周围致痫的皮质。所以本章不只限于讨论皮质发育畸形的切除，其他致痫病变的切除也在讨论的范畴。

技术的进步与发展，为局灶性皮质切除术提供更多的理论依据。局灶性皮质切除术的概念是基于致痫区包含异常放电神经元，这些异常神经元是癫痫发作的起源。如果致痫区能够被准确定位并完全切除，癫痫将停止发作。目前认为癫痫发生于神经元的胞体和树突，而不是轴突。因此，从理论上讲，仅切除致痫性的大脑皮质而不切除白质就可以消除癫痫发作。立体脑电图技术及fMRI技术的发展，赋予了"致痫区"新的内涵，Bancaud和Talairach的致痫区（epileptogenic zone）概念是指癫痫发作时，痫性放电的起始部位和最初受累结构，也是终止癫痫发作而必须切除（或完全离断）的最小皮质区。致痫区已不是一个简单的局灶性病变部位，而是一个复杂的网络，通常称为致痫网络（epileptogenic network），致痫网络可以局限于一个局灶性病变所在区域，也可以是一个延伸到病变之外的更复杂的网络，是一组高致痫结构形成的网络。

颞叶内侧结构外癫痫的病因具有多样性，与癫痫外科相关的最常见的原因是大脑皮质发育异常，此类疾病包括：巨脑回、无脑回（亦称光滑脑）、灰质异位、脑裂畸形、局灶皮质发育不良、结节性硬化等；其次为肿瘤性病变，多为低级别肿瘤，如胚胎发育不良性神经上皮肿瘤（dysembryoplastic neuroepithelial tumor，DNET）、神经节细胞胶质瘤（ganglioglioma，GG）、低级别胶质瘤等；其他常见原因还有血管畸形（常为AVM和海绵状血管畸形），缺氧、感染和外伤等引起的胶质瘢痕。

颞叶内侧结构外癫痫的外科治疗包括切除性手术和姑息性手术两类。切除性手术按照切除范围的不同又可以分为局灶性皮质切除术、脑叶或多脑叶切除术以及半球切除术或离断术。对于多灶性和（或）累及重要功能区不能行切除手术的癫痫，可采用姑息性方法，如多处软膜下横切术（MST）、迷走神经电刺激术（VNS）、脑深部电刺激术（DBS）以及闭环电刺激术（RNS）。

局灶性皮质切除术作为癫痫外科的基本手术方式，并不是简单地切除一块皮质。颞叶内侧结构外癫痫相关病因具有多样性的特点，术前需要通过一系列综合评估，明确致痫病变、致痫区、重要脑功能区相互之间的解剖关系，根据具体情况采取不同的手术策略。在导致颞叶内侧结构外癫痫的各种病变中，某些病变自身具有神经兴奋性，病变即致痫区，如皮质发育不良、下丘脑错构瘤、灰质异位等；另外某些病变相关的致痫区和致痫网络位于致痫病变周围，如海绵状血管畸形和脑软化灶等。对于后者，单纯切除病变不足以控制癫痫，一般应在病变切除的基础上做扩大的局灶性皮质切除，其切除的范围要满足癫痫控制的需要。对肿瘤患者，尤其对长期癫痫相关肿瘤（long-term epilepsy associated tumor，LEAT）患者，应根据肿瘤控制和癫痫控制两方面的需要决定扩大切除的范围。对于邻近或与重要功能区有重叠的患者，可根据术前功能影像学检查、术前和（或）术中的神经电生理检查结果，进行剪裁式的局灶性皮质切除。对受累功能皮质不能切除的患者，可采用姑息性手术，以期达到术后癫痫良好控制和功能保留。

尽管神经影像学、神经电生理技术及手术技术不断发展，局灶性皮质切除术术后的癫痫无发作率仅局限在40%~60%。远低于前颞叶切除术治疗颞叶内侧癫痫的疗效。这与颞叶内侧结构外癫痫累及范围广泛、病因相对复杂有关，有些病变MRI检查呈"阴性"。在症状学方面，其表现呈多样性，癫痫扩散速度快，尤其是额叶病变,癫痫发作可迅速传播到对侧,也给致痫区的定侧、定位带来困难。颞叶内侧结构外癫痫手术常涉及重要功能区,如初级运动皮质,语言皮质和视觉皮质,术后出现严重功能障碍的风险高。上述因素导致了颞叶内侧结构外癫痫的预后相对不理想,该类型癫痫对于癫痫学家和神经外科医生都具有很大的挑战性。

(徐淑军　孙　鹏　张建国)

第二节　术前评估策略

癫痫术前评估的目的是筛选手术患者、明确癫痫的类型以及定位癫痫发作起源,预测术后癫痫完全无发作概率以及术后可能出现新发神经功能障碍的风险大小。规范的术前评估可提高术后癫痫无发作率,提升癫痫患者的生活质量和社会参与度。因此,药物难治性癫痫、明确的致痫区、术后神经功能障碍风险是决定患者是否能成为癫痫外科手术筛选对象的主要因素。

癫痫术前评估的主要目的是通过一系列术前评估手段明确致痫区(epileptogeniczone,EZ),这是癫痫外科手术成功的关键所在。Lüders H. 认为致痫区是癫痫术后无发作所必需切除的最小皮质区域,它包括实际癫痫发生区(actual seizure-onset zone)和潜在癫痫发作区(potential seizure-onset zone),手术必须完全切除实际癫痫发生区和潜在癫痫发作区才能达到癫痫的完全控制。显然,Lüders 的致痫区是理论上的概念,术前并不能通过某些检查手段明确勾画出致痫区。

目前癫痫术前评估的主要方法是根据症状学、间歇期和发作期头皮脑电图、高场强 MRI 的结构性和功能性成像、核医学检查、脑磁图、神经心理学检查以及侵袭性评估手段——颅内电极置入长程脑电监测等,首先明确癫痫相关的 5 个区:症状产生区、易激惹区、发作起始区、功能缺损区和致痫病灶,在此基础上,根据解剖-电-临床特征来推断致痫区和致痫网络,明辨致痫区、影像学上相关结构性病变与重要脑功能区皮质的关系,根据上述因素,确定手术切除的可能性、手术方式及预后。

局灶性脑皮质切除术相关术前评估应按癫痫术前评估的一般原则进行,在多学科诊疗模式的基础上,分阶段进行评估,为每一个患者制定出个体化的诊疗策略。颞叶外癫痫相关疾病的术前评估在本书中"癫痫外科的相关疾病""癫痫的术前评估""不同脑区起源的癫痫"等章节都有较详尽的阐述,本节仅对一些共性的问题进行讨论。

一、重视筛选适合术前评估的患者

颞叶外癫痫的复杂性决定了其术前评估涉及的内容繁多,评估过程时程长、费用高。另外,癫痫评估相关的无创检查和有创检查都具有一定风险。因此,术前评估一方面要根据癫痫外科的手术适应证和禁忌证筛选出适合外科治疗的患者进行下一步的术前评估,同时要注意筛选出不适合手术治疗的患者,避免不必要的术前评估。需要强调的是,对患者进行术前评估是通过各种检查评价患者是否适合外科手术(主要是指切除性手术),但不能保证评估后一定能进行切除性手术治疗。颞叶外癫痫术前评估患者的筛选原则详见下节。

二、重视遗传学在局灶性药物难治性癫痫诊疗中的作用

遗传学检查对于癫痫患者具有重要的意义,可能影响癫痫的诊疗策略、改善癫痫发作的控制、避免不必要的术前评估和外科治疗。某些遗传代谢性疾病导致的癫痫可能表现为局灶性癫痫的特征,由于其药物难治性,可能被误认为癫痫外科的手术适应证,如单基因遗传方式——良性家族性新生儿惊厥、常染色体显性遗传夜间额叶癫痫、热惊厥附加症、Dravet 综合征;复杂遗传方式——特发性全面性癫痫(儿童失神癫痫等)、儿童良性部分性癫痫(儿童良性癫痫伴中央颞区棘波)等。这部分患者不适合切除性手术治疗,生酮饮食和迷走神经刺激术可能对一部分患者有效。

遗传性或发育性结构异常在局灶性癫痫的发病中起着重要作用,尤其是在颞叶外侧癫痫中。常见疾病有结节性硬化症(遗传性)、发育性肿瘤(神经节细胞胶质瘤、胚胎发育不良神经上皮肿瘤)、海绵状血管畸形、皮质发育畸形(局灶性皮质发育不良,脑回发育异常,神经元移行异常)。近年来,随着二代测序技术的发展,越来越多的证据证明遗传学因素在局灶性癫痫发病机制中的作用,其中包括单基因突变相关的离子通道病和突触传递障碍、mTOR 通路参与的多种神经元生长、迁移和增殖。最近研究表明癫痫手术可能对特定基因突变患者癫痫有效,如 mTOR 通路突变所致的癫痫;而癫痫外科手术对离子通道和突触传递相关的基因突变所致的癫痫几乎没有效果。mTOR 通路基因变异可增加癫痫发作的易感性,主要是由于神经元迁移和生长异常,导致结构性的致痫性皮质发育畸形,如半侧巨脑回畸形和局灶性皮质发育不良。据估计 11% 的局灶性癫痫是由于 mTOR 通路基因 DEPDC5、NPRL2 和 NPRL3 种系突变所致,这些畸形通常是局灶性的,因此手术切

除后癫痫控制率相对较高。对于离子通道病和突触传递障碍基因突变相关癫痫，这些基因突变发生在生殖细胞，参与离子通道功能和突触转运，更容易引起广泛的异常神经元活动，这种类型的癫痫很少局限于大脑的特定部位，因此局部切除几乎不可能到达癫痫治愈，在有关 SCN1A、CNTNAP2 或 STXBP1 基因突变相关的癫痫报告中，没有任何手术可达到癫痫无发作。尽管目前仍缺乏足够的证据，但有关研究提示术前对药物难治性癫痫患者常规进行癫痫相关遗传变异检查，将有助于发现不同基因变异的情况，尤其对 MRI 阴性的患者，有助于指导手术患者的筛选，可帮助临床医生决定对这些遗传性癫痫综合征的患者是否继续进行后续费时、昂贵、有创的评估措施。

三、根据致痫病变的性质、位置和范围制定个体化的评估策略

目前认为视频脑电图监测是术前评估的金标准，包括头皮视频脑电图（VEEG）和颅内电极视频脑电图等，视频脑电图监测的最大优势是将癫痫发作时患者症状学演变和脑电图同步记录，易于观察癫痫发作与脑电图变化间的实时关系，尤其是立体脑电图技术，可在四维时空上综合分析临床症状学、发作期、围发作期 EEG 资料，有助于理解癫痫在解剖-电-临床上的相关性，建立致痫区和致痫网络假说。

在术前评估中，MRI 检查明确病变的性质、位置及范围，对于术前评估策略的制定起着重要作用。临床研究显示，MRI 阳性的颞叶外癫痫病变，切除术后癫痫无发作率明显高于 MRI 阴性的患者。对于常规 MRI 阴性的患者，可使用高场强 MRI 癫痫序列检查，采用影像学后处理技术，如 PET-MRI 融合、SISCOM、VBM 或 MAP、SBM 等，有助于发现"隐源性"皮质发育不良，指导下一步的手术评估。

如果 MRI 检查显示病变的位置和视频脑电图记录的癫痫起始区一致，病变又远离功能区，一般情况下可考虑直接手术切除，手术方式根据病变的性质、大小、累及范围而定，如病灶切除术或扩大病灶切除术（病变切除+局灶皮质切除）。尽管 CT 和 MRI 可以清晰显示病变或肿瘤的位置和范围，但是，与病变相关的高兴奋性致痫区及相关网络却难以确定。目前，除局灶性皮质发育不良、下丘脑错构瘤、神经节细胞胶质瘤存在神经兴奋性，病变可成为致痫区外，其他类型病变和肿瘤的相关致痫区和致痫网络并不在病变或肿瘤本身，而是位于病灶周围，致痫区可一个或多个，也可远离病变所在位置。当病变（或肿瘤）的位置与视频脑电图记录的癫痫起始区不一致，有多种癫痫发作形式，则需要进一步行 PET 和 SPECT 检查，通过局部代谢和血流的改变推断致痫区的位置。通过汇总上述症状学、神经影像学及神经电生理技术所获得的资料，对致痫区和致痫网络提出有针对性的假设，根据形成的假说制定手术计划。

对于 MRI 阴性的颞叶外癫痫，术前评估和外科治疗具有极大的挑战性，主要是因为致痫区定位困难。MRI 阴性的颞叶外癫痫致痫区的定位则主要依据视频脑电图、PET 和 SPECT 等资料推断致痫区和致痫网络，更准确地定位则需要采用有创的颅内电极置入技术。

如果长程视频脑电图不能对癫痫发作定侧和定位，或症状学、视频脑电图和相关影像学检查结果不一致，或 MRI 阴性癫痫患者，或 MRI 检查显示多发局灶性病变，或 PET、MEG 和发作期及发作间期 SPECT 所显示的病变范围不够理想，则需要进一步采用有创颅内电极置入技术，如硬膜下条状或栅状电极，以及 SEEG 电极。进一步的评估结果（包括颅脑脑电的记录以及神经电刺激）有助于进一步明确病变相关的致痫区及致痫网络，验证和完善已有的致痫区和致痫网络的假说，以便制定下一步的诊疗方案。

四、手术目的、手术切除程度和功能障碍的风险决定手术评估策略

手术目的、手术切除程度以及术后可能出现的功能障碍的风险都决定术前评估的内容。当病变邻近重要脑功能区时，如初级运动皮质、语言皮质和视觉皮质，对致痫病变、致痫区进行扩大切除，可能涉及致痫区与重要功能皮质重叠；术前采用 fMRI 对重要脑功能区定位，应用 DTI 技术对重要皮质下结构定位，术中使用神经导航技术对病变、致痫区、重要皮质和皮质下结构定位，均有助于术中对致痫病变、致痫区的精准切除以及脑功能的保护。另外，采用术中唤醒技术及神经电生理监测技术对重要皮质及皮质下结构的定位也是不可缺少的，尤其是语言皮质的功能定位，采用术中唤醒技术，术中采用直接皮质电刺激技术，或术前的硬膜下电极置入后进行电刺激技术定位仍是目前的金标准。DTI 对神经传导束的空间定位准确度相对较低，术中皮质下结构的电刺激技术仍是目前最可靠的定位方法，手术要尽可能避免永久性神经功能障碍。

五、注意儿童颞叶外癫痫的特殊性

颞叶外癫痫在儿童中通常是症状性癫痫，其发病率高于颞叶癫痫。适合外科治疗的常见癫痫病理包括半侧巨脑回畸形，Sturge-Weber 综合征、结节性硬化、皮质

发育不良和异位以及 LEAT 等。儿童脑发育的特殊性，频繁、持续的癫痫发作会影响患儿的脑功能发育和神经心理功能。对儿童药物难治性癫痫，在明确致痫病变和致痫区后应尽早手术，以免反复癫痫发作影响神经系统发育。

对癫痫患儿，我们要充分利用好儿童大脑可塑性特征，把握好最佳的手术时机。神经功能和神经元的可塑性与年龄成反比，7 岁左右是突触形成（大脑成熟的同义词）高峰期，脑发育的可塑性最大。最好在大脑达到最大可塑性之前进行外科干预。因此，年龄越小，手术越早，患儿脑功能的可塑性越大。需要强调的是，癫痫手术不应视为药物难治性癫痫的最后治疗手段。当诊断考虑为新皮质相关药物难治性癫痫时，即便是神经影像学检查无法找到病变，也应及时转诊综合癫痫中心进行进一步综合评估，明确是否适合外科治疗。

对癫痫患儿的术前评估流程与成人相似，在病史询问中需要特别注意妊娠和发育史、癫痫发作年龄、症状学、癫痫发作频率、基因检测以及使用的药物及疗效。视频脑电图监测的时程要达到 24 小时或更长，需要分析发作间期和发作期的表现。为便于发现皮质发育异常和其他结构性致痫病变，最好使用高场强 MRI 进行特定癫痫序列检查，采用影像学后处理技术如 SPM-VBM。在对儿童进行术前评估时，必须进行与年龄阶段相适应的神经心理学测试，对认知功能进行基线评估。完成第一阶段初步评估后，第二阶段的检查要根据诊断需要，不同年龄患儿对检查的适应性和耐受性有差异。PET、SPECT、MEG、fMRI 等功能性、代谢性无创检查在提供信息方面具有相互性，有助于确立致痫区和致痫网络的定位假说。Wada 试验通常不适用于年龄较小的儿童，或伴有其他发育共患病的患儿，如孤独症或发育迟缓等。根据检查获得的资料，经多学科病例讨论会决定是否可直接手术治疗。如果上述无创检查结果不一致，或致痫区靠近重要功能皮质，或 MRI 检查阴性，则需要进一步行颅内电极置入，进一步明确致痫区的位置和范围，为制定下一步治疗方案提供充分的依据。

（徐淑军　孙　鹏　张建国）

第三节　局灶性脑皮质切除术的手术适应证与禁忌证

局灶性皮质切除术的手术适应证与癫痫外科手术适应证的一般原则一致，主要是针对药物难治性癫痫，适于局灶性皮质切除术的主要常见相关疾病如下：皮质发育畸形（主要包括：灰质异位、多小脑回畸形、结节性

硬化、局灶性皮质发育不良），发育性肿瘤（如神经节细胞胶质瘤、胚胎发育不良性神经上皮瘤），脑血管畸形（如 AVM、海绵状血管畸形）、缺氧、缺血及出血后、外伤后瘢痕脑回。对上述癫痫相关病变，无论是先天性，还是后天获得性，即使药物可以控制发作，但一经停药后患者不发作的可能性很低，可以不进行"充分"药物尝试，可适当考虑早期采取手术治疗（在这些病例中，尝试药物的过程可能会导致致痫网络的全面扩散，发育认知能力的丧失，以及不可逆的脑损伤），尤其是对肿瘤相关癫痫。对符合上述情况的患者，应尽早纳入术前评估，在充分术前评估的基础，确定个体化的治疗方案。

一、局灶性皮质切除术的手术适应证

1. 临床表现、脑电图和影像学检查结果相一致，有明确的局限性致痫区者。

2. 致痫病灶和致痫区位于大脑皮质可切除的范围内者，手术可将致痫病灶和致痫区一并切除，能达到满意的疗效。

3. 致痫区皮质切除后，不致于重要神经功能障碍。

二、局灶性皮质切除术的手术禁忌证

1. 致痫区位于重要功能区，或与重要功能区重叠，切除后有严重的神经功能障碍者。

2. 局灶性致痫区客观证据不足，或致痫区难以定位者。

3. 有慢性精神障碍者和病灶比较广泛或在双侧时，一般不考虑切除手术，包括智商极度低下者。

4. 儿童良性、自限性癫痫及癫痫综合征，遗传代谢性疾病、进展性神经系统变性疾病及全身性疾病导致的癫痫发作。

5. 合并严重的全身性疾病者，或由于身体某些器官问题和（或）营养状况不能耐受手术者。

6. 患者及其家属不同意手术。

第四节　手　术　治　疗

一、手术方法

（一）局灶性皮质切除术的基本手术技术

局灶性皮质切除术是指在软膜下仅切除皮质部分。局灶性皮质切除术需要精准柔和地切除致痫区皮质，尽量减少、排除对并列或浅层皮质的潜在损害。

软膜由软脑膜和蛛网膜组成，蛛网膜位于硬膜之下，较脆弱，横跨脑回之上，不深入脑沟之间；软脑膜更加薄弱，覆盖整个脑组织表面，深入脑沟之间。这两层

膜之间的间隙称为蛛网膜下腔。蛛网膜下腔内有脑脊液（CSF）和营养皮质的动静脉系统组成，小的动静脉会穿透软脑膜进入皮质。进行皮质切除手术时必须明确，在脑沟内进行切除操作时容易对软脑膜造成伤害，特别是有动静脉穿行的地方，甚至会对脑沟另一侧的皮质造成损害。

软膜下皮质切除需要将皮质从其上覆盖的软脑膜上分离下来，并且保证需要保留的皮质不受损伤。可以使用双极电凝配合吸引器，或神经剥离器进行。通常需要在吸引器下铺垫小棉片，通过反向牵拉逐步进行。大多数情况下，分离皮质与软脑膜并不困难，但有时会遇到胶质细胞密集增生形成的瘢痕，皮质与软脑膜粘连紧密，分离困难时可以暂时旷置最后进行清除，如确实无法分离，可以保留，对术后疗效不会有影响。这种策略非常重要，特别是脑沟的另一侧为功能区的皮质切除时，不要强行切除，以免对功能区健康皮质造成机械性损伤或热损伤。由于任何涉及脑皮质手术都会遗留瘢痕，虽然手术切除了原先的癫痫病灶，但遗留的瘢痕可能成为新的致痫病变，所以术中要正确使用双极电凝，做到轻柔操作，低电流电凝，合理使用棉片和盐水冲洗，最终达到瘢痕最小的目的。由于双极电凝使用时电流只在双极尖端之间通过，所以理想的使用情况是双极尖端只包含需要电凝的组织，尽量减少过多的血液、盐水或其他组织，确保电凝效果，应尽量使用低电流，使凝结更容易，更有效，更局部，更安全。一把好的冲洗双极电凝镊子对软膜下皮质切除手术特别重要。手术操作中使用手指控制吸引器手柄上的调节孔，适时调节吸引器吸力，避免过高的吸力引起任何不必要的潜在伤害事件，吸引器与适当大小棉片配合使用，可保证清晰满意的术野，利用正常脑皮质及表面脆弱的小血管的保护。

局灶性皮质切除手术时，手术医生需仔细辨认脑沟内的血管，有时血管是供应要切除皮质的终末血管，有时是供应远隔部位的过路血管，通常识别并不困难，如果难以辨别则需要保留，待进一步明确后再做处理。对于过路血管，通常也会有细小的分支供应要切除的皮质，需要小心地在分叉处切开软脑膜，游离约 1～2mm 长度分支血管，充分暴露后以低电流双极电凝后剪断，要尽可能避免对血管主干的损伤。

理论上局灶性皮质切除术只需要切除相关脑回的灰质部分，就可以去除致痫区。但实际上皮质切除手术总伴有皮质下白质的切除。因为切除皮质下层的少量白质不会造成新的神经功能缺失又能保证皮质不会残留，同时还能获得质量更好的皮质标本。所以适量切除白质是可以的，但不要过多。一般在切除范围内最深处

的脑沟皮质切除后，横断白质纤维即可，除非病变深入白质内部。

（二）病变及脑功能区的解剖定位

大脑皮质是覆盖在大脑半球表面的薄层灰质，主要由锥体细胞和非锥体细胞组成，其结构复杂，各部位功能不同。一般按照 Brodmann 分区法划分各个功能区。

1. 初级运动区（MI，4 区） 位于中央前回（4 区），包括中央沟前壁和中央旁小叶的前部，是支配对侧肢体随意运动的中枢。该区域皮质接受各区传入冲动，特别是来自丘脑腹嘴后核、运动前区（6 区和 8 区）以及躯体感觉区的传入冲动，以感受身体的位置、姿势和运动感觉。4 区皮质第 5 层中有典型的 Betz 锥体细胞，它们发出粗大、厚髓鞘的锥体束快速传递纤维，因此 4 区被认为是随意运动的起点，最终到达脊髓前角细胞，控制对侧骨骼肌的随意运动。中央旁小叶的前部支配膀胱和肛门括约肌的运动和对侧小腿以下骨骼肌的运动。一侧中央前回损伤，可造成对侧肢体瘫痪、肌张力增高、腱反射亢进，并出现病理反射。

2. 运动前区（6 区） 皮质位于中央前回前方，在 6 区外侧面的区域，是锥体外系皮质区。它发出纤维至丘脑、基底神经节、红核、黑质等，与依赖于感觉传入（视觉、听觉、躯体感觉）的自主运动功能相关。电刺激运动前区可诱发刻板的粗大运动。该区的损伤可引起性格改变和精神症状。

3. 辅助运动区（MII，SMA，6 区） 该区位于额叶内侧面，初级运动区延伸至内侧面部分的前方。主要在 6 区内侧面的区域。本质上属于感觉运动区，但以运动为主。其代表区排列，由后向前依次为下肢、上肢及头。在人类电刺激该区可诱发模拟特征姿势准备的复杂运动，但刺激阈较高，且运动有时为同侧或双侧性，主要与维持姿势有关。

4. 额眼区（frontal eye field） 位于额中回后部，为中央前回的面部代表区向额中回的延伸，位于 8 区的相当大部分，还涉及后方的 6 区及前方的 9 区。刺激该区可诱发双眼同向凝视，主要是向对侧转动，亦可有其他方向转动，以刺激 8 区最明显，亦可诱发头向对侧转动及瞳孔散大。该区亦接受联络纤维，可能来自枕部皮质及丘脑背内侧核。

5. 初级躯体感觉区（SI，32，1 区） 基本相当于顶叶的中央后回和中央前回的一些部分，其范围从大脑背侧面越过大脑纵裂缘占据半球内侧面旁中央小叶的后部。接受对侧躯体的痛、温、触觉和本体感觉，初级躯体感觉皮质接受丘脑腹后外侧核和腹后内侧核的传入纤维，如感觉刺激特别是疼痛刺激在丘脑水平已经形成粗

略感觉,而到躯体感觉皮质水平,便能精确分辨疼痛的定位、强度和刺激方式。如果没有该区域皮质的协同作用,便不能在意识水平感觉到震动觉和位置觉。在该区域损伤后的初期,对侧躯体的各种感觉都消失,而痛觉在以后可以恢复,精细触觉难以恢复。

6. 次级躯体感觉区(SII) 在人类和灵长动物中均发现次级躯体感觉区,位于中央后回的最下端,沿外侧裂上壁延伸(顶盖)。该区与双侧躯体感觉有关,以对侧为主,面部区在最前端,下肢在后端。该区内还有味觉中枢(43区)。

7. 辅助感觉区(SSA,5,7区) 该区域最早是Penfield和Jasper通过对人类进行术中刺激研究发现的。缺少相应Brodmann分区编号命名,但可能包括5区的内侧部及7区的前内侧部。辅助感觉区的神经元接收广泛的投射,其中一些神经元对疼痛敏感。

8. 语言中枢皮质 大多数人的语言中枢皮质集中在优势半球(左侧),涉及额叶、颞叶和枕叶。其中,额叶与运动性语言有关,颞叶和枕叶与感觉性语言有关。它们分别是:①运动语言中枢,位于额下回的后部(44,45区),紧靠中央前回下部,额下回后1/3处,以法国医生Paul Broca命名,能分析综合与语言有关肌肉性刺激。此处受损,患者虽然能发声,但不能组成语言,称为运动性失语。②听觉语言中枢,位于颞上回(42,22区),以德国神经病学家Carl Wernicke命名,他在1874年临床观察到的一种失语症与颞上回后部的病变有关。该区具有能够听到声音并将声音理解成语言的一系列过程的功能。此中枢损伤后,只能听到声音,却不能理解,不能准确地与别人对话,称为感觉性失语。③视觉语言中枢,位于角回(39区)。该区具有理解看到的字符和文字意义的功能。患者此区损伤后,虽然有视觉,但不能理解所视对象的意义,称为失读症。④书写中枢,位于额中回后部(6,8区)。此区损伤后,患者虽然手可以进行一般动作,但不能进行书写、绘画等精细动作,称为失写症。

但必须注意,由于语言的产生包括几个不同的过程,如短期记忆中词汇的存储,长期记忆中词汇相关的语音(声音)和语义(意义)处理,将单词整理排列成句子,以及向运动区发出关于发声的命令。默读或重复单词主要激活前语言区。语义分析的特定测试激活包括颞叶、前额叶和下顶叶皮质的广泛区域,包括Broca和Wernicke区(主要位于左半球)。语音分析测试(如通过声音相似性选择匹配的词)与语义分析测试激活的区域部分重合。相比于其他复杂的心理功能,大脑半球的广泛区域都参与语言网络,且不同的任务可激活重叠的区域。

区域。

(三)术中电生理监测

术中皮质脑电监测的价值还有争议,支持者认为发作期监测到的棘波可以代表,用于决定切除哪一部分脑组织,还可以监测切除后的异常放电,判断预后。也有人认为作用不大,对于致痫区的确定应使用综合定位手段,包括病史、发作先兆、发作时症状、术前MRI等影像学检查,发作间期及发作期脑电图,颅内电极皮质脑电图及立体脑电图,以及必要时MEG、PET、SPECT,结合手术导航系统等明确致痫区的位置及范围。关于术中电生理监测及术中皮质电刺激的详细内容请参照第四十一章。

(四)不同性质的病变手术策略(切除范围)

某些致痫病变,如海绵状血管畸形、脑软化灶等,其癫痫放电不一定完全自病灶内产生,应根据临床ECoG记录,异常的神经元通常位于病变的紧邻区域,即脑实质内病变的外部,有时会位于更远的地方。这类患者手术时不应局限于切除"病灶",而应该根据术前脑电图和(或)ECoG记录确定"致痫区"切除范围。多数患者需要综合术前评估,根据致痫区及功能区定位情况,"定制"手术切除范围。对邻近功能区的病变,需要在神经电生理监测下,和(或)术中唤醒的状态下行致痫区切除。手术范围应按照术中监测结果决定,如遇病灶深入白质中较深,质地硬韧,可以适当深入切除部分质韧的部分。

1. Rolandic区(中央区即感觉运动区)致痫区切除 中央前回运动区的切除会造成对侧肢体相应肌群的瘫痪。对上肢来说,肩膀、胳膊和手的大体运动可以几个月后恢复,但手指稍细动作恢复较为困难。切除手的体感运动区引起的不便通常比预想的要大。切除第二感觉区通常不会引起障碍。辅助运动区的切除并不引起明显的永久缺陷。已有报道,切除辅助运动区后出现一过性失语(优势半球手术)对侧偏瘫、失用,或者对侧运动缓慢或强握(抓到物体后难以松开)。6~7岁之前手术引起的语言障碍可以完全恢复。

下肢部分的相关皮质切除会引起部分瘫痪。可切除的范围是额后部,紧贴Rolandic区初级运动功能区前部,后为紧贴中央后回后部感觉功能区部位。通常情况下以中央前沟及中央后沟为界。切除过程中特别是切除中线部分额后部皮质时,一定要注意保护胼周动脉不受损伤。切除沟底皮质时要小心保持软膜下切除,同时仔细检查患者功能状况,防止切除过程中迷失方向,或者皮质结构变异,功能皮质可突向中央前、后沟,导致误伤功能皮质从而影响功能。

面部区域的切除会引起脸的下半部分面瘫,轻度构音障碍等,可以锻炼后恢复,2周~1个月多数恢复至与术前无明显差别。但通常不会影响额部和闭眼,这与脑神经或核团的损伤有所不同。因为这部分功能是双侧皮质支配,皮质切除后不会出现明显的持续的功能障碍。其实临床很难明确界定拇指和头面部在中央前后回功能区的严格分界。所以,切除过程中一定要认真检查功能变化,以免术后出现严重功能障碍。切除颈部或躯干区域不会引起明显瘫痪。切除儿童运动皮质会引起与成人相似的功能缺陷,此外还可以影响对应区域的生长。有报道称一过性动眼神经麻痹与额叶眼区的病灶相关。

2. 语言功能区致痫区切除　由于语言功能区在大脑皮质分布广泛,语言识别和产生的机制复杂,特别是各语言区之间还有复杂的传导通路,比如连接额后部与颞后顶部位的弓状束,上纵束、下纵束等,手术切除时要特别谨慎。Broca区位于优势半球额下回后部(盖部,三角部),要完整保留。术中监测,语言功能受到影响时,要停止切除操作。Wernicke语言区位于优势半球颞叶上部和顶叶缘上回。与复杂语言功能有关,如文字识别,语言理解,物体识认,语言组织等。这个区域损伤会出现Wernicke语言功能障碍。还要注意位于顶枕区的视觉性语言中枢。但各功能区没有明显解剖分界,仅通过沟回形状有时无法直接确定手术操作的皮质位置,皮质电刺激有时也不能明确刺激阳性结果,所以最好充分利用术前功能MRI,结合神经导航系统。

3. 视觉、听觉皮质致痫灶　视觉皮质功能区致痫灶切除要根据具体情况选择不同处理方式。需根据患者癫痫发作情况,经济条件,患者意愿,术前术中检查、监测结果综合确定,尽量采取单侧致痫灶的精准切除,避免扩大切除造成的不必要的功能损害。切除距状裂周围的第一视觉皮质(17区)会引起双眼视野对侧同向性偏盲。切除其他视觉区引起的缺陷不可预测,因为他们能接受双侧的信号。如患者发作起源与初级视觉皮质重叠,发作很频繁且严重影响生活、工作,并且患者愿意以牺牲偏侧视野为代价,换取无发作。那么可以行半边枕叶切除。

由于听觉是双侧支配,一侧听觉功能区的切除通常不引起听觉障碍,听觉皮质附近的病灶可以不经功能定位直接切除,尤其是在非优势半球侧。

4. 其他手术方式　如果致痫区与重要功能区重叠,不能行致痫灶切除时,可考虑多处软膜下横切(MSTs)。此方法的原理是切断皮质间横向传导纤维,保留功能柱的完整性,从而阻断癫痫异常放电在皮质间

的传导,同时又不太影响皮质功能。这些方法导致的功能障碍,可于两周内恢复,但发作完全控制的概率也相对较低。MSTs多数情况下都是病灶切除或皮质切除术以外的附加治疗手段,仅有一小部分病例单纯应用MST。半球凸面功能区皮质起源的癫痫患者可以进行软膜下横切,这能在保留功能的同时缓解33%~80%患者的癫痫发作。

二、预后和疗效

颞叶外癫痫约占药物难治性癫痫的30%,涉及脑叶多,结构复杂,致病因素多种多样,临床疗效难以概括。Delev统计共有383例颞叶外癫痫患者,227例(62.5%)没有致残性癫痫发作(Engel Ⅰ),其中178例(49.0%)完全无癫痫发作(Engel Ⅰa)。额叶和顶叶切除术的患者效果最好(Engel Ⅰ级分别为65.0%和71.4%),而岛叶切除效果较差(Engel级为52.2%)。在3、5、10年的随访中,大约60%的患者在Engel Ⅰ结果保持稳定。海绵状血管畸形和神经胶质瘤(神经节胶质瘤和DNTs)的患者分别有89%和85%的术后无癫痫发作(Engel Ⅰ)。在MRI阴性患者中(n=36),术后无癫痫发作(Engel Ⅰ)的患者为16名(44%)。

额叶癫痫(FLE)手术疗效总体不如颞叶癫痫,影响因素较多。其中有病灶的额叶癫痫手术效果好于无病灶的额叶癫痫,如Mosewich报道有病灶的额叶癫痫手术治愈率为72%,而无病灶的手术治愈率仅为41%。涉及双侧致痫区和功能区者手术效果差。对于儿童药物难治性癫痫患者,早期手术干预,术后早期癫痫控制可能预示较好的手术疗效。还有许多研究试图确定FLE术后的癫痫发作结局可能的预测因素。如有报道头皮视频脑电图(VEEG)监测有局灶性发作与预后良好有关,但也有很多争议。Englot及其同事分析了21项研究,包括1 119例难治性FLE的手术患者。术后Engel Ⅰ级患者为45.1%。并发现手术效果与患者的年龄、性别、癫痫发作类型、局限性发作性脑电图类型[头皮脑电图、有创脑电图监测和(或)术中ECoG]以及切除部位等因素无关。癫痫预后良好的主要预测指标是MRI异常,尤其是局灶性病变,例如肿瘤和皮质发育不良(术后无癫痫发作率为52.2%~54.4%)。尽管在神经影像学、神经电生理学和外科技术方面有相当大的进展,但在该研究参考期间(1990—2010年),作者并未观察到手术治疗癫痫有效率有改善。

顶枕部癫痫外科手术临床较少见,由于局灶性皮质发育不良在后头部发病率更高,而且常累及功能区,因此该区域手术效果也不如颞叶癫痫。Craciun报道术后

有68%的患者为Engel Ⅰ级。Blume报道19例患者中有14例（74%）的后头部皮质切除术后癫痫发作明显减少;仅6例（32%）患者在3.7年（1~14年）的中位随访中达到无癫痫发作。手术包括有限切除枕叶16例,颞后区11例,顶枕后部7例。

岛叶癫痫更加罕见,由于有浅层皮质的掩盖,术前术中监测困难,手术难度大,报道较少。Bouthillier报道25例岛叶癫痫病例,80%的患者术后癫痫控制达到Engel Ⅰ级。术后75%的患者出现不同程度的神经功能缺损:轻瘫,吞咽困难,味觉,嗅觉,听觉,疼痛和热知觉改变。Gras-Combe报道6例药物难治性岛叶癫痫,平均随访36.2个月,其中5例术后癫痫无发作（Engel Ⅰ级）。

功能区药物难治性癫痫的外科手术效果与术后神经功能缺失密切相关。Mario报道1992—2014年52例辅助运动区（SMA）致痫灶切除手术,其中包括28例（53.8%）的低级别肿瘤,17例（32.7%）的局灶性皮质发育不良和7例（13.5%）的海绵状血管畸形。平均随访5.7年（1~10年）,32例患者（61%）术后癫痫控制达Engel Ⅰ级,16例患者（31%）术后癫痫控制达Engel Ⅱ级,4例（8%）患者达Engel Ⅲ级;总体癫痫发作减少显著（$P = 0.001$）,分析认为术中使用ECoG、多学科诊疗模式和多模态术前评估有助于取得满意的疗效。Devaux报道对74名患者进行了脑功能区药物难治性癫痫手术,术后随访平均3.5年,Engel Ⅰ级为53名（72%）,其中Ⅰa级为38名（51%）,他还报道一组因胶质瘤行癫痫手术的患者,其中有81%的患者获得了术后无癫痫发作的疗效（平均随访时间>5年）,但涉及功能区的患者术后无癫痫发作则降低至60%。

（孙　鹏　张建国）

参考文献

[1] BARBA C,CROSS J H,BRAUN K,et al. rends in pediatric epilepsy surgery in Europe between 2008 and 2015:Country-,center-,and age-specific variation[J]. Epilepsia,2020,61(2):216-227.

[2] CLOPPENBORG T,MAY T W,BLÜMCKE I,et al. Differences in pediatric and adult epilepsy surgery:A comparison at one center from 1990 to 2014[J]. Epilepsia,2019,60(2):233-245.

[3] BELOHLAVKOVA A,JEZDIK P,JAHODOVA A,et al. Evolution of pediatric epilepsy surgery program over 2000-2017:Improvement of care?[J]. Eur J Paediatr Neurol,2019,23(3):456-465.

[4] SKIRROW C,CROSS J H,OWENS R,et al. Determinants of IQ outcome after focal epilepsy surgery in childhood:A longitudinal case-control neuroimaging study[J]. Epilepsia,2019,60(5):872-884.

[5] BAUD M O,PERNEGER T,RÁCZ A,et al. European trends in epilepsy surgery[J]. Neurology,2018,91(2):e96-e106.

[6] VEERSEMA T J,SWAMPILLAI B,FERRIER C H,et al. Long-term seizure outcome after epilepsy surgery in patients with mild malformation of cortical development and focal cortical dysplasia[J]. Epilepsia Open,2018,4(1):170-175.

[7] PELTOLA M E,TREBUCHON A,LAGARDE S,et al. Anatomoelectroclinical features of SEEG-confirmed pure insular-onset epilepsy[J]. Epilepsy Behav,2020,105:106964.

[8] HU W H,WANG X,LIU L N. Multimodality Image Post-processing in Detection of Extratemporal MRI-Negative Cortical Dysplasia[J]. Front Neurol,2018,14(9):450.

[9] DELEV D,OEHL B,STEINHOFF B J,et al. Nakagawa J. Surgical Treatment of Extratemporal Epilepsy:Results and Prognostic Factors[J]. Neurosurgery,2019,84(1):242-252.

[10] VON LEHE M,PARPALEY Y. Insular Cortex Surgery for the Treatment of Refractory Epilepsy[J]. J ClinNeurophysiol,2017,34(4):333-339.

[11] MAZZOLA L,MAUGUIÈRE F,ISNARD J,et al.. Functional mapping of the human insula:Data from electrical stimulations[J]. Revue Neurologique,2019,175(3):150-156.

[12] ALOMAR S,MULLIN J P,SMITHASON S,et al. Indications,technique,and safety profile of insular stereoelectroencephalography electrode implantation in medically intractable epilepsy[J]. Journal of Neurosurgery,2018,128(4):1147-1157.

[13] OBAID S,ZEROUALI Y,NGUYEN D K,et al. Insular Epilepsy:Semiology and Noninvasive Investigations[J]. J Clin Neurophysiol,2017,34(4):315-323.

[14] TANRIOVER N,RHOTON A L,KAWASHIMA M,et al. Microsurgical anatomy of the insula and the sylvian fissure[J]. Journal of Neurosurgery,2004,100(5):891-922.

[15] RUSSO A,LALLAS M,JAYAKAR P,et al. The diagnostic utility of 3D-ESI rotating and moving dipole methodology in the pre-surgical evaluation of MRI-negative childhood epilepsy due to focal cortical dysplasia. Epilepsia,2016,57(9):1450-1457.

[16] JOBST B C,CASCINO G D. Resective epilepsy surgery for drug-resistant focal epilepsy:a review[J]. JAMA,2015,313(3):285-293.

[17] WANG Z I,ALEXOPOULOS A V,JONES S E. The pathology of magnetic-resonance-imaging-negative epilepsy[J].

Mod Pathol,201,26(8):1051-1058.

[18] GIULIONI M,MARUCCI G,PELLICCIA V,et al. Commis-sion for Epilepsy Surgery of the Italian League Against Epi-lepsy. Epilepsy surgery of "low grade epilepsy associated neuroepithelial tumors":A retrospective nationwide Italian study[J]. Epilepsia,2017,58(11):1832-1841.

[19] THORSTEINSDOTTIR J,VOLLMAR C,TONN J C,et al. Outcome after individualized stereoelectroencephalography (sEEG) implantation and navigated resection in patients with lesional and non-lesional focal epilepsy[J]. J Neurol,2019,266(4):910-920.

[20] DELEV D,OEHL B,STEINHOFF B J,et al,Surgical Treat-ment of Extratemporal Epilepsy:Results and Prognostic Factors[J]. Neurosurgery,2019,84(1):242-252.

[21] BOUTHILLIER A,WEIL A G,MARTINEAU L,et al. Oper-culoinsular cortectomy for refractory epilepsy. Part 1:Is it effective? [J]. J Neurosurg,2019:1-10.

[22] RAMANTANI G,KADISH N E,MAYER H,et al. Frontal Lobe Epilepsy Surgery in Childhood and Adolescence:Pre-dictors of Long-Term Seizure Freedom,Overall Cognitive and Adaptive Functioning[J]. Neurosurgery,2018,83(1):93-103.

[23] MORACE R,CASCIATO S,QUARATO P P,et al. Long-term seizure outcome in frontal lobe epilepsy surgery[J]. Epilepsy Behav,2019,90:93-98.

[24] ENGLOT D J,WANG D D,ROLSTON J D,et al. Rates and predictors of long-term seizure freedom after frontal lobe ep-ilepsy surgery:a systematic review and meta-analysis[J]. J Neurosurg,2012,116(5):1042-1048.

[25] LEE Y J,LEE J S,KANG H C,et al. Outcomes of epilepsy surgery in childhood-onset epileptic encephalopathy[J]. Brain Dev,2014,36(6):496-504.

[26] CRACIUN L,TAUSSIG D,FERRAND-SORBETS S,et al. Investigation of paediatric occipital epilepsy using stereo-EEG reveals a better surgical outcome than in adults,espe-cially when the supracalcarine area is affected[J]. Epilep-tic Disord,2018,20(5):346-363.

[27] BLUME W T,WHITING S E,GIRVIN J P. Epilepsy surgery in the posterior cortex[J]. Ann Neurol,1991,29(6):638-645.

[28] GRAS-COMBE G,MINOTTI L,HOFFMANN D,et al. Sur-gery for Nontumoral Insular Epilepsy Explored by Stereo-electroencephalography[J]. Neurosurgery,2016,79(4):p.578-88.

[29] ALONSO-VANEGAS M A,SAN-JUAN D,BUENTELLO GA-RCÍA RM,et al. Long-term surgical results of supplementary motor area epilepsy surgery[J]. J Neurosurg,2017,127(5):1153-1159.

[30] DEVAUX B,CHASSOUX F,LANDRÉ E,et al. Surgical re-sections in functional areas:report of 89 cases[J]. Neuro-chirurgie,2008. 54(3):p. 409-17.

[31] DEVAUX B,CHASSOUX F,LANDRÉ E,et al. Surgery for dysembryoplastic neuroepithelial tumors and gangliogliomas in eloquent areas. Functional results and seizure control [J]. Neurochirurgie,2017,63(3):227-234.

[32] LIAVA A,FRANCIONE S,TASSI L,et al. Individually tai-lored extratemporal epilepsy surgery in children:anatomo-electro-clinical features and outcome predictors in a popula-tion of 53 cases[J]. Epilepsy Behav,2012,25(1):68-80.

[33] ENGEL J J,WIEBE S,FRENCH J,et al. Practice parame-ter:temporal lobe and localized neocortical resections for epilepsy:report of the Quality Standards Subcommittee of the American Academy of Neurology,in association with the American Epilepsy Society and the American Association of Neurological Surgeons[J]. Neurology,2003,60:538-547.

[34] CROSS J H,JAYAKAR P,NORDLI D,et al. Proposed Cri-teria for Referral and Evaluation of Children forEpilepsy Surgery:Recommendations of the Subcommission for Pedi-atric Epilepsy Surgery [J],Epilepsia,2006,47(6):952-959.

[35] 中国抗癫痫协会.临床诊疗指南 癫痫病学分册(2015修订版)[M].北京:人民卫生出版社,2015.

[36] 谭启富,李龄,吴承远.癫痫外科学[M].北京:人民卫生出版社,2012.

第四十四章　脑叶及多脑叶切除和离断手术

第一节　概　述

根据术前评估确定的致痫灶的位置、大小，采用不同位置和范围的致痫灶切除术，可以达到控制癫痫发作的目的。对于累及脑叶和多脑叶的致痫灶，除了可以选择相应脑叶和多脑叶的切除手术外，还可以选择可以达到与切除效果一致的脑叶离断手术，而且相比于脑叶或多脑叶切除手术，离断手术的优势在于更小的创伤、更短的手术时间、更小的出血和更轻微的脑组织解剖位置改变。

离断性手术是通过对目标脑叶、多脑叶、半球的孤立，切断与其他脑叶和基底核脑干的白质连接纤维，从而切断癫痫发作的传播途径，替代传统的切除性手术，实践证明是可以达到与致痫灶切除一样的癫痫控制效果。离断性手术包括脑叶及多脑叶离断，但最早的离断性手术是从大脑半球切除性手术演变而来。比如功能性大脑半球切除术，就是结合了切除性手术和离断性手术的一种大脑半球切除的改良术式，它的做法是切除中央区和颞叶，同时离断额叶和顶枕叶。后来进一步演化改良，就发展出了大脑半球离断术。在大脑半球离断术取得成功实践基础上，又发展出了脑叶及多脑叶的离断手术，比如颞顶枕离断、颞叶离断以及额叶离断等。

致痫灶切除性手术是癫痫外科最主要的手术方式，在精准术前评估进步的情况下，微创、精准切除是癫痫外科的发展方向，比如说特别局限的致痫灶可以做剪裁式的切除。但是对于范围较大的致痫灶，比如说脑叶切除和多脑叶切除，甚至是大脑半球切除，就会出现明显的并发症：出血较多、术腔较大导致颅内出血、脑结构移位、硬膜下积液和感染。对于这些范围较大的切除性手术来说，离断性手术是更好的选择，可以减少手术时间、减少出血、降低感染等并发症。

第二节　额叶离断术

一、适应证

额叶离断术的手术适应证同前额叶大范围切除术。经过术前评估，认为需要进行前额叶大范围切除甚至全额叶切除的病例，比如小儿广泛额叶皮质发育不良、前额区广泛的异常放电、前额叶的大范围低代谢，以及症状学上额叶发作的表现或者无法定位的症状学表现，比如痉挛发作，为了保证术后效果，应尽可能多地切除额叶皮质或者离断额叶。

二、手术方法

全麻后，仰卧位，头向对侧偏，额部弧形切口，见图 44-1，骨窗大小以暴露额叶离断线为目标，内侧面骨窗可以在冠状缝后 1~2cm，向后延中线铣开 3~4cm，暴露中央前沟即可，外侧面需要暴露侧裂盖部，骨窗应在鳞状缝水平，向前应越过冠状缝前 1cm 左右，外侧面骨窗宽度在 4~5cm 左右，即可暴露盖部，硬脑膜可以沿中央前沟剪开，根据暴露需要适当做放射状剪开。骨窗及硬膜根据离断暴露需要尽可能不做无用的切开。手术可以先分离侧裂或切除额盖三角部和额盖眶部，暴露眶回后部与岛叶前上部，在前上环岛沟处切开软膜，离断眶回与岛叶，进而离断眶回后部与基底核联系，向内继续游离游直回后部与基底核传导束，连接岛阈前缘和额角前下区，离断额底后部后，可见嗅神经、视神经或视交叉结构；中央前沟处断开额叶内侧面，可从脑室壁侧切开胼胝体，也可不进入脑室吸除胼胝体，但都需要循着胼胝体表面走行的胼周动脉，并追踪它的近端一直到前交通动脉，中央前沟处向下离断时，要避免垂直向下，斜向前下，避免损伤锥体束、尾状核头、内囊前肢和侧脑室。额叶离断的关键解剖标志是胼周动脉，是离断胼胝体的重要标志，嗅神经、视神经或视交叉结构是额底后部完全吸除后能看到的解剖标志，也是避免额底后部残

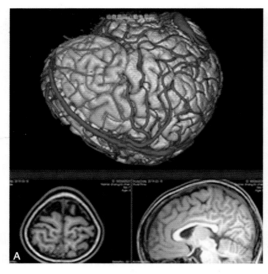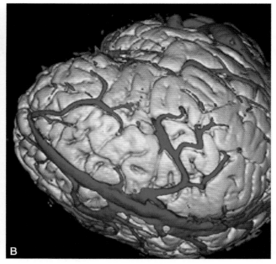

图 44-1 额叶切除和额叶离断范围

A. 额叶切除范围,后界到中央前沟,底面到额底后部;B. 额叶离断线如图,也是到中央前沟,底面、内侧面范围同额叶切除范围。如果是语言优势半球,可以考虑保留额下回后部。额叶切除或者离断,范围可以根据每个患者癫痫灶范围来决定,可以缩小范围,也可以增加岛叶部分的切除。对于额叶底面、内侧面的离断或者切除有一定的手术盲区,可以在导航辅助下进行。对于运动区的保留可以在术中运动功能监测下进行。

留的标志。术后术腔冲洗清亮,尽量减少止血纱的使用,减少术后刺激,冲水时尽量深入术腔,除了可以清洁术腔作用,还可以通过灌注作用使得手术时塌陷的大脑尽量膨起,防止桥静脉牵拉和术后硬脑膜下腔积液。严密缝合硬脑膜,骨窗复位。手术过程推荐用超声吸引,减少对穿通血管的损伤,最好有术中导航,可以随时掌握切除位置,最好在运动功能监测下进行,可以对运动功能进行监测,离断的手术可以保留脑室完整性,也可以先进入脑室额角后进行操作,保留脑室完整性对术后脑室刺激较小,但手术的解剖位置不易把握,进入脑室后操作,对前额叶的离断解剖更加清楚,但术后患者反应较大,容易出现脑室刺激症状。至于引流管使用与否,我们通过对比发现,不用引流管术后恢复更快,引流管的使用可能会延长术后恢复时间,增加感染可能,不放引流管会产生皮下积液,需要及时地抽吸,可以减少皮瓣的肿胀发热及术后不适。

额叶离断术为了保护运动功能可以在术中运动功能监测下进行,防止出现破坏锥体束出现运动功能障碍的情况,优势半球可以根据具体情况保留额下回后部语言区。

前额叶切除后短期内会有一些精神、性格、情绪反应,特别是术后早期可能出现躁狂、亢奋、言语增多或减少等。在一些手术失败的病例中,发作形式常常包括转头、双上肢强直性抬举,EEG 表现为双侧同步性棘慢波或双侧广泛快节律等,往往是额叶或者额底后部切除离断不完全引起,其中一些病例再手术时,通过扩大切除范围,仍可获得满意效果。

三、手术效果

额叶离断术的手术效果理论上和额叶切除术是一样的,手术的效果首先取决于病变类型(病理类型)、病变范围、术前智力是否正常(智力迟滞的,往往说明病变范围广泛、弥散)。如果是局限在额叶的病变,离断手术或者切除手术可以取得很好的效果;如果术前评估是比较弥散的病变、智力较差的患儿,症状及脑电图定位困难的,往往术后效果不佳;当然对于同样的患者而言,选择离断性手术创伤小、恢复快、并发症小,但总体上效果略差于切除性手术,因为切除性手术切除比较全面彻底,不存在手术操作暴露局限的影响,单纯从手术角度来说,要达到切除性手术同样的效果,离断手术更考验手术大夫的经验和技巧,以及对导航等先进技术的支持。

1. 术后无发作率和稳定性 额叶外科占所有癫痫外科的 6% ~ 30%,是仅次于最常见的难治性颞叶癫痫手术的病种。然而报道的额叶癫痫无发作率不同,从 13% ~ 80% 不等,总体上,额叶癫痫手术的成功率明显低于颞叶切除的。只有少数的研究评估额叶癫痫术后长期癫痫无发作,因此他们可以提供有用的关于额叶癫痫术后癫痫结果的随着时间的控制率和稳定性,这些研究大概显示了术后 10 年接近于 40% 的癫痫无发作。80% 的发作复发在术后最初的 6 个月,而且也有晚期缓解和复发发生,但是一般很少见。在颞叶癫痫常见的术后逐渐减少现象,在额叶癫痫术后大概少于 15%。

与颞叶癫痫相似,额叶癫痫术后 6 个月到 2 年的无发作可以看作长期癫痫无发作状态很好的指标。如果一个患者术后 2 年随访无发作,那么保持术后 10 年的无发作就会增高到 86%。

2. 癫痫复发预测　额叶癫痫比较低的治愈率包括癫痫灶的定位困难,异常放电可以从癫痫灶快速传播到整个额叶;很难获得完全的外科切除,因为紧邻功能区和重要皮质区;还有广泛性皮质发育不良,经常在磁共振上不可见,不如颞叶癫痫的海马硬化可以明确地定位。实际上,术后复发确定的预测因子包括不完全地切除致痫灶、需要进行侵袭性的脑电评估的病例、术后早期的癫痫发作、术后持续存在的发作先兆、高热惊厥史、术前脑电图占主导的全面性或无法定位的发作期脑电模式。在这些预后预测因素中,最重要术后预测无发作的是磁共振上明确的病灶和完全的切除。癫痫病程短(小于 5 年)和显著的预后相关,不论患者是否有病灶,所以额叶癫痫突出的紧迫性和重要性是患者早期外科治疗。

3. 切除范围和癫痫效果　完全切除癫痫病灶被一致认为预示预后癫痫无发作。一份文献报道了患者完全切除了癫痫病灶,81% 术后一年无发作,66% 术后 3 年无发作,分别与没有完全切除的相比,术后 1 年无发作为 13%,术后 3 年为 11%。完全切除神经影像学上的异常区,和剩下脑区的 ECoG 监测棘波放电消失或发作消失与术后最好的额叶癫痫效果联系在一起。在所有的病例中,主要的挑战阻碍完全切除的,包括常见的邻近或者重叠重要脑区,并且在 MCD 病例中很难确定真正的"异常"边界,他们磁共振可见的发育不全的部分可能是被微小的异常组织包围,而这些微小的异常在影像学上看起来是正常的。

总之,额叶癫痫虽然额叶切除术后无发作率低,很成功的病例可能在于选择后的特定患者,主要是那些有清楚磁共振病灶的、并且可以被完全切除的病例。

四、手术并发症

在 Broca's 区额叶切除的,在盖部后 2.5cm,额下回一般保留,且在额中回语言位置通过电刺激定位确定,如果切除可以造成一过性或者永久性的表达性失语,切除辅助运动区可以产生一过性症状,包括术后缄默症,对侧忽视或偏瘫,降低自发运动,这些可以在数周之内自动恢复。额叶切除后认知影响一般可以忍受。保留引流静脉和动脉供应对中央区来说非常重要。非优势半球部分切除面部运动皮质一般很好适应;然而,完全的切除可以产生永久的口周无力。切除的上缘不能接近于拇指反应区的最下部 2~3mm。Rasmussen 描述了成功地切除优势半球的面部运动皮质,精心保留了供应中央区的血管。

五、优缺点

额叶切除和额叶离断各有优缺点,前者是比较传统的手术方法,手术难度小,手术暴露充分,不存在手术盲区,可以比较容易地逐一切除所有的额叶结构,但是切口大,暴露大,手术时间长,出血多,容易造成感染,而且术后留下较大手术空腔,对剩余脑结构的位置会造成移位;额叶离断术避免了较大的开颅和创伤,减少了出血,基本上可以达到和额叶切除一样的癫痫控制效果,对于低龄儿来说,离断的手术安全性提高,手术时间缩短,术后感染风险减少,缺点就是暴露不充分,增加了手术难度,有一定的视野盲区,需要有比较丰富的手术经验,最好需要在导航辅助下进行。

【典型病例】

患者,女,10 岁,发作性肢体抽搐 9 年余,查体:神志清楚,发育不良,智力发育迟滞,会说简单词语,四肢肌力、肌张力正常。辅助检查 MRI:右侧巨脑回畸形、脑裂畸形、灰质异位、胼胝体发育不良(图 44-2)。脑电图:右侧额周期样放电,监测到右侧额叶起始发作 3 次。PET-CT 显示右侧额岛低代谢。诊断为难治性癫痫,局灶性发作,结构性病变。经术前评估后行右侧额叶离断包括岛叶前部切除(图 44-3)。术后患者无发作(图 44-4)。病理报告:皮质发育不良,FCD Ⅱ b。随访患儿认知语言有明显进步。

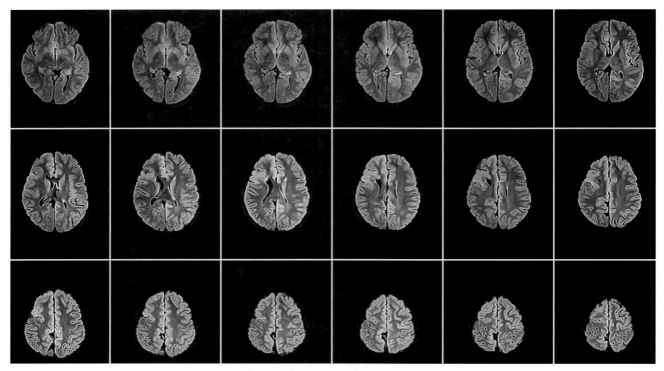

图 44-2 术前 MRI

术前 MRI flair 像显示右额额叶大范围皮质发育不良,脑回粗大。

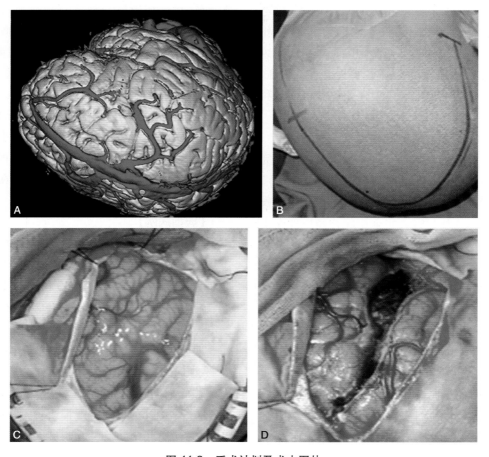

图 44-3 手术计划及术中图片

A. 术前手术规划切除范围到中央前沟;B. 手术切口;C. 术中暴露右侧额叶,通过和 A 血管及沟回比对,可以确定离断的范围;D. 术后可以看到皮质切开位置,和 A 做的手术规划蓝色区域一致。

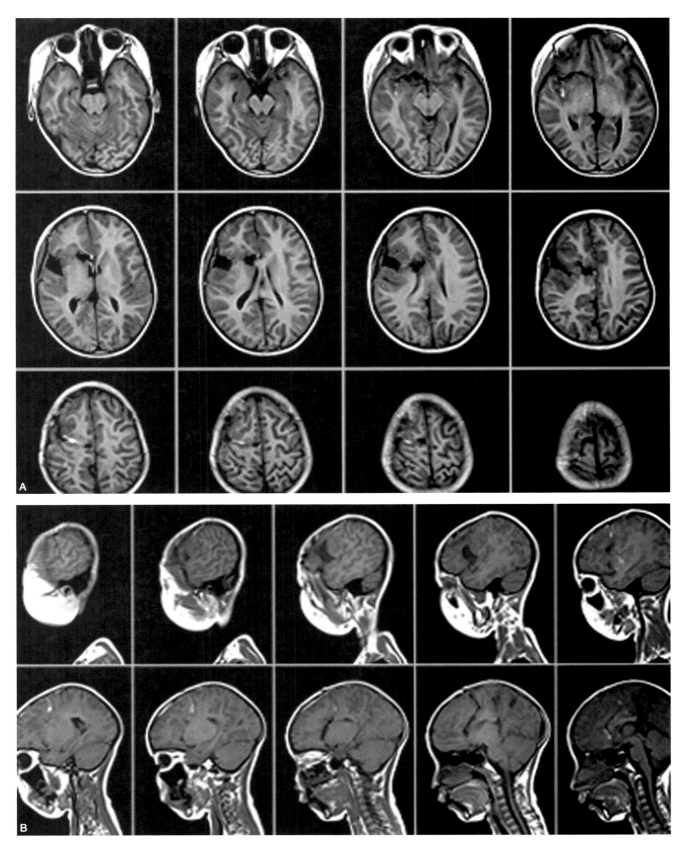

图 44-4　术后 MRI
A. 可以看到轴位的离断位置；B. 可以看到矢状位的离断位置。

第三节　颞叶离断术

难治性颞叶癫痫继发于颞叶病灶的占 15%～30%。这些病灶可以是新生物（神经节细胞瘤，胚胎发育不良神经上皮肿瘤），血管性（海绵状血管瘤，动静脉畸形），发育不全性（微发育不良、局灶性或弥漫性发育不良、结节性硬化），或外伤-缺血性。在 167 个颞叶或者颞叶外病灶患者的回顾中，15% 有海马硬化或双重病理。在进一步地研究双重病理中，海马附近病灶的癫痫患者发现显著的海马神经元丢失。

一、适应证

经过术前评估，确定为颞叶癫痫的，可以采用颞叶切除术，也可以选择颞叶离断术。如果是肿瘤性质的病变或者有可能会出血倾向的血管畸形，最好采用切除性治疗。

二、手术方法

全麻后，患者仰卧位头偏向对侧或者侧卧位均可，做耳前问号形切口（标准前颞叶切除时采用），或颞枕马蹄形切口（当颞叶切除范围较大时采用），做问号形切口时，尽量暴露颧弓后根，钻孔可以在颧弓上，尽量靠前的位置钻一孔，蝶骨级尽量靠近角突处钻一孔，颧弓后上处钻一孔，铣刀铣下骨瓣，适当咬除蝶骨嵴及中颅窝底，现在有显微镜情况下，中颅窝底不必咬除过多，减少颅骨缺损及损伤，硬脑膜可以以颞极为基底弧形剪开，根据需要适当做放射状剪开，暴露外侧裂，颞中回及颞上回即可。经过术中脑电图监测，结合术前切除计划，通过沟回及脑表面血管分析比对后，最终确定颞叶切除范围。较小范围的颞叶切除可以采用剪裁式颞叶切除方法，比如颞叶局部沟回的切除、颞极的切除、颞底的切除，标准的前颞叶切除或离断的后界，一般左侧距颞极 3.5～4.5cm，右侧距颞极 5～6cm。有些颞叶病灶达到中后颞甚至全颞的，需要根据需要进行相应范围的颞叶切除或者离断。首先确定并切除或离断后界，从颞上回处向颞底方向横断颞叶皮质、颞干直至颞底，打开颞角颞叶内侧结构在软膜下操作，可以防止损伤颞叶内侧面和脑干血管。然后分开侧裂或在颞上回或者侧裂处，切开颞上回表面蛛网膜和软膜，吸除部分颞上回和颞极，软膜下操作避免损伤侧裂血管，暴露环岛沟下颞干并切开，进入侧脑室，显露海马和脉络丛，用棉片保护并推开脉络丛保护好，防止

脉络丛出血引起术野不清楚，另外脉络丛附着在脑干和视束上，一旦损伤反复止血容易造成脑干损伤，暴露脉络裂，向后离断海马后段；向前到侧脑室颞角的前隐窝，沿脉络丛外侧向前，离断海马头和杏仁核，一般杏仁核海马吸除后，可以看到动眼神经及大脑后动脉、脉络膜前动脉，这些结构位于环池内，勿损伤其表面的软脑膜，脉络膜前动脉损伤会引起对侧偏瘫，大脑后动脉损伤会引起对侧偏瘫偏盲。颞叶切除或者离断，会对视束产生影响，会产生视野缺损。左侧颞叶离断或切除需要保留颞上回后 2/3 皮质，纵向切口可以向下移，沿颞上回下界切入（图 44-5，图 44-6）。

三、手术效果及并发症

大部分颞叶癫痫术后效果相近可比，大概有 2/3 患者术后无发作。相比较而言，药物治疗只有 5%～8% 可以获得比较持续的缓解，超过 50% 的患者保持前颞切除术后 10 年无发作，这反映了比较持续的获益。

如果一个患者术后 1 年无发作，那么他在术后 2 年无发作的概率是 87%～90%，术后 5 年无发作的概率为 74%～82%，术后 10 年无发作的概率为 67%～71%。如果一个患者在术后 2 年无发作，那么他在术后 5 年无发作的机会增加到 95%，10 年无发作的机会增加到 82%，15 年无发作的机会增加到 68%。因此，术后 2 年无发作可以作为长期良好预后的一个预测因素，虽然在 1 年和 2 年癫痫的控制都与接下来很好的无发作状态相关。

逐渐减少现象用来描述术后癫痫较晚的缓解现象。这个现象发生在 3.2%～20% 的颞叶术后病例。在逐渐减少的时期术后癫痫发作频率可以高达每月数次，但是一般可以在 2 年内获得无发作。这种现象最能接受的解释是熄灭效应，是继发性致痫产生的相反过程，当主要的癫痫的罪魁祸首被切除后，引起周边致痫皮质突触逐渐地失功能，最后"自己慢慢消失"。

在世界范围内积累的 1993 年前关于颞叶切除手术的文献回顾，显著的或者损害性的并发症不是很常见，包括死亡、感染，由于操作或者中动脉或脉络膜血管的血栓或直接脑干的损伤或切除导致的半侧偏瘫，由于 Meyer's 环纤维颞角顶部的切除引起视野缺损，由于过度的切除或者梗死偏盲，术后血肿形成。

现在的实践中，并发症不常见。在单中心的 329 个颞叶切除病例（321 个连续的患者）研究中，28 个报道有并发症（8.5%），包括：死亡率无、脑膜炎（1.5%），硬

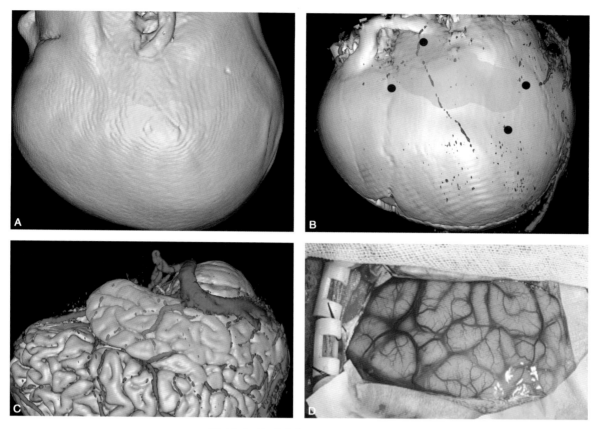

图 44-5　颞叶离断及颞叶切除范围
A.右侧颞叶,后界到颞极 6~7cm,计划进行右颞大范围切除,后界到颞枕交界;B.颅骨钻孔位置如图中黑点位置;C.术中沟回及血管比对后勾勒出切除范围;D.如果患者做颞叶离断,图中勾勒出了颞叶离断线,颞叶离断术前部暴露仅需暴露颞上回中后部,后部暴露以能暴露离断线为准。

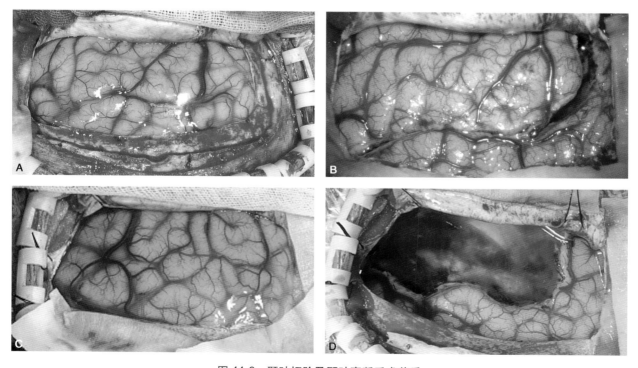

图 44-6　颞叶切除及颞叶离断手术前后
A.右颞马蹄形切口,暴露右颞;B.右颞离断术后;C.右颞马蹄形切口,右颞切除暴露范围;D.右颞切除后。

膜下血肿(0.6%),深静脉血栓(1.2%)和神经并发症(5.2%)。在另外一个215个患者单中心研究中,在1984和1999之间做了颞叶手术,并发症包括轻度偏瘫、偏盲、一过性脑神经麻痹和一过性言语困难。

在优势半球颞叶切除后,术后一过性命名性困难或者失语的症状在30%的手术患者身上出现。大部分病例,命名困难或者失语在几周的时间逐渐消失。这个现象甚至可以在有术中或者术外语言定位指导的切除术后发生。这个一过性的现象原因还不是很清楚,但这是在经定位方法确定的重要语言区1~2cm范围内切除时很常见的。另外的解释是这个现象包括切除下颞叶"非重要"的语言区,大脑牵拉或者相关"神经麻痹性水肿",或者白质通路阻断。一些作者认为这些找词障碍代表一种术后急性加剧的,术前就有的颞叶癫痫患者常见的语言障碍,并且不会持续超过1年。

四、优缺点

与颞叶切除相比,颞叶离断可能出血更少,手术时间更短。但离断手术操作空间小,暴露有限,需要防止出现离断不全。

【典型病例】

患儿,女,3岁9个月,发作性点头3年,发作表现为:睡醒后斜眼睛,身体前拱,身体抖动,持续30秒左右,发作频率1次/天。感冒、发热容易诱发发作。现在口服药:喜保宁1 500mg/d,西罗莫司0.74mg/d,德巴金256mg/d(6.4ml)。现在大运动基本正常,言语欠流利。身上有5~6处白斑。MRI:双侧脑室室管膜下多发结节状异常信号并双侧大脑半球皮质及皮质下多发异常信号影,符合结节性硬化征象(图44-7)。PET-CT:双侧大脑皮质、皮质下灰质核团弥漫不均匀FDG摄取减低及多发局部FDG摄取减低灶,结合癫痫病史,考虑癫痫发作间期脑代谢改变,请结合临床及相应检查结果(图44-8)。VEEG:脑区性右侧颞区多量低-中波幅多形性(多位相)慢波散发连续发放。监测到两次局灶性发作。基因检测:TSC2新发杂合无义突变。术中及术后见图44-9和图44-10,术后病理报告符合结节性硬化改变。随访患儿发作减少60%,但认知语言运动进步很大。

诊断:难治性癫痫、结节性硬化。经术前评估癫痫灶定位右颞。

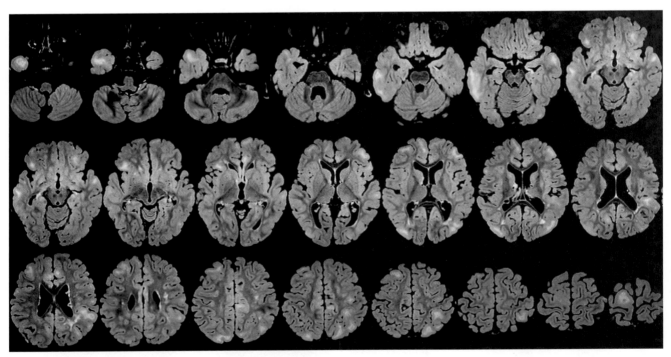

图44-7　术前MRI
MRI显示脑内多发结节,右颞结节较大。

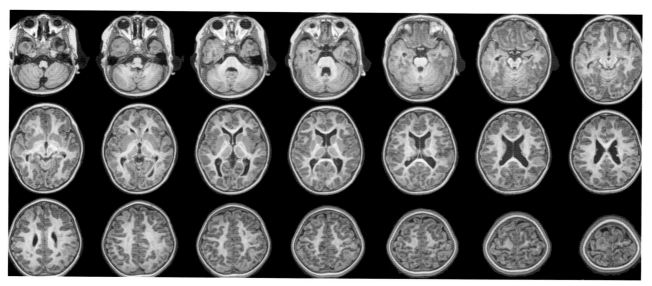

图 44-8　术前 PET/MRI 融合
PET/MRI 融合显示多处低代谢，右颞低代谢明显。

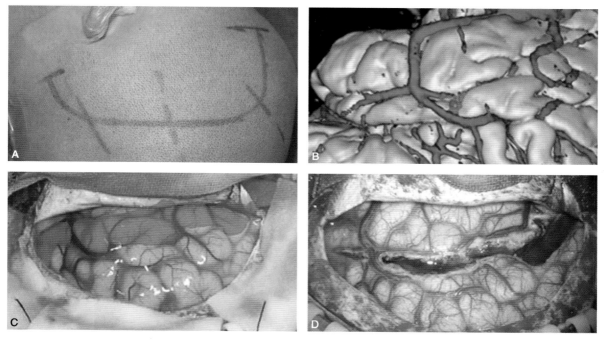

图 44-9　术中图片
A. 右颞马蹄形头皮切口；B. 右颞术前计划离断线；C. 术中比对标记离断沟回；D. 离断后术中照片。

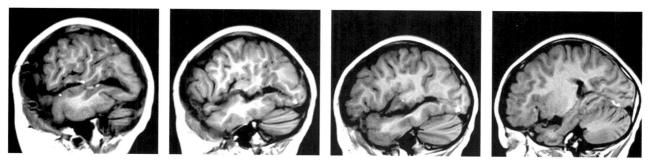

图 44-10　术后 MRI
术后 MRI 矢状位显示右颞离断线。

第四节　额颞叶离断术

额叶除了有运动及语言功能外,还有复杂的高级思维和情感功能,在大范围切除或者离断情况下,加上联合颞叶切除或者离断,可能会对认知功能造成影响,应该比较慎重采用,一般这类患者癫痫起源比较广泛,认知功能已经有损害,对于认知功能没有损害或者接近正常的患者,采用这类手术方式更要慎重。

一、适应证

也叫大脑前部离断术,适用于术前评估后,认为癫痫起源额叶和颞叶广泛区域的药物难治性癫痫。比如说额颞广泛的皮质发育不良,额颞大面积的软化灶,额颞大范围的结节性硬化,在这些病变基础上,脑电图广泛额颞区局灶性放电,监测到起源额颞叶的发作,症状学上符合额叶和颞叶发作的特点,并且有额颞叶 PET-CT 低代谢的支持。

二、手术方法

额颞叶离断包括额叶离断和颞叶离断,具体到每个患者,离断的范围可以根据实际具体情况来确定,不一定都是要完整地离断全额叶或者颞叶,致痫灶的切除和

脑功能的保护需要权衡利弊,制定个体化的切除和离断方案,保证癫痫患者的获益最大化。一般需要保护额叶的运动语言功能,最好需要结合功能磁共振结果,不仅要保护皮质的功能,也要注意不要损伤皮质下结构的完整性,比如语言运动的传导束、基底核、内囊结构以及侧脑室。条件允许的话,术前可以进行 3D 可视化的手术切除范围制定,术中利用导航或者 3D 可视化的切除范围,找到相应的语言运动区及切除的沟回边界,在切除靠近运动区的时候需要结合术中运动功能监测。手术体位采用对侧卧位,额颞大弧形切口,颞部的切口从耳前颧弓处开始,弧形向后上到额中线,沿中线向前,到冠状缝前。骨窗需要暴露颞部额部,因为离断线跨度大,所以需要暴露范围较大,但只要暴露离断线即可,没有必要像切除性手术一样需要完整暴露额叶前部,所以可以根据具体情况尽可能地减小骨窗的大小,减少手术创伤。其具体的离断手术过程基本可以看成是额叶离断和颞叶离断的联合,具体手术过程可以参考额叶离断术和颞叶离断术。

三、手术效果

参考额叶离断和颞叶离断。

四、优缺点

额颞叶离断(图 44-11)和额颞叶大范围切除相比,

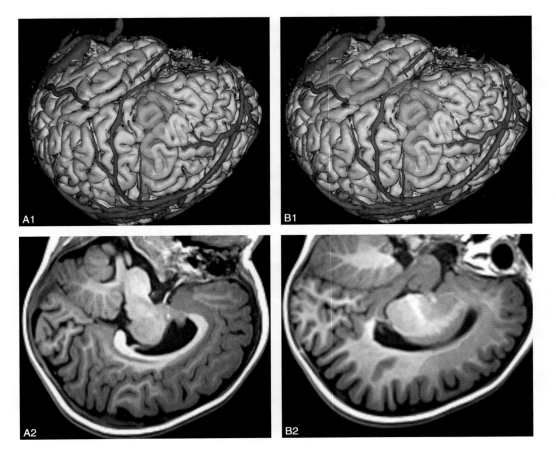

图 44-11　额叶及额颞叶离断示意图

额叶离断范围,如图 A1A2,后界到中央前沟,底面到额底后部,范围可以根据每个患者癫痫灶范围来决定,可以缩小范围,也可以增加岛叶部分的切除;额颞叶离断 B1B2,即在额叶离断基础上加上颞叶的离断。

可以降低术中出血、感染、脑脊液漏以及脑移位的风险。不足之处是离断术离断了部分仍有脑功能的脑区，也有可能有离断不全。

【典型病例】

患儿，男，2 岁，痉挛发作 1 年 6 个月，现仍每天均有成串发作，2~3 串/天，发作形式同前，服用多种药物效果不佳。生长发育落后，可扶站，会无意识叫"爸爸妈妈"。头颅 MRI：左侧广泛皮质发育不良，左额颞著（图44-12）；视频脑电图：双侧半球各导联同步或者非同步出现大量棘波、棘慢波、尖波发放。全导较多快活动。监测中记录到百余次癫痫临床发作。头颅 PET-MRI：双侧顶叶、左侧颞叶及局部枕叶代谢减低（图 44-13），基

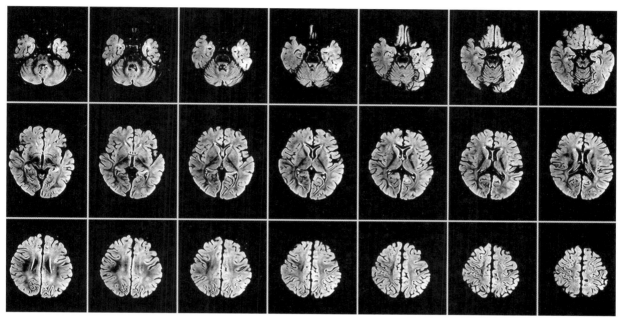

图 44-12　术前 MRI
术前 MRI 轴位 Flair 相显示左额颞广泛皮质异常。

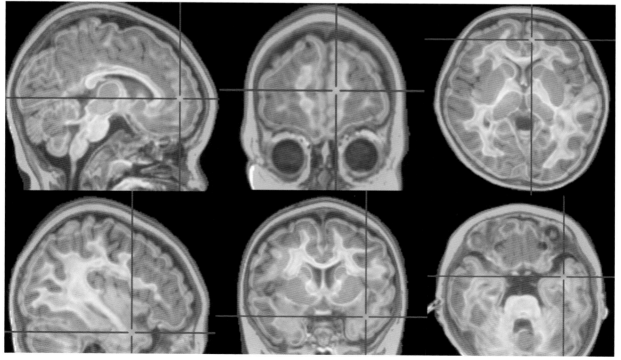

图 44-13　术前 PET-MRI 融合
PET-MRI 融合显示左额颞局部低代谢。

因检测未发现相关突变。诊断考虑难治性癫痫,结构性病变。经术前评估后考虑分期手术,先行左侧额颞离断术(图44-14,图44-15),如果效果不佳,可以考虑大脑半球离断。术后病理报告FCD ⅠB。患儿左额颞离断后2年无发作,认知语言运动明显进步,可以说7~8个字句子,可以自己走路。复发后又进行了保留中央区的大脑半球离断,之后无发作。此处介绍患儿左额颞离断手术。

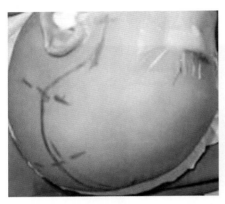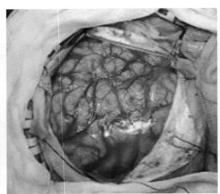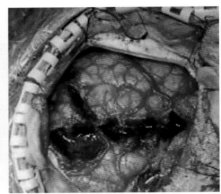

图44-14　术中照片

左侧额颞大弧形切口(左),术中暴露额颞(中),术后额颞离断后术中照片(右)。

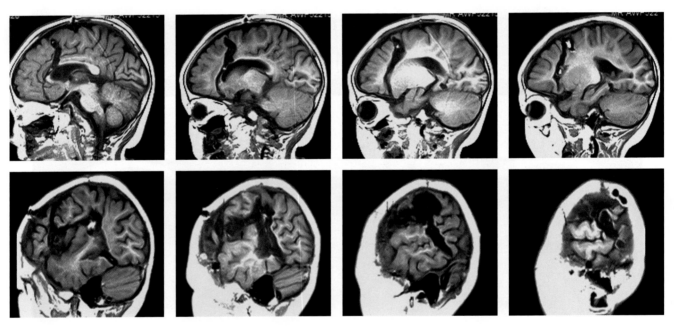

图44-15　术后MRI

术后MRI矢状位T1显示左侧额颞离断线。

第五节　颞枕离断和颞顶枕离断

一、适应证

颞顶枕离断术,也叫大脑后部离断术,根据具体情况有些可以仅采用颞枕离断或者顶枕离断(图44-16)。适用于药物难治性的广泛后头部起源的局灶性癫痫,一般可以由后头部的软化灶、广泛皮质发育不良所继发,没有充分理由证实癫痫和前头部相关或者暂时没有充分证据进行大脑半球离断的广泛后头部起源的癫痫。

二、手术方法

患者全麻后,采用对侧卧位,使得颞顶位置在手术水平,采用颞顶枕钩形切口(图44-17),在精准定位颞顶枕离断线头皮及骨窗投影位置基础上,可以使得手术

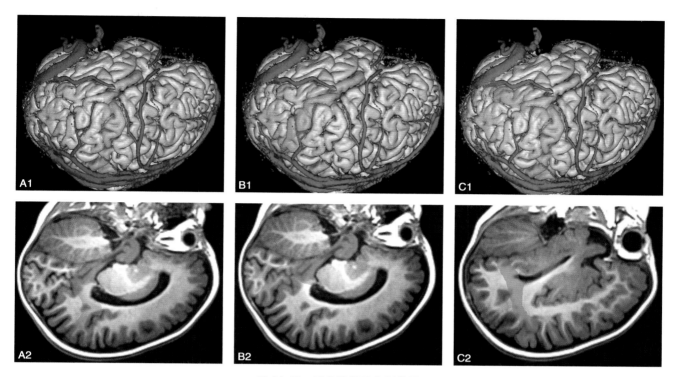

图 44-16　后头部常见离断范围
A1、A2. 左颞顶枕离断示意图；B1、B2. 左颞枕离断示意图；C1、C2. 左顶枕离断示意图。

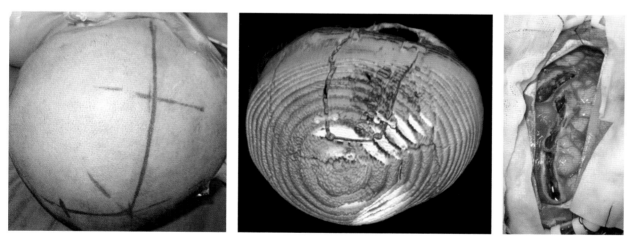

图 44-17　颞顶枕离断根据离断线投影设计切口及骨窗
颞顶枕离断线投影位置精确定位后，可以减小皮肤切口，减小骨窗，减小硬膜暴露。

切口及骨窗尽量减小，我们在做此类手术的过程中，经过改进现在的皮瓣骨窗都比最初做此类手术时明显缩小，皮肤切口下缘到达耳廓前缘 2cm 即可，此处即可暴露颞上回中后部，进行颞叶离断就够用了，离断从颞上回后缘、到中央后沟，到达中线处，并以此线为中心暴露骨窗宽度约 4cm 即可，硬膜沿离断线长轴剪开，根据实际需要做延长轴的放射状剪开，暴露脑表面，术中根据手术计划进行沟回比对，找到计划离断的沟回，进行离断手术。有条件的需要在导航辅助下进行，可以实时准

确判断离断的位置和方向。整个颞顶枕离断一般分三部分进行，颞部的离断，顶盖处的离断（侧脑室部），中线部的离断（脑室上部）。这三部分顺序没有固定先后。为避免脑室过早开放，可以先进行脑室上部的离断，在中央后沟后，切开软脑膜，向下吸除到达中线软脑膜，注意离断的方向和深度，向前容易损伤感觉运动传导束，深度有大脑镰的地方以大脑镰为界，大脑镰下部需要注意不要突破软脑膜，损伤到对侧，脑室上部离断到侧脑室表面后，等待顶盖处的离断，从脑室内

操作与之汇合;盖部向下后切开,方向要注意避免进入丘脑后部或损伤内囊后肢,进入侧脑室后部离断,并与脑室上部离断的下界汇合,脑室三角区内可以看到胼胝体压部、海马旁回后部、穹隆,离断顶叶枕叶底面胼胝体,吸除压后皮质后扣带回楔前叶下部,与脑室上部的离断汇合,有些病例根据实际情况,可以联合进行岛叶后部切除;盖部及脑室后部离断后,顺势切开颞上回中后部进行颞叶新皮质及颞叶内侧离断,切开颞叶皮质颞干,吸除颞极杏仁核后,颞底海马后部断开,即完成颞叶部离断。脑室后部胼胝体切开后可以看到小脑幕缘,大脑大静脉、环池、脑干等结构,尽量不要突破隔着这些结构的软脑膜,操作过程中,尽量保护暴露血管,以保证术后离断脑组织的血供;尽量减少脑脊液的丢失,造成脑组织的塌陷引起桥静脉的撕裂、出血。

三、手术效果

术后癫痫的疗效主要取决于患者致痫灶是否真正局限在后头部,这些可以在术前评估影像学及脑电图和症状学的综合分析中得到答案,如果是局限在后头部的皮质发育不良、结节性硬化或者出血后软化灶等,效果一般比较好;如果是范围不太明确的痉挛发作、缺血缺氧后遗症癫痫或者脑炎后遗症癫痫,效果就欠佳。当然,术后效果和离断是否彻底也有关系。

1. 术后癫痫无发作率和稳定性　后头部皮质切除占癫痫手术不到 10%,报道的术后无发作率从 25%~90% 不等。在一组后头部皮质切除的纵向分析中,估计的术后 6 个月癫痫无发作的机会有 73.1%,1 年无发作的有 68.5%,2~5 年无发作的有 65.8%,6 年和超过 6 年无发作的有 54.8%。复发的中位时间为 2 个月,75% 癫痫复发在 6.4 个月;晚期复发罕见,最晚的复发在 74 个月。相似的癫痫无发作率在另一组 154 个患者纵向分析中报道,这组患者进行了各种类型的颞叶外切除(大概 40% 额叶,其余为后头部皮质手术),术后 2 年 Engel 分级 I 级的在术后 14 年有 88% 机会保持无发作。

2. 癫痫复发预测　有着很好边界的局灶性病灶患者(肿瘤或者磁共振可见的 MCD),他们进行了比较广泛的切除(脑叶切除或者多脑叶切除而不是病灶切除),没有术前的超脑叶的致痫性扩展到同侧颞叶的证据(颞叶棘波放电或者听觉先兆),没有术后残留的致痫性(术后 6 个月脑电图棘波放电)证据的,这些患者在大部分后头部切除的序列中有最好的前景。另外的

较少一致报道的预测癫痫无发作的包括偏侧的发作症状学,局灶性的发作期脑电图,和较短的癫痫病程。硬膜下、深部电极或者 SEEG 侵袭性脑电图记录较广泛地用来更好地确定致痫灶界限,并且用来术外的功能定位进行理想化的切除,多个报道显示非常有希望的癫痫结果。Caicoya 等人发现 7 个中 5 个枕叶癫痫患者,他们在硬膜下电极数据指导下进行了剪裁式的切除,获得了平均随访 24.3 个月的癫痫无发作。Cukiert 等人报道了 16 个难治性颞叶外癫痫,他们的磁共振正常或者无法定位,发现 14 个中 13 个无发作,他们应用了硬膜下电极信息进行切除。在一组大的颞叶外切除的、大部分为后头部皮质手术的报道显示术前侵袭性的监测应用,和更好的预后相关。

四、并发症

中央中颞区(rolandic 区)后大面积的顶叶切除据报道会伴随偏瘫率为 0.5%。当切除扩大到顶盖,如果切除到深部白质视野缺损就会发生。一个非优势半球顶叶症状在几个顶叶大范围切除后患者身上出现,在优势半球,需要格外小心保护感觉性语言区(Wernicke's 区)。在枕叶,完全切除产生预期中的对侧同向性偏盲优势半球的感觉性语言区(Wernicke's 区)范围 2cm 内的切除可以导致读写困难。

五、优缺点

后头部离断手术相比于后头部切除手术创伤小、切口小、骨窗小、出血少、恢复快、不会造成明显的手术空腔及解剖移位,但是离断手术有术后脑积水的发生可能。

【典型病例】

患者,男,2 岁 6 个月,发作性点头伴双上肢上抬 2 年余,服用多种药物控制不佳。MRI 显示左侧颞顶枕皮质发育不良,PET 显示右侧颞顶枕低代谢(图 44-18)。脑电图显示广泛棘波棘慢波,左侧后头部明显。患儿认知语言发育落后,目前可以简单说几个字。诊断:难治性癫痫,痉挛发作,结构性病变。术前评估后行左侧颞顶枕离断(图 44-19,图 44-20)。术后患儿无发作,认知语言进步明显。病理报告局灶性皮质发育不良 IIB。手术演示视频见视频 44-1。

视频 44-1　颞顶枕离断手术演示

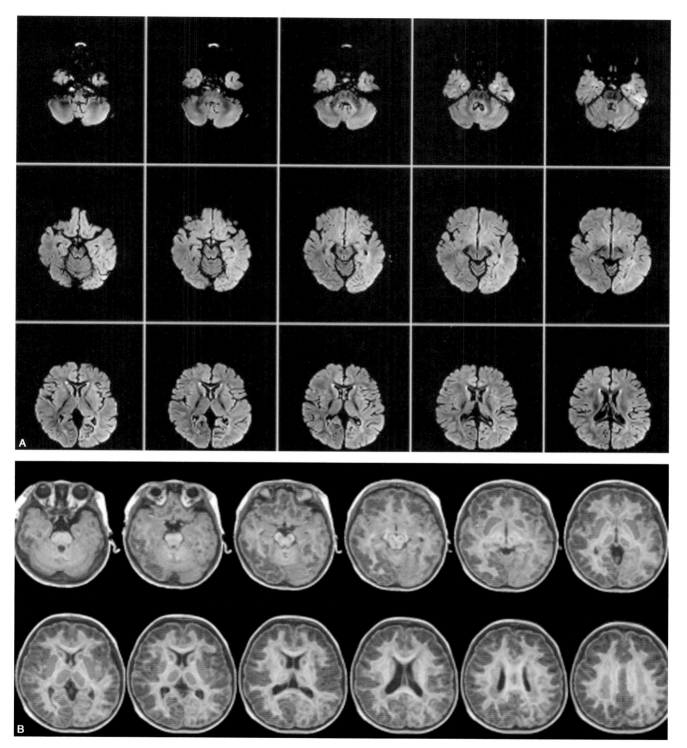

图 44-18　术前 MRI 及 PET-CT
A. 轴位 MRIflair 像显示左侧颞顶枕灰白质分界不清,信号增高;B. MRI-PET 融合显示左侧颞顶枕低代谢。

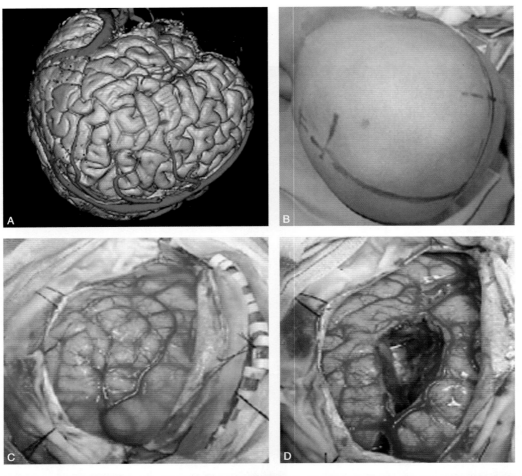

图 44-19　术中照片
A.根据离断的范围，在三维脑表面上规划该患者左侧颞顶枕离断的皮质切开部位；B.患者左颞顶枕离断切口；C.术中暴露皮质，可通过皮质与三维脑表面的沟回血管的比对，找到切开的沟回位置；D.切开皮质，左侧颞顶枕离断后术中照片，可以看到切开的位置和手术规划的一致，并且通过这个皮质入路，完成了所有目标纤维束的离断。

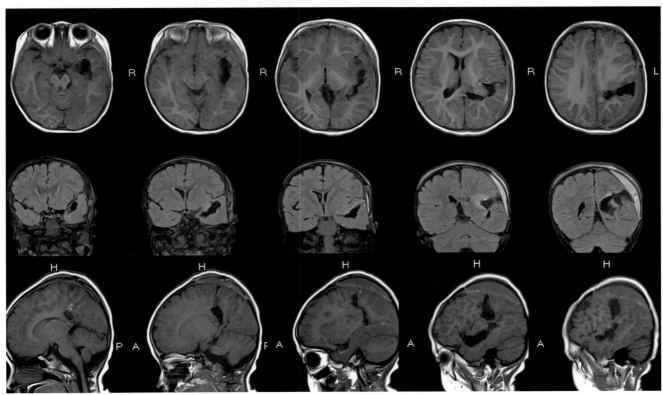

图 44-20　术后 MRI
术后出院前头部 MRI 复查，从轴位、冠状位及矢状位，均显示颞顶枕纤维束的彻底离断。

第六节 保留中央区的多脑叶离断术

保留中央区的多脑叶离断,也叫次全大脑半球离断术,就是将额叶、颞、顶、枕叶离断,切除岛叶岛盖但保留了中央前后回的上下肢运动区锥体束(图44-21)。

一、适应证

适合大脑半球离断的病变,包括出血性损伤性造成一侧半球广泛脑软化灶形成、广泛的皮质发育不良、先天性的脑穿通畸形、但病变尚不涉及中央区,采取这种术式主要是考虑到了患者以下几个因素:可以行大脑半球离断的患者,手术时的手指精细运动功能没有明显受损、中央区不是癫痫起源。以上三点是考虑进行中央区保留的主要因素,另外这样的病例往往大脑脚没有出现明显的萎缩;功能磁共振一般显示病侧的中央区仍有明显的运动功能激活。在癫痫症状学方面,病侧中央区不是癫痫的起源或者早期累及区,所以保留这样的中央区

不仅不会导致癫痫疗效的降低,而且还起到保护运动区的作用。

二、手术方法

保留中央区的多脑叶离断或者大脑半球离断,可以分解成前额叶离断和颞顶枕离断两部分,与大脑半球离断不同的是需要保留运动功能,所以不能采用大脑半球离断所采用的环岛叶入路大脑半球离断方法,这种方法会在岛叶下方断开锥体束。如果要保留运动功能,需要进行额叶离断加颞顶枕离断,而且一定要保护好整个运动区和运动区下方的锥体束,特别是岛叶下方的锥体束。患者采用侧卧位或者仰卧头偏,采用额颞顶大马蹄形切口,骨窗范围应该暴露额顶部和颞部。在额叶离断时,吸除额下回后部,暴露眶回后部与岛叶前上部,在前上环岛沟处切开软膜,进而离断眶回后部与基底核联系,向内继续离断直回后部与基底核传导束;在脑室上部离断,中央前沟中央后沟分别切开软膜,中央前沟向前下吸除,中央后沟处向后下吸除,这样保留了中央区

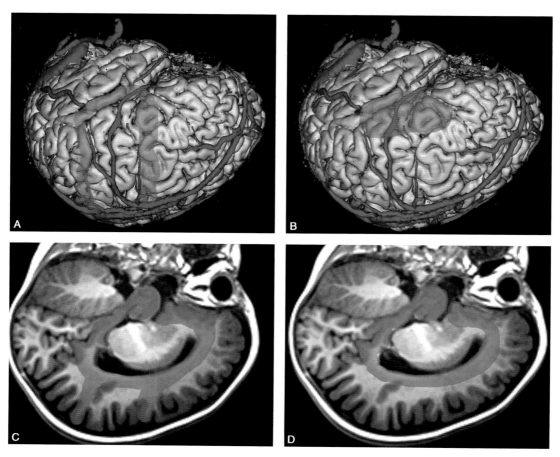

图44-21 次全半球离断和半球离断示意图
A.次全半球离断脑表面切开线;B.次全半球离断脑室内离断线;C.半球离断颞顶盖切开范围;
D.半球离断脑室内切开线。

和中央区下面的传导束,内侧吸除到大脑镰,下端到脑室顶部,完成脑室上部的离断后,在中央盖前后分别进入侧脑室,向前离断胼胝体体部、膝部直至嘴部,向后离断胼胝体后部压部,中央区及盖部下方的胼胝体经过在脑室内操作前后夹击离断,这样中央区及锥体束得以保留;分离侧裂或者少量吸除盖部下缘皮质,暴露并小心吸除岛叶,避免岛叶吸除过深导致锥体束损伤;然后进行颞叶离断,可以通过吸除颞上回中后部皮质断开颞叶额叶联系、切开颞干暴露颞角,吸除杏仁核,离断海马后部,直至后面与侧脑室离断后部汇合。

与大脑半球完全离断的区别在于保留中央区及锥体束,完全大脑半球离断术在切除额顶盖后,暴露岛叶,切除岛叶后,可以在整个环岛沟处切开进入侧脑室,而保留中央区的次全大脑半球离断必须保留中央区及其下的锥体束,就是需要在中央盖前后分别切开环岛沟进入脑室操作,脑室内侧面的离断操作是一样的,只是保留了中央区的没有办法完全切开暴露侧脑室体部。

三、手术效果

次全大脑半球离断手术效果与完全的大脑半球离断相比完全控制癫痫方面稍差一些,随访中发现有些患者术后无发作,但随着时间的延长,特别是经过几年不发作停药后,有些患者出现癫痫复发,但即使复发,大部分可以在药物控制下达到较满意的结果,最重要的是患者的运动功能特别是精细功能得到了保留。如果随访中出现不能接受的癫痫大发作严重影响生活,也可以考虑根据患者及家属的意愿进行彻底的半球离断。

四、优缺点

对于患者来说,次全半球离断术较半球离断术保留了运动功能,特别是手指的精细运动功能,可以让患者术后更好地生活和工作,对于运动功能没有损伤的半球病变癫痫患者来说,可以更好地接受这个手术,当然前提是运动区不是癫痫起源或者癫痫早期累及区域;对于医生来说,也是可以作为一个较小压力的选择,对于需要大范围切除才有机会控制的患者来说,对于不确定运动区是否需要切除来控制癫痫的时候,可以先进行保留运动区的次全切除;缺点就是可以导致切除不彻底,癫痫控制无效或者复发,还有就是手术难度和手术时间来说比全部半球离断难度大、时间长、皮瓣骨瓣大,创伤也大一些。

【典型病例】

患儿,女,10岁,发作性肢体抽搐伴意识障碍9年。患儿生后6个月时发热,体温38~41℃,2天后突发口角左偏,左手握拳,左侧肢体僵硬,嗜睡,约10分钟后抽搐缓解,发作后左侧肢体偏瘫,持续2~3天后恢复。有时愣神后出现左侧口角及左侧肢体抽搐,约1~2分钟缓解,每月3~4次。查体:神志清楚,言语正常,对答切题,记忆力尚可,计算力稍差,左侧面部轻度中枢性面瘫,左侧肢体轻度萎缩,肌力5-级,轻度偏瘫步态。脑电图:记录到3次癫痫临床发作,愣神、左侧面部强直阵挛、向左侧偏转,脑电表现为右侧半球慢波增多,前头部著,右侧半球、左侧前头部非同步、同步出现大量尖-慢波、棘-慢波放电,右侧前头部著。头MRI:右侧顶颞叶萎缩,伴软化灶形成(图44-22)。头颅PET-CT:右侧颞叶低密度影,呈低代谢改变。患者第一次行右侧颞顶癫痫灶切除,仍有发作。第二次行保留运动区的多脑叶离断术(图44-23,图44-24),术后无发作,肢体活动早期有减弱,后来逐渐恢复。病理报告胶质增生改变。

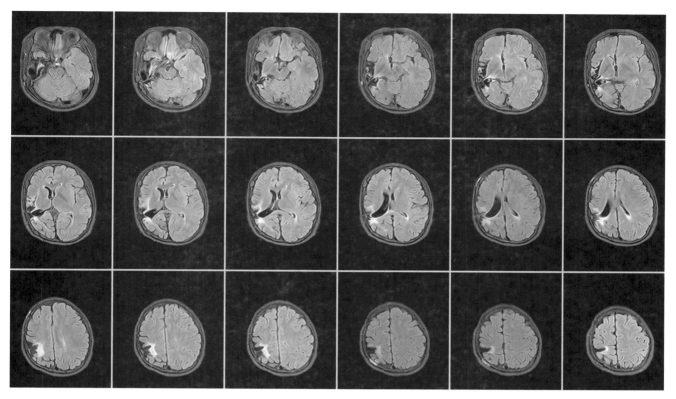

图 44-22　术前 MRI
该患者之前做过右侧颞顶癫痫灶切除，术后癫痫未控制。这是患者准备二次术前的 MRI

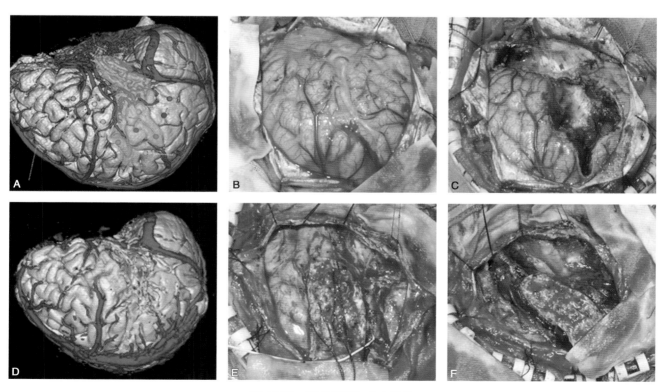

图 44-23　手术规划和术中照片
该患者之前做过右侧颞顶癫痫灶切除（A. 第一次手术规划；B. 第一次手术暴露脑表面；C. 切除右侧颞顶后照片）；术后癫痫未控制，D~F. 二次手术规划和术中照片，第二次行保留中央区多脑叶离断术（或者叫保留中央区大脑半球离断术）；E. 显示第二次手术暴露范围，其中可见运动皮质，即要保留的运动区硬脑膜没有游离防止因为游离出现功能障碍（未游离硬脑膜上有两根长丝线）；F. 可见围绕运动区多脑叶离断后，运动区保留，同时运动区表面硬脑膜保留。

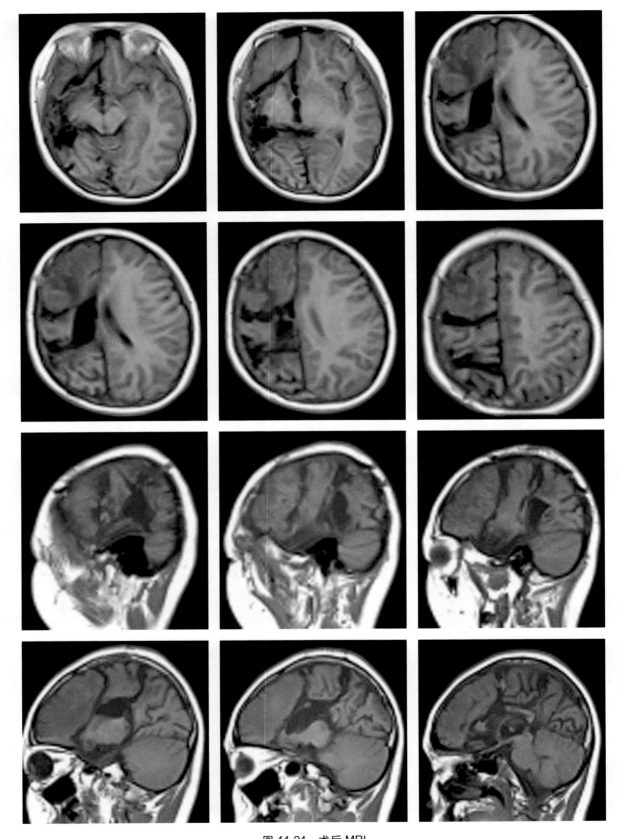

图 44-24 术后 MRI

保留运动区的多脑叶离断后,轴位和矢状位均可看到运动区保留,并且进行了前面部分的额叶离断,和后头部的颞顶枕离断。术后患者无发作。

（林久銮 周文静）

参考文献

[1] 林久銮,周文静,左焕琮,等.大脑半球切除治疗难治性癫痫术前评估及手术改良(附58病例报告)[J].中华神经外科杂志,2012,28(10):1049-1053.

[2] 林久銮,周文静,孙朝晖,等.半球性病变癫痫外科术式选择策略[J].临床神经外科杂志,2015,12(3):163-167.

[3] 谭启富.癫痫外科学[M].北京:人民卫生出版社,2012:625-633.

[4] JEHA L E,NAJM I,BINGAMAN W,et al. Surgical outcome and prognostic factors of frontal lobe epilepsy surgery[J]. Brain,2007,130(Pt 2):574-584.

[5] ZAATREH M M,SPENCER D D,THOMPSON J L,et al. Frontal lobetumoral epilepsy:clinical,neurophysiologic features and predictors of surgical outcome[J]. Epilepsia, 2002,43(7):727-733.

[6] SIMASATHIEN T,VADERA S,NAJM I,et al. Improved outcomes with earlier surgery for intractable frontal lobe epilepsy [J]. Ann Neurol,2013,73(5):646-654.

[7] ENGLOT D J,WANG D D,ROLSTON J D,et al. Rates and predictors of long-term seizure freedom after frontal lobe epilepsy surgery:asystematic review and meta-analysis[J]. J Neurosurg,2012,116(5):1042-1048.

[8] ROWLAND N C,ENGLOT D J,CAGE T A,et al. A meta-analysis of predictors of seizure freedom in the surgical management of focal cortical dysplasia[J]. J Neurosurg,2012, 116(5):1035-1041.

[9] RASMUSSEN T. Commentary:extratemporal cortical excisions and hemispherectomy. In:Engel J Jr,ed. Surgical Treatment of the Epilepsies[M]. New York:Raven Press,1987: 417-424.

[10] BOESEBECK F,SCHULZ R,MAY T,et al. Lateralizing semiology predictsthe seizure outcome after epilepsy surgery in the posterior cortex[J]. Brain,2002,125(Pt 10): 2320-2331.

[11] KIM C H,CHUNG C K,LEE S K,et al. Parietal lobe epilepsy:surgical treatment and outcome[J]. Stereotact Funct Neurosurg,2004,82(4):175-185.

[12] ANDERSSON-ROSWALL L,MALMGREN K,ENGMAN E, et al. Verbal memory decline is less frequent at 10 years than at 2 years after temporal lobe surgery for epilepsy[J]. Epilepsy Behav,2012,24(4):462-467.

[13] KRYNAUW R A. Infantile hemiplegia treated by removing one cerebral hemisphere[J]. J Neurol Neurosurg Psychiatry,1950,13(4):243-267.

[14] WILSON P J. Cerebral hemispherectomy for infantile hemiplegia. A report of 50 cases[J]. Brain,1970,93(1): 147-180.

[15] WINSTON K R,WELCH K,ADLER J R,et al. Cerebral hemicorticectomy for epilepsy[J]. J Neurosurg,1992,77 (6):889-895.

[16] VILLEMURE J G,MASCOTT C R. Peri-insular hemispherotomy:surgical principles and anatomy[J]. Neurosurgery, 1995,37(5):975-981.

[17] BEIER A D,RUTKA J T. Hemispherectomy:historical review and recent technical advances[J]. Neurosurg Focus, 2013,34(6):E11.

[18] LEW S M,KOOP J I,MUELLER W M,et al. Fifty consecutive hemispherectomies:outcomes,evolution of technique, complications,and lessons learned[J]. Neurosurgery,2014, 74(2):182-194,discussion 195.

第四十五章　大脑半球切除术

大脑半球切除术是通过神经外科手段将患侧半球除基底核以外的所有大脑脑组织彻底切除或离断的手术方式,目的是治疗由于半球病变所导致的药物难治性癫痫(drug resistant eilpesy,DRE)。目前,大脑半球切除术是治疗半球病变所致 DRE 最有效的手术方法。

第一节　概　　述

半球病变在儿童期神经系统疾病中比较常见,其病因主要包括以下三大类:①先天发育性病变。包括:半球巨脑回畸形,半球脑皮质发育不良以及半球多种发育畸形等。②获得性病变。包括:新生儿期缺血、外伤、缺氧及低血糖后遗症,维生素 K 缺乏所致脑出血后遗症,各类脑炎后遗症等,这些病因常造成大范围脑损伤而形成半球范围的脑软化灶。③半球进展性病变。包括Rasmussen(RE)脑炎与 Sturge-Weber 综合征等。虽然上述这些病变所导致 DRE 的发病率并不相同,例如 RE 脑炎或半球巨脑回畸形,它们产生 DRE 的比率均在 90%以上,而且极其难治。而软化灶或 Sturge-Weber 综合征产生 DRE 的比率就相对低得多。

由于半球病变所导致药物难治性癫痫且需要手术的患者在儿童期的比例要明显高于成人癫痫外科,所以在专业的儿童癫痫中心的手术患者中,半球切除术的比率也是比较高的。在 Cleveland Clinic 综合癫痫中心中,半球手术占比是 12%,而在美国加州大学洛杉矶分校儿童癫痫中心中,半球切除手术的比率占 42%。北京大学第一医院儿童癫痫中心从 2015 年至 2020 年间,完成半球手术 187 例,占总手术例数的 27%,所以半球切除术在癫痫外科的术中占有很重要的地位,而且是癫痫外科术中最复杂的手术。

半球病变所致 DRE 不仅造成患儿频繁的发作,更为严重的是对儿童神经系统发育及认知会造成极大的损伤,延误手术时机会使这些损伤不可逆。通过大脑半球切除术手术方式,及时控制儿童的灾难性癫痫,对保护大脑,使患儿重新回归正常的发育轨迹具有重要的意义。在过去的 75 年间,有关手术治疗半球病变所致药物难治性癫痫的报道非常多。伴随影像学以及显微神经外科手术技术的不断进步,手术的方式、疗效以及安全性都有了很大的进步与提高,本章将重点介绍大脑半球切除术的手术方法。

第二节　半球性病变合并难治性癫痫的术前评估

对于半球病变所导致的难治性癫痫,必须经过多学科参与的术前评估才可以决定是否行半球手术。切除半球脑组织对患者的打击非常大,一旦评估错误将给患者带来不可挽回的不良后果。

术前评估的理念与其他类型难治性癫痫基本相同,主要的术前评估检查包括:

1. 病史及查体　病史、家族史及生育史对于判断半球病变非常重要。有些半球病变与基因相关,例如 CDK,TSC 等,有些提示是局灶性病变,有些提示是全脑病变,这对于能否手术治疗意义重大。神经系统查体提示患侧半球对侧的功能情况,同样对能否实施半球手术有重要意义。

2. 高分辨率 MRI 检查　目前最好用 3.0T 设备。MRI 是判断半球病变最重要的依据。通常认为,结构性的损坏与功能的损伤程度是一致的。所以,如果达不到半球病变,则需要尽可能考虑做局灶性切除,尽量保留大脑结构完好的组织。因此必要时需要行颅内电极监测进行综合判断。MRI 上对侧大脑脚是否明显增粗是判断患侧主要功能是否转移的一个重要指标,越是粗大说明代偿的可能性越大,但目前尚没有公认的衡量指标。此外还格外需要注意健侧半球是否存在结构性病变。多数情况下,对侧半球如果存在明显的结构性改变或者 PET 检查提示有明确的发作间期低代谢,往往预示术后发作控制欠佳。然而具体问题需要具体分析,并不是所有对侧存在结构性问题都是手术禁忌证。文献报道:当对侧病灶较小,且不在重要的功能区时,经过仔细的评估,如果充分证实致痫灶在患侧,同样也可以手术治疗。

3. 长程视频脑电图监测并捕捉到发作期症状　脑

电图在半球病变术前评估中的作用需要仔细考量。因为双侧半球脑实质存在明显差异,所以在 EEG 表现上会存在明显的不同。除表现患侧明显的慢波外,癫痫性异常放电由于脑皮质损害的程度不同,可能会出现健侧更为明显的"假侧别"现象,不仅仅是在发作间期,发作期有时也会表现明显。Greiner 等根据脑电图变化将 54 例行功能性半球切除术的患儿分为 3 组:第 1 组为手术侧异常,表现为发作源于手术侧或发作期脑电图不能定侧,但发作间期脑电图异常位于手术侧;第 2 组为脑电图不能定侧,包括发作期与发作间期;第 3 组为手术对侧脑电图异常,即发作源于对侧或发作时不能定侧,但发作间期脑电图异常位于手术对侧。其结果显示,54 例中 42 例术后发作消失,其中第 1 组 31 例、第 2 组 10 例、第 3 组 12 例,各组疗效差异无统计学意义。因此,我们在评估脑电图时,除了仔细读图外,还应该结合 MRI 表现,特别要结合症状学,此时症状学的侧别判定将起决定作用。术前对侧大脑半球脑电图异常的可能解释为:①头皮电极记录不到患侧半球发作期低电压、快节律,传导至健侧半球才能记录到;②发作源于受损或萎缩半球的深层组织,传导至健侧才能记录到;③发作初始的节律性异常的空间方向在额叶或顶枕叶内侧形成偶极子(与头皮表面呈斜线或平行线),当呈现斜线位时,矢状旁区的异常脑电波可定位于对侧半球;④发作始于患侧半球,频繁发作扩布至对侧半球,使对侧半球易激惹产生双侧半球的广泛性脑电图异常。

4. PET　半球病变的术前评估一般需要行 PET 检查。主要目的在于评判健侧半球的功能是否正常。曾有文献报道:健侧半球出现低代谢的患者术后效果差,但这个观点目前仍存在争议。应当注意,由于半球病变在儿童期的发作非常频繁,所以 PET 检查时有可能是在围发作期,结果上会显示患侧半球的高代谢表现,如果不加以注意会误判患者健侧为低代谢从而给术前评估带来极大的困惑,甚至使患者丧失手术的机会。

5. 对患侧功能的检查　大脑半球切除术应该在术前充分了解患侧神经功能的前提下进行。否则术后家属会难以接受功能减退甚至丧失的结果。需要了解的功能主要包括运动与语言。对于 8 岁以上的大龄儿童,能够配合检查的需要做功能磁共振(fMRI)检查,这对于判断术后患者功能的变化非常重要,一般 5 岁以下的患儿,术后语言功能可以大部分甚至完全代偿,不必过度担心语言的问题。对于肢体运动的功能,需要结合患者术前功能缺失情况以及 MRI 患侧半球结构损伤情况以及对侧大脑脚代偿情况综合判定。不论什么情况,即使术后康复非常正规,患侧半球对侧上下肢远端的精细

活动基本上都无法代偿。这一点需要术前明确与患者家属交代清楚。所以,对于半球手术术后的功能问题,需要术前评估团队进行全面细致的评估,既要考虑到术后功能丧失对患者的影响,更重要的是要考虑到药物难治性癫痫发作对患者生活质量、生长发育的影响,最终做出最合理的手术决策。在这方面,半球皮质发育畸形(MCD)患儿最为突出,因为很多患儿对侧肢体功能的损伤相对较轻,有的甚至接近于正常;此时还要考虑到手术时机问题,因为年龄越小,患者术后功能代偿的能力越高,癫痫发作对神经系统的损伤越少。所以,尽早手术是目前儿童癫痫外科比较提倡的。

(蔡立新)

第三节　大脑半球切除术的历史演变与基本原理

大脑半球切除技术经历了数十年的演变。Dandy 在 1928 年报道了一例应用大脑半球切除治疗右侧半球恶性肿瘤的病例。最先应用半球切除手术治疗癫痫患者的是 Mckenzie,他于 1938 年开始为半侧偏瘫症的患儿做半球切除手术。之后 Krynauw 报道了 12 例大脑半球切除术,术后不仅发作彻底消失,而且患者的认知也得到了明显的改善。1952—1960 年间,人们对手术的方式进行了一些小的改动,最终形成了我们目前所熟知的经典解剖半球切除术。1961 年,HH. white 总结了 267 例解剖半球切除术的临床资料,所有患者随访 16 个月,证实了手术的良好疗效和安全性。

1964 年 Laine 等报道了 20 例半球切除术,有 3 例患者在术后出现了严重并发症。1966 年 Oppenheimer 等人报道了 3 例大脑半球切除术后数年都无发作的偏瘫患儿的尸检结果,发现硬膜下出血膜一直延伸至脑室,同时伴有脑积水,阻塞性颗粒性室管膜炎以及脑表面含铁血黄素沉积等病理表现。之后包括 Rasmussen 团队的很多中心也相继报道了类似的并发症,并指出,在解剖性大脑半球切除术后出现的概率非常高,大约在 22% ~ 34%,且随着随访时间越长,发生率逐渐增高。自此之后,解剖性大脑半球切除手术数量日趋下降,直到 1970 年之后,为消除这类严重的术后并发症,一些改良的半球手术方式相继出现。

1974 年 Rasmussen 首次报道了通过切除部分大脑半球组织,剩余脑组织进行纤维离断的改良半球手术方式,从功能上达到彻底切除半球的目的。同年,Rasmussen 报道了 Montreal 神经中心从 1937—1971 年的病例总结,结果非常满意。从此奠定了功能性大脑半球切除术的

基础。之后还有一些不同中心相继报道了相似的改良式解剖半球切除术，这里就不一一赘述。

半球皮质切除术是 Ignelzi 与 Bucy 于 1968 年首先报道的。手术只是切除半球的大脑皮质而不将脑室打开，从而最大程度减少并发症的发生。1996 年，约翰霍普金斯团队 Carson 报道了 52 例半球皮质切除术的大宗病例，并且取得了 96% 术后无发作的良好效果。作者强调了术中长时间麻醉以及输血的重要性，说明手术的风险还是非常大，且技术要求高。

随着时间推移，功能性半球切除术不断演变，改良的主要目的是更多地进行离断，更少的切除脑组织，将并发症减少到最低程度，使手术安全性最大化，最终使功能性半球切除术演变为大脑半球离断术。1992 年 Delalande 报道了从患侧半球中央区入路，将半球神经纤维进行安全离断的中线旁半球离断手术，手术同样最大限度地保留了脑组织。1995 年 Villemure 报道了 80% 的患者通过环岛叶半球离断手术取得了良好的手术效果。报告证实，环岛叶半球离断手术是通过放射性入路将半球纤维彻底离断的手术，手术的优点包括手术时间短，术中及术后并发症少，并且保留了绝大部分的半球解剖结构，从而大大减少了远期并发症的发生。

1995 年 Schramm 教授汇报了半球去传入（hemispheric deafferentation）手术，也是功能性半球切除术的另一种改良。这种改进使手术的操作更加微创，在此基础上，2001 年 Schramm 教授又报道了经外侧裂锁孔入路手术方式，进一步缩短了手术时间，减少了术中出血。北大医院儿童癫痫中心自 2014 年成立以来已经完成 160 例儿童半球手术，经过对环岛叶半球离断手术的改良，形成了目前我们认为最为节省步骤与时间的半球离断方式，在下面会做详细的介绍。

综上所述，在世界各地的神经外科医生的努力下，大脑半球切除手术方式经历了数十年改良，从一开始报道含铁血黄素沉积开始，历经一系列的演变过程，目前，半球手术已经成为现代癫痫外科中一个非常安全的常规手术，并发症已经明显地降低，造福了大量的难治性癫痫患者。

（蔡立新）

第四节　大脑半球切除术的基本原理与主要术式选择

大脑半球切除手术有许多术式可以选择。但其基本原理就是将患侧的大脑半球脑组织与对侧正常的半球以及同侧中脑彻底分开，从而达到将整个病变半球全部与正常脑组织分开，最终达到半球切除的效果。半球切除手术方式与科室的传统以及医生自己的习惯与经验密切相关。总体来讲，有两种方法选择，首先就是彻底切除病变侧的半球，只保留患侧的基底核、丘脑，这样做最彻底。其次就是将从大脑皮质通过脑干传出以及通过胼胝体传至对侧的纤维全部离断。这是两个极端选择，它们之间有一些过渡的方法，包括一部分的切除与一部分的离断。总体来讲，大脑半球切除手术在技术上分为 3 类，包括：解剖性大脑半球切除术、大脑半球皮质切除术以及功能性大脑半球切除或者离断术。总的原则是：不论是什么术式都必须完成所有必需的步骤以达到将整个病变半球的功能彻底消除的目的。正如文献报道，每种手术方式控制发作的效果是一样的。所以，在可以实现的前提下，选择创伤小，并发症少，手术时间短，自己把握性大的手术方式就成为合理的选择。伴随目前神经外科理念以及设备的进步，大脑半球切除术逐步向更少地切除组织，更多的纤维离断，以及更小的创伤过渡。导航系统、术中磁共振以及脑室镜在很多中心都成为做半球手术时的必备工具，这些都大大提高了半球手术的成功率和安全性。然而，半球手术成功最根本的基础是对大脑的解剖知识的熟悉以及对半球手术基本原理的彻底领会。

结合上述历史的回顾，目前为止报道过较为流行的手术方式见表 45-1。

表 45-1　大脑半球切除术的分类

解剖性大脑半球切除术	大脑半球皮质切除术	功能性大脑半球切除术
1. 将整个病变半球切除	1. 保留白质，尽可能切除全部皮质组织	1. 传统功能半球切除术
2. 改良手段硬膜处理，缝于大脑镰与天幕上，以减少硬膜下空腔空间密封缩小的硬膜下腔，切断脑脊液外流室间孔的填塞硬膜外空腔的填塞	2. 改良手段应用超声探测脑室的方法，保护脑室不打开，避免并发症	2. 主要改良式环岛叶半球离断手术去传入半球离断手术锁孔半球离断术改良环岛叶半球离断术垂直半球离断术应用脑室镜手术，减少开颅创伤

另一方面，选择手术方式还受到不同半球病变性质的影响，包括脑室系统是否扩大，脑组织体积的大小，半球解剖结构的紊乱程度以及纤维的厚度等。Schramm 教授提出的锁孔半球离断对半球囊性病变非常适合，手

术创伤小,步骤简单。因此,对于半球手术的各种术式,掌握其精髓并合理地应用到不同类型的半球病变患者,才是癫痫外科医生最高的境界。

在大脑半球手术之前,医生一定要对大脑半球的解剖关系有一个深刻的认识,这点无论怎么强调都不为过。这是保障手术成功与患者安全的根本。有时半球病变可以造成严重的结构变形,或者脑组织异常饱满而操作空间极其狭窄,必须采取一定对策才可以顺利完成手术,因此临床经验也是非常重要的。作为一名癫痫外科医生,开始时可以从相对结构性损伤比较严重,操作空间比较大,手术步骤简单的半球切除术开始,逐步深入了解大脑半球切除手术的操作。

(蔡立新)

第五节　各种大脑半球切除术的手术技术

一、解剖性大脑半球切除术

是最传统的大脑半球切除术式,目前仍有些中心把它作为常规半球手术术式使用。多数情况下,遇到半球巨脑症或者比较复杂的半球皮质发育不良患者时采用,这样可以确保术后癫痫发作的治疗效果。主要的原因包括胼胝体的结构性混乱与移位,脑室不规则,外侧裂结构异常等原因造成术中解剖结构难以辨认,从而使离断手术失败。

解剖性大脑半球切除术的手术步骤:

1. 常规"T"形切口入路可以更好地暴露术野并有利于术后放置引流管。由于切口巨大,所以对儿童,特别是低龄儿童来说,应当注意尽量保持皮瓣不渗血。如果操作不当,可以造成术后严重贫血甚至术中出现血压降低危象。沿纵裂钻孔时应距中线一段距离,最少1.0cm以上,同样是控制出血。

2. 打开硬膜之后,首先分离外侧裂,找到大脑中动脉(MCA)及其主要分支,在 M2 分叉之前阻断血管,这样可以减少切除时的出血。从这个间隙开始做前颞叶的切除。沿外侧裂软膜下分离颞极至颞角前,沿下环岛沟切开颞叶干进入脑室并与颞极相通。充分暴露整个脑室颞角,软膜下切除部分杏仁核之后至海马头,于脉络裂及海马头内侧切开至颞底。阻断从大脑后动脉发出的供应海马的血管后,吸引器吸开海马旁回向后至海马尾向后上走行处。在外侧裂末端切断整个颞叶以及海马尾部并取出。残余的杏仁核及沟回在软膜下吸除,自此,整个颞叶全部切除。在此需要注意的结构是:杏

仁核内侧的基底核,沟回内侧的大脑脚,大脑后动脉(PCA),基底静脉,动眼以及外展神经等。所有的操作尽可能在软膜下操作。

3. 接下来处理外侧裂上脑组织,同样处理 MCA 支配额叶、顶叶的分支,掀开岛盖寻找上环岛沟。以此为参照,向上、内寻找脑室。如果白质很厚,脑室寻找困难,可以从上环岛沟末端与外侧裂交界处,以之前的颞叶后开放的脑室为参考寻找脑室。之后,沿脑室顶部打开全部脑室系统。用明胶海绵及棉片将室间孔(Monro孔)覆盖以免血液流入对侧脑室。开始离断胼胝体,在脑室顶与透明隔连接处切开胼胝体暴露胼周蛛网膜腔及前动脉,以此为参考彻底离断整个胼胝体。同时离断扣带回以及白质纤维直至大脑镰。向后沿大脑镰边缘一直到外侧裂末端,与之前的颞叶后断端相通,此处扣带回延续为海马旁回。将 MCA 与后头部脑组织断开,脑室系统便全部打开。支配后头部的大脑后动脉也给予阻断。在胼胝体压部终端前面,海马尾端延续处找到穹隆脚并给予离断。

4. 向前离断前部胼胝体以及扣带回,以大脑前动脉(ACA)为导航,软膜下吸除额叶内侧脑组织,包括直回后缘向前下至前颅凹,此处与嗅神经相遇。这些步骤操作时,一定要注意双侧的胼周动脉以及 ACA,保护好,否则会伤及支配对侧内侧结构的供血动脉。此时向后切断脑组织至视神经水平,注意掌握好方向,不要伤及下丘脑。

5. 此时整个大脑半球组织基本游离,但在取出前要彻底切断大脑的引流静脉。中线区的静脉要注意,低龄儿童因为血容少,一定不能造成静脉撕裂出血,否则会有严重的并发症发生。当彻底游离大脑半球后就可以将其整体取出。

6. 接下来需要处理岛叶。由于外侧裂的血管基本都处理干净,所以沿外囊将岛叶切除即可。注意要保护好脉络膜前动脉以免伤及丘脑。

7. 手术结束后,将残腔冲洗干净。手术需保留患侧的丘脑和基底核,用肌肉填塞同侧脑室的 Monro 孔使硬膜下腔和脑室系统隔离,以减少术后并发症的发生,肌肉可以用生物胶或用缝线固定到大脑镰上。将凸面硬脑膜缝合于大脑镰、中颅窝底及小脑天幕上,以缩小硬膜下腔空间,硬膜缝合处用生物胶封住,尽量与残腔完全隔离,这样可以减少并发症的发生。放置硬膜外引流一根,术后引流 3 天后拔出(图 45-1)。

8. 为了避免解剖半球切除术术后的并发症,之后还有一些不同的改良方法。但上述方法应该是最常用的。目前这种术式的应用越来越少。主要的适应证包

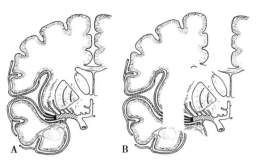
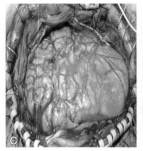
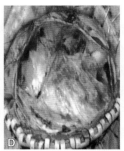
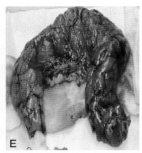

图45-1　解剖性大脑半球切除术

A、B. 模式图示右侧半球切除术的切除范围,术前(A)及术后(B);半球切除术术前(C)及术后(D)的手术野,E. 切除的半球脑组织。

括严重的结构变形的半球病变或者是首次半球离断失败,行二次半球手术的患者。

二、功能性大脑半球切除术

虽然 Oppenheimer 与 Griffith 更早些就提出了部分离断脑组织来完成半球切除术,但只有到了 Rasmussen 的正规报道,才有了真正意义上的功能性半球切除术概念。手术主要步骤如下:

1. 开颅　患者仰卧头侧位,头稍向下更利于手术,头架固定。大的"?"形切口开颅,距中线距离一般 2cm 即可。额部可以距发际 1cm。颞区切口至耳前 1cm,颧弓上 1.5cm。切口的大小需要根据病变的情况,要满足可以顺利地切除颞叶。

2. 前颞叶切除　同解剖半球切除术一样。

3. 中央区岛盖的切除　外侧裂上需要保留前额叶以及顶后与枕叶。原则上切除包括额叶中、下回以及顶下小叶。同时,额叶前动脉,MCA 顶后及枕叶分支,PCA 以及 ACA 都应该给予保护。在软膜下切除额、顶及中央盖。向上、向内找到上环岛沟,继续向上切开放射冠到达脑室水平。随即将脑组织游离取出。供应被切除脑组织的动脉可以阻断,但同时应注意保护好支配留下的额叶已经 MCA 远端支配顶枕的动脉。这样可以避免术后不必要的脑水肿,减少术后并发症。进入脑室后,沿放射冠白质向前、向后打开整个脑室系统,前面至额角,后面至枕角(图45-2)。

4. 胼胝体切开　寻找透明隔与脑室顶交汇处,这里应该有一个自然的弯曲度;脑室顶向下找到胼胝体腔及胼周动脉,并以此为导航全长切开胼胝体。有时候胼胝体膝部或压部会非常厚,特别是半球巨脑症的患者,一定要仔细将这些部分彻底离断干净,彻底显露大脑前动脉的走行。否则术后发作复发的可能性会非常大。沿前动脉向下吸除至颅底,然后自额角及尾状核头部向下切断额叶的横行纤维至颅底,并与之前环岛沟离断处

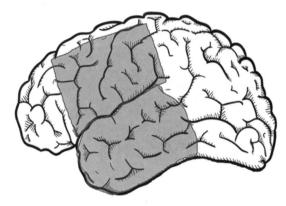

图45-2　功能性半球切除术切除范围

汇合,额底后缘一定要离断至嗅神经分叉处,残存的脑组织会使术后复发。胼胝体离断向后至压部尽头,之后将自基底核发出的白质纤维彻底离断直到与之前颞叶切除末端相通。

5. 切除岛叶　有两种方式处理岛叶,第一行软膜下吸除,这样会出血较多。我们更喜欢从外囊、屏状核以外将岛叶切除,操作更为简单,而且出血少。

传统的功能性大脑半球切除术虽然目前并不是主流的术式,但其出现的意义非常重大。它使从事癫痫外科治疗的医生重新认识到,半球手术的长期疗效与安全性可以得到保障。自此才有了半球手术在世界范围的开展以及并发症更小的不同改良术式的出现。

三、改良的功能性大脑半球切除术

在功能半球切除之后出现了很多改良术式。整体趋势就是为了更小的开颅,更少的出血以及更多的离断操作和更少的脑组织切除。2002 年 Morino 在文献中总结了功能半球切除术中四步最重要的手术步骤。不管运用什么半球手术术式,只有彻底完成这些步骤才可以获得非常好的控制发作效果。4 个步骤主要包括:①对放射冠、内囊等上行纤维的彻底离断,②颞叶内侧结构的切除或者离断,包括杏仁核以及海马伞;③全胼胝体

的彻底离断;④彻底离断额叶的横行纤维,包括眶额束以及沟束。因为目前很多改良的术式已经成为全世界比较常规的术式,所以下面进行重点介绍。

(一)环岛叶大脑半球离断术

1992年,Villemure.以及Mascott.报告了环岛叶半球离断术。这种术式考虑到了半球切除的主要步骤,从环岛叶去实施,所有的操作距离都比较近,而且解剖结构容易辨认,岛叶处理更为简单,所以很快开始流行起来,并以此为基础出现了一些改良术式,使操作更为便利。术式的主要步骤如下(图45-3):

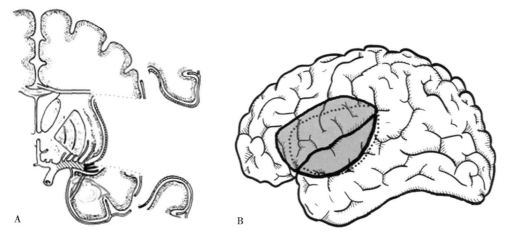

图45-3　环岛叶大脑半球离断术
A.传统环岛叶切除术切除额盖、顶盖、颞上回岛盖,充分暴露上下环岛沟;B.脑外侧面视图,显示额叶、顶叶、颞叶的切除范围。

1. 外侧裂上包括额盖与部分顶盖的切除。

2. 通过上环岛沟进入脑室并将脑室系统打开。

3. 完成全胼胝体切开后,通过侧脑室,沿蝶骨离断额叶底部及横行的额叶纤维。

4. 于外侧裂下将颞上回岛盖切除,形成侧裂下手术窗。

5. 通过下环岛沟将颞叶干离断,打开颞角并在外侧裂末端与上面弓状束离断相汇合。

6. 将颞叶内侧结构包括海马以及杏仁核切除。因为下面将重点介绍我们中心的改良的半球离断术,很多步骤相同,这里不再详细介绍。传统的环岛叶离断术中,岛叶进入基底核以及丘脑的纤维并没有被离断,有文献总结岛叶是否切除与半球手术预后有很大的相关性,所以我们目前所有半球手术步骤中,都必须包括岛叶离断。

(二)半球去传入(deafferentation)式半球离断

手术方式由Schramm教授提出。手术方法较上述环岛叶离断术的不同点在于:在完成了前颞叶切除后(如果不想切除颞叶,可以通过切除颞上回后进入脑室,完成颞叶干与内存结构切除),由颞角开始,通过皮质做一个"C"形皮质切开,将整个侧脑室系统打开直到额角。在开放脑室内将全胼胝体切开,同时将额叶底的横行纤维离断直到中线。在这个基础之上,作者还介绍了一些改良,包括:①如果患者半球病变存在严重萎缩,脑室扩大,或者巨大的囊性变,则可以采用锁孔开颅,又称"经外侧裂锁孔式(Key-hole)半球离断术"。这就大大减少了开颅损伤。②如果需要将岛叶彻底切除,可考虑将残余的额盖与顶盖切除后吸除岛叶,这种方法适用于脑室比较大的病例,与经外侧裂锁孔式半球离断术。对于脑组织比较饱满的半球病变,术中各种重要结构辨认比较困难。

(三)改良式环岛叶离断手术

北京大学第一医院儿童癫痫中心自成立以来,每年实施30~40例半球切除手术。下面的改良式环岛叶离断术是我们结合上述各种改良术式的优势后,不断实践得来。不仅手术步骤减少,创伤减小,而且适合各种类型半球病变。详细步骤如下(图45-4):

1. 患者全麻下仰卧头侧位,儿童患者可以不上头架,如果上头架,选择头侧位45度。常规翼点开颅,大"?"形切口,要包括额叶、颞叶以及顶叶,重点要以外侧裂为中心,争取充分暴露岛叶的全部。如果半球萎缩明显可缩小切口。

2. 额中央岛盖的切除(视频45-1)　切除的长度应尽量包括全岛叶长度,显微镜下,行软膜下切除,充分暴露上岛、上环岛沟以及部分弓状束;切除的脑组织送病理检查。保护好外侧裂的动静脉,所有岛叶中部上行血管可以切断。因为由这些血管供血的脑组织基本上已经被切除,所以术后并不会引起严重的脑梗死;而通过

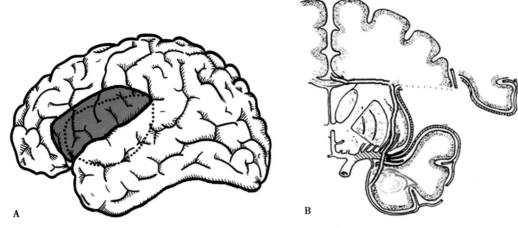

图 45-4　改良式环岛叶离断术
A. 冠状位视图显示切除额中央岛盖的范围；B. 脑外侧面视图显示切除额中央岛盖的范围。

视频 45-1　体位和岛盖切除

这个步骤，可以在一定程度上减少以下步骤的过多出血。重点强调一下，支配后头部脑组织的动脉（MCA）以及引流的静脉要保护好，防止术后出现严重的脑水肿。此时，在外侧裂上形成了一个比较宽敞的空间，以下的所有步骤都将通过这个空间来完成。对于上环岛沟上缘的灰白质切除多少因患者脑室大小而定。如果脑室较大且白质纤维不厚，则可以只暴露到上环岛沟即可。但如果脑室小，例如半球巨脑症或皮质发育不良，则最好向上切除较多灰白质，直至上环岛沟上与胼胝体水平的部位，这对于之后的暴露脑室及胼胝体切开非常重要，否则完成规定的步骤将非常吃力。

3. 调整显微镜的角度，开始离断额底皮质以及白质纤维。沿上环岛沟最前处向下吸除至额底，之后沿额叶最后缘向中线方向离断额叶后部灰白质（视频 45-2）。离断过程中会与嗅神经相遇，以嗅神经为标记吸除额底后脑组织至嗅神经向上反折处，此处为额叶最后端。嗅神经内侧软膜下为直回，将直回及其平行纤维彻底离断。离断直回后将再次遇到软膜，此处为中线及对侧额叶内侧面，注意千万不可以伤到对侧脑组织。至此，额叶底部被彻底离断。但平行纤维并未全部离断，等脑室前脚打开后再彻底完成离断，这样做可以更好地掌握方向。

视频 45-2　离断额底

4. 经切除岛盖的空腔上缘打开脑室系统。因为半球病变的形态各式各样，所以寻找脑室需要一定的经验积累。笔者的经验是从外侧裂末端与上环岛沟交界处向白质后下寻找脑室最为简单，因为这里与脑室之间的白质最薄。找到脑室后，一定沿脑室的顶部向前将脑室系统全部打开（视频 45-3）。如果方向不对会切入基底核，由于基底核供血丰富，将为接下来的步骤增添困难。打开脑室后缘至三角区，前面到额角，经过尾状核头部与之前额底离断处会合，这样额底的平行纤维被彻底离断。自此，基底核的上行纤维被完全离断。

视频 45-3　开放脑室，离断放射冠

5. 离断胼胝体（视频 45-4）　将头部放低，这样可以将脑室上部更好地暴露。埋在脑室壁下面的胼胝体位于透明隔突然转变曲度处，可以通过潜在的颜色改变与结构上的弯曲走行改变来辨认。在脑室壁转弯处上缘吸除白质将暴露扣带回灰质及前后走行的胼周动脉。以动脉作为解剖标志向前离断胼胝体，我们不需要在胼胝体上离断，而是在其向上走行的纤维处断开即可。当离断到胼胝体膝部时，厚度会显著增加，一定以前动脉为标记，否则非常容易切入膝部而迷失方向。甚至会误入对侧脑室系统。离断至前联合为止，此时将于之前离断的额底相通，补充切除残余的直回后部以及终板前回皮质，即可充分暴露前交通动脉。胼胝体压部为相互交叉纤维，转折点处位于脑室三角区，是三角区内侧结构的一部分。离断胼胝体压部时可以看到其转向前下而结束。此时应注意不要伤及大脑大静脉。压部结束部位内侧正好与于位于丘脑之上的穹窿脚在同一水平，比较细薄,很容易在此将其离断。

视频 45-4　离断胼胝体及穹隆

6. 将手术床抬高,头向上抬起使颞角位于岛叶的下部。此时岛叶在外侧裂上面的部分已经充分暴露。开始离断整个岛叶(视频 45-5)。沿着外囊的白质离断,尽可能减少出血。初学者此时离断的方向不好把握。可以将三角区以及脑室为参照物,当进入颞角时再以脉络丛为参照。这样将岛叶彻底离断后外侧裂上下

岛叶将在前床突汇合。此时外侧裂上与原先额底离断处汇合,外侧裂下部可以清楚地看到杏仁核与海马头。将杏仁核彻底切除,尤其是其与基底核相连处。有时为了病理检查,需要将海马的头部切除,否则可以不处理。

视频 45-5　离断岛叶及颞叶

手术结束后,放置硬膜下引流管 1 根,硬膜严密缝合。引流管最好选择可以放置 1 周的高质量引流管,这对于术后尽快恢复出院有重要意义(图 45-5)。

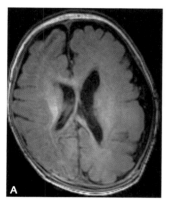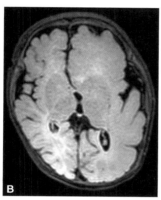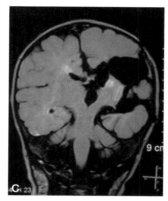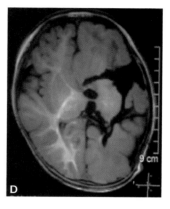

图 45-5　改良式环岛叶离断术病例展示
A. MRI 平扫 T1WI 轴位;B. MRI 平扫 FLAIR 轴位,显示左侧半侧巨脑术前状态;C. MRI 平扫 T1WI 轴位;D. MRI 平扫 FLAIR 冠状位,显示改良式环岛叶离断术术后状态。

(四)垂直大脑半球离断术

最先由 Delalande 提出。主要步骤如下(图 45-6):

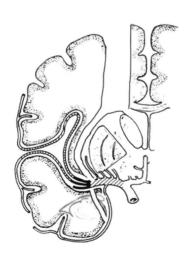

图 45-6　冠状位模式图示垂直环丘脑大脑半球离断术的离断范围

1. 在大脑中线旁打开一个 2.5cm×4cm 大小的骨窗,可应用术中导航。因为半球结构性改变的差异性会比较大,应根据病变的特点,包括脑室系统的大小,皮质

的厚度等而决定造瘘窗的大小。最大不超过 2cm×2cm。如果脑组织萎缩非常明显也可以不切除皮质。例如中动脉梗死后的软化灶,可以直接从中线进入软化灶腔。软化腔壁需要悬吊使术野开阔并防止硬膜下出血。

2. 从脑室顶进入脑室系统,开始离段胼胝体,向后至胼胝体压部转向下离断,直至胼胝体后部彻底离断,看到深部静脉融入大脑大静脉(Galen 静脉),在胼胝体终末端水平段找到穹隆并给予离断。从后三小区开始做环丘脑离断。以颞角的脉络丛为导航向前离断。

3. 以胼周动脉为指引向前彻底离断胼胝体膝部,此处白质较厚,需要掌握好方向。胼胝体膝部与前联合彻底离断后,逐步切开将额角及尾状核中部离断,向颅底在软膜下吸除终板前回以及直回后部皮质后,可以逐步看到视神经,视交叉以及 A1 段动脉。沿颅底在软膜下向外侧离断额叶横行纤维及皮质,从而彻底离断额叶。

4. 接上一步离断丘脑之后进入颞角,找到脉络裂可以看到海马头以及杏仁核,吸除杏仁核及海马头内侧

暴露脉络膜前动脉,此时通过离断视束与之前额底离断处相通。整个半球离断完成。

5. 盐水彻底冲洗脑室系统直至脑脊液清亮。整个手术通道覆盖止血材料,有术者将脑室系统用生物材料覆盖,减少硬膜下积液的发生。

(五) 应用脑室镜行垂直半球离断术

手术的方式类似于垂直入路半球离断术。手术的切口与骨窗更小,创伤也更小。手术包括以下步骤:

1. 在冠状缝上,中线旁开一个 4cm×3cm 的骨窗,应用导航验证一下确保入路上没有大的引流静脉。打开硬膜后,应用脑室镜大致分后续 3 个步骤。

2. 胼胝体切开　用牵开器向外侧拉开大脑,暴露胼胝体,切断粘连组织。从胼胝体膝部开始离断,随后为胼胝体体部,进入患者脑室系统。之后离断后部胼胝体,彻底离断压部。

3. 前、中部离断　离断从尾状核头部与胼胝体膝部之间开始,离断至前额底,并向上至前颅凹前床突及蝶骨小翼处。见到软脑膜后向外侧环绕尾状核体部并向后,离断丘脑外侧白质直至三角区水平。随后向下离断直到打开脑室颞脚,注意前端要确保颞叶内侧杏仁核与基底核彻底离断。

4. 后部离断　在压部离断的最终端,脉络丛前下看到穹窿脚,给予离断。注意不要损伤 Galen 静脉。

主要优势:伴随目前脑室镜设备先进程度的提高,已经越来越多地应用到半球切除手术当中。但是它对设备的要求比较高,需要专门型号的脑室镜,手柄以及相应的导航镜。对从事脑室镜治疗的专门神经外科医生有优势。

四、大脑半球皮质切除术

1968 年 Ignelzi 与 Bucy 首次应用在治疗一例出血后半球萎缩的患儿。数年后较为流行且出现了大宗报道。形象地讲,大脑半球皮质切除术就像"脱手套",将半球皮质从白质上切除掉。理论上这样做最大优势在于脑室系统不打开,这样可以大大降低手术的风险以及并发症。但是从实际操作上讲,颞叶内侧结构是不可能不开放颞角而切除的。因此脑室系统同样是开放的。另外一个很大的问题是皮质切除后,脑脊液的吸收将会成为问题,大大增加到了脑积水的可能性。最后,有很多皮质埋藏在白质内,切除干净非常困难。最后造成的结果就是手术操作困难、时间长、出血多、致痫灶切除不彻底。虽然人们设计了很多方法,例如应用超声探测脑室位置并辅助手术,但是,目前世界上基本上很长时间没有此类手术的报道了。大家更多的是应用离断手术。

在科技飞速发展的今天,人们应用先进的设备使这类手术更加微创。

(蔡立新)

第六节　大脑半球切除手术的预后

大脑半球手术历经数十年的进展已经总结出相当多的经验。判断其预后主要包括以下几个方面,发作预后,功能预后,认知预后以及生活质量预后,下面分别给予介绍。

1. 发作预后　半球手术的根本原则是将整个病变半球全部切除掉,重点是皮质及部分白质,只留下基底核。虽然半球离断术后会保留大部分脑组织留在原处,但应该是彻底离断,与解剖切除所要达到的目的是一致的。文献报道了不同手术方式的预后。Moosa 等共观察 170 例年龄<18 岁患儿的手术疗效,平均随访 5.30 年,其中 112 例(65.88%)达 Engel Ⅰ级术后发作消失,术后达 Engel Ⅰ级的比例依次为 3 个月 86%、6 个月 78%、1 年 76%、2 年 71%、≥5 年 63%,76 例(67.86%)术后停用抗癫药物。2009 年,Steinbok 等开展的一项临床研究纳入加拿大 8 所医疗中心共计 116 例年龄<3 岁的癫痫外科术后患儿,其中行半球切除术 41 例(包括解剖半球切除术 1 例、半球皮质切除术 6 例、功能性半球切除术 22 例、环岛叶半球离断术 12 例),平均随访时间 75.80 个月(1~212 个月),28 例 Engel Ⅰ级、7 例Ⅱ级、7 例Ⅲ级、6 例Ⅳ级,达Ⅰ~Ⅱ级者 72.92%(35/48)。2012 年,Schramm 等对 92 例 4 个月至 18 岁患儿的不同术式(经外侧裂锁孔半球离断术 71 例、去传入半球离断术术 7 例、Rasmussen 功能性半球切除术 14 例)疗效进行分析,达 Engel Ⅰ级者分别为 63 例。2011 年 Moosa 回顾性研究平均随访 5.3 年,170 例行半球离断术的儿童术后 6 个月有 78% 的患者无发作,1 年随访无发作率 76%,2 年随访无发作率 71%,最终 5 年随访无发作率为 63%。2015 年,Christoph J 等回顾 20 年文献统计了 1 161 名 20 岁以下儿童患者行各种半球手术的发作预后,提示:解剖半球切除术、功能半球切除术、半球离断术以及半球去皮质手术预后之间并无显著性差异。整体的无发作率是 73.4%。其中获得性病因占 30.5%,发育性病因占 40.7%,进展性病因 28.8%,三者之间比较,获得性病因预后最好,发育性病因最差,之间存在显著性差异。不难看出,由于发育性病因患者异常半球结构性病变复杂、脑室系统小、脑组织饱满,这些是造成手术困难,导致切除不彻底的原因。

2. 功能预后　文献报道,术后癫痫发作消失是所有功能预后良好的关键。术后不能行走的独立影响因素是非手术侧结构异常、术前双侧运动障碍以及术后仍有明确的发作。皮质脊髓束有 10%~25% 的同侧支配，个体之间存在一定的差异性，儿童半球切除术后可以重新启动或增强同侧支配，肢体近端功能为双侧支配，术后功能丧失不明显，但是肢体远端精细运动活动将会基本丧失。而丧失的严重程度与手术时机及术后康复治疗的成效有关。Ramantani 等报告 52 例半球离断术患儿运动功能预后，术前 46 例轻偏瘫患儿中 9 例（19.57%）术后无变化，15 例（32.61%）改善，12 例（20.09%）加重，5 例（10.87%）新发轻偏瘫，无丧失行动能力者。2009 年，Samargia 与 Kimkerley 报道了半侧巨脑症解剖半球切除术后约 66% 的患者偏瘫加重，但至术后 24 个月时其症状均可明显改善。说明儿童时期的功能代偿性强，提示尽早手术对患者的功能康复非常有利。除运动功能外，偏盲是半球术后必须面临的功能损伤，多数患者术前即存在偏盲症状，而术后新出现的偏盲，对于低龄儿童来讲多数情况下会出现一定的代偿。所以，对于术前评估可行半球手术的患者，关于术后功能的变化一定要有一个预期，并仔细与家属交代。

3. 术后语言功能预后　婴儿语言的发育在建立一侧大脑半球语言优势前需双侧大脑半球。在儿童期，双侧半球对词义知识的形成具有相同潜力，优势半球的建立是一侧半球通过胼胝体抑制对侧半球的语言功能而形成的，当一侧半球受到损伤（手术切除）时，对侧半球的语言功能即被唤醒。文献报道在 8 岁前，如果优势半球损伤包括 Broca 区和 Wernicke 区时，将促成对侧同名区语言功能恢复。2013 年，Moosa 等报告 115 例半球切除术患儿随访结果：术后随访 6.05 年，与术前患者语言正常 15 例（13.04%）、语言发育迟滞 67（58.26%）、不确定 30 例（26.07%）相比，语言功能正常者 39 例（33.91%）、轻度障碍 41 例（35.65%）、仅能说 2~3 个单词 18 例（15.65%）、仅能说少数不清晰单词 8 例（6.96%）。提示术后患儿语言功能均有不同程度的改善，侧别对半球术后语言预后无明显差异。

4. 术后认知功能与智力的预后　2013 年，Althausen 等的一项临床研究共纳入 61 例功能性半球切除术患儿，平均随访观察（9.40±5.40）年，术前智力水平低于平均值的患儿 78.95%（45/57）、于平均值范围者占 19.30%（11/57）、高于平均值者占 1.75%，术后 21 例（36.84%）智力改善、5 例（8.77%）恶化；61 例中 52 例（85.25%）至少有一项认知功能改善，包括注意力（72%）、表达性语言（46%）、语言理解（41%）和记忆力（41%）。另有文献资料显示，半球切除术后有 11%~

57% 的患者认知功能改善，而且术前智力水平与术后水平呈正相关。

总之，半球手术如果适应证选择正确，除了给患者带来无发作外，还可以提高很多其他的功能。文献报道共 27 例成人患者接受解剖半球切除术，术后 20 例无发作，其中 76% 的患者生活质量（QoL）评分达 100%，与术前相比，17 例生活质量改善、2 例无变化、1 例下降。多学科系统的术前评估是获得良好预后的必要条件。术前评估不仅可以预判发作预后，对于功能方面的预后同样要给予重视，否则有些必需的功能丧失会不被家属与患者理解。

（蔡立新）

第七节　关于手术的并发症

半球手术的并发症分为两个方面。首先是关于整体手术风险的。因为半球手术是步骤最多，创伤最大的神经外科手术之一。特别是半球手术的患者多为儿童，尤其是低龄儿童，他们往往发作多，手术要求比较急迫，儿童由于严重的癫痫发作，往往身体的一般状况不好。如果手术时间长，出血多，会造成患者的生命危险。因此，建议儿童的半球手术尽可能在完善的儿童癫痫中心中开展，最好有 PICU 的支持。在解剖性大脑半球手术开始初期，手术带来的风险还是相当高的。在目前医疗水平的前提下，伴随离断手术的广泛开展，半球手术的病死率在 2% 以下。

另一方面的并发症与手术本身相关。术后颅腔内左右会出现不平衡的状态，需要仔细搬运患者尽可能将健侧置于低位，对保护脑干使其不损伤有益。术后的头三天会出现贫血情况，应及时给予纠正。硬膜外引流放置不得超过 3 天。我们的经验是放置可置时间较长的硬膜下脑室引流管，如果可能则放置 1 周，最多不超过 2 周，直至引流较为清亮为止。这个对于防止术后出现高热以及无菌性脑膜炎非常有效。术后发热一般不超 1 周，如果超过 1 天则要高度怀疑中枢系统感染可能性。因为半球手术时间长，步骤多，容易感染。术后常规抗生素与激素治疗，甘露醇脱水药需要视病变性质而定，如果是脑萎缩或软化灶，可以不用脱水药。

术后长期的并发症最常见的是脑积水。文献报道大约 14% 的半球手术术后需要行脑室-腹腔分流术。各种术式之间存在差异，解剖半球切除术后的脑积水分流术出现率最高。半球术后脑室分流手术出现的概率为 8%~23%，与切除脑组织多少之间有明确相关性，所以我们提倡尽可能采取离断手术。有 5% 的患者会由于首次手术离断不彻底而实施 2 次手术。这个比率与手术者的经验相关。一般来讲,半球术后发作控制不满意有 30% 以上的原因是离断不彻底。如果术后发作复发,可以通过高分辨率 MRI、DTI、EEG 以及症状学判断是否为手术失败。经验告诉我们,最容易出问题的步骤包括:胼胝体的膝部与压部离断,额底横行纤维以及与基底核区相邻的额叶后部脑组织离断,岛叶的离断以及杏仁核彻底切除。所以有中心提倡对于半球巨脑症的患者,可以采用部分解剖切除部分离断的方法减少离断失败的可能性。所有患者中,半球巨脑症的预后最不理想,可能与其结构饱满以及变异性比较大相关。

总之,大脑半球切除术(离断术)对于儿童难治性癫痫的治疗显示出非常良好的疗效。严格的适应证筛选以及彻底的手术步骤的完成是保证手术疗效的根本。希望本章可以使癫痫外科医生对半球手术这项复杂的术式有充分的了解,并通过努力有效地减少手术并发症及失败率。

(蔡立新)

参考文献

[1] SCHRAMM J. Hemispheric disconnection procedures, in Winn HR(ed): Youmans Neurological Surgery[M]. ed 6. Philadelphia: Elsevier/Saunders, 2011, Vol 1, pp 796-806.

[2] VILLEMURE J G, MASCOTT C R. Peri-insular hemispherotomy: surgical principles and anatomy[J]. Neurosurgery, 1995, 37(5): 975-981.

[3] RASMUSSEN T. Hemispherectomy for seizures revisited[J]. Can J Neurol Sci, 1983, 10(2): 71-78.

[4] SCHRAMM J, BEHRENS E, ENTZIAN W. Hemispherical deafferentation: an alternative to functional hemispherectomy[J]. Neurosurgery, 1995, 36(3): 509-516.

[5] SHIMIZU H, MAEHARA T. Modification of peri-insular hemispherotomy and surgical results[J]. Neurosurgery, 2000, 47(2): 367-373.

[6] SHIMIZU H, MAEHARA T. Neuronal disconnection for the surgical treatment of pediatric epilepsy[J]. Epilepsia, 2000, 41(Suppl 9): 28-30.

[7] DELALANDE O, PINARD J M, BASDEVANT C, et al Hemispherotomy: a new procedure for central disconnection[J]. Epilepsia, 1992, 33(Suppl 3): 99-100.

[8] IGNELZI R J, BUCY P C. Cerebral hemidecortication in the treatment of infantile cerebral hemiatrophy[J]. J Nerv Ment Dis, 1968, 147(1): 14-30.

[9] KRYNAUW R A. Infantile hemiplegia treated by removing one cerebral hemisphere[J]. J Neurol Neurosurg Psychiatry, 1950, 13(4): 243-267.

[10] SCHRAMM J, KRAL T, CLUSMANN H. Transsylvian keyhole functional hemispherectomy[J]. Neurosurgery, 2001, 49(4): 891-901.

[11] SCHRAMM J, KUCZATY S, SASSEN R, et al Pediatric functional hemispherectomy: outcome in 92 patients[J]. Acta Neurochir(Wien), 2012, 154(11): 2017-2028.

[12] SAMARGIA S A, KIMBERLEY T J. Motor and cognitive outcome in children after functional hemispherectomy[J]. Pediatr Phys Ther, 2009, 21(4): 356-361.

[13] MOOSA A N, JOHI L, MARASHLY A, et al. Long-term functional outcome and their predictors after hemispherectomy in 115 children[J]. Epilepsia, 2013, 54(10): 1771-1779.

[14] ALTHAUSEN A, GLEISSNER U, HOPPE C, et al. Long-term outcome of hemispheric surgery at different age in 61 epilepsy patients[J]. J Neurol Neurosurg Psychiatry, 2013, 84(5): 529-536.

[15] SCHRAMM J, DELEV D, WAGNER J, et al. Seizure outcome, functional outcome, and quality of life after hemispherectomy in adults[J]. Acta Neurochir(Wien), 2012, 154(9): 1603-1612.

[16] RAMANTANI G, KADISH NE, BRANDT A, et al. Seizure control and developmental trajectories after hemisperotomy for refractory epilepsy in childhood and adolescence[J]. Epilepsia, 2013, 54(6): 1046-1055.

[17] MOOSA A N, GUPTA A, JEHI L, et al. Longitudinal seizure outcome and prognostic predictors after hemispherectomy in 170 children[J]. Neurology, 2013, 80(3): 253-260.

第四十六章　射频热凝毁损术

一、概述

射频热凝毁损术是通过立体定向技术,将立体定向电极或毁损电极置入脑内靶区域,通过射频电流产生局部热效应破坏脑组织,进而控制或者治愈癫痫的一种方法。该技术始于20世纪50年代,随着立体定向技术的发展逐渐开展。在当时,癫痫被认为是一种起自于丘脑、脑干异常电活动的系统性疾病,当时立体定向射频热凝毁损治疗癫痫,主要是通过毁损一些脑内的中继核团,达到抑制癫痫网络传导的目的,而不是寻找"致痫灶"来进行治疗,手术疗效难以预计,同时因为抗癫痫药物的快速研发疗效较好,所以更多的患者选择了药物治疗。后来不断出现的例如杏仁核、海马毁损的治疗报道,但都没有成为主流的治疗方法,也没有得到更多的关注。

20世纪末,随着脑电图、影像学技术的发展,人们逐渐发现了大脑皮质在癫痫起始和传导中的重要作用,也发现越来越多的癫痫患者存在脑影像的异常。很多药物难治性癫痫,可以通过手术切除该患者的"致痫灶"获得癫痫的治愈。颅内立体定向电极置入技术将头皮脑电进一步延伸,能够更加精确地定位致痫灶。基于癫痫精准定位的致痫灶射频热凝毁损手术逐渐兴起,并进行了大量的尝试。特别是对于一些深在,体积较小的病灶。研究发现,对于如下丘脑错构瘤、脑室旁灰质异位结节等较为局限的致痫灶,射频热凝毁损术的癫痫控制率与切除性手术相当或超过切除性手术。对于MR阴性的药物难治性癫痫患者,射频热凝毁损有助于预测判断致痫灶切除的有效率。另外,对于位于不可切除区域的致痫灶,如运动区、语言区,射频热凝毁损既能预测致痫灶切除有效率,又能起到一种姑息性治疗的作用。

二、射频热凝毁损术在癫痫外科领域的应用现状

(一) 内侧颞叶癫痫的射频热凝毁损术

20世纪60—70年代,海马杏仁核毁损术是一种治疗攻击型精神障碍的微创手术。但研究者同时也发现对于合并癫痫的患者,在术后癫痫发作也有减少的趋势。1973年就出现了海马长轴电极置入的技术。随着SEEG技术的进展,和机器人立体定向手术的不断完善,越来越多的内侧颞叶癫痫患者接受了SEEG电极置入和射频热凝毁损术。一方面能够更好地判断致痫灶的位置,并且能够在此基础上治疗这一疾病。

目前的研究认为,内侧颞叶癫痫的射频热凝毁损治疗对于癫痫的疗效尚不及前颞叶切除术,且在一年以后会有一部分复发趋势。但患者整体的认知水平则优于前颞叶切除手术的患者。Malikova等报道一组35例射频毁损治疗的内侧颞叶癫痫患者,术后2年有76%为Engle Ⅰ级,Fan X等随访的21例内侧颞叶癫痫,在1年左右Engle Ⅰ级的比例为76%。两组患者术后的总智商和语言、语义记忆都有显著提高。因此,可以说射频热凝毁损目前是手术治疗的一种补充和尝试,是否能够在一定程度取代开颅手术还需要进一步的研究观察。

(二) 下丘脑错构瘤的射频热凝毁损术

下丘脑错构瘤是一种先天的下丘脑区域的灰质异位,多数在儿童期发病,典型表现为痴笑性癫痫、中枢性性早熟。因为下丘脑错构瘤部位深在,且毗邻重要结构,对人的体温调节、水电解质平衡、激素调节、摄食调节都有重要作用,因此手术风险和难度都很高。对于以癫痫为主,占位效应较小的患者,射频热凝毁损是一种更加安全有效的方法。目前有射频电极置入毁损和SEEG电极置入射频毁损两种方式。其中日本发表了100例的射频电极毁损序列,在中位随访时间为3年的随访期内,71%的患者术后癫痫完全控制。约1/3患者接受了二次治疗。射频电极毁损治疗体积巨大的下丘脑错构瘤(最大直径>30mm)者,痴笑型癫痫的完全缓解率可达80%,术后77%的患者出现一过性的发热、低钠血症、食欲过盛等表现。常在2~4周后缓解。对于SEEG引导的射频毁损治疗,Wei P等报道了9例病例,其中56%的患者随访1年无发作。相比于射频电极,相同数量SEEG电极的毁损容积相对小,但能更好地了解和判断癫痫的起源,特别是对于可能存在错构瘤以外

致痫灶的患者。

（三）其他疾病的射频热凝毁损术

脑室旁灰质异位结节引起的难治性癫痫，目前也是 SEEG 射频毁损的一种适应证。Miraandola 等 2017 年报道了 20 例脑室旁灰质异位结节患者，在治疗后平均随访 50 个月时 76% 无发作。研究发现，脑室旁灰质异位结节患者的致痫灶和癫痫网络可以分为 3 类，包括单纯的灰质异位结节起源，灰质异位结节外致痫皮质起源，和两者共同起源。同时也指出单侧、不伴有皮质发育异常的患者效果较好。较小的皮质发育不良也可以尝试使用射频毁损治愈。Wellmer 等 2018 年报道了 7 例局灶皮质发育不良，其中 5 例随访 3 年无发作。因此对于体积较小的局灶皮质发育不良的患者，可以通过 SEEG 电极置入明确定位致痫灶，并尝试射频毁损治愈该疾病。

（四）射频毁损术的姑息治疗

对涉及功能区的非血管性致痫灶，如 MCD 等，射频热凝毁损也是一种姑息性治疗的方法。可以明确较大致痫灶中较为精确的癫痫起源，并进行热凝毁损。这样不会对患者的运动功能产生损伤，同时能够一定程度减轻患者的癫痫发作。Catenoix 等对 24 例累及中央区的 MCD 患者进行了 SEEG 电极置入和平均每例 25.8 次的射频热凝毁损。在平均的 42 个月随访中，末次随访的癫痫治愈率为 43%，有效率为 64%。

三、适应证

对于评估后，可能致痫区域较为局限的药物难治性癫痫患者，都可以尝试射频热凝毁损术。根据治疗的目标，又分为治疗性射频热凝毁损和试验性（姑息性）射频热凝毁损，其适应证如下：

（一）治疗性射频热凝毁损的适应证

1. 下丘脑错构瘤引起的药物难治性癫痫。
2. 脑室旁灰质异位结节引起的药物难治性癫痫。
3. 体积较小的局灶皮质发育不良引起的药物难治性癫痫。

（二）试验性（姑息性）射频热凝毁损的适应证

1. MR 阴性的局灶性药物难治性癫痫。
2. 功能区致痫灶引起的药物难治性癫痫。
3. SEEG 评估后，致痫灶明确的药物难治性癫痫。

四、操作流程

目前可使用射频毁损电极和 SEEG 电极进行颅内电极毁损术。射频毁损电极是专门用于毁损的电极，不具备记录功能。与射频毁损电极相比，多触点的 SEEG 电极的优势在于其既有诊断功能又有治疗功能。目前更多中心开始使用 SEEG 电极进行颅内脑电记录及射频毁损治疗。在目标区域置入 SEEG 电极后，监测其间歇期和发作期的电活动，并给予电刺激诱发发作，来精准定位致痫灶。明确与癫痫起始相关的致痫区域是毁损的靶区。但是，由于这些记录电极与射频电极结构上的不同，不能实现相同的温度控制标准，因此相对缺少了上述温度控制能量应用的优势。因此如果考虑进行射频毁损治疗的患者，特别是预测致痫灶范围局限的患者，应该根据致痫灶的范围设计电极，利用 SEEG 电极多触点、置入范围广的特点来达到更加安全和准确的靶点毁损。

SEEG 引导射频热凝毁损的流程包括：术前评估，电极置入方案设计，电极置入，记录分析、射频热凝毁损和治疗后评估。

1. 术前评估　评估原则和流程与其他难治性癫痫患者相同。当明确需要进行 SEEG 置入后，需要进行 T1 薄扫和增强扫描，以确定脑组织结构和脑血管走行。

2. 电极置入方案设计　射频毁损电极设计需要兼顾定位和治疗。因此，应在拟毁损的区域内相对增加电极置入的密度，由于射频热凝毁损会导致电极周围 5~10mm 的脑组织凝固变性，加上电极精准度的因素，预计毁损触点距离血管应该有更大距离（>15mm）。根据体外实验和颅内致痫灶毁损的经验分析，两个电极触点在 7mm 左右可以得到最大的毁损灶，因此在设计不同电极间毁损时要注意这一问题，预计毁损的电极之间距离尽量不要超过 7mm，大于 9mm 距离的电极触点之间则很难形成凝固灶（图 46-1）。

3. 电极置入　与 SEEG 电极置入相同，本章不做赘述。

4. 记录分析　SEEG 电极置入后，需要记录间歇期和各种惯常发作脑电，并进行 mapping 和电刺激，以确定致痫灶部位和范围。

5. 射频热凝毁损　在进行脑组织射频治疗时，先选择低温（40~60℃）进行预毁损实验，因为这种毁损只引起可逆的组织损伤。这种方式用来验证靶点的治疗效果（如先兆及惯常发作）以及排除功能脑区（如运动、语言区）。正式的完全毁损则采用较高的局部温度（温度≥70℃）。为增大毁损脑组织容积，可以利用不同电极之间距离较近者进行交叉毁损。毁损结束后，可直接取出电极或记录 10~30 分钟后取出电极，注意取出电极时要轻轻转动电极后小心取出，如有阻力切不可过于

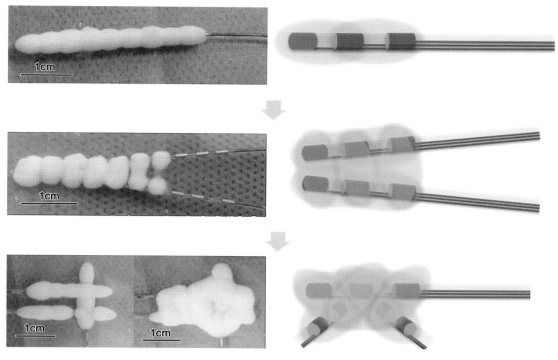

图 46-1　3D 立体交叉毁损的蛋清实验及模式图

左侧为立体定向颅内电极进行的蛋清实验,右侧为模式图。第一排为同一电极相邻触点之间的毁损,每个电极对可以形成长约 6mm 的凝固灶。第二排为相邻电极间的毁损。可以看出,电极距离较大时凝固体积缩小。第三排显示了立体交叉毁损,既使用单电极相邻触点之间毁损,又使用相邻电极之间触点进行毁损,可以显著增加凝固灶的体积。

用力造成脑血管更严重的损伤。不建议在毁损后继续长期留置颅内电极。

6. 治疗后评估　射频热凝毁损拔除电极后,可常规复查 CT 以了解是否存在颅内出血等情况。建议 3 个月后复查脑电、核磁,并评估临床疗效。如果癫痫控制效果不理想,可以根据原因和致痫灶区域,采取再次毁损或手术治疗。

五、参数选择

脑组织射频消融毁损通常使用双极模式。两电极之间会产生类似椭球体的毁损灶。需要指出的是,毁损灶不会随着射频功率和时间的增加而无限度地增加,而是存在一个理想的设定参数。这也是各种体外和在体实验所不断探寻的内容。一般来讲,为了毁损容积的最大化,通常选用额定输出功率。因为阻抗会随着毁损进程逐渐增加,因此输出电压也会不断增加以保证输出功率,但通常不会超过 70V。目前本中心选用参数:可逆模式即预毁损,2W,毁损时程 30 秒。对于功能区尤其是纯中央区,采用可逆毁损模式,用较低的参数,逐步增加功率和时间。不可逆模式为正式毁损,在 10~15 秒逐步增加功率至 3~3.5W,毁损时程 30~40 秒,实时观察毁损波形;毁损间隔时间 1 分钟。

六、并发症及其处理

SEEG 引导的射频热凝毁损治疗在目前常用的治疗参数下相对安全。毁损过程患者清醒、无痛,有些患者可以听到"爆破样"或"电击样"的声音。少部分患者可能在毁损过程中出现癫痫发作。约 2.5% 的患者在射频热凝毁损后可能出现一过性的神经功能损害,多表现为对应肢体轻瘫或感觉异常,其中多数患者在术后 2~10 个月完全恢复术前肢体的功能,只有 <0.5% 的患者出现永久、严重的神经功能损伤。

对于毁损过程中听到异常声音的患者,可以继续毁损并密切观察患者是否有其他不适主诉。对于癫痫发作的患者应暂时停止毁损,给予对症处理后。癫痫发作终止后可以继续毁损,对预毁损出现发作的电极可以进行正式毁损,如果仍然出现癫痫发作则停止操作。对于术后的颅内出血,因其常因粘连细小的皮质静脉导致,常可以观察保守治疗。如果血肿持续增大,占位效应明显,则要考虑开颅行血肿清除手术。

（赵国光　单永治　陈思畅）

参考文献

[1] VOGES J, BUNTJEN L, SCHMITT F C. Radiofrequency-thermoablation: General principle, historical overview and modern applications for epilepsy[J]. Epilepsy Res, 2018, 142: 113-116.

[2] 陈思畅,赵国光,单永治. 立体定向电极射频热凝术治疗不同类型药物难治性癫痫的现状[J]. 中华神经外科杂志,2019,35(1):99-102.

[3] HIRABAYASHI H, HARIZ M I, WARDELL K, et al. Impact of parameters of radiofrequency coagulation on volume of stereotactic lesion in pallidotomy and thalamotomy[J]. Stereotact Funct Neurosurg, 2012, 90(5):307-315.

[4] CATENOIX H, BOURDILLON P, GUENOT M, et al. The combination of stereo-EEG and radiofrequency ablation[J]. Epilepsy Res, 2018, 142:117-120.

[5] BOURDILLON P, ISNARD J, CATENOIX H, et al. Stereo-electro-encephalography-Guided Radiofrequency Thermocoagulation: From In Vitro and In Vivo Data to Technical Guidelines[J]. World Neurosurg, 2016, 94:73-79.

[6] FLANIGIN H F, NASHOLD B S. Stereotactic lesions of the amygdala and hippocampus in epilepsy[J]. Acta Neurochir (Wien), 1976(23 Suppl):235-239.

[7] NARABAYASHI H, NAGAO T, SAITO Y, et al. Stereotaxic amygdalotomy for behavior disorders[J]. Arch Neurol, 1963, 9:1-16.

[8] PARRENT A G, BLUME W T. Stereotactic amygdalohippocampotomy for the treatment of medial temporal lobe epilepsy[J]. Epilepsia, 1999, 40(10):1408-1416.

[9] MEMPEL E, WITKIEWICZ B, STADNICKI R, et al. The effect of medial amygdalotomy and anterior hippocampotomy on behavior and seizures in epileptic patients[J]. Acta Neurochir Suppl(Wien), 1980, 30:161-167.

[10] NADVORNIK P, SRAMKA M. [Stereotaxic "longitudinal" approach to the hippocampal gyrus][J]. Cesk Neurol, 1973, 36(6):346-348.

[11] MAROSSERO F, RAVAGNATI L, SIRONI V A, et al. Late results of stereotactic radiofrequency lesions in epilepsy[J]. Acta Neurochir Suppl(Wien), 1980, 30:145-149.

[12] PATIL A A, ANDREWS R, TORKELSON R. Stereotactic volumetric radiofrequency lesioning of intracranial structures for control of intractable seizures[J]. Stereotact Funct Neurosurg, 1995, 64(3):123-133.

[13] LISCAK R, MALIKOVA H, KALINA M, et al. Stereotactic radiofrequency amygdalohippocampectomy in the treatment of mesial temporal lobe epilepsy[J]. Acta Neurochir (Wien), 2010, 152(8):1291-1298.

[14] MALIKOVA H, LISCAK R, VOJTECH Z, et al. Stereotactic radiofrequency amygdalohippocampectomy: does reduction of entorhinal and perirhinal cortices influence good clinical seizure outcome?[J]. Epilepsia, 2011, 52(5):932-940.

[15] MOLES A, GUENOT M, RHEIMS S, et al. SEEG-guided radiofrequency coagulation(SEEG-guided RF-TC) versus anterior temporal lobectomy(ATL) in temporal lobe epilepsy[J]. J Neurol, 2018.

[16] KRAMSKA L, LUKAVSKY J, VOJTECH Z. A neuropsychologist's view: Outcome after RF-ablation for mTLE[J]. Epilepsy Res, 2018, 142:167-169.

[17] KRAMSKA L, VOJTECH Z, LUKAVSKY J, et al. Five-Year Neuropsychological Outcome after Stereotactic Radiofrequency Amygdalohippocampectomy for Mesial Temporal Lobe Epilepsy: Longitudinal Study[J]. Stereotact Funct Neurosurg, 2017, 95(3):149-157.

[18] MALIKOVA H, KRAMSKA L, VOJTECH Z, et al. Relationship between remnant hippocampus and amygdala and memory outcomes after stereotactic surgery for mesial temporal lobe epilepsy[J]. Neuropsychiatr Dis Treat, 2015, 11: 2927-2933.

[19] MALIKOVA H, KRAMSKA L, VOJTECH Z, et al. Stereotactic radiofrequency amygdalohippocampectomy: two years of good neuropsychological outcomes[J]. Epilepsy Res, 2013, 106(3):423-432.

[20] ISNARD J, TAUSSIG D, BARTOLOMEI F, et al. French guidelines on stereoelectroencephalography(SEEG)[J]. Neurophysiol Clin, 2018, 48(1):5-13.

[21] HOMMA J, KAMEYAMA S, MASUDA H, et al. Stereotactic radiofrequency thermocoagulation for hypothalamic hamartoma with intractable gelastic seizures[J]. Epilepsy Res, 2007, 76(1):15-21.

[22] KAMEYAMA S, SHIROZU H, MASUDA H, et al. MRI-guided stereotactic radiofrequency thermocoagulation for 100 hypothalamic hamartomas[J]. J Neurosurg, 2016, 124 (5):1503-1512.

[23] SHIROZU H, MASUDA H, ITO Y, et al. Stereotactic radiofrequency thermocoagulation for giant hypothalamic hamartoma[J]. J Neurosurg, 2016, 125(4):812-821.

[24] WEI P H, AN Y, FAN X T, et al. Stereoelectroencephalography-Guided Radiofrequency Thermocoagulation for Hypothalamic Hamartomas: Preliminary Evidence[J]. World Neurosurg, 2018, 114:e1073-e1078.

[25] KOTHARE S V, VANLANDINGHAM K, ARMON C, et al. Seizure onset from periventricular nodular heterotopias: depth-electrode study[J]. Neurology, 1998, 51(6): 1723-1727.

[26] TASSI L,COLOMBO N,COSSU M,et al. Electroclinical, MRI and neuropathological study of 10 patients with nodular heterotopia,with surgical outcomes[J]. Brain,2005,128 (Pt 2):321-337.

[27] SCHMITT F C,VOGES J,BUENTJEN L,et al. Radiofrequency lesioning for epileptogenic periventricular nodular heterotopia:a rational approach[J]. Epilepsia,2011,52 (9):e101-e105.

[28] COSSU M,MIRANDOLA L,TASSI L. RF-ablation in periventricular heterotopia-related epilepsy[J]. Epilepsy Res,2018, 142:121-125.

[29] MIRANDOLA L,MAI R F,FRANCIONE S,et al. Stereo-EEG:Diagnostic and therapeutic tool for periventricular nodular heterotopia epilepsies[J]. Epilepsia,2017,58 (11):1962-1971.

[30] WELLMER J,KOPITZKI K,VOGES J. Lesion focused stereotactic thermo-coagulation of focal cortical dysplasia ⅡB: a new approach to epilepsy surgery?[J]. Seizure,2014,23 (6):475-478.

[31] WELLMER J. Lesion focused radiofrequency thermocoagulation of bottom-of-sulcus focal cortical dysplasia type Ⅱb: Conceptional considerations with regard to the epileptogenic zone[J]. Epilepsy Res,2018,142:143-148.

[32] CATENOIX H,MAUGUIERE F,MONTAVONT A,et al. Seizures Outcome After Stereoelectroencephalography-Guided Thermocoagulations in Malformations of Cortical Development Poorly Accessible to Surgical Resection[J]. Neurosurgery, 2015,77(1):9-14,14-15.

[33] SPIEGEL E A,WYCIS H T. Thalamic recordings in man with special reference to seizure discharges[J]. Electroencephalography and Clinical Neurophysiology,1950,2(1-4):23-27.

第四十七章 磁共振引导的激光间质热疗术治疗癫痫

激光间质热疗(laser interstitial thermotherapy, LITT)最初于1983年由Bown首次描述,并在1990年由Sugiyama首次用于治疗脑部病变。但由于早期技术不甚完善,无法有效控制热疗对周围脑组织的热损伤,使得该技术的应用受到限制。随着磁共振技术的进步,逐步发展出MRI引导下的LITT技术,实现了在MRI监测下对温度和毁损范围的实时监控,从而大大提高了LITT技术的安全性。2007年美国食品药品监督管理局(FDA)批准该治疗手段对颅内疾病进行治疗。2010年,磁共振引导下的LITT首次应用于1例儿童患者。2020年8月12日,首都医科大学附属北京天坛医院完成了国内首例LITT手术,标志着国产LITT正式起步。由于MRI引导下的LITT存在着诸多技术优势,未来将成为国内癫痫外科治疗领域中的重要技术手段。

第一节 磁共振引导下激光间质热疗的原理

一、LITT的原理

激光与生物组织作用的形式多样,作用机制也各不相同。根据构成生物组织的分子和原子对激光能量的吸收和转化,可将激光与生物组织的作用分为光化作用、光热作用、光蚀除作用、等离子体诱导蚀除作用和光致破裂作用等五类;根据激光作用生物组织所产生的宏观效应,又把激光与生物组织作用分为热作用、光化作用、机械作用、电磁场作用、生物刺激作用。

激光热作用代表了一大类相互作用类型,其宏观效应就是被作用的生物组织温度升高。激光热作用机制为:生物分子吸收入射到组织中光子能量,其振动和转动加剧,即光子能量转化为分子动能,分子振动动能即为通常意义上的热能。这部分热能先储存在直接受照射的生物组织中,然后逐渐传递给周围组织,或以热辐射的形式辐射出去,生物组织的导热性能差,热扩散速度很慢。当能量密度很大的脉冲激光作用于生物组织局部时,分子在短时间内获得大量能量,来不及立刻传递出去,分子的动能急剧增加,温度迅速上升。人体类

似于电介质电容器,电介质中整个分子呈中性,但中性分子的电荷分布不均衡,正负电荷的电中心重合的为非极性分子,正负电荷的中心不重合的为极性分子。激光可聚集成强大的电场,在电场作用下,非极性分子的正负电荷分别朝相反方向运动,使分子发生极化,被极化的分子在电场作用下将重新排列,在重排过程中与周围分子(粒子)发生碰撞摩擦而产生大量的热。机体内电介质溶液的离子受到电场作用发生移动,当频率很高时,将在其平衡位置振动,也能使电介质变热,细胞受激兴奋会使膜电阻减小,离子跨膜通透而形成电流,将在"谐振回路"中产生热量。此外,机体内某些成分如体液为导体,在不同程度上具有闭合回路的性质,还可以产生局部性感应涡流,而导致生热。这些热宏观体现就是使组织的温度升高。

持续升高的温度会导致蛋白质变性,酶失活,细胞膜破裂,线粒体功能紊乱等现象,杀死细胞。随后通过机体的免疫系统,在一段时间内将体内死亡组织吸收,最终实现对癫痫病灶区域的消除。一般LITT的治疗温度控制在50~90℃之间(图47-1),一方面可以实现组织几分钟内的消融,另一方面不会因为核心区域过热而炭化,造成探头粘连等问题。

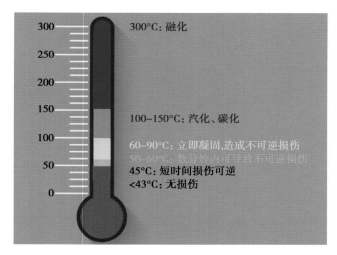

图47-1 不同温度对组织造成的影响
可见45℃以下,短时间内对组织造成的是可逆损伤;50~90℃下不同的时间范围内,可实现组织的不可逆损伤;>100℃,组织迅速气化和碳化,影响毁损效果。

二、MRI 温度成像的原理

实现安全有效的治疗,需要一个高性能的热消融监控系统,在时间和空间维度上获取较好的温度分辨率。一般来说,根据热消融的时间(激光消融 10 ~ 15 分钟)来判断,需要时间分辨率 10 ~ 30 秒,空间分辨率 2 ~ 3mm。实时的温度检测,让热消融可以实现实时的能量计量,也可以避免敏感区域被意外损伤。

MRI 能够温度成像基于质子共振频率原理。质子共振频率测温法利用一定温度范围内(-15 ~ 100℃)水质子共振频率与温度的线性关系来测量温度,该方法时空分辨率高,与温度之间呈稳定的线性关系,且无组织依赖性。

在实际应用中使用 PRF 相位减法来计算温度变化值。随着温度升高,水质子共振频率降低,使用基本梯度回波序列(gradient recalled echo,GRE)即可以通过计算加热区域相位的变化得到质子共振频率的变化,相位变化的大小与回波时间 TE 呈正相关。温度变化与相位差的关系可以表示为公式:

$$\Delta T(t) = \frac{\Delta\phi(T)}{\gamma \cdot \alpha \cdot B_0 \cdot TE} = \frac{\phi(T) - \phi_0}{\gamma \cdot \alpha \cdot B_0 \cdot TE}$$

其中 $\phi(T)$ 和 ϕ_0 分别为当前图像(加热后)和参考图像(加热前)的相位,α 为屏蔽常数的温度系数,γ 代表核旋磁比,B_0 为主磁场强度。如果参考温度 T_0 已知,则当前温度 $T(t)$ 可以通过式 $T(t) = T_0 + \Delta T(t)$ 计算得到。

通过 GRE 序列参数调整:TR/TE,sense 以及 FOV,结合相位数据预处理归一化、解卷绕等,可以实现空间分辨率 1mm 左右,温度准确度 1℃ 以内,温度刷新时间 4 秒以内的温度监控。完全满足热消融对时间、空间分辨率和温度准确度的要求。

三、消融范围判定的原理

在实际消融过程中,组织温度在 40 ~ 45℃ 时,不可逆损伤在 30 ~ 60 分钟后产生,高于 60℃,蛋白质变性加速,几乎立刻凝固坏死,导致细胞死亡。整个过程与温度和处于该温度的时间相关。系统使用基于组织破坏的 Arrhenius 速率模型来确定过程中被破坏区域的估计值,能够实时监测组织温度的变化,可以帮助系统精确地将热量传递到目标组织,同时限制热能传递到非正常组织。

研究学者已经对时间、温度和细胞存活三者之间的关系进行了大量的研究,使用了包括离体组织、动物以及人体的各种生物材料,得到了若干研究结论。总体而言,当细胞的温度升高到某一温度后会对细胞造成损伤,随着时间增加,热量的积累会对细胞造成不可逆的损伤,出现蛋白质变性、细胞膜破裂等现象,即消融。通常,时间、温度对细胞的影响(升温到组织消融)可以通过阿伦纽斯方程来描述,通过磁共振温度成像得到的实时温度数据,对时间进行积分,即可预估局部组织的热消融情况。

$$\Omega(t) = \int_0^t A \cdot e^{\frac{-\Delta E}{RT}} dt$$

其中,$\Omega(t)$ 是组织损伤的程度,R 是气体常数,A 是"频率"因子(S-1),E 是不可逆损伤的活化能(Jmol-1)。

激光消融引导系统的软件根据医学影像对患者的脑结构进行三维重建,并对三维结构模型进行体积分割,分割的微小体积对应于磁共振温度呈现的温度数据,根据阿伦纽斯方程和时间计算待消融病灶在三维结构模型中对应的若干微小体积的组织损伤程度 $\Omega(t)$,当若干微小体积的组织损伤程度 $\Omega(t)$ 均达到预期值时,认为该病灶完成了消融。

简而言之,基于 MRI 得到的实时温度成像,结合三维重建的立体三维结构和消融评估算法,对待消融部分的热量积累和消融情况进行计算和预估,从而实现对组织消融的进度进行实时监控。

(张 凯 张 弨 潘隆盛)

第二节 磁共振引导下激光间质热疗在癫痫外科的应用

一、LITT 的优势

作为一种新型的癫痫外科微创治疗手段,LITT 具有良好的技术优势。主要体现在以下三方面:①微创,手术切口小,毁损范围大(直径最大能够达到 20mm 左右,远大于射频热凝(radiofrequency thermocoagulation,RFTC)的 5 ~ 7mm);手术时间短,纯粹的"烧灼"时间只有数分钟;住院时间短,并发症少。②精准,光纤探头长度从 5 ~ 20mm 不等,可根据病变大小选择不同尺寸的探头;术中实时显示的毁损范围与术后增强 T1 像上的实际消融范围对比,一致性良好,消融比>90%。③安全,利用特殊的磁共振扫描 GRE 序列实现对温度的实时监测,每 3 ~ 7 秒一次的扫描,对温度的监测时限紧凑;通过设置温度预警点,清晰勾勒消融边界,可有效地保护邻近毁损区的重要神经血管结构。

与临床上另一种常用的毁损治疗手段 SEEG 引导下的 RFTC 比较,LITT 的优势在于更大的毁损范围和对温度的实时监控,从而提高了精确度和安全性,而 SEEG 引导下的 RFTC 则可以在毁损前对颅内脑电信号进行分析记录,在 SEEG 记录脑电的同时进行毁损,更适合于需要通过 SEEG 置入进行致痫区定位的患者。MRI 引导下的 LITT 应用于临床以来,在海马硬化、局灶性皮质发育不良(focal cortical dysplasia,FCD)、下丘脑错构瘤(hypothalamic hamatoma,HH)、脑室旁结节状灰质异位症(periventricular nodular heterotopia,PNH)、海绵状血管畸形、结节性硬化、肿瘤方面均有报道,此外也有利用 LITT 行胼胝体切开的报道。

二、手术过程

不同系统的硬件组件虽不相同,但工作方式大同小异,在此简要说明手术过程(图 47-2)。

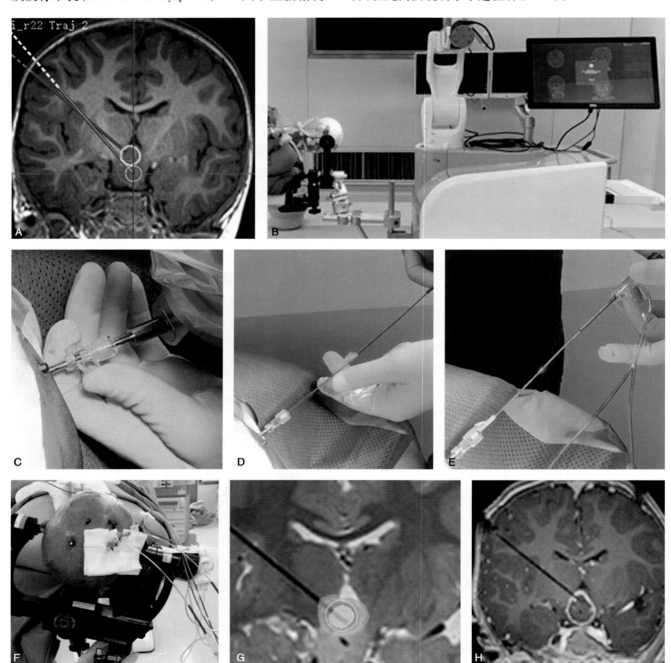

图 47-2　MRI 引导下 LITT 的手术过程示例

A. 根据 MRI 结构像和血管像设定光纤路径和预毁损范围;B. 磁共振手术室在立体定向导航引导下进行手术;C. 颅骨钻孔后固定导向螺钉;D. 冷凝套管置入;E. 沿套管置入光纤;F. 置入完成;G. MRI 监控下进行热凝毁损,彩色代表温度分布范围,白色代表实时计算模拟的毁损范围;H. 毁损完成后进行增强磁共振扫描确定毁损范围。

1. 术前规划阶段　医生在术前通过 CT 和 MRI 等技术获得患者影像,然后进行三维重建,通过本系统集成的软件,勾画消融区域,设计激光消融过程中光纤的消融路径和消融参数(功率、时间等),选定光纤探头类型,将规划方案储存在工作站中,目前常用的光纤探头的长度包括 5mm、10mm、15mm 和 20mm,可根据病变的大小选择不同长度的光纤探头。

2. 光纤置入阶段　在手术室,使用神经外科手术导航定位系统进行定位、并辅助电钻打孔,利用穿刺通条等形成具有确定长度的路径、借助手术配件放置冷却套管,将治疗光纤按照术前规划放置到指定位置。放置冷却套管和光纤之前,需要进行自检。确定循环管路连接完整性:循环管路没有液体泄漏,光纤探头可以观察到明亮的红色指示光。

3. 磁共振引导消融阶段　连接主机、治疗光纤、光纤配件和冷却装置进行消融前磁共振扫描,根据光纤探头深度选定合适的温度成像断层,在消融区域外围的正常组织设定温度监测点,系统自检,确定冷却循环工作正常,低功率激光升温到 42℃ 确定消融位置的准确和激光工作正常,开始消融。磁共振温度成像显示消融手术的实际进程,达到消融范围后,停止激光消融,进行术后磁共振扫描。

三、不同病理的 LITT 手术

1. 颞叶内侧型癫痫　LITT 治疗颞叶内侧型癫痫的光纤路径设计一般采用枕部入路,避开脑沟和血管,沿杏仁核-海马复合体长轴置入光纤。由于杏仁核和海马在轴位、冠状位和矢状位平面上均不完全同轴,且海马长轴的方向,在海马头水平由后外向前内,在海马体由后向前,在海马尾水平由后内向前外,因此单根光纤的设计上对海马后部的覆盖有一定困难,北京天坛医院目前也在尝试利用双光纤置入 LITT,试图扩大毁损范围(图 47-3)。

美国 Emory 大学的 Robert Gross 团队 2018 年回顾了利用 LITT 治疗的 58 例颞叶内侧型癫痫,包括海马硬化和非海马硬化两种病理,所有病例随访时间均在 1 年以上,结果 54.3% 的患者术后无发作,3/9 例患者在重复毁损后无发作。亚组分析显示海马硬化的患者术后无发作率达 60.5%,而非海马硬化的患者术后无发作率仅为 33.3%。患者术后生活质量明显提高,并发症发生率低,且与传统的切除性手术比较,语词记忆更好。2021 年的一篇 Meta 分析来自 19 个中心的数据,比较开颅手术与主要的毁损手段在治疗颞叶内侧型癫痫上的差异,结果证实 LITT 在术后癫痫无发作率上虽然劣于开颅手术,但较其他毁损手段要明显占优。LITT 治疗颞叶内侧型癫痫的安全性较开颅手术更高,可能的并发症包括视野缺损、动眼神经麻痹、精神症状等。

2. 下丘脑错构瘤　临床上,HH 主要表现为癫痫发作和(或)性早熟,癫痫发作的类型包括笑发作(gelastic seizure,GS)和非笑发作,非笑发作可表现为痉挛发作、强直阵挛发作、复杂部分性发作、肌阵挛发作等多种形式。对于以性早熟为主要临床表现的 HH,目前主要利用药物治疗,而对于伴有癫痫发作的 HH,多为药物难治性癫痫,需要手术治疗。近年来,LITT 成为伴有癫痫

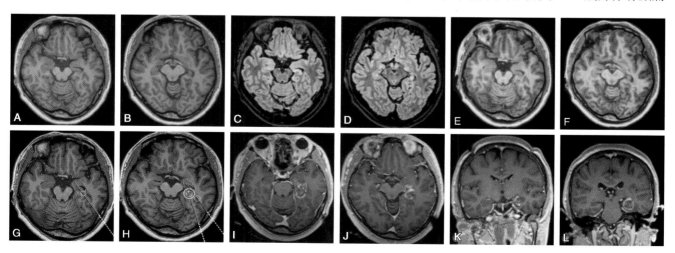

图 47-3　双光纤置入治疗左侧海马硬化引起的颞叶癫痫

患者女性,39 岁,病史 21 年,发作表现为愣神伴吞咽、双手摸索,术前发作频率为 3~4 次/月,经左枕置入双光纤分别对杏仁核—海马前部和海马后部进行毁损,热凝功率为 8W,术后随访 6 个月,发作完全消失。上排为毁损前左侧海马硬化的 MRI TI 加权像(A、B)、FLAIR 像(C、D)和 PET-MRI 融合(E、F)表现;G、H.显示由左枕置入的双根光纤及预毁损范围;I~L.LITT 后增强 MRI 显示的毁损范围。

的 HH 最重要的手术治疗方式之一。

国际上利用 LITT 治疗 HH 最大宗的病例来自于美国得克萨斯州儿童医院,在 2018 年的报道中,有 71 例伴有 GS 的 HH 患者接受了 LITT 治疗,错构瘤的直径在 4~30mm 之间。16 例患者曾经接受过其他外科手术或放射治疗,14 例患者接受了 2 次毁损,2 例患者接受了 3 次毁损,6 例患者单次毁损的光纤数量超过 1 根。结果随访超过 1 年以上的患者中,93% GS 消失,低于 1 年随访时间的患者中 78% GS 消失。

北京天坛医院在国产 LITT 设备上市前研究阶段,共治疗下丘脑错构瘤患者 26 例,既往有 12 例既往曾接受外科治疗,其中 7 例切除性手术,3 例热凝毁损,1 例多次伽马刀,1 例后头部致痫灶切除。错构瘤的直径在 5~42mm 之间。LITT 的手术年龄为 8.7±7.8 岁。症状学方面,仅有 2 例患者无 GS 病史,1 例患者开颅术后发生 GS 消失,出现复杂部分性发作,余下 23 例患者均存在典型的 GS,且在 9 例患者中 GS 为术前的唯一发作形式(平均年龄 4.0±1.5 岁,病程 2.7±1.6 年),其余 14 例患者出现其他类型发作,包括复杂部分性发作、全面强直阵挛发作、不对称强直等(平均年龄 11.4±7.1 岁,病程 10.4±6.8 年)。伴有 GS 的患者中,62% 起病年龄在 1 岁以内,LITT 前的发作频率每周数次至每日数十次不等。对于存在多种发作形式的患者,非笑发作的频率均低于 GS。由 GS 进展为其他类型发作的时间为 5.9±4.6 年。

治疗方面,1 例患者接受了 2 次 LITT,故 26 例患者共计 27 次消融,全部采用单光纤消融。消融体积为 208.45~14 717.80mm³,平均消融体积 2 101.96mm³,平均消融时间 644.5 秒,消融功率 6~10W(图 47-4)。术后平均住院日 4.0 天。住院期间未见明显术后电解质紊乱及中枢性高热患者。

预后方面,该组 26 例患者中,16 例发作完全消失或仅遗留先兆,占 61.5%。仍有发作的 10 例患者中,仅有 2 例发作减少未达 50%,其中一例为巨大 HH,一例

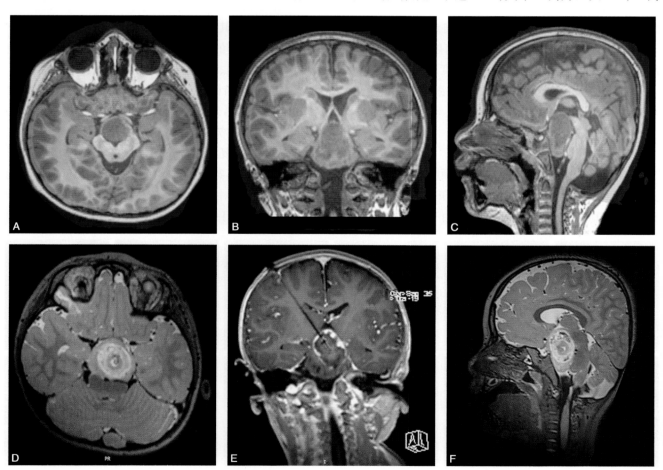

图 47-4　MRI 引导的 LITT 治疗巨大 HH 引起的癫痫

患儿男性,3 岁 5 个月,笑发作 2 年,术前发作频率 30~40 次/日,2020 年 9 月行 LITT 治疗,右额入路置入光纤,热凝功率 8W,术后随访 16 个月,发作完全消失。上排为毁损前病变 MRI-PET 融合后的轴位(A)、冠位(B)、矢状位(C)图像,可见巨大第三脑室内外 HH,经测量体积为 10 716mm³;下排为毁损后病变的轴位(D)、冠位(E)、矢状位(F)T1 加权增强扫描图像,可见瘤带毁损彻底。

为切除术后仍有发作的患者。症状学方面,69% 的 GS 消失,4 例患者在术后其他发作形式消失而遗留 GS。并发症方面,2 例患者出现体重增加,1 例出现近期记忆下降(后逐渐恢复),1 例出现内分泌紊乱,其他患者未出现任何长期并发症。

3. 局灶性皮质发育不良　FCD 属于脑发育畸形的一种,2011 年 ILAE 将 FCD 的病理分型修订为Ⅰ、Ⅱ和Ⅲ型(详细内容请参照第二十二章),该修订分型的依据是构筑的异常、异常神经元的出现以及伴随其他的病变情况。Ⅰ型 FCD 常常分布比较弥散,且表现为 MRI 阴性。既往的研究表明即使采用脑叶切除或离断,Ⅰ型 FCD 患者的术后癫痫控制效果也并不理想。而 LITT 毁损范围仅为 20mm 直径的椭球体,因此不适合治疗Ⅰ型 FCD。Ⅲ型 FCD 为Ⅰ型 FCD 合并其他病理,因此也并不属于 LITT 的适应证。对于较为局限的Ⅱ型 FCD,尤其是沟底型 FCD(bottom of sulcus dysplasia,BOSD),如果 LITT 的毁损范围能够完全覆盖病变,则能取得较好的术后疗效。因此在术前评估过程中预判致痫病变的病理类型就至关重要。从影像上来说,Ⅱ型 FCD 在 MRI 上的异常表现为灰白质交界模糊、皮质 FLAIR 信号增高、白质内穿透征和脑沟回形态异常等;该类型病变在 FDG-

PET 上常常表现为局灶的低代谢;电生理学研究表明发作间期的节律性、周期性、重复性棘波或棘慢波是Ⅱ型 FCD 在头皮脑电或颅内脑电特征性的表现。

目前暂未有 LITT 治疗 FCD 的大宗病例文献报道,美国迈阿密儿童医院报道了 11 例 FCD 患儿的 LITT 治疗,仅有 4 例达到了术后无发作,疗效不佳可能与病例的选择或手术的策略有关。北京天坛医院目前已对 21 例影像学诊断为Ⅱ型 FCD 的患者进行了 LITT 治疗(视频 47-1,图 47-5),共有 18 例患者在短期随访期间无癫痫发作,且未见长期的严重术后并发症。有研究表明大部分Ⅱ型 FCD 沿脑沟分布,MRI 最明显的异常部分位于沟底;SEEG 数据发现该类型 FCD 所在的沟底皮质是致痫性最强的部分。基于上述证据,笔者认为在 LITT 治疗Ⅱ型 FCD 的术前规划中,毁损范围应重点包含 FCD 所在的沟底皮质。因此,激光光纤应尽可能平行于病变脑沟的走行方向,贯穿脑沟沟底。对于单根光纤难以覆盖的病变,则需要考虑置入多根光纤。

视频 47-1　MgLITT 热凝过程视频

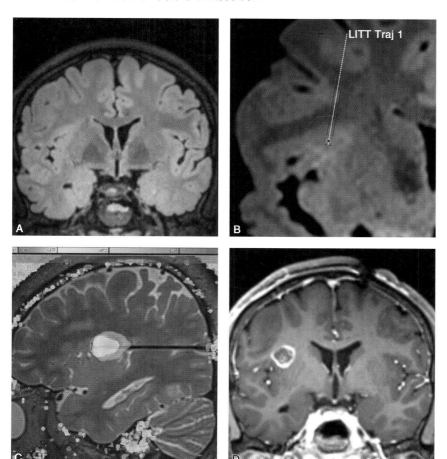

图 47-5　MRI 引导的 LITT 治疗一例 FCD 引起的癫痫

患者男性,发作性躯体扭动 11 年,夜间发作为主,每天均有数次发作。头皮脑电在发作间期可见双侧前头部及中央中线慢波节律,发作期右侧半球最先出现节律改变。其治疗期间的影像如下:A. 术前冠位 FLAIR 序列提示右上环岛沟沟底穿透征,考虑为 FCDⅡB 的可能性大;B. LITT 术前计划中光纤路径由后往前贯穿 FCD 所在的上环岛沟沟底,红圈为预计划的毁损范围;C. 术中热谱图(彩色)以及预估毁损范围(白色);D. 术后增强 T1 扫描确认实际毁损范围(环形强化)。该患者在术后 1 年的随访期间无癫痫发作,未诉肢体力弱表现。

4. 其他　其他的局灶性病理包括长期癫痫相关性肿瘤、海绵状血管畸形、结节性硬化等，由于单中心的报道数量不多，虽然都显示出积极的疗效，但还有待于更多的病例总结。此外 LITT 还可用于胼胝体切开术，如芝加哥大学的 James Tao 等报道了 2 例利用 LITT 胼胝体切开术的结果，2 例患者均为 Lennox-Gastaut 综合征的患者，利用双光纤行胼胝体前部切开术，术后 MRI 显示 70% ~ 80% 的胼胝体纤维被离断，2 例患者术后发作均明显改善，其中 1 例患者术后 18 个月随访显示致残性发作消失，另 1 例患者术后 7 个月随访，致残性发作减少超过 90%，术后认知改善，无其他手术合并症。

四、结论

MRI 引导下的 LITT 具有毁损范围大、能够实时监测毁损区域温度的特点，并能够模拟显示毁损范围，相较其他毁损手术技术具有明显的优势，未来将成为癫痫外科的最重要手术手段之一，在一定程度上可能改变癫痫外科的手术技术模式。当然必须指出，LITT 也有其局限性，一是除应用于胼胝体切开外，对于其他病理的治疗，首先要明确致痫区的范围；其次，光纤的毁损不具有方向性，而某些病理形态不规则，也影响了 LITT 对癫痫的无发作率；此外由于 LITT 不能仅仅对致痫区进行毁损，因此没有真正意义上的病理结果，对病理的诊断来自典型的影像学表现。

（张　凯　张　弨　潘隆盛）

｜参考文献

［1］CHU K F，DUPUY D E. Thermal ablation of tumours：Biological mechanisms and advances in therapy［J］. Nat Rev Cancer，2014，14（3）：199-208.

［2］LEWIS M A，STARUCH R M，CHOPRA R. Thermometry and ablation monitoring with ultrasound［J］. Int J Hyperth，2015，31（2）：163-181.

［3］DE POORTER J，DE WAGTER C，DE DEENE Y，et al. Noninvasive MRI thermometry with the proton resonance frequency method：in vivo results in human muscle［J］. MagnReson Me，1995，33（1）：74-81.

［4］MOHAMMADI A M，SCHROEDER J L. Laser interstitial thermal therapy in treatment of brain tumors-the NeuroBlate System［J］. Expert Review of Medical Devices，2014，11（2）：109-119.

［5］CARPENTIER A，MCNICHOLS R J，STAFFORD R J，et al. Real-time magnetic resonance-guided laser thermal therapy for focal metastatic brain tumors［J］. Neurosurgery，2008，63（1 Suppl 1）：ONS21.

［6］PÁLL H MÖLLER，LINDBERG L，PÄR H HENRIKSSON，et al. Interstitial laser thermotherapy：Comparison between bare fibre and sapphire probe［J］. Lasers in Medical Science，1995，10（3）：193-200.

［7］JETHWA P R，LEE J H，ASSINA R，et al. Treatment of a supratentorial primitive neuroectodermal tumor using magnetic resonance-guided laser-induced thermal therapy［J］. J Neurosurg Pediatr，2011，8（5）：468-475.

［8］CURRY D J，GOWDA A，MCNICHOLS R J，et al. MR-guided stereotactic laser ablation of epileptogenic foci in children［J］. Epilepsy Behav，2012，24（4）：408-414.

［9］SHARMA M，BALL T，ALHOURANI A，et al. Inverse national trends of laser interstitial thermal therapy and open surgical procedures for refractory epilepsy：a Nationwide Inpatient Sample-based propensity score matching analysis［J］. Neurosurg Focus，2020，48（4）：E11.

［10］GROSS R E，STERN M A，WILLIE J T，et al. Stereotactic laser amygdalohippocampotomy for mesial temporal lobe epilepsy［J］. Ann Neurol，2018，83（3）：575-587.

［11］WANG R，BEG U，PADMANABAN V，et al. A Systematic Review of Minimally Invasive Procedures for Mesial Temporal Lobe Epilepsy：Too Minimal，Too Fast？［J］. Neurosurgery，2021，89（2）：164-176.

［12］CURRY D J，RASKIN J，ALI I，et al. MR-guided laser ablation for the treatment of hypothalamic hamartomas［J］. Epilepsy Res，2018，142：131-134.

［13］LEWIS E C，WEIL A G，DUCHOWNY M，et al. MR-guided laser interstitial thermal therapy for pediatric drug-resistant lesional epilepsy［J］. Epilepsia，2015，56（10）：1590-1598.

［14］LIU Z，HU W，SUN Z，et al. MRI Abnormalities Predominate in the Bottom Part of the Sulcus with Type Ⅱ Focal Cortical Dysplasia：A Quantitative Study［J］. AJNR Am J Neuroradiol，2019，40（1）：184-190.

［15］HU W H，ZHAO B T，ZHANG C，et al. Focal cortical dysplasia Ⅱ-related seizures originate from the bottom of the dysplastic sulcus：A stereoelectroencephalography study［J］. Clin Neurophysiol，2019，130（9）：1596-1603.

［16］TAO J X，ISSA N P，WU S，et al. Interstitial Stereotactic Laser Anterior Corpus Callosotomy：A Report of 2 Cases with Operative Technique and Effectiveness［J］. Neurosurgery，2019，85（3）：E569-E574.

［17］YOUNGERMAN B E，SAVE A V，MCKHANN G M. Magnetic Resonance Imaging-Guided Laser Interstitial Thermal Therapy for Epilepsy：Systematic Review of Technique，Indications，and Outcomes［J］. Neurosurgery，2020，86（4）：E366-E382.

［18］HOPPE C，HELMSTAEDTER C. Laser interstitial thermotherapy（LiTT）in pediatric epilepsy surgery［J］. Seizure，2020，77：69-75.

第四十八章　癫痫的其他手术治疗方法

近年来,癫痫手术已经发生了许多变化,因此有必要对该疾病的治疗方法进行持续更新。该领域在诊断和治疗程序上都取得了技术进步,并且已经引入了以前不可用的治疗选择。难治性癫痫评估的核心策略仍然相对一致:无创术前评估,有无颅内监测,然后进行治疗性干预。但是,我们的许多诊断技术也都得到了极大的发展,外科手术的选择现在已经超出了硬膜下电极以及切除或断开的范围。癫痫外科新时代的这些变化主要得益于微创诊断和消融手术的改进或发展,以及无损神经刺激技术的引入。除了硬膜下栅格和条状电极外,立体脑电图(stereo electroencephalography, SEEG)的广泛使用和改进还允许侵入性脑电图监测,同时避免开颅手术。较新的消融方法还包括磁共振成像(MRI)引导的激光间质热疗(laser interstitial thermotherapy, LITT)和磁共振引导超声聚焦消融[magnetic resonance(MR)guided focussed ultrasound, MRgFUS]以及立体定向放射外科手术(stereotactic radiosurgery, SRS),而神经调节技术目前包括闭环反应神经刺激(responsive neurostimulation, RNS)和开环深部脑刺激(deep brain stimulation, DBS)以及迷走神经的开环或闭环刺激(vagus nerve stimulation, VNS)。虽然在这一领域中不断改进的外科手术方式无疑是值得推广的,但它也带来了新的挑战,即针对不同患者,如何选择适合的诊治策略,以达到最佳的治疗效果。

第一节　立体定向放射外科在癫痫治疗中的应用

一、概述

尽管外科手术切除仍然是颞叶内侧或局灶皮质癫痫的常规治疗方法,而且有 I 类证据和共识性指南认可了癫痫手术的功效,但在该疾病中手术干预仍未得到充分利用,只有不到 1% 的合格患者被推荐进行手术评估。我们的目标是更好地了解难治性癫痫的治疗选择,微创治疗如消融手术(如 LITT 或 SRS)也可能是合适的,这些微创技术,为难治性癫痫的治疗提供了更多的

选择,同时可能避免许多开放手术的相关风险。如何将传统手术和新兴技术纳入癫痫中心进行综合评估,以选择最佳治疗方式,实现患者个体化治疗方案一直以来都是我们努力的目标。放射外科是这些替代疗法中较深入的研究之一,在内侧颞叶癫痫的治疗中发挥着越来越重要的作用。

放射外科治疗癫痫的设备主要有伽马刀(gama knife, GK)(图 48-1),以及后来出现的 X 刀(linac radiosurgery)和近 20 年研发的射波刀(Cyberknife, CK. 智能精准的无创机器人引导的放射外科手术系统)(图 48-2)。上述治疗系统都是利用立体定向的定位原理,采用等中心或者非等中心进行聚焦大剂量照射而达到毁损靶区的目的,从而达到治疗效果。

尽管经过近 20 年的临床应用,SRS 仍然是一个有争议的治疗领域。与传统的显微外科手术相比,这是一个挑战,因为尽管发表了许多病例系列报告,但前瞻性对照试验的可靠数据仍然相对缺乏。现有的绝大多数数据是基于伽马刀治疗(gama knife radiosurgery, GKS)的,较少有关于直线加速器(linear accelerator, LINAC)方法的病例系列报道。因此,目前的系统综述主要总结了基于 GKS 的癫痫 SRS。由于缺乏数据,目前还无法比较不同 SRS 方法对不同适应证的疗效和安全性。

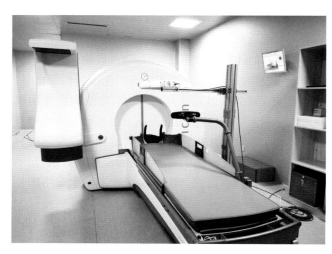

图 48-1　最新一代 Icon™ 放射外科治疗系统可实现术中实时红外追踪

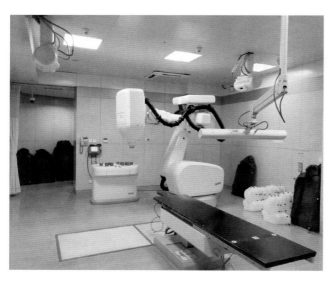

图 48-2　Cyberknife G4 放射外科治疗系统可实现术中实时影像追踪

SRS 对癫痫控制的积极作用的首次观察来自于放射外科对脑肿瘤治疗和脑血管畸形的治疗研究,在 20 世纪 90 年代,这种方法后来成为颞叶内侧癫痫(mesial temporal lobe epilepsy,MTLE)患者传统显微手术的替代方法。对耐药的局灶性癫痫患者的 SRS 的主要指征与传统的癫痫显微外科手术相似,可以合理准确地确定癫痫发作区域并进行手术治疗,而不会产生高的功能风险;其癫痫发作仍未完全被抗癫痫药(anti-epileptic drugs,AED)控制;持续性癫痫的风险和(或)障碍大于手术的风险。文献报告的以治疗为目的使用 SRS 的局灶性癫痫病例中,多数为 MTLE 患者,其次为与下丘脑错构瘤相关的癫痫和少量颞外癫痫病例。在一些广泛/双侧难治性癫痫患者中,SRS 是一种姑息性而非根治性的方法,其目的是造成减少癫痫的发作,例如前胼胝体切除术。此外,对于一些因并发症的高风险而无法通过常规方法进行手术的患者,可以提供 SRS。最后,在癫痫手术失败后可以实施 SRS。SRS 的照射剂量严格限制在致病区的体积内传递,目的是改变致病性脑组织以减少癫痫发作。当辐射在脑组织内产生破坏性变化时,这种效应通常会延迟几个月。SRS 治疗癫痫的作用机制尚未完全阐明,但被认为涉及缺血性坏死和神经调节作用。SRS 的疗效取决于许多因素,特别是致病区的界定。靶区规划通常依赖于临床和神经生理学数据,而不是仅依赖于影像学数据。这方面明显不同于非功能性 SRS 指征,如肿瘤等。

二、放射外科在癫痫临床中的应用

(一)颞叶内侧型癫痫

该疾病代表了 GKS 的临床指征,有大量高质量的

临床数据,报告了 225 例以上的患者。已经发表了两项前瞻性研究(2 级证据),分别来自欧洲和美国。在 2004 年欧洲的前瞻性研究中,报告 21 名年龄在 18~45 岁之间的患者,来自 3 个欧洲中心。所有患者都考虑行内侧颞叶切除术以治疗难治性癫痫,并将伽马刀 GKS 作为替代治疗。由专家小组进行全面评估,以确保明确诊断癫痫综合征。所有患者均使用 24Gy 的处方剂量,对应于 50% 等剂量曲线,在剂量-体积和解剖位置方面尽可能均匀。靶区包括海马旁回前部、侧副沟的内嗅区和鼻沟、海马头部、海马体前部和杏仁核复合体的杏仁核部分。而另一项是美国的研究,Barbaro 等(2009)随机分配 20~24Gy 治疗相同的体积和解剖位置(类似 Regis 等的研究,50% 的等剂量曲线覆盖),选择杏仁核、海马前 2cm 和海马旁回。这两项研究中,允许邻近脑干处最大受照剂量 10Gy,视神经受照低于 8Gy。欧洲研究组随访 2 年以上的患者中,13/20(65%)无癫痫发作,20 例癫痫发作频率均明显降低。病情好转之前,在 GKS 术后 9~12 个月癫痫发作增加,通常是先兆性发作。在 2 年的随访中,生活质量指标得到改善,神经心理学测试稳定;但言语记忆的详细测试未包括在内。在 Barbaro 等人的研究中(2009 年),至少随访 36 个月,低剂量组和高剂量组的癫痫发作频率在先兆增强之前都出现了类似的降低。接受 24Gy 治疗的患者比接受 20Gy 治疗的患者(60%)在更早的时间点变得无癫痫发作(75%),尽管没有统计学意义。在整个研究期间接受完全神经心理学测试的 26 名患者中,没有一名患者在一项以上指标上恶化,25%(3/12)的患者在优势侧大脑半球 GK 术后语言记忆得到改善。36 个月同一队列的神经心理学测试显示,在优势侧治疗的患者中,语言记忆没有下降。欧洲队列中的长期结果,与 Régis 等人的序列部分重叠但不完全相同。平均随访 8 年后发现 9/15(60%)无癫痫发作(Engels 1A 或 1B 级)。Rheims 等报告(4 级循证依据)致病灶超出颞叶范围的患者的治疗结果较差,有 4/5 的患者放射外科治疗后无效。

MTLE 的影像学和组织病理学效应:在 Régis 等(2004 年)(2 级循证证据)研究中,所有患者在平均治疗后 11.5 个月发生延迟的放射效应。Barbaro 等(2009 年)(2 级循证证据)报道尽管伽马刀剂量计划具备同质性,每一个患者放射后反应各不相同,从细微变化到出现严重的脑水肿。Vojtech 等(2015 年)则从另一方面报道(4 级循证证据),所有 14 名患者均有显著的放射性坏死,以及胶质细胞增生、出现假性进展囊变,和(或)一些患者发生局部微小出血。即便在伽马刀治疗 16 年以后,其中一些患者的症状得到改善,影像上仍会

有持续的增强效应出现。影像学上最明显的水肿患者易于出现症状（吞咽困难，短暂性癫痫发作恶化，包括一例癫痫持续状态），但最终具有更好的癫痫发作改善。认为这种弥散加权的 MR 变化模式表明细胞外液和血管源性水肿增加，而不是如先前所认为的细胞内液和细胞毒性水肿。因治疗效果不佳而接受手术的患者颞叶的组织病理学研究显示，经放射治疗的脑组织结构中存在各种放射效应，包括慢性血管周围炎症、血管坏死、水肿伴坏死灶、小胶质细胞增生、反应性胶质增生和神经元丢失。

放射外科治疗颞叶癫痫的不良反应：需要注意的是，较多的等中心数和较低的剂量容积比通常与较少的不良反应相关。Régis 等（2004 年）（2 级循证证据）报告在颞叶癫痫治疗中没有重大不良反应。9/20 的患者出现视野缺损，其中之一是由于视束受损引起偏盲；其余的都是可测的象限偏盲。Barbaro 等（2009 年）（2 级循证证据）报道一例高剂量组患者出现严重的脑水肿。在低剂量和高剂量组之间，不良反应发生没有统计学差异，总体上，治疗后 63% 的患者服用类固醇，50% 的患者出现视力缺陷，与 Régis 等（2004 年）报道相似。

（二）下丘脑错构瘤相关的癫痫

下丘脑错构瘤（hypothalamic hamartoma，HH）是一种罕见的先天性异位病变，表现为临床上难治性癫痫、性早熟和认知障碍。大部分患者的典型症状是痴笑性癫痫发作，当癫痫演变为脑电图（EEG）上弥漫性棘波的全面性癫痫时，可伴有显著的认知和行为障碍。

1988 年在一名成年患者的病例报告中首次描述了 HH 通过 SRS 治疗与相关的癫痫。对 GK SRS 进行的多中心回顾性研究（Régis 等，2000 年）显示 10 例患者满意的治疗结果，其中 4/10 的患者无癫痫发作，3/10 的患者表现出明显改善，而没有持续的不良反应。这为 Régis 等从 1999 年开始在马赛进行的前瞻性研究（2 级循证证据）铺平了道路，迄今为止已招募了 60 多名患者，48 名患者可获得长期数据。术前检查和术后 3 年评估包括癫痫发作日记，神经心理学，精神病学，内分泌学，视野和视敏度检查。对 48 位患者进行了 3 年以上的随访。中位边缘剂量为 17Gy（最小 14Gy 和最大 25Gy），中位随访时间为 71 个月（36～153 个月）。在最后一次随访中，Engel Ⅰ类结果为 39.6%，Engel Ⅱ类为 29.2%（Ⅰ+Ⅱ 68.8%），Engel Ⅲ类为 20%。精神病合并症患者中有 28% 得到治愈，56% 得到改善，8% 达到稳定，而继续恶化者占 8%。没有永久性神经系统副作

用的报道（特别是没有记忆缺陷）。在三名患者（6.2%）中观察到了无致残性短暂性体温过高。有 8 位患者（16.6%）的癫痫发作频率短暂升高，中位持续时间为 30 天（9～90 天）观察到 2 例仅有部分剂量覆盖的癫痫患者无癫痫发作结局，这与 HH 开放手术的结果一致，即癫痫的显著改善并非必然与完全切除有关。这项前瞻性试验证明了 GKS 对 HH 患者的良好长期安全性和有效性。除减少癫痫发作外，改善精神病和认知合并症以及更好的学校表现和社会功能，让经常发生灾难性癫痫的患者可以更好地融入社会。与朋友有社交生活，工作，参加社区活动也成为 GKS 治疗在这一组患者中的主要益处。Mathieu 等正在进行的前瞻性观察 GKS 研究（2 级循证证据）迄今为止报告了 12 名患者，这突显了少量具有足够随访数据的研究。患者年龄 12～57 岁，边缘剂量范围 14～20Gy，治疗体积 300～1 000mm³，最少随访时间 24 个月，没有严重的副反应，有 3 例患者出现短暂的精神障碍，GKS 治疗 2 年后 86% 的患者获得满意的癫痫控制率（Engel Ⅰ和Ⅱ），而没有出现特殊的神经认知和精神障碍。GKS 的前瞻性试验显示了病变大小和拓扑分类的影响，其中小的下丘脑内错构瘤有最好的结果。这些研究一致认为，Régis 分类 Ⅰ～Ⅲ 型 HH，特别是 Ⅰ 型 HH（位于下丘脑内并或多或少延伸至第三脑室的小错构瘤）与最佳结果相关。4 级临床试验证据表明剂量可能对 HH 产生影响：所有无癫痫发作的患者均使用>17Gy 的 GKS 剂量，而<13Gy 的剂量与无法控制癫痫发作相关。

2021 年 Hussein Hamdi 等报告了一项前瞻性单中心病例系列研究：癫痫性下丘脑错构瘤放射外科治疗后的长期认知结果及文献回顾。39 名患有 HH 的癫痫患者（中位年龄＝17 岁，范围＝4～50 岁）接受了术前和术后智商测试（IQ；所有患者），包括工作记忆成分，以及其他记忆功能测试（针对患者≥16 岁）。对所有患者进行前瞻性评估，并进行完整的术前和术后临床、电生理、内分泌和视觉评估。在所有患者中，术后评估至少在放射外科术后 3 年进行。GKS 术后智力（包括工作记忆）无明显下降，成人无记忆下降。他们观察到工作记忆指数（46%）和处理速度有显著改善（z 评分>1SD）指数（35%），以及全面智商（24%）、语言理解指数（11%）、知觉组织指数（21%）、语言学习（20%）和视觉学习（33%）的改善。在 GKS 之前，认知能力较高的患者停止癫痫发作的概率较高。GKS 治疗后，无癫痫发作患者的认知改善明显高于未完全控制的癫痫发作患者。在 GKS 治疗 3 年后，高比例患者的认知能力明显改善，但重要的是，成年患者的智力（包括工作记忆）没有显著

下降,记忆也没有下降。GKS 在认知结果方面优于其他手术技术,癫痫发作缓解率相似。

文献中广泛报道了以认知和行为损害为表现的 HH 癫痫患者中,认知和行为障碍是癫痫患者生活质量的关键决定因素。认知能力下降的机制可能是癫痫病因、癫痫发作本身和发作间期放电之间复杂相互作用的结果。HHs 与乳头体的密切关系,以及被枕后穹窿和乳头丘脑束包围的错构瘤下丘脑内部分的位置,表明这些通路在癫痫发作传播中,可能在认知障碍综合征的进行性癫痫发生中起作用。因此,行为和认知缺陷的形成机制,以及可能受手术影响的机制,可能与 Papez 回路功能和(或)结构损伤有关。这种缺陷的部分原因可能是通过痴笑性癫痫的乳头丘脑途径传播的。当然,在那些表现为更严重的癫痫发作和脑电图上普遍出现棘波的患者中,这种所谓的癫痫性脑病会导致认知能力下降。有趣的是,停止癫痫发作,尤其是脑电图正常化的强直性癫痫发作,通过消除这两种机制并减少药物,可能会极大地改善认知。

手术切除对记忆的风险与记忆结构与 HHs 的解剖接近有关,这使得外科手术对神经外科医生具有挑战性。乳头体和穹窿在空间和工作记忆加工中起着重要作用。乳头体通过穹窿 Papez 回路接收海马的密集输入。因此,任何针对 HH 的手术都有可能对乳头体或穹窿造成损伤,尤其是当损伤位于优势侧或双侧时,可能会对新事物的学习造成灾难性的损害。手术技术的进一步改进可以进一步降低记忆风险。但高达 75% 的患者在 TAIF 治疗后出现认知下降,尤其是记忆下降,12% 的患者在内窥镜检查后出现认知下降,20% 的患者在近距离放疗后出现认知下降,15% 的患者在 LITT 治疗后出现认知下降,22% 的患者在 LITT 治疗后出现记忆下降,但在 GKS 治疗后(3 年随访时)从未出现认知下降。GKS 在癫痫和认知方面具有良好的安全性和有效性。据报道,GKS 对 68.8% 的患者使用 HH 治疗癫痫有效(Engel Ⅰ级和Ⅱ级),没有明显的手术、神经和内分泌并发症。这项研究首次详细阐述了 GKS 治疗 HH 后的神经心理学结果。

这项工作是基于一个中心关于 HH 和癫痫的最大和最详细的神经心理学数据集的研究。这项研究是当前文献中唯一涉及经放射外科治疗的 HH 和重度癫痫患者的长期神经心理学结果的研究。与其他神经外科技术所描述的情况相比,该研究发现长期内没有明显的认知恶化,尤其是没有记忆力下降。这些患者中的大多数表现出放射外科的明显认知益处。因此,以 GKS 为代表的立体定向放射外科在认知结果方面优于其他外

科技术。对于出现小 HH 和抗药性癫痫的患者,SRS 可被考虑作为一线治疗的选择。

(三) 放射外科胼胝体切开术治疗相关的药物难治性癫痫

胼胝体切开术(corpus callosotomy,CC)是治疗难治性癫痫的一种公认的姑息治疗方法。这是一种切断手术,可以防止癫痫放电在两个大脑半球之间传播。Van Wagenen 于 1940 年首次描述 CC。从那时起,对这一手术进行了各种修改。在全面性发作、多灶性发作和隐源性发作中,CC 是一种可接受的姑息性选择。胼胝体切开是一种不以癫痫治愈为目的的姑息性手术,对于癫痫灶可切除的患者而言,这不是一个合适的选择。显微外科全胼胝体切开术是一项复杂的手术,用于复杂癫痫发作的有限适应证。开颅手术的并发症和分离综合征的副作用使放射外科有可能成为侵入性外科技术的合适替代方法。具有多灶性癫痫活动起源的难治性癫痫患者不适合局灶性切除,CC 可降低跌倒发作(DAs)、全面性强直阵挛发作(generalized tonic-clonic seizures,GTCS)和强直性发作(tonic seizures,TS)的频率和严重程度。20 世纪 50 年代初,Lars Leksell 认识到,深部癫痫灶可以进行放射外科治疗。自 1982 年以来,伽马刀放射外科(GKS)(Elekta,Stockholm,Sweden)已被用于替代部分选择的顽固性癫痫患者的癫痫灶切除和双侧同步样放电阻断的手术治疗。另一方面,在显微手术胼胝体切开术后效果不理想的患者中,有限的显微外科胼胝体切开术可能会转变为放射外科辅助的全胼胝体切开术。Pendl 等人 1999 年报道了首批 3 例采用放射外科进行胼胝体切开术(CC)治疗的难治性癫痫。放射外科治疗机制是由于神经调节和局灶性放射性坏死,导致胼胝体萎缩。

Chan 等人在一项荟萃分析中,评估了胼胝体切开术后癫痫疗效和预测因素。总的来说,从 58 项独特的研究中纳入了 1 742 名患者。在最后一次随访中,完全癫痫无发作率和跌倒发作(drop attacks,DAs)的无发作率分别为 18.8% 和 55.3%。胼胝体切开术最佳适应证为失张力发作(atonic seizures,AS)或 DAs,其次是 GTCS。

GKRS 胼胝体切开术后能观察到类似的改善模式。复杂部分性发作和肌阵挛发作对放射外科胼胝体切开术反应较差。接受额外胼胝体后部切开术的患者显示继发性 GTCS 改善 100%,部分性癫痫发作频率降低 20% ~ 70%。另一个患者出现了从 GTCS 到部分发作的发作模式变化。接受基于直线加速器的胼胝体放射外科切除术的患者癫痫发作频率也降低了 78% ~ 84%,主

要是 GTCS 和 DAs。

放射外科术后，最常见的并发症是放射外科手术引起的周围脑实质症状性水肿（25% 病例）。这种并发症导致头痛和恶心（无呕吐），以及短暂的神经功能缺损。这种并发症可以用小剂量地塞米松治疗 3 个月。除了这一并发症，在放射外科队列中未发现近期或长期并发症。神经认知或神经心理学方面的并发症可能由胼胝体切开术的部位决定。Feichtinger 等人注意到，即使在长达 12 年的随访中，前 1/3 或前 1/3 和中 1/3 的放射性胼胝体切除术后神经/神经心理状态也没有变化。两名患者在既往大脑半球切开术后接受后路放射外科胼胝体切开术，显示出显著的精神和身体改善。患者也开始使用偏瘫侧进行运动。Pendl 等人在 6 个月的 MRI 检查中没有发现放射学效应，因此重做了大剂量放射外科手术。然而，在大多数患者中，1 年后 MR 上出现了放射性坏死改变。考虑到放射性改变出现的时间较晚，建议至少等 2 年再评估放射学和临床结果。MRI 上病变的出现与临床改善无明显相关性。在随访的 MRI 中，靶区内出现放射性坏死病变，但这并不能保证临床结果的改善。Regis 等人发现放疗后 10 个月 MRI 的首发改变是对比剂增强，与 50% 等剂量线相对应。Moreno-Jimenez 等人评价了 DTI 在放射外科胼胝体切开术中的作用。这些研究人员观察到，与对照组相比，照射区域的各向异性分数值逐渐降低，这可以被解释为胼胝体纤维的逐渐断开，转化为有利的结果。放射外科治疗导致胼胝体内的放射束坏死。提示白质纤维轴突变性和神经元损伤。

一个有争议的讨论是放射外科诱发恶性肿瘤的机会，特别是在儿科人群中。然而，这在文献中已被证明是罕见的事件。即使与其他治疗方案（如显微手术）的发病率和病死率相比，这种风险也可以忽略不计。系统地告知患者所有可能的结果，以帮助他们在选择治疗方案中做出决定。立体定向放射外科的优势是能够向明确界定的靶点提供高剂量辐射，并最大限度保护正常脑组织。

任何放射外科计划都是从正确勾画目标靶区开始的。在这方面，放射外科 CC 不同于显微外科胼胝体切开术。前 CC 的目标靶区是膝部、喙和胼胝体前半部，需要在矢冠轴面上定义。放射外科 CC 的目的是用立体定向射线精确地切断小面积胼胝体纤维。没有需要特别标记的标准区域，但必须选在中线进行治疗，以利于断开纤维，使周围的副反应最小。

胼胝体切开术的理想长度存在争议。更广泛的胼

胝体切开术有更好的机会减少癫痫发作，但代价是致残率更高。传统上，胼胝体切开术是分阶段进行的。功能状态差、不太可能因离断综合征受损的患者，可考虑通过显微外科或放射外科进行一期全胼胝体切除术。然而，放射外科分期胼胝体切开术或辅助放射外科胼胝体切开术似乎是避免额外侵入性手术的更好选择。有风险的器官主要是视器、下丘脑-垂体轴和海马。

从治疗历史上看，50% 等剂量（平均 65Gy）下的处方剂量范围为 55～85Gy。之前的 GKRS 小组在后来的系列中，他们报告了 55Gy 的较低剂量。他们也观察到类似的疗效，与之前的高剂量治疗相比，并发症发生率更低。术后 6～12 个月的 MR 信号为放射性坏死，术后仍保持稳定。Feichtinger 等人发现，剂量在 55～85Gy 变动时，MR 信号的模式和放射性坏死的程度都保持不变。然而，高剂量治疗的术后效果更好，这种临床差异可能有两种解释：要么是胼胝体纤维对放射线的敏感性存在个体间差异，要么是癫痫发作的不同症候学。射野的形状应该恰当，以避免对周围结构的辐射伤害。如果患者的癫痫预后改善得不令人满意，可能需要第二次或第三次 SRS 胼胝体切开术将切开范围向后延伸。什么时候合适，剂量是多少目前没有明确的规范，只能根据临床经验进行后续的治疗。在这种情况下，逐步的 SRS 胼胝体切开术在概念上可能是一种谨慎的方法，比早期的剂量更少，以减少累积辐射损伤的机会。

与显微手术胼胝体切开术相似，DAS 和 GTCS 对放射外科胼胝体切开术的反应最好。失神、肌阵挛和复杂部分性癫痫发作几乎不受放射外科胼胝体切开术的影响。因此，放射外科胼胝体切开术的作用主要是姑息性的，类似于显微外科方法。放射外科胼胝体切开术的患者选择标准与显微手术胼胝体切开术的患者选择标准相同。关于放射外科胼胝体切开术的文献还不够多。造成这种限制的原因是多因素的：病理生理学，普遍的悲观情绪，以及对功能性放射外科，特别是消融性放射外科的怀疑态度。需要在随机对照和前瞻性试验中进行进一步评估，以确定更好的证据水平。

综上所述，放射外科仍然是进行胼胝体切除术的一个有吸引力的选择。它照射的靶区体积很小，不影响正常的血管系统和邻近区域。靶点在常规放射学上很容易辨认，治疗结果与显微外科胼胝体切开术相当。在制定 CC 放射外科指南时，国际立体定向放射外科学会认为需要更好的数据。放射外科胼胝体切开术可以作为一种无创的姑息性治疗方式来治疗耐药性癫痫。它可能成为一种主要治疗方式，也可能是对 VNS 的完整补

充。它也可用于显微外科前部胼胝体切开术后的完全胼胝体切开。由于治疗后患者在并发症方面的安全性以及行为和社会结果的改善,它可能被视为部分抗药性癫痫的替代治疗方案。由于文献较少,需要进一步的随机对照试验来加强验证这种治疗模式。

(潘隆盛)

第二节　磁共振引导的聚焦超声系统治疗癫痫

一、概述

自从 Lynn 及其同事于 1942 年首次描述使用聚焦超声(focused ultrasound,FUS)进行颅内消融治疗以来,在使用这种新颖技术治疗几种脑部疾病方面已取得了许多进展。但是早期超声聚焦治疗的临床应用受到限制,因为超声换能器的能量不足以穿透颅骨,需要事先进行颅骨开窗规避颅骨表面界面的超声吸收和反射,使超声能够有效向脑组织传递。1990 年后期开始一系列工程学突破使超声聚焦可以不再需要进行颅骨开窗,直接经过完整颅骨实现有效能量传递,就具备了临床应用的可能。由于颅骨声阻抗远高于软组织,经颅超声大部分能量都被颅骨吸收,无法有效向颅内传递。在每一个通道超声能量限制在安全范围、不会过度加热颅骨的前提下,采用大数量超声阵列聚焦的办法,使每个通道超声经过颅骨吸收后剩余的能量,可以在靶点聚焦,对靶点有效升温加热。并且针对颅骨表面加热问题,发展出有效的冷却手段。在超声经颅传递过程中,颅骨不可避免地吸收能量发热。为了避免颅骨加热,进而发展了冷却系统。患者佩戴硅胶膜,实现在换能器与头部空间的密封。在密封腔内进行脱气冷水循环(15～20℃),对颅骨表面升温进行有效降温冷却,有效避免了意外的颅骨或骨膜、脑膜热损伤。

MR 影像引导技术的融合,为治疗提供了有效反馈方式。同步 MR 热图扫描可以有效监测治疗靶点温度变化,可以观察靶点温度是否达到预期治疗温度剂量,提供实时温度反馈,保证治疗的有效性和安全性。第一台集成磁共振引导的聚焦超声系统(magnetic resonance guided focused ultrasound,MRgFUS)于 2001 年在以色列生产出来。MRgFUS 是一项非侵入、非切除和产生即时治疗效果的手段。Ram 等人报告最初 FUS 的经验是在 2006 年。作者成功地对 3 例复发性胶质母细胞瘤患者进行了消融;但是,当时必须先进行颅骨切开,以允许超声波穿透到大脑中,因为当时超声换能器技术还不能经

颅外直接输送能量。2014 年,Coluccia 等报道了首例成功经颅 MRgFUS 消融脑肿瘤的方法。目前,有关脑肿瘤热消融的多项试验正在进行中。2012 年欧盟 CE 最早批准其治疗特发性震颤/震颤为主帕金森病及病理性神经痛进入临床,随后相继在加拿大、韩国、俄罗斯、日本等国家批准进入临床,并将焦虑和抑郁症也逐步纳入适应证。2016 年美国食品药品监督管理局(FDA)批准其"单侧丘脑毁损术"治疗药物难治性特发性震颤,2018 年 FDA 又批准治疗震颤为主帕金森病的临床许可。目前其治疗震颤已经被以色列、日本、美国列入全民医保项目。我国国家市场监督管理总局对这项治疗也已正式进入审批程序。解放军总医院 2018 年 8 月引进"磁波刀"头部治疗系统(ExAblate 4000 system)(图 48-3,图48-4),系国内首台经颅"磁波刀"系统。2019 年 1 月完成大陆地区首例药物难治性特发震颤的 MRgFUS 试验治疗。2019 年 4 月完成全部 10 例受试者治疗,治疗效果满意,其后又开展了另外 10 例震颤为主帕金森病的临床试验,均于 2019 年完成治疗。2021 年 2 月 3 日国家药监局(NMPA)批准"磁波刀"应用于特发性震颤和帕金森震颤的临床治疗。在微创的现代,高强度聚焦超声(high-intensity focused ultrasound,HIFU)有望应用于多种神经外科治疗,包括治疗肿瘤、卒中、癫痫和功能障碍。在过去的几年里,一些体外和体内研究表明 FUS 具有可逆和不可逆地阻断神经传导的能力。其他的研究已经证实了神经组织的激活,无论是在周围还是在中枢神经系统。推测这些作用是由于机械刺激(可逆)和热消融(潜在不可逆)而发生的这些调节神经传递的技术也有望在癫痫的治疗中得到潜在应用。

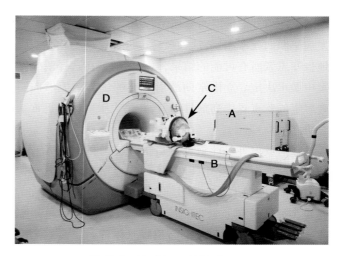

图 48-3　Exablate 4000 System
A:超声系统前部终端单元;B:治疗床;C:头部超声换能器;D:3T GE 磁共振。

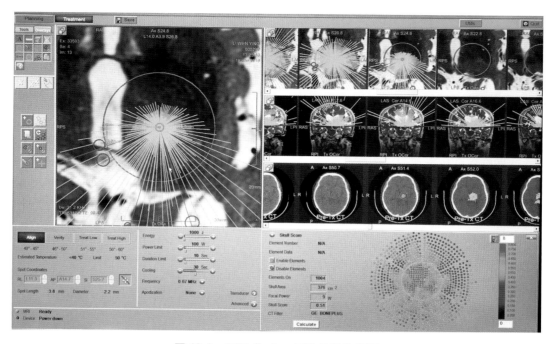

图 48-4　4000 System 工作站操作界面
工作站的操作界面：整个治疗过程的操控和监测（图片来源：解放军总医院）

二、MRgFUS 应用于癫痫的临床前的研究

在鼠类癫痫模型中，腹膜内注射戊四氮（pentyle-netetrazol，PTZ）诱导的活性，磁共振引导超声聚焦（MRgFUS）已被证明可降低癫痫病的发作。与超声处理前的癫痫发作状态相比，超声处理后癫痫诱发的大鼠癫痫发作的发生率显著降低。未接受任何超声处理的 PTZ 诱导的对照组显示持续不断的癫痫 EEG 信号爆发。通过 Racine 评分评估，进行超声处理的动物还表现出较轻的癫痫行为。组织学分析证实，超声处理不会对脑组织造成任何损害。这些结果表明，在动物体内使用急性癫痫模型进行低强度脉冲 FUS 超声处理可抑制癫痫信号爆发的次数。由于其无创性和空间选择性，FUS 可能为癫痫的无创治疗提供新的观点。MRgFUS 的神经调节作用可能为临床医生提供潜在的动力，可以在永久性消融前无创性地聚焦大脑中的癫痫病灶。Gavrilov 等报告几项关于 FUS 对离体动物脑的影响的研究表明，超声波可以暂时改变神经元组织的兴奋性，这可能是通过调节离子通道而不提高局部组织温度来实现的。Tyler 等认为超声波也可以降低大脑皮质的兴奋性，这一点已被猫视觉诱发电位的同步监测所证实。他们证明，低强度 FUS 注入大脑区域，在体内传递一系列脉冲，调节（即兴奋或抑制）神经元兴奋性。

虽然到目前为止，仅有很少数临床应用的报道，MRgFUS 消融已被考虑到治疗各种形式的耐药癫痫的

实验室研究。此外，目前正在进行临床试验，以评估 MRgFUS 消融治疗下丘脑错构瘤和深部皮质发育不良的疗效。相反，内侧颞叶癫痫（MTLE）的解剖结构相对于目前使用装置的治疗范围，位于较低和侧面的位置，因此有效的 MRgFUS 消融是一项具有挑战性的工作。然而，最近对 3 个颅骨模型的研究表明，超声消融内侧颞叶结构是可行的，并且在治疗方案中策略性地设置不通过区域，可以最大限度地减少对关键颅底结构的加热。

Parker WE 等人，于 2019 年建议 MRgFUS 作为一种无创性的方法来切断颞叶内侧结构硬化患者的内侧颞叶结构。MRgFUS 使用一系列传感器将汇聚的超声能量波传送到目标脑区，而 MRI 测温能监测组织区域的温度，以便实时确定目标组织是否被消融。这种方式不是以内侧颞叶结构为靶点，而是以海马后传出束为靶点，有可能破坏近内颞叶区的向后传导的电活动。2020 年日本 Abe 报告了一例磁共振引导聚焦超声治疗内侧颞叶癫痫患者，目标位于中线外侧 20mm 处，颅底（左侧海马）上方 15mm 处。尽管应用了最大能量，但毁损温度并未超过 50℃，这可能是因为入射角低于 25° 的有效传感器元件数量较少。该患者在术后长达 12 个月的时间里几乎没有癫痫发作。MRI 没有出现暂时性水肿改变或其他永久性改变。PET 扫描显示术后代谢变化发生在周围区域，而不是致痫灶本身。这一初步病例报告表明，MRgFUS 可能对治疗 MTLE 病例有效。因此，

MRgFUS 的安全性和可行性应在未来参与者人数更多，随访时间更长的研究中进行评估。

MRgFUS 消融可以通过完整的颅骨，使用高能量超声提供更多的非侵入性组织破坏。目前正在进行一项Ⅰ期临床试验（NCT02804230），以确定 MRgFUS 消融术治疗病灶（包括下丘脑错构瘤和结节性硬化症）相关癫痫的可行性和安全性。除消融作用外，MRgFUS还可以用于降低皮质兴奋性并抑制癫痫发作放电，因为声波的机械作用会改变细胞膜的特性。目前也正在进行一项旨在研究低频 FUS 的神经调节作用的试验（NCT02151175）。

大量的临床和临床前研究已经证明了 MRgFUS 具有无创性和安全性，且具有潜在的超越传统消融的能力，是神经系统疾病理想的外科治疗方式。可广泛应用于包括脑瘤、AD、精神病、癫痫、卒中等多种神经系统疾病的治疗领域。而且一系列研究仍在进行中，包括二期和三期临床试验在内，更大规模的数据正在为其不断拓展更多领域的临床应用提供可能。相信在不久的将来，MRgFUS 可以为更多难治性神经疾病的突破性治疗开辟新的篇章。

（潘隆盛）

| 参考文献

［1］ BOURDILLON P，RHEIMS S，CATENOIX H，et al. Malformations of cortical development：New surgical advances［J］. Rev Neurol（Paris），2019，175（3）：183-188.

［2］ QUIGG M，BARBARO N M，WARD M M，et al. Visual field defects after radiosurgery versus temporal lobectomy for mesial temporal lobe epilepsy：Findings of the ROSE trial［J］. Seizure，2018，63：62-67.

［3］ MAESAWA S，NAKATSUBO D，FUJII M，et al. Application of Awake Surgery for Epilepsy in Clinical Practice［J］. Neurol Med Chir（Tokyo），2018，58（10）：442-452.

［4］ COOK MJ. "Truths and roses have thorns about them"-Henry David Thoreau［J］. Epilepsia，2018，59（6）：1208-1209.

［5］ BARBARO N M，QUIGG M，WARD M M，et al. Radiosurgery versus open surgery for mesial temporal lobe epilepsy：The randomized，controlled ROSE trial［J］. Epilepsia，2018，59（6）：1198-1207.

［6］ ENGLOT D J. A modern epilepsy surgery treatment algorithm：Incorporating traditional and emerging technologies［J］. Epilepsy Behav，2018，80：68-74.

［7］ RÉGIS J，LAGMARI M，CARRON R，et al. Safety and efficacy of Gamma Knife radiosurgery in hypothalamic hamartomas with severe epilepsies：A prospective trial in 48 patients and

review of the literature［J］. Epilepsia，2017，58 Suppl 2：60-71.

［8］ WAGNER K，WETHE J V，SCHULZE-BONHAGE A，et al. Cognition in epilepsy patients with hypothalamic hamartomas［J］. Epilepsia，2017，58（Suppl 2）：85-93.

［9］ DU V X，GANDHI S V，REKATE H L，et al. Laser interstitial thermal therapy：A first line treatment for seizures due to hypothalamic hamartoma［J］. Epilepsia，2017，58（Suppl 2）：77-84.

［10］ STRIANO S，STRIANO P. Clinical features and evolution of the gelastic seizures-hypothalamic hamartoma syndrome［J］. Epilepsia，2017，58（Suppl 2）：12-15.

［11］ WANG X Q，ZHANG X D，HAN Y M，et al. Clinical efficacy of gamma knife and surgery treatment of mesial temporal lobe epilepsy and their effects on EF-Tumt and EF-Tsmt expression［J］. Eur Rev Med Pharmacol Sci，2017，21（8）：1774-1779.

［12］ ENGLOT D J，BIRK H，CHANG E F. Seizure outcomes in nonresective epilepsy surgery：an update［J］. Neurosurg Rev，2017，40（2）：181-194.

［13］ BOSTRÖM J P，DELEV D，QUESADA C，et al. Low-dose radiosurgery or hypofractionated stereotactic radiotherapy as treatment option in refractory epilepsy due to epileptogenic lesions in eloquent areas-Preliminary report of feasibility and safety［J］. Seizure，2016，36：57-62.

［14］ JOSEPHSON C B，SAURO K，WIEBE S，et al. Medical vs. invasive therapy in AVM-related epilepsy：Systematic review and meta-analysis［J］. Neurology，2016，86（1）：64-71.

［15］ VOJTĚCH Z，MALÍKOVÁ H，SYRŮČEK M，et al. Morphological changes after radiosurgery for mesial temporal lobe epilepsy［J］. Acta Neurochir（Wien），2015，157（10）：1783-1791；discussion 1791-2.

［16］ CHANG E F，ENGLOT D J，VADERA S. Minimally invasive surgical approaches for temporal lobe epilepsy［J］. Epilepsy Behav，2015，47：24-33.

［17］ BJELLVI J，OLSSON I，MALMGREN K，et al. Epilepsy duration and seizure outcome in epilepsy surgery：A systematic review and meta-analysis［J］. Neurology，2019，93（2）：e159-e166.

［18］ QUIGG M，BROSHEK D K，BARBARO N M，et al. Neuropsychological outcomes after Gamma Knife radiosurgery for mesial temporal lobe epilepsy：a prospective multicenter study［J］. Epilepsia，2011，52（5）：909-916.

［19］ MCGONIGAL A，SAHGAL A，DE SALLES A，et al. Radiosurgery for epilepsy：Systematic review and International Stereotactic Radiosurgery Society（ISRS）practice guideline［J］. Epilepsy Res，2017，137：123-131.

［20］ DING D，QUIGG M，STARKE R M，et al. Radiosurgery for

temporal lobe arteriovenous malformations: effect of temporal location on seizure outcomes[J]. J Neurosurg, 2015, 123 (4): 924-934.

[21] DREES C, CHAPMAN K, PRENGER E, et al. Seizure outcome and complications following hypothalamic hamartoma treatment in adults: endoscopic, open, and Gamma Knife procedures[J]. J Neurosurg, 2012, 117(2): 255-261.

[22] IRONSIDE N, CHEN C J, DING D, et al. Seizure Outcomes After Radiosurgery for Cerebral Arteriovenous Malformations: An Updated Systematic Review and Meta-Analysis [J]. World Neurosurg, 2018, 120: 550-562. e3.

[23] STUDER F, SERDUC R, POUYATOS B, et al. Synchrotron X-ray microbeams: A promising tool for drug-resistant epilepsy treatment[J]. Phys Med, 2015, 31(6): 607-614.

[24] EEKERS D, PIJNAPPEL E N, SCHIJNS O, et al. Evidence on the efficacy of primary radiosurgery or stereotactic radiotherapy for drug-resistant non-neoplastic focal epilepsy in adults: A systematic review[J]. Seizure, 2018, 55: 83-92.

[25] HAN Z T, CHEN Q X. Curative effect and costs of surgical and gamma knife treatments on intractable epilepsy caused by temporal-hippocampal sclerosis [J]. Genet Mol Res, 2015, 14(3): 8555-8562.

[26] GIANARIS T, WITT T, BARBARO N M. Radiosurgery for Medial Temporal Lobe Epilepsy Resulting from Mesial Temporal Sclerosis 2016[J]. Neurosurg Clin N Am, 2016, 27 (1): 79-82.

[27] BOURDILLON P, RHEIMS S, CATENOIX H, et al. Malformations of cortical development-New surgical advances[J]. Rev Neurol(Paris), 2019, 175(3): 183-188.

[28] QUIGG M, HARDEN C. Minimally invasive techniques for epilepsy surgery: stereotactic radiosurgery and other technologies[J]. J Neurosurg, 2014, 121(Suppl): 232-240.

[29] HUSSEIN HAMDI. Faisal Albader. Giorgio Spatola, et al. Long-term cognitive outcome after radiosurgery in epileptic hypothalamic hamartomas and review of the literature. Epilepsia, 2021, 62: 1369-1381.

[30] TRIPATHI M, MASKARA P, RANGAN V S, et al. Radiosurgical Corpus Callosotomy: A Review of Literature[J]. World Neurosurgery, 2021, 145: 323-333.

[31] SACHDEV S, SITA T L, SHLOBIN N A, et al. Completion Corpus Callosotomy with Stereotactic Radiosurgery for Drug-Resistant Intractable Epilepsy [J]. World Neurosurgery, 2020, 143: 440-444.

[32] QUADRI S A, WAQAS M, KHAN I, et al. High-intensity focused ultrasound: past, present, and future in neurosurgery [J]. Neurosurg Focus, 2018, 44(2): E16.

[33] PARKER W E, WEIDMAN E K, CHAZEN J L, et al. Magnetic resonance-guided focused ultrasound for ablation of mesial temporal epilepsy circuits: modeling and theoretical feasibility of a novel noninvasive approach[J]. J Neurosurg, 2019: 1-8.

[34] JUNG N Y, CHANG J W. Magnetic Resonance-Guided Focused Ultrasound in Neurosurgery: Taking Lessons from the Past to Inform the Future[J]. J Korean Med Sci, 2018, 33 (44): e279.

[35] MONTEITH S, SNELL J, EAMES M, et al. Transcranial magnetic resonance-guided focused ultrasound for temporal lobe epilepsy: a laboratory feasibility study[J]. J Neurosurg, 2016, 125(6): 1557-1564.

[36] FRANZINI A, MOOSA S, PRADA F, et al. Ultrasound Ablation in Neurosurgery: Current Clinical Applications and Future Perspectives[J]. Neurosurgery, 2020, 87(1): 1-10.

[37] MIN B K, BYSTRITSKY A, JUNG K I, et al. Focused ultrasound-mediated suppression of chemically-induced acute epileptic EEG activity[J]. BMC Neurosci, 2011, 12: 23.

[38] COLUCCIA D, FANDINO J, SCHWYZER L, et al. First noninvasive thermal ablation of a brain tumor with MR-guided focusedultrasound[J]. J Ther Ultrasound, 2014, 2 (1): 17.

[39] PRADA F, KALANI M Y S, YAGMURLU K, et al. Applications of focused ultrasound in cerebrovascular diseases and brain tumors[J]. Neurotherapeutics, 2019, 16(1): 67-87.

[40] GAVRILOV L R, TSIRULNIKOV E M, DAVIES I A. Application of focused ultrasound for the stimulation of neural structures [J]. Ultrasound Med Biol, 1996, 22 (2): 179-192.

[41] TYLER W J, TUFAIL Y, FINSTERWALD M, et al. Remote excitation of neuronal circuits using low-intensity, lowfrequency ultrasound[J]. PLoS One, 2008, 3(10): e3511.

[42] WJ FRY J W B, FRY F J. Ultrasonically produced localized selective lesions in the central nervous system[J]. Am J Phys Med. 1955, 34(3): 413-423.

[43] ABE K, YAMAGUCHI T, HORI H, et al. Magnetic resonance-guided focused ultrasound for mesial temporal lobe epilepsy: a case report [J]. BMC Neurol, 2020, 20 (1): 160.

[44] 宗睿,何建风,张德康,等. 磁共振引导超声聚焦系统（"磁波刀"）在治疗特发性震颤中的应用[J]. 解放军医学院学报, 2019, 40(01): 1-6.

[45] 宗睿,潘隆盛. 经颅磁共振引导超声聚焦的研究进展[J]. 中华神经外科杂志, 2021, 37(12): 1289-1292.

第四十九章　胼胝体切开术

第一节　概　述

　　胼胝体切开术是一种"古老"的手术方式,距今已有 80 余年的历史。早在 1936 年,Dandy 教授在行第三脑室和松果体区肿瘤手术时即经过胼胝体入路,术后患者并没有出现明显的神经系统异常,说明了胼胝体切开术的安全性。1940 年,Erickson 教授进行了动物基础实验,观察胼胝体切开前、后的大脑皮质放电情况,发现胼胝体切开后可阻断癫痫放电向对侧大脑半球的扩散。同年 Van Wagenen 和 Herren 教授提出了胼胝体切开治疗癫痫的理论依据,并报道了 10 例患者的初步临床治疗结果,由此确定了胼胝体切开术在癫痫外科中的治疗价值和地位。自此以后的数十年间,多位学者又对该术式进行了改良,也有大量文献报道了该手术对癫痫控制的治疗效果。查阅文献,胼胝体切开术在我国的开展也有 60 余年的历史,最早开展该手术的有南京谭启富教授、沈阳陈久荣教授、北京陈炳恒教授和上海的史玉泉教授等,他们为该术式在我国的推广和发展做出了巨大贡献。

（李云林）

第二节　胼胝体解剖

　　胼胝体位于大脑半球纵裂的底部,前窄后宽,从前向后呈弓形样,是联系左右两侧大脑半球间的最大连合纤维。这些横行走向的神经纤维呈放射状进入两侧大脑半球的白质,再与相应的皮质结构相联系(图 49-1)。自前向后,这些横行纤维依次为胼胝体的嘴部、膝部、体部和压部。胼胝体的嘴部与终板相接,嘴部纤维在侧脑室前角的深面,主要为连接两侧半球额叶眶面的神经纤维;膝部纤维主要为连接两侧半球额叶内侧面、外侧面的神经纤维,此处的纤维聚集呈"U"形巨束,又称"前钳";体部纤维向外侧走行后与内囊的投射纤维相交错,主要连接两侧半球顶叶、颞叶的神经纤维;压部纤维呈弓形向后至双侧枕叶。胼胝体本身纤维又分为三层,表层传导额叶、顶叶、旁中央小叶及扣带回的纤维;中层

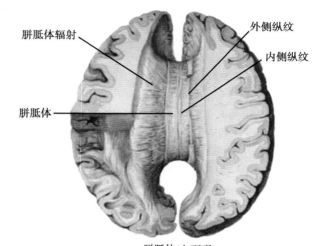

图 49-1　胼胝体上面观

传导额中回、额下回及中央前回的纤维;下层则连接外侧裂盖部及颞叶上部纤维。

（李云林）

第三节　胼胝体切开术的适应证和禁忌证

　　若药物难治性癫痫患者经综合评估后不能确定癫痫发作起始部位,或者致痫灶为双侧半球多个部位,或者致痫灶位于脑重要功能区而患者和（或）家属不能接受切除性手术遗留的并发症时,可考虑行胼胝体切开。当然,在临床实践中,这些患者常表现为跌倒发作为主或具有跌倒发作的癫痫或癫痫综合征,如失张力发作、全面强直-阵挛性发作、强直性发作、肌阵挛发作、不典型失神发作,综合征有 LG 综合征、Doose 综合征和 Dravet 综合征等。神经影像学检查未见异常或双侧半球的多发结构性改变、弥漫性萎缩等;神经电生理检查可以是多灶异常放电伴/不伴双侧半球同步和（或）不同步的快速扩散,尤其是发作期脑电图不能区分起始侧别,并快速出现双侧半球的同步化放电。具备上述这些临床表现、电生理特点和影像学异常的患者可能是较好的胼胝体切开术的选择对象。

一、胼胝体切开术的适应证

1. 药物难治性癫痫　癫痫病程>2~3年,经过内科系统的抗癫痫药物治疗而效果欠佳者。

2. 临床表现以跌倒发作为主或具有跌倒发作的全面性癫痫发作,尤其是失张力发作、强直发作、全面性强直-阵挛性发作、痉挛发作等。

3. 经过综合评估确定致痫灶为多灶性、弥漫性起始,或者致痫灶位于脑重要功能区且患者或家属不能承受术后功能障碍者。

4. 半球性癫痫　患者和(或)家属不愿承担因大脑半球切除/切开后所遗留的并发症,或者不能耐受半球手术者。如婴儿偏侧瘫痪-痉挛、半球巨脑畸形、Sturge-Weber综合征等。

5. 儿童癫痫性脑病　未发现明确的癫痫起始部位,如Lennox-Gastaut综合征、WEST综合征、Dravet综合征;或者不宜行切除性或离断性手术但发作频繁的基因异常的患儿,如DS综合征(婴儿严重肌阵挛性癫痫SMEI)、CDKL5等基因引起的早发性癫痫脑病等。

6. 个别适宜行切除性手术但需要甄别癫痫发作起始侧别的药物难治性癫痫患者。此种情况一定要综合、严密评估方可。

二、胼胝体切开术的禁忌证

1. 任何影响全身麻醉和开颅手术的遗传代谢性疾病所导致的癫痫发作,如线粒体代谢障碍等。

2. 某些神经-精神类疾病的活动期、传染性疾病的活动期,如癫痫伴发活动性精神疾病、结核病的活动期等。

(李云林)

第四节　胼胝体切开术的技术要求

胼胝体切开术有4种基本术式:即胼胝体前段切开术、胼胝体后段切开术、选择性胼胝体切开术和胼胝体全段切开术,其式式选择见后。胼胝体切开的患者术前要进行综合评估,癫痫序列MRI检查是必不可少的方法,它不仅能显示胼胝体的整体结构,还有助于确定手术入路部位的皮质静脉数量、位置,从而避免损伤静脉血管。另外,神经心理评估有助于全面了解患者的精神-心理状态,有助于术后进行针对性的神经心理康复训练。

一、胼胝体切开术的流程

1. 麻醉　所有的胼胝体切开手术均应气管插管后全身麻醉。

2. 体位　几乎所有患者均采用仰卧位、头部抬高15°~30°;若行胼胝体后段切开则要采取俯卧位。根据手术医师喜好,采用/不用头架固定。

3. 手术切口　除外胼胝体后段切开术,其他三种术式的头皮切口均可在冠状缝前行跨越中线的横切口或骑中线的额部马蹄形切口,切口大小视手术医师的技术和经验而定,一般能暴露颅骨3cm×3cm大小即可。手术切口侧别可根据评估结果、患者具体情况和手术医师喜好而定。

4. 手术过程　成型骨瓣时可用高速环钻或常规颅骨铣刀。骨瓣一般位于冠状缝上,缝前约占2/3,中线要位于矢状窦上。硬脑膜呈弧形或"十"字形切开,要尽量接近矢状窦边缘便于暴露纵裂前部。在切开、掀起硬脑膜过程中切勿损伤中央沟前静脉等粗大血管。若脑脊液释放不满意,可快速静脉滴注20%甘露醇(按1g/kg剂量),必要时还可辅助过度通气来降低脑压力,以便经纵裂暴露胼胝体。

置入手术显微镜,用脑棉保护好手术野区脑组织,初学者可用自动牵开器辅助牵开额叶,对有经验的手术医师用双极电凝镊子、吸引器即可轻松完成手术暴露。对那些病史长、有反复跌倒发作或既往有脑膜脑炎病史者,大脑表面的蛛网膜常会粘连增厚,尤其在分离前纵裂时增加了手术难度。此时,可将海绵棉片放置在手术野区的脑表面逐渐分离,尽量不要损伤软脑膜,以免破坏正常的脑解剖结构。另外,不要损伤粗大的动静脉血管,要辨别清楚胼缘动脉、胼周动脉(大脑前动脉延续支)。一般,胼周动脉位于胼胝体背侧的正中位置,其下即为颜色发白的胼胝体纤维。注意不要将扣带回误认为胼胝体。为防止胼胝体切开时的方向偏斜,可经两侧胼周动脉间隙向下探查有助于到达胼胝体的中线,这样可到达两侧脑室之间的透明隔间腔,沿该间腔向前后扩延即可切开胼胝体。若方向偏斜,向下切开时见到的是一侧脑室顶部的略微发蓝的室管膜。为彻底切开胼胝体的嘴部,可沿胼周动脉向其根部分离至额极动脉发出处,此处可见动脉向前、下绕过胼胝体膝部,沿此继续向嘴部方向切开,直至看到前连合方能保证完全切开了胼胝体的膝部和嘴部。

5. 胼胝体切开的长度　根据综合评估结果来确定胼胝体切开的长度。一般,胼胝体前段切开时要达到全部的80%或者8cm的长度;也有学者建议切开胼胝体前2/3即可(图49-2)。选择性胼胝体切开术是一个非常理论化的术式,它需要严格按照胼胝体纤维的走向、患者临床症状和神经电生理的监测结果才能确定。胼胝体后段切开术是对胼胝体前段切开术的补充和完

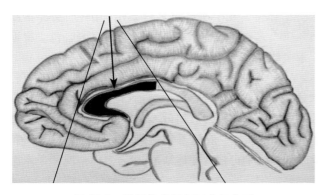

图 49-2　胼胝体前段切开术示意图

善，也可以说是胼胝体前段切开的二期手术。目前为止，尚未见单纯胼胝体后段切开的临床及基础研究报道。一次性切开胼胝体全段已有诸多学者报道，但至今未有报道切开胼胝体下方的海马连合结构。20 世纪 50—60 年代，曾有作者在切开胼胝体的同时一并切开前连合和一侧穹窿，因该手术的并发症、手术效果等问题，目前已很少在临床被应用。

6. 胼胝体切开时可使用吸引器、显微神经剥离器、超声吸引器等。若胼胝体表面有微小血管覆盖且不易分开时可双极电凝电灼后切断。要尽量保持室管膜组织的完整性，一旦破裂会使脑脊液突然外溢，此时要充分止血，避免血液进入脑室系统，增加术后发热的概率。手术完毕后要用生理盐水反复冲洗术野，避免术野区血液残留，要严密缝合硬脑膜。解剖复位并固定骨瓣。

7. 手术后处理　①胼胝体切开术是一种姑息性手术，术后要继续应用抗癫痫药物治疗。术后 72 小时内可静脉给予丙戊酸钠注射液、左乙拉西坦注射液等药物，或肌内注射苯巴比妥钠、苯妥英钠，患者清醒进食后再口服抗癫痫药物，药物种类、剂量见相关章节；②同一般开颅术后的处理方案，可酌情给予激素、抗生素、止血药和脱水剂等；③若术中脑室破裂，脑室内有残存血液，可定期腰椎穿刺放出含血脑脊液，可减少血性脑脊液对脑室和蛛网膜下腔的刺激，有利于术后恢复；④注意观察是否出现并发症并积极早期康复训练治疗；⑤术后定期进行 MRI、EEG 及神经心理学检查，便于调整抗癫痫药物的治疗方案。

二、胼胝体切开的术式选择

1. 胼胝体前段切开术　该术式多适宜于那些智商和精神行为表现较好的患者。手术入路一般多选择右侧额叶。在分离纵裂暴露胼胝体时不要把扣带回误认为胼胝体，一定要牢牢记住胼胝体是偏白色的神经纤维组织。胼胝体切开时最好经胼胝体沟进入透明隔间腔，

这样能彻底离断整个厚度的胼胝体，若偏斜到一侧，则可见到蓝色半透明的室管膜。尽量避免破坏脑室系统。

2. 胼胝体后段切开术　该术式适宜于以后头部同步化放电为主的患者，也可以是胼胝体前段切开术的延续（若先前手术效果不好）。体位多采取半坐位或俯卧位。一般在顶结节部位做一与矢状窦相垂直的直线切口或偏一侧的马蹄形切口（一般多采取右侧顶部入路）。成型骨窗约 4cm×6cm，不要损伤骨窗前缘的中央沟静脉。自后纵裂沿大脑镰向深部逐渐探查，切开下矢状窦下缘的蛛网膜结构，即可显露出胼胝体后部，沿后部向后下探查可见 Galen's 静脉和小脑山顶部位的蛛网膜。若先前曾行胼胝体前段切开手术，沿胼胝体向前探查可见先前的手术痕迹。沿正中切开胼胝体后段时，可见到前期手术切开的透明隔残腔、第三脑室后部的室管膜和大脑大静脉（Galen 静脉）等结构。该术式路径偏长，分离后纵裂相对容易，胼胝体后部表面也没有大的血管。但千万不要损伤中央沟静脉及顶叶皮质的引流静脉。

3. 选择性胼胝体切开术　该术式是一个非常合乎科学的理论化术式，既往国内外学者也有报道。但因为术前、术中对胼胝体的切开部位、切开范围尚无完善的精确定位、识别技术，故该术式的开展及手术效果受到限制。目前，该术式较少在临床被应用。

4. 胼胝体全段切开术　该术式可分期完成，也可一期完成（图 49-3）。最初先切开胼胝体的前段，若癫痫发作控制不好，可间隔 2～6 个月后再切开胼胝体的后段，这样可最大限度减少半球失连接等并发症的发生率。但是，对那些致痫灶范围广、涉及多个脑叶或呈弥漫性改变的患者，且患者有明显的智力障碍、神经功能全面低下，预计术后出现大脑失连接的可能性较小时，患者家属或监护人不愿意实施二次手术者，也可行胼胝体全段一期切开手术。全段一期切开手术对手术医师的要求较高，需要在术中多次调整显微镜或者患者头部角度，这样才能自前向后、逐段暴露并切开胼胝体的全

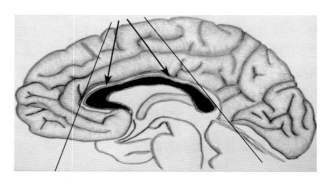

图 49-3　胼胝体一期全段切开示意图

段。作者认为,沿透明隔间隙切开胼胝体非常有助于胼胝体的全段切开,因篇幅有限,该术式的详细技巧不再赘述。

5. 近年来也有学者采用立体定向放射外科(γ 刀)进行胼胝体的嘴部、膝部、前 1/3 点片状损毁及内镜下胼胝体切开的报道。

(李云林)

第五节 胼胝体切开术的疗效及并发症

一、胼胝体切开术的疗效

目前,国内外有数种癫痫手术的疗效评价标准。对胼胝体切开术而言,国外有 Engel's 标准、McHugh 标准等,国内有谭启富标准等。再加上手术医师对胼胝体切开技术的掌握程度、切开部位差异等,很难对所报道的手术疗效进行横向比较评价。但几乎所有的文献报道都认为胼胝体切开术能减轻、甚至消除两侧半球的同步化放电扩散;临床上对不同原因引起的跌倒发作(如失张力发作等)、全面性强直-阵挛发作、强直发作有明显的治疗效果;病程较短、年龄较小者效果较好。长期随访发现,手术效果会随时间延长而逐渐下降。另外,多数文献报道胼胝体切开术后患者的认知水平、注意力集中程度、日常生活能力均有不同程度提高,且 IQ 较高者改善得更加明显。

Fuiks 等报道了 80 例胼胝体前段切开术的患者,其采用 Engel 标准评判,有 12.8% 的患者达到了 I 级,70% 的患者有明显的改善。Spencer 等对胼胝体切开术后的疗效进行了文献综述,80%~90% 的失张力发作、强直发作、全面性强直-阵挛发作的患者,其癫痫发作均有明显效果。他还总结了胼胝体前段切开和全段切开后的疗效比较,失张力发作的有效率分别为 71% 和 74%、全面性强直-阵挛发作的有效率分别为 56% 和 75%、强直发作的有效率分别为 47% 和 75%。作者曾报道了 37 例胼胝体全段一期切开的癫痫患者,在控制跌倒发作和预防癫痫复发方面,胼胝体全段切开术的疗效优于胼胝体部分切开术,尤其对那些不能进行局部病灶切除、癫痫性脑病的儿童药物难治性患者,效果更为明显。有关胼胝体切开术的长期疗效,Sunaga 等随访分析了 78 例患者 3~13 年(平均 7.0±2.9 年)。跌倒发作的胼胝体全段切开手术的缓解率可达 90%,而胼胝体部分切开手术的缓解率仅为 54%。术后 6 年,胼胝体全段切开术的患者仅有 7% 的跌倒复发,而胼胝体部分

切开的患者跌倒复发的比率高达 31%。

二、胼胝体切开术的并发症

手术并发症与手术方式、手术医师经验、术中操作损伤程度等均有关系。大部分的并发症是暂时的,但恢复时间因人而异。随着显微神经外科技术的发展,胼胝体切开术的并发症发生率已明显降低,常见的并发症如下:

1. 急性失连接综合征 主要表现为非优势侧瘫痪、小便失禁、自发性语言减少(缄默)、眩晕、对周围环境反应下降(虽然神志清醒)等。该症状可轻可重,持续时间自数天至数月不等,但绝大多数患者可完全恢复。有学者认为胼胝体全段一期切开的患者,其症状更突然、恢复时间可能会更长。

2. 后部失连接综合征 会出现感觉性失连接症状,表现为双侧半球接受的触觉、视觉、听觉信息相孤立而不能协同分析,有时这种特殊触觉、视觉刺激常被患者否认。

3. 裂脑综合征 胼胝体全段切开后,因两侧半球之间的运动、感觉功能的突然联系中断而出现一系列的神经功能缺失症状,表现为非优势侧手对语言命令的反应消失,有时利手会起相反作用。此综合征可随时间延长而逐渐减轻,大多数可恢复正常,少数患者会遗留为永久并发症性而影响日常生活能力。

4. 其他神经外科开颅术后的并发症 如术后早期脑水肿、细菌或化学性脑室内感染、术中损伤上矢状窦等原因所致的脑出血,迟发性脑积水等。

(李云林)

参考文献

[1] 谭启富,刘承基,邬祖良,等.胼胝体切开术治疗癫痫临床估价(附 77 例随访结果)[J].立体定向和功能性神经外科杂志,1990(3):17.

[2] 刘宗惠,李士月,赵全军.额叶癫痫外科治疗[J].中华医学杂志,1999,79(2):115-117.

[3] 马康平,谭泊静,李云林,等.胼胝体全段一期切开联合多种切除性手术治疗 LGS(附 9 例报道)[J].中华神经医学杂志,2017,16(22):1290-1294.

[4] 李云林,王晓飞,郑瑞峰,等.胼胝体全段一期切开治疗癫痫性脑病[J].临床神经外科杂志,2012,9(5):217-220.

[5] VAN WAGENEN W P, HERREN R Y. Surgical division of commissural pathways in the corpus callosum:Relation to spread of an epileptic attack[J]. Arch Neurol Psychiatry,1940,44:740-759.

[6] SPENCER S S, SPENCER D D, MATTSON R H. Corpus

Callosotomy for Epilepsy［J］. I. Seizure Effects. Neurology, 1988,38(1):19-24.

［7］ MAEHARA T,SHIMIZU H. Surgical outcome of corpus callosotomy in patients with drop attacks［J］. Epilepsia,2001, 42(1):67-71.

［8］ MCINERNEY J,SIEGEL A M,NORDGREN R E,et al. Long-term seizure outcome following corpus callosotomy in children［J］. Stereotact-Funct-Neurosurg,1999,73(1-4): 79-83.

［9］ GILLIAM F,WYLLIE E,KOTAGAL P,et al. Parental assessment of functional outcome after corpus callosotomy［J］. Epilepsia,1996,37(8):753-757.

［10］ FUIKS K S,WYLER A R,HERMANN B P,et al. Seizure outcome from anterior and complete corpus callosotomy ［J］. J-Neurosurg,1991,74(4):573-578.

［11］ FEICHTINGER M,SCHROTTNER O,EDER H,et al. Efficacy and safety of radiosurgical callosotomy:a retrospective analysis［J］. Epilepsia,2006,47(7):1184-1191.

［12］ GRAHAM D,TISDALL M M,GILL D. Corpus Callosotomy Outcome in Pediatric Patients:A Systematic Review［J］. Epilepsia,2016,57(7):1053-1068.

［13］ ALI A ASADI POOYA. Lennox-Gastaut Syndrome:A Comprehensive Review［J］. Neurol Sci,2018,39(3):403-414.

［14］ MATTHEW D,ANANTH K,EISHI ASANAO,et al. Corpus callosotomy-Open and Endoscopic Surgical Techniques［J］. Epilepsia,2017,58(Suppl 1):73-79.

［15］ AMY MCTAGUE,J HELEN CROSS. Treatment of Epileptic Encephalopathies［J］. CNS Drugs,2017,27(3):175-184.

［16］ J REGIS,Y ARKHAS,S YOMO,et al. Radiosurgery for Drug-Resistant Epilesies:State of the Art,Results and Perspectives［J］. Neurochirurgie,2008,54(3):320-331.

第五十章　多软膜下横切术和皮质热灼术

功能区癫痫治疗一直以来是癫痫外科较为棘手的问题，如何协调功能与疗效之间的关系，使二者利益最大化，是功能神经外科医生追求的目标。1967 年 Morrell Frank 教授提出多软膜下横切术（multiple subpial transection，MST）治疗功能区癫痫的手术方式，MST 虽然治疗功能区癫痫有效，但其操作复杂、易出血、瘢痕形成明显等并发症比较严重。脑功能区皮质双极电凝热灼术（bipolar electro-coagulation on functional cortex，BCFC）由栾国明教授首先提出，这是一种热损伤手术技术，目的是阻断放电传导途径，减轻与癫痫皮质相关的癫痫发作，其机制与 MST 治疗癫痫的机制相似，可以减轻癫痫发作，但并发症较 MST 更少。

第一节　多软膜下横切术和皮质热灼术的来源与历史

MST 由 Morrell 教授在 1967 年提出并首次应用于临床，于 1989 年进行了详细的介绍。它通过切断皮质间的横向纤维联系同时保存垂直纤维以减少神经元的同步放电，这样既减轻了癫痫放电，又不影响皮质的主要功能。他报道了 32 例应用 MST 治疗功能区癫痫的患者，癫痫无发作达到 55%，没有明显的功能损伤，因此逐渐在临床开展起来。

20 世纪 90 年代，栾国明教授发现致痫皮质经过双极电凝处理后，癫痫波的发放有不同程度的减弱或消失。其后通过大量的动物（恒河猴、猫）试验证明应用双极电凝热灼癫痫动物的致痫皮质，脑电图放电明显减少或者消失，术后观察癫痫发作可有效控制或减轻，同时没有明显并发症出现（图 50-1、图 50-2）。因此在国内外首次提出了"低功率电凝热灼术治疗功能区顽固性癫痫"的手术方式。MST 虽然治疗功能区癫痫有效，但术后并发症较多，尤其深度难以精确控制，血管破坏比较严重。切开的脑组织裂隙中间会出现神经胶质细胞增生，形成明显的瘢痕，同时也可能形成新的癫痫灶。与 MST 比较，BCFC 在蛛网膜外直视下操作，手术操作容易掌握、手术时间短、术中不会损伤大血管、出血概率明显低于 MST。热灼后术区覆盖人工硬膜或者胶原蛋白海绵，也减少了粘连形成新的癫痫灶的机会。

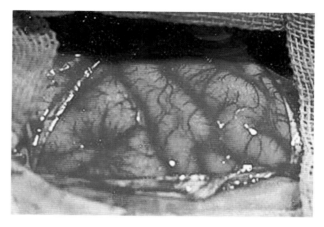

图 50-1　猴脑中央区皮质热灼前
皮质正常，无损伤。

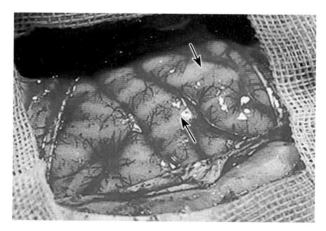

图 50-2　猴脑中央区皮质热灼后
红白相间，无出血。

（翟　锋　栾国明）

第二节　多软膜下横切术和皮质热灼术的解剖学和机制

BCFC 与 MST 的解剖学基础类似，但 MST 是机械损伤，BCFC 是热损伤。早在 20 世纪 50—60 年代，国内外学者通过大量的电生理学试验，证明了脑内的垂直柱是大脑皮质的主要信息传导结构。垂直柱共分为六层：Ⅰ层为分子层（主要是水平细胞），Ⅱ层为外颗粒层（主要是颗粒细胞），Ⅲ层为外锥体细胞层（主要是中小型锥体细胞),Ⅳ层为内颗粒层(主要是颗粒细胞),Ⅴ层为内锥体细胞层(主要是大中型锥体细胞),Ⅵ层为多形层(主要是梭形细胞和 Martinotti 细胞)。皮质癫痫放电起源于中层Ⅳ~Ⅵ层的神经元,同步化放电主要通过Ⅰ~Ⅲ层内的水平短纤维传导,由致痫灶向邻近皮质放电,引起浅层皮质的广泛同步放电。1957 年,Mountcastle 首先确立了柱的概念,即一个细胞柱是一个传入-传出信息的集合处理单位,各柱的结构大小不等,一般直径在 300μm,可占据一个或数个细胞宽度。每个细胞柱能独立完成某一个功能。另外,丘脑的传入冲动多经轴突垂直投射到大脑皮质,皮质内 Golgi Ⅱ细胞,Basket 细胞及多数中间神经元,联络神经元之间的信息交换均依靠垂直串联的方式传递信息到锥体细胞,锥体细胞间的信息交换也依赖轴突的垂直传送。Sperry 和 Miner 进行了 MST 的机制研究,每间隔 5mm 将云母试板插入在猫的视觉皮质软膜下,猫的视觉功能无明显损伤。这说明并支持了皮质的主要信息传导是排列在垂直柱中,如果这个垂直柱的结构得以保护,仅损伤脑表面的水平连接纤维,不会产生严重的功能障碍。

癫痫发作是由于脑内细胞异常放电所引起的临床症状学表现,其细胞学基础是细胞膜的去极化漂移。通过大脑皮质的"垂直柱"我们可以清晰看到,癫痫放电的起源一般在脑皮质的中深层结构神经元的树突,而癫痫放电的同步化主要在皮质的浅表层内。癫痫放电的扩散主要通过:①皮质局部区域的突触环内传播;②皮质内Ⅰ~Ⅲ层细胞水平树突支纤维或皮质 U 形纤维传播;③神经元膜电位呈过度去极化状态。三种方式虽然有所不同,但总体看来,同步化放电的传导主要依靠浅表皮质细胞间的相互联系来进行,阻断该纤维间的联系,也就相应阻断了癫痫放电的扩散途径,从而有效抑制或缓解癫痫发作。BCFC 应用的是热损伤原理,其损伤的均为浅表皮质内水平走行的短纤维间联系。此外,引起临床癫痫发作也需依赖一定大小的致痫灶面积,热灼后致痫皮质被分隔成无数个独立的致痫"岛",这些"岛"不具备足以产生临床癫痫发作的能力,因此无法产生临床症状。

近几年,在以往研究的基础上,栾国明教授又做了大量的临床试验。对需要切除的局灶性癫痫患者,术前先行致痫灶皮质电凝热灼术,然后再切除热灼后的致痫灶,通过不同的病理方式分析急性期热灼损伤的病理改变。研究发现热灼功率达到 4~5W 时,皮质损伤深度分别为 0.72±0.08,0.84±0.07mm(占皮质整体厚度的

15%~20% 左右)(图 50-3)。NeuN 染色显示,热灼区Ⅰ~Ⅲ层神经元间隙增宽,染色变淡,深层及热灼间隔区神经元及神经纤维形态结构正常,从侧面反映了神经

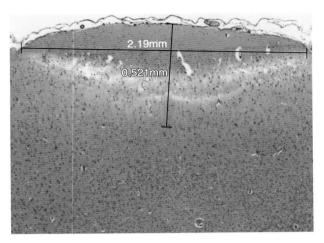

图 50-3 热灼皮质病理分析 HE×40
可见颅尖距及热灼深度(功率 5W)。

纤维的损伤(图 50-4)。NF 染色可见热灼区神经丝蛋白水肿变性,数量明显减少。MAP 染色显示大量表浅神经元轴索水肿明显,神经轴索断裂,数量减少,而深部的神经纤维轴索完整,数量没有减少(图 50-5)。功率达到 6~7W 时,脑皮质损伤深度为 1.01±0.06,1.16±0.09mm(占皮质整体厚度的 20%~30% 左右)损伤到了Ⅳ层。功率 8~9W 时,损伤深度为 1.22±0.07,1.28±0.09mm(占皮质整体厚度的 30%~40% 左右),损伤达到了Ⅳ~Ⅴ层,可造成蛛网膜及脑皮质严重破损,外表可见烧焦样组织,凹凸不平,完全破坏了蛛网膜及皮质的完整性。而功率达 1~3W 时,只有Ⅰ层和Ⅱ层损伤。因此,对于功能区癫痫,4~5W 为热灼手术实施的有效

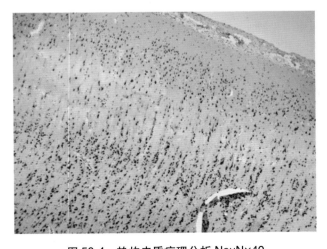

图 50-4 热灼皮质病理分析 NeuN×40
Ⅰ~Ⅲ层内的神经元间隙增宽,染色变淡,而深层结构正常,从侧面反映了神经纤维的损伤(功率 5W)。

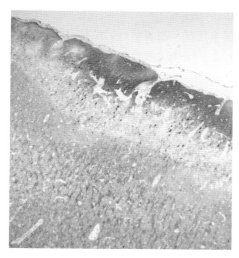

图 50-5　热灼皮质病理分析 MAP×100
大量表浅神经元轴索水肿明显，神经轴索断裂，数量减少，而深部的神经纤维轴索完整，数量没有减少（功率 5W）。

参数，术后不会出现严重功能缺失。对于非功能区，在尽量避开小血管的前提下，6~7W 为热灼手术实施的有效参数。

（翟　锋　栾国明）

第三节　多软膜下横切术和皮质热灼术的适应证

1. 致痫灶完全位于功能区内或部分涉及功能区者，且该区域有重要功能（运动、感觉、语言、视野）。

2. 致痫灶切除后，皮质脑电监测浅层皮质仍有明显癫痫样放电者。

3. 皮质广泛区域均为致痫灶，不适合切除性手术者（颜面血管瘤病、广泛的灰质异位、脑裂畸形等）。

4. 与胼胝体切开联合应用。

5. Rasmussen 脑炎的早期手术治疗。

6. 获得性癫痫失语（landau-kleffner syndrome，LKS）。

（翟　锋　栾国明）

第四节　多软膜下横切术的手术方式与注意事项

一、手术方法

1. 从脑回的一端开始，用 9 号针头在该脑回一侧靠近脑沟缘部选择无血管区域戳一个小洞。

2. 将纤维横切刀从洞孔内插入，穿向脑回的对侧，

力图接近脑沟处，但不得进入脑沟，避免损伤大血管，从脑回的对侧缘露出刀的球体即可。

3. 保持刀与脑回进入方向垂直，深度不得超过 4mm，防止进入过深损伤白质纤维。

4. 再沿原戳口方向把刀垂直拉回，保持刀的球体在软膜下返回，这样保证皮质浅层横纤维完全离断。

5. 每个脑回视情况切割 4~5 道。

二、注意事项

1. 横纤维切断道与脑回保持垂直位，间距 5mm，深度不超过 4mm。

2. 保护皮质血管，软膜上小血管也尽量避免损伤。

3. 脑沟内血管避免损伤。

4. 为防止成纤维细胞对脑组织的入侵，软脑膜表面上的切口要减到最小，以减少瘢痕形成。

（翟　锋　栾国明）

第五节　皮质热灼术的手术方法及注意事项

一、手术方法

1. 术前对热灼区域行皮质脑电图监测。

2. 电凝热灼沿着要热灼的脑回长轴进行。

3. 热灼时将双极电凝镊的镊尖斜行 45°角于脑表面。

4. 功能区热灼功率 4~5W，非功能区热灼功率 6~7W。

5. 镊子尖端距离 2mm。

6. 热灼间距 5mm。

7. 每次热灼持续 1 秒钟。

8. 术中避开大的血管。

9. 热灼后术区用温生理盐水冲洗，保持术区清洁。

10. 热灼后再次监测皮质脑电图。

11. 热灼后手术区域覆盖人工硬脑膜或者胶原蛋白海绵（图 50-6）。

二、注意事项

1. 充分暴露热灼区域，避免显露不充分、违反规范的手术操作。

2. 手术操作在显微镜下进行，热灼力度尽量均匀，操作轻柔。

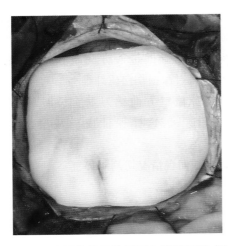

图 50-6　皮质热灼后胶原蛋白海绵覆盖术区减少粘连

3. 保持镊尖清洁,保持皮质湿润,间断地湿润脑表面和擦拭镊尖。

4. 手术尽量准确快捷,减少脑组织暴露时间。

5. 热灼过程中如有小的静脉破裂出现,明胶海绵压迫即可。

6. 单纯热灼患者硬膜应给予减张缝合。

7. 术后常规应用脱水剂,尤其是单纯热灼患者,术后水肿比较严重且没有扩展空间,应定期复查 CT,调整脱水药物剂量。

（翟　锋　栾国明）

第六节　临床疗效

全国有多家三级甲等医院应用 BCFC 治疗功能区癫痫患者。长期随诊观察,单纯 BCFC 治疗功能区癫痫有效率可以达到 70% 以上,切除+功能区热灼有效率达到 85% 以上,疗效与 MST 相近,但术中、术后并发症BCFC 较 MST 明显减少、减轻。术后仅少部分患者短期内出现热灼对侧肢体肌力下降,或者语言功能下降,1~6 个月内均恢复。没有血肿、感染出现,也没有长期严重的并发症出现。BCFC 使用的器械为临床常用的双极电凝镊子。如热灼部位比较表浅外露可以选择整体比较短的镊子,而部位比较深(额叶内侧面,额底,枕叶内侧面等)的部位可以选择整体比较长的镊子,这样更有利于操作。目前应用的双极电凝器还没有统一标准,造成电凝热灼术不能发挥最大功效。我们正在研究一种能适配该方法的双极电凝器,力争使各项参数精确化、操作自动化,提高热灼效率。

【典型病例】

1. 基本情况　患者男性,20 岁,右利手,足月顺产,既往史正常,无家族史。

2. 现病史　患者 8 年前无诱因出现第一次发作,表现为烦躁、强迫思考,脑中浮现大量四个字的词语,其后出现脑内一片空白,持续几十秒缓解,3~6 个月发作 1 次。7 年前出现新的发作形式,表现为心慌、紧张、头晕、面部发红,发作时意识清楚,但同时伴有看不懂文字,不能说话,持续 1 分钟缓解,1 个月发作 1~3 次,严重时继发全身抽搐,发作前无明显预感。给予多种药物治疗无明显效果,并曾经行经颅磁刺激治疗亦效果不佳。目前患者服用拉莫三嗪早 50mg,晚 100mg,奥卡西平早、晚 600mg,德巴金早、晚 500mg。

3. 查体　无明显异常。

4. 术前检查　MRI(图 50-7),脑电图(图 50-8,图50-9),脑磁图(图 50-10)。

综合评估癫痫灶位于左侧颞叶附近,但是影像学未发现明显异常,机器人引导立体定向颅内电极置入,左侧共置入 12 根电极,监测发作放电起始部位为感觉性语言区,行 WADA 试验语言功能位于左侧半球,患者为在校大学生,心理评估智商较高,无法行切除性手术。

5. 手术方式　左侧感觉性语言区癫痫灶电凝热灼术(功率 5W)。皮质热灼前后比较见图 50-11、图50-12。其他手术演示见视频 50-1。

6. 术后情况　术后无感染、血肿、运动、语言功能障碍,术后磁共振显示热灼区域未见明显异常(图50-13)。术后随诊 2 年,仅可疑发作 1 次,服用药物同术前。

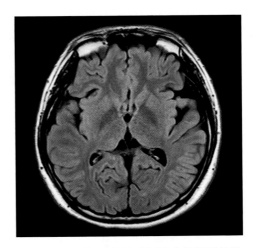

图 50-7　术前 MRI(T2-Flair)未见明显异常

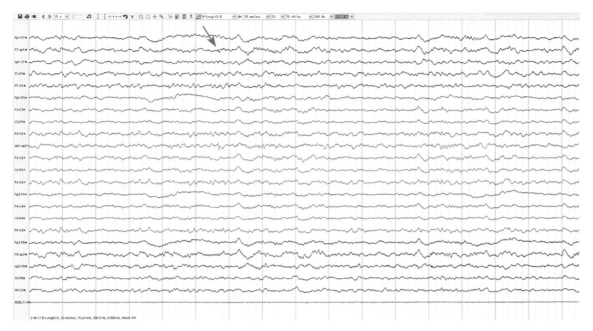

图 50-8　头皮 VEEG（间歇期）
左颞棘慢波。

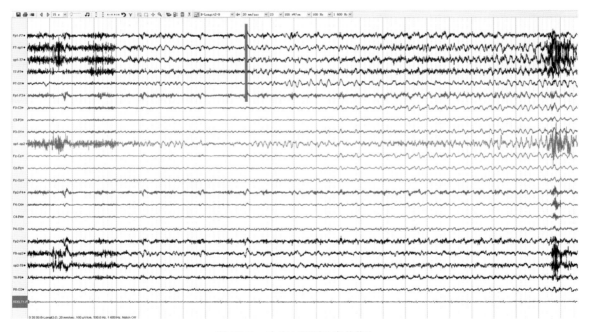

图 50-9　头皮 VEEG（发作期）
左颞棘慢波起始。

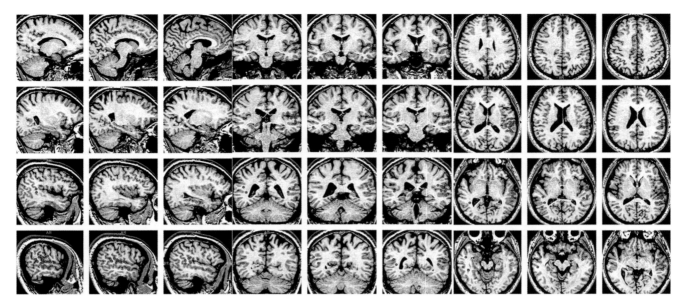

图 50-10　脑磁图示左颞放电

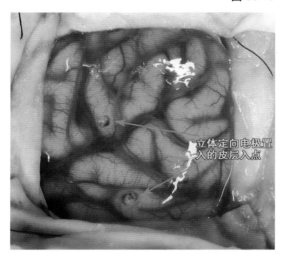

图 50-11　感觉性语言区癫痫灶热灼前皮质

皮质可见 SEEG 电极植入点。

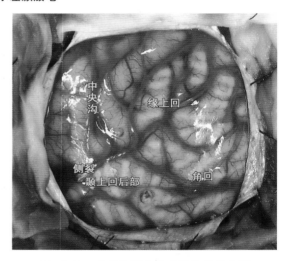

图 50-12　感觉性语言癫痫灶热灼后皮质

皮质红白相间，表面干净，无血管损伤。

视频 50-1　双极电凝热灼治疗岛叶难治性癫痫

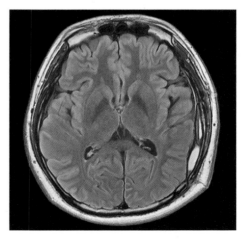

图 50-13　术后 1 年 MRI（T2flair）

热灼部位未见明显异常。

（翟　锋　栾国明）

参考文献

[1] MORRELL F,WHISLER W W. Multiple subpial transection for epilepsy eliminates seisures without destroying the function of the transectioned zone[J]. Epilepsia,1982,23:440-442.

[2] MORRELL F,WHISTER W W,BLECK T P. Multiple subpial transection:a new approach to the surgical treatment of focal epilepsy[J]. J Neurosurg,1989,70:231-239.

[3] PIATT IH J R. Multiplesubpial transaction in treatment of focal epilepsy[J]. J Jeurosurg,1989,71:629-633.

[4] ENGEL J J R,VAN NESS P,RASMUSSEN T B,et al. Outcome with respect to epileptic seizures//Engel J Jr. Surgical Treatment of the Epilepsies[M]. 2nd ed. New York:Raven Press,1993,pp 609-621.

[5] WALTER E K,GREGORYLK,SUMIO U,et al. An acute histologic analysis in human subjects[J]. Epilepsia,1996,37:342.

[6] 蒙和,栾国明. 青霉素致痫灶动物模型机制研究[J]. 立体定向和功能神经外科学杂志,1999,12(3):1.

[7] 蒙和,栾国明. 猫运动区青霉素诱发致痫灶手术治疗方法实验研究[J]. 立体定向和功能神经外科杂志,1999,15(6):329.

[8] LUAN GUOMING. Surgical treatment of intractable epilepsy combining with bipolar coagulation on functional cortexes.[J]Epilepsia,2001,42(suppl 7):281-284.

[9] 栾国明,王忠诚,白勤,等. 痫灶切除辅助脑皮层横行纤维热灼治疗功能区顽固性癫痫[J]. 立体定向和功能神经外科杂志,2001,14(4):227.

[10] 栾国明,张伟丽,孙异临,等. 电凝热灼和激光照射猴脑浅表皮层后其形态学改变的对比研究[J]. 立体定向和功能神经外科杂志,2002,15(4):78-81.

[11] 栾国明,李云林,阎丽,等. 痫灶切除辅助性脑皮层横行纤维热灼治疗功能区顽固性癫痫的临床研究 v. 中华神经外科杂志,2002,18(4):209-212.

[12] 孙振荣,栾国明,周健,等. 多种手术结合治疗顽固性癫痫[J]. 中华神经外科杂志,2002,18(4):219-220.

[13] 李云林,栾国明. 功能区顽固性癫痫治疗进展[J]. 现代神经疾病杂志,2002,2(4):227-240.

[14] TELFEIAN A E,CONNORS B W. Widely integrative properties of layer 5 pyramidal cells support a role for processing of extralaminar synaptic inputs in rat neocortex[J]. Neurosci Lett. 2003,343(2):121-124.

[15] 崔志强,栾国明. 单纯脑皮层电凝热灼术治疗功能区癫痫[J]. 中华神经外科杂志,2010,26(6):483-485.

[16] 崔志强,栾国明. 脑皮层电凝热灼术治疗癫痫的研究进展[J]. 中华神经外科杂志,2010,26(11):1055-1056.

[17] FENG Z,JIAN Z,TIANFU L,et al. The outcome of bipolar electro-coagulation with lesionectomy in the treatment of epilepsy involving eloquent areas[J]. Stereotactic and Functional Neurosurgery,2015,93(1):1-9.

[18] CUI Z Q,LUAN G M,ZHOU J,et al. Treatment of Epilepsy with Bipolar Electro-coagulation:An Analysis of Cortical Blood Flow and Histological Change in Temporal Lobe[J]. Chin Med J(Engl),2015,128(2):210-215.

[19] ZHAI FENG,ZHOU JIAN,GAO QING,et al. Treatment of Foci Resection and Bipolar Electro-Coagulation on Functional Cortex in Tuberous Sclerosis Complex Involving Eloquent Cortex[J]. Neuropsychiatry(London),2017 S(1):38-44.

[20] HE X,GUAN Y,ZHAI F,et al. Resective surgery for drug-resistant posttraumatic epilepsy:predictors of seizure outcome[J]. Journal of neurosurgery,2019,4:1-8.

第五十一章 神经调控术

第一节 概 述

神经调控术（neuromodulation）是利用植入性和非植入性技术，通过电或化学的作用方式，对神经系统的邻近或远隔部位的神经元或神经网络的信号传递起到或兴奋、或抑制、或调节的作用，从而达到改善患者生活质量或提高机体功能的目的的一种技术，其具有创伤小、效果稳定、可调、可逆等优点。神经调控手术包括手术植入设备和术后程控两部分。手术是将设备植入特定的脑区，如神经核团或皮质，或植入特定的神经，如迷走神经，通过脉冲发生器发放刺激脉冲；术后可以应用体外程控仪设定刺激参数，通过调试参数，达到治疗目的。神经调控技术的出现极大地完善和推动了近代癫痫外科的成熟和发展，是癫痫外科领域发展最为迅速的治疗方向之一，已经被越来越多的癫痫科医生和患者所接受。目前临床上用于治疗癫痫的神经调控技术主要包括迷走神经刺激术（vagus nerve stimulation，VNS）、脑深部电刺激术（deep brain stimulation，DBS）、闭环刺激（closed-loop stimulation）等。

一、迷走神经刺激术（vagus nerve stimulation，VNS）

人们对迷走神经刺激的研究由来已久。1938 年，Bailey 和 Bremer 教授观察到电刺激猫的迷走神经可影响中枢神经系统的功能。Maclean 等在 1949 年对麻醉状态下的灵长类动物进行 VNS 试验，发现 VNS 诱发的慢波是从额叶外侧皮质产生的。1952 年，Zanchetti 等对癫痫猫进行 VNS 后可引起全脑去同步化和睡眠期棘波减少。后来 Chase 等人对迷走神经传入纤维进行刺激，发现脑电图同步和去同步现象，可能是由于分别激活快行和慢行传导纤维所导致的。1985 年，Zabara 等报道在癫痫犬模型中进行 VNS 能够中断癫痫发作并诱导癫痫发作抑制期的延长，并由此推断 VNS 具有控制临床癫痫发作的潜力。

1988 年，美国研制出植入式迷走神经刺激器；同年开展全球第一例癫痫患者 VNS 设备植入。1997 年，美国 FDA 正式批准 VNS 可以作为成人和 12 岁以上青少年顽固性癫痫部分发作的辅助治疗方法。此后，VNS 还被证实能够明显改善重度抑郁患者的心境。由于 VNS 手术操作简单，损伤小，患者恢复较快，更容易被患者接受，1997 年至今，全球范围内已经有超过 13 万例癫痫患者接受了 VNS 治疗。2016 年，国产 VNS 设备批准上市，并在临床中取得了较好的疗效。目前，VNS 在我国已基本得到认可，累计 170 余家医院开展了 VNS 手术，超过 6 000 例癫痫患者受益。

二、脑深部电刺激术（deep brain stimulation，DBS）

DBS 主要通过对脑深部特殊核团进行微电流刺激来治疗癫痫等疾病。在过去的半个世纪，人们尝试刺激多个不同的靶点治疗癫痫，靶点通常选择在癫痫灶本身或被认为在致痫网络中（Papez 环路、皮质-丘脑网络等）扮演重要角色的结构如丘脑前核、海马、丘脑中央中核、丘脑底核、小脑等。Cooper 教授等早在 1973 年就开始尝试采用慢性小脑电刺激治疗难治性癫痫并显示出良好的治疗作用，但后续的双盲交叉对照试验显示电刺激小脑未能明显减少癫痫发作。因此，慢性小脑电刺激治疗癫痫的有效性尚有争议，近年来未见相关研究报道；1987 年，Valasco 教授等最早将丘脑中央中核刺激应用于临床试验，结果显示全身肌阵挛性发作减少 80% ~ 100%，部分复杂性发作减少 60% ~ 100%。此后，又有多项研究对累计约 30 余例不同类型的癫痫患者进行了丘脑中央中核电刺激治疗。目前多认为丘脑中央中核刺激对全面性发作及 LGS 患者可能是个有潜力的治疗方法；Valasco 教授于 2000 年等对不适合进行手术的难治性癫痫患者进行了海马电刺激治疗，此后多项研究表明海马和杏仁核电刺激对治疗颞叶癫痫有效，但其适宜的参数仍有待研究；2002 年，Hodaie 等对 5 例患者进行丘脑前核电刺激治疗，平均癫痫发作减少 54%，其中 2 例患者癫痫发作减少达 75% 以上。目前临床工作中较多地选择此核团作为刺激靶点。最新的 SANTE 试验结果显示，5 年的癫痫发作减少为 69%，16% 的患者至少 6 个月癫痫不发作，提示丘脑前核刺激的疗效是持久的，并可能随时间延长而更好。目前,丘脑前核已成为 DBS 治疗癫痫应用最广泛的靶点,先后获得欧盟成员国、加拿大、澳大利亚、新西兰、以色列等国家的批准,美国 FDA 及中国的 CFDA 也于近期批准;丘脑底核与黑质有密切的联系,主要应用于运动性疾病的治疗,在癫痫治疗方面的潜力逐渐被发掘,其抗癫痫机制可能与刺激丘脑底核能够激活抑制性 γ-氨基丁酸神经元有关。2006 年,Handforth 教授对 2 例部分性发作患者进行丘脑底核电刺激,癫痫发作减少约 50%。目前约有 10 余例不同类型的癫痫患者进行 STN 治疗,尤其适用于运动皮质起源的癫痫发作。但是目前对于丘脑底核 DBS 治疗癫痫的研究,缺乏大宗的临床对照研究,只有少许个案报道,其治疗癫痫的有效性还需进一步研究。

三、闭环刺激(closed-loop stimulation)

目前临床上应用的神经调控技术大多为开环模式,也就是说刺激参数是提前设定的程序化模式,无法根据患者的临床症状或疾病本身的即时情况的演变而变化。而闭环刺激是未来的发展方向,目前应用于癫痫控制的闭环刺激主要有反馈式神经刺激(responsive neurostimulation,RNS)和闭环迷走神经电刺激。

RNS 是相对于传统的开环刺激而言,该刺激系统自身形成闭合环路,能够通过放置在患者致痫灶附近的电极片收集脑电信号,进行实时分析,预判患者癫痫发作。刺激器内设数套刺激参数,当探测到患者脑电出现异常时,刺激器自动开启,再通过电极对皮质或目标脑区释放相应的刺激程序进行电刺激,抑制脑细胞形成过度同步化放电,从而达到抑制癫痫发作的目的。在 20 世纪 80 年代,Psatta 通过对致痫灶进行电生理监测,当探测到棘波后,立即进行尾状核 5Hz 的低频电刺激。他发现这种反应式电刺激能够立即终止棘波发放,比随机电刺激更加有效;20 世纪 90 年代,Durand 及其同事在离体实验中发现对致痫区的反应式电刺激能够有效地抑制发作间期异常脑电的发作。动物实验的成功为反馈式电刺激的临床应用奠定了理论基础。美国研发的反馈式神经刺激系统是全球第一套植入式反馈式电刺激的系统,该系统能够进行实时的脑电监测、分析,并自动释放预先编程好的刺激模式。2013 年 11 月,RNS 系统通过了美国 FDA 批准用于治疗 18 周岁以上、2~3 种联合用药难以控制的、致痫灶不超过 2 个的、频繁发作或产生致残性的癫痫(包括部分运动性发作、复杂部分发作或继发全身发作)。

闭环 VNS 治疗的概念是从磁铁激活刺激的经验中

产生的,一般临床治疗中,磁铁都由患者或家属使用。研究发现,在先兆或癫痫发作期间额外的 VNS 刺激治疗有积极的作用,这推动了闭环 VNS 系统的发展。目前闭环 VNS 尚处于研究阶段。基础研究方面,已有关于癫痫发作的预测及 VNS 系统的刺激参数评估方面的研究报道。临床试验方面,比利时有团队设计了 ADNS-300 新型 VNS 系统,在 3 名患者体内植入 ADNS-300 系统后,2 名患者的癫痫发作率分别减少 43% 和 40%,1 名患者无明显改善,其中 2 名患者在接受刺激后检测到复合神经动作电位,为后续刺激参数的选择提供了参考。Shoeb 等设计的初样系统利用实时测量的表面脑电信号以及特定的算法成功地预测了癫痫发作,并自动开启了 VNS 治疗,同时临床试验评估了系统的敏感性和特异性。ASPIRESR(Cyrimic)是一种研究型迷走神经刺激器,基于心脏的癫痫发作探测器自动提供额外的刺激。ASPIRESR 在 31 例患者的研究中评价了基于心脏的癫痫发作特征表现。超过 80% 的癫痫发作伴有发作性心动过速,并由 ASPIRESR 发生器检测。实验潜在的错误检出率较低,检测到的发生和癫痫发作密切相关,并在某些情况下提前于癫痫发作被检测到。这些研究为未来闭环 VNS 的实现奠定了基础。

四、其他神经调控技术

其他神经调控技术如经颅磁刺激(transcranial magnetic stimulation)、经颅直流电刺激(transcranial direct current stimulation)、经皮迷走神经刺激术(transcutaneous VNS)等在临床上也用于治疗癫痫,但疗效尚待进一步研究,本文不做重点阐述。

此外,神经调控手术疗效的最大化有赖于术后个体化的反复调控,患者在术后可能需要多次往返医院进行参数调整。远程程控技术通过网络实现医生对患者体内的脉冲发生器异地程控操作,为患者提供了一种不必到医院就能够实现参数调整的手段,可减少患者往返医院的次数,从患者时间和费用角度看非常有价值。同时患者程控仪可以供患者自行检查电池电量,也提供了一种医生允许情况下患者自行小范围调整参数的手段,有利于对刺激参数的更有效调整,以达到最佳刺激效果。

总之,目前临床试验及基础研究显示上述神经调控技术能够在一定程度上预防、抑制及终止痫样放电,对难治性癫痫具有一定的疗效。但是目前神经调控的作用机制仍不明确,最佳靶点、最佳参数仍需要进一步探索。不同类型的癫痫是否需要进行不同靶点的刺激也有待确认。这些问题都需要更多的基础实验及临床研究去进一步探索。随着脑网络研究、神经调控作用机制研究的进展，以及对于最佳的刺激靶点和刺激参数的不断探索，神经调控将会成为难治性癫痫的有效治疗方法。

（韩春雷　孟凡刚）

第二节　迷走神经电刺激术

一、VNS 的解剖与作用机制

（一）迷走神经的解剖

迷走神经（vagus nerve）是第十对脑神经，也是行程最长、分布范围最广的脑神经。迷走神经是支配胸、腹腔脏器的副交感神经，而且还是脑神经中最大的内脏感觉（传入）神经，与人体的消化、心率、呼吸、吞咽等功能有关。迷走神经以多条根丝自脑干延髓的橄榄后沟中部出脑，出颅后在颈部下行于颈动脉鞘内，位于颈内静脉与颈内动脉或颈总动脉之间的后方，继续沿着颈动脉鞘内垂直下降至颈根部，并沿途向咽、喉部发出分支，左、右迷走神经的行程略有不同，分别经由不同路线到达心丛、肺丛和食管丛。左侧迷走神经在左颈总动脉与左锁骨下动脉之间下行，越过主动脉弓的前方，经左肺根的后方下行至食管前面分成许多细支，构成左肺丛和食管前丛，行于食管下段又逐渐集中延续为迷走神经前干。

迷走神经为混合性神经，含有四种纤维成分：副交感纤维、一般内脏感觉纤维、一般躯体感觉纤维和特殊内脏运动纤维。传入纤维成分占迷走神经纤维的80%，大部分的纤维止于孤束核，小部分止于三叉神经脊束核、网状结构、最后区、迷走神经背核和疑核等核团结构，并通过孤束向小脑中脚旁核、蓝斑、中缝核以及丘脑、边缘系统和大脑皮质等结构进行投射，形成广泛的纤维联系。迷走神经的传出纤维起源于疑核和迷走神经背核，主要支配咽喉的横纹肌和胸腹的大部分内脏器官。迷走神经传入、传出纤维与中枢和外周神经形成的广泛而复杂的纤维联系，使得迷走神经刺激可以作用于全脑，提高全脑的抑制水平，因而成为迷走神经刺激具有抗癫痫作用的解剖学基础。

（二）VNS 治疗癫痫的作用机制

虽然迷走神经刺激术被用于治疗癫痫已有近30年的历史，但是 VNS 对癫痫治疗有效的机制目前尚不完全明确。通过对文献综述，VNS 可能通过调节神经活动的去同步化、海马重塑、抗炎作用及对神经递质而发挥抗癫痫作用。目前关于 VNS 治疗癫痫的潜在机制研究主要集中于以下几种假说：

1. 神经解剖学假说　迷走神经传入纤维通过孤束核向蓝斑核、中缝核、网状部及其他脑干核团的直接或间接地广泛投射，而这些核团被研究发现与癫痫的发生传播相关。VNS 对癫痫有效的机制可归于通过传入纤维投射环路对脑内神经核团的调控作用。Cunningham等发现短期 VNS（2 小时）可激活大鼠的孤束核、下丘脑室旁核、臂旁核、蓝斑核等结构，长期 VNS（2～3 周）除激活以上区域外，还可激活扣带回、导管周围腹外侧区灰质和中缝背核。迷走神经主要由 A、B、C 三类神经纤维构成。早期动物实验表明 C 类纤维与抗癫痫作用相关。而后期研究表明 A 类纤维为 VNS 发挥抗癫痫作用的主要神经纤维。

2. 电生理学假说　大脑皮质脑电活动的高度同步化放电为癫痫发作的典型特征。早期动物实验表明，刺激动物迷走神经可引起动物脑电图随刺激参数的不同而呈现出同步化、去同步化、慢波睡眠、快眼运动等波形改变。结果具有不确定性，主要与 VNS 的刺激参数有关。因此很多研究者推测 VNS 可以使潜在的、相互联系的癫痫发作区域皮质脑电活动去同步化终止癫痫发作。2013 年 Fraschini 等发现 VNS 可使癫痫患者头皮脑电的去同步化，且主要发生在 γ 频段。2015 年 Bodin 发现 VNS 使癫痫患者的头皮脑电去同步化主要发生在 δ 和 α 频段。2016 年，Fabrice Bartolomei 等利用功能连接这一参数分析立体定向脑电数据，发现在 VNS 治疗有效的患者脑电功能连接减低。

3. 脑网络假说　大脑是一个由结构网络和功能网络组成的复杂网络系统，脑网络由节点组成，通过连接相互作用，具有小世界（small-world）属性和模块化结构等重要的拓扑性质。脑结构和功能连接异常的研究可以更好地理解癫痫的病理机制。近年来随着癫痫发病机制的研究深入，越来越多的研究表明，癫痫的发作涉及一个整体的癫痫网络发作，而不是仅仅局限在致痫灶附近。因此有学者试图通过脑网络的手段揭示 VNS 对癫痫治疗的作用机制。

随着神经影像学的发展，癫痫脑网络的研究为揭开 VNS 对癫痫的治疗机制开辟了新的研究方向。Sucholeiki 等发现 VNS 可以激活双侧前额叶及对侧中央后回区域。Liu 等发现颞叶、缘上回、顶叶、枕叶及岛叶在 VNS 作用下被激活，而前扣带回被抑制。Jaishree 等人发现丘脑及岛叶皮质在 VNS 组难治性癫痫患者中被激活。在最新的研究中，Fang 等通过对重度抑郁症患者的研究发现，经耳的迷走神经电刺激术可以激活默认网络，同时发现突显网络的前扣带回节点激活明显被抑制。Wang 等的病例研究中，以默认网络及突显网络为研究靶点网络,发现 VNS 可以激活被抑制默认网络,同时抑制由于癫痫作用被过分激活的突显网络,进而重新调控两网络的平衡,同时一定程度上也验证了这一猜想。

4. 神经递质及免疫学假说　迷走神经的传入纤维形成的突触联系中不仅含有兴奋性的神经递质谷氨酸、天冬氨酸,还有抑制性神经递质包括 GABA、乙酰胆碱及大量神经肽。研究表明,长期 VNS 抑制癫痫可能通过调控蓝斑核去甲肾上腺素、中缝核血清素、γ-氨基丁酸等发挥作用。双侧蓝斑核损毁术可抑制 VNS 的抗癫痫作用,预示着蓝斑核在 VNS 调控癫痫中的重要作用。另外有研究报道损毁中缝核背侧部也可抑制 VNS 的抗癫痫作用。另外有研究发现 VNS 可增加脑脊液内部 GABA 及其受体的含量。

近几年来,迷走神经电刺激对机体免疫系统的调控作用逐渐成为研究热点。免疫细胞介导的应对外源性抗原的促炎性细胞因子的释放,通过神经环路及体液环路不断对大脑起着调控作用。迷走神经通过调节下丘脑-垂体-肾上腺轴及肾上腺-固醇类激素的释放,进而激活胆碱能抗炎通路,抑制促炎性细胞因子的释放,而起到抗炎的作用。越来越多的研究表明,炎症在癫痫的形成及发展中起到至关重要的作用,迷走神经电刺激激活了抗炎通路,进而抑制了癫痫的发生,可能是 VNS 对癫痫治疗有效的机制之一。

二、VNS 的适应证和禁忌证

(一) VNS 的适应证

2021 年 5 月,《迷走神经刺激治疗药物难治性癫痫的中国专家共识》发布。根据专家共识,VNS 的适应证包括(需满足以下两项):

1. 符合国际抗癫痫联盟　2010 年发布的药物难治性癫痫的诊断标准。

2. 未发现可治疗的癫痫病因,或针对病因治疗失败。可治疗的病因包括:①经过合理术前评估适合进行外科手术治疗的结构性病因;②药物或特殊饮食治疗可控制癫痫发作的代谢性病因,例如:维生素 B$_6$ 治疗吡哆醇依赖性癫痫,生酮饮食治疗 I 型葡萄糖转运体缺陷所致癫痫;③通过免疫性治疗可控制癫痫发作的免疫性病因等。

(二) VNS 的禁忌证

1. 双侧迷走神经损伤或切断史。
2. 植入部位存在局部感染。
3. 特异性排异体质,不能耐受异物植入。
4. 全身一般情况差不能耐受手术。

5. 植入部位需微波或短波热疗、严重心脏传导阻滞、严重消化系统疾病、快速进展的危及生命的遗传代谢性疾病以及阻塞性睡眠呼吸暂停等为相对禁忌。体内存在可调压分流管等磁控设备者需要注意其与 VNS 设备间可能的相互影响。

此外,专家共识也介绍了 VNS 手术需要考虑的其他因素,如年龄因素:如患儿年龄已经接近预期的自限年龄,一般不建议 VNS;虽然目前说明书推荐的年龄下限为 4 岁,但是在实际工作中,目前尚无年龄下限的限制。也应考虑患者家庭对于癫痫预后及 VNS 疗法是否充分理解;是否合并精神疾病共病等。

三、VNS 手术

迷走神经刺激系统包括植入体内的脉冲发生器和电极、术中使用的一次性手术工具、体外使用的医生程控仪和患者控制磁铁。目前有国产和进口设备。

植入 VNS 系统的过程并不复杂,但手术医师要熟悉手术区域相关的神经、血管、组成颈前三角肌肉的解剖,避免损伤颈丛、喉返神经、颈内静脉的分支以及其他的组织结构。迷走神经位于颈动脉鞘的边缘,介于颈动脉和颈内静脉之间,迷走神经的颈中干相对游离,位于上、下颈心支的起始端之间,VNS 装置的电极通常放在迷走神经的颈中干上,颈心支从直径、外观和位置上都与神经干本身极其相似,注意不要将两者混淆。在植入操作过程中或随后的刺激作用均有可能损伤其他神经。动物实验发现右侧迷走神经主要支配窦房结,分布于心房,影响心脏节律,较左侧迷走神经(主要支配房室结)易出现心律失常,因此临床上多行左侧迷走神经刺激,除非有明显解剖异常,如已行左侧迷走神经切断术或左侧皮肤感染不能手术等。

经典的迷走神经刺激器植入术多采用双切口,一个切口位于左侧颈部,用于放置电极;另一个位于锁骨下方或腋窝前皱褶处,用于放置脉冲发生器。近年来也有报道采用颈部单切口手术方法,在刺激器体积较小时可以采用。颈部切口一般是在左下颌角至锁骨远端 2/3 处,胸锁乳突肌前缘,沿皮纹 3cm 的长横切口。切开皮肤及皮下组织,纵行分开颈阔肌或横断部分颈阔肌,沿胸锁乳突肌前缘打开颈深筋膜,沿间隙进入,将胸锁乳突肌向外侧牵开暴露肩胛舌骨肌和颈动脉鞘,触摸动脉搏动,辨认好血管间隙,一般在肩胛舌骨肌下缘纵行打开颈动脉鞘。在手术显微镜或外科常用手术放大镜下在颈动脉与颈静脉之间暴露迷走神经,并游离出 3~4cm 长,此过程要注意保护血管神经束膜,有利于降低术后并发症发生率。应用 VNS 配套的隧道工具,在两个切口之间打通皮下隧道。将导线的插脚一端从颈部方向通过隧道打通器引到胸部切口，螺旋电极端留在颈部切口处。电极与脉冲发生器之间的连接导线要固定在深层与浅层筋膜上，以防止在颈部活动时导线对电极造成牵拉。最后应用丝线或可吸收线缝合两处切口的筋膜、颈阔肌和皮下组织，切口最好做皮内缝合以利美观。电极安装完成后，对脉冲发生器进行电阻检测，以评估整个系统的完整性（视频 51-1，图 51-1）。目前国内外已有单切口 VNS 手术的报道。

视频 51-1　迷走神经刺激术

VNS 治疗后的疗效评定包括癫痫发作的频率（或次数）、发作时间和严重程度以及术后生活质量、认知有无改善。应用统一的标准对癫痫的手术疗效进行评价，有助于判断不同手术方式的疗效。因为应用 Engel 评价方法评估 VNS 手术效果受到极大限制，目前多倾向于在 VNS 的手术评价时应用 McHugh 等人 2007 年提出的评价方法（表 51-1），其实用性及可操作性优于 Engel 评价体系。

表 51-1　VNS 的疗效评价方法（McHugh，2007）

分类	定义
Ⅰ级	发作频率减少 80% 以上
ⅠA	发作的严重程度改善
ⅠB	发作的严重程度未改善
Ⅱ级	发作频率减少 50%～79%
ⅡA	发作的严重程度改善
ⅡB	发作的严重程度未改善
Ⅲ级	发作频率减少<50%
ⅢA	发作的严重程度改善
ⅢB	发作的严重程度未改善
Ⅳ级	仅在应用磁铁时受益
Ⅴ级	没有改善

VNS 的有效性在一定程度内随治疗时间的延长而增加，而且 VNS 长期治疗的效果较稳定。大宗病例统计，VNS 术后 24 个月癫痫发作次数平均减少 50%，5%～9% 的患者发作完全停止，17% 的患者发作次数减少 90% 以上，30% 的患者减少 75% 以上，55% 的患者减少 50% 以上。但也有大约 13% 的患者癫痫发作次数仅

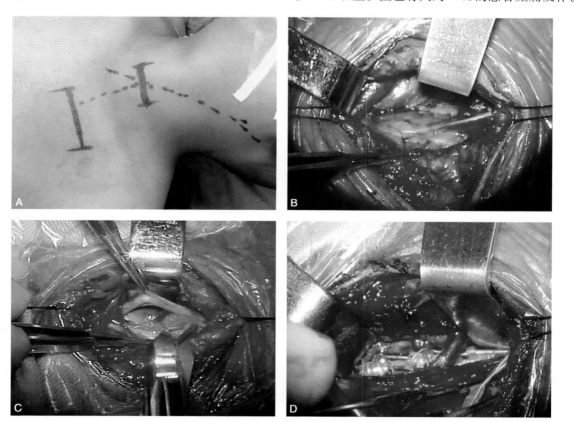

图 51-1　迷走神经手术
A. 患者体位及切口位置；B. 勿把下颈心支误以为迷走神经；C. 迷走神经；D. 偶有粗大的变异血管。

减少 30%~50%,约 10% 的患者无效。一组 3 822 例患者,VNS 术后 3、6、12、18 和 24 个月癫痫发作次数分别减少 47.0%、52.9%、60.0%、62.7% 和 66.7%。术后 24 个月,8.3% 的患者发作完全停止,26.8% 的患者发作次数减少 90% 以上,43.7% 的患者减少 75% 以上,62.2% 的患者减少 50% 以上。

我国原国家食品药品监督管理总局于 2000 年 7 月 3 日正式批准开展 VNS,但受到 VNS 装置价格昂贵的限制及术前不能预测哪些患者会有反应及效果如何的限制。目前国内开展难治性癫痫的 VNS 治疗的单位逐渐普及。国内一项研究表明,VNS 治疗后患者随访 4~16 个月,发作频率减少 80% 以上的 3 例,减少 50%~79% 的 7 例,减少 <50% 的 9 例,部分患者记忆力增强、思维能力提高,患者生活质量改善。2016 年孟凡刚等报道了国内第一项国产迷走神经刺激器的多中心临床试验,72 例的难治性癫痫患者接受 VNS 治疗后 8 个月,33.3% 的患者发作频率减少 80% 以上,59.7% 的患者发作频率减少 50% 以上。

VNS 的刺激参数对癫痫发作有影响。VNS 刺激参数包括输出电流、频率、脉宽以及开/关时间等。医生应当针对每一例患者找到合适的参数以达到最大治疗效果、最小副作用和最长电池使用时间,即针对每一例患者制订个体化的治疗方案。

四、VNS 疗效与胼胝体切开术的比较

胼胝体切开术(corpus callosotomy,CC)最常被用于癫痫的跌倒发作,也可用于 Lennox-Gastaut 综合征(LGS)、癫痫持续状态、全面强直阵挛发作、失神发作等,并一直沿用至今。Lancman 等人对 CC 及 VNS 治疗 LGS 疗效进行了 Meta 分析,26 篇文献中患者的性别、起病年龄、接受手术时年龄及病程差异无统计学意义,但 CC 患者随访时间(37.76±24.05 个月)较 VNS 患者随访时间(16.23±12.39 个月)更长。结果提示在失张力发作上,CC 在 50% 的癫痫控制及 75% 的癫痫控制上具有更好的效果,而其他发作形式如强直发作、强直-阵挛发作、复杂部分性发作和肌阵挛发作的预后无明显统计学差异。Cukiert 等人对 24 名 CC 患者及 20 名 VNS 患者进行随访分析时同样发现 CC 在失张力发作上有较好的疗效,但 VNS 在肌阵挛发作上更具优势,在不典型失神发作、强直阵挛发作和强直性发作上疗效差异无统计学意义。国内关宇光等总结对比了 153 名 VNS 和 85 名 CC。VNS 组术后 6 个月癫痫终止率为 3.6%,术后 5 年为 10.1%,5 年以上的发作终止率为 11.6%;≥50% 缓解率在术后 6 个月为 41.8%,术后 5 年为 65.2%,5 年以

上为 67.4%。CC 治疗组中前段切开和全段切开术后发作消失在术后 6 个月为 11.5% vs 16.1%,术后 2 年为 3.7% vs 7.7%,术后 5 年为 0 vs 5.0%,5 年以上均为 0,≥50% 缓解率在术后 6 个月为 65.4% vs 70.6%,术后 5 年 61.6% vs 62.5%,5 年以上为 57.8% vs 60%。

总而言之,与切除性手术相比,VNS 是一种辅助性的癫痫治疗方法,是药物治疗和传统手术治疗的补充。VNS 可以降低患者的发作时间,降低患者发作的严重程度。超过一半的患者在接受 VNS 治疗之后,发作频率可以降低 50% 以上,而且随着 VNS 治疗时间的延长其疗效具有累积效应。由于受 VNS 机制、适应证以及刺激参数等因素的影响,导致 VNS 疗效存在很大的个体差异,且有 10% 左右的潜在无效的患者存在。如果要进一步提高 VNS 的整体临床疗效,疗效预测、刺激参数的个体化设计等问题需亟待解决。可以预见,随着我国经济的不断发展以及对癫痫发病机制研究的深入,VNS 在癫痫治疗中的应用将更加广泛。尤其我国国产迷走神经刺激系统的上市,将会在临床上广泛使用,使更多的癫痫患者受益。

(孟凡刚 钱若兵)

第三节 脑深部电刺激术治疗癫痫

脑深部电刺激(deep brain stimulation,DBS)治疗癫痫的历史可以追溯至 20 世纪 50 年代,随后的一些报道相继证实了 DBS 治疗癫痫的有效性。最初的靶点包括小脑和丘脑前核(anterior nucleus,ANT),结果显示 DBS 可以减少发作,同时无严重致残。然而这些报道并非双盲研究,缺乏定量化指标,因此结论的可靠性受到广泛质疑。此后,两项针对 17 例患者的小样本对照研究显示小脑 DBS 对癫痫改善无效,致使 DBS 治疗癫痫陷入了停滞。

20 世纪 90 年代,伴随着 DBS 治疗运动障碍性疾病的广泛应用,人们认识到 DBS 具有安全、可逆、可调节和微创的优点,其在癫痫外科的应用重新受到重视,不断有尝试各种不同靶点 DBS 治疗癫痫的报道。目前,DBS 治疗癫痫的主要靶点既包括 ANT、海马、中央中核(centromedian nucleus,CMN)、丘脑底核(subthalamic nucleus,STN)等灰质核团(图 51-2),也包括确定的致痫灶,还包括某些白质传导束。本节将首先介绍 DBS 治疗癫痫的理论基础,然后对目前临床上应用最广泛、临床研究证据级别最高的 ANT-DBS 进行详述,同时也将简要介绍其他有价值的靶点,最后还将对 DBS 治疗癫痫的前景进行展望。

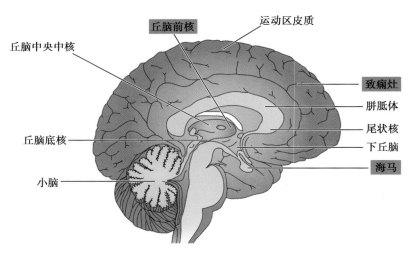

图 51-2　DBS 治疗癫痫的靶点选择

截至目前,临床上已用于 DBS 治疗癫痫的靶点,灰色阴影选定的部分提示已经有针对这一靶点的大规模随机对照研究,证实其有效性。

一、DBS 治疗癫痫的可能机制

作为最常见的药物难治性癫痫,部分性癫痫患者的致痫灶在位置和范围上各不相同,不同患者的发作起始区和症状学也呈现出巨大的异质性,然而不同癫痫患者的放电却会沿着固定的神经通路传导,这些通路整合为神经网络,其中最重要的包括大脑皮质-纹体-丘脑-大脑皮质网络、边缘系统的 Papez 环路和小脑-大脑皮质网络(图 51-3),它们为神经调控提供了重要的节点,对这些节点进行电刺激,可以对癫痫放电传导的病理性信号进行调控,从而达到治疗癫痫的目的,这也是 DBS 治疗癫痫的最重要理论基础。目前已针对这些网络上的诸多靶点开展了 DBS 治疗癫痫的研究,未来的研究方向

可能致力于这些网络上的其他解剖结构,以期寻找到更理想的靶点,或发现新的神经网络。

具体来说,Papez 环路与情感和记忆关系密切,同时参与边缘系统发作(如颞叶内侧型癫痫)的产生和传导,已有的研究针对其中的海马、乳头体、下托和 ANT 进行高频电刺激或毁损,对癫痫放电的传导产生了抑制作用。大脑皮质-纹体-丘脑-大脑皮质网络则参与失神发作和运动皮质的发作,因此这一环路上的结构如 STN 可能成为针对这些发作类型的靶点。

二、丘脑前核电刺激治疗癫痫

1980 年,Cooper 和 Upton 最初报道了 ANT-DBS 治疗癫痫,Upton 等于 1987 年报道双侧 ANT-DBS 治疗 6

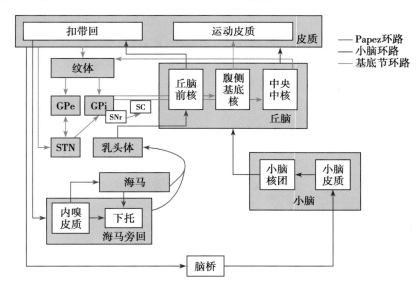

图 51-3　DBS 治疗癫痫涉及的神经网络示意图

与 DBS 治疗癫痫关系最密切的神经网络包括 Papez 环路、基底核运动环路和小脑-大脑皮质网络,目前已针对这些网络上的诸多靶点开展了 DBS 治疗癫痫的研究。

例药物难治性癫痫的长期随访结果,发作类型均为复杂部分性发作,其中4例发作频率明显减少,1例患者无发作达2年以上。此后,有诸多关于ANT-DBS治疗的报道,尤其是2010年和2015年,Fisher等报告了美国17家癫痫中心在110例患者中开展ANT-DBS治疗癫痫的结果(stimulation of the anterior nucleus of thalamus for treatment of refractory epilepsy,SANTE trial),作为一项双盲的随机对照研究(randomized controlled trial,RCT),证实了ANT-DBS的有效性。目前,ANT成为DBS治疗癫痫应用最广泛的靶点,先后获得欧盟成员国、加拿大、澳大利亚、新西兰、以色列等国家的批准,最近美国FDA和中国的CFDA也相继批准了ANT-DBS治疗癫痫。ANT-DBS治疗癫痫的相关研究结果见表51-2。

表51-2 ANT-DBS治疗顽固性癫痫的研究总结

作者和时间	患者数量	刺激参数			发作改善情况
		频率/Hz	电压/V	脉宽/μs	
Upton,1987	6	60~70	3.5~3.8	300	4/6 显著改善
Hodaie,2002	5	100	10	90	55%(24%~89%)
Kerrigan,2004	5	100	1~10	90	平均减少50%
Andrade,2006	6	100~185	1~10	90~120	5/6 例>50%
Lee,2006	3	130	3~7	90	平均减少75%
Lim,2007	4	90~110	4~5	60~90	平均减少75%
Osorio,2007	4	175	4.1	90	平均减少76%(53%~93%)
Andrade,2010	2	NA	NA	NA	1例减少66%,1例sGTCS减少98%
Fisher,2010	110	145	5	90	中位数减少56%,2年应答率54%
Salanova,2015	83	NA	NA	NA	平均减少69%,应答率68%
Lee,2012	15	100~185	1.5~3.1	90~150	平均减少71%,应答率13/15
Oh,2012	9	100~185	1.5~3.1	90~150	平均减少58%,应答率7/9
Gompel,2015	2	4~8	3.5~4	90	1例减少80%,1例减少53%
Piacentino,2015	6	140	4	90	应答率3/5
Voges,2015	9	145	5	90	应答率7/9
Lehtimaki,2016	15	140	5	90	应答率10/15
Krishna,2016	16	>100	2.4~7	90	3年平均减少65%,应答率11/16
Franco,2016	2	145	5	90	1例减少61%,1例减少75%
Valentin,2017	1	NA	NA	NA	减少>60%
Kim,2017	29	130	1.5~3.1	190	3~11年减少62%~80%
Park,2019	7	133	1.9/2.1	184	应答率71.3%
Herrman,2019	18	150	5	90	6个月减少23%

NA:not available(不详)

1. 手术适应证 SANTE研究中,患者的入选标准包括:①18~65岁;②部分性发作,可继发全面性发作;③在过去3个月的发作日记中,发作频率每个月至少6次,但不多于每天10次;④至少曾经服用3种抗癫痫药物,入组时正在服用1~4种抗癫痫药物。这一入选标准提示ANT-DBS至少应该针对药物难治性部分性发作这一群体。

美国FDA批准的适应证包括:①18岁以上;②部分性发作,可以继发或不继发全面性发作;③曾经服用三种抗癫痫药物,不能控制发作;④ANT-DBS属于为减少发作频率的辅助性治疗。我们认为，以18岁以上作为批准的适应证更多的是基于伦理的考虑，18岁以下的儿童患者并非ANT-DBS的禁忌证；同时，作为辅助性治疗的一个前提，是患者应该不具备切除性手术的适应证。事实上，一部分ANT-DBS的患者曾经接受过失败的切除性手术或VNS手术治疗。

2. ANT的解剖 ANT为丘脑前核群中最重要的核团。在轴位平面上，其长轴基本与中线平行，头端略偏内；在冠状面上，其长轴从外上指向内下；在矢状面上，其头端略向腹侧，趴在丘脑表面。ANT的外侧和腹侧籍内髓板（internal medullary lamina，IML）与丘脑外侧核群中的腹前核、丘脑内侧核群中的背内侧核（dorsomedial nucleus，DM）相邻，乳头丘脑束（mammillo-thalamic tract，MTT）也行经其腹侧（图51-4）。ANT的平均长度约为10mm，平均宽度约5.5mm，平均高度约为4mm；在冠状面上，ANT的最大截面积约为14mm²，在矢状位上，ANT的最大截面积约为30mm²。

ANT可进一步分为三个亚核：前腹侧亚核（anteroventral subnucleus，AV）（也称前主亚核，anteroprincipal subnucleus，Apr）、前内侧亚核（anteromedial subnucleus，AM）和前背侧亚核（anterodorsal subnucleus，AD）（也称dorsosuperficial subnucleus，Dsf亚核），其中Apr亚核是DBS治疗癫痫的靶点。纤维联系上，ANT通过穹隆、乳头体和乳头丘脑束接受来自颞叶内侧的纤维投射，发出的纤维投射至同侧扣带回、额叶内侧及颞叶。

根据ANT的解剖特点及亚区划分，按照Schaltenbrand-Wahren图谱（Schaltenbrand-Wahren atlas，SWA）上的坐标，ANT-DBS术中的经验靶点一般选择AC-PC平面上方10~12mm，正中平面旁开5~6mm，AC-PC中点前方0~2mm。不过有作者根据术后的疗效分析提出，与SWA上的经验坐标相比较，有效靶点的位置相对偏前和偏背侧。

3. 手术方法 手术方法无论采用框架式的头架，还是导航或机器人辅助，均与一般的DBS手术过程无明显区别，具体如下：

（1）影像扫描：术前的磁共振序列至少应该包括传统的增强3D-T1（MPRAGE）像和2~3mm层厚的轴位T2像，为了提高灰白质的对比度，更好地显示ANT的边界，我们还常规采用增强STIR（short tau inversion recovery，STIR）序列（扫描参数：TR=8,300ms，TE=22ms，

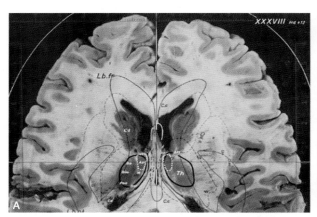
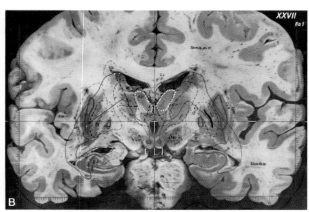
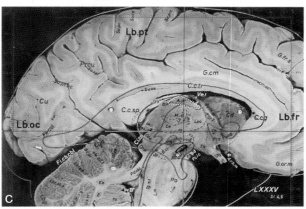

图51-4 SWA上ANT的位置

A. 经过AC-PC平面12mm以上的轴位切面；B. 经过AC-PC中点前方1mm的冠状位切面；C. 经过正中平面旁开4.5mm的矢状位切面。3个平面上分别可以看到Apr亚核的轮廓及大小（黄色虚线标注的部位为Apr亚核）。

TI=120ms,捕获时间 = 7.05 分钟,层厚/层间距 = 2.0mm/0.2mm,矩阵256×256,视野235mm)(图51-5)。近来,也有作者推荐扫描 FGATIR(fast grey matter acquisition T1 inversion recover,FGATIR)序列,可以更好地提高灰白质对比度,清晰地显示乳头丘脑束。手术当天患者安装立体定向头架或者骨性 marker,0.625mm 或 1.25mm 层厚的螺旋 CT 扫描,影像融合后确认靶点的位置。

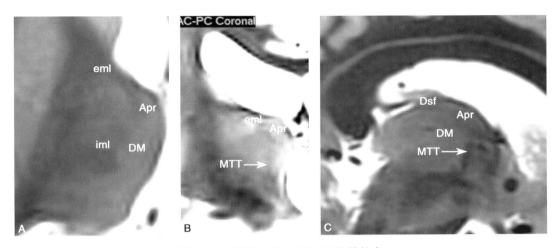

图 51-5　STIR 序列上显示 ANT 的轮廓

A. 轴位 STIR 序列;B. 冠状位 STIR 序列;C. 矢状位 STIR 序列。Apr 亚核的轮廓,可以在 STIR 序列上借助于 IML 和 MTT 显示出来。eml:外髓板;iml:内髓板;DM:背内侧核;MTT:乳头丘脑束。

(2)手术计划:在 T1 像上确认前连合(anterior commissure,AC)和后连合(posterior commissure,PC)的位置,根据 ANT 在 SWA 上的坐标设置靶点坐标,在 STIR 序列的矢冠轴位上分别根据内髓板和乳头丘脑束等结构仔细辨认 Apr 亚核的边界,根据 MRI 直视下显示的 Apr 亚核轮廓调整靶点的坐标,根据脑沟回的走行设计路径,躲开脑沟和血管。

(3)手术过程:电极植入的过程可在局麻或全麻下进行。路径包括额部经脑室入路、额部经脑室旁入路,近年来为了避免经脑室入路增加颅内出血的风险,同时保证更多的触点位于 Apr 亚核内,也有作者选择顶部脑室外入路作为穿刺路径。本节主要介绍目前采用最多的额部经脑室入路的手术过程。患者取仰卧位,头抬高20°,额部常规消毒,铺无菌巾。根据路径设计选择切口及钻孔位置,或于中线旁开 1.5~2cm 做直切口,钻孔位置位于冠状缝前 1cm,电凝并十字形切开硬膜,微电极记录 ANT 的电信号(图51-6),根据确定的电信号情况最终决定靶点植入的深度,一般深度应保证电极的最上方一个触点恰位于侧脑室底壁深方。通过试验性电刺激确认无明显副作用后,固定电极,临时埋置于头皮下。患者继续在全麻下植入刺激器,过程与其他 DBS 手术无异,不在此详述。

(4)术中注意事项:①癫痫患者病因不同,结构改变不同,丘脑的解剖位置、大小等变异较大,绝不能凭借 SWA 上的间接定位法设定靶点坐标,必须借助特殊 MRI 序列在直视下调整靶点的坐标数值;②额部经脑室入路中为防止电极植入的时候在脑室壁表面打滑,可在微电极记录的过程中利用外套筒造瘘,形成隧道;③术中微电极记录结果很重要,可以通过与手术计划对比,判断理论上 ANT 电信号出现的位置与实际记录是否相符,确保植入电极位于 ANT 内;④电极植入的位置尽量使最近端的触点恰位于侧脑室底壁深方,植入后可测试电极的电阻,脑脊液内的电阻明显低于脑实质内,当最近段的触点电阻超过脑脊液电阻时,证实电极触点位于脑实质内;⑤路径设计尽量躲避丘纹静脉,整个过程需轻柔操作,避免损伤脉络丛,降低脑室内出血的风险。

(5)术后程控:术后可再次行 CT 薄层扫描,与术前的 MRI 影像融合,选择位置最佳的触点作为初始刺激触点,一般为最接近侧脑室底壁的触点(图51-7)。刺激模式多采用单极刺激,必要时改为双极刺激。SANTE 研究中,术后 1 个月开机,初始电压 5v,脉宽90μs,频率145Hz,采用循环模式,1 分钟开机,5 分钟关机。此后根据患者的发作情况调整刺激参数。目前,多数癫痫中心的刺激参数与 SANTE 研究类似,以高频电刺激为主。

4. ANT-DBS 的疗效　ANT-DBS 的早期临床应用多为散发病例报道,患者数量少,发作类型不一,随访时间长短不一。SANTE 研究为多中心随机对照双盲研究,结果可信度高,并成为 FDA 批准这一手术的依据,大致可以代表 ANT-DBS 的疗效。

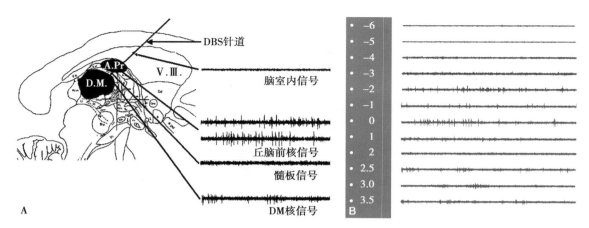

图 51-6　额部经脑室入路中 ANT-DBS 路径上记录到的电信号
A. 该示意图显示 ANT-DBS 电极路径上记录的电信号,依次经过侧脑室、ANT、内髓板和丘脑内侧核群的背内侧核(dorsomedial nucleus,DM);B. 一例 ANT-DBS 患者记录到的路径上-6~-5mm 的时候为脑脊液内的电信号,-3~0mm 之间为 ANT 的电信号,表现为背景明显升高,而后出现散在的爆发性棘波放电,1~2mm 为内髓板的电信号,显示放电基本消失,2.5mm 以下为 DM 的电信号,再次出现明显的放电,但波幅较低。

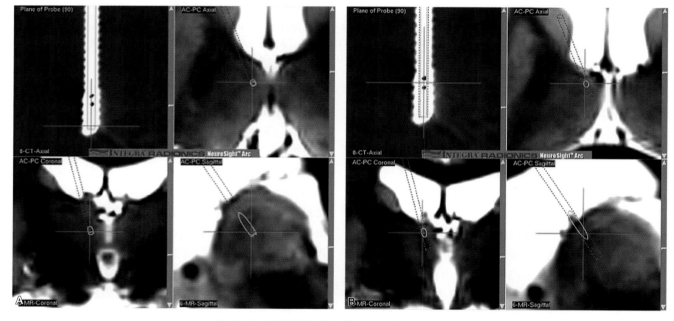

图 51-7　ANT-DBS 植入电极后触点的位置确认
一例患者术后 CT-MRI 融合显示右侧电极的 4 个触点与 ANT 的位置关系。A、B. 分别为电极最腹侧和最背侧触点的位置(每一插图的左上、右上、左下和右下小图分别显示电极长轴、经过该触点的轴位、冠状位和矢状位的 MRI 影像),该患者最背侧的触点恰位于邻近侧脑室底壁的 ANT 内。

在 2010 年的报道中共入组 110 例患者,患者的基线发作频率中位数高达 19.5 次/月,其中 49 例患者曾接受 VNS 植入,27 例患者曾接受切除性手术治疗,85 例患者的发作类型表现为部分性继发全面性发作。经过 3 个月的双盲期,刺激组的发作中位数减少 40.4%,而对照组的发作中位数减少 14.5%,同时刺激组的复杂部分性发作、最严重发作和发作相关伤害明显低于对照组,说明 ANT-DBS 术后早期即发挥了明确的抗癫痫作用。2 年的随访结果显示,患者发作频率的中位数减少 56%,54% 的患者发作减少 50% 以上,14 例患者曾经至少 6 个月无发作。

2015 年,SANTE 研究进一步报道了 5 年的长期随访结果,显示患者发作频率的中位数减少 69%,发作严重程度和生活质量均获得明显改善。68% 的患者发作减少超过 50%,17 例(16%)患者曾经至少 6 个月无发作,6 例患者曾经连续 2 年以上无发作,在 5 年的随访时间点上,11 例患者至少已经连续 6 个月无发作。这一结果证实 ANT-DBS 对癫痫发作的改善长期有效。神经心理评估的量表显示,术后 5 年患者在注意力、执行功能、抑郁、紧张/焦虑、情绪障碍和主观认知功能方面均有明显的改善。

亚组分析研究对比了不同发作类型的改善情况,术后1年和5年的发作减少中位数颞叶癫痫分别为44%和76%,额叶癫痫分别为53%和59%,其余类型的发作分别为34%和68%,提示不同类型的发作均有改善,以颞叶癫痫改善最理想。术后1年和5年的发作减少中位数在曾行VNS植入的患者中分别为40%和69%,在曾行切除性手术的患者中分别为45%和69%,提示即使VNS或切除性手术失败的患者同样可以尝试ANT-DBS。

ANT-DBS的安全性也是需要考虑的问题。SANTE研究中,除DBS手术的装置相关合并症以及手术相关合并症以外,也报道了抑郁、记忆力损害、自杀等合并症。由于癫痫患者合并这些方面共病的发生率很高,因此不能确定这些合并症是否与ANT-DBS有关。然而,这些问题依然需要引起临床医生的足够重视。在我们的ANT-DBS手术患者中,曾有一例术后抑郁与开机存在明确的相关性,关机后抑郁随即缓解。

事实上,SANTE研究结束后,有作者回顾了SANTE研究的植入靶点位置,由于当时对ANT的定位认识不足,部分电极并未准确植入Apr亚核。因此有理由相信,随着植入靶点越来越精准,ANT-DBS的疗效还将逐步改善。此外,有人认为,ANT-DBS获得良好疗效的影响因素包括:①电极位置靠前;②患者为颞叶深部或额颞叶边缘系统发作;③MRI阴性,即无明显结构异常;④通过闭环刺激试验实现个体化最佳刺激参数。

三、其他靶点治疗癫痫

除ANT外,还有诸多的神经结构曾被用于DBS治疗癫痫,包括小脑、海马结构、STN、尾状核和丘脑的CMN等。有些靶点虽然应用很早,然而由于相关报道仅来自于少数作者,且结果不一致,以及某些RCT研究的结果为阴性,导致这些靶点如小脑和尾状核,目前几乎已不再应用于临床,在此不再介绍。本节仅选择性介绍近年来报道较多的海马和CMN,STN作为在运动障碍性疾病中最常用的核团,在癫痫中的应用也将略作介绍。这些核团DBS的相关报道总结见表51-3。

表51-3 CMN、海马和STN-DBS治疗癫痫的相关报道

作者和时间	患者数量	靶点	刺激参数			发作改善情况
			频率/Hz	电压/电流	脉宽/μs	
Fisher,1992	7	双侧CMN	65	变化	90	减少30%
Velasco,1995	6	双侧CMN	65	0.45~0.8A	90	GTCS几乎消失,CPS不变
Velasco,2006	13	双侧CMN	130	0.5~0.6A	450	80%
Valentin,2013	11	双侧CMN	60/130	<5V	90	6/6 GTCS和1/5FLE应答
Son,2016	14	双侧CMN	130	2.2V	120	平均减少68%(25%~100%)
Tellez-Zenteno,2006	4	单侧海马	190	1.8~4V	90	减少15%
Velasco,2007	9	双侧海马	130	0.3A	90	减少50%~70%(HS)
Boon,2007	10	双侧AH	130	2~3V	450	应答率7/10
Boex,2011	8	单侧AH	130	0.5~2V	450	4/6应答,其中2例无发作
Cukiert,2014	9	单/双海马	130	1~3.5V	300	单侧76%~80%,双侧66%~100%
Cukiert,2017	16	单/双海马	130	2V	300	50%无发作,88%应答率
Chabardes,2002	5	单/双STN	130	1.5~5.2V	60~90	4/5例减少64%
Lee,2006	3	双侧STN	130	0.8~3.2V	60	减少49%
Handforth,2006	2	双侧STN	130~185	<3.5V	60~90	分别减少50%和33%
Vesper,2007	1	双侧STN	130	2.5~3V	90	减少50%

FLE,frontal lobe epilepsy(额叶癫痫),AH,amygdalohippocampus(杏仁核海马)。

（一）海马

1. 适应证 海马电刺激的适应证主要针对颞叶癫痫。虽然颞叶内侧型癫痫切除性手术疗效良好，但对于下列情况无法考虑切除性手术，包括：①优势半球的颞叶内侧型癫痫如言语记忆尚未受损；②双侧颞叶内侧型癫痫；③曾行一侧颞叶切除术后癫痫复发，评估显示对侧颞叶内侧型癫痫。此时，海马的 DBS 成为重要的治疗选择。

2. 手术策略 海马结构体积巨大，在 MRI 上很容易分辨。手术一般采用顶枕部路径，由于海马尾在向后方走行的过程中向内侧转弯，因此电极的路径一般会穿经海马头和海马体部。具体做计划时，可以选取海马头的最前端作为电极的尖端，在同一矢状面上选择海马体部的中点，二者连线即为 DBS 植入电极的路径。术中一定要用外套筒穿刺形成一个硬通道，一方面是由于海马的 DBS 手术也是经脑室入路，另一方面则是由于针对的病理多为海马硬化，穿刺路径组织坚硬，电极直接穿刺可能遇到困难。另外，可根据术前评估的结果选择单侧或双侧海马 DBS。

3. 手术疗效 针对颞叶癫痫这一群体，海马 DBS 的疗效比较肯定（表 51-3）。有研究认为，海马 DBS 术后获得良好疗效的影响因素包括：①MRI 阴性，即不伴有影像学上海马硬化的颞叶癫痫；②电极的位置接近下托，或位于海马结构和脑回内；③海马硬化的患者采用更大强度的刺激。不过上述影响因素来自于某些作者的研究，并未得到广泛认可，如也有人认为对于颞叶癫痫，无论是否存在海马硬化，海马的 DBS 均可获得良好疗效。

在电刺激的安全性方面，多数文献报道，海马 DBS 对记忆力未造成明显损害。

（二）CMN

1. 解剖与适应证 与束旁核共同构成丘脑板内核群的后组，属于网状结构上行激动系统的一部分。传入纤维上，CMN 接受来自运动皮质和 GPi 的投射。其传出纤维具有广泛的皮质投射，在觉醒和皮质兴奋性的保持上具有重要作用；同时还发出大量纤维投射至纹体和运动皮质，因此也参与皮质-纹体-丘脑-皮质环路。基于这样的解剖基础，CMN 应该成为运动相关癫痫的靶点。事实上，虽未见文献中对 CMN-DBS 适应证的总结，但围绕 CMN-DBS 的研究主要针对全面性癫痫，尤其是 Lennox-Gastaut 综合征（Lennox-Gastaut syndrome，LGS）。

2. 手术策略 CMN 属于丘脑的板内核群，目前无法在 CT 和 MRI 上直接显示，只能依据 SWA 的坐标完成间接定位，即在后连合水平，中线旁开 10mm 作为 CMN 的靶点坐标。由于电极的路径上经过侧脑室，因此也需要先利用外套筒这一硬通道形成隧道，再植入电极。可以利用宏刺激确认靶点，即 3~6Hz 的低频刺激可引起刺激锁时的募集反应，双侧均可记录，只是刺激侧的募集反应幅值略高；高频刺激不会引起募集反应，但会引起直流电漂移（DC shift）。

3. 手术疗效 CMN-DBS 治疗癫痫的疗效报道主要来自于 Velasco、Fisher 和 Valentin 等作者所在的几家中心，目前还缺乏大规模 RCT 研究的证据。尽管有患者参加单盲的交叉对照研究，但由于试验组获益后不愿被交叉至对照组，研究结果难以反映真实情况。近期的报道中，11 例癫痫患者接受单盲对照试验，其中 5 例额叶发作，盲期仅 1 例发作减少>50%，长期随访 2 例发作减少>50%；6 例全面性发作，盲期全部发作减少>50%，长期随访 5 例发作减少>50%，其中 1 例发作减少>99%，3 例发作减少在 65%~90% 之间，这一结果支持 CMN-DBS 对于全面性发作效果良好的报道。

综合文献结果，CMN-DBS 术后获得良好疗效的影响因素包括：①电极位置通过影像和术中电生理双重确认；②患者为 LGS，或全面性发作。

（三）STN

STN 作为 DBS 的靶点，应用最广泛的领域是运动障碍性疾病，尤其是帕金森病。由于其属于基底核运动环路中的重要核团，因此推测 STN-DBS 也可能具有改善癫痫的效果。

关于 STN-DBS 治疗癫痫的报道目前还不多，最早来自于 Chabardes 的 5 例患者，结果 3 例中央区症状性癫痫的患者发作减少 67%~80%，1 例 Dravet 综合征的患者发作也有减少，1 例患者无效。此后相继有散在的 STN-DBS 治疗癫痫的报道，其中 Wille 等报道了 5 例成人的进行性肌阵挛，STN-DBS 术后 12~42 个月，所有患者发作均有减少，在 30%~100% 之间，同时生活质量明显改善。Ren 等报告了 7 例局灶运动性发作的癫痫患者，结果高频率的 STN-DBS 能够显著抑制运动皮质的节律性癫痫样放电。北京天坛医院近期对一例表现为局灶性肌阵挛持续状态的成人 Rasmussen 脑炎患者实施 STN-DBS，术后 3 个月随访时，患者口角抽搐明显缓解（图 51-8）。

基于 STN 在基底核运动环路中的角色以及散在的临床报道结果，未来 STN-DBS 可能更多用于肌阵挛癫痫等以局灶运动症状为主要特点的癫痫，其疗效如何则需要更多的病例及 RCT 研究揭示。

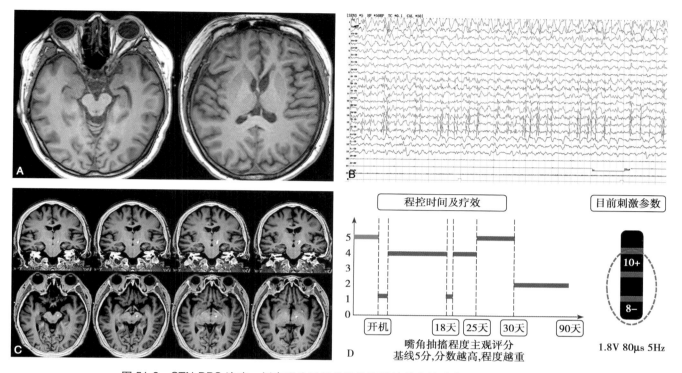

图 51-8　STN-DBS 治疗一例表现为局灶性肌阵挛持续状态的成人 Rasmussen 脑炎

患者女性,37 岁,发作性抽搐伴记忆力减退 5 年。术前主要发作表现为右侧口角抽搐,言语不能,意识保留,呈持续状态,STN-DBS 术后 3 个月随访,口角抽搐明显缓解。A. 术前 MRI T1 加权像显示左侧海马萎缩,侧脑室颞角扩张,左侧外侧裂周围脑萎缩,左侧尾状核头明显萎缩;B. 发作期脑电图显示颞区肌电伪差,与左侧中央区慢波节律呈同步化,同期录像显示患者右侧口角局灶性肌阵挛持续状态;C. STN-DBS 后电极位置,触点前端至 STN 与 SNr 之间;D. 术后 3 个月随访结果,患者口角抽搐明显缓解。

四、脑深部电刺激治疗癫痫的未来方向

病理生理机制上,任何癫痫发作均与大脑的异常放电有关,DBS 直接调控大脑的电活动,因此有理由相信,未来其在癫痫的治疗领域应该有更广阔的前景。

1. 更理想靶点的选择　目前曾经应用的靶点仅占前面提到神经网络中的一部分,而这些环路上还可能有潜在的更理想靶点,如近年来有作者提出可尝试利用隔核、丘脑的背内侧核、丘脑枕、梨状皮质等作为 DBS 的靶点治疗癫痫,这有赖于更多的动物实验,并在此基础上开展更多的临床试验。近年来,针对白质纤维的 DBS 研究提示,穹窿、海马联合、乳头丘脑束等也可能成为 DBS 治疗癫痫的靶点,白质纤维电刺激的优势在于可能利用更小的电流影响更大范围的皮质。此外,对癫痫机制的研究还可能发现更多神经网络的共同通路,从而提出更多的新靶点。

2. 最佳手术适应证的选择　有不少作者认为,ANT-DBS 的最佳手术适应证是边缘系统癫痫尤其是颞叶癫痫,但缺乏循证医学证据。类似的,很多目前已经应用的靶点都缺乏最佳适应证的研究结果,所有的推测均来自于病例报道。未来更多 RCT 和针对不同靶点的机制研

究可能导致不同癫痫患者在靶点选择上实现个体化原则,根据不同的发作类型、致痫灶选择不同的靶点。

3. 最佳刺激参数的选择　目前 DBS 治疗癫痫多采用高频电刺激。而 Gompel 等于 2015 年报道 2 例双侧颞叶癫痫患者,电极同时植入双侧 ANT 和海马,术后分别用 4Hz 和 7Hz 进行电刺激,电刺激 ANT 的同时在海马可以记录到诱发电,随访 12 周,2 例患者发作分别减少 80% 和 53%,这一研究提示低频电刺激可能同样有治疗癫痫的作用。近来还有研究利用不同频率电刺激 ANT,结果在 20 ~ 45Hz 时,ANT 和海马的同步化最强,而更低的频率和高频电刺激下,ANT 和海马的同步化均较弱,提示了低频和高频电刺激都有可能抑制癫痫。可见,未来的研究还可以在刺激频率上做更多的尝试。

（张　凯　杨岸超）

第四节　癫痫的反应性神经调控治疗

一、概述

随着癫痫外科的发展,开颅手术治疗成为难治性癫

痫的有效解决方案,但由于致痫灶不能精确定位、存在多个致病病灶、癫痫灶位于功能区、患者不能接受手术带来神经功能障碍的风险等原因,有超过50%的难治性癫痫患者,不适合接受切除性手术治疗。难治性癫痫反复发作有致残甚至致死风险,给我国乃至全球社会健康与经济发展带来了沉重负担。随着医学技术发展,神经调控成为难治性癫痫治疗的重要手段之一。

以电刺激为主的神经调控手段越来越多应用于临床难治性癫痫的治疗,其中迷走神经电刺激(vagus nerve stimulation,VNS)和脑深部电刺激(deep brain stimulation,DBS)治疗难治性癫痫已经获得了欧盟CE和美国FDA认证。这两种技术采用的是开环电刺激方法,即对难治性癫痫患者的颈部迷走神经或大脑深部核团施加持续性的周期性电刺激,而不考虑患者本身是否真的出现了癫痫发作。这一方法虽然取得了一定效果,也存在着一定的问题,即周期性及长时间的电刺激对大脑带来的影响是难以评估的。有研究指出,不恰当的电刺激参数不仅不能减少癫痫发作频率和时间,甚至会诱发和恶化癫痫发作。相比较开环的电刺激治疗手段,反应性电刺激方法则需要对患者的脑电进行长时间的连续监测,当患者脑电表现出癫痫发作特征时给予适当的反应性电刺激,实现对癫痫的抑制,从根本上减少了对患者不必要电刺激的时间,从而将电刺激可能带来的副作用最小化。同时在反应性电刺激系统中对电刺激后的脑电进行实时监测和反馈,能进一步优化电刺激参数。从治疗效果上来看,反应性电刺激可以更为有效地减少癫痫患者的癫痫发作次数及发作时长,其治疗效果要略优于VNS的刺激方法。

近年来基于反应性电刺激治疗难治性癫痫的唯一临床可使用产品是RNS®系统。RNS临床试验共进行了3个阶段:Ⅰ~Ⅱ期临床试验纳入了65例患者进行为期2年的安全性研究。Ⅲ期临床试验纳入了191例患者进行了为期2年的多中心随机对照临床试验。在3个月的双盲试验期间,刺激组和对照组患者癫痫平均发作频率减少了41.5%和9.4%,有显著统计学差异($P=0.008$)。在随后的开放性标签试验中,所有患者均启动了RNS,治疗后1年和2年癫痫发作频率下降的中位数分别为44%和53%。Ⅳ期临床试验在前期基础上进行的七年长期治疗试验(LTT),一共纳入230名患者,以评估疗效和安全性。研究结果显示,随着时间的推移,RNS系统治疗持续受益,在第3年开始时,癫痫发作的中位百分比减少了60%,在第6年开始时,中位百分比减少了66%,到第9年时减少了75%,其中35%的患者癫痫发作频率降低90%。有18.4%的患者经历了大于1年无癫痫发作,在最后一次随访中有62%的患者治疗后无癫痫发作,所有患者平均无癫痫发作期为3.2年。随着时间的推移,患者的生活质量有了适度的改善。长期结果表明,RNS的治疗效果会随着时间的推移而逐渐增加,其治疗机制可能存在一种长期的神经环路重塑作用。除此之外,RNS的一项为期5年的非随机、观察性、前瞻性研究(post-approval study,PAS)正在进行,计划在30个中心招募300名患者。旨在描述在实际使用过程中RNS的安全性、有效性和设备寿命。2021年,国内首款基于脑机接口的反应性神经调控设备Epilcure™也已完成了3例临床植入,半年临床疗效显著,目前已进入大规模临床试验阶段(图51-9)。

二、RNS的技术和功能特点

(一)基本配件

RNS系统的植入式组件包括:内置电池、程控装置、无线信号接收装置一体的刺激器、刺激电极,即1或2

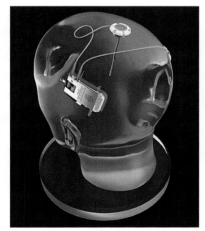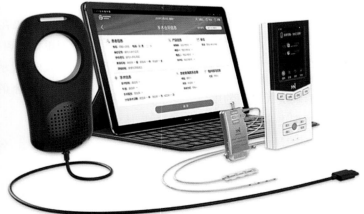

图51-9　Epilcure™设备

个深部和(或)皮质条状电极以及连接导线。

刺激电极可以放置在术前评估的癫痫发作起始区,如在大脑致痫皮质;也可以植入深层结构,如海马。刺激电极也可以交替放置在不同的半球位置,如双颞叶癫痫或有两个发作起始区的癫痫。刺激电极通过连接导线与刺激器相连接,刺激器嵌入式固定在颅骨。

RNS 系统的外部组件包括:供医生使用的无线程控仪及传感棒。程控仪配备专门程序的电脑,通过连接传感棒与刺激器实现通信连接。医生通过检测、检索和查看由神经刺激器提供的数据,例如脑电记录样本、电池测量、导线阻抗、编程设置、刺激的时间和日期等数据,了解目前工作状态和脑电放电特点,为每个患者量身定做反应性刺激参数,并根据患者的临床控制效果以及设备提供的定量脑电图数据,在推荐的设置范围内动态调整刺激参数,以达到更理想的神经调控效果。

(二)　刺激发生机制

刺激器通过植入电极,持续监测致痫区脑电图活动,并通过刺激器内置的程控系统,监测异常电活动。刺激器程控系统共从三个方面监测目标区域的放电信息:线长监测,用于实时监测脑电振幅和放电频率的动态变化;面积监测,用于监测整体 EEG 信号强度的变化;带通监测,用于监测棘波放电和特定脑电频率带的电活动。临床医生通过体外程控仪,根据患者的个体情况,通过修改相应的监测参数,提高检测个体患者 ECoG 或声部电极场电位异常活动的敏感性和特异性。当刺激器监测到的异常脑电活动一旦达到刺激器预设程序的激发设置时,刺激器就会自动激发放电,通过刺激电极,按预先设定的电流、频率、脉冲持续时间等参数,将电流刺激传送到相应的刺激部位,实现电刺激治疗的目的(图 51-10)。

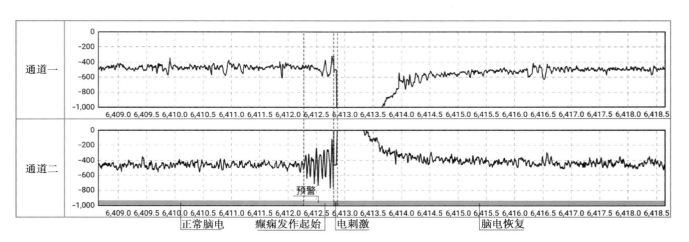

图 51-10　癫痫的检测、预测、刺激发生及脑电恢复过程

(三)　刺激参数设置及电池寿命

医生通过连接到刺激器的各电极点(最多 8 个)和刺激器进行任意组合,规划刺激途径,每次刺激由 2 个单独可编程的脉冲组成,给予不同类型的刺激参数。一旦初始检测和刺激发生后,如果刺激器检测到的相应电活动没有解决,刺激器可以提供额外的 4 个刺激,给予补充电刺激。医生根据患者的脑电特点和临床发作实际情况,设定相关参数。相关刺激参数的选择范围是:刺激频率 1~333Hz,电流 0.5~12mA,脉冲宽度 40~1 000 微秒,脉冲持续时间:10~500 毫秒。医生通过对上述参数之间的组合,进行编程。最常用的刺激参数设置为:频率 100~200Hz,电流 1.5~3mA,脉冲宽度160 微秒,触发时间 100~200 毫秒。通常,患者每天有600~2 000 次检测(即电刺激活动),每天的刺激时间加起来约 6 分钟。在常用的刺激参数设置下,电池寿命估计为 8 年。

三、RNS 在药物难治性癫痫中的应用

目前尚无专家共识或指南给出 RNS 治疗的适应证。但美国 FDA 批准的 RNS 治疗适应证包括:①18 岁以上的药物难治性癫痫患者,既往使用过至少 2 种及以上抗癫痫药物治疗无效。②近 3 个月每个月至少发作3 次以上,伴有致残性癫痫发作。③经过详细评估后存在不超过 2 个癫痫灶。通常,RNS 多被用于治疗成人 MTLE、具有 2 个及以下癫痫灶或位于功能区的新皮质药物难治性癫痫。但也有临床试验报道将 RNS 用于治疗儿童癫痫、多病灶(>2 个)及全面性癫痫等。

(一)　药物难治性 MTLE

前颞叶切除术是治疗药物难治性 MTLE 最有效的方法,但双侧起源的 MTLE 无法通过手术治疗。在可以手术治疗的 MTLE 患者中,约30% 患者在术后仍存在癫痫发作。并且因为手术可能造成记忆或语言缺失的风

险,一部分 MTLE 患者不愿意接受切除或激光消融手术治疗。对于这些患者来说,RNS 是一种潜在的治疗选择。Geller 等报告了 111 例 RNS 治疗药物难治性 MTLE 患者,这些患者均有较长的癫痫病史(平均 19.8 年),平均每月发作频率为 15.1 次。其中,72% 的患者为双侧起源,55% 的患者有单侧或双侧海马硬化。RNS 植入策略如下:对于双侧 MTLE,沿着海马纵轴植入 2 根深部电极;对于单侧颞叶癫痫,在发作侧海马植入 1 根深部电极并在前颞下区植入一根皮质电极;对于既往有前颞叶切除病史的患者,电极可根据情况放置在单侧残存的内侧颞叶结构或切除灶边缘、对侧或双侧。该研究在末次随访时(平均 6.1 年),癫痫发作频率减少的中位数为 70%,治疗反应率为 64.6%,致残性发作平均减少了 66.5%。分别有 45%、29% 和 15% 的 MTLE 患者无癫痫发作时间达到了至少 3 个月、6 个月和 1 年。对于海马硬化或非硬化患者,RNS 治疗效果的差异没有统计学意义。同时,该研究对 62 例患者进行术后 CT 和 MRI 检查以判断电极植入位置,发现 31 例电极在海马内,31 例电极在海马外。但是,两组患者癫痫发作减少率的差异并无统计学意义。另有一项研究提出,RNS 治疗双侧 MTLE 时将电极植入到海马外侧或颞干的白质是可行的,不仅可以避开海马体影响记忆,也减少了侵犯颞角或海马血管的风险。

(二) 新皮质药物难治性癫痫

切除手术治疗局灶性新皮质药物难治性癫痫的疗效取决于术前是否明确癫痫灶。在明确癫痫灶的情况下手术,有 53% 的患者可达到癫痫无发作;而在未明确癫痫病灶情况下手术,仅有 26% 的患者可以达到癫痫无发作。尤其对于功能区癫痫灶,手术切除存在较大的神经功能缺损风险。因此,可以考虑将 RNS 作为新皮质药物难治性癫痫的一种治疗选择。Jobst 等报道了 126 例采用 RNS 治疗的新皮质癫痫患者。随访 2 年时,癫痫发作频率减少的中位数为 44%,末次随访时(平均 6.1 年)的癫痫发作频率减少的中位数为 58%,治疗反应率为 55%。分别有 37% 和 26% 的患者无癫痫发作时间达到了至少 3 个月和 6 个月。其中,额顶叶癫痫、颞叶癫痫和多叶癫痫发作频率减少的中位数分别为 70%、58% 和 51%。Ma 等报道了单中心 30 例 RNS 治疗的新皮质癫痫患者,末次随访时(平均 21.5 个月),癫痫发作频率减少的中位数为 75.5%。Chen 等报道了 8 例岛叶癫痫,所有患者均在岛叶出现了发作期和发作间期放电,术后 6 例患者癫痫发作频率减少了 50% 以上。未出现与岛叶刺激相关的并发症。上述结果提示了 RNS 在新皮质难治性癫痫中的临床应用及良好疗效。

(三) 儿童药物难治性癫痫

美国 FDA 尚未批准 RNS 用于儿童药物难治性癫痫的治疗,目前仅有临床试验的个案报道。Kokoszka 等报道了 1 例 14 岁的药物难治性癫痫患儿,既往经过 2 次病灶切除及 1 次胼胝体切开手术均未见良好效果,诊断考虑为左颞和右额局灶性皮质发育不良 I c 型,随后在患儿双侧病灶区植入 2 根皮质电极进行监测,在双侧丘脑前核植入 2 根深部电极进行反应性刺激。术后 19 个月随访时,该患者癫痫发作次数从术前的每天 15~30 次减少到每天 3 次,而且癫痫发作严重程度明显减轻。另 1 例 9 岁的患儿,因病灶位于左侧运动和语言皮质而无法行手术切除,行 RNS 治疗 17 个月后,该患儿的癫痫发作次数从每月 12 次减少到每月 2 次,药物剂量也得到明显减少。Kwon 等报道了 2 例通过丘脑中央中核 RNS 治疗兰诺克斯-加斯托综合征(Lennox-Gastaut syndrome)的药物难治性癫痫患儿。第 1 例 7 岁患儿既往行病灶切除和 VNS 均无明显疗效,RNS 治疗 26 个月后,癫痫发作次数由每日数次减少为每月偶尔的短暂发作。另 1 例 12 岁患儿 RNS 治疗 1 年后,癫痫发作频率减少了 75%~95%,从每日发作 50 次以上减少到每天发作 2 次。Bercu 等也报道了 6 例行 RNS 治疗的药物难治性癫痫患儿,大部分患儿的癫痫发作频率减少 50%~75%,并且随着时间延长,发作频率有持续下降的趋势。Kokoszka 等认为,RNS 采用的是一种调节而不是破坏性的手术方式,相对更安全。长期随访的脑电数据可指导进一步的临床管理,对儿童癫痫有重要的临床意义。

(四) 多病灶或全面性药物难治性癫痫

癫痫被认为是一种网络性疾病,因此刺激癫痫的网络关键节点也可有效控制癫痫。国外一些学者利用 RNS 治疗多病灶及全面性药物难治性癫痫进行一些尝试治疗。Elder 等报道了 3 例丘脑前核 RNS 治疗多病灶药物难治性癫痫患者。其中 2 例既往行病灶切除或 VNS 手术无效。3 例患者均将深部电极植入丘脑前核进行电刺激,另将一根皮质电极植于皮质表面用于监测。术后随访时间>33 个月,3 例患者的癫痫发作程度均减少 50% 以上,且未出现包括情绪、记忆,或行为改变等不良反应。Herlopian 等报道了 1 例 34 岁全面性癫痫患者,在皮质表面和丘脑前核分别植入皮质和深部电极用于癫痫监测及反应性刺激。随访 2 年后,该患者的癫痫发作减少了 90%~95%,且发作时间及程度均有下降。另外,Burdette 等报道了 7 例存在致残性癫痫发作的药物难治性癫痫患者,经丘脑中央中核 RNS 治疗后致残性癫痫发作频率减少了 88%,所有发作类型减少了73%。Kokkinos 等报道了1例眼睑肌阵挛伴失神的药物难治性癫痫患者,通过丘脑中央中核和腹中间核 RNS 治疗后患者失神发作的次数从平均每天60次降低到<10次。上述临床研究为 RNS 治疗多病灶或全面性药物难治性癫痫提供了一定证据。但未来,尚需更多的临床数据进一步证明其有效性及安全性。

四、植入 RNS 系统的操作要点

与 DBS 电极植入术或皮质(深部)电极植入术相比,RNS 系统的植入手术只是增加了合理设计刺激器的安装部位,以及将刺激器稳妥安置在颅骨骨槽中的操作环节。

1. 术前准备　常规术前准备及麻醉。根据术前评估的结果,确认深部电极或皮质电极植入部位。

2. 植入电极　深部电极的植入通过立体定向完成,同常规操作技术。如同 DBS 的电极植入过程,应特别注意颅骨钻孔时,确保骨孔直径与深部电极固定器大小相匹配,以深部电极固定器能够牢固、平稳地安放进入颅骨骨孔口内为佳,并以两枚配套的自攻螺钉,将深部电极固定器固定在颅骨表面。切开硬膜后,将硬膜电极随着套管针插入目标靶点,通过固定器的卡环固定深部电极,确保电极没有移位,随后放置固定器盖帽。如需要植入硬膜下条状电极,常规操作,将条状电极推送到皮质表面预定位置,条状电极远端通过电极固定装置进行固定。

3. 植入刺激器　首先用刺激器的金属固定底座在颅骨表面适当位置标记出相应范围,然后以高速铣刀将标记区域的颅骨取下。骨窗边缘止血彻底后,放入刺激器的金属底座,用配备的4个自攻螺钉将其固定在颅骨表面。将刺激器与皮质电极或深部电极连接后,将刺激器放置在刺激器固定底座内。

4. 建立闭环环路　将程控器与刺激器遥测传感棒相连,通过程控器测试植入电极的各个触点的电阻值,并进行脑电图描记,以确定各个组件工作正常。

5. 术后处理　术后患者如果没有出血、感染等并发症迹象,2~3天内可正常出院,出院前应该为患者进行术后头部 CT 扫描和头颅 X 线检查,留存临床资料,术后第3天,可以打开刺激器,与程控器进行首次通信。在以后随访中,可以将更多的编程程序通过体外遥测技术输入刺激器,并对患者病情进行参数刺激调整。

五、RNS 的术后并发症

RNS 术后最常见的不良事件是植入部位感染,其发生率约为2.9%~5.2%。颅内出血的发生率为0.8%~

2.7%。与器械相关的不良反应包括导线断裂和再植,发生率为2.0%~2.6%。另外,RNS 植入患者中癫痫猝死的发生率为2‰/年,低于药物难治性癫痫患者人群的预期猝死率。在 RNS 治疗 MTLE 的患者中,有14.4%患者出现闪光幻觉;有6.3%的患者出现轻度记忆损伤;有5.2%的患者出现抑郁相关并发症,但这些患者大部分有抑郁病史。总体来说,RNS 的术后并发症并未高于其他神经刺激器械植入后的并发症发生率。此外,RNS 治疗对患者记忆及认知可能存在受益,例如,RNS 治疗的新皮质癫痫患者术后在命名测试中有显著改善,而部分颞叶癫痫患者在学习、记忆和认知方面有显著改善。

六、RNS 与其他神经刺激术的比较

(一) RNS 与 VNS 的比较

VNS 在1997年被美国 FDA 批准作为药物难治性癫痫的辅助治疗手段。据文献报道,经 VNS 治疗后,有45%~65%的癫痫患者的发作频率降低50%以上。同时,VNS 的治疗效果随着时间的推移逐渐提高,治疗反应率在3、6、12、24、36个月时分别为38.9%、46.8%、55.8%、57.7%和58.8%。Wang 等回顾性分析了单中心的23例 MTLE 患者,在基线水平基本一致的情况下,行 VNS 和 RNS 治疗后1年的反应率分别为45.5%和66.7%($P=0.318$)。Ellens 等回顾性分析了单中心30例复杂部分发作的药物难治性癫痫患者,VNS 和 RNS 治疗后的发作频率减少中位数分别为66%和58%($P=0.87$)。但上述研究的样本量较小且为回顾性,仍有待于前瞻性大样本的临床研究验证。另外,VNS 的治疗适应证更广泛,包括所有年龄段的药物难治性癫痫患者及全面性癫痫患者。但是,VNS 的治疗效果与癫痫类型及年龄密切相关。全面性癫痫患者的疗效优于局灶性癫痫,儿童癫痫疗效优于成人癫痫。近期也有研究报道 RNS 用于治疗儿童癫痫及全面性癫痫。因此,对 VNS 和 RNS 的治疗选择及疗效对比有待进一步研究证明。

(二) RNS 与 DBS 的比较

DBS 在2018年获得美国 FDA 批准用于治疗药物难治性癫痫。2010年的丘脑前核电刺激治疗癫痫(stimulation of the anterior nucleus of the thalamus in epilepsy,SANTE)研究报道了110例采用 DBS 治疗药物难治性癫痫患者。在双盲试验期间,刺激组患者的癫痫发作频率减少了36.3%,对照组减少12.1%。在开放性标签试验5年后,受试者癫痫的发作频率减少的中位数为69%,反应率为68%。目前尚无 RNS 和 DBS 治疗难治性癫痫的直接效果比较,但根据两项临床试验结果显

示,治疗 5 年后癫痫的发作频率下降的中位数相似(64.6% vs 69%)。RNS 在术后认知改善和抑郁发生率方面具有明显优势。DBS 治疗难治性颞叶癫痫的患者中有 18.2% 出现感觉异常。另外,与额叶癫痫相比,DBS 对颞叶癫痫更有效,而 RNS 对新皮质癫痫和 MTLE 同样有效。

七、RNS 作为长程脑电监测装置的临床应用

RNS 系统可以长期在体记录癫痫患者脑电信号,因此可用于癫痫相关的临床研究。最近一项研究表明,癫痫样活动具有显著的昼夜节律性。额叶和颞叶新皮质癫痫有一个明显的单相夜间主导节律,而内侧颞叶-边缘系统癫痫表现更为复杂的节律模式。Quraishi 等发现,加入新抗癫痫药后的前 1~2 周,对癫痫样活动的检出率可以预判该药物的疗效,可提供一个早期、客观的疗效预判指标。另外,Hirsch 等利用 RNS 对 24 例双侧 MTLE 患者进行了长期脑电图监测及偏侧性诊断,并指导了二次切除手术治疗,患者术后致残性癫痫发作减少中位数为 100%,平均发作减少了 94%。因此,RNS 不仅有助于癫痫机制的探索,未来的药物或手术治疗方案也可以根据 RNS 提供的信息进行更精准的个体化治疗。

八、未来展望和总结

神经刺激发挥治疗效果的机制仍不清楚。尽管 RNS 最初被认为是一种即时终止癫痫发作的方法,但随着时间的推移,慢性刺激对致痫网络的神经调节作用逐渐增强。鉴于潜在的机制仍然不透明,刺激参数的选择仍然是经验性的,个体化参数调整有望提供更精准的治疗。迄今为止,已存储了大量通过 RNS 系统采集到的颅内电生理数据,利用机器学习的方法能快速有效处理此类大型数据集从而优化多维刺激参数。多个临床研究中心汇集 RNS 治疗相关临床和电图数据将有助于优化 RNS 系统的预测和治疗过程。

RNS 对于药物难治性癫痫患者是一种潜在的辅助治疗手段。现有的临床试验初步提示 RNS 治疗效果、安全性及耐受性良好,且随着时间的推移效果持续提高,具有潜在的临床应用前景。RNS 相对于 VNS 和 DBS 的疗效尚未直接确定,但每种设备的不同特征有助于确定对特定患者最合适的治疗方法。RNS 系统的一个独特功能是可以获得长期的颅内神经信号记录,这在癫痫诊断的进一步研究上具有巨大潜力。目前亟须国产化的 RNS 系统出现以满足中国药物难治性癫痫患者的需求。

(尹　剑　朱君明)

参考文献

[1] 张建国,张凯,孟凡刚.迷走神经刺激术[M].北京:人民卫生出版社,2019.

[2] 中国抗癫痫协会神经调控专业委员会,中国医师协会神经调控专业委员会,中华医学会神经外科分会神经生理学组.迷走神经刺激疗法治疗药物难治性癫痫的中国专家共识[J].癫痫杂志,2021,7(3):191-196.

[3] 孟凡刚,张建国,马延山,等.迷走神经刺激术治疗顽固性癫痫初步探讨[J].中华神经外科杂志,2010,26(6):401-403.

[4] 孟凡刚,张凯,邵晓秋,等.国产迷走神经刺激器治疗药物难治性癫痫的前瞻性多中心随机对照临床试验研究[J].中华神经外科杂志,2016,32(9):913-917.

[5] BAILEY P,BREMER F. A sensory cortical representation of the vagus nerve[J]. J Neurophysiol,1938,1(5):405-412.

[6] LANSKA L. Corning and vagal nerve stimulation for seizures in the 1880s[J]. Neurology,2002,58(3):452-459.

[7] ZABARA J. Inhibition of experimental seizures in canines by repetitive vagal stimulation[J]. Epilepsia,1992,33(6):1005-1012.

[8] WANG K,CHAI Q,QIAO H,et al. Vagus nerve stimulation balanced disrupted default-mode network and salience network in a postsurgical epileptic patient[J]. Neuropsychiatric Disease and Treatment,2016,12:2561-2571.

[9] MCHUGH J C,SINGH H W,PHILLIPS J,et al. Outcome measurement after vagal nerve stimulation therapy:proposal of a new classification[J]. Epilepsia,2007,48(2):375-378.

[10] MENG F G,JIA F M,REN X H,et al. Vagus Nerve Stimulation for Pediatric and Adult Patients with Pharmaco-resistant Epilepsy[J]. Chin Med J(Engl),2015,128(19):2599-2604.

[11] SERDAROGLU A,ARHAN E,KURT G,et al. Long term effect of vagus nerve stimulation in pediatric intractable epilepsy:An extended follow-up[J]. Childs Nerv Syst,2016,32(4):641-646.

[12] ROLSTON J D,ENGLOT D J,WANG D D,et al. Corpus callosotomy versus vagus nerve stimulation for atonic seizures and drop attacks:A systematic review[J]. Epilepsy Behav,2015,51:13-17.

[13] TOFFA D H,TOUMA L,EL MESKINE T,et al. Learnings from 30 years of reported efficacy and safety of vagus nerve stimulation(VNS) for epilepsy treatment:A critical review[J]. Seizure. 2020 Dec;83:104-123.

[14] SALANOVA V,WITT T,WORTH R,et al. Long-term efficacy and safety of thalamic stimulation for drug-resistant

partial epilepsy[J]. Neurology,2015,84(10):1017-1025.

[15] VAN GOMPEL J J,KLASSEN B T,WORRELL G A,et al. Anterior nuclear deep brain stimulation guided by concordant hippocampal recording[J]. Neurosurg Focus, 2015, 38 (6):E9.

[16] LI M C H,COOK M J. Deep brain stimulation for drug-resistant epilepsy[J]. Epilepsia,2018,59(2):273-290.

[17] KLINGER N,MITTAL S. Deep brain stimulation for seizure control in drug-resistant epilepsy [J]. Neurosurg Focus, 2018,45(2):E4.

[18] LAXPATI N G,KASOFF W S,GROSS R E. Deep brain stimulation for the treatment of epilepsy：circuits, targets, and trials[J]. Neurotherapeutics,2014,11(3):508-526.

[19] VALENTIN A, GARCIA NAVARRETE E, CHELVARA-JAH R, et al. Deep brain stimulation of the centromedian thalamic nucleus for the treatment of generalized and frontal epilepsies[J]. Epilepsia,2013,54(10):1823-1833.

[20] Cukiert A,Lehtimaki K. Deep brain stimulation targeting in refractory epilepsy [J]. Epilepsia, 2017, 58 (Suppl 1): 80-84.

[21] FISHER R S, VELASCO A L. Electrical brain stimulation for epilepsy[J]. Nat Rev Neurol,2014,10(5):261-270.

[22] FISHER R,SALANOVA V,WITT T,et al. Electrical stimulation of the anterior nucleus of thalamus for treatment of refractory epilepsy[J]. Epilepsia,2010,51(5):899-908.

[23] CUKIERT A,CUKIERT CM,BURATTINI JA. Seizure outcome after hippocampal deep brain stimulation in patients with refractory temporal lobe epilepsy：A prospective, controlled, randomized, double-blind study [J]. Epilepsia, 2017,58(10):1728-1733.

[24] REN L,YU T,WANG D,et al. Subthalamic nucleus stimulation modulates motor epileptic activity in humans[J]. Ann Neurol,2020,88(2):283-296.

[25] DING D,HONG Z,WANG W,et al. Assessing the disease burden due to epilepsy by disability adjusted life year in rural China[J]. Epilepsia,2006,47(12):2032-2037.

[26] PILCHER W H,RUSYNIAK W G. Complications of epilepsy surgery [J]. Neurosurgery Clinics of North America, 1993,4(2):311-325.

[27] SCHMIDT D,LÖSCHER W. Drug resistance in epilepsy： putative neurobiologic and clinical echanisms[J]. Epilepsia,2005,46(6):858-877.

[28] CHELUNE G J. Hippocampal adequacy versus functional reserve：predicting memory functions following temporal lobectomy[J]. Archives of Clinical Neuropsychology, 1995, 10(5):413-432.

[29] THEODORE W H,FISHER R S. Brain stimulation for epi-

lepsy[J]. The Lancet Neurology,2004,3(2):111-118.

[30] BERGEY G K. Neurostimulation in the treatment of epilepsy[J]. Experimental neurology,2013,244:87-95.

[31] KERRIGAN J F, LITT B, FISHER R S, et al. Electrical stimulation of the anterior nucleus of the thalamus for the treatment of intractable epilepsy [J]. Epilepsia, 2004, 45 (4):346-354.

[32] HAMANI C,DUBIELA F P,SOARES J C K,et al. Anterior thalamus deep brain stimulation at high current impairs memory in rats [J]. Experimental neurology, 2010, 225 (1):154-162.

[33] KOKOSZKA M A,PANOV F,LA VEGA-TALBOTT M,et al. Treatment of medically refractory seizures with responsive neurostimulation：2 pediatric cases [J]. J Neurosurg Pediatr,2018,21(4):421-427.

[34] KWON C S,SCHUPPER A J,FIELDS M C,et al. Centromedian thalamic responsive neurostimulation for Lennox-Gastaut epilepsy and autism[J]. Ann Clin Transl Neurol, 2020,7(10):2035-2040.

[35] BERCU M M,FRIEDMAN D,SILVERBERG A,et al. Responsive neurostimulation for refractory epilepsy in the pediatric population：A single-center experience[J]. Epilepsy Behav,2020,112:107389.

[36] ELDER C,FRIEDMAN D,DEVINSKY O,et al. Responsive neurostimulation targeting the anterior nucleus of the thalamus in 3 patients with treatment-resistant multifocal epilepsy[J]. Epilepsia Open,2019,4(1):187-192.

[37] HERLOPIAN A,CASH S S,ESKANDAR E M,et al. Responsive neurostimulation targeting anterior thalamic nucleus in generalized epilepsy [J]. Ann Clin Transl Neurol, 2019,6(10):2104-2109.

[38] BURDETTE D E,HAYKAL M A,JAROSIEWICZ B,et al. Brain-responsive corticothalamic stimulation in the centromedian nucleus for the treatment of regional neocortical epilepsy[J]. Epilepsy Behav,2020,112:107354.

[39] KOKKINOS V,URBAN A,SISTERSON N D,et al. Responsive Neurostimulation of the Thalamus Improves Seizure Control in Idiopathic Generalized Epilepsy：A Case Report [J]. Neurosurgery,2020,87(5):E578-E583.

[40] ENGEL J J R,MCDERMOTT M P,WIEBE S,et al. Early surgical therapy for drug-resistant temporal lobe epilepsy：a randomized trial[J]. JAMA,2012,307(9):922-930.

[41] GELLER E B,SKARPAAS T L,GROSS R E,et al. Brain-responsive neurostimulation in patients with medically intractable mesial temporal lobe epilepsy [J]. Epilepsia, 2017,58(6):994-1004.

[42] NUNNA R S,BORGHEI A,BRAHIMAJ B C,et al. Respon-

sive Neurostimulation of the Mesial Temporal White Matter in Bilateral Temporal Lobe Epilepsy [J]. Neurosurgery, 2021,88(2):261-267.

[43] PONDAL-SORDO M,DIOSY D,TÉLLEZ-ZENTENO J F,et al. Epilepsy surgery involving the sensory-motor cortex[J]. Brain,2006,129(Pt 12):3307-3314.

[44] MA B B,FIELDS M C,KNOWLTON R C,et al. Responsive neurostimulation for regional neocortical epilepsy[J]. Epilepsia,2020,61(1):96-106.

[45] CHEN H,DUGAN P,CHONG D J,et al. Application of RNS in refractory epilepsy：Targetinginsula[J]. Epilepsia Open,2017,2(3):345-349.

[46] RAZAVI B,RAO V R,LIN C,et al. Real-world experience with direct brain-responsive neurostimulation for focal onset seizures[J]. Epilepsia,2020,61(8):1749-1757.

[47] DEVINSKY O,FRIEDMAN D,DUCKROW R B,et al. Sudden unexpected death in epilepsy in patients treated with brain-responsive neurostimulation[J]. Epilepsia, 2018, 59 (3):555-561.

[48] LORING D W,KAPUR R,MEADOR K J,et al. Differential neuropsychological outcomes following targeted responsive neurostimulation for partial-onset epilepsy[J]. Epilepsia, 2015,56(11):1836-1844.

[49] KAWAI K,TANAKA T,BABA H,et al. Outcome of vagus nerve stimulation for drug-resistant epilepsy：the first three years of a prospective Japanese registry[J]. Epileptic Disord,2017,19(3):327-338.

[50] WANG A J,BICK S K,WILLIAMS Z M. Vagus Nerve Stimulation versus Responsive Neurostimulator System in Patients with Temporal Lobe Epilepsy[J]. Stereotact Funct Neurosurg,2020,98(1):21-29.

[51] ELLENS N R,ELISEVICH K,BURDETTE D E,et al. A Comparison of Vagal Nerve Stimulation and Responsive Neurostimulation for the Treatment of Medically Refractory Complex Partial Epilepsy[J]. Stereotact Funct Neurosurg, 2018,96(4):259-263.

[52] ENGLOT D J,CHANG E F,AUGUSTE K I. Vagus nerve stimulation for epilepsy：a meta-analysis of efficacy and predictors of response [J]. J Neurosurg, 2011, 115 (6): 1248-1255.

[53] SALANOVA V,WITT T,WORTH R,et al. Long-term efficacy and safety of thalamic stimulation for drug-resistant partial epilepsy[J]. Neurology,2015,84(10):1017-1025.

[54] SPENCER D C,SUN F T,BROWN S N,et al. Circadian and ultradian patterns of epileptiform discharges differ by seizure-onset location during long-term ambulatory intracranial monitoring[J]. Epilepsia,2016,57(9):1495-1502.

[55] QURAISHI I H,MERCIER M R,SKARPAAS T L,et al. Early detection rate changes from a brain-responsive neurostimulation system predict efficacy of newly added antiseizure drugs [J]. Epilepsia,2020,61(1):138-148.

[56] HIRSCH L J,MIRRO E A,SALANOVA V, et al. Mesial temporal resection following long-term ambulatory intracranial EEG monitoring with a direct brain-responsive neurostimulation system[J]. Epilepsia,2020,61(3):408-420.

[57] MORRELL M. Brain stimulation for epilepsy：can scheduled or responsive neurostimulation stop seizures? [J]. Curr Opin Neurol,2006,19(2):164-168.

[58] CENDEJAS ZARAGOZA L,BYRNE R W,ROSSI M A. Pre-implant modeling of depth lead placement in white matter for maximizing the extent of cortical activation during direct neurostimulation therapy [J]. Neurol Res, 2017, 39 (3):198-211.

[59] SOBAYO T,MOGUL D J. Should stimulation parameters be individualized to stop seizures：Evidence in support of this approach[J]. Epilepsia,2016,57(1):131-140.

第五十二章　深部或硬膜下电极置入术

第一节　硬膜下电极置入术

一、概述

在术前评估中,通过非侵袭性检查不能有效定位致痫灶,或者致痫灶邻近重要皮质功能区时,常常需要借助颅内电极,进一步精确定位致痫灶,明确致痫灶与皮质功能区的位置关系,以提高手术疗效,降低术后神经功能障碍并发症概率。

颅内电极按照应用方式可以分为:硬膜下皮质电极和深部电极,其中硬膜下电极包括格栅状皮质电极和条状皮质电极。按照不同的监测目的可以分为:术中皮质脑电图监测和埋置电极后的长程颅内电极脑电图监测。长程颅内电极监测按照埋置的颅内电极种类不同又分为:硬膜下电极脑电图监测和立体脑电图监测。本节主要介绍硬膜下电极脑电图的应用与手术。

二、硬膜下电极脑电图的适应证

在术前评估中,如果非侵袭性检查无法准确定位致痫灶或希望同时定位皮质功能区时,可以埋置硬膜下皮质电极。需要应用硬膜下皮质电极埋置的常见情况如下:

1. 无明确结构影像学异常。
2. 神经影像学异常为多发性或范围广泛。
3. 术前非侵袭性检查结果之间存在矛盾或不能相互印证。
4. 初步判定的致痫灶与皮质重要功能区邻近或重叠。

在置入颅内电极前,均需要根据各项非侵袭性检查对致痫灶有一个初步判断,即定侧、定位及对发作传播扩布路径的假设。埋置颅内电极进行监测的目的即对术前定侧、定位及传播扩布假设的验证,并达到更为精准的程度。当术前定位中出现较大的矛盾时,需进一步搜集临床信息,避免仓促做出有创性治疗的决定。

三、硬膜下电极的常见类型

常见的硬膜下电极材质主要有:铂铱合金、镍铬合金、不锈钢等。从规格上分,硬膜下电极又可分为条状电极和格栅状电极。常用规格有:条状电极,1×4,1×6,1×8 等;格栅状电极,4×4,4×6,4×8,2×8 等。在临床应用中,还可以根据需要选择不规则的硬膜下电极,或与生产厂家共同设计生产适合不同脑区特点或医生应用习惯的硬膜下电极排列形式。

四、硬膜下电极脑电图的应用特点

总体而言,格栅状硬膜下电极覆盖范围广,具有良好的时间空间分辨率,非常适合用于大脑皮质表面的检测,尤其适合额叶凸面、中央区、颞顶枕交界区较大范围的皮质区探测。其最显著的特点在于利用密集规律排列的电极触点,可以检测到起源于皮质的发作期放电的起源部位和范围,及逐步扩散的范围。利用覆盖于皮质功能区的电极触点,通过皮质电刺激,可以进行功能皮质绘图,绘制清晰的皮质功能区分布,以及致痫灶与功能区的界限和相互关系。而条状硬膜下电极灵活性好,可以置入额极、额底、颞极、颞底、枕底、纵裂内等脑区进行探测(图 52-1)。因此,实际应用中常常将格栅状硬膜下电极与条状电极组合应用,可以更加充分地探测各个脑区的皮质放电,在一些情况下,还可以与深部电极同时应用,协助探测脑沟内或深部的病灶(图 52-2)。

五、硬膜下电极的埋置手术与注意事项

为了充分记录癫痫性电活动,常常需要将硬膜下电极埋置于颅内,进行长程颅内脑电图记录,以获取癫痫发作期定位证据。此外,埋置于颅内的硬膜下电极更加有利于皮质电刺激的充分进行,尤其对于语言功能区定位,或儿童及配合欠佳的患者,更为适合。

条状电极窄而柔软,仅通过颅骨钻孔就可以置入颅内。例如在颞区钻骨孔,可以将条状电极分别置入颞极、颞底、颞后等区域,充分记录颞叶皮质的异常放电。颞底的条状电极头端可以到达海马旁回,记录海马旁回的细微放电或间接反映海马传出的异常放电。需要注意的是,由于看不到条状电极在电极颅内的走行,需要依据体表标记或标记线引导置入,以免发生位置偏移。但是,有时由于颞底粘连或静脉阻隔,容易出现偏移,或被迫调整进入角度。有时在希望精细比较发作起始期

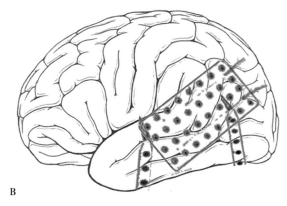

图 52-1　显示联合应用格栅状皮质电极和条状电极

A.术中照片显示在左颞后部埋置 1 个 32 导格栅状电极,同时在颞底前部和后部分别置入 8 导条状电极;B.电极位置示意图。

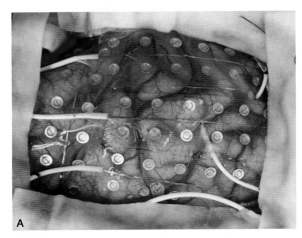
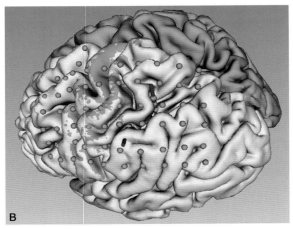

图 52-2　显示联合应用格栅状皮质电极和深部电极

A.术中照片显示在左侧中央顶区埋置 4 个 16 导格栅状皮质电极,同时向深部病灶区置入 2 个 4 导深部电极;B.电极埋置术后的三维重建,清楚地显示大脑皮质及沟回与格栅电极和深部电极触点的相对位置。

电活动的情况下,例如比较双侧颞叶起始期变化时,精准对称的置入位置就显得尤为重要。术前通过皮质血管重建,制定最佳的钻孔及置入角度,术中进行 X 线扫描等方法都可能对准确置入条状电极有所帮助。钻孔置入条状电极还可以用于探测多个脑区,或不同半球的可疑脑区。

埋置格栅状硬膜下电极则需要开颅,将皮质电极妥善贴附于所要探测的大脑皮质表面。考虑到皮质表面的凹凸,有时选用较小(窄)的皮质电极拼接覆盖可能要好于完整的大电极,更加有利于与皮质表面的充分接触,而且还可以避开重要的静脉。硬膜下电极覆盖皮质表面时需要特别注意的是,尽可能避免对粗大引流静脉的显著压迫,尤其是电极根部较细窄的部分。压迫引流静脉可能造成术后的脑水肿,影响脑电图监测,甚至出现颅内压明显增高的危险状况。开颅埋置硬膜下电极

的一个显著优势是可以先进行术中皮质脑电图监测,进一步验证术前的致痫灶定位假设,根据术中监测到的显著异常放电进一步修正或完善电极埋置计划。尽管对于术中皮质脑电图监测的定位意义尚存争议,但这仍是有别于头皮脑电图的重要线索。开颅直视下,补充放置条状电极就相对容易了,根据需要在不同脑叶底面、内侧面等部位补充应用条状电极。

开颅埋置硬膜下电极的手术过程有两点需要强调,严密止血和严密缝合。由于硅胶电极与硬膜不易很快粘连,来自硬膜或硬膜外的血可能积聚于电极外表面,形成血肿;如果积血位于电极与皮质之间,即使是较薄的一层,也可能显著影响皮质脑电信号的传导记录,影响皮质电刺激的结果(图 52-3)。开颅埋置硬膜下电极所担心的一个并发症是术后感染,尤其对于需要长时间监测脑电图的患者,感染机会增加。预防感染的有效办

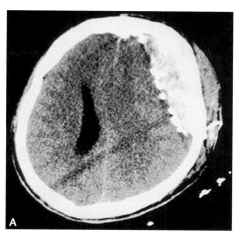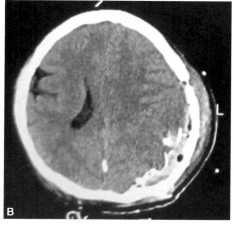

图 52-3 显示硬膜下电极埋置术后并发症的 CT 影像
A.显示左额硬膜与电极表面之间形成血肿,压迫局部脑组织;B.显示左侧中央顶区电极与
硬膜间少量血肿,局部脑组织肿胀明显,侧脑室受压。

法是严密缝合,包括硬膜、肌肉、筋膜及头皮,尽可能避免出现脑脊液漏。此外,有效固定电极也是重要环节,尤其是对癫痫发作时运动症状较为显著的患者,以免电极被拉拽移位,甚至断裂。

六、硬膜下电极脑电图的优势与局限性

硬膜下皮质电极监测在一些方面具有明显优势,主要体现在:可以较广泛地连续性覆盖大脑皮质表面,对于起源于局部皮质的癫痫发作易于确定其起源区、激惹区、致痫病灶区范围,容易确定切除范围,并便于在切除术中与 ECoG 监测的结果比较,判定切除是否充分,是否需要进一步补充切除。利用硬膜下皮质电极还可以很好地进行皮质功能绘图,不仅可以应用经典的皮质电刺激方法,也可以应用功能激活相关的高频活动分析方法。

然而,硬膜下皮质电极监测也同样不能对皮质下传导束实施脑功能定位。格栅电极的埋置需要开颅手术,创伤较大;对于一些深部脑皮质区难以探测到,如岛叶皮质、海马等。由于局部粘连或静脉阻挡,在纵裂内置入条状电极有时也比较困难,导致位置不理想,可能影响扣带回、辅助运动区、顶叶内侧等区域皮质的监测。另外,脑沟裂内深部的灰质,以及脑室旁、白质内的灰质团块也无法应用硬膜下皮质电极进行监测。另一个比较难以处理的情况是当怀疑多个部位是致痫灶可能时,尤其是双侧可疑致痫灶或致痫灶不能确定侧别时,需要考虑较大范围开颅或双侧开颅,创伤更大。如果术中硬膜缝合不够严密,可能会在皮质电极下与脑表面间形成积血,影响脑电信号采集;长时间进行脑电图监测时,可能会出现脑脊液漏,增加感染风险。极少数患者在埋置

硬膜下电极后出现原因不明的明显脑肿胀,不排除与患者特殊体质有关,可能产生少见的排异反应。

（遇　涛）

第二节　立体定向框架引导下深部电极置入术

一、概述

在 20 世纪 50 年代后期,立体脑电图（stereoelectro-encephalography,SEEG）方法由 Jean Talairach 和 Jean Bancaud 在巴黎 Sainte-Anne 医院发明,Talairach、Bancaud 教授及其同事通过置入皮质电极及深部电极记录癫痫患者发作间期及发作期放电的时间、空间起始和扩散范围,综合分析临床症状学与发作期、围发作期脑电图资料,有助于解剖-电-临床相关性的理解,并结合影像学,确定局灶性癫痫发作的起源及制定相应的切除计划。基于 SEEG 思想而诞生的深部电极置入方法初期是使用立体定向框架辅以栅格（Talairach 头架）进行深部电极置入,即水平正交置入法。然而随着科学技术的进步,尤其计算机技术及影像学的发展,目前深部电极置入的方法已不仅仅局限于水平正交置入法,应用 Leksell、CRW 等立体定向头架系统或无框架立体定向机器人可以进行深部电极水平正交置入或斜行置入,可以在更广泛的脑区放置深部电极。无论有框架的立体定向头架系统还是无框架机器人系统都是基于头颅 CT 及 MRI 影像学,操作比较简单易行,具有较高的准确性及较低的风险。本节就立体定向框架引导下深部电极置入术做一介绍。

二、手术适应证与注意事项

SEEG 适用于经多学科联合讨论后,考虑为药物难治性癫痫患者,发作较频繁,影响患者正常生活与工作,且为局灶性起源可能性大,无创评估阶段所获取的解剖-电-临床数据可以得到致痫区假设,但不足以支持致痫区明确定位诊断和(或)致痫区与功能区的关系尚不明确,具体内容请参照第十八章第二节"颅内脑电分类与适应证"。

应用框架系统进行脑深部电极置入,除必须经严格多学科联合会诊讨论、拟行 SEEG 之外,还应该考虑能否满足手术需要,以下几种情况应慎重考虑行立体定向框架引导下深部电极置入术:

1. 患者认知低下,术后不能配合进行长程数字视频脑电图监测。

2. 患者头围较小,不能满足所用头架系统的最低需求。

3. 患者颅骨较薄,立体定向头架不能牢固固定及术中导向螺丝不能牢固固定。

4. 对于儿童患者,尤其低龄儿童患者,由于头围较小、骨质菲薄、颅缝闭合不全等因素,骨性强度及肌肉强度均较弱,且头颅易形变,难以支撑框架,一般不建议应用立体定向框架技术。

5. 患者凝血功能障碍。

三、手术方案设计

SEEG 工作计划要达到如下目的:实现致痫区定位诊断、确定致痫区与功能区的相互关系、评估外科手术切除的可能性。置入方案必须经过神经内-外科等多学科团队共同完成。SEEG 工作计划要建立在术前综合评估资料基础上,这些资料要尽可能全面,包括所有各种类型发作的视频脑电图,按照特定方案实施的结构与功能成像等。一般术前评估包括详细的病史、癫痫发作症状学、家族史、神经心理评估、长程数字视频脑电图(捕捉 2 次以上惯常发作),头颅 CT 扫描,头颅 3.0T-MRI 扫描,包括 3D Tl 加权成像(T1WI),冠、矢、轴位液体衰减反转恢复序列(T2-FLAIR,层厚 2.5~3mm)或 3D FLAIR,正电子发射计算机体层显像(PET),功能磁共振(fMRI)及 DTI,必要时应用多模态影像后处理技术。如条件允许可行单光子发射计算机体层显像(SPECT),脑磁图(MEG)检查及瓦达试验。此外必须行时间飞跃法磁共振血管成像(TOF)包括 MRA 及 MRV,或高时间分辨率三维动态增强磁共振血管成像(TWIST)。合理

的置入方案除能满足上述目的外还应注意以下事项:

1. 置入路径周围 3mm 内在影像学上无可视血管经过。

2. 置入路径避免经过各种气窦及避免经过颅缝。

3. 置入路径一般不能经过脑室。

4. 置入路径与颅骨切面的角度不应过小,尽可能垂直于颅骨。

5. 颞区的置入路径应与耳廓有合适的距离,且不应太靠近颅底。

6. 岛叶的置入路径可采取水平正交或斜行置入法。

7. 眶额回、大脑内侧面邻近皮质的置入路径多采取斜行置入法,但应考虑立体定向框架所允许的最大范围。

8. 满足置入方案的同时力求置入路径经过较多的脑区,减少电极数量。

9. 相邻置入路径于头皮外一般间距 1cm 以上,避免导向螺钉及螺帽不能稳定固定。

10. 如同时采用水平正交置入及斜行置入,避免置入路径颅内交叉。

四、手术步骤与注意事项

(一)手术器械

目前国内常用的立体定向头架有 Leksell、CRW 等立体定向头架系统,其应用方法在此就不再赘述。相对于 Leksell 头架,CRW 头架系统可置入深部电极的范围更加广泛,基本上可覆盖全部脑区,更适用于脑深部置入。此外还需准备与头架相配套的深部电极置入器械包括立体定向头架适配器、不同长度的延长套筒、微钻头、电凝电极、导向螺钉、改锥、探针及相匹配的限位器(图 52-4~图 52-9),同时根据手术计划选择合适长度的深部电极。

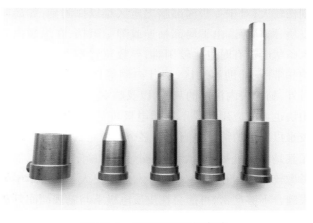

图 52-4　适配器及延长套筒

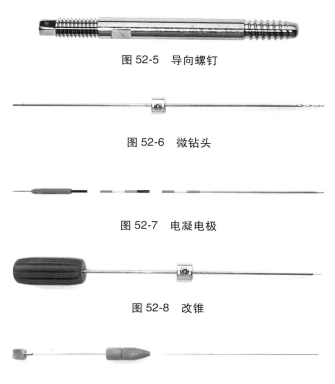

图 52-5　导向螺钉

图 52-6　微钻头

图 52-7　电凝电极

图 52-8　改锥

图 52-9　探针

（二）数据处理

术前 1 天可将之前所获得的影像学数据导入手术计划系统，必须包括头颅 3D T1 加权成像（T1WI），时间飞跃法磁共振血管成像（TOF），包括 MRA 及 MRV，或高时间分辨率三维动态增强磁共振血管成像（TWIST）；如手术计划允许，可将冠、矢、轴位液体衰减反转恢复序列（T2-FLAIR，层厚 3mm）或 3D-FLAIR、正电子发射计算机体层显像（PET）及 DTI 一并或部分导入手术计划系统，各个不同磁共振扫描序列必须基于 3D T1 进行配准。如手术计划系统允许，可先行手术预计划设计，注意事项见前文，同时计算置入路径在脑内的长度，选择合适长度的深部电极。

（三）安装头架

数日晨起可在局麻下安装立体定向头架，如患者不能配合可在全麻下安装立体定向头架。安装头架时应考虑置入路径所要覆盖的脑区，尤其颞区，同时应考虑全麻气管插管的便捷性。安装头架后进行头颅 CT 或 3.0T-MRI 薄层扫描，数据导入手术计划系统，并于 3D T1 进行配准，导入手术计划，生成各个置入路径的坐标值。

（四）麻醉

建议在全麻下进行手术，立体定向头架的使用增加了气管插管的难度，必要时可采取清醒状态下气管插管或纤维镜辅助下气管插管，亦可尝试喉罩通气道；如置入电极较少且患者完全配合，可考虑局麻下行深部电极

置入，因为有可能出现电凝硬脑膜头痛等不适感或诱发癫痫发作可能；同时应考虑患者的心理承受力（如恐惧感）。

（五）电极置入

1. 颅骨钻孔　根据手术计划所设计的置入路径及预先计算好的钻头长度，在标尺上测量钻头所需长度，其深度为既可钻透颅骨内板又能保留硬脑膜的完整，其数值为立体定向头架适配器外沿至颅骨内板的长度，使用限位器在钻头上作为固定标记，沿置入路径进行颅骨钻孔。根据立体定向头架适配器距头皮的长度，选择较长的套筒，尽可能接近颅骨表面，可减少钻头在颅骨表面的位移。同时建议可应用尖刀将头皮刺破 2～3mm 切口并刮除少许骨膜，并应用较尖锐的克氏针在颅骨表面预钻一凹痕，也可减少钻头位移的可能。

2. 硬脑膜电凝造瘘　完成颅骨钻孔后，沿同一路径将电凝电极伸入颅骨孔内，待电极头端接触到硬脑膜后配合电凝设备破开硬脑膜。破开硬脑膜过程中请勿过分用力，避免破开硬脑膜后损伤脑组织。根据个体差异选择合适的电凝功率，如功率较小可造成硬脑膜剥离，形成硬膜外血肿；如功率较大有可能损伤脑组织。

3. 安装导向螺钉　硬脑膜破开后，将导向螺钉尾端与改锥头端连接，沿同一路径将导向螺钉对准颅骨孔，拧紧固定，其长度一般为立体定向头架适配器外沿至颅骨表面的长度加 5mm。

4. 建立脑组织隧道　将探针顺着导向螺钉中心孔缓慢插入脑内，建立放置深部柱状电极所需的脑组织隧道。探针所需长度等于靶点至导向螺钉尾端距离。如应用立体定向头架适配器配合微孔套筒（中心孔直径 1mm）再经导向螺钉预设隧道，其长度为立体定向头架适配器外沿至靶点的固定值，即所应用立体定向头架半径。当探针插入过程遇到不明阻力时，请停止操作并再次检查路径之上是否有血管存在。偶有穿刺脑组织表面软脑膜或跨越脑沟时前进困难，可轻柔旋转推进探针，必要时可小功率电凝有助于穿刺软脑膜。

5. 置入电极　脑内隧道建立且无明显出血后，计算由导向螺钉尾端至靶点的长度，测量所需深部电极长度并将其自带的硅胶限位环移动到相应位置。后沿导向螺钉中心孔插入脑内，操作时请注意尽量不要弯折电极头端部分。当深部电极自带的限位环接触到导向螺钉尾端时，即表示电极已经到位，此时将电极自带的密封帽扣于导向螺钉尾端并拧紧，将电极与导向螺钉紧密连接。并再次双人核对置入电极的颜色或序号并做记录。

6. 无菌包扎　所有电极置入完毕后连接 EEG 测试，确保电极信号记录正常。后可应用碘伏纱条或抗菌

敷料缠绕导向螺钉底部;于颞前、颞底电极等易外露处可采用无菌粘贴敷料贴敷作以保护,减少其后期外露风险。后覆盖无菌纱布严密包扎并缠绕自粘弹力绷带固定,将电极整理并按照次序作以排列自顶部引出放置术区对侧,外套网状弹力绷带。注意松紧合适,过松电极易外露,过紧患者常常有束缚感且易损伤电极。如颞区电极位置较低,常常于耳后乳突处垫合适厚度纱布块易旷置耳廓,避免自粘弹力绷带包扎是压迫耳廓。一般不建议电极靠近枕部,如必须放置(如沿海马长轴或脑室枕角灰质异位长轴),则尽可能选择较短的导向螺钉,同时导向螺钉周围安装无菌橡胶垫作以支撑,外敷以多层纱布,避免电极及导向螺钉直接受压折断或松动。

(六)术后处理

术后待麻醉完全清醒后复查头颅 CT,明确颅内有无出血、积气等情况;并将术后 CT 导入手术计划系统进行影像学融合及重建,并与术前计划对比,明确电极位置有无偏差,是否实现预定手术计划。因颅内有置入物且与外界交通,术后 72 小时常规应用抗生素预防感染。一般不应用脱水药物及激素,如置入电极较多(如10 根以上)或头颅 CT 提示脑水肿可酌情使用。

五、手术并发症及其处理

Jeffrey PMullin 应用 Meta 分析评估了 SEEG 置入的并发症,研究纳入 30 篇文章,包括 2 624 例患者的 SEEG 结果。文章分析确定了与 SEEG 置入和监测相关的 121 例手术并发症[合并患病率 1.3%,95% CI(0.9,1.7)],最常见的并发症是出血[合并患病率 1.0%,95% CI(0.6,1.4)]或感染[合并患病率 0.8%,95% CI(0.3,1.2)]。确定了 5 例死亡[合并患病率 0.3%,95% CI(0.1,0.6)]。

(一)出血

1. 术中出血　设计手术计划时不仅考虑规避皮质及脑内血管,还要注意规避硬脑膜及头皮血管,尤其头皮下肌层(如颞肌)较厚时,颅钻的旋转可将路径之外的血管损伤,造成出血,一般压迫即可止血,如出血较凶猛,可迅速钻透颅骨,安装导向螺丝后局部缠绕纱布条也可起到压迫止血目的。如钻透颅骨后出现出血,一般建议直接压迫,因为有可能造成局部硬膜外血肿,建议立即安装导向螺丝,如导向螺丝内未见出血,多数为头皮出血或颅骨。如导向螺丝内可见活动性出血,警惕钻头硬脑膜表面血管损伤或脑表面血管损伤所致,再次检查路径有无血管,如未见明确血管且出血较缓,可尝试电凝针电凝止血,如出血较凶猛,应暂停手术观察,必要时中止手术。如建立脑组织隧道后可见活动性出血警

惕脑内出血可能。总之,如安转导向螺钉后如有活动性出血,可大致判断出血性质,如果静脉性出血或出血较缓,可用无菌生理盐水少量多次冲洗至清亮(避免大量无菌生理盐水冲洗,有造成硬膜下积液可能);如考虑动脉性出血或持续出血不止,应终止手术行头颅 CT 检查,必要时行开颅手术清除血肿并止血。

2. 术后出血　术后出血包括硬膜外血肿、硬膜下血肿或脑内血肿,少见的有脑室内出血。其出血部位多在置入路径周围。根据出血量及出血部位决定是否手术清除血肿。如行手术清除血肿,术区内的颅内电极多数不能保留。

术前应严格进行路径规划,远离头皮、硬脑膜、脑表面及脑内血管可降低出血风险;术中应用微钻钻孔时其深度应严格按照颅骨厚度设计,避免刺破硬膜损伤大脑皮质;同时单极电凝针刺破硬脑膜时应选择合适的功率,如功率过小不易刺破硬脑膜且容易造成硬脑膜剥离形成硬膜外血肿,如功率过大容易损伤皮质,造成皮质出血或诱发癫痫发作可能;应用探针预设隧道时动作应缓慢轻柔,如有遇到阻力应返回手术计划确认有无血管或是否跨脑沟置入。

(二)感染

感染是第二常见并发症,常见为脑脓肿、脑膜炎、头皮感染或颅骨感染。术中严格消毒,严格无菌操作可降低感染发生率。同时在置入方案设计时应避免置入路径过低,减少术后电极外露风险,降低感染率。选择长度合适的导向螺钉,避免头皮受压坏死继发感染。电极置入完毕再次将术区应用碘伏消毒、碘伏纱布或抗菌敷料缠绕于导向螺钉周围,同时严密的无菌敷料包扎、避免电极外露也有助于降低感染风险。术后常规应用抗生素,因颅内有置入物且与颅外交通,可适当延长抗生素应用时间。术后应每 3~5 天应常规换药,应用碘伏纱布缠绕于导向螺钉周围,换药时应检查导向螺钉周围有无红肿渗出,如有感染征象及时拔出电极并行增强头颅 CT 或 MRI 检查,必要时积极抗感染治疗。术后监测时间与感染呈正相关,故一般监测时间不应超过 4 周。

(三)硬件相关并发症

硬件相关并发症包括电极位置异常、电极断裂、导向螺钉松动、电极脱落等,发生率较低。置入前应仔细检查电极的完整性,选择合适长度的深部电极。置入路径尽可能垂直于颅骨切面可减少电极位于硬脑膜外的风险;置入完毕应行 EEG 监测,确认电极无异常。术后每次换药时应检查电极固定螺帽是否松动,及时固定。

(四)神经并发症

较罕见,包括暂时性面瘫、肌无力、感觉异常等,多

数为置入路径经过相应功能区、继发周围水肿所致,极少数患者可出现非惯常癫痫发作。

（五）其他并发症

极少数患者可出现脑梗死、大面积脑水肿,精神症状等。

（郑　重）

第三节　立体定向机器人引导下深部电极置入术

一、概述

通过立体定向机器人系统或有框架的立体定向系统进行电极置入是目前国内外施行 SEEG 手术的两类主要方式,其中机器人系统辅助下的电极置入术在各方面都具有明显的优势。首都医科大学三博脑科医院以栾国明教授领衔的癫痫中心团队于 2012 年首次自法国将立体定向机器人手术辅助系统引入国内并应用于临床进行立体脑电电极的置入手术,其后又在国内率先应用了国产立体定向机器人进行立体脑电电极置入等神经外科精准手术(图 52-10)。神经外科立体定向机器人辅助 SEEG 手术可以明显缩短手术时间、大幅度提高置入精准度、简化手术流程,这些显著的优点,逐渐被国内绝大多数神经外科的专业人员认可和推崇。目前国内一些较大的癫痫中心都已经陆续引进了神经外科立体定向机器人,开展了 SEEG 手术,完成了大量的临床和科研工作。在此,我们重点介绍神经外科立体定向机器人辅助下 SEEG 手术的流程及技术要点。

二、SEEG 电极置入操作流程

立体脑电电极的置入主要包括术前准备及计划设计、术中操作和术后图像融合确认等几个步骤。其中术前我们会扫描符合要求的 CT、MRI 及其增强图像,并将

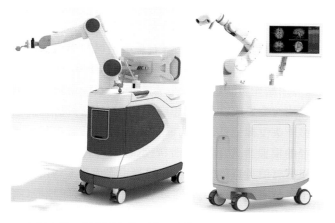

图 52-10　目前国内常用的两种神外立体定向机器人系统

其传入机器人定位辅助系统中,根据癫痫中心的术前讨论结果,设计出 SEEG 电极置入路径。然后在机器人系统的精确引导下,逐个将 SEEG 电极置入到计划区域并固定。术毕行 CT 扫描,将 CT 图像传入手术辅助系统,与术前 MRI 融合,由此确认电极位置。之后,患者会进行颅内脑电图长程监测并根据监测结果进行进一步的治疗等。

机器人引导下电极置入具体操作步骤如下:

1. 一般术前准备及器械检查

（1）对患者进行全面评估,确保其符合全麻手术要求;进而进行术中工具的准备及检查(图 52-11)。

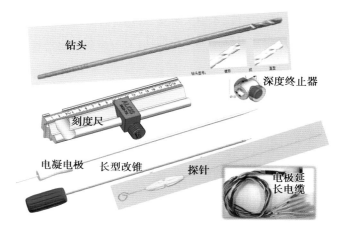

图 52-11　术中工具的准备及检查

（2）完成机器人维护及精准度检测,保障手术安全性及精准性。

（3）手术室具有"电凝"档的单极电凝设备和头架设备。

（4）具有"三爪"夹具的枪钻,并确认可与随 SEEG 电极一并提供的钻头配套使用。请确认枪钻已充满电,并准备至少一块备用电池。

（5）清点术中使用的配件,并送设备供应处消毒,可高温高压消毒。

2. 术前影像学扫描　根据患者不同病情,选择合适的 MRI 扫描序列,包括但不限于 3D T1 加权成像(T1WI),T2 像,T2 的液体衰减反转恢复序列(T2-FLAIR)等。为了更加清晰地显示脑内血管信息,我们建议进行双倍剂量造影剂下的磁共振增强 3D 序列扫描。曾行过开颅手术治疗的患者、儿童或老年等颅骨菲薄患者以及结节性硬化症等存在颅内钙化表现的患者等建议同期进行 CT 的 3D 扫描。

3. 电极置入路径的设计　根据无创评估结果,提出痫性放电起源及传播路径的假设,在手术辅助系统的工作站上导入相关影像并进行精准融合,然后确定 AC、PC(可将影像学图像调整至标准方向,便于后期评估及总结),完成 SEEG 置入预计划,即靶点和电极路径设计

以及所需置入的电极数目。

SEEG 电极路径规划需要严格遵守以下原则：

（1）最大限度地增加与脑血管的距离。

（2）最大限度地进行灰质取样，即尽可能多地将电极触点放置在灰质内。

（3）最小化电极长度。

（4）尽量取与颅骨垂直的角度钻孔，若角度过大会导致针道偏移，产生误差。

（5）相邻 2 个针道入点距离不可过近，以避免导向螺钉和螺帽互相干扰而影响安装。

（6）设计针道时应考虑与机器人的不同注册方式、手术时的体位、术中头架安装位置等因素相适应，合理的入路设计可以保证手术的连贯性，以及尽可能少地

在术中调整体位，特别是后枕部入路或双侧置入时更应特别注意此问题。

4. 确认所需电极型号 在手术计划上测量靶点到皮质的距离，初步确定深部电极的有效长度，以确定置入电极的型号，靶点至皮质表面的长度应与 SEEG 电极的有效长度相近，见图 52-12。

5. 确定颅骨厚度及导向螺丝规格 利用手术辅助系统工作站，在 CT 骨窗像上测量，每个电极路径所经过的颅骨厚度，以便确定术中颅骨钻孔的深度和导向螺钉的规格型号（图 52-13）。

注：尽量避免针道入点在骨皮质较薄的地方，如颞骨，保证颅骨厚度至少大于 2mm，特别是儿童患者需更加注意此方面，以免无法固定导向螺钉。

ALCIS深部热凝电极型号选择

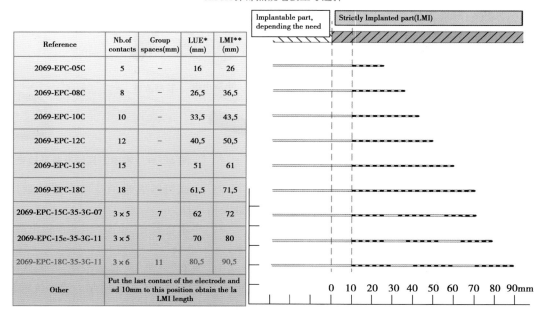

Reference	Nb.of contacts	Group spaces(mm)	LUE* (mm)	LMI** (mm)
2069-EPC-05C	5	–	16	26
2069-EPC-08C	8	–	26,5	36,5
2069-EPC-10C	10	–	33,5	43,5
2069-EPC-12C	12	–	40,5	50,5
2069-EPC-15C	15	–	51	61
2069-EPC-18C	18	–	61,5	71,5
2069-EPC-15C-35-3G-07	3 × 5	7	62	72
2069-EPC-15c-35-3G-11	3 × 5	7	70	80
2069-EPC-18C-35-3G-11	3 × 6	11	80,5	90,5
Other	Put the last contact of the electrode and ad 10mm to this position obtain the la LMI length			

图 52-12 电极型号选择

ALCIS 2023-VG系列导向螺钉

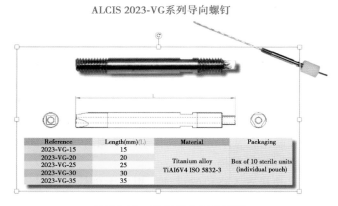

Reference	Length(mm)(L)	Material	Packaging
2023-VG-15	15		
2023-VG-20	20	Titanium alloy	Box of 10 sterile units
2023-VG-25	25	TiAl6V4 ISO 5832-3	(individual pouch)
2023-VG-30	30		
2023-VG-35	35		

图 52-13 常用导向螺丝型号

6. 麻醉及固定 患者全麻，安装头架，根据不同机器人的具体要求摆好相应体位，并将头架与机器人及手

术床等连接牢固，与机器人的连接会有具体的距离要求，这个距离会根据不同型号、不同臂长的机器人有所区别，需要在术前充分了解。

7. 患者注册 确定机器人系统主机与患者头部固定牢固，操作系统进行患者注册，根据 SEEG 的精度要求，应用激光面部轮廓注册、颅骨标记点注册等方法的精度均符合要求，可根据患者不同需要进行灵活选择，不推荐头皮标记点注册方式。注册完毕后需进行手术路径的模拟测试，确认注册精度，以及确保所有路径都在机械臂的运行范围之内，且路径中途无头架等阻挡。

8. 消毒铺单 注册完成后进行手术区域消毒，将机械臂用无菌套单包裹严密，并正确安装器械固定器及器械适配器（图 52-14）。

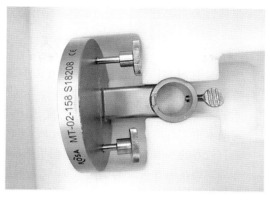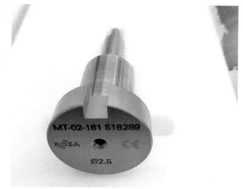

图 52-14 装器械固定器及器械适配器

9. SEEG 电极的置入操作

（1）使用脚踏或手柄控制机械臂按指令运行至指定位置后锁定。机械臂运行过程中，操作者需全程严密观察，以避免其碰撞头架及患者头部等。

（2）手动调节器械适配器与患者头皮的距离，使之尽量贴近头皮，但不要紧贴头皮，留出足够的观察及操作空间。

（3）确认入颅点的头皮位置，使用尖刀将头皮位置皮肤切开小口，用电凝针伸入破口直至颅骨，并电凝止血及热凝骨膜。

（4）使用骨钻进行钻孔操作，根据术前确定的颅骨厚度调节钻头上的限位器位置，确保钻入深度处于安全范围，钻孔时掌握力度，避免用力过大产生危险。由于在术前影像上测量的颅骨厚度可能会有少许误差，如未钻透，可每次深入 1mm 或 0.5mm，直至钻透颅骨，这样可以更好地保证钻孔过程的安全。钻孔完成后测定机械臂平台到靶点的距离（为 L1）。

在钻孔时应注意以下事项：

1）钻头应当以顺时针方向旋转。

2）若针道与颅骨角度过大时，可先低速逆时针反转，磨出入点凹陷后再高速顺时针方向旋转，以免针道骨孔偏移。

3）钻头限位器接触限位器后应立即停止向前推动钻头，请勿持续用力避免限位器松动失效。

4）钻孔时请保持垂直用力，若钻孔过程中骨钻倾斜，可能导致骨孔位置偏移及孔径变大，无法紧固导向螺丝。

5）钻头在安装至骨科钻上时，建议将"三爪"夹具卡紧位置尽量靠近钻头限位器，这样可以使外露的钻头长度更短，在颅骨钻孔过程中医师操作方便，钻头也更容易控制。

（5）用专用的电凝电极（需与头皮止血用电凝电极严格区分开）配合单极射频破开硬脑膜。此步骤操作同样需掌握力度，阻力较大时反复插入电极，通过数

次短时操作即可破开硬脑膜。使用单极电凝设备前请确认负极板与患者贴合良好，设备调整为"电凝"档。

（6）使用长型改锥安装导向螺丝：使用带有限位器的改锥安装导向螺丝，导向螺丝头端接触颅骨孔后，顺时针转动改锥，当感觉旋转阻力明显上升后，停止旋转，将限位器移至器械适配器外沿后锁紧，向后撤出长改锥。使用专用的卡尺测量安装完导向螺丝的改锥长度（L2）并记录数值。导向螺丝安装完毕后，移开机械臂。

在安装导向螺丝过程中，感到阻力明显上升即表明导向螺丝的所有螺纹都已经进入颅骨，导向螺丝即安装完毕，无须继续加大力度拧入，强行用力拧入导向螺丝可能会造成如下后果：

1）造成导向螺丝与改锥连接处的扭曲变形甚至断裂。

2）导向螺丝头端穿过颅骨，接触硬脑膜甚至脑组织。

3）导向螺丝难以拆卸。

（7）在 SEEG 设计靶点到皮质表面距离较长时，可使用探针预探通道。检查探针无变形等后，将探针沾水，按顺时针方向缓慢旋转进入，如遇不明阻力应当停止操作，并检查设备及参数。

（8）实际电极置入长度计算：我们将导向螺丝与改锥重合长度定义为 L3，此长度与我们使用的导向螺丝规格及改锥规格有关，不同厂家规格不同则数值不同，需在术前进行了解。电极置入长度（L）计算方式为 L=L1−L2+L3，术中可将各项数据录入电脑 EXCEL 表格，使用固定公式进行计算。

（9）量取电极置入长度并置入电极：调整电极的长度（在刻度尺上测量），操作医生和器械护士 2 人核对测量长度，确认无误后进行置入，置入时将电极经过导向螺丝的中心缓慢插入颅内，并拧紧电极尾部电极帽。在拧紧电极密封帽时请勿过度用力，以免损坏密封帽，影响密封效果（图 52-15）。

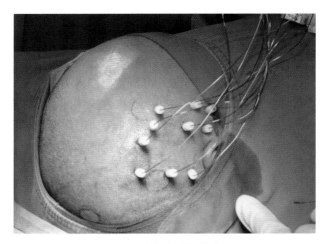

图 52-15　拧紧密封帽的效果图

（10）置入后应当立即使用标记贴或记号笔对电极尾端进行标记，并详细记录电极颜色。每根电极置入完成后，应当立刻连接脑电图进行测试，确保电极记录信号正常。

（11）重复以上操作，直至所有电极均按计划安全置入颅内。

10. 术后 CT 扫描及图像融合　术后当天需进行头部 CT 的薄层扫描，确定有无出血、导向螺钉相关的并发症等。将扫描数据导入机器人的工作站，并将 CT 检查结果与术前计划图像进行融合后，确认各个电极的实际置入位置，检验入点和靶点与预计划的误差（图 52-16）。部分类型的 SEEG 电极可兼容核磁，术后必要

时可行头 MRI 检查。

三、机器人辅助 SEEG 置入手术优势

目前 SEEG 置入的两种常用方式中，框架技术所需器械因其价格较低，在国内外的神经外科中心中有非常大的保有量，在活检、脑室穿刺引流、脑出血等各种立体定向术中均有广泛应用，因此在开展 SEEG 置入手术时具有较好的基础。但框架立体定向手术所使用的坐标参考为安装在患者头部的固定框架，需要在患者清醒状态下使用螺钉将沉重的框架牢固地固定在患者的颅骨上，这个过程对有些患者来说非常不舒适，并且会在患者心理上造成很大压力。对于颅骨较薄的幼儿来说，螺钉的固定操作还有造成硬膜外出血的风险，此外由于框架结构的限制和遮挡，会造成一些置入的死角和盲区。而机器人技术提供了多样的手术注册方式，其中如面部轮廓注册、结构光注册方式（国产设备首创）等，无需在麻醉前进行任何有创操作，对患者尤为友好。且机械臂的运行范围更加灵活，遮挡更少，可以实现更多角度的顺利和安全置入。

此外，由于框架技术需要操作者手动操作的步骤较多，在进行多条路径置入时，耗时较长，极易因操作者疲劳等造成参数调整错误，而机器人技术几乎永不疲劳，拥有极好的注册精度和重复注册精度，在 SEEG 多计划路径置入时有天然的优势，可以大大缩短手术时间，减少患者因麻醉等带来的风险。同时，机器人技术的精度为亚毫米级，相较于框架的毫米级精度也提升了一个

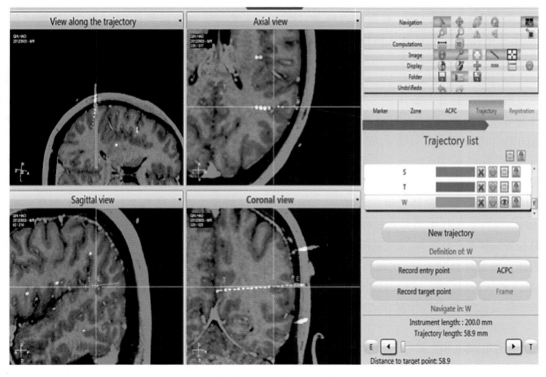

图 52-16　术后融合图像

量级,在安全性上有了更多的保证。

在对基于框架的 SEEG 置入手术的安全性研究中,有研究显示基于立体定向框架的 SEEG 患者的总并发症发生率(8/48;16.7%)。美国克利夫兰癫痫中心的 Gonzalez-Martinez,J 教授,在 2009 年 11 月~2013 年 5 月对 100 例患者实施了 101 例神外立体定向机器人无接触激光扫描注册辅助下 SEEG 手术,共置入 1 245 个深部电极,其总并发症发生率为 1%,平均手术时间为 130 分钟(45~160 分钟),入点误差为 1.2mm(四分位距,0.78~1.83mm),靶点误差为 1.7mm(四分位距,1.20~2.30mm),各项数值相较框架技术均有较大提升,使 SEEG 手术可以精确、省时、简便地完成,降低了技术难度。大量的临床实践和研究均表明使用机器人进行的 SEEG 置入手术具有相对于框架技术更低的相关并发症,用于颅内监测非常安全有效。

以上所述充分体现了神外立体定向机器人精准性、安全性、更少侵入性的优势特点。此外,机器人机械臂可以自由摆动,定位范围大,手术入路不受限制,且无需人工调整坐标和角度,减少多次操作引起的失误和误

差,减少工作量,具有其他设备及方法(如框架性立体定位仪、无框架神经导航系统脑深部电极置入术等)无法比拟的优越性。

【典型病例】

患者,女性,27 岁,癫痫病史 14 年。

现病史:患者 14 年前无诱因发病,表现形式:①日间突然出现发作前预感(具体无法描述)、站立不稳、手中持物掉落、意识模糊,持续 1~2 秒,发作次数从每天 1 次逐渐增加到每天 10 余次不等;②夜间睡眠时突然出现喉中发声、口吐白沫、意识丧失、四肢强直抖动,持续约 3~4 分钟,约半年发作 1 次。服用多种抗癫痫药物无效。入院前的表现形式为:入睡前出现,有头部漂浮感,继而意识丧失,四肢强直抖动(约 10 秒),然后出现双手无目的的摸索,持续时间大多 1 分钟以内,1 次/2~3 天;偶有持续 7~10 分钟的长时间发作,伴小便失禁。

既往史:无异常。

查体:神清语利,四肢活动正常,神经外科查体未见明显异常。

影像学检查见图 52-17;视频脑电监测见图 52-18;

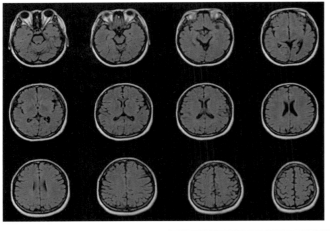
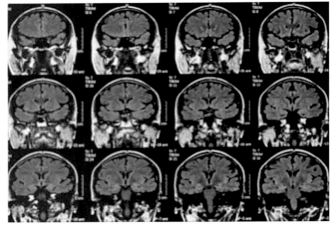
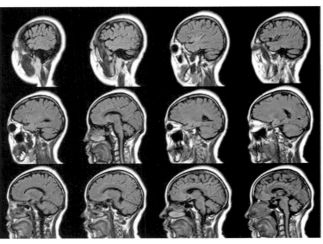

图 52-17　MRI 平扫结果未见明显异常

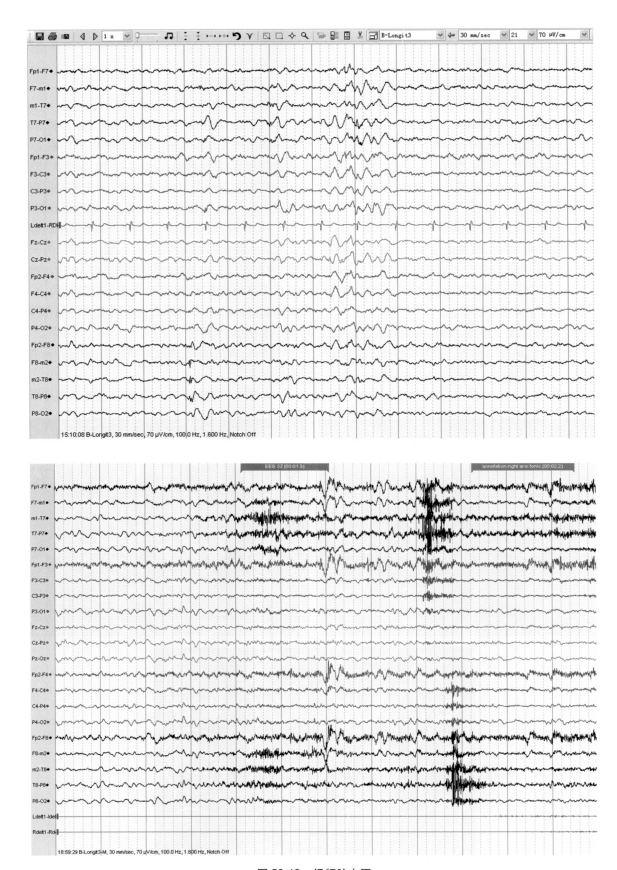

图 52-18　视频脑电图

视频脑电图结果：间歇期，弥漫性，左侧半球放电；发作期，弥漫性放电，左侧前头部著。

PET 见图 52-19;颅内电极脑电图见图 52-20。

手术情况:显微镜下分开侧裂,应用双极电凝在 5W 功率下对岛叶长回进行热灼(图 52-21)。

术后随诊情况(发作,功能):术后 5 年无癫痫发作,术后曾经出现短期的运动、语言障碍,运动 2 周恢复正常,语言半年恢复正常。目前服药奥卡西平早晚各 600mg。

术后影像学:随诊 3 年的 MRI 见图 52-22。

点评:本例为影像学阴性的癫痫患者,多项无创检查无法精确定位癫痫灶的位置,通过立体定向颅内电极置入后明确癫痫灶在左侧岛叶,采用低功率电凝热灼岛叶治疗,患者术后 5 年没有癫痫发作,且没有长期的并发症,疗效显著。岛叶在解剖上位置深在,被额颞顶的导盖覆盖,癫痫放电可以向多个部位传导,因此岛叶癫痫的放电通过头皮脑电难以捕捉及定位,尤其是影像学阴性的患者,定位更为困难。而且岛叶血管众多,邻近重要功能区,手术稍有不慎即可造成功能障碍。因此岛叶癫痫患者癫痫灶的精确定位及手术治疗一直是国内外癫痫界研究的热点及难点。随着立体定向脑电技术的发展,可以将电极精确置入岛叶,该手术创伤小,误差小,并发症少,为岛叶癫痫的诊断提供了有力的支持。而低功率电凝热灼术不切除岛叶癫痫灶,通过热损伤毁损癫痫灶及其传导途径,对血管及功能的保护有独到之处,术后无长期的并发症出现,是治疗岛叶癫痫的有效方法。

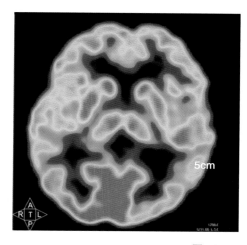
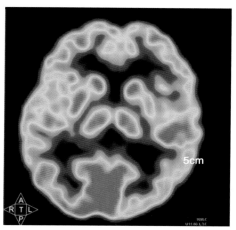

图 52-19　PET 检查

PET 检查结果:左侧岛叶代谢减低。

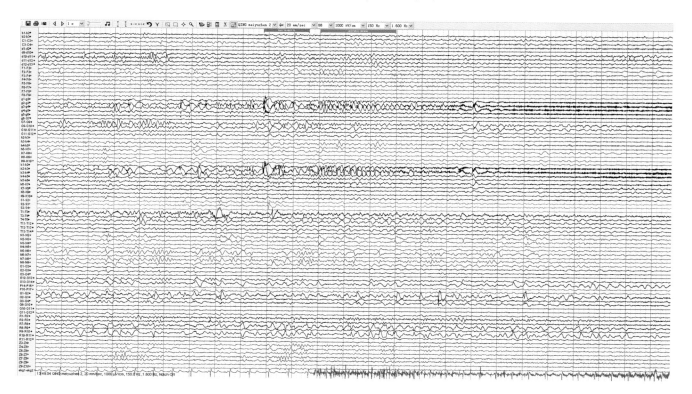

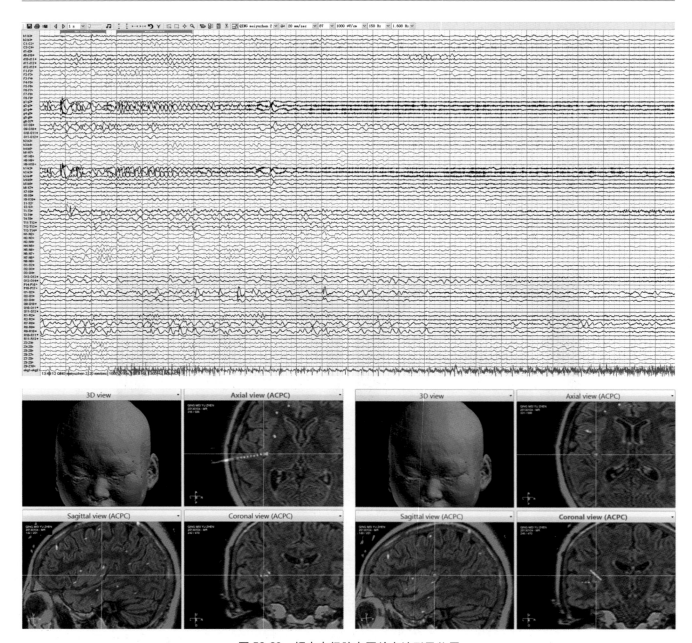

图 52-20　颅内电极脑电图放电波形及位置

颅内电极脑电图监测结果：放电起始于左侧岛长回。

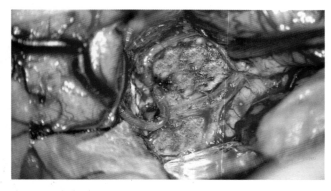

图 52-21　术中照片

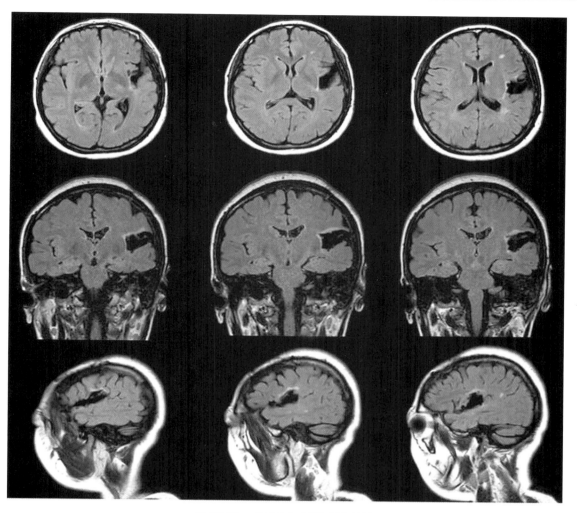

图 52-22　术后 3 年 MRI 复查结果

（滕鹏飞　刘焕光　周　健）

参考文献

［1］ BANCAUD J. Apport de l'exploration fonctionnelle par voie stéréotaxique à la chirurgie de l'épilepsie［J］. Neurochirurgie，1959，5：55-112.

［2］ BANCAUD J，DELL M B. Techniques et méthodes de l'exploration fonctionnelle stéréotaxique des structures encéphaliques chez l'homme（cortex，sous-cortex，noyaux gris centraux）［J］. Rev Neurol，1959，101：220-221.

［3］ BANCAUD J，TALAIRACH J，BONIS A，et al. La stéréo-éléctro-encéphalographie dans l'épilepsie［J］. Masson：Paris，1965，13（3）：333.

［4］ TALAIRACH J，BANCAUD J，SZIKLA G，et al. Approche nouvelle de la neurochirurgie de l'épilepsie. Méthodologie stéréotaxique et résultats thérapeutiques［J］. Neurochirurgie，1974，20（Suppl 1）：1-240.

［5］ TALAIRACH J，BANCAUD J. Stereotaxic exploration and therapy in epilepsy. In：Vinken PJ，GW（eds）. The Epilepsies［J］. Handbook of Clinical Neurology，1974，115：758-782.

［6］ TALAIRACH J，SZIKLA G. Application of stereotactic concepts to the surgery of epilepsy［J］. Acta Neurochir，1980，30：35-54.

［7］ SIMON S L，DOUGLAS P，GORDON H，et al. Error Analysis of MRI and Leksell stereotactic frame target localization in deep brain stimulation surgery［J］. Stereotact Funct Neurosurg，2005，83：1-5.

［8］ JEFFREY PMULLIN，MICHAEL SHRIVER，SOHA ALOMAR，et al. Is SEEG safe A systematic review and meta-anaysis of stereo-electroencephalography-related complications［J］. Epilepsia，2016，57（3）：386-401.

［9］ TALAIRACH J，SZIKLA G. Application of stereotactic concepts to the surgery of epilepsy［J］. Acta Neurochir Suppl （Wien），1980，30：35-54.

［10］ BANCAUD J，TALAIRACH J.［Methodology of stereo EEG exploration and surgical intervention in epilepsy］［J］. Rev Otoneuroophtalmol，1973，45：315-328.

［11］ TALAIRACH J，SZIKLA G，BONIS A，et al. Therapeutic

utilization of radioactive isotopes in pituitary surgery[J]. Int J Neurol,1965,5:78-93.

[12] TALAIRACH J,BANCAUD J,BONIS A,et al. Functional stereotaxic exploration of epilepsy [J]. Confin Neurol, 1962,22:328-331.

[13] BANCAUD J. Contribution of functional exploration by stereotaxic ways to the surgery of epilepsy;8 case reports[J]. Neurochirurgie,1959,5(1):55-112.

[14] SCHIJNS O E,HOOGLAND G,KUBBEN P L,et al. The start and development of epilepsy surgery in Europe:a historical review[J]. Neurosurg Rev,2015,38(3):447-461.

[15] NAIR D R,BURGESS R,MCINTYRE C C,et al. Chronic subdural electrodes in the management of epilepsy[J]. Clin Neurophysiol,2008,119(1):11-28.

[16] LEE W S,LEE J K,LEE S A,et al. Complications and results of subdural grid electrode implantation in epilepsy surgery[J]. Surg Neurol,2000,54(5):346-351.

[17] ELJAMEL M S. Robotic neurological surgery applications: accuracy and consistency or pure fantasy? [J]. Stereotact Funct Neurosurg,2009,87(2):88-93.

[18] SPIRE W J,JOBST B C,THADANI V M,et al. Robotic image-guided depth electrode implantation in the evaluation of medically intractable epilepsy[J]. Neurosurg Focus,2008, 25(3):E19.

[19] CARDINALE F,COSSU M,CASTANA L,et al. Stereoelectroencephalography:surgical methodology,safety,and stereotactic application accuracy in 500 procedures[J]. Neurosurgery,2013,72(3):353-366;discussion 366.

[20] GONZALEZ-MARTINEZ J,BULACIO J,THOMPSON S,et al. Technique,Results,and Complications Related to Robot-Assisted Stereoelectroencephalography [J]. Neurosurgery, 2016,78(2):169-180.

[21] ENGEL J J R.,MCDERMOTT M P,WIEBE S,et al. Early surgical therapy for drug-resistant temporal lobe epilepsy: a randomized trial[J]. Jama,2012,307(9):922-930.

[22] CROSS J H,JAYAKAR P,NORDLI D,et al. Proposed criteria for referral and evaluation of children for epilepsy surgery:recommendations of the Subcommission for Pediatric Epilepsy Surgery[J]. Epilepsia,2006,47(6):952-959.

[23] KAHANE P,LANDRE E,MINOTTI L,et al. The Bancaud and Talairach view on the epileptogenic zone:a working hypothesis[J]. Epileptic Disord,2006,8(Suppl 2):S16-26.

[24] MINOTTI L,MONTAVONT A,SCHOLLY J,et al. Indications and limits of stereoelectroencephalography (SEEG) [J]. Neurophysiol Clin,2018,48(1):15-24.

[25] IIDA K,OTSUBO H. Stereoelectroencephalography:Indication and Efficacy[J]. Neurol Med Chir(Tokyo),2017,57 (8):375-385.

[26] 郭强,朱丹,陈俊喜,等. 机器人立体定向辅助系统在癫痫外科深部电极置入中的应用价值[J]. 立体定向和功能性神经外科杂志,2013(5):4.

[27] 张弨,张建国. 癫痫外科立体脑电图方法的临床应用 [J]. 中华医学杂志,2018,98(29):2311-2313.

[28] ISNARD J,TAUSSIG D,BARTOLOMEI F,et al. French guidelines on stereoelectroencephalography (SEEG) [J]. Neurophysiol Clin,2018,48(1):5-13.

[29] VAKHARIA V N,SPARKS R,RODIONOV R,et al. Computer-assisted planning for the insertion of stereoelectroencephalography electrodes for the investigation of drug-resistant focal epilepsy:an external validation study[J]. J Neurosurg,2018,130(2):1-10.

[30] YANG M,MA Y,LI W,et al. A Retrospective Analysis of Stereoelectroencephalography and Subdural Electroencephalography for Preoperative Evaluation of Intractable Epilepsy [J]. Stereotact Funct Neurosurg,2017,95:13-20.

[31] 毛之奇,余新光,凌至培,等. 神外立体定向机器人辅助下脑深部电极置入术研究[J]. 中国现代神经疾病杂志, 2015,15:712-715.

[32] 方铁,解自行,徐金山,等. ROSA 颅内电极热凝治疗儿童局灶性药物难治性癫(痫)[J]. 中国微侵袭神经外科杂志,2018,23(7):310-312.

[33] COSSU M,CARDINALE F,CASACELI G,et al. Stereo-EEG-guided radiofrequency thermocoagulations[J]. Epilepsia,201(Suppl 1):66-72.

[34] FOHLEN M,TAUSSIG D,FERRAND-SORBETS S,et al. Refractory epilepsy in preschool children with tuberous sclerosis complex:Early surgical treatment and outcome [J]. Seizure,2018,60:71-79.

[35] DING H,ZHOU J,GUAN Y,et al. Bipolar electro-coagulation with cortextomy in the treatment of insular and insulo-opercular epilepsy explored by stereoelectro-encephalography[J]. Epilepsy Res,2018,145:18-26.

[36] CATENOIX H,BOURDILLON P,GUENOT M,et al. The combination of stereo-EEG and radiofrequency ablation[J]. Epilepsy Res,2018,142:117-120.

[37] BOURDILLON P,DEVAUX B,JOB-CHAPRON A S,et al. SEEG-guided radiofrequency thermocoagulation[J]. Neurophysiol Clin,2018,48(1):59-64.

[38] CATENOIX H,MAUGUIERE F,GUENOT M,et al. SEEG-guided thermocoagulations:a palliative treatment of nonoperable partial epilepsies [J]. Neurology, 2008, 71 (21): 1719-1726.

[39] WEI P H,AN Y,FAN X T,et al. Stereoelectroencephalography-Guided Radiofrequency Thermocoagulation for Hypothalamic Hamartomas:Preliminary Evidence [J]. World Neurosurg,2018,114:e1073-e1078.

[40] 周健,关宇光,鲍民,等. 立体定向辅助系统引导颅内电极置入术在致痫灶定位中的作用[J]. 中华神经外科杂志,2015,31(2):173-176.

第七篇

癫痫外科的特殊问题

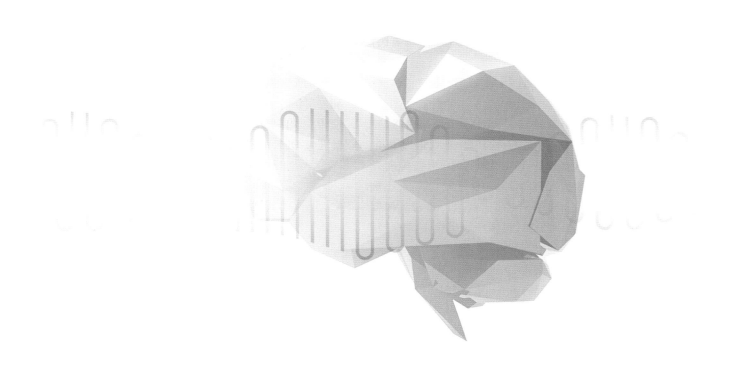

第五十三章 低龄儿童癫痫外科

第一节 概　　述

低龄儿童特指出生后到 3 岁这个年龄段的儿童,此阶段是大脑发育、白质髓鞘化最重要的阶段,因此,低龄儿童癫痫对儿童的影响,不仅仅是癫痫发作及其所致的意外伤害,更主要的是对儿童脑发育的干扰并导致神经功能障碍和认知功能障碍,导致患儿和家人生活质量低下。

虽然抗惊厥药物仍然是低龄儿童癫痫的主要治疗方法,但是对于药物难治性癫痫(drug resistant epilepsy, DRE),外科治疗不可或缺。儿童癫痫外科治疗已有 50 多年历史,尤其是近 20 年来,随着神经影像学、神经病理学、基因检测技术和神经遗传病学、儿童麻醉学及外科技术与设备的进步,越来越多的 DRE 儿童获得安全、有效的外科治疗,外科治疗不是儿童 DRE 的最后选择的理念也获得越来越多人的认同。不过,由于低龄儿童病因复杂多样,大脑发育尚未成熟、体重低等特有的年龄相关性因素,从术前评估、治疗策略、术中和围手术期管理等方面,仍然富有挑战。

(姚 一　林高民)

第二节 流行病学

儿童癫痫发病率差异较大,总体上为(41～187)/10 万人,而发达国家为(33.3～82)/10 万人,1 岁以内癫痫发病率最高,达(118～144)/10 万人,男孩癫痫发病率为 158/10 万人,女孩为 130/10 万人,男:女比例为 1.14:1,不过,1 岁以内,男:女比例达 1.66:1。根据 1990—2015 年间的荟萃分析,我国癫痫患病率,1990 年 0～4 岁患病率为 1.31‰,30～34 岁 2.42‰;2015 年 0～4 岁患病率达到 4.57‰,30～34 岁患病率 8.43‰,由此推测,低龄儿童癫痫患病率高,其中 35% 为 DRE,其风险因素有:12 月龄前确诊为癫痫,确诊癫痫时伴发育迟滞,神经影像学有结构异常,初始脑电图呈现局灶性慢波。低龄儿童 DRE 不仅伴严重智能障碍,病死率高达 20%～25%。

(姚 一　林高民)

第三节 病　　因

病因的明确,对于预后判断、治疗的选择和策略意义重大。2017 年 ILAE 再次发表癫痫病因分类,分为遗传性、结构性、代谢性、感染性、免疫性及其他原因等六大类,不仅强化诊疗活动中重视病因的意识,且对外科治疗患者选择具有实际指导意义。

随着神经影像技术和遗传技术的发展,50% 以上的低龄儿童癫痫患者能够明确病因,82% 的低龄儿童 DRE 能够明确病因。低龄儿童 DRE 病因具有显著的年龄相关性,以先天性病因、妊娠及围生期原因为主,遗传性病因最常见,包括基因的致病性突变、三倍体和致病性染色体微缺失(微重复),其次是结构性病因,如皮质发育畸形(malformations of cortical development, MCD)、围生期缺血或出血导致的瘢痕脑等多见,感染性病因相当而大龄儿童和成人少。遗传性与结构性两种病因共存,在低龄儿童癫痫也不少见,如 PI3K-AKT-mTOR 通路上基因的致病性突变,将导致 MCD、结节性硬化症(tuberous sclerosis complex, TSC)。另外,一些累及中枢神经系统的遗传代谢病,如线粒体病、氨基酸病、有机酸病导致的全面性癫痫,也可为 DRE。因此,有别于成人癫痫外科治疗,在低龄儿童癫痫外科治疗的评估中,神经遗传病学医师的参与、对神经遗传病学的重视,对于低龄儿童 DRE 的诊疗至关重要。

(姚 一　林高民)

第四节 手术适应证

如下病因所致的低龄儿童局灶性 DRE 应考虑外科治疗:①先天性结构异常,MCD、TSC、Sturge-Weber 综合征、海绵状血管瘤、癫痫相关性肿瘤;②获得性结构异常,如脑卒中、颅脑损伤、低血糖脑损害、颅内感染所致的瘢痕脑、妊娠及围生期缺血缺氧性脑病所致的瘢痕脑、Rasmussen 脑炎等。

对于确切病因不明,但可排除代谢性病因、且无其他手术禁忌证者,或者是 CDKL5、SCN1A、KCNQ2、

CLCN4 等致病突变所致的遗传性全面性难治性癫痫，在充分医患沟通和知情同意后，可实施胼胝体切开术、迷走神经刺激术，以减轻、减少发作，阻止或延迟认知发育倒退，甚至改善认知发育。

（姚　一　林高民）

第五节　手术时机

低龄儿童灾难性癫痫病死率高达 20%～25%，频繁发作、ASM 都不利于脑发育，与认知功能障碍有关，积极早期的手术并有效控制发作、术后 ASM 减停，利于脑发育、神经功能和认知行为的改善。

2021 年一项 3 月龄内 64 例婴儿 DRE 外科治疗国际多中心回顾性研究及一项含 32 项研究、559 例低龄儿童 DRE 外科治疗发作控制的荟萃分析，表明低龄儿童 DRE 外科治疗是安全、有效的。笔者 2012 年对 2 例 4 月龄 West 综合征、病因系大脑中动脉闭塞所致的左侧半球脑瘢痕实施功能性大脑半球切除术，术后随访 10 年，无发作，现就读小学；目前笔者成功实施开颅手术的低龄儿童 DRE 中，半球离断术（病因 HME，术前频繁发作）年龄最小者 49 天（体重 4.1kg），局灶性皮质切除术（病因 TSC，出生后 30 天住 NICU 救治）年龄最小者 37 天龄（体重 3.7kg）。即便如此，相对于其他年龄段儿童和成人，低龄儿童手术风险最大，死亡率最高，因此，在手术时机的决策上，既要权衡获益与风险，更要权衡延迟手术的潜在风险。

低龄儿童大脑从结构和功能上都不成熟，是生后白质髓鞘化、突触发生与修建、结构性与功能性神经网络形成的最重要时期，从神经可塑性角度，对于 DRE，在低龄儿童时期通过外科治疗去除致痫灶、控制癫痫发作、术后减停 ASM 后，可以控制癫痫发作和 ASM 对白质髓鞘化、突触发生和突触修剪的影响，给健康脑组织的发育型可塑性、适应型可塑性创造机会，促进神经功能和认知功能发育。另外，胎儿及婴儿期 HIE 脑损伤导致的 DRE，早期手术将有助于减轻过渡型可塑性、降低皮质兴奋性、改善肌张力障碍。因此，从神经可塑性上，低龄儿童 DRE 应尽早手术。

其次，手术时机还需要考虑病因性质和电-临床表现。对于进展性病损，如 Rasmussen 脑炎，常常导致部分性癫痫持续状态、进行性偏侧肢体瘫痪和认知功能进行性倒退，非手术方式效果不佳，而外科手术效果很好，应积极手术；Sturge-Weber 综合征，如仅累及一侧半球，且 ASM 不能控制发作、电-临床表现特征与影像学之病损一致，应积极手术；对于癫痫相关性脑肿瘤，无论是否使用过 ASM，均应积极手术。静止性病损的手术时机，则需要综合分析病因、病理、发作严重程度、ASM 效果、是否符合癫痫性脑病、年龄、体重等因素后决定。半球巨脑回畸形（hemimegalencephaly，HME）、半球皮质发育不良（hemispheric cortical dysplasia，HCD）、多脑叶 FCD，TSC 等先天性病因常因严重频繁的发作导致癫痫性脑病，应在综合评估风险获益比的前提下积极和早期手术。

手术时机的决策，还需要权衡早期手术风险与延迟手术的潜在风险。低龄儿童，尤其是 1 岁以内患儿，年龄小、体重轻、血容量少，病因以 MCD 为多数，致痫区以半球、多脑叶为主，手术范围广，手术时间长，手术难度大，因术中失血性休克、DIC、术后严重感染等因素，手术死亡率 2%～4%。频繁严重的癫痫发作，或者癫痫持续状态在低龄儿童 DRE 很常见，延迟手术，除外高达 20%～25% 的死亡率和对大脑损害，频繁严重的发作以及为求控制发作而使用大剂量 ASM 和（或）麻醉剂，极大增加肺部感染、营养不良和体重低下的发生率，导致患儿不能耐受手术或者增加手术及围手术期风险和难度，甚至错失手术机会。因此，低龄儿童手术时机，还应根据癫痫发作严重程度、一般状况、病因、手术方式行个体化评估来决定。例如，对于大脑半球术的患儿，非灾难性癫痫患儿，体重 10kg 以上者手术风险相对小。而系灾难性癫痫患儿，尤其是体重低于 5kg 者，应在充分评估医疗团队技术水平、充分告知手术风险后，谨慎地早期手术，以规避手术风险，争取最大的手术获益。

（姚　一　林高民）

第六节　手术评估

低龄儿童手术评估目的是明确致痫灶的侧别、部位和范围及运动功能区情况，在保护运动功能及健康脑组织的前提下，对致痫灶实施彻底处理（切除或离断），以获得最大限度的癫痫发作控制。相对成人或青少年，低龄儿童大脑处于发育完善中，且语言功能尚未形成或者表达能力不佳，故其手术评估具有相应的特殊性。

一、症状学

局灶性发作的症状学取决于发作起始的脑区和传播模式，因此，对发作症状学的特征，如症状学性质（运动、感觉、意识水平、行为、自主神经等主客观症状）初始症状及症状演变的提取、归类和分析，对于癫痫发作起源以及所涉及的神经网络的确定颇具价值。

低龄儿童 DRE 以局灶性发作最常见（75.0%），其次是癫痫性痉挛发作（20.5%），全面性发作最少（4.5%）。局灶性发作症状学中，单纯运动症状（85%）最常见，如动作减少（20%）、单侧或双侧肢体强直（35%）或阵挛（24%）、或失张力、单侧嘴角阵挛、异常眼球动作及痛性痉挛（16%）；相对于大龄儿童或成人，过度运动、复杂性动作、自动症（除口咽自动症之外）、全面性强直-阵挛较少。与成人和大龄儿童相同，局灶性发作症状学同样有助于低龄儿童致痫灶定侧定位，如以眼球震颤、眼球偏斜、眼睑阵挛、眼睑扑动、眨眼等为起始的癫痫发作，常常提示致痫灶位于后头部。不过，受限于语言功能，低龄儿童难以用语言描述发作感受，故发作期准确的意识水平判断比较困难、很难采集到语言表达的主观症状学；因髓鞘化尚未完成，大脑结构和功能的不完善，局灶性病损所致的发作，在低龄儿童可表现为全面性发作，无定侧定位价值，或者即便是局灶性发作，但所呈现症状学特征可能错误引导，导致定侧定位的误判。故对于低龄儿童症状学，首先应细心观察，检出微小发作（subtle seizure），同时应结合脑电图、甚至神经影像学做综合分析、判断。

二、头皮脑电图

头皮脑电图是重要的致痫灶评估方法。低龄儿童 DRE 头皮脑电图背景常常为极度异常，如高幅失律、爆发-抑制等，增加局灶性痫样放电的检出难度，不过，双侧半球高幅失律、爆发-抑制的不对称现象具有重要的定侧价值；另外，单侧年龄背景异常、单侧睡眠标志缺乏（如：顶尖波、纺锤波或 K 复合波）、局部节律性放电或局部持续性慢波也具有定侧价值。间期头皮脑电图上的棘波、尖波、局部慢波及双侧不对称较少有定侧定位意义，但是发病初期的局灶性痫样放电对定侧定位具有参考价值。

三、磁共振检查

低龄儿童 MRI 检查应在镇静、甚至麻醉状态下实施，做全脑（含小脑）扫描。除 3D-T1 加权序列外，应根据年龄和可能的病因，针对性筛选序列，既缩短检查时间、规避检查风险，又提高检测率。低龄儿童 T2 加权成像的表现随髓鞘化成熟度之不同而表现有异，足月出生 6 月龄内，皮质呈低信号、白质呈高信号，6 月龄后随着白质髓鞘化进程，皮质与白质信号关系反转，高度髓鞘化的白质呈低信号。因此，对于 6 月龄以内儿童，除

3D-T1 加权序列必选外，轴位、冠状位和矢状位等 3 个方位 T2 加权序列价值大，可增加 MCD 检出率。FLAIR 序列因其固有的 T1 图像对比和反转恢复技术的低信噪比，加之低龄儿童心率快、流动伪影较成人更明显，故其低龄儿童价值有限。对于海绵状血管瘤，磁敏感序列是必需序列，以检出所有的海绵状血管瘤。

四、运动功能评估

低龄儿童粗大运动功能受损后可获得代偿、恢复，但是手精细运动则不可恢复，因此，此年龄段运动功能的评估同样重要。对于患儿运动功能评估，除神经系统查体（观察拇指内扣、肢体活动，检查肌张力）、Peabody 运动发育量表外，DTI、静息态 fMRI 等磁共振功能成像对于运动功能传导束、皮质运动区的评估尤其重要，除评估外，还可用于术中导航。

五、神经心理评估

在大多数神经心理评估中，整体智商的评估是测试基础，也是了解被测试者认知特点的第一步，最常用的智力量表是韦氏量表，目前中文版的韦氏量表-Ⅳ最小可用于 2 岁半的低龄儿童。此外，低龄患儿行为评估也是必不可少的，Griffiths 是一套适用于分析 0~8 岁患儿行为特征的测试量表，低龄儿童的测试内容主要包括动作协调能力、个人和社会认知能力、语言理解能力及视觉感知能力等。其他量表还包括 Peabody、适应行为测定量表（ABAS）等。在充分了解患儿服药、癫痫发作频率等情况下，通过观察患儿测试过程中的行为和认知改变特点，分析各量表的测试结果，将各脑区的功能进行对比，同时与正常参考值进行比对，从而了解患儿整体的认知行为发育情况及各脑区的功能改变特点，以达到协助术前致痫灶定位、术后随访和康复计划制订等目的。

六、颅内电极的应用及难点

经无创评估仍不能定侧定位致痫灶，或者不能明确致痫灶范围及与运动功能区关系者，为确定致痫灶侧别、部位、范围以及与运动功能区的关系，颅内电极置入和监测是必需的。相对于大龄儿童和成人，受白质髓鞘化进程的影响，结构性影像学未必能够发现病损或异常结构，或者所发现的病损或异常结构范围未必是致痫灶的真实范围，因此，颅内电极在低龄儿童的应用价值更大。通过颅内电极（硬膜下电极和深部电极）的放置、脑电图监测及经电极直接电刺激，证实致痫灶假设，辅助确定其范围及与运动功能区关系，另外，深部电极还

可对致痫区实施经电极热凝毁损术。不过,低龄儿童 DRE,尤其是 1 岁以内患儿,头皮薄、颅缝未闭、颅板薄、认知行为异常、配合度差,在颅内电极放置和脑电图监测上都存在很多困难。因此颅内电极对于低龄儿童外科治疗,既必需又具有挑战。

颅内电极目前主要分为硬膜下电极和深部电极两大类。硬膜下电极已经在低龄儿童、1 岁以内婴儿获得较广泛的应用。O'Neill 报道一组 7 例 1 岁以内患儿实施硬膜下电极置入(最小年龄 1.2 月龄),致痫灶均获定位及后期手术切除,1 例发生颅内感染;笔者 2014—2015 年出于定侧定位(1 例,7 月龄,诊断:双侧顶叶瘢痕脑回、低血糖脑损伤),和明确致痫灶范围及与运动功能皮质关系(2 例,年龄均 2 岁余龄,诊断:额中央 FCD)的目的,而实施硬膜下电极置入(1 例双侧条状电极置入,2 例一侧栅状电极置入),3 例均达目的,无颅内感染、头皮坏死及感染,经一期(1 例)、或分期(2 例)手术治疗后,无发作。较之硬膜下电极,深部电极因在可行性、安全性存在难点,加之低龄儿童致痫灶范围常常涉及多脑叶、甚至半球,白质髓鞘化未完成,故在有效性上仍有顾虑与争议,因此全球范围内,深部电极在低年龄儿童,尤其是婴儿的应用报道较少。笔者厦门弘爱医院团队 2019 年 6 月—2022 年 1 月,共对 35 例低龄儿童(平均年龄 21 月龄,最小年龄 85 天)采用无框架机器人引导下立体定向深部电极置入及脑电图监测,病因有 MCD、TSC、HIE 和脑炎等,有双侧、多病灶、多脑叶及半球,所有患儿电极均按计划放置到位,并证实术前致痫灶假设,部分患者还对致痫灶实施经电极热凝毁损术。除 1 例一个电极通道发生脑内感染(经抗生素治疗后,痊愈),无一例发生弥漫性脑水肿、颅内血肿、头皮坏死和感染、电极移位和电极坏损。因此,无论是硬膜下电极,还是深部电极,对于低龄儿童都是安全和有效的(图 53-1)。

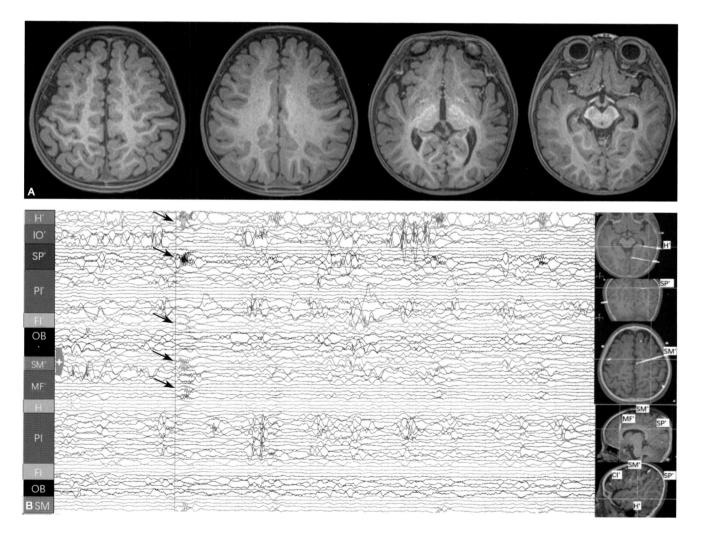

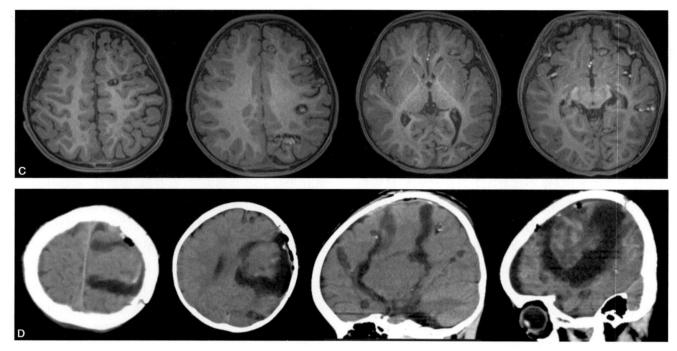

图 53-1　SEEG 对局灶性痫性痉挛发作有定侧定位价值

男性，27 月龄。4 月龄时起病，病程 23 个月，West 综合征、全面发育迟滞。经多种 ASM 联合治疗、ACTH 治疗，仍每天 4~5 串痫性痉挛发作、1 次局灶性发作（持续 5 分钟以上），不能独坐，不能追光追物。代谢筛查阴性、三人家系全外显检测阴性，MRI 检查（A）未见病损及明显结构异常。经评估，病因考虑：MCD，致痫灶定侧定位：左侧半球。为证实上述假设，行机器人引导下立体定向深部电极置入和脑电图监测，记录到术前惯常的痫性痉挛发作（B）和局灶性发作，证实术前致痫区假设。为进一步佐证，遂分次、分区对左侧多根电极行 RF-TC（C），治疗后癫痫发作减少 50% 以上。为保留患者右侧肢体运动功能，手术方式为左侧保留运动区的次半球离断术（D），术中采集额、顶、颞和岛叶样本送检病理，示 FCD1a 型。术后至今 3 个月，无发作，能扶站、有眼神交流、听懂部分指令，但右手活动较左手活动少。B 图示 SEEG（低通：70，高通 3，陷波滤波：50Hz，灵敏度：100uV/mm）记录到的一次局灶性痫性痉挛发作，患儿一过性点头伴头眼右偏，同期见左侧额叶 SM'6-12、MF'1-5 和 12-16、左侧额盖-岛叶 FI'全导、左侧颞叶新皮质 H'6-12、左侧顶叶 SP'6-12 的电极触点脑电轻微压低，之后低幅快波节律起始，此提示局灶性痫性痉挛发作有定侧定位价值。

　　硬膜下电极需要开颅放置，手术创伤、术中出血均大于经立体定向技术的深部电极置入，而且，术后脑脊液漏、颅内及头皮、颅骨感染、颅内血肿等手术相关并发症，硬膜下电极的发生率也远远高于深部电极。另外，深部电极空间采样范围广，可采集双侧、多部位的立体脑电信号，时空分辨率高，此符合低龄儿童致痫灶广泛、多灶、双侧的特点，因此，笔者单位对于头颅骨性条件许可的低龄儿童，偏向选择深部电极置入。

（姚　一　林高民　黎思娴）

第七节　手术安全性

一、手术风险

　　低龄儿童癫痫外科手术死亡率为 2%~4%，不成熟的生理功能、低体重、绝对血容量低是低龄儿童外科手术固有的风险因素。其中，死亡风险与低龄、低体重、HME、大脑半球切除术等呈正相关。

二、麻醉术前评估及准备

　　术前麻醉访视应了解患儿营养状况、各器官系统功能，尤其是凝血功能、肺、肝功能状况，并结合病因、手术方式、手术时长作综合分析，对患儿麻醉耐受性作出评估，制订相应的麻醉方案，以保障手术安全。对于手术范围大、手术时间长，尤其是婴儿，术前要准备浓缩红细胞、冷沉淀、新鲜冰冻血浆，甚至血小板。婴儿应提前向血库申请分装小袋血。

三、术前护理

　　术前一日全身沐浴，术晨剃除头发，肥皂清洗头皮后戴无菌帽。术前普食及人工喂养的患儿须禁食 6 小时，母乳喂养禁食 4 小时，禁水 2 小时。术前 2 小时服用 ASM。

（潘　丽　吴立新）

第八节　外科治疗策略

一、一期及分期手术

　　对于致痫灶局限于单侧，且部位、范围明确者，如果患儿全身情况好，对计划的手术能够耐受，则应选择一期手术彻底处理致痫灶；如果致痫灶范围广泛、如需要行半球离断术、多脑叶离断术,甚至还涉及运动功能区者,如次半球离断术,患儿全身情况难以耐受、或者出于降低运动功能障碍的目的,可以分期实施,以降低风险。对于致痫灶侧别尚不能明确的局灶性癫痫,可一期行胼胝体切开术,然后随访、再次评估以定侧定位致痫灶,二期实施手术处理致痫灶。对于部分致痫灶范围(如 MCD,尤其是 FCD Ⅰ 型者)、数目(如 TSC)不明确者,出于保护脑组织和神经功能优先的观点,可一期处理已明确导致癫痫发作的脑叶、多脑脑叶或皮质结节,术后观察发作控制情况,如有发作,则再次评估,实施二期手术。

二、术中监测

术中脑电图及电生理监测在癫痫外科手术的重要性不再赘述。虽然低龄儿童神经可塑性强,但是对于运动功能,如果损伤运动皮质功能区及相应传导束,术后粗大运动可以部分或者完全代偿,但是肢体末端,尤其是手精细运动功能则难以代偿、恢复。而术中精准定位是保护运动功能皮质和皮质下传导束的前提,因此,在低龄儿童癫痫外科术中,但凡涉及运动功能的手术,如次半球离断(切除)术、额叶离断(切除)术、颞顶枕离断(切除)术或顶枕离断(切除)术以及额中央皮质切除术、岛叶-岛盖皮质切除术均应实施术中电生理监测,涉及运动区皮质和(或)相应传导束的损伤,为了降低术后瘫痪概率,上述手术均应行术中监测,实时、准确定位运动功能区(图 53-2)。

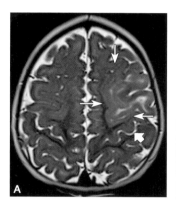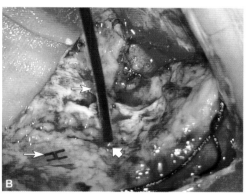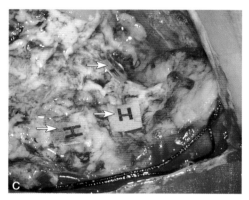

图 53-2　皮质和皮质下单极电刺激在低龄儿童的应用

患儿,女,9 月龄。诊断:DRE,左额中央区神经节细胞胶质瘤。A. T2 加权像,➡️所指为中央前回,➡️所指处为肿瘤边界,后界为中央前沟;B. ➡️所指为电刺激器,➡️所指的蓝色纸片代表直接电刺激确定的运动功能区;B、C. ➡️所指的蓝色纸片 H、F 为直接电刺激该处后,分别引出手、足的运动应答。

三、手术方式介绍

(一)传统开颅癫痫手术

传统开颅手术根据是否针对和处理致痫灶而分为两大类,切除性(离断性)手术和胼胝体切开术。切除性(离断性)手术通过祛除、或者孤立致痫灶以获得术后发作控制,对于低龄儿童,为了降低手术风险,对于致痫灶局部者,可选择切除术,如局灶皮质切除、部分脑叶切除术,对于范围广泛,甚至涉及多脑叶、半球者,应优选离断术,如额叶离断术、颞顶枕离断术、次半球离断术和半球离断术。

胼胝体切开术作为传统上的姑息性手术,部分患者术后可以获得癫痫发作减少、减轻,甚至少数无发作,具有治疗价值。另外,对于部分术前评估难以定侧,尤其是脑电图呈全面性放电、背景为高幅失律,或多灶性放电,影像学亦无法定侧定位者,在实施胼胝体切开术后,脑电图高幅失律的背景有可能消失或者偏侧,间期放电有可能局灶化,发作起始点也更易辨识,因此,胼胝体切开术还具有诊断价值。

(二)SEEG 引导下射频热凝毁损术

SEEG 引导下射频热凝毁损术(RF-TC)是一种实时记录电极触点脑电信号、并能通过电极实施直接电刺激定位电极触点脑功能区前提下,对没有重要脑功能区(运动、语言、视觉等)的致痫灶实施热凝毁损而实现治疗、诊断目的的方法,因不需麻醉、清醒条件下床旁实施,便于观察热凝后运动等神经功能改变、便于分次热凝毁损;还可根据需要,实施诊断性或治疗性单根或多根电极引导下的 RF-TC,而且热凝毁损前或过程中,可实时行直接电刺激监测脑功能区,避免损伤运动等重要功能区,因此,随着立体定向深部电极的广泛应用,SEEG 引导下的 RF-TC,作为局限的致痫灶的治疗方式、诊断方式,或者开颅术前的辅助方式、开颅术后复发的补充治疗方式,获得越来越多的应用。然而,受限于低龄儿童深部电极应用比较少,低龄儿童 SEEG 引导下射频热凝毁损术(RF-TC)的报道较少,尤其在婴儿的 DRE 应用还尚未报道。笔者通过 35 例低龄儿童深部电极置入及 SEEG 引导下的 RF-TC 的体会(见图 53-1C),无论是出于诊断目的,还是治疗目的,此方法为低龄儿童 DRE 的诊疗提供了一个安全、有效的选择。

(姚 一 林高民)

第九节 手术风险及围手术期管理

一、气道管理

低龄儿童气管相对短,头部屈曲或转动时,气管导管易进入主支气管,导致通气障碍、气道阻力升高,因此,尽可能经鼻气管插管并固定牢靠,而且摆放体位后,或者头位、体位改变后,要观测气道压及相应指标,确保气管导管在正确位置。

二、体位与皮肤保护

头部的极度旋转会阻碍颈静脉回流,麻醉医师应注意患者的体位,确保颈静脉回流通畅。在骨隆突处使用泡沫类敷料、与床面接触部位使用赛肤润、各种管线与患儿皮肤隔开放置棉制品,以预防压力性损伤。

三、麻醉维持

七氟烷等挥发性麻醉药可能干扰术中脑电图监测,癫痫手术应尽量避免使用挥发性麻醉药。目前最常用的技术是以丙泊酚、阿片类药物(芬太尼、瑞芬太尼或舒芬太尼)和非去极化肌松药复合的全凭静脉麻醉,当计划术中评估运动功能时,应停用肌松药。

四、体温保护

婴幼儿体温调节功能不完善,加之手术室温度低、输注冷液体和库存血等原因,术中容易发生低体温,继而导致酸中毒、凝血功能障碍等,故术中应监测体温、控制手术室温度、采用充气式保温毯、液体加温等方式预防低体温的发生。

五、术中液体及电解质管理

术中液体管理的目的是维持正常循环容量,水电解质及酸碱平衡及平均动脉压,此与凝血功能、颅内灌注压、脑水肿等密切关联。生理盐水是常用的晶体,但大量的生理盐水会引起酸中毒,而醋酸钠溶液成分接近生理状态更易被机体利用,更适合在颅脑术中使用。对于

手术时间长、术中失血多者,应根据术中情况、手术进程给予补充适量的血液制品。

(吴立新 潘 丽)

第十节 急性术后发作

术后急性发作(APOS)是癫痫外科手术独特的围手术期事件,低龄儿童 APOS 发生率为 25%,其中,68% 发生于术后 24 小时内,且 70% 为惯常发作。颞叶以外癫痫手术,APOS 发生率为 37%,较高,大脑半球切除术为 13% ~ 22.6%,较低。术后高热、内环境紊乱、手术部位毗邻运动功能皮质、感染、ASM 骤然停用或剂量不足、致痫灶处理不彻底都是 APOS 危险因素。严重的 APOS,尤其是癫痫持续状态,不仅对术后恢复不利,且还会导致灾难性后果,应及时果断处理,终止 APOS。

(姚 一 潘 丽 吴立新)

第十一节 术后护理与康复

一、术后重症监护护理

应与麻醉医生和手术医生交接患儿术中情况,了解手术方式、术中用药及术中液体出入量,检查各种管道、伤口敷料、皮肤和肢体活动等情况,给予连续动态监护患儿生命体征、意识、瞳孔及患儿肢体功能。

二、全麻后护理

麻醉未清醒时,取平卧头偏一侧卧位,防呕吐误吸。麻醉清醒后取 15° ~ 30° 抬高头肩位。

三、呼吸道管理

保持呼吸道通畅,吸痰采用浅层吸痰技术,避免过度刺激患儿。

四、管道护理

采用引流固定支架固定头部引流管,保持引流管通畅,患儿出现哭闹或变换体位时,应及时调整或夹闭引流管,避免过度引流或引流不畅。每班测量导管外露长度,观察并记录引流液的颜色、性状及量。

五、皮肤护理

低龄儿童手术时间超过 4 小时为压力性损伤高发人群,术后应每小时更换体位一次,使用减压敷料或减压装置预防压力性损伤。

六、肢体功能护理

术后有肢体功能偏瘫的患儿,应安置患儿肢体良肢位,被动活动按摩肢体。对于术后生命体征稳定的患儿,应鼓励协助家长尽早抱起患儿,缩短患儿卧床时间。

七、术后癫痫发作的护理

术后遵从医嘱及时给予ASM,严密观察癫痫发作、记录癫痫发作形式及持续时间,及时汇报并处理。

八、并发症的观察与护理

脑脊液漏、头皮下积液、颅内感染、颅内出血是低龄儿童癫痫术后发生率高的并发症,因此,观察手术切口敷料、头部皮肤、头部引流管位置及引流液性状、体温及热型,对于上述并发症的发现和及时处理非常重要。

九、出院指导

术后按时复诊复查,开展延续性护理,提高术后患儿服药的依从性及生存质量。

(潘　丽)

第十二节　预　后

低龄儿童癫痫术后疗效、手术并发症与病因、手术方式、年龄等因素密切相关,总体而言,切除(离断)性手术术后无发作率为45%～89.5%,其中半球手术者为65%～85%,颞外手术者为82%。胼胝体切开术术后30%左右患者无发作,40%左右患者发作减少50%以上,术前发作形式、癫痫发病前是否有发育迟滞与胼胝体切开术疗效有关,其中,就发作形式而言,痫性痉挛性发作预后最佳,强直发作效果最差。绝大多数患儿术后发育进步,认知、行为及生活质量改善,且认知改善的程度,与手术时机和术前认知损害程度有关,越早接受手术治疗,尤其是1岁以内者、术前认知损害轻者,改善越明显,与致痫区范围和手术切除范围有关,皮质切除或部分脑叶切除者认知水平改善明显。术后多数患者药物负荷降低,无论是剂量,还是种类明显少于术前,甚至停用ASM。

不过,低龄儿童癫痫手术风险仍然大,2%～4%的死亡率,还有20%～25%的脑积水、5%的颅内感染、6%的颅内出血等严重并发症的发生率,对于半球离断或者切除术者,13%的患儿发生轻偏瘫、颞顶枕叶或者顶枕叶离断或切除者,还可导致偏盲。

(姚　一　林高民)

参考文献

[1] AABERG K M, GUNNES N, BAKKEN I J, et al. Incidence and Prevalence of Childhood Epilepsy: A Nationwide Cohort Study[J]. Pediatrics, 2017, 139(5): e20163908.

[2] SONG P, LIU Y, YU X, et al. Prevalence of epilepsy in China between 1990 and 2015: A systematic review and meta-analysis[J]. J Glob Health, 2017, 7(2): 020706.

[3] WIRRELL E, WONG-KISIEL L, MANDREKAR J, et al. Predictors and course of medically intractable epilepsy in young children presenting before 36 months of age: a retrospective, population-based study[J]. Epilepsia, 2012, 53(9): 1563-1569.

[4] REILLY C, ATKINSON P, MEMON A, et al. Global development and adaptive behaviour in children with early-onset epilepsy: a population-based case-control study[J]. Dev Med Child Neurol, 2019, 61(2): 145-151.

[5] BALDASSARI S, RIBIERRE T, MARSAN E, et al. Dissecting the genetic basis of focal cortical dysplasia: a large cohort study[J]. Acta Neuropathol, 2019, 138(6): 885-900.

[6] LUAT AF, ASANO E, KUMAR A, et al. Corpus Callosotomy for Intractable Epilepsy Revisited: The Children's Hospital of Michigan Series[J]. J Child Neurol, 2017, 32(7): 624-629.

[7] DLOUHY B J, MILLER B, JEONG A, et al. Palliative epilepsy surgery in Dravet syndrome-case series and review of the literature[J]. Childs Nerv Syst, 2016, 32(9): 1703-1708.

[8] LIM Z, WONG K, DOWNS J, et al. Vagus nerve stimulation for the treatment of refractory epilepsy in the CDKL5 Deficiency Disorder[J]. Epilepsy Res, 2018, 146: 36-40.

[9] BLUMCKE I, SPREAFICO R, HAAKER G, et al. Histopathological Findings in Brain Tissue Obtained during Epilepsy Surgery[J]. N Engl J Med, 2017, 377(17): 1648-1656.

[10] ROTH J, CONSTANTINI S, EKSTEIN M, et al. Epilepsy surgery in infants up to 3 months of age: safety, feasibility, and outcomes: a multicenter, multinational study[J]. Epilepsia, 2021, 62(8): 1897-1906.

[11] CAMFIELD P, CAMFIELD C. Incidence, prevalence and aetiology of seizures and epilepsy in children[J]. Epileptic Disord, 2015, 17(2): 117-123.

[12] BULTEAU C, OTSUKI T, DELALANDE O. Epilepsy surgery for hemispheric syndromes in infants: hemimegalencephaly and hemispheric cortical dysplasia[J]. Brain Dev, 2013, 35(8): 742-747.

[13] STEVELINK R, SANDERS MWCB, TUINMAN M, et al.

Epilepsy surgery in patients with genetic refractory epilepsy:A systematic review[J]. European Journal of Paediatric Neurology,2017,21:e17.

[14] SIM N S,KO A,KIM W K,et al. Precise detection of low-level somatic mutation in resected epilepsy brain tissue[J]. Acta Neuropathol,2019,138(6):901-912.

[15] RAMANTANI G,KADISH N E,STROBL K,et al. Seizure and cognitive outcomes of epilepsy surgery in infancy and early childhood[J]. Eur J Paediatr Neurol,2013,17(5):498-506.

[16] ISMAIL F Y,FATEMI A,JOHNSTON M V. Cerebral plasticity:Windows of opportunity in the developing brain[J]. Eur J Paediatr Neurol,2017,21(1):23-48.

[17] JOHNSTON M V. Clinical disorders of brain plasticity. Brain Dev,2004,26(2):73-80.

[18] 王国庆;姚一;江建东,等. 大脑半球切除术治疗2例4月龄症状性West综合征报告及文献复习[J]. 临床神经外科杂志,2015(3):205-208.

[19] BRAUN K P J,CROSS J H. Pediatric epilepsy surgery:the earlier the better[J]. Expert review of neurotherapeutics, 2018;18(4):261-263.

[20] SYMONDS J D,ELLIOTT K S,SHETTY J,et al. Early childhood epilepsies:epidemiology,classification,aetiology, and socio-economic determinants[J]. Brain,2021,144(9):2879-2891.

[21] LI H,JI S,DONG B,et al. Seizure control after epilepsy surgery in early childhood:A systematic review and meta-analysis[J]. Epilepsy Behav,2021,125:108369.

[22] FUJIMURA K,MITSUHASHI T,TAKAHASHI T. Adverse effects of prenatal and early postnatal exposure to antiepileptic drugs:validation from clinical and basic researches [J]. Brain Dev,2017,39(8):635-643.

[23] PARK J T,FERNANDEZ-BACA VACA G. Epileptic seizure semiology in infants and children[J]. seizure,2020, 77:3-6.

[24] FERNANDEZ-BACA VACA G,MAYOR C L,LOSARCOS N G,et al. Epileptic seizure semiology in different age groups[J]. Epileptic Disord,2018,20(3):p.179-188.

[25] COSSU M,SCHIARITI M,FRANCIONE S,et al. Stereo-electroencephalography in the presurgical evaluation of focal epilepsy in infancy and early childhood[J]. J Neurosurg Pediatr,2012,9(3):290-300.

[26] PINDRIK J,HOANG N,SMITH L,et al. Preoperative evaluation and surgical management of infants and toddlers with drug-resistant epilepsy[J] Neurosurg Focus,2018,45

(3):E3.

[27] TAUSSIG D,CHIPAUX M,LEBAS A,et al. Stereo-electroencephalography(SEEG)in 65 children:an effective and safe diagnostic method for pre-surgical diagnosis,independent of age[J]. Epileptic Disord,2014,16(3):280-295.

[28] KUMAR R M,KOH S,O'NEILL B R,et al. Surgery for infants with catastrophic epilepsy:an analysis of complications and efficacy[J]. Childs Nerv Syst,2015,31(9):1479-1491.

[29] ROTH J,CARLSON C,DEVINSKY O,et al. Safety of staged epilepsy surgery in children[J]. Neurosurgery, 2014,74(2):154-162.

[30] RAABE A,BECK J,SCHUCHT P,et al. Continuous dynamic mapping of the corticospinal tract during surgery of motor eloquent brain tumors:evaluation of a new method [J]. J Neurosurg,2014,120(5):1015-1024.

[31] BOURDILLON P,ISNARD J,CATENOIX H,et al. Stereo-electroencephalography-guided radiofrequency thermocoagulation(SEEG-guided RF-TC) in drug-resistant focal epilepsy:Results from a 10-year experience[J]. Epilepsia,2017, 58(1):85-93.

[32] COSSU M,FUSCHILLO D,CASACELI G,et al. Stereoelectroencephalography-guided radiofrequency thermocoagulation in the epileptogenic zone:a retrospective study on 89 cases[J]. J Neurosurg,2015,123(6):1358-1367.

[33] CHIPAUX M,TAUSSIG D,DORFMULLER G,et al. SEEG-guided radiofrequency thermocoagulation of epileptic foci in the paediatric population:Feasibility,safety and efficacy [J]. Seizure,2019,70:63-70.

[34] MANI V,MORTON N S. Overview of total intravenous anesthesia in children[J]. Paediatr Anaesth,2010,20(3):211-222.

[35] KIM P,TAGHON T,FETZER M,et al. Perioperative hypothermia in the pediatric population:a quality improvement project[J]. Am J Med Qual,2013,28(5):400-406.

[36] MANI J,GUPTA A,MASCHA E,et al. Postoperative seizures after extratemporal resections and hemispherectomy in pediatric epilepsy[J]. Neurology,2006,66(7):1038-1043.

[37] KOH S,NGUYEN S,ASARNOW R F,et al. Five or more acute postoperative seizures predict hospital course and long-term seizure control after hemispherectomy[J]. Epilepsia,2004,45(5):527-533.

[38] JENNY B,SMOLL N,EL H Y,et al. Pediatric epilepsy surgery:could age be a predictor of outcomes[J]. J Neurosurg

Pediatr,2016,18(2):235-241.

[39] BABA H,TODA K,ONO T,et al. Surgical and developmental outcomes of corpus callosotomy for West syndrome in patients without MRI lesions[J]. Epilepsia,2018,59(12):2231-2239.

[40] RADHAKRISHNAN A,MENON R,THOMAS S V,et al.

"Time is Brain"-How early should surgery be done in drug-resistant TLE[J]. Acta Neurol Scand,2018,138(6):531-540.

[41] PAOLICCHI J M,JAYAKAR P,DEAN P,et al. Predictors of outcome in pediatric epilepsy surgery[J]. Neurology,2000,54(3):642-647.

第五十四章　老年患者癫痫外科

第一节　概　述

人们对于老年人癫痫的认识相对滞后。一直到 20 世纪 80 年代早期，仍有人认为癫痫在 40 岁以后罕见。随着老龄化社会的到来，老年癫痫患者的群体在快速增加。国内文献显示，癫痫在老年人的神经系统疾病中，仅次于脑血管病和痴呆，位居第 3。癫痫发作成为影响老年人生活质量的重要因素，日益引起临床医师的关注。

（窦万臣）

第二节　老年癫痫患者的流行病学

老年人不仅癫痫发病率高，住院率和病死率也高，随着医疗条件的改善，人们预期寿命的增加，使得这不仅成为一个临床问题，更是一个公共健康问题。

一、老年癫痫患者的概念

老年癫痫患者是一个比较特殊的群体，虽然同样都是老年时期的癫痫患者，根据发病时年龄的不同，可以区分为老年性癫痫（elderly onset epilepsy）和高龄癫痫（aging epilepsy）患者。这些概念有助于对老年癫痫的进一步理解，从而可以给予有针对性的诊治措施。

（一）老年性癫痫（elderly onset epilepsy）

年轻时正常，步入老年后才开始出现的癫痫发作，称为老年性癫痫。老年性癫痫发病原因多与老年人合并的其他疾病相关。如脑肿瘤、卒中、脑外伤和代谢性疾病等。因此，老年性癫痫和低龄成年人及儿童，在发病原因方面是有明显不同的，其诊断和治疗也有特殊之处。

在老年性癫痫的年龄判断上也缺乏统一标准，这反映了人们对于老年人癫痫的认识还有待提高。目前很多文献中对老年癫痫的年龄标准表述不一，人为地确定 50 岁或者其他年龄作为老年癫痫的起始年龄，都是武断的，不科学的。

近年来，在这方面已经取得了令人信服的进展。采用大数据机器学习的智能方法，分析不同年龄段癫痫患者的发作症状学，计算得出了老年性癫痫的年龄标准。加拿大卡尔加里癫痫病学者及流行病学博士 Dr. Josephson 及其团队于 2016 年报道了他们的研究成果。该研究数据来自卡尔加里癫痫中心的数据库，是一个关于成人（年龄>16 岁）癫痫的前瞻性队列研究。该中心自 2007 年即已经开始在门诊系统性地收集患者的癫痫及相关数据资料，截至 2014 年，共收集到资料齐全、符合要求的患者 2 449 例。然后以起始发作年龄的不同分成众多小组，不同起始发作年龄段的小组与 16 个临床指标进行对比，采用机器自动学习的技术，进行全面的综合分析。结果提示 65 岁是一个比较明确的分界点。也就是说，在此年龄段之前和之后罹患癫痫的患者，在发病原因和临床表现、诊疗方法及预后方面有统计学上的显著性差异。但是从统计学具体数据看，这个老年性癫痫开始的年龄分界不是截然分开的，而是从 35 岁就开始出现差别，然后 40 岁时加速，到 65 岁时出现显著性差异。

不同的癫痫中心老年患者的比例不同，在加拿大卡尔加里癫痫中心数据库中 2007—2014 年的癫痫患者总共 2 449 例，年龄大于 65 岁的患者有 149 例（占 6%）。

（二）高龄癫痫（aging epilepsy）

患者年轻时即有癫痫发作，一直未能痊愈，进入老年期仍有癫痫发作，称为高龄癫痫患者。这些患者在发病原因、临床表现、诊疗方法等各个方面，和低龄成年人没有明显差别。但病程一般较长，多为药物难治性癫痫。

可以看出，判断一个患有癫痫的老年人，到底是老年性癫痫还是高龄癫痫，最重要的是看发病年龄。在年轻时就开始发病的癫痫，进入老年阶段称为高龄癫痫；年轻时无癫痫发作，进入老年阶段后才开始出现癫痫发作，称之为老年性癫痫。

二、老年癫痫的流行病学

不同年龄段癫痫发病率不同，W. A. Hauser1991 年报道了美国明尼苏达州罗契斯特市的人群癫痫发病率，结果显示人群癫痫患病率有两个高峰，一个是 1 岁以内的婴儿期，另外一个是 65 岁以上的老年人，中间年龄段的人群发病率最低。每 10 万人中，50 岁时的发病率为 28 人，60 岁时为 40 人，70 岁为 139 人。芬兰的研究显示，随着年龄的增加，60 岁以上老年人群中癫痫患者数量迅速增加，由 1973 年的 57 人增加到 2013 年的 217 人，增加了近 5 倍。80 岁以上老人癫痫发病率甚至较儿童高 3 倍。

加拿大 Fiest 和 Sauro 等学者系统回顾了 1985—2016 年公开发表国际文献资料，总结出活动性癫痫的患病率约为 6.4‰，终生患病率为 7.6‰，癫痫的发病率为每 10 万人中每年有 61.4 人发病。患病率随着年龄增加而增加，20~29 岁时出现一个高峰，随之下降，至 60 岁以后再次增加，癫痫患病率约为 7.17‰。

鹿特丹伊拉兹马斯大学医学院的 de la Court A 等学者对荷兰鹿特丹郊区 Ommoord 社区 1991—1993 年老年人癫痫进行了门对门的调查研究，结果显示，老年人癫痫的总体患病率随着年龄增长而不断升高。55 岁以上为 9‰，55~64 岁为 7‰，85~94 岁为 12‰。也有报道某些少数族群的老年人癫痫患病率甚至高达 30‰。

据 Beghi E 的总结，癫痫的年发病率每 10 万人每年有 24~190 人。高收入国家的发病率每 10 万人每年约为 24~71 人，中低收入国家这一数字明显升高，可高达 190 人。不同年龄段人群的癫痫发病率有两个高峰，幼儿期和老年期。以 10 万人为基数，出生后 1 岁以内的发病率最高，可达 82~203 人。随着年龄增加发病率有所下降，1~5 岁组发病率 48 人，5~9 岁为 63.2 人，65 岁以后随着年龄增长逐渐升高。65~69 岁组为 85.9 人，75~79 岁组为 114.5 人，80~84 岁组可达到 159 人。

不同年龄段的癫痫发病率，可以很好地显示癫痫在不同年龄段的好发程度。Zarrelli MM 等报道了美国明尼苏达州 Rochester 地区 1980—1984 年的癫痫流行病学调查结果。其年龄校正的癫痫发病率为每年每 10 万人中有 52.3 例患者。根据其不同年龄段的癫痫发病率绘制的统计图可以看出，在 65 岁左右，发病率曲线陡然上升，与 Josephson CB 通过大数据分析得出的老年人癫痫的起始年龄相吻合。

不同的地区，不同的人群，不同的调查方法，得出的数据也不尽相同，但是总体上反映了该疾病的高患病率，随着人口老龄化的进一步发展，成为影响人们身体健康的重大问题。

（窦万臣）

第三节　老年癫痫患者的临床特点

老年癫痫患者，在病因、临床表现、合并症等方面都有一些特殊之处。高龄癫痫患者在病因临床表现方面和低龄人群类似，因可能合并老年病症，因此也具有诸多不同的临床特点。

一、病因学

老年癫痫患者发病原因和儿童及年轻成人可能有明显不同。不同的病因是导致不同临床表现，不同治疗方法和预后的主要原因。关于老年癫痫的大宗病例报道较少，是一个需要被关注的领域。不同的癫痫中心，由于定位不同，有的以内科为主，有的以外科为主，有的以儿科为主，有的癫痫外科中心和普通神经外科作为一个整体，因此其所收治的病例组成差别较大，关于病因的描述也不尽相同，导致不同中心之间的比较存在困难。

据周东教授的数据，老年癫痫大多数为继发性癫痫，从病因学来看，脑血管病为最多，占 40%，其次为低血糖、代谢性疾病和中毒等全身性疾病占 15%，脑肿瘤占 10%，脑外伤占 5%，痴呆合并癫痫占 5%，中枢神经系统感染占 1%。

Hernández-Ronquillo L 回顾性分析了加拿大萨斯克彻温省（Saskatchewan，Canada）癫痫中心数据库中的 1 000 例癫痫患者，其中年龄大于 60 岁的共有 72 例。这些老年人癫痫中，男性 38 例（53%），女性 34 例（47%）。平均年龄 70.7 岁，诊断癫痫的中位数年龄为 61 岁（2~81）。60% 的患者对第一种抗癫痫药物（AED）反应良好，其中有 15 例（20.8%）为药物难治性癫痫。从病因学分析，不明原因的占 48%，脑肿瘤占 19.4%，基因性占 8%，退行性变占 5%，卒中占 8%，头外伤占 4%，脑软化灶占 4%，AVM 占 1%，MTS 占 1%，中枢神经感染占 1%，其他原因占 2%。

作者同时将老年癫痫患者和该中心一组之前报道的非老年癫痫患者的病因进行了对比。老年癫痫患者的病因中，肿瘤占 19%，年轻组占 5%；老年组卒中较多，占 8%，年轻组只占 0.4%；退行性变占 6%，年轻组为 0。在年轻组的病因中，内侧颞叶硬化占 12%，而老年组只占 1%；皮质发育不良占 9.4%，而老年组只占 1.4%；可以看到老年癫痫和非老年癫痫在病因学是有显著不同的。特殊的是这两组病例中，不明病因者均占比太高，导致可比性较差。

二、临床表现

和年轻癫痫患者相比,超过 60 岁老年人的新发癫痫更多表现为局灶性发作伴有意识障碍,伴有或不伴有强直阵挛发作。

加拿大的数据也显示,局灶性发作占 65%,全面性发作占 13%,不明确的占 22%。而非老年组(小于 60 岁)患者的局灶性发作占 54%,全面性发作占 25%,不明确发作类型的占 21%。老年癫痫有家族史者占 12.5%。癫痫的临床表现以部分性发作居多,占 47%,全面性发作占 13%,不明确的发作类型占 22%;单灶的(one focus)占 42.5%,两灶性的占 15%,多灶性占 1.5%,双侧颞叶的占 4%。患者的发作频率通常不高,平均每月发作 0.6(±2.3)次。60% 的患者对第一种抗癫痫药物反应良好。符合药物难治性癫痫的患者占总人数的 20.8%。但该临床研究未区分老年性癫痫和高龄癫痫的区别,在大于 60 岁组中,最低发病年龄为 2 岁。

老年癫痫除癫痫发作的临床表现外,常有合并症的表现,如脑肿瘤患者可能出现颅内占位相应的临床症状;高血压病患者,往往合并有心脑血管病;糖尿病患者合并有肾脏功能和血管性病变等合并症。

(窦万臣)

第四节 老年癫痫患者的术前评估

老年癫痫患者的治疗以药物治疗为主,对于药物难治性癫痫,手术治疗仍是一种重要手段。

对于局灶性癫痫,外科手术是一种行之有效的治疗方法,其疗效和安全性已经在颞叶癫痫的临床随机对照研究中得以证实。在儿童和年轻人群均取得了良好的治疗效果。但是对于老年人来说,由于认为手术风险大、疗效可能未必满意的一般理解,所以高龄被认为是相对禁忌证。事实上,之前的研究也确实报告了老年人癫痫手术有更高的外科并发症。随着年龄增加,并发症和其他风险出现的概率增加,这导致了医生不愿意为老年患者提供外科手术治疗,有些老年患者本人也不愿意接受手术治疗,这种态度代表了相当一部分患者对于手术治疗的认识。

近年来,已经有一些老年癫痫患者行外科手术治疗的病例报道,正在改变人们对老年癫痫患者行外科手术治疗的基本认知。老年人的癫痫手术治疗开始受到关注,开始认识到老年人不应该被拒绝手术治疗。但由于病例数量尚少,也缺少大型随机对照研究,尚未形成大

家公认的标准。本文整理近年来国外在老年癫痫手术方面的资料,以期对老年癫痫这一特殊群体有进一步的认识。

美国克利夫兰癫痫中心的资料显示,对于癫痫外科术后患者的生活质量而言,年龄仅仅是一个数字而已,和年轻人并无明显差别。

一、老年患者致痫区的评估

致痫区的切除或离断是治愈癫痫的充分和必要条件。由于致痫区是一个理论性概念,需要通过不同的检查方法来综合评估才能确定。与年轻癫痫患者相比,老年人术前评估的方法基本相同。

(一) 第一阶段评估

对于多数可以手术治疗的患者,通过第一阶段评估即可确定致痫区的位置。

1. 详细的病史资料和临床症状学采集 对初步确定致痫区是非常重要的手段。特别是发作先兆,对于判断癫痫放电的位置及早期传播路径非常重要。当一次临床发作已经进展为全面性发作,判断致痫区的意义就相对较小了。仔细询问发病先兆,发作时的肢体活动、面部表情和是否有出声等临床症状和体征,有助于对癫痫发作类型进行初步判断。

2. EEG 检查 是癫痫患者的常规检查,是判断脑组织异常放电及其传播的客观检查指标。包括间歇期和发作期 EEG,对于预测致痫区的范围是非常重要的。门诊常规脑电图常用于初步筛查,对于进行术前评估的患者,长程视频脑电图是一项非常重要的检查方法,可以记录到发作期患者的脑电活动,并通过视频回放,仔细观察临床发作过程的细节,对比发作时的脑电图改变,对于判断致痫区的位置和早期传播途径非常重要。

3. 影像学检查 癫痫发作是建立在脑结构改变的基础上,理论上任何功能的改变都应该有相应的结构改变。肿瘤、血管畸形和脑软化灶等致痫病灶在影像学上易于发现,但对于皮质发育不良、低级别肿瘤和轻度缺血等不易被发现,往往需要特别仔细阅片才能发现。常用的检查方法包括 MRI 和 CT。头部 MRI 检查对于脑组织等软组织病变分辨率高,显示清晰,是最重要的影像学诊断工具;头部 CT 对于脑内钙化灶的显示效果要好于 MRI,对于含有钙化灶的病变,如少突胶质细胞和海绵状血管瘤等合并的钙化显示效果良好。

4. 功能影像学检查 包括 PET 和 SPECT 等,通过脑组织低代谢区或者低血流灌注区等功能缺损区位置的确定,帮助圈定致痫区的大致范围。特别是头部磁共

振和 CT 阴性的患者,功能影像学往往是很有价值的诊断方法。

5. 脑磁图检查 对于影像学和功能影像学都无明显异常的患者,或者临床症状体征和脑电图、影像学和功能影像学结果出现不一致的情况,可以行脑磁图检查,对部分患者有助于确定致痫区的位置。

(二)第二阶段评估

通过以上方法仍无法明确致痫区的患者,如果高度怀疑致痫区可能位于某些特定脑区,可以根据对致痫区及早期扩散区的假设,设计颅内电极的位置,通过手术将电极置入颅内,行立体脑电图检查(SEEG,详见前述章节)。

二、患者对手术耐受能力的评估

鉴于老年人可能合并有更多的基础疾病,因此对患者基础疾病,特别是心、肺、肝、肾和血液系统功能的评估要更为重视。脑电图异常或者心功能较差的患者,需要行心脏超声等检查;肺部基础病变,呼吸功能异常,血氧饱和度受影响的患者,需要进行呼吸功能检查;常规行肝肾功能检查,如果肝肾功能异常,要尽量避免损害肝肾功能的药物;对于身体一般情况较差,多器官功能障碍的患者,可以组织多科室会诊讨论,包括麻醉科、心内科、呼吸内科,必要时也可以请 ICU 参与,判断患者对手术操作的耐受能力,以及出现紧急情况的处理预案等。

三、收益分析评估

对于患者手术的获益风险评估也是老年癫痫患者术前评估的一项重要内容。不同于儿童和青壮年患者,手术能在多大程度上治愈癫痫发作,或者可能面临的风险有多大,患者的受益有多大,不仅是一个医学问题,也是一个社会心理学问题。对同样的一个疾病,相同的治疗结果,不同的患者,可能因价值观的不同会有不同的判断,需要医生、患者及家属的共同参与,充分沟通。在取得患者及家属的充分理解的基础上,再实行手术治疗。

(窦万臣)

第五节 手术方法的选择

对于高龄癫痫患者,其手术方法选择和非老年癫痫的方法类似;对于老年性癫痫患者来说,由于此类患者多数是由脑肿瘤、脑血管病等引起,因此其手术治疗方法以切除原发病变为主。与非老年性癫痫类似,手术也以切除术为主,手术无法切除的,也可以考虑神经调控治疗。

1. 切除性手术 仍是癫痫手术的主要方式。包括前颞叶切除术、前内侧颞叶切除术、病变切除术、皮质切除术、致痫区离断术以及病变切除+离断术等。对于肿瘤引起的癫痫,以切除肿瘤为主。

继发性癫痫,以胶质瘤和脑转移瘤为主。脑转移瘤的外科手术主要是病灶切除,完整切除转移病灶后,随着水肿消退,癫痫症状多会得以缓解。脑胶质瘤手术,则视肿瘤的部位和大小,位于非重要功能区的可以采取全切,甚至将包含肿瘤的额极、颞极、枕极整块切除。如果胶质瘤位于重要功能区或者附近,无法全切,则采取肿瘤大部切除术,取得病理结果后,行进一步的放化疗或者免疫治疗。

对于 LEAT 引起的癫痫发作,争取全切肿瘤,往往可以获得治愈。

合并有海马硬化的颞叶癫痫,前颞叶切除术或者选择性杏仁核海马切除术仍是主要的手术方法。

皮质发育不良引起的癫痫发作,如果致痫区无法明确,也可以采用颅内电极置入,行 SEEG 检查,根据 SEEG 结果明确致痫区位置后,可以行致痫区切除术。

具体手术操作可以参考本书的相关章节。

2. 老年癫痫患者的神经调控治疗 老年癫痫患者行开颅手术切除或离断致痫区,虽然疗效和年轻人类似,但是由于年龄原因,合并症较多,开颅手术和术后并发症明显较年轻人高。因此,创伤较小的神经调控治疗也可能为老年人带来新的治疗选择。

2016 年美国伊利诺伊州圣伊丽莎白医院神经外科采用 VNS 成功治疗了一例药物难治性癫痫患者。该患者 67 岁,因头外伤导致颅内出血,在清除血肿后数天后出现难治性癫痫持续状态,使用了多种抗癫痫药物无效,甚至使用了苯巴比妥和异丙酚诱导的麻醉都无法彻底控制癫痫发作。最终植入了 VNS 刺激器,几天后患者癫痫发作终止,经过康复治疗后顺利出院。

关于 VNS 在普通老年癫痫患者中的使用及疗效文献报道少。其在老年人中的应用值得进一步探讨。

包括 DBS 在内的其他神经调控治疗,作为创伤较小的治疗方法,对于合并症较多的老年癫痫患者有潜在的治疗作用,值得谨慎地进一步探讨。

关于老年癫痫患者神经调控治疗的具体方法请参考相关章节。

(窦万臣)

第六节 手术并发症

老年癫痫患者的外科手术方式和年轻患者大致相同,手术并发症也有很多相似之处,所不同的是,老年人相关的手术并发症要略高于年轻人。

意大利米兰 C. Munari 癫痫外科中心的老年癫痫外科治疗统计显示,50 例老年癫痫患者手术的风险和并发症也较年轻人为高。主要的并发症有短暂性神经功能障碍,包括语言功能障碍 2 例,轻偏瘫 2 例;永久性神经功能障碍,包括偏身性感觉障碍和失语各 1 例;和手术操作相关的并发症包括腔隙性内囊梗死 1 例,脑出血 2 例,硬膜下血肿 1 例。

德国纽伦堡埃尔朗根大学神经科癫痫中心的病例资料中共有 79 例 50 岁以上患者,术中出现并发症的有 3 例(4%),包括:1 例术中出血,导致术后右侧轻偏瘫;1 例右侧颞叶切除患者术中梗死,导致左侧轻偏瘫;1 例 67 岁患者行枕叶术后出现了无法解释的一侧手臂的单瘫。5 例患者在随访时出现需要再次手术的并发症:1 例 56 岁患者,连续颅内感染导致切口愈合不良,最终形成了硬膜下脓肿,二次手术处理,导致患者出现永久性的语言性记忆功能受损;1 例 65 岁患者术后出现有症状的硬膜下积液,再次手术清除积液;另外 3 例患者因为持续的硬膜下积液最终分流手术。另有 5 例硬膜下积液患者,无症状。有 4 例患者术后出现短暂性神经功能障碍:2 例患者出现了面部和上肢的无力,2 例患者出现暂时性言语功能障碍。

2011 年,Srikijvilaikul 等回顾性了 2004—2009 年在曼谷朱拉隆功国王纪念医院手术治疗过的药物难治性颞叶癫痫病例资料。手术并发症的发生率在≥50 岁组(n=16)明显高于低龄组(n=184),有统计学差异(P=0.009)。高龄组共有 4 例(25%)术后出现并发症:包括 3 例硬膜下积液,1 例慢性硬膜下血肿。低龄组共有 8 例(4.4%)出现并发症,包括脑膜炎 1 例,复视 1 例,脑脊液漏 1 例,轻偏瘫 2 例,远隔部位硬膜下积液 2 例,远隔部位硬膜外血肿 1 例。

(窦万臣)

第七节 手术预后

老年癫痫患者外科治疗的预后和低年龄组相比无明显差异。提示年龄大不是手术的禁忌证。

意大利米兰 C. Munari 癫痫外科中心的老年癫痫外科治疗统计显示,该组病例平均随访时长为 78.5 个月

(范围 24~216 个月),78% 的患者(39 例)疗效 Engel Ⅰ 级,其中 Engel Ⅰa 占 40%(20 例,无癫痫发作),Engel Ⅰb 占 2%(1 例,有非致残性简单部分性发作),Engel Ⅰc 占 28%(14 例,术后有一些发作,但是最近 2 年无发作),Engel Ⅰd 占 8%(4 例,撤药时出现全面性发作,但最近 2 年无发作)。14%(7 例)的患者疗效为 Engel Ⅱ 级,2%(1 例)为 Engel Ⅲ 级,6%(3 例)为 Engel Ⅳ 级。

德国纽伦堡埃尔朗根大学神经科癫痫中心的病例资料显示术后 2 年随访时,Engel Ⅰ 级患者 53 例(67%),其中 Ⅰa 级的有 45 例(58%),Ⅰb 级的 6 例(8%),Ⅰc 级的 2 例(3%);Engel Ⅱ 级患者 11 例(14%),Engel Ⅲ 级 9 例(11.3%),Engel Ⅳ 级 5 例(6.3%)。末次随访(平均随访 4.7 年)时的预后情况:Engel Ⅰ 级 51 例(65%),其中 Ⅰa 36 例(46%),Ⅰb 6 例,Ⅰc 5 例,Ⅰd 4 例;Engel Ⅱ 级 13 例(16%),Engel Ⅲ 级 9 例(12%),Engel Ⅳ 级 5 例(7%)。在术后 2 年随访时,有 1 例患者完全停药,19 例患者减量。在末次随访时,9% 的患者停药,31% 的患者药物减量。该组病例也同时统计了神经精神方面的预后。68% 的患者术后无任何变化(51/75,4 例失访)。5 例术后情况改善(7%),变差 19 例(25%)。60 岁以上组记忆力下降更明显,主要表现在语言性记忆和图形记忆更明显。

Murphy M 于 2010 报道了澳大利亚墨尔本圣文森特医院癫痫中心的病例,该中心 50 岁以上的 21 例颞叶癫痫患者,并选取同一时期内在该中心手术的另外 103 例小于 50 岁的低龄颞叶癫痫患者进行比较。低龄组平均年龄为 34.7 岁。平均随访时间为 9.57 年。结果 95.2% 的老年患者和 90.3% 的低龄患者取得了 Engel Ⅰ+Ⅱ 级的疗效。两组的预后和手术并发症均无明显统计学差异。结论是大于 50 岁的颞叶癫痫患者和年轻颞叶癫痫患者的手术疗效相当。

曼谷朱拉隆功国王纪念医院术后无癫痫发作率在 50 岁以下组为 79.35%,50 及以上年龄组为 56.25%。后者的无发作率百分比略低,但两者差异无统计学意义。

(窦万臣)

第八节 讨 论

目前人们对老年癫痫的认识尚不充分,关于外科治疗的文献报道的资料比较少,从有限的文献报道看,多数人倾向于老年癫痫也适合手术治疗,是治疗老年癫痫的重要方法之一。但也存在着一系列问题和挑战。随着人口老龄化的发展,也面临着重要的发展机遇。

一、存在的问题和挑战

目前报道的老年癫痫外科治疗存在着概念模糊,分类不清等问题,导致各家报道的结果可比性不强。

从年龄来看,有的作者将大于 50 岁确定为老年癫痫,但也有人认为 55～60 岁,甚至 70 岁是老年癫痫的起始年龄。本章将几家著名癫痫中心报道的较大宗病例进行了分析。在德国纽伦堡、意大利米兰和加拿大萨斯克彻温三组报道中,平均年龄分别为 56(50～67)岁、53.8(50～62)岁和 70.7±6.8 岁。平均年龄最高和最低相差 14～17 岁,说明这些人群虽然都被称为老年癫痫,但是存在着明显的人群不均一性。因此这些不同中心报道的病例,相互之间的可比较性是存在问题的。

泰国曼谷朱拉隆功国王纪念医院报道的 200 例患者,分成 50 以上组与 50 岁以下组,两组进行对比研究。分组是按照手术时的年龄进行划分。小于 50 岁组的癫痫发作起始年龄平均为 13.10±7.70 岁(0.25～39),平均病程 20.07±8.90 年(1～44),手术时年龄平均为 32.89±8.15(6～49)。≥50 岁患者组癫痫发作初始年龄为 24.69±18.19(1～60),平均病程 30.81±16.01 年(7～52),手术时平均年龄 55.5±5.77(50～72)岁。可以看出,两组患者的发病起始时间严重交叉,只是病程较长,手术时的年龄较大而已,两组之间并无实质上的差别。因此,该组病例的预后处理高龄组并发症略多,疗效无统计学差别。实际上这两组患者也可以认为是同一个病变,只是手术时间早晚的不同而已。

从疾病组成来看,不同的癫痫中心,由于侧重点的不同,收治的患者不仅年龄差别大,导致癫痫的原因差别也很大。纽伦堡与米兰的病例相比,前者海马硬化占 44.3%,而后者海马硬化只占 16%;前者皮质发育不良只占 6%,后者则占 17%;前者海绵状血管瘤占 21%,而后者为 0;后者有 14% 的患者为发育性肿瘤,而前者占 4.9%。萨斯克彻温的病例中只有 1 例海马硬化,完全没有肿瘤,大部分是退行性变、脑组织和不明原因的病例。因此这些不同的病例报道,相互比较很困难,无法得出有说服力的结论。

综合目前的文献资料看,各个癫痫中心报道的老年癫痫外科手术,得出的比较一致的意见是年龄不是老年癫痫患者手术的禁忌证,外科手术可以取得和年轻人相似的治疗效果,但并发症要较年轻人高一些。

二、展望

随着人口老龄化,老年癫痫人群在不断增加。新近的资料显示,老年性癫痫可能是一个独立的疾病实体,

但人们对老年癫痫的了解尚远未达到对儿童癫痫和普通低龄成年人癫痫的程度。尤其是老年癫痫的外科治疗问题,需要给予充分重视。

根据 Josephson 博士的研究结果,65 岁起始的发作是作为老年性癫痫的比较科学的定义。这个结果不是根据手术时的患者年龄来区分,而是根据患者癫痫发病年龄作为判断老年癫痫的标准。即发病时年龄小于 65 岁的患者,仍属于普通的成年人癫痫,即使此类患者就诊或手术时年龄已经超过 65 岁,也不应称为“老年性癫痫”(elderly onset epilepsy),而应该称为“高龄癫痫”(aging epilepsy)患者。

从普通神经外科的角度来看,由于脑肿瘤引起的癫痫一般属于症状性癫痫,通常由神经外科肿瘤组收治,不列入功能性神经外科疾病。但是,对于长期癫痫相关肿瘤(LEAT),在多数医院还是列入癫痫外科的范围。老年性癫痫从病因来说,包括脑组织的退行性改变、脑卒中、头外伤、脑软化灶等,另有很大比例是不明原因的。

对于高龄癫痫患者的外科手术治疗问题也应该予以重视。文献报道的老年人癫痫基本都是此类癫痫。从目前的资料看,在老年人癫痫中,高龄癫痫应该占主导地位。这部分患者的外科手术指征基本明确,多数医生建议手术治疗,唯手术风险要高一些,需要和患者及家属进行充分沟通。

老龄化社会的到来,会出现更多的老年性癫痫,开展 65 岁以上发病的老年性癫痫的临床观察和研究是有必要的。为了便于不同的中心之间进行比较,对老年性癫痫有更深入的了解,不同的癫痫中心之间需要采用相同的诊断标准,联合多家中心协作,征集老年性癫痫患者前瞻性研究。这方面还有许多工作要做。

（窦万臣）

| 参考文献

[1] 周东. 老年人癫痫[M]//吴逊. 癫痫和发作性疾病. 北京:人民卫生出版社,2001.

[2] 吴建中. 癫痫的流行病学[M]//吴逊. 癫痫和发作性疾病. 北京:人民卫生出版社,2001.

[3] JOSEPHSON C B, ENGBERS J D, SAJOBI T T, et al. Towards a clinically informed, data-driven definition of elderly onset epilepsy[J]. Epilepsia,2016,57(2):298-305.

[4] HAUSER W A, ANNEGERS J F, KURLAND L T. Incidence of epilepsy and unprovoked seizures in Rochester, Minnesota:1935-1984[J]. Epilepsia,1993(34):453-468.

[5] HAUSER W A, ANNEGERS J F, KURLAND L T. Preva-

lence of epilepsy in Rochester, Minnesota: 1940-1980[J]. Epilepsia,1991,32(4):429-445.

[6] HAUSER W A. Seizure disorders:the changes with age[J]. Epilepsia,1992,33(Suppl. 4):6-14.

[7] VU L C,PICCENNA L,KWAN P,et al. New-onset epilepsy in the elderly[J]. Br J Clin Pharmacol,2018,84(10):2208-2217.

[8] FIEST K M,SAURO K M,WIEBE S,et al. Prevalence and incidence of epilepsy:a systematic review and meta-analysis of international studies [J]. Neurology, 2017, 88 (3): 296-303.

[9] DE LA COURT A,BRETELER M M,MEINARDI H,et al. Prevalence of epilepsy in the elderly:the Rotterdam Study [J]. Epilepsia,1996,37(2):141-147.

[10] BEGHI E,GIUSSANI G. Aging and the Epidemiology of Epilepsy[J]. Neuroepidemiology,2018,51(3-4):216-223.

[11] ZARRELLI M M,BEGHI E,ROCCA W A,et al. Incidence of epileptic syndromes in Rochester,Minnesota:1980-1984 [J]. Epilepsia,1999,40(12):1708-1714.

[12] HERNÁNDEZ-RONQUILLO L, ADAMS S, BALLENDINE S,et al. Epilepsy in an elderly population:Classification, etiology and drug resistance[J]. Epilepsy Res,2018,140: 90-94.

[13] WIEBE S,BLUME W T,GIRVIN J P,et al.. A randomized,controlled trial of surgery for temporal lobe epilepsy [J]. N Engl J Med,2001,345(5):311-318.

[14] BJELLVI J,FLINK R,RYDENHAG B. et al. Complications of epilepsy surgery in Sweden 1996-2010:a prospective, population-based study[J]. J Neurosurg, 2015, 122 (3): 519-525.

[15] PATRA S,ELISEVICH K,PODELL K,et al. Influence of age and location of ictal onset on postoperative outcome in patients with localization-related epilepsy[J]. Br J Neurosurg,2014,28(1):61-67.

[16] MURPHY M,SMITH P D,WOOD M,et al. Surgery for temporal lobe epilepsy associated with mesial temporal sclerosis in the older patient:a long-term follow-up[J]. Epilepsia,2010,51(6):1024-1029.

[17] D'ORIO P,PELLICCIA V,GOZZO F,et al. Epilepsy surgery in patients older than 50 years:Effectiveness, safety,

and predictors of outcome[J]. Seizure,2017,50:60-66.

[18] GRIVAS A,SCHRAMM J,KRAL T,et al. Surgical treatment for refractory temporal lobe epilepsy in the elderly: seizure outcome and neuropsychological sequels compared with a younger cohort [J]. Epilepsia, 2006, 47 (8): 1364-1372.

[19] BOLING W,ANDERMANN F,REUTENS D,et al. Surgery for temporal lobe epilepsy in older patients[J]. J Neurosurg,2001,95(2)_:242-248.

[20] SRIKIJVILAIKUL T,LERDLUM S,TEPMONGKOL S,et al. Outcome of temporal lobectomy for hippocampal sclerosis in older patients[J]. Seizure,2011,20(4):276-279.

[21] ERBA G,MESSINA P,PUPILLO E,et al. OPTEFF Group Acceptance of epilepsy surgery among adults with epilepsy-what do patients think? [J]. Epilepsy Behav, 2012, 24 (3):352-358.

[22] ACOSTA I I,VALE F,TATUM WO 4TH,et al. Epilepsy surgery after age 60[J]. Epilepsy Behav,2008,12(2): 324-325.

[23] TÉLLEZ-ZENTENO J F,DHAR R,WIEBE S.. Long-term seizure outcomes following epilepsy surgery:a systematic review and meta-analysis [J]. Brain. 2005; 128 (pt 5): 1188-1198.

[24] BIALEK F,RYDENHAG B,FLINK R,et al. Outcomes after resective epilepsy surgery in patients over 50 years of age in Sweden 1990-2009 a prospective longitudinal study [J]. Seizure,2014,23(8):641-645.

[25] MURPHY M A,COOK M J. Should older patients be denied temporal lobectomy on the basis of age? [J]. Expert Rev Neurother,2010,10(12):1777-1779.

[26] PUNIA V,SHEIKH S R,THOMPSON N R,et al. Quality of life before and after epilepsy surgery:Age is just a number [J]. Epilepsy Behav,2020,113:107574.

[27] YAZDI J S,SCHUMAKER J A. Treatment of Refractory Status Epilepticus with Vagus Nerve Stimulator in an Elderly Patient[J]. World Neurosurg,2016,95:620.

[28] LANG J D,GRELL L,HAGGE M,et al. Long-term outcome after epilepsy surgery in older adults[J]. Seizure,2018,57: 56-62.

第五十五章　癫痫外科分期手术

第一节　计划性分期手术的范围和意义

计划性分期手术是癫痫外科术中的重要组成部分，是指根据术前评估与手术治疗需要，结合患者的实际情况而进行的有计划性分期（二期或多期）手术，而这些手术操作是一个连续的治疗或诊断/治疗过程，是相互关联的手术操作。计划性分期手术不包括因术后脑出血、脑梗死、颅内感染和脑积水等并发症进行了再次手术操作，这种情况被称为非计划二次手术；其次，计划性分期手术也不包括因为癫痫术后控制不良或复发而进行的再次手术评估与手术治疗，此时手术治疗的患者应当被认为是一个全新的患者，而该次手术也并不是上次手术的延续。

手术指医生用医疗器械对患者身体进行的切除、缝合等治疗，以刀、剪、针等器械在人体局部进行的操作，来维持患者的健康，是外科的主要治疗方法。手术可以分为检查性手术和治疗性手术。癫痫外科的检查性手术主要包括颅内电极埋藏术与 Wada 实验，而治疗性手术主要有切除性手术、毁损性手术、神经调控手术和姑息性手术。所以，分期手术主要包括两大类：检查性手术—治疗性手术，治疗性手术—治疗性手术。所以也就存在多种组合。

1. 检查性手术—治疗性手术　癫痫外科最常见的计划性分期手术。检查性手术的目的是帮助确定致痫区、功能区或癫痫发作的类型，是部分患者后期治疗性手术的前提和手术决策的重要依据。考虑到 Wada 实验主要的手术操作由神经介入医生完成，所以在此不再纳入讨论。

2. 治疗性手术—治疗性手术　主要针对多灶性病变，一次手术不能全部切除或者进行同时干预，另外一些情况是针对多灶性癫痫或不能准确定位的癫痫患者，为减少一次性术后可能的并发症，而进行的一种计划性分期手术操作。

总体分期手术均是针对复杂的难治性癫痫，其目的是拓宽了手术的适应证，使一些无创检查不能定位致痫区或无法通过一次性手术达到治疗目的患者可以接受癫痫外科手术治疗。然而，分期术后总体疗效并不会高于一次性切除性手术的患者，而且分期手术的医疗费用和手术风险相应会明显增加。所以，在确定分期手术的方案时要特别慎重，并与患者及家属进行全面而有效的沟通，取得患者与家属的理解和同意。

（梁树立　王梦阳）

第二节　颅内电极埋藏术-切除性手术

颅内电极埋藏术本身是一种检查性手术，主要用于准确定位致痫区与功能区。对于切除性手术的患者，目前大约 1/5~1/3 需要先颅内电极的埋藏手术。根据颅内电极埋藏的方式不同可以分为：硬膜下电极埋藏-切除性手术和立体脑电电极埋藏-切除性手术两类。

硬膜下电极埋藏多需要常规开颅（除颅骨钻孔条状电极置入术），因此，即使无法进行二次切除性手术，也需要进行二次开颅手术取出电极，所以对术前的致痫区的判定要求更高，而进行切除性手术的比率也较高，达到 91.4%。在结节性硬化相关癫痫的术前评估与切除性术中必要时还需行三期手术（电极埋藏-结节切除并保留颅内电极-再次切除），Madhavan（2007）对 3 例结节性硬化相关癫痫患者进行了三期手术，Weiner（2005）报道的 25 例结节性硬化相关癫痫患者均进行了颅内电极埋藏，其中 22 例为三期手术，Teutonico 等（2008）对 21 例 TSC 患者进行手术治疗，其中 15 例直接手术，二期、三期手术各 3 例。目前硬膜下电极埋藏手术与后期手术切除均在一次住院期间完成，间隔时间多为 5~30 天。

立体脑电图（SEEG）自 2013 年以来在中国应用越来越广泛，颅内 SEEG 电极通过颅骨钻孔的方法置入，如果不能定位癫痫灶也可以直接拔除电极，不需要再次手术。目前 SEEG 检查后切除性手术比率低于硬膜下电极埋藏术后患者，占 47%~74%。此类计划性分期手术也存在三期手术的问题（第一次 SEEG 电极埋藏—补充 SEEG 电极埋藏—切除性手术），约占 3%~20% 不等。但与硬膜下电极埋藏术后的三期手术不同，主要是针对 SEEG 监测中发现电极可能没有或没有全部覆盖致痫区，然后根据相关检查评估资料而进行的再次电极埋藏,准确定位致痫区后再进行切除性手术。此外还有少量病例应用 SEEG 电极埋藏确定邻近功能区致痫灶后,改用硬膜下电极进行功能区的定位(Goldstein,2018)。在 SEEG 电极埋藏—切除性手术的分期术中,整个手术治疗过程是一次住院期间两次(或三次)手术,还是分次住院进行手术目前还缺乏指南或共识。一般认为一次住院分次手术节约费用和时间成分,而分次住院可以减少人次均医疗费用和切除性术后的感染率(目前尚无研究证据证实)。

(梁树立　王梦阳)

第三节　多致痫区癫痫的分次手术

大部分癫痫患者只有一个致痫区,但也有少数患者可以存在多致痫区:①当患者存在多个高致痫性的病理灶时,如果脑电图与临床症状仅与其中一个病理灶位置相吻合,可以考虑为单致痫区癫痫并行一期切除性手术,但如果脑电图与临床症状分别与不同的病理灶位置相一致,应当进行一期颅内电极脑电图检查,二期进行治疗性手术,常见的多病理灶包括双侧海马硬化、结节性硬化、多发性海绵状血管瘤或多发性皮质发育不良。这里所述的多病理灶不包括 FCD-Ⅲ型、双重病理或颞叶癫痫附加症等不同病理结构邻近或呈连续性的病变。②部分性癫痫患者存在单个高致痫性病理灶,但脑电图与临床症状与病理灶位置不同。③部分性癫痫患者无明显影像学异常,但脑电图与临床症状提示有多个致痫区的可能。

1. 结节性硬化症等多致痫病灶切除性手术　虽然有93%的结节性硬化症患者存在4个或更多的皮质结节,但约49%的切除性手术患者为单致痫结节,51%的患者存在2~3个致痫结节,当然也有存在更广泛致痫结节的可能,如果超过3个以上致痫结节,应当考虑神经调控手术而不是切除性手术。50%以上的结节性硬化症患者需行一期颅内电极埋藏术,二期行切除性手术,一些可能还有潜在致痫结节的患者,还可以在二期致痫结节切除术后,将颅内电极继续保留在颅内并进行脑电图监测,找到潜在的致痫结节,三期行潜在致痫结节切除术。更多的患者是经过一期颅内电极埋藏后发现2个或3个致痫结节,直接进行二期手术切除。其中约有5%~10%的患者存在多个不同部位的致痫病理灶,无法一次手术切除,往往需要二期切除主要致痫病理灶,随访6~12个月,如果仍有癫痫发作,可以三期进行残余病理灶的切除。

2. 病理灶与电生理灶不一致患者的手术治疗　病理灶和头皮电生理灶不一致的现象较为多见,此时根据临床综合判断,必要时可以进行一期颅内电极埋藏术。根据颅内电极脑电图检查的结果,病理灶与电生理灶的关系可以确定为重叠、交叉、毗邻和部位远隔四种情况,前三种情况均可能通过二期切除手术一次性完成治疗过程,但如果两者是部位远隔关系时,在一次切除性手术不能同时切除电生理灶和病理灶时,应当优先切除病理灶,术后随访6~12个月,如果仍有癫痫发作再行三期手术切除电生理灶。有报道60例有病理灶的癫痫,其中20例电生理灶与病理灶相一致,行病理灶/电生理灶切除术,40例电生理灶与病理灶不一致,20例切除病理灶,20例切除电生理灶,结果显示切除病理灶者癫痫控制效果好,而切除电生理灶的患者仅20%术后无发作。

3. 多电生理灶的患者的治疗　发作期或发作间期头皮脑电图显示多个电生理放电区的现象临床并不少见。此时,应当结合临床症状、多模态影像学检查等进行综合评估,必要时进行颅内电极埋藏检查,如果颅内电极脑电图证实确实为多电生理灶的癫痫患者,如果电生理灶之间不在邻近部位且一次手术不能完成切除时,如果两个电生理灶发作频率相近时建议放弃切除性手术,再完善相关检查,或者行神经调控手术或热凝毁损治疗;如果以一个电生理灶引起的癫痫发作为主时,也可以二期行主要的电生理致痫区切除术,随访6~12个月,如果仍有明显癫痫发作时,在综合评估脑功能和患者生活质量的前提下,可以考虑三期行残余电生理灶切除、电刺激术或射频毁损治疗。

4. 双侧颞叶癫痫　颞叶癫痫患者可以表现为双侧颞区的发作间期放电,其中一侧海马硬化且仅同侧颞区发作间期放电的颞叶癫痫患者,前颞叶切除术后癫痫无发作率达到92%,而双侧颞区发作间期放电的单侧海马硬化的颞叶癫痫患者,行海马硬化侧前颞叶切除术后癫痫无发作率也可达到89%,所以不能将发作间期头皮脑电图作为判断双颞叶癫痫的依据。通常的双颞叶癫痫有几种可能:双侧海马硬化、单侧海马硬化+对侧颞区发作期头皮脑电图发作起始、双侧颞叶发作期头皮脑电图起始等,但如果要确诊双颞叶癫痫还需颅内电极埋藏脑电图检查证实。

(1) 双侧海马硬化:外科术前要仔细分析其病因,感染、外伤、免疫性脑炎、热性惊厥或癫痫持续状态病因是双侧海马硬化常见病因,但大约2/3的患者不能发现明确病因。此类患者的手术效果多不理想,11例进行颅内电极埋藏的患者中5例发现是单侧颞叶起源(4例术后1例无发作)、4例双颞叶起源、2例半球或多灶性起源,而未经颅内电极进行一期手术的7例患者术后均仍有癫痫发作。所以对于双侧海马硬化的颞叶癫痫患者应当行神经调控手术治疗,包括迷走神经刺激术、双海马电刺激术和双侧丘脑前核电刺激术。

（2）单侧海马硬化+对侧颞区发作期头皮脑电图发作起始的患者:此类患者经过颅内电极脑电图证实后80%以上仍以海马硬化侧为真正的致痫区,20%左右为双侧颞叶起源,极少为单纯对侧颞叶起源,但无论是双侧颞叶起源还是硬化对侧颞叶起源,如果考虑进行切除性手术治疗,亦应当优先切除硬化侧颞叶,对侧同期或分期行海马电刺激术。

（3）双侧颞叶发作期头皮脑电图起始且无海马硬化的癫痫患者:应当进行一期颅内电极埋藏术,此类患者中75%证实为单侧颞叶癫痫,而13.5%并不是颞叶癫痫,可能是枕叶癫痫等颞叶外癫痫传导而表现出双颞叶癫痫,仅有11.5%的患者为真正的双侧颞叶癫痫。对于确定为双侧颞叶癫痫的患者,可行二期神经调控手术或二期一侧主要放电侧前颞叶切除术+三期对侧海马电刺激术。

（梁树立　王梦阳）

第四节　胼胝体切开术

症状性全面性癫痫通常药物难治,在给予多种药物治疗、生酮饮食失败后,可以尝试进行术前评估,对其中适合手术治疗的患者可给出适合的治疗方案。胼胝体切开对于失张力(跌倒发作)的治疗效果明显优于其他发作类型,有研究显示全段切开术后高达91%的患者发作减少超过50%,但其他发作类型有效率与VNS并无显著差异。

胼胝体切开术可以分为四种术式:胼胝体前部切开术、胼胝体后部切开术、选择性胼胝体切开术和胼胝体全切开术。具体采取哪一种术式,术前评估的结果至关重要,比如致痫区位于前头部考虑胼胝体前部切开术,致痫区位于后部考虑胼胝体后部切开术等,但对复杂性病例,或为减少手术并发症,可考虑计划性分期手术,如:一期胼胝体前部切开后发作控制不佳可以考虑二期胼胝体后部切开术;另外,还应考虑一期行胼胝体全切开术,之后二期再做局灶切除的情况。

一、分期胼胝体切开术

《癫痫外科学》第2版列出的胼胝体全切术一期手术指征为:有严重的智力低下和神经功能低下,术后出现严重的大脑失连合障碍可能性较小者;广泛多灶的病变而且其病变边界超出额叶界限者;患者的家庭成员或监护人强烈反对进行二期手术者。当胼胝体全切开术必须实施时,可间隔2~6个月分期进行,可兼顾疗效和

减少裂脑综合征的发生。

胼胝体全段切开术比部分切开术更能有效减少失张力性、强直性或强直-阵挛性癫痫发作。在一项27名儿童患者的研究中,全段切开术后91%的患者跌倒发作明显减少,而部分切开术后为75%。因担心裂脑综合征,一些外科医师很少选择一期胼胝体全切开术,但2017年一项荟萃分析回顾57项儿童和成人研究结果,并未发现胼胝体全切开较前部切开术后患者裂脑综合征的发生率更高(12.4% vs 8.0%),因运动及重要神经认知功能相关的半球间传导束均在大脑前部,仅保留胼胝体后部并无益处。针对药物难治性的婴儿痉挛病例,胼胝体切开术亦被视为一种替代治疗,全段切开术可消除80%受试者的痉挛发作。

对于药物难治性Lennox-Gastaut综合征、婴儿痉挛症患儿,可尽早行一期胼胝体全切术治疗,结合高水平的显微外科技术可显著减少手术并发症。对于成人,胼胝体切开术的疗效和不良反应需要进一步前瞻性研究证实。

二、胼胝体切开-切除性手术

在临床工作中,一些患者既有电快速扩散导致的全面性发作,亦有局灶性发作,但脑电图双侧弥漫,此时如怀疑有侧向性,可实施计划性分期手术,即先行胼胝体全切开术手术,术后全面性发作如失张力、全身强直、全身强直-阵挛等发作可能会显著减少,但局灶性发作不会消失。当术后常规脑电图显示癫痫放电主要限于一侧,或半球"同步性"棘波放电间的潜伏期明显延长,提示提前出现的棘波一侧存在结构性病灶,可再行切除性手术。此时,胼胝体全切开术结合术后常规脑电图具有判别癫痫发作起源侧别的作用,从而有利于二期手术再定位。

胼胝体切开后,间隔多久才能有效辨认局灶性起源仍缺乏经验。Silverberg等2010年回顾了26例行胼胝体切开患者,其中18例在胼胝体切开后即刻行颅内硬膜下电极监测,结果显示5例可能为局灶起源,并在一期实施了切除性手术,另外13例颅内脑电图监测后无局灶性起源证据,未实施切除手术,还有8例胼胝体切开后未行颅内脑电图监测,但所有患者均未达到术后无发作,局灶性切除并未提高无发作率,因此提出颅内脑电图监测不应在胼胝体切开后即刻进行,应当延期。但该组患者中,仅7例行胼胝体全切开术,余19例均为前2/3切开术,推测与手术效果欠佳及切开术后颅内脑电图定侧定位欠准确有关。

2015年,Chen等则得出相反的结论。该团队在胼胝体切开术前及切开术后均进行颅内脑电图的长程记

录,监测双侧半球癫痫样放电及癫痫发作,所选择的9例胼胝体切开患者均为全段切开,其中3例术后颅内脑电图显示出明确的侧向性,接受了二期功能性半球切除术,4例术后颅内脑电图准确可定位,接受了二期切除性手术,1例术后颅内脑电图呈现双侧独立性癫痫样放电,行二期双侧多软膜下横切术,1例术后无癫痫发作,未行二期手术。所有9例患者中,有7例行二期术后无发作,2例减少发作90%。该项研究的结果支持胼胝体全切开术后即刻行颅内脑电图监测,可作为灾难性癫痫患者的外科手段选择。

综上,胼胝体切开与切除性手术在一期手术时同时进行或分期实施的关键在于能否在胼胝体切开后有效识别局灶性发作的起源,除了选择合适的患者,还对术前、术中、术后评估的手段提出了更高的要求,如胼胝体切开术后进行常规及颅内脑电图监测及信号后处理(如高频振荡)等,只有获得确切的侧向性证据,才可能通过分期手术进一步提高手术无发作率。

(王梦阳　梁树立)

第五节　其他癫痫的分次手术

正如第一节所述,在癫痫外科操作中,除了前面提到的一些常见的分期手术方案后,还有一些也有较多临床应用。

1. SEEG电极埋藏-多期SEEG引导下射频热凝术　有时为保障热凝的区域相对较大和较为完整,有些单位根据术后脑电图或结合磁共振检查,进行二次或多次反复热凝。

2. SEEG电极埋藏-切除性手术—射频热凝术　对于非局限性病理灶的癫痫患者,进行致痫区切除后,将非切除区域的SEEG电极继续保留在颅内,继续进行脑电图监测,如果监测到频繁的高频放电时,可以考虑进行局灶射频热凝术。

3. SEEG电极埋藏-射频热凝术—切除性手术　部分SEEG电极埋藏后分期住院进行切除性手术的癫痫中心,对一些患者的致痫区进行射频热凝治疗,如果热凝后近期效果往往可能提示切除性术后远期效果较好,但目前这一结论尚缺乏临床证据的支持。

【典型病例】

青年男性,19岁,发作性肢体抽搐7年。

现病史:患者7年前(12岁)无明显诱因于睡眠中出现首次发作,表现为突然出现心慌,胸闷,耳鸣,声音变大感,感觉像回音,抿嘴,双下肢蹬踏,双手握拳,双上肢挥舞,发作中意识清楚,不能言语,持续30秒缓解,发作后可即刻说话。目前口服:奥卡西平,早600mg,晚750mg,德巴金,早500mg,晚750mg,拉莫三嗪,早50mg,晚75mg。入院后完善术前评估:常规视频脑电图监测,间歇期放电在右侧前头部(F8、T4、M2、F4、FP2)导联阵发性可见大量低波幅棘-慢波、多棘-慢波、棘波节律、棘-慢波叠加快活动(图55-1);监测中记录到5次癫痫临床发作,均于睡眠中出现,表现为宪兵帽征→过度运动Ⅰ型→自主神经症状(图55-2),发作期脑电图提示弥

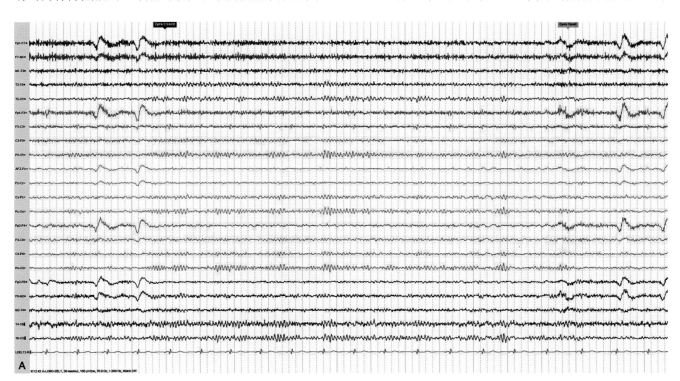

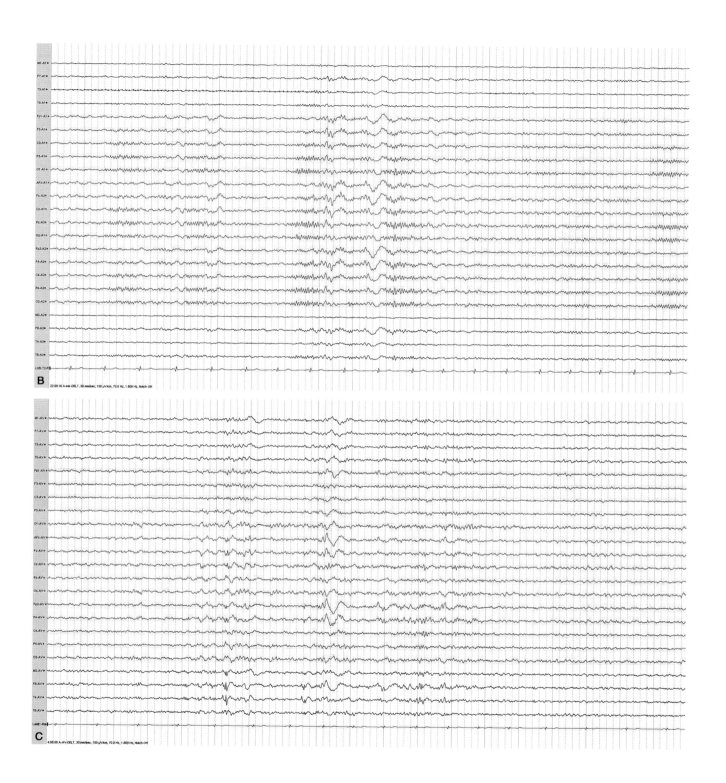

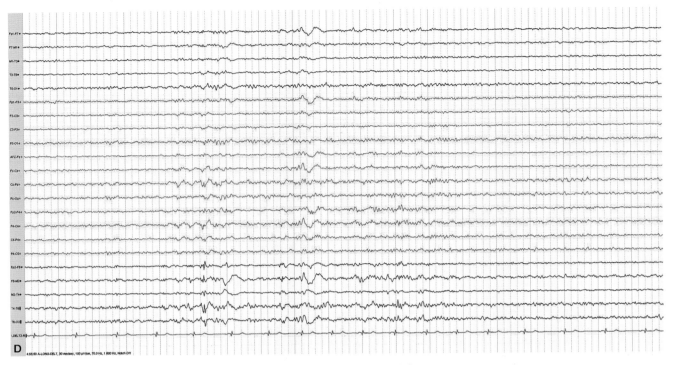

图 55-1　术前发作间期头皮脑电图
A.清醒期背景活动;B.睡眠期背景活动;C.间歇期放电(单极导联);D.间歇期放电(双极导联)。

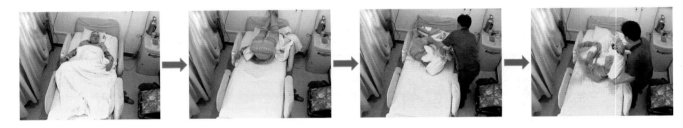

图 55-2　癫痫发作的症状截图资料

漫性低波幅快活动起始,右侧半球著(图55-3)。

　　完善头颅 MRI 检查示双顶叶皮质下圆形信号,考虑血管周围间隙;科内阅片后不排除右侧岛叶皮质异常信号(图55-4)。脑磁图检查示监测期间可见少量可疑癫痫样放电,定位于右侧颞叶、右侧岛叶等附件(图55-5)。曾于外院 PET-CT 检查提示:右侧岛叶低代谢。神经心理评估:IQ:95,MQ:97,威斯康星卡片分类为6类,瑞文推理89分,提示优势侧半球颞叶功能轻微减退,枕叶功能也有轻中度减退。

　　无创性术前评估完成后,经癫痫中心讨论,行右侧颅内电极置入术,电极置入方案见图55-6。行颅内视频脑电图监测,间歇期在 H′2-3/6-7,L′9-10/4-5,S′11-12 电极接触点附近持续性出现连续性多棘-慢波、棘-慢波放电;发作期共记录到39次癫痫临床发作,临床表现为自主神经先兆→口角强直→左侧口角阵挛→左上肢强直-阵挛→GTCS;脑电图提示 H′2-3/6-8,L′4-5/9-10 电极接触点出现连续性多棘-慢波放电,演变为节律性多棘波放电→I′2-3,R′9-11,S′11-12,O′15-16→J′2-4,K′6-7→P′4-5,F′4-5 电极接触点扩散,表现为连续性多棘-慢波放电→出现临床症状(图55-7)。

　　颅内视频脑电图监测后考虑岛叶癫痫基本明确,行颅内电极毁损术,以 3.5W 功率逐一毁损电极 H′、L′、I′、R′、S′触点,毁损后发作形式同前,频率较前减少,约2~3天1次。

　　患者行颅内电极热凝毁损后,发作减少,但未完全消失,观察近1年后返院行"右额颞顶开颅,右额岛致痫灶切除术",切除右侧中央前沟前的额中下回致痫灶,切除1~3岛短回皮质,病理:局灶性皮质发育不良,FCD Ⅰb,术后随访至今2年无癫痫发作(图55-8,图55-9)。

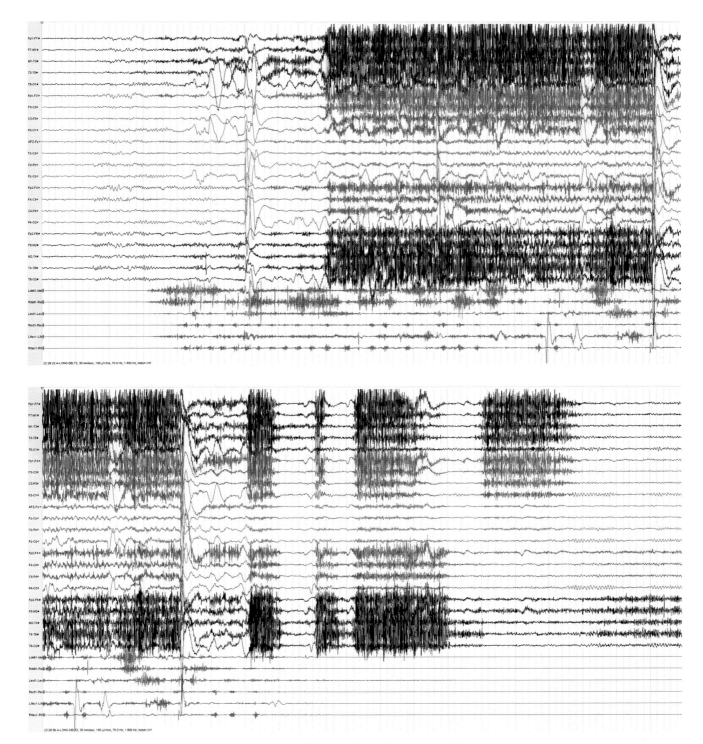

图 55-3　术前发作期头皮脑电图,下图与上图连续

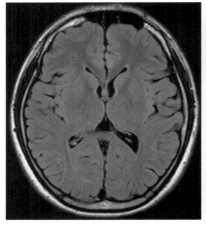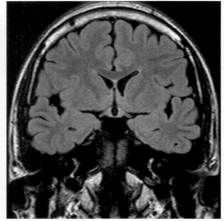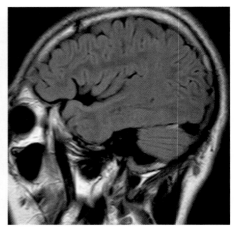

图 55-4　术前 MRI 图像

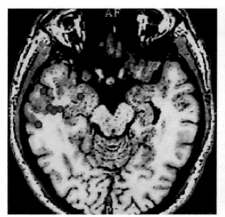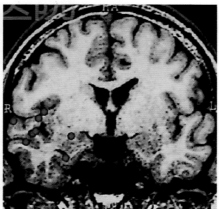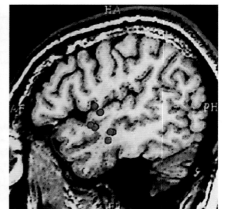

图 55-5　术前 MEG 图像

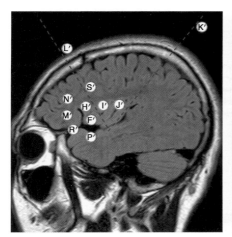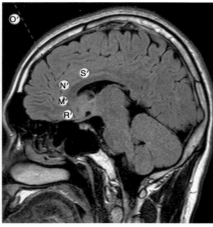

H′: 额下回三角部—第一岛短回
I′: 额下回盖部—第二岛短回
J′: 中央后回—第三岛短回,第一岛长回之间
K′: 顶上小叶—第1,2岛长回之间—第1岛长回下部(斜插)
F′: 颞极—第1、2岛短回下部,岛极
L′: 额下回—第1,2岛短回之间—第3岛短回下部(斜插)
N′: 额下回—前扣带回
M′: 额下回—前扣带回
R′: 额下回眶部—眶额回;
O′: 额上回—前扣带回—直回(斜插)
P′: 颞上回颞极—颞极内侧面
S′: 额下回—前扣带回

图 55-6　SEEG 电极置入计划

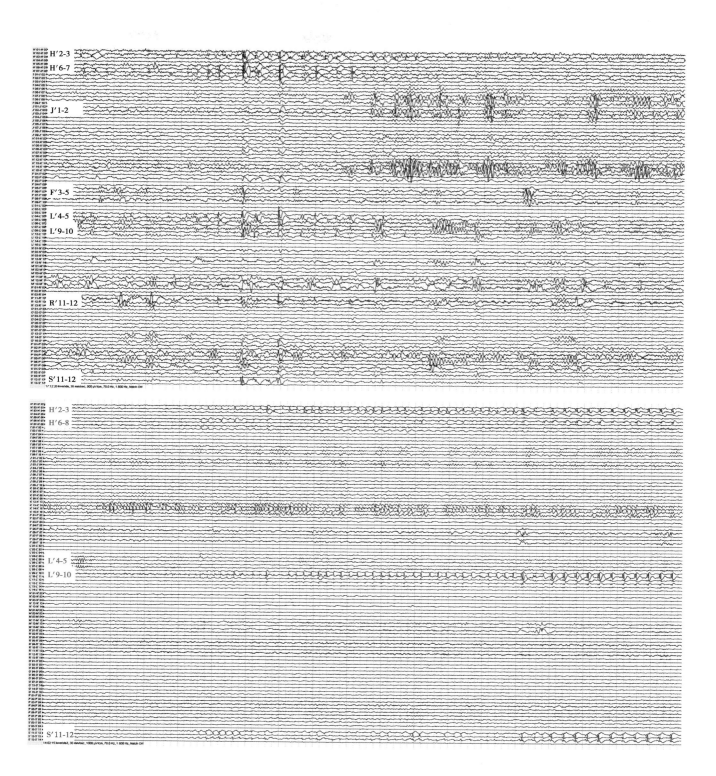

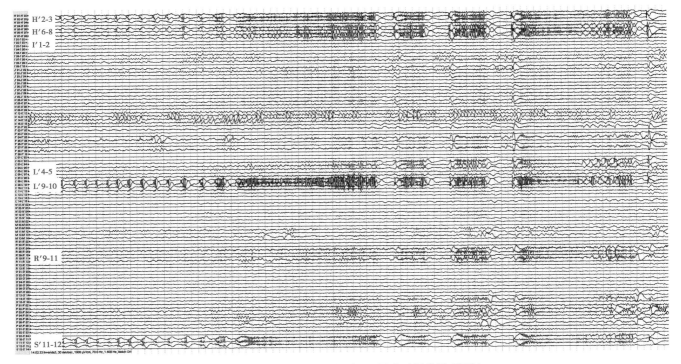

图 55-7 发作期 SEEG（上、中、下图为时间连续 EEG）

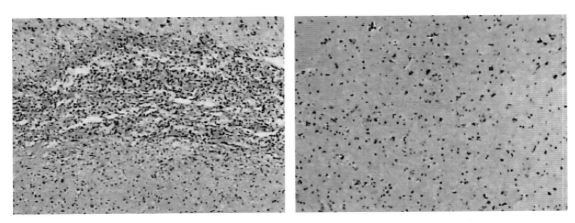

图 55-8 术后组织病理检查结果

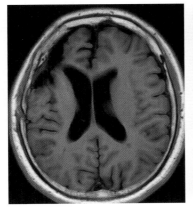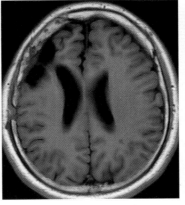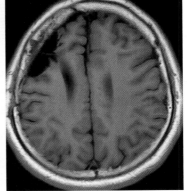

图 55-9 术后 MRI 可见切除病变

（王梦阳 梁树立）

参考文献

[1] TANDON N,TONG B A,FRIEDMAN E R,et al. Analysis of Morbidity and Outcomes Associated With Use of Subdural Grids vs Stereoelectroencephalography in Patients With Intractable Epilepsy[J]. JAMA Neurol,2019,76（6）:672-681.

[2] 中国抗癫痫协会结节性硬化专业委员会.结节性硬化症相关癫痫外科治疗的中国专家共识[J].中国当代儿科杂志,2019,21（8）:735-742.

[3] GOLDSTEIN H E,YOUNGERMAN B E,SHAO B,et al. Safety and efficacy of stereoelectroencephalography in pediatric focal epilepsy:a single-center experience[J]. J Neurosurg Pediatr,2018,22（4）:444-452.

[4] DING P,LIANG S,ZHANG S,et al. Resective surgery combined with corpus callosotomy for children with non-focal lesional Lennox-Gastaut syndrome[J]. Acta Neurochir（Wien）,2016,158（11）:2177-2184.

[5] NOÈ F,CATTALINI A,VILA VERDE D,et al. Epileptiform activity contralateral to unilateral hippocampal sclerosis does not cause the expression of brain damage markers[J]. Epilepsia,2019,60（6）:1184-1199.

[6] LIANG S,ZHANG S,HU X,et al. Anterior corpus callosotomy in school-aged children with Lennox-Gastaut syndrome:a prospective study[J]. Eur J Paediatr Neurol,2014,18（6）:670-676.

[7] BAULAC M. MTLE with hippocampal sclerosis in adult as a syndrome[J]. Rev Neurol（Paris）,2015,171（3）:259-266.

[8] MINTZER S,CENDES F,SOSS J,et al. Unilateral hippocampal sclerosis with contralateral temporal scalp ictal onset[J]. Epilepsia,2004,45（7）:792-802.

[9] LIANG S,FAN X,ZHAO M,et al. Clinical practice guidelines for the diagnosis and treatment of adult diffuse glioma-related epilepsy[J]. Cancer Med,2019,8（10）:4527-4535.

[10] FALLAH A,GUYATT G H,SNEAD OC 3RD,et al. Predictors of seizure outcomes in children with tuberous sclerosis complex and intractable epilepsy undergoing resective epilepsy surgery:an individual participant data meta-analysis[J]. PLoS One,2013,8（2）:e53565.

[11] YUAN L,ZHANG S,LIANG S,et al. Deep brain stimulation of the anterior nucleus of the thalamus in a patient with super-refractory convulsive status epilepticus[J]. Epileptic Disord,2019,21（4）:379-384.

[12] MULLIN J P,SHRIVER M,ALOMAR S,et al. Is SEEG safe? A systematic review and meta-analysis of stereo-electroencephalography-related complications[J]. Epilepsia,2016,57（3）:386-401.

[13] TOTH M,PAPP K S,GEDE N,et al. Surgical outcomes related to invasive EEG monitoring with subdural grids or depth electrodes in adults:A systematic review and meta-analysis[J]. Seizure,2019,70:12-19.

[14] LIU S,YU T,GUAN Y,et al. Resective epilepsy surgery in tuberous sclerosis complex:a nationwide multicentre retrospective study from China[J]. Brain,2020,143（2）:570-581.

[15] YAN H,KATZ J S,ANDERSON M,et al. Method of invasive monitoring in epilepsy surgery and seizure freedom and morbidity:A systematic review[J]. Epilepsia,2019,60（9）:1960-1972.

[16] LIANG S,WANG S,ZHANG J,et al. Long-term outcomes of epilepsy surgery in school-aged children with partial epilepsy[J]. Pediatr Neurol,2012,47（4）:284-290.

[17] CHAUVEL P,GONZALEZ-MARTINEZ J,BULACIO J. Presurgical intracranial investigations in epilepsy surgery[J]. Handb Clin Neurol,2019,161:45-71.

[18] DING P,ZHANG S,ZHANG J,et al. Contralateral Hippocampal Stimulation for Failed Unilateral Anterior Temporal Lobectomy in Patients with Bilateral Temporal Lobe Epilepsy[J]. Stereotact Funct Neurosurg,2016,94（5）:327-335.

[19] CHEN H H,CHEN C,HUNG S C,et al. Cognitive and epilepsy outcomes after epilepsy surgery caused by focal cortical dysplasia in children:early intervention maybe better[J]. Childs Nerv Syst,2014,30（11）:1885-1895.

[20] OSTROWSKY-COSTE K,NEAL A,GUENOT M,et al. Resective surgery in tuberous Sclerosis complex,from Penfield to 2018:A critical review[J]. Rev Neurol（Paris）,2019,175（3）:163-182.

[21] LIANG S,ZHANG J,YANG Z,et al. Long-term outcomes of epilepsy surgery in tuberous sclerosis complex[J]. J Neurol,2017,264（6）:1146-1154.

[22] KADISH NE,BAST T,REUNER G,et al. Epilepsy Surgery in the First 3 Years of Life:Predictors of Seizure Freedom and Cognitive Development[J]. Neurosurgery,2019,84（6）:E368-E377.

[23] OVERWATER I E,BINDELS-DE HEUS K,RIETMAN A B,et al. Epilepsy in children with tuberous sclerosis complex:Chance of remission and response to antiepileptic drugs[J]. Epilepsia,2015,56（8）:1239-1245.

第五十六章　癫痫术后发作的处理及再手术

当前,癫痫根治性手术的治愈率在55%～75%,姑息性手术治疗方式如迷走神经电刺激治疗的治愈率约13%,适应证下的胼胝体切开术的治愈率在45%～55%。这意味着仍有35%～45%的患者即使接受了癫痫相关外科治疗,仍不能达到完全缓解的无发作状态。但是并非所有术后出现的发作都意味着癫痫患者长期预后不能达到完全缓解状态。区分识别癫痫术后发作的类型,并根据其类型进行相应的诊治对于癫痫外科患者的术后管理具有重要意义。

第一节　癫痫术后再发作的类型、原因与处理原则

癫痫术后发作从时间上区分可分为围手术期发作与远期发作,从是否具有诱因上区分可分为有诱因下发作与无诱因下发作,从发作形式上区分可分为既往发作的再出现及新发作形式的形成。从外科角度出发,将发作分为需进行再次手术干预的发作与可保守观察的发作将更具临床指导意义。同时,分析患者术后发作出现的原因,结合原因进行相应的干预将更有利于临床医师选择合理的治疗方式。本节将从需再次外科干预的发作与可保守观察的发作两部分,结合其出现的原因进行相应的叙述,并对其治疗方式进行简单的叙述。

一、可保守观察的发作

1. 围手术期应激状态　癫痫术后早期1～3个月之内术区周围脑组织水肿、术区血性物质及炎性因子的刺激作用、围手术期期间抗癫痫药物的血药浓度不稳定、血电解质水平的异常等因素都可以造成患者术后短期内出现癫痫发作。这时的癫痫发作可以是既往惯常发作,但更多是脑区受刺激而出现的新的发作形式。术后早期癫痫与患者预后并无直接的相关性,这时出现癫痫发作更多需进行的是颅内及全身情况的明确,避免更严重并发症的出现。

2. 术后有诱因下发作的出现　癫痫术后患者漏服药物、过度饮酒、脑炎、高热、相关药物作用、惊吓、过度劳累、遗传易感因素等,均可导致发作的出现。正如药物难治性癫痫的评估中,有诱因的发作不应作为药物是否有效的判断依据,当术后有诱因下出现发作时,也应首先去除诱因进行观察。

3. Running-down　对于术后仍有癫痫发作的患者,随着术后随访时间的延长,尽管术后近期仍有癫痫发作,但是远期仍有可能获得癫痫完全控制的效果,此种现象称为"Running-down"。该种现象被广泛观察于各类癫痫外科手术的术后随访中。考虑到该现象的存在,患者在术后无诱因下出现癫痫发作但发作频率逐渐减低时也应继续药物调整观察,而不应过早进行干预。

二、需外科干预的发作

1. 致痫灶切除不完全　由于生理和解剖的限制,如病变位于或邻近脑的重要功能区域,或是由于术前或术中难以确定病变真正的边界,致使病变周围致痫灶不能完全切除,使术后癫痫继续发作。此种情况约占颅内病变所致癫痫患者术后需再次手术的23%。同时如颞叶附加症,其致痫灶涉及颞叶后外侧或岛叶皮质,仅进行前颞叶切除也会因致痫灶切除不完全而导致术后发作的出现。

2. 手术创伤导致新的致痫灶的出现　手术残腔出血沉积、早期血红蛋白刺激和晚期含铁血黄素刺激导致新的致痫灶出现,术后脑梗死等并发症的出现导致相应的病理性脑区形成新的致痫灶。这些区域均有机会经再次外科处理而达到治愈效果。

3. 术前的错误评估　癫痫手术的成功,很大程度上依赖于术前评估的结果是否准确,当前术前评估主要采取临床-电生理-影像多模态综合评估的模式。单纯依靠电生理信号或临床症状学均有可能导致手术的不良预后。如间期和发作期EEG检测可产生约30%的假阳性定位、定侧结果;一些枕叶损伤的患者癫痫发作类似颞叶放电症状;下丘脑错构瘤和脑室周边皮质移位症可以产生颞叶放电。

而结合术前评估的结果选择合适的治疗方式才有可能达到满意预后。如Rasmussen、半侧性Sturge-Weber综合征这些半球切除术的适应证,如采用其他治疗方式

则必将导致术后发作的不缓解。

同时,必须承认,当前癫痫外科的评估技术均有各自的限制。如 MRI 虽能有效探测结构性改变,但仍有30%的病例是 MRI 阴性的。即使是癫痫评估金标准的立体脑电图,也可能因电极位点覆盖不完全而导致无法正确评估。

如考虑患者术后发作是由于错误评估而造成的,再次进行有效的评估,将有极大可能给患者带来良好预后。

(张新伟　周　健)

第二节　再次手术的指征及评估

对致痫灶更准确的认识,以及手术技术的进步,是再次手术的关键。第一次癫痫手术失败后,再次手术要更谨慎,需要具有明确的手术指征。一般来说,在第一次手术 2 年后,对每个术后再发作的癫痫患者,在药物不能有效控制的情况下,发作频繁或者发作严重,在与患者和家属充分沟通后,可以再次进行术前评估。

一、手术原则与指征

除癫痫手术 2 年后如果仍有顽固的发作外,患者及家属的充分理解,是重新进行外科评估的必要条件。而再次癫痫评估,仍是围绕着发作能否定位,如何定位以及如何治疗这 3 个问题而进行的。参照前述癫痫术后再发作的原因对于病灶残留明确的致痫灶可以再次手术切除治疗,致痫灶不明确但发作严重的,可以考虑SEEG 定位后再次手术切除或毁损,对于病灶无法定位、SEEG 置入困难的全面性或多脑区性发作,以及再次开颅手术存在较高功能障碍风险的,可以采取神经调控治疗。

Mandsley 通过回顾在 1976—1995 年间进行的颞叶切除术中的失败病例发现,在所有 310 例患者当中,有56 例术后再发作的患者接受了再次手术,其中 44 例有详细的病例记录。13 例患者明确有残存的病理致痫灶,其中的 3 例即使二次手术也不能完全手术切除;12例患者在术区周围又出现了癫痫活动;还有 35 例是在远离首次手术区的位置经评估再次切除了病灶。

二、再次手术术前评估

为提高再次评估后手术治疗的成功率,尽可能充分地收集患者的各种临床资料是必要的。前次手术前后的影像学、脑电图学、症状学、脑代谢信息变化以及前次手术的病理性质都是需要尽可能收集的。

CT 与 MRI 是评价结构性改变的必要条件。目前普遍认为,MRI 是诊断癫痫患者颅内结构性异常的金标准,但 CT 对于再次手术评估的患者也能提供必要的信息。这些影像学检查手段对癫痫评估逐渐产生两方面作用:第一、能够显示适合手术切除病变的精确范围和性质,显示病灶与脑功能区的解剖关系,对于再次评估的患者可以提示前次手术的范围、是否存在解剖学病灶的残留、是否存在诸如脑梗死等新发致痫因素;第二、影像学检查可以为再次手术计划提供重要依据。例如,需电极置入评估的患者必须有 CT 的影像信息以明确电极置入的路径是否可行;增强 MRI 可以用来比较强化血管的密集程度与再次手术的路径关系,进而评估再次切除手术的风险大小。另外,对于一些进展性病变(如Rusmussn 脑炎),动态变化的影像信息也更有助于疾病的诊断。总之,对于再次评估的患者,这些检查是必要的。

脑电图、MEG 等电学信息的补充。视频脑电图监测无论在哪一阶段的癫痫评估中都有无法替代的意义。对于再次手术评估的患者,发作期视频脑电首先可以明确再次评估时患者的症状学与前次术前的症状学是否存在差异。症状学无改变提示前次致痫灶定位的错误,症状学发生改变提示着致痫网络部分破坏以及新生致痫灶的可能。同时脑电图的定位对于判断再次评估时致痫灶的区域也有不可替代的作用。MEG 检查近年来也越来越得到重视,其相较于视频脑电图更精确的定位,以及更敏感的信号识别能力都使其在再次手术评估的过程中有很大的发挥空间。尤其近年随着高频放电(high frequency oscillation,HFO)的致痫作用的探索,以及脑磁图新的溯源定位技术的开展,其对于复杂病例的价值正变得越来越高。

PET 再检查的价值在再次手术评估的患者中有待进一步探究。切除性手术后的患者必然存在术区周围脑组织的低代谢。但对比首次术前的 PET 检查则有可能发现首次评估时忽略的低代谢区域。

前次手术病理性质的再评估也具有很高的价值。其主要能发现诸如 Rasmussen 综合征、血管性病变、肿瘤性病变等逐渐发展的病理性致痫灶,对于术后再发作的原因可能有决定性的解释。

对于再次手术患者的致痫灶定位,立体脑电图(stereo-electroencephalography,SEEG)依旧是诊断的金标准。除能明确致痫灶、致痫网络的理论假设是否成立,利用脑深部电极进行皮质功能电刺激(brain mapping)也能为明确致痫灶的功能或与功能区的关系提供更加明确的信息。

此外,随着新的致痫灶定位或脑功能定位技术的涌现,再次手术评估也会有越来越多的武器可以被利用。如高场强 MRI、静息态功能磁共振的脑网络构建、经颅磁刺激(transcranial magnetic stimulation,TMS)等技术,如有条件也可以为再次手术的患者提供有价值的信息。

三、再次手术方法与技术

再次手术在手术方式上不一定与前次手术保持一致。癫痫外科的手术操作术式大体上可分为 4 大类:①切除性手术,根据解剖和(或)功能要求切除相应的致痫脑组织,如前颞叶切除、大脑半球切除术、选择性海马杏仁核切除等;②缓解性手术,通过降低、破坏或刺激神经元之间的联系,阻断癫痫灶的放电和传播,如胼胝体切开术、迷走神经刺激术等;③立体定向放射神经外科治疗,如伽马刀、X 刀、质子刀等治疗;④SEEG 定位后病灶射频毁损或者激光消融术。

(一)切除性手术

蒙特利尔神经病学研究所各种癫痫术式失败后再次切除手术率为 5%~15%;在 Mayo Clinic 癫痫中心,1985—2000 年癫痫手术失败后再次切除手术的患者约占全体手术患者的 4.4%。在同一解剖部位进行二次或三次手术将明显增加手术难度与风险,所以二次手术前必需仔细认真地设计好手术入路,包括皮瓣和骨瓣设计,以对原手术部位的最小损伤,到达预定的二次手术目的。开颅后注意硬膜和脑皮质的粘连情况,由于粘连的硬膜对脑皮质血供有一定的作用,故应在显微镜下分离,以确保皮质的血供不受影响。

再次手术的目的则是弥补前一次手术的缺陷。一些学者认为,再次手术应当:①所有的手术操作都应该应用显微外科技术;②应用低频率的超声吸引器;③术前行脑血管造影;④对前一次手术的影像学资料认真分析;⑤软膜下分离脑的重要解剖结构。

具体手术方法:①应用手术计划系统和计算机三维重建系统进行手术入路的设计;②采用水平切开硬膜法以分离粘连的硬膜;③对于颞叶手术,到达前一次手术残腔后仔细辨认侧脑室的颞角、残余的杏仁核、未完全切除的海马和海马旁回部分;④软膜下分离和鉴别大脑后动脉的 P1 和 P2 段及第三对脑神经;⑤对于额叶手术,应仔细精确辨认残存的解剖结构和血管。

(二)缓解性手术

1. 迷走神经刺激术(VNS)适用于所有手术失败的病例,包括切除性手术和其他功能性手术失败的病例,详见第五十一章。

2. 脑深部核团刺激术,应选择合适的适应证,详见第五十一章。

3. 胼胝体切开术,当前主要应用于脑电图为全面性放电的失张力发作或强直性发作,详见第四十九章。

(三)立体定向放射神经外科

如术前评估确系肿瘤、血管畸形所致癫痫,且由于各种因素,病变难以完全切除,致痫灶又位于病变的周围,可采用低剂量(18~20Gy)的立体定向放射神经外科法(如伽马刀、X 刀、质子刀)等进行治疗。此种治疗方法在治疗颅内病变的同时,既可控制癫痫的发作,又不损伤病变周围正常的脑组织。在此情况下,传递到周边脑组织的射线剂量<20Gy 对于动静脉血管畸形而言,立体定向放射神经外科治疗术后,其癫痫发作频率减少要先于形态学的变化,甚至有时可以观察到,位于颞叶的海绵状血管瘤经低剂量立体定向放射神经外科治疗后,尽管其形态学没有改变,但其所引起的癫痫可以完全控制,但 Kawai 等报道低剂量(18~20Gy)的立体定向放射神经外科法治疗颞叶癫痫效果不佳。尽管高剂量选择性立体定向放射神经外科治疗海马硬化在电生理定位准确的情况下有一定的疗效,但由于所选择的靶体积大小、剂量分布、靶器官的组织学变化及机制不确定,且易引起周边正常脑组织水肿,应慎用。

(四)致痫灶 SEEG 定位后病灶射频毁损或者激光消融术

当 SEEG 应用于患者致痫灶的定位。利用脑深部电极进行射频毁损将具有以下价值:①通过毁损后患者是否发作减少判断再手术的预后;②热凝毁损一定程度上可以减少二次开颅手术的概率。同时对于致痫灶定位局限的邻近功能区的患者,射频毁损及新兴的激光消融术都有较高价值(图 56-1,图 56-2),详见第四十六章和第四十七章。

四、再次手术的效果

尽管对癫痫切除性手术术后癫痫复发再次手术文献报道较多,但有关再次手术的结果资料较少。综合文献分析,总体来看,再次手术可使 20%~63% 的患者癫痫发作消失,20%~30% 癫痫发作有价值改善,但不同部位再次手术术后效果不同,邻近颞叶的癫痫复发再次手术约 57% 患者癫痫发作消失,29% 癫痫发作有价值改善;颞叶以外邻近前一次手术边缘的癫痫复发再次手术约 42% 患者癫痫发作消失,37% 癫痫发作有价值改善;如再次手术远离第一次手术部位,则二次手术效果较差,只有 19% 患者癫痫发作消失,12% 患者癫痫发作有意义改善。

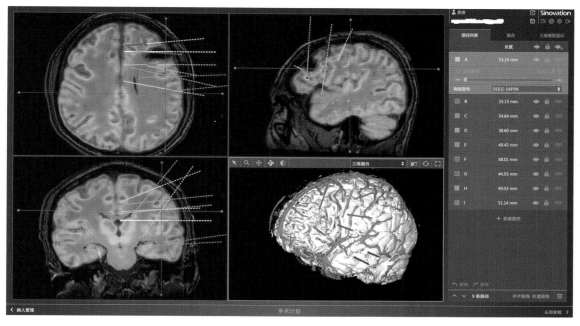

图 56-1 射频毁损术治疗功能区起源癫痫举例

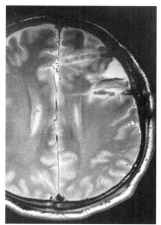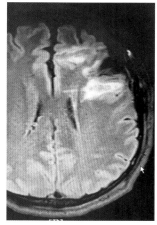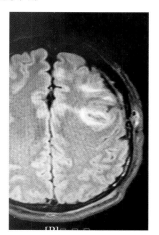

图 56-2 射频毁损术后 MRI

五、结论

总之,癫痫发病机制复杂,癫痫灶的性质和部位需要更深入的研究。术后再发作出现首先要考虑再发作出现的因素与类型,对于无法通过保守方法缓解的病例需要进行再次评估。再次评估的难度要远大于首次手术,应尽可能充分地收集评估所需信息。随着技术的发展与经验的积累,也有越来越多的方法可以被利用至再次手术评估之中。再切除术后,大约44%的患者癫痫发作停止,25%的患者症状没有改善;上次手术时被遗漏或未完全切除的病变,再手术后治愈率可达80% ~ 90%。因此,我们应重视再手术治疗在癫痫外科中的地位,提高癫痫病灶的定位技术,对于有手术指征的患者,实施有效而安全的手术。

(张新伟 周 健)

参考文献

[1] NADKARNI S,LAJOIE J,DEVINSKY O. Current treatments of epilepsy[J]. Neurology,2005,64(12 Suppl 3):S2-11.

[2] SALANOVA V,MARKAND O,WORTH R. Temporal lobe epilepsy:analysis of failures and the role of reoperation[J]. Acta Neurol Scand,2005,111(2):126-133.

[3] SPENCER S S,BERG A T,VICKREY B G,et al. Predicting long-term seizure outcome after resective epilepsy surgery: the multicenter study[J]. Neurology,2005,65(6):818-912.

[4] GERMANO I M,POULIN N,OLIVIER A. Reoperation for recurrent temporal lobe epilepsy[J]. J Neurosurg,1994,81(1):31-36.

[5] SALANOVA V,QUESNEY L F,RASMUSSEN T,et al. Re-evaluation of surgical failures and the role of reoperation in 39 patients with frontal lobe epilepsy[J]. Epilepsia,1994,35

(1):70-80.

[6] HENNESSY M J,ELWES R D C,BINNIE C D,et al. Failed surgery for epilepsy-A study of persistence and recurrence of seizures following temporal resection[J]. Brain,2000,123: 2445-2466.

[7] SIEGEL A M,CASCINO G D,MEYER F B,et al. Resective reoperation for failed epilepsy surgery,Seizure outcome in 64 patients[J]. Neurology,2004,63(12):2298-2302.

[8] JANSZKY J,PANNEK H W,JANSZKY I,et al. Failed surgery for temporal lobe epilepsy:Predictors of long-term seizure-free course[J]. Epilepsy Research,2000,64(1-2): 35-44.

[9] MCINTOSH A M,KALNINS R M,MITCHELL L A,et al. Temporal lobectomy:long-term seizure outcome,late recurrence and risks for seizure recurrence[J]. Brain,2004,127 (Pt9):2018-2033.

[10] AMAR A P,APUZZO M L J,LIU C Y,et al. Vagus nerve stimulation therapy after failed cranial surgery for intractable epilepsy:results from the vagus nerve stimulation therapy patient outcome registry[J]. Neurosurgery,2004,55 (5):1086-1093.

[11] SALANOVA V,MARKAND O,WORTH R,et al. Temporal lobe epilepsy:Analysis of failures and the reoperation[J]. Acta Neurol Scand,2005,111(2):126-133.

[12] ENGEL J J R,VAN NESS P,RASMUSSEN T,et al. Outcome with respect to epileptic seizures[M]//ENGEL J JR, ED. Surgical treatment of the epilepsies,2nd ed. New York: Raven Press,1993:609-621.

第五十七章　癫痫外科的用药和随访

第一节　癫痫外科的用药

随着神经影像和神经电生理技术的发展,致痫灶评估技术的进步和手术技术的完善,癫痫外科的治愈率逐渐提高,手术风险逐渐减小,手术已成为癫痫治疗的重要手段。但手术治疗并不能让所有癫痫患者得到治愈,一部分患者术后仍然有临床发作,或术后仍然存在癫痫样放电。即使术后效果满意的患者,仍需要在术后较长时间内服用抗癫痫发作药物(anti seizure medication, ASM),如何正确使用 ASM 以及如何停药就成为医生和患者共同关心的问题。因此,合理使用 ASM 的问题贯穿着癫痫外科治疗的始终。癫痫外科治疗的术前评估过程中、围手术期和术后如何使用 ASM 是每一个癫痫外科医生需要掌握的内容。

虽然癫痫外科发展迅速,外科治疗能够使一些患者得到治愈,但抗癫痫治疗仍然是癫痫最重要和最基本的治疗,更是初发癫痫患者的首选治疗手段。对需要行手术治疗的癫痫患者,术前需要进行详细的评估,包括癫痫病史、辅助检查、诊疗过程等都需要详细了解,对既往使用过的抗癫痫药物种类、剂量、疗效、不良反应及依从性等进行仔细询问。术前尽量明确患者的病因、所属癫痫综合征或发作类型,这些对指导手术前后和手术评估时的用药具有重要参考价值。

(一) 无明确病变的特发性癫痫

无明确病变的特发性癫痫,又称为原发性癫痫。原发性癫痫总的用药原则与内科没有差别,但是内科治疗效果不好的,药物难治性癫痫需要行手术评估。

根据患者的发作类型和癫痫综合征分类选择合理的抗癫痫药物是基本原则(表 57-1、表 57-2),尽可能选择单药治疗,如果单药治疗效果不佳或出现不良反应无法继续使用时,可考虑更换另一种单药,使用 2 种或 2 种以上单药治疗失败后再考虑联合药物治疗。但近年也有部分专家认为在第一种抗癫痫单药治疗失败后,即

表 57-1　根据发作类型的选药原则

发作类型	一线药物	添加药物	可以考虑的药物	可能加重发作的药物
全面强直-阵挛发作	丙戊酸 拉莫三嗪 卡马西平 奥卡西平 左乙拉西坦 苯巴比妥	左乙拉西坦 托吡酯 丙戊酸 拉莫三嗪 氯巴占		
强直发作或失张力发作	丙戊酸	拉莫三嗪	托吡酯 卢非酰胺	卡马西平 奥卡西平 加巴喷丁 普瑞巴林 替加宾 氨己烯酸
失神发作	丙戊酸 乙琥胺 拉莫三嗪	丙戊酸 乙琥胺 拉莫三嗪	氯硝西泮 氯巴占 左乙拉西坦 托吡酯 唑尼沙胺	卡马西平 奥卡西平 苯妥英钠 加巴喷丁 普瑞巴林 替加宾 氨己烯酸

续表

发作类型	一线药物	添加药物	可以考虑的药物	可能加重发作的药物
肌阵挛发作	丙戊酸 左乙拉西坦 托吡酯	左乙拉西坦 丙戊酸 托吡酯	氯硝西泮 氯巴占 唑尼沙胺	卡马西平 奥卡西平 苯妥英钠 加巴喷丁 普瑞巴林 替加宾 氯己烯酸
局灶性发作	卡马西平 拉莫三嗪 奥卡西平 左乙拉西坦 丙戊酸	卡马西平 左乙拉西坦 拉莫三嗪 奥卡西平 加巴喷丁 丙戊酸 托吡酯 唑尼沙胺 氯巴占	苯妥英钠 苯巴比妥	

表 57-2　根据癫痫综合征的选药原则

癫痫综合征	一线药物	添加药物	可以考虑的药物	可能加重发作的药物
儿童失神癫痫、青少年失神癫痫或其他失神综合征	丙戊酸 乙琥胺 拉莫三嗪	丙戊酸 乙琥胺 拉莫三嗪	氯硝西泮 唑尼沙胺 左乙拉西坦 托吡酯 氯巴占	卡马西平 奥卡西平 苯妥英钠 加巴喷丁 普瑞巴林 替加宾 氯己烯酸
青少年肌阵挛癫痫	丙戊酸 拉莫三嗪	左乙拉西坦 托吡酯 氯硝西泮	氯硝西泮 唑尼沙胺 氯巴占 苯巴比妥	卡马西平 奥卡西平 苯妥英钠 加巴喷丁 普瑞巴林 替加宾 氯己烯酸
仅有全面强直-阵挛发作的癫痫	丙戊酸 拉莫三嗪 卡马西平 奥卡西平	左乙拉西坦 托吡酯 丙戊酸 拉莫三嗪 氯巴占	苯巴比妥	
特发性全面性癫痫	丙戊酸 拉莫三嗪	左乙拉西坦 丙戊酸 拉莫三嗪 托吡酯	氯硝西泮 唑尼沙胺 氯巴占 苯巴比妥	卡马西平 奥卡西平 苯妥英钠 加巴喷丁 普瑞巴林 替加宾 氯己烯酸

续表

癫痫综合征	一线药物	添加药物	可以考虑的药物	可能加重发作的药物
儿童良性癫痫伴中央颞区棘波、Panayiotopoulos 综合征或晚发性儿童枕叶癫痫（Gastaut 型）	卡马西平 奥卡西平 左乙拉西坦 丙戊酸 拉莫三嗪	卡马西平 奥卡西平 左乙拉西坦 丙戊酸 拉莫三嗪 托吡酯 加巴喷丁 氯巴占	苯巴比妥 苯妥英钠 唑尼沙胺 普瑞巴林 替加宾 氯己烯酸 艾司利卡西平 拉考酰胺	
West 综合征（婴儿痉挛症）	类固醇 氯己烯酸	托吡酯 丙戊酸 氯硝西泮 拉莫三嗪		
Lennox-Gastaut 综合征	丙戊酸	拉莫三嗪	托吡酯 左乙拉西坦 卢非酰胺 非尔氨酯	卡马西平 奥卡西平 加巴喷丁 普瑞巴林 替加宾 氯己烯酸
Dravet 综合征	丙戊酸 托吡酯	氯巴占 司替戊酸 左乙拉西坦 氯硝西泮		卡马西平 奥卡西平 加巴喷丁 拉莫三嗪 苯妥英钠 普瑞巴林 替加宾 氯己烯酸
癫痫性脑病伴慢波睡眠期持续棘慢波	丙戊酸 氯硝西泮 类固醇	左乙拉西坦 拉莫三嗪 托吡酯		卡马西平 奥卡西平
Landau-Kleffner 综合征	丙戊酸钠 氯硝西泮 类固醇 拉莫三嗪	左乙拉西坦 拉莫三嗪 托吡酯		卡马西平 奥卡西平
肌阵挛-失张力癫痫	丙戊酸 托吡酯 氯硝西泮 氯巴占	拉莫三嗪 左乙拉西坦		卡马西平 奥卡西平 苯妥英钠 加巴喷丁 普瑞巴林 替加宾 氯己烯酸

可以考虑多药联合治疗。多药联合治疗方案应从药物的作用机制不同、疗效具有协同增强作用、无不良的相互作用、副作用尽可能小等方面进行考虑。如果联合治疗没有使患者获益，治疗应回到原来患者最能接受的方案（单药治疗或联合治疗），以取得疗效和不良反应耐受方面的平衡。对于儿童、妇女等特殊人群用药需要考虑患者特点。剂量个体化，必要时监测血药浓度。定期随访，监测药物不良反应。

正规应用 2 种或以上一线抗癫痫药物,经过了 2 年以上正规药物治疗,监测血药浓度在有效范围内,仍不能达到持续无发作的癫痫,称之为药物难治性癫痫。有研究显示,使用第一种单药治疗后有 47% 的新诊断癫痫患者能达到无发作,再使用第二种可有 13% 达到无发作,继续第三种单药治疗时则仅有 1% 的患者可以达到无发作。即使经过积极治疗,新诊断的癫痫患者中有 20%~30% 发作最终控制不佳,发展为药物难治性癫痫。即使针对药物难治性癫痫,药物治疗仍然是必不可少的治疗方法。在特发性药物难治性癫痫中,如经过正规药物治疗,仍每个月发作 1 次以上,病史 2 年以上者,可进行癫痫手术评估。

(二) 病变相关性癫痫

一部分癫痫通过现代神经影像学技术可以明确其责任病变,这部分癫痫称之为病变相关性癫痫,或继发性癫痫。继发性癫痫首选的治疗应该是通过手术将致痫的病变去除,而不是一味地使用药物控制。

常见的癫痫相关病变有:脑肿瘤(胶质瘤、脑膜瘤、转移瘤、各种发育性肿瘤等)、脑血管性病变(动静脉畸形、海绵状血管瘤、Sturge-Weber 综合征等)、先天皮质发育不良(局灶性皮质发育不良、灰质异位、半巨脑回畸形、小多脑回、脑裂畸形等)、各类寄生虫病、各种外伤后或神经外科手术后的瘢痕、结节性硬化、错构瘤、Rasmussen 综合征等。这一类癫痫有明确的病灶或明显的病理生理变化,预示着可能药物疗效不好。即使药物可以控制发作,将来停药后患者不发作的可能性很低,因此在安全的前提下,适当优先考虑进行手术治疗。病变相关性癫痫的用药原则同前,但不必要等到一定确认为药物难治性癫痫才考虑手术评估。只要有充分证据表明癫痫与病变相关,可以积极行手术治疗,术后再根据患者的发作类型选择单药治疗或合理的联合治疗。

一、癫痫外科手术评估时为获得发作期脑电图时的用药

癫痫外科的术前评估对癫痫手术的疗效至关重要,能否通过评估正确地找到致痫灶是手术能否成功的关键。对于发作不频繁或无规律的患者,减量或停用抗癫痫发作药物(anti seizure medication,ASM)是癫痫术前评估的标准程序,目的是获得患者的惯常性发作症状和脑电图定位信息,为癫痫的定位诊断和 ASM 的调整提供依据。

1. 不提倡为了增加癫痫发作的记录进行快速甚至是院前撤药。ASM 有助于使痫样放电保持局灶性。

ASM 的减停会影响痫样放电的传导通路和传播速度。快速停用 ASM 可能会使术前脑电图定位信息出现变化,导致局灶性放电泛化,致痫区域以外的皮质区域激活,并可能使局灶性痫样放电传播到远隔的脑区。突然撤药可能导致发作间期痫样放电频率增加、范围扩大,局灶起源的发作快速泛化为全面性发作,或激活潜在的其他起源部位,产生新的发作表现。

2. 调整 ASM 的方法

(1) 在使用 ASM 治疗的情况下仍然频繁发作者,容易记录到发作期,可保持原有用药方案不变,不必通过减停药物达到记录发作的目的。

(2) 在原有 ASM 治疗的情况下发作不频繁,或发作无规律者,为了记录多次发作,在患者及家属知情同意的前提下,可以尝试减停药物。由于减停药物可能导致脑电图发作间期放电泛化,建议记录 24 小时发作间期脑电图之后再进行。减停药物的具体方法如下:

1) 单药治疗者,可先将药量减少 1/3,如未记录到发作,3 天后可继续减少 1/3 药量,如仍记录不到发作,则停药监测。

2) 多药治疗者,先停用认为效果不佳或半衰期短的药物,或副作用大的药物,1~3 天后如未记录到发作,则证实该药确实对发作控制不佳,则术后不考虑使用;然后停用认为可能有效的药物,如记录到发作,则证实此药有效果,术后优先使用该药。

3) 多药治疗者也可直接将目前使用的药物减量 1/3,观察 1~3 天,如记录不到发作,则继续减量 1/3,直至停药监测。

4) 对苯巴比妥及苯二氮䓬类药物不宜减量过快,更不宜突然停用,否则可加重发作,或出现非惯常发作,甚至出现癫痫持续状态,影响手术评估。

5) 减停药物过程中如出现癫痫持续状态,参照癫痫持续状态的治疗原则进行处理。

多药治疗者采取方案 2) 减停药物,可以评判每一种药物的有效性,方便术后选择药物,但减停药需要的时间较长。而采取方案 3) 则所需时间较短,但不能对药物疗效进行评判。

3. 术前评估完成后如可以立即手术,则等到术后再根据评估时选定的药物进行治疗;如不能立即手术,应完成评估后即按照监测到的发作类型和本次评估选定的药物进行抗癫痫治疗。

二、癫痫外科围手术期的用药

围手术期是指从决定手术治疗时起,到与本次手术有关的治疗基本结束为止的一段时间,包括术前、术中

和术后 3 个阶段。癫痫外科的围手术期用药不仅要考虑癫痫的发作类型,还要考虑术中撤药、与麻醉药的相互作用、术后禁食导致 ASM 延迟使用的问题,是 ASM 应用较为复杂的时期。术后早期由于手术本身对大脑皮质的刺激以及手术导致的血液中 ASM 浓度的波动,可能会出现癫痫发作,甚至癫痫持续状态,应该及时处理。

1. 术前服药不正规或未服药的患者,可根据前述的用药原则,按照癫痫综合征或发作类型选择合理的 ASM 治疗。已经正规服药者,原则上术前治疗方案不变,术后再根据需要进行调整。

2. 手术开始前一般不用 ASM,并尽可能避免使用苯巴比妥及苯二氮䓬类等可影响术中脑电监测的药物,术中应避免使用对脑电图影响较大的麻醉剂。吸入性麻药对脑电图影响较大,可使脑电图呈全脑慢波状态,应尽量避免使用或少量使用。多数静脉麻醉药对脑电图都呈剂量依赖性抑制,并可引起暴发-抑制,术中脑电图监测时应注意控制使用剂量。

3. 术后当日需要使用 ASM,优先选用注射用 ASM,可以进食后即恢复口服 ASM。术后并没有专门的药物选择标准,一般参照 ASM 的使用原则,尽可能单药。可以继续术前的 ASM,也可以根据患者术后的具体情况和术后表现的发作类型使用相应的 ASM,根据测定的药物血清浓度水平适当调整 ASM 的剂量。术后 1 周内,由于同时应用多种其他药物,如脱水剂、激素、抗生素、神经营养药物等,药物间的相互作用比较复杂,制定用药方案时尽可能选择相互作用少的药物,特别要注意 ASM 的不良反应,必要时监测血药浓度。用侵袭性手段进行评估的患者,如颅内电极置入术后,需要评估患者的血小板、出凝血因子等指标,以避免出血性并发症。部分患者术后可能出现发作频率增加和(或)发作形式改变,此时一般暂不改变 ASM 治疗方案,但应分析原因,可能与术野出血、脑水肿或术后代谢改变(低血钠、低血糖等)有关,应予以相应处理。如术后 2~4 周仍有术前相同形式的发作或出现新的发作类型,可根据发作类型、药物血清浓度、脑电图情况等因素调整治疗方案。

4. 如术后出现癫痫持续状态,以惊厥性癫痫持续状态后果最为严重,需要紧急处理。处理原则为:终止发作、对症处理和寻找病因。

癫痫外科手术后出现强直、阵挛或强直-阵挛发作时,应首先观察意识、瞳孔及生命体征变化,保持呼吸道通畅,避免误吸。同时使用咪唑安定静脉推注终止发作,并用咪唑安定静脉滴注维持。如果发作终止,则进一步检查明确病因,如发作持续时间超过 5 分钟按"癫

痫持续状态"处理。

根据患者术前的病变性质决定检查项目,如为肿瘤性病变切除术后癫痫发作,则需要行头颅 CT 或 MRI 检查,以排除术野出血、脑水肿、脑梗死等术后常见并发症;如为脑血管病变,还需要复查脑血管造影检查;如为癫痫病灶切除性手术,则考虑致痫灶残留可能性大,在控制发作后需行磁共振及长程视频脑电图检查,评估手术切除范围是否到位,是否存在致痫灶的残留,必要时还需要重新手术评估。

三、癫痫外科术后 ASM 的使用

癫痫外科手术的最终目的是术后患者无癫痫发作,理想状态是术后就可以停用 ASM。但是由于目前对癫痫的病因、病理、发作机制的理解尚不完全透彻,且癫痫术前评估手段存在局限性,还不能对致痫灶做到完全精准的评估,因此术后仍然有部分患者可能残留少量致痫区,或仍存在具有发作潜能的区域,这些都可能导致术后出现新的癫痫发作。因而,即使术后患者完全没有癫痫发作,仍需要在一段较长时间内维持 ASM 的治疗。

关于术后 ASM 的使用问题,致痫灶是否彻底切除是关键。致痫灶完全彻底地切除,是手术具有良好预后的前提。因此,提高手术疗效的根本在手术本身,术后 ASM 的使用也是极其重要的手段。对一些手术疗效欠佳的患者,药物治疗仍然可能使癫痫得到良好控制。术后 ASM 长期治疗的价值不仅在于控制术后可能残余的致痫区,还可能防止有发作潜能的皮质(如刺激区)发展为新的致痫区。

1. 术后 ASM 长期使用的一般原则　术后药物治疗的目的是使用最小剂量和最小毒性的药物达到维持一种无癫痫发作或最少癫痫发作的状态。可参照术前用药进行调整,可考虑停用副作用较大和(或)疗效较差的药物。全面了解患者服用 ASM 的种类及剂量、服药的依从性、药物的疗效及不良反应等。术后根据患者的发作类型和药物的疗效调整药物,尽可能选择单药治疗,如对于局灶性发作或继发双侧性发作,可优先选卡马西平或奥卡西平。

术后发作完全控制的多药治疗患者,可以减停部分药物,甚至仅保留单药治疗。术后如果癫痫发作控制不佳,则应长期服用 ASM 治疗,或者再次进行手术评估。仅存先兆发作的多药治疗者,可根据发作频率、持续时间以及对患者的影响,参考脑电图情况减停部分药物。即使术后癫痫完全控制,亦应坚持使用 ASM,原则上术后至少 2 年无发作(包括无先兆发作),才可以考虑在

医生指导下缓慢减停 ASM。建议停药前复查长程（12小时或以上，包含清醒与睡眠期）视频脑电图，以评估停药后复发的风险。如脑电图仍有明确的痫样放电，不建议停药。

2. 手术切除癫痫相关病灶者术后用药方案 术前有与病灶（颅内肿瘤、血管畸形、海绵状血管瘤、寄生虫等）相关的癫痫发作，手术目的是行病灶切除术者，术后 2 年（含）以上无发作（包括无先兆发作），可考虑在医生指导下逐渐减停 ASM。停药前复查长程视频脑电图发现明确的痫样放电者，不建议停药。

如术前癫痫病程少于 6 个月，癫痫发作次数少于 5 次，且病灶不是恶性肿瘤者，如手术已将作为癫痫病因的病灶彻底切除，且术后 6 个月无癫痫发作，则可以考虑减停 ASM，减药过程为 6 个月，减药前需复查长程视频脑电图。当然，还应根据每个患者具体情况，慎重决定。

3. 病灶相关性癫痫术后有以下情况者需要延长服药时间 ①切除病灶后，术后脑电图仍有明显的痫样放电者；②良性病变或低级别肿瘤，术前脑电图可见远隔部位痫样放电，术前 ASM 控制效果不佳，患者的病程较长，病灶未达到全切除或术后出现术区明显水肿者；③恶性肿瘤或肿瘤复发者；④致痫病灶为较大的海绵状血管瘤，且病史超过 1 年，病灶周围的含铁血黄素沉积组织未完全切除者。

4. 药物难治性癫痫具有下列因素者，可能增加停药后癫痫复发的风险，应根据情况适当延长 ASM 的治疗时间或长期服药 ①影像学阴性的癫痫；②癫痫病程长者；③脑内弥漫性病变，或脑电图显示多灶及弥漫性痫样放电的癫痫；④仅行姑息性手术（胼胝体切开术、多处软脑膜下横行纤维切断术）或致痫灶未能完全切除者；⑤颞叶以外的局灶性癫痫；⑥小儿年龄相关性癫痫性脑病（如 West 综合征、Lennox-Gastaut 综合征等）；⑦术后出现新的发作类型，且与手术切除部位无关者。

5. 术后减停药物的注意事项 术后减停药过程应缓慢进行，可能持续数月甚至 1 年以上。撤除苯二氮䓬类和苯巴比妥，除了有再次发作的风险，还可能出现戒断综合征（焦虑、惊恐、不安、出汗等），减停药过程应更加缓慢。

单药治疗者，应缓慢减药，减药过程应在 6 个月或以上。减药过程中如果出现发作，应停止减药，并将药物剂量恢复至发作前的剂量。减药过程中应嘱患者定期复查长程视频脑电图，如脑电图重新出现痫样放电，减药需谨慎。

多药治疗者，每次只能减少 1 种药物，且每种药物的减药过程需要 6 个月或以上。在减停 ASM 过程中或停药后短期内出现癫痫复发，应停止减停药，并恢复发作前的药物治疗方案。在停药 1 年后出现首次复发时可以观察，暂不应用抗癫痫药物。如果出现每年 2 次以上的发作，需重新开始抗癫痫药物治疗。减停药过程中需定期复查长程视频脑电图。

（卢明巍 王 爽）

第二节 癫痫外科术后状态的评估

癫痫外科的手术效果与术前评估结果、癫痫综合征类型、所采取的手术方式和术后用药方案等有关。不同患者由于本身发作类型不同和手术方式的差异，术后疗效差别较大。评价术后效果，对患者术后的治疗、随访和医生治疗经验的总结均具有重要意义。癫痫外科的手术效果一般从术后癫痫发作控制情况、抗癫痫药物使用情况、脑电图所反映的痫样放电改善情况、神经心理功能改善情况以及因手术致残的恢复情况等几个方面综合评价。其中发作控制情况最为患者和家属所关注。

一、术后对癫痫发作结果的评价

国际、国内曾采用多种评估方法对癫痫术后发作结果进行评价，1947 年 Penfield 等就提出了术后发作结果的评价方法。后来评估方案不断地得到众多学者的完善，目前国际应用较为普遍的是 Engel 标准（表 57-3）。原南京军区总医院谭启富等提出的"国内标准"（表 57-4），具有简单、易行的优点，有利于术后随访和对比。术后疗效评估的时间点一般在术后至少 1 年。1 年以内者不作疗效评估。

1. ILAE（H. G. Wieser，2001 年）分级法

（1）癫痫发作完全消失，无先兆

（2）仅有先兆，无其他癫痫发作

（3）每年有 1~3 个"癫痫发作日"，有或无先兆

（4）每年有 4 个"癫痫发作日"或比"基线癫痫发作日"减少 50%，有或无先兆

（5）比"基线发作日"减少<50%~100%的增加，有或无先兆

（6）比"基线发作日"增加>100%，有或无先兆

2. 神经心理的效果评估（表 57-5） 神经心理的效果评估主要体现在对记忆、语言、智力和注意力四个方面的评估（Luder 等）。

表 57-3　Engel（1987/1993 年）分类

级别	标准
Ⅰ 级	无影响功能的癫痫发作（除外术后早期的癫痫发作）
A	术后癫痫发作完全消失
B	术后仅有先兆
C	术后有影响功能的癫痫发作，但在术后 2 年内消失
D	仅在停止使用抗癫痫药物后出现全身性惊厥
Ⅱ 级	仅有稀少的影响功能的癫痫发作
A	最初影响功能的癫痫发作消失，目前出现影响功能较小的发作
B	术后影响功能的癫痫发作减少
C	术后有影响功能的癫痫发作，但癫痫发作极少超过 2 年
D	仅夜间有癫痫发作
Ⅲ 级	癫痫发作得到相当的改善
A	癫痫发作明显减少
B	长期的癫痫发作消失，缓解期长于随访期一半，但少于 2 年
Ⅳ 级	癫痫发作改善不明显
A	癫痫发作减少程度轻微
B	无改变
C	癫痫发作恶化

表 57-4　谭启富教授分类法（1994 年）

满意	癫痫发作完全消失（100%）除外术后早期几次发作，或每年偶尔也有 1~2 次发作
显著改善	癫痫发作减少 75%
良好	癫痫发作减少 50%
效差	癫痫发作减少 25%~50%
无改善	癫痫发作无效或更差

表 57-5　神经心理的效果评估

级别	标准
Ⅰ 级	在至少有一个方面有明确的改善，并且没有明确的恶化
Ⅱ 级	四个方面的任何一个方面都没有明确的改善或者一方面改善，其他方面有恶化
Ⅲ 级	一方面恶化，其他方面没有改善
Ⅳ 级	多于一个方面恶化，其他方面没有改善

二、术后生活质量的评估

近年来，随着医学模式的转变，生活质量（quality of life，QOL）逐渐成为医学领域颇受重视的课题。世界卫生组织（WHO）对生活质量的定义为：不同文化和价值体系中的个体对他们的目标、期望、标准以及所关心事情有关的生活状况的体验。这是一个多维的概念，它包含了身体功能、心理功能、个人信仰、社会功能和与周围环境的关系等内容，是一种主观的体验，具有文化依赖性。癫痫患者的生活质量是指癫痫患者对疾病以及治疗给他们所带来影响的认识，反映了个体的实际情况与所渴望的生理、社会心理、独立水平和社会关系之间的差异结果。

大量的研究证实癫痫患者存在不同程度生活质量的损害，其生活质量评分低于正常人群，与其他慢性疾病（如糖尿病、哮喘）患者生活质量相比持平或者更低。癫痫是一个慢性疾病，长期反复的癫痫发作给患者带来了巨大的心理压力，患者常合并心理障碍、焦虑、抑郁、甚至严重的精神障碍。长期服用抗癫痫药物导致头晕、嗜睡、认知障碍、严重皮疹、肝毒性损害、再生障碍性贫血等副作用，使患者对药物的耐受力变差，也影响患者的生活质量。社会的歧视给患者带来压力，让患者融入社会困难。昂贵的治疗费用又给患者及其家庭造成沉重的经济负担，又进一步降低生活质量。因此，癫痫的治疗不仅仅是控制发作，如何最大限度地提高癫痫患者的生活质量，全方位地改善患者的健康状况，同样具有重要意义。

（一）癫痫患者生活质量的影响因素

1. 癫痫发作本身影响生活质量　患者的生活质量受到癫痫发作的严重程度、发作频率、病程长短和药物不良反应等因素的影响。癫痫发作不仅引起患者的躯体功能障碍，出现认知障碍、记忆下降等；还影响患者的心理状态，导致不同程度的焦虑、抑郁和耻辱感，影响患者的自我评价；还能影响患者的就业状况，且社会活动（如开车、登山、游泳等）也受限制。

（1）病程的长短：癫痫患者生活质量与病程的相关性在不同年龄段有不同的表现。儿童患者的生活质量随着病程的延长和年龄的增长出现下降趋势，原因是随着年龄增长自我意识增强，对癫痫的自我感知力提升，不再完全服从家长安排，以及年龄增长后与社会的接触增加导致耻辱感上升。反而老年患者由于病程的延长而不断地提升自我的心理调节能力，生活质量出现随病程而升高的趋势。中青年患者由于心智已经成熟，而且需要持续面对来自社会和工作的压力，因此很难在病程中找到平衡点,病程与生活质量无明显相关性。

（2）发作的频率:多篇文献报道,发作频率与患者的生活质量呈负相关。仅出现单次发作的患者受到的影响是暂时的,随着时间的推移,能基本恢复正常。而活动性癫痫的患者生活质量受到的影响较大。Baker和Leidy等分别对5 000例和139例成人活动性癫痫患者进行研究,发现发作频率与生活质量评分成反比,发作频率越高、发作间隔时间越短者,生活质量评分越低。但也有少数学者认为癫痫发作频率与患者生活质量并不相关,如Szaflarski、LaFrance WC等。

大多数研究表明,癫痫发作控制较好的群体生活质量逐渐上升,而当发作得到完全控制时,癫痫患者的生活质量可以与正常人群无明显差异。Jacoby、Stavem等的研究中,癫痫发作得到控制的人群在社会活动、心理状态、躯体活动等方面受到的影响都很小,就业率也接近正常人群平均水平。但Kobau、Argyriou等研究却认为即使癫痫发作好转,患者在健康状况方面仍较一般人群下降,虽然患者在焦虑、抑郁等心理功能方面与健康对照组类似,但身体功能和社会功能方面下降明显。

（3）发作的严重程度:与癫痫发作频率相比,有文献认为发作的严重程度对患者生活质量的影响更为重要。Vickrey等对340名难治性部分性癫痫成人患者用QOLIE-89进行研究,也发现QOLIE-89的分数与发作频率并无显著相关性,而与发作严重程度有显著相关性。Jacoby等在对癫痫发作程度、发作类型、病因、起病年龄及病程对生活质量各个方面的影响进行研究后,认为发作严重程度是影响生活质量的最主要因素。Harden等认为可以通过降低难治性EP患者的发作严重程度而使其生活质量得到改善。

（4）发作类型:大多数研究认为发作类型不直接影响患者的生活质量,但可能间接反映和改变患者的生活质量。全面性发作和部分性发作继发全面性发作的严重程度和耻辱感高于部分性发作,而发作的严重程度、耻辱感与生活质量呈负相关。癫痫发作的时间点也是影响生活质量的重要因素,夜间癫痫发作对上班、学习等社会活动影响最小,也不容易获得歧视,较白天发作对生活质量的影响更小。

2. 癫痫的治疗方式影响生活质量

（1）癫痫的药物治疗:抗癫痫发作药物(ASMs)是癫痫的主要治疗方法,可以改善病情,控制癫痫发作,而患者的生活质量主要取决于发作控制的结果,因此对于发作控制良好的患者来说,ASMs对提升生活质量具有积极的作用。药物的不良反应也可导致生活质量下降。部分难治性癫痫患者,发作症状即使积极治疗仍难以控制,此时药物的不良反应(负性情绪、负性行为和不良躯体反应等)就可能超过发作本身,成为影响患者生活质量的最大因素。多药联合治疗如果不能良好地控制癫痫发作,多药又增加了不良反应的风险,并加重患者的经济负担,其生活质量低于单药治疗的患者。另外,Boylan等认为服用ASMs会增加药物相关的抑郁,从而降低患者的生活质量,即使临床发作并未得到改善,仅减少药物不良反应也可以使生活质量评分提高。

（2）癫痫的手术治疗:与药物治疗类似,手术对患者生活质量的影响也与术后发作的控制程度相关。无论是致痫灶切除术,胼胝体切开术,还是神经调控手术(迷走神经刺激、丘脑前核电刺激),只要患者的发作频率和程度得到改善,都能提升患者的生活质量。Spencer、Langfitt等学者对癫痫手术后的患者进行研究,发现生活质量在癫痫手术后即刻均有改善,术后无发作的患者这种改善可以得到长期维持,甚至生活质量逐渐上升,在2年左右达到最高水平;而术后仍有发作的患者生活质量则逐渐下降,直到降至术前水平。

术后并发症是手术对患者生活质量的负面影响因素。海马区被切除之后导致的术后记忆力下降、功能区致痫灶切除术后遗留的神经功能缺失(偏瘫、失语等),都会对患者的生活质量产生严重的负面影响。特别是一部分手术失败的患者,需要经受癫痫发作控制不良和手术并发症的双重打击,生活质量较术前更差。

3. 精神、心理因素影响生活质量 心理障碍是癫痫常见的共患病,与其他慢性疾病相比,癫痫患者的抑郁症状更为普遍,特别是那些癫痫发作控制不好或病程长的患者。癫痫患者容易受到社会歧视,可导致患者对社会形成负面看法。由于担心受到公众的歧视,患者常伴发焦虑、抑郁等心理障碍,这会进一步降低患者的生活质量。研究发现难治性癫痫患者中有半数合并抑郁,近40%合并焦虑。2004年美国健康方式大样本调查显示癫痫患者伴发抑郁和焦虑的比率是非癫痫人群的2倍。另有研究表明,心理障碍对生活质量的影响是发作频率的2倍。抑郁和焦虑造成癫痫患者生活质量下降,且抑郁患者还可能有自杀倾向。Boylan、Kondziella等的研究提出,抑郁在癫痫患者中普遍存在,程度严重并且很少得到治疗。抑郁和自杀倾向在癫痫患者中常见,几乎达到普通人群的3倍,严重影响患者的生活质量,是一个不容忽视的问题。

认知障碍在癫痫患者中的发生率大于30%,对患者的生活质量也存在重要影响。认知功能涉及患者生活、学习、工作、交流等各个方面,如认知功能受损将显著降低患者的生活质量,直接影响患者的社会接触能力。

因此,癫痫患者的治疗除了药物、手术和神经调控,心理干预也是一个重要的方面。心理干预的目标是改善健康相关生活质量。

4. 社会、经济因素影响生活质量　由于癫痫是一种发作性疾病,患者只有发作频繁,甚至癫痫持续状态时才需要住院治疗,而发作间期的大部分时间是处于社会和家庭环境之中,因此社会和经济因素对患者的生活质量具有较大的影响。社会和经济因素主要包括年龄、性别、受教育程度、婚姻状况、职业、个人及家庭收入、居住地以及是否受到社会歧视等。

年龄是影响生活质量的因素之一,不同年龄段对患者的影响方面不尽相同。成人患者主要影响职业、婚姻、生理和心理健康等方面,而儿童患者则影响孩子的生理、认知健康和心理调整能力。儿童期起病的癫痫患者对其成年后的生活质量仍会有深刻的影响,即使他们的发作并不严重,仍会影响到生活的各个方面,导致生活质量下降。这与癫痫儿童上学率低,ASM 造成认知和记忆减退,及幼年时的自卑心理等因素有关。

性别也对生活质量有不同的影响,女性癫痫患者发生抑郁的比率大于男性。特别是育龄期女性,不仅要承受癫痫的不良影响,还要承担癫痫发作和 ASM 不良反应带来的胎儿致畸风险。青少年癫痫患者生活质量女性低于男性,主要表现在女性负性情绪较明显;而成年癫痫患者生活质量男性低于女性,主要表现在男性社会功能下降明显。

癫痫患者的受教育程度低于正常人群,不少患者因病辍学,或被学校劝退,受教育程度直接影响其生活质量。一般来说,文化程度越高,病程越长,对患者的记忆影响越大,生活质量降低的程度越明显。由于高学历患者对生活质量的要求更高,因此癫痫发作会对患者产生更多的困扰和心理问题。癫痫患者的就业率普遍低于正常人群,个人收入不稳定,经济收入低的患者生活质量更低。虽然婚姻状况与患者的生活质量没有相关性,但患者的结婚率普遍偏低。经济落后地区患者的生活质量低于经济发达地区。

（二）癫痫患者生活质量评定量表

国外对癫痫患者生活质量的研究始于 20 世纪 70 年代,一些发达国家的药物管理机构提出,评价抗癫痫新药的效果必须包括生活质量的内容。判定癫痫患者的生活质量均采用量表的方法,将测定内容分成多项,分别计分,使结果量化。量表一般需要包括以下内容:与癫痫及其治疗有关的症状和体征、生理功能状态、日常生活能力、精神和心理状态、社会适应能力、职业能力和对健康的自我评价。

癫痫患者生活质量的评定量表分为一般和特异 QOL 评定量表,一般量表适用于健康人群以及所有疾病患者,可用于比较癫痫患者与其他慢性疾病患者和对照组之间的生活质量差异,如简明心境量表（profile of mood states,POMS）、生活质量评价量表（short form 36,SF-36）等;而特异量表适用于特定年龄、疾病或治疗组的患者,用于评价癫痫症状以及与治疗相关的患者情况,又分为单项量表和综合量表。单项量表包括简明不良事件量表（adverse event profile,AEP）、癫痫耻感量表（stigma scale of epilepsy,SSE）等,主要用于调查癫痫患者生活层面的一些单项指标;综合量表包括癫痫患者生活质量量表（quality of life in epilepsy,QOLIE-89/QOLIE-31）、华盛顿癫痫心理社会量表（Washington psychosocial seizure inventory,WPSI）、癫痫外科患者的生活质量量表（epilepsy surgery inventory,ESI-55）等,用于从多个维度调查癫痫患者生活质量,应用也更为广泛。

目前国际上最为常用的量表是癫痫患者生活质量量表（QOLIE-89/QOLIE-31）和生活质量评价量表（SF-36）,前者衍生出中文版癫痫患者生活质量调查表-89 和癫痫患者生活质量调查表-31,在我国被广泛使用。

1. 生活质量评价量表（short form 36,SF-36）　SF-36 是目前应用最广泛的通用健康问卷之一,具有短小、灵活、易管理、信度与效度令人满意、敏感性较高等特点。SF-36 量表评价涵盖了健康相关生活质量的各个重要方面,包括:总体生活质量、生理功能、躯体疼痛、总体健康、活力、社会功能、情感情绪、精神健康等方面,分属于生理健康和心理健康两个大类中,共计 36 个项目。由于该量表应用简便且内容全面,SF-36 广泛应用于高血压、心脏病、糖尿病等慢性疾病的健康状况调查中。近年来常用于癫痫患者的生活质量评价的研究中。

2. 华盛顿心理社会发作调查表（Washington psychosocial seizure inventory,WPSI）　1980 年,"华盛顿心理社会发作调查表"由 Dodrill 等首先研制使用,量表对患者的家庭背景、感情调节、人与人之间关系的调节、职业的调节、经济状况、癫痫发作的调节和药物治疗状况等多个方面进行调查,主要测量癫痫患者在社会心理调节方面的问题,包含了 132 个条目,通过测量形成一个总的社会心理功能评估。这是第一个以量表形式对癫痫患者的生活质量进行系统地、客观地评估。该量表在不同的国家和不同的文化中被使用,包括加拿大、美国、芬兰、日本、智利等国,我国香港和台湾地区也使用此量表对癫痫患者进行调查研究。

3. 癫痫外科患者的生活质量量表-55（ESI-55）1992 年 Vichrey 等用一个总的核心量表结合癫痫有关

的疾病相关量表,形成了用于评估癫痫外科患者的生活质量量表(ESI-55)。该量表是目前在癫痫手术方面应用最广泛的癫痫专用问卷。但 ESI-55 没有评估社会孤立、驾驶限制等另一些对癫痫患者十分重要的方面。如果要测量所有癫痫患者的生活质量,需要一个更加全面的健康相关生活质量测量表。

4. 癫痫患者生活质量量表(quality of life in epilepsy,QOLIE)　1995 年 Devinsky 等使用 RAND-36 健康测量量表为核心,增加癫痫相关生活质量补充条目,作为核心表的补充部分,两者结合形成一个最初的调查量表,包含 17 个方面,89 个项目。他们用此表对 304 个经过严格筛选的成年癫痫患者和他们的监护人进行调查研究,评估癫痫患者的生活质量。在研究分析此调查资料的基础上,选择与癫痫患者生活质量具有较高相关性的条目形成了 QOLIE-89。QOLIE-89 主要用于评估癫痫患者总的生活质量。此量表测量了 4 个方面:即癫痫相关、精神健康、身体健康和可感知的担忧,还有一个总的生活质量条目。QOLIE-31 和 QOLIE-10 是 QOLIE-89 的简化版本,更方便临床使用。

QOLIE-31 量表包括 7 个方面和 1 个总条目,共 31 个问题,涉及对发作的担心、生活满意度、情绪、精力、认知功能、对用药的担心、社会功能和综合质量总分共 8 个方面。可用来快速评估成年癫痫患者关心的主要健康相关的生活质量问题,可用于临床的长期观察,评价改变治疗方案后患者的反应。与 QOLIE-89 相比,应用更加广泛,计分更加简便,患者回答问题所花费的时间和精力少,使用更加方便。

QOLIE-10 是由 Cramer 等研制,患者可在几分钟内填写问卷,临床医生快速评估的量表。QOLIE-10 中的 10 个条目,都是从 QOLIE-89 中严格筛选出来的,与癫痫患者的生活质量有极高的相关性。10 个条目涉及 3 个主要领域:药物作用、心理健康、角色功能及发作担忧。

5. 利物浦组合评估量表(Liverpool assessment battery,LAB)　1991 年在英国召开了"癫痫患者生活及护理"的专题会议,Liverpool 研究组发表了身体功能量表。此量表由若干反映不同方面的特定量表组合而成,包括发作严重程度、发作频率、每天的生活活动、社会功能、生活成就、耻辱、焦虑、沮丧、自尊、癫痫的影响和心理上的功能等。在使用量表之前,研究者通过与大量的患者面谈,确定患者的生活质量重要问题,并根据自己的研究目的选择适当的评估方法。在评估特别的临床问题方面,Liverpool 研究组选择量表的不同结合形成了多种量表,而不是每一次研究都必须使用所有的独立量表。

6. Luder 等对癫痫术后生活质量改善情况的评估(表 57-6)

表 57-6　癫痫术后生活质量改善情况的评估

级别	标准
Ⅰ级	改善
Ⅱ级	无明显改善或者在某些方面有轻度改善
Ⅲ级	无改善或者在某些局限的区域有轻微恶化
Ⅳ级	具有全面的中等程度恶化
Ⅴ级	具有全面的恶化

(三) 如何提高癫痫患者的生活质量

要提高癫痫患者的生活质量,最佳的手段是有效控制患者的癫痫发作。手术和药物治疗均可有效地控制癫痫患者的发作,可以明显提高癫痫患者的生活质量。通过社会心理干预,提高患者的心理健康水平,对提高生活质量也有重要作用。

1. 合理规范使用抗癫痫发作药物改善生活质量　ASMs 治疗是癫痫的主要治疗方法,通过合理使用 ASMs,良好地控制癫痫发作,可以提高患者的生活质量。ASMs 的选用和调整虽然有一些指南提供参考,但具体到每一个患者的用药方案仍然需要医生通过经验来制订。用药的一般原则包括尽可能单药治疗、合理地联合用药、个体化用药和提高患者依从性等方面。药物使用的基本原则是用最少种类和最小剂量的抗癫痫药物达到最大程度控制癫痫发作和最低程度不良反应的目的。

药物的不良反应也是影响患者生活质量的重要方面,在某些情况下(癫痫发作稳定在一定水平的时候)甚至可能成为影响生活质量的主要方面。单药小剂量初始,缓慢加量和尽可能使用最低有效剂量的用药方式可以降低药物不良反应的发生率。个体化用药需要考虑到患者的年龄、性别、病程、发作类型、血药浓度、既往诊疗等因素,育龄期妇女和老年人尽量考虑选择新型抗癫痫药物。通过患者教育提高对治疗的依从性和避免对治疗效果产生不切实际的期望,也能一定程度上提高患者的生活质量。

2. 手术治疗改善癫痫患者生活质量　通过控制癫痫发作,手术治疗同样可以改善患者的生活质量。许多研究表明,手术成功的患者术后癫痫发作明显减少或消失,患者术后受到癫痫的困扰减少,生活质量可以得到明显改善。德国 Buschmann 等手术后 1 年时随访了 21 例颞叶外癫痫手术患者,发现 52.4% 的患者癫痫得到完全控制,生活质量的各个方面均有不同程度的改善。

韩国 Choi. Kwon 等对 32 例难治性癫痫患者手术前后生活质量进行了比较,分别在术前、术后 6 个月和术后 2 年对患者进行 ESI-55 量表的评定,发现除了认知功能方面的分数无显著差异外,其余 10 个方面的分数在术后 6 个月和术后 2 年与术前相比较均有显著提高;其中,术后总体生活质量、社会功能的评分提升,因记忆问题、情感问题和身体问题造成的功能限制这 3 个方面的分数也有很大幅度的提高。也有研究提出不同的观点,虽然术后焦虑、抑郁的患者数量比术前减少,但仍有一些术后未再发作的患者在术后 6 个月和 2 年时仍然有焦虑情绪,说明完全控制癫痫发作只是改善生活质量的重要方面,并不能完全消除癫痫对生活质量的影响。

3. 社会心理干预改善生活质量　癫痫患者普遍存在不同程度的社会心理问题,明显影响患者的生活质量,应该积极采取相应的干预措施进行处理。当前对癫痫患者的心理干预、认知和行为治疗愈来关注,应当从各个方面来进行预防和治疗,包括癫痫相关知识的宣教、生活方式的调整和精神心理治疗等。

(1) 癫痫相关知识的宣教:有效的宣教能够提高患者的依从性、缓解精神压力、改善人际关系,间接增加治疗的效果,对提升患者的生活质量有明显作用。宣教的内容包括癫痫的基本概念、癫痫诊疗方法的选择及优缺点、规范化诊疗的必要性、癫痫自我管理的知识、自我心理疏解的方法、日常生活的注意事项和癫痫急救的知识等。宣教的对象包括患者本人、家庭成员和关系密切的其他人员,如同学、同事、朋友等。我们应通过广泛科普宣传,提高公众对癫痫的认识,动员全社会关心支持癫痫患者,促进癫痫患者提高生活质量。

(2) 生活方式的调整:不良的生活方式会加重癫痫发作,降低患者的生活质量。应当尽量避免吸烟、饮酒、吸毒、喝碳酸饮料、饮用浓茶和咖啡、过度疲劳、剧烈运动、睡眠不足等可能诱发癫痫发作的不良生活习惯。保持积极良好的心态、适当做舒缓的运动、参加力所能及的工作、按时按量服用抗癫痫药物、定期复诊检查等良好的生活方式值得大力提倡,有助于提高患者的生活质量。

(3) 精神心理治疗:心理疾病是癫痫患者最为常见的共患病,焦虑和抑郁是常见的心理障碍,严重的心理问题将大大降低患者的生活质量,需要积极处理。应采取药物、手术和心理的综合治疗,在控制癫痫发作的同时,对患者提供积极的心理干预。及时采用有效的抗抑郁和抗焦虑治疗,消除社会对癫痫患者的歧视,提高患者的就业率,创造良好的家庭环境、学习和工作环境等,都是提高患者生活质量的有效方法。常用的心理治

疗方法有认知疗法、个别心理治疗、暗示治疗、行为治疗与生物反馈等。但对于有明显精神行为异常者应当同时采用相应精神类药物治疗。

(卢明巍　王　爽)

第三节　癫痫外科术后患者的随访

癫痫患者术后还需要调整 ASM,需要对手术疗效进行评价,需要对患者进行健康指导,这些工作都需要通过随访来完成。术后随访不仅方便掌握患者的病情变化,观察手术的疗效,及时发现患者诊疗中存在的问题并做出调整,了解患者的心理状况,了解患者神经功能缺失情况,还能为我国卫生行政部门制定干预措施提供资料,是一项必要且值得重视的工作。

一、癫痫外科术后随访的目的和意义

1. 评价手术的疗效和并发症,改进手术方式　术后癫痫发作的控制程度是评价手术疗效的重要指标。通过了解术后发作控制的情况,可以评判手术方式的优劣,并做进一步改进。有不少学者通过术后随访,对手术疗效及并发症进行评价,如窦万臣等通过对患者术后肢体运动、语言变化等指标进行随访,评价半球离断术治疗半球性癫痫的疗效与并发症,并得出半球离断术手术创伤小、并发症少而轻微的结论。张小斌、姚一等通过随访磁共振表现为一侧海马硬化的颞叶癫痫手术,评价手术的长期疗效。通过对术后患者的病理结果进行回顾,发现存在双重病理现象,即除了海马硬化之外,在颞叶新皮质还存在局灶皮质发育不良(focal cortical dysplasia,FCD)。回顾还发现 FCD 患者脑电图棘波出现频率高,多棘波、节律性棘波常见,术中颅内脑电监测有助于发现异常放电皮质。在术中颅内脑电监测下行前颞叶切除术,按常规切除海马后,颞叶皮质仍有频繁痫性放电者,在皮质脑电监测下扩大皮质切除范围,尽可能地彻底切除致痫区,提高了手术疗效。

术后随访不仅能评价手术疗效,而且还能对手术设备的功效进行评价,如孟凡刚等对国产迷走神经刺激器的术后疗效、术后 ASM 应用情况、安全性评价等方面进行研究,得出了国产设备与进口同类产品无明显差异的结论。通过对 62 例患者进行随访,得出迷走神经刺激术不仅能使癫痫发作减少,而且还能使部分癫痫患者认知能力和记忆力增强,并伴随心情好转和思维能力提高。

2. 及时发现并解决问题,调整术后药物治疗方案　癫痫外科术后仍然需要维持一段较长时间的 ASM 治

疗,这已经成为共识。但术后 ASM 的使用并没有固定的方案,而是根据手术和患者的个体情况因人而异。这就需要医生通过患者术后的具体情况做出判断,如手术的效果、药物的不良反应等,而这些信息都需要从术后的长期随访中得到。通过术后随访,及时发现患者治疗过程中出现的问题,并尽可能帮助患者解决。

根据随访监测的内容,视需要调整药物治疗方案。调整药物治疗方案需要参考以下随访获得的信息:术后癫痫发作的频率和类型、术后脑电图特征、术后影像学表现、药物的不良反应等。术后发作控制完全的患者,可以沿用术前的药物治疗方案,如果术前是多药联合治疗的,可以视患者情况减少药物种类。但术后发作仍然频繁者,可根据发作频率和发作形式考虑更换或增加抗癫痫药物。多次随访术后脑电图癫痫放电消失者,可以按照术后用药规则按时间减停药物。但脑电图痫样放电持续存在者,减停药物须慎重。

3. 及时掌握和干预患者的心理问题　癫痫患者普遍存在不同程度的社会心理问题,明显影响患者的生活质量。不少癫痫患者的就业率低,经济能力低下,受到社会歧视,并伴随着焦虑、抑郁等心理疾患。及时掌握和疏解癫痫患者的心理问题对于提高癫痫患者的生活质量,降低自杀率都有重要作用。通过随访,对癫痫患者进行心理测试和评估,及时了解患者的心理状态,并实时疏解患者的心理问题,以免出现严重的心理疾患。对于有严重心理疾患的患者,长期随访还可以对心理问题进行监测,不仅可以评估心理干预的效果,还可以防止严重心理疾患走向失控,减少自杀的风险。

4. 为我国卫生行政部门制定干预措施提供资料　随访不仅可以为医生和患者提供重要的信息,而且随访内容里关于患者年龄、性别、职业、地域等流行病学信息可以帮助医生了解癫痫的流行病学特征,如葛炎、丁玎等就对 12 年前确诊的 65 位癫痫患者进行随访,来分析癫痫患者的死亡风险。这些癫痫的流行病学数据对帮助卫生行政部门制订更好的疾病防控政策具有较大的价值。另外,随访内容中提供的治愈率、好转率、不良反应等信息还可以为卫生行政部门审批新技术、评价新的医疗设备和药品提供重要的依据。

卫生行政部门如果能介入癫痫患者的随访,建立规范的随访制度,并对癫痫相关的从业医疗机构和医务工作者进行规范的管理,对癫痫的整体诊疗水平将有较大的提升,而且还能避免患者盲目就医,甚至被欺骗的现象。不仅如此,切实有效的随访还有利于癫痫的临床研究,有利于临床技能的进步。随着基层医疗机构的完善,癫痫患者将得到更加科学的随访和管理,更加科学

有效的随访管理制度将使广大癫痫患者受益。

二、癫痫外科术后随访的内容

癫痫是慢性病,需长期观察和定期随访,即使在术后,及时建立完善的随访管理制度仍非常必要。癫痫术后随访目的不同,随访内容也相应的不一样。根据临床和科研的需要,可以提前制订随访计划。随访内容一般涉及患者的一般状况、术后发作频率改变情况、发作形式有无变化、服药的依从性、药物不良反应、脑电图特征和社会心理问题的随访等几个方面。每一个患者的随访都应该有完善的随访记录报告,并需定期进行汇总和小结。

随访时间根据术后的病情而定,术后发作控制良好、病情稳定者随访时间相对较长,而病情未得到良好控制者随访时间相对较短。一般术后 3 个月、6 个月、1 年时间需要各进行 1 次随访,病情稳定之后可每年随访 1 次。如果遇到调整药物方案时,需要进行血常规、肝肾功能等化验,有时还需要监测新调整药物的血药浓度,这时随访时间根据病情而定。另外,特殊癫痫群体如儿童、老年人、育龄女性随访时间相对较短。

1. 术后影像学的随访　癫痫术后需要常规复查头颅 CT 或 MR,影像学随访的主要目的是判断颅内病变或致痫灶是否切除干净,术前计划切除的脑回是否切除完全。由于手术经验、术中意外等原因,术后部分癫痫患者存在致痫灶残留,通过复查影像可以评估手术目标是否达成。未达成手术目标的,术后癫痫无发作的可能性将更小。

除了常规复查 CT 和磁共振,功能影像的检查也可以视情况进行,如 fMRI、脑磁图等,可以对术后患者的脑功能进行无创的随访和评价。如刘源等就利用 fMRI 对解剖性大脑半球切除术后患者肢体主动运动进行研究,也有学者利用脑磁图进行类似的研究。而 PET 由于采用了放射性同位素,对患者有一定的副作用,不宜常规进行随访检查。仅在术后疗效不好,需要重新行手术评估时,才考虑行 PET 复查。

2. 术后脑电图的随访　癫痫外科术后是否达到预期疗效,除了临床无发作之外,脑电图痫样放电消失是另一个重要指标。术后 3 个月常规复查长程视频脑电图,明确是否存在痫样放电。此外,最好每年复查一次长程视频脑电图,评估大脑皮质放电的情况。定期的脑电图随访不仅能对手术疗效做出判断,还能够指导抗癫痫药物的使用,作为术后停药的重要参考指标。通过术后脑电图随访还可以对癫痫外科手术进行深入的临床研究。如,马炜等通过对术后存在痫样放电和术后脑电

图正常的 124 例患者进行对比,分析不同脑电图转归与癫痫病程、首发年龄、术前脑电图痫样放电分布范围及术后疗效的关系。得出颞叶癫痫术前异常脑电图分布范围影响术后脑电图转归的结论,并指出术后复查脑电图仍有异常者其术后总体疗效差,提示更需要加强患者的药物巩固治疗。

应采用 12 小时以上的长程视频脑电图(包含清醒期和睡眠期)对癫痫术后的患者进行随访。尤其部分术后患者发作频率明显降低,短时程的脑电图不一定能够检出痫样放电,而长程视频脑电图的检出率和准确率均明显提升,对术后评价手术疗效和判断停药与否具有重要价值。

3. 癫痫手术疗效的随访　术后随访患者癫痫发作的控制情况,掌握术后的发作频率和发作形式,可以对手术疗效进行评判。一般采用 Engel 评分法或国内谭启富教授的术后效果评分法对手术效果进行分级和评价。术后发作频率是进行手术效果评分的主要依据。

术后的发作形式也是重要的随访内容。对术后仍然有频繁的临床发作者,则需要长期使用抗癫痫药物。术后患者如果仅存在先兆发作,也应参照临床发作处理。部分患者即使正规服药仍然疗效不佳,可能需要再次手术评估。

4. 术后用药情况的随访　术后癫痫发作的控制情况和脑电图的不同转归,直接影响着术后药物应用的时长。抗癫痫药物有无过敏反应或毒性反应,影响到药物的保留率,也是需要随访观察的重要内容。因此对于术后长期应用抗癫痫药物的患者,需要监测随访术后的癫痫发作情况、脑电图痫样放电的转归、药物的不良反应、患者服药的依从性等内容。

可以制订详细的随访表格,将感兴趣的项目列入表格。表格中涉及患者主观感受的项目,如癫痫发作情况、感觉身体不适、皮疹及药物依从性等内容,可以设计成由患者或家属填写,定期提交给医生。而一些客观检查的项目,如术后影像学检查、脑电图监测的结果、癫痫的发作类型等,则需要由医务人员完成。

5. 患者的社会、生活及心理状况的随访　癫痫手术后随着癫痫发作得到控制,患者的社会、生活和心理状况都相应得到不同程度地改善。如存在明显的社会、生活和心理状况不能改善,将影响到患者的生活质量。通过随访患者的社会、生活和心理状况不仅可以帮助进行癫痫病的研究,也能够帮助患者病情的缓解和生活质量的提高。

社会、经济状况的随访主要包括婚姻状况、就业情况、个人及家庭收入变化以及是否受到社会歧视等内容。生活状况的随访则包括生活方式变化、嗜好情况、运动及睡眠情况等内容。通过随访可以及时发现和纠正患者可能诱发癫痫发作的不良生活习惯。心理状况的随访则需要进行心理量表的填写和分析,这需要受过专业培训的人员参与才能完成。

6. 特殊癫痫人群的随访　女性、儿童和老年癫痫患者由于自身生理的特点,随访内容具有一些特殊性,需要格外加以注意。儿童癫痫患者需要注意到智力运动发育和体格发育的情况;女性则应兼顾月经、妊娠、哺乳和生育等生理状况;而老年癫痫患者因全身各个器官系统功能处于下降阶段,部分老年人合并多种疾病,且服用了多种药物,随访还需要注意到药物不良反应和相互作用的因素。

三、癫痫外科术后随访的方式

真实有效的随访不仅要求患者及家属良好配合,同样需要医务人员的细致耐心。不同文化水平的患者对随访内容的理解相差很大,因此随访项目尽量设计简单,尽量采用勾选式的表格,以尽量减少随访的误差。患者回访、信件随访和电话随访的方式不尽相同,设计的表格也需要根据不同的随访方式做出区别的设计,尽量减少不同随访方式造成的系统误差。

传统的随访方式包括患者回访、上门随访、信件随访和电话随访等,这些方式不仅需要耗费大量医疗资源,同时也受患者时间、空间的影响。近年随着互联网和新媒体的发展,微信等即时聊天软件成为百姓喜爱的社交工具。在移动互联网与传统医疗相结合的新模式下,基于网络的全新随访方式走进了大众的视野,给医生和患者都带来了很大方便。基于网络的随访方式突破了时间、空间和经济方面的限制,有助于随访工作的落实,有利于增强患者的自我效能和遵医行为。利用互联网平台不仅能完成癫痫患者的随访工作,还可以通过文章推送、健康知识普及、健康日志记录等形式,愉悦患者身心,减轻恐惧自卑心理。

基于网络的随访工具虽然方便、快捷,但仍无法替代患者回访。因为患者回访时除了能够完成普通的随访项目之外,还可以进行化验和检查,对病情进行面诊评估,这是任何非接触式随访无法实现的。

(卢明巍　王　爽)

| 参考文献

[1] ENGEL J R. Surgical treatment of the epilepsies[M]. New York: Raven press, 1987.

[2] VIEHERY B G, HAYS R D, GRABER J, et al. A health-re-

lated quality of life instrument for patients evaluated for epilepsy surgery[J]. MedCare, 1992, 30(4):299-319.

[3] JACOBY A. Epilepsy and the quality of everyday life. Findings from a study of people with well-controlled epilepsy[J]. Soc Sci Med, 1992, 34(6):657-666.

[4] ENGEL J R. Surgical treatment of the epilepsies. Second edition[M]. New York:Raven press,1993.

[5] 谭启富. 癫痫手术治疗结果的估价[J]. 功能性和立体定向神经外科杂志,1994,7(3):50-51.

[6] COLLINGS J A. Life fulfillment in an epilepsy sample from the United States [J]. Soc Sci Med, 1995, 40(11):1579,1584.

[7] DEVINSKY O, VIEKREY B G, CRAMER J, et al. Development of the quality of life in epilepsy inventory[J]. Epilepsia,1995,36(11):1089-1104.

[8] JACOBY A, BAKER GA, STEEN N, et al. The clinical course of epilepsy and its psychosocial correlates:findings from a U. K. Community study[J]. Epilepsia, 1996, 37(2):148-161.

[9] BAKER G A, JACOBY A, BUCK D, et al. Quality of life of people with epilepsy:a European study[J]. Epilepsia,1997,38(3):353-362.

[10] ORGANIZATION W H. Programme on Mental Health: WHOQOL User Manual. World Health Organisation[J]. World Health Organization,1998.

[11] CRAMER J A, PERRINE K, DEVINSKY O, et al. Development and cross cultural translations of a 31-item quality of life in epilepsy inventory[J]. Epilepsia, 1998, 39(1):81-88.

[12] CRAMER J A. Quality of life assessment in clinical practice [J]. Neurology,1999,53(5 Suppl 2):49-52.

[13] AMIR M, ROZINER I, KNOLL A, et al. Self-eficiency and social support as mediators in the relation between disease severity and quality of life in patients with epilepsy[J]. Epilepsia,1999,40(2):216-224.

[14] LEIDY N K, ELIXHAUSER A, VICKREY B, et al. Seizure frequency and the health-related quality of life of adults with epilepsy[J]. Neurology,1999,53(1):162-166.

[15] STAVEM K, LOGE J H, KAASA S. Health status of people with epilepsy compared with a general reference population [J]. Epilepsia,2000,41(1):85-90.

[16] VICKREY B G, BERG A T, SPERLING M R, et al. Relationships between seizure severity and health—related quality of life in refractory localization—related epilepsy[J]. Epilepsia,2000,41(6):760-764.

[17] BERNASCONI A, BERNASCONI N, LASSONDE M, et al. Sensorimotor organization in patients who have undergone hemispherectomy:a study with(15)O-water PET and somatosensory evoked potentials [J]. Neuroreport, 2000, 11(14):3085-3090.

[18] WIESER H G, BLUME W T, FISH D, et al. Proposal for a New Classification of Outcome with Respect to Epileptic Seizures Following Epilepsy Surgery[J]. Epilepsia, 2001, 42(2):282-286.

[19] THOMAS S V, SARMA P S, ALEXANDER M, et al. Economic burden of epilepsy in India[J]. Epilepsia, 2001, 42(8):1052-1060.

[20] 王薇薇,吴逊. 重视癫痫患者的生活质量,制定我国癫痫患者的生活质量量表[J]. 中华神经科杂志,2001,34(3):129.

[21] LUDERS H O, COMAIR Y G. Epilepsy surgery[M]. 2nd ed. New York:Lippincott Williams &. Wilkins,2001:608-616.

[22] GLEISSNER U, HELMSTAEDTER C, SEHRAMM J, et al. Memory outcome after selective amygdalohippocampectomy: a study in 140 patients with temporal lobe epilepsy[J]. Epilepsia,2002,43(1):87-95.

[23] PATSALOS P N, FROSCHER W, PISANI F, et al. The importance of drug interactions in epilepsy therapy[J]. Epilepsia,2002,43(4):365-385.

[24] CHOI KWON S, CHUNG C, KIM H. Factors affecting the quality of life in patients with epilepsy in Seoul, South Korea [J]. Acta Neurol Scand,2003,108(6):428-434.

[25] 刘雪琴,任晓琳,周谷兰,等. 成年癫痫患者生活质量-31量表的信度和效度[J]. 中华神经医学杂志,2003,2(2):32-35.

[26] 任晓琳,梁平,刘雪琴. 癫痫患者生活质量量表-31(中文版)的翻译及修订[J]. 解放军护理杂志,2003,20(4):99-101.

[27] 任晓琳,刘雪琴. 成年癫痫患者生活质量评定研究现状 [J]. 护理研究,2003,17(4):407-408.

[28] JOHNSON E K, JONES J E, SEIDENBERG M, et al. The relative impact of anxiety, depression, and clinical seizure leatures on health related quality of life in epilepsy[J]. Epilepsia,2004,45(5):544-550.

[29] JACOBY A, GORRY J, GAMBLE C, et al. Public knowledge, private grief:a study of public attitudes to epilepsy in the United Kingdom and implications for stigma[J]. Epilepsia,2004,45(11):1405-1415.

[30] ARGYRIOU A A, PAPAPETROPOU OS S, POLYCHRO-NOPOULOS P, et al. Psychosocial effects and evaluation of the health-related quality of life in patients suffering from well-controlled epilepsy [J]. J Neurol, 2004, 251(3):310-313.

[31] BOYLAN L S, FLINT L A, LABOVITZ D L, et al. Depres-

sion but not seizure frequency predicts quality of life in treatment-resistant epilepsy[J]. Neurology, 2004, 62(2): 258-261.

[32] 赵永青, 丁成云, 王拥军. 癫痫患者生活质量研究[J]. 中国临床康复, 2005, 9(41): 105-107.

[33] PERUCCA E, MEADOR K J. Adverse effects of antiepileptic drugs[J]. Acta Neurol Scand Suppl, 2005, 18(1): 30-35.

[34] SZAFLARSKI M, MECKLER J M, PRIVITERA M D, et al. Quality of life in medication—resistant epilepsy: the effects of patient's age, age at seizure onset and disease duration [J]. Epilepsy Behav, 2006, 8(3): 547-551.

[35] MIKATI M A, COMAIR Y G, RAHI A. Normalization of quality of life three year after temporal lobectomy: a controlled study[J]. Epilepsia, 2006, 47(5): 928-933.

[36] DAWID LARYSZ, PATRYCJA LARYSZ, MAREK MANDERA. Evaluation of quality of life and clinical status of children operated on for intractable epilepsy[J]. Chids Nerv Syst, 2007, 23(1): 91-97.

[37] TRACY J I, DECHANT V, SPERLING M R, et al. The association of mood with quality of life ratings in epilepsy [J]. Neurology, 2007, 68(14): 1101-1107.

[38] KOBAU R, ZAHRAN H, GRANT D, et al. Prevalence of active epilepsy and health related quality of life among adults with self-reported epilepsy in California: California Health Interview Survey, 2003[J]. Epilepsia, 2007, 48(10): 1904-1913.

[39] JACOBY A, GAMBLE C, DOUGHTY J, et al. Quality of life outcomes of immediate or delayed treatment of early epilepsy and single seizures[J]. Neurology, 2007, 68(15): 1188-1196.

[40] HARDEN C L, M AROOF D A, NIKOLOV B, et al. The effect of seizure severity on quality of life in epilepsy[J]. Epilepsy Behav, 2007, 11(2): 208-211.

[41] SPENCER S S, BERG A T, VICKREY B, et al. Health-related quality of life over time since resective epilepsy surgery[J]. Ann Neurol, 2007, 62(4): 327-334.

[42] LANGFITT J T, WESTERVELD M, HAMBERGER M J, et al. Worsening of quality of life after epilepsy surgery: effect of seizures and memory decline[J]. Neurology, 2007, 68(23): 1988-1994.

[43] ZHAO Y, DING C, WANG Y, et al. Reliability and validity of a Chinese version of Quality of life in Epilepsy Inventory (QOLIE-89)[J]. Epilepsy Behav, 2007, 11(1): 53-59.

[44] RASPALL CHAURE M, NEVILLE B G, SCOTT R C. The medical management of the epilepsies in children: Conceptual and practical onsiderations[J]. Lancet Neurol, 2008, 7

(1): 57-69.

[45] LAFRANCE W C, SYC S. Depression and symptoms affect quality of life in psychogenic nonepileptic seizures[J]. Neurology, 2009, 73(5): 366-371.

[46] KONDZIELLA D, ASZTELY F. Don't be afraid to treat depression in patients with epilepsy![J]. Acta Neurol Scand, 2009, 119(2): 75-80.

[47] 胡音, 郭谊, 王奕琪, 等. 成人癫痫患者生活质量问卷-31-P 的信度和效度分析[J]. 浙江大学学报(医学版), 2009, 38(6): 605-610.

[48] 刘源, 曲金荣, 李少武, 等. 大脑半球切除术后患者上肢运动功能定位及神经功能重塑性研究[J]. 中华外科杂志, 2009, 47(7): 548-552.

[49] 梁秦川, 井晓荣, 王超, 等. 颞叶癫痫手术后先兆发作对癫痫治疗效果的长期影响[J]. 中华神经外科疾病研究杂志, 2009, 8(2): 181.

[50] 中国抗癫痫协会专家组. 癫痫手术前后抗癫痫药物应用共识(试行)[J]. 中华神经科杂志, 2010, 43(7): 484-486.

[51] 潘英, 翟云霞, 黄淡銮. 癫痫患者生活质量影响因素分析[J]. 中华神经医学杂志, 2010, 9(11): 1147-1149.

[52] 胡音, 丁美萍. 成人癫痫患者生活质量评定研究进展[J]. 中国临床神经科学, 2010, 18(3): 322-325.

[53] 张国君, 遇涛, 蔡立新, 等. 145 例颞叶癫痫手术治疗及两年以上随访[J]. 癫痫与神经电生理学杂志, 2010, 19(3): 136-139.

[54] 中国抗癫痫协会专家组. 颅脑疾病手术后抗癫痫药物应用的专家共识(试行)[J]. 中华神经外科杂志, 2012, 28(7): 751-754.

[55] 彭向玉, 温世荣. 癫痫患者生活质量的研究现状[J]. 医学综述, 2012, 18(21): 3609-3611.

[56] 孟凡刚, 马延山, 张凯, 等. 迷走神经刺激治疗药物难治性癫痫的随访研究(附 62 例分析)[J]. 中国临床神经外科杂志, 2012, 17(10): 579-581.

[57] 李世绰, 洪震. 临床诊疗指南——癫痫病分册(2015 修订版)[M]. 北京: 人民卫生出版社, 2015.

[58] 张小斌, 姚一, 谭启富, 等. 磁共振表现为一侧海马硬化的颞叶癫痫手术治疗长期随访结果[J]. 中国临床神经外科杂志, 2015, 12(3): 202-208.

[59] 葛炎, 丁玎, 虞培敏, 等. 社区癫痫患者的死亡风险(距基线调查 12 年后)随访研究[J]. 中国临床神经科学, 2015, 23(4): 366-371.

[60] 孟凡刚, 张凯, 邵晓秋, 等. 国产迷走神经刺激器治疗难治性癫痫的前瞻性多中心随机对照临床试验研究[J]. 中华神经外科杂志, 2016, 32(9): 913-917.

[61] 马炜, 李焕发, 王超, 等. 颞叶癫痫术后脑电图转归的影响因素与疗效分析. 立体定向和功能神经外科杂志,

2016,29(2):69-72.

[62] 陈雅瑜,肖波,龙莉莉.癫痫患者生活质量及影响因素的研究进展[J].癫痫杂志,2017,3(6):497-501.

[63] RIDSDALE L, WOJEWODKA G, ROBINSON E, et al. Characteristics associated with quality of life among people with drug-resistant epilepsy[J]. J Neurol, 2017, 264(6): 1174-1184.

[64] 窦万臣,郭毅,郭金竹,等.半球离断术治疗半球性癫痫:疗效与并发症的早期随访[J].基础医学与临床,2017,37(5):723-725.

[65] YULIA NOVITSKAYA, MANDY HINTZ, ANDREAS SCHUL-ZE-BONHAGE. Rapid antiepileptic drug withdrawal may obscure localizing information obtained during presurgical EEG recordings[J]. Epileptic Disord, 2018, 20(2): 151-157.

[66] 张玲.长程视频脑电监测在诊断癫痫中的应用效果[J].中外医疗,2018,37(4):47-49.

[67] 肖雪雯,胡俊峰,樊红彬,等.基于 Android 系统的癫痫患者人文随访 App 设计与实现[J].软件导刊,2018,17(6):120-123.

[68] 刘惠林,舒艳娟.基于网络的随访方式对癫痫患者院外自我护理能力及遵医行为的影响[J].全科护理,2018,16(13):1650-1652.

第五十八章　癫痫外科的护理

第一节　概　述

一、定义

癫痫是一种由多种病因引起的慢性脑部疾病,以神经元过度放电导致反复、发作性和短暂的中枢神经系统功能失常为特征。

二、流行病学

根据世界卫生组织(Word Health Organization, WHO)估算,全球大约有 5 000 万癫痫患者。国内流行病学资料显示,我国癫痫的患病率在 4‰~7‰之间,活动性癫痫患病率为 4.6‰,发病率在每年 30/10 万左右。据此估算,我国大约有 600 万的活动性癫痫患者,每年有新发癫痫患者约 40 万。癫痫患者的死亡危险性为一般人群的 2~3 倍。

三、癫痫外科治疗

多数癫痫患者经过规范、合理的抗癫痫药物治疗后发作可以得到控制,但仍有 20%~30% 的患者使用目前的抗癫痫药物不能有效控制发作,成为药物难治性癫痫,其中的一部分可采取手术治疗。癫痫的外科治疗是应用神经外科的技术手段,采用切除、离断癫痫灶或阻断电传导的方法来控制或减轻发作,主要针对的人群为药物难治性癫痫以及与颅内病变有明确相关性的癫痫患者。癫痫手术的目的是控制或者减轻癫痫发作、改善生活质量。

对于难治性癫痫是否进行外科手术,在充分的术前评估确定致痫灶的基础上,还要综合考虑患者的年龄、智力发育、脑结构和脑功能情况以及有无全身性疾病。近年来随着神经影像和神经电生理技术的发展和临床应用,提高了对难治性癫痫致痫灶定位的准确性,极大地推进了癫痫外科的发展;随着显微神经外科、导航技术的发展,使手术的定位更加精确、创伤更小,降低了手术并发症的发生率,助益于癫痫的外科治疗。

四、癫痫外科护理现状

癫痫对于个人、家庭和社会带来严重的负面影响。目前社会上存在对癫痫的误解和对癫痫患者的歧视,癫痫发作不仅给患者带来危险,同时给患者生理和心理均造成巨大的痛苦,严重影响患者和家庭的生活质量;长期服用抗癫痫药物的花费以及其他诊疗费用给家庭带来沉重的经济负担;同时,癫痫患者的教育、就业、婚姻、生育等问题,也是令癫痫患者及其亲属担忧的问题,更是公共卫生部门乃至全社会应当关注的问题。WHO 已将癫痫列为重点防治的神经、精神疾病之一。在临床护理工作中,护士不难察觉患者以及家属的个人情绪、心理状况、家庭社会情况,应认识到癫痫的疾病特殊性,给予充分理解和帮助。

与神经外科其他亚专科的患者相比,护理活动贯穿癫痫外科疾病诊疗过程的始终,甚至从尚未明确诊断便已开始。视频脑电图监测是癫痫患者必行检查项目之一,对于癫痫定位诊断起到极其重要的作用;癫痫术前评估患者行视频脑电图监测主要以捕捉发作为目的、结合发作期脑电图以及发作间期脑电图来判断患者是否适合采取癫痫外科治疗;对于部分癫痫灶定位困难的难治性癫痫患者,颅内电极置入的应用逐渐增多,尤其是立体脑电图(stereoelectroencephalography, SEEG)监测能够准确记录脑深部放电,具有创伤小、对致痫灶定位更为精准等优点。然而在以上几种检查过程中,护士的作用便已经开始发挥和渗透,也就是说护理工作往往在癫痫患者还未确诊、还未接受治疗的时候便已经开始,规范化的护理措施既能够保障患者的安全,又可以帮助患者更有效地捕捉脑异常放电情况,为脑电图监测效果以及后续的治疗保驾护航。

癫痫外科治疗的目的多为控制和减少癫痫发作,大部分为择期手术,患者及家属对癫痫手术往往经过反复考量后做出决定,一旦决定手术治疗便对手术效果的预期较高,然而癫痫至今仍然是没有被人类完全攻克的世界医学难题,有 20%~40% 的药物难治性癫痫患者采取了外科治疗后仍然无法取得理想的效果,此类患者及家属往往感到难以接受,结合经济因素、心理因素、手术本身的创伤因素等,癫痫外科护理成为神经外科护理中的重点和难点。

目前,各国多项临床研究表明,在发展中国家,由于人们对癫痫缺乏正确认识以及医疗资源匮乏或者分布不均,许多癫痫患者得不到合理有效的治疗,存在很大的治疗缺口,例如据报道我国活动性癫痫患者的治疗缺口高达63%。在护理模式由以患者为中心转变为以健康为中心的今天,普及正确的健康知识、医疗常识,令广大癫痫患者能够得到合理、规范的诊治也是当今医生、护理人员义不容辞的责任。近年,我国科学、信息等技术飞速发展,有关癫痫的治疗、照护、安全、检查、用药、癫痫的外科治疗等相关知识越来越多地通过书籍、网络、微信公众平台等多种渠道传播。国内具有规模的医院近年来开始注重发展护理门诊、护理咨询门诊等,2019年北京天坛医院癫痫中心开设我国首个癫痫护理门诊,并在2020年成功获批北京市医院管理中心正式授牌的护理工作室,由癫痫专业护理人员出诊,介绍癫痫疾病的正规诊疗策略、讲解癫痫疾病相关知识、家庭照护方法、发作时的处理、用药的注意事项、手术相关的健康宣教、评估患者的心理情况、解答癫痫患者及家属的疑问等,旨在提高癫痫患者及家属对疾病的认识及对治疗方法的了解,从而提高患者及家属的依从性,增强其对治疗护理的理解与配合,改善患者预后的同时,也在很大程度上提高了癫痫患者家庭的生活质量。总而言之,我国癫痫外科护理事业任重而道远,需要广大癫痫外科护理同仁共同努力。

(范艳竹　李　倩)

第二节　视频脑电图监测期间患者的护理

脑电图(electroencephalogram,EEG)是将神经元的自发放电活动通过电子放大器放大,并描记出的一种客观记录大脑功能状态的检测方法。视频脑电图(video EEG monitoring,VEEG)监测,是在脑电图设备基础上增加了同步视频设备,从而同步拍摄患者的发作情况,易于观察癫痫发作与脑电图变化间的实时关系。视频脑电图监测可记录患者发作过程中的视频、音频资料,以便对患者发作过程的症状学进行准确分析,是对于癫痫定位诊断极其重要的检查项目之一。临床一般分为短程视频脑电图监测和长程视频脑电图监测。

一、视频脑电图监测前的护理

1. 帮助患者确定预约监测的时间,评估患者病情,告知患者检查目的及注意事项,取得患者的配合。

2. 告知患者检查前3天遵照医生的医嘱是否需要减少药物剂量,尤其是作用于神经系统的抗癫痫药物

等,医生会根据病情以及检查的目的提出专业建议。

3. 嘱家属在患者减停药物期间注意观察患者的病情变化,及时发现癫痫发作先兆,保护患者,避免发生意外。

4. 检查前1天洗净头发,勿抹油、发蜡或摩丝等护发定型用品。一般来说理发后电极能够紧贴头皮,并且电极不容易脱落,有助于得到更好的监测效果,但是临床人员应考虑到患者特别是女性患者的自我形象以及心理状态,结合临床需要酌情考虑理发。

5. 视频脑电图监测属于无创性检查,给予患者心理护理,嘱不要紧张,保持稳定情绪、配合医护人员或技师的操作。

二、视频脑电图监测中的护理

1. 行视频脑电图监测时,协助患者关闭手机、收音机、对讲机、无线上网等无线通信设备,更不要给电子设备充电,以免干扰脑电图的记录,影响监测质量。

2. 为患者讲解床头呼叫器的使用方法,如有需要立即呼叫护士。教会患者及家属使用事件按钮,有先兆或发作可疑迹象时按键记录。

3. 给予患者上好床挡,以免发作时意外坠床。

4. 监测期间避免食用坚果类、果冻等零食,频繁地咀嚼对监测造成持续干扰,并且在进食过程中出现癫痫发作,上述食物易被吸入并阻塞呼吸道,导致窒息,危生命。避免将锐器(如刀、叉等)带入病房,以免癫痫发作时造成意外伤害。

5. 监测期间需穿着合身舒适的衣物,纯棉材质,减少静电。摘除首饰,特别是金属首饰,以免干扰监测结果,或发作时出现意外。

6. 在监测过程中避免牵拉电极线、松动或抓挠头皮上的电极,以免造成电极脱落影响监测,如出现电极脱落或移位,及时帮助患者将电极复位。

7. 嘱患者在监测过程中一定要在视频监测范围内活动(包括大、小便等),家属则避免在视频监测范围内做频繁的、不必要的活动,不要与患者(特别是3岁以上)同卧一张床位,以免在患者发作时影响症状学分析。勿在监测病房高声喧哗,请患者及家属协助保持安静、有序的监测环境,减少不必要的声光刺激(诱导发作时除外)。

8. 夜间睡眠时将电子床头显示屏关闭或调为夜间模式,避免局部照明导致摄像头不断切换模式,影响监测效果。

9. 如患者在服用抗癫痫药物,嘱患者切勿自行减药、停药,监测过程中抗癫痫药的使用务必严格遵照医

嘱,如患者对用药问题提出疑问和要求,及时帮助患者与医生取得沟通。谨防患者自行减停药物从而诱发癫痫持续状态,甚至危及生命。

10. 监测中癫痫发作的护理

（1）监测过程中若有癫痫发作,应立即赶到患者身旁保护患者安全,并通知医生,迅速移去患者身上的被子、衣物等覆盖物,切勿遮挡摄像头,确保摄像头能够清晰、准确记录到患者的发作情况,尽可能防止发作时电极脱落。

（2）观察患者的发作情况:发作时间、发作形式、持续时间、其他症状表现,特别是发作起始阶段,可将患者发作细节变化等表现用语音描述记录到视频监测中,辅助医生做出诊断;有时需要通过呼唤患者明确意识状况和对外界的反应性,通过嘱患者数数等方式明确患者对外界的反应性,通过查体如轻柔的弯曲肢体明确患者肌张力的变化。

（3）如患者癫痫发作时出现发绀等缺氧症状,应迅速遵医嘱给予患者氧气吸入,保持呼吸道通畅,注意观察血氧饱和度的变化,及时纠正缺氧状态。

（4）若患者发作中或发作后出现伤人、自伤、毁物等严重精神症状,医护人员在旁应注意保护患者、周边人员以及自身的安全,做好家属的安抚工作,必要时给予保护性约束或镇静。

（5）若患者出现癫痫持续状态,给予保持呼吸道通畅,头偏向一侧,及时清理口鼻腔分泌物,保护患者的安全,遵医嘱给予氧气吸入、心电监护,使用抗癫痫及镇静药物,严密观察患者呼吸及血氧饱和度情况,必要时给予开放人工气道。观察患者癫痫持续状态缓解的情况。

（6）发作后安抚患者及家属。

（7）如有发作时大、小便失禁,及时给予清理衣物和床单位,保持身体清洁,保护患者的隐私以及自尊心。

（8）做好病情记录,做好交接班。

三、视频脑电图监测后的护理

1. 拆除头皮电极后注意观察患者的皮肤情况,有无过敏、破溃等,如有破溃协助消毒局部皮肤,嘱创面愈合前要保持局部清洁干燥,警惕感染,如破溃严重迁延,必要时外科就诊。若无皮肤破溃协助患者清洁头皮,注意保暖。

2. 与医生沟通,帮助患者安排好检查后抗癫痫药的服药事宜。

3. 与患者家属做好宣教,告知取脑电图报告的时间。

4. 出院患者做好出院宣教。

（范艳竹　李　倩）

第三节　立体脑电图监测期间患者的护理

立体脑电图（stereo-electroencephalography,SEEG）是通过立体定向技术将不同规格的电极精确置入颅内深部结构并记录其电活动。SEEG 技术拥有着创伤小、对致痫灶定位更为精准等优点。随着 SEEG 技术在我国的快速推广,目前大部分癫痫中心由原来的埋置硬膜下皮质电极,发展为埋置脑深部电极。而埋置脑深部电极的方法,随着数字化影像、计算机技术的大力发展,也从有框架的立体定向仪,逐渐过渡到无框架机器人引导下埋置颅内电极的方法。

一、术前护理

1. 病情评估和正面引导　癫痫患者多病程较长、丧失部分社会劳动能力、饱受偏见与歧视,加之漫长的治病过程,患者本人以及家属多背负着沉重的经济以及精神心理负担,部分患者存在智力发育障碍、心理障碍、沟通障碍,针对该特点,护士应充分评估病史,针对患者及其家庭的个体化差异,给予正面引导和沟通,帮助患者和家属能够共同配合医护人员顺利完成各项检查及治疗。

2. 用药护理　术前抗癫痫药物的服用一般与日常无异或遵医嘱。患者的服药情况应由责任护士严格掌握和监管,切勿出现患者擅自加量、减量或者停药的情况。

3. 安全护理　协助患者熟悉病区环境,做好安全宣教,讲解呼叫器的位置、使用方法、如厕的注意事项等;上好床挡预防坠床;有发作先兆的患者,提前回到床上躺下或就地躺下,预防跌倒和摔伤;切勿让患者自行使用暖水瓶、切勿喝过烫的汤或粥等,预防烫伤;告知家属请勿将危险物品置于病房内,如刀、剪等利器,与患者无关的药物请带出病房,避免意外;患者不可单独散步或外出检查,必须有人陪同,贴身保护,避免意外。

4. 术前准备

（1）完善术前各项检查化验、影像学检查。

（2）术前 1 天遵医嘱给予抗生素皮试。

（3）患者术前 1 天晚根据手术具体要求备皮、沐浴、遵医嘱禁食水。

（4）术晨遵医嘱服用抗癫痫药物,更换新病号服,脱去内衣、内裤等,取下首饰、义齿、眼镜等物品。

785

（5）给予常规外科术前宣教的基础上应向患者及家属介绍SEEG技术对致痫灶定位的意义，使患者及家属明白该项手术对癫痫定位、致痫灶切除的重要性，从而提高配合程度。

（6）与手术室护士做好术前各项交接，包括患者身份识别、一般情况、影像资料、病历资料、术中药品、病情及服药情况、皮肤情况、特殊情况及物品的交接。

二、术后护理

1. 病情观察

（1）与手术室护士做好各项交接：患者身份识别、一般情况、影像资料、术中情况、皮肤、管路、伤口敷料、导线以及特殊情况和物品的交接。

（2）术后观察患者麻醉苏醒情况，保持呼吸道通畅，及时清理口鼻腔分泌物，遵医嘱进行床旁心电监护、吸氧、测量生命体征、观察意识及瞳孔的变化，定时观察伤口敷料及皮肤情况，如有异常及时通知医生。

（3）注意询问患者的主诉，如有头痛等情况及时通知医生，根据医嘱进食进水、服用抗癫痫药物。

2. 体位管理

（1）全麻未醒时采取去枕平卧、头偏向一侧体位，床旁备负压吸引装置、口咽通气道，以防误吸。

（2）麻醉清醒后患者可垫枕，术后4～6小时可复查头部CT，无异常者可采取半卧位，床头摇高30°，可自行翻身增加舒适度。

3. 术后监测的护理

（1）时机：一般建议术后24小时行视频脑电监测。

（2）环境准备：视频脑电图监测专用房间和床位，有专人看护。室温18～22℃，相对湿度50%～60%，以患者不出汗为宜，保持病房安静整洁，光线适宜，定时开窗通风，减少人员流动。病房内禁用电子设备，更不可给电器充电，以免对脑电波造成干扰。

（3）物品准备：床旁备有开口器、压舌板、负压吸引装置、吸氧装置、监护设备、约束用具、癫痫患者专用病床或床挡有海绵护具。监测中患者床单、被罩、枕套应为深色，与病号服形成明显色差。

（4）监测中的护理

1）协助技师进行导线及放大器的连接，调整好摄像头，使图像清晰、完整。由于SEEG的导联数量明显多于VEEG，护士应同技师一起辨认导联对应电极放置的位置是否正确，并妥善固定外接的各个线路。连接后同技师双人查看PC端脑电图显示正常，依照护理级别巡视患者情况时连同PC端脑电图显示器一同查看，有

异常及时通知医生或技师给予处理。

2）教会患者及家属使用事件按钮，有先兆或发作可疑迹象时按键记录并按下呼叫器呼叫护士。

3）行视频脑电图监测时，协助患者及家属均关闭手机等电子设备，以免干扰脑电图的记录，影响监测质量。

4）监测过程中避免牵拉电极线，护士应结合PC端脑电图显示器和患者头部实际情况，及时发现电极移位的征兆，及时通知医生给予处理。

5）密切观察患者头部伤口敷料情况，应保持敷料清洁干燥、松紧适宜，敷料过紧或松脱、有渗血渗液或怀疑污染时及时通知医生给予更换。

6）患者行外出检查时，辅助技师断开导线连接，告知患者及家属保护好头部外露的导线。做检查转运途中避免牵拉导线，避免导线脱出、折断。

7）时刻给予患者上好床挡，不建议下地活动，以免患者发作时坠床或跌倒。避免将锐器（如刀、叉等）带入病房，以免癫痫发作时造成意外伤害。

8）一般不建议立即停药，嘱患者切勿自行减药、停药，监测过程中抗癫痫药的使用务必严格遵照医嘱，如患者对用药提出疑问和要求，及时帮助患者与医生取得沟通。谨防患者自行减停药物从而诱发癫痫持续状态，甚至危及生命。

（5）发作时的护理：SEEG术后监测发作时的护理措施基本同VEEG，不同之处在于SEEG术后监测患者发作时在保持患者呼吸道通畅、保护患者安全的基础之上尽可能保护电极的安全。SEEG的电极由于在颅内固定紧密，不同于头皮脑电监测的盘状电极接触点受力后能够从头皮上脱落，SEEG的电极线一旦受到过度牵拉可能出现折断的情况，因此发作时应尽量保护患者头部不要剧烈甩动。SEEG电极线一旦折断或者脱出直接影响监测并且不可再次将电极回置。

4. 并发症的护理

（1）颅内出血：颅内出血是术后最严重的并发症之一，特别是硬膜下或脑实质内出血，情况严重时甚至可危及生命。即使出血量少，也有可能造成监测信号的减弱甚至消失，皮质刺激不满意或结果不够准确，从而手术失败。因此，护士在术后及时发现颅内出血十分关键。术后严密观察患者病情，给予心电监护，观察意识、瞳孔的变化，遵医嘱按时测量生命体征，关注患者的实验室检查结果，注意倾听患者的主诉，如有头痛、恶心、呕吐等情况，及时通知医生，必要时行头部CT检查。如发生颅内出血，及时配合医生进行处理。如严密观察颅内出血的情况，遵医嘱给予脱水药物及止血药物，观

察用药后反应,必要时进行手术清除血肿。

（2）脑水肿:SEEG 术后脑水肿,多可通过脱水药物治疗而达到有效控制,罕见因脑水肿致脑疝。但护士仍需严密观察病情,倾听患者主诉,是否有头痛情况,必要时遵医嘱进行头部 CT 检查,如有脑水肿情况,遵医嘱按时使用脱水药物,注意观察用药后反应及电解质情况。

（3）皮肤破损或压力性损伤:SEEG 术后为防止电极线松脱,防止皮下积液积气,医生往往采取加压包扎的方法,特别是使用弹力绷带的情况下,患者头部皮肤易出现医源性压力性损伤或皮肤破溃。护理人员应倾听患者主诉,注意观察伤口敷料的松紧度,过紧时告知医生给予更换敷料,适当放松包扎。另外,在 SEEG 术前,患者因头部固定头框架（有框架式立体定向）或固定配准头钉（无框架式立体定向）时,会留有局部伤口,护士在辅助医生更换伤口敷料时应观察局部伤口和周围皮肤的情况,有无感染等炎性反应。必要时可视情况采取水胶体或泡沫敷料进行减压或请专业伤口治疗师进行护理会诊。

（4）颅内感染:严重的颅内感染可能导致手术失败,并且给患者造成巨大的经济损失,使身心受到严重打击。护理过程中,护士每日遵医嘱按时监测体温,注意观察患者的体温变化,一般术后早期有外科手术吸收热出现,体温一般不高于 38.5℃,可遵医嘱采取物理降温。若手术 3 天后体温反复高于 38.5℃,出现脑膜刺激征,提示出现颅内感染,遵医嘱进行血常规检查,配合医生留取脑脊液检查,检查指标提示颅内感染,遵医嘱按时应用抗生素,监测体温,发热时遵医嘱采取物理降温或药物降温,病情允许情况下嘱患者适当多饮水,给予患者及家属心理护理。

（5）脑脊液漏:脑脊液漏是发生颅内感染的高危因素,可能与术中电极放置后硬脑膜缝合或密封不严有关,也可能与导线引出头皮的分布布局有关。术后应严密观察患者伤口敷料有无渗液情况,如有异常及时通知医生给予相应处理。注意倾听患者主诉,有无头痛,如有头痛,识别疼痛特征,如卧床时疼痛减轻,坐起时疼痛加重,警惕低颅压发生。注意监测患者的体温,保持头部清洁干燥,预防因脑脊液漏出细菌逆行而引发感染。

（6）电极断裂或脱出:患者癫痫发作、发作时或发作后精神症状均可能导致电极线突然受到暴力牵拉,致使折断或者脱出,这种情况下会导致监测失败,护士应立即通知医生拔除折断的电极,脱出的电极切不可再次置入,必要时重新 SEEG 置入。在日常护理活动中,护士应严密注意 SEEG 术后监测的患者,根据病情予以家属 24 小时陪住,必要时给予预防性保护性约束。充分了解病史,对可能出现精神症状表现的患者,护士要重点交班,特殊关注。

5. 饮食护理　患者术后遵医嘱适量进食进水,饮食一般从流食、半流食逐渐过渡到普食。部分患者术后出现额颞部轻度肿胀、有疼痛感,影响咀嚼和进食,此时可以软质流食、半流食为主,肿胀消退后可逐渐过渡到普食。监测期间避免食用胶冻类零食,避免癫痫发作时阻塞呼吸道引起窒息误吸。频繁地咀嚼对监测造成持续干扰,因此避免食用瓜子等零食。癫痫患者避免饮用过烫的水,避免进食过烫的汤和粥,避免癫痫发作时引起烫伤。

6. 心理护理

（1）SEEG 监测时间根据患者发作情况长短不一,差异较大,监测时间多为 1~15 天不等,个别患者可长达 1 个月,平均 7~10 天,加之卧床、活动受限,患者往往出现烦躁不安、身体不适等不良感受。责任护士应密切关注患者的情况,主动询问患者的感受,鼓励其表达,加强护患沟通,给予心理安慰,并提供必要的日常生活照顾,尽可能让患者感到身心舒适。

（2）因 SEEG 费用较高,癫痫患者家庭多经济困难,患者术后监测中有急切盼望发作的心理特点,担心因捕捉不到发作导致手术失去意义,从而造成经济损失。护士应充分理解患者及家属的这一心理特点,及时沟通并给予正确疏导,嘱家属不要将因患者长时间未癫痫发作、担心费用较高产生的焦虑等不良情绪带给患者,这可能使患者因焦虑等原因出现心因性发作,甚至导致焦虑、抑郁等精神心理问题,影响监测效果。

（3）因患者迫切希望出现癫痫发作,可能出现拒绝服药或者擅自停药的情况。护士应给予患者做好解释和用药宣教。SEEG 术后监测并非立即停药,医生会根据患者的病情和监测情况做出专业的判断,科学减药、逐步停药。骤然停药或擅自改变药量是危险的行为,可能引起癫痫持续状态,危及生命。还有患者会迫不及待自行诱导发作,如大量饮用功能性饮料、食用刺激性食物、睡眠剥夺等,在监测初期不建议患者自行诱导发作,随着监测时间的延长,如护士发现患者通过改变饮食、作息等方式诱导发作,应给予格外关注,嘱患者适度诱导,不可操之过急,警惕过度诱导可能出现癫痫持续状态。

（4）个别患者发作时会出现游走、伤人毁物等精神症状,甚至将敷料摘除、致导线断裂、将导线拔除等情况。此情况不仅影响了监测,还易引发医患矛盾,因此,在进行 SEEG 手术前,医生应予以患者及家属充分谈话,交代术后可能出现的风险,使家属理解并做出心理准备。护理人员应充分掌握患者发作时的表现,如发作期有上述危险行为的病例,予以预见性护理,床旁准备好约束用具,留一名家属24小时陪住,并充分予以宣教和沟通,取得家属的配合和理解。护士给予特殊交班和关注,一旦出现癫痫发作立即赶到患者床旁予以处理。

(5)个别病例在SEEG监测后发现病情不适合进行癫痫病灶切除术,如病灶在重要功能区、放电广泛等情况,此时家属和患者心理接受十分困难,希望破灭,易出现绝望等不良情绪,护理人员应予以充分理解和重视,予以疏导和安慰。

(李 倩)

第四节 癫痫外科切除性手术的护理

切除性手术是目前开展最多的癫痫外科手术方式。实施切除性手术的前提是致痫区和功能区定位明确,且切除致痫区不会损害患者的重要神经功能。手术目的是达到临床发作消失或症状减轻。主要包括颞叶致痫灶切除手术、颞叶外致痫灶切除手术、大脑半球切除或离断术等。不同手术方式、不同部位致痫灶的切除手术护理特点不尽相同。

一、护理评估

1. 评估患者既往史、手术史、家族史、个人史。

2. 评估患者有无导致癫痫疾病的危险因素,如产伤、高热惊厥、脑外伤、感染、颅内肿瘤、血管病变以及其他癫痫相关性疾病。

3. 评估患者现病史,癫痫发作的诱因、发作时及发作后表现、发作频次、持续时间、缓解方式等。

4. 评估患者服用抗癫痫药物的情况,如药物的种类、名称、剂量、频次以及服药的依从性。

5. 评估患者过敏史。

6. 评估患者影响疾病的生活方式、生活自理能力。

7. 社会心理状态评估,患者的情绪以及对疾病的认识。

二、护理诊断

1. 潜在并发症 癫痫发作。

2. 潜在并发症 颅内压增高。

3. 潜在并发症 脑疝。

4. 潜在并发症 颅内出血。

5. 潜在并发症 颅内感染。

6. 潜在并发症 下肢静脉血栓。

7. 有受伤的危险 与癫痫发作有关。

8. 有跌倒的危险 与癫痫发作有关。

9. 有误吸的危险 与癫痫发作有关。

10. 清理呼吸道无效/低效 与癫痫发作有关。

11. 有皮肤完整性受损的危险 与癫痫发作有关/与术后卧床有关。

12. 生活(部分)自理能力缺陷 与疾病有关/与术后卧床有关。

13. 焦虑 与长期反复的癫痫发作及社会支持系统有关。

14. 不依从行为 与疾病有关。

15. 自我形象紊乱 与疾病有关。

16. 长期自尊低下 与疾病有关。

17. 知识缺乏 缺乏癫痫疾病相关知识/缺乏手术相关知识。

护理诊断及诊断依据根据患者具体情况,按照首优、中优、次优顺序进行提出和调整。

三、护理目标

1. 保证患者安全,避免跌倒坠床、烫伤,未出现自伤或伤及旁人、走失、非计划性拔管、压力性损伤等不良事件。

2. 维持患者及其家属良好的就诊依从性,配合医生及护士,住院期间顺利完成各项治疗和护理。

3. 患者围手术期各项护理措施实施到位,术后未出现感染。

4. 患者及家属满意度良好。

四、护理措施

(一)术前护理

1. 心理护理 从护理的角度让患者及家属了解手术治疗的大致过程,使患者及家属以平和的心态接受手术治疗。患者及家属可能因知识缺乏、担心预后、需承担手术及医疗费用等问题出现焦虑、恐惧以及其他心理问题,应及时给予心理疏导,鼓励和安慰患者及其家属,树立其战胜疾病的信心。

2. 用药护理 术前抗癫痫药物的服用一般与日常无异或遵医嘱。患者的服药情况应由责任护士严格掌握和监管,切勿出现患者擅自加量、减量或者停药的情况。遵医嘱检查患者凝血功能、肝功能等,如有异常及时通知医生,以免增加术后出血等风险。头晕是服用抗癫痫药物的常见不良反应,可致跌倒风险增加,加之疾病本身因素,护士应当更加注意患者的安全,做好用药宣教,预防跌倒。

3. 安全护理　同第五十八章第三节"立体脑电图监测期间患者的护理"。

4. 术前准备

（1）完善术前各项检查化验、影像学检查、脑电图检查。

（2）术前1天遵医嘱给予抗生素皮试。

（3）术前指导和练习床上排便。

（4）术前1天根据手术具体情况备皮、沐浴、遵医嘱禁食水，给予外科手术常规术前宣教。

（5）术晨抗癫痫药的服用遵循医生的医嘱，术晨给予患者更换新病号服、脱去内衣内裤等，取下首饰、义齿、眼镜等物品。

（6）与手术室护士做好术前各项交接，包括患者身份识别、核对手术切口和手术标示、交接患者一般情况、影像资料、病历资料、术中药品、病情及服药情况、皮肤情况、特殊情况及特殊物品。

（二）术后护理

1. 常规护理

（1）全麻术后护理常规。

（2）严密观察患者病情，遵医嘱给予心电监护、吸氧，按时测量意识、瞳孔、生命体征并做好护理记录。倾听患者的主诉，术后24小时内是颅内出血的高发期，术后3~7天是脑水肿的高峰期，在此期间应尤为注意，如患者有头痛、恶心呕吐、意识变差等情况及时通知医生，必要时行头部CT检查。

（3）遵医嘱按时用药，术后禁食水期间一般采取静脉或肌注抗癫痫药物，患者可以进食后遵医嘱做好向口服抗癫痫药的过渡，观察患者用药后反应，有无癫痫发作的征兆。遵医嘱按时使用脱水、抗炎等药物。术后患者容易出现纳差、呕吐等反应，应床旁观察患者服药情况，保证口服抗癫痫药物的有效服用。

（4）术后癫痫发作的护理：在临床中，部分患者在术后短期内出现癫痫发作的情况，此时患者及家属的心情十分沮丧甚至愤怒，认为术后仍然发作表示手术毫无效果，很容易陷入绝望或者抵触医护人员，不配合治疗和护理工作。作为责任护士除了癫痫发作时常规通知医生给予相应处理之外，还应当在日常护理工作中辅助医生安抚好患者及家属的情绪，观察发作形式是否与术前相同。如果发作形式不同于术前，不排除是开颅手术本身对机体产生影响所致，这种发作过了手术的应激期多会消失，安抚患者及家属不要过于焦虑，积极的心态有助于机体恢复。

若发作剧烈或持续时间超过5分钟或频繁的癫痫发作形成了一个固定而持久的状态，发作间期意识不恢复呈癫痫持续状态，应立即遵医嘱用药控制发作，注意观察患者的呼吸情况，保持呼吸道通畅，去枕平卧、头偏向一侧，发作时防止窒息、自伤，防止舌后坠及分泌物造成呼吸道梗阻，给予氧气吸入，必要时留置口咽或鼻咽通气道，严重时给予气管插管或气管切开。采取安全保护措施，确保周边环境安全，防止发生意外。观察发作的过程、发作持续时间、开始的部位及发作后有无失语、偏瘫等遗留症状。

另外，注意术后患者的血生化情况，警惕和识别因低钠血症等情况引发的癫痫发作。

（5）管路的护理：术后留置尿管、深静脉输液置管的护理按照相关护理常规。

（6）饮食护理：患者术后复查头部CT无异常后，遵医嘱适量进食进水，饮食一般从流食、半流食逐渐过渡到普食。部分患者术后因各种原因出现纳差情况，此时应注意患者的电解质、营养等指标，避免因低钾、低钠、低蛋白等原因引发其他问题。必要时遵医嘱给予留置胃管或肠外营养。

（7）术后患者卧床休养期间，给予做好基础护理和生活照顾，做好口腔护理，保持身体清洁、床单位整洁干燥、尽量满足患者的生活需要。

（8）根据患者的病情或医生的医嘱，给予适当体位、功能位或舒适卧位，不能自行翻身者每2小时翻身一次并保持患侧肢体功能位的摆放，鼓励和帮助患者床上活动双下肢，预防压力性损伤以及下肢静脉血栓的发生。

2. 不同手术方式的专科个体化护理及病情观察要点

（1）颞叶致痫灶切除手术的护理特点：颞叶癫痫在癫痫外科中最为常见，在外科可治疗的难治性癫痫中，颞叶癫痫占60%~70%，主要包括颞叶内侧型癫痫与颞叶外侧型癫痫。根据致痫区部位的不同，主要的手术方式有前颞叶切除、选择性杏仁核-海马切除、裁剪式颞叶切除等。其护理要点总结如下：

1）优势半球的颞上回后部为感觉性语言中枢，此区若受到牵拉可能出现感觉性失语，即患者虽然听觉正常，但听不懂别人讲话的意思，虽自己可以用言语表达自己，但答非所问而不自知。此种情况下护士可以先用写字来耐心与患者建立交流，获取信息，避免患者出现烦躁不安，然后再协同家属一起通过简单的字句训练来帮助患者恢复言语功能。

2）颞叶储存记忆，若海马结构一并切除，患者的短期记忆会受到影响，应鼓励患者在术后进行记忆锻炼。

（2）颞叶外致痫灶切除手术的护理特点：颞叶外癫痫的切除性手术包括局灶性新皮质癫痫灶切除术，适合颞叶外局灶性病变导致的部分性癫痫。（多）脑叶切除术，多适用于致痫区累及一个或多个脑叶的患者，切除范围主要取决于引起癫痫发作的病变性质和程度、致痫区的大小以及功能区的边界情况。其术后护理特点根据癫痫病灶切除部位的不同而不同。

1）额叶癫痫术后：异常放电起源于额叶的癫痫称额叶癫痫，其发生率约占部分癫痫的 20%~30%，在儿童期额叶癫痫较颞叶癫痫更常见。常见原因有外伤后瘢痕软化、皮质发育不良、肿瘤、中枢神经系统感染及血管异常等。①术后短期内部分患者可能仍存在精神情感异常，易激惹，甚至躁动，护士及家属应更加耐心、细心，患者出现躁动时不可强行暴力按压肢体制动，为保安全可给予适当保护性约束；②保持患者情绪稳定，避免血压、颅内压的升高，引起恶性循环，必要时遵医嘱使用镇静药物；③额叶的中央前回和中央旁小叶的前部为第一躯体运动区，通常为手术禁区，但若病灶接近该区，术中不免触碰牵拉，或术后脑组织水肿压迫，术后会有患侧对侧肢体的肌力减退，应按时协助患者翻身，预防压力性损伤，并早期给予肢体被动运动，促进肢体肌力恢复；④若病灶接近额下回及额中回后部，术后短期内患者常出现不同程度的运动性失语和失写症，患者常因感到无人理解而脾气暴躁或抑郁，护士及家属应耐心劝导患者，从单字发音、书写开始进行锻炼，循序渐进，此类症状常在数周内恢复。

2）顶叶癫痫术后：顶叶癫痫是指癫痫灶起源于顶叶的一组癫痫综合征，约占全部癫痫疾病的 6%，相对少见。顶叶的范围远小于额叶和颞叶，其临床表现和脑电图亦缺乏特异性，且部分顶叶属于大脑的重要功能区，手术切除困难，预后欠佳。①顶叶癫痫的患者致痫灶常位于或接近功能区，手术通常保留或切除范围较小，因此术后患者的发作情况可能改善不明显，患者及家属情绪可能比较低落，护士应鼓励与安慰患者和家属，给予心理支持；②顶叶的中央后回和中央旁小叶的后部为第一躯体感觉区，术后患者常出现躯体感觉障碍，此时要叮嘱家属禁止给予患者使用热水袋、冰袋等，避免烫伤或冻伤，护士在日常操作中注意保持床单位整洁干燥，避免细小异物遗留在患者身下造成皮肤压力性损伤；③视觉性语言中枢位于优势半球顶叶的角回，当该区域受牵拉时，患者可能出现失读症，虽视觉正常，但不能理解文字符号的意义，帮助患者从简单的数字开始锻炼，一般数周内可缓解；④患者术后可出现不同程度的肢体功能障碍，按时协助患者翻身，预防压力性损伤，

并早期给予肢体的被动运动，必要时请康复科会诊。

3）枕叶癫痫术后：手术治疗的枕叶癫痫常见的病因有皮质发育不良、灰质异位、外伤后或出血后脑软化灶、脑血管畸形等。①术后 48 小时内严密观察患者病情变化，避免活动性出血的发生，若患者发生意识、瞳孔的变化，应立即通知医生；②患者可能出现幻视等症状，嘱家属不要过度慌张，保护好患者的安全，避免受伤；③切除一侧枕叶皮质，可能导致患者双眼对侧偏盲，嘱患者不要紧张恐慌，并鼓励与安慰患者，注意安全。

4）岛叶癫痫术后：岛叶生理功能复杂，岛叶具有记忆、驱动、情感、高级自主控制、味觉和嗅觉等多种不同的功能，与内脏感觉有关，且与多种疾病有着密切的联系。①当患侧为优势半球时，由于牵拉岛盖皮质或皮质血管损伤致语言功能区血供障碍等原因，患者有发生语言功能障碍的可能，多为短暂性，指导家属给予患者耐心锻炼，多进行听、说、读、写的训练，促进早期恢复；②岛叶的血供来自大脑中动脉，若手术损伤其分支发出的最外侧豆纹动脉，将引起基底核区的直接损伤或血管痉挛，是引起术后偏瘫的主要原因，条件允许的情况下鼓励早期给予按摩患肢，促进肢体功能恢复，多在数周内缓解，少见永久性偏瘫。

（3）大脑半球切除术的护理特点：如果致痫区弥散一侧大脑半球，可以选择大脑半球切除手术。如 Rasmussen 综合征、Sturge-Weber 综合征等。大脑半球切除术式包括解剖性半球切除术（改良术式）、功能性半球切除术、大脑半球离断术以及大脑半球去皮质术等。早期的解剖性大脑半球切除术切口巨大，开颅范围大，手术失血多，术后可能的合并症很多。随着术式的不断改良，目前大脑半球离断术逐渐成为主流的手术方式，并发症也明显减少。

1）体位护理：大脑半球术后建议患者取平卧位健侧卧位，以行解剖性大脑半球切除术的患者为重点，避免脑组织移位，转运及搬动患者时，动作应轻柔缓慢，防止头部受震动；因患者卧床时间较长，告知患者及家属保持体位的重要性，并至少 2 小时协助翻身一次，侧卧位时保护好耳廓，预防压力性损伤。对于配合程度欠佳的患儿，在征得家属同意的情况下给予适当约束，保持安全体位，并每小时观察约束部位皮肤的血液循环情况。

2）脑水肿的护理：术后 3~7 天为脑水肿的高峰期，解剖性及功能性大脑半球切除术的患者，颅内存在一定的空腔，大部分能够帮助脑组织平稳度过水肿期，而目前为保留患者神经功能和预防远期并发症，做得更多的是大脑半球离断术，该术式没有给水肿足够的空

间,极易导致中线移位,甚至发生脑疝,因此,在遵医嘱按时使用脱水药物的同时必须严密观察患者意识、瞳孔、生命体征及肢体活动的变化。

3）发热的护理:由于手术创伤较大,手术时间相对较长,因此术后发热较为常见,以幼儿为著。高热时各种代谢功能的变化使机体热量消耗加大,液体丢失增多而消化吸收功能下降,故在饮食上应多给予易消化、富含营养的高热量、高蛋白、高维生素、低脂肪的流食或半流食,并鼓励患儿多饮水,患儿的体温情况对医生掌握病情、计算补液量亦有重要作用,应严密观察并准确记录。体温升高时主要采用物理降温,常用温水擦浴或者在患者颈部、腋下等部位放置冰袋,用毛巾或治疗巾包裹并定时更换冰袋位置,以防冻伤,及时更换衣服和床单,保持皮肤清洁干燥。当体温超过 38.5℃ 时遵医嘱使用降温药物,30~60 分钟给予复测体温,观察降温效果,大量出汗时应鼓励患者多饮水,遵医嘱给予补液,以免机体脱水或电解质紊乱。

4）管路的护理:大脑半球手术后患者可能留置术腔外引流,保持有效的引流是术后早期重要的一环,护理过程中要对引流情况进行严密观察和护理。①粘贴好管路标识,保持引流管的通畅,及时观察引流液的颜色、性质和量,如有异常及时通知医生。②注意引流管的保护,在患者翻身等动作时避免牵拉、打折、扭曲或脱出。与家属做好防止管路意外脱出的宣教,床头维护好安全提示标识,与家属签署防止管路滑脱的护理安全告知书。③嘱患者家属不要随意调节引流袋的高度和位置,也不可擅自将患者床头摇高或者扶患者坐起。④保持伤口敷料清洁干燥,如发现伤口敷料有渗血、渗液等情况立即通知医生给予更换敷料。给予患者头下垫无菌治疗巾,每 4 小时更换一次。⑤外出做检查等需要搬动患者时,通知医生给予夹闭引流管,检查结束后回到病房及时通知医生给予引流管开放及固定,认真检查引流情况。⑥对于精神症状、躁动、配合度欠佳的患者给予保护性约束,提前告知家属取得其理解和同意,约束患者需每小时巡视观察约束处皮肤及血液循环情况,定时松解。⑦病室定期开窗通风,保持室内空气清新,减少探视人员,创造干净、安静的环境,预防感染。⑧医生一般在拔管前夹闭引流以过渡,在夹闭期间应注意观察患者有无头痛等颅内压增高的症状,若无异常,一般在患者复查头部 CT 后医生予以拔除引流。⑨拔管后仍需严密观察病情,特别是拔管后 24 小时内,患者出现不适主诉及时报告医生。

5）低钠血症的护理:电解质紊乱最常见的是低钠血症,部分学者认为与下丘脑分泌功能紊乱所致的肾脏排钠过多有关。患者出现低钠时,初期可表现为精神委靡、食欲减退及胃肠道胀气,逐渐出现嗜睡、持续性抽搐甚至低渗性昏迷,危及生命。遵医嘱及时监测血生化,及时发现低血钠征兆,遵医嘱及时补钠。此时患者感觉异常且皮肤弹性差,应更加密切观察患者的皮肤情况,避免烫伤、冻伤及压力性损伤的发生。

6）皮下积液的护理:由于该术式小儿患者较多,部分患者术后可能出现皮下积液,应加强观察,及时发现并通知医生,必要时协助医生行皮下穿刺。

7）肢体活动障碍的护理:脑有很强的发育代偿能力及可塑性,进行早期康复的意义重大。选择病情基本稳定,能与医护人员沟通及配合的患者,根据患者及家属的接受程度,制定康复护理教育计划,根据不同年龄,确定每日活动的次数及时间,加强自主活动与被动活动相结合,活动后要将各关节伸展固定于功能位置,防止关节僵硬变形。做好家属的思想工作,多与患者沟通交流,保持其情绪稳定,心情舒畅,积极参与并坚持功能锻炼。

五、健康指导

1. 用药指导　遵医嘱按时、按量服药,术后定期复查,复查时一般会检查脑电图、磁共振或者肝功能等,医生会根据检查结果调整药物,切勿私自加量、减量或者停药。

2. 正常情况下伤口在术后 7 天左右拆线,伤口处术后 1 个月内避免沾水,避免过度牵拉,多数患者在伤口愈合期间有痒感,属正常现象,若伤口出现红、肿、热、痛甚至出现化脓情况就要及时就诊。

3. 有肢体运动障碍、言语障碍等功能性障碍的患者,建议尽早到专业的康复科进行康复训练。

4. 加强营养,多进食高维生素、高蛋白、易消化饮食,如瘦肉、鸡蛋、牛奶等,多进食水果蔬菜。严禁烟酒,少吃辛辣等刺激性食物,可乐等碳酸饮料、功能性饮料、各种酒类、咖啡、茶、巧克力都应少饮食或不饮食,避免诱发癫痫发作。

5. 注意劳逸结合,可做家务等轻体力劳动,适当活动可加快新陈代谢,促进免疫力的提高,适当阅读对大脑的恢复亦有好处。但不要过度运动,以不劳累为限。活动时应有家属陪同,不可进行登山、游泳、驾驶等危险的活动,避免熬夜及进行重体力、脑力劳动,每天使用电脑、电视、手机等电子产品不宜过久。注意预防感冒,季节更替,不宜贪凉。

（李　倩）

第五节　激光间质热疗术的护理

激光间质热疗(laser interstitial thermotherapy,LITT)的基本原理是通过一根带冷却循环套管的光纤置入人体,将6~15W的红外激光通过光纤到达散射探头,散射探头将激光均匀地散射出去,从而加热探头周围组织,实现消融。通过磁共振温度成像可以实时监测组织温度并计算消融范围,从而大大提高了激光消融的安全性和准确性。近年来,LITT因其"微创、有效、安全"的特点,成为癫痫外科重要的治疗手段。

一、术前护理

1. 心理护理　由于LITT技术在国内于2020年8月在北京天坛医院首次开展,发展历程较短,因此护理人员要注意评估患者及家属对新型技术的认识与接受程度,从护理的角度让患者及家属了解手术治疗的大致过程,使患者及家属以平和的心态接受手术治疗,引导其对手术正确的预期。

2. 用药护理　术前抗癫痫药物的服用一般与日常无异或遵医嘱。患者的服药情况应由责任护士严格掌握和监管,切勿出现患者擅自加量、减量或者停药的情况。遵医嘱检查患者凝血功能、肝功能等,如有异常及时通知医生,以免增加术后出血等风险。头晕是服用抗癫痫药物的常见不良反应,可致跌倒风险增加,加之疾病本身因素,护士应当更加注意患者的安全,做好用药宣教,预防跌倒。

3. 安全护理　同第五十八章第三节"立体脑电图监测期间患者的护理"。

4. 术前准备

(1) 完善术前各项检查化验、影像学检查、脑电图检查。

(2) 术前1天遵医嘱给予抗生素皮试。

(3) 术前指导和练习床上排便。

(4) 术前1天沐浴、遵医嘱禁食水,给予外科手术常规术前宣教。需要注意的是,现国内外越来越多的LITT治疗并非采用全理发的备皮方式,局部理发甚至不理发仍然可以获得同样良好的治疗效果,护士应结合患者的实际情况遵医嘱进行术区的皮肤准备。

(5) 术晨抗癫痫药的服用遵循医生的医嘱,术晨给予患者更换新病号服,脱去内衣、内裤等,取下首饰、义齿、眼镜等物品。

(6) 医生会在术晨给予患者头部固定骨钉,陪同患者进行CT扫描,护士注意协助好医生进行上述工作,并且注意患者局部伤口的渗血情况,有异常及时通知医生给予相应处理。

(7) 与手术室护士做好术前各项交接,包括患者身份识别、核对手术标示、交接患者一般情况、影像资料、病历资料、术中药品、病情及服药情况、皮肤情况、特殊情况及特殊物品。

二、术后护理

1. 全麻术后护理常规

2. 术后护理观察要点

(1) 出血:出血是术后24小时内最常见也是最危重的术后并发症,血肿的发生、发展一般与手术穿刺道出血关系密切,虽然术前通过精确的立体定向技术进行定位,避开重要的神经血管,但仍存在一些小动脉损伤后会发生持续渗血的情况。术后须严密观察患者的意识、瞳孔、生命体征及肢体活动变化,关注患者的主诉,如剧烈头痛或肢体麻木等,发现异常及时通知医生,必要时行CT检查,尽早发现颅内出血,及时干预,遵医嘱按时使用止血药物,如出现较大的颅内血肿需尽早行手术治疗。

(2) 癫痫发作:术后仍存在发生癫痫发作的可能,且发作形式有可能发生变化甚至加重。在癫痫发作时,首先保持呼吸道通畅,保护患者安全,避免跌倒、坠床等意外事件的发生,做好护理记录,及时通知医生,遵医嘱使用抗癫痫药物,密切观察患者呼吸变化,同时给予患者重症监护及氧气吸入,给予患者进一步生命支持,停药前也应遵医嘱缓慢降低药量逐渐减停,不可突然停药,以免再次诱发癫痫发作。

(3) 体温升高:部分患者术后会出现体温升高,通常情况下不超过38.5℃,间断给予物理降温,若体温高于38.5℃,应遵医嘱给药并观察降温效果。当LITT靶点为下丘脑错构瘤(HH)时,此特殊部位手术可能会引起下丘脑的应激反应,出现中枢性高热,此热型对物理降温敏感,及时评估降温效果,必要时遵医嘱给予激素替代治疗,一般可在数天至数周内恢复。

(4) 感染:患者手术过程中因需向颅内置入一次性使用激光光纤及冷凝套管,存在感染的风险,且与手术时长相关,颅内与外界相通,感染风险也会增加。虽然由于手术创口很小,感染概率不大,但仍应密切观察患者伤口有无红肿及分泌物等感染征象,监测患者体温变化,发现异常及时通知医生处理。

(5) 脑梗死:因手术原理为激光热凝,会导致毁损灶处血管热凝闭塞,引起该处血管所供血区域的急性缺血导致梗死形成,根据位置及范围不同,可能会影响局部功能。术后严密监测患者生命体征的同时,关注患者主诉,患者不适时及时通知医生给予排除严重并发症,以免贻误患者病情。

（6）脑水肿:手术过程中热凝部分静脉血管会导致静脉回流受阻,局部出现水肿情况,一般 3~5 天可恢复。若手术靶点位置毗邻语言、运动等功能区,短时间内可能会出现失语及偏瘫的情况,水肿消退后可自行恢复,做好患者及家属的解释工作。

（7）脑脊液漏:因手术需植入导管,颅内脑脊液可通过穿刺道渗出,虽术毕会缝合穿刺点,但仍存在发生脑脊液漏的风险,术后观察患者术区敷料有无渗血、渗液,一旦潮湿及时通知医生更换,必要时加压包扎或再次缝合。

3. 用药指导　遵医嘱按时按量服药,定期复查肝肾功能。若忘记服药,24 小时需加服一次,但是对于半衰期短的药物如地西泮,最好不要两次药物同服;若患者在服药后一小时内发生呕吐,应加服一次;癫痫患者停药,应遵医嘱从复合药物治疗转为单一药物治疗,然后单一药物治疗由大剂量改为小剂量,循序渐进,切忌自行停药、改药,间断、不规则用药;缓释片、控释片均不能研碎服用,如德巴金等。

4. 心理护理　针对不同患者的文化教育程度及理解能力进行个体化的健康宣教,简述手术过程及术后常见反应,以及疾病转归,获得患者及家属的理解与配合,并讲述手术成功案例,增强其战胜疾病的信心。

（李　倩）

第六节　癫痫外科姑息性手术的护理

当癫痫患有全面性癫痫发作、致痫区定位困难或为多灶性、致痫区位于脑重要功能区等情况下,多采取癫痫外科姑息性手术,手术目的在于减少发作次数或者减轻发作的严重程度,提高生活质量。包括阻断神经纤维联系的离断性手术、神经调控治疗,行姑息性手术的癫痫患者大多病史较长、病情迁延,药物治疗效果差且在治疗上别无他法。与切除性手术治疗的患者相比,姑息性手术针对的癫痫患者群体往往发作更频繁,很多患者为每日发作,有的甚至每日发作数十上百次,全面性发作如 GTCS、跌倒发作等容易发生意外伤害的发作形式更多,患者合并认知行为障碍的比例更高。对于护士而言,护理工作更为复杂。

一、护理评估

1. 评估患者家族史、个人史。

2. 评估患者既往史、手术史、用药史、过敏史。

3. 评估患者现病史,癫痫发作的诱因、发作时及发作后表现、有无癫痫发作相关意外伤、发作频次、持续时间、缓解方式。

4. 评估患者现服用抗癫痫药的情况,如药物的种类、名称、剂量、频次以及服药的依从性。

5. 评估患者的智力情况、自理能力以及配合程度。

6. 社会心理状态评估,患者和家属的情绪以及对疾病的认识。

二、护理诊断

同本章第四节"癫痫外科切除性手术的护理"中的护理诊断。

三、护理目标

1. 保证患者安全,避免跌倒、坠床、烫伤,未出现自伤或伤及旁人、走失、非计划性拔管、压力性损伤等不良事件。

2. 维持患者及其家属良好的就诊依从性,配合医生及护士,住院期间顺利完成各项治疗和护理。

3. 患者围手术期各项护理措施实施到位,术后未出现感染。

4. 患者及家属满意度良好。

四、护理措施

（一）术前护理

1. 安全护理　行癫痫姑息性手术的患者多病情顽固,许多患者已经采取了多种治疗办法仍然发作频繁,甚至经常出现癫痫发作相关意外伤害,如跌倒、坠床、烫伤等,部分患者及家属已经历了漫长的治疗过程,对发作习以为常,对发作相关的意外伤害缺乏重视,因此术前的安全照护尤为重要,不仅对患者本人,对家属也要强化安全宣教。协助熟悉病区环境,讲解呼叫器的位置、使用方法、如厕的注意事项等;上好床挡预防坠床,如发作频繁的患者,建议尽可能减少下地活动,家属 24小时陪住;有发作前兆的患者,提前回到床上躺下或者就地躺下,预防跌倒和摔伤;切勿让患者自行使用暖水瓶、切勿喝过烫的汤或粥等,预防烫伤;告知家属请勿将危险物品置于病房内,如刀、剪等利器,与患者无关的药物,避免意外;患者不可单独散步或外出检查,必须有人陪同,贴身保护,避免意外的发生。

2. 心理护理　行癫痫姑息性手术的患者及其家属,均需要护士进行心理护理,加强沟通。此类患者的特点是:致痫区定位困难或为多灶性、致痫区位于脑重要功能区无法进行切除性手术、病情严重其他治疗方法效果差或疗效无法维持,行姑息性手术以减少发作次数或减轻发作的严重程度。部分患者发病早、病程长、发作频繁,存在智力异常、行为异常、生活自理能力差等情况;长期治疗、手术费用较高带来巨大经济压力,因此患者及家属往往呈低落、无奈、无助的心理状态,这需要护理人员充分给予关心和安慰。

3. 用药护理　患者往往服用多种抗癫痫药物,并且剂量较大,服药的时间也不尽相同,护士在发放口服药时一定要做到细心、全面、做好交接班和记录。不建议患者自行服药,应由责任护士遵照医生医嘱按时发药,严格执行服药到口,以免患者自己漏服或者重复服药。因此类患者服用抗癫痫药时间长、种类多、剂量大,应更加注意患者的肝功能等化验指标。

4. 癫痫发作的护理

(1) 发作频繁的患者常规采取安全保护措施,床挡加以海绵垫保护,或使用癫痫专用病床,确保周边环境安全,防止跌倒、坠床等意外。

(2) 保持呼吸道通畅,去枕平卧,头偏向一侧,发作时防止窒息、自伤,防止舌后坠及分泌物造成呼吸道梗阻,给予氧气吸入,必要时留置口咽或鼻咽通气道,严重时给予气管插管或气管切开。

(3) 对于发作可能导致舌咬伤的患者床旁备适宜物品,如咬口器、毛巾等,发作时及时置于口中防止舌咬伤;失张力发作、跌倒发作的患者尽可能减少下床活动,如有跌倒发生,及时通知医生,测量生命体征、观察意识瞳孔、询问有无不适,及时检查有无皮下青紫或软组织损伤等;全身-强直阵挛发作抽搐时切勿过度用力压迫肢体,以免产生骨折或脱臼。

(4) 观察发作的过程、发作持续时间、开始的部位及发作后有无失语、偏瘫等遗留症状。

(5) 发作剧烈或持续时间超过5分钟或频繁的癫痫发作形成了一个固定而持久的状态,发作间期意识不恢复成癫痫持续状态,应立即遵医嘱用药控制发作,注意观察患者的呼吸情况。

5. 术前准备　同本章第四节"癫痫外科切除性手术的护理"中的术前准备。

(二) 术后护理

1. 常规护理

(1) 全麻术后护理常规。

(2) 严密观察患者病情,遵医嘱给予心电监护、吸氧,按时测量意识、瞳孔、生命体征并做好护理记录。

(3) 遵医嘱按时用药,术后禁食水期间一般采取静脉或肌注抗癫痫药物,患者可以进食后遵医嘱做好向

口服抗癫痫药的过渡,观察患者用药后反应,有无癫痫发作的征兆。遵医嘱根据病情按时使用脱水、抗炎等药物。

(4) 管路的护理:术后留置尿管、深静脉输液置管的护理按照相关护理常规。

(5) 饮食护理:患者术后复查头部CT无异常后,遵医嘱适量进食进水,饮食一般从流食、半流食逐渐过渡到普食,有缄默、吞咽困难、饮水呛咳等症状的患者务必注意其进食情况,避免发生误吸。注意患者的电解质、营养等指标,避免因低钾、低钠、低蛋白等原因引发其他问题。必要时遵医嘱给予留置胃管或肠外营养。

(6) 术后患者卧床休养期间,给予做好基础护理和生活照顾,做好口腔护理,保持身体清洁、床单位整洁干燥、尽量满足患者的生活需要。

(7) 根据患者的病情或医生的医嘱,给予适当体位、功能位或舒适卧位,不能自行翻身者每2小时翻身一次并保持患侧肢体功能位的摆放,鼓励和帮助患者床上活动双下肢,预防压力性损伤以及下肢静脉血栓的发生。

2. 不同手术方式的专科个体化护理及病情观察要点

(1) 阻断神经纤维联系的离断性手术的护理特点:阻断神经纤维联系的离断性手术包括胼胝体切开术、多处软脑膜下横行纤维切断术。护理重点以介绍胼胝体切开手术护理特点为例。

胼胝体切开术:胼胝体是半球间主要的联系纤维,通过切开胼胝体部分节段或全部,以阻断癫痫样放电经胼胝体在半球间扩散,从而获得控制癫痫发作的目的。该手术对失张力发作、跌倒发作、全身强直-阵挛性发作等患者疗效明显。根据胼胝体切开的部位和范围,主要包括胼胝体切开术、胼胝体前段切开术、胼胝体后段切开术等方式。

1) 术后常见急性失联合综合征,多数患者术后即发生,表现为自发言语减少,可出现缄默,尿失禁,少见左侧肢体失用性偏瘫,护士应注意排尿的护理,加强基础护理,及时更换床单及衣物,保持皮肤及床单位整洁干燥。告知家属该类症状为术后较为常见的反应,不要过于紧张,一般数天至数周内可自行恢复,有学者认为侧卧位可减少其发生率和严重程度。

2) 在胼胝体后端及全段切开的患者中,可发生半球感觉分离的症状,表现为感觉失联络的症状,两侧半球躯体感觉、视觉、听觉障碍,由于患者常伴有精神发育迟滞,此项评价较为困难,应嘱家属多与患者沟通交流,耐心倾听患者的内心感受,并尝试帮助其协调。

（2）神经调控治疗患者的护理特点：神经调控治疗癫痫的方法包括迷走神经刺激术（vagal nerve stimulation，VNS）、反应性神经刺激器（responsive neurostimulation，RNS）、丘脑前核电刺激术（anterior thalamic nucleus-deep brain stimulation，ANT-DBS）等。临床较多见的是 VNS 治疗，护理特点介绍以 VNS 护理为例。

迷走神经刺激器植入术适用于不适合外科切除性手术或不能接受开颅手术、且药物难以控制发作的癫痫患者。它无需对病灶进行精确定位，通过刺激迷走神经即可使顽固性癫痫的发作次数减少，对部分患者甚至可以完全控制，该技术损伤小、参数可以体外调节，可在术后 2 周开始进行个体化刺激参数的调整。为不能进行手术切除、不愿接受手术切除或切除术后复发的顽固性癫痫患者开辟了新的治疗途径。

1）一般选用左侧迷走神经进行刺激治疗，选用右侧迷走神经治疗的患者术后可能出现严重的心动过缓。术后注意观察胸前区伤口敷料情况，保持清洁干燥，注意观察皮下有无出血、发绀等情况。

2）迷走神经支配部分咽部感觉和肌肉运动，术后患者可出现一过性的声音嘶哑及饮水呛咳、咽痛、咳嗽等症状，约 3~5 天后可自行恢复，观察患者有无颈部及心前区疼痛，还要注意观察饮水情况，术后早期饮水应在医生或护士的监控下进行，若存在较为严重的饮水呛咳及吞咽困难，必要时遵医嘱暂行留置胃管以保证入量及营养摄取。

3）抬高床头 15°~30°，减小切口张力，并嘱家属注意患者左上肢不宜较大幅度活动，尤其是外展，易导致伤口裂开，且胸部伤口接近腋下，易被汗液污染导致感染，应避免挠抓伤口，尽量保持伤口周围清洁干燥，避免不良刺激，一旦出现红肿热痛等感染征象应尽早通知医生并做处理。

4）行神经调控治疗的患者术后短期内尚未开机或仅给予很小的刺激参数，仍需按时按量服用抗癫痫药物，待开机后症状改善，找到了最佳刺激参数，药物可遵医嘱酌情减停。为确保调控设备长期的疗效需专科医护人员长期的调试和规律的随访。请患者配合进行规律的术后程控和随访，暂继续服用抗癫痫药物治疗，术后一般半年调机一次，遵医嘱酌情减停药物；嘱患者避免进入强磁场环境，雷雨天气外出避免淋雨，并根据刺激器型号及用电量情况按时充电或换电池，一般 5~10 年不等，以保证其正常工作。若出现发作突然增多或其他感染等不良反应发生，应及时就诊。

五、其他手术方式的护理

癫痫外科的其他手术方式包括：SEEG 引导下的射频热凝毁损术（radiofrequency thermocoagulation，RFTC）、立体定向放射外科治疗（stereotactic radiosurgery，SRS）等方法。

（一）SEEG 引导下的射频热凝毁损术

当致痫区位于脑深部或脑重要结构周围时，不宜行开颅手术，RFTC 相对是较好的选择。SEEG 引导下的 RFTC 具有微创、可控等优点，通过运用机器人手术辅助系统将深部电极精确植入可疑致痫区，并根据脑电图监测到的放电位置进行精确毁损，适用于不宜开颅切除的功能区癫痫和下丘脑错构瘤等深部病变。临床中，此类手术方法主要应用于下丘脑错构瘤和脑深部局限灰质异位引起的癫痫发作。此外，近年来此方法也被尝试性应用于采用了立体脑电图监测后的患者，毁损明确的发作起始点对发作有明显抑制作用，此方法尚在探讨之中。

手术较为常见的并发症为出血，发生在术后 24 小时内，其中立体定向手术的电极穿刺道处出血较为常见，机器人辅助系统可避开重要的神经血管，但仍存在损伤到小动静脉的风险，急性出血和慢性渗血均有可能发生，术后严密观察患者的生命体征、意识瞳孔及肢体活动的变化，部分患者不一定出现症状，因此术后需及时复查头部 CT，出现出血灶及时干预，避免血肿进一步增大影响神经功能；患者在毁损时会听到双侧耳内沸水气泡爆裂样声响，应做好患者的术前告知及心理疏导，避免术中患者出现恐惧及焦虑，影响手术；术后仍需按时按量服用抗癫痫药，复查脑电图改善后方可在医生指导下逐渐减停药物。

（二）立体定向放射外科治疗（stereotactic radio-surgery，SRS）

SRS 是利用射线对致痫灶进行放射达到影响神经元放电传导甚至坏死的治疗手段。主要包括伽马刀和直线加速器，目前以伽马刀治疗癫痫的报道居多。常用于致痫病灶小于 4cm 的深部病变（下丘脑错构瘤及脑灰质异位等）和广泛致痫灶的顽固性癫痫等。具有并发症少、风险小、对颅内任何部位的病变均可治疗的优点，但对于靶点的确认和放射剂量的优化还有待商榷，此治疗的规范和疗效评估仍待进一步完善。

术后常见头痛、呕吐症状，密切观察患者意识瞳孔及生命体征变化，遵医嘱按时给予脱水和激素治疗；部分患者在术后 2 周左右会出现局部头发脱落，一般 2 周后恢复，无需特殊处理，应做好术前告知；由于射线治疗的滞后性，通常大部分患者的疗效需要 6~22 个月才逐渐显现，甚至部分患者在停止发作前会出现加重的情况，因此要做好患者及家属的心理护理，避免抑郁焦虑情绪;在此期间应严格按时按量服药,家属 24 小时陪伴,避免癫痫发作加重导致跌倒等意外情况的发生。

（李　倩）

第七节　癫痫患者的健康教育

对于癫痫患者的健康教育,在癫痫患者疾病诊疗过程中也是不容小觑的环节,从专科护理角度出发,针对癫痫患者我们应给予专业性、针对性、全程化的健康教育方式,现总结如下:

一、患者安全教育

癫痫发作突然,具有随机性、不可控性,故易发生各种外伤。Kwon 等在一项研究中发现,较之非癫痫者,癫痫患者更容易发生意外伤,在调整了年龄、性别及合并症后,癫痫患者发生需就医的意外伤风险比非癫痫者高出 1.4 倍。由此可见,癫痫患者发生意外伤的风险远远高于一般人群,应引起足够重视。根据研究总结出,文化程度是影响癫痫患者意外伤情况的因素之一,文化程度与其呈负相关,文化程度越高,其意外伤程度趋向于越轻。

（一）住院期间的安全教育

1. 了解患者既往有无跌倒史和坠床史,掌握其癫痫发作有无规律性,以便做好防护措施。

2. 叮嘱患者穿合脚防滑拖鞋,不要穿一次性拖鞋。

3. 保持地面干燥整洁,避免在有水渍的地方行走。

4. 卧床时,上好床挡,不可独自卸下床挡,不依靠床挡,不翻越床挡,不坐在床上探身从床下或地上取放用物,以免发生坠床。

5. 下床活动时需他人陪同,起床时做到"三个一分钟"（当您卧床想坐起时先躺一分钟;卧床想站起时先坐一分钟;起床行走前先站立一分钟）,特别是服用特殊药物后,如:降压药、安眠药等,请注意卧床休息。

6. 在出现癫痫发作先兆时,应立即卧床,或者就地靠墙坐于地面,呼喊护士或身边人员。

7. 在癫痫发作时,家属应看护在患者身边,不要走开,请他人帮助呼叫护士,同时记录癫痫发作的时间。

8. 当患者出现躁动不安、意识不清等精神症状时,应卧床休息,加床挡,并由家属 24 小时陪伴。对于极度躁动的患者,护士适时给予保护性约束。

9. 使用平车时应系好安全带,家属应让患者头部在车大轮一端;下坡时头部在高的一段。使用轮椅时,先系好安全带,上下坡时推轮椅应在位置低处,防止轮椅快速滑落致患者跌落轮椅。

（二）居家护理的安全教育

1. 向患者及家属宣传有关预防癫痫诱发因素方面的基本知识,需要注意避免以下几点引起突然发作的因素:如突发精神刺激、强音、强光刺激、受凉、感冒、淋雨、过度换气、过量饮水、过度劳累、饥饿或过饱等。

2. 癫痫患者切勿从事高空作业及潜水、驾驶或有危险的机械操作工作等。

3. 保持乐观情绪;生活、工作应有规律;如发现有病情变化,应随时复诊。

4. 随身应携带疾病卡(注明姓名、诊断、地址、联系电话等),以便疾病发作时取得联系,便于抢救。

5. 发作控制不佳者不要单独外出,以免发生溺水、烫伤、摔伤等意外。

（三）癫痫发作的应对处理方法（医院外环境）

1. 立即将患者置于平卧位,头偏向一侧,防止窒息及误吸。

2. 解开衣领,保持气道通畅,应避免人群围观,保持空气流通。

3. 清理口、鼻腔分泌物,取下活动性义齿。

4. 减少对患者的不良刺激,保持沉着冷静,不强行使用压舌板,或者向口腔内填塞毛巾、筷子等物品。

5. 不强行按压患者抽搐的肢体,避免发生骨折。

6. 移除患者周边尖锐的物品,为患者创造安全的环境。

7. 记录患者发作的时间、发作形式,便于向医生描述。

8. 如发作不缓解,应给予患者安全转运。

二、患者的饮食教育

饮食与癫痫是一个相互影响、相互作用的关系。癫痫患者饮食受癫痫发作频率、服用抗癫痫药物（ASMs）以及当地文化习俗影响,一些基于动物和人体的研究均证实,某些营养元素缺乏或者过剩可能会诱发癫痫发作;反之,癫痫疾病本身同样会影响患者的饮食,频繁癫痫发作往往容易引起患者恶心、呕吐、食欲下降、摄食不足等。

（一）主要营养元素对癫痫患者的影响

1. 维生素 B_1（硫胺素）　是维持脑功能的重要元素之一,苯妥英钠可导致患者血清和脑脊液中维生素 B_1 水平下降,特别是长期服用苯妥英钠的成人癫痫患者,每天补充维生素 B_1 50mg 可改善其认知功能。维生素 B_1 广泛存在于天然食物中,含量较丰富的有动物内脏(肝、心及肾)、肉类、豆类、花生及粮谷类、干果及坚果中。水果、蔬菜、蛋、奶中含量较低。其次,粮谷类是我国人民的主食,也是维生素 B_1 的主要来源,但因维生素 B_1 多存在于麸皮及胚芽中,如米面碾磨过于精白和过分淘洗,蒸煮中加碱,均可造成维生素 B_1 的大量损失。

2. 维生素 B_6(吡哆醇)　给予普通癫痫患者低剂量维生素 B_6 也有一定抗癫痫作用。维生素 B_6 的食物来源很广泛,动植物中均含有,但一般含量不高。含量最高的为白色肉类(如鸡肉和鱼肉);其次为动物肝脏、豆类和蛋黄等;水果和蔬菜中维生素 B_6 含量也较多;含量最少的是柠檬类水果、奶类等。玉米、糙米、全小麦、黄豆、绿豆、胡萝卜、蒜头、蘑菇、动物肝脏、沙丁鱼、金枪鱼、瘦肉。

3. 钙和镁　体内最为重要的矿物质之一。卡马西平、苯巴比妥、苯妥英钠、扑痫酮和丙戊酸等 AEDs 可促进维生素 D 代谢,从而导致体内钙的丢失;有报道苯巴比妥和苯妥英钠可降低体内镁的水平。谷类食物糠皮外壳、杏仁、榛实、菠菜、菜豆、甜菜、黄秋葵、糖浆、蜂蜜常含有丰富的钙和镁,癫痫患者可适当补充。

4. 锌　临床发现癫痫患者血锌含量都比正常人明显增高;AEDs 或其代谢产物能有效地与锌离子发生络合反应,降低癫痫患者血锌浓度,从而控制癫痫发作。因此,癫痫患者除应重视药物治疗外,其饮食应尽量少吃或不吃含锌丰富的食物,如牡蛎、胰脏、肝脏、血、瘦肉、蛋、粗粮、核桃、花生、西瓜子等。

5. 维生素 E　具有抗炎、抗氧化作用,维生素 E 可减少癫痫动物的发作频率,维生素 E 含量偏高的食物主要就是豆类、谷类和一些坚果,比方说核桃或者是杏仁儿、黄豆、黑豆、红豆等。

6. 叶酸　是维持正常神经功能必需的维生素之一,其缺乏可导致神经元膜兴奋性不稳定,此类患者临床表现为情绪不稳、性格改变,容易诱发癫痫发作。日常生活中富含叶酸的食物有很多,例如:燕麦,每 100g 燕麦中含叶酸 190μg,燕麦是营养成分相当高的全谷类食品,有丰富的维生素 B 族,特别是叶酸。其次,西蓝花,每 100g 西蓝花中含叶酸 120μg,西蓝花的热量极低,而且含有高量的叶酸,其纤维多的特性也能改善便秘的困扰。富含叶酸的食物还有胡萝卜,100g 胡萝卜中含叶酸 67μg,胡萝卜含丰富的胡萝卜素,具有抗氧化活性,其叶酸的含量也十分丰富,建议可将胡萝卜洗净后,打成果汁食用,会是最直接摄取叶酸最多的方式。奇异果不仅是水果中含有叶酸较高的种类,其丰富的维生素 C 也能使叶酸稳定,对人体吸收利用率具有相辅相成的作用。

7. 左旋肉碱和不饱和脂肪酸左旋肉碱　丙戊酸可加速左旋肉碱在体内的代谢,不饱和脂肪酸是人体必须脂肪酸,具有强大的抗炎、抗自由基作用,在维持脑功能和细胞信号转导中具有重要作用,有研究报道其对癫痫发作后脑损伤有一定保护作用。因此,根据病情需要,可以在医师建议下,适当补充左旋肉碱和不饱和脂肪酸左旋肉碱。其在食物中的主要来源有,动物来源:丰富来源的有瘦肉、肝、心、酵母、羊肉、鸡肉、兔肉、牛奶和乳清等;植物来源:鳄梨、奇异果、提子、木瓜、柠檬、芦荟、荷叶、普洱茶、酪蛋白和麦芽等。

（二）水与癫痫患者的关系

1. 癫痫患者忌大量饮水,一次性大量饮水易产生腹胀感、尿频,可诱发与自主神经症状密切相关的颞叶癫痫发作。

2. 大量饮水能够使患者在很短的时间里排解小便量增加,降低血液中 AEDs 浓度,相当于减少了用药量。

（三）咖啡、饮酒和烟草等对癫痫患者的影响

1. 癫痫患者应禁忌咖啡、酒精的摄入,酒精会加速 AEDs 的代谢、降低癫痫发作阈值。

2. 应特别注意的是饮酒和吸烟。有烟、酒嗜好的癫痫患者,如果突然戒掉烟酒常会引起发作(如某种戒断症状),导致病情加重;此外,如果在患者癫痫发作前吸烟可能会引起火灾。因此,癫痫患者应循序渐进地戒掉烟、酒嗜好。

（四）癫痫患者的日常饮食习惯

1. 注意饮食要有节制,克服偏食、异食、暴饮、暴食、三餐不定时等不良习惯,尤其是儿童,饮食过量往往可以诱发癫痫发作。

2. 饮食尽量做到食物多样化。可多吃富有营养、易于消化的食物,如面食、豆类、瘦肉、鸡蛋、鱼、牛奶等,尤其应多食用豆类、新鲜蔬菜、水果、乳制品,这些含高蛋白质和含磷脂丰富的食品,有助于脑功能的恢复和减少发作次数。少吃一些油腻的食品,鹅肉、羊肉等应少吃;对一些刺激性很大的食物,如辣椒、葱、蒜,也少吃为好。

三、癫痫患者的用药指导

（一）服药依从性的宣教指导

1. 一般只有抗癫痫药物在体内的药物浓度达到稳态有效的血药浓度,才能有效控制癫痫发作,因此要指导患者按时按量服药。

2. 出现漏服抗癫痫药物时,请及时补服,并将下次用药时间根据服药时间适当延后。

3. 如药物控制癫痫发作稳定,需要在医生指导下调整药物剂量。

4. 如按时按量服药,仍有癫痫发作,发作形式发生改变,发作时间较前延长,发作频率较前增加等状况,应及时就医。

5. 抗癫痫药物治疗是一个长期的过程,可根据用药时间,服药次数等调整生活作息,制定服药记录单,需要记录的内容包括:日期,基本疗程,剂量,服药次数,服药时间,药物不良反应,治疗方案的调整,未能按时服药的原因,门诊复查时间安排等。

6. 对于老年人或记忆力下降的患者,建议使用电子药盒,将其用药按次分装,设置闹铃,避免药物漏服。对于儿童患者,可建议家长制作服药记录卡片。

7. 医务人员应建立和谐的医患关系,有效的沟通有利于提高患者的服药依从性。

8. 出院时做好登记,定期进行电话随访,了解患者服药情况以及发作情况,根据患者的病情变化进行阶段性健康指导。

9. 增加对健康教育人力、物力的投入,可以组织护士、药剂师等成立用药咨询小组,通过增加患者及家属对疾病知识的了解,提高管理的信心,从而提高服药依从性。

（二）药物不良反应的宣教指导

1. 抗癫痫药物常见的不良反应为恶心、皮疹、困倦、头晕、头痛、易怒、中性粒细胞减少、低钠血症、记忆力下降等,当出现上述症状时,应指导患者及时与医生沟通,不可自行停药和换药,自行停药和换药可诱发癫痫发作、癫痫持续状态等不良后果。

2. 在患者服用抗癫痫药物期间,比如巴比妥类:苯巴比妥等;乙丙酰脲类:苯妥英钠等;双链脂肪酸类:丙戊酸、丙戊酸钠、丙戊酸镁;琥珀酰亚胺类:乙琥胺、苯琥等;苯二氮䓬类:地西泮、硝西泮、氯硝西泮;亚氨基苷类:卡马西平等,服用以上抗癫痫药,请定期到附近医院检查药物血药浓度,肝肾功能,当肝功能异常时,药物在体内不能有效代谢,药物在体内的浓度过高可能引起中毒,浓度过低时,可能达不到治疗效果。

四、癫痫患者的心理护理

无论是对待成人患者或是儿童患者,对其进行心理干预的方法有很多,医务人员可通过网络平台,数字化沟通等方式,比如手机 APP,微信公众平台,电话、短信、视频等方式,对其进行心理干预,过程中医生可以负责其患者的治疗、用药及复诊等工作,护士负责患儿及其父母的心理评估,设计心理指导方案及具体的落实措施;父母需要协助医护人员记录患儿的情况,监督患儿按时规律服药,对患儿进行细心照料与疾病监督管理。

也可根据患者及其家属的家庭情况及其知识文化水平,采取不同的干预措施,比如宣传手册、个体指导、录像、幻灯片讲解、讨论、示范、角色扮演、心理支持、电话咨询及督导、患者自我监督与家长监督等。出院后建立完善的随访护理体系,可显著改善成人癫痫患者焦虑、抑郁情绪和生活质量。健康教育和团体辅导可有效改善焦虑症状和依从性。

（一）入院时的心理护理

1. 护理人员需热情接待保持良好的态度让患者感受到贴切暖心的问候。

2. 询问患者的病情,了解其发作形态、周期、服药、诊疗过程等相关信息。

3. 向患者及家属进行癫痫病的发病机制、病因、注意事项、治疗方案、预防技巧等相关知识的宣教。

4. 医院制度、护理人员、主管医师等相关情况向患者及家属作简单介绍。

5. 告知患者其病情是可以有效控制的,以提高患者对癫痫病的认识缓解其负性情绪,帮助患者克服对环境的陌生感。

（二）住院时的心理护理

1. 护理人员要与患者建立友好和谐的护患关系。

2. 根据患者的年龄、文化程度,病情(癫痫类型)性格及喜好制定出具有针对性的心理护理方案,并确保护理措施的顺利全面实施。

3. 在临床治疗过程中当患者出现负性情绪时要及时发现,并对患者进行心理安慰,鼓励患者以乐观积极的心态对待病情,护理人员要通过言语让患者产生启发,将内心的忧烦之情尽数发泄出来,做好一个倾听者。护理人员可以寻求患者家属的支持,和患者家属共同制定心理护理方案,去关心患者,与患者互动、沟通,从而帮助患者改变心情。

4. 日常护理 护理人员可使用移动查房车播放舒缓音乐,调节情绪。指导患者共同进行肢体锻炼。陪同患者读同一本书,引导患者倾诉负性情绪,并给予恰当有效的言语抚慰及支持。

5. 指导患者去做一些让自身感觉到愉快的事情,从而使患者化解内心的悲伤情绪。比如,绘画、手工、折纸、下棋等。护理人员及家属可通过与患者散步、读书、看电影、讲笑话等方式来疏导患者的负性情绪。

6. 微笑、肢体语言 保持真诚的微笑,适度的肢体语言和触摸都可以缓解患者紧张情绪。

7. 查房过程中,注意保护患者隐私,尊重患者的个人习惯和宗教信仰。

8. 护理人员可以通过提问的方式帮助患者纠正对

癫痫疾病的错误认识,提高其对癫痫的认知程度进而促使患者建立健康的心理、提高适应环境的能力。

9. 住院期间护理人员可组织座谈会,采用轻松乐观的语言积极引导鼓励患者发言交流,促进患者相互沟通宣泄出不良情绪,以此减轻患者的自卑感和孤独感。

(三)手术前后的心理护理

1. 术前需对患者讲解手术的方法,麻醉方式,使其了解手术流程,避免过度紧张。

2. 用成功的手术案例,向患者讲明手术的作用及意义,以增强患者的治疗信心。

3. 术后予患者必要的心理支持,勤巡视,及时满足患者需求,了解患者心理动向,发现不良情绪及时干预,必要时请心理医生会诊,给予指导。

4. 术后为避免交叉感染,会适当限制人员探视,避免患者对家属的依赖而产生的不良情绪。

5. 重点关注术后出现并发症患者的情绪反应,有效的心理护理可以帮助患者建立信心,配合医疗、护理及康复。

(四)出院患者的心理护理

1. 护理人员可以通过医院公共平台(网站、APP)、微信公众号、电话等通信手段与患者或家属保持联系。

2. 在日常生活中要创造良好的心理环境放松心态,照护者应了解患者的痛苦,帮助其解决困惑。要时刻关注患者在家的精神状态与举止变化,若患者出现暴躁精神恍惚或极端思想时要及时予以疏导,不可与之争吵,要以安抚为主,预防患者伤人自伤或自杀情况的出现。

3. 鼓励患者积极参与社会活动,提升自我存在价值。

4. 医院可以成立专门的随访护理小组,依据患者的性别、年龄、家庭、个人喜好、文化程度等背景,对不同的患者制定相对应的心理护理方案,指定专人负责院外的随访护理工作,并与患者交流,了解患者的康复情况、疾病发作情况及情绪状态等,仔细做好相关记录,对患者在日常恢复过程中遇到的心理问题进行疏导,稳定其情绪,增强其治疗信心。

(富　晶)

｜参考文献

[1] MAY M. Epilepsy[J]. Nature,2014,511(7508):S1.

[2] 中国抗癫痫协会. 临床诊疗指南——癫痫病分册(2015年修订版)[M]. 北京:人民卫生出版社,2015.

[3] Badger C A,Lopez A J,Heuer G,et al. Systematic review of corpus callosotomy utilizing MRI guided laser interstitial thermal therapy[J]. 2020,76:67-73.

[4] JERMAKOWICZ W J,KANNER A M,SUR S,et al. Laser thermal ablation for mesiotemporal epilepsy:Analysis of ablation volumes and trajectories[J]. Epilepsia,2017,58(5):801-810.

[5] LIU W,TIAN S,ZHANG J,et al. Utility of stereo-electroencephalography recording guided by magnetoencephalography in the surgical treatment of epilepsy patients with negative magnetic resonance imaging results[J]. Int J Neurosci,2019,129(11):1045-1052.

[6] 张旭芬,宴玉奎. 微信随访护理在改善成人癫痫患者不良情绪及家属照顾能力中的应用[J]. 中华全科医学,2018,16(11):1943-1945.

[7] 成月花,王红,李雪芬. 随访护理对成人癫痫患者焦虑抑郁情绪及生活质量的影响[J]. 护理学杂志,2013,28(23):70-71.

[8] 周裳,陈慧敏,周美蕊. 病友互动式健康教育对成人癫痫患者自护技能、病耻感的影响[J]. 现代实用医学,2019,31(12):1658-1659.

[9] WEI S,XUEWEI M,XIU W,et al. Potential surgical therapies for drug-resistant focal epilepsy[J]. CNS Neurosci Ther,2021.

[10] YAMAMOTO TAKAMICHI. Recent Advancement of Technologies and the Transition to New Concepts in Epilepsy Surgery[J]. Neurol Med Chir(Tokyo),2020,60(12):581-593.

[11] ZEMMAR AJMAL,NELSON BRADLEY J,NEIMAT JOSEPH S. Laser thermal therapy for epilepsy surgery:current standing and future perspectives[J]. Int J Hyperthermia,2020,37(2):77-83.

[12] DORFER CHRISTIAN,RYDENHAG BERTIL,BALTUCH GORDON,et al. How technology is driving the landscape of epilepsy surgery[J]. Epilepsia,2020,61(5):841-855.

[13] YOUNGERMAN B E,KHAN FA,MCKHANN G M. Stereo-electroencephalography in epilepsy,cognitive neurophysiology,and psychiatric disease:safety,efficacy,and place in therapy[J]. Neuropsychiatr Dis Treat,2019,15:1701-1716.

[14] HOPPE C,HELMSTAEDTER C. Laser interstitial thermotherapy(LiTT)in pediatric epilepsy surgery[J]. Seizure,2020,77:69-75.

[15] LI C,BI Q,HU B,et al. Effect of self-management interventions for adults with epilepsy:a systematic review and meta-analysis[J]. Ann Palliat Med,2021,10(12):12086-12094.

[16] MAYOR R,GUNN S,REUBER M,et al. Experiences of stigma in people with epilepsy:A meta-synthesis of qualitative evidence[J]. Seizure,2022,94:142-160.

[17] KWON C,LIU M F,QUAN H,et al. The incidence of injuries in persons with and without epilepsy:A population

based study[J]. Epilepsia,2010,51(11):2247-2253.

[18] BOTEZ M I,JOYAL C,MAAG U,et al. Cerebrospinal fluid and blood thiamine concentrations in phenytoin—treated epileptics[J]. Neurol Sci,1982,9(1):37-39.

[19] OHTAHARA S,YAMATOGI Y,OHTSUKA Y. Vitamin B6 treatment of intractable seizures[J]. Brain Dev,2011,33(9):783-789.

[20] MILLER M,WEBER M,VALDES EV,et al. Changes in serum calcium,phosphorus,and magnesium levels in captive ruminants affected by diet manipulation[J]. J Zoo Wild Med,2010,41(3):404-408.

[21] 谢燕丽.硫酸镁用于子痫前期-子痫的再评价[J].国际妇产科学杂志,2011,38(3):182-185.

[22] CASTRO-GAGO M,PÉREZ—GAY L,GÓMEZ-LADO C,et al. The influence of valproic acid and carbamazepine treatment on serum biotin and zinc levels and on biotinidase activity[J]. J Child Neurol,2011,26(12):1522-1524.

[23] DEVIVO D C,BOHAN T P,COULTER D L,et al. L—carnitine supplementation in childhood epilepsy:current perspectives[J]. Epilepsia,1998,39(11):1216-1225.

[24] MIYAMOTO K,ICHIKAWA J,OKUYA M,et al. Too little water or too much:hyponatremia due to excess fluid intake[J]. Acta Paediatr,2012,101(9):e390-391.

[25] 余年,狄晴.饮食与癫痫——临床的误区和困惑[J].癫痫杂志,2016,2(4):349-354.

[26] 成月花,王红,李雪芬.随访护理对成人癫痫患者焦虑抑郁情绪及生活质量的影响[J].护理学杂志,2013,28(23):70-71.

[27] 秦虹琴.随访护理对癫痫患者焦虑、抑郁情绪及生活质量的影响[J].白求恩医学杂志,2015,13(4):453-454.

[28] VAN INGEN D J,NOVICKI D J. An effectiveness study of group therapy for anxiety disorders[J]. Int J Group Psychother,2009,59(2):243-251.

[29] 卢爱莲,程哲.健康教育对神经症患者焦虑抑郁情绪的影响[J].职业与健康,2011,27(17):1970-1971.

[30] 张瑞华,姚兴祺,刘春香.以医生为主导的电话访视模式对癫痫患者焦虑状态的影响[J].中国康复理论与实践,2010,16(10):976-978.

[31] 王瑶,金艳,刘永凤,等.心理护理在癫痫患者护理中的应用效果分析[J].当代护士,2019,26(36):45-46.

[32] 花倩,周进芳.癫痫患儿延续性护理服务需求研究进展[J].中华现代护理杂志,2021,27(28):3908-3911.

[33] 易倩,段微微,马婧.基于思维导图的健康教育结合CICARE沟通模式对学龄前癫痫患儿家属的影响[J].齐鲁护理杂志,2021,27(11):23-26.

第五十九章　癫痫发作与癫痫持续状态的处理

第一节　癫痫发作与癫痫持续状态定义与分类

一、癫痫发作的定义和分类

癫痫发作的定义及分类详见第三章,在此不再赘述。

二、癫痫持续状态的定义和分类

（一）癫痫持续状态的定义

传统癫痫持续状态(status epilepticus,SE)的定义为:1次癫痫发作持续30分钟以上,或反复多次发作持续>30分钟,且发作间期意识不恢复至发作前的基线状态。但对于30分钟的时间界定一直存在争议。基于癫痫持续状态的早期临床控制和对脑的保护,ILAE在2001年提出临床上更为实用的定义为:一次癫痫发作(包括各种类型癫痫发作)持续时间大大超过了该型癫痫发作大多数患者发作的时间,或反复发作,在发作间期患者的意识状态不能恢复到基线状态。从临床实际操作角度,全面性惊厥性发作持续超过5分钟,或者非惊厥性发作或部分性发作持续超过15分钟,或者5~30分钟内两次发作间歇期意识未完全恢复者,即可以考虑为早期癫痫持续状态(early SE或impending SE),因为此期绝大多数发作不能自行缓解,需紧急治疗以阻止其演变成完全的癫痫持续状态。

2015年ILAE分类与术语委员会和流行病学委员会组织了一个工作组来修订癫痫持续状态(Status epilepticus,SE)的概念、定义和分类。该工作组提出癫痫持续状态新的定义:由于终止癫痫的机制失灵或有了新的致痫机制,导致了异常久(超过t1)的癫痫发作。这可能对大脑造成长期损伤(超过t2),包括神经元的死亡、神经元损伤以及神经网络的改变,具体情况取决于癫痫发作的类型以及持续时间。新定义里提到的t1是指如果一种癫痫发作超过这个时间就可能一直持续下去,这个时间也是需要进行紧急干预的时间。t2指的是一种癫痫发作超过这个时间就会导致长期不良后果。不同类型癫痫发作的t1和t2是不同的,具体每种发作类型癫痫持续状态的t1和t2是多少,其实目前的资料并不多。表59-1提供了几种发作类型的t1和t2值。

表 59-1　不同类型癫痫持续状态的 t1 和 t2 值

癫痫持续状态的类型	t1	t2
强直-阵挛癫痫持续状态	5分钟	30分钟
伴意识损害的局灶癫痫持续状态	10分钟	大于60分钟
失神发作癫痫持续状态	10~15分钟*	未知

*目前的证据尚不足,需要今后进一步更多资料进行完善。

还需要注意的是,"癫痫持续状态"一词的含义实际为"癫痫发作的持续状态",既可见于癫痫患者的癫痫发作,也可见于其他病因(如脑炎、脑外伤等)所导致的癫痫发作。

（二）癫痫持续状态的分类

1. 按照癫痫持续状态持续时间及对治疗的反应进行分类

（1）癫痫持续状态(SE):癫痫发作>30分钟。

（2）难治性癫痫持续状态(refractory SE,RSE):对二线药物治疗无效,需全身麻醉治疗,通常发作持续>60分钟。

（3）超难治性癫痫持续状态(super RSE):全身麻醉治疗24小时仍不终止发作,其中包括减停麻醉药过程中复发。

2. 按照癫痫发作类型进行分类

（1）惊厥性癫痫持续状态(convulsive SE,CSE):根据惊厥发作类型进一步分为全面性及局灶性。

（2）非惊厥性癫痫持续状态(non-convulsive SE,NCSE):是指持续性脑电发作导致的非惊厥性临床症状,通常定义为>30分钟。诊断NCSE必须结合临床和

EEG,需满足:①明确的和持久的(>30 分钟)行为、意识状态或感知觉改变;②通过临床或神经心理检查证实上述改变;③EEG 持续或接近持续的阵发性放电;④不伴持续性的惊厥症状如肌肉强直、阵挛等。根据患者情况NCSE 又分为可活动患者的 NCSE(包括某些癫痫患者的不典型失神持续状态、复杂部分性发作持续状态等)和危重患者的 NCSE(包括 CSE 治疗后、中枢神经系统感染、中毒性脑病、脑血管卒中后、代谢性脑病等危重症意识障碍患者)。

2015 年 ILAE 的工作组将癫痫持续状态根据癫痫发作类型又进行了更加具体的分类,具体见表 59-2。

表 59-2 根据癫痫发作类型的癫痫持续状态分类

1. 伴有明显的运动症状
（1）惊厥性癫痫持续状态(CSE,同义词:强直-阵挛 SE)
1）全面性惊厥性
2）局灶性发作演变为双侧惊厥性癫痫持续状态
3）不能确定局灶性或者全面性
（2）肌阵挛癫痫持续状态(有明显癫痫性肌阵挛)
1）伴昏迷
2）不伴昏迷
（3）局灶性运动性
1）反复局灶性运动性癫痫发作(杰克森发作)
2）持续性部分性癫痫(epilepsia partialis continua, EPC)
3）旋转性发作癫痫持续状态
4）眼阵挛发作癫痫持续状态
5）发作性瘫痪(局灶性运动抑制性癫痫持续状态)
（4）强直性发作癫痫持续状态
（5）过度运动癫痫持续状态
2. 无明显运动症状的癫痫持续状态(nonconclusive SE,非惊厥性癫痫持续状态,NCSE)
（1）伴昏迷的 NCSE(包括所谓的"微小"SE)
（2）不伴昏迷的 NCSE
1）全面性
①典型失神发作癫痫持续状态
②非典型失神发作癫痫持续状态
③肌阵挛失神发作癫痫持续状态
2）局灶性
①无意识损害(先兆持续状态,伴自主神经的、感觉的、视觉的、嗅觉的、味觉的、感情的/精神的/经验的或听觉的症状)
②失语性癫痫持续状态
③伴意识损害
3）不能确定局灶性或全面性
自主神经性癫痫持续状态

3. 按照癫痫持续状态的病因分类

（1）已知病因(症状性)

1）急性(acute):癫痫持续状态发生与感染性、代谢性、中毒性或血管性等因素所导致的脑急性损伤(通常<7 天),如卒中、中毒、疟疾、脑炎等。

2）远期性(remote):癫痫持续状态发生与既往脑损伤或先天皮质发育异常等静止性脑部病灶有关。如:脑外伤后、脑炎后、脑卒中后等。

3）进行性(progressive):癫痫持续状态发生与进展性疾病累及脑部有关。例如:脑肿瘤、Lafora'病及其他进行性肌阵挛脑病、痴呆等。

4）确定的电-临床综合征中的癫痫持续状态。

（2）未知病因(隐源性):据国外的资料显示,癫痫持续状态的年发病率为(18~41)/100 000,31%~43%的癫痫持续状态会发展成为难治性。难治性癫痫持续状态的危险因素包括:非惊厥性癫痫持续状态、以局灶性运动性癫痫发作起病、诊断和治疗延迟。癫痫持续状态的致死率在 19%~26%,并随着年龄的增加而增加。而难治性癫痫持续状态的致死率在 23%~48%。

第二节　癫痫持续状态的发生机制和预后

一、机制

癫痫持续状态可导致脑损伤,尤其是边缘系统,目前已在海马区发现典型的神经元坏死、缺失,但目前脑损伤的机制仍然未阐明,可能的机制包括:

1. 颅内的生理改变　持续的癫痫发作不仅可以引起颅内细胞代谢紊乱、葡萄糖和氧耗竭、离子跨膜运动障碍、血供减少,从而影响细胞正常生理功能导致神经元变性、坏死。

2. 神经元的异常调控　可能与神经元痫性活动过程的调控相关,引起神经元死亡的不可逆程序,导致神经元的损伤。

3. γ-氨基丁酸(GABA)浓度降低或受体减少　癫痫持续状态发作时脑组织对葡萄糖及底物的利用降低,导致抑制性神经递质 GABA 量降低,神经元突触后膜的抑制作用减弱,激发神经元过度兴奋及痫性发作发生。

4. N-甲基-D-天门冬氨酸受体(NMDAR)调控神经元损伤　谷氨酸是最常见的兴奋性神经递质,对 NMDA 受体有高度特异性,在癫痫持续状态中调节神经元过度兴奋可调控神经元损伤。

二、并发症和预后

癫痫持续状态除可导致脑部损伤外,还可以导致全身多个器官出现受累,表 59-3 列出了癫痫持续状态的全身并发症。据统计成人癫痫持续状态病死率 15% ~20%,小儿癫痫持续状态病死率 3% ~15%,与缺氧缺血病因相关的癫痫持续状态病死率高,达 60% ~70%。癫痫持续状态出现脑萎缩等慢性脑病的发生率为 6% ~15%,发展为慢性癫痫发作的概率为 20% ~40%。复杂型热性惊厥患儿发生惊厥性癫痫持续状态后,约 30%遗留慢性癫痫发作。多项回顾性研究表明,RSE 占所有癫痫持续状态患者的 31.0% ~43.0%。病因是影响预后的关键独立因素,包括急性和慢性两种,急性病因一般是因为终止抗癫痫发作药物(anti-seizure medication,ASM)使用引起,预后情况比较好,对于慢性病因,比如快速进展相应原发性脑肿瘤、脑炎以及大卒中等具有较差预后。除此之外,患者年龄、具体临床表现等也会影响到 RSE 预后,患者短期病死率处于 16.0% ~39.0% 范围内,总病死率为非 RSE 的 3 倍多,其中 39.1% 为严重神经功能障碍者,13.0% 为轻度神经功能障碍者。年龄较大、躯体共存疾病亦为死亡的独立危险因素。此外,癫痫持续状态的死亡在某种程度上是由于反复肌肉抽搐的代谢性应激所致。横纹肌溶解、乳酸性酸中毒、吸入性肺炎、神经源性肺水肿和呼吸衰竭均可能与惊厥并发,加速患者死亡。除病死率高外,癫痫持续状态还可导致多种精神和躯体疾病。

表 59-3　癫痫持续状态的全身并发症

筛查诊断工具	全身并发症	严重后果
体格检查	肌肉骨骼损伤	骨折,骨脱位,颅内出血,药物皮疹
尿量与肌酸激酶	肾损伤 急性肾小管坏死 横纹肌溶解症	肾衰竭
肌钙蛋白、心电图	心肌损伤 非 ST 抬高性心肌梗死 应激性心肌病 心源性肺水肿	心源性休克,心律失常,低氧血症
胸片、肺部听诊	肺损伤 通气不足 神经心源性肺水肿 黏液堵塞	低氧血症,急性呼吸窘迫综合征,败血症

1. 生存质量下降　与未患癫痫持续状态的成人相比,癫痫持续状态患者会丧失独立能力、就业不足、身体活动减少和物质使用增加,这些都对生存质量有不利影响。

2. 焦虑与抑郁　癫痫持续状态患者比一般人群更常出现抑郁、焦虑和自杀倾向,常规随访时应对这些进行评估。同时应重视抗癫痫药改变心境的副作用,在新发抑郁或自杀倾向的患者中,这些副作用可能是促成因素。

3. 认知损伤　诊断癫痫持续状态时常有认知损害,并且认知损害可能逐渐加重。促成因素包括癫痫基础病因、药物和其他癫痫疗法的副作用、频繁或长时间癫痫发作以及合并心境障碍。

4. 睡眠障碍　特别是阻塞性睡眠呼吸暂停(OSA)和失眠,在癫痫持续状态患者中常见,并且可能导致癫痫发作控制和生存质量恶化。

5. 躯体合并症　癫痫持续状态成人患者的躯体合并症发生率增加,包括心脏病、高血压、脑卒中、肥胖和代谢性骨病。

第三节　一般癫痫发作的处理原则

短暂的癫痫发作一般不需要紧急情况药物治疗,因为发作期用药并不能影响癫痫发作的过程。但可做以下处理:

1. 明确癫痫发作的诊断。

2. 严密观察　观察意识、瞳孔及生命体征变化,注意记录癫痫发作的具体症状学表现,如头是否向一侧偏斜等。

3. 注意保护,防止意外伤害　如为全面强直、阵挛或强直-阵挛发作,癫痫样发作过程中应保持头部向一侧偏斜,维持呼吸道通畅,避免窒息及误吸,避免舌咬伤,但不要强行撑开患者的口部或试图塞入物体,对于任何可能导致窒息或缺氧的发作,应给予氧气吸入,同时注意不要过度用力按压患者,以免造成骨折;如果为复杂部分性发作的患者要注意其无意识地行走和活动中可能造成对自身或周围人员的伤害。

4. 积极寻找原因　要询问患者及家属是否按时服药,有无诱发因素,必要时检查血常规、血糖,电解质及肝、肾功能、ASM 浓度等,如有条件可进行脑电图同步记录。

5. 出现以下情况才需要呼叫救护车或给予紧急处理　①发生身体受伤;②抽搐动作持续超过 5 分钟,或超过这个患者通常发作的时间(即出现癫痫持续状态);③患者不能快速恢复意识;④癫痫发作很快再次出现;⑤心肺系统受到损害。

非惊厥性癫痫发作不那么剧烈,但仍有可能让旁观者不安,让受害者难堪。同样,药物治疗在短暂发作中并不起作用。如果患者发作时未出现意识丧失,应该以同情心对待患者,同时减少不必要的慌乱。如果患者发作时意识有损害或者处于神志不清的状态中,有必要防止采取措施避免受伤或减少危险(例如避免走失),同时减少限制,因为限制常常会增加患者意识错乱及引起烦乱或偶尔的暴力。

为了减少突发性癫痫发作的影响,尤其是如果出乎意料的发作可能会让别人感到恐惧或困扰,一个癫痫患者如果有可能在任何特殊情况下发作(例如在学校或工作中),最好事先告知可能会在场的人(例如同学、同事、监护人、主管等),并提供关于急救措施的简单建议。

第四节　癫痫持续状态的病因评估

在所有癫痫持续状态病例中,确定发病原因至关重要。特别是新发的癫痫持续状态或者是难治性的癫痫持续状态。癫痫持续状态的病因因年龄不同而不同,同时,也取决于患者是否有已经确定的癫痫病史。在不同的临床情况下,所需的检查也不同。通常需要进行计算机断层图像(CT)、磁共振成像(MRI)和脑脊液检查。一旦通过急救措施使患者的临床状态稳定和ASM疗法已经应用,尽快实施必要的检查。但实施腰椎穿刺时需要在有复苏设备时进行,因为在癫痫持续状态下颅内压通常会升高。

在新发的癫痫持续状态中,几乎总是伴随着急性脑功能紊乱,常见的原因为脑炎、脑膜炎、创伤、卒中、急性中毒、发热、急性代谢或免疫功能紊乱。对于已知患有癫痫的患者,癫痫持续状态通常是由ASM停药或者减量、或某种急性并发症引起的。如果癫痫持续状态是因停药而出现,则应立即恢复停用的药物,即使是很低的剂量,通常也会迅速终止癫痫持续状态。

2015年美国神经病学学会在关于癫痫持续状态的综述中总结了癫痫持续状态时需要完善的基本实验室检查(表59-4)和针对隐源性癫痫持续状态及新发难治性癫痫持续状态的实验室检查(表59-5)。

表 59-4　癫痫持续状态的基本实验室检查

分类	检查项目
病因学筛查	血糖、ASM浓度、电解质、酸碱平衡紊乱、动脉血气分析、基础代谢套餐、血乳酸、急性器官衰竭、肌酐、血尿素氮、转氨酶(谷丙/谷草转氨酶)、血氨、血钙、血镁、血磷、中毒分析、酒精浓度
系统性损伤筛查	肌酸激酶、肌钙蛋白
脑脊液检查(有需要时)	细胞计数、糖、蛋白质、革兰氏染色和细菌培养、单纯疱疹病毒PCR或其他病原学检查

表 59-5　隐源性癫痫持续状态及新发难治性癫痫持续状态的实验室检查

检查项目	使用条件
影像学	
颅脑MRI	当病史、初步实验室检查、颅脑CT及腰穿检查后仍不能明确病因时
胸/腹/盆腔CT	当病史、初步实验室检查、颅脑CT、腰穿及颅脑MRI检查后仍不能明确病因时
卵巢或睾丸超声	当病史、初步实验室检查、颅脑CT、腰穿、颅脑MRI及胸/腹/盆腔CT检查后仍不能明确病因时
脑脊液	
包括病毒、细菌、真菌、寄生虫等在内的病原学检查 包括寡克隆区带、IgG合成指数、抗神经元表面抗原抗体、抗细胞内抗原抗体及14-3-3蛋白等检查	当患者通过前面的影像学检查仍不能明确病因时,可根据现病史、接触史、人口统计学、并发症及家族史的提示进行相关的检查
血液	
病原学检查 风湿免疫全套 副肿瘤抗体全套 自免脑抗体全套 卟啉类检测 重金属检测 基因检测(包括线粒体病,如POLG1)	当患者通过前面的影像学检查仍不能明确病因时,可根据现病史、接触史、人口统计学、并发症及家族史的提示进行相关的检查
全身PET扫描	当所有上面的检查都不能明确诊断时
血管造影	当颅脑MRI、脑脊液分析和(或)血液检查提示为血管炎时

第五节　惊厥性癫痫持续状态的处理

惊厥性癫痫持续状态(convulsive SE, CSE)是指伴有躯体肌肉抽搐的癫痫性持续状态。发病率及病死率远高于非惊厥性癫痫持续状态。早期识别并及时终止癫痫持续状态,可防止持续发作带来的神经损伤及药物抵抗,有效改善预后。本节将针对 CSE 的处理进行论述。

一、治疗原则

1. 尽早治疗,遵循癫痫持续状态处理流程,尽快终止发作。

2. 查找癫痫持续状态病因,如有可能进行对因治疗。

3. 支持治疗,维持患者呼吸、循环及水电解质平衡。

二、处理流程

1. 院前治疗　早期癫痫持续状态多数发生于院外(通常无静脉通路),有效的院前治疗可以明显缩短癫痫持续状态的持续时间。院前治疗的选择为:咪达唑仑(鼻腔/口腔/肌内注射)或地西泮(直肠给药)。目前国内尚无咪达唑仑鼻腔黏膜用药剂型及地西泮直肠用剂型。

2. 院内治疗　各医疗机构需结合其可选药物情况,在遵循总体原则的基础上,建立可行的操作流程。

(1) 一线治疗药物(发作持续时间>5 分钟):为苯二氮䓬类药物,包括劳拉西泮(国内尚无)、地西泮、咪达唑仑(非静脉应用)。

(2) 二线治疗药物(发作持续时间>30 分钟):苯妥英、磷苯妥英(fosphenytoin)、苯巴比妥(有争议,儿童常用)、左乙拉西坦静脉剂型,部分国家还推荐使用丙戊酸(静脉)、左乙拉西坦(静脉,临床经验尚少)。目前国内无苯妥英、磷苯妥英。

(3) 三线治疗药物(针对难治性癫痫持续状态):主要为麻醉药,包括咪达唑仑(静脉用)、丙泊酚、戊巴比妥、硫喷妥等。

(4) 超难治性癫痫持续状态的其他治疗选择:目前对于超难治性癫痫持续状态尚缺乏有效的治疗手段,应积极寻找病因,争取对因治疗。可以尝试:免疫治疗(甲泼尼龙、大剂量丙种球蛋白、血浆置换等)、$MgSO_4$、生酮饮食治疗、利多卡因、低温治疗、氯胺酮、某些病例尝试外科治疗。

表 59-6 列出了癫痫持续状态临床处置及药物治疗流程。表 59-7 列出了癫痫持续状态治疗常用抗惊厥药的负荷剂量与维持剂量。

表 59-6　成人与儿童 CSE 治疗流程

时间	临床处理
观察期(0~5 分钟)	生命体征检测 鼻导管或面罩吸氧,必要时气管插管 静脉通路建立 启动心电图监测 血糖、血常规、血液生化、动脉血气分析 血、尿药物浓度或毒物筛查
第一阶段(5~20 分钟) 初始治疗	首选苯二氮䓬类药物: 　肌内注射咪达唑仑(单次剂量:0.2mg/kg,最大剂量 10mg)或 　静脉注射地西泮(单次剂量 0.15~0.2mg/kg,最大剂量:10mg,间隔 5 分钟可以重复一次剂量) 　如果以上药物均不可用,请选择以下选项之一: 　静脉注射苯巴比妥(单剂量 15mg/kg)或 　地西泮灌肠(单剂量 0.2~0.5mg/kg,最大剂量:20mg)
第二阶段(20~40 分钟) 二线治疗	如发作未终止,启动第二阶段静脉治疗 首选的二线治疗(目前尚未有足够的理论证据): 选择以下选项之一,单剂使用 　磷苯妥英(单剂量 20mgPE/kg,最大:1 500mgPE)或 　静脉注射丙戊酸(单剂量 40mg/kg,最大:3 000mg)或 　静脉注射左乙拉西坦(单剂量 60mg/kg,最大:4 500mg) 　如果以上选项均不可用,可选用: 　静脉注射苯巴比妥(单剂量 15mg/kg)

时间	临床处理
第三阶段(40~60分钟) 三线治疗	转入 ICU,气管插管/机械通气,持续脑电监测,静脉给药终止 RSE 丙泊酚:2mg/kg 负荷静脉注射,可追加 1~2mg/kg 直至发作控制,然后 1~10mg/(kg·h)维持(注意:持续应用可能导致丙泊酚输注综合征) 咪达唑仑:0.2mg/kg 负荷量输注,后续持续静脉泵注[0.05~0.40mg/(kg·h)]
super-RSE	选择以下手段(可联合): 　静脉用氯胺酮 　电痉挛休克 　低温 　生酮饮食

表 59-7　癫痫持续状态治疗常用抗惊厥药的负荷剂量与维持剂量

药名	负荷剂量	输注速率	维持剂量	半衰期(h)
劳拉西泮	0.1mg/kg	2mg/min		8~25
地西泮	0.15mg/kg	5mg/min(>2min)		28~54
苯妥英钠	18~20mg/kg	50mg/min	1.5mg/kg,3/d	24
磷苯妥英钠	18~20mg/kg	150mg/min	1.5mg/kg,3/d	24
苯巴比妥	18~20mg/kg	50mg/min	0.5~1mg/(kg·h)	48~120
丙戊酸盐	15~25mg/kg	3~6mg/(kg·min)	4~8mg/kg,3/d	15
咪达唑仑	0.2mg/kg		0.05~2mg/(kg·h)	3
丙泊酚	3~5mg/kg		1~15mg/(kg·h)	2
戊巴比妥	5~15mg/kg		0.5~10mg/(kg·h)	15~60
硫喷妥钠	100~200mg/kg		5mg/(kg·h)	12~36
左乙拉西坦	500~1 000mg	15min	500~1 500mg,2/d	6~8

第六节　非惊厥性癫痫持续状态的处理

一、定义和流行病学

Shorvon 于 1994 年提出"非惊厥性癫痫持续状态(non-convulsive status epilepticus,NCSE)是指脑电图上持续的痫样放电,导致出现临床上的非惊厥性发作",其具体可表现为失语、遗忘、意识障碍或行为改变,包括意识模糊、昏迷、谵妄、躁狂等。有时也可出现自动症、眼球偏斜、眼球震颤样运动(常为水平性)或面部、口周、腹部及肢体的轻微抽动等。亦有学者认为 NCSE 的定义应包括临床表现(包括意识障碍)、发作期脑电图的异常以及对治疗的反应。脑电图出现痫样放电及对ASMs 治疗有反应者更加支持 NCSE 的诊断,但治疗无反应并不意味着能除外 NCSE 的诊断。由于 NCSE 的诊断很大程度上依靠脑电图结果,为了规范 NCSE 患者的脑电图术语及分级,2013 年萨尔茨堡会议上欧洲专家提出了基于计算机系统的标准化脑电图报告(standardised computer-based organised reporting of EEG,SCORE)平台,同时提出 NCSE 的操作性临床诊断标准(表 59-8)。对于癫痫持续的时间,多数专家建议持续 30 分钟以上定义为 NCSE。值得注意的是 NCSE 主要是用来描述一种大脑的反应状态,很大程度上取决于患者的年龄、大脑完整性、发育和成熟程度,同时与癫痫综合征和癫痫性电活动的解剖定位也有关。另外,NCSE 的电活动可以出现多种形式。目前的流行病学资料显示 NCSE 的发病率为(2~20)/10 万,ASE 占 SE 的 1%~6%,SPSE 占癫痫持续状态的 9%~23%,CPSE 占 16%~43%。

二、分类

根据临床发作形式 NCSE 可以分为 4 种亚型:失神癫痫持续状态(absence SE,ASE)、简单部分性癫痫持续状态(simple partial SE,SPSE)、复杂部分性癫痫持续状态(complex partial SE,CPSE)和昏迷中的癫痫持续状态(SE in coma),包括轻微的癫痫持续状态(subtle SE,SSE)。其中 ASE 又分为典型、非典型和晚发 ASE。

表 59-8　NCSE 的操作性临床诊断标准

1. 不伴已知癫痫性脑病患者

   癫痫样放电>2.5Hz

   癫痫样放电≤2.5Hz 或节律性 δ/θ 活动（>0.5Hz），且满足以下条件之一者：

   a. 使用静脉 ASM 后脑电图及临床状态有改善*

   b. 在上述脑电图形式下出现轻微的临床发作现象

   c. 典型的时空演变#

2. 伴已知癫痫性脑病患者

   与基线相比上述特征的突出性或频率有所增加，且临床状态有可以察觉的变化

   临床和脑电图特征在使用静脉 ASM 后有改善

---

* 如果脑电图有改善而临床无改善，或者仅有波动而无确定的演变，应当考虑为可能的 NCSE

\# 递增式起始（电压增加及频率改变），或者放电方式有演变（频率改变>1Hz 或部位发生改变），或者渐弱式终止（电压或频率）

三、不同类型 NCSE 的介绍

ASE 主要表现为意识状态的改变，但也有报道可见轻微的运动症状。患者可以完成进食、饮水等动作，能躲避疼痛、四处走动及对简单指令作出反应等。典型 ASE 的持续时间从数分钟到数天、数周不等。患者通常未陷入昏迷，但是 ASE 可能因全面性强直-阵挛性发作而间断。脑电图表现为 3Hz 的全面性棘慢波发放。在发作后期，脑电图表现可变得不规律，频率变慢。典型 ASE 常在特发性全面性癫痫的基础上发生，特别是失神发作或青少年肌阵挛癫痫。不恰当的 ASM 治疗（如卡马西平）、发热、过度换气、兴奋、疲劳、月经期或睡眠—觉醒周期均可诱发。非典型 ASE 临床症状与典型 ASE 有时较难鉴别，但非典型 ASE 的意识改变程度较典型 ASE 患者更严重，如出现眼睑肌阵挛样抽动或口周自动症则加强了诊断为非典型 ASE 的依据。与典型 ASE 相比，其发作期的脑电图不规律，为 2.5~4.0Hz 的棘慢波发放。

SPSE 的症状主要为患者的主观感觉，且通常无特异性，如听觉异常、失语、感觉异常、味觉或嗅觉改变、精神症状、自主神经症状及行为改变等。与 CPSE 不同的是，SPSE 的患者不出现与环境接触能力的改变，意识正常。脑电图表现为不同频率的局灶性棘波或棘慢复合波。但因其较局限，头皮脑电图有时未能出现上述异常，此时诊断须依赖于临床症状。

CPSE 一定会出现意识的改变，通常表现为与环境

接触能力的改变。患者出现意识模糊及行为异常，如口部或手部自动症等。与 SPSE 相比，CPSE 的痫样放电可更加广泛，通常为双侧性，这也能解释 CPSE 临床症状的多样性。

昏迷中的癫痫持续状态并不常见，在超过 8% 的没有癫痫发作证据的昏迷患者可以出现。诊断也是充满争议的，因为在很多资料中，暴发抑制、周期性放电及脑病性三相波已经被认为是癫痫持续状态的脑电特点，但这些恰恰也是大脑广泛皮质损伤及功能障碍的表现。

SSE 可以是惊厥性癫痫持续状态未治疗或者治疗不充分的自然进展。在某些患者中，虽然惊厥性癫痫发作基本控制，但脑电图仍然有持续的电发作，临床上可以没有动作或者非常细小的动作，例如面部肌肉、眼部肌肉或四肢末梢节律性抽搐。这种 SSE 往往是缺氧性脑损伤的继发改变，预后较差。有少量证据证明用深度麻醉及联用多种 ASMs 可以改善一部分患者最终的预后。但对于那些临床有重复动作，但脑电图没有对应改变的，使用 ASMs 及过度的镇静治疗都是不推荐的。

四、治疗

NCSE 的治疗根据临床类型和病因不同而有所区别。鉴于除 SSE 外，NCSE 与 CSE 相比较少造成急性和慢性的全身系统性并发症，在麻醉药物的使用方面，建议采取较 CSE 相对保守的治疗。但这并不意味着延迟 NCSE 的初始治疗。如果 NCSE 的诊断成立，应尽快给予 ASMs。治疗前 NCSE 持续时间越长，终止发作的难度越大。文献报道，典型 ASE 和晚发的原发性 ASE 患者通常可在静脉给予 10mg 地西泮或 4mg 劳拉西泮后停止发作。如果给予前述治疗 10 分钟后癫痫持续状态仍未终止，可再次给予相同剂量重复 1 次。如发作仍未控制，则静脉应用丙戊酸 25~45mg/kg，推注速度为 6mg/（kg·min），或苯巴比妥 20mg/kg，推注速度为 50mg/（kg·min）。某些 ASE 患者，是因为 ASMs（如苯妥英或卡马西平）应用不当，对初始治疗的苯二氮䓬类药物往往不敏感，对此停用相应的 ASMs 可使之终止。SPSE 和 CPSE 对初始治疗药物的反应取决于患者既往有癫痫病史还是源于急性或进展性的全身性或中枢神经系统疾病。如果患者既往有额叶或颞叶癫痫病史，则 SPSE 和 CPSE 可能会自行终止或在静脉应用地西泮或劳拉西泮后可有效终止发作。为预防癫痫持续状态复发，可重复 1 次上述剂量。尽管 CPSE 复发较为常见，但苯二氮䓬类和磷苯妥英通常可以防

止复发。源于急性的全身或中枢神经系统疾病的 SPSE 或 CPSE 对一线癫痫持续状态治疗药物通常表现为耐药,需要静脉应用苯巴比妥或丙戊酸,其中苯巴比妥的推荐剂量为 20mg/kg 静脉注射,丙戊酸的推荐剂量为 25~45mg/kg。表 59-9 列出了不同类型的 NCSE 的治疗建议。

表 59-9　非惊厥性癫痫持续状态(NCSE)的治疗建议

类型	治疗选择	其他
典型失神 SE	静脉注射或口服苯二氮䓬类药物	乙酰唑胺、丙戊酸(丙戊酸钠)
不典型失神 SE	口服或静脉注射丙戊酸	口服或静脉注射苯二氮䓬类药物(谨慎使用),拉莫三嗪,托吡酯
部分性发作 SE	口服,直肠或静脉注射苯二氮䓬类药物	静脉注射劳拉西泮和苯妥英钠/磷苯妥英或苯巴比妥
昏迷中的 NCSE	静脉注射苯二氮䓬类药物及苯妥英(磷苯妥英)或苯巴比妥	硫喷妥钠、戊巴比妥(戊巴比妥酮),丙泊酚或咪唑安定联合麻醉

鉴于部分药物如劳拉西泮与磷苯妥英并未在我国批准上市。因此,2013 年中华医学会神经病学分会脑电图与癫痫学组发表了非惊厥性癫痫持续状态的治疗专家共识,共识中,对于 ASE(发作非 ASMs 应用不当)、SPSE、CPSE 与 SSE 患者,首选静脉注射苯二氮䓬类药物。若发作未终止,可重复相同剂量的苯二氮䓬类药物。如发作仍未控制,可静脉或肌内注射 1 种 ASM(非苯二氮䓬类),或静脉注射另外一种苯二氮䓬类。此后的选择还有静脉注射苯二氮䓬类+1 种 ASM(非苯二氮䓬类),以及静脉或肌内注射第二种 ASM(非苯二氮䓬类)。静脉注射麻醉药物仅在 SSE 患者中考虑应用。对于发作系 ASMs 应用不当所致的 ASE 患者,首选治疗为停用这些 ASMs。NCSE 的临床转归通常较好,故使用静脉用麻醉药时需谨慎。本共识提示,30% 以上的专家建议在发作持续>60 分钟后开始应用麻醉药物。可应用的麻醉药物有:丙泊酚、戊巴比妥、硫喷妥钠与咪达唑仑(各类药物应用的首次剂量和维持剂量参见前文)。

五、总结

总之,NCSE 是我们神经内科、外科、儿科、ICU 病房中,不容忽视的一类临床疾患,它的临床诊断较 CSE 困难,治疗的时机和策略与 CSE 有所不同,治疗的目的是迅速终止 NCSE 导致的临床和 EEG 后果。在由 CSE 进展而来的 NCSE 患者中,治疗有时非常困难,但仍有必要进行积极治疗。在 ASE 病例或一些 CPSE 病例中采取多大程度的积极治疗需要结合这种发作可能对患儿造成的预后进行判断。对所有疑似出现 NCSE 的昏迷患者采取积极治疗有益还是有害尚存在争议。因此目前临床仍需要大样本、高质量的临床对照试验,因为某些治疗措施本身也会导致很高的病死率。

(操德智　朱艳伟)

参考文献

[1] 中华医学会神经病学分会脑电图与癫痫学组.非惊厥性癫痫持续状态的治疗专家共识[J].中华神经科杂志,2013,46(2):133-137.

[2] 中国医师协会神经内科分会癫痫专委会.成人全面性惊厥性癫痫持续状态治疗中国专家共识[J].国际神经病学神经外科学杂志,2018,45(1):1-4.

[3] TRINKA E, COCK H, HESDORFFER D, et al. A definition and classification of status epilepticus-Report of the ILAE Task Force on Classification of Status Epilepticus[J]. Epilepsia,2015,56(10):1515-1323.

[4] TRACY G, SHLOMO S, DAVID G, et al. Evidence-Based Guideline: Treatment of Convulsive Status Epilepticus in Children and Adults: Report of the Guideline Committee of the American Epilepsy Society[J]. Epilepsy Currents,2016,16(1):48-61.

[5] KORFF C M, NORDLI D R. Diagnosis and management of nonconvulsive status epilepticus in children[J]. Nature Clinical Practice Neurology,2007,3(9):505-516.

[6] WALKER D M C. Diagnosis and Treatment of Nonconvulsive Status Epilepticus[J]. CNS Drugs,2001,15(12):931-939.

[7] BOER S D. Guidelines for EEG in encephalopathy related to ESES/CSWS in children[J]. Epilepsia,2009,50 Suppl 7(supplement 7):13-17.

[8] VASQUEZ A, GAÍNZA-LEIN M, FERNÁNDEZ I S, et al. Hospital Emergency Treatment of Convulsive Status Epilepticus: Comparison of Pathways From Ten Pediatric Research Centers[J]. Pediatric Neurology,2018,Volume 86:33-41.

[9] GASPARD N, HIRSCH L J, SCULIER C, et al. New-onset refractory status epilepticus(NORSE)and febrile infection-related epilepsy syndrome(FIRES):State of the art and perspectives[J]. Epilepsia,2018,59(4):745-752.

[10] HOLTKAMP M, MEIERKORD H. Nonconvulsive status ep-

ilepticus：a diagnostic and therapeutic challenge in the intensive care setting［J］. Therapeutic Advances in Neurological Disorders，2011，4（3）：169-181.

［11］ MEIERKORD H，HOLTKAMP M. Non-convulsive status epilepticus in adults：clinical forms and treatment［J］. The Lancet Neurology，2007，6（4）：329-339.

［12］ HOCKER S E. Status Epilepticus［J］. Continuum（Minneap Minn），2015，21（5 Neurocritical Care）：1362-1383.

［13］ SHORVON S. What is nonconvulsive status epilepticus，and what are its subtypes？［J］. Epilepsia，2007，48 Suppl 8（s8）：35-38.

［14］ KNAKE S，ROSENOW F，VESCOVI M，et al. Incidence of status epilepticus in adults in Germany：a prospective，popu-

lation-based study［J］. Epilepsia，2001，42（6）：714-718.

［15］ MEIERKORD H，HOHKAMP M. Non-convulsive status epilepticus in adults：clinical forms and treatment［J］. Lancet Neurol，2007，6（4）：329-339.

［16］ 孙建英，迟兆富. 癫痫持续状态神经元损伤机制的研究进展［J］. 脑与神经疾病杂志，2005，13（1）：69-70.

［17］ BENICZKY S，HIRSCH L J，KAPLAN P W，et al. Unified EEG terminology and criteria for nonconvulsive status epilepticus［J］. Epilepsia，2013，54 Suppl 6：28-29.

［18］ 廖建湘. 儿童非惊厥性癫痫持续状态的诊断与治疗［J］. 中华实用儿科临床杂志，2017，32（12）：893-897.

［19］ 中国抗癫痫协会. 临床诊疗指南：癫痫病分册［M］. 北京：人民卫生出版社，2015.

第六十章　癫痫的社会人文问题

癫痫是最常见的慢性神经系统疾病之一，全世界约有 5 000 万人受累，每年新增病例超过 500 万。癫痫占全球疾病负担的 0.5%，影响不同国家不同收入水平所有年龄段的人群。其中，近 80% 的癫痫患者生活在中低收入国家，导致其疾病负担最为沉重。在低收入国家，3/4 的患者得不到必要的治疗。癫痫患者过早死亡的风险明显增加。大约一半患有癫痫的成年人同时有躯体和心理疾病，而这些疾病又加重了癫痫发作。癫痫患者由于在人权、教育、工作、居住和社区服务等方面的需求得不到满足，因而降低了他们的生活质量。癫痫是一种可治疗的疾病。通过综合管理和具有成本效益的抗癫痫药物，约 70% 的癫痫患者发作可以完全控制。世界卫生组织已证明，可以通过初级卫生保健途径提供癫痫的识别、诊断和治疗。然而，在许多国家，癫痫患者仍然难以获得适当的和负担得起的医疗保健。无论是在发达国家还是发展中国家，癫痫都是重要的公共卫生问题之一。

一、癫痫的历史

对癫痫的文字记载可追溯到四千多年前的汉谟拉比法典。在古代，人们把无法解释的现象均归于神灵，因此癫痫被认为是一种由于神灵侵入身体而引起的"神圣病"。英语 epilepsy（癫痫）一词源于希腊语昆虫学术语 epilambanein，意思是"抓住"或"攻击"。许多社会文化往往认为癫痫有神秘或超自然起源的意思，对它存在着长期的、传统的误解，甚至是公开的歧视。公元前 400 年，被西方尊为"医学之父"的古希腊著名医生希波克拉底纠正了这个错误的观念，认为"世上根本没有什么神病，是癫痫病"，并指出其病因在脑部。1873年，英国神经病学家约翰·休林斯·杰克逊提出了"癫痫是大脑灰质偶然的、突发的、过度的、快速的和局部的放电"的观点。

二、癫痫患者的生活质量

世界卫生组织（1996）将生活质量定义为在与个人生活、奋斗目标、期望值、思想和价值标准相关的特定文化和价值系统下，个人对其社会位置的客观感知。相比

其他慢性疾病，癫痫发作的突然性、反复性和不可预知性，以及对癫痫患者可能造成的认知功能损害和心理负担（如患者存在的羞耻感问题）会对患者的生活质量产生更为强烈的影响。而长期照料患者、社会歧视等因素同样也给其家人带来巨大的心理压力和沉重的经济负担。癫痫对生活质量的影响主要表现在躯体健康、病耻感、心理障碍、认知功能和社会功能等方面。

（一）躯体健康

癫痫的频繁发作是影响生活质量的独立风险因素，发作频率与生活质量呈负相关。特别是反复发作的全面性发作，造成患者的生理功能损害，导致头痛、头昏、胃肠不适、四肢乏力、疲乏等躯体症状，使得日常生活能力下降。发作时还可能引起身体的意外损伤，如舌咬伤、烫伤、烧伤、颅脑外伤、骨折和软组织挫伤等，甚至高处坠落、溺水等意外死亡。

（二）病耻感

心理状态与患者生活质量的相关性远大于发作频率及疾病的严重程度。即使癫痫发作得到完全控制之后，患者的孤立感、社会隔绝感、被歧视和病耻感（stigma）等心理反应仍可长期存在。病耻感主要有多种类型：自我病耻感和内化病耻感是指癫痫发作时的病耻感以及对遭遇癫痫相关的现实病耻感的恐惧。现实病耻感和制度化病耻感反映了癫痫患者在社区中遭遇的歧视行为。一项针对可以预测病耻感的文化、人口统计学、疾病相关因素和社会心理因素等 25 项定量研究表明，较强烈的自我病耻感与自我效能感降低、癫痫不良预后和癫痫发作严重程度均有关。现实病耻感的预测因子包括癫痫知识水平低、低教育水平、低社会阶层和社会经济地位，在农村、宗教群体生活，因此不同地域间和国家间癫痫病耻感也存在一定的差异。癫痫知识掌握程度和歧视及羞耻感也相关联。研究表明，对癫痫了解较少的人，或与癫痫患者没有接触过的人，对癫痫的态度较差。对癫痫的误解加剧了对癫痫的消极态度，这些延续了几个世纪的误解包括将癫痫视为被魔鬼附身而疯癫、被神施法或惩罚、精神错乱、无法治疗的、传染性的、遗传性的等。事实上，癫痫患者不传染，没有被附身，不是恶魔，也没有疯癫。许多这样的误解起源于对

脑部疾病认识不足的那个时代。在缺乏癫痫知识或缺乏循证治疗的文化社区中，误解是普遍存在的。

（三）心理障碍

抑郁是癫痫患者最常并发的心理障碍，是影响癫痫患者生活质量的独立因素。反复发作的癫痫患者，抑郁的患病率是一般人群的 3 倍。对于难治性癫痫患者，抑郁对生活质量的影响甚至超过发作频率及发作严重程度。

焦虑也是癫痫患者常并发的心理障碍，患病率是一般人群的 2 倍。和抑郁一样，癫痫患者的焦虑未引起足够的重视，常常被漏诊而得不到相应的治疗。另外，癫痫患者普遍心理适应能力较差，常存在对发作的担忧、自我评价过低、挫折感、羞耻感、无助、绝望、烦躁、对事物失去兴趣等问题。癫痫患者的精神症状发生率较高，包括精神错乱、错觉、视幻觉、听幻觉和强迫等，并可以有各种人格失调，如依赖、严厉、固执及情绪不稳定，其人格特点在某种程度上与发作相关。

（四）认知功能

认知功能是影响生活质量的重要因素，有 30% ~ 40% 的癫痫患者存在有认知功能方面的损害。未用抗癫痫药物的新诊断的癫痫患者已有明确的认知功能方面的损害，包括词语学习能力、言语记忆、情景记忆、记忆策略、言语命名，视觉搜索能力及精神运动速度等方面的减退，其中以词语延迟回忆的损害最为显著。痫样放电可以对认知功能造成严重损害。一次癫痫发作引起数小时至数天的认知功能下降，称为发作后认知功能损害。其后症状可以部分恢复，所残留的认知功能减退称为发作间歇期认知功能损害。全身强直-阵挛发作对于认知功能的损害最为明显，其次为复杂部分性发作和由部分性发作继发全身强直-阵挛性发作，言语功能损害明显。一些癫痫综合征如婴儿痉挛（West 综合征）、Lennox-Gastaunt 综合征、Sturge-Weber 综合征等往往是脑部病理改变的外在表现，伴有严重的认知损害。枕叶癫痫主要表现为注意力、记忆力的下降。额叶癫痫主要为计划与执行功能的减退。颞叶癫痫则以近、远期记忆障碍为主。左侧（优势）半球的亚临床发作倾向于造成词语功能下降，右侧半球病变的患者则表现为处理非语言材料的能力下降。癫痫发作频率高、持续时间长、发病年龄早都是认知功能预后不良的重要因素。抗癫痫药物是目前癫痫治疗的首选方法，而且用药是一个长期的过程，所以抗癫痫药对认知功能的损害受到特别关注。应用抗癫痫药的患者存在较广泛的认知损害，包括注意力、言语记忆、情景记忆、空间结构记忆、词语学习能力、抗干扰能力与精神运动速度等方面，其

中以词语延迟回忆、注意力以及精神运动速度的损害最为明显。认知功能损害程度与用药种类和癫痫患者认知损害程度成正比，尤其在记忆、注意力以及精神运动能力方面。

（五）社会功能

不同国家、不同文化背景均存在对癫痫的基本知识认识不足的问题，包括患者自身、患者家属、社会一般人群及雇主等，分别导致患者的依从性不佳、家庭生活满意度下降、社会对癫痫患者的歧视及癫痫患者的就业情况较差等。患者以外的社会一般人群对癫痫的认识不足，认为癫痫患者的心理是有缺陷的，即使在癫痫已被证实是一种神经系统的疾病后，对癫痫患者的误解和歧视仍普遍存在，这对患者的心理情绪方面的影响很大。癫痫患者由于抑郁、羞耻感等导致其社会孤立性，这使他们的社会交往减少，结婚率也因而远低于一般人群。癫痫患者的接受教育的能力和受教育水平也较一般人群要低。在就业方面，癫痫患者的失业率明显高于一般人群，这可能也是造成癫痫患者社会孤立的一个原因。同时癫痫患者也更容易难以胜任工作，这一方面是他们的受教育水平偏低，另一方面是社会对其的歧视。此外，癫痫患者治疗所需的经济支出也给社会经济和家庭造成了很大的负担。经济支出的多少取决于起病年龄、病程、癫痫对生活质量的影响以及不同的抗癫痫药物等，国内有 50% 以上的癫痫患者在经济上依靠社会或家庭支持。

三、改善生活质量的策略

（一）个人和家庭

对患者及家庭成员进行癫痫相关知识的宣教、药物治疗、生活方式的调整、心理治疗、外科手术治疗等。宣教的目的是使患者及其照料者能够正确认识癫痫的发生和治疗，积极配合医生的治疗。宣教的基本内容应涉及癫痫的基本概念；如何提高依从性和规范化服用抗癫痫药物；癫痫对患者的教育、职业、婚姻等各方面的影响；如何自我管理癫痫；日常生活的注意事项；如何记录发作；如何急救；如何在遇到紧急事件时能够让其他人及时了解病情；如何避免不良生活方式对癫痫发作的诱发等基本知识。另外，采用心理治疗和精神上的安慰、支持、劝解、保证、疏导和环境调整等，对患者进行启发、诱导和教育，帮助他们认识疾病。对颅脑疾病如脑肿瘤、血管畸形等症状性癫痫和难治性癫痫以及颞叶癫痫患者，外科手术治疗可缓解癫痫性精神障碍，尤其以颞叶癫痫手术效果最明显。

（二）社会宣教

减少低、中收入国家癫痫治疗缺口的一个主要障碍是对癫痫的错误观念。提高对癫痫的认识并增强公众普识教育极为重要。这包括更多地了解公众目前对癫痫的态度和认识，提供解决知识缺口的关键讯息，并提供针对性、相关性和实用性的科普宣传材料供大众使用。学校教育通常被认为是对下一代减少对癫痫的错误认知和增长知识的最佳途径。同时也可以帮助患有癫痫的儿童更好地适应学校生活，让他们接受教育，发展友谊，并学习社交技能。恰当的癫痫教育和培训可以帮助护士、初级保健提供者、助产士、精神卫生工作者、社会工作者、药剂师和社区卫生工作者了解癫痫对个人及其家庭的影响。让地方和国家各级管理者加入是保障活动可持续性发展的至关重要的因素。通过立法、资助和监管，正式认同癫痫患者及其照护者的权利将有助于减少歧视的发生。

传媒对塑造公众的健康和疾病观念非常重要。通过各种媒体渠道传播的健康资讯影响公众对癫痫的认识和态度至关重要。癫痫信息的来源包括印刷品、广播、电视、互联网（如QQ、微博、微信等）、各种医疗机构或非医疗组织开设的网站，其他来源包括医生、患者家属、朋友、社区等。但其中部分传播了癫痫发作的负面信息，加深了公众的偏见和患者的羞耻感。另外还应警惕通过媒体宣传的各种不正规的治疗手段以欺骗患者。

癫痫患者通过参加病友会、微信、微博、虚拟聊天室和私人论坛交流想法，分享自己抗击癫痫的故事，并通过同伴的支持，学习应对策略，增长智慧和适应力，从而减少病耻感。

（丁 玎）

参考文献

[1] 李世绰. 癫痫面面观：健康与理解[M]. 北京：人民卫生出版社，2013.

[2] 中国抗癫痫协会病友关爱工作委员会. 中国癫痫患者教育与关爱工作规范（试行）[J]. 癫痫杂志，2021，7（5）：1-5.

[3] 中国抗癫痫协会. 临床诊疗指南：癫痫病分册（2015 修订版）[M]. 北京：人民卫生出版社，2015.

[4] GIUSEPPE CAPOVILLA，KENNETH R KAUFMAN，EMILIO PERUCCA，et al. Epilepsy，seizures，physical exercise，and sports：A report from the ILAE Task Force on Sports and Epilepsy[J]. Epilepsia，2016，57（1）：6-12.

[5] FEKADU W，MEKONEN T，BITEW S，et al. Community's Perception and Attitude towards People with Epilepsy in Ethiopia[J]. BehavNeurol，2019：4681958.

[6] TEDRUS G，STERCA G S，PEREIRA R B. Physical activity，stigma and quality of life in patients with epilepsy[J]. Epilepsy Behav，2017，77：96-98.

[7] GIOVAGNOLI A R，PATERLINI C，MENESES R F，et al. Spirituality and quality of life in epilepsy and other chronic neurological disorders[J]. Epilepsy Behav，2019；93：94-101.

第八篇

癫痫外科与脑科学

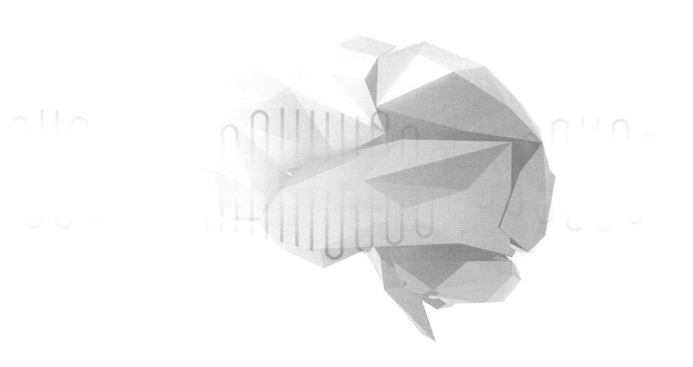

第六十一章 癫痫外科与脑科学研究概述

疾病是机体正常生理机制被破坏后的表型,同一个器官的病理和生理往往是硬币的正反面。癫痫是大脑过度放电引起的症状,同样也是脑功能的窗口,从加拿大外科医生潘菲尔德把电生理技术引入癫痫诊断和治疗后,癫痫临床更是成为脑科学的重要领域。过去 20 年中因为神经影像和神经电生理技术的发展,癫痫和脑科学的关系越来越紧密。

癫痫的临床诊断和治疗离不开脑科学,同时癫痫诊疗也为脑科学提供了直接研究人脑工作机制的宝贵机会。一方面在癫痫诊断中,医生需要依赖脑科学的知识来确定癫痫灶。发作先兆常常提示癫痫灶可能在先兆功能脑区的附近,例如发作前听到特定的声音,提示癫痫起源灶在颞叶听觉皮质附近。发作症状很大程度上也提示了癫痫活动在大脑皮质的传播路径,特别是出现了序贯的特征性症状时。另一方面在癫痫外科治疗中,为了精确定位癫痫灶,通常需要在可疑位置置入颅内电极,通常有表面栅格电极 ECoG 和深部电极 SEEG,少数研究还会使用微丝电极采集神经细胞放电,这些电极在捕获癫痫放电活动的同时,也可以记录到反映正常功能的颅内脑电活动,这为直接研究人脑功能的电生理与脑网络机制提供了非常宝贵的数据。

一、癫痫与感觉运动图谱研究

加拿大蒙特利尔神经科研究所 Wilder Penfield 在癫痫诊疗中开创了术中电刺激方法,成为癫痫与脑科学的一个关键连接点。1937 年,他在 Brain 杂志上发表了一篇长达 55 页的论文,标题为《电刺激研究揭示的人脑皮质中的躯体运动和感觉表征》(somatic motor and sensory representation in the cerebral cortex of man as studied by electrical stimulation)。这篇文章展示了大量极其精细的皮质刺激数据,这些数据来源于 1928—1936 年间由 Penfield 主刀进行局部麻醉手术的 126 名癫痫患者。与在这之前发表的动物皮质刺激数据相比,这篇文章报道了处于清醒状态下的患者在皮质刺激实验中给出的有关动作和触觉的言语反馈。作者据此整理并获得了第一张全面的人脑运动和体感功能皮质定位图,这张图被可视化为一个扭曲的类人图形——"侏儒小人"(ho-munculus),它展示了每个身体部位受大脑运动体感功能皮质控制的空间位置关系。与其他研究者在动物上的实验发现不同,人脑的中央沟并不是运动区和体感区的明确界限,许多引发运动反应的刺激确实位于中央后回的体感皮质,甚至更大比例的触觉反应会位于中央前回的运动皮质。他们研究显示,刺激区域内存在明显的功能重叠,而不是他们提出的"侏儒小人"概念所暗示的那种井水不犯河水的有序的功能分区。本书中第 64 章"脑机接口研究与癫痫"的感觉运动脑机接口设计,就是基于这一发现。

这篇论文对神经外科临床实践和脑科学研究都产生了深远的影响。在临床上,它使得直接皮质电刺激成为神经外科手术中功能区定位的主要方法,此后癫痫手术中唤醒患者,用双极电极给予局部大脑皮质微弱电刺激,以观察大脑皮质的对应功能,成为癫痫手术中保护脑功能区的重要方法。在脑科学研究上,它使得皮质定位成为理解运动控制、体感感知和更广泛的高级认知功能的有效范式。与功能磁共振定位脑功能相比,皮质电刺激得到是因果性的结果,特异性更高,因而被作为脑功能区划分的金标准。本书第 65 章"脑网络研究与癫痫"中,皮质电刺激就是用作"金标准"来检验功能磁共振划分脑网络的准确性。

二、癫痫与语言认知机制研究

经典语言组织模型将语言功能二分成前后两个中心,前部的额叶布罗卡区(Broca's area)作为语言产生中心,主要和"说"的功能相关;后部的颞叶韦尼克区(Wernicke's area)作为语言理解的中心,主要和"听"的功能相关。但这种对于语言系统的理解过于简单机械,语言网络比人们通常认为的更加复杂和协同,例如语音单元、单词和语义处理之间存在差异性的局部功能网络,同时它们又在自然语言任务中相互协作。在癫痫诊疗中研究语言网络,同样开始于 Wilder Penfield 开创性的术中电刺激。Penfield 和他的助手 Lamar Roberts 曾经汇总分析了 190 多位癫痫患者的术中电刺激记录,发现除了口唇部感觉运动区以外,刺激额叶和颞叶的广泛区域,都会直接干扰患者的言语任务。功能磁共振成像技术发展以后,这一分布广泛的语言功能网络得到验证,并且发现了下额叶、颞叶、运动区之间存在显著的神经纤维连接,支持这些子区域之间的信息传递。近年来在癫痫患者身上开展的颅内脑电记录研究,也从更高的时间分辨率上,观察到了在"听"或者"说"的言语任务中,这些区域之间是协同表征语音的声音属性和发声动作属性的,并不是先前认为的"各司其职"。甚至语言听说功能左偏侧的论断也受到挑战,双侧语言网络对完成听说任务都有贡献。本书第 62 章"语言认知研究与癫痫"将具体介绍,这里概述一下主要研究发现。"

1. 人脑中的语音处理　关于人脑中的语音处理,癫痫患者的颅内脑电研究取得很大进展。聚焦到颞叶语言感知,也就是"听"的功能,近年来在癫痫患者身上的颅内脑电研究揭示了一个由内而外的层次化处理结构:颞横回(hyschl gyrus,HG)和相邻的颞平面(planum temporale,PT)主要处理语音的初级时频特征,神经编码的主要维度是语音时频特征;而颞上回和颞上沟主要处理高级语音特征,神经编码则呈现类别化,并与语音学定义的音素高度相关。近年也有来自癫痫患者颅内脑电记录和电刺激的实验证据提示,语音处理在皮质听觉通路上可能占据了特殊位置,有特异化的平行处理通路,不需要像一般声音那样串行处理。特别指出的是,汉语声调作为声调语言特殊的语音属性,在中国人脑的语言网络中除了涉及颞叶听觉脑区外,还有运动区的参与,这可能凸显出声调语言在处理语音时需要更多的神经资源。聚焦到额叶语言产生,也就是"说"的功能,近年来同样在癫痫患者的颅内脑电研究上取得很大进展,揭示了从语音声学特征到发声姿态转换机制,以及发声姿态的运动编码规律。

2. 语法和语义处理　目前语法和语义方面的颅内脑电研究尚处在起步阶段。值得关注的是两项近期的研究:第一项研究发现了脑电活动对语法结构的敏感性。短语或者句子中的语法结构是内隐的,语音材料中并不直接包含语法结构信息。该项研究借助癫痫患者的皮质脑电 ECoG 和正常人的脑磁,发现人脑中存在广泛分布的和语法结构对应的节律性活动,颞叶、额叶、角回等参与语音语言处理的脑区都存在这样的语法成分响应,低频颅内脑电对短语和句子的语法结构更加敏感。第二项研究同样是借助癫痫患者皮质脑电,对照研究人脑和计算机深度语言模型处理语义的机制,发现两者都会用前文的语境来预测下一个词,下一个词出现后还会计算预测误差。这一发现为人脑语义处理的预测模型提供了证据,语义理解不是被动的自下而上的模式,而是根据上文语境进行前向预测,并不断更正预测

误差的过程。这两项研究都发现语义和语法相关的神经响应并非集中于某个脑区,而是分布于颞叶和额叶较为广泛的区域,是一种分布式的高维神经编码。

三、癫痫与记忆认知地图研究

记忆是一项重要的认知功能,现代神经科学逐步揭示了大脑中记忆系统的主要组成和基本运行规律。过去 70 年中,脑科学关于记忆最为重要的发现有两项:一是海马在短期记忆转存为长期记忆过程中的关键作用,让我们认识到大脑的记忆并非机械式一次性的刻板印迹,而是不断加工的过程;二是海马中空间记忆细胞和认知地图的发现,让我们认识到海马内部存在一个认知的抽象结构,这个结构很可能以空间和时间为坐标,把记忆信息有序地组织起来。这两项重要发现都与癫痫患者有关。本书第 63 章"记忆认知研究与癫痫"一章将具体介绍,这里简要概述一下这方面的核心发现。

1. 记忆巩固与海马　大脑皮质中的短时记忆,需要经过海马的加工转存到大脑皮质成为长期记忆,这个过程被称为"记忆巩固"。这项发现来源于一位癫痫患者 H. M.,这位癫痫患者因为严重的癫痫发作而经手术切除了内侧颞叶的大部分结构,特别是双侧海马和邻近的海马旁回,之后加拿大蒙特利尔神经科研究所(Montreal Neurology Institute,MNI)的神经心理学家 Brenda Milner 对 H. M. 进行了数十年的长期追踪研究,发现他在术前的长期记忆完好,而术后无法形成长期记忆,甚至连跟他经常见面的医生和研究者也无法记住。当然这种变化主要体现在描述性记忆,而程序性记忆并不受影响,患者仍然可以学会程序性的新技能。Brenda Milner 作为一位从事心理认知研究的基础科学家,对 H. M. 的研究主要依靠行为观察和精心设计的对照试验,没有依赖任何神经影像或者电生理设备。但是她从朴素而优雅的行为观测中,推导出了关于记忆的两个重要理论:一是短期记忆与长期记忆的分离,经过海马的加工,短期记忆才能成为长期记忆;二是描述性记忆和程序性记忆的分离,描述性记忆涉及海马的功能,而程序性记忆并非如此。应该说,Brenda Milner 对癫痫患者 H. M. 的研究,以及更早和 Penfield 合作研究的患者 P. B. 和 F. C.,把我们对于记忆系统的理解提升到了前所未有的高度。这也提示我们,癫痫患者手术切除癫痫灶后发生的认知行为改变,可以成为认识人脑认知功能及其机制的重要窗口。今天我们有精准的磁共振成像技术的帮助,可以更好地定量化手术前后解剖结构的变化,从而更为准确地揭示大脑精细结构和微妙认知行为之间的关联。这种关联是因果关系,是最高级别的研究

证据,应该受到持续的重视。

2. 海马中的认知地图　人脑中的描述性记忆并非零碎的人和事物,而是包含时间和地点的场景,即所谓的场景记忆(episodic memory)。这种场景实际上是主动构建出来的,这个构建过程需要一个空间和时间的"框架",这个"框架"被称为"认知地图"。从 20 世纪 70 年代开始,以 O'Keefe 为代表的一批研究者在啮齿类动物的海马及其邻近的内嗅皮质,先后发现了位置细胞(在动物处于空间特定位置时有神经发放)、头朝向细胞(动物的头朝向特定方向时有神经发放)、边界细胞(动物靠近所处环境边界时有神经发放)、栅格细胞(动物处于空间网格的节点上时有神经发放)。这些对空间信息敏感的海马和内嗅皮质神经细胞,通过汇集和加工视觉与本体感觉信息,形成所处环境的空间坐标框架,并在前额叶的指导下,实时计算动物当前所在位置和未来行动方向,从而实现在空间环境中的探索与行动指引。一个尚未解决的问题是,人脑是否存在类似的空间地图编码系统?这方面的研究目前主要通过功能磁共振,记录和分析人类受试在虚拟环境中探索或者完成目标搜寻任务时的海马和内侧颞叶的 BOLD 信号,推测和空间编码相关的群体神经活动及其背后的计算机制。显然 fMRI 的空间分辨率无法发现细胞水平的活动规律,癫痫患者颅内电生理记录提供了非常珍贵的研究机会,可以回答这个问题。2003 年神经外科医生与神经科学家合作,采用铂铱微丝电极从深部电极尖端伸出,记录癫痫患者海马和大脑皮质多个位置的单细胞神经放电,患者在计算机模拟的游戏中"扮演"出租车司机的角色,把客人送到指定的虚拟地点。他们在 7 个患者身上记录到了 317 个神经细胞,其中海马区的神经细胞对特定的位置有响应,类似啮齿类动物中记录到的位置细胞,而海马旁回的大脑皮质对特定的房子和景观有响应。2013 年美国多个癫痫中心合作,采用同样的技术,在癫痫患者的内嗅皮层、海马旁回、扣带回等位置记录到类似栅格细胞的神经细胞响应。栅格细胞会在空间特定的栅格节点上出现较强的神经放电,这些节点组成正三角形的栅格,6 个正三角形栅格拼成一个正六边形。这些在癫痫患者身上的电生理和神经影像研究,都支持人脑内侧颞叶存在和动物类似的"空间地图"系统。进一步深入的问题还有:人类大脑如何在动态环境中绘制和更新"空间地图",如何把物体和"空间地图"结合起来重构场景记忆,如何把抽象概念及其关系在海马中构建成"认知地图"。甚至更进一步,大脑皮质的颞叶、顶叶和前额叶脑区如何和海马中的"认知地图"进行互动,从而指引行动与决策,甚至反过来操控和重塑记忆。

四、癫痫诊疗与脑机接口研究

脑科学和神经工程的交叉形成了脑机接口的新领域。脑机接口一方面为重度残疾患者提供了全新的运动语言辅助和康复手段,是一种新的治疗和康复技术;另一方面脑机接口是从神经解码和神经刺激干预的角度,为探索人脑工作机制提供了新的手段和视角,是对长期以来基于相关方法的正向神经编码研究的重要拓展。相对而言,基于头皮脑电 EEG 的脑机接口和基于微电极阵列记录的脑机接口更加成熟,结合癫痫临床诊疗开展的脑机接口研究还处在起步阶段,但其重要科学价值已经受到广泛关注。本书第 64 章"脑机接口研究与癫痫"将从视觉脑机接口、运动脑机接口、语言脑机接口三个方面具体介绍该领域的进展。

1. 视觉脑机接口　主要借助人脑视觉通路不同处理阶段的诱发电位响应,来加载患者的注视目标或者注意力焦点的信息,进一步采用机器学习的方法从特定视觉脑区的诱发脑电信号中区分出目标和非目标响应,从而实现虚拟键盘打字,或者操控屏幕上的光标等。这类脑机接口的优点是信号稳定,通信速度快;缺点是其本质并非自然交互,借助了视觉响应的信息调制与解调,是患者主动意愿的间接表达,频繁的视觉刺激也会导致视觉疲劳,极端情况下会诱发癫痫。初级视觉诱发电位在这方面的问题更加突出,所以在癫痫患者身上开展的此类研究,应该关注视觉负荷小的高级视觉诱发电位,例如位于枕颞交界处的视觉运动功能区,屏幕上微弱的视觉运动就可以诱发稳健的颅内脑电响应。在癫痫患者身上的研究已经表明,基于这一原理的微创视觉脑机接口的可行性与应用前景。

2. 运动脑机接口　因为卒中、脊髓损伤、肌萎缩侧索硬化(amyotrophic lateral sclerosis, ALS)、重症肌无力等引起的运动功能障碍患者,最需要的是运动功能的康复。构建运动脑机接口,关键在于把运动皮质的神经信号解码成外部设备(如机械手)的运动控制参数。在植入高密度微电极阵列的卒中、脊髓损伤、肌萎缩侧索硬化患者中的研究,已经很好地揭示了运动参数编码的规律,构建了成熟的解码方法体系。但这类脑机接口遇到的瓶颈是神经细胞和神经胶质细胞对微电极的排异反应,会导致电极失效,无法获取神经信号。因而研究者借助癫痫患者运动功能定位的机会,试图采用颅内脑电,探索对神经细胞侵扰较小的运动解码方法体系。这方面的研究逐步受到重视,在解码能力方面,已经可以实现手势和手指运动的分类;在临床植入设备研发方面,法国深部脑刺激发明人 Benabid 教授创立的 Wimagine 团队研发的硬膜上无线植入脑机接口器件开展了小规模临床试验,尝试通过想象运动相关的感觉运动皮质信号,来驱动外骨骼机器人辅助患者行走。

3. 语言脑机接口　从重度残疾或者 ALS 患者的大脑中直接解读出语言,是脑机接口的终极形态,患者可以通过脑机接口自然地表达意愿,互动更加自然,通信速率也可能更快。但是语言编码的神经机制基础研究,以及相应的解码方法都处于早期探索阶段。如本章前文在语言认知机制部分的讨论,研究者通过癫痫患者颅内脑电的分析,已经初步揭示了语言发声器官的运动控制机制,以及语言声音感知处理的基本规律。利用这两方面的规律和机制,美国加利福尼亚大学旧金山分校 Edward Chang 教授团队开展了富有成效的语音脑机接口研究。他们借助高密度皮质脑电的空间分辨率优势,当患者说话时,解读了来自语言发声运动区的信号,结合语言发声器官的运动控制机制重建了语音,这本质上是一种特殊的运动解码,并非自然的语言脑机接口交互。更加富有挑战的问题是如何构建直接解码语义的脑机接口,因为编码机制还不清楚,颅内脑电包含的信息量有限,目前只能借助深度学习语言模型,初步实现特定范围的语句解码。

五、癫痫诊疗中开展脑科学研究的伦理

癫痫诊疗过程中的颅内电生理监测和术中电刺激为人脑功能与神经机制研究提供了宝贵的机会。如前文综述,这一宝贵的临床研究机会帮助脑科学研究者揭示或者验证了人脑感觉运动、语言、记忆、情绪等重要神经机制,反过来这些发现给癫痫诊疗中的脑功能保护带来了新认识,提升了癫痫患者的预后生存质量,还给脑机接口恢复运动和语言功能、神经调控缓解癫痫、抑郁等带来了创新性的技术方案。从长期来看,这些基础发现和技术进步是有利于未来的癫痫和脑疾病患者的治疗和康复的。但是,在这类临床研究中,除了临床监测和癫痫定位必须的记录和刺激外,额外的颅内脑电记录和电刺激,并不能使当前的患者受益,这就需要考虑开展这样的额外记录和刺激的伦理问题。近年来神经外科医生和脑科学学者开始重视这一伦理问题,形成了一些共识。美国国立卫生研究院(NIH)的人类研究机会联盟(Research Opportunities in Humans Consortium, ROH)2022 年发表的《指导人脑颅内神经科学研究的伦理承诺、原则与实践》一文,是其中具有代表性的共识。该共识认为维护临床工作完整性、确保患者自愿参加研究这两点是最为重要的原则。

1. 维护临床工作完整性方面　需要注意以下 4 点:①应分开临床治疗和科学研究。临床治疗方案不应受到研究影响,或以参与研究作为条件,这一点应清晰

地传达给患者。临床治疗和科学研究的知情同意流程在时间、空间和人员方面应该区分开。一些研究者建议还应设计标准视频作为知情同意的材料,确保患者理解治疗和研究之间的区别。②临床研究者具有临床医生与研究者的双重角色。应将临床医生的角色放到首位,同时也应让患者明白这种角色的双重性。目前采取措施包括在知情同意书中明确声明、或在招募被试时明确说明这种双重角色可能的冲突。③研究团队中非临床工作人员需要经过训练,学习如何与患者床旁沟通的方法,以及手术方法与风险。建议非临床专业的研究者在与患者沟通前参与临床会诊过程与研究讨论。需要设计关于床旁沟通、手术和研究方法的标准化培训课程或视频,对非临床工作人员进行培训。④决定是否使用颅内干预方法应出于临床治疗的考虑,而不应受到研究的影响,除非研究本身是颅内干预的原因。建议由不参与研究的临床医生参与多学科会诊确定是否需要颅内监测。另外考虑到一些医学中心几乎所有医生都参与研究项目,鼓励患者咨询非研究相关的医师,讨论参与研究的必要性。

2. 确保患者自愿参加研究方面　需要注意以下 3 点:①知情同意程序的设计应考虑到患者神经系统损伤的可能性、高比例的临床研究人员、患者群体的脆弱性这些因素。目前的知情同意程序包括口头与书面两种方式,建议两种方式混用,并在适当的时候请患者家属与监护人参与知情同意程序。建议制作标准视频介绍研究目的、患者权利等基本信息,作为补充材料辅助知情同意过程。②与临床治疗的知情同意相比,参与研究的知情同意需要患者更多的认知与决策能力,知情同意规程需要注意这一点。一些癫痫、帕金森患者可能出现认知能力受损的情况,建议对这些患者进行额外的智力与认知能力评估,并寻求清晰的确认以确保患者理解研究的目的与风险。③患者有权随时拒绝或终止参与研究,应适时、适当地提醒患者行使这项权利。应该在研究设计中为患者提供多次退出研究的机会,包括在手术开始前的数周内设定多个知情同意检查点,应为患者提供多种机会与临床、非临床的团队讨论临床研究相关的问题与担忧。

(洪　波)

| 参考文献

[1] PARVIZI J, KASTNER S. Promises and limitations of human intracranial electroencephalography [J]. Nature Neuroscience, 2018, 21:474-483.

[2] ENGEL A K, MOLL C K, FRIED I, et al. Invasive recordings from the human brain:clinical insights and beyond[J]. Nat Rev Neurosci, 2005, 6:35-47.

［3］　PENFIELD W, BOLDREY E. Somatic motor and sensory representation in the cerebral cortex of man as studied by electrical stimulation［J］. Brain, 1937, 60:389-443.

［4］　CATANI M. A little man of some importance［J］. Brain, 2017, 140:3055-3061.

［5］　OJEMANN G, OJEMANN J, LETTICH E, et al. Cortical language localization in left, dominant hemisphere. An electrical stimulation mapping investigation in 117 patients［J］. J Neurosurg, 1989, 71:316-326.

［6］　PARVIZI J, RANGARAJAN V, SHIRER W R, et al. The will to persevere induced by electrical stimulation of the human cingulate gyrus［J］. Neuron, 2013, 80:1359-1367.

［7］　COGAN G B, THESEN T, CARLSON C, et al. Sensory-motor transformations for speech occur bilaterally［J］. Nature, 2014, 507:94-98.

［8］　NORMAN-HAIGNERE S V, LONG L K, DEVINSKY O, et al. Multiscale temporal integration organizes hierarchical computation in human auditory cortex［J］. Nat Hum Behav, 2022, 6:455-469.

［9］　GUO N, SI X, ZHANG Y, et al. Speech frequency-following response in human auditory cortex is more than a simple tracking［J］. Neuroimage, 2021, 226:1-13.

［10］　MESGARANI N, CHEUNG C, JOHNSON K, et al. Phonetic feature encoding in human superior temporal gyrus［J］. Science, 2014, 343:1006-1010.

［11］　HAMILTON L S, OGANIAN Y, HALL J, et al. Parallel and distributed encoding of speech across human auditory cortex［J］. Cell, 2021, 184:4626-4639.

［12］　SI X, ZHOU W, HONG B. Cooperative cortical network for categorical processing of Chinese lexical tone［J］. Proc Natl Acad Sci U S A, 2017, 114:12303-12308.

［13］　CHARTIER J, ANUMANCHIPALLI G K, JOHNSON K, et al. Encoding of Articulatory Kinematic Trajectories in Human Speech Sensorimotor Cortex［J］. Neuron, 2018, 98:1042-1054.

［14］　DING N, MELLONI L, ZHANG H, et al. Cortical tracking of hierarchical linguistic structures in connected speech［J］. Nat Neurosci, 2016, 19:158-164.

［15］　GOLDSTEIN A, ZADA Z, BUCHNIK E, et al. Shared computational principles for language processing in humans and deep language models［J］. Nat Neurosci, 2022, 25:369-380.

［16］　AUGUSTINACK J C, VAN DER KOUWE A J, SALAT D H, et al. H. M.'s contributions to neuroscience: a review and autopsy studies［J］. Hippocampus, 2014, 24:1267-1286.

［17］　SQUIRE L R. The legacy of patient H. M. for neuroscience ［J］. Neuron, 2009, 61:6-9.

［18］　ZATORRE R. Brenda Milner and the origins of cognitive neuroscience［J］. Curr Biol, 2018, 28:R638-R639.

［19］　O'KEEFE J, NADEL L. The hippocampus as a cognitive map［J］. Oxford university press, 1978.

［20］　MOSER E I, MOSER M B, MCNAUGHTON B L. Spatial representation in the hippocampal formation: a history［J］. Nat Neurosci, 2017, 20:1448-1464.

［21］　EPSTEIN R A, PATAI E Z, JULIAN J B, et al. The cognitive map in humans: spatial navigation and beyond［J］. Nat Neurosci, 2017, 20:1504-1513.

［22］　EKSTROM A D, KAHANA M J, CAPLAN J B, et al. Cellular networks underlying human spatial navigation［J］. Nature, 2003, 425:184-188.

［23］　JACOBS J, WEIDEMANN C T, MILLER J F, et al. Direct recordings of grid-like neuronal activity in human spatial navigation［J］. Nat Neurosci, 2013, 16:1188-1190.

［24］　FRIED I. Neurons as will and representation［J］. Nat Rev Neurosci, 2022, 23:104-114.

［25］　ZHANG D, SONG H, XU R, et al. fMRI-Guided Subdural Visual Motion BCI with Minimal Invasiveness. Brain-Computer Interface Research ［J］. Springer, Cham, 2014, 113-123.

［26］　WILLETT F R, AVANSINO D T, HOCHBERG L R, et al. High-performance brain-to-text communication via handwriting［J］. Nature, 2021, 593:249-254.

［27］　CHESTEK C A, GILJA V, BLABE C H, et al. Hand posture classification using electrocorticography signals in the gamma band over human sensorimotor brain areas［J］. J Neural Eng, 2013, 10:026002.

［28］　BENABID A L, COSTECALDE T, ELISEYEV A, et al. An exoskeleton controlled by an epidural wireless brain-machine interface in a tetraplegic patient: a proof-of-concept demonstration［J］. Lancet Neurol, 2019, 18:1112-1122.

［29］　ANUMANCHIPALLI G K, CHARTIER J, CHANG E F. Speech synthesis from neural decoding of spoken sentences ［J］. Nature, 2019, 568:493-498.

［30］　MOSES D A, LEONARD M K, MAKIN J G, et al. Real-time decoding of question-and-answer speech dialogue using human cortical activity［J］. Nat Commun, 2019, 10:1-14.

［31］　MAKIN J G, MOSES D A, CHANG E F. Machine translation of cortical activity to text with an encoder-decoder framework［J］. Nature Neuroscience, 2020, 23:575-582.

［32］　FEINSINGER A, POURATIAN N, EBADI H, et al. Ethical commitments, principles, and practices guiding intracranial neuroscientific research in humans［J］. Neuron, 2022, 110:188-194.

第六十二章　语言认知研究与癫痫

第一节　语言功能网络的组织结构

语言是人类特有的认知功能,而语言的产生使得人脑的组织结构与网络呈现出更加复杂的图景。在癫痫外科手术中,对患者语言功能的鉴别和保护越加受到重视。20世纪50年代,在加拿大蒙特利尔神经学研究所,Wilder Pen-field 和他的同事们在癫痫外科手术中开展了一系列大脑语言功能的研究(图62-1)。这些成果被详细记载在《言语与脑机制》(Speech and Brain-Mechanisms)一书中,它们开辟了人脑语言功能研究的先河。借助于 Wilder Penfield 建立的术中唤醒以及皮质电刺激的方法,患者的语言功能变化可以被直接观察。得益于 Wilder Penfield 等人的开拓性工作,癫痫外科和语言功能研究被紧密联系起来。

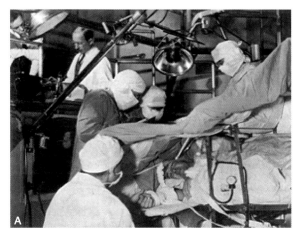
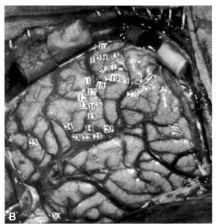

图 62-1　Wilder Penfield 团队通过癫痫外科手术研究人脑语言功能
A. Wilder Penfield 的癫痫手术团队;B. Wilder Penfield 在 1959 年出版的书中关于语言功能定位的典型范例。

一、语言功能网络的经典模型和新认识

在颅相学盛行的时代,Pierre Broca 和 Karl Wernicke 的研究更好地揭示了大脑的语言功能。他们是通过研究脑损伤患者来定位大脑功能的先驱。Broca 认为,言语发声由一个特定的大脑半球负责,而语言理解则在双侧大脑上进行。而 Wernicke 则发现,颞叶后上部病变会导致言语错乱(例如命名、重复和理解功能受损),但患者可以流利地说话。他称这一区域为"词图像"(word image)区,并假定这一区域与 Broca 所描述的外侧裂周区前部(anterior peri-sylvian region)相连接。Broca 和 Wernicke 对大脑语言认知研究作出了巨大贡献,因此后人以他们的名字来命名两个负责语言功能的关键脑区:额下回(Broca 区)和颞上回后部(Wernicke 区)。

基于这些解剖学上的发现,Wernicke-Geschwind 模型(即经典语言组织模型)提出,Broca 区负责运动,Wernicke 区负责感觉;这两个脑区间通过弓状束相连接,这使听觉和运动可以相互作用(图62-2)。当一个孩子听到一个词时,他的 Wernicke 区会对这个词产生一个感觉图像;同时,由于两个主要语言区域之间的皮质与皮质连接(cortico-cortical connections),这个词的运动图像将会在 Broca 区出现。然而,这些感觉词图像和运动词图像与这个词的相关概念并不等同。感觉(听觉)词图像完全位于听觉皮质,而单词(概念)蕴含的词义则位于从语言中心产生的弥散皮质连接中。

如上文所述,经典语言组织模型将语言功能分成以额叶为基础的言语产出和以颞叶为基础的语言理解,但它没有考虑到语言的内在复杂性,如语音、词汇和语义处理之间存在着计算差异。同时,某些典型的失语症(如 Broca 失语症、Wernicke 失语症、传导性失语症等),

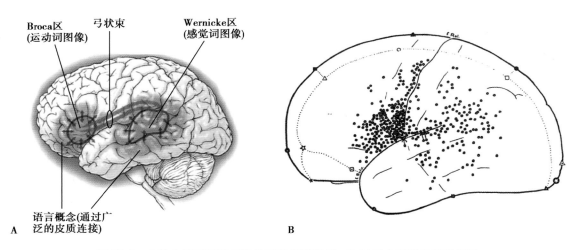

图 62-2 大脑左半球语言组织的经典模型和 Penfield 对大脑的电刺激记录

A. Broca 区(金色)位于额下叶,Wernicke 区(绿色)位于颞叶后部,由弓状束连接。语言概念(阴影部分)包围两个语言区。箭头表示 Broca/Wernicke 区与语言概念之间弥散的皮质连接;B. Penfield 使用电刺激来确定语言区。

其病灶并不限于它们在解剖上被规定的位置。另外,Wernicke 区的损伤除了会导致言语理解能力的缺失外,还会导致异常的言语产出。

而现代言语处理模型则由皮质和皮质下区域中并行且相互连接的流组成(图 62-3A)。以双流信息处理为特征的模型认为,背侧和腹侧通路分别用来协调语音和语义:语音处理通过从颞上皮质后部到额下皮质的背侧通路进行;语义信息则是通过从颞极延伸至枕颞基底皮质的腹侧通路传递的,且具有前向连接。

在言语的双流模型(dual-stream model)中,信息流是由听觉过程产生的。声音首先在颞上回和颞上沟进

行视频和语音分析。腹侧流流经前颞叶和中颞叶,参与了语音识别和词概念表征;背侧流除参与空间加工外,也负责整合感觉与运动,后者是通过将语音信息映射到发音运动表征上实现的。现代言语处理模型细化了解剖定位,并规范了语言处理亚过程。

皮质下电刺激映射可用来识别功能性白质通路,Hughes Duffau 等研究者创造了在电刺激中绘制皮质下纤维通路的方法。而弥散张量成像(diffusion tensor imaging,DTI)则可以利用水分子在纤维束上的各向异性扩散重建白质束。这种影像手段无创,可在术前进行。弓状束和上纵束是参与言语处理背侧流的主要纤维束,

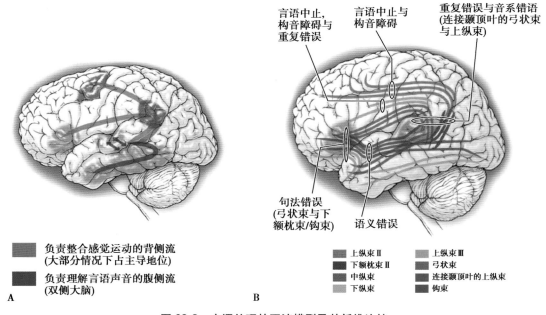

图 62-3 言语处理的双流模型及其纤维连接

A. 言语处理的双流模型;B. 言语处理相关的皮质下纤维束示意图;对纤维束的刺激或损伤会导致不同的言语障碍。

而下额枕束和钩束是参与语义与句法处理腹侧流的主要纤维束。这些纤维通路的信息可以让研究者更加深刻地理解底层语言处理功能网络(图62-3B)。

二、神经外科手术中语言功能网络的探索与保护

随着脑成像和皮质电刺激技术的发展,研究者对语言功能解剖的理解更为精准深刻,但许多基本问题仍然没有得到解决。功能磁共振成像(functional magnetic resonance imaging,fMRI)只能作为术前规划中确定关键语言位置的辅助手段;而皮质和皮质下电刺激定位是临床的金标准,可以被用来确定大脑的功能性切除边界。Wilder Penfield对术中唤醒的患者使用皮质电刺激映射,从而定位了语言区。根据他和后人的相关研究,可以总结出以下3点经验:

首先特定个体的基本语言脑区位置是非常多变的,在术前基本不可能被预测。鉴于患者间存在的较大差异,为了尽可能保全语言区域,有必要使用电刺激来定位功能脑区。

其次,重要的功能位点一般位于较限定的皮质区域,通常直接毗邻没有任何明显刺激效应的部位。术后长期语言障碍可能和切除边缘与基本功能位点的距离有关:通常情况下,在对这些重要的语言区域周边进行切除手术时,如果留出1cm的余地,则不会引起永久性的语言障碍;事实上,即使切除时没有留出足够的空间,永久性语言障碍概率也不会升高。但是,这种"无边缘"(no-margin)切除技术,其术后暂时性语言障碍发生率会更为提高。

最后,电刺激颞叶和顶叶区域也会导致命名中断现象,这挑战了传统的额叶负责语言产生、颞叶负责语言处理的二分模型。Hughes Duffau等人提出了一个新的框架,他们认为背流和侧流的语音和语义处理过程是并行的。电刺激枕颞基底皮质可诱发视觉性错语;电刺激颞中回、缘上回前部及额下回会导致语义错误;电刺激颞上回后部可以观察到语音处理错误。一般情况下,大型开颅手术需要充分评估所有潜在的语言区域。但随着言语定位技术的发展,较小的开颅手术得到了应用。

综上,神经外科医生推进了人类对大脑语言解剖和功能组织的认识。神经外科医生需要在术前制定详细计划,在术中和植入电极后精准定位语言区,以降低术后失语症的发病率。神经外科医生在术前需要考虑3个主要因素:

1. fMRI可以确定大脑的语言优势半球,但它不能区分大脑的重要语言区域和代偿性区域,因此无法决定功能定位;DTI可以在术前确定皮质下解剖情况,但没有提供任何功能细节,因此不应被单独使用。

2. 外科医生在对外侧裂周区或语言区进行手术时,需要使用皮质和皮质下电刺激映射,来确定切除边界。功能定位是金标准,它既能显著减少术后神经功能障碍,又能增加总切除比例。在对重要的语言区域进行切除手术时,既有留出1cm余地的技术,也存在"无边缘"(no-margin)切除技术。这两种技术的术后永久性语言障碍概率相同,而后者提高了肿瘤切除程度;但患者仍需被告知,无边缘切除技术具有较高的术后暂时性语言障碍概率,因此需要高强度的言语复健。

3. 鉴于大脑能将同侧和对侧的部分功能重新分配到损伤部位,因此病变部位可以被安全地切除。

第二节　颞叶语音编码的动态功能图谱

从神经解剖角度看,语言网络的额叶部分和颞叶部分是功能分离的,颞叶因为和听觉视觉脑区邻近,因而和语音识别与语言理解的关系密切。从语言学角度看,自然语言可以分解为基本语言单元(如音素、音节、字词、短语)和由基本语言单元组成的语言结构和语义语境等。在自然语言理解过程中,大脑怎样快速地从复杂的言语中提取有用的信息进行整合加工,是神经科学家们一直关注的问题。位于大脑颞叶的颞上回(superior temporal gyrus,STG)被认为是在语言加工中介于低层次的听觉声学处理和更高级更抽象的语言信息理解之间重要的功能桥梁。而直接在癫痫患者大脑皮质上记录到的高时空分辨率的颅内脑电信号为在毫秒级精细的时间尺度上深入理解人类大脑自然语言加工的机制提供了宝贵的条件。

一、语音基本单元在颞叶的表征与编码

音素(phonemes)被认为是语音中最小的基本单元,例如由词语'pin','fin','fun'分解得到的/p/、/f/、/i/等,改变词语中的任意一个音素都将改变词语的含义。在语音学中,它们具有对应的物理声学特征和发声特征,包括特定的声音波形以及对应的时频谱图,按照不同的发声方式归类的爆破音(plosive)和摩擦音(fricative)等,还有按照不同的舌头发音位置归类的位置高而靠前(high-front)和位置低而靠后(low-back)的特征等。一个非常重要的科学问题是,人脑是如何快速而准确地识别这些语音基本单元的,这是大脑言语认知的基础。

美国加利福尼亚大学旧金山分校Edward Chang研

究团队借助癫痫手术评估的机会,开展了人脑颞叶皮质如何编码语音基本单元的研究。他们通过采集 6 位因临床癫痫诊断需要而植入高密度电极(high-density ECoG)的癫痫患者(每位被试 37~102 个电极,一位患者电极位置示例如图 62-4A)在听到英文自然语音(如图 62-4B,共 400 位说话者的 500 个句子)时的颅内脑电信号,研究者发现对语音有 high-gamma(75~150Hz)响应的电极主要位于后部和中部 STG 区域。再将长段语音以音素为单位切分来看,发现不同电极响应具有对特定音素特征的偏好性,如图 62-4C 所示,电极 e1 对/d/、/b/、/g/这一类爆破音(plosive)的响应最强,而对其他类型的音素响应很弱,与对爆破音的响应差异极大;同样地,电极 e2,e3,e4 则分别对摩擦音(fricative),发音位置低而靠后(low-back)和发音位置高而靠前(high-front)类型的音素有选择性响应,而这种对特定音素特征有选择性响应的电极在颞叶 STG 中呈现解剖位置的局部化和分布化,反映了 STG 局部神经响应对分立的语音音素特征的高度选择性表征。另外,这种局部神经集群的选择性表征实际上是通过编码它们喜好的语音音素的声学时频特性来实现的,以所有喜好摩擦音(fricative)的电极为例,这些电极在听到摩擦音音素时的平均响应特性[通过计算响应的时频感受野 STRF

(spectrotemporal receptive fields)来反映]与所有摩擦音音素本身的平均声学时频特性(stimulus spectrograms)具有高度一致性。此外,局部神经集群除了对特定音素类型的偏好性外,也可以在更高层次上编码音素的连续声学参数,以及英文语调的相对音高等特征。

二、从语音基本单元到上下文语境整合

如果把音素等语音基本单元比作珍珠,那么完整的句子就是一串项链。那么一个重要的问题是,这些珍珠是怎么串成多彩的项链的呢? 自然语音随时间具有丰富的动态变化,理解大脑是怎样跟随自然语音的时间变化,将这些基本的语音单元进行动态整合,从而提取更高层次的语言信息,则是语言相关的神经科学中重要的研究问题。

美国加利福尼亚大学旧金山分校 Edward Chang 研究团队同样借助癫痫手术评估的机会,开展了这方面的探索。他们采集了 27 位因临床癫痫诊断需要而植入或在肿瘤切除术中短期植入硬膜下高密度电极 ECoG 的癫痫患者,在听到自然语音时的颅内脑电信号。研究者发现颞上回前中部 STG 和后部 STG 两个子区域对自然语音分别具有不同的时间编码特性。此研究用到的语音刺激材料包括自然语音(TIMIT 美国语料库中的 499 个句子,以及《阿甘正传》中的 116 段对话)。其中 4 位

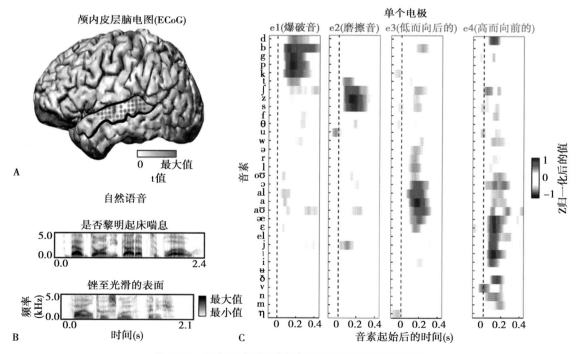

图 62-4　颞上回 STG 对音素特征的局部选择性编码
A. 以一位癫痫患者为例,ECoG 电极在大脑皮质的位置及对自然语音的响应,t 值越大响应越强;B. 实验中的自然语音材料示例(语句和音素标注)及时频谱图;C. 不同电极响应具有对特定音素特征的偏好性,电极 e1 喜好爆破音,e2 喜好摩擦音,e3 喜好舌位置低而靠后发出的声音,e4 喜好舌位置高而靠前发出的声音,Z-score 的大小对应电极响应强度。

患者还听了 10 个经过时间倒放和频谱翻转后的 TIMIT 语句作为非语音控制材料。

分析发现颞上回 STG 后部主要检测短语和句子的边界,而前中部编码语音包络信号的能量变化。后部颞上回 STG 对跟随至少长 200 毫秒的静默期后的语音起始时刻很敏感(图 62-5B),这一声音起始响应在语音材料和非语音控制材料中都被观察到,可能反映出一种对基本声学特性的计算,后部 STG 通过稳定地检测连续语音中短语和句子的边界,能够有效地标记出自然语音对话中话题、说话者、语调的变化;而前中部颞上回 STG 能够跟随连续语音中幅度包络的变化。语音的幅度包络反应的就是声音的能量大小,而几乎在世界所有语种中,包络具有提示音节核心部分所在时刻的重要作用(图 62-5C),也在自然语言理解和感知中起到不可忽视的作用。前中部 STG 通过编码语音包络的变化而并非绝对幅值大小,为感知语音信号中精细的时间结构作出贡献。

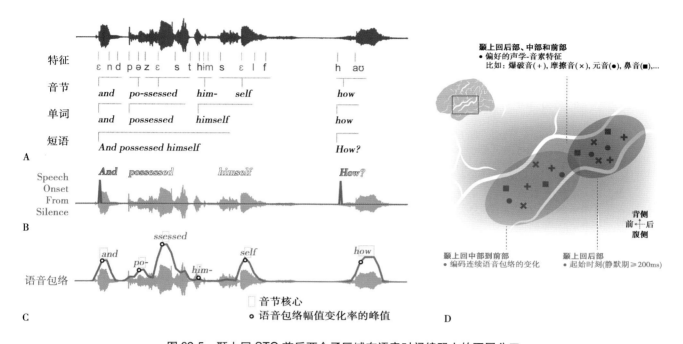

图 62-5　颞上回 STG 前后两个子区域在语音时间编码上的不同分工
A. 自然语音有着特有的声音波形和时间结构,以及包括音素特征、音节、单词、短语在内的语言特征;B. 语句中跟随一段时间静默期后的起始时刻提示了语调和短语的边界;C. 语音的幅度包络变化是声学动态变化的重要特征,包络变化率的峰值可以提示音节核心所在时刻;D. 后部颞上回 STG 编码语音中的起始时刻,前中部颞上回 STG 编码连续语音中包络的变化。

总的来说,颞叶 STG 通过检测一段静默期后的声音起始时刻以及连续语音中声音包络的变化时刻,为快速有序地整合局部神经集群对自然语音中交替变化的音素的编码提供了时间框架;同时,颞叶 STG 的时间编码特性也使得其能结合包括上下文语音的物理特征、个体特异性的语言统计学知识(音素序列水平的语言概率)以及特定语言任务下的注意力等广义的语境信息,最终完成从对听到的语音音素的时频编码,到最终感知更抽象的语言信息这一过程。更进一步地,研究者还提出可能的语音音素序列编码与时间整合的递归模型,即当前时刻颞叶 STG 的语音编码同时受到当前输入的语音音素特征及之前时刻已有的神经表征的影响,这一模型将有待更深入的验证和研究。

三、汉语声调在颞叶的类别感知

相比英文等无声调语言系统,汉语普通话四声声调的运用,使得同样的一个音节配合不同的声调时,就编码了更多的语音信息。清华大学医学院和玉泉医院癫痫中心联合研究团队在这方面开展了颅内脑电的研究,他们通过采集 6 位因临床癫痫诊断需要而植入电极(ECoG)的癫痫患者(电极覆盖位置主要为颞上回 STG、颞中回 MTG 或运动皮质 Motor)在听到汉语声调的 oddball 范式[如图 62-6A 所示,其中尽管两种偏离刺激声调具有相对于标准刺激声调(黑色标记)相同的物理距离,但绿色标记的刺激声调在行为感知中与标准刺激声调都属于相同的声调类别,即一声 yi(within-category deviation),相反橙色标记的刺激声调却在行为感知中与标准刺激声调属于不同的声调类别(被感知为二声 yi 的 cross-category deviation)]时的颅内脑电信号。研究者发现大脑皮质不同位置的电极有的对不同类别汉语声调的响应有区分度,称之为类别响应电极(categorical electrode);而有的对不同类别声调的响应差别不大,称

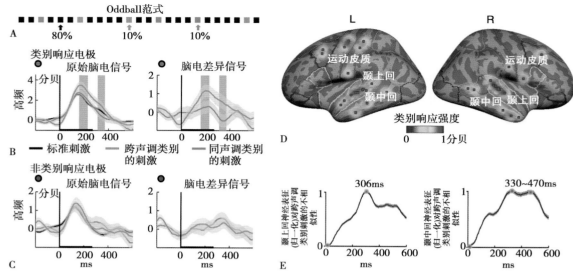

图 62-6　颞上回、颞中回在汉语声调处理的类别感知

A. 汉语声调的 oddball 范式:80% 试次的标准刺激(黑色块),两种各占 10% 试次的偏离刺激。相对于标准刺激,两种偏离刺激具有相同的物理距离却属于不同的声调类别:橙色是与标准刺激在同一声调类别的刺激;绿色是与标准刺激跨声调类别的刺激;B. 类别响应电极对跨声调类别的刺激的响应强于对同声调类别刺激的响应(灰色区域);C. 非类别响应电极对跨声调类别的刺激的响应与对同声调类别刺激的响应类似;D. 类别响应电极在大脑皮质的分布;E. 颞上回 STG,颞中回 MTG 类别感知电极的高频脑电响应非线性地放大了不同类别声调之间的神经表征距离。

之为非类别响应电极(non-categorical electrode)。特别是位于颞叶语言区颞上回 STG,颞中回 MTG 的类别感知电极的高频(high-gamma,60 ~ 140Hz)脑电响应非线性地放大了不同类别声调之间的神经表征距离,与我们在感知汉语声调时是从一类"跳变"到另一类的行为学现象一致,揭示了汉语声调类别感知的动态神经机制。值得指出的是,他们意外发现运动区也参与了汉语声调的感知,为语音感知的运动理论(motor theory of speech perception)提供了最新证据。这一发现也提示,说中文的癫痫患者在术中涉及运动区切除时,要考虑汉语声调感知的功能损伤;或者反过来,这类患者在颞叶语音感知功能障碍时,可以考虑发音运动相关的辅助康复。

第三节　额叶言语产生的动态功能图谱

一、感觉运动区腹侧控制音素产生的神经机制

说话是人类特有的行为,它通过声道不同部分的精控运动来实现,这些部分被称为发音器官,与喉部运动和呼吸密切协调。言语发声通常被认为是最复杂的运动行为,100 多块肌肉参与其中,并且动作发生得非常快。控制发音的关键脑区位于感觉运动皮质的腹侧部分(ventral portion of the sensory-motor cortex,vSMC),这

一区域的损伤会导致发音运动障碍,即构音障碍。声道的表征在 vSMC 中以躯体定位方式排列(图 62-7A),该区域具有独特的连通性。

美国加利福尼亚大学旧金山分校 Edward Chang 研究团队使用具有较高的时间分辨率的 ECoG 电极来探索发音器官的皮质组织。尽管发音器官表征在时间和空间上存在部分重叠,他们仍发现发音器官在 vSMC 上由背侧到腹侧的两种不同表征组织,一处位于舌头的腹侧,一处位于嘴唇的背侧。

图 62-7B 描述了 vSMC 上单个发声器官的表征。然而言语声音的产出不是通过单个发声器官的简单运动来实现的,而是需要多个发声器官进行精确的协调。因此为研究 vSMC 中言语的功能组织,则需要分析大脑皮质在自由发声时神经细胞群体活动的空间模式。

Conant 等人利用主成分分析将颅内脑电活动转化为皮质状态空间,从而描述了音节产出时的大脑活动模式(图 62-8)。不同音素根据发声过程中所使用的主要发音器官被聚类(如唇音、舌冠音和舌背音)。对音素表征的分析揭示了语音特征组织具有层次分明的结构,这在强调了主要的发音器官的同时,也表明特定的发音器官收紧的位置和收紧的程度的重要性。因此,vSMC 中音素表征的组织形式涵盖了多个发声器官的运动,且其活动具有空间模式。这种组织方式反映了说话过程中不同发音动作之间的协调模式。

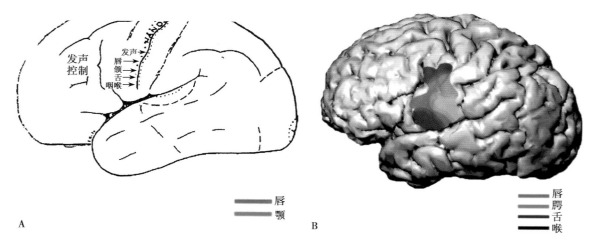

图 62-7　vSMC 的躯体组织形式

A. 经典电刺激研究中描述的唇、颌、舌的空间组织(改编自 Penfield 1959);B. 发声过程中使用 ECoG 记录的 vSMC 功能组织。与之前的描述相比,发音器官的表征更加分散和重叠。

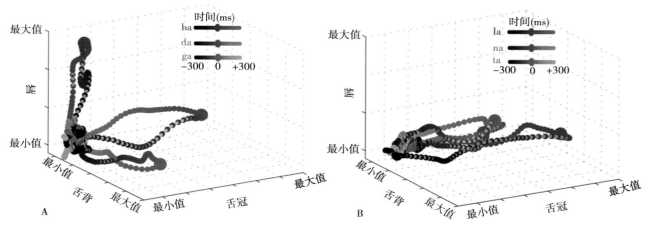

图 62-8　vSMC 电极记录的大脑活动动态变化

A. 每个坐标轴对应一个特定电极的 high gamma 频段活动;B. 该电极代表一个选定的发音器官。

二、背侧喉部运动区控制音高的神经机制

人类说话能力的核心在于对喉部的精准控制。在言语发声时,喉部的两个主要功能是发声和音高调节。发声是通过将声带相互靠近来实现的,当空气流经声带时,声带就会振动;而音高则主要靠声带张力的细微变化来调控,声带张力增加时,其振动频率就会升高,而音高则越高。大脑皮质对复杂喉部运动功能的控制是韵律灵活表达的关键因素,这可能促进了人类语言表达的快速发展。

人类感觉运动皮质中有两个与喉部相关的区域:位于感觉运动皮质底部的腹侧喉部运动区(ventral laryngeal motor cortex,vLMC),与位于嘴唇和手的皮质表征之间的背侧喉部运动区(dorsal laryngeal motor cortex,dLMC)。

为了解人类大脑对音高的控制机制,美国加利福尼亚大学旧金山分校 Edward Chang 研究团队设计了一个词强调任务,受试需要通过在读句子时强调特定的单词,来改变句子的意思(图 62-9B)。这些受试都是需要接受手术治疗的难治性癫痫患者,他们的大脑被植入了高密度皮质电极阵列。由于临床原因,电极仅覆盖单侧大脑,因此无法直接比较单个受试 LMC 功能的偏侧性。

分析结果发现,在受试读出被强调的单词时,一些电极的神经活动明显增加,这种神经活动与被强调单词的产出具有锁时效应(同时或稍早于单词出现)。与言语产出过程中的音高显著相关的电极位于双侧 dLMC。这些音高编码电极的神经活动与音高之间都存在正单调关系(图 62-9D),也就是说,随着 high gamma 频段活动的增加,产出的音高也呈线性比例增加。

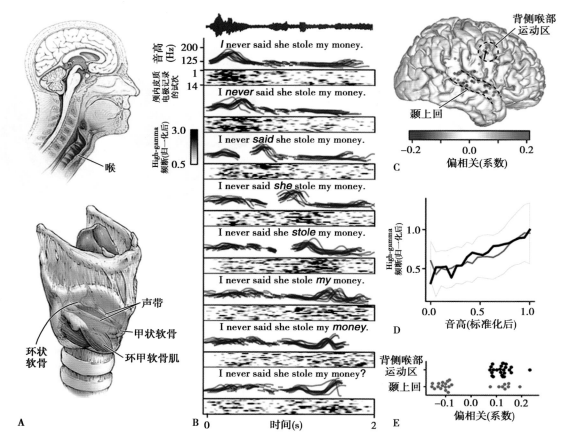

图 62-9 单词强调任务中音高在 dLMC 的皮质编码
A. 喉部解剖结构；B. 示例电极上的音高相关神经活动；C. 与音高显著相关电极的空间位置；
D. dLMC 上所有音高显著电极的 high gamma 频段活动与音高的关系；E. dLMC 与颞上回上音高显
著电极响应与音高的相关度。

在这个任务的控制中，受试被要求大声读出没有任何特定语调指示的完整句子。经观察发现，单词强调任务与控制任务中音高编码电极的空间分布较为一致（都在 dLMC 上）。另外，同一个电极在单词强调任务中的音高编码，往往也能预测其在控制任务中的神经活动。

那么在其他发声任务中，dLMC 电极对音高的编码是否与在言语发声任务时一致？为区分这两种情况，受试参与了另一项唱歌任务，他们被要求倾听并重复单个元音上的韵律模式。结果发现，dLMC 电极在不同任务上的音高编码模式间存在较强相关性，这表明 dLMC 对音高的表征与任务无关，并不特定于说话或唱歌。这可能反映了特定喉部运动的前馈控制。

研究团队在术中使用了皮质电刺激，来验证 dLMC 神经活动和喉部肌肉运动之间的因果关系。结果发现，刺激左侧 dLMC 会诱发可以被听到的非自主发声。这些具有基频和谐波能量的声音没有实际含义，但一般情况下听起来像是被延长的"aaah"。这表明 dLMC 的神经活动反映了喉部运动指令的前馈编码。

总的来说，dLMC 中的神经信号可以编码运动指令，从而实现对音高的前馈控制。音高是由双侧 dLMC

的神经活动编码的，且在不同发声情况下（言语发声或非语言歌唱），这种音高编码都是相似的；电刺激 dLMC 会引起喉部运动和非自主发声。

三、语法等高级语言认知的电生理机制

语言学观点认为，人在说话时首先要选择合适的单词，再把它们合乎句法地组合起来，最后通过言语运动脑区控制发音，这三者之间有逻辑上的依赖关系。例如在读一个英文句子里的动词时，说话者必须在给定的意义和语法环境下确定适当的时态、识别特定的动词（规则变化 VS 不规则变化）并解析动词及其后缀的音系内容。然而，这种逻辑上的分析并不意味着上述每一种表征都对应大脑中的不同处理阶段或环路。

Levelt 等人的言语产出模型提出了人在说话时大脑的几个处理阶段：词汇检索（左侧颞中回，刺激呈现后 150~225 毫秒），语法编码（地点和时长未知），音系检索（颞叶后部，200~400 毫秒），音系和语音处理（Broca 区，400~600 毫秒），自我监控（颞叶上部，从 275~400 毫秒开始），和发音（运动皮质）。

Sahin 等研究者通过在癫痫患者的大脑中植入多触

点深部电极的方法,来探究言语产出过程的不同处理阶段在大脑中的编码。受试为三名右利手癫痫患者,他们植入的电极位于 Broca 区及其周边区域。受试的任务为一字不差地读单词(名词或动词),或者在读单词时根据上下文对其进行语法变形(单复数或时态变化)。在每项任务中,受试首先会看到"重复单词"的指示,或给单词进行语法变形的暗示(给定上文),之后受试会看到目标单词,并被要求按照前一步的指示,默念这个单词或者它的语法变形。为避免受试不经思考机械地

给单词加变形后缀,单词中一半的变形是规律的(如 walk-walked),另一半则是不规律的(如 think-thought)。

根据图 62-10 可知,局部场电位的 3 个组成部分揭示了不同的语言处理阶段:~200 毫秒成分为词汇识别阶段,该电位成分的幅值取决于词频,罕见词(词频 1~4)的幅值明显高于常见词(词频 9~12)。~320 毫秒成分为语法处理阶段,调制于曲折变化的需求度,而非音系规划。而~450 毫秒成分为发音阶段,反映了音系、语音和发音规划。

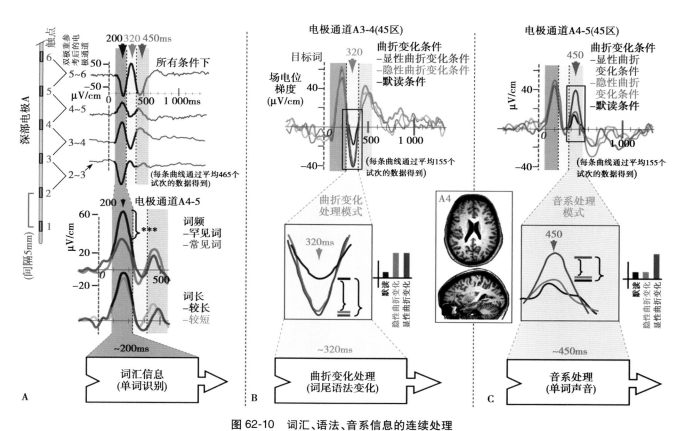

图 62-10　词汇、语法、音系信息的连续处理
A. 语义处理:词汇识别阶段(~200 毫秒);B. 语法处理:词形变化阶段(~320 毫秒);C. 音系处理:发音阶段(~450 毫秒)。

上述对词汇、语法、音系信息处理的三阶段模式只能在 3 名受试的 Broca 区找到。但在 Broca 区之外也存在其他模式,例如,颞叶在 500~600 毫秒的单相成分可能代表了自我监控阶段。综上,Broca 区并不专用于处理一种语言表征,而是分化成相邻但不同的回路,分别对音系、语法和词汇信息进行处理。

第四节　额叶与颞叶语言网络的连接与交互

对于语言功能网络,传统上认为语言功能网络按照解剖位置分为前后两个区域,一是前面额叶的 Broca

区,二是后面颞叶的 Wernicke 区,前后两个区域的功能分别负责语言的产生(说)和语言的感知处理(听)。然而越来越多的证据表明,额颞前后功能的划分过于局限,大脑中语言相关的脑区远远多于经典观点中认为的脑区,因此,语言功能网络定位的准确性,很大程度上决定了癫痫外科手术中对患者语言功能区域的保护,进而影响到患者术后的生活状况。另外,额叶和颞叶语言区被证实都同时参与语言理解感知和语言产生,而且两个语言区通过背侧弓形束(arcuate fascicle, AF)和纵长束上部(superior longitudinal fascicle, SLF),以及腹侧极束(extreme capsule, EmC)和纵长束的中部和下部(middle and inferior longitudinal fascicle, MdLF and ILF)这些神经

纤维而连接,神经纤维的结构性损伤则相应地引起语言能力受损,如传导性失语等。然而额颞语言区在语言认知过程中是如何进行动态交互的,一直是语言机制研究中广受关注的问题(图62-11)。

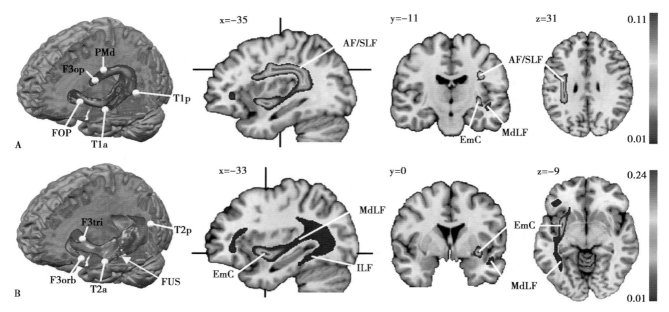

图 62-11　连接额颞语言区的神经纤维束

A. 由弓形束 AF 和纵长束上部 SLF 形成的背侧神经纤维通路,支持单词重复任务中额颞语言区的相互连接(FOP:深额叶岛盖部;F3op:额下回岛盖部;PMd:背侧前运动皮质;T1p:颞上回后部;T1a:颞上回前部;AF/SLF:弓形束/上纵束;EmC:极束;MdLF:纵长束中部);B. 由极束 EmC 和纵长束中部 MdLF 和下部 ILF 形成的腹侧神经纤维通路,支持语言理解任务中额颞语言区的相互连接(F3orb:额下回眶额部;F3tri:额下回三角部;T2a:颞中回前部;FUS:梭状回;T2p:颞中回后部;EmC:极束;MdLF:纵长束中部;ILF:纵长束下部)。

一、基于静息态磁共振的语言功能网络定位

已有基于语言任务下的语言功能网络定位方法对受试的配合度与任务完成状态要求很高,而基于单点扰动对功能影响的皮质电刺激 ECS 定位方法在分布式语言功能网络定位中效果不好,因此,无创且无需受试完成任务的基于静息态磁共振的语言功能网络定位方法则是一个很好的选择。

研究者分别以 Freesurfer 的 Desikan-Killiany 大脑分区图谱中包含额下回 IFG 的额下回岛盖部 parsopercularis、额下回三角部 parstriangularis,包含颞极 TP、颞上回 STG 和角回 AG 的缘上回 supramarginal、颞上回 superiortemporal 语言区解剖位(图62-12A)作为种子点进行全脑功能连接分析和空间模式聚类,再进行时空精细优化,能够稳定地得到个体特异的大脑皮质语言功能网络定位结果(如图62-12B 所示为单个受试的语言网络定位结果)。个体化的定位结果还分别在埋藏深部 SEEG 电极的两位癫痫患者得到了验证,其中一位患者电刺激显示与语言阅读任务有关的电极所在位置,与另一位患者语言任务下测试得到有高频语言选择性响应的电极所在位置,均在他们静息态磁共振定位得到的语言功能网络范围内,具有较高的敏感度。

二、语言网络的跨脑区动态连接与功能整合

已有研究表明额叶和颞叶语言区都同时参与言语感知和语言表达任务,那么,额颞语言区分别在言语感知和表达过程中怎样进行动态交互,以及这种跨脑区功能整合的动态信息传递规律是什么?充分认识语言网络关键节点之间的动态连接,可以帮助癫痫外科医生更好地规划切除手术,保护高级语言认知功能,特别是听说连贯的语言对话功能。

清华大学医学院和玉泉医院癫痫中心联合研究团队利用颅内脑电开展了对语言认知过程的研究,他们通过采集 4 位同时在颞上回/颞上沟后部(posterior superior frontal gyrus/sulcus,STG/STS)、额下回(inferior frontal gyrus,IFG)和言语运动皮质(speech motor cortex,SMC)具有立体定向颅内脑电(SEEG)电极置入的受试在进行听和重复中文单词(auditory word repeating)实验中的神经活动,发现颞叶 STG/STS,额叶 IFG 和运动皮质 SMC 同时在言语感知和表达两个阶段有显著的激活(图62-13A)。进一步探究这些语言网络节点间的动态连接特性,研究者发现在言语感知过程中,颞叶听觉皮质(颞上回/颞上沟,STG/STS)对于额下回(IFG)和言语运动皮质(SMC)具有显著增强的因果连

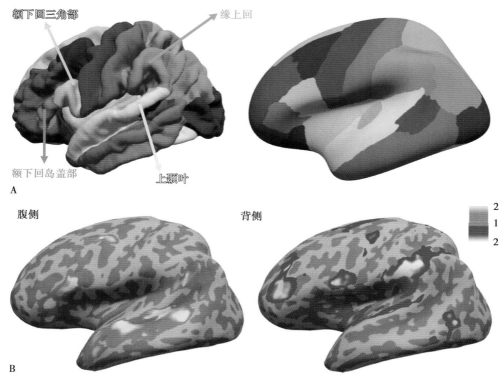

图 62-12 静息态 fMRI 时空划分语言网络的个体特异性结果及验证

A. 语言网络解剖区域；B. 个体语言网络定位结果示例。

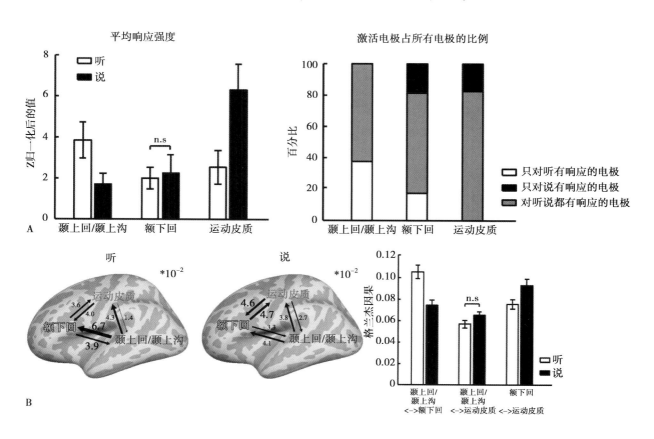

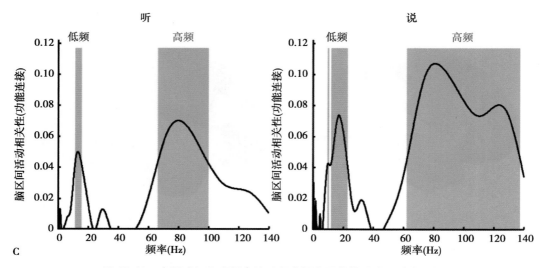

图 62-13 言语感知和言语表达过程中语言网络的跨脑区动态连接

A. 颞叶、额叶、运动皮质在言语感知和表达过程中的响应平均能量强度和各个脑区存在显著响应电极的概率；B. 言语感知和表达过程中的因果性连接图谱及连接强度比较；C. 言语感知和表达过程中各个频带的跨脑区功能连接。

接，如图 62-13B 所示。这种由颞叶起始的因果连接，与颞叶听觉皮质在言语感知过程中具有最早的起始响应时间结果一致，表明颞叶听觉皮质在言语感知任务中最早对输入刺激进行表征，并将信息传递到其他脑区。此外，研究者还观察到由额下回 IFG 到颞上回/颞上沟 STG/STS "自上而下" 的反馈连接，以及额下回 IFG 与运动皮质 SMC 间的双向连接。在言语表达任务中，可以发现额下回和运动皮质间明显增强的双向连接，以及额叶和颞叶语言区之间的跨脑区双向连接模式。另外，在言语感知任务与言语产生任务中，各个言语节点（颞上回/颞上沟，额下回，运动皮质）之间的功能连接在 high-gamma（60~140Hz）和 alpha-beta（8~32Hz）频带范围内，相比于非任务态具有明显的增强，提示了在言语感知和产生过程中跨脑区的功能连接具有相似的双频带组网规律。这些结果表明言语网络的额颞叶关键节点之间具有与感觉运动相关的特异性的时频连接模式，从而实现大脑皮质对不同模态言语任务的处理。

研究发现了言语任务中跨脑区间的动态交互过程，在言语感知任务中，听觉刺激首先在 high-gamma 频带诱发了一个 500 毫秒自下而上的因果连接，将信息从颞上回 STG/颞上沟 STS 传递到额下回 IFG；然后在 500 毫秒后，high-gamma 频带加载的信息传递，开始从额下回 IFG 反向传回颞叶听觉皮质。值得注意的是，在整个言语感知过程中，alpha-beta 频带加载的因果连接，始终与 high-gamma 载波的因果连接具有相反的传递方向，并随着 high-gamma 连接方向的改变而改变。在言语表达过程中，high-gamma 频带的因果连接首先从额下回 IFG 投

射到运动皮质 SMC，然后开始在运动皮质 SMC 和额下回 IFG 之间进行往复地传递。尽管在言语产生过程中的因果连接，相比于感知过程，其因果连接的方向性具有更为复杂的交替改变模式，但是与言语感知过程一致的是，基于 alpha-beta 载波频带的因果连接，始终显示出与 high-gamma 成分加载的因果连接相反的方向。

（洪 波）

参考文献

[1] PENFIELD W, ROBERTS L. Speech and brain mechanisms [M]. Princeton: Princeton University Press, 2014.

[2] PENFIELD W, BOLDREY E. Somatic motor and sensory representation in the cerebral cortex of man as studied by electrical stimulation[J]. Brain, 1937, 60: 389-443.

[3] BERKER E A, BERKER A H, SMITH A. Translation of Broca's 1865 report: Localization of speech in the third left frontal convolution[J]. Arch Neurol, 1986, 43: 1065-1072.

[4] WERNICKE C. Der aphasische Symptomencomplex: eine psychologische Studie auf anatomischer Basis[J]. Cohn, 1874.

[5] GESCHWIND N. The organization of language and the brain [J]. Science(80-.), 1970, 170: 940-944.

[6] CHANG E F, RAYGOR K P, BERGER M S. Contemporary model of language organization: an overview for neurosurgeons[J]. J Neurosurg, 2015, 122: 250-261.

[7] POEPPEL D, HICKOK G. Towards a new functional anatomy of language[J]. Cognition. 2004, 92(1-2): 1-12.

[8] ANDERSON J M, GILMORE R, ROPER S, et al. Conduction aphasia and the arcuate fasciculus: a reexamination of the

Wernicke-Geschwind model[J]. Brain Lang,1999,70:1-12.

[9] BOGEN J E,BOGEN G M. Wernicke's region-Where is it [J]. Ann N. Y. Acad Sci. ,1976:834-843.

[10] HICKOK G, POEPPEL D. The cortical organization of speech processing [J]. Nat Rev Neurosci, 2007, 8: 393-402.

[11] RAUSCHECKER J P,SCOTT S K. Maps and streams in the auditory cortex: nonhuman primates illuminate human speech processing[J]. Nat Neurosci,2009,12:718-724.

[12] DUFFAU H,MORITZ-GASSER S,MANDONNET E. A re-examination of neural basis of language processing: proposal of a dynamic hodotopical model from data provided by brain stimulation mapping during picture naming [J]. Brain Lang,2014,131:1-10.

[13] CATANI M,HOWARD R J,PAJEVIC S, et al. Virtual in vivo interactive dissection of white matter fasciculi in the human brain[J]. Neuroimage,2002,17:77-94.

[14] GIERHAN S M E. Connections for auditory language in the human brain[J]. Brain Lang,2013,127:205-221.

[15] CHANG E F,WANG D D,PERRY D W, et al. Homotopic organization of essential language sites in right and bilateral cerebral hemispheric dominance [J]. J. Neurosurg, 2011, 114:893-902.

[16] DRANE D L,RORABACK-CARSON J,HEBB A O, et al. Cortical stimulation mapping and Wada results demonstrate a normal variant of right hemisphere language organization [J]. Epilepsia,2012,53:1790-1798.

[17] DUFFAU H,LEROY M,GATIGNOL P. Cortico-subcortical organization of language networks in the right hemisphere: an electrostimulation study in left-handers [J]. Neuropsychologia,2008,46:3197-3209.

[18] OJEMANN G,OJEMANN J, LETTICH E, et al. Cortical language localization in left, dominant hemisphere: an electrical stimulation mapping investigation in 117 patients[J]. J. Neurosurg,1989,71:316-326.

[19] LEVELT W J M,ROELOFS A,MEYER A S. A theory of lexical access in speech production[J]. Behav. Brain Sci, 1999,22:1-38.

[20] MANDONNET E,GATIGNOL P,DUFFAU H. Evidence for an occipito-temporal tract underlying visual recognition in picture naming. Clin. Neurol [J]. Neurosurg, 2009, 111: 601-605.

[21] BELLO L,GALLUCCI M,FAVA M, et al. Intraoperative subcortical languagetract mapping guides surgical removalof gliomas involving speech areas [J]. Neurosurgery, 2007, 60:67-82.

[22] CORINA D P,LOUDERMILK B C,DETWILER L, et al.

Analysis of naming errors during cortical stimulation mapping: implications for models of language representation [J]. Brain Lang,2010,115:101-112.

[23] DE WITT HAMER P C,MORITZ-GASSER S,GATIGNOL P,et al. Is the human left middle longitudinal fascicle essential for language? A brain electrostimulation study[J]. Hum. Brain Mapp,2011,32:962-973.

[24] GIL-ROBLES S,DUFFAU H. Surgical management of World Health Organization Grade II gliomas in eloquent areas: the necessity of preserving a margin around functional structures. Neurosurg[J]. Focus,2010,28:E8.

[25] YI H G,LEONARD M K,CHANG E F. The Encoding of Speech Sounds in the Superior Temporal Gyrus[J]. Neuron,2019,102:1096-1110.

[26] MESGARANI N,CHEUNG C,JOHNSON K,et al. Phonetic Feature Encoding in Human Superior Temporal Gyrus[J]. Science,2014:1-6.

[27] TANG C, HAMILTON L S, CHANG E F. Intonational speech prosody encoding in the human auditory[J]. cortex. 2017,801:797-801.

[28] HAMILTON L S,EDWARDS E,CHANG E F. A Spatial Map of Onset and Sustained Responses to Speech in the Human Superior Temporal Gyrus[J]. Curr. Biol,2018,28: 1860-1871. e4.

[29] OGANIAN Y,CHANG E F. A speech envelope landmark for syllable encoding in human superior temporal gyrus[J]. Sci. Adv,2019,5:1-14.

[30] SI X,ZHOU W,HONG B. Cooperative cortical network for categorical processing of Chinese lexical tone [J]. Proc. Natl. Acad. Sci,2017,114:12303-12308.

[31] KENT R D. The uniqueness of speech among motor systems [J]. Clin. Linguist. Phon,2004,18:495-505.

[32] CONANT D,BOUCHARD K E,CHANG E F. Speech map in the human ventral sensory-motor cortex[J]. Curr. Opin. Neurobiol,2014,24:63-67.

[33] BOUCHARD K E,MESGARANI N,JOHNSON K,et al. Functional organization of human sensorimotor cortex for speech articulation[J]. Nature,2013,495:327.

[34] HULL D M. Thyroarytenoid and cricothyroid muscular activity in vocal register control[J]. 2013.

[35] TITZE I R,LUSCHEI E S,HIRANO M. Role of the thyroarytenoid muscle in regulation of fundamental frequency[J]. J. Voice,1989,3:213-224.

[36] BELYK M,BROWN S. The origins of the vocal brain in humans[J]. Neurosci. Biobehav. Rev,2017,77:177-193.

[37] BROWN S,NGAN E,LIOTTI M. A larynx area in the human motor cortex[J]. Cereb. Cortex,2008,18:837-845.

[38] ROOTH M. A theory of focus interpretation[J]. Nat. Lang. Semant,1992,1:75-116.

[39] DICHTER B K,BRESHEARS J D,LEONARD M K,et al. The control of vocal pitch in human laryngeal motor cortex [J]. Cell,2018,174:21-31.

[40] PINKER S. Rules of language[J]. Science, 1991, 253: 530-535.

[41] INDEFREY P,LEVELT W J M. The spatial and temporal signatures of word production components[J]. Cognition, 2004,92:101-144.

[42] JANSSEN D P,ROELOFS A,LEVELT W J M. Inflectional frames in language production[J]. Lang. Cogn. Process, 2002,17:209-236.

[43] SAHIN N T,PINKER S,CASH S S,et al. Sequential processing of lexical,grammatical,and phonological information within Broca's area[J]. Science,2009,326:445-449.

[44] FRIEDERICI A D. Towards a neural basis of auditory sentence processing[J]. Trends Cogn. Sci,2002,6:78-84.

[45] HAGOORT P. On Broca,brain,and binding:a new framework[J]. Trends Cogn. Sci,2005,9:416-423.

[46] BORNKESSEL I,SCHLESEWSKY M. The extended argument dependency model:a neurocognitive approach to sentence comprehension across languages[J]. Psychol. Rev, 2006,113:787.

[47] HAGOORT P. The neurobiology of language beyond single-word processing[J]. Science,2019:55-58.

[48] SAURA D,KREHER B W,SCHNELL S,et al. Ventral and dorsal pathways for language[J]. Proc. Natl. Acad. Sci. U. S. A,2008,105:18035-18040.

[49] DESIKAN R S,SÉGONNE F,FISCHL B,et al. An automated labeling system for subdividing the human cerebral cortex on MRI scans into gyral based regions of interest[J]. Neuroimage,2006,31:968-980.

第六十三章　记忆研究与癫痫

记忆是中枢神经系统对过去经验的保持和再现,是生物体重要的基本认知功能,与个体日常行为息息相关。记忆功能易受多种神经系统疾病的影响,例如癫痫和阿尔茨海默病。探明记忆背后的神经机制是认知神经科学领域的核心问题,对于预防、诊断和治疗相关脑疾病意义重大。不仅如此,在大数据快速发展的时代背景下,记忆神经机制的研究还能够推动机器学习、类脑智能等相关领域的发展。已有研究表明海马体(hippocampus)及周围内侧颞叶皮质(medial temporal lobe,MTL)是生物体完成多种记忆功能的核心脑区。这些脑区与大脑皮质形成了结构上广泛连接,功能上协同作用的复杂神经环路。然而,不同脑区如何完成记忆编码和提取过程、海马-皮质环路的相互作用具体如何实现、脑区间的相互作用是否受不同记忆类型的调节等问题都还有待解决。

回答上述问题的基础在于有效采集大脑的神经活动信号。目前常用的记录技术分为两类:无创性神经活动记录技术和有创性单细胞电生理技术,但这两项技术都存在一些局限。一方面,无创性神经活动记录技术,例如头皮脑电图(electroencephalogram,EEG)、脑磁图(magnetoencephalography,MEGs)以及功能磁共振成像(functional magnetic resonance imaging,fMRI)等,只能间接粗略地反映大量神经元群的集体活动。另一方面,有创性单细胞电生理技术尽管可以精确记录少量神经元的放电活动,但这一技术主要应用于实验动物,而且只能同时记录少数几个脑区。

鉴于临床治疗的目的,药物难治性癫痫患者通常需要借助外科手术在大脑内埋置电极(图63-1)记录癫痫发作期间的神经电信号,以帮助医生精确定位致痫灶,然后进行手术切除,达到治愈的目的。患者脑内埋置的电极数和覆盖范围完全依据临床治疗需要确定。该记录技术可以直接记录人脑神经电活动,为研究人员提供了一个探索大脑功能的重要机遇。颅内电极根据置入方式的不同可以分为皮质脑电(electrocorticography,ECoG)和立体定向脑电(stereotaxic EEG,sEEG)。ECoG是使用条形或栅形电极置入硬膜下腔,可以记录较大范围皮质的电生理信号,所有触点都紧贴在大脑灰质皮质;SEEG用的是小圆柱状长条形深部电极,通过微创手术将电极穿过头皮和颅骨,立体靶向深部脑区(如海马、杏仁核和岛叶等),有些触点会分布在脑白质上。颅内脑电可以实现多脑区同步记录,信号具有高时空分辨率和高信噪比,并能够结合电刺激技术探索脑区与相关功能的因果关系。这些优势让颅内脑电在上述多种技术手段中脱颖而出,成为研究记忆和其他认知活动的重要手段。下面我们将依次介绍记忆的分类,颅内脑电

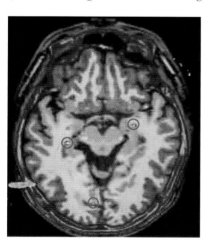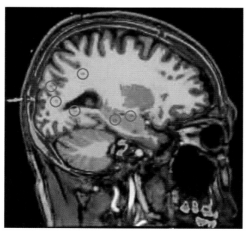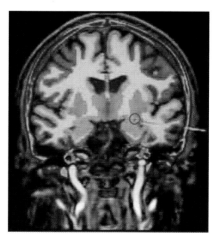

图63-1　电极图

术后 CT 与术前 T1 融合的影像图,分横断面、矢状面和冠状面显示置入电极的位置,红圈标示出电极触点所在位置,不同颜色的区域标示个体脑不同的结构分区,基于 Freesurfer 软件处理获得。

的信号特征,以及颅内脑电在多种记忆研究中的应用和前沿进展。

（王 亮）

第一节 记忆的定义和分类

记忆代表着生物体对过去活动、感受、经验的印象累积,按照记忆的不同阶段和记忆类型可以做如下划分:

一、记忆的不同阶段

基于现在我们对于记忆形成机制的认识,广为接受的模型将记忆过程分为三个不同阶段:

1. 编码(encoding) 是对输入信息的处理与储存,它分为两个阶段:获取与巩固。获取(acquisition)是对感觉通路和感觉分析阶段的输入信息进行登记;巩固(consolidation)是生成一个随时间推移不断增强的神经表征。

2. 存储(storage) 是把感知过的事物、体验过的情感、做过的动作、思考过的问题等,以一定的形式保持在人们的头脑中。

3. 提取(retrieval) 是指从长时记忆中查找已有的信息过程。

记忆系统3个阶段模型最早是由 Richard Atkinson 和 Richard Shiffrin 于 1968 年提出,经过研究者修改加工后被广泛接受。这3个阶段就像一条流水线,将进入的刺激信息流转变为能够被存储和提取的有意义的神经模式。

二、记忆的分类

记忆的分类有多种形式,其中有对记忆最基本的、也是被广泛接受的分类,是根据记忆持续的时间将其分为两种不同的类型:短时记忆(short-term memory)和长时记忆(long-term memory)(图 63-2)。

1. 短时记忆 指那些能够维持几秒至几分钟的记忆。有研究者将认知加工和短时记忆合并,提出工作记忆的观点。具体来讲,工作记忆指的是个体在执行认知任务中,对信息暂时储存与操作的能力。例如,临时记住一个电话号码。

2. 长时记忆 指信息经过充分和一定深度的加工后,可以长时间保留下来。长时记忆又可以分为陈述性记忆(declarative memory)和非陈述性记忆(non-declarative memory),或者外显记忆(explicit memory)和内隐记忆(implicit memory)。

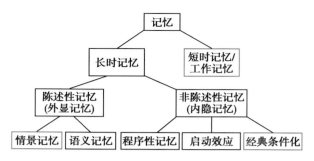

图 63-2 记忆的分类(图中红色方框内为本章中重点介绍的记忆类型)

（1）陈述性记忆:能够明确想起某个事件或事实的记忆,它可以通过语言传授而一次性获得。陈述性记忆分成两种,语义记忆(sematic memory)和情景记忆(episodic memory)。

1) 语义记忆:用来储存那些独立于个人经验的一般的事实性知识。例如:食物的类别、某个地理区域的重要城市或是语言的词汇(例如,北京是中国的首都)。

2) 情景记忆:是以时间和空间为坐标对个人亲身经历的、发生在一定时间和地点的事件(情景)的记忆。例如第一次踏进教室的记忆、对昨天在公园里会见一位朋友的记忆等。

（2）非陈述性记忆:指如何做事情的记忆,包括知觉技能,认知技能和运动功能的记忆。包括程序性记忆(如骑自行车)、启动效应(如对之前呈现过的刺激按键反应会加快)和经典条件反射(或称情绪记忆,如食物与铃声匹配的条件化实验)等。

鉴于颅内脑电主要记录的是局部场电位信号(local field potential,LFP),下面我们将介绍局部场电位的特点及其功能。

（王 亮）

第二节 神经振荡

局部场电位反映了集群神经元规则化和同步化的活动。集群神经元通过兴奋性或抑制性突触相互连接以进行各种电生理信息传递与交流,并由此按照一定的节律被激活或者抑制。神经元集群的这种节律性的电活动称为神经振荡(neural oscillation)。通常依据频率可将神经振荡分为 delta 振荡(0.5~4Hz)、theta 振荡(4~8Hz)、alpha 振荡(8~13Hz)、beta 振荡(13~30Hz)、gamma 振荡(30~150Hz)和尖波涟漪(sharp-wave ripples,SWR)(大于100Hz 的涟漪叠加在 0.01~3Hz 的尖波上)。神经振荡常用计算指标见表 63-1。鉴于海马是参与记忆加工的核心脑区,下面我们将以海马为例进一步介绍神经振荡的功能。

表 63-1　神经振荡常用计算指标

名称	定义和计算
时频分析（time-frequency analysis）	指从时间和频率维度对信号进行分析和处理，常见分析方法包括傅里叶变换、小波分析和希尔伯特变换等
互相关（cross-correlation）	指两个信号在时间维度上的非零相位的相关，通常通过前后移动一个信号后再计算与另一个信号的线性相关
相干（coherence）	指两个信号在特定频率上是否存在非随机分布的相位差，用于衡量信号之间的同步性。相似的计算指标包括相位同步（phase synchronization）和相位锁相值（phase-lock value）等
格兰杰因果（granger causality）	用于检验两个信号之间信息传输的方向性，基于检验一组时间序列是否能显著预测另一组时间序列确定
相位滞后指数（phase lag index）	用于检验两个信号之间信息传输的方向性。两个信号之间的相互作用需要一些时间，输出信号和输入信号之间的相位差会随频率逐渐增加而呈线性改变，最终得到一条斜率为正或负的相位-频率曲线

Theta 振荡是动物在主动探索环境和快速眼动睡眠阶段中普遍存在的一种神经振荡，是海马区最为常见的一类神经节律。海马 theta 节律的产生与内侧隔核（medial septum）密切相关。内侧隔核的 GABA 能神经元作为节律起振点直接投射到海马，调节齿状回（dentate gyrus，DG）、CA1 和 CA3 区的中间神经元产生相位恒定的节律性 theta 振荡。然而近些年的研究发现，在没有内侧隔核参与的情况下，海马内部锥体神经元和中间神经元的局部相互作用也可以产生 theta 振荡。Theta 振荡的功能被认为是通过对复杂概念、感官和经验的集成，将支持记忆的相关细胞集群联系起来，并对海马收集到的感官信息进行整合，从而协助多种行为的正常运行。

Gamma 振荡及更高频振荡对于特定信息的神经表征有重要意义。受颅骨对信号衰减的影响，头皮脑电通常不能采集到 60Hz 以上的高频信号。相比而言，侵入式颅内脑电技术由于是直接记录大脑神经活动，可以采集到具有较高信噪比的高频信号。Gamma 振荡具有宽频段分布特性，通常根据其产生的脑区及生理功能，大致分为低频（30～60Hz）和高频（70～150Hz）。70～150Hz 神经活动和神经元动作电位的强相关性表明高频 gamma 振荡活动反映了神经元群体的放电特性。海马 gamma 振荡产生的脑区主要有两个，一个是依赖于内嗅区（entorhinal cortex，EC）输入的 DG，另一个是向 CA1 投射的 CA3 区域。它们分别驱动高频 gamma 振荡和低频 gamma 振荡的产生。从产生的细胞机制上来讲，gamma 振荡产生主要依赖突触前中间神经元对锥体细胞产生节律性的抑制性突触后电位（inhibitory postsynaptic potential，IPSP）。海马 gamma 振荡主要与记忆功能相关，包括记忆编码和提取、工作记忆等。

尖波涟漪（SWR）是一种大幅度、不规律发生的局部场电位。尖波由海马 CA3 向 CA1 亚区传导的兴奋性电位产生，而涟漪则由 CA1 亚区内的篮状细胞的脉冲尖峰（ripple frequency spike）产生。在大脑不再接受外界环境刺激时，有组织的神经元集群能够通过 SWR 把压缩的神经元发放序列从海马中传递到新皮质中，提示 SWR 有参与记忆巩固的功能。

不同频段的神经振荡原则上是相互独立的，但也存在相互调节。不同神经振荡间的相互作用，被称为跨频耦合（cross-frequency coupling，CFC），CFC 具体有以下几种形式（表 63-2）。其中最为常见的就是 gamma 和 theta 的相位-幅值耦合（phase-amplitude coupling），gamma 振荡的幅度受 theta 振荡的相位调制。

表 63-2　跨频耦合的主要形式

名称	定义
相位-幅值耦合	高频振荡的幅值（能量）被锁定在低频振荡的相位上，或者说被低频振荡的相位所调节
相位-相位耦合	高频振荡的幅值相位与低频振荡的相位存在非随机分布的相位差
幅值-幅值耦合	高频振荡的幅值（能量）与低频振荡的幅值（能量）有较强的相关性

前面我们提到记忆涉及不同类型，下面将从神经振荡的角度，重点介绍工作记忆、情绪记忆和情景记忆，其他记忆类型的神经振荡机制请参阅相关书籍。海马是记忆环路的核心脑区，不同记忆类型还涉及各自特异的皮质脑区，从而构成了不同的海马-皮质记忆环路（图 63-3、图 63-4）。

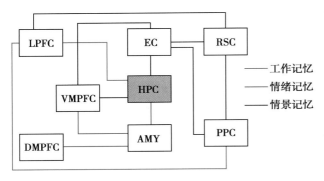

图 63-3　不同记忆的神经环路

海马是记忆环路的核心，与其他 7 个脑区构成不同记忆环路。其中红色为工作记忆环路，绿色为情绪记忆环路，黑色为情景记忆环路。LPFC（lateral prefrontal cortex）：外侧前额叶；DMPFC（dorsal medial prefrontal cortex）：背内侧前额叶；VMPFC（ventral medial prefrontal cortex）：腹内侧前额叶；EC（entorhinal cortex）：内嗅区；HPC（hippocampus）：海马；AMY（amygdala）：杏仁核；RSC（retrosplenial cortex）：压后皮质；PPC（posterior parietal cortex）：后顶叶。

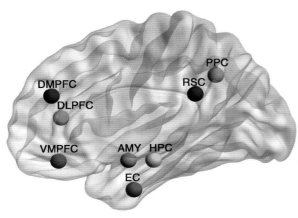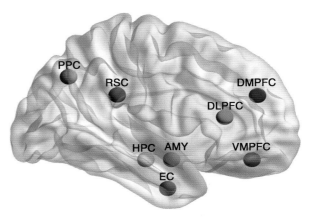

图 63-4　记忆环路相关脑区分布

内侧面示意图（左）和外侧面示意图（右）。DLPFC：背外侧前额叶；DMPFC：背内侧前额叶；VMPFC：腹内侧前额叶；EC：内嗅区；HPC：海马；AMY：杏仁核；RSC：压后皮质；PPC：后顶叶。

（王　亮）

第三节　工 作 记 忆

　　工作记忆是指短时间对信息进行储存并进一步加工的记忆过程，是知觉信息到长时记忆或者行为活动的中间过程。工作记忆对语言理解、学习、决策等认知活动都有重要影响，被称为高级认知活动的核心，因此很多研究者致力于探究工作记忆的神经机制，以加深对于工作记忆的认识和理解。

　　传统的工作记忆任务一般是先呈现持续几百毫秒的知觉刺激，经过短时间的延迟（延迟期间无任何刺激输入），再对刺激进行回忆或者再认。大脑如何在没有视觉信息输入时（即延迟阶段），维持物体的神经表征是工作记忆研究的核心问题。主流观点认为，在缺乏视觉输入时，神经元持续放电可能是工作记忆表征维持的神经机制。大量神经元的同步活动会形成有节律的神经振荡，由于人脑单细胞记录技术难度较高以及神经元激活范围的限制，更多研究集中在神经振荡层面。

　　许多研究表明 gamma、alpha 和 theta 振荡对工作记忆的储存有重要作用。Tallon-Baudry 等人首次发现在视觉工作记忆的延迟阶段存在持续的 gamma 振荡。之后一系列研究表明 gamma 振荡的能量和工作记忆负载（储存在工作记忆中物体的个数）显著正相关。这些跟工作记忆相关的 gamma 活动主要发生在顶叶，前额叶和海马。因此 gamma 振荡在物体的特征整合、记忆表征维持方面有重要作用。研究者也发现 alpha 活动会随着工作记忆负荷的增加而增强。但与 gamma 振荡不同，alpha 振荡的功能并不是维持工作记忆表征，而是抑制与任务无关的信息。Tuladhar 等人采用人脸图片做刺激材料的 Sternberg 研究范式支持了此观点，他们发现 alpha 频段的脑活动随着记忆负载的增加而逐渐上升，但是这种 alpha 的增强效应主要源自顶枕沟附近，而这些脑区并不是直接参与人脸图片的工作记忆表征维持。基于此，该研究认为这种随负载增强的 alpha 活动反映了背侧视觉通路的抑制效应。Theta 振荡也参与工作记忆的加工。Raghavachari 等人同样采用 Sternberg 研究范式记录了癫痫患者在完成经典的视觉工作记忆任务时的颅内脑电信号，在前额叶、颞叶、顶叶等多个脑区都发现了 theta 振荡的认知"门控（gating）"现象，即当实验试次的时间长度发生变化时，theta 频段振幅的持续时间也会随之发生系统性的变化，而且在维持阶段 theta 频段的脑电活动会随着记忆负载的升高而增强。在工作记忆中，theta 频段的神经活动因其频率较低的特性，可以实现较大范围的神经信息交流，有利于高级脑区对低级脑区自上而下的认知调控，以便协调多脑区共同完成对记忆表征的维持。

大量研究表明工作记忆任务并非仅仅依赖某一特定频段的神经活动，还需要依靠不同认知功能的多个频段神经振荡的相互协作。Axmacher 等人的研究表明海马通过 theta 相位对 beta/gamma 幅值进行调制，从而实现对序列呈现的物体的记忆表征维持。当工作记忆的内容不是序列呈现的物体，而是含有空间信息或有分心刺激需要更多注意调控时，alpha-gamma 跨频耦合增强。由此可见，跨频耦合也是维持工作记忆表征的重要机制。

（王　亮）

第四节　情绪记忆

条件化反射实验可以让被试自动地将中性刺激与厌恶刺激建立关联，是研究情绪记忆的常用范式。情绪记忆是指带有情绪情感的情景记忆。大量研究表明，最生动的自传体记忆往往是带有情绪性事件的。相比于中性事件，情绪事件更容易被唤起，记忆的内容更清晰、更详细。情绪记忆主要涉及 3 个脑区：杏仁核（amygdala）、海马、内侧额叶皮质（medial prefrontal cortex，mPFC）。目前利用颅内电极探讨人类情绪记忆的研究比较少，本节主要介绍动物相关研究进展，为后续人类研究提供启示。

杏仁核是位于内侧颞叶的大脑结构，可调节啮齿动物、非人灵长类和人类的情绪行为。在不同的情绪记忆的研究范式中，对恐惧记忆的研究最多。研究表明杏仁核可以调节恐惧学习的各个阶段。除了调节诸如恐惧之类的负面情绪外，杏仁核神经元对于基于奖励的学习和记忆也很重要。与恐惧记忆类似，外侧杏仁核的兴奋性突触输入增加是建立联想奖赏记忆的基础。

当动物感受到恐惧表现出僵直（freezing）行为时，杏仁核内 theta 振荡的强度会增加，与其他脑区 theta 振荡的同步化也显著增强。与海马的 theta 振荡功能不同，杏仁核 theta 振荡不受空间位置和内侧隔核活动的影响，而是特异于恐惧记忆的习得和提取，因此认为该

theta 振荡反映的是恐惧特异性活动。Theta 振荡又可细分为两个作用不同的频段，较低的频段与恐惧的表达相关，而较高的频段更可能参与恐惧抑制。反映杏仁核与其他脑区沟通的另一种重要方式是 gamma 振荡。许多证据表明 gamma 活动与杏仁核 BLA（basolateral amygdala）内部神经元之间及 BLA 和其他脑区的同步化活动有关。在 BLA 中发现的 gamma 振荡也分为较慢的 low-gamma 和 high-gamma 两个频段。有研究发现杏仁核 low-gamma 振荡的强度在恐惧提取时增强，而 high-gamma 振荡与安全信息更相关。

内侧前额叶 mPFC 也是参与情绪记忆的重要脑区。小鼠 mPFC 中的边缘下区（infralimbic area，IL）和边缘前区（prelimbic area，PL）能够接受来自其他脑区的广泛输入，并输出到各个层级的恐惧环路，在恐惧表达和抑制中负责识别和评价威胁信息。mPFC 与下游目标脑区通过 theta 或 gamma 振荡进行长距离交流。mPFC 向 BLA 输入 theta 振荡并调节恐惧的消退。相比于恐惧记忆成功消退的小鼠，不能成功消退的小鼠其 PL 脑区的 low-gamma 强度更高，当小鼠接收到的是安全刺激时，mPFC 的 high-gamma 功率增高，这类 gamma 振荡可能由 mPFC 产生。PL 和 IL 通过向杏仁核内不同区域的投射分别调控恐惧的表达和抑制。

恐惧记忆具有背景依赖性，海马作为表征空间位置、场景信息和学习记忆的关键脑区，也在恐惧记忆的习得和消退中发挥重要作用，对特定刺激或环境进行恐惧条件化和消退中，海马为恐惧记忆的习得和消退提供情境（context）信息。在焦虑状态下，小鼠的 mPFC 与腹侧海马（ventral hippocampus，vHPC）的 theta 同步化增强，低频刺激 vHPC 会影响恐惧消退的效果。海马-杏仁核环路的活动是情绪记忆巩固和消退的基础，且海马能够通过降低对杏仁核的调节参与恐惧消退。在恐惧记忆提取期间，杏仁核的 LA（lateral amygdala）区与海马 CA1 区的 theta 活动同步化增强，在小鼠产生恐惧僵直反应时尤为显著。

（王　亮）

第五节　情景记忆

情景记忆是把过去经历过的，发生于特定时间和地点、特定事件等具体信息，以及其他相关知识和背景联系起来，可以被明确指出的记忆。每个人都基于个体自身的情景记忆主导着每天的生活。海马是情景记忆的

重要区域,前额叶也参与情景记忆加工。

大量动物研究表明内侧颞叶的 theta 振荡对于情景记忆编码有重要作用。人类颅内脑电的研究发现海马、嗅皮质(rhinal cortex)、杏仁核、前额叶和顶枕联合皮质的 theta 振荡参与情景记忆表征。在记忆编码阶段,Lega 等人发现在刺激出现时 theta 振荡功率显著增加,而且与 gamma 振荡功率有明显的跨频耦合现象。在记忆提取阶段,Watrous 等人发现内侧颞叶、前额叶和顶叶皮质之间的信号同步性在记忆正确提取时更高,其中空间记忆与 1~4Hz 信号相关,而时间记忆与 7~10Hz 信号相关,这支持了"谱指纹"(spectral fingerprint)假说,即不同振荡频段参与不同记忆信息的提取。尽管这种多路复用(multiplex)机制不是特异于记忆任务,但是这个结果表明脑区间、频段间的多路复用机制对人类的记忆能力有重要作用。

记忆的储存和提取不仅需要内侧颞叶脑区的局部连接,还需要与其他皮质的长程连接,而且这些连接存在丰富的时空演化特性。多个研究表明 theta 振荡在记忆编码和提取中有明显的时间动态性。海马 theta 振荡的功率在刺激出现后呈现先增高后下降的变化。Anderson 等人发现记忆成功提取时,内侧颞叶 theta 振荡的功率增加早于前额叶的 theta 功率的增加,并有助于两个脑区的信号同步。也有研究发现情景记忆依赖于内侧颞叶与其他脑区的同步性,如内侧颞叶和压后皮质之间的 theta 频段相干。Steinvorth 等人发现在记忆的提取过程中,内嗅区的 theta 活动与前额叶、颞叶的 theta 活动有同步性,同时调节海马的 gamma 活动。以上研究表明 theta 频段的活动在情景记忆的成功储存和提取中发挥着重要的作用。

高频振荡在情景记忆的编码和提取中也扮演了重要的角色。Sederberg 等人通过颅内记录发现海马、颞叶和前额叶的 28~100Hz 频段信号功率的增强和记忆任务的行为表现有关,而且这种关联只在记忆被正确提取时存在。Kucewicz 等人发现图像编码任务可以在初级视觉皮质、边缘皮质及更高级的皮质区域诱发 50~200Hz 神经活动,而且成功的记忆提取和该频段涉及的区域范围相关。Park 等人发现海马内部的 high-gamma 频段而不是 low-gamma、delta、theta 频段促进了导航任务中的成功编码。跨频耦合也能促进局部皮质的信息处理和传递。Staudia 等人通过同时记录丘脑和颅外前额叶信号,发现成功的记忆提取和丘脑、前额叶之间的 beta 频段的同步以及 beta-gamma 的跨频耦合相关。

(王　亮)

第六节　相关颅内技术在记忆研究中的应用前景

传统的颅内电极主要是宏电极,可以采集大量神经元集群的场电位信号,但不能记录局部少数神经元的电活动,无法从更深层的动作电位角度研究人类认知行为的神经机制。随着科技的发展,微电极记录技术开始逐渐应用于人脑单细胞记录,该技术在宏电极导管内缠绕多簇的微丝电极,置入大脑内不仅能借助宏电极记录场电位信号,也能利用微丝电极尖端记录单神经元的动作电位和局部场电位信号。相比于其他电生理记录技术,单细胞记录能为基于无创性测量数据的发现提供验证和更深入的神经电生理证据,也可以避免实验动物上的结果直接应用到人脑上可能存在的偏差。内侧颞叶是颞叶癫痫常见致痫区,也是人脑单细胞记录的常见靶点,单细胞记录对研究致痫区放电机制也有重要意义。前述大量研究表明内侧颞叶在不同记忆类型中发挥着重要的作用,所以针对癫痫放电机理研究所进行的单细胞记录也为研究记忆提供了重要机遇。例如研究者发现人类内侧颞叶皮质神经元可以表征远距离空间记忆和目标位置记忆。最近研究揭示了在语义联结记忆提取时前颞叶皮质的神经元放电序列存在重放(replay)现象,并且与海马涟漪同步出现。

深部脑刺激(deep brain stimulation,DBS)主要用于药物难治性帕金森、癫痫和强迫症等患者的治疗。治疗过程中,部分患者报告其记忆力有所改善,由此许多研究者开始探索如何用 DBS 提高记忆及其内在的神经机制。鉴于内侧颞叶对记忆至关重要,记忆相关的 DBS 研究的刺激靶点主要集中在此。深部脑刺激常使用 50Hz 作为刺激频率。Suthana 等人发现对内嗅区施加 50Hz 电刺激可以显著提高患者的空间记忆,但刺激海马没有明显效应。50Hz 电刺激也可以通过调控不同脑区的 gamma 活动提高记忆能力。但是也有研究发现 50Hz 电刺激会减弱被试的记忆能力。Theta-burst 刺激是一种比较新颖的刺激模式,它是指以 theta 节律释放一簇 50Hz 高频刺激。动物研究表明 theta-burst 刺激有助于诱导长时程增长。采用 theta-burst 刺激模式刺激穹窿,结果发现被试的空间记忆显著提高,刺激内嗅区,发现情景记忆有显著提升。然而,DBS 的研究可重复性较低,同样的参数在不同的研究中可能有不同的结果,这可能源于目前研究的样本量较小,也可能是因为被试都是患者,脑区受损和可塑性存在个体差异,因此实验结果的有效性需要未来的大样本研究去验证。

虽然颅内脑电相比其他无创性测量技术有诸多优点,但也存在明显的局限性。由于电极位置完全依据患者临床治疗的目的来确定,因此无法覆盖整个大脑,而且个体间电极位置差异较大。此外,颅内脑电记录的数据主要来自患者,其研究发现可能与病理状态下大脑可塑性有关,尽管数据分析已经将致痫区电极排除在外,但研究结论不一定完全适用于揭示健康大脑的功能。尽管如此,未来颅内脑电研究依然可以通过扩大样本量,在群组水平上揭示被试间的共性,从神经电生理层面建构起动物和人类记忆环路研究的桥梁,揭示人类记忆的内在神经机制。

（王　亮）

参考文献

[1] DICKERSON B C, EICHENBAUM H. The episodic memory system: neurocircuitry and disorders [J]. Neuropsychopharmacology, 2010, 35(1): 86-104.

[2] LOGOTHETIS N K. What we can do and what we cannot do with fMRI [J]. Nature, 2008, 453(7197): 869-878.

[3] QUIROGA R Q. Plugging in to Human Memory: Advantages, Challenges, and Insights from Human Single-Neuron Recordings [J]. Cell, 2019, 179(5): 1015-1032.

[4] PARVIZI J, KASTNER S. Promises and limitations of human intracranial electroencephalography [J]. Nature neuroscience, 2018, 21(4): 474-483.

[5] COLGIN L L. Rhythms of the hippocampal network [J]. Nature Reviews Neuroscience, 2016, 17(4): 239.

[6] FREUND T F, ANTAL M. GABA-containing neurons in the septum control inhibitory interneurons in the hippocampus [J]. Nature, 1988, 336(6195): 170-173.

[7] MANNING J R, JACOBS J, FRIED I, et al. Broadband shifts in local field potential power spectra are correlated with single-neuron spiking in humans [J]. J Neurosci, 2009, 29(43): 13613-13620.

[8] COLGIN L L, MOSER E I. Gamma oscillations in the hippocampus [J]. Physiology, 2010, 25(5): 319-329.

[9] BIERI K W, BOBBITT K N, COLGIN L L. Slow and fast gamma rhythms coordinate different spatial coding modes in hippocampal place cells [J]. Neuron, 2014, 82(3): 670-681.

[10] YLINEN A, BRAGIN A, NÁDASDY Z, et al. Sharp wave-associated high-frequency oscillation (200Hz) in the intact hippocampus: network and intracellular mechanisms [J]. Journal of Neuroscience, 1995, 15(1): 30-46.

[11] BADDELEY A. Working memory: Looking back and looking forward [J]. Nature Reviews Neuroscience, 2003, 4(10): 829-839.

[12] ERIKSSON J, VOGEL EDWARD K, LANSNER A, et al. Neurocognitive Architecture of Working Memory [J]. Neuron, 2015, 88(1): 33-46.

[13] TALLON-BAUDRY C, BERTRAND O. Oscillatory gamma activity in humans and its role in object representation [J]. Trends in cognitive sciences, 1999, 3(4): 151-162.

[14] ROUX F, WIBRAL M, MOHR H M, et al. Gamma-band activity in human prefrontal cortex codes for the number of relevant items maintained in working memory [J]. Journal of Neuroscience, 2012, 32(36): 12411-12420.

[15] VAN VUGT M K, SCHULZE-BONHAGE A, LITT B, et al. Hippocampal gamma oscillations increase with memory load [J]. J Neurosci, 2010, 30(7): 2694-2699.

[16] TULADHAR A M, HUURNE N T, SCHOFFELEN J M, et al. Parieto-occipital sources account for the increase in alpha activity with working memory load [J]. Human brain mapping, 2007, 28(8): 785-792.

[17] RAGHAVACHARI S, KAHANA M J, RIZZUTO D S, et al. Gating of human theta oscillations by a working memory task [J]. Journal of Neuroscience, 2001, 21(9): 3175-3183.

[18] CAVANAGH J F, FRANK M J. Frontal theta as a mechanism for cognitive control [J]. Trends in cognitive sciences, 2014, 18(8): 414-421.

[19] AXMACHER N, HENSELER M M, JENSEN O, et al. Cross-frequency coupling supports multi-item working memory in the human hippocampus [J]. Proceedings of the National Academy of Sciences, 2010, 107(7): 3228.

[20] JOKISCH D, JENSEN O. Modulation of Gamma and Alpha Activity during a Working Memory Task Engaging the Dorsal or Ventral Stream [J]. The Journal of Neuroscience, 2007, 27(12): 3244.

[21] KURIYAMA K, SOSHI T, FUJII T, et al. Emotional memory persists longer than event memory [J]. Learning and Memory, 2010, 17(3): 130-133.

[22] BLAIR H T, HUYNH V K, VAZ V T, et al. Unilateral storage of fear memories by the amygdala [J]. Journal of Neuroscience, 2005, 25(16): 4198-4205.

[23] GORE F, SCHWARTZ E C, BRANGERS B C, et al. Neural Representations of Unconditioned Stimuli in Basolateral

Amygdala Mediate Innate and Learned Responses[J]. Cell, 2015,162(1):134-145.

[24] LIKHTIK E,GORDON J A. Circuits in sync:Decoding theta communication in fear and safety[J]. Neuropsychopharmacology,2014,39(1):235-236.

[25] COURTIN J,CHAUDUN F,ROZESKE R R,et al. Prefrontal parvalbumin interneurons shape neuronal activity to drive fear expression[J]. Nature,2014,505(7481):92-96.

[26] STUJENSKE J M,LIKHTIK E,TOPIWALA M A,et al. Fear and safety engage competing patterns of theta-gamma coupling in the basolateral amygdala[J]. Neuron,2014,83 (4):919-933.

[27] ROZESKE R R,HERRY C. Neuronal coding mechanisms mediating fear behavior[J]. Current Opinion in Neurobiology,2018,52:60-64.

[28] FITZGERALD P J,WHITTLE N,FLYNN S M,et al. Prefrontal single-unit firing associated with deficient extinction in mice[J]. Neurobiology of Learning and Memory,2014, 113:69-81.

[29] MILAD M R,QUIRK G J. Neurons in medial prefrontal cortex signal memory for fear extinction[J]. Nature,2002,420 (6911):70-74.

[30] KIM J J,FANSELOW M S. Modality-specific retrograde amnesia of fear[J]. Science,1992,256(5057):675-677.

[31] FANSELOW M S,POULOS A M. The Neuroscience of Mammalian Associative Learning [J]. Annual Review of Psychology,2005,56(1):207-234.

[32] GIRARDEAU G,INEMA I,BUZSÁKI G. Reactivations of emotional memory in the hippocampus-amygdala system during sleep[J]. Nature Neuroscience,2017,20(11):1634-1642.

[33] ADHIKARI A,TOPIWALA M A,GORDON J A. Synchronized Activity between the Ventral Hippocampus and the Medial Prefrontal Cortex during Anxiety[J]. Neuron,2010, 65(2):257-269.

[34] SEIDENBECHER T,LAXMI T R,STORK O. Amygdalar and Hippocampal Theta Rhythm Synchronization During Fear Memory Retrieval[J]. Science,2003,301(5634): 846-850.

[35] LEGA B C,JACOBS J,KAHANA M. Human hippocampal theta oscillations and the formation of episodic memories [J]. Hippocampus,2012,22(4):748-761.

[36] WATROUS A J,TANDON N,CONNER C R,et al. Frequency-specific network connectivity increases underlie accurate spatiotemporal memory retrieval[J]. Nature Neuroscience,2013,16(3):349-356.

[37] AXMACHER N,COHEN M X,FELL J,et al. Intracranial EEG Correlates of Expectancy and Memory Formation in the Human Hippocampus and Nucleus Accumbens[J]. Neuron,2010,65(4):541-549.

[38] ANDERSON K L,RAJAGOVINDAN R,GHACIBEH G A, et al. Theta Oscillations Mediate Interaction between Prefrontal Cortex and Medial Temporal Lobe in Human Memory [J]. Cerebral Cortex,2010,20(7):1604-1612.

[39] FOSTER B L,KAVEH A,DASTJERDI M,et al. Human Retrosplenial Cortex Displays Transient Theta Phase Locking with Medial Temporal Cortex Prior to Activation during Autobiographical Memory Retrieval[J]. Journal of Neuroscience,2013,33(25):10439-10446.

[40] STEINVORTH S,WANG C,ULBERT I,et al. Human entorhinal gamma and theta oscillations selective for remote autobiographical memory[J]. Hippocampus,2009.

[41] SEDERBERG P B,SCHULZE-BONHAGE A,MADSEN J R,et al. Gamma Oscillations Distinguish True From False Memories [J]. Psychological science, 2007, 18 (11): 927-932.

[42] KUCEWICZ M T,CIMBALNIK J,MATSUMOTO J Y,et al. High frequency oscillations are associated with cognitive processing in human recognition memory[J]. Brain,2014, 137(8):2231-2244.

[43] PARK J,LEE H,KIM T,et al. Role of low-and high-frequency oscillations in the human hippocampus for encoding environmental novelty during a spatial navigation task[J]. Hippocampus,2014,24(11):1341-1352.

[44] STAUDIGL T,ZAEHLE T,VOGES J,et al. Memory signals from the thalamus:Early thalamocortical phase synchronization entrains gamma oscillations during long-term memory retrieval[J]. Neuropsychologia,2012,50(14):3519-3527.

[45] TSITSIKLIS M,MILLER J,QASIM S E,et al. Single-neuron representations of spatial targets in humans[J]. Current Biology,2020.

[46] QASIM S E,MILLER J,INMAN C S,et al. Memory retrieval modulates spatial tuning of single neurons in the human entorhinal cortex[J]. Nature neuroscience,2019,22(12): 2078-2086.

[47] VAZ A P,WITTIG J H,INATI S K,et al. Replay of cortical spiking sequences during human memory retrieval[J]. Science,2020,367(6482):1131-1134.

[48] SUTHANA N,FRIED I. Memory Enhancement and Deep-Brain Stimulation of the Entorhinal Area REPLY[J]. New Engl J Med,2012,366(20):1946.

[49] KUCEWICZ M T, BERRY B M, KREMEN V, et al. Electrical Stimulation Modulates High γ Activity and Human Memory Performance[J]. eneuro, 2018, 5(1): ENEURO. 0369-0317. 2018.

[50] JACOBS J, MILLER J, LEE S A, et al. Direct Electrical Stimulation of the Human Entorhinal Region and Hippocampus Impairs Memory [J]. Neuron, 2016, 92 (5): 983-990.

[51] LARSON J, MUNKÁCSY E. Theta-Burst LTP[J]. Brain Research, 2015, 1621: 38-50.

[52] MILLER J P, SWEET J A, BAILEY C M, et al. Visual-spatial memory may be enhanced with theta burst deep brain stimulation of the fornix: a preliminary investigation with four cases[J]. Brain, 2015, 138: 1833-1842.

[53] TITIZ A S, HILL M R H, MANKIN E A, et al. Theta-burst microstimulation in the human entorhinal area improves memory specificity[J]. ELIFE, 2017, 6: e29515.

第六十四章 脑机接口研究与癫痫

第一节 脑机接口研究概述

脑机接口通过多尺度多维度神经电信号的采集与分析来解码大脑的思维活动，并建立大脑与计算机之间的通信与交互，是近年来神经工程学和神经康复领域的前沿问题。脑机接口不仅可以帮助脊髓损伤、高位截瘫、肌萎缩侧索硬化（ALS）等患者重新获得辅助性的外周运动能力，而且可以通过闭环主动康复策略加速部分卒中患者的运动能力康复，显示出越来越重要的临床意义。

作为思维活动的主要信息形式，神经电活动从微米到厘米有 3 个尺度（图 64-1A）：一是微米尺度上的单个神经元发放产生的动作电位（action potential），可以通过侵入式的微电极阵列采集到，其信息本质是离散的随机点过程；二是毫米尺度上神经元群体活动产生的局部场电位，通常称为颅内脑电图（intracranial electroencephalography，iEEG）。可以通过硬膜下皮质表面电极 ECoG 或者插入大脑皮质及深部的 SEEG 电极记录到，其信息本质是连续随机信号；三是厘米尺度上经过颅骨传导到头皮的脑电（EEG），可以通过无创的头皮表面电极记录到，因为颅骨的衰减、滤波和混叠作用（图 64-1B），其信息本质是低信噪比的连续随机信号，可以看作颅内的"模糊版本"。下面简要介绍基于这 3 类脑信号的脑机接口技术。

一、基于头皮脑电 EEG 的脑机接口

采用贴附在头皮表面的无创电极采集。因为信息采集方便及无创的特点，基于头皮脑电 EEG 的神经信息解码与脑机接口研究最多。但由于 EEG 信号微弱，

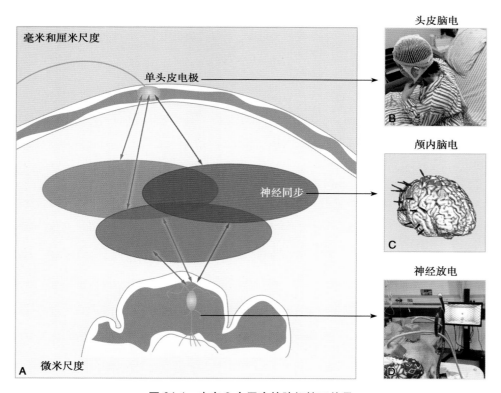

图 64-1 来自 3 个层次的脑机接口信号
A. 大脑信号的 3 个不同层次；B. 头皮脑电的采集和典型事件相关电位特征；C. 颅内脑电的采集和信号时频响应；D. 神经元动作电位采集和神经元动作电位波形图。

头皮电极的良好接触和固定问题难以解决，直接影响了其信息解码的精度和脑机接口的速度和可靠性。目前仅能实现速度较慢的离散信息交互，在家庭和临床环境下的应用效果不理想。

二、基于颅内脑电的脑机接口

颅内脑电 iEEG 以适中的侵入程度能获得较高的信号传输效率，其在神经信息解码和脑机接口领域尚未得到充分的研究。颅内脑电 iEEG 可以在硬脑膜上（epidural）或者硬脑膜下（subdural）记录，其信号幅度是头皮脑电的 5～10 倍，且信号的频率上限可达 200～300Hz，一般的头皮脑电的有效频率范围在 50Hz 以下。因为相隔其间的脑脊液、软脑膜、蛛网膜具有较好的电导特性，所以 iEEG 的信号特性与皮质表面的场电位非常接近，而且具有很好的空间分辨率（图 64-1C），可以很好地反映记录电极下的皮质神经元群体活动的情况，因而可以作为神经信息解码和脑机接口的高质量信号来源。近年来，基于硬脑膜下（subdural）记录的皮质脑电 ECoG 开始进入脑机接口的研究领域，目前已经可以做到二维屏幕光标的控制、单个手指运动的区分等。ECoG 信号的记录需要神经工程研究者和神经外科医生组成研究团队，借助癫痫患者植入颅内电极确定病灶的机会进行，研究平台涉及手术质量、患者护理、影像数据共享、信号实时处理等复杂环节。

三、基于神经放电的脑机接口

基于神经元动作电位 AP 的神经信息解码与脑机接口技术（图 64-1D），因为直接获取和解析神经元的放电序列，信息解码的精度和脑机交互的速度都比头皮脑电 EEG 高一个数量级，目前已经在灵长类动物和截瘫患者身上成功实现了自如的实时连续运动轨迹控制。但其弱点也很突出：一是神经细胞的包裹和炎症反应使得微电极不能长久采集到动作电位，一般在几个月内信号消失或者可见神经元显著减少；二是动作电位记录需要高采样率和密集信息处理，很难实现低功耗的无线传输和处理，目前主要采用有线"插头"方案，不方便也不安全；三是在患者大脑皮质上植入微电极阵列手术风险和后期感染风险都很大。

通过以上比较分析，基于颅内脑电的脑机接口的信号质量和可靠性显著优于头皮脑电，侵入性又低于植入大脑皮质微电极阵列，因而我们认为具有很好的研究价值。从临床转化的角度，基于颅内脑电的脑机接口的研究主要依托于癫痫外科的临床，生物医学工程学者和神经外科医生的合作能够更快地推动脑机接口技术和设备进入临床应用。值得重视的是，大部分颅内脑电脑机接口的研究都会借助癫痫患者进行。对于药物难治的局灶癫痫患者，通过精细的影像和电生理评估，手术切除癫痫灶目前仍是癫痫外科临床的主要方向。术前评估中，颅内脑电是监测并精确定位癫痫灶不可替代的方法。利用颅内脑电 iEEG 进行脑机接口有关研究，将大大提高脑机接口的速度和可靠性。因为颅内脑电信号的信噪比显著高于头皮脑电，预期脑机交互的速度会大大提高。如果可以进一步验证硬膜上信号可以提供足够的信息用于脑机交互，那么不必破坏硬脑膜，实现微创脑机接口技术，这将很好地突破目前头皮和皮质内脑机接口的障碍，成为最有临床前景脑机接口技术，真正为残疾人和运动障碍的患者提供运动辅助装置，帮助他们用思维来操作计算机并与外部世界有效地交流；在神经科学方面，认知神经机制研究将获得更好的信号来源。在颅内脑电 iEEG 的研究平台上可以在患者清醒的情况下实时观察皮质神经活动高分辨率的时间、空间和频率特征，并研究它们与特定认知行为，如感觉、注意、记忆等的关系，增进人们对于人脑高级认知活动规律的认识。

（洪　波　朱君明）

第二节　基于颅内脑电的视觉诱发脑机接口打字系统

基于视觉的脑机接口系统可以利用视觉通路上不同脑区对于不同视觉信息的差异化响应来编码目标，再解码脑电信号获取信息。大部分基于视觉诱发电位的脑机接口利用到了大脑的注视焦点差异和空间注意力调制机制，也就是大脑对于注视和非注视的情况会产生不同的响应。通过识别这种差异化响应，脑机接口系统可以解码出提前编码过的视觉输入信息，从而获取受试的注视目标。不同的脑机接口范式会利用到不同的大脑功能。一种常见的脑机接口范式是 SSVEP 响应，它利用频率编码的闪烁刺激直接反映在大脑初级视觉皮质的响应，通过识别大脑响应的频率成分确定受试的注视目标。另一种常见的脑机接口范式是 P300 范式，它利用大脑的高级认知功能，使用新奇刺激诱发特定的响应，也就是大脑对于小概率刺激事件产生的主要成分是在刺激后 300 毫秒左右的 P300 成分的响应，通过识别这种 P300 响应来确定受试的注视目标。此外，处于两者之间的 N200 范式，它利用的是大脑对于视觉运动信息产生的响应，在视觉通路上，这个范式利用到的大脑功能区域位于 SSVEP 的初级视觉皮质和 P300 的高级认知功能区域的中间,在近年来 N200 范式也有了很大的发展,包括应用在头皮脑电方面和颅内脑电方面。

大脑视觉通路从视网膜起始,中间经过位于丘脑的外侧膝状体然后投射到初级视皮质 V1。初级视觉皮质 V1 主要响应亮度和线条朝向等基本的图像特征信息。接下来,视觉处理会从 V2 开始分为腹侧和背侧两个平行通路,腹侧主要处理视觉物体的形状、颜色等,而背侧主要处理空间相关的包括物体位置和运动信息等内容。视觉信息处理的两个通路从枕区向顶叶和颞叶延伸,其中处于两侧通路之间的 V5,它最早在猴子中颞叶区域(middle temporal,MT)被发现,因此也被称为 MT 区,专门对物体运动信息进行处理。自从 V5/MT 区域在 1991 年首次在人脑上被发现了同源区以来,已经有多种方法应用到了 MT 区的定位分析上。Watson 等人基于 PET 的研究,Howard 等人通过回波平面磁共振成像技术的研究,Dumoulin 等人使用 MRI 结构像方法统计 MT 区的研究,Annese 等通过皮质髓鞘染色方法的研究,以及 Malikovic 等通过细胞形态构筑法定位 MT+区域的研究,都将 MT 的定位指向了一个共同的标志位:颞下沟上升支 ALITS。这个区域功能上的特点是具有很大的感受野,能对运动刺激产生响应,即便是对其他视觉区域无法形成良好刺激的移动光点,MT 也能产生反应。

由于基于颅内脑电的 BCI 系统需要考量系统解码效率与植入侵入性之间的平衡,因此,作为一个高度集中的功能区域,视觉运动区(MT)是一个非常适合作为颅内脑电视觉诱发脑机接口打字系统的选择。基于起始视觉运动诱发电位(motion-onset visual evoked potentials,mVEPs)的 N200 speller 脑机接口打字范式,它首先被应用在头皮脑电相关的研究中。该范式使用运动光栅作为基本刺激形式诱发视觉运动响应。通过判断注视与非注视目标刺激响应中的 N200 成分的差异判断出受试注视的目标行和列,从而判决目标字符。清华大学研究组利用功能磁共振技术对受试的 MT 区域进行个体化的定位,得到受试最优的视觉运动区域位置,从而使用位于最优激活位置的最少量的电极点达到快速 BCI 解码的效果。

清华大学医学院与解放军总医院神经外科、玉泉医院癫痫中心的联合团队基于 5 名受试者 ECoG 的研究发现,在大脑皮质上记录到的视觉运动响应包含两个部分,分别为低频的 ERP 部分和高频的 High gamma 部分。同时,两名术前进行了功能磁共振定位 MT 区域的受试结果显示,fMRI 中响应最显著的视觉运动区与实际信号质量最佳的电极位点高度重合。相比非侵入式的 EEG,颅内的视觉运动响应可以捕捉到大脑局部的高频 High gamma 活动,以及更高的信噪比,因此,在能够精准植入到最佳视觉运动响应区域的情况下,能够获得相比于头皮 EEG 更高的信噪比和更丰富的信息,从而达到更高的通信速率。

根据解剖定位证据,95% 的情况下 MT 区域位于沟内,需要依赖 SEEG 手段才能获得最精准的植入效果。清华大学研究组基于两名分别在左侧颞叶和右侧颞叶植入了 SEEG 并且经过了术前功能磁共振定位出的视觉运动最佳响应区域的受试,利用单个最优 SEEG 电极触点,实现了最快达到每分钟 14 个字符的在线打字速率。这进一步证明了利用基于视觉运动诱发电位的 BCI 系统能够很好地兼顾传输效率和创伤大小。

除了基于视觉运动诱发电位的颅内脑电脑机接口打字系统之外,另一种常见的尝试是基于 P300 响应的脑机接口打字系统。这个范式基于新奇刺激,即两种刺激中概率更小的一种刺激会诱发大脑事件相关电位响应,在头皮脑电上主要表现为刺激起始后 300 毫秒左右的正向电位成分。在 2011 年,Brunner 等人发表了第一个基于 ECoG 颅内脑电的 P300 打字系统。该研究报道了一名因为颅内癫痫临时植入 ECoG 电极的受试,受试在左侧前额叶、顶叶、颞叶和枕叶共植入了 2 个阵列和 2 个条状电极共计 96 个触点的 ECoG 电极。最终,这名受试在在线实验中,达到了平均 17 个字符每分钟(69bits/min),最高 22 个字符每分钟(113bits/min)的输入速度,这在当时是 P300 范式的最快纪录,在现在也仍然是传统 P300 范式中最高的纪录。此外,Krusienski 等人也进行了相似的研究。P300 由于其源位于顶叶、且成因并不明确,所以基于 P300 范式的颅内脑电脑机接口打字系统目前在精准定位以及微创化方面还存在着较大阻碍。

(洪 波 朱君明)

第三节 基于颅内脑电的运动解码脑机接口

通过颅内脑电记录特定脑区电活动以获得相应的信息并对其进行研究,拓展了人们对于脑功能的视野,也帮助医生在切除致痫病灶时避开了拥有重要功能的正常脑区。本节将主要讨论基于 ECoG 技术采集位于初级运动皮质(primary motor cortex)和初级体感皮质(primary somatosensory cortex)的电信号开展脑机接口研究的进展。

ECoG 的信号由同步的突触后电位(局部场电位)组成。电位主要发生于皮质锥体细胞,因此传导必须通过大脑皮质、脑脊液、软脑膜和蛛网膜，才能到达硬脑膜下的记录电极。相对于传统的头皮电极（EEG），ECoG收集的信号少了硬脑膜和颅骨这两层，高频（特别是high gamma 频段）信息受到的干扰更少，且在空间分辨率上具有明显优势：提供约毫秒级的时间分辨率和毫米级的空间分辨率。ECoG另一个优势是其电极阵列设计具有灵活性，能够滑入硬脑膜下，在不对正常活动的大脑造成损伤的同时进入开颅手术没有暴露的皮质区域。

基于ECoG的这些特性与优势，人们能够从初级运动皮质和初级体感皮质提取出稳定且丰富的运动相关信息。利用这些信息，从最初的能够解码具有正常运动功能者的连续运动轨迹（二维和三维），到手势识别、在线控制机械手运动、临床瘫患者控制机械手或光标运动、尝试提供用户体感反馈的闭环（closed-loop）脑机接口的阶段，目前已有研究帮助外伤性颈脊髓损伤的患者控制外骨骼机械实现站立和行走，以及信号结合发音动力学帮助因神经受损而无法交流的患者重新发声。

一、初级运动皮质 M1 相关的脑机接口

初级运动皮质（Brodmann area 4）位于中央前回和中央旁小叶的前部，从中央沟延伸至中央前回，在腹侧与外侧沟的岛叶皮质接壤，并延伸至半球顶部和半球内侧壁。该区域是运动系统的主要区域，并与其他运动区域（包括前运动皮质、补充运动区、后顶叶皮质等）一起工作，以计划和执行运动。运动表征从脚趾（半球的顶部）到嘴（半球底部）沿中央沟的褶皱有序地排列，对应关系为上下颠倒，有一部分身体为重叠区域控制，且每个半球的初级运动皮质只表征身体对侧的运动表象。另一方面，初级运动皮质的数量与所控制身体的绝对大小不成正比，而是与身体部位皮肤运动受体的相对密度（通常反映了身体部位所需的运动精度）成正比，比如控制人脸的初级运动皮质区域就大于控制腿的区域。在组织学中，初级运动皮质中最为明显的是 Layer V 中存在巨大的锥体神经元（Betz cells，乌克兰科学家 Vladimir Betz 于 1874 年发表论文对其进行了描述），这些神经元是中枢神经系统中最大的存在，部分直径能够达到100μm。该神经元的轴突通过皮质脊髓束到达脊髓，直接接触控制肌肉的前角细胞，占到初级运动皮质投射到脊髓的 10%。

针对该区域的研究中，Schalk 等人实现了连续运动轨迹解码。他们利用初级运动皮质和运动前区 ECoG 信号的时域运动皮质场电位（local motor potential，LMP）和特定频谱特征拟合线性模型解码了包括定位和运动速度预测在内的二维运动轨迹，其正确率可以与以往在

猴子皮质内用微电极阵列所解码出的运动轨迹相当。

二、初级体感皮质 S1 相关的脑机接口

初级体感皮质与初级运动皮质沿着中央沟相邻，位于中央后回。初级躯体感觉皮质负责处理躯体感觉，这些感觉包括触觉、空间位置、痛觉和体温。遍布于全身的各类感受器将信号传输到丘脑，之后再到达初级感觉皮质。它最初是由 Wilder Penfield 的表面刺激研究定义的，认为其区域大约与 Brodmann area 1、2、3 相重叠。临床意义上来讲，影响初级躯体感觉皮质的病变会产生特征性症状，包括本体感觉丧失、触觉失认、半感觉迟钝和振动觉丧失。如果它影响到非优势半球，也会产生半边忽视。在初级躯体感觉皮质，其表征和感受相应躯体的面积大小与初级运动皮质相似，因此初级体感皮质也常被用于 BCI 运动控制的信号源。

如前文提到的 Chestek 等，曾针对覆盖在初级运动皮质和初级体感皮质的 ECoG 电极信号分别研究了其对不同手势的判断正确率，认为初级运动皮质的分类表现虽然强于初级体感皮质，但被试间的差距较大。基于此，Branco 等进行了更为深入的研究，他们利用高密度 ECoG 电极记录了两个皮质区域的信号，利用其时频信息解码四种复杂手势。发现根据两者信号特征所能达到的判断准确度相当（76% 和 74%），而更有意思的是，如果同时记录两个区域，发现对手势判断贡献较大的电极位点在两个区域都有分布，且判断准确率高于单独分析两个区域（85%），因此认为这两个区域的神经活动包含了不同手势的运动信息。

三、结合 M1 和 S1 皮质信号的脑机接口

如上文所述，部分精细运动的信息被认为是分别包含在初级运动皮质 M1 和初级体感皮质 S1 中的，因此目前不少文章选择将这两个皮质区域结合在一起，合并称为感觉运动皮质（sensorimotor cortex）进行研究。比如在前文提到的成功解码了二维运动轨迹的基础上，Bundy 等利用 ECoG 采集人脑感觉运动皮质的信号，通过解码其特征信息，获得了在三维空间内手臂运动轨迹，证明了利用 BCI 完成涉及多个独立自由度参量的提取，并控制三维空间内运动的可能性。

相比手臂，更为精确的手部动作相关的神经电活动也被证明是能够通过 BCI 采集到的。Chestek 等利用感觉运动皮质 ECoG 的 high gamma 特征（66~114Hz）来识别 5 种手势和 4 种不同的单个手指运动，分别达到平均79% 和 78% 的正确率。浙江大学 Wang 等在此基础上更进一步，他们利用解码感觉运动皮质的 ECoG 信号来

控制机器人手,证明了通过 BCI 可以操控机械手实现抓握等精细手势动作。2 例患有难治性癫痫并需要手术治疗以控制癫痫发作的患者参与了实验,两位被试被要求集中注意力紧盯屏幕,当提示出现后被试需要按照提示做出相应动作保持 2 秒,之后放松。这个过程会重复 50 次,包含石头、剪刀和布 3 种不同的手势。最终的解码器将感觉运动皮质上 13 个通道的 high gamma 频段(80~120Hz)信号作为输入,其离线分辨率达到了 85%~95%。在在线实验中,通过解码来自被试的 ECoG 信号,区分出了手势类型并发送给机器人手臂,成功实现了利用神经电活动对机器人手臂的控制。

BCI 采集到的信息不光能够识别正常人的手势和动作,实际上也能够适用于外周运动功能丧失的患者。如 Degenhart 等利用感觉运动皮质上的 ECoG 电极,在临床上采集了 1 位脊髓损伤和 2 位上肢瘫痪的被试通过想象运动控制手部或肘部屈伸的信号,由此控制高达 3 个自由度的计算机光标进行移动,并发现被试主观调节想象运动时产生的 high gamma 响应与正常人无异。更进一步,美国国家自适应神经技术中心(National Center for Adaptive Neurotechnologies)Vansteensel 等人所设计的利用运动皮质神经电活动信号开发的打字系统,可由一位 ALS 患者经训练后使用,这套系统将 DBS 设备植入被试体内,并通过头皮下走线,连接到 4 块皮质电极之上,之后通过无线传输将信号传递到外部的解析设备之中(如图 64-2 所示)。这种信号传输方式摆脱了从前有线设备的限制,给被试带来了更多便利

的同时,也为长期植入 BCI 设备提供了一种可能方案。另一方面,运动控制中的反馈如触觉和体感,对于被试调节自身动作是非常重要的。Hiremath 等证明了通过外部刺激不同区域使得被试获得不同反馈的方案是可行的,他们对一位上肢瘫痪患者的体感皮质使用电刺激的方式,成功使其在上肢和手部产生感觉。这种给予用户体感反馈的方案也启发了之后的闭环 BCI 控制假肢的研究。

深部脑刺激发明人 Benabid 教授团队则针对无线和反馈两个特性,将针对感觉运动皮质 BCI 的研究向前更推进了一步。利用无线供电的植入式脑机接口采集信号并无线传输给外部处理系统,将被试想象运动时感觉运动皮质的信号解码,实现了对外骨骼机器的控制,并从视觉上和实际肢体感知上提供了站立和行走的反馈。

该研究所使用的设备,是一种无线供电、无线传输数据的设计。其金属部分为 50mm 直径,底部的弧度是根据人类的平均颅骨厚度做出了调整,该设备有 64 个硅-铂材料的记录电极位点和 3 个参考电极位点。透明部分为天线,包含一根高频(HF)感应供电天线和一根超高频(UHF)传输天线。其中 HF 天线最优的电能接收距离为 25mm 内。UHF 天线能够在 2m 范围内提供 450kb/s 的传输效力,能够支持 1k 采样率下 32 通道的信号的传输。两根天线都用铂丝镶嵌在一种液体有机硅弹性体中,以达到良好的生物兼容性。该设备的目标信号是幅值 5μV~3mV,频段 0.5~300Hz 的神经电信号。

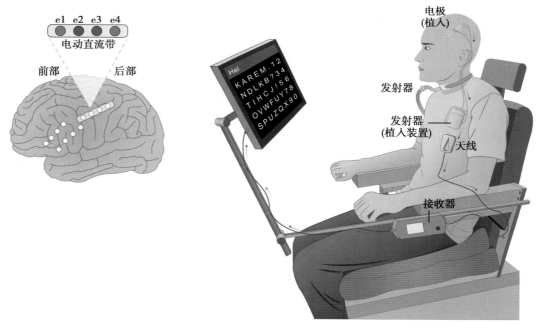

图 64-2 植入式无线 BCI 系统

该研究所征集的被试为神经功能障碍稳定,对额外活动能力有需要的 C4～C5 脊髓受损的患者。通过叠加 fMRI 和 MEG 图像确认了被试的感觉运动皮质的位置,并利用图像引导的外科显微镜将推测的感觉运动皮质中心作为穿颅手术的中心。这个设备在被试经过穿颅手术后植入,金属部分取代了颅骨的位置,放置在硬脑膜之上。天线则埋在头皮之下,颅骨之上。

植入之后将采集被试想象运动时运动皮质的神经活动通过该设备传输给外部设备,外部设备根据信号建立解码器。这一步骤分为两个阶段,第一阶段是通过算法,提取该设备所采集信号以创建或更新解码器,第二个阶段是评估解码器的性能。在创建解码器的过程中,通过 0.1 秒的滑动窗口和时长为 1 秒的窗口对多个通道采集到的信息进行特征提取,并每 10～15 秒(取决于自由度)迭代一次解码器。最终,能够达到预期进行运动轨迹预测的模型便会被保存,用来解码后续接收的实时神经活动数据,并生成命令传达给外骨骼,由此驱动外骨骼的四肢移动,为被试提供视觉上的反馈。被试在手术后为了实现对外骨骼的高维控制,模型训练从 0 或 1 逐渐增加到 8 个自由度,在术后 2 个月的 6 次实验中,佩戴悬挂外骨骼时进行操作的真阳性率为 72.6%,假阳性为 7.1/min,AUC 为 0.84,每个动作的反应延时为 350 毫秒。这结果证明了这套结合硬膜外采集、无线电源与发射、ECoG 多通道的在线解码等技术的新技术切实可行,能够为被试提供长期植入、信号稳定的 ECoG 电极。

四、发音动作相关的语音脑机接口

语言解码脑机接口常使用的信号来自于额叶的语音语言感知脑区,如初级、高级听觉皮质和 Wenicke 区,额叶的语音语言产生区,如 Broca 区,或发声控制的运动脑区。近期美国加州大学旧金山分校神经外科 Edward Chang 团队完成了一种结合发音动力学解码感觉运动皮质与部分相关脑区信号的研究,实现了跨不同说话者神经活动到合成语音的目标。值得指出的是,该研究并非解读了来自语言功能区的信号,而是解读了来自语言发声运动区的信号,其本质还是运动解码脑机接口。

文章的思路是利用 electromagnetic midsagittal articulography(EMA)技术所采集到的发声参与部位的发声轨迹,统计出了舌背、舌端、舌尖、下巴、上唇和下唇等部位在发每个音时的运动轨迹,结合递归神经网络对高密度 ECoG 电极所采集的皮质信号进行解码,由此合成可听到的语音。为了明确这种合成语音在多大程度上

能够被人所感知理解,这 101 个合成的句子被播放给正常人被试并要求其将句子听写出来,其中 25 字的句子完全正确率为 43%。文章中认为,在神经活动和声学之间加入语音产生相关的发音动力学是至关重要的,帮助突破了目前语音编译解码器的瓶颈,从而更为准确地重建出了语谱图。

(洪　波　朱君明)

第四节　脑机接口进入临床应用的挑战

颅内脑电因其相对于传统头皮脑电的先天优势,包括更高的信噪比,更好的空间分辨率,以及更宽的信号频率范围,让颅内脑电在临床及研究领域备受青睐,而最初被用于定位癫痫病灶进行外科手术切除的 ECoG 技术现今也更是有了长足的发展。在利用颅内脑电研究视觉、听觉、触觉等人体日常依赖功能背后的生理机制,明确相关功能脑区避免切除正常功能脑区的同时,其衍生研究更是帮助各类疾病患者重新实现了对肢体的控制,对外界的信息获取和交流。这些研究为未来通过神经电活动解析人类大脑的相关运作机制提供了技术支撑,奠定了理论基础,但仍有两个巨大的挑战横列在前进的道路上,即长时间植入电极所要考虑的生物兼容性问题,和记录电极数量相对于人脑中上百亿的神经元细胞远远不够的解析度问题。本节将从以上两个问题出发,根据现有的正在探索中的解决方案,探讨颅内脑电可能的发展方向。

一种方案是基于现有技术尝试实现微创的,精确的颅内脑电记录。如清华大学研究组提出的一种新的微创脑机接口方案,在穿颅手术后用电极取代颅骨,采用了更少的电极,保留了硬脑膜,以保证最大程度上减少对血脑屏障的破坏,维持颅压稳定,且避免了植入后期免疫反应导致的电极信号损失(如图 64-3 所示)。其核心思想是通过将有限的电极放到有效信号贡献最大的兴趣脑区,在单位区域内提高电极与神经元数量的比值的同时,通过减少电极数量达到减少阵列大小的目的以减少接触面积,实现更高的生物兼容性。这种方案最大的挑战在于需要坚实的前期研究来保障兴趣脑区的定位精准性,保证缩小后的电极所能覆盖的区域包含了目标信号所在的区域。

另一种方案则是靠材料革新,用覆盖式的植入电极来进行颅内脑电记录。通过制造对人体组织伤害更小的微丝柔性电极减少对大脑灰质组织的穿透性损伤,避开

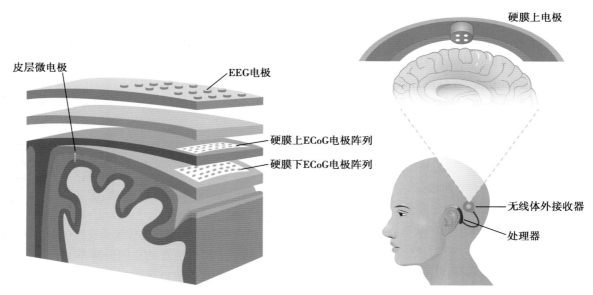

图 64-3　传统脑机接口阵列与微创脑机接口系统的示意图

软脑膜表面的毛细血管,并依靠其柔性的特点避免刚性切割脑组织带来的继发性损伤,解决生物兼容性问题。并大量植入这种电极来覆盖兴趣区域,通过提升电极位点的数量来解决解析度的问题。这种解决方案的代表是 Elon Musk 在 2019 年公布的 Neuralink,如图 64-4A 所示,在开颅后通过机械精确地避开血管,用激光烧穿硬脑膜,将图 64-4B 所示的微型电极植入生物体中,以此在极小的范围内拥有上千通道的电活动记录位点。该方案目前还只是在大鼠和猴子等动物上测试,其生物安全性和长期可靠性尚待临床试验的检验。

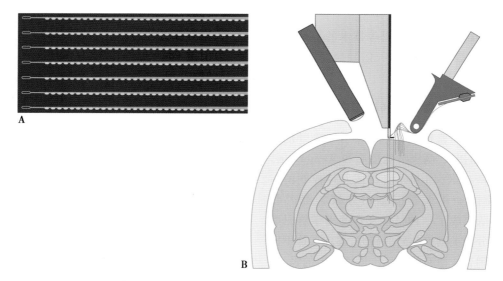

图 64-4　Neuralink 所使用的电极和植入的实际效果图

（洪　波　朱君明）

参考文献

［1］WOLPAW J R. Brain-computer interfaces as new brain output pathways［J］. J Physiol,2007,579:613-619.

［2］NICOLELIS M A L,LEBEDEV M A. Principles of neural ensemble physiology underlying the operation of brain-machine interfaces［J］. Nat Rev Neurosci,2009,10:530-540.

［3］NUNEZ P L,SRINIVASAN R. Electric fields of the brain: the neurophysics of EEG［M］. USA:Oxford University Press,2006.

［4］HONG B,WANG Y,GAO X,et al. Quantitative EEG Based Brain Computer Interface. Quant. EEG Anal［J］. Methods

Appl,2009:193-224.

[5]　BIRBAUMER N,MURGUIALDAY A R,COHEN L. Brain-computer interface in paralysis[J]. Curr. Opin. Neurol, 2008,21:634-638.

[6]　SLUTZKY M W,JORDAN L R,KRIEG T,et al. Optimal spacing of surface electrode arrays for brain-machine interface applications[J]. J Neural Eng,2010.

[7]　SCHALK G,MILLER K J,ANDERSON N R,et al. Two-dimensional movement control using electrocorticographic signals in humans[J]. J Neural Eng,2008,5:75-84.

[8]　KUBÁNEK J,MILLER K J,OJEMANN J G,et al. Decoding flexion of individual fingers using electrocorticographic signals in humans[J]. J Neural Eng,2009.

[9]　VELLISTE M,PEREL S,SPALDING M C,et al. Cortical control of a prosthetic arm for self-feeding[J]. Nature,2008,453: 1098-1101.

[10]　HOCHBERG L R,SERRUYA M D,FRIEHS G M,et al. Neuronal ensemble control of prosthetic devices by a human with tetraplegia[J]. Nature,2006,442:164-171.

[11]　HATSOPOULOS N G,DONOGHUE J P. The Science of Neural Interface Systems[J]. Annu Rev Neurosci,2009, 32:249-266.

[12]　PARVIZI J,KASTNER S. Promises and limitations of human intracranial electroencephalography[J]. Nat Neurosci, 2018,21:474-483.

[13]　CHEN X,WANG Y,NAKANISHI M,et al. High-speed spelling with a noninvasive brain-computer interface[J]. Proc Natl Acad Sci U. S. A,2015,112:E6058-E6067.

[14]　FARWELL L A,DONCHIN E. Talking off the top of your head:toward a mental prosthesis utilizing event-related brain potentials. Electroencephalogr[J]. Clin Neurophysiol, 1988,70:510-523.

[15]　HONG B,GUO F,LIU T,et al. N200-speller using motion-onset visual response[J]. Clin Neurophysiol, 2009, 120: 1658-1666.

[16]　LIU T,GOLDBERG L,GAO S,et al. An online brain-computer interface using non-flashing visual evoked potentials [J]. J Neural Eng,2010.

[17]　ZHANG D,SONG H,XU R,et al. Toward a minimally invasive brain-computer interface using a single subdural channel:A visual speller study[J]. Neuroimage, 2013, 71: 30-41.

[18]　ZEKI S,WATSON J D,LUECK C J,et al. A direct demonstration of functional specialization in human visual cortex [J]. J Neurosci,1991,11(3):641-649.

[19]　WATSON J D G,SHIPP S,ZEKI S,et al. Area v5 of the human brain:Evidence from a combined study using posi-tron emission tomography and magnetic resonance imaging [J]. Cereb Cortex,1993,3:79-94.

[20]　HOWARD R J,BRAMMER M,WRIGHT I,et al. A direct demonstration of functional specialization within motion-related visual and auditory cortex of the human brain[J]. Curr Biol,1996,6:1015-1019.

[21]　DUMOULIN S O,BITTAR R G,KABANI N J,et al. A New Anatomical Landmark for Reliable Identification of Human Area V5/MT:a Quantitative Analysis of Sulcal Patterning [J]. Cereb Cortex,2000,10(5):454-463.

[22]　ANNESE J,GAZZANIGA M S,TOGA A W. Localization of the human cortical visual area MT based on computer aided histological analysis[J]. Cereb Cortex,2005,15:1044-1053.

[23]　MALIKOVIC A,AMUNTS K,SCHLEICHER A,et al. Cyto-architectonic analysis of the human extrastriate cortex in the region of V5/MT:a probabilistic,stereotaxic map of area hOc5[J]. Cereb cortex,2007,17:562-574.

[24]　ALBRIGHT T D,DESIMONE R. Local precision of visuo-topic organization in the middle temporal area(MT) of the macaque[J]. Exp brain Res,1987,65:582-592.

[25]　DUFFY C J,WURTZ R H. Sensitivity of MST neurons to optic flow stimuli. I. A continuum of response selectivity to large-field stimuli[J]. J Neurophysiol,1991,65:1329-1345.

[26]　DUFFY C J,WURTZ R H. Sensitivity of MST neurons to optic flow stimuli. II. Mechanisms of response selectivity revealed by small-field stimuli[J]. J Neurophysiol, 1991, 65:1346-1359.

[27]　RIZZOLATTI G,MATELLI M. Two different streams form the dorsal visual system:anatomy and functions[J]. Exp brain Res,2003,153:146-157.

[28]　HUK A C,DOUGHERTY R F,HEEGER D J. Retinotopy and Functional Subdivision of Human Areas MT and MST [J]. J Neurosci,2002,22:7195-7205.

[29]　JIN J,ALLISON B Z,WANG X,et al. A combined brain-computer interface based on P300 potentials and motion-onset visual evoked potentials[J]. J Neurosci Methods,2012, 205:265-276.

[30]　LI D,HAN H,XU X,et al. Minimally Invasive Brain Computer Interface for Fast Typing. Int. IEEE/EMBS Conf[J]. Neural Eng NER,2017:477-480.

[31]　BRUNNER P,RITACCIO A L,EMRICH J F,et al. Rapid communication with a"P300"matrix speller using electro-corticographic signals(ECoG)[J]. Front Neurosci, 2011, 5:5.

[32]　KRUSIENSKI D J,SHIH J J. Control of a visual keyboard using an electrocorticographic brain-computer interface[J]. Neurorehabil Neural Repair,2011,25:323-331.

[33] ASANO E,JUHÁSZ C,SHAH A,et al. Origin and propagation of epileptic spasms delineated on electrocorticography [J]. Epilepsia,2005,46(7):1086-1097.

[34] SCHALK G,KUBÁNEK J,MILLER K J,et al. Decoding two-dimensional movement trajectories using electrocorticographic signals in humans [J]. J Neural Eng, 2007, 4: 264-275.

[35] BRANCO M P,FREUDENBURG Z V,AARNOUTSE E J, et al. Decoding hand gestures from primary somatosensory cortex using high-density ECoG [J]. Neuroimage, 2017, 147:130-142.

[36] DEGENHART A D,HIREMATH S V,YANG Y,et al. Remapping cortical modulation for electrocorticographic brain-computer interfaces:a somatotopy-based approach in individuals with upper-limb paralysis[J]. J Neural Eng,2018, 15:26021.

[37] HIREMATH S V,TYLER-KABARA E C,WHEELER J J, et al. Human perception of electrical stimulation on the surface of somatosensory cortex [J]. PLoS One, 2017, 12:

1-16.

[38] BENABID A L,COSTECALDE T,ELISEYEV A,et al. An exoskeleton controlled by an epidural wireless brain-machine interface in a tetraplegic patient:a proof-of-concept demonstration[J]. Lancet Neurol,2019,18:1112-1122.

[39] MESTAIS C S,CHARVET G,SAUTER-STARACE F,et al. WIMAGINE:Wireless 64-channel ECoG recording implant for long term clinical applications. IEEE Trans. Neural Syst [J]. Rehabil Eng,2015,23:10-21.

[40] ANUMANCHIPALLI G K, CHARTIER J, CHANG E F. Speech synthesis from neural decoding of spoken sentences [J]. Nature,2019,568:493-498.

[41] ZHANG D,SONG H,XU R,et al. Toward a minimally invasive brain-computer interface using a single subdural channel:A visual speller study [J]. Neuroimage, 2013, 71: 30-41.

[42] ZHANG D,SONG H,XU R,et al. fMRI-Guided Subdural Visual Motion BCI with Minimal Invasiveness[J]. Brain-Computer Interface Res,2014:113-123.

第六十五章　脑网络研究与癫痫

第一节　脑网络概述

我们如今生活在互联网的时代,网络成为了我们生活中必不可少的一种属性,我们每个人就是社会这个网络中的一个节点,与其他人的联系,构成了网络中的边,这些联系的强弱可以通过网络中两个节点之间边的权重来体现。最早从 19 世纪开始,人们发现大脑中的神经元构成了一个结构极其复杂的网络。而伴随着 20 世纪末人们对于复杂系统物理属性的理解不断深入,网络科学成为了一门跨学科的、通过分析网络物理结构和功能结构的新兴领域。网络的复杂性,产生于一个由多个元素相互作用系统的宏观层面,这个系统是统计随机性和规律性的结合。越来越多的人认识到,复杂系统的行为,无论是社会、细胞还是大脑,都是由其组成元素之间的相互作用决定的,从而推动了网络科学的不断发展和在信息化时代中的重要地位。在各种复杂系统中,大规模、高质量数据集的可用性和可处理性不断提高,使得人们产生了一个相同的认识:事实上,不同的复杂系统通常共享某些关键的组织原则,这些原则可以用相同的参数进行量化表征。也就是说尽管每个系统的元素或其相互作用机制的微观细节有着深刻的差异,但这些复杂系统在宏观层面上所表现出的行为非常相似。

随着网络科学的发展,很多概念被不断提出,包括网络的中心性、网络枢纽的特征、分布特性、集中特性等拓扑学的概念被用来量化复杂系统的各个属性。通过对人类和其他动物的大脑结构网络和功能网络的研究,发现很多网络的拓扑属性在不同的复杂系统中都具有类似的特性,这些特征中许多已经在脑网络的研究中得到过应用。此外,在模拟复杂网络的发展或演变、将网络拓扑结构与网络动力学联系起来,以及探索网络稳健性方面,网络科学也都贡献了很多成果。其中最为著名的属性之一,就是"小世界现象"。小世界效应的定义是:若网络中任意两点间的平均距离 L 随网络格点数 N 的增加呈对数增长,即 $L \sim \ln N$,且网络的局部结构上仍具有较明显的集团化特征,则称该网络具有小世界效应,这里的平均距离具有广泛的含义,例如在信件传递实验中,平均距离就是平均传递次数 6。也就是那个著名的"地球上的任何两个人都可以平均通过一条由 5 位联系人组成的链条而联系起来"的论断。通过脑科学的研究,发现大脑网络也是小世界网络,这是全面理解这些网络是如何在结构上组织起来的以及它们如何产生复杂动力学的一个重要切入点。

大脑是一个处理神经元之间交流投射关系的复杂网络,是一个由多个负责不同功能且之间互相作用的网络组织而成。大脑中的处理单元可以分为很多种尺度,包括神经元尺度、局部的回路、脑回,这些基本单元之间通过局部的树突和轴突的连接,以及轴突投射的长距离纤维束。在临床的损伤学研究中,Penfield 等人最早总结了不同脑区损伤所产生的失语症状的不同,以及其他研究者发现的不同脑区损伤,都会对同一种功能产生影响。随后的影像学实验也发现很多脑区总是在共同负责执行同一项任务,这些脑区会分布在不同的脑区甚至脑叶,通过某种协同机制,共同负责实现某种人的行为。随着图论分析技术的发展,使得我们可以从局部到整体的各个层面上对大脑的网络进行建模,研究大脑的这些相连的结构,是如何支撑起人的行为和功能。随着更多临床研究证据表明,人的很多行为功能,尤其是高级认知功能,并不是单纯由具体某个脑区负责的。人们对大脑功能定位的认识,逐渐从认为每个功能由具体的脑区执行,慢慢过渡到了网络和分区两种相结合的模式。

"连接组"一词最先来自 Sporns 等人的工作。他的工作促进了大脑研究者们对大脑的单元和连接组成提出了一项全面的结构描述。越来越多的证据表明,精神分裂、多发性硬化和自闭症等神经类疾病都和异常的大脑连接有关。连接性的改变也显示出是由于一系列的神经元退化所导致的,这种现象无论是自然的老化还是像老年痴呆症这类的疾病中都可以发现。所以连接组就成为了研究大脑生长,年龄和异常的一种重要的机制。从微观的角度看,大脑的单元由单个的神经元构成,其数量通常是数以千亿计的,而它们之间可能的连接数量则达到了 10^{15}。从更宏观的角度来看,大脑可以分成多个区域,每个区域被看作是活跃的一群神经元。构建连接组这一巨大的任务,需要强大工具来处理先进的图像技术中所得到的大量信息。

2013年,时任美国总统奥巴马颁布了一项"推进创新神经技术脑研究计划",该计划旨在探索人类大脑工作机制、绘制脑活动全图,并最终开发出针对大脑疾病的疗法。随后日本、欧洲等国也纷纷推出各自的脑科学研究计划。中国也于近年开始逐步推行和落实"中国脑计划"。而这其中,"脑连接组计划"成为了各国计划中的一个重要组成部分。各国都希望能够通过开发更新的数据采集技术,从影像学、电生理等多个维度,研究大脑结构、功能网络的工作机制,从而推动我们对大脑的认识以及寻找疾病应对策略。

脑网络的研究可以分为两大类,结构性连接和功能性连接。之所以需要将两者分开,是因为结构连接和功能连接并不是完全对应的,大脑的网络既存在直接通过神经元轴突树突形成的物理连接,同时也存在着通过电信号等其他机制形成的网络通信方式。很多解剖连接的研究主要通过侵入式的解剖示踪方法实现。

通过在特定区域注射示踪剂,观察示踪剂沿轴突的运输。通过组织染色可以得到并标记细胞轴突的分布以及他们连接的分布。实验者可以使用不同的示踪剂来绘制不同通路的连接,还可以标记不同细胞的类型和细胞层。采用病毒示踪剂、单突触或者多突触示踪剂,可以有选择性地标记某些连接。近年来的研究主要围绕更加准确详细地量化脑区的连接密度来进行。

随着MRI技术的发展,弥散张量成像(diffusion tensor imaging,DTI)技术提供了一种非侵入式的确定大脑白质纤维束走向的方法,逐渐成为目前研究人脑网络连接的可靠工具。而在功能网络研究手段方面,功能磁共振成像(functional MRI,fMRI)、脑磁图、脑电图均可以无创地记录大脑的功能活动。fMRI技术空间分辨率高,时间分辨率相对较低,通常为秒量级。而MEG、EEG所记录到的电生理信号,时间分辨率较高,通常为毫秒量级,而空间分辨率低于fMRI。近年来有采用EEG-fMRI的技术,进行功能磁共振和脑电同步进行记录的方式用于研究大脑功能网络,但由于核磁共振在成像过程中会对EEG产生比较大的干扰,因此EEG数据的处理难度要大于普通EEG、MEG的处理流程。对于难治性癫痫选择手术的患者,由于需要放置颅内电极,因此也提供了一种侵入式的,但信噪比、时间分辨率、空间分辨率兼备的脑功能记录方法。但该方法也存在着空间覆盖面积较低,很难研究空间上分布较远脑区之间的网络联系。因此,各种数据采集模式,都在大脑功能网络的研究中有所应用,很多研究结果之间也起到了互相印证的作用。

随着分析方法的不断发展,经典的通过计算两个信号采样点之间,信号在时间维度上变化的一致性,即相关系数反映脑功能连接,只能反映相关性而无法得到因果性。因此之后又产生出了两种主要的神经影像学方法用来描述大脑中分布式系统之间的通信方式。这些方法反映了两种截然不同的对连接性的理解。一种方法是动态因果模型(dynamic causal modeling,DCM),这种方法试图对一个脑区的激活是如何被另一个脑区激活所影响的来进行建模(采用有效连接性模型)。另一种方法是Granger因果模型(Granger causal modeling,GCM),则是通过观测两个或者多个脑区之间活动的相关性来对信号特征进行建模(采用功能连接性模型)。上述方法都是基于功能网络是一个静态结构的假设,而实际上大脑的功能网络是在执行不同任务的过程中,不断产生动态变化的,为了解决这一问题,很多研究者也对网络的动态性的分析做了许多尝试。

(孙　伟　钱天翼)

第二节　基于磁共振信号的脑网络研究

磁共振是无创研究大脑结构最有效的工具之一,由于其无辐射、空间分辨率高的特点,被广泛用于神经科学、神经内/外科以及精神卫生类疾病的机制研究和临床诊断中。尤其是功能磁共振技术的发明,使得我们可以无创的,通过观察$T2^*$加权图像上由于神经元活动消耗能量所导致的血氧饱和水平依赖(BOLD)信号变化,来间接地观测全脑的功能活动。

在结构网络的构建方面,DTI是磁共振成像中最常用的技术。DTI是一种通过观察脑白质中,每个成像体素中,水分子扩散受限的空间分布特征间接推断白质纤维束走行的成像方法。该成像方法是在每个体素中,施加不同方向的梯度以检测各个方向上水分子自由扩散的速率。如果神经元髓鞘外的水分子处于两条纤维中间,那么其沿纤维束走行方向扩散要快于垂直于纤维束的方向,因为垂直于髓鞘方向受到了髓鞘的阻碍,而影响了自由扩散速度,由此我们可以通过不同方向水分子扩散的速率,来推测每一个体素内纤维束的走行方向。而后在相邻体素之间,通过设置一定的规则,例如连续的纤维束走行应当不超过某一个设定的角度,从一个体素或种子点出发,寻找能够符合规则的白质纤维束体素,将这些体素连接起来,即绘制出了白质纤维束的走行。因为这种方法基于的是这种间接的模型推算,而不是直接成像,因此选择采集角度的多少,重建时的参数设定,都会导致最终纤维束重建结果的偏差。因此多数研究均采用组分析的方式,在成像条件和模型重建参数设置相同的情况下,比较正常人与患者之间的白质纤维束结构差异。而在疾病的课题诊断中,则很难采取这一方法进行定量的评估。手动选取种子点的偏差,会直接影响重建出的纤维束的多少。而不同采集参数,不同方向数目的采集数据,也很难整合成为一个标准的数据库,供个体诊断进行参考。

随着人们对大脑解剖认识的不断加深,通过对大脑切片组织进行的研究中发现,60%~90%的脑区存在着交叉纤维。因此从单一方向追踪模式的DTI成像技术中,衍生出了能够追踪交叉纤维的弥散谱成像技术(diffusion spectrum imaging,DSI)以及能够反映纤维束相对密度的纤维束密度成像(tensor density imaging,TDI)。这些不同的纤维束追踪方式,均是基于磁共振的弥散加权成像技术(diffusion weighted image)所采集得到的不同方向,不同扩散速率(对应不同的B值)下的图像信号,通过后处理算法进行重建得到的。例如DSI技术,是通过不同B值和不同方向组合得到的一个体素内空间的纤维束分布地形图,由此推算出一个体素内是否有纤维束穿过、是否有纤维交叉等情况。而TDI则是将多方向的DWI数据,通过将纤维束进行全脑追踪以及超分辨率的差值建模的方法,来计算出能够高于扫描分辨率的纤维束密度图像。在相同的分辨率下,成像角度越多,B值选取越多,得到的纤维束的走行会更准确,图像信噪比越高,越能够追踪出更加细小的纤维束结构。

通过磁共振研究脑网络,无论是通过重建白质纤维束进行结构网络的研究还是利用BOLD信号进行功能网络的研究,其常规分辨率可以达到覆盖全脑采集,每个体素大小在3mm×3mm×3mm大小。甚至通过同时多层采集技术,可以实现2mm各向同性甚至是1.5mm各向同性的分辨率。而在同样的场强下,分辨率越高,相对信噪比也会越低。因此通常建议选用3T及以上场强的磁共振进行脑网络研究,以获得较好的信噪比。而在同样场强的情况下,梯度系统性能更强的设备,也会获得更高的信噪比。尤其在弥散加权成像采集时,回波(echo time,TE)时间越短,信噪比越高。相同的磁共振硬件条件下,成像越细致,成像时间肯定会越长,因此无论是临床检查还是实验,在实验方案设计之时,就要考虑整个扫描过程的时长,时间过长会导致患者配合程度下降。特别对于癫痫患者,在磁共振机器里检查的时间越长,在扫描时发作的风险也越高。一旦在磁共振扫描过程中癫痫发作,患者的安全会有极高的风险,处理不当有可能会造成人员受伤和设备的损坏。因此需要格外注意实验安全。

在利用fMRI进行功能网络研究方面,目前大多数的临床研究均采用静息态功能磁共振的试验方式。静息态功能磁共振要求被检查者,在磁共振数据采集的过程中,保持"静息"状态,即不刻意执行某一特定的任务,保持放松的状态,大脑不做主动思考。同时要求被检查者闭眼或注视屏幕投影上的十字叉来保持一个相同的状态。由于睁眼和闭眼时的脑网络状态会有差异,因此需要所有被检查者保持相同的状态。数据采集使用磁共振的平面回波序列,在整个过程中,以通常2~3秒的采样率采集全脑的BOLD信号,通常实验数据采集时间要求长于6分钟,在被检查者可以配合的情况下,时间越长,数据采样点数越多,最终得到的结果的稳定性越好。对于静息态数据采集到底多长时间合适,2015年Muller等人发表文章,针对这一问题进行了详细的研究。其研究结果显示,如果只采集5分钟的静息态数据,可靠性只有0.4;10分钟时可以达到接近0.5;而15分钟才能达到0.6,只有到30分钟的时候可靠性才能到0.7。

在之后的数据处理过程中,多个时间点的全脑BOLD数据需要通过时间矫正、空间矫正、磁场均匀性矫正等预处理过程。如果是组分析,还要将不同检查者的数据通过非刚性配准到同一个脑模板空间中。功能磁共振信号中的低频波动成分(0.1~0.01Hz)被认为是反映大脑功能网络特征的主要成分,因此静息态功能磁共振的数据需要在时间维度上进行带通滤波,选取0.1~0.01Hz频段的信号,并且去除掉头动、心律、呼吸、脑室信号、白质信号的影响之后,用来计算大脑功能网络的连接属性。在之前的研究中,研究者采用种子、独立分量分析、聚类和图论等方法分析fcMRI数据,来研究功能网络的特征。

种子法是将一个选取的特定区域经过上述预处理步骤得到的信号,与其他感兴趣区的信号,计算两个信号时间维度上的相关性,即Pearson相关系数。由于大脑系统的解剖结构和功能网络之间的关系并不明确,采用fcMRI确定的功能网络通常需要和任务态fMRI数据的结果相比较,例如默认功能网络(default mode network,DMN),腹侧注意网络等网络的分布形式与猴子身上进行的解剖追踪和任务fMRI实验中的结果都具有较好的一致性。Yeo等人还通过大样本量的正常受试数据,得到了基于功能连接性的人脑皮质功能网络的分布图谱。图论方法的应用,则是通过将全脑根据模板的解剖或功能分区进行区域划分,把每个区域,甚至每个体素都作为网络中的一个节点,通过计算所有节点两两之间的相关性,得到网络每条边的权重,由此构建一个完整的网络。网络里边的权重,可以进一步通过阈值的方式,进行 0~1 化处理,也可将相关系数直接保留使用。之后利用图论的分析算法,可以将网络的小世界、局部化、远程化、网络交换属性等特征分别计算得出。通过比较患者组与正常对照组之间进行网络属性参数的组分析,研究疾病的发生发展机制。

独立成分分析等方法则是提取时间信号中相同的独立分量成分,得到脑功能网络的分布图。由于独立分量之间无法确定重要性顺序,因此该方法需要人工挑选合适的分量用于分析,存在一定主观因素的影响。

这些分析、计算整个实验全时长网络属性的方法,是基于大脑功能网络的静态属性的假设。但除了静态属性,网络和网络之间可能还存在着多种动态交互效应,因此对整个时间段数据的分析,相当于将不同的状态进行了叠加平均,因此最终得到的结果,会是出现次数较多的状态,一些随机出现次数较少的状态,则很有可能无法通过这种计算方法进行评估。因此有研究者,采用滑动窗的形式,对不同小时间段内的脑功能网络进行分析,得到不同的脑网络的"微状态",这样可以进一步观察分析大脑功能网络的动态性,但由于 fMRI 数据采样率比较低,每个时间点都代表了 2~3 秒的大脑活动,一个滑动窗口内的数据,通常也要以分钟为单位,动态特征的表现能力依然不够强。

大部分的功能核磁实验多采用组分析的方式,一方面是为了寻找临床表现和脑网络改变之间的联系,另一方面也是由于磁共振在脑网络相关的成像技术所得到的结果信噪比低、稳定性差,单一被试很难得到稳定的结果。这一问题是将磁共振脑网络成像技术从基础科研转向临床应用过程中的最大挑战,尽管有很多实验室一直在努力尝试发展个体脑网络成像的方法,但由于数据采集时间的限制,以及数据常模采集等问题,还没有能够达到作为临床诊断标准的程度。因此个体化的脑网络动态分析方法,一直是磁共振成像领域的一个重要研究方向。

（孙　伟　钱天翼）

第三节　基于电生理信号的脑网络研究

分区性和动态整合性是大脑中共同存在的两种网络模式。人们对脑功能分区的认识从最早的感觉功能、运动功能、视觉功能的划分,到涉及多个不相邻脑区的注意力功能、语言功能、记忆功能等。随着 PET 和 fMRI

技术的发展,我们可以通过上文中提到的静息态功能磁共振,通过观察 BOLD 信号在一段时间内的相关性来得到这些网络的分区。然而,人类复杂行为的产生,是通过感觉、运动以及各种认知功能动态整合来实现的。fMRI 等技术的时间分辨率,很难真正在时间尺度上检测到这种动态变化,因此我们对于功能网络动态整合的理解还十分有限。

目前,能够采集到较高时间分辨率的神经信号记录方式,主要有神经元微电极记录、侵入式的皮质脑电或深部脑电(ECoG, SEEG),以及非侵入式的脑电图(EEG)和脑磁图(MEG)。其中神经元微电极记录的方式采样率最高,但是由于其覆盖区域非常有限,很难用于研究大尺度功能网络的动态整合,且具有侵入性,无法在人类被试中使用。EEG 和 MEG 都是癫痫患者检查中常用的手段,具有毫秒级的时间分辨率,能够做到全脑覆盖的情况下记录高时间分辨率的大脑活动信号。而颅内脑电和深部脑电是难治性癫痫患者术前用于病灶定位的记录手段,不仅具有 EEG 和 MEG 相同的高时间分辨率,并且由于是侵入式的记录方式,因此拥有极高的信噪比,但大多数情况下覆盖的脑区比较有限,在人体上无法实现全脑覆盖,而在动物实验中,可以采用 3D 打印颅内电极的方法,进行小动物(例如大鼠、雪貂)的全脑颅内脑电信号采集。

MEG、EEG 等非侵入式的大脑电活动检测手段近年来被用于研究大脑皮质功能网络整合性特征。Mantini 等人发现 EEG 中 alpha 频段的波动与低频 BOLD 信号的波动在 DMN、视觉网络、腹侧注意网络的相关系数较高;beta 频段则在听觉网络、感觉运动网络、腹侧注意网络中的相关系数较高。在 MEG 数据的网络整合性的研究中发现,在静息状态下长时程的 alpha 和 beta 频段能量包络之间的相关性,反映了网络连接的电生理特征。通过分析这两个频段能量变化包络之间的相关性,可以得到与 fMRI 非常相似的功能网络分布。

由于癫痫患者手术定位癫痫灶的需要,使得我们有机会直接记录到大脑表面的电活动信号。ECoG 可以提供更高信噪比的时域、频域信号成分,为从电生理的角度研究大脑功能网络整合性提供了可靠的工具。ECoG 信号中 high gamma 频段的能量变化与实验任务诱发的 BOLD 信号响应之间有着密切的联系,在 DMN 等网络内存在与 BOLD 信号相似的在任务状态下的激活和抑制特征。并且研究者在人和猴子的实验中都发现了 high gamma 频段的包络在 0.1Hz 左右的低频波动,在大脑同侧半球和对侧半球的某些区域存在相关性。

Ossandon 等人分析 ECoG 信号随任务刺激的变化,发现不仅是 high gamma 频段,beta 频段能量下降的特征也同样存在于 DMN 中,不受到任务复杂度和受试表现的影响。并且这一特征也不局限在 DMN 内。但是癫痫患者通常只在一侧半球的部分脑区放置电极,这就使得在受试数量较少、覆盖位置单一的情况下,只能研究大脑部分区域之间时域信号的相关性。

本章作者所在的研究组,是国内首先开展 ECoG 研究的项目组之一。利用本实验室开发的 MRI 和 ECoG 融合软件,将电极位置与 fMRI 获得的功能网络进行融合研究和比较。首先针对不同脑区记录到的 ECoG 信号中,beta 频段能量包络在静息状态下的相关性进行分析。由于 ECoG 信号具有更高的时间分辨率,考虑到网络之间相关性的动态改变,我们将不同短时间段内的时域信号的相关性进行聚类。通过分析不同类的网络连接关系,得到各个电极之间的相关性特征。再综合所有类中电极之间的 ECoG 信号相关性,构成最终的功能网络整合性矩阵。之后比较了通过用种子法得到的基于 ECoG(癫痫患者)数据和基于 fcMRI(正常受试)数据所计算得到的网络整合性特性,发现确定的感觉运动功能网络中手和舌头的区域也与电刺激和功能磁共振成像的结果相一致。而在 DMN、FP-control、运动、视觉等网络以及网络重要交换节点(hub)的分布上具有较好的一致性,但也存在一定差别。

对于每个受试在休息状态下记录到的 ECoG 数据,首先进行 50Hz 的带阻滤波,之后对每个电极的信号进行带通滤波,保留 beta 频段(13~30Hz)信号。将 beta 频段信号取平方得到信号能量包络,再将 beta 频段信号能量包络降到 16Hz 采样。为了得到短时间窗内 beta 能量包络信号的相关性,以 5 秒为窗宽、1.25 秒为步长,计算所有电极之间在此时间窗内的 beta 能量包络信号之间的相关系数(R 值),得到 beta 能量包络的短时相关矩阵(图 65-1A)。将短时相关矩阵的下三角矩阵取出,将所有列串联起来,构成一个列向量作为该时间段的短时相关向量。将所有静息态数据得到的短时相关向量依照记录时间顺序排列,并将所有短时相关向量分成每 5 分钟为一组(舍去最后不足 5 分钟的数据)。从而得到每组数据中有 240 个时间段的短时相关向量(图 65-1B)。将每组数据的 240 个短时相关向量,采用 k 均值法,将它们聚成 10 类(图 65-1C),我们定义这些类为不同的网络整合状态。将属于同一网络整合状态的短时相关向量进行平均,之后重新拆分成所有电极之间 beta 频段能量包络的相关性矩阵。

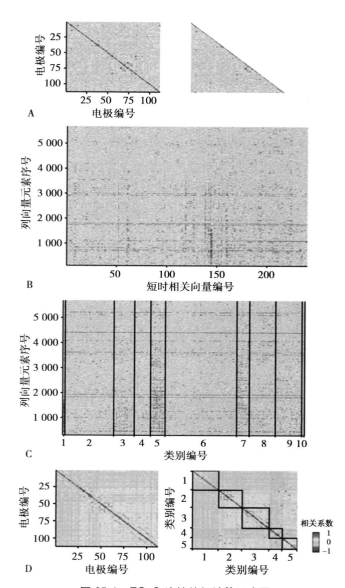

图 65-1　ECoG 连接特征计算示意图

(A)beta 能量包络的短时相关矩阵;(B)将所有静息态数据得到的短时相关向量依照记录时间顺序排列,并将所有短时相关向量分成每 5 分钟为一组,从而得到每组数据中有 240 个时间段的短时相关向量;(C)将每组数据的短时相关向量,采用 k 均值法聚成 10 类,将属于同一网络整合状态的短时相关向量进行平均,之后重新拆分成所有电极之间 beta 频段能量包络的相关性矩阵;(D)基于每个网络整合状态的相关性矩阵,将所有电极用 k 均值法聚成 5 个网络。

基于每个网络整合状态的相关性矩阵,我们将所有电极用 k 均值法聚成 5 个网络(图 65-1D)。最终,每个受试的所有电极之间的相关性为两个电极在聚类算法下被划归到一个网络的概率,即在所有网络连接状态下的网络划分结果中,两个电极属于同一个网络的次数除以总网络数(数据组×连接状态数×网络数)。本文将单个受试每两个电极间同时出现在同一个网络的概率矩阵,定义为 ECoG 连接性矩阵。通过平均所有受试连接性矩阵的特征,得到的矩阵定义为整合性特征矩阵。

电生理的记录手段,通常具有毫秒甚至微秒量级的时间分辨率,为观测动态的脑功能网络连接提供了有效的工具。从图65-1B中得到的beta频段包络在1.25秒时间窗内的相关性随时间的变化。从图中可以看出,即使是在静息状态下,脑网络之间的功能连接也是在不断改变的。不同的连接特征出现的频次,每次持续的时间长度都有所不同。如果仅仅计算整个时间段内信号包络的相关性,则最终可能反映的只是出现时间段最多的连接特征。而电生理信号中的beta频段的整合性特征与fcMRI得到的功能网络空间分布相似。

在根据动态过程中的特征进行聚类后我们发现,并不是相关性强的连接状态出现的次数最多。这可能是由于在静息状态下,大部分时间处于相对无任务的状态,任务调制所导致的网络连接性升高的状态较少发生。同时这也说明了功能连接出现时间段的多少,并不与功能连接的强弱相对应。ECoG提供了以秒为量级

的、高时间分辨率的网络动态连接特征,使得我们可以观察随时间或在任务条件下网络整合性的改变。

利用基于ECoG的beta频段短时相关性定义的整合性,我们研究了其网络划分在单个受试上的结果。取单个受试基于ECoG的功能连接矩阵,将所有电极采用k均值聚类法聚为5个网络,发现其中的两个网络的空间分布与手和舌头的运动功能网络相似。为了检验采用ECoG信号中的功能连接特征确定的感觉运动功能网络的准确性,我们采用临床功能定位的"金标准"电刺激作为参考。

图65-2A和图65-2B分别为受试1利用ECS和ECoG连接特性确定的舌头和手功能网络的结果。受试的电极显示在其自己大脑皮质重建后的结构上。其中手功能网络标记为红色,舌头功能网络标记为黄色,其余电极标记为蓝色。从图中可以看出,采用ECoG连接特征定位的运动功能网络与ECS结果较为一致。

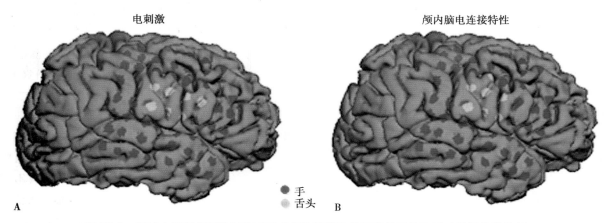

电刺激　　　　　　　　　　　　　　　颅内脑电连接特性

● 手
● 舌头

图65-2　受试1利用ECS(A)和ECoG(B)连接特性确定的舌头和手功能网络的结果

在笔者的研究中,分析了ECoG每个电极数据从0到high gamma(>60Hz)各个频段信号能量变化包络之间的相关性。发现alpha和beta频段用于功能网络划分的结果,与fMRI及ECS的一致性较高。这也验证了之前在MEG的研究中认为大尺度脑网络的通信主要在低频段的结果。笔者团队进一步地研究了不同脑网络最优的频段,发现感觉和运动相关的区域主要由alpha和beta频段覆盖。而在颞叶的听觉网络和前额叶的网络内部通信的频率则更低。这个结果与各自功能网络在之前研究中发现的皮质自发活动固有频率相吻合。因此我们推断,静息状态下的皮质整合效应也可能存在多种模式,包括在低频范围内较宽频率范围的多种神经震荡。静息态功能网络的载频可能是由网络内部连接模式所决定的。在低频载波频率之外,发现频带功率谱

密度的包络倾向于超低频范围(<0.15Hz),这与之前MEG的发现相似,并且接近BOLD信号的波动范围。此外,从电生理信号获得的脑功能连接模式与fMRI非常相似,这说明BOLD信号的自发波动可能反映的是较宽的一个低频波动范围内能量谱包络的总和。

从电生理信号的角度,我们可以得到更高时间分辨率的信号特征,颅内脑电虽然具有远高于EEG和MEG的信噪比,但受限于电极尺寸和临床用脑电放大器,通常只能记录到150Hz以下频率的信号变化特征。而从目前的研究结果来看,高频的high gamma频段的能量上升主要反映了脑网络的局部活动特性,而大尺度的网络通信则集中在较低频段。虽然EEG和MEG信号受到颅骨的影响大幅度衰减,但在这些低频频段的信号特征依然得到了保留。与ECoG相比EEG/MEG空间覆盖

面积更大,空间分辨率相对较低,仍然是可以用于脑功能网络研究的重要手段。

(孙 伟 钱天翼)

第四节 脑网络在癫痫疾病研究中的应用

癫痫不仅会导致癫痫病灶区域的功能损伤,还会影响更为广泛的脑区,从而导致认知功能的整体下降。这也支持了癫痫是一种与复杂认知缺陷相关的网络疾病的观点。虽然这些认知缺陷是癫痫疾病重要的病症这一观点受到了越来越多的重视,但对这方面的认识和研究还不够充分。这些损伤也会影响与致痫区相隔较远的皮质区域。例如,颞叶癫痫患者可能患有额叶功能障碍(执行功能)。相反,额叶癫痫患者可能患有内侧颞叶功能障碍(记忆编码)。有很多不同的假说用来解释这些功能障碍的成因。即使发作间期癫痫放电不会导致癫痫发作的临床症状,这些持续的电活动依然会对大脑功能造成破坏,因此发作间期癫痫放电可能与短暂的认知障碍有关。之前基于颅内脑电的研究发现电活动通过大规模中断脑功能网络的正常活动影响正常的认知功能,但是由于颅内脑电覆盖率较低,无法单独用于研究大尺度网络。

人的认知功能涉及多个功能网络的活动,静息态 fMRI 可以划分这些具有内在连接性的网络,这些功能网络与认知任务时的功能区的活跃相同,但也存在细微差别。这说明,即使在休息状态下,认知网络仍然保持活跃,因此可以解释为什么发作间期放电会影响癫痫患者的认知功能。目前研究主要集中在与发作间期放电相关的认知障碍,以及癫痫导致的异常功能网络活动与认知功能之间的关系。之前有多项研究描述了认知功能与传统静息态 fMRI 所测量到的功能网络与癫痫患者之间的关系。这些功能包括特定的运动功能、自我意识、注意力、认知控制,以及视觉、听觉和运动等。在癫痫患者和健康对照组的比较中,研究者发现这些网络之间存在一些空间重叠,而这些网络之间的异常关系与患者的临床指征存在相关性。近年来 EEG-fMRI 联合采集的研究方式,被用于研究发作间期异常放电对认知功能网络的影响。通过 EEG 来确定发作间期异常放电的具体时间点,同时结合 fMRI 的高空间分辨率来观察全脑功能网络的变化。在研究者发现颞叶癫痫和全身性癫痫的发作间期放电与默认功能网络活动减少之后,研究者还发现发作间期放电可能对成人局灶性癫痫和儿童局灶性癫痫,儿童特发性局灶性癫痫伴有中央-颞部

棘波的良性癫痫,癫痫性脑病以及全身性癫痫,包括儿童失神癫痫,甚至反射性癫痫患者大脑的多个功能网络产生影响。这些 EEG-fMRI 研究评估了发作间期放电、脑功能网络与神经心理评测结果之间的关系。这些研究发现认知功能与功能连接性呈负相关。

之前的研究发现发作间期放电和亚临床特征会影响脑功能网络从而影响认知功能,那么下一步我们需要研究这种影响是从何时开始以怎样的形式产生的。Burianova 和 Faizo 等人研究了颞叶癫痫患者发作间期放电前的功能连接来确定功能连接改变的时间窗。在这两个研究中发现无论有无发作间期放电,癫痫患者的脑功能网络连接都显示异常。研究发现了在前额叶皮质的功能连接下降,以及丘脑等皮质下脑区功能连接的增加。然而,海马区的功能连接下降同样出现在发作间期放电出现之前,同时还存在默认功能网络、突显功能网络的功能连接的降低,这都与注意力和意识行为的变化有关。同时,通过对 BOLD 信号进行反卷积观察血流动力学响应函数时发现,发作间期放电出现前血流动力学响应已经发生了变化。尽管这些现象的原因尚不清楚,但它反映了发作间期放电出现前,异常神经元活动已经存在,进一步的研究解释其机制,对于我们了解疾病有着重要的意义。

对于癫痫患者 EEG 的解读,也经历了一个从局部单独电极的分析,开始延展到跨区域大尺度多电极的网络水平的多元数据特征分析。在一项针对局灶性皮质发育异常癫痫患者的研究中发现,57% 的患者具有网络组织特征和 87% 的局部组织特征的术后癫痫症状消失,但有双侧组织特征的术后仍有癫痫发作。在与海绵体瘤相关的癫痫研究中,发现了大部分患者的致痫网络不仅存在于病变脑区,还延伸到了其他脑区,研究者同时发现了这些患者可能存在的癫痫网络规模随时间变化的特征。此外,研究学者还在额叶癫痫和颞叶癫痫患者中发现,癫痫持续发作的时间和癫痫发生区域的数量相关,且成正比。这些结果均提示在一些局灶性癫痫的病例中,存在从致痫区向外传播的癫痫发作特征。

在 Bartolomei 的研究中,他提出了"癫痫网络"的概念,他将大脑分成了致痫网络、传播网络和无关网络三部分。致痫网络包括病变的脑区以及与该脑区连接密切并同样存在癫痫样放电的脑区。传播网络是指在发作过程中,受到致痫网络影响而产生异常放电的脑区。临床医生可以通过分析癫痫网络,在术前评估中确定癫痫发展的过程并确定癫痫灶。

比较临床解剖与电信号的相关是 SEEG 记录方法的基本流程,随着癫痫患者临床症状的出现,实时比较不同观测区域的电活动从而确定病灶。研究临床癫痫

症状与脑电功能连接性变化之间的关系可以为我们更好地理解潜在的癫痫结构和神经生理机制提供了新的视角。在正常的人脑中，认知和情绪等高级认知功能依靠特定时空尺度上的神经活动实现精确的整合。自发或者受电刺激诱发的癫痫都是可能的研究对象。

在局灶性癫痫中，发作间期状态是以出现病理过程的电生理生物标志物为特征。最明显的异常是癫痫棘波，通常与致痫区密切相关（也被称为主要"刺激区"），但也可能出现在远离致痫区的区域（可能通过网络进行传播，通常被称为"次级反应区"；详细定义见 Bettus 等人的研究）。最近的一项 SEEG 研究了局灶性新皮质癫痫患者发作间期癫痫棘波的分布（基于棘波频率指数，SI）和致痫区的分布（基于癫痫发生指数，EI）之间的关系，最大 EI 值与最大 SI 值符合率为 56%（FCD 为 75%）。因此，许多患者在表现出明显的发作间期高峰活动的区域和表现出高度癫痫原发性的区域之间存在某些差异。使用 SEEG 的不同研究表明，发作间期的放电分布在大脑的特定子网络中。由于发作间期电活动在大脑各区域传播的时间很短，有多种方法被提出用以量化相隔距离较远区域同时出现的放电，并定量分析近中颞叶癫痫发作的共同特性。研究结果显示：①棘波在中颞叶癫痫有分布；②半数患者大脑皮质可以观测到独立的神经网络。在颞外癫痫患者中也观察到这种棘波活动的网络分布情况。

准确定位与癫痫发生有关的脑区是癫痫手术的关键目标。自从 Bancaud 和 Talairach 利用 SEEG 进行早期研究以来，人们已经开发了多种方法来研究参与癫痫发生过程的脑功能网络的时空波动特征。这些研究表明致痫灶可能分布在特定的网络系统中。量化影响致痫灶时空结构复杂现象是我们应当去努力研究的方向，但这些概念如何为临床实践提供有效的帮助仍然存在很多不确定性，且有待于临床应用的验证。将大尺度网络模型引入癫痫疾病数据的分析，为疾病的研究提供了新的视角，这些模型旨在解码和解释癫痫发作和癫痫活动产生的机制。此外，这种在整个大脑范围内的宏观模型（如虚拟大脑模型）可以通过特定神经系统的结构连接性来研究癫痫灶扩展的观点是否是正确的。最近发表了第一个"虚拟癫痫患者"，表明癫痫发生的数学模型与患者的结构连接性数据相结合，可以在个体水平上真实地描述癫痫发生的网络动力学。这些理论有可能在未来改进外科手术的方案，为患者带来更好的预后效果。因此，我们应该在这一方向上，采用多种模态的研究手段，用方法学的手段不断去尝试和探索。

（孙　伟　钱天翼）

第五节　基于 SEEG 的脑网络在癫痫疾病研究中的应用

在局灶性癫痫中，发作间期的特征是出现了电生理生物标志物。最明显的异常是痫样棘波，通常与 EZ 密切相关（称之为原发的"激惹区"），但也可出现在远离 EZ 的脑区（可能系传播网络所致，通常称为"继发的激惹区"，参见 Bettus 等定义）。最近一项 SEEG 研究了局灶性新皮质癫痫患者发作间期棘波分布（基于棘波频率指数，SI）和 EZ 拓扑图（基于致痫指数 EI）。在该研究中，56% 的病例最大 EI 值和最大 SI 值之间的一致性良好（在 FCD 中，这一数值达到 75%）。因此，不少患者发作间期棘波放电所在脑区和高致痫性脑区不一致。不同中心的 SEEG 研究显示了发作间期棘波分布在特定子网络内。由于发作间期跨脑区电活动传播的时间非常短，已提出了用于量化远隔脑区同时出现棘波的方法。Bourien 等对内侧颞叶癫痫同时出现的棘波进行了量化分析，表明：①棘波分布于内侧颞区。②证实半数患者新皮质存在独立网络，同样可以在颞外癫痫中观察到这种棘波的网络分布。

以前的研究使用 ECoG 记录对过度同步化的定位价值，但其局限性也很明显，毕竟 ECoG 记录的皮质范围有限。在这方面，SEEG 更适合于对远隔脑区的采样，最近的一些研究已经解决了这一问题。首先，在 MTLE 患者中，EZ 内的结构显示发作间期局部同步化增加。一项 SEEG 研究通过将一组 MTLE 患者与"对照组"（包括颞外癫痫患者）进行比较，来估计颞叶内侧结构之间的功能连接。据估计，在超过 30 分钟的静息状态下，至少两个感兴趣区（杏仁核、海马前部、内嗅皮质和海马后部）信号间相互关联。结果表明，隶属于 EZ 的颞叶内侧结构间的功能耦合增强。另一项研究中，在 TLE 患者中使用类似的方法，证实了相对于癫痫样放电未累及的脑区，属于癫痫脑区（致痫区和激惹区）结构之间的功能连接增加。更有趣的是，有效连接表明，依据发作间期的异常放电，功能连接优先从 EZ 到远隔脑区（显著平均正向有向性指数）。值得注意的是，这种功能连接增强在很大程度上独立于发作间期棘波的出现。显然，上述结果与大鼠点燃模型相似，点燃后发现颞区和额区间的相干性增加，这表明发作间期脑电同步化增高是致痫结构的基础。

上述发现强调了异常同步化和致痫性存在联系，都可能与潜在的治疗方法相关。最近的研究表明，发作间期异常同步化下降可能是神经刺激的作用机制，特别是迷走神经刺激（VNS）。事实上，我们最近发现在发作间期，有应答的患者显示出SEEG-Fc下降，特别是在ON刺激期。当VNS引起Fc增加时，已提示恶化效应。

来自mTLE患者SEEG记录的间期网络图论分析表明，与非MTLE患者相比，颞叶有更规则的配置。这个结果被解释为局部连接性增加，长距离连接略有减少。另一种研究方法MEG也发现了局灶性癫痫患者发作间期的特征为更加规律的配置。这种情况的临床意义尚不清楚，但它可能是致痫性的生物标志物。

癫痫发作的传播与大脑Fc的重要变化有关。特别是在TLS的研究中，已证实了丘脑起重要的作用。在颞叶癫痫动物模型中，证实了丘脑皮质同步化振荡的作用，并指出丘脑皮质同步化振荡是癫痫发作的放大器和同步器。在TLS的SEEG记录中丘脑受累。在人类TLE的SEEG记录中，已证实了颞叶结构和丘脑信号间的同步化。在癫痫发作期，丘脑和颞叶结构间的相关性全面增加，特别是新皮质/丘脑间的相关性。癫痫发作结束时的相关值显著高于发作起始相关值（$P<0.000\ 1$），发作结束时丘脑皮质同步化突出。由此提出发作终止是由于信号同步化大量增加所致。此外，癫痫发作过程中丘脑皮质相关联的程度与手术预后相关，表明致痫网络扩展到皮质下结构，可能会降低手术的疗效。

（孙　伟　钱天翼）

| 参考文献

[1] LAUFS H, RODIONOV R, THORNTON R, et al. Altered FMRI connectivity dynamics in temporal lobe epilepsy might explain seizure semiology[J]. Front Neurol, 2014, 5: 175.

[2] BURIANOVA H, FAIZO N L, GRAY M, et al. Altered functional connectivity in mesial temporal lobe epilepsy[J]. Epilepsy Res, 2017, 137: 45-52.

[3] YANG T, LUO C, LI Q, et al. Altered resting-state connectivity during interictal generalized spike-wave discharges in drug-naive childhood absence epilepsy[J]. Hum Brain Mapp, 2013, 34(8): 1761-1767.

[4] BENUZZI F, BALLOTTA D, MIRANDOLA L, et al. An EEG-fMRI Study on the Termination of Generalized Spike-And-Wave Discharges in Absence Epilepsy[J]. PLoS One, 2015, 10(7): e0130943.

[5] ARCHER J S, WARREN A E L, JACKSON G D, et al. Conceptualizing lennox-gastaut syndrome as a secondary network epilepsy[J]. Front Neurol, 2014, 5: 225.

[6] BARTOLOMEI F, CHAUVEL P, WENDLING F. Epileptogenicity of brain structures in human temporal lobe epilepsy: a quantified study from intracerebral EEG[J]. Brain, 2008,

[7] GOTMAN J, GROVA C, BAGSHAW A, et al. Generalized epileptic discharges show thalamocortical activation and suspension of the default state of the brain[J]. Proc Natl Acad Sci U S A, 2005, 102(42): 15236-15240.

[8] FAIZO N L, BURIANOVA H, GRAY M, et al. Identification of pre-spike network in patients with mesial temporal lobe epilepsy[J]. Front Neurol, 2014, 5: 222.

[9] DAVID O, BLAUWBLOMME T, JOB A S, et al. Imaging the seizure onset zone with stereo-electroencephalography[J]. Brain, 2011, 134(Pt 10): 2898-2911.

[10] ZHANG Z, LU G, ZHONG Y, et al. Impaired attention network in temporal lobe epilepsy: a resting FMRI study[J]. Neurosci Lett, 2009, ; 458(3): 97-101.

[11] PITTAU F, MEGEVAND P, SHEYBANI L, et al. Mapping epileptic activity: sources or networks for the clinicians? [J] Front Neurol, 2014, 5: 218.

[12] CENTENO M, CARMICHAEL D W. Network Connectivity in Epilepsy: Resting State fMRI and EEG-fMRI Contributions[J]. Front Neurol, 2014, 5: 93.

[13] KELLER S S, BAKER G, DOWNES J J, et al. Quantitative MRI of the prefrontal cortex and executive function in patients with temporal lobe epilepsy[J]. Epilepsy Behav, 2009, 15(2): 186-195.

[14] NORDLI D, XIAO F, ZHOU D. Real-time effects of centro-temporal spikes on cognition in rolandic epilepsy[J]. An. Neurology. 2016, ; 87(5): 552.

[15] STRETTON J, POPE R A, WINSTON G P, et al. Temporal lobe epilepsy and affective disorders: the role of the subgenual anterior cingulate cortex[J]. J Neurol Neurosurg Psychiatry, 2015, 86(2): 144-151.

[16] SANDHYA M, BHARATH R D, PANDA R, et al. Understanding the pathophysiology of reflex epilepsy using simultaneous EEG-fMRI[J]. Epileptic Disord, 2014, 16(1): 19-29.

[17] BETTUS G, RANJEVA J P, WENDLING F, et al. Interictal functional connectivity of human epileptic networks assessed by intracerebral EEG and BOLD signal fluctuations[J]. PLoS ONE, 2011, 6: e20071.

[18] BADIER J M, BARTOLOMEI F, CHAUVEL P, et al. Magnetic source imaging in posterior cortex epilepsies[J]. Brain Topogr, 2015, 28: 162-171.

[19] SCHEVON C A, CAPPELL J, EMERSON R, et al. Cortical abnormalities in epilepsy revealed by local EEG synchrony[J]. NeuroImage, 2007, 35: 140-148.

[20] ORTEGA G J, MENENDEZ DE LA PRIDA L, SOLA R G, et al. Synchronization clusters of interictal activity in the

131(Pt 7): 1818-1830.

lateral temporal cortex of epileptic patients: intraoperative electrocorticographic analysis [J]. Epilepsia, 2008, 26: 9-280.

[21] WARREN C P, HU S, STEAD M, et al. Synchrony in normal and focal epileptic brain: the seizure onset zone is functionally disconnected [J]. J Neurophysiol, 2010, 104: 3530-3539.

[22] MORMANN F, LEHNERTZ K, DAVID P, et al. Mean phase coherence as a measure for phase synchronization and its application to the EEG of epilepsy patients[J]. Physica D, 2000, 144: 358-369.

[23] BETTUS G, WENDLING F, GUYE M, et al. Enhanced EEG functional connectivity in mesial temporal lobe epilepsy [J]. Epilepsy Res, 2008, 81: 58-68.

[24] BLUMENFELD H, RIVERA M, VASQUEZ J G, et al. Neocortical and thalamic spread of amygdala kindled seizures [J]. Epilepsia, 2007, 48: 254-262.

[25] BARTOLOMEI F, BONINI F, VIDAL E, et al. How does vagal nerve stimulation (VNS) change EEG brain functional connectivity? [J]. Epilepsy Res, 2016, 126: 141-146.

[26] CHAVEZ M, VALENCIA M, NAVARRO V, et al. Functional modularity of background activities in normal and epileptic brain networks[J]. Phys Rev Lett, 2010, 104: 118701.

[27] HORSTMANN M T, BIALONSKI S, NOENNIG N, et al. State dependent properties of epileptic brain networks: comparative graph-theoretical analyses of simultaneously recorded EEG and MEG [J]. Clin Neurophysiol, 2010, 121: 172-185.

[28] AMARAL L A N, SCALA A, BARTHELEMY M, et al. Classes of small-world networks[J]. Proc Natl Acad Sci USA, 2000, 97: 11149-11152.

[29] AMARAL L A N, OTTINO J M. Complex networks. Augmenting the framework for the study of complex systems [J]. Eur Phys J B, 2004, 38: 147-162.

[30] BARABÁSI A L, OLTVAI Z N. Network biology: understanding the cell's functional organization[J]. Nature Rev. Genet, 2004, 5: 101-113.

[31] MUELLER S, WANG D, FOX M D, et al. Reliability correction for functional connectivity: Theory and implementation [J]. Human brain mapping, 2015, 36(11): 4664-4680.

[32] YU S, HUANG D, SINGER W, et al. A small world of neuronal synchrony [J]. Cereb Cortex, 2008, 18 (12): 2891-2901.

[33] BARABASI, ALBERT. Emergence of scaling in random networks[J]. Science, 1999, 286(5439): 509-512.

[34] VAN CALSTER L, D'ARGEMBEAU A, SALMON E, et al. Fluctuations of Attentional Networks and Default Mode Network during the Resting State Reflect Variations in Cognitive States: Evidence from a Novel Resting-state Experience Sampling Method [J]. J Cogn Neurosci, 2017, 29 (1): 95-113.

[35] BISWAL B, YETKIN F Z, HAUGHTON V M, et al. Functional connectivity in the motor cortex of resting human brain using echo-planar MRI[J]. Magn Reson Med, 1995, 34(4): 537-541.

[36] HAGMANN P, CAMMOUN L, GIGANDET X, et al. Mapping the structural core of human cerebral cortex[J]. PLoS Biol, 2008, 6(7): e159.

[37] FOX M D, ZHANG D, SNYDER A Z, et al. The global signal and observed anticorrelated resting state brain networks [J]. J Neurophysiol, 2009, 101(6): 3270-3283.

第六十六章　人工智能与癫痫

第一节　人工智能研究概述

人工智能（artificial intelligence，AI）的概念源自统计学习和机器学习，通常表示使用统计学和计算机科学原理，通过解释数据（interpretation of data），赋予计算机算法对样本分类和判决的能力。人工智能的一个核心应用场景是提升人类对于外界信息的感知能力和效率，或者对外界的信息给出判断和决策。十余年来，人工智能技术已经在人脸识别、图像检测、语音识别、文本翻译等领域取得了广泛的应用。近些年来，人工智能技术也逐渐地应用于医疗领域，特别是医学影像辅助诊断领域，例如基于光学相干断层扫描数据对眼科转诊患者进行分类、基于皮肤镜的恶性黑色素瘤诊断、使用急诊科记录进行流行性感冒识别。此外，人工智能技术还可以应用于对低剂量 PET 图像，对因电极植入导致信号缺损的大脑功能磁共振图像等进行信号增强、恢复。

人工智能技术的进展主要取决于 3 个关键因素：模型算法、训练数据和应用场景。因此，本章主要从以下几个方面介绍人工智能在癫痫领域的应用进展：第一节简述人工智能的基本分析方法，第二节介绍癫痫临床数据的收集和数据库的建立，第三节介绍人工智能在癫痫发作检测、癫痫间期异常活动评估、颅内脑电癫痫起始区定位、癫痫影像学分析以及用药和手术结果的预测等领域的应用。

人工智能的核心目的在于特征提取，即通过统计学习的方法提取出训练数据样本中存在的某些关键类型的特征，再通过这些特征对新输入的样本进行识别、分类或判断。从原始样本到关键特征之间的对应关系称为映射函数（mapping function）。映射函数由数学表达式和函数参数两个部分构成。数学表达式通常需要在人为指定，如图像任务中常见的卷积神经网络（convolutional neural network，CNN）、文本翻译中的 LSTM（long-short term memory）等，都是映射函数的数学表达式。

函数参数通常需要通过数据训练来得到，人工智能的训练算法从原理上可以大致分为有监督学习（supervised learning）和无监督学习（unsupervised learning）两

类。有监督学习任务使用一组有标签的输入数据进行模型训练，然后估计无标签数据的输出结果。在无监督学习中，使用算法来预测未标记输入数据中的变化趋势、子集或异常值。在有监督学习中，标注信息可以帮助识别哪些特征能够用于区分不同类别的样本。例如，使用带有医生标注的癫痫样放电标签的脑电图（EEG）数据来训练模型进行发作间期癫痫样放电自动检测；而在无监督学习中，这些特征只能通过数据样本本身的统计分布差异来推断。例如，使用未经标注的立体脑电图（SEEG）发作期数据，通过各个电极时频活动的异同，来识别癫痫发作的起始区。这些研究的详细进展会在第二章进行阐述。

在人工智能模型训练中，映射函数的选择是一个非常关键的步骤，其核心取决于数据形态（如图像、文本信息、电信号等）、数据集大小（深度学习模型需要非常大样本的标注数据集）、易用性（如是否对算法的计算时间和内存占用有较高的要求）和可解释性（算法内的参数是否具有有对照的生理含义）。深度学习算法在特征提取过程中具有一个显著的优势，即可以利用自动特征选择和足够大的数据集优势，无需整合领域专业知识就可以实现很高精度的分类，这一点在人脸识别、语音识别、文本翻译领域都有广泛的应用。然而，对于数据集较小的情况，使用过于复杂的映射函数可能存在"过度拟合"，使得其学习的是样本的固有属性，而不是样本在整体中的关系。这会导致算法的泛化能力变差（即在样本外的精度降低）。映射函数的选择目前仍然是一个非常依赖于主观经验的事情。在某些特定的预测任务中，映射函数也有可能是由一组预测器集合，相比于单一预测器，这种多预测器组合的模式具有更好的分类精度。模型集合包括使用相同分类器训练不同子集的数据或参数集合，以及整合不同的映射函数，从而达到通过牺牲训练时间、数据集规模和可解释性改善模型的总体精度的目的。自动机器学习（auto-ML）将映射函数及其参数的选择作为机器学习任务，用很少的用户输入就能够选择和优化映射函数或映射函数集合。

第二节 人工智能脑电数据库的建立

脑电图监测是癫痫在诊疗过程中的关键技术手段。目前脑电图的阅图工作均由人工进行。脑电图监测时间长、数据量大，人工判读成本高、效率低，基层医院的判读质量差异大，人工智能辅助的脑电图定量评估对提高临床脑电图阅图效率和质量具有很大的价值。然而，癫痫脑电图是连续变化的时序信号，神经电生理机制特殊、信号微弱、时频成分复杂，传统基于卷积神经网络的人工智能影像分析技术，难以适用于癫痫脑电分析。脑电图智能解读技术的临床开发及应用需要临床医学（脑电症状学特征、脑电的临床诊断）、生医工程（脑电信号处理、神经电生理基础、大脑活动建模）、人工智能（大样本统计学习、模式识别、异常状态识别）等多学科的协同配合。建立脑电图的人工智能分析体系，核心是要解决脑电样本量不足的问题，此外，脑电图采集的质量控制不够、数据格式不统一、标注不规范等问题，也严重阻碍了脑电图人工智能分析技术的提升和临床应用。

脑电数据人工智能研究的关键是建立有效的数据闭环：①临床采集高质量的脑电图数据，通过规范的数据采集、标准和统一的数据存储格式，建立大样本的脑电数据库，作为人工智能模型学习的基础；②基于大样本脑电数据库，研发有效的脑电人工智能模型，反哺临床，辅助临床脑电图分析，提高脑电图诊断效率。本研究项目的核心思想是通过多中心合作，构建以上两个过程的良性循环，把临床专家的知识经验和人工智能的数据统计能力有机结合，在反复迭代优化中逐步实现成熟的脑电图智能辅助评估技术。

2020年，中国抗癫痫协会创新与转化专业委员会发起"脑电智能技术多中心研究"项目，在全国十余个省、直辖市开展癫痫脑电图的多中心数据收集和临床应用技术研究。项目的研究目标主要包括以下三个方面：①建立满足临床需求的智能脑电分析和存储解决方案，搭建覆盖多科室、多院区的脑电数据传输和共享体系；建立可扩展的脑电数据存储，提供无限存储空间，保存原始脑电数据；构建以患者为中心的数据库管理系统，整合脑电、病例、影像、基因等多维度信息。②建立多中心、大规模、高质量的中国癫痫脑电数据库，联合采集一批长时程临床癫痫脑电数据，建立具有精细标注的、覆盖多区域的、多年龄段的、高质量的癫痫患者脑电大样本数据库。③开展脑电图人工智能分析技术的多中心研究和临床实践，建立癫痫脑电智能分析方法体系；开发癫痫发作间期异常识别、发作预警、睡眠分期、伪差和干扰检测、背景活动异常检测等多种人工智能算法，辅助临床医师脑电阅图。

在智能脑电分析和存储解决方案建设上，每个癫痫中心的配置包括数据采集、数据存储、数据传输、数据管理、数据计算、数据分析等六个基本模块（图66-1）。

数据采集机器分为科室内的内网EEG采集设备、

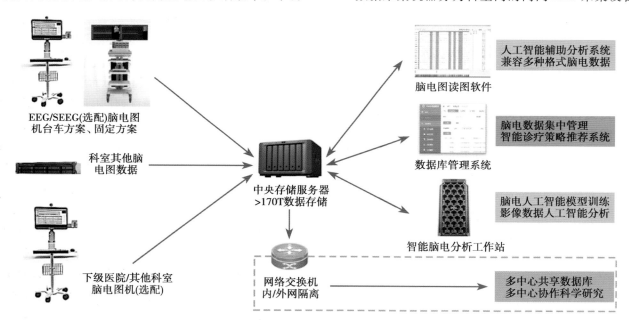

图66-1 脑电智能技术多中心研究的癫痫脑电智能中心配置图

参与到脑电智能技术多中心研究项目的每个癫痫中心的配置包括数据采集（脑电图机）、数据存储（中央存储服务器）、数据传输（网络交换机和内外网隔离转化器）、数据管理（数据库管理系统）、数据计算（智能脑电分析工作站）、数据分析（脑电图智能读图软件）等六个模块。

SEEG 采集设备以及外网下级医院的 EEG 采集设备。数据存储设备配置了一组大规模磁盘阵列,第一期规模为 170TB,并根据不同医院的临床需求逐步扩容到了 500TB、1PB 和 2PB 三个版本,并结合数据无损压缩技术,实现脑电图数据的全存储。数据传输模块以网络交换机为核心,串联科室的脑电采集、存储、读图、计算等不同设备,可以配备路由器来进行无线终端设备接入,如果有下级医院数据传入,则需要加入内外网隔离和数据转化设备。数据管理系统的前端面向医院癫痫中心,目的在于以患者为索引、为医生提供一个统一的数据访问入口,将患者的首诊、复诊和治疗过程中的检验、检查、诊断和治疗信息整合起来,同时进行数据多个维度信息的统计和检索,便于数据使用和展示(图 66-2)。数据计算模块为一台高性能计算工作站,包含高性能 CPU 和 64GB 以上的内存空间,用于算法模型的运算。数据分析模块为人工智能分析算法的交互和展示平台。由于目前临床科室脑电图采集设备的数据格式尚未统一,数据分析模块的人工智能算法需要能够兼容不同数据格式的脑电图数据,同时为医生提供癫痫脑电辅助临床分析的定量评估方法。

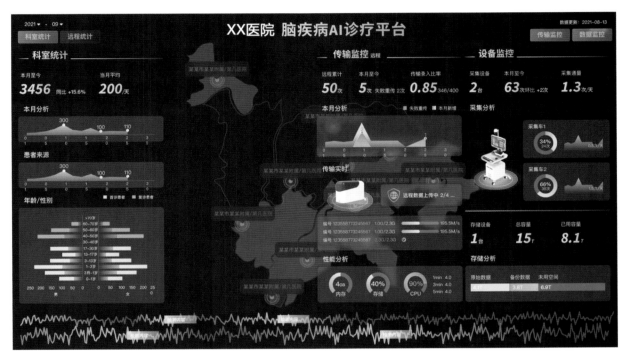

图 66-2　脑疾病 AI 诊疗平台大屏可视化展示

脑疾病 AI 诊疗平台大屏将科室常用的诊疗信息,如患者数量、年龄、性别和设备使用情况等进行可视化展示。

在多中心脑电数据库建设方面,中国抗癫痫协会和项目单位已经完成数千例高质量脑电图数据的收集整理工作,作为人工智能模型训练的基础。脑电数据库工作包括高质量的数据采集、脑电图标注、脑电图报告填写和收集其他有关键价值的诊疗信息等。

数据采集:要求患者年龄为 0~80 岁,脑电图机的采样率设置为 500Hz,电极放置满足国际 10-20 系统(19个记录电极、2 个耳参考电极)和阻抗要求,在临床环境下完成至少 4 个小时的连续脑电图记录,监测到包含清醒—睡眠—清醒过程,睡眠至少达到非快动眼睡眠 II 期。同时,需要完成必要的睁闭眼、过度换气和闪光刺激等诱发试验。对于颅内脑电 SEEG 信号,应基于机器人或立体定向框架或进行颅内电极植入,监测时间不少于连续 24 小时,采样率应不小于 2 000Hz。

脑电图标注:每例数据应由三名医生独立进行标注,标注内容包括癫痫发作间期放电和癫痫发作。标注细节如表 66-1 所示。

癫痫脑电图的数据样例如图 66-3 所示。

对医生标注的脑电图数据进行评估发现,医生标注的癫痫间期异常活动间的一致性在 74%~81%,但对于同一个脑电图却可以得到相似的诊断结果,这表明人工智能算法的间期异常活动个体波形标注准确率在 80% 左右,可以达到和医生相似的诊断精度。对于癫痫发作,医生标注间相互比较的准确率在 80%~90%。

脑电图报告填写主要包括清醒期正常生理活动、睡眠分期及正常生理节律、良性变异型、过度换气、闪光刺激、发作间期、发作期、印象等几个方面的内容,见表 66-2。

表 66-1 癫痫脑电图标注内容和标注要求

类型	标注内容	标注要求
癫痫发作间期放电	尖波(sharp) 尖慢波(sharp and wave complex) 棘波(spike) 棘慢波(spike and wave complex) 多棘慢波(polyspike and slow wave complex) 多棘波(polyspike complex) 棘波节律(spike rhythm) 快波节律(fast wave rhythm) 高度失律(hypsarrhythmia) 爆发-抑制(burst-suppression) 周期性波形(Periodic wave) 持续低电压(low voltage) 尖波节律(sharp rhythm) 尖形慢波(sharp slow wave) 慢波(slow wave) δ刷 三相波(triphasic wave)	1. 癫痫发作间期放电需要标注到具体导联上 2. 每个标注需要明确起始和结束时间,并包括完整的异常波形
癫痫发作	电发作 全面性发作:强直发作、不典型失神发作、眼睑肌阵挛发作、肌阵挛发作、阵挛发作、失张力发作、癫痫性痉挛发作、强直-阵挛发作、肌阵挛失神发作、肌阵挛-失张力发作、典型失神发作(3Hz 棘慢波)、眼睑肌阵挛失神发作、肌阵挛-强直-阵挛发作 局灶性发作:自主神经发作、强直发作、失张力发作、肌阵挛发作、阵挛发作、癫痫性痉挛发作、演变为强直-阵挛发作、自动症发作、过度运动发作、感觉性发作、认知发作、情绪性发作、运动停止发作	1. 每个标注需要明确发作起始和结束时间 2. 需要标注发作类型 3. 需要标注发作期异常,包括:节律性周期性放电起始、尖波节律起始、节律性棘慢波起始、广泛性电压压低、低波幅快活动起始、4~7Hz θ 活动或节律起始、3Hz 棘慢波、较慢的不规则波形

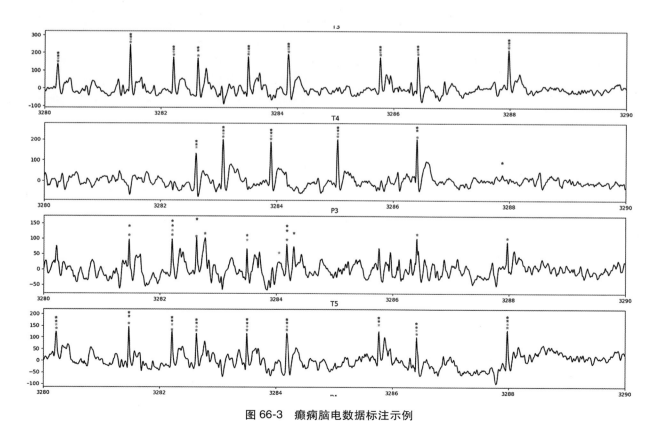

图 66-3 癫痫脑电数据标注示例

图中每一行表示一个经过医生标注的脑电图片段,其中蓝、绿、黄三个颜色表示三名独立标注医生的癫痫间期异常放电标注结果,红色表示人工智能算法自动计算出的癫痫间期异常放电标注结果。

表 66-2　脑电图报告所包含的信息及基本要求

类型	内容
清醒期正常生理活动	枕区 α 节律,β 活动,中央区 μ 节律,θ 波,κ 节律及 λ 波等
睡眠分期及正常生理节律	睡眠分期(非快动眼睡眠期,快动眼睡眠期),正常生理节律(思睡期慢波活动,顶尖波,睡眠纺锤,K-综合波等)
良性变异型	14Hz 和 6Hz 正相棘波,小棘,尖波,6Hz 良性棘慢复合波等
过度换气	正常反应,异常反应(慢波早期出现和延迟消失,明显不对称慢波,癫痫样放电等)
闪光刺激	正常反应(α 节律阻滞,节律同化,光肌源反应等),异常反应(光阵发性反应,光惊厥反应等)
发作间期	背景活动异常,癫痫样放电等
发作期	描述发作期脑电图起始、演变及结束的过程,并将其进行分类局灶性发作,全面性发作及不能分类的发作
印象	正常儿童脑电图 界限儿童脑电图(总结性描述界限性原因) 异常儿童脑电图(总结性描述异常原因)

其他诊疗信息可能包括同步视频记录、病史病例信息,如果有首诊或复诊检查,应该收集其完整的检查报告。对于有颅内脑电记录的数据,应该收集患者植入电极前的头颅 MRI 数据和电极植入后的 CT 数据。磁共振结构像使用 3.0T 磁共振扫描仪进行矢状位扫描,体素大小不大于 1.0mm×1.0mm×1.0mm;功能磁共振像使用 3.0T 磁共振扫描仪进行影像数据采集。结构扫描序列包括 3D-T1、3D-T2、3D-T2 FLAIR 像,通过影像融合技术进行影像融合并对脑组织及脑血管进行三维重建。电极植入后的 CT 像:颅内电极植入后采用薄扫 CT 获得电极在大脑内准确的空间位置信息。CT 扫描得到的大脑结构像体素大小不大于 0.5mm×0.5mm×1.5mm。对于怀疑基因突变导致的癫痫患者,特别是儿童和青少年,建议补充基因检查数据,如 Trio-WES 及 CNV-Seq 等。

第三节　人工智能辅助癫痫定量评估

癫痫相关的人工智能辅助评估方法主要包括癫痫发作检测、间期癫痫异常活动评估、颅内脑电癫痫起始区定位、癫痫影像学分析以及用药和手术结果的预测等。本节将对各个类型的应用进行举例介绍,并介绍这些方法的临床实践平台。

癫痫发作检测是最经典的人工智能辅助分析方法。由于癫痫发作没有明显的先兆症状、发作本身又具有很大的危害性,给院外的患者健康状况监测和神经 ICU 的患者监护带来很大的挑战。不同人工智能分析方法已经在基于脑电图的癫痫发作的检测中有了较多尝试,包

括使用 SVM,k-NN 等传统监督学习方法、CNN 等深度学习分类器等。类似的技术也应用到了基于 EEG 数据的癫痫发作预测,包括在可穿戴或可植入设备的低功耗芯片上,使用有限的数据集实现对癫痫发作的检测和预测。这些方法普遍面临的一个较大的问题通常在于收集的临床数据样本相对有限,且真实临床数据往往存在较多的噪声干扰,从而导致这些机器学习模型在真实临床场景下的应用受限。一种新的分析思路是首先对脑电图的原始信号进行基于经验的特征提取,比如网络连接性、高频包络、高频活动因果特性、跨频带耦合性以及包括心电记录到的心率变异性,再基于这些特征进行深度学习模型训练,降低模型训练的难度,提高算法的抗噪声能力(图 66-4)。该方法在存在复杂噪声的真实临床环境下进行测试,发作检测的敏感性为 90%,特异性为 50%,基本可以满足临床检测的使用需求。

除了 EEG 数据之外,其他类型的生理数据也可以使用机器学习技术来进行癫痫发作检测。在新生儿癫痫中,Karayiannis 等人检查了床边视频记录中的肢体运动,并训练神经网络将记录分类为局灶阵挛发作、肌阵挛发作和非癫痫发作。在对 120 个记录进行训练后,在测试集上获得了 85.5%～94.4% 的癫痫发作敏感性和 92.5%～97.9% 的特异性。采用改进的视频分析算法和神经网络结构的后续研究进一步提高了分类性能,其峰值灵敏性为 96.8%,特异性为 97.7%。Ogura 等人将 EEG 数据加入到基于视频的肢体运动测量中,并发现使用概率神经网络检测癫痫痉挛的敏感性为 96.2%,特异性为 94.2%。在儿科和成人癫痫中,早期研究依赖于对附着在解剖标志上的红外标记进行运动检测,但

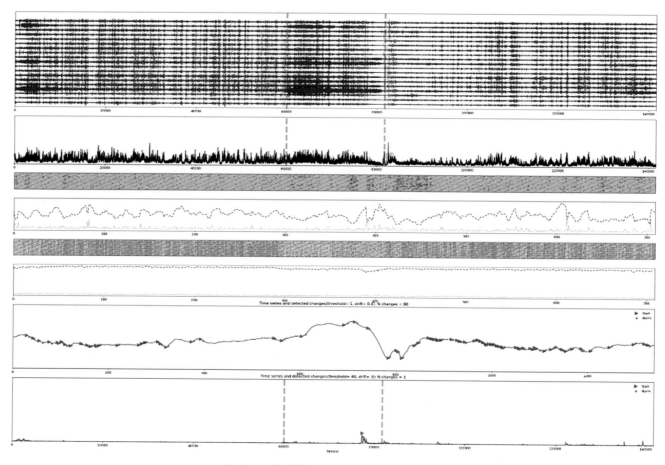

图 66-4　癫痫发作的特征提取和发作检测

图中第一行表示的是一个癫痫发作的原始脑电信号,其中两条红色虚线分别表示癫痫发作的起始和结束时刻。接下的图示依次是脑电图瞬时能量、低频网络连接性、低频网络整合强度、高频网络连接性、高频网络整合强度、心率变异性等特征。最下行图示表示检测出的发作时刻,绿色点表示确认发作的时刻。

这种方法受到反射标志物遮挡的限制。Cuppens 等人在夜间视频记录中对基于角点检测算法定义的兴趣点进行时空追踪,然后使用 SVM 分类器检测肌阵挛性抽搐,达到了 77% 的峰值敏感性(尽管该方法对不同类型的分类性能都有所下降)。采用类似的方法,Achilles 等人从癫痫监测病房中设置的红外微软 Kinect 摄像机提取深度和位置信息数据,使用卷积神经网络识别强直、强直-阵挛和局灶运动性癫痫发作。在使用五名患者癫痫发作的视频进行训练之后,该算法在五名测试患者中的检测 AUC 达到 78.3%,并且实现了与实时分析兼容的处理速度的实验效果(每秒 10 帧)。总的来说,虽然基于视频记录的癫痫发作检测准确性仍有改进的空间,但是机器学习技术正在迅速深入到癫痫监测病房的癫痫发作遥测和特征识别,以及动态视频记录的补充分析中。

相比于癫痫发作检测,间期癫痫异常活动的分析研究较少。一个直接的原因是癫痫间期活动,相比于癫痫发作,其波形与背景脑电活动的差异较小,特别是不同人之间大脑的背景活动还存在很大的个体差异,导致对癫痫发作间期异常活动的检测算法很难在间期异常活动和正常背景活动之间找到一个清晰的分类面。一个解决方案是提升训练样本的数量,设计具有可解释性的特征提取方法,并在已经提取的特征集中,使用监督学习的方法,通过大样本数据来寻找最具有群体解释性的特征类型及其参数,实现个体水平上的癫痫样异常活动检测。基于单个癫痫异常活动,并统计不同导联之间的异常活动数量,绘制癫痫间期放电图谱;计算同一时刻不同导联之间间期异常活动起始时间的先后顺序,可以推断出癫痫活动的起始位置;通过比较复诊患者前后两次间期异常活动的数量,可以辅助评估患者的病情变化(图 66-5)。

针对颅内电极记录到的癫痫发作信号,可以基于人工智能的方法来辅助定位癫痫发作起始区。传统 EI 分析方法仅关注高频成分,而忽略了其他频带范围的脑电活动的变化,在癫痫起始区的定位中可能存在不准确的问题。清华大学洪波课题组提出了一种基于全频带分析的癫痫起始灶定位方法。首先,使用小波变换方法对

	初诊	复诊
临床诊断	1.清醒期双侧Rolandic区可见大量中高幅尖慢波同步或非同步散发或短程至中程阵发并扩散至全导。 2.睡眠期双侧Rolandic区放电明显增加,有时近持续性,放电指数约50%~90%。	1.清醒期右侧Rolandic区可见大量中高幅尖慢波同步或非同步散发或短程至中程阵发。 2.睡眠期右侧Rolandic区放电明显增加,有时近持续性,放电指数约50%~90%。

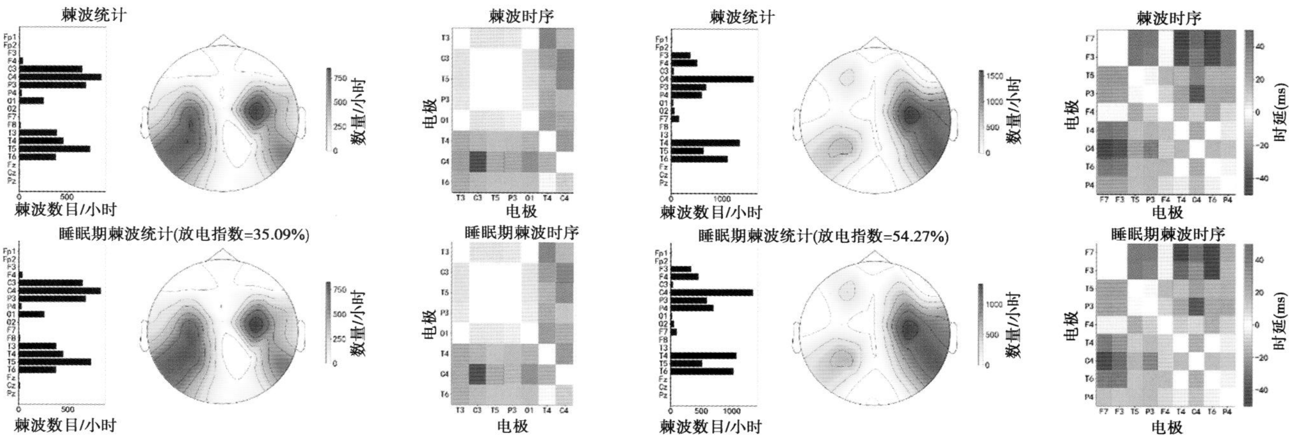

图 66-5　癫痫发作间期异常波形检测和复诊定量评估

图中表格内容表示的是一个患者初诊和复诊的脑电图结果。下图表示的是人工智能癫痫间期异常活动定量分析得到的发作间期异常活动统计图,分为清醒期和睡眠期。人工智能分析方法反映出了间期异常活动从双侧 Rolandic 区到右侧 Rolandic 区的变化过程。同时,人工智能分析方法对于发作间期异常活动数量的统计相比于人工更加量化,这在同一个患者的病情变化评估中会起到很大的帮助。

癫痫发作期前后各个电极的 SEEG 活动进行时频分解,然后通过无监督学习的方法,对 SEEG 发作起始时的时频模式进行分析,方法流程如图 66-6 所示。首先,对每个电极发作前后的脑电进行时频图的转换,将每一个导联的 SEEG 脑电活动转换为时频图形式。临床诊疗经验表明,致痫区的时频图通常表示为三张时频图中第二张图所表示的图案。将每个时频图展开成一个一维向量,并进行降维和聚类,如右下角图所示,其中每一个点代表一个导联,而不同点之间的距离表示这些点的相似程度,然后使用聚类方法,将时频图比较相似的导联聚类为一类,并结合临床医生判断或其他分析方法确定的癫痫起始区。该方法使用 24 位患者数据进行统计分析,得到的癫痫起始区电极与医生标注的致痫区电极相比较,敏感性为 90.99%,特异性为 80.51%。

间期 SEEG 记录到的大脑神经活动信号,也可以用来进行癫痫网络的研究。首先,对高频脑电活动进行带通滤波提取,并提取存在间期癫痫样活动的脑电片段。研究发现,SEEG 记录到的高频异常活动的数量,是致痫区电极判断的一个有效的电生理标注物。进一步对相同时刻不同电极之间异常活动起始的先后顺序进行排序,可以得到异常活动的起始位置和网络传播模式,并可以基于统计指标对这些网络传播模式进行稳定性刻画。如果这种群体高频事件的时序存在稳定重复的

特性,则很可能提示致痫区内存在稳定的癫痫网络环路结构。对于不同患者,统计其在连续记录时间内间期群体高频事件在 24 小时的长时程内的变化,可以看到群体异常活动数量在每天中的变化趋势,这种跨患者的 24 小时变化特性提示癫痫并非完全随机不可预测的大脑状态。将群体高频事件的时序通过电极的植入位置映射到具体的脑区上,并统计不同脑区癫痫网络连接的概率关系,从而辅助定位癫痫网络的传播模式以及与正常功能网络之间的关系。

癫痫外科手术是治疗难治性癫痫的重要手段。由于癫痫手术难度大、风险高,通常需要多学科会诊确定手术方案。除了前文中提到的使用 SEEG 癫痫发作和发作间期活动定位癫痫起始区,人工智能方法也逐渐地从很多方面应用于癫痫外科手术规划和手术结果预测。在一个针对儿科人群的研究中,Roland 等人使用基于神经网络的算法来识别功能磁共振成像上的标准静息状态网络,并将其作为术前评估的一部分,该算法即使在全身麻醉的状态下也能对临床相关网络进行识别。清华大学洪波课题组使用静息态功能磁共振信号,结合大脑解剖分区信息,进行个体水平的语言和运动等功能区定位。从而可以帮助临床神经外科医生更好地进行癫痫灶切除前的术前规划,降低手术损伤重要脑功能区的概率,提升患者愈后生活水平(图 66-7)。如图显示,受

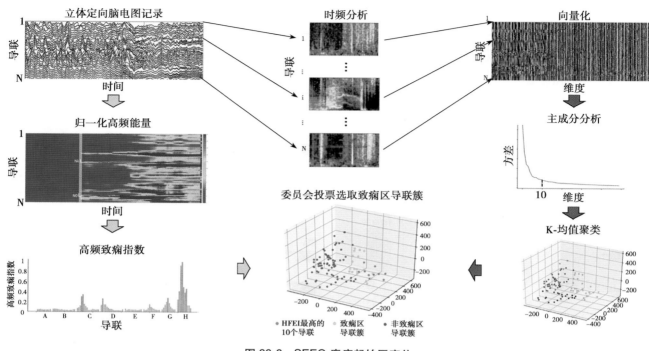

图 66-6　SEEG 癫痫起始区定位

　　使用全频带分析方法进行癫痫起始灶定位,首先进行时频图计算,并对时频特征进行聚类,聚类后的电极在发作起始阶段有相似的神经活动特性。基于电极的聚类结构确定癫痫起始灶范围。

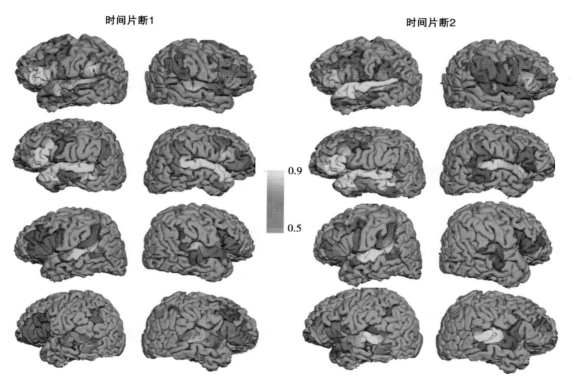

图 66-7　患者静息态功能磁共振定位的大脑语言功能区域

　　四个样例受试的大脑语言功能区域,每个受试分别进行两段独立的功能磁共振扫描。可能参与到语言功能活动的脑区由彩色表示,其中黄色为置信概率高,红色为置信概率低。

试之间的语言区位置分布存在明显差异,表明该方法可以体现受试个体脑功能的特异性。对同一个患者进行两次独立的功能磁共振扫描,分别计算语言区定位的结果,其重复性可达到85%,表明该方法有较好的稳定性。

在手术结果预测方面,Grigsby 等人的一项早期研究训练了一个神经网络分类器,对 65 例接受前颞叶切除术患者的临床、电生理学、神经心理学、影像学和手术数据进行编码和训练,分类器在包含 22 例患者的测试集中,预测 Engel I 结果的敏感性为80.0%,特异性为83.3%(预测 Engel I 或 II 结果的敏感性和特异性分别提高到100% 和 85.7%)。Dian 等人检查了 6 例颞叶外癫痫手术患者的颅内脑电图记录,用支持向量机分类器确定感兴趣的区域,发现在 Engel I 结果的患者中,分类器确定的感兴趣区域与最终切除区域非常一致,但在 Engel III 或 IV 结果的患者中的一致性有限,这可能表明前者需要更大的切除区域,或者是对后者的癫痫发作区域的定义不准确。Arle 等人将不同结构的神经网络应用到类似的数据集中,Arle 等人使用不同结构的神经网络预测癫痫外科手术是否能够达到 Engel I 的术后效果,在 80 例病人的数据集上达到了 96% 的预测准确性。Armañanzas 等用 k-NN 和朴素贝叶斯分类器方法对 Engel I 和 Engel II~III 的预测结果准确率为 89.47%。Memarian 等人基于 20 名患者的术前临床、电生理和结构性 MRI 数据使用最小二乘支持向量机分类器预测 Engel I 期结果的准确率为 95%。

随着手术规划和手术结果预测的出现,机器学习技术也被应用于癫痫的医疗决策和医疗结果预测。Aslan 等人利用 302 名患者的 7 个临床特征(包括发病年龄、热性惊厥病史和发病后一年的临床表现)训练了一个神经网络分类器,在 456 个测试病例中预测癫痫无发作、发作减少或发作频率没有明显变化(即发作减少<50%)的准确率达到 91.1%。Cohen 等人用朴素贝叶斯和支持向量机分类器分析了 200 名儿童患者(其中一半接受癫痫手术)的临床访问记录,以预测手术候选人,在实际转诊前几个月内发现了与四位神经科医师组成的小组相一致的诊断表现;然而,值得注意的是,这种比较会受到围绕平均预测的高离散度的限制。相比之下,Kimiskidis 等人使用朴素的贝叶斯分类器检测了从成对脉冲经颅磁力刺激-脑电图记录中获得的特征,在区分遗传性癫痫患者和对照组时,平均敏感性为 86%,特异性为 82%,在随访 12 个月时,平均敏感性为 80%,特异性为 73%。An 等利用美国 2006—2015 年的综合数据,比较了不同的机器学习算法在预测耐药性癫痫上的表现。作者发现,使用 175 735 个记录的 635 个特征(包括

人口统计变量,共病,治疗方案,保险数据和临床遭遇)训练的随机森林分类器,测试效果的 AUC 为 76.4%。

许多研究也证明了人工智能算法在预测个体药物反应方面的能力。Devinsky 等人从医疗索赔数据库中提取了 34 990 名患者的记录,检查了临床特征(例如,使用药物的类型和数量、年龄和并发症),并训练了一个随机森林分类器来预测在接下来的 12 个月中需要改变的可能性最小的药物治疗方案(作为疗效和耐受性的代表)。在一组 8 292 名患者的测试中,分类器预测的治疗方案得出的 AUC 为 72%,如果在术前诊断时使用预测的治疗方案的话,可能会使住院天数减少 281.5天,并且每年就医次数也会减少。另一项研究提取了20 名儿童癫痫患者在药物治疗前后的六个特征,使用SVM 分类器预测随后的治疗效果(即癫痫发作频率是否会减少 50%),敏感性达到 85.71%,特异性达到76.92%。在一项类似的研究中,对 36 名使用左乙拉西坦单药治疗的新患者进行了分析,结合他们的临床数据(如发病年龄、发作频率、家族史和异常影像)脑电图特征(α、β、δ、θ 频带的样本熵),使用 SVM 分类器预测Engel I 结果,敏感性达 100%,特异性达 80.0%(AUC96%)。Petrovski 等人使用 k-NN 分类器对 115 名患者的 5 个单核苷酸多态性进行了研究,并用此预测随访 1年后癫痫发作情况,在新诊断癫痫患者中的敏感性为91%,特异性为 82%,另外在 108 名接受慢性药物治疗的患者中检测的灵敏度和特异度为 81%。

尽管机器学习技术在癫痫的广泛应用中表现出了很高的辨别能力,但是目前在临床上的实际应用还相对有限。一个核心的原因仍然在于大部分的算法研究收集样本较小。小样本数据集会增加过度拟合的风险。此外,样本中的人群、疾病种类和年龄相对局限。这会导致基于一个特定小样本训练的人工智能模型在实际应用中非常容易受到人群样本分布的影响,从而影响模型的有效性。此外,潜在临床变量的混杂程度、数据质量(特别是有标签数据质量)和模型解释性,也是制约模型有效应用的障碍。

跨机构的多中心临床研究是解决样本数量和样本统计分布偏差的一个有效的手段。多中心研究的难点在于需要建立统一的数据质量控制规范、数据存储格式,保证高效的数据传输链路,并在数据共享中进行有效的患者因素保护。此外,既有的人工智能分析方法,也应该以更友好的形式便于临床使用,进而在实际使用过程中促进算法和模型的优化(图 66-8)。这都需要临床医生和数据工程师更紧密的合作,从而开发出更具普适性、更有应用价值的人工智能模型,更好地服务于临床患者。

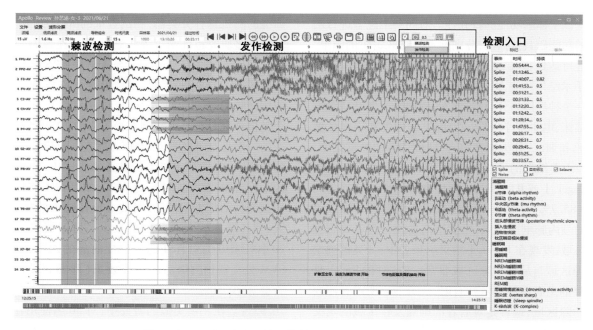

图 66-8 Apollo 脑电图读图软件中的人工智能分析算法融合

蓝色阴影和黑色文字表示临床医生的脑电图异常活动标注。红色阴影表示人工智能算法识别的癫痫间期异常放电,黄色阴影表示人工智能算法识别的癫痫发作。

(闫宇翔 李文玲)

参考文献

[1] LIBBRECHT M W, NOBLE W S. Machine learning applications in genetics and genomics [J]. Nat Rev Genet, 2015, 16:321-332.

[2] LECUN Y, BENGIO Y, HINTON G. Deep learning [J]. Nature, 2015, 521:436-444.

[3] DEFAUW J, LEDSAM J R, ROMERA-PAREDES B, et al. Clinically applicable deep learning for diagnosis and referral in retinal disease [J]. Nat Med, 2018, 24:1342-1350.

[4] ESTEVA A, KUPREL B, NOVOA R A, et al. Dermatologist-level classification of skin cancer with deep neural networks [J]. Nature, 2017, 542:115-118.

[5] LÓPEZ PINEDA A, YE Y, VISWESWARAN S, et al. Comparison of machine learning classifiers for influenza detection from emergency department free-text reports [J]. J Biomed Inform, 2015, 58:60-69.

[6] YAN Y, DAHMANI L, REN J, et al. Reconstructing lost BOLD signal in individual participants using deep machine learning [J]. Nat Commun, 2020, 11(1):5046.

[7] GREFF K, SRIVASTAVAR K, KOUTNÍK J, et al. LSTM: A Search Space Odyssey [J]. IEEE Transactions on Neural Networks and Learning Systems, 2017, 28(10):2222-2232.

[8] GUIDOTTI R, MONREALE A, RUGGIERI S, et al. A survey of methods for explaining black box models [J]. ACM Comput Surv, 2018, 51:1-42.

[9] KRIZHEVSKY A, SUTSKEVER I, HINTON G E. Image Net classification with deep convolutional neural networks [J]. Commun ACM, 2012, 60:84-90.

[10] HINTON G, DENG L, YU D, et al. Deep neural networks for acoustic modeling in speech recognition: the shared views of four research groups [J]. IEEE Signal Process Mag, 2012, 29:82-97.

[11] LUO G. A review of automatic selection methods for machine learning algorithms and hyper-parameter values [J]. Netw Model Anal Health Inform Bioinform, 2016, 5:18.

[12] WALL R, CUNNINGHAM P, WALSH P, et al. Explaining the output of ensembles in medical decision support on a case by case basis [J]. Artif Intell Med, 2003, 28:191-206.

[13] KOTSIANTIS S B, ZAHARAKIS I D, PINTELAS P E. Machine learning: a review of classification and combining techniques [J]. Artif Intell Rev, 2006, 26:159-190.

[14] ZISHENG Z, PARHI K K. Seizure detection using wavelet decomposition of the prediction error signal from a single channel of intra-cranial EEG [J]. Conf Proc IEEE Eng Med Biol Soc, 2014, 2014:4443-4446.

[15] CHAVAKULA V, SÁNCHEZ FERNÁNDEZ I, PETERS J M, et al. Automated quantification of spikes [J]. Epilepsy Behav, 2013, 26:143-152.

[16] SIULY S, KABIR E, WANG H, et al. Exploring sampling in

the detection of multicategory EEG signals［J］. Comput Math Methods Med,2015,2015:576437.

［17］ FIRPI H,GOODMAN E,ECHAUZ J. On prediction of epileptic seizures by means of genetic programming artificial features［J］. Ann Biomed Eng,2006,34:515-529.

［18］ KANG J H,CHUNG Y G,KIM S P. An efficient detection of epileptic seizure by differentiation and spectral analysis of electroencephalograms［J］. Comput Biol Med,2015,66: 352-356.

［19］ SHARIF B,JAFARI A H. Prediction of epileptic seizures from EEG using analysis of ictal rules on Poincaré plane ［J］. Comput Methods Programs Biomed,2017,145:11-22.

［20］ ALEXANDRE TEIXEIRA C,DIREITO B,BANDARABADI M,et al. Epileptic seizure predictors based on computational intelligence techniques:a comparative study with 278 patients［J］. Comput Methods Programs Biomed,2014,114: 324-336.

［21］ KIRAL-KORNEK I,ROY S,NURSE E,et al. Epileptic seizure prediction using big data and deep learning:toward a mobile system［J］. E Bio Medicine,2018,27:103-111.

［22］ ACHARYA U R,HAGIWARA Y,ADELI H. Automated seizure prediction［J］. Epilepsy Behav,2018,88:251-261.

［23］ FREESTONE D R,KAROLY P J,COOK M J. A forward-looking review of seizure prediction［J］. Curr Opin Neurol, 2017,30:167-173.

［24］ STACEY W C. Seizure prediction is possible-now let′s make it practical［J］. E Bio Medicine,2018,27:3-4.

［25］ KARAYIANNIS N B,TAO G,XIONG Y,et al. Computerized motion analysis of videotaped neonatal seizures of epileptic origin［J］. Epilepsia,2005,46:901-917.

［26］ KARAYIANNIS N B,XIONG Y,TAO G,et al. Automated detection of videotaped neonatal seizures of epileptic origin ［J］. Epilepsia,2006,47:966-980.

［27］ OGURA Y,HAYASHI H,NAKASHIMA S,et al. A neural network based infant monitoring system to facilitate diagnosis of epileptic seizures［J］. Conf Proc IEEE Eng Med Biol Soc,2015,2015:5614-5617.

［28］ LI Z,MARTINS DA SILVA A,CUNHA J P S. Movement quantification in epileptic seizures:a new approach to video-EEG analysis［J］. IEEE Trans Biomed Eng,2002,49:565-573.

［29］ CUPPENS K,CHEN C W,WONG K B Y,et al. Using Spatio Temporal Interest Points(STIP) for myoclonic jerk detection in nocturnal video［J］. Conf Proc IEEE Eng Med Biol Soc,2012,2012:4454-4457.

［30］ ACHILLES F,TOMBARI F,BELAGIANNIS V,et al. Convolutional neural networks for real-time epileptic seizure detection［J］. Comput Methods Biomech Biomed Eng Imaging Vis,2016,6:1-6.

［31］ ROLAND J L,GRIFFIN N,HACKER C D,et al. Resting-state functional magnetic resonance imaging for surgical planning in pediatric patients:a preliminary experience ［J］. J Neurosurg Pediatr,2017,20:583-590.

［32］ GRIGSBY J,KRAMER R E,SCHNEIDERS J L,et al. Predicting outcome of anterior temporal lobectomy using simulated neural networks［J］. Epilepsia,1998,39:61-66.

［33］ DIAN J A,COLIC S,CHINVARUN Y,et al. Identification of brain regions of interest for epilepsy surgery planning using support vector machines［J］. Conf Proc IEEE Eng Med Biol Soc,2015,2015:6590-6593.

［34］ ARLE J E,PERRINE K,DEVINSKY O,et al. Neural network analysis of preoperative variables and outcome in epilepsy surgery［J］. J Neurosurg,1999,90:998-1004.

［35］ ARMAÑANZAS R,ALONSO-NANCLARES L,DEFELIPE-OROQUIETA J,et al. Machine learning approach for the outcome prediction of temporal lobe epilepsy surgery［J］. PLoS ONE,2013,8:e62819.

［36］ MEMARIAN N,KIM S,DEWAR S,et al. Multimodal data and machine learning for surgery outcome prediction in complicated cases of mesial temporal lobe epilepsy［J］. Comput Biol Med,2015,64:67-78.

［37］ ASLAN K,BOZDEMIR H,SAHIN C,et al. Can neural network able to estimate the prognosis of epilepsy patients according to risk factors?［J］. J Med Syst,2010,34:541-550.

［38］ COHEN K B,GLASS B,GREINER H M,et al. Methodological issues in predicting pediatric epilepsy surgery candidates through natural language processing and machine learning［J］. Biomed Inform Insights,2016,8:11-18.

［39］ AN S,MALHOTRA K,DILLEY C,et al. Predicting drug-resistant epilepsy-A machine learning approach based on administrative claims data［J］. Epilepsy Behav,2018,89:118-125.

［40］ DEVINSKY O,DILLEY C,OZERY-FLATO M,et al. Changing the approach to treatment choice in epilepsy using big data［J］. Epilepsy Behav,2016,56:32-37.

［41］ OUYANG C S,CHIANG C T,YANG R C,et al. Quantitative EEG findings and response to treatment with antiepileptic medications in children with epilepsy［J］. Brain Dev, 2018,40:26-35.

［42］ ZHANG J H,HAN X,ZHAO H W,et al. Personalized prediction model for seizure-free epilepsy with levetiracetam therapy:a retrospective data analysis using support vector machine［J］. Br J Clin Pharmacol,2018,84:2615-2624.

［43］ PETROVSKI S,SZOKE C E,SHEFFIELD L J,et al. Multi-SNP pharmacogenomic classifier is superior to single-SNP models for predicting drug outcome in complex diseases[J]. Pharmacogenet Genomics,2009,19:147-152.

[44] PETROVSKI S,SZOEKE C E,SHEFFIELD L J, et al. Multi-SNP pharmacogenomic classifier is superior to single-SNP models for predicting drug outcome in complex diseases[J]. Pharmacogenet Genomics,2009,19:147-152.

[45] COMBRISSON E,JERBI K. Exceeding chance level by chance:the caveat of theoretical chance levels in brain signal classification and statistical assessment of decoding accuracy[J]. J Neurosci Methods,2015,250:126-136.

[46] ABBASI B,GOLDENHOLZ D M. Machine learning applications in epilepsy[J]. Epilepsia,2019,00:1-11.

[47] KINI L G,DAVIS K A,WAGENAAR J B. Data integration:combined imaging and electrophysiology data in the cloud [J]. NeuroImage,2016,124:1175-1181.

[48] CUI L,HUANG Y,TAO S,et al. ODaCCI:ontology-guided data curation for multisite clinical research data integration in the NINDS Center for SUDEP research[J]. AMIA Annu Symp Proc,2016,2016:441-450.

G

感觉运动皮质的腹侧部分　ventral portion of the sensory-motor cortex,vSMC　824

感兴趣区域　region of interest,ROI　599

高频振荡　high frequency oscillation,HFO　40

功能磁共振成像　functional magnetic resonance imaging,fMRI　821,852

沟底型 FCD　bottom of sulcus dysplasia,BOSD　673

光敏感性枕叶癫痫　photosensitive occipital Lobe epilepsy,POLE　439

过度运动诱发运动障碍　paroxysmal exercise—induced dyskinesia,PED　438

H

海马硬化　hippocampus sclerosis,HS　71

海绵状血管畸形　cavernous malformation,CM　296

后放电　after discharge,AD　191

灰被　griseum indusium　222

灰质异位　heterotopia gray matter,HGM　240

J

激光间质热疗　laser interstitial thermotherapy,LITT　326,668,675

间歇期癫痫样放电　interictal epileptiform discharge,IED　95

简单部分性癫痫持续状态　simple partial SE,SPSE　806

节律性癫痫样放电　rhythmic epileptiform discharges,RED　115

节细胞胶质瘤　ganglioglioma,GG　71,313

结节性硬化症　tuberous sclerosis complex,TSC　71,345

经颅磁刺激　transcranial magnetic stimulation　697

经颅直流电刺激　transcranial direct current stimulation　697

惊厥性癫痫持续状态　convulsive SE,CSE　805

局灶性皮质发育不良　focal cortical dysplasia,FCD　27,237,255,670

巨脑　megalencephaly,MEG　229,232

巨脑-毛细血管畸形-多小脑回综合征　megalencephaly capillary malformation-polymicrogyria,MCAP　232

聚焦超声　focused ultrasound,FUS　680

卷积神经网络　convolutional neural network,CNN　176,861

K

抗癫痫发作药物　anti seizure medication,ASM　767

L

拉斯马森脑炎　Rasmussen encephalitis,RE　376

立体定向放射外科手术　stereotactic radiosurgery,SRS　675

立体脑电图　stereoelectroencephalography,SEEG　41,675,719,783

立体脑电图引导下的射频热凝　stereo-EEG guided radiofrequency thermocoagulation,RFTC　326

颅内静脉血栓　cerebral venous thrombosis,CVT　305

颅内脑电图　intracranial electroencephalography,iEEG　178,842

M

毛细胞型星形细胞瘤　pilocytic astrocytoma,PA　313

玫瑰花结样胶质神经元肿瘤　rosette-forming glioneuronal tumors,RGNTs　313

弥漫星形细胞瘤　diffuse astrocytoma　313

弥散加权成像　diffusion weighted imaging,DWI　599

弥散谱成像技术　diffusion spectrum imaging,DSI　853

弥散张量成像　diffusion tensor imaging,DTI　599,852

迷走神经刺激术　vagus nerve stimulation,VNS　696

面-臂肌张力障碍发作　faciobrachial dystonic seizures,FBDS　29,443

默认功能网络　default mode network,DMN　853

N

耐药性癫痫　drug resistant epilepsy,DRE　86,293

脑电图　electroencephalogram,EEG　572,784

脑干听觉诱发电位　brainstem auditory evoked potential,BAEP　573

脑功能区皮质双极电凝热灼术　bipolar electro-coagulation on functional cortex,BCFC　689

脑裂畸形　schizencephaly　244

脑膜血管瘤病　meningioangiomatosis,MA　370

脑内异常亮点　unidentified bright object,UBO　368

脑深部电刺激术　deep brain stimulation,DBS　696

脑室旁结节状灰质异位症　periventricular nodular heterotopia,PNH　670

脑血管疾病　cerebrovascular disease,CVD　290

脑卒中后癫痫　post-stroke epilepsy　388

脑卒中后癫痫发作　post-stroke seizures　388

内侧颞叶皮质　medial temporal lobe,MTL　833

内嗅区　entorhinal cortex,EC　835

颞叶区域　middle temporal,MT　844

P

胚胎发育不良性神经上皮瘤　dysembryoplastic neuroepithelial tumours,DNT　313

皮质发育畸形　malformation of cortical development,MCD　27,71,228

皮质脑电图　ECoG　572,611